OPERATIVE ARTHROSCOPY

关节镜外科学

4th Edition

主编
Donald H. Johnson

副主编
Annunziato Amendola　F. Alan Barber　Larry D. Field
John C. Richmond　Nicholas A. Sgaglione

主译
程　飚　徐卫东

副主译
张清港　吴　鹏

上海科学技术出版社

图书在版编目（CIP）数据

关节镜外科学 / （加）唐纳德·H.约翰逊
(Donald H. Johnson) 主编；程飚，徐卫东主译. -- 上
海：上海科学技术出版社，2021.5
ISBN 978-7-5478-5072-5

Ⅰ. ①关⋯ Ⅱ. ①唐⋯ ②程⋯ ③徐⋯ Ⅲ. ①关节镜
－外科学 Ⅳ. ①R684

中国版本图书馆CIP数据核字(2020)第163415号

——

This is a translation of Operative Arthroscopy, fourth edition by Donald H. Johnson

本书提供了药物的适应证、不良反应以及剂量用法的准确资料，但这些信息可能会发生变化，故强烈建议读者查阅书中所提药物的制造商提供的产品说明书。本书力求提供准确的信息以及已被广泛接受的技术和方法。但是，作者、编辑和出版者不保证书中的信息没有任何错误，对于因使用书中的资料而造成的直接或间接的损害也不负任何责任。

上海市版权局著作权合同登记号 图字：09-2016-262 号

- -

关节镜外科学

主　编　Donald H. Johnson

副主编　Annunziato Amendola　F. Alan Barber　Larry D. Field　John C. Richmond　Nicholas A. Sgaglione

主　译　程　飚　徐卫东

副主译　张清港　吴　鹏

- -

上海世纪出版（集团）有限公司
上 海 科 学 技 术 出 版 社　　出版、发行

（上海钦州南路 71 号　邮政编码 200235　www.sstp.cn）

浙江新华印刷技术有限公司印刷

开本 889×1194　1/16　印张 63.75

字数 1900 千字

2021 年 5 月第 1 版　2021 年 5 月第 1 次印刷

ISBN 978-7-5478-5072-5/R · 2176

定价：598.00 元

——

内容提要

关节镜外科是通过关节镜设备，对各种原因导致的关节及其周围疾病进行诊断和治疗的亚学科。在过去的 10 多年中，随着关节镜手术器械和技术的逐步发展和完善，关节镜手术解决了许多疾病手术中难以处理的问题，对各关节及其周围韧带运动损伤的诊治产生了革命性的影响。凭借其安全、准确、创伤小、恢复快的优点，关节镜手术也逐渐被广大患者所接受。本书共分 6 篇，每一篇针对一个大关节，对其正常解剖结构、临床体格检查、关节疾病的诊断、术前准备、关节镜手术入路、手术技巧等方面进行了细致且深入的讲解。本书分享了国际最先进的关节镜技术，最前沿的关节疾病的诊治理念、经验和教训，值得各年资骨科、运动医学与关节镜外科医生阅读与参考。

献 辞

感谢我的妻子 Sherry 和我的孩子 Shannon，Collin 和 Camero，感谢他们对我的爱和支持。

—— Alan Barber

感谢我的妻子 Leslie，她的美丽和深沉永久的爱，永远是我灵感的源泉。

感谢我的孩子 Nicholas，Caroline，Jonathan 和 Matthew，他们有光明的未来。他们给我的祝福远远超过了我回馈给他们的礼物。

感谢我的父母 Jennie 和 Nick，他们给我无条件的爱与指引。

—— Nick Sgaglione

感谢我很棒的妻子 Cindy 和我们的 3 个孩子 Eric，Evelyn 和 Adam。感谢你们的牺牲和理解。

你们的爱和支持使一切成为可能。

—— Larry D. Field

感谢我的妻子 Chris 和我的孩子 Scott 和 Mike，这些年来给了我他们所拥有的一切。

—— John Richmond

这本书献给我最好的朋友和妻子 Alison，还有 4 个好孩子 Richie，Julie，Andy 和 Christine，他们给了我美好的生活。

—— Annunziato Amendola

译者名单

主 译
程 飚 徐卫东

副主译
张清港 吴 鹏

翻译委员会
（以姓氏笔划为序）

王家骐 华英汇 孙业青 杨春喜 何耀华 陈世益
范存义 易诚青 徐文东 董 宇

参译人员
（以姓氏笔划为序）

于万涛 王津强 卢亮宇 许 鉴 孙 健 孙 淋
孙业青 李 杰 吴 鹏 况春燕 沈益飞 陈礼阳
胡凯华 徐鹏程 葛恒安

校对人员
（以姓氏笔划为序）

李 军 陈忆超 葛恒安 蔡秋晨 薛 超

编者名单

主 编

Donald H. Johnson, MD, FRCSC
Director
Sports Medicine Clinic
Carleton University
Assistant Professor
Orthopaedic Surgery
University of Ottawa
Ottawa, Canada

副主编

Annunziato Amendola, MD
Professor, Department of Orthopedic
  Surgery and Rehabilitation
Kim and John Callaghan Chair
Director of Sports Medicine
University of Iowa
Iowa City, Iowa

F. Alan Barber, MD, FACS
Fellowship Director
Plano Orthopedics Sports Medicine
  and Spine Center
Plano, Texas

Larry D. Field, MD
Director, Upper Extremity Service
Mississippi Sports Medicine &
  Orthopaedic Center
Clinical Instructor
University of Mississippi School of
  Medicine
Jackson, Mississippi

John C. Richmond, MD
Chairman, Department of Orthopedic
  Surgery
New England Baptist Hospital
Professor, Orthopaedic Surgery

Tufts University School of Medicine
Boston, Massachusetts
Boston Sports and Shoulder Center
Chestnut Hill, Massachusetts

Nicholas A. Sgaglione, MD
Chairman, Department of
  Orthopaedic Surgery
Professor of Orthopaedic Surgery
Hofstra North Shore-LIJ School of
  Medicine
North Shore Long Island Jewish
  Medical Center

参编人员

Sami Abdulmassih, MD
Foot and Ankle Fellow
Department of Orthopedic Surgery
  and Rehabilitation
University of Iowa, Iowa

Jeffrey S. Abrams, MD
Medical Director
Princeton Orthopaedic &
  Rehabilitation Associates
Chief, Shoulder Surgery

Sports Medicine Princeton
Attending Surgeon
Department of Surgery
University Medical Center at
  Princeton

Princeton, New Jersey

Olusanjo Adeoye, MD
Fellow, Sports Medicine
Sports Medicine, Department of
    Orthopaedic Surgery
Stanford University
Redwood City, California

Robert Afra, MD
Assistant Clinical Professor
Department of Orthopaedic Surgery
University of California, San Diego
San Diego, California

David W. Altchek, MD
Co-Chief Sports Medicine Service
Hospital for Special Surgery
New York, New York

Annunziato Amendola, MD
Professor
Department of Orthopaedics and
    Rehabilitation
Director and Callaghan Chair
UI Sports Medicine
University of Iowa
Iowa City, Iowa

Richard L. Angelo, MD
Clinical Professor
Department of Orthopedics
University of Washington
Seattle, Washington
Evergreen Orthopedic Clinic
Kirkland, Washington

Evan Argintar, MD
Resident Physician
Georgetown University Hospital
Center for Hand and Elbow
    Specialists
Washington, DC

Amar Arora, MD
Department of Orthopaedic Surgery
Sharp Rees-Stealy Medical Group
San Diego, California

Champ L. Baker III, MD
Staff Physician
The Hughston Clinic

Columbus, Georgia

Champ L. Baker Jr., MD
Staff Physician
The Hughston Clinic
Columbus, Georgia
Clinical Assistant Professor
Department of Orthopaedics
Medical College of Georgia
Augusta, Georgia

F. Alan Barber, MD, FACS
Fellowship Director
Plano Orthopedics Sports Medicine
    and Spine Center
Plano, Texas

William R. Beach, MD
Orthopaedics Research of Virginia
Tuckahoe Orthopaedic Associates
    Ltd
Richmond, Virginia

Timothy C. Beals, MD
Associate Professor
Department of Orthopaedics
University of Utah
Salt Lake City, Utah

R. Cole Beavis, MD, FRCSC
Clinical Assistant Professor of
    Surgery
University of Saskatchewan
Saskatoon, SK Canada

John D. Beck, MD
Resident
GHS Orthopaedics
Danville, Pennsylvania

Robert H. Bell, MD
Associate Professor
Department of Orthopaedics
Northeastern Ohio University School
    of Medicine
Rootstown, Ohio
Chief of Shoulder and Elbow Surgery
Department of Orthopaedics
Summa Health Systems
Akron, Ohio

Massimo Berruto, MD

Knee Surgery Department
Ist.Ort. G. Pini
Milan, Italy

Jack M. Bert, MD
Summit Orthopedics, Ltd
Adjunct Clinical Professor
University of Minnesota School of
    Medicine
St. Paul, Minnesota

Patrick Birmingham, MD
Department of Orthopaedic Surgery
Hospital for Special Surgery
New York, New York

Brad D. Blankenhorn, MD
Visiting Instructor
Department of Orthopaedic Surgery
University of Utah Health Care
Salt Lake City, Utah

Yaw Boachie-Adjei, MD
Department of Orthopaedics
University of Virginia School of
    Medicine
Charlottesville, Virginia

Davide Edoardo Bonasia, MD
University of Iowa Sports Medicine
    Fellow
University of Iowa
Iowa City, Iowa
University of Turin Medical School
Mauriziano "Umberto I" Hospital
Turin, Italy

Kevin F. Bonner, MD
Jordan-Young Institute
Virginia Beach, Virginia

Andrea L. Bowers, MD
Senior Clinical Instructor
Department of Orthopedic Surgery
Weill Cornell Medical College
Fellow
Sports Medicine & Shoulder Service
Hospital for Special Surgery
New York, New York

John H. Brady, MD, MPH
San Diego Sports Medicine &

Orthopaedic Center
San Diego, California

Paul C. Brady, MD
Tennessee Orthopaedic Clinics
Orthopaedic Surgeon
Shoulder Specialist
Tennessee Orthopaedic Clinics
Knoxville, Tennessee

Karen K Briggs, MPH
Steadman Philippon Research
    Institute
Vail, Colorado

Peter U. Brucker, MD
Department of Orthopaedic Sports
    Medicine
Klinikum Rechts der Isar
Technische Universität München
Munich, Germany

Joseph P. Burns, MD
Southern California Orthopaedic
    Institute
Van Nuys, California

James A. Bynum, MD
Plano Orthopedic Sports Medicine
    and Spine Center
Plano, Texas

J. W. Thomas Byrd, M.D.
Nashville Sports Medicine Foundation
Nashville, Tennessee

Lawrence Camarda, MD
Department of Orthopaedic Surgery
University of Palermo
Palermo, Italy

Filippo Castoldi, MD
Assistant Professor in Orthopaedics
    and Traumatology,
University of Turin Medical School
Mauriziano "Umberto I" Hospital
Turin, Italy

Terence Y. P. Chin, MBBS, FRACS
Fellow
Dalhousie University Orthopedics
Halifax, Nova Scotia

James Campbell Chow, MD
Hip & Knee Specialist
Arizona Center for Bone & Joint
    Disorders
Phoenix, Arizona

James C. Y. Chow, MD
Orthopaedic Center of Southern
    Illinois
Mt Vernon, Illinois

Benjamin I. Chu, MD
Orthopaedic Research of Virginia
Richmond, Virginia
OrthopaediCare
Chalfont, Pennsylvania

Brian J. Cole, MD, MBA
Division of Sports Medicine
Department of Orthopaedic Surgery
Rush University Medical Center
Rush Medical College of Rush
    University
Chicago, Illinois

Andrew J. Cosgarea, MD
Professor
Department of Orthopaedic Surgery
Johns Hopkins University
Director
Division of Sports Medicine and
    Shoulder Surgery
Johns Hopkins Hospital
Baltimore, Maryland

Alan S. Curtis, MD
Assistant Clinical Professor
Tufts University School of Medicine
Orthopedic Surgeon
New England Baptist Hospital
Boston, Massachusetts
Boston Sports and Shoulder Center
Chestnut Hill, Massachusetts

Thomas DeBerardino, MD
Associate Professor
University of Connecticut Health
    Center
Farmington, Connecticut

Michael J. Defranco, MD
Shoulder Fellow

Department of Orthopaedic Surgery
Harvard Shoulder Service
Fellow
Department of Orthopaedics
Massachusetts General Hospital
Boston, Massachusetts

Peter A.J. de Leeuw, MD, PhD
Fellow
Academic Medical Centre
Department of Orthopedic Surgery
Amsterdam, The Netherlands

Matthew Denkers, MD, FRCSC
Arthroscopy Fellow
Department of Surgery
University of Calgary
Calgary, AB, Canada

Robert C. Dews, MD
Fellow
Mississippi Sports Medicine and
    Orthopaedic Center
Jackson, Mississippi

David B. Dickerson, MD
Fellow
Orthopaedic Foundation for Active
    Lifestyles
Plancher Orthopaedics & Sports
    Medicine
Cos Cob, Connecticut and
    New York, New York

Christopher C. Dodson, MD
Attending Orthopaedic Surgeon
Rothman Institute
Philadelphia, Pennsylvania

Jonathan A. Donigan, MD
Department of Orthopaedics and
    Rehabilitation
University of Iowa Hospitals and
    Clinics
Iowa City, Iowa

Ryan M. Dopirak, MD
Lakeshore Orthopaedics
Manitowoc, Wisconsin

Raymond R. Drabicki, MD
Fellow

Mississippi Sports Medicine &
Orthopaedic Center
Jackson, Mississippi

Alex Dukas, MA
SUNY Downstate Medical Center
Brooklyn, New York

Cory Edgar, MD, PhD
Assistant Professor
Department of Orthopedic Surgery
Boston Medical Center Team
Physician
Boston University
Boston, Massachusetts

Craig J. Edson, MS, PT, ATC
Fanelli Sports Injury Clinic
Geisinger Medical Center
Danville, Pennsylvania

Scott G. Edwards, MD
Associate Professor
Georgetown University Hospital
Center for Hand and Elbow
Specialists
Washington, DC

Alberto N. Evia-Ramirez, MD
Clinical and Research Fellow at the
Service of Adult Hip and Knee
Reconstruction of the National
Rehabilitation Institute of Mexico

Paul Fadale, MD
Department of Orthopaedic Surgery
Division of Sports Medicine
Rhode Island Hospital
Warren Alpert Medical School of
Brown University
Providence, Rhode Island

Gregory C. Fanelli, MD
GHS Orthopaedics
Danville, Pennsylvania

Kevin W. Farmer, MD
Adjunct Clinical Postdoctoral
Associate
Department of Orthopaedic Surgery
The University of Florida
Gainesville, Florida

John E. Femino, MD
Associate Clinical Professor
Department of Orthopaedics &
Rehabilitation
University of Iowa
Iowa City, Iowa

Richard D. Ferkel, MD
Associate Clinical Professor
Department of Orthopaedic Surgery
University of California, Los Angeles
Los Angeles, California
Program Director
Sports Medicine Fellowship
Southern California Orthopedic
Institute
Van Nuys, California

Larry D. Field, MD
Director
Upper Extremity Service
Mississippi Sports Medicine &
Orthopaedic Center
Clinical Instructor
University of Mississippi School of
Medicine
Jackson, Mississippi

Giuseppe Filardo, MD
Biomechanic's Lab IX Div.
Ist. Ort. Rizzoli
Bologna, Italy

Craig J. Finlayson, MD
Fellow
Children's Hospital Boston
Department of Orthopaedic Surgery
Division of Sports Medicine
Boston Massachusetts

Donald C. Fithian, MD
Department of Orthopedic Surgery
Southern California Permanente
Medical Group
El Cajon, California

Nicole A. Friel, MS
Division of Sports Medicine
Department of Orthopaedic Surgery
Rush University Medical Center
Rush Medical College of Rush
University

Chicago, Illinois

Freddie H. Fu, MD, DSci(Hon),
DPs(Hon)
David Silver Professor and Chairman
Department of Orthopaedic Surgery
University of Pittsburgh Medical
Center
Pittsburgh, Pennsylvania

John P. Fulkerson, MD
Clinical Professor of Orthopedic
Surgery
University of Connecticut
Orthopedic Associates of
Hartford, PC
Farmington, Connecticut

Aaron Gardiner, MD
Assistant Clinical Professor
Tufts University School of Medicine
Orthopedic Surgeon
Newton-Wellesley Hospital
Newton Wellesley Orthopedic
Associates
Newton, Massachusetts

William B. Geissler, MD
Professor and Chief
Division of Hand and Upper
Extremity Surgery
Chief-Arthroscopic Surgery and
Sports Medicine
Department of Orthopaedic
Surgery and Rehabilitation
University of Mississippi Health
Care
Jackson, Mississippi

Neil Ghodadra, MD
Department of Orthopaedic Surgery
Rush University
Chicago, Illinois

Steven A. Giuseffi, MD
Orthopedic Surgery Resident
Mayo Clinic
Rochester, Minnesota

Mark Glazebrook, MSc, PhD, MD,
FRCS(C), Dip Sports Med
Assistant Professor

Dalhousie University Orthopaedics
Director of Foot and Ankle
    Orthopaedics
The Department of Orthopaedic
    Surgery
New Halifax Infirmary, Queen
    Elizabeth II HSC
Halifax, Nova Scotia, Canada

Ronald E. Glousman, MD
Kerlan-Jobe Orthopaedic Clinic
Los Angeles, California

Alberto Gobbi, MD
Oasi Bioresearch Foundation
    Gobbi NPO
Milan, Italy

John P. Goldblatt, MD
University of Rochester
Rochester, New York

Matthew J. Goldstein, MD
Resident
Department of Orthopaedic Surgery
North Shore-Long Island Jewish
    Health System
Great Neck, New York

Troy M. Gorman, MD
Orthopaedic Surgeon
Intermountain Healthcare—LDS
    Hospital
Salt Lake City, Utah

Robert C. Grumet, MD
Department of Orthopaedic Surgery
St Joseph Medical Center
Orthopaedic Specialty Institute
Orange, California

Carlos A. Guanche, MD
Southern California Orthopedic
    Institute
Van Nuys, California

James J. Guerra, MD, FACS
Collier Sports Medicine and
    Orthopaedic Center
Naples, Florida

Onur Hapa, MD

Plano Orthopedic Sports Medicine
    and Spine Center
Plano, Texas

David Hergan, MD
Department of Orthopaedic Surgery
NYU Medical Center
New York, New York

Laurence D. Higgins, MD
Associate Professor
Department of Orthopaedics
Harvard Medical School
Chief
Sports Medicine and Shoulder
    Service
Brigham and Women's Hospital
Boston, Massachusetts

Beat Hintemann, MD
Associate Professor
Department of Orthopaedic Surgery
University of Basel
Basel, Switzerland
Chairman
Clinic of Orthopaedic Surgery
Kantonsspital
Liestal, Switzerland

E. Rhett Hobgood, MD
Mississippi Sports Medicine and
    Orthopaedic Center
Jackson, Mississippi

Victor M. Ilizaliturri Jr., MD
Chief of Adult Hip and Knee
    Reconstruction
The National Rehabilitation
    Institute of Mexico
Professor of Hip and Knee Surgery
Universidad Nacional Autónoma
    de México
The National Rehabilitation
    Institute of Mexico
Mexico City, Mexico

Andreas M. Imhoff, MD
Department of Orthopaedic Sports
    Medicine
Klinikum Rechts der Isar
Technische Universität München
Munich, Germany

Darren L Johnson, MD
University of Kentucky
Department of Orthopaedic Surgery
    and Sports Medicine
Lexington, Kentucky

Donald H. Johnson,
MD, FRCSC
Director, Sports Medicine Clinic
Carleton University
Assistant Professor
Orthopaedic Surgery
University of Ottawa
Ottawa, Canada

Georgios Karnatziko, MD
O.A.S.I. Bioresearch Foundation
N.P.O. Milan, Italy

Ronald P. Karzel, MD
Attending Orthopedic Surgeon
Southern California Orthopedic
    Institute
Van Nuys, California

Bryan T. Kelly, MD
Hospital for Special Surgery
New York, New York

Gino M. M. J. Kerkhoffs,
MD, PhD
Orthopaedic Surgeon
Academic Medical Centre
Department of Orthopedic Surgery
Amsterdam, The Netherlands

Elizabeth A. Kern, BA
Orthopaedic Foundation for Active
    Lifestyles
Plancher Orthopaedics & Sports
    Medicine
Cos Cob, Connecticut and
    New York, New York

Graham J. W. King, MD, MSc,
FRCSC
Professor
Department of Surgery
University of Western Ontario
Chief
Orthopaedic Surgery
St. Joseph's Health Centre

Hand and Upper Limb Centre
London, Ontario, Canada

Chlodwig Kirchhoff, MD
Department of Orthopedic Sports
    Surgery
Klinikum Rechts der Isar
Technische Universitaet Muenchen
Munich, Germany

Mininder S. Kocher, MD, MPH
Associate Professor
Department of Orthopaedic Surgery
Harvard Medical School
Associate Director
Orthopaedics—Division of Sports
    Medicine
Children's Hospital Boston
Boston, Massachusetts

Jason Koh, MD
NorthShore University HealthSystem
A Teaching Affiliate of the University
    of Chicago Pritzker School of
    Medicine
Department of Orthopaedic Surgery
Evanston, Illinois

Elizaveta Kon, MD
Biomechanic's Lab IX Division
Ist. Ort. Rizzoli
Bologna, Italy

Sumant G. "Butch" Krishnan, MD
Director, Shoulder Fellowship
Baylor University Medical Center
Attending Orthopaedic Surgeon
Shoulder Service
The Carrell Clinic
Dallas, Texas

Peter R. Kurzweil, MD
Memorial Orthopaedic Surgical
    Group
Long Beach, California

Marc R. Labbé, MD
Clinical Assistant Professor
Department of Orthopaedic Surgery
Baylor College of Medicine
Houston, Texas
Clinical Assistant Professor

Department of Orthopaedic Surgery
University of Texas Medical Center
Galveston, Texas

Robert F. LaPrade, MD, PhD
Sports Medicine and Complex Knee
    Surgery
The Steadman Clinic
Chief Medical Research Officer
Steadman Philippon Research
    Institute
Adjunct Professor
Department of Orthopaedic Surgery
University of Minnesota
Vail, Colorado

Christopher M. Larson, MD
Director of Education
Minnesota Sports Medicine
    Fellowship Program
Minnesota Orthopaedic and Sports
    Medicine Institute
Twin Cities Orthopaedics
Eden Prairie, Minnesota

Johnny Tak-Choy Lau, MSc, MD,
FRCS(C)
Assistant Professor
University of Toronto Orthopaedics
Toronto, Ontario

Matthew R. Lavery, MD
OrthoIndy
Sports Medicine
Indianapolis, Indiana

Sheryl L. Lipnick, DO
Fellow
Orthopaedic Foundation for Active
    Lifestyles
Plancher Orthopaedics & Sports
    Medicine
Cos Cob, Connecticut and
    New York, New York

Ian K.Y. Lo, MD, FRCSC
Assistant Professor
McCaig Junior Professor of
    Orthopedics
Department of Surgery
University of Calgary
Calgary, AB, Canada

Emilio Lopez-Vidriero, MD, PhD
Fellow in Sports Medicine and
    Arthroscopy
Department of Orthopaedics,
    Ottawa Hospital
Ottawa, Ontario, Canada

James H. Lubowitz, MD
Director
Taos Orthopaedic Institute Research
    Foundation and Orthopaedic
    Sports Medicine Fellowship
Active Staff
Department of Surgery
Holy Cross Hospital
Taos, New Mexico

Robert M. Lucas, MD
Department of Orthopaedic Surgery
University of California, San
    Francisco
San Francisco, California

Milford H. Marchant Jr., MD
Kerlan-Jobe Orthopaedic Clinic
Los Angeles, California

Craig S. Mauro, MD
University of Pittsburgh Medical
    Center
Burke and Bradley Orthopedics
Pittsburgh, Pennsylvania

Augustus D. Mazzocca, MS, MD
Associate Professor of Orthopaedic
    Surgery
University of Connecticut
Orthopaedic Team Physician
University of Connecticut
    Athletics
Director of the Human Soft Tissue
    Research Laboratory
Director of Orthopaedic Resident
    Education
Shoulder and Elbow Surgery
Farmington, Connecticut

Mark McCarthy, MD
Department of Orthopaedic Surgery
University of Iowa
Iowa City, Iowa

Mark E. McKenna, MD
Resident
GHS Orthopaedics
Danville, Pennsylvania

Mark D. Miller, MD
S. Ward Casscells Professor of
    Orthopaedic Surgery
University of Virginia Team
    Physician
James Madison University
JBJS Deputy Editor for Sports
    Medicine
Director, Miller Review Course
Charlottesville, Virginia

Suzanne L. Miller, MD
Assistant Clinical Professor
Tufts University School of Medicine
Orthopedic Surgeon
New England Baptist Hospital
Boston, Massachusetts
Boston Sports and Shoulder Center
Chestnut Hill, Massachusetts

Bryan Mitchell, MD
University of Rochester
Rochester, New York

Keith O. Monchik, MD
Foundry Orthopedics & Sports
    Medicine
Clinical Assistant Professor
Brown Alpert Medical School
Providence, Rhode Island

Jill Monson, PT, CSCS
University Orthopaedics Therapy
    Center
Minneapolis, Minnesota

Mark Morishige, MD
Fellow
Mississippi Sports Medicine and
    Orthopaedic Center
Jackson, Mississippi

Steven Mussett, MBChB, FRCS(C)
Fellow
University of Toronto Orthopaedics
Toronto, Ontario

Adam Nasreddine, BS
Research Coordinator
Children's Hospital Boston
Department of Orthopaedic Surgery
Graduate Students
Boston University, School of Medicine
Boston, Massachusetts

Florian Nickisch, MD
Associate Professor
Department of Orthopaedic Surgery
University of Utah Health Care
Salt Lake City, Utah

Curtis R. Noel, MD
Instructor
Department of Orthopaedics
Summa Health Systems
Akron, Ohio

Keith D. Nord, MD, MS
Sports, Orthopedics & Spine, PC
Shoulder Arthroscopy & Sports
    Medicine Fellowship Director
Sports, Orthopedics & Spine
    Educational Foundation
Sports, Orthopedics & Spine
Jackson, Tennessee

Frank Noyes, MD
Chairman and Medical Director
Cincinnati Sports Medicine and
    Orthopaedic Center
President
Cincinnati Sports Medicine
    Research and Education
    Foundation
Volunteer Professor
Department of Orthopaedic Surgery
University of Cincinnati
Cincinnati, Ohio

Michael J. O'Brien, MD
Assistant Professor
Tulane University
Department of Orthopaedics
New Orleans, Louisiana

Athanasios A. Papachristos, MD
Fellow
Orthopaedic Research Foundation
    of Southern Illinois

Mt. Vernon, Illinois

Derek F. Papp, MD
Resident
Department of Orthopaedic Surgery
Johns Hopkins University
Baltimore, Maryland

Robert A. Pedowitz, MD, PhD
Professor of Orthopaedic Surgery
David Geffen School of Medicine at
    UCLA
Los Angeles, California

Fernando Pena, MD
Assistant Professor
Department of Orthopaedics
University of Minnesota
Minneapolis, Minnesota

Michael Pensak, MD
University of Connecticut Health
    Center
Farmington, Connecticut

Marc J. Philippon, MD
Steadman Philippon Research Institute
Vail, Colorado

Phinit Phisitkul, MD
Assistant Clinical Professor
Department of Orthopaedic Surgery
University of Iowa
Iowa City, Iowa

Kevin D. Plancher, MD
Associate Clinical Professor
Albert Einstein College of Medicine
New York, New York
Fellowship Director
Plancher Orthopaedics & Sports
    Medicine/Orthopaedic Foundation
    for Active Lifestyles
Cos Cob, Connecticut and
    New York, New York

Chris Pokabla, MD
Memphis Orthopaedics Group
Memphis, Tennesee

Matthew T. Provencher, MD, CDR,
MC, USN

Department of Orthopaedic Surgery
Naval Medical Center San Diego
San Diego, California

Jay H. Rapley, MD
Rockhill Orthopedics
Lee's Summit Missouri

Jesus Rey II, MD
Attending Orthopaedic Surgeon
Charlton Methodist Medical Center
Southwest Orthopedics & Sports
    Medicine, PA
Dallas, Texas

John T. Riehl, MD
Resident
GHS Orthopaedics
Danville, Pennsylvania

Daniel T. Richards, DO
Granger Medical Riverton Clinic &
    Associates
Riverton, Utah

Samuel P. Robinson, MD
Jordan-Young Institute
Virginia Beach, Virginia

James R. Romanowski, MD
Fellow
Orthopaedic Sports Medicine
University of Pittsburgh School of
    Medicine
UPMC Center for Sports Medicine
Pittsburgh, Pennsylvania

Anthony A. Romeo, MD
Department of Orthopaedic Surgery
Rush University
Chicago, Illinois

Roberto Rossi, MD
Assistant Professor in Orthopaedics
    and Traumatology
University of Turin Medical School
Mauriziano "Umberto I" Hospital
Turin, Italy

J.R. Rudzki, MD
Clinical Assistant Professor of
    Orthopaedic Surgery

The George Washington University
    School of Medicine
Orthopaedic Surgery, Shoulder
    Surgery, & Sports Medicine
Washington Orthopaedics & Sports
    Medicine
Washington, DC

Michell Ruiz-Suárez, MD, MSc
Attending Physician
Shoulder and Elbow Reconstruction
    Department
Instituto Nacional de Rehabilitación
Mexico City, Mexico

David S. Ryan, MD
Orthopaedic Research of Virginia
Richmond, Virginia

Richard K. N. Ryu, MD
Ryu Hurvitz Orthopedic Clinic
Santa Barbara, California

Marc R. Safran, MD
Professor
Orthopaedic Surgery, Sports
    Medicine
Department of Orthopaedic Surgery
Stanford University
Redwood City, California

Charles L. Saltzman, MD
Chairman,
Department of Orthopaedics
Louis S Peery MD Presidential
    Endowed Professor
University of Utah

Thomas G. Sampson, MD
Medical Director of Hip Arthroscopy
Post Street Surgery Center
Post Street Orthopaedics and Sports
    Medicine
San Francisco, California

Benjamin Sanofsky, BA
Research Assistant
Department of Orthopaedics
Harvard Shoulder Service
Research Assistant
Brigham and Women's Hospital
Boston, Massachusetts

Felix H. Savoie III, MD
Lee C. Schlesinger Professor and
    Chief
Tulane Institute of Sports Medicine
Tulane University
Department of Orthopaedics
New Orleans, Louisiana

Verena M. Schreiber, MD
Resident
Department of Orthopaedic Surgery
University of Pittsburgh
Pittsburgh, Pennsylvania

Bruno G. Schroder e Souza, MD
Steadman Philippon Research
    Institute
2009/2010 Visiting Scholar in Hip
    Arthroscopy and Biomechanics
    at Steadman Philippon Research
    Institute
Scholarship provided with grants
    from the Instituto Brasil de
    Tecnologias da Saude.
Steadman Philippon Research
    Institute
Vail. Colorado

Jon K. Sekiya, MD
Associate Professor
Department of Orthopaedic Surgery
University of Michigan
Team Physician
Medsport
University of Michigan Medical Center
Ann Arbor, Michigan

Nicholas A. Sgaglione, MD
Chairman
Department of Orthopaedic Surgery
Professor of Orthopaedic Surgery
Hofstra North Shore-LIJ School of
    Medicine
North Shore Long Island Jewish
    Medical Center

Benjamin Shaffer, MD
Washington Orthopaedics and Sports
    Medicine
Washington, DC

Orrin Sherman, MD

Associate Professor
Department of Orthopaedic Surgery
NYU Medical Center
New York, New York

Matthew V. Smith, MD
Assistant Professor
Orthopedic Surgery
Washington University
St. Louis, Missouri

Patrick A. Smith, MD
Department of Orthopaedic Surgery
University of Missouri
Columbia Orthopaedic Group
Columbia, Missouri

Stephen J. Snyder, MD
Southern California Orthopedic
    Institute
Van Nuys, California

Mark E. Steiner, MD
Clinical Instructor
Harvard Medical School
Clinical Instructor
Tufts University School of Medicine
Orthopedic Surgeon
New England Baptist Hospital
Boston, MA
Sports Medicine Associates
Brookline, Massachusetts

Scott P. Steinmann, MD
Professor of Orthopedic Surgery
    and Consultant
Mayo Clinic
Rochester, Minnesota

William B. Stetson, MD
Associate Clinical Professor
USC Keck School of Medicine
Stetson Powell Orthopaedics
    and Sports Medicine
Burbank, California

Daniel R Stephenson, MD
Beach Cities Orthopedics
    and Sports Medicine
Manhattan Beach, California

James Stone, MD

The Orthopedic Institute of
    Wisconsin
Franklin, Wisconsin

Christian Sybrowsky, MD
UI Sports Medicine Center
Department of Orthopaedics and
    Rehabilitation
University of Iowa Hospitals and
    Clinics
Iowa City, Iowa

James P. Tasto, MD
San Diego Sports Medicine &
    Orthopaedic Center
Clinical Professor
University of California –
    San Diego
Department of Orthopaedics
San Diego, California

Ettore Taverna, MD
Department of Shoulder Surgery
IRCCS Istituto Ortopedico Galeazzi
Milan, Italy

Robert A. Teitge, MD
Professor of Orthopaedics
Residency Program Director
Research Co-Director
Department of Orthopaedic Surgery
Wayne State University
Detroit, Michigan

David Thut, MD
Department of Orthopaedic Surgery
NYU Medical Center
New York, New York

John W. Uribe, MD
Professor and Chairman
Department of Orthopaedic Surgery
Florida International University
    School of Medicine
Miami, Florida
Chief
Department of Orthopaedics Sports
    Medicine
Doctor's Hospital
Coral Gables, Florida

C. Niek van Dijk, MD, PhD

Professor
Department of Orthopaedic Surgery
University of Amsterdam
Chief of Service
Department of Orthopaedic Surgery
Academic Medical Centre
Amsterdam, The Netherlands

Maayke N. van Sterkenburg, MD,
PhD
Fellow
Academic Medical Centre
Department of Orthopedic Surgery
Amsterdam, The Netherlands

Tanawat Vaseenon, MD
Department of Orthopaedics and
    Rehabilitations
University of Iowa Hospitals and
    Clinics
Iowa City, Iowa

James E. Voos, M.D.
Orthopaedic and Sports Medicine
    Clinic of Kansas City
Leawood, Kansas

Bradford A. Wall, MD
Georgia Bone and Joint Surgeons
Orthopaedic Surgeon
Cartersville, Georgia

David W. Wang, MD
Sports Medicine Fellow
Southern California Orthopedic
    Institute
Van Nuys, California
Sacramento Knee & Sports Medicine
Sacramento, California

Samuel Ward, PT, PhD
Departments of Radiology,
    Orthopaedic Surgery, and
    Bioengineering
University of California, San Diego
San Diego, California

Thomas L. Wickiewicz, MD
Professor
Department of Orthopedic Surgery
Weill Cornell Medical College
Attending Orthopaedic Surgeon

Sports Medicine & Shoulder Service
Hospital for Special Surgery
New York, New York

Richard Woodworth, MD
Orthopaedic Institute of Henderson
Henderson, Nevada

Brian R. Wolf, MD, MS
Assistant Professor
University of Iowa Hospitals and
    Clinics
Team Physician University of Iowa
Iowa City, Iowa

Corey A. Wulf, MD
Fellow
Orthopaedic Sports Medicine
Minnesota Sports Medicine
Twin Cities Orthopaedics
Eden Prairie, Minnesota

Gautam P. Yagnik, MD
Attending Physician
Department of Orthopaedic Surgery
DRMC Sports Medicine
Dubois, Pennsylvania

Darryl K. Young, MD, FRCSC
Orthopaedic Surgeon

Queensway Carleton Hospital
Ottawa, Ontario, Canada

Scot A. Youngblood, MD, CDR,
MC, USN
Department of Orthopaedic Surgery
Naval Medical Center San Diego
San Diego, California

Bashir A. Zikria, MD
Assistant Professor
Orthopedic Surgery
Johns Hopkins University
Baltimore, Maryland

中文版序一

《关节镜外科学》是一部历久弥新的国际关节镜手术经典著作，每一版都为读者提供了令人欣喜与惊讶的新理论、新技术，同时继续保持严谨求实的风格，保留与创造了众多被视为"金标准"的手术，堪称积极创新与沉淀经典的完美结合。

近年来，伴随着材料学、生命科学的蓬勃发展，关节镜手术技术也以迅雷不及掩耳之势向前发展。现在的关节镜手术已经成为一些疾病治疗的金标准，但在过去，这些都让我们无法想象，例如关节镜修复臀中肌撕裂以及前、后交叉韧带重建等。随着新理论、新材料、新设备、新技术的不断出现，关节镜的技术水平又有了新的发展。《关节镜外科学》继承了之前版本内容丰富、注重细节的特点，总结归纳新理论与新技术，是国内年轻关节镜医生优秀的学习资料。

上海市第十人民医院（同济大学附属第十人民医院，以下简称上海十院）运动医学科由程飚教授于2010年创立。短短的十多年，上海十院运动医学科不断追赶和超越，已成为华东地区的知名医学专科品牌。上海十院运动医学科的团队在程飚教授的带领下承担了本书英文版第四版的翻译工作，并邀请了业内权威专家参与翻译、校对，为国内运动医学同道奉上了一部经典的著作，为我国运动医学的发展再添一份力！我相信在更多这样的团队齐心协力下，我国运动医学的发展一定会再攀高峰！

再次感谢上海十院运动医学团队的辛劳和付出，热烈祝贺《关节镜外科学》中文版成功出版！

陈世益
复旦大学附属华山医院

中文版序二

能为第 4 版 *Operative Arthroscopy* 一书的中文版撰写序，令我深感荣幸。医学作为一个整体，它的理念在各个专业是相通的，即寻找最优的治疗方法，治愈或缓解患者之病痛。通过整书通读，能感受到程飚教授及其翻译团队通过自身的专业知识储备，准确、清晰、简洁地反映原著所要表达的内容。

这本近 1 000 页的专著汇集了当今运动损伤与关节疾病的专家共识及治疗理念，涵盖了肩、肘、腕、髋、膝、踝全身六大关节的常见病与多发病的关节镜手术处理策略及技巧，涉及各类疾病的基础知识、临床诊断与评估、治疗策略、著者推荐的手术技巧、并发症、手术优缺点等方面，并辅以大量的影像学资料与关节镜下资料，图文并茂，巨细无遗，内容直观易懂，实用性强，无疑是广大运动医学专业读者们的福音。

近年来，随着国家日益强大，人民生活水平稳步提高，健康意识也不断提升。体育运动受到越来越多人的喜爱，但这也导致运动损伤日益增多。伴随微创理念、内镜技术以及快速康复理念的相继提出，运动医学与关节镜学科进入发展的"快车道"。2010 年，同济大学附属第十人民医院（以下简称上海十院）通过人才引进程飚教授，创立运动医学科，不仅逐步开展膝关节镜下半月板修复与韧带重建、肩关节镜下巨大肩袖撕裂修补与盂唇撕裂修补等微创手术，还开展了半月板移植、难治性髌骨脱位、习惯性肩关节脱位等疑难手术，并且在上海市较早开展了关节镜下臀肌挛缩松解术、自制自体富血小板血浆修复巨大肩袖撕裂和 I 型胶原纤维生物胶修复膝关节软骨缺损等特色技术。如今，上海十院运动医学科的年手术量维持在 1 500 台以上，成为近年上海十院快速发展的一张名片。同时，程飚教授团队还长期致力于关节镜技术的传播和推广，自 2011 年起已成功举办了 9 届"同济十院关节镜外科论坛"（关节镜与运动医学手术操作学习班），指导培养学员 1 500 余名。本次出版《关节镜外科学》中文版一书，是程飚教授团队对于我国运动医学发展贡献的又一份力量，旨在向更多的运动医学专业人士分享这一世界各地关节外科专家的心血结晶，普及更为先进的关节镜技术与理念。

最后，衷心感谢在此译著出版过程中付出艰辛劳动的翻译团队，祝贺本书成功出版，祝愿上海十院运动医学科更上一层楼！

秦环龙

同济大学附属第十人民医院　院长

中文版前言

浩瀚宇宙周而复始，永远都在动态之中，生生不息、永不止步。生命在于运动，运动不仅能够带给我们健康，也逐渐成为一种潮流生活方式。然而在另一方面，随着这股热潮的涌动，与之相应的运动损伤也在不断增加，运动损伤日益成为临床医生经常面对的问题。

近年来，随着医疗技术的发展，人们对于运动损伤的诊疗认识不断加深，运动医学专业不断前行，呈现日新月异的面貌。运动医学是一门新兴的骨科学分支学科，以关节镜微创手术治疗为主要特色，需要特异的体格检查、先进的 MRI 等影像检查技术、个体化治疗方式以及运动功能评估和康复等多方面的配合，方能为患者缓解疼痛，改善其运动功能。因而，对于年轻的运动医学专业医生来说，运动医学的学习曲线陡峭，尤其是关节镜手术技术方面的学习，需要花费大量的时间。

《关节镜外科学》英文版由 Donald H.Johnson 所著，现为最新修订的第 4 版。本书主要探讨关节镜技术，为广大读者提供运动医学最核心的关节镜技术的讲解。此外，还配合对解剖、生物力学等方面的描述，加深读者对于疾病的理解。全书条理清晰，内容新颖，通过各类图片和影像资料，为读者快速掌握技术及记忆知识提供极大便利。

衷心感谢我的运动医学团队，他们为此书翻译付出了辛勤劳动。我们在翻译过程中，反复推敲，力求忠于原著，但仍可能有不当之处，望读者与同道批评指正。

程 飚

同济大学附属第十人民医院

英文版前言

关节镜、关节置换与骨折的开放复位和内固定技术并称 20 世纪骨科的 3 项伟大创举。

在 21 世纪，关节镜在我们过去无法设想的一些微创手术上继续发展，如关节镜下修复臀中肌撕裂，松解韧带以减压肩胛上神经，以及全关节镜下前、后交叉韧带重建。

这是一个激动人心的时刻，能够看到关节镜的发展，并试着想象未来的发展方向。

本书详细描述了许多最新的手术及其操作步骤。这些都是最前沿的操作技术，但仍建议在类似于芝加哥骨科操作学习中心的尸体实验室这样的地方先进行实践培训。

我要感谢所有的副主编及其助手和所有的共同参编人员，感谢他们花了大量的时间和努力，才获得了本书所取得的成果。

特别感谢 Jack McGinty 博士，他的远见启迪了我们中的许多人进行关节镜的学习和操作。

再次感谢 Wolters Kluwer 出版社，让本书第 4 版成功出版。

Don Johnson MD FRCS C

致　谢

第 4 版 *Operative Arthroscopy* 献给 John B. McGinty 博士。他是一位来自南卡罗来纳州查尔斯顿的南卡罗来纳医科大学矫形外科系的退休教授和前主席。他作为这本书前三版的主编，显然在关节镜手术领域留下了持久的印记。1982—1983 年，McGinty 教授是北美关节镜协会（AANA）的第一任主席。AANA 蓬勃发展并仍致力于 McGinty 博士所热爱的医学教育和关节镜技术。McGinty 博士于 1990 年成为美国矫形外科学院院长。

作为关节镜外科医生，我们都对 McGinty 博士抱有莫大的感激，感谢他的远见和对教育的坚守。在我们一起编写第 4 版关节镜外科学时，他一直是我们灵感的来源。我们感谢他为这一翔实的关节镜外科学专著前三版所做的努力，并将本书第 4 版献给他。

目　录

第 1 篇

肩关节

The Shoulder

关节镜的准备：入路及要点

体位

一台成功、顺利的关节镜手术通常依赖于患者体位的摆放和建立的通道是否准确及有效。虽然体位摆放存在各种差异，但大多数医生采用侧卧位或沙滩椅位，且每种体位都有其支持者。体位的选择主要取决于手术医生学习肩关节镜时对不同体位的熟悉程度，转换成小切口开放手术的可能性、便利性，以及是否有助手和手架等支持。设备需保证一应俱全，能在任意体位下使用。

侧卧位

全身麻醉诱导时采用仰卧位，然后患者再改为侧卧位，并放置真空袋（图1.1）。可在最上层放置一个凝胶垫，特别是预计手术过程可能较长时。软腋枕置于上胸部下方以尽量减少对腋下的直接压力，头部支撑在中立位。患者后倾大约15°使肩胛盂与地面平行。真空袋抽真空以维持支撑。所有骨性突出必须适当填充，尤其是腓骨头以保护腓总神经。然后，将手术台、麻醉和所需的设备集中到一

个区域，移到靠近患者腹部中间的区域，这样就能为显示器提供一个方便放置和观看的空间。

如果主要操作是在肩峰下区域进行，譬如肩袖修补，主显示器应位于患者头部的前上方。副显示器可以位于患者腹部的前上方以利于助手使用。当要完成的操作主要在盂肱关节时，譬如Bankart或SLAP修补，由于一般观察入路在肩关节前方，显示器应放置在靠近患者的腹部前方。上臂放置在30°~40°外展、15°前屈位，用10磅（4.5 kg）进行悬吊而不是在上臂进行明显的牵引。可根据特定需要对肩关节位置进行调节，市面上有许多可支撑上臂的无菌铺巾和设备。

关节镜下Bankart修补可以通过横向的10磅（4.5 kg）牵引（垂直于肱骨）以更方便地进入盂肱关节前方。当然，类似的操作也可以由一个助手来完成。然后进行例行消毒铺巾。侧卧位时无须助手或机械设备来支撑上臂，通过对悬挂手臂的内外旋转能够观察到整个肩袖。如果需要评估运动范围，譬如在Bankart修复完成后，可将手臂从悬吊上放下并保持袖套无菌。

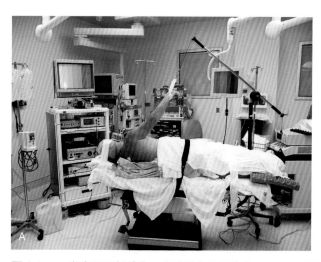 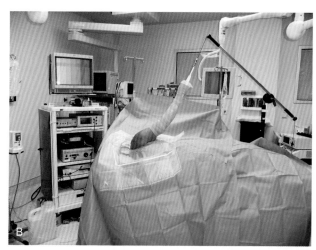

图1.1　A.患者置于侧卧位，麻醉设备靠近胸部。双显示器有利于助手观察。B.铺巾完成后，可以方便地进行整个肩关节操作；上肢使用一次性无菌袖套，用10磅（4.5 kg）牵引。

在盂肱关节内操作时，关节盂的监控画面通常与地面平行。然而在肩峰下间隙操作时，外科医生可以仍然选择这一方位（肩峰位于垂直位）或旋转摄像头以观察肩峰，此时与地面平行（与患者站立时相似）。

如果转成通过标准的三角肌胸大肌间隙入路进行开放盂肱关节、肩胛下肌或肱二头肌肌腱手术，去除未消毒部分的悬架装置，将患者的上臂放置在同侧。真空袋被部分充气（软化）以便患者调整成更仰卧的姿势。通过抽拉铺单使患者位于手术台中央，然后形成平缓沙滩椅位，并确保患者的头部和颈部被放置在合适的位置，同时进行支撑。虽然不必重新摆放和铺巾，但为谨慎起见，应以干净无菌的铺巾覆盖肩关节前方以阻挡麻醉师及相关设备。

如果选择转为微创入路开放肩峰下区域，可不必重新变换体位，尽管有一些外科医生喜欢向后倾斜手术台以方便在肩关节前方操作。通过外侧肩峰下入路可以很容易地到达冈上肌和冈下肌。通过在入路下方横穿 1 根可吸收缝合线以防止意外的远端延伸和医源性腋神经损伤。然后沿三角肌近侧纤维分开至肩峰的水平。

沙滩椅位

一些医生偏好沙滩椅位，因为它更顺应解剖，符合大家熟悉的开放式手术体位[1]。患者胸部得以支撑，并使肩部悬空在手术台外。屈髋 70°~80°，屈膝 30°，背部升高约 70°。衬垫支撑在手术侧肩胛骨后方骨性突起处，真空袋支持臀部和胸部。

现可采用特殊设计的可拆卸的手术床（图 1.2）。当关节镜经后方入路进入时，通过调整患者背部位于更垂直的位置，这样可以最大限度减少对摄像头位置的依赖，也就最大限度地减少了镜头起雾。然而，更垂直的体位也增加了头部与上臂之间的静脉压力梯度。麻醉位于健侧肩关节，显示器放置在术者对侧近床尾处。根据情况需要 1 名助手或无菌的可操作机械手臂支架以调整术中肩部位置，但与侧卧位相比，其臂部有更大的活动空间。

在盂肱关节及肩峰下区域操作时直立方向的关节镜和显示器都与解剖保持一致。转换为开放手术相对简单，仅需要减少胸部的抬高。在真空垫中必须部分充气，以便安全地改变患者的体位而不产生压力集中的点。同时，仰卧位常常可以通过倾斜整个手术床变成角度更大的头低脚高位。

最近的 1 个案例报道了 4 例患者坐姿下接受肩部手术，结果导致 1 例死亡、3 例严重的脑损伤[2]。可能是由于血压参考点的差异所致的脑灌注不足导致这一严重后果，而非其他心血管危险因素。仅基于静脉压力因素，头部和小腿之间在坐姿的情况下可能存在 90 mmHg 的血压差，可通过预防措施避免潜在的严重脑灌注不足，包括血压计放置在上臂而不是小腿[3]，维持围手术期血压值在术前值的 80% 以上，并确保整个手术过程中，头部水平血压不低于 100 mmHg。在沙滩椅体位采用全身麻醉也有失明和眼肌麻痹的报道，但确切的病理机制尚不明确[3]。血栓栓塞事件也可能与患者的坐姿、使用周期性充气加压袖套有关。

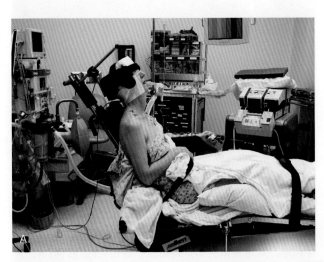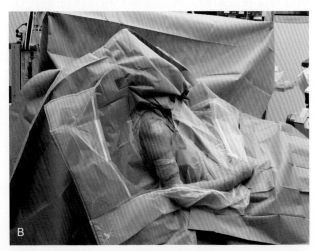

图 1.2　A. 患者置于沙滩椅位，麻醉位于健侧肩关节；可拆卸的手术床能够为操作整个肩关节提供方便。B. 肩关节前后方都可以操作；如果需要，可以添加消毒的手架。

麻醉

全身麻醉

全身麻醉过程中，无论是气管插管还是使用喉罩都能安全可靠地保持呼吸道通畅。不能长久地单纯给予镇痛，否则一旦患者醒来，将会产生恶心、呕吐，这在围手术期中很难处理。

肌间沟区域阻滞

肌间沟阻滞能够提供麻醉、肌肉松弛和术后镇痛，虽然有时需要术后立刻给予止痛药[4]。肌间沟阻滞可用作麻醉的主要手段或作为全身麻醉的辅助。正如任何侵入性操作一样，风险/收益比决定了它的使用价值。支持者认为，尽管在术后即刻经常需要一些额外的麻醉药品支持，但它是有效的，且有相对较低的严重并发症风险。专业的麻醉团队致力于局部麻醉，通过大量阻滞麻醉将有助于最大限度地减少不良事件[5]。据报道，潜在的严重并发症包括心脏停搏、癫痫大发作、血肿及气胸。可能的神经损伤包括喉返神经、迷走神经及腋神经损伤。膈神经功能障碍比较常见，并且可能引起严重呼吸窘迫。在臂丛方面，可能包括瞬间感觉异常（在术后24小时其发生率报道高达9%，术后2周为3%）[6]或臂丛瘫痪，可以是一过性的，需要长时间恢复，在极少数情况下是永久性的。

至关重要的是，局部阻滞是在患者清醒时进行，患者能够在操作过程中提供重要的反馈。最近，使用超声引导下的穿刺增加了安全性。即使成功进行了神经阻滞，疼痛缓解平均仅维持9~10小时，这可能对门诊疼痛管理具有一定挑战性[4]。最好能通过术前访视，先与患者讨论潜在的风险。

辅助疼痛管理

肩胛上神经提供肩关节70%的感觉。20 ml 0.25%布比卡因靠近肩胛上神经注射，最高可能减少30%的术后麻醉药品使用，恶心发生率减少5倍[7, 8]。这种阻滞使用钝头针头进行，风险极低，并且可以根据需要重复，甚至术后第一天可以在医生办公室进行[9]。此外，在入路区域用0.5%布比卡因局部浸润能进一步减少疼痛。镇痛泵仍然存在争议，但可安全地用于肩峰下间隙，这样盂肱关节与导管不通但能渗透。使用冰水冷却循环可以显著改善患者的舒适度。

入路

良好的关节镜入路能提供合适的术野，操作工具能顺利到达盂肱关节、肩锁关节和肩峰下间隙内目标位置[10-14]。充分了解局部解剖，特别是可触及的骨性标志，将能提高建立关节镜入路的安全性及精确性。进入肩峰下间隙有比较大的安全区域，可常规使用各种辅助入路。

通用技术

在液体外渗、组织肿胀前应仔细触诊骨性标志并标记。通过上述标志物选择手术入路切入点，并用探针进行确认。这里提供的所有解剖参考和标志以侧卧位右肩关节为例。如果患者被放置为沙滩椅体位，或是体形特别大或小的患者，解剖标志推荐的距离可能要做适当的调整。随着经验的不断积累，外科医生的偏好也可能导致皮肤切口及入路的细微调整。通常首先建立后盂肱入路。第一个入路建立后，建议后面建立入路均采用直视下硬膜外穿刺针由外到内的方法。在选定的部位做一个小的皮肤切口，套管针和套管沿着硬膜外穿刺针相同的路径进入盂肱关节或肩峰下间隙。

盂肱入路（图 1.3）

后侧入路作为基本的关节内观察入路，能应用工具到达后部盂唇、嵴、后侧关节囊和冈下肌

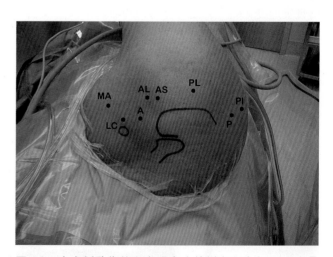

图 1.3 右肩侧卧位从上方观察（前侧在左边）；已画出骨性标志，常用盂肱关节入路位置已标出。P，后侧；A，前侧；PI，后下；PL，后外（Wilmington入路）；AS，前上；AL，前外；MA，前内；LC，喙突外侧。

关节面部分。视野包括关节盂、后上肱骨头、前侧关节囊、肱二头肌腱、肩胛下肌上部、盂肱韧带和冈上肌的关节面部分、肩胛下肌腱上部（图1.4）。入路位于肩峰后外侧角下 1.0~1.5 cm，内侧 1.0 cm。

做一个小的皮肤切口之后，套管朝向喙突尖插入。如果预期这个入路将用来置入沿后关节盂缘的锚钉，为了观察关节盂前部，入口点应向外调整 1 cm。此调整能使入路在横断面约 45° 到达关节盂。如果不进行调整，入路将太"浅"，会有操作工具要么切割关节软骨要么沿关节盂颈部滑向太内

侧的风险。

前侧入路通过肩袖间隙的中间，工具能够到达肱二头肌、前盂唇、嵴、前部和上方关节囊、冈上肌和冈下肌的关节面部分以及肩胛下肌腱的上部。视野包括后盂和唇、前上肱骨头、冈下肌关节面部分、后侧关节囊和肱二头肌止点（图1.5）。入路在喙突尖端和肩峰前外侧角中间。从后入路观察套管朝向盂肱关节的中心。

前内入路是在 Bankart 修复时前关节盂缘钻孔置入锚钉时的推荐入路。此外，它能提供前下方关节囊缝合时器械通过的路径。入路位于喙突尖外下

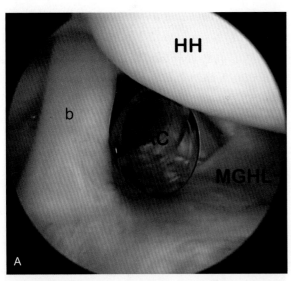
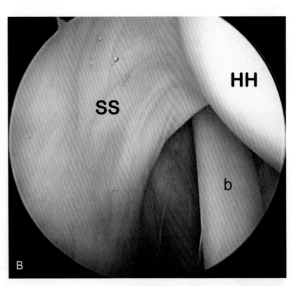

图 1.4　A. 所有关节镜图片均为右肩患者侧卧位；关节镜位于后入路向前观察。HH，肱骨头；b，肱二头肌；MGHL，中盂肱韧带；AC，前方套管。B. 关节镜位于后入路向前观察。HH，肱骨头；b，肱二头肌；SS，正位于肱二头肌后侧覆盖于冈上肌关节侧的关节囊。

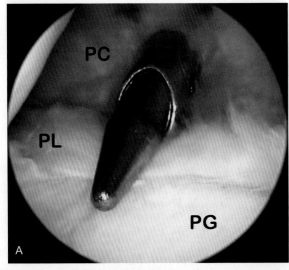
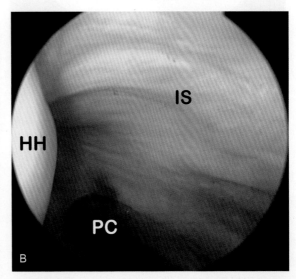

图 1.5　A. 关节镜位于前侧入路观察后侧。PC，后侧关节囊；PL，后侧盂唇；PG，后侧关节盂。B. 关节镜位于前方入路观察后上方。HH，肱骨头；IS，覆盖于冈下肌腱的关节囊；PC，后侧套管。

各 1.5 cm。应用硬膜外穿刺针找出合适方位，其中穿透皮肤进入后正好在肩胛下肌的上缘。做一个小的浅表皮肤切口后插入内芯和套管，然后通过肩胛下肌的上方，最后到达肩胛盂下部。通过该入路，操作工具可以 45° 角在横断面接近关节盂。

前上入路提供一种切线视图，可以观察到前关节盂缘和颈部（Bankart 修复）、肩胛下肌的小结节止点上面、上方和后侧关节囊、盂唇以及关节盂嵴（图 1.6）。入口点位于肩峰前外侧角外侧 1.0 cm 处，并且套管正好位于冈上肌的前缘，根据预期操作选取肱二头肌肌腱前方或后方进入。

前外侧入路可使工具进入喙突的后方，在肩胛下肌的前方、上方和后方进行松解，并能到达肩胛下肌的外侧边界（例如，用于使用顺行缝合工具）。入口位置位于肩峰前外角的前方 1.0 cm、外侧 1.0~1.5 cm。套管或工具朝向喙突尖后方或稍微朝向下方肱二头肌间沟。

喙突外入路能使操作工具到达小结节，对肩胛下肌进行修补。入口点位于喙突尖的中点外侧 1.0~1.5 cm，操作工具稍微向外侧倾斜朝向小结节方向。

后外侧入路（或 Wilmington 入路）有利于锚钉放置在后上盂缘的盂唇修复。该入路可能会穿透冈下肌腱。虽然此部位无肩袖腱性部分，但也应引起关注，应用最小直径的套管进行锚钉固定。入口位于肩峰的后外侧角前 1.5 cm、外侧 1.5 cm 处。从前入路观察，穿刺针从外侧向内侧呈 45° 进入，建立正确的入路。

后下入路能使工具到达后下关节囊及腋囊，并能折叠缝合。入口点位于后侧入路下 2.0 cm 外 1 cm 处。从前上套管观察，用腰穿针建立正确的入路。必须当心入路勿太靠下方以免损伤腋神经。

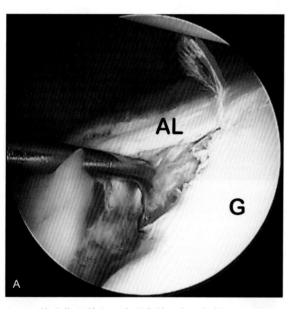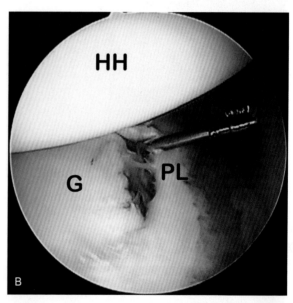

图 1.6　A. 镜头位于前上入路观察前下方，探针显示 Bankart 损伤。G，关节盂；AL，前盂唇。B. 镜头位于前上入路观察后下方；探针位于后盂唇撕裂内。HH，肱骨头；G，关节盂；PL，后盂唇。

肩峰下入路（图 1.7）

后肩峰下入路是一种主要观察通道，工具能进入后侧滑囊、肩袖、肩峰和大结节。视野包括整个肩峰下间隙、肩锁关节、关节外的肱二头肌和腱鞘、喙锁韧带和肩胛上切迹（图 1.8）。入路位置与盂肱关节后入路相同，套管针直接指向肩峰下表面的前上方。

外侧肩峰下入路提供了"50 码线"观察冈上 - 冈下肌大结节止点、肩锁关节外侧观、前肩峰和后侧滑囊。工具可到达肩袖、大结节和肩峰。入口点是肩峰前外侧角外侧 2.5~3.0 cm、后方 0~1.0 cm。操作工具通常大致平行于肩峰下表面。

前外侧肩峰下入路位置与盂肱关节前外侧入路相同，但朝肩峰下间隙进入。当位于肩峰下前间隙时，它观察关节外肱二头肌、结节间沟、肩胛下肌的滑囊面和小结节（锁骨胸部的筋膜已切除）。器械可进行肩胛下肌腱的松解和缝合，以及喙突成形。入口位于肩峰的前外侧角前 1.0 cm 外侧 1.0~1.5 cm。

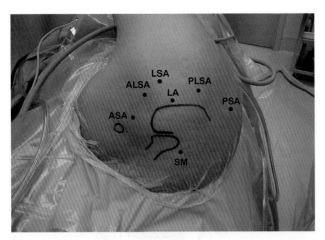

图 1.7 右肩侧卧位从上面观察（左侧为前面）；已画出骨性标志，盂肱关节常用入路已标出。PSA，后侧肩峰下；PLSA，后外侧肩峰下；LSA，外侧肩峰下；LA，肩峰外；ALSA，前外侧肩峰下；ASA，前侧肩峰下；SM，内上。

前侧肩峰下入路与前盂肱入路一致，但进入肩峰下间隙。它提供了大部分肩峰下间隙的观察，但通常用于缝合的管理。可以通过器械进行前侧肩袖的边边缝合。一旦通透皮肤，套管针立即指向肩峰前缘的下方。当以到达肱二头肌间沟为目的时，最佳的入口点可以通过硬膜外穿刺针来确定。当从前外通道观察时，肱骨内旋大约 20° 时针头直接朝向肱二头肌间沟。

后外侧肩峰下入路作为观察肩袖病变的基本通道。一旦建立，30° 的镜头可以提供肩袖和肩峰下间隙 "50 码线" 的观察视野（图 1.9）。入路位于肩峰的后外角约前 1.0 cm 和外 1.0 cm 处。在后外肩峰下入路与外侧肩峰下入路间距小于 3 cm 时，两者之间的器械可能会相互干扰。

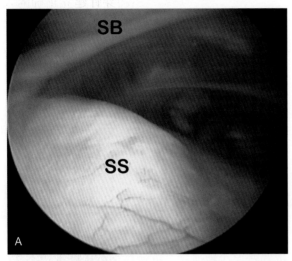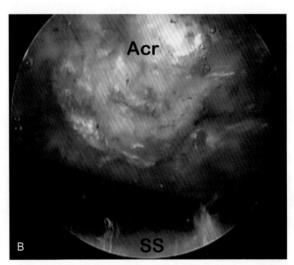

图 1.8 A. 镜头位于后侧肩峰下入路内观察前方；正常的肩峰下滑囊区。SS，正常有血管分布的冈上肌；SB，前侧肩峰下滑囊反折。B. 镜头位于后侧肩峰下入路内观察前方。SS，冈上肌滑囊面；Acr，肩峰前方大骨赘。

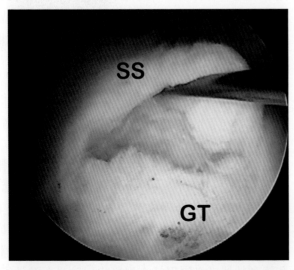

图 1.9 镜头位于后外侧肩峰下入路观察前内侧；探针显示冈上肌滑囊面撕裂。SS，冈上肌；GT，大结节。

肩峰外侧入路主要用于使用器械到达大结节（例如钻孔、丝攻和锚钉置入进行肩袖修复）。入口位于肩峰外侧缘边缘，前后位置确认可以用穿刺针定位。可以通过肱骨的内外旋到达整个大结节。当试图放置大结节内侧靠近关节软骨面的锚钉时，需要充分内收肱骨以避免因过小的角度穿破大结节并损伤肱骨头的关节面。

内上入路（SM-Neviaser）用于缝合线传送和使用器械进行肩袖操作。入口位于肩锁关节的后缘内侧 1.0 cm。关节镜位于肩峰下间隙，上臂外展 <45°，穿刺针头从内侧朝向外侧在冠状面上约 60° 进入。如果入路太靠近肩锁关节，往往显著限制器械的活动。

前肩锁入路能提供切除锁骨远端的前侧通道。

入口位于肩锁关节前下 2.0 cm 肩锁关节线上。通过穿刺针确定最佳入路。可以通过两种入路直接到达肩锁关节，第一种是直接前上入路，第二种是后上入路到达肩锁关节。最初使用小直径关节镜和刨刀，直到建立一个比较大的空间。

缝线管理

缝线管理是准确完成一个有效的肩关节镜手术中最具挑战性的方面之一。采用一个系统的程序，可以进行有效的缝线传递、操作、打结。简化步骤可节约时间、避免困难。缝合必须谨慎处理以避免缠绕、切割甚至最终断裂的可能。采用线环而不是抓取有助于保持缝合的完整性。最好把操作线单独放置，其他线放置在另外的入路中，这样就可以避免缠绕和误拉其他缝合线。一旦一枚锚钉的缝合线全部穿过，拔出工作套管，然后再插置缝合套管，用来管理一组新的缝线。

为了使缝线牢固固定组织，锚钉必须打入在最佳位置。当操作组织和使用缝合器械时，可以通过助手把持住关节镜保持良好的视野以提高效率。手术医生随后能够确保一只手用抓钳抓取组织，另一只手控制缝合设备，类似于开放手术中使用镊子和持针器缝合。顺行缝合装置，往往通过最少的步骤以简化缝合过程，并可以通过使用反作用力牵引缝合以控制组织，并防止缝合时组织被推开。当使用逆行的方式穿透缝合时，一旦穿过组织，可显著限制移动。通过推结器或抓线器获取选定的缝线。各个空心器械无论具有或不具有连接的线环，都不需要使用套管，可以通过一个非常小的皮肤切口（如 SM-Neviaser 入路）引入。

有序的缝合管理应避免缝线缠绕。当通过缝合线缝合肩袖时，"从远到近"缝合比较有效，即首先缝合那些从关节镜观察要传递到最远的缝线（图 1.10）。这样，当后续缝线接近关节镜时能保持视野，不受先前缝合的影响。然后再以相反的顺序打结，即那些最近的首先打结，那些最远的最后打结。此法符合在狭小空间进行缝合操作的原则。

当穿过锚钉缝线时，必须小心避免缝线从锚钉"滑脱"。当抓线时必须确保锚钉保持在视野中，能看清缝线是否从锚钉孔中抽出。如果拉线时看到线从锚钉中抽出，则应该立刻停下来，改拉线的另一侧，确保拉线时缝线不从锚钉处抽出。

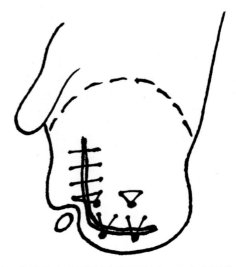

图 1.10　右肩从上方观察示意图显示一个大范围的 L 形肩袖撕裂；考虑首先进行最内侧（离镜头最远）缝合，然后逐渐向外侧（离镜头最近）进行；首先打紧最外侧的缝合，接着进行内侧的打结。

打结有很多方法。当使用滑动结时，主线必须穿过被修复组织以使结被送向组织并远离锚钉，否则结打完后紧紧束在锚钉处无法滑动，影响线环的安全性。此外，近关节面突出的线结会产生软骨划伤和磨损。应用半个套结，交替作为主线并翻转，各自半扣在下面，无异常扭曲。

经验和教训

建立正确的入路是非常重要的。如果初始入路位置错误或被误导，可在最佳位置建立一个新的入路以避免浪费时间、操作不顺和潜在的并发症。使用锋利的套管针或过大的力来穿透关节囊可导致无意中对关节软骨的损坏。通道建立后，螺杆式或锁定式套管更安全，特别是当器械经常穿过它们时。穿过皮肤比较紧的套管也有助于防止套管不慎拔出。透明套管能改善套管尖端内器械和缝线的可见度。

获得清晰的视野非常重要。相对的低血压麻醉、流入和流出水压力的动力平衡、灌注肾上腺素和选择性射频烧灼可获得更好的可视性。调整关节的位置通常可以提高视野清晰度，尤其是对于相对紧张的部位（例如，向后推移肱骨头以提高前盂操作方便性或改善处理肩胛下肌病变时的工作空间；内收肩关节能提高到达小结节内侧面的安全性）。切除或改变任何组织前应验证解剖关系。电动器械和锋利的器械必须保持在视野内以防止医源性组织损伤。

　　如果一根缝合线从锚钉中意外脱落，游离缝线可以被重新引入到锚钉（图 1.11）。重新牵拉残留在锚钉的缝线以使线呈非对称性。脱落的游离缝线需通过 1 枚小的无创缝针，然后缝针穿过留在锚钉上的缝线中比较长的那段，通过牵引仍留在锚钉上的缝线短的一端，脱落缝线可以被"穿梭"通过锚钉的孔眼。2 根缝线最后都穿回锚钉的孔眼。

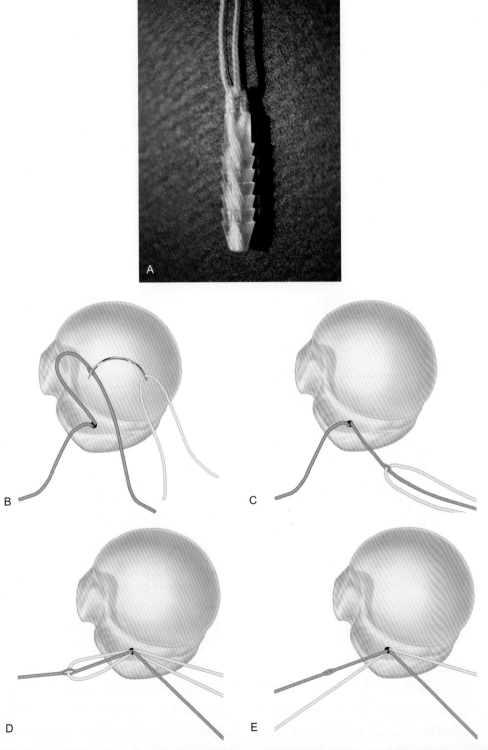

图 1.11　A. 带有缝合孔眼的锚钉。B. 无创缝针把脱落的线穿过与锚钉相连的缝线。C. 脱落的线完全穿过锚钉上的缝线。D. 通过牵拉锚钉缝线短的一侧，通过穿梭使得脱落缝线穿过锚钉的缝合孔眼。E. 2 根缝线全部正常穿过锚钉的缝合孔眼。

当缝线意外地从固定的小孔眼锚钉脱落时，游离线可以重新固定到锚钉（图 1.12）。通过锚钉的缝线引到套筒外打 1 个简单的套结，脱落缝合线穿过套结。通过套管向外牵拉就能把第二根（游离）缝合线固定到锚钉。然后打第二、第三个半分结以加固游离线。一旦所有缝线穿过组织，穿过锚钉孔眼的缝线首先打结，这有助于进一步固定住游离线。2 对缝线必须采用非滑动结。

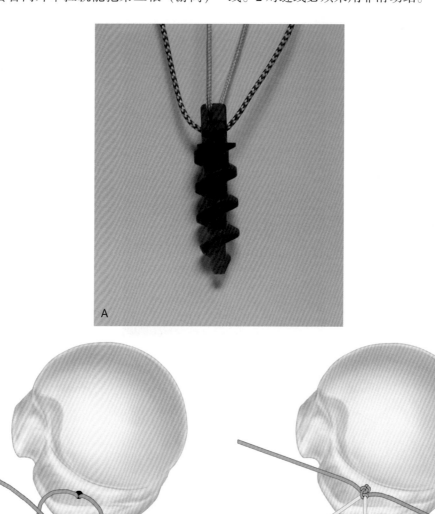

图 1.12 A. 带有固定小孔眼的锚钉。B. 将穿过锚钉小孔眼的缝合线打一套结，单独的缝合线穿过线环。C. 锚钉线打紧到锚钉头部，接着打 2 个半结。这样 2 根线就全部固定在锚钉上了，但要求缝合线穿过组织后不能打滑动结。

结论

无论是沙滩椅位或侧卧位都可以用来安全地放置患者并进行肩关节镜检查。当头部和胸部被显著升高时必须维持足够的脑血流量。常规使用全身麻醉，与肌间沟阻滞相比较，能更好地进行血压管理。肌间沟阻滞应该由经验丰富、详细了解局部解剖、有机会经常操作以维持该项技能的麻醉医生来完成。推荐使用超声引导完成。

准确的入路可以方便术者操作，不准确的入路则会阻碍关节镜操作。1 枚 18 号腰椎穿刺针将有助于确定特定入路的最佳入口和路径。摄像头和图像方向的选择在很大程度上取决于外科医生的偏好，尤其在肩峰下间隙操作时。肩的位置和移动将有助于优化视野和工作空间。有序而系统化的缝线管理将防止缠绕、缝合损伤及不牢靠的线结。

参考文献

[1] Correa MC, Concalves LB, Andrade RP, et al. Beach chair position with instrumental distraction for arthroscopic and open shoulder surgeries. *J Shoulder Elbow Surg.* 2008;17:226–230.

[2] Pohl A, Cullen DJ. Cerebral ischemia during shoulder surgery in the upright position: a case series. *J Clin Anesth.* 2005;17:463–469.

[3] Papadonikolakis A, Wiesler ER, Olympio MA, et al. Avoiding catastrophic complications of stroke and death related to shoulder surgery in the sitting position. *Arthroscopy.* 2008;24:481–482.

[4] Weber S, Jain R. Scalene regional anesthesia for shoulder surgery in a community setting: an assessment of risk. *J Bone Joint Surg Am.* 2002;84:775–779.

[5] Bishop JY, Sprague M, Gelber J, et al. Interscalene regional anesthesia for shoulder surgery. *J Bone Joint Surg Am.* 2005;87:974–979.

[6] Urban MK, Urquhart B. Evaluation of brachial plexus anesthesia for upper extremity surgery. *Reg Anesth.* 1994;19:175–182.

[7] Ritchie ED, Tong D, Chung F, et al. Suprascapular nerve block for postoperative pain relief in arthroscopic shoulder surgery: a new modality? *Anesth Analg.* 1997;84:1306–1312.

[8] Matsumoto D, Suenaga N, Oizumi N, et al. A new nerve block procedure for the suprascapular nerve base on a cadaveric study. *J Shoulder Elbow Surg.* 2009;18:607–611.

[9] Barber FA. Suprascapular nerve block for shoulder arthroscopy. *Arthroscopy.* 2005;21:1015.

[10] Nottage WM. Arthroscopic portals: anatomy as risk. *Orthop Clin North Am.* 1993;24:19–26.

[11] Stanish WD, Peterson DC. Shoulder arthroscopy and nerve injury: pitfalls and prevention. *Arthroscopy.* 1995;11:458–466.

[12] Lo IK, Lind CC, Burkhart SS. Glenohumeral arthroscopy portals established using an outside-in technique: neurovascular anatomy at risk. *Arthroscopy.* 2004;20:596–602.

[13] Meyer M, Graveleau N, Hardy P, et al. Anatomic risks of shoulder arthroscopy portals: anatomic cadaveric study of 12 portals. *Arthroscopy.* 2007;23:529–536.

[14] Woolf SK, Buttmann D, Karch MM, et al. The superior-medial shoulder arthroscopy portal is safe. *Arthroscopy.* 2007;23:247–250.

第2章

Joseph P. Burns, David W. Wang

关节镜下肩关节镜检：正常解剖和镜检方法

最初的关节内镜术是相当原始的。1931 年，自从 Burman 描述使用关节镜评估尸体肩关节，肩关节镜检查几乎没有进展，直到 1959 年，Watanabe 推出了用灯泡在头端照明的关节镜——21 号关节镜[1]。20 世纪 70 年代的创新包括改善关节镜照明和视野放大，正是在这一时期关节镜的应用得到快速发展。1978 年，Watanabe 描述了肩关节前后入路，第二年，报道了关节镜下肩关节的病理改变。1979 年，Conti 使用关节镜前方套管进行 18 例粘连性关节囊炎关节囊松解，但似乎他这样做没有在可视化条件下进行[2]。

Johnson[3] 是肩关节镜的先驱之一。他撰写了主题为"肩关节诊断与关节镜手术"的经典教材。他最大的贡献可能是在 1980 年引进电动刨削器。许多后续的知识和技术的进步扩大了肩关节镜的领域，并革命性地帮助诊断和治疗了以前很难或无法治疗的肩部疾病。

与开放手术相比，关节镜可以看到直观的、放大的肩关节结构，而不需要肌肉或肌腱的劈开、分离，从而降低术后疼痛，恢复更快速。随着近几年的发展，肩关节镜已成为一种流行的、常用的检查和治疗肩部疾病的方法。这一章介绍所需设备、患者的摆放和体位、基本关节镜诊断技术以及正常肩关节解剖。

所需设备

人员

肩关节镜手术，首先要求有一个高效的团队来协助手术医生。所有成员都能够注重细节，才能使整个手术顺利进行，不会出现不必要的问题。麻醉医生必须对手术过程有一个基本的了解，以便能规划如何应用神经阻滞和（或）全身麻醉。为了减少滑膜和肩峰下滑囊出血，还必须维持血压在较低的水平，理想的血压为收缩压约 90 mmHg 或平均动脉压为 50 mmHg[4]。洗手上台人员应熟悉所有的关节镜设备，确保设备处于可用的状态，避免因设备问题影响手术。一个好的巡回护士必须能协助正确地摆放患者体位，知道如何准备相关设备、维持关节镜灌注系统，以及熟悉用于冲洗袋的每一种药物（例如肾上腺素或甘氨酸）。在行第一次肩关节镜操作前，可以让整个团队对所有仪器设备进行试运行。

手术室

理想的手术室应至少有 30 英尺 × 30 英尺（9.1 m × 9.1 m）大小，手术台有足够的头顶照明灯、护士和麻醉医生（图 2.1）。如果有额外的光源（如窗或灯箱）导致显示器上的眩光，应遮掉或关闭。手术台应放置在房间的中央，视频塔直接放在主刀医生的对面。置于患者前的 Mayo 立架放置常用设备，如电动刨刀、电刀或射频消融仪、泵的遥控器，以及各种套管、护套及将要使用的导杆（图 2.2）。另一 Mayo 立架置于医生背后，放置手术开始及关节镜置入时所需要的器械。

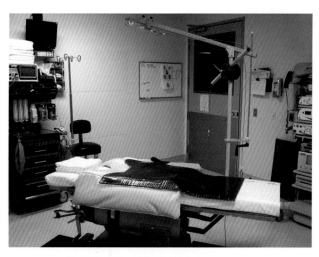

图 2.1　手术室应该有充足的头顶照明和空间。

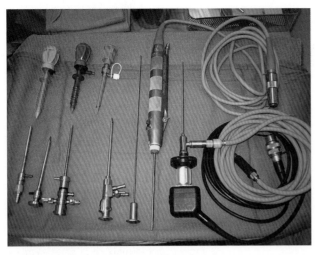

图 2.2 Mayo 架应放置所有常用的设备。

塔设备

大多数重要的电子设备将放置到塔架上，它的作用是能够更方便地连接设备，并能作为一个整体移动。包括显示器、摄像头、光源、刨削打磨动力单元、打印机及具有 USB 接口的 CD 和 DVD 刻录机（图 2.3），在市场上有多种产品。最近几年出现了高清摄像机和监视器，能够数字化记录术中图片和视频。关节镜的灌注系统放置于视频塔的旁边，它是肩关节镜系统的一个基本组成部分。许多系统

可以让外科医生控制流入速率，以保持关节中的压力以及流出速率。外科医生应熟悉该系统的细微差别。因为液体在压力下容易进入周围的软组织，需要从关节内或滑囊确定一个准确和灵敏的压力。

操作设备

肩关节镜需使用各种套管。根据所选择的关节镜系统，可使用互换金属套管，使转换入路更容易。一些医生喜欢使用稍大的塑料套管，可使液体从套管流出，而不是只通过刨刀或磨头流出。如果刨刀或磨头在频繁使用过程中堵塞，会不能流出液体。当使用较大的、复杂的器械进行组织穿透或穿梭缝合时，必须使用更大的套管。电探针可用于烧灼小出血点和进行精确的软组织松解。射频消融常用于消融组织，并实现止血，从而有助于缩短手术时间。它们也可以使用电凝烧灼出血点。有许多不同的关节镜器械，包括探针、抓钳、剪刀、锉、钩、过线器和各种形状、大小的穿刺装置。我们倾向于用简单的抓钳、钩针、转换棒和弯曲穿刺设备来完成大部分操作。此外，有不同材料和尺寸的带线锚钉用于治疗肩袖、盂唇、肩关节不稳以及肱二头肌腱。外科医生在给患者手术前应彻底、完全了解这些设备。这需要在实验室对肩关节模型或尸体进行大量的实践。

麻醉下检查

全身麻醉后患者仰卧在手术台上是彻底检查肩关节的好时机。可以对肩关节松弛状态下活动度或僵硬程度进行评估，并与术前检查的结果进行比较。疼痛显著或患者的体型在很多时候影响在医生办公室的检查。肩关节粘连或不确定的重要体检结果可以在麻醉状态下得到确认，与健侧肩进行比较是很有用的。

沙滩椅位

沙滩椅位常常被推荐用于肩关节镜手术。患者最初的体位是使操作肩部稍微偏离手术床的位置，其余躯干、臀部和下肢放置于手术床上（图 2.4），臀部放置于手术床中间以利于患者移动为直立位，头部被置于加衬垫的休息位。然后，上半身在臀部弯曲到约 45°，膝关节弯曲大约 20° 以防止患者从手术床上滑下。膝盖和足跟用枕头或其他缓冲装置垫起来以避免局部压力点。然后将前半部分手术床和躯干弯曲完全成坐姿，这时典型位置为肩峰相对

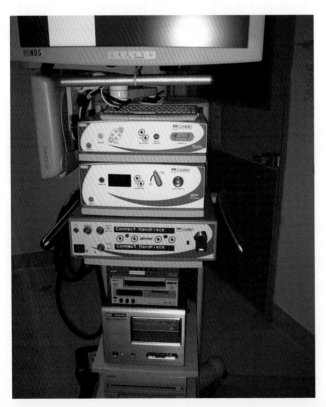

图 2.3 设备塔可以更方便地放置和移动仪器设备。

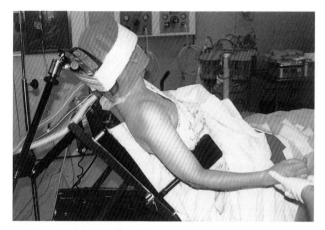

图 2.4 沙滩椅位。

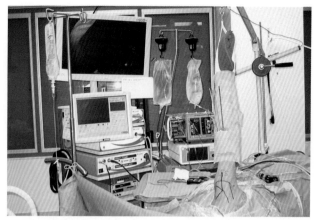

图 2.5 患者侧卧位已充分准备及铺单。

于地面约 60°。放置侧面软垫防止骨盆横向滑动。颈部和气管内插管由麻醉师检查。紧接着进行标准的术前准备和铺巾。手术侧手臂能自由活动，可横放于休息位。手术期间由一名助手完成外展或内外旋。市面上有各种上肢支撑设备，其可以方便地摆放手臂位置而不需要助手。

沙滩椅位的优点为直立体位，它允许外科医生操作时"正面朝上"，这在肩峰下间隙操作时尤其有帮助，没有必要旋转摄像头以显示正确图像。上肢的重量还提供了一些牵引力以打开肩峰下间隙，以便器械操作更加容易。在盂肱关节内操作时沙滩椅位会有些劣势，当在关节内操作时侧向牵引和维持是很麻烦的事情，在无助手的情况下到达一些前方和下方的部位比较困难。一些较新的设备，如蜘蛛臂（Tenet Medical，Calgary，Canada），可帮助克服上述困难。蜘蛛臂是气动动力单元，其允许外科医生把手臂放置并保持在所需的位置，而不需要助手。

侧卧位

侧卧位是肩关节镜的另一种常见体位（图 2.5）。1 只 3 英尺（0.91 米）的真空沙袋呈 U 形置于患者肩胛骨水平。移动患者之前应准备腋窝垫，可以是凝胶枕或用棉布包裹的生理盐水 1 L 袋。需要 4 个人摆放体位，麻醉师控制头和颈部，外科医生和助手分别位于前方和后方，护士负责抱腿。全麻后固定好气管插管，患者摆放到侧卧位前，先拉抽单将患者向后平移几寸。接着，将腋窝垫放置在 U 形沙袋处支持胸部，防止对侧肩部和腋窝结构受压。足够的泡沫填充垫放置在肘、膝及踝处，枕头放在两腿之间。髋和膝盖屈曲到一个平衡位置，通

常大约 30° 就足够了。最后，真空沙袋围绕患者成形，躯干稍微向后倾斜约 20°，护士进行抽真空操作。然后解锁床，向后旋转 45° 以允许外科医生跨过头部进行肩上部操作。主刀医生站在患者后面接近腋窝，而助手站在头部，对患者的手臂进行消毒铺巾。

在侧卧位时，上臂需放置在上臂袋内，其通常是一泡沫或树脂套，然后由一个 S 钩与一个 3 点牵引系统相连。上臂 70° 外展、15° 前屈，寻常大小的上肢大约需要 10 磅（4.5 kg）的牵引。

侧卧位的优点在于它允许轻微的牵引以打开关节，有利于器械的操作。这是通过在平衡悬架的牵引线缆上放置合适的牵引重量来取得的。这样就允许外科医生更好地到达整个盂肱关节而不需要助手的帮助。手臂外展的调节也可以通过向连接杆移动滑轮（部分内收）或通过简单地顺线缆向下移动重量来完成内收（所谓的滑囊处）。如果需要内、外旋，助手或洗手的技术人员需在医生操作时站在满意的位置。在侧卧位，盂肱关节图像显示为关节盂在屏幕的下面，肱骨头位于屏幕的上方。这种图像结合牵引后的空间，允许医生轻松地进行关节盂、关节囊的操作及关节不稳的处理。这个体位的一个潜在缺点是肩峰下间隙操作。为了肩峰显示为显示器上的"屋顶"，则关节镜摄像头必须旋转大约 90°。没有这些实践经验的外科医生容易迷失方向。

正常解剖的关节镜评估

表面解剖

任何成功的肩关节镜检查的第一步都是准确地标识出肩关节骨性标志（图 2.6）。首先确定肩峰后

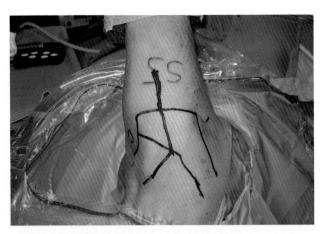

图 2.6　开始关节镜前画出肩关节骨性标记。

外侧缘是非常重要的。有必要标记出骨的下缘，因为这里会与操作器械产生冲突，下一步标记出肩峰后外侧，然后找出锁骨的前边缘并标记，接着沿锁骨后缘标记锁骨和肩峰关节及肩胛冈前缘。肩锁关节后缘位于这个 V 形标记的前缘，通常可触及喙突。最后，标记从锁骨后缘开始横向延伸至肱骨，至肩峰外侧 4 cm，这条线表示出肩峰下滑囊后侧面和向外安全的切口极限，以避免医源性损伤腋神经。

后入路

最标准的肩关节镜一般从建立后侧入路开始。它是盂肱关节镜检查放置摄像头和液体流入套管的地方。它也经常用于肩峰下关节镜检查。传统上，它已被描述为肩峰后外侧边缘下 2 cm 和向内侧 1 cm。然而，患者有各种体型，这通常与相关的实际解剖不一致。确定这个入路的位置必须应用到其他骨和肌肉解剖的相关信息。由于这个入路是在无摄像头观察下创建的，正确的建立更加重要。如果放置不准确，该手术的其他操作可能变得比预期的更加困难。

触摸软点，即冈下肌小圆肌间隙，是可重复地准确放置后入路套管的方法（图 2.7）。当然如果患者肥胖，软点可能无法触摸。另一种确定正确位置的方法是通过把肱骨头向前和向后活动以定位关节盂和肱骨头之间的间隙。应用 11 号刀片切一个 1 cm 的切口，切口只切开皮肤。将钝性套管以稳定持续推力通过三角肌，冈下肌小圆肌间隙到达后关节囊。套管针的尖端穿过后，来回轻轻触碰肱骨头和关节盂以确认正确的位置。旋转或平移肱骨头也能给医生触觉反馈。牵引和外展容易使套管进入关

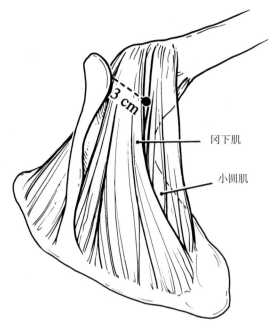

图 2.7　肩胛下肌与小圆肌间隙触摸到软点，进行后侧套管放置准确定点。

节。会有明显的突破感，然后套管应该能沿肩盂关节自由上下移动。在理想的情况下，后入口应该在肱骨头的赤道附近，容易到达上下方。

一些医生在放置套管前向关节腔注射生理盐水使其扩张。从理论上讲，其优点在于这种扩张使盂和肱骨头牵引分离并且不太可能因套管的插入而损坏结构。但是，因为插入是"盲目"的，破坏关节软骨的可能性相对较高。另外，如果将针定位在关节外肩峰下间隙或软组织，所带来的不必要医源性创伤和肿胀可能会改变标记的方向，使随后插入的套管针和插管更加困难。我们不扩张关节，发现依靠触觉反馈和解剖结构鉴别进入关节的方法重复性好、快速、安全。

前入路

一旦关节镜进入盂肱关节，手术医生应建立前侧入路。定位和方法取决于计划操作的类型。最简单的方法是由内而外。如果没有显著前盂肱病变，如上盂唇、SLAP、Bankart 损伤或肩胛下肌腱病变，这种方法是相当令人满意的。只需将关节镜的尖端插入肱二头肌与肩胛下肌腱之间的前肩袖间隙，尖端角度稍向外向上。镜头从套管移出后将一个长的尖套管针或锥尖引导杆推进到套管内，轻轻穿破前关节囊并支撑皮肤。沿引导杆做一个 1 cm 的切口。再次确认位置，它应该大致位于肩峰前外

冈下肌

小圆肌

3 cm

侧角下 2 cm 内 1 cm 处。将引导杆插入切口，另一套管沿导杆进入盂肱关节，这样就建立了前入路。将导杆从后套管移出后需重新插入镜头，并确认满意的前入路位置。

如果预期有 SLAP、Bankart 或其他前方病变，应当利用由外而内的技术。定位前入路位于肩袖间隙上方，将 1 枚脊髓穿刺针离前侧肩峰约 1 cm 处进入皮肤，直视下在肱二头肌肌腱正下方进入关节。做一皮肤切口，然后将钝芯插入套管沿脊髓穿刺针相同的角度和位置进入关节。第二个入路是更向下向前接近盂中部的入路，以同样的方式在肩胛下肌腱正上方进入，通常位于第一个前上方入路约 2 cm 以远和内侧 1 cm 处。为了尽量扩大操作空间，需要尽量扩大两者距离。在前侧套管放置后，连接引流管，进行盂肱关节镜下诊断检查。

盂肱关节评估：15 点解剖导读

15 点解剖导读是由 Snyder[5] 为侧卧位检查而开发，能使检查从一个解剖点自然进行到下一个。同时，它也可以很容易地用于沙滩椅位。对于这样的描述，要设定视频图像始终定向成关节盂面是水平的，构成了显示器的"地板"部分，这使得整个手术团队立即理解并在此过程中进行定位。前 10 个点是从后部入口进行观察的。

位置 1 观察肱二头肌腱和上盂唇止点（图2.8）。仔细检查在关节内的肱二头肌腱两侧。关节镜的角度朝向肱二头肌进入结节间沟部分，并使用关节镜探钩或抓钳把尽可能多的肌腱拉入关节进行评估。这个操作可以发现在关节内看不见的病变肌腱。正常的肱二头肌腱是白色光滑的。接下来，检查上盂唇上的肱二头肌止点，其应当很好地附着于关节盂底部。

几种正常的上盂唇变异可能会使新手感到困惑。上盂唇松弛附着和在外观上呈新月形的患者约占 15%，这往往错误地被认为是 SLAP 撕裂。经仔细检查，上盂唇下方的关节软骨从关节盂延伸到盂唇连接点的上方。经唇瓣牵引不会从骨上拉开，也没有传递任何张力到中盂肱韧带。

另一种不寻常的变异是双止点的肱二头肌腱。一部分附着到盂上结节，另一部分附加到肩袖肌腱。很少有整个肱二头肌腱附着在肩袖上而在关节盂没有任何附着的情况。

位置 2 包括后盂唇和后凹槽。为了显示这个区域，摄像头回退而不脱出后关节囊，旋转角度向后朝向医生。此区域通常难以显现，特别是当后入路位置欠佳时。改善该视图的一种技术是使关节镜离开后部盂唇几毫米，以使摄像头和盂之间有一些空间。盂唇应紧紧地贴在后盂缘，但往往有多余的滑膜。

位置 3 是下腋袋（图 2.9）。将摄像头沿后盂缘向关节囊到肱骨头附着处旋转。应该有一平滑的关节囊，其上有正常滑膜，光滑地附着到肱骨头。当有粘连性关节囊炎时腋袋可能很难进入。相反，慢性的、反复的半脱位或脱位，关节囊扩展，腋袋相当大。少见的也有创伤性脱位引起关节囊附着点破坏。

位置 4 位于下盂唇和关节盂关节面。摄像头瞄准下盂时首先观察下盂唇。然后，盂唇应光滑、白色和覆以关节软骨。关节囊边缘应抬高离盂软骨

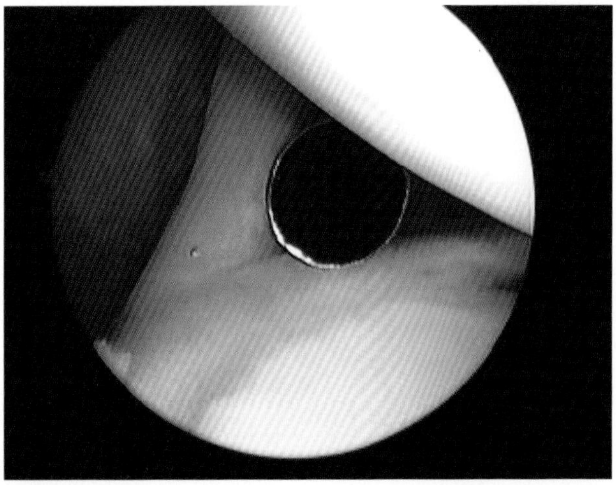

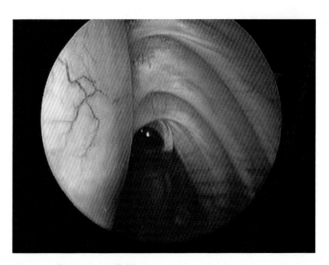

图 2.8　位置 1：二头肌长头及其在上盂唇止点。

图 2.9　位置 3：下腋袋。

几毫米。接着，转向观察关节盂面，正常发现它有一个浅的凹部，中心有薄层软骨。前盂往往有一个缺口或压痕来区分盂的上下部分。

位置 5　是冈上肌和冈下肌肌腱到大结节止点（图 2.10）。摄像头放置到肱骨头上方，角度斜向上朝向肩袖肌腱的止点。肌腱应光滑并牢固地附着于骨骼。探针和套管能从前侧入路肱二头肌腱上方穿过，很容易到达肩袖部分。要仔细注意组织的任何纤维化改变或扩张，这些征象通常表明有无法从关节内完全观察到的部分撕裂或肌腱内剥离。为了有助于定位在囊侧肩袖的同一区域，用 1 根脊髓穿刺针穿过异常组织进入关节，1 号 PDS "标记" 缝线穿过进入关节，留出延伸出皮肤的尾部。

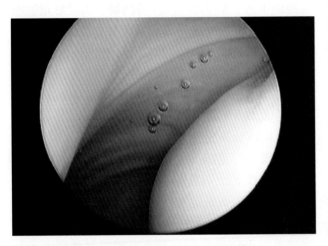

图 2.10　位置 5：冈上肌及冈下肌止于大结节。

位置 6　是肩袖后侧面在其接近肱骨头 "裸区" 附近的部分。镜头慢慢回拉，后方的斜面在大约 10 点或 2 点位置。在这里没有大的空间来查看裸区，所以只能轻微移动以防止关节镜滑出背侧关节。裸区可以有正常窗孔并出现稍微不规则的情况，约可覆盖数厘米直径范围。但是不要把它与 Hill-Sachs 损伤相混淆。Hill-Sachs 损伤位置更靠内侧且包围正常的关节软骨。

位置 7　是肱骨头区域，可从后部入路观察（图 2.11）。从裸区内侧放置关节镜获得 "赤道" 区视野，并来回旋转以移动镜头从 9 点到 3 点位置。通常情况下，盂肱关节骨关节炎从后侧开始，所以这是研究早期纤维化或软骨软化一个特别重要的区域。

位置 8　是围绕肱二头肌、肩胛下肌腱和前侧－上盂唇（图 2.12）范围内的肩袖间隙的区域。这个三角形区域包括上和中盂肱韧带。因为比较高的正常解剖变异率，这里有时比较容易使人困惑。

开始检查略低于肱二头肌止点的前－上盂唇。在大约 80% 的病例中，盂唇牢固地连接到关节盂，然而在 14% 的患者中有盂唇下孔存在（图 2.13）。盂唇下孔的大小从几毫米到涉及整个前上盂唇。探测上述组织并与 SLAP 撕裂或 Bankart 损伤区分是非常重要的。在这些病理条件下，分离往往明显延伸至肱二头肌止点或前下盂唇（低于前关节盂缺口）。

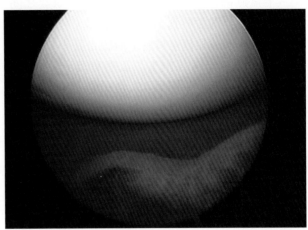

图 2.11　位置 7：肱骨头后侧。

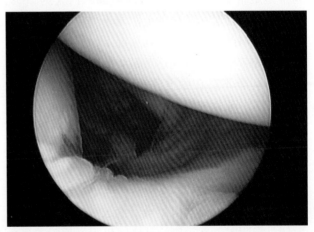

图 2.12　位置 8：肩袖间隙，边界由肱二头肌腱、肩胛下肌腱、MGHL、前上盂唇组成。

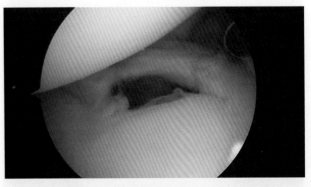

图 2.13　盂下孔、前上盂唇松散附着，但有正常的上、下盂唇附着。

另一种变化是所谓 Buford 复合体，它发生在约 6% 的肩关节。在这个有趣的解剖变异中，前－上盂唇被替换为一个索状中盂肱韧带。这种组织以 45° 角穿过肩胛下肌腱并附着到上盂唇二头肌止点基底部前侧。Buford 复合体显得相当醒目，新手很容易误以为是明显的盂唇和盂肱中韧带的撕裂，但仔细检查就会发现所述组织通常是光滑没有磨损的。

上盂肱韧带穿过肱二头肌与肩胛下肌腱之间。它从盂上结节的盂唇到小结节的上部，它经常出现磨损而没有明显显现。肩胛下肌腱自其小结节附着处纵向向下直至盂缘消失。虽然有若干变化，通常情况下，中盂肱韧带以 45° 角成窗帘状穿过该肌腱，这将在下文进行讨论。很少出现肌腱具有双股外观而无磨损或周围滑膜炎，出现这种情况的患者约 3%。

中盂肱韧带拥有所有的前侧结构最易变的外观。正如所提到的，通常穿过肩胛下肌腱止于前上关节盂的颈部。在这种情况下，唯一的肩胛下肌凹槽开口位于韧带的前缘上方。另外，上述的索状韧带是最常见的变异，发生在肩部的占大约 20%。索状物可以在其正常位置上附着于上盂颈部或可以到前上盂唇终止。在这两种情况下，肩胛下肌凹槽可以从韧带的上或下到达。最终的变化仅仅是一个薄纱或完全不存在中盂肱韧带，它发生在 10% 的肩关节中。通常情况下，下盂肱韧带的前束肥大可作为代偿。

位置 9 是前下盂唇。关节镜向下可观察下盂唇止于关节盂（图 2.14）。通常需要将肱骨头向后推以获得无遮挡的视野。盂唇应当牢牢附着在关节盂的颈部并与软骨边缘融合。约 5% 的肩关节则发生新月形附着，在盂唇的基底部仍很好地附着于关节盂，但盂唇的边缘从关节盂分离，牵引盂唇不会被拉开。

位置 10 包括下盂肱韧带和前下关节囊。下盂肱韧带的前束通常止于前盂唇。剩余的关节囊应光滑并覆盖薄层滑膜。如果患者有粘连性关节囊炎，从这个角度查看这些结构通常是不可能的。另一方面，如果该韧带过于松弛，如复发性不稳定或多方向不稳定，则关节镜可以毫无难度地向下，这就是通过征。

这就完成了后侧入路进行盂肱关节检查的部分。最后 5 个步骤需要切换关节镜到前侧入路、流出插管到后侧入路。这是通过"交换棒"完成的，金属杆能够进行关节套管的去除和安置，而不必再插入套管针。

位置 11 是后盂唇和关节囊。前入路的摄像头指向下方，后盂唇直接连接到关节盂缘。约 5% 的病例后盂唇有一个新月形的附件。经探测，正常的盂唇无法拉动，盂唇边缘下方的关节软骨延伸到盂唇附件。偶尔，下盂肱韧带的后束可以看到以 45° 角从中后盂唇到肱骨头走行。很少见的是，韧带和后关节囊附着从肱骨侧撕脱，即所谓的盂肱韧带的反向肱骨撕脱或 RHAGL 损伤。

位置 12 包括后上关节囊和肩袖的后部止点。摄像头角度朝上以获得该视图（图 2.15）。关节镜回退后置于二头肌腱上方，旋转嵴是关节囊增厚并拱形横跨肩袖附着到肱骨头的后侧附着部分。接着转动关节镜的斜面向后到 6 点钟位置观察上盂凹槽，然后围绕二头肌腱移回盂肱关节。

位置 13 是前唇和前下盂肱韧带。旋转关节镜向下，抬起肱骨头远离盂。触诊盂唇、韧带和关节囊确认正常的附着。这是评估前方不稳的最重要的角度。探针从后侧入路进入，如确实有异常，则

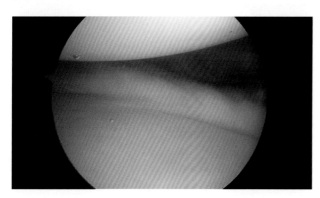

图 2.14　位置 9：前下盂唇。

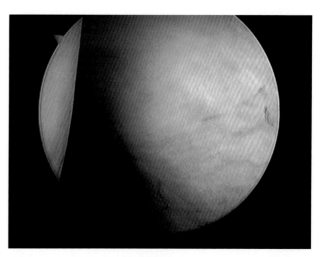

图 2.15　位置 12：后侧肩袖附着。

应创建如前面所描述的前侧盂中入路。越靠下的入路将越有可能成为在 Bankart 损伤修复中主要的"工作入路"。接着转动关节镜向外检查关节囊的前方附着，这在排除 HAGL 损伤或盂肱韧带肱骨撕脱中是很重要的。

位置 14　是中盂肱韧带的前附着点和肩胛下凹。如前所述，中盂肱韧带跨越肩胛下肌腱止于盂唇或盂颈部，顺着肌腱的前缘内侧向下进入肩胛下凹槽。游离体可能在这个区域。

位置 15　是肩胛下肌附着肱骨头和肱骨头的前表面（图 2.16）。横向查看肩胛下肌腱止于小结节。这是撕裂最常见的位置。上盂肱韧带也止于肱骨头的这个区域，它经常与滑膜的一些不规则有关。旋转关节镜朝向肱骨头的前方。偶尔会有一个正常的裸区或至少一个位于肩胛下肌腱的附着点上方的区域覆以很薄的软骨。这不应该与关节后脱位关节盂缘造成的缺陷相混淆。

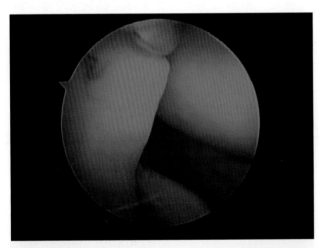

图 2.16　位置 15：肩胛下肌止点。

诊断性滑囊镜检

一旦所有关节内操作完成，可进行诊断性滑囊镜检。最常见的适应证包括怀疑肩峰下撞击、肩锁关节病变、肩袖撕裂和钙化性肌腱炎。肩峰下滑囊的解剖不比盂肱关节复杂，但对于骨科医师来说往往比较困难，主要是由于缺乏易于识别的标志进行定位。它不具有一个坚固的韧带关节囊，滑膜附着通常是相当薄的，这常常导致液体外渗进入肌肉和肩部的皮下等问题。因此，尽量减少手术时间、控制流体泵压力和流量都是极为重要的。

第一步是重新将上臂放置到一个最容易观察

滑囊的位置。从 70° 外展改到 20° 外展 5° 前屈。可在线缆上多放置几磅，但很少需要大于 15 磅（6.8 kg）的重量。这个位置由于向下和横向移动大结节，开辟了更大的肩峰下间隙。

将关节镜套管从后入路进入，瞄准肩峰的后外侧缘插入。套管插入到后肩峰边缘，平行于肩峰的下表面推入套管。不要直接在肩峰下刮擦套管，因为这样容易落入滑囊上方。反之，尽量使套管向下会穿透冈下肌而避开滑囊。确保插管的方向是朝向肩峰前中 1/3（内侧向外侧），因为肩峰下滑囊位于肩峰下空间的前半部分（图 2.17）。

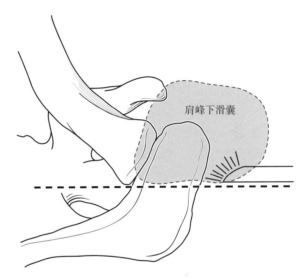

图 2.17　肩峰下滑囊示意图。

到达适当的位置后，插入一个长导杆并用它来触诊喙肩韧带。推杆从韧带下通过，然后穿出此前建立的前上入路。用一种逆行的方式将流出套管通过导杆插进滑囊中。插入关节镜和摄像头并打开水泵，扩张的滑囊空间应立即开辟成"一个有视野的房间"（图 2.18）。如果看到肌肉或脂肪组织，取出器械并重复这些步骤，直到得到一个较好的滑囊视野。如果仍有困难，把刨刀插入前侧入路小心地切除滑囊，使刨刀片朝向肩峰并远离肩袖肌腱。现在，准备好 8 点滑囊解剖检查。

肩峰下滑囊检查：8 点解剖导读

位置 1　是下肩峰和喙肩韧带。通常是握住镜头，使得肩峰在上方、肩袖在下方。关节镜角度朝向这个"屋顶"，喙肩韧带通常附着于肩峰前外侧边缘，并有各种形式的扩展。它可以延伸到肩峰下方的整个前半部分，单独附着到中心部分，

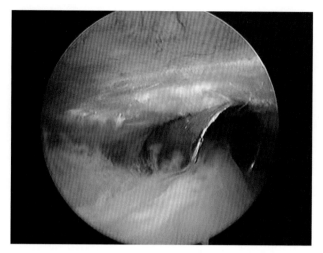

图2.18 扩张的滑囊间隙，打开后进入"有视野的房间"。

或侧向延伸至三角肌附着处下方，然后，韧带向前内潜行附着到喙突。韧带的正常外观光滑有光泽。任何磨损或反应性滑囊炎均增加了撞击征的可能。

位置2 是肩峰外侧边缘和外侧滑囊。将镜头朝外找肩峰前外侧缘，那里通常有皱襞样滑膜组织，在外观上变异很大。必须与底层肩袖加以区分。

位置3 是大结节和冈上、冈下肌肌腱的止点（图2.19）。关节镜向外下方观察肩袖止点。如果外侧滑囊妨碍视野则有必要用电动刨削刀小心清除滑膜，并注意保护肩袖不受损伤。慢慢地内外旋转手臂以完全查看整个足迹。肌腱应该外观光滑没有磨损或粗糙。任何磨损都提示撞击征。

位置4 是肩袖止于内侧的腱-骨界面。向下方旋转镜头并向内侧移动关节镜来观察这个位置。这是肩袖比较薄弱的部分，因为血供较差容易首先出现问题。另外，钙化肌腱炎似乎也好发于肩袖的

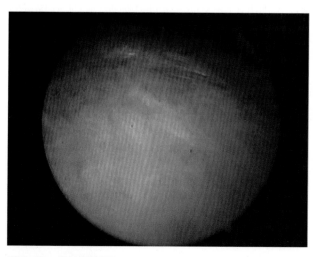

图2.19 肩袖滑囊面。

这个区域。

位置5 包括肩峰下滑囊内侧壁。将镜头对准内侧，将肩峰下滑囊腔与锁骨下区域分开。普通滑囊光滑有血供，发炎时组织相当肥厚并有显著血管脂肪组织。这种组织需要被去除以暴露肩锁关节。如果不暴露此区域，容易忽略在肩峰内侧和锁骨外侧区域的大骨赘。不要伤害肩锁关节，除非进行Mumford手术（锁骨远端切除术）。分开冈上肌和冈下肌的肩胛冈在更靠后方可以看见其突出。器械不能到达肩胛冈内侧，因为肩胛上神经位于这个区域内，该神经弧形绕过肩胛冈盂切迹支配冈下肌。剩余的3个位置从前方入路观察，流出套管位于后方。

位置6 是后侧滑囊幕帘（图2.20）。它从肩锁关节的后缘到肩峰外侧缘。幕帘分开滑囊与后侧肩峰下间隙，这就是镜头必须插入间隙前一半来观察"一个有视野的房间"的原因。如有显著滑囊炎，幕帘可能变得肥大而阻挡视野。如果是这样的情况，需要转换器械并在观察位置1前切除幕帘。

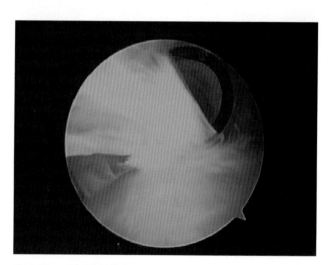

图2.20 后侧滑囊幕帘。

位置7 是冈下肌肌腱附着大结节的后部。将镜头移向外侧，向中下方对准观察冈下肌肌腱附着。内旋手臂全面查看后侧。

位置8 包括肩袖前侧部分、肩袖间隙和前侧滑囊。从前入路撤出关节镜保持倒角角度向下观察这个区域。小的袖撕裂经常位于前部近间隙附近，从后侧观察可能会错过。继续向下向前寻找间隔及凹槽。

这些步骤就完成了肩关节的全部关节镜检查，

使骨科医师能评估肩关节所有可见的解剖。开发一种严格的检查程序来评估盂肱关节和肩峰下间隙病变是很重要的。综合评估对于手术的操作是很有意义的，手术完成后，还应做再次的综合评估。最重要的是，根据这一严格的程序进行检查将给你的诊断增添信心，并最终使患者受惠。

参考文献

[1] Bigony L. Arthroscopic Surgery: a historical perspective. *Orthop Nurs*. 2008;27:349–354.

[2] Strafford BB, Del Pizzo W. A historical review of shoulder arthroscopy. *Orthop Clin North Am*. 1993;24:1–4.

[3] Johnson LL. *Diagnostic and Surgical Arthroscopy of the Shoulder*. New York, NY: Elsevier; 1993.

[4] Morrison DS, Schaefer RK, Friedman RL. The relationship between subacromial space pressure, blood pressure, and visual clarity during arthroscopic subacromial decompression. *Arthroscopy*. 1995;11:557–560.

[5] Snyder SJ. *Shoulder Arthroscopy*. Philadelphia, PA: Lippincott Williams & Williams; 2002.

第 3 章

Robert F. LaPrade, Corey A. Wulf

肩锁分离：软组织技术（Weaver-Dunn 或同种异体移植）

肩锁关节损伤很常见。肩锁分离、半脱位、脱位占所有肩胛带损伤的 9%，更多见于二三十岁的男性[1]，在有碰撞的运动员中发病率很高。在曲棍球[2] 运动员中是排第三位的常见损伤，据报道，在美国大学足球运动员和国家橄榄球联盟的四分卫中发病率分别为 41% 和 40%[3]。

尽管肩锁分离很常见，但直到现在我们对于它的运动学和生物力学知之甚少。缺乏基本理解导致骨科手术的发展未能稳定肩锁关节、未能恢复更为正常的运动学和关节的功能。本章的目标是回顾肩锁关节的解剖学、生物力学、运动学，同时将这些原则应用于肩锁关节的重建技术。

基础知识

肩胛带能够通过调动胸壁、肩胛骨、肱骨近端和锁骨多个关节进行复杂的活动。上述关节的运动是由起或止于其上的 20 组肌肉或肌腱单位完成[4]。锁骨用作支柱以维持盂肱关节在胸部的外侧位置，并提供喙锁韧带、锥形和斜方韧带的止点，它们起到悬吊肩胛骨并稳定肩锁关节的作用。在锁骨的下方骨性突起标志每个韧带的起点，梯形嵴标志着斜方韧带的横向延伸，圆锥形结节标志着锥韧带后侧延伸。重建肩锁关节时，这些标志对确定正确的位置并进行内固定是有用的。

肩锁关节是肩胛骨和锁骨之间的关节。肩锁关节是一个活动关节，由锁骨远端、外侧及头端和肩胛骨的肩峰内侧面构成。肩峰和锁骨关节表面上存在透明软骨。关节间隙有一个半月板同源物。半月板同源物是由纤维软骨组成，在大小和形状方面差异很大。半月板同源物的功能是未知的，并被认为在二三十岁后会经历变性可忽略不计。关节表面由关节囊和韧带包围。关节囊及关节由肩胛上和胸外侧神经双重支配。

肩锁关节的静态和动态稳定。静态稳定结构有关节囊和韧带（肩锁关节或肩锁韧带），以及喙锁韧带。斜方肌和三角肌的筋膜是肩锁关节的主要动态稳定结构。肩锁韧带是肩锁关节在较小力量下的主要稳定结构，上方韧带是最强最厚的。在较大的力量下喙锁韧带是主要稳定结构，它们的作用在于稳定肩锁关节以及连接锁骨和肩胛骨之间的运动。斜方韧带是两者中较宽的，它起源于锁骨下表面，内侧的梯形嵴，并广泛止于喙突的后侧、背侧半。斜方韧带的主要功能是抵抗盂肱关节受力过程中保持肩锁关节压力和防止锁骨向后移位。锥形韧带具有椭圆足迹，它起源于锁骨下面的锥状结节前侧。它在向下走行止于喙突后侧及背侧大部分区域（包括转角处）的过程中逐渐变细。

历来，锁骨和肩锁关节在运动学上都被认为是相对稳定和简单的，随着生物力学评价锁骨及其连接的肩胛骨在上肢运动中扮演的复杂角色，这些年来看法有所改变。锁骨相对于肩峰不是固定的。有关锁骨的运动发生在三个轴：前后、上下及围绕锁骨的解剖轴的旋转。锁骨连接于胸锁关节，允许最多 35° 的前、后及上方的运动[4]。锁骨的轴向旋转相对于胸骨要大于相对于肩峰，分别为 45°~50°、5°~8°[4]。尽管有众多的稳定约束，锁骨仍显示出在所有平面的适量移动。Debski 等[5]证明，在应用 70 N 力的情况下，锁骨可以有最多 5 mm 的前、后及上方的移动。

过去的很多操作由于没有考虑到肩锁关节的运动学，导致较高的失败率。刚性的结构抑制了肩锁关节的运动，如喙锁螺钉，最终因疲劳或拔出而失败。克氏针固定则容易移动。肩锁关节复位并进行软组织重建有助于帮助恢复正常运动。

临床评估

肩锁关节的损伤和分离对临床医生来说通常不

会是一个两难的诊断。受伤机制、畸形和疼痛的部位是临床医生能够正确诊断的依据。损伤最常见的机制是通过直接创伤冲击到肩峰，而此时上肢处于内收位置。但是，也可能因摔伤通过手或肘传导引起肱骨撞向肩峰的下面。接下来所提出的是相对罕见的机制：上肢处于过度外展和外旋，肩胛骨处于回缩位置，轴向外力施加到上肢引起锁骨向下方移位。患者经常主诉肩部上方肩锁关节区域的疼痛，应注意到疼痛可能会辐射到颈部前方。急性和慢性损伤畸形也是一种常见的表现。相对于肩峰，锁骨远端向上、头侧突出是最常见的表现，但前后方向移位可与上方移位相关联。较少见的是，相对于肩峰，肩锁关节分离锁骨远端向下移位。

开始评估患者时应详细询问病史。关键要素包括受伤的机制、既往的损伤及找出那些无法识别或被掩盖的损伤。详细的病史之后有一个全面的体检，经常能检查到肩锁关节的畸形。触诊能在肩锁关节引发疼痛，但应该触诊整个锁骨和胸锁关节，因有伴随损伤的相关报道。活动范围通常受疼痛限制，尤其是当该上肢在内收位向前抬高时。交体内收试验是上肢向前抬高至 90° 被动内收，在肩锁关节上方出现疼痛为测试阳性。O'Brien 试验对区分 SLAP 损伤与肩锁关节损伤有帮助，但是在肩锁关节 V 形损伤中，约 18% 伴有 SLAP 损伤[6]。触诊喙突周围评估有无喙突撕脱骨折同样重要。神经血管评估也非常重要，特别是锁骨向下方移位。

影像学检查

影像学评估取决于临床医生的体检结果。标准肩关节系列摄片包括前后位、肩胛 Y 位及腋位片。过去通过标准肩关节系列摄片很难进行肩锁关节观察，是由于其较表浅结构的过度穿透。我们发现引入数字 X 线检查能减少这方面的问题，它允许用户调节对比度和亮度以进行更好的观察，添加 Zanca 视图以更好地对肩锁关节进行观察。它是用标准前后位一半穿透剂量的 X 线集中于肩锁关节，并且使头侧成角 10°~15° 进行的。CT 扫描能更精确地发现骨质异常或骨折类型，这两者是作者平时不常遇到的，因此，CT 扫描应用很少。因为它为诊疗贡献的信息只比 X 线片增加一点点。如果考虑伴随盂肱关节或其他相关病变，可以考虑 MRI 检查。我们并没有把 MRI 作为初始评估或常规程序的一部分，但对于持续存在的肩锁关节不稳定，持续性或复发

性疼痛治疗失败的病例也许是有效的。

分型

肩锁关节分离通常使用 Tossy/Rockwood 系统分型。根据移位程度和方向分为 6 种类型，类型与受伤的结构相关联。Ⅰ 型代表肩锁关节韧带扭伤而锁骨相对于肩峰无明显移位。Ⅱ 型损伤涉及肩锁关节韧带完全中断，而喙锁韧带保持连续。锁骨通常相对于肩峰半脱位。锁骨在直接压力下不稳定。Ⅲ 型存在肩锁关节相对于肩峰端锁骨 100% 脱位的移位。Ⅲ 型损伤代表肩锁和喙锁韧带的撕裂，而斜方肌和三角肌筋膜保持连续。锁骨在水平和垂直面都是不稳定的。Ⅳ 型损伤的特征在于肩锁关节完全脱位和肩锁、喙锁韧带的撕裂，以及锁骨通过斜方肌筋膜向后移位。锁骨向后移位最好通过腋窝位 X 线检查进行观察。Ⅴ 型肩锁关节分离由于肩锁、喙锁韧带和三角肌筋膜完全撕裂导致锁骨相对于肩峰之间的 100%~300% 的移位。最后，Ⅵ 型损伤非常少见，锁骨完全移位到肩峰下或喙突下。

治疗

非手术治疗

保守治疗仍是 Ⅰ、Ⅱ 和 Ⅲ 型损伤的主要方法。然而，Ⅲ 型损伤的治疗仍存在争议。在一个对相关英语文献的系统回顾里，Spencer[7] 确定 Ⅲ 型肩锁关节分离最好进行手术治疗或非手术治疗。作者的结论是，非手术治疗被认为比传统的手术治疗方法更合适，因为后者的效果并没有更好，其有更高的并发症发生率、更长的恢复期和较长的时间无法工作和运动。这一结论是基于较低等级的研究证据，大多数数据来自于相对低级别的 Ⅳ 级研究，少数基于 Ⅰ 级和 Ⅱ 级的研究数据。我们倾向于对 Ⅲ 型损伤最初采用非手术治疗，尤其是患者处于运动赛季当中，对于保守治疗失败的患者可采取手术治疗。

通常对于非运动员治疗的方案包括一个周期长达 7 天的吊带固定、止痛剂和逐渐进行可耐受的活动。Gladstone 等[8] 描述了运动员肩锁关节分离的非手术疗法。它包括 4 个阶段：①疼痛控制，即时保护活动度和等长练习；②用等长收缩和本体感觉神经肌肉练习加强锻炼；③不受限的功能活动以达到增加强度、力量、耐力和神经肌肉控制的目标；④恢复与体育运动有关的功能练习。作者允许患者

症状减轻后进行后面的进程，并指出Ⅲ型损伤的患者进展比Ⅰ型和Ⅱ型恢复缓慢。Gladstone 等[8]推荐符合以下条件时可以恢复运动：活动度正常、无疼痛或压痛、临床检查满意，并展示对等速测试足够的强度。更常见的是，当运动员被允许回到赛场时，他们有正常活动度，检查时很少出现临床症状，并且有足够的保护力量。额外的衬垫、马甲和泡沫为运动员提供额外的舒适度和缓冲。作者不知道是否有研究可以证实，在恢复运动后应用额外的填充或缓冲可以防止或减少额外的创伤。

手术治疗

肩锁关节不稳定的手术已经有很多描述。技术变化很多，从刚性固定到软组织解剖重建。虽然有些技术已经不再流行，但肩锁关节脱位仍有很多手术技术。本章的重点将放在软组织重建。同时我们将简要地探讨各方法的不同之处。

手术治疗通常针对Ⅲ型、Ⅳ型、Ⅴ型、Ⅵ型和非手术治疗失败的病例。持续不稳、疼痛、无法有效参与运动或难以进行日常活动是手术指征。美观问题往往是常见抱怨，但它是一个相对较弱的手术指征。肩锁关节畸形可能会引起女性患者穿戴内衣肩带不适。禁忌证是相对的，包括在赛季中的运动员和急性损伤。

刚性固定包括螺钉、钢板和螺纹克氏针等。螺钉和克氏针固定有相对较低的破坏荷载和内植物疲劳失败的发生率，而钢板可能累及关节内，涉及相关的关节病或疼痛等问题。随着更多的生物学和解剖学重建，这些技术已逐渐被淘汰。

肩锁关节软组织重建的方法也有很多变化，应用不同组织来源进行解剖与非解剖修补。组织来源包括喙肩韧带、肱二头肌腱短头、联合腱及自体或异体腘绳肌腱。应用非生物材料进行软组织重建的加强也有描述，应用如缝合线、螺钉和克氏针。改良的 Weaver-Dunn 技术[9]和喙锁韧带半腱肌肌腱移植重建最为流行。改良 Weaver-Dunn 技术在文献中所述的变化，特别是异体移植重建，不在本章的讨论范围之内。然而，各种描述中成功重建的原则是相对不变的，包括在重建中使用组织的强度以及重建后允许的相对正常运动学，以减少重建后的应力。

改良的 Weaver-Dunn 技术是最流行的非解剖软组织重建技术。切除锁骨远端关节部分后喙肩韧带转移到锁骨的远端。LaPrade 等[10]注意到，改良的

Weaver-Dunn 技术恢复接近正常的肩锁关节运动，但相对于肩峰锁骨处于前下方。切除状态下肩锁关节总的平移运动范围显著大于完好及重建状态，数据如下：内外侧（完好 4.3 mm，切除 7.9 mm，重建 2.6 mm），前后（完好 4.8 mm，切除 6.1 mm，重建 4.9 mm），上下（完好 4.1 mm，切除 8.0 mm，重建 4.8 mm）。临床方面的数据来自于使用该技术进行成功重建的大量文献报道。然而，喙肩韧带的失败载荷是喙锁韧带的大约 1/5[11]，这也就是报道手术失败引起畸形及疼痛的部分原因。改良的 Weaver-Dunn 技术会破坏喙肩弓，这就丧失了防止肱骨头相对于肩胛盂向上移位的二级稳定结构。

使用同种异体或自体肌腱重建喙锁韧带能提供与喙锁韧带相近的失败载荷[11]，比起应用喙肩韧带可减少负载下韧带的延长[11]，恢复上下和前后的稳定性[12]，并保持喙肩弓的完整性。如前面所提到的，喙锁韧带重建有很多方法。同种异体半腱肌肌腱是最常用的移植物。所用技术包括围绕喙突和锁骨应用环扎技术、同时在锁骨和喙突穿骨隧道、隧道仅在锁骨侧，以及任何上述技术应用带涤纶编织物或缝合非生物材料进行加固。报道最常见的内植物固定也分缝合固定和界面螺钉。骨隧道允许内植物的解剖位放置，但同时也产生应力集中，尤其在有碰撞的运动员中应予以关注。应注意最大限度地减少骨隧道的尺寸，同时保持多条隧道之间有充分的骨桥。

Mazzocca 等[12]在尸体模型中比较了喙肩韧带移位与应用骨隧道及界面螺钉双束解剖重建喙锁韧带的方法。在失败载荷、超过 3 000 个周期向上移动及向上移位方面没有显著差异。解剖重建喙锁韧带相对于改良的 Weaver-Dunn 技术在前后移位方面显著减少（$P < 0.05$）。改良的 Weaver-Dunn 技术未能控制前后位移可能导致撞击征，锁骨向后移位到肩峰和肩胛冈引起疼痛。

最近，Tauber 等[13]通过前瞻性研究比较了改良的 Weaver-Dunn 技术与应用自体半腱肌肌腱锁骨钻孔肌腱自体缝合重建的方法。共有 24 例患者，每个重建组 12 例，平均随访 37 个月。平均 ASES 评分显示，改良 Weaver-Dunn 组从术前（74 ± 7）分提高到术后（86 ± 8）分，半腱肌肌腱组从（74 ± 4）分提高到（96 ± 5）分（$P < 0.001$）。平均 Constant 评分显示，改良 Weaver-Dunn 组从（70 ± 8）分提高到（81 ± 8）分，半腱肌肌腱组从（71 ± 5）分提高到（93 ± 7）分（$P < 0.001$）。结果半腱肌肌腱组明

显优于改良 Weaver-Dunn 组（P<0.001）。放射学测量结果显示喙锁间距在改良 Weaver-Dunn 组为（12.3±4）mm，压力负荷下增加至（14.9±6）mm，相对的半腱肌肌腱组为（11.4±3）mm，负荷下增加至（11.8±3）mm。在压力负荷下的差异有统计学差异（P=0.027）。作者的结论是，半腱肌肌腱的喙锁韧带重建在临床和影像学结果方面显著优于改良 Weaver-Dunn 技术。基于所呈现的生物力学和临床数据，我们优先选用同种异体腱重建[14]。同种异体移植物确实存在较低的疾病传播的风险，但无自体移植物切取的并发症。

作者的手术观点

患者置于沙滩椅位。标准的三角肌胸大肌间隙切口向近侧延伸。切口能暴露锁骨远端和喙突。在三角肌胸大肌间沟识别并把头静脉向内侧牵引。找到喙突以及联合腱和胸小肌在喙突的附着。锁骨远端的上方由骨膜下剥离暴露它的边界，从外侧正常喙锁韧带附着点到内侧锁骨，前侧三角肌附着保持完整。然后，由上向下在远端锁骨前 1/3 正常的喙锁韧带附着的区域钻 6 mm 的孔，用于半腱移植物的放置（图 3.1）。锁骨的前方保留 8~10 mm 的骨桥。然后下方放置 Chandler 牵开器以避免由上而下钻头扩孔时过深。

微创小切口分开三角肌确定喙突的位置。从联合肌腱内侧近端，由外向内钻喙突隧道。在喙突后放置一个 Chandler 牵开器保护神经血管结构。钻 2 个不完整的 6 mm 孔，一个沿内侧，一个沿喙突的外侧边缘。然后用 90°止血钳轻轻地扭动连接隧

道。在旁边台子准备移植物，半腱肌移植物的每一端用 2 号缝线编织以容易穿过骨隧道。另一根 2 号线穿过喙突隧道放置并绑在同种异体移植物的编织线上，缝线穿过喙突隧道牵拉。移植物通过隧道拉动，位于三角肌下以及远端锁骨。移植物由下到上通过锁骨远端隧道。

轴向牵引下拉移植物的两端，直到锁骨远端抬高完全复位。在锁骨复位的位置上用多根不可吸收缝合线缝合移植物的两端。然后在锁骨新位置进行试验，确认没有移植物松弛，并感觉试图提升锁骨远离喙突时的阻力。运动测试以观察其修复的张力。如果向前抬高 >90°，重建缝合没有明显的张力，切除移植物尾端线环，闭合伤口。皮肤缝合后，30 ml 0.25% 布比卡因（丁哌卡因）无肾上腺素注射进行术后镇痛，患处放置冷敷加压装置，前臂吊带，并转运到恢复室（图 3.2、图 3.3）。

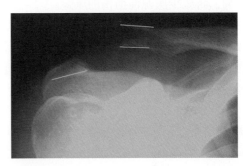

图 3.2　右肩前后位图像，显示改良 Weaver-Dunn 重建失败术后远端锁骨移位（画出白线显示肩峰下缘基底和锁骨远端上下面）。

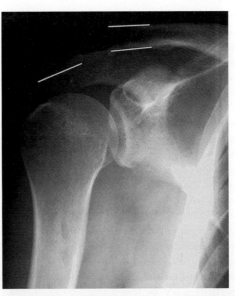

图 3.3　右肩前后位图像，显示改良 Weaver-Dunn 重建失败术后应用半腱肌肌腱移植重建喙锁韧带（白线画出的是肩峰下缘基底和锁骨远端上下面）。

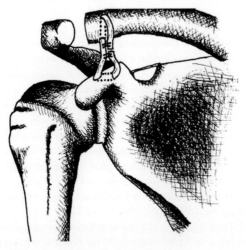

图 3.1　图示锁骨与喙突钻孔部位及移植物走向。

并发症

迄今为止，我们还没有同种异体移植重建喙锁韧带治疗肩锁关节损伤有关的任何并发症或失败的报道。但是，我们随访的时间相对较短，虽然生物力学数据支持同种异体移植重建，但只有长期结果才能提供支持所描述技术的证据。虽然没有报道，但理论上有应力集中在锁骨和喙突造成骨折的潜在风险，尤其是在有身体接触的运动员中。

经验

（1）标准的三角肌胸大肌入路提供了极好的相关解剖结构的可视性，能在锁骨及喙突进行安全、准确的隧道制作。

（2）喙突操作时保护神经血管结构，尤其是后部和内侧，将减少医源性损伤的风险。

（3）足够的骨桥被保留，可减少骨折的风险。

（4）最好使用在远端锁骨向下的压力进行肩锁关节的复位，诸如球头顶棒，而手术助手通过将手放在肘关节下的动作使肱骨向上抬。

教训

（1）仔细逐层关闭伤口，以最小化锁骨移植物的突起。

（2）严格的术后治疗方案及回归运动进程，可减少复发的风险。

康复

对于手术后肩关节的初始物理活动包括每日 4 次钟摆运动，6 周内每天 4 次被动上抬，最高为 90°。患者在第 6 周开始被允许主动运动，第 8 周开始术后肩袖和肩胛稳定练习。术后 4 个月力量已经恢复后，允许全部活动。

结论和展望

肩锁关节分离是常见的影响上肢功能的损伤。对于大部分损伤，非手术治疗能获得良好的结果。对于非手术治疗失败或肩锁关节严重分离患者，喙锁韧带与肌腱的解剖重建似乎是短期有良好结果的治疗方法。生物力学证据表明，应用描述的方法进行喙锁韧带重建有更低的失败率和良好的结果，并且超过以前其他方法和改良 Weaver-Dunn 技术。只有中期和长期的随访才能提供喙锁韧带重建有效性和安全性的权威信息。

参考文献

[1] Rockwood CJ, Williams G, Young D. Disorders of the AC joint. In: Rockwood CJ, Matsen F, eds. *The Shoulder*. Vol 1. Philadelphia, PA: WB Saunders; 1998:483–553.

[2] Flik K, Lyman S, Marx RG. American collegiate men's ice hockey: an analysis of injuries. *Am J Sports Med.* 2005;33:183–187.

[3] Kaplan LD, Flannigan DC, Norwig J, et al. Prevalence and variance of shoulder injuries in elite collegiate football players. *Am J Sports Med.* 2005;33:1142–1146.

[4] Buckwalter JA, Einhorn TA, Simon SR. Orthopedic Basic Science, Biology and Biomechanics of the Musculoskeletal System, 2nd ed. Rosemont, IL: AAOS;2000:741.

[5] Debski RE, Parsons IM 3rd, Fenwick J, et al. Ligament mechanics during three degree-of-freedom motion at the acromioclavicular joint. *Ann Biomed Eng.* 2000;28:612–618.

[6] Tischer T, Salzmann GM, El-Azab H, et al. Incidence of associated injuries with acute acromioclavicular joint dislocations types III through V. *Am J Sports Med.* 2009;37:136–139.

[7] Spencer EE Jr. Treatment of grade III acromioclavicular joint injuries: a systematic review. *Clin Orthop Relat Res.* 2007;455:38–44.

[8] Gladstone J, Wilk K, Andrews J. Nonoperative treatment of acromioclavicular injuries. *Oper Tech Sports Med.* 1997;5:78–87.

[9] Ponce BP, Millett PJ, Warner JP. Acromioclavicular joint instability: reconstruction indications and techniques. *Oper Tech Sports Med.* 2004;12:35–42.

[10] LaPrade RF, Wickum DJ, Griffith CJ, et al. Kinematic evaluation of the modified Weaver-Dunn acromioclavicular joint reconstruction. *Am J Sports Med.* 2008;36:2216–2221.

[11] Lee SJ, Nicholas SJ, Akizuki KH, et al. Reconstruction of the coracoclavicular ligament with tendon grafts: a comparative biomechanical study. *Am J Sports Med.* 2003;31:648–654.

[12] Mazzocca AD, Santangelo SA, Johnson ST, et al. A biomechanical evaluation of an anatomical coracoclavicular ligament reconstruction. *Am J Sports Med.* 2006;34:236–246.

[13] Tauber M, Gordon K, Koller H, et al. Semitendinosus tendon graft versus a modified Weaver-Dunn procedure for acromioclavicular joint reconstruction in chronic cases: a prospective comparative study. *Am J Sports Med.* 2009;37:181–190.

[14] LaPrade RF, Hilger B. Coracoclavicular ligament reconstruction using a semitendinosus graft for failed acromioclavicular separation surgery. *Arthroscopy.* 2005;21:1279.e1–1279.e5.

第 4 章

Daniel T. Richards, James J. Guerra

肩锁关节分离：关节镜下重建肩锁关节

肩锁关节脱位是骨科常见的损伤。治疗的方法包括从保守治疗到完全重建。虽然最近有很多关于肩锁关节损伤的文献，但治疗方法仍存在争议。对于分级比较低的损伤，最近的文献证实了保守治疗对肩锁关节分离的有效性。然而对于明显移位的损伤，仍推荐手术治疗以恢复肩关节正常运动。现代生物力学测试和最近的解剖证实了更多的传统推荐的手术技术对改善急性和慢性损伤的治疗效果不一致。大部分的研究关注应用牢固的复合材料结合生物移植。

本章主要描述肩锁关节损伤治疗最新的解剖学、生物力学及手术方式，特别是关节镜下手术技术。

临床评估

病史和体格检查

如其他急性损伤，对怀疑有肩锁关节损伤的患者要进行一套完整的病史询问和体格检查。病史将有助于确定治疗方法，重点在损伤机制、处理时间和伤后潜在功能障碍。如考虑患者年龄、特别喜欢运动，或有特殊职业需求，那么应该考虑手术干预。体格检查应注意伴随的牵引损伤，患侧的肩关节应仔细检查。

肩锁关节不完全损伤可能会导致肩部疼痛，有时疼痛难以定位。肩锁关节具有双重神经支配，肩胛上神经以及胸外侧神经，疼痛能放射到它们支配的皮肤区域。单纯的肩锁关节分离损伤的诊断可以通过直接触诊或诱导疼痛（如交臂内收试验）来完成，通过注射局部麻醉药缓解疼痛可进一步证实诊断。完全的损伤通常有持续疼痛、肿胀和肩锁关节畸形。微小的畸形可以通过 X 线片证实。

影像学检查

放射学对于肩锁关节损伤诊断通常非常有效。对于最佳成像有具体的要求。一般来说，3 张不同方位的摄片对初步评估肩关节损伤已足够，这些摄片包括 1 张前后位片，1 张肩胛骨 Y 位片和 1 张腋位片。如果进一步怀疑肩锁关节损伤，需有额外的摄片。

虽然前后位和肩胛 Y 位可以显示肩锁关节损伤，但通过额外的其他摄片可以有更多更微妙的发现。Zanca 位成像，X 射线束向头侧成角 10°~15°，这才是真正的前后定位，消除了肩胛骨的重叠[1]。X 射线功率应减少到正常的 30%~50%，避免肩锁关节过度曝光。Zanca 位成像能显示锁骨的任何相对位移。同一暗盒双侧 Zanca 位成像允许与对侧比较（图 4.1）。Bearden 等[2] 在他们的研究中证明喙突的上缘及锁骨下缘之间的平均距离为 1.1~1.3 cm。这个距离在不同的患者之间及不同的影像学技术上会有差异，所以有必要两侧比较。健侧距离与患侧相比超过 25%~50% 范围时被证明可以诊断一个完全的喙锁韧带断裂[3]。

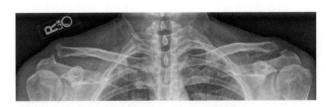

图 4.1　双侧 Zanca 位成像：可以与健侧比较。

腋位成像虽然无特异性，但其有助于Ⅳ型损伤锁骨向后移位的诊断。此外，交臂成像可以通过加强锁骨的位移来明确损伤的程度[4]（图 4.2）。负重应力片虽然是对肩锁关节损伤评价所经常引用的经典描述，但不再被认为是金标准，在很大程度上已被 Zanca 位成像取代。

肩锁关节损伤的分型

大多数肩锁关节损伤是由于力导向肩峰下方，同时上臂内收引起。这一力量使得整个肩胛带向下

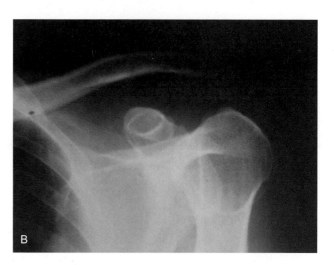

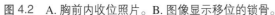

图 4.2 A.胸前内收位照片。B.图像显示移位的锁骨。

运动。在初始运动时，肩锁关节保持一致。然而，锁骨最终碰到第 1 肋骨，进一步抑制锁骨向下的移动。锁骨将会以第 1 肋骨作为一个支点骨折，或肩锁韧带复合体将依次受损。

虽然这首先是被 Hippocrates 所发现 [5]，但直到 1917 年，Cadenat 才第一个描述了肩锁关节复合体依次受损伤 [6]。Tossy[7] 提出了 1 种分型方案，包括 3 种损伤程度，从 I 型损伤（这是一个肩锁关节的韧带扭伤）到 III 型完全断裂（锁骨与肩胛骨分离）。Rockwood 等 [3] 扩展 Tossy 的分型，增加了额外的 3 型，共 6 种损伤类型。

Rockwood 分型（图 4.3）从一个肩锁关节轻微损伤开始。I 型损伤，代表关节囊和周围的韧带扭伤，但没有移位。II 型损伤，AC 关节囊及周围韧带中断，但没有锁骨明显抬高，通常小于 50%。喙锁韧带能完整防止向上移位，而前后移位往往会明显。随着力量进一步增加将发生 III 型损伤。肩锁韧带复合体以及喙锁韧带断裂将导致锁骨相对于肩胛骨达 100% 的移位。IV 型损伤，在腋位片最容易发现，发生锁骨被迫向后移位通过斜方肌，一般体检中由于软组织嵌顿难以复位。V 型损伤，继发于猛烈的暴力，代表了完全的软组织破坏，锁骨从肩胛骨上有高达 300% 的移位。这个移位因为有三角肌斜方肌筋膜的阻挡而中断。最后，极为罕见的 VI 型损伤发生在锁骨完全移位中，卡压在喙突、肩峰下。

治疗

非手术治疗

对于低级别的肩锁关节损伤，I 型和 II 型损伤

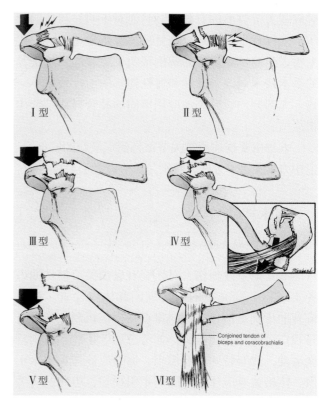

图 4.3 肩锁关节 Rockwood 分型（引自 Johnson D, Pedowitz RA, PracticalOrthopaedic Sports Medicine. Philadelphia, PA: Lippincott William and Wilkins; 2006）。

均可以成功进行保守与非手术治疗，都能有效治疗。用吊带进行初始的固定，配合无限制的活动和对症止痛处理通常能够获得不错的效果。应用皮质醇激素与麻醉对于高要求患者或运动员可能加速恢复。如果症状持续存在，行肩关节镜下不超过 8~10 mm 的锁骨远端切除是需要的。相反，对于 IV 型、V 型和 VI 型损伤，治疗策略几乎总是选择手术干预。对于这些类型的患者，如果选择不处理或单

纯肩锁关节制动，将导致明显的功能障碍。

争议主要在Ⅲ型损伤的治疗。一开始，这些损伤使患者极其痛苦及存在不可接受的畸形。然而，通过保守治疗，尽管有畸形存在，许多患者都会恢复得很好，可恢复到接近正常功能。目前普遍的共识是治疗Ⅲ型损伤，起初保守治疗，对于持续症状超过 3 个月的患者应选择手术治疗[8-10]。

骨科重建的手术指征

稳定重建肩锁关节有成百上千的技术被提出。许多技术已被证明存在不足或不符合生理结构。肩锁关节分离手术通常分为急性和慢性两种，大约以 6 周为区分。随着我们对生物力学的理解和手术技术的提高，区别已经越来越小。为方便起见，我们仍分急性和慢性损伤。

如果一个急性损伤被确定需要手术，可以应用肩锁关节稳定技术，如 Bosworth 螺钉、缝合或钢丝环扎术、克氏针固定或超强缝合系统[11]。慢性病例，应采用软组织移植，最好是游离移植，来重建肩锁关节复合体。虽然 Weaver-Dunn 技术一直是重建慢性肩锁关节分离推荐的技术，但最近的研究已经表明转移的喙肩韧带强度是原来喙锁韧带的 1/4。此外，即使是应用现代骨科技术，Weaver-Dunn 技术报道仍有高达 50% 的手术失败率[12, 13]。

特殊解剖与运动考虑

肩锁关节不仅仅是两骨之间的一个连接，它在躯体和四肢骨之间提供了一个复杂的关节和多平面运动。了解复杂的解剖结构和关节运动是良好重建的关键。

肩锁关节通常被描述为一个连接锁骨远端与肩胛骨肩峰内侧缘的关节。这种连接由肩锁关节囊韧带（前、后、上、下）、关节盘和滑膜组成。Grey 解剖中描述的喙锁韧带通常与肩锁关节有关，因为"他们共同形成了一个最有效的手段保持肩峰与锁骨的连接"。喙锁韧带有两束，根据它们的特定形状命名为锥形韧带和斜方韧带。肩锁关节复合体通常指肩锁关节和喙锁韧带。

肩锁关节的每一端覆盖有透明软骨及滑膜组织。中间嵌以半月板形纤维软骨盘。大小、形状和存在与否存在高度差异，经常缺如。其独特的功能尚不清楚，它似乎随年龄的增加而退化[14-16]。

肩锁关节囊韧带包括前、后、上、下关节囊加

厚，是肩锁关节稳定的基本结构。肩锁关节韧带系列分析表明上和后韧带分别贡献 56% 和 25% 向后移位的阻力[17]。因此，当做一个关节镜下锁骨远端切除时，应注意保持上、后肩锁关节囊完整以避免锁骨后侧撞击肩胛冈导致的疼痛并发症。

虽然不是肩锁关节部位的韧带，但喙锁韧带的两束对关节的稳定性起到重要的作用[18]。尽管它在肩锁关节稳定性具有重要性，喙锁韧带很少有解剖描述。通过更好地理解特定的解剖能提高手术的效果。

每条韧带束呈其同名的形状（图 4.4），都起自喙突止于锁骨。斜方韧带较薄，是四边形的带状结构，线性起止于喙突及锁骨。喙突的附着沿"Naples 结节"内侧缘，有时也被称为喙突"节"，结节位于肩胛骨缺口的外侧。斜方韧带的宽幅包裹喙突上表面，以 45° 角止于锁骨。锁骨止点斜向矢状面，前侧游离，后缘与锥体正交，类似于一个盒子的连续两个面。

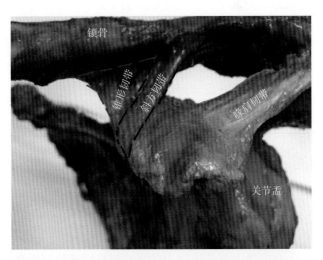

图 4.4　尸体标本显示喙肩韧带。注意锥形韧带存在于冠状面，斜方韧带存在于矢状面。

锥形韧带走行更垂直。它起于 Naples 结节或"突起"的后侧，散开为锥形止于锁骨冠状面平面的后方。锁骨锥状结节是大部分锥状韧带的止点。圆锥韧带的最后和内侧纤维汇合在肩胛上横韧带。

注意韧带的止点到锁骨外侧平均距离对重建手术是有帮助的。斜方韧带为外侧面 26 mm，而锥形韧带是 46 mm[19]。喙突与锁骨韧带之间的跨度报道为 1.1~1.3 cm[2]。

肩锁关节的运动

肩锁关节的活动非常复杂，并没有被完全了

解。许多手术的失败可能应归咎于对其复杂活动缺乏了解。目前比较认可的肩锁关节的运动是类似三维的旋转运动。这些运动通过肩锁复合体引导，包括喙锁韧带。锁骨远端可以在水平面或垂直面滑动。肩胛骨包括肩峰可以前后旋转。简而言之，锁骨可以上下滑动，肩胛骨进行前后旋动。非常重要的是，需了解锁骨与肩胛骨之间的连接非常坚固但不是固定的。Fukuda[17]认为后向的上下位移受到肩锁关节上、后韧带限制。如果结构缺失可导致过度后向移位，引起锁骨远端与肩胛冈的撞击。

垂直方向移动主要受喙锁韧带限制。肩胛骨与锁骨的悬挂主要靠喙锁韧带。锁骨远端能够前后移动。前向移动部分受肩锁关节限制，但主要靠锁骨与喙突的间距及喙锁韧带的作用。向上的移位主要受斜方和锥形韧带限制，就像绳子的两端一样。锥状韧带由于止点垂直是限制向上移动的初步结构。生物力学测试中，首先是锥形韧带断裂，然后才是斜方韧带。斜方韧带由于成角，所以相对较长，能够进行锁骨远端向上移位时的少许松弛，因此是第二限制结构。

第三根轴的旋转运动肩胛骨，其相对于锁骨远端的向前向后的旋转移动，此运动的范围受到喙锁韧带复合体的限制。喙锁韧带复合体能够允许肩胛复合体相对于胸壁运动并限制肩胛骨远离锁骨。斜方韧带限制后向旋转，而锥状韧带限制肩胛骨的前向旋转。

肩锁关节复合体的生物力学测试

有持续大量的生物力学特性研究来评价肩锁关节复合体本身，以及不同的固定与重建的方法。很多研究显示，肩锁关节复合体本身极限失效力约为500~725 N。Weaver-Dunn重建技术在实验室中显示了生物力学方面的不足。据报道，喙肩韧带失败所需要的力量为145 N[12, 20]。很多采用Weaver-Dunn技术重建失败的病例也许是由于无法达到生理上应该承受的极限所导致的[21, 22]。

技术——关节镜下固定与重建肩锁关节

传统上重建肩锁关节采用切开技术。随着关节镜技术的广泛应用，现在可以通过关节镜下辅助进行肩锁关节固定与重建，能减少软组织创伤及切口

长度。肩锁关节重建有两个主要部分。一个是锁骨，另一个是喙突。锁骨相对表浅，通过切开皮肤及三角肌筋膜能够到达。切口大小取决于所需的操作。

喙突是另一重要部位，它对坚强持久的重建起到重要的作用。喙突不是表浅结构，不容易到达，要暴露其下表面往往需要较大切口。不管做什么重建，基本原则是要镜下到达及暴露喙突。应用关节镜能够安全可重复地暴露喙突，尤其是下表面。

作者推荐的治疗方法

作者推荐的肩锁关节重建是应用GraftRope (Arthrex，Naples，FL)（图4.5）。它是应用于急性或慢性肩锁关节分离的二代设备。它通过双滑轮技术使移植物及生物材料一起穿过喙突与锁骨隧道来完成。肩锁关节复位后通过2块板的滑动技术，应用4根加强编织的5号缝线维持。生物材料移植物尾端收紧，锁骨侧应用界面螺钉固定。合成与生物材料的混合允许应用于治疗急性和慢性肩锁关节分离。

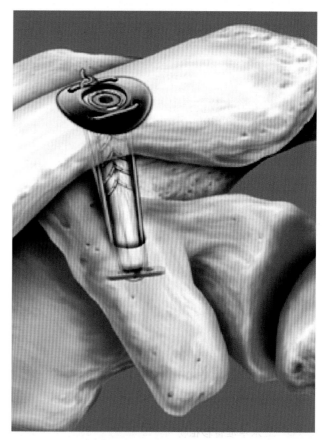

图4.5 应用移植物重建肩锁关节。

移植物准备

这一步是重建的开始，包括软组织移植物和专业厂家提供的滑动系统。移植物选择较多，可以是自体的，也可以是异体的，经常采用半腱肌或股薄肌腱。这些移植物折叠后生物力学与原来的喙锁韧带复合体基本相当[16, 17]。选好的移植物长度为 13 cm（折叠 6.5 cm），然后修整后折叠能够顺利通过 5 mm 空腔。移植物两端编织，每侧约 1.5 cm。

移植物置于滑动系统中。折叠端通过 2 号加强缝线固定于喙突侧钢板。编织缝合的两端穿过锁骨侧钢板中间（图 4.6）。确认整个结构（移植物与滑动系统）能够通过 6 mm 直径套筒，以能够穿过锁骨与喙突。

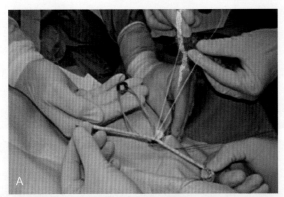

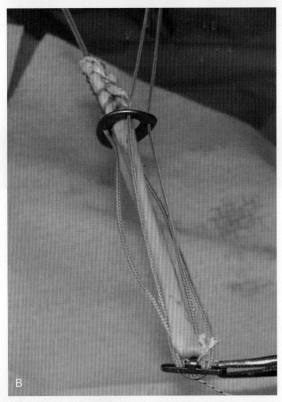

图 4.6　A. 术中准备移植物和滑动系统。B. 准备好的移植物和滑动系统。

锁骨侧钻单皮质初始孔

进行关节镜操作前首先在锁骨钻一单皮质孔，作为 C 形引导器套筒的上表面的固定点。在一开始选择应用锁骨上的起始孔大大降低了放置的难度，喙突下引导能使上套筒放置在锁骨的正确位置上。

认真观察后，在肩部画出解剖标志。在离锁骨远端 3.5 cm 处做一个 2 cm 的横切口。切开三角肌筋膜后暴露皮下锁骨。这时可以检查肩锁关节，根据需要做锁骨远端切除。作者偏好保留锁骨远端以防止对肩锁关节功能产生影响。偶尔在一些慢性脱位病例需要做锁骨远端切除以达到满意的复位和减少外观的畸形。

测量锁骨远端 3.5 cm 处，2.4 mm 导针正中钻过锁骨双侧皮质。初始孔的位置离锁骨远端 3.5 cm 远是基于喙锁韧带止于锁骨下表面的解剖研究及锥状韧带和斜方韧带止点的分界间隙。然后用 6 mm 的开孔钻钻透上方皮质（图 4.7）。拔出导针和空心钻后直接在镜下进行操作。

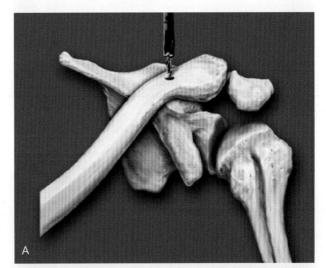

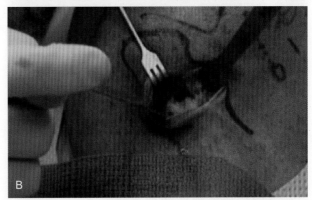

图 4.7　A. 锁骨上准备一个 6 mm 单皮质孔。B. 建立好的单皮质孔。

喙突下表面的镜下暴露

这一步可以在沙滩椅位或侧卧位进行，喙突暴露可以通过肩峰下间隙或盂肱关节内从肩袖间隙进行。作者偏好侧卧位从肩袖间隙到达喙突。

标准后侧入路检查盂肱关节。接着建立类似于Bankart手术的前上入路。通过观察上盂肱韧带和肩胛下肌腱辨别肩袖间隙的边界。用刨削器在紧贴肩胛下肌腱上方创造一间隙。打开间隙后就能暴露喙突尖部及外侧边界（图4.8）。喙突尖部斜向上的是喙肩韧带，而肩胛下肌腱出现在后内侧。用刨削器和等离子刀显露喙突下表面，其下表面在靠近肩胛骨处变宽大。解剖研究显示在基底部其宽度平均为2.5 cm。显露喙突下表面并充分直视是必需的。应用70°镜能够更好地观察到想要观察的区域，相当于额外做一个前下入路。

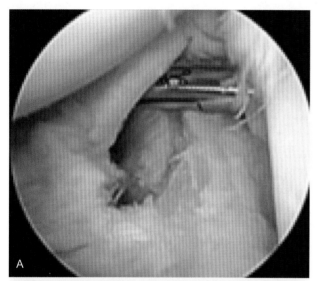

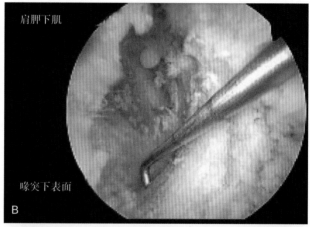

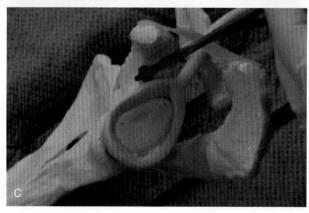

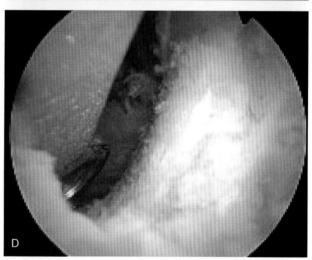

图4.8　镜下暴露喙突。A. 在肩胛下肌和盂肱上韧带之间建立一个间隙。B. 喙突下表面骨性部分。C. 喙突下表面放置引导器。D. 引导器放置在喙突下表面靠近肩胛骨结合处的镜下图。

从前上入路放入C形定位器到喙突下方。最重要的是准确放置定位器到喙突下方。应该定位于喙突宽度的中心部分，并尽量靠近基底部最宽大部分。定位于最宽大部分其范围较大，可以防止隧道爆裂。定位器应放置在喙突下方，肩胛下肌腱穿过喙突的水平或内侧。理想的是把引导器边缘紧贴肩胛骨体部（图4.9）。

锁骨和喙突骨道建立

镜下观察并选择合适的喙突下定位后，C形引导器套筒放置在锁骨上方单皮质孔内（图4.10）。这时不必进行肩锁关节解剖复位。导引器放好后在镜下直视下用2.4 mm导引针从锁骨上方穿过下方到喙突下阻挡器。去除引导器，确认导引针位置准确。通过导引针应用6 mm空心钻在锁骨和喙突上开孔。为防止钻孔时导引针进一步向下移动，在导引针尖端应用刮匙或开口的刨削器阻挡。拔出导引针，开孔钻留在原处。

引入移植物

通过空心钻放入金属套环以引入准备好的移植物、缝线及喙突钢板。金属套环穿过喙突后从下方抓出至前方入路。去除空心钻后引入连接移植物和钢板的牵引线，使其穿过锁骨与喙突。牵拉移植物穿过锁骨与喙突直至在喙突镜下完全看到钢板。通常在牵引的时候应用一个探棒或推结器辅助用力，同时防止喙突处的切割（图 4.11）。通过回拉使喙突下钢板贴合在喙突下皮质上。通过探棒很容易把钢板放置在比较满意的位置上。

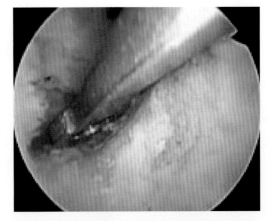

图 4.9　镜下图显示引导器相对于肩胛下肌腱的位置。

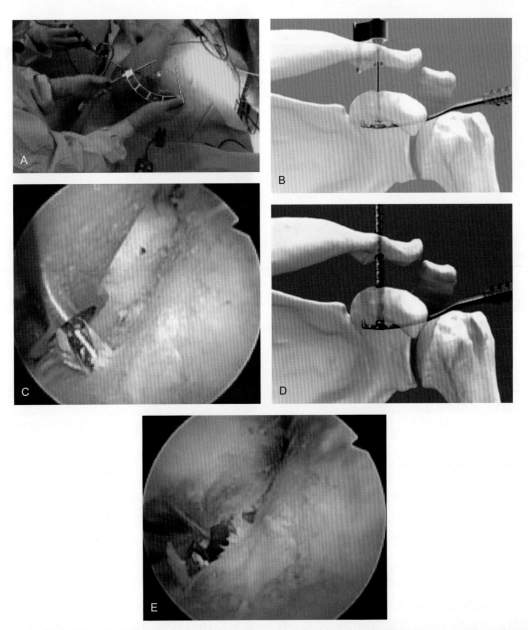

图 4.10　A. C 形引导器从前方入路引入。B. 示意图显示喙突下引导器的放置。钻孔套筒放置于已经准备好的锁骨单皮质孔内。C. 2.4 mm 导引针钻透锁骨与喙突直到阻挡器。D. 重新钻孔至 6 mm。E. 钻头留在原处，导引针拔出，通过空心钻穿入钢丝环，然后从前侧入路拉出。

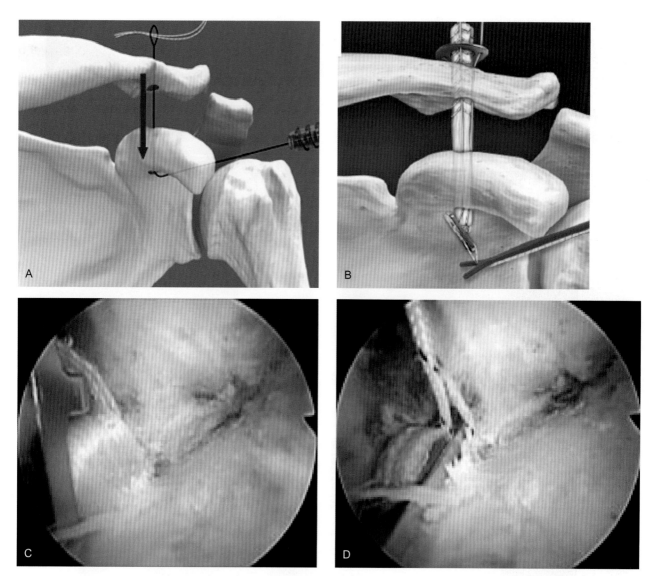

图 4.11　A. 取出钻头后，金属环用来过线。B. 移植物和喙突钢板穿过锁骨与喙突。应用叉形探针易于操作。C. 钢板穿过喙突孔的镜下图。D. 放置好的钢板。

复位肩锁关节和固定连接

接下来复位锁骨。最方便的方法是固定锁骨同时上抬上肢和肩部。当助手复位后把滑动系统拉紧，把超强的 5 号缝线打 5~6 个半结（图4.12）。可以应用几种方法确认良好的复位。最简单的方法是按压肩锁关节，从肩峰下间隙也能看到锁骨远端。应用透视设备确认肩锁关节复位满意。

最后一步是把移植物的两端固定在锁骨上。轻轻地牵拉移植物两端，放置 1.1 mm 可弯曲的导引针穿过锁骨两侧皮质。拉紧移植物两端后拧入一枚 5.5 mm × 12 mm 空心界面螺钉（图4.13）。剩余移植物可以去除或用来加强肩锁关节重建。

特殊注意事项及争议

Ⅲ型肩锁关节损伤：手术与保守治疗

虽然对于Ⅲ型肩锁关节损伤的治疗仍存在争议，但过去的文献支持初期处理采用保守方法，手术治疗主要适用于保守治疗失败的病例。在综述中，Bradley 和 Elkousy[8] 得出结论：没有明确的研究证实手术治疗明显优于非手术治疗。虽然他们承认决定手术治疗受很多因素的影响，但他们认为Ⅲ型损伤首先应进行保守治疗，只有保守治疗失败的才考虑进行手术。最近，Spencer[9] 对Ⅲ型损伤的综述得出结论，认为非手术治疗优于手术干预。手术治疗患者的结果没有明显优于保守治疗，但同时带来更多的并发症和更长的恢复

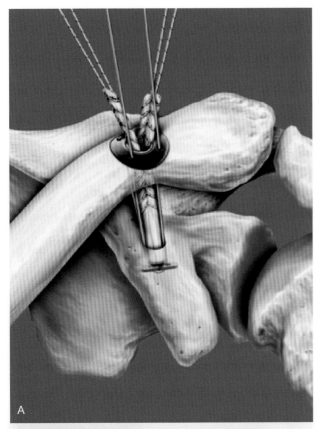

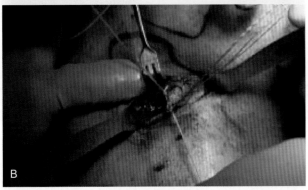

图 4.12　A. 复位关节并缝线固定前移植物和钢板。B. 关节复位并打结 5 号线的术中图。

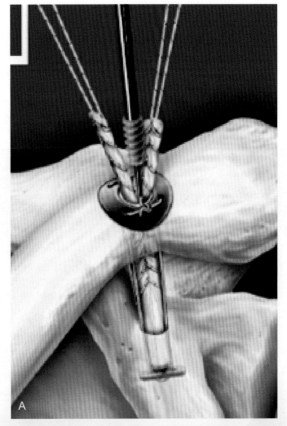

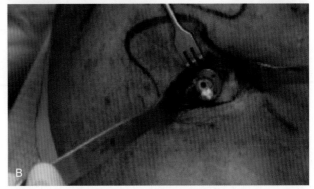

图 4.13　A. 移植物拉紧后放置双皮质界面螺钉。B. 去除多余移植物或用来加强肩锁关节。

时间。

　　Schlegel[23] 进行了一项前瞻性研究来分析未经治疗的 Ⅲ 型肩锁关节分离的自然病史。仅以仰卧推举作为唯一的力量测试，结果显示显著不同，短期随访显示受伤肢体力量平均减弱 17%。但是约 20% 的患者认为他们的结果明显不够理想。

　　虽然对于 Ⅲ 型损伤初期采用保守治疗缺少明显的优势，但与 Bradley 和 Elkousy[8] 及其他作者[10] 一样，本章作者认为，患者需要最多保守治疗 2 周，并要重点关注康复治疗。那些不满意或保守治疗失败的病例可考虑手术干预。

经验和教训

镜下到达喙突是关键

　　暴露喙突可以直接通过盂肱关节或肩峰下入路。两个入路均应用标准的后、外、前上入路。当通过盂肱关节到达时，30° 镜从后侧入路观察。应用标准的前上入路，和镜下关节稳定术采用相同的定位。喙突在肩袖间隙前侧。找出肩胛下肌，在肩胛下肌腱上方肩袖间隙用刨刀建立一个小间隙。应用刨刀和等离子刀很快就能找到喙突。喙突在肩胛骨结合部最宽（2.5 cm），靠近尖端处只有 1 cm。

因此需要暴露喙突最内侧下表面以利于建立喙突隧道，应用70°镜会很方便。肩胛下肌腱在建立隧道时是很好的标志，可以在内侧顺着肩胛下肌由肩胛骨穿过喙突的方向。喙突隧道应位于肩胛下肌腱穿过喙突处或内侧，不能在外侧（图4.14）。

作者倾向于从盂肱关节通过肩袖间隙到达喙突，

通过肩峰下间隙技术略微改动也能很方便地到达喙突。关节镜由后侧放入肩峰下间隙，通过外侧入路进行滑膜切除。找到喙肩韧带然后顺着内下方到达喙突附着处。接着把关节镜放在外侧入路，建立前侧工作入路。镜头最好能看到喙突下表面，喙突内下方按前面所述暴露内下方。因此70°镜对于暴露非常方便。

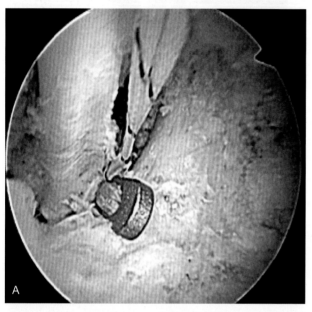
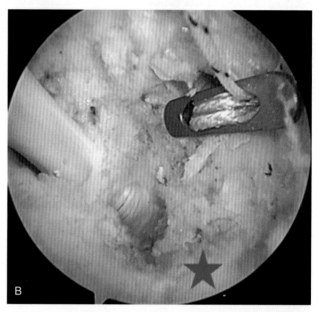

图4.14　喙突钢板及移植物准确的位置。A. 相对于肩胛下肌腱，喙突钻孔移植物与钢板位于同一平面。B. 不正确的喙突隧道。星形标记表示移植物位于肩胛下肌腱上方正确位置。

康复和术后处理

随着最近对肩锁关节复杂解剖和生物力学的认识，重建技术的进步呈现良好的结果。虽然最近的重建技术有了超过生理的生物力学强度，但术后康复还是需要谨慎。

术后即刻在患者清醒前将上肢放置于支撑良好的吊带中。这样放置上肢可防止由于上肢力量引起的肩锁关节过度牵拉。术后第一次访视时拍X线片确认复位情况（图4.15），鼓励轻轻活动手、腕关节及肘部，仅允许在仰卧位进行肩部活动。

吊带持续应用6周，这时才允许自由活动及轻度用力。第二个6周进行等长和等张练习，逐渐在4个月时进行力量训练。6个月时允许恢复接触运动。

结论和展望

肩锁关节是复杂的关节。现实中，它只是调节肩胛与四肢复杂运动的复杂生物力学机制中的一部分。由于其复杂性，重建肩锁关节具有极大挑战性，这也就能解释骨科医师无法完美处理这类损伤。新的研究建议应用生物软组织移植物结合合成的稳定的固定系统，能带来比较持久的效果。最终，应用所谓的混合重建不仅适用于慢性肩锁关节损伤，同样在适用于急性损伤。

分析所有报道的关节镜下肩锁关节重建技术超出了本章的范围。通常，几乎所有的喙突观察通过镜下进行，同时在锁骨做一小切口到达锁骨。介绍的关节镜技术通过移植物和滑动系统进行生理学重建来完成。极强的5号缝线通过特殊设计的孔洞和板产生滑动机制，这样就桥接了喙突与锁骨。通过滑动机制把生物移植物引入喙突与锁骨进行应力共享。缝线滑动系统起到暂时维持肩锁关节复位的作用，移植物则起到远期稳定的作用。这可用于肩锁关节急慢性损伤，通过变化可以用于单纯或翻修手术。

镜下肩锁关节重建是一个进化中的手术，明显处于初期阶段。虽然在本章介绍了这一特殊的操

第 1 篇　肩关节

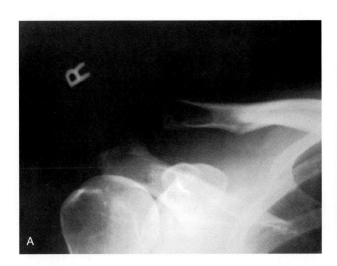

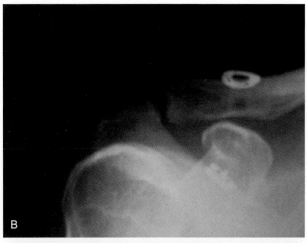

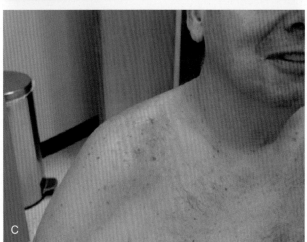

图 4.15　A. 术前术后影像显示原来的畸形。B. 锁骨复位后隧道与钢板的准确位置。C. 右侧肩锁关节重建术后照片。

作，但还有很多其他的方法。然而，关节镜下通过生物移植物结合合成线辅助穿过或绕过喙突的原则与大部分的术式是一致的。最终，也许移植物结合合成物加强联合应用是最坚固及结果最好的。

参考文献

[1] Zanca P. Shoulder pain: involvement of the acromioclavicular joint (analysis of 1,000 cases). *Am J Roentgenol Radium Ther Nucl Med.* 1971;112:493–506.

[2] Bearden JM, Hughston JC, Whatley GS. Acromioclavicular dislocation: method of treatment. *J Sports Med.* 1973;1:5–17.

[3] Rockwood CJ, Williams G, Young D. Disorders of the acromioclavicular joint. In: Rockwood CJ, Matsen FA III, eds. *The Shoulder.* 2nd ed. Philadelphia, PA: WB Saunders; 1998:483–553.

[4] Trainer G, Arciero RA, Mazzocca AD. Practical management of grade III acromioclavicular separations. *Clin J Sport Med.* 2003;18:162–166.

[5] Adams FL. The Genuine Works of Hippocrates. Vols. 1 and 2. New York, NY: William Wood; 1886.

[6] Cadenat F. The treatment of dislocations and fractures of the outer end of the clavicle. *Int Clin.* 1917;1:145–169.

[7] Tossy J, Mead N, Sigmond H. Acromioclavicular separations: useful and practical classification for treatment. *Clin Orthop Relat Res.* 1963; 28:111–119.

[8] Bradley JP, Elkousy H. Decision making: operative versus nonoperative treatment of acromioclavicular joint injuries. *Clin Sports Med.* 2003; 22:277–290.

[9] Spencer EE Jr. Treatment of grade III acromioclavicular joint injuries: a systematic review. *Clin Orthop Relat Res.* 2007; 455:38–44.

[10] Trainer G, Arciero RA, Mazzocca AD. Practical management of grade III acromioclavicular separations. *Clin J Sports Med.* 2008; 18:162–166.

[11] Bosworth BM. Acromioclavicular dislocation: end-results of screw suspension treatment. *Ann Surg.* 1948; 127:98–111.

[12] Harris RI, Wallace AL, Harper GD, et al. Structural properties of the intact and the reconstructed coracoclavicular ligament complex. *Am J Sports Med.* 2000; 28:103–108.

[13] Lee SJ, Nicholas SJ, Akizuki KH, et al. Reconstruction of the coracoclavicular ligaments with tendon grafts: a comparative biomechanical study. *Am J Sports Med.* 2003; 31:648–654.

[14] Petersson C. Degeneration of the acromioclavicular joint: a morphological study. *Acta Orthop Scand.* 1983; 54:434–438.

[15] DePalma A, Callery G, Bennett G. Variational anatomy and degenerative lesions of the shoulder joint. *Instr Course Lect.* 1949; 6:255–281.

[16] Salter EG Jr, Nasca RJ, Shelley BS. Anatomical observations on the acromioclavicular joint and supporting ligaments. *Am J Sports Med.* 1987; 15:199–206.

[17] Fukuda K, Craig EV, An KN, et al. Biomechanical study of the ligamentous system of the acromioclavicular joint. *J Bone Joint Surg Am.* 1986; 68:434–440.

[18] Harris RI, Vu DH, Sonnabend DH, et al. Anatomic variance of the coracoclavicular ligaments. *J Shoulder Elbow Surg.* 2001; 10:585–588.

[19] Rios CG, Arciero RA, Mazzocca AD. Anatomy of the clavicle and coracoid process for reconstruction of the coracoclavicular ligaments. *Am J Sports Med.* 2007; 35:811–817.

[20] Motamedi AR, Blevins FT, Willis MC, et al. Biomechanics of the coracoclavicular ligament complex and augmentations used in its repair and reconstruction. *Am J Sports Med.* 2000; 28:380–384.

[21] Weaver JK, Dunn HK. Treatment of acromioclavicular injuries, especially complete acromioclavicular separation. *J Bone Joint Surg Am.* 1972; 54:1187–1194.

[22] Weinstein DM, McCann PD, McIlveen SJ, et al. Surgical treatment of complete acromioclavicular dislocations. *Am J Sports Med.* 1995; 23:324–331.

[23] Schlegel TF, Burks RT, Marcus RL, et al. A prospective evaluation of untreated acute grade III acromioclavicular separations. *Am J Sports Med.* 2001; 29:699–703.

肩锁关节关节镜：双入路与三入路技术

要　点

- 在正式切开或行关节镜手术前需充分了解肩锁关节各种复杂的解剖结构。
- 相比传统的切开手术，关节镜下肩锁关节切除术似乎更有优势，因为它可以加强对韧带的保护，减少感染的发生率，切口相对美观，并且愈合更快速。
- 肩锁关节疼痛的鉴别诊断包括肩锁关节炎、溶骨性病变、轻微不稳、有症状的半月板纤维软骨紊乱，类风湿关节炎、感染、痛风以及风湿性多肌痛。
- 非手术治疗包括非甾体类抗炎药、休息、局部关节内注射通常是有效的。
- 三入路与双入路技术可以在关节镜下治疗肩锁关节病变。
- 三入路技术适用于所有部位的肩锁关节病变，并且可以联合肩袖损伤手术或单独的肩峰下减压术。
- 双入路（直接）上入口在某种程度上更困难，因为肩锁关节的通路受到限制，但是在不需要肩峰下减压的患者中会有帮助。
- 双入路（直接）关节镜下技术对于单独的肩锁关节病变（例如溶骨性病变）的那些无须肩峰下减压并且需要迅速恢复到运动中的竞技性运动员来说是有帮助的。

来源于肩锁关节的疼痛是一个很普遍的问题，并且可以作为多种特异性疾病的结果。自从 1941 年第一次由 Mumford 和 Gurd 描述以来，锁骨远端的切除方法已经发展为既有切开手术，也有关节镜下手术。尝试非手术止痛治疗失败后，手术切除关节可用于处理肩锁关节病变并能有效缓解疼痛。目前的关节镜技术已经发展超过 20~25 年，并且可以产生可重复的喜人结果。然而，如果操作不正确，关节镜下肩锁关节切除术与切开手术相比，会增加并发症的发生率。因此，在进行手术修整肩锁关节病变之前对解剖结构有充分的理解很重要。

解剖

肩锁关节是一个带有纤维软骨关节面的运动性关节，可以进行动力性的运动。纤维软骨半月板同源体常常存在。在矢状位上，关节由上外向下内倾斜，然而在冠状平面上，是由前外侧向后内侧倾斜。肩锁关节位于冈上肌及腱腹联合上方。肩锁关节及喙锁韧带共同维持肩锁关节的稳定性，并且是运动的主要限制结构。锥形韧带主要限制锁骨向前及向上的移位。斜方韧带可以约束锁骨远端对肩峰的压力。研究显示肩锁关节可以耐受至多 3 mm 的松弛以及 5°~8° 的旋转。锁骨与肩胛骨之间只存在微动，微动通常在锁骨向上旋转而肩胛骨向下旋转时完成。在手术时保留后上方关节囊的主要结构——肩锁关节韧带至关重要。如果手术时能正确认识并妥善地保护好正确的解剖结构，关节镜下锁骨远端切除术比传统切开手术更有效，因为它可以精准地保留韧带，减少感染的发生，相对美观，并且可以加快愈合。

临床评估

病史

在肩关节疼痛的患者中判断肩锁关节的主要构成很重要。获取详细的病史对制订合适的治疗计划是非常重要的。很有必要再次确定关节分离、创伤性事件、广泛性的骨关节炎和（或）单纯的特异性运动损伤情况，例如举重运动员的溶骨性病变。再次确定不稳或既往肩锁关节分离的病史非常重要，不可忽视。

体格检查

临床评估肩锁关节很有必要。区分经典撞击、肩峰下撞击，早期冻结肩以及肩锁关节病变至关重要。大部分患者开始可能会抱怨整个关节痛。患者可能会出现肩锁关节触痛，并且此区域肿胀导致临床畸形。一些体格检查可用于辨别肩锁关节病变，包括：①主、被动水平内收及内旋可能引出疼痛；②手臂内收上抬到90°时拇指向下相比于拇指向上姿势可以产生肩锁关节局部更明显的疼痛，为O'Brien试验阳性；③前后位活动肩锁关节时局部触痛；④常规撞击试验时肩锁关节出现局部触痛。此外，患者对于肩锁关节内注射利多卡因（含或不含类固醇）会给出有效的反应。合适的关节内注射技术应考虑到正常的上外侧及下内侧矢状面倾角，并且通常注射量限制在1~2 ml内。

影像学检查

在任何肩关节手术之前X线检查对明确肩峰形态、肩锁关节疾病、有无肩峰骨赘、此区域的钙化及帮助排除此区域肿瘤是至关重要的。在肩关节的一系列摄片中，应包括肱骨内外旋转位肩胛骨平面的前后位、出口位，以及腋位片。此外，以下检查也有帮助：①头向下形成15°，同时与对侧肩锁关节对比；②与关节盂切线呈30°观察；③骨扫描；④磁共振成像。磁共振成像可以用于评估肩袖损伤的病变，判断肩锁关节滑膜炎以及局部骨赘的存在，如果怀疑有骨溶解病史，可以做骨扫描。

鉴别诊断

• 有症状的肩锁关节疼痛最主要的产生原因是在肩袖损伤的情况下出现的退行性肩锁关节炎。在这种特殊的情况下，疼痛可由肩锁关节自身产生，由肩袖退变性撕裂中产生，或由肩峰前下方骨赘撞击产生，或肩锁关节压迫肩袖产生。

• 创伤后肩锁关节炎也是一个非常常见的诊断。在这种情况下，仔细询问病史通常可以询问出肩锁关节分离的情况。定下此诊断后，一定要仔细地查体来评估是否有肩锁关节不稳的存在。

• 锁骨骨赘是造成肩锁关节病变的一个次要原因，但在有创伤、主动负重或有特定的生化检查异常（尤其是有甲状旁腺功能亢进病史）的患者中应考虑到。X线可能显示远端锁骨巨大的骨质吸收而且骨扫描通常可以在相同区域显示出活动性增加。

• 其他造成肩锁关节病变的原因包括有症状的半月板紊乱、风湿性关节炎、感染、痛风，以及风湿性多肌痛。

决策制订原则 / 切除指征

• 关节镜下锁骨远端切除的几个指征包括关节炎、骨质溶解以及半月板性紊乱。肩锁关节在撞击症状中所起的作用在某些程度上仍然有争议。一些术者在施行肩峰下减压术时会切除一大部分的肩锁关节，而另一些术者则施行选择性的手术，并且只切除一小部分的肩锁关节。前方骨赘对疼痛的产生也是有争议的，每一位术者都应判断前方骨赘是否在症状的产生中起到了作用，还是患者只是简单的退行性变化的反应。

• 出现1、2度，3或4度肩锁关节分离伴有明显锁骨远端移位的症状并不是单纯肩锁关节切除术的合适的适应证。疼痛最主要的原因经常是由于韧带不稳，因此肩锁关节切除术后重建或加强锁骨远端经常是必要的。

非手术治疗

大多数患者的症状可通过初期休息、非甾体类抗炎药治疗、局部激素利多卡因治疗来改善。如果患者采用这些方法后症状仍不能改善，则需要考虑手术治疗。

手术治疗

关节镜手术在一些合适的特定患者中可以产生可靠良好的效果。在过去几十年中已经论述过一些关节镜技术。本章主要着重讲述3种技术：①三入路技术；②双入路（直接）技术；③在肩峰下减压术时联合使用2种技术。

设备准备

市面上有多种射频设备，这些设备可用于清创术及在肩峰及肩锁关节成形术中帮助改善视野。这些射频设备可以是单极或双极，由骨科医师根据自己的喜好选择。传统的电凝技术已经很大程度上被这些设备取代，因为其使用简单，可使组织快速汽化，更好地暴露骨性标志，并且有更快更精确的软组织消融模式。传统的刨刀及钻孔设备（3.5 mm及4.5 mm）可以应用小的斜面脊髓穿刺针。除了标准的关节镜设备，也应使用4.0 mm的30°关节镜及灌洗系统。可以在补液袋中加入肾上腺素来控制出血。

合理摆放患者的体位及相关仪器设备

患者的体位可以选择沙滩椅位或外侧卧位，悬吊力量大约为 12 磅（5.44 kg）。对于所有的肩峰下及肩锁关节手术，肩关节应放置在 20°~30° 的外展位及 20° 的前屈位。患者摆好体位后，肩部常规消毒及铺巾。术中保持患者收缩压在 90~95 mmHg 是比较合适的。此外，止血可以通过泵水装置将收缩压及肩峰下压力的差值保持在 40 mmHg 来获取良好的止血效果。

三入路技术

指征

三入路技术对所有确诊的肩锁关节病变都可以应用。将此技术用于同时行肩袖手术和肩峰下减压术会更方便。

手术技术

这种技术利用了传统的后方观察入路及与肩锁关节刚好对齐的前入路，同时还有外侧入路。开始时在肩峰下注射布比卡因与肾上腺素可以帮助止血。后入路在整个手术过程中可以完全应用，并且关节镜总体上不需要移动（图 5.1）。然后，传统的锉刀、刨刀以及射频装置通常从外侧入路，用于清理肩锁关节。去除一部分肩峰表面以提供更好的视

野，这被称作"肩锁关节的窗户"。从外侧入路按计划切除锁骨远端的一小部分（图 5.2~5.4）。一旦这个下方部分被去除，则将流出通道改为外侧入路，而工作通道变成前方通道。此时，残留的锁骨远端部分和（或）部分肩峰被切除成预先决定的尺寸。通常建议的锁骨远端切除限定在 5~10 mm。

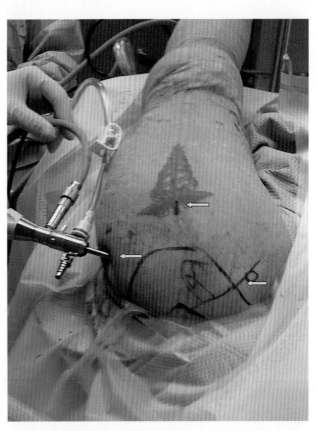

图 5.1　三入路技术的入路放置位置。关节镜放置在后入路。

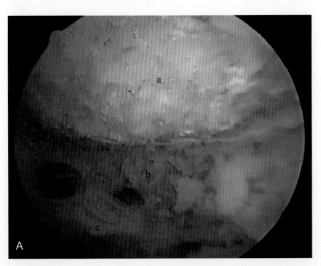

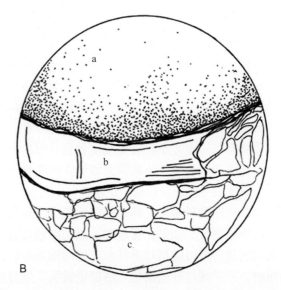

图 5.2　A、B.后入路观察下描绘出的肩峰成形术之前肩峰下空间结构的手术及平面示意图。a，肩峰；b，远端锁骨；c，软组织。

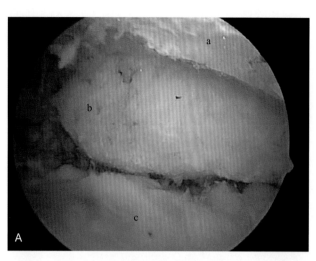
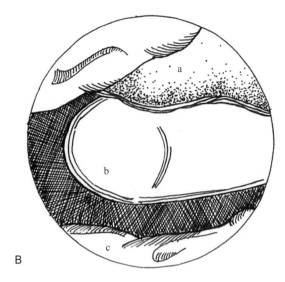

图5.3　A、B.肩峰下减压术后后入路观察到的远端锁骨的手术及平面示意图。a，肩峰；b，远端锁骨；c，软组织。

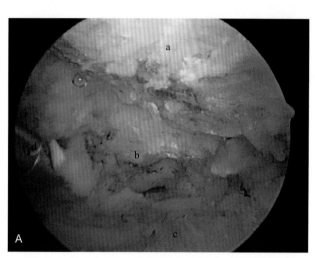
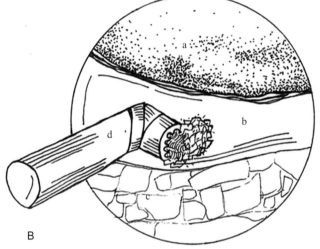

图5.4　A、B.后入路观察所见射频设备开始切除软组织的手术及平面示意图。a，肩峰；b，远端锁骨；c，软组织；d，射频设备。

通常可以用锉刀或刨刀来测距。通过转动关节镜光源线可以提供肩锁关节从上到下、从前到后的一个完整的视野。谨慎地应用传统的射频设备可以帮助勾勒出骨块边缘，这样不会残留骨赘。大部分锁骨远端的操作都是通过前方入路完成的。在去除远端锁骨时，一定要小心避免残留骨赘并保持肩锁关节上方关节囊和韧带结构的完整性。按照该手术技术可以提供一些残留的稳定结构。

可以利用骨科手术工具来确保预先决定切除的骨块已处理到位。如果在通过前入路切除锁骨远端时遇到困难，可以应用双手技术，应用刨刀和锉刀的同时，助手通过外侧或后入路稳定镜头。这可以帮助稳定器械并使得器械在肩锁关节中处于合适的位置。因为在这个过程中整个前方关节囊和前后方的部分韧带及关节囊结构被破坏，上方结构的保护则有决定意义，可避免长期不稳及相关的症状。进一步的评估切除部位可以通过将关节镜置入前入路来完成（图5.5、图5.6）。然后，术者利用自己偏好的技术来缝合入路伤口，最后在肩峰下注射局部麻醉。

双入路（直接）技术

指征

直接上方入路技术更困难，因为接近肩锁关节的入路受到限制，但是对于那些不需要做肩峰下手

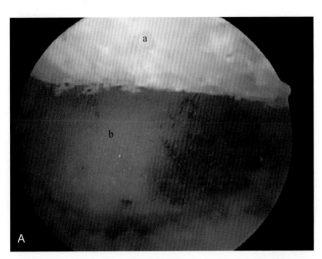
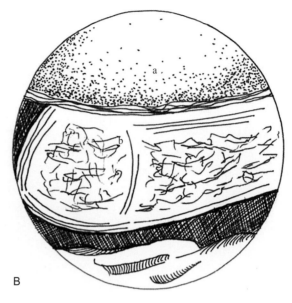

图 5.5　A、B. 通过后入路观察所见远端锁骨被切除后的手术中及平面示意图。a，肩峰；b，远端锁骨。

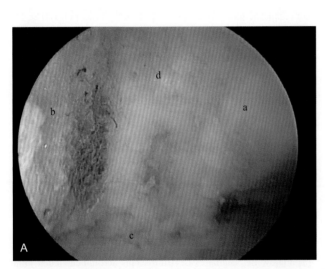
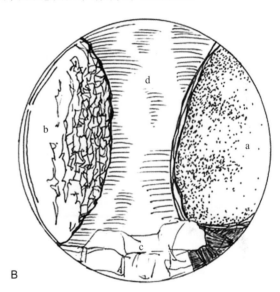

图 5.6　A、B. 通过前入路观察所见肩锁关节被切除的手术中及平面示意图。a，肩峰；b，远端锁骨；c，软组织；d，剩余的上方关节囊。

术的患者很有用处。尽管双入路技术可以用于以上所有提及的肩锁关节病变，但它对于单独的肩锁关节病变有其独有的益处。竞技性的运动员出现独立的肩锁关节病变（例如骨溶解）而没有肩峰下减压的指征，并希望快速回归到运动中时，这样的患者是这个手术技术的最佳人选。这个入路技术的额外优点是几乎可以完全保留肩锁关节周围的稳定性韧带和关节囊结构，因此可以减少医源性微小不稳定性产生的可能性。

手术技术

通过将 2 枚或 3 枚 22 号脊髓穿刺针定位于前上方、后上方以及关节中心，可精准地定位肩锁关节。然后给关节充水并在入路上注射带肾上腺素的局部麻醉以防止关节囊出血。前上方入路建立在肩锁关节前方 0.75 cm，后上方入路放置在肩锁关节后方 0.75 cm（图 5.7）。用 11 号骨科手术刀来切开皮肤和肩锁关节前后方关节囊。此时，如果肩锁关节狭窄，则可以将直径 2.7 mm 的关节镜置入前上方入路以代替标准的 4.0 mm 的 30° 关节镜。

小的刨刀放置在后上方入路，开始切除残余的半月板状结构和关节内清理。应用磨钻头切除骨性结构。插入 4 mm 关节镜后可以观察到这个区域的全局。应用射频探针电凝技术来"剥下"骨膜下的远端锁骨，同时小心地保留上方的肩锁韧带。这个"剥膜"技术可以避免不平坦地切除远端锁骨，从

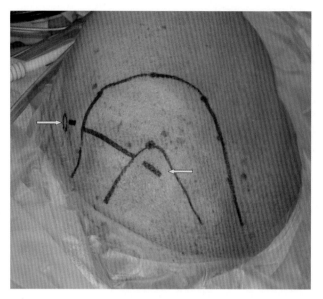

图 5.7 双入路技术的入路放置。箭头指向为建议的入路放置位置。圆圈代表的是喙突的位置。

而可避免在周围留下骨块导致持续疼痛。然后应用磨钻头来完整地切除远端锁骨。将关节镜调整到后上方入路以使锉刀可以靠近锁骨前方大部分。最后在关节镜下用刨刀、磨钻来成形出骨斜面，肩锁关节内注入麻醉药物，采用术者偏好的技术来闭合入路。

肩锁关节成形

一些术者倾向于在去除肩锁关节下方基底部骨赘的同时做一个肩峰下减压术。关节镜下肩峰下减压术是可以接受的手术操作。缺乏相应临床证据证明肩锁关节病变时，术者应仔细评估肩锁关节成形的必要性。去除锁骨远端和肩峰下方的骨赘，同时去除下方关节囊和关节内骨性结构，可以显著医源性增加肩锁关节的活动。这可能会增加向上方的移位和旋转运动，进而导致持续性的症状和不理想的临床结果。

康复

无论采用何种手术技术都需在术后应用吊带使患者感到舒适。术后第 1 天可以根据患者的耐受程度开始被动及主动的活动来进行简单的钟摆锻炼。如果实施了单纯肩锁关节切除术，则在患者耐受的程度下可以进行加强训练，但通常在 2~3 周。完全恢复活动和接触性的运动大约在 6 周左右进行。如果在肩锁关节切除术同时进行了肩峰下减压术，则完全恢复活动应在 10~12 周。

推荐阅读

[1] Branch TP, Burdette HL, Shahriari AS, et al. The role of the AC ligaments and the effect of distal clavicle resection. *Am J Sports Med.* 1996;24:293–297.

[2] Charron KM, Schepsis AA, Woloshin I. Arthroscopic distal clavicle resection in athletes: a perspective comparison of the direct and indirect approach. *Am J Sports Med.* 2007;35:53–58.

[3] Deshmukh AV, Perlmutter GS, Zilberfarb JL, et al. Effect of subacromial decompression on laxity of the acromioclavicular joint: biomechanical testing in a cadaveric model. *J Shoulder Elbow Surg.* 2004;13:338–343.

[4] Edwards SL, Wilson NA, Flores SE, et al. Arthroscopic distal clavicle resection: a biomechanical analysis of resection length and joint compliance in a cadaveric model. *Arthroscopy.* 2007;23:1278–1287.

[5] Flatow EL, Bigliani LU. Arthroscopic acromioclavicular joint debridement and distal clavicle resection. *Oper Tech Orthop.* 1991;1:240–247.

[6] Flatow EL, Cordasco FA, Bigliani LU. Arthroscopic resection of the outer end of the clavicle from a superior approach: a critical, quantitative, radiographic assessment of bone removal. *Arthroscopy.* 1992;8:55–64.

[7] Levine WN, Barron OA, Yamaguchi K, et al. Arthroscopic distal clavicle resection from a bursal approach. *Arthroscopy.* 1998;14:52–56.

第 6 章

Kevin D. Plancher, David B.Dickerson, Elizabeth A.Kern

肩峰下减压术：外侧入路和后侧入路（切割台技术）

关节镜下肩峰下减压术是治疗那些保守治疗无效的肩峰撞击征的安全而有效的方法。据报道，分别有两种不同的关节镜入路技术，用以术中切除肩峰前下方骨质、去除肩峰下滑囊以及松解喙肩韧带，进而增大肩峰下间隙。1988 年，Ellman 首次在文章中论及外侧入路。随后 Sampson 描述了后侧入路，即我们所熟识的"切割台"技术。有文章报道，对于保守治疗无效的肩峰撞击征，凡是接受关节镜下肩峰下减压术治疗者，约有 88% 达到"好"或"很好"的术后效果。

临床评估

引言

肩关节疼痛经常导致竞技运动和日常活动能力的下降，而其最常见的病因是撞击征。1972 年，Neer[1] 首次报道开放性肩峰减压术治疗顽固性肩峰撞击征。Neer 描述的手术目的是增大肩峰下间隙和减小肩袖外侧压力，具体操作为肩峰下滑囊清理、喙肩韧带切除和肩峰前下方骨折去除（肩峰成形术）。一个为期 25 年的随访研究发现，开放性肩峰成形术后 88% 的患者对疗效满意[2]。然而，手术操作的微创化和功能恢复的快速化逐渐成为不可避免的趋势。从 1985 年 Ellman 报道关节镜技术之后，关节镜工艺和手术技术不断发展更新，引领着骨科医师在追求疗效的同时，完成了从开放性手术到关节镜手术的过渡[3-10]。

虽然肩关节镜对于器械的要求显著提高，但它较开放手术拥有无与伦比的优势。关节镜有助于评估关节内和关节外的基本病理改变，进而在术中进行正确的处理。关节镜的入路小切口几乎不损伤三角肌的止点，加速了术后康复进程、减轻术后疼痛、保持外表美观，最重要的是可以使得患者更早恢复正常生活和运动。

目前切除肩峰前下方骨质的两种手术入路技术已经普及，即 Ellman[6] 论及的外侧入路和 Sampon[11] 提出的后侧入路（"切割台"技术），两者各有利弊且疗效相似。如何选择取决于术者的偏好。作者个人虽然提倡外侧入路技术，但仍然建议两种技术均有必要学习。

解剖 / 病理解剖

熟悉肩关节骨性结构和其间的肩峰下滑囊的关系有助于理解撞击征的诊断和避免手术并发症。骨性结构包括：肩峰、喙突、锁骨远端、肩锁关节以及肱骨大结节。肩峰外侧的撞击征可以导致肩峰前部的形态变化。Bigliani[12] 依据肩峰形态将肩峰分为 3 型：Ⅰ型（扁平形），Ⅱ型（弧形）和Ⅲ型（钩形）（图 6.1）。Ⅲ型肩峰减小肩峰下空间，是肩袖撕裂的潜在因素。冈上肌出口位 X 线片是评价肩峰形态的最佳方法，有利于术前估测肩峰下表面所需要去除的骨量而获得一个扁平形的肩峰。

外侧撞击征通常伴随肩关节周围软组织的异常。相关的重要软组织是喙肩韧带和肩峰下滑囊。肩峰下滑囊位于肩峰下表面和肩袖上表面之间。肩关节的过顶运动可造成肩峰下滑囊的疼痛和炎性增生，进而减小肩峰下间隙的容积。喙肩韧带起自喙突延伸至肩峰前缘。喙肩韧带的增生肥厚同样导致肩峰下间隙减小和撞击征。因此我们有理由认为，喙肩韧带的松解和肩峰下滑囊的彻底清除是关节镜下肩峰减压术的核心部分。

病史和体格检查

患者常常主诉肩关节在做过顶运动或穿衣动作时，出现渐进性加重的不适症状。也有患者经常抱怨肩关节疼痛引起的活动无力和功能受限。很多患者无法完成牵拉安全背带的动作，或者根本不能触碰到后座椅上的物品。一些患者主诉在某些外伤后

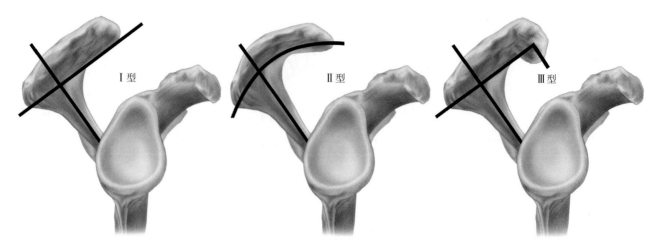

图 6.1　Bigliani 肩峰分型：Ⅰ型（扁平形）、Ⅱ型（弧形）、Ⅲ型（钩形）。

或进行新的运动方式时突发肩关节疼痛。多数撞击征引起的疼痛点位于肩峰的前外侧缘，疼痛经常造成夜间惊醒或患侧入睡困难。虽然肩峰前外侧疼痛对于诊断撞击征并不具备特异性，但可以提示检查者考虑到肩袖和肩峰下间隙的病变。

隐匿性发病的撞击征患者通常都是频繁从事过顶活动的运动员或工人。而创伤性撞击征通常是因为肩关节外上方的直接暴力或上肢的轴向负荷将肱骨头向肩峰下缘挤压（滑雪时摔倒、无垫肩保护的橄榄球或曲棍球队员）。由此产生的肩峰下滑囊炎或肩袖损伤导致肩关节不适，尤其是在进行过顶运动时。

体格检查对于诊断撞击征尤为重要。为了便于体检，患者必须充分暴露颈部、肩关节和肩周围的肌肉结构，检查时应该从颈椎和上肢带骨开始评估。颈部活动受限、重复再现的颈椎激惹痛、颈椎向肩关节的放射痛均提示颈椎的潜在病变，不能和撞击征混淆。检查肩关节外形和肌肉系统时要注意和正常侧对照，以辨别是否出现肌肉萎缩或方肩等异常。肩关节休息位与轮廓的改变或肌肉萎缩往往提示由神经系统的病变造成肩关节活动的异常，进而导致继发性撞击征。撞击征患者往往可以在肩峰下滑囊－肩袖区域、肩峰前侧或外侧区域、喙肩韧带对应体表区域发现有明显压痛点。

前屈和外展的主动活动受限往往继发于疼痛。尽管如此，被动活动度必须仔细测量以评估前屈和（或）外展的终末疼痛情况，这样可以确保不会误诊为肩周炎。疼痛引起的肌力下降也可能是肩袖损伤造成的，尤其是冈上肌及冈下肌，这需要做"利多卡因封闭试验"以进行鉴别。肩关节运动时可能

出现翼状肩，这仅仅表明肩胛骨的异常活动，并不能帮助鉴别撞击征是继发性还是原发性。

多种体检方法可用来帮助诊断撞击征。Neer 提出的"撞击试验"，连同 Hawkins-Kennedy 试验、疼痛弧和冈下肌实验对于鉴别诊断撞击征有很高的灵敏度和特异性。检查者一手固定肩胛骨，一手被动前屈肩关节同时辅以肱骨的内旋，若肩峰前侧或外侧出现疼痛，则为 Neer 征阳性。Hawkins-Kennedy 试验是另一个略具变化的撞击试验，检查者被动前屈肩关节至 90°，再缓慢内旋肱骨，若疼痛反复被激发，则为试验阳性。本试验是将大结节、肩袖或肱二头肌长头腱挤压于肩峰下表面或喙肩韧带，加重肩峰下滑囊炎性改变，触发疼痛。Neer 征的灵敏度和特异性分别为 68.0% 和 68.7%。Hawkins-Kennedy 征则有着稍高的灵敏度（71.5%）和稍低的特异性（66.3%）。如将无潜在肩袖损伤的患者排除，则灵敏度将会更高。

疼痛弧试验的灵敏度和特异性为 73.5% 和 81.1%。患者肩关节在肩胛骨平面主动上举，于 60°~120° 之间出现疼痛或痛性卡压，则为试验阳性。冈下肌试验同样具有诊断价值，灵敏度和特异性为 41.6% 和 90.1%。患者肘关节屈曲 90° 并内收上肢至身体另一侧，嘱患者抗阻外旋肩关节，若患者出现疼痛、无力或外旋困难，则为试验阳性。如果 Hawkins-Kennedy 征、疼痛弧试验和冈下肌试验均为阳性，则撞击征的诊断可能性为 >95%；如果均为阴性，则诊断的可能性 <24%[13]。利多卡因封闭试验可以增加诊断的可信度。从前方入路（病变部位）向肩峰下间隙注射 10 ml 利多卡因，可明显减轻症状。注射后再行体检，若症状减轻，则可明确撞击征的诊断。

影像学检查

　　肩关节 X 线片主要用于评估肩峰形态和排除伴随疾患。标准的前后位 X 线片用来观测盂肱关节。拍摄时，患者朝向患肩旋转 35°，肩胛骨紧贴底板，从而将盂肱关节垂直面向 X 线球管，以便观察盂肱关节的关节炎改变与否。冈上肌出口位片用于观察肩峰形态和制定术前计划。作者提倡关节镜下肩峰成形术后反复拍摄冈上肌出口位片以对比肩峰形态变化（图 6.2）。拍摄时，X 线球管正对肩胛骨平面，并向患者尾端倾斜 10°~15°。其他有辅助意义

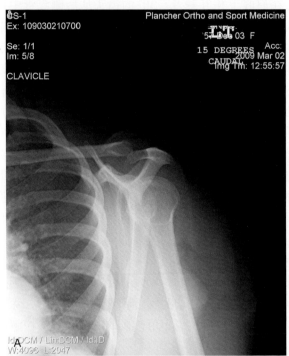

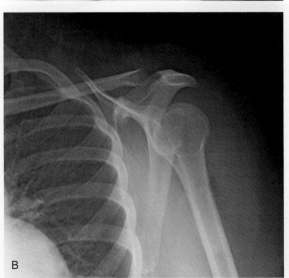

图 6.2　A. 冈上肌出口位 X 线片显示 Ⅲ 型肩峰。B. 冈上肌出口位 X 线片（肩峰成形术后）显示 Ⅰ 型肩峰。

的常规 X 线包括腋位片和 Zanca 位片。腋位片进一步评估盂肱关节、肩峰，更重要的是可能发现肩峰小骨。Zanca 位片能最佳的观察到肩锁关节的骨关节炎和关节紊乱情况。

　　诊断撞击征不需要再行 B 超、CT 或 MRI 等其他检查。若诊断不明确，并且利多卡因试验结果也不明显，则应该行 MRI 检查以证实盂肱关节或其他软组织是否有疾患（如肩袖损伤，SLAP 损伤等）。MRI 上的高密度信号表明肩峰下滑囊炎或可能的肩袖损伤。

治疗

术前诊断

　　对于长期保守治疗无效或曾经好转但反复发作的撞击征患者，通常会建议手术治疗。肩峰下减压术的手术指征如下。

　　（1）结构损伤导致的外源性撞击征患者（Ⅱ 型或 Ⅲ 型肩峰、喙肩韧带增厚、肩锁关节下端骨赘、肩峰下滑囊增生）。

　　（2）保守治疗无效，肩峰下封闭治疗可缓解症状的患者。

　　（3）肩袖滑囊面撕裂且接受了清理术的患者。

　　（4）肩袖修补的患者。

　　肩峰成形术和喙肩韧带松解术对于巨大肩袖或不可修复肩袖撕裂患者是禁忌的，对肩关节不稳定和明确继发性撞击征的患者也不应该实施。如果某些患者具有撞击征的症状，但接受肩峰下滑囊封闭治疗后症状无缓解，那对他们做出诊断必须小心谨慎。手术治疗冻结肩时，肩峰成形术与滑囊清理术同时实施是否妥当，一直都存在争议，也超出了本章的讨论范畴。

术中诊断

　　对于单纯性撞击征，首先推荐保守治疗，目的在于控制炎症和维持关节活动度。限制过顶动作有助于缓解症状。早期应尽快使用非甾体类药物及各种理疗方式减轻炎症。症状一旦有控制趋势，则辅助进行活动度训练、肩胛骨稳定和肌力锻炼。局麻下激素封闭有助于减轻滑囊炎症。这些保守治疗方法对大多数患者都是有效的。前期接受肩峰下滑囊封闭治疗有效但又反复发作的患者可能需要手术干预。保守治疗对伴随有明确的结构病理改变和继发

性撞击征的患者无效。

手术技术

外侧入路

外侧入路和后侧"切割台"技术对体位、麻醉方式、铺巾的要求是相同的。大多数患者使用臂丛阻滞（不）结合全身麻醉，尽可能将麻醉状态下的收缩压控制在 95~105 mmHg 之间。术中小于 100 mmHg 的收缩压将减少灌注泵的压力，有助于手术视野清晰和降低灌注液外渗情况。灌注泵的压力在 40~50 mmHg 之间就足够使用。我们偏好在沙滩椅位进行单纯的肩峰成形术和肩峰下滑囊清理术。事实上，即使同时进行肩袖修补术，这个体位也很不错。无论哪一种体位都要注意消毒铺巾的无菌性。铺巾范围要前至胸骨处，后至肩胛骨内侧缘。

摆好体位后，用记号笔在体表标记出所有肩关节的骨性标志。标记时上臂要平行紧贴躯干。如果上臂处于前屈或外展位，后方入路可能无法正确找到。同时要保证上臂在患者身体一侧可随意牵动。标准的后侧入路在肩峰后外侧角下 2 cm、偏内 1~2 cm 的区域，这个点的位置可以随着患者的身材大小和体型而略有变化，甚至可以直接选在"软点"处。改良的后侧入路切口位于标准入路点的向上 1 cm、偏外 0.5~1 cm 处，便于使用"切割台"技术。外侧入路位于肩峰外侧缘的偏外 2 cm 处，平齐于锁骨中段，这个入路可以前后稍有偏移以利于术中处理（图 6.3）。

30° 镜头从后侧入路进入盂肱关节。盂肱关节探查先于肩峰成形术和肩峰下滑囊清理术进行。盂肱关节镜技术将在其他章节讨论。所有探查到的病理改变均给予处理后，将镜头拔出，把穿刺器插入金属套管。连同穿刺器和金属套管退出盂肱关节囊，但不退出肌肉皮肤层，直接向上方插入肩峰下间隙直至触及肩峰下骨质。套管由肩峰内侧向外侧入路方向进行摆动，以粗略松解滑囊粘连带并创造足够的视野空间。建立外侧入路后，穿过三角肌向肩峰下间隙插入直径 5.5 mm 的工作套管。工作套管中的穿刺器顶端和后侧入路中的穿刺器顶端可在肩峰下相互触及。30° 的镜头从后侧套管中插入肩峰下间隙直至外侧穿刺器顶端。使用射频消融器清除滑囊粘连和后方的滑囊屏障（后侧的"泪纱"）。不清除后方泪纱，手术视野将会被阻挡。建立一个"可视间隙"（足够的空间）使视野清晰有助于更有效地完成操作。定位好肩峰前外侧角后，插入一枚腰穿针以标记。使用射频消融器清理出肩峰下表面、肩峰前缘和外侧缘，以扩大肩峰下间隙的空间。利用刨削刀头清除所有肩袖表面残留的滑囊组织（图 6.4）。根据我们的经验，需要彻底清除滑囊直至显露肩袖表面的血管（图 6.5）。在冈上肌的腱腹交界处使用刨刀容易造成出血，应当尽量避免。肩峰内侧缘应该被充分显露，如果没有进行锁骨远端切除术的计划，则没必要剥离出整个肩锁关节。几乎所有患者均要实行喙肩韧带松解术，除非伴有巨大肩袖撕裂或不可修复的肩袖撕裂。松解喙

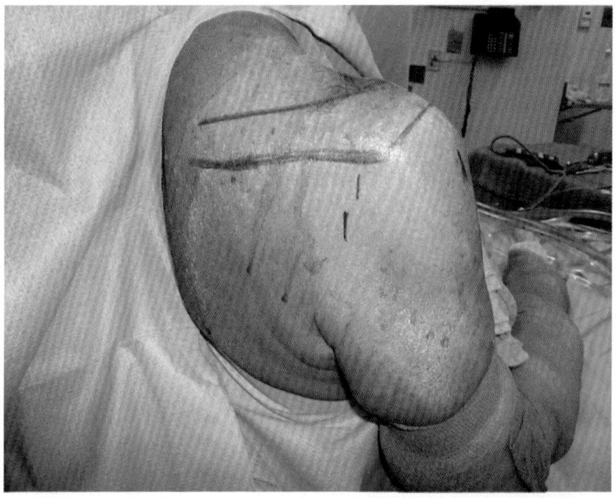

图 6.3　肩峰下减压术的入路选择。我们将标准后侧入路定于肩峰后外侧角的下方 2 cm 偏内 1~2 cm 处。改良的后侧入路切口位于标准入路点的向上 1 cm、偏外 0.5~1 cm 处。外侧入路位于肩峰外侧缘的偏外 2 cm 处，平齐于锁骨中段。

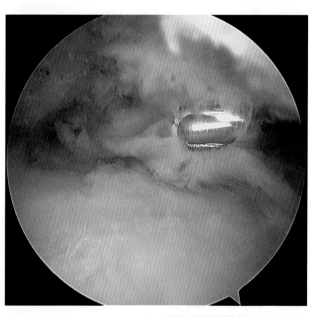

图 6.4　关节镜下使用刨削刀头清除肩峰下滑囊组织。

肩韧带时会造成胸肩峰动脉肩峰支的出血，可使用射频头凝血。因此，松解时尽量于远端进行以避免出血。后侧入路很难清楚地显现外侧的钩形肩峰，镜头从外侧入路观察可以更好地观察肩峰形态（图 6.6）。

直径 6.0 mm 的磨头从外侧入路置入，沿着肩峰前缘开始磨除多余骨质（图 6.7）。体型较小的患者，使用直径 4.0 mm 的磨头。骨质磨除的多少以能够刚刚埋没整个磨头为准（图 6.8）。磨除范围向内从肩锁关节开始以避免损伤肩锁关节。一旦最前

方肩峰骨质去除完成，其余钩形部分则将被去除至与其平齐为止（图 6.9）。建议在进行大多数的肩峰成形术时，将磨头调至反向转式，尤其当术者是新手时。甚至对于骨质疏松患者，使用反向转式时也要异常小心。要注意不能为了达到平整的目的而过多地去除骨质。五官科的小鼻骨锉可以用来从外侧入路锉平余下的骨面。

对于关节镜新手来说，要不停用手指仔细触摸感觉来估量肩峰成形是否最终完成，这个手法可以帮助确定骨面去除是否平整，以及外侧缘骨质去除

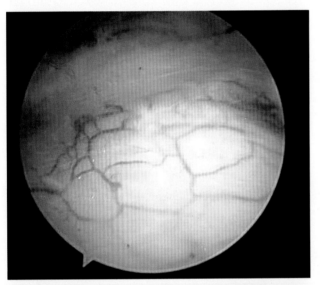

图 6.5　关节镜下可见肩袖上表面的血管影表明滑囊清理的完成。

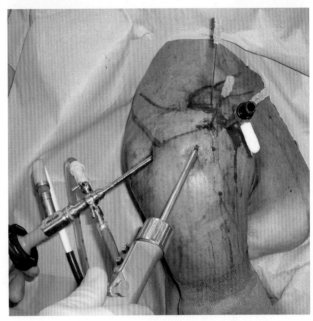

图 6.7　外侧入路技术。关节镜置于后侧入路，磨头从外侧入路插入。进行肩峰成形术时，磨头沿着肩峰前缘开始磨除骨质。

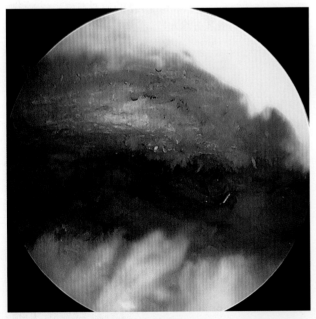

图 6.6　关节镜下观察，使用射频头彻底清除滑囊和肩峰下表面后，可清楚观测Ⅲ型肩峰形态。

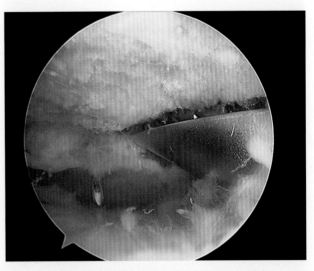

图 6.8　外侧入路。关节镜下可见磨头整个没入骨质。余下的骨质去除程度以此为准。

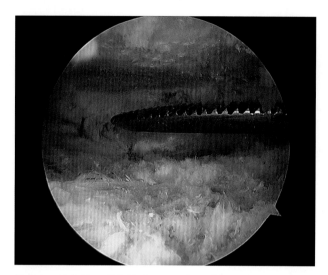

图 6.9 关节镜下观肩峰成形术后的平整骨面。

是否足够。镜头从外侧入路观察检查骨赘已完全去除，确保成形术的完美（注：最容易遗留的骨赘在内侧肩锁关节旁）。撤出镜头前，再次将腰麻针插入肩峰下间隙以吸出多余液体，然后再拔出关节镜。所有入路切口均使用皮下缝合和皮内缝合技术关闭。麻醉药或其他药物可通过腰麻针注入。切口使用无菌敷贴，给患者佩戴前臂吊带。

后侧入路（"切割台"技术）

"切割台"技术是肩峰下减压术的改良方法。入路建立与外侧技术相同。常规用于盂肱关节镜的后方入路对于"切割台"技术来说过低，无法利用肩峰后侧骨质作为成形的基准，过多去除骨质的风险很高（图 6.10、图 6.11）。所以我们在标准后

侧切口的上方 1~2 cm 偏外建立一个辅助后侧切口（图 6.12、图 6.13）。外径 6.0 mm 的磨头从后侧切口置入，镜头从外侧入路进入。如前所述，磨头调至反向转式对于肩峰成形大有裨益。

成形术以肩峰后侧的下表面骨质为"切割台"，从锁骨后缘开始进行，再移行至肩峰前缘。每一次磨除，均为下一次磨除定下基准（图 6.14）。磨除从肩峰内侧开始，再一步紧跟一步地移行到外侧缘。磨头在肩峰外侧从骨质移到软组织上时转动频

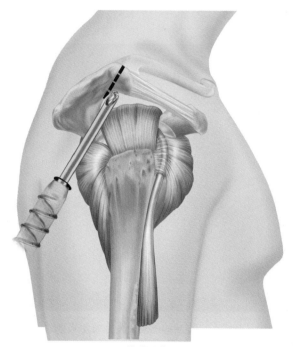

错误示范

图 6.11 "切割台"技术。后侧入路过低导致磨头角度过于垂直，造成肩峰骨质去除太多。

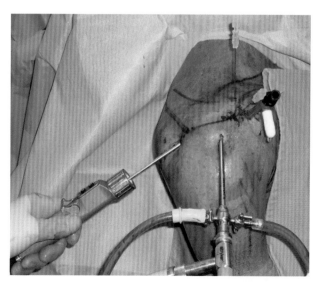

图 6.10 "切割台"技术。标准切口置入的磨头过于垂直，会导致过多骨质被去除。

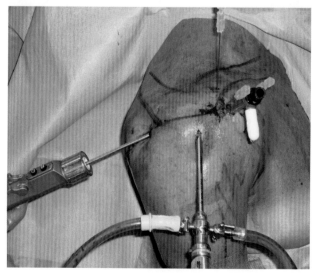

图 6.12 "切割台"技术。改良后侧入路，使得磨头与肩峰后侧骨质平行，能够以后侧肩峰下表面作为切割平台。

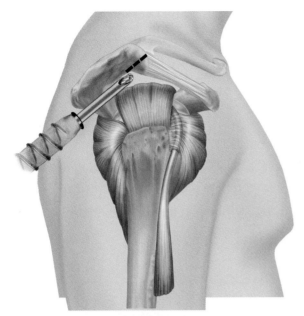

正确示范

图 6.13　"切割台"技术。改良后侧入路，使得磨头与肩峰后侧骨质平行，能够以后侧肩峰下表面作为切割平台。

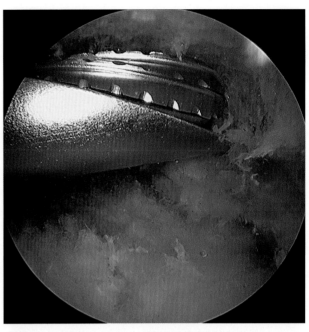

图 6.14　"切割台"技术。肩峰后侧骨面为切割平台。从内到外的每一次磨除均为下一次磨除定下基准。

率会有变化。很有必要将磨头换入外侧切口以最后完成肩峰成形术。一般来说，成形术中肩锁关节出肩峰内侧骨质的遗漏容易导致撞击征的复发。除非在术前 X 线片上观察到需要被清除的锁骨下骨赘，否则无须剥离肩锁关节。

　　成形术完成后，磨头笔直的外盔部分可用来评估肩峰平整度（图 6.15）。镜头从后侧入路进入以观察肩峰外侧骨赘是否残留。五官科的小鼻骨锉可从外侧入路进入用来锉整不平整的骨面。撤出镜头前，再次将腰麻针插入肩峰下间隙以吸出多余液体，然后再拔出关节镜。所有入路切口均使用皮下缝合和皮内缝合技术关闭。麻醉药或其他药物可通过腰麻针注入。切口使用无菌敷贴，给患者佩戴前臂吊带。

并发症

　　可以通过严格筛选患者和详细制定术前计划来尽量减少关节镜下肩峰减压术的并发症。对合并有盂肱关节病变或肩关节不稳定的患者仅仅行单纯的关节镜肩峰下减压术往往会失败且遗留永久性的症状。准确的询问病史、全面体格检查和恰当的诊断能降低失败率，而利多卡因试验可以排除失败可能。术前对 X 线片准确评估有助于理解肩峰的大体形态和明确需要去除的骨赘情况。恰当的后侧入路建立是使用"切割台"技术避免过少或过多去除骨质的

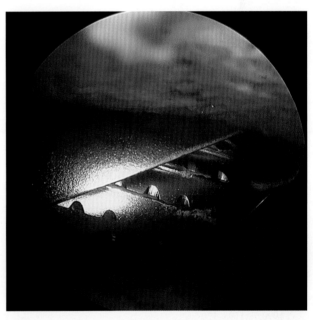

图 6.15　"切割台"技术。磨头笔直的外盔部分可用来评估肩峰平整度。

必须前提。在标准后侧切口的上方 1~2 cm 偏外一点建立一个辅助后侧切口能够避免这种并发症。其他并发症包括肩峰前、外侧缘过分磨除引起的三角肌撕脱、感染、术后关节僵直和漏诊肩峰小骨。

经验

（1）详细的术前计划和准确的 X 线片评估有助

于避免过少或过多去除骨质。

(2) 麻醉时控制性降压防止术中出血，有助视野清晰。

(3) 入路选择对于"切割台"技术尤为重要。入路不合适的时候，最好要开辅助切口来完成肩峰成形术。

(4) 炎性滑膜可能浸润肩袖，彻底的滑囊清除利于保持术野清晰。

(5) 利用射频消融头显露肩峰前、外侧缘扩大了视野，厘清术中方位，并防止过多去除肩峰骨质。

(6) 新手操作或面对骨质疏松患者时，磨头调至反向转式，这样可避免造成骨质断层。

教训

(1) 肩峰后滑囊屏障不清理彻底将影响视野清晰，使得滑囊难以清除。残留的滑囊因吸纳灌注液而肿胀，进一步影响视野。

(2) 不利用镜头摆动松解滑囊粘连和建立一个"可视间隙"将使手术困难而冗长。

(3) 利用错误的后侧入路进行"切割台"技术会导致过少或过多去除骨质。

(4) 防止三角肌在肩峰前、外侧缘的撕脱。

康复

所有患者术后均立即佩戴前臂吊带。单纯性肩峰下减压术的患者，鼓励早期活动和理疗。术后第一天，切口换药后即开始进行 Codman 训练和缓慢主动和被动活动度练习。术后 1 周末，去除吊带，鼓励尽可能恢复日常生活。随后几周鼓励渐进的肩周力量训练和肩胛骨稳定训练。一旦患者疼痛消失，且肌力达到对侧 90% 即允许患者完全回复正常生活。对有合并其他结构损伤的患者，术后康复计划需要另外制定。

结论

关节镜肩峰下减压术治疗撞击征的满意率达到 67%~88%[3, 6, 9, 10]。这与 Neer 的开放手术效果相似。关节镜肩峰下减压术无论使用外侧还是后侧"切割台"技术均安全有效，且获得与开放手术同样的优良效果。虽然两种技术结果相同，但我们还是偏好外侧技术，因为它对入路选择的依赖要低很多。因此我们推荐结合两种入路技术、制订详细术前计划和采用精确的手术技术，使得关节镜治疗撞击征的创伤小、术后恢复快。

参考文献

[1] Neer CS. Anterior acromioplasty for the chronic impingement syndrome in the shoulder: a preliminary report. *J Bone Joint Surg Am.* 1972;54:41–50.

[2] Chin PYK, Sperling JW, Cofield RH, et al. Anterior acromioplasty for the shoulder impingement syndrome: long-term outcome. *J Shoulder Elbow Surg.* 2007;16:697–700.

[3] Altchek DW, Warren RF, Wickiewicz TL, et al. Arthroscopic acromioplasty: technique and results. *J Bone Joint Surg Am.* 1990;72:1198–1207.

[4] Altchek DW, Carson EW. Arthroscopic acromioplasty: current status. *Orthop Clin North Am.* 1997;28:157–168.

[5] Barfield LC, Kuhn JE. Arthroscopic versus open acromioplasty: a systematic review. *Clin Orthop Relat Res.* 2007;455: 64–71.

[6] Ellman H. Arthroscopic subacromial decompression: a preliminary report. *Orthop Trans.* 1985;9:49.

[7] Ellman H. Arthroscopic subacromial decompression: analysis of one to three year results. *Arthroscopy.* 1987;3:173–181.

[8] Hawkins RH, Plancher KD, Saddemi SR, et al. Arthroscopic subacromial decompression. *J Shoulder Elbow Surg.* 2001;10:225–230.

[9] Spangehl MJ, Hawkins RH, McCormack RG, et al. Arthroscopic versus open acromioplasty: a prospective, randomized, blinded study. *J Shoulder Elbow Surg.* 2002;11:101–107.

[10] Stephens SR, Warren RF, Payne LZ, et al. Arthroscopic acromioplasty: a 6- to 10-year follow-up. *Arthroscopy.* 1998;14:382–388.

[11] Sampson TG, Nisbet JK, Glick JM. Precision acromioplasty in arthroscopic subacromial decompression of the shoulder. *Arthroscopy.* 1991;7:301–307.

[12] Bigliani LU, Morrision D, April EW. The morphology of the acromion and its relationship to rotator cuff tears. *Orthop Trans.* 1986;10:228.

[13] Park HB, Yokota A, Gill HS, et al. Diagnostic accuracy of clinical tests for the different degrees of subacromial impingement syndrome. *J Bone Joint Surg Am.* 2005;87:1446–1455.

第 7 章

Richard K.N.Ryu, Ryan M. Dopirak

有症状的肩峰骨的治疗

肩峰由 4 个骨化中心发展而来：前肩峰、中肩峰、后肩峰和基底肩峰。这些骨化中心在 14~18 岁时出现，到 18~25 岁时完全骨化融合。

肩峰骨是一种解剖变异，由于肩峰隆起未正常骨化融合所致，发生率为 6%~8%，其中双侧均发生的比率为 33%~41%。据观察，男性多发于女性，黑人多发于白人。最好发于中肩峰与后肩峰交界处，称为中肩峰骨。

肩峰骨经常在普通 X 线片上被偶然发现，但于某些患者而言属于病理性改变。不稳定的肩峰骨由于未骨化部位的活动可直接导致疼痛，并且它可能是外侧撞击征甚至是肩袖损伤的原因之一。

有症状的肩峰骨首先考虑保守治疗，如休息、运动调整、非甾体类抗炎药和物理治疗。肩峰下封闭治疗在明确肩袖损伤时不被推荐，但对于某些患者来说确实具有疗效。如果保守治疗无法长久缓解症状，则需要考虑手术干预。手术选择包括标准的肩峰成形术、骨块切除或切开复位内固定术。

目前还没有几种治疗方式的对照研究，所以在做决定之前需要考虑以下因素：年龄、功能需求、肩峰骨的位置、MRI 和骨扫描的异常表现以及术中评定前侧骨块的稳定性[1, 2]。

临床评估

病史

详细询问病史对肩峰骨患者非常重要，因为可能会透露出疼痛和功能受限的真正原因。而有症状的肩峰骨通过两种机制产生症状。与其他不稳定的部位一样，骨块之间的微动会直接导致疼痛，这种情况下患者往往主诉疼痛位于肩关节上表面，特别是当过顶运动、拎重物或患肢反复伸屈时。

第二种机制是当三角肌收缩时，肩峰骨前侧骨块与肩袖前缘撞击产生疼痛。表现类似典型的肩峰撞击征。过顶运动或患肢反复伸屈时肩关节前外侧也可产生疼痛。特别是肩袖损伤患者，经常有明显的夜间痛和无力表现。

某些患者是因为肩部明确的创伤性因素导致骨化融合处撕裂而患病，但绝大多数患者是无明显外伤且隐匿发病的。

体格检查

评估肩峰骨患者需要进行标准的全面体格检查。未融合区的骨块见微动可导致疼痛，因此，检查者在触诊肩峰骨时会引出压痛不适。前侧的微动骨块可反复引起疼痛症状，但只有在纤瘦的患者身上才可能直接触摸到骨块的可动性。

如果肩峰骨是通过撞击肩袖引起症状的，那么体检时可发现典型的撞击征，疼痛弧阳性伴有撞击征阳性。

肩胛骨平面的前屈受限是仅次于疼痛的表现。若合并有肩袖损伤，则出现明显的肩袖肌肉无力。肩峰下注射局麻药可帮助鉴别无力是由于疼痛引起还是由于真正的肩袖撕裂造成。

影像学检查

拍摄标准 X 线片以评估肩峰骨患者。标准的前后位片若在肩峰处发现明显的双高密度影，则可直接诊断肩峰骨。肩胛骨 Y 位片可明确显示大多数肩峰骨，但在某些病例中由于表现过于细微而容易被忽略。少数患者的 Y 位片上可在肩峰上方显示骨赘样肩峰骨，这好比是其他部位的不愈合性肥大增生一样，是由于骨块微动引起的。腋位片对于诊断肩峰骨最为重要，能真实显示肩峰骨的存在，帮助术者依据部位的不同进行分型（图 7.1）。

普通 X 线片对于诊断肩峰骨足够可靠且费用低，但是仍然需要 MRI 来排除肩关节其他疾患。MRI 的水平位和斜矢状位均可显示肩峰骨（图 7.2）。

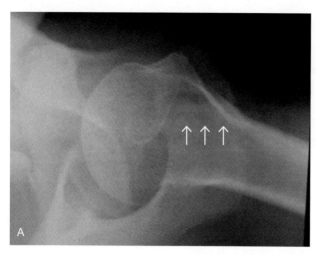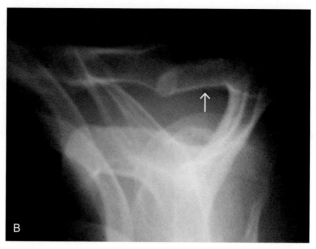

图 7.1　中肩峰骨的 X 线表现。A. 腋位片，白色箭头所指为中肩峰骨。B. 出口位片，白色箭头所指为中肩峰骨。

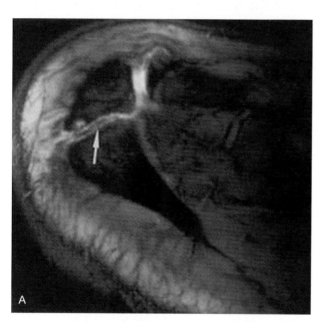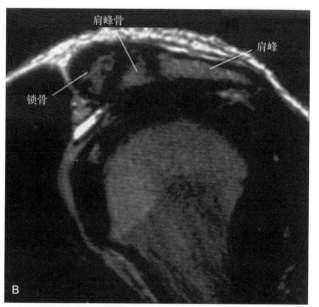

图 7.2　肩峰骨的 MRI 表现。A. 水平位，白色箭头所示肩峰骨。B. 斜矢状位。

但必须保证水平位的扫描至少要从肩峰上缘开始向下，否则容易漏诊。在斜矢状位上，肩峰骨易与肩锁关节混淆，并且容易被忽略。

在 MRI 上观察肩峰骨时，T2 序列的高信号表明反复多次的活动和微小创伤引起未骨化融合区域中的液体渗出和相邻骨块的骨髓水肿。观察到这样的表现时，术者能够诊断"前侧骨块不稳定"。

锝 -99m 骨扫描经常用来评估肩峰骨。不对称的信号浓聚表明反复多次的活动和微小创伤引起未骨化融合区中前侧骨块的不稳定（图 7.3）。这种检测是制定肩峰骨治疗策略的重要步骤。

分型

肩峰由 4 个骨化中心发展而来：前肩峰、中肩

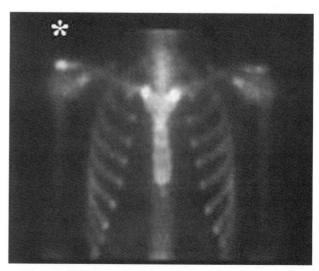

图 7.3　锝 -99m 骨扫描显示肩峰骨处不对称的信号浓聚。星号指示肩峰骨位置。

峰、后肩峰和基底肩峰。一旦诊断确立，常常依据未融合区的位置不同进行分型。未融合区域前侧的骨化中心所在的骨块不稳定，可引起临床症状。所以肩峰骨的命名以前侧骨块所在位置而定（图 7.4）。

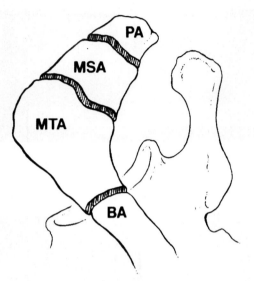

图 7.4　肩峰骨分型。PA，前肩峰骨；MSA，中肩峰骨；MTA，后肩峰骨；BA，基底肩峰骨。

最多见的肩峰骨类型是中肩峰骨，是由于中肩峰和后肩峰未融合导致。前肩峰骨不如中肩峰骨多见，但也不少见。一些患者由于 X 线片上前肩峰骨太小而往往被忽略。后肩峰骨相对少见。

在考虑确立肩峰骨诊断之前，要牢记一点，年龄达到 18~25 周岁时骨化中心才会完全的融合；因此，年龄小于 25 岁时未融合肩峰可能仅仅是一个正常的发育表现。

治疗

保守治疗

对于单纯的肩峰骨，首先要进行保守治疗，包括休息、运动调整、非甾体类药物和物理治疗。肩峰下激素注射治疗对某些患者确有帮助，但对于年轻且伴有肩袖损伤的患者来说是不合适的。

根据以往的经验，保守治疗要持续至少 6 个月以上，但是如果无效，在当今的医疗环境下，很难再继续延长保守治疗的时间。不管如何，在选择手术治疗之前，一定要将保守治疗进行到位。

对于合并有全层肩袖撕裂的顽固性肩峰骨患者，不宜再采取保守治疗。在这种情况下，治疗方案要依据肩袖损伤来选择。

手术指征

一旦保守治疗无效，则将考虑手术干预。有多种手术方式可供选择：关节镜下肩峰减压术、活动性骨块切除术和切开复位内固定术。目前还没有关于这几种不同手术方式的前瞻性对照研究。所以在做决定之前需要考虑以下因素：年龄、功能需求、肩峰骨的位置、MRI 和骨扫描的异常表现以及术中评定前侧骨块的稳定性。

手术技术

关节镜下肩峰减压术

关节镜下肩峰减压术相对于切开复位内固定术和活动性骨块切除术来说，最大的优势在于能够有效避免一些并发症：骨不连、内植物排异反应和三角肌功能障碍等。然而，如果肩峰未融合区的肩峰骨并不稳定，导致活动性疼痛不适，那么仅仅行肩峰减压术不能从根本上改变病因，从而无法缓解不适的症状。

Hutchinson 和 Veenstra[3] 对 3 例肩峰撞击征合并肩峰骨的患者施行关节镜下肩峰减压术，随访 1 年发现 3 例患者均出现症状复发。由此他们得出结论，简单的关节镜下肩峰减压术无法治疗肩峰骨。

Aboud 等 [4] 评估了 11 例接受了肩峰减压术的肩峰骨患者的术后疗效，发现只有 64% 对效果满意。其中 5 例患者接受的是关节镜下操作，另外 6 例则是开放性手术。并且其中 5 例患者还同时接受了肩袖修补术。因此，由于这些干扰因素，这个研究难以说明关节镜下肩峰减压术对肩峰骨的疗效。

Armengol 等 [5] 对 23 例肩峰骨患者施行改良的肩峰成形术，其中 7 例是关节镜手术。由于他们对肩峰下表面打磨相对过多，使得肩峰只剩余上方很薄的一层。疗效满意率达到 87%。

Wright 等 [6] 对 12 例中肩峰骨患者（13 例肩关节）施行扩大性的关节镜下肩峰成形术。术前所有患者在肩峰未融合区均无疼痛或压痛。他们的操作手法类似于 Armengol 等，相比常规的肩峰成形术切除更多的骨质，目的是在不影响三角肌止点和肩锁关节囊的前提下，尽量完全切除前方不稳定骨块使得其不再与肩袖撞击。满意率达到 85%。

从仅有的文献来分析，相信关节镜下肩峰减压术对于某些肩峰骨患者是具有指征的。挑选患者的关键在于肩峰骨是否稳定，单纯的减压术只适合肩峰骨稳定的病例。有 3 种方法来评估：第一种，体检时在肩峰未融合区是否有压痛；第二种，骨扫描是否在肩峰骨处发现信号异常浓聚；第三种，术中判断骨块是否稳定（图 7.5）。术中从骨块上方对其施以压力，出现活动即可判定其不稳定（图 7.6）。对于术前无压痛、骨扫描无信号浓聚和术中无活动性的患者，手术只需要处理压迫肩袖的前侧骨块即可。

手术操作与前述的关节镜下肩峰减压术相似，但需要去除更多的骨质，操作目的是去除足够多的骨质使得肩峰前下表面无法再与肩袖产生撞击征的症状。必须尽力保存喙肩韧带。为了获得充足的视野，可以将喙肩韧带从肩峰处进行松解，但一定要保证其完整性，喙突外侧缘的韧带止点也要完整保留。过度的松解可能会导致原本稳定的肩峰骨产生松动。尽可能地减少对肩锁关节囊的损伤。锁骨远端切除或过度的肩峰下成形可能会破坏肩峰骨的稳定性。

康复

术后处理与单纯的肩峰减压术相同。术后 1~2 周内均要佩戴前臂吊带。术后第一天即开始规范的物理治疗，持续约 10 天左右。前期着重恢复最大的肩关节活动度，术后 6 周开始进行力量训练。如果在肩峰减压术同时施行了肩袖修复术，则康复训练以肩袖修复为准。

骨块切除术

此术式的优点在于骨块切除可以从根本上解决产生症状的病因，缺点是改变了三角肌在肩峰的止点，可能会导致疼痛和无力的不良效果。多位学者已经发表了关于开放性骨块切除的病例报道。虽然病例数不多，但几乎所有研究均表明疗效并不满意[5, 7, 8]。

相反的是，Pagnani 等[9] 报道 9 例不稳定肩峰骨患者（11 例肩关节）接受关节镜下骨块切除术后疗效满意。所有患者均为年龄在 18~25 岁的男性运动员，术后均完全恢复竞技运动。其中 7 例接受等速肌力测定显示与对侧肩关节相比无肌力减退现象。作者认为关节镜下骨块切除相比开放性手术效果要好，是因为微创手术不影响三角肌的肩峰止点。

整个骨块切除对于肩峰骨患者是合适的。个别

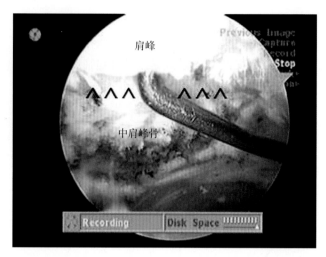

图 7.5　镜下后路观察中肩峰骨。探针顶端所在为未融合区。箭头所指为未融合区。

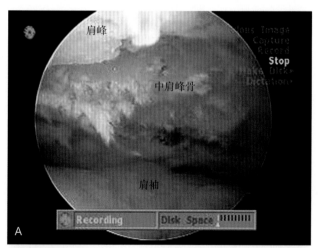

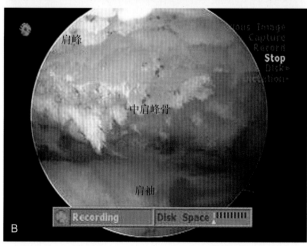

图 7.6　镜下后路评估中肩峰骨。A. 无施压时照片。B. 施以外力时，前骨块被压向下方，提示骨块不稳定。

情况下，比如切开复位内固定术因骨不连失败，必须行内固定取出术，其后才会选择开放性手术作为补救措施，否则开放性手术不作为首选。多数情况

下，一旦提及骨块切除术，关节镜下操作要比开放性手术优越。关节镜下切除肩峰前骨块并发症少，是常规推荐方法。对于在术前通过局部压痛、骨扫描的信号浓聚和术中直视下判断等方式确定的未融合骨块，骨科医师通常都是考虑手术切除或切开复位内固定。老年患者总是推荐关节镜手术，而年轻患者，两种方式均可尝试。根据 Pagnani 等[9] 的研究发现，关节镜下骨块切除术对于年轻运动员患者是安全和有效的。然而目前尚无两种手术方式的对照研究，无法比较哪一种更为优越。重要的是要充分考虑患者个体化的利与弊，最好能让患者参加到手术决策中来。

关节镜下骨块切除术的手术原则与标准的关节镜下肩峰减压术相同。术者要保持术中 3 个入路的视野清晰和器械操作的舒适。在决定去除骨块之前，术者要从后侧、外侧和前侧 3 个入路去观察骨块以防有残留的骨突被忽略。仅仅从后侧入路难以做出全面判断，必须结合外侧和前侧入路共同评估。

关节镜的术式优点在于保留三角肌止点。在使用标准制式的打磨头去除肩峰上端骨质时，有损伤三角肌止点的潜在风险。Pagnani 等[9] 推荐使用一种骨性刨刀来避免这种风险。当然也可以将常规关节镜磨头调为反向制式来用。

康复

术后处理方法如同 Pagnani 等[9] 所报道，佩戴前臂吊带 3~4 周，期间允许患者临时去除吊带，进行肘、腕、手部运动和钟摆训练。被动和辅助性主动关节活动度训练从术后 3~4 周开始，完全的主动训练从术后 6 周开始。肌力训练从术后 10 周开始。术后康复相对于关节镜下肩峰减压术要进行的保守一些，是为了防止三角肌止点的撕脱。如果同时施行了肩袖修复术，则康复训练以肩袖修复为准。

切开复位内固定术

此术式的优点在于维持了肩峰和三角肌原有的解剖和生物力学机制，但是术后多见骨不连和内固定症状性反应。有很多文献报道了切开复位内固定术后的疗效，但结论并不一致。

Warner 等[8] 对 11 例肩峰骨患者（12 例肩）实施 ORIF 和植骨术，58% 的肩关节术后平片表明骨质愈合。空心螺钉固定比简单的克氏针钢丝张力带固定效果优越。术中通过螺钉结合张力带固定的骨

愈合率为 86%（6/7 肩），单纯克氏针钢丝张力带固定的骨愈合率仅为 20%（1/5 肩）。

Hertel 等[10] 对 12 例患者（15 例肩）实施张力带内固定术。使用两种不同方法：前入路和经肩峰入路。前入路的骨愈合率为 43%（3/7 肩），而经肩峰入路的骨愈合率为 88%（7/8 肩）。作者认为，前入路手术在暴露前侧肩峰时，破坏了三角肌止点结构，损伤了胸肩峰动脉的肩峰支，进而减少了前侧骨块的血供。他们得出结论，经肩峰入路优于前侧入路，可能是因为前者保留了前骨块的血供。

Peckett 等[11] 对 26 例肩峰骨患者施行切开复位内固定（ORIF）和植骨术。术后 4 个月 X 线发现骨愈合率为 96%，患者满意率为 92%，只有 31% 患者要求取出内固定。

Abboud 等[4] 对 8 例中肩峰骨施行 ORIF。结果 X 线表明所有患者均达到骨愈合，但临床满意率仅为 38%。Ryu 等[12] 报道采用螺钉内固定和自体植骨术方式，4 例患者全部骨愈合。

我们相信 ORIF 对于肩峰骨患者是合适的。对于所有的后肩峰骨病例，ORIF 是治疗的金标准。前侧骨块的切除破坏了三角肌前外侧部分从而导致术后并发症。对于不稳定的中肩峰骨，ORIF 和骨块切除术均可推荐。而年轻患者对于功能要求较高，ORIF 更为优越。如果达到了骨愈合，那么肩峰的正常解剖和生物力学机制则得以保留，这对于急于恢复肩关节和肩上活动力量的患者是极有吸引力的。

实施切开复位内固定术有两种入路，即 Ryu 等[12, 13] 报道的前入路和 Hertel[10] 报道的经肩峰入路。在未融合区的两侧刮除骨质直至新鲜骨面暴露。两根克氏针临时复位和固定骨块，再用克氏针从大结节处获取自体骨松质移植到未融合区。用 AO 技术通过克氏针拧入两枚空心螺钉。在植骨完成后再拧紧螺钉。拧紧螺钉后要评估整体的稳定度。为了加强稳定性辅助使用张力带其实并不需要。

康复

术后使用外旋支架固定 6 周。期间允许患者临时去除吊带，进行肘、腕、手部运动和钟摆训练。在理疗师的帮助下进行早期被动活动。主动功能锻炼于术后 6 周开始。术后第一天即拍摄 X 线片以评估复位内固定的状态，并作为术后 X 线片随访骨性愈合的基点（图 7.7）。通常是在术后 10~12 周，X 线片显示骨性愈合时才开始进行肌力训练。

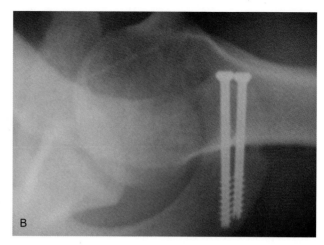

图 7.7 不稳定性肩峰骨 ORIF 术后 X 线片随访。A. 前后位片。B. 腋位片。

作者的手术观点

当正规的保守治疗无法缓解症状时，需要手术治疗。手术切除肩峰前骨块是最恰当的选择，并发症小并且能根除病因。除非很有必要，我们一般不选择切开复位内固定术来固定肩峰前较大的骨块。但对于后肩峰骨患者，由于前侧骨块过大，要完整切除可能会导致三角肌的功能障碍，这样的情况下，需要使用 ORIF 来稳定这个骨块。

中肩峰骨是最常见的肩峰骨类型。虽然有大量文献报道关于肩峰骨的手术治疗，但大多数都属于病例报道，目前还没有关于不同手术方式的对照研究。我们认为，选择手术方式之前，最重要的是需要判定肩峰骨是否稳定。这种判定要建立在术前体检、骨扫描和术中对骨块稳定性的准确评估上。

体格检查时，触诊时注意在未融合区是否有压痛。明显的压痛表明未融合区的不稳定性，前骨块和基底骨质之间的位移会产生疼痛症状。如果压痛存在，即可以考虑患者的肩峰骨不稳定，骨扫描不是必需的。如果压痛不存在，则需要进一步骨扫描，查看肩峰骨位置是否有异常信号浓聚。信号浓聚提示未融合区的病理性活动，表明肩峰骨不稳定。最后可在术中判断肩峰骨前侧骨块的稳定性，直接手动给予肩峰骨压力，镜下观察骨块是否明显活动。骨块过大时无法使用这种方法，可以直接在镜下用探针探查。

治疗决策

中肩峰骨治疗方式的选择建立在多种因素之上，如肩峰骨是否稳定、是否合并肩袖损伤、患者

年龄和运动水平等。无论哪种治疗方式，最重要的是和患者共同探讨利与弊，让他们加入到决策过程中。

单纯的肩峰骨（不伴肩袖损伤）

（1）肩峰骨稳定型
建议方式：关节镜下肩峰成形术。
（2）肩峰骨不稳定型
1）年轻或运动需求高的患者
建议方式：ORIF 联合植骨术。
2）年老或运动需求低的患者
建议方式：关节镜下骨块切除术。

肩峰骨合并肩袖修补术

（1）肩峰骨稳定型
1）Ⅰ型肩峰
建议方式：仅需处理肩袖，肩峰骨无须处理。
2）Ⅱ或Ⅲ型肩峰
建议方式：关节镜下肩峰成形术。
（2）肩峰骨不稳定型
1）年轻或运动需求高的患者
建议方式：ORIF 联合植骨术。
2）年老或运动需求低的患者
建议方式：关节镜下骨块切除术。

并发症

治疗肩峰骨的关节镜下肩峰减压术并发症与标准的 ASAD 类似。除此之外，我们必须认识到术前原本稳定的肩峰骨在关节镜术后可能会变为不稳定

的或有症状。具体原因尚不确定，可能源于术中对喙肩韧带或肩锁关节囊的损伤，这种情况下首先给予保守治疗，包括非甾体类药物、运动调整和规范性康复等。若保守治疗无法改善病情，则需要进行翻修手术。若肩峰骨质充足，可考虑行 ORIF。若由于前次的肩峰成形术而导致肩峰骨质不足，则 ORIF 无法实施，这样只能进行肩峰前骨块的全部切除。

骨块切除术的潜在并发症是改变了三角肌止点和杠杆作用的支点。很多患者由此出现肩周或肩上活动能力下降。因为确实没有什么补救措施，所以这一点在术前需要充分告知患者并取得知情同意的签字。

ORIF 的术后风险包括内固定症状性反应、内固定失效或骨不连。内固定症状性反应在取出内固定后即可消除，但只能在 X 线片显示完全骨性愈合后才能实施。内固定失效或骨不连的补救方法是骨块切除。

经验和教训

关节镜下肩峰减压术：此术式过程与标准的关节镜下滑创术相似，但要去除更多的骨质。目的是通过足够量的骨质去除使得肩峰前下表面不与肩袖撞击。

在暴露肩峰前缘的过程中，必须保护喙肩韧带。为了暴露充足的视野，可以将喙肩韧带从肩峰处进行松解，但一定要保证其完整性，喙突外侧缘的韧带止点也要完整保留。过度的松解可能会导致原本稳定的肩峰骨产生松动。尽可能地减少对肩锁关节囊的损伤。锁骨远端切除或过度的肩峰下成形可能会破坏肩峰骨的稳定性。

术前医生需要向患者告知关节镜下肩峰骨的稳定性探查对于决定最终处理方式极为重要，可能术前判断为稳定的肩峰骨，在术中经过喙肩韧带和肩锁关节囊的松解术变为不稳定。术者会像术前讨论中告知的那样，立即将手术方式从肩峰成形术改为骨块切除术或切开复位内固定术。

全部骨块切除术：关节镜下骨块切除术的手术原则与标准的关节镜下肩峰减压术相同。术者要保持术中 3 个入路的视野清晰和器械操作的舒适。在决定去除骨块之前，术者要从后侧、外侧和前侧 3 个入路去观察骨块保证其全部切除。确保骨块的后

侧上缘部分被全部去除非常重要，因为这个部位的残留会导致术后症状复发。仅仅从后侧入路凭借 30° 镜头难以看清这个区域，所以为了做出全面判断，必须结合外侧和前侧入路共同评估（图 7.8 和图 7.9）。

与开放性手术相比，关节镜式术的最大优点是减少了对三角肌止点的影响。在这个过程中，当切除至肩峰上缘皮质时要尤为小心。过分的上挑力量会导致磨钻穿出骨面，从而造成三角肌筋膜医源性的损伤。将磨头调节成反向转式有利于减小风险。另一种办法是如 Pagenani 所推荐将磨头换成骨性刨刀[9]。

在最后的清理步骤中，所有骨质必须被清除，包括嵌入三角肌筋膜的小块骨片。但是在取出这个部位的残留骨片时有损伤三角肌筋膜的风险。如果确实无法安全的去除，只能残留这些骨片。

有些患者在肩峰骨外还具有肩锁关节炎的症状。中肩峰骨恰恰位于肩锁关节的后缘。这种情况下，仅仅行肩峰骨切除术即可解决肩峰骨和肩锁关节炎的全部症状。一般不需要行锁骨远端部分切除术，除非中肩峰骨位置过于靠前。

ORIF 联合植骨术：当某患者的薄弱肩峰出现明显的骨赘，为了保证剩余足够的骨量来实施内固定术，则不实行肩峰成形术。在刮除未融合区时，稍微多去除一些肩峰上表面的骨质以完成一个闭合性的楔形截骨；这样可以将前骨块向上倾斜从而有效减低肩峰下压力，不需要行肩峰成形术。

从生物力学角度来看，空心钉固定比单纯的克氏针钢丝张力带固定更为优越。但有些患者肩峰太过单薄而无法用空心钉固定，克氏针张力带就成了唯一的选择。在无可奈何之际，我们总是选择 Hertel 等[10]的经肩峰入路，它比前侧的三角肌入路能更好地提高 X 线片上的骨愈合率。

结论和展望

肩峰骨是骨科医师经常遇见的一种解剖变异，人群发病率为 6%~8%。肩峰骨经常可在普通 X 线片上被偶然发现，但对某些患者来说属于病理性改变。

有症状的肩峰骨首先需要保守治疗。当保守治疗无法长期的缓解症状时，考虑手术治疗。有几种手术方式可供选择，包括标准的肩峰成形术、骨块切除术和切开复位内固定术。

虽然有大量关于肩峰骨的手术治疗的文献，但大多数都属于病例报道，目前还没有关于不同手术方式的对照研究。需要更多的大样本对照研究来帮助判断哪种手术方式能提供更好的长期效果。

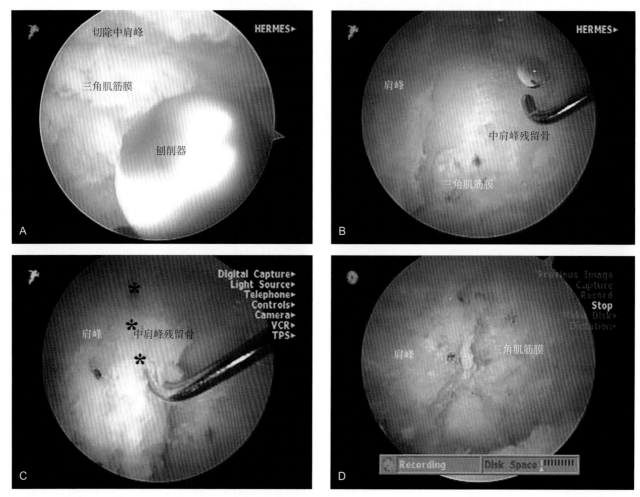

图 7.8　关节镜下切除肩峰骨。A. 后侧入路镜下观察肩峰骨正被切除。B. 外侧入路观察残留的骨质。C. 外侧入路观察到残留骨质在未融合区旁。探针在探查残留的中肩峰骨。D. 外侧入路切除术后观，上端筋膜保持完整。星号为骨不连区域。

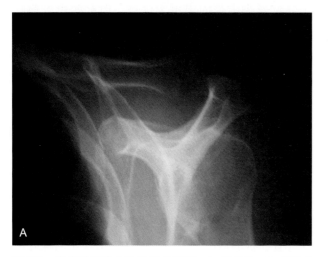
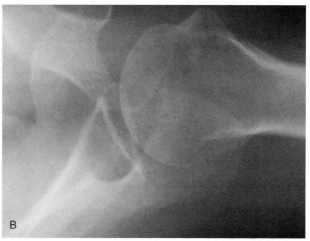

图 7.9　肩峰骨切除术后 X 线片表现。A. 出口位。B. 腋位片。

参考文献

[1] Kurtz CA, Humble BJ, Rodosky MW, et al. Symptomatic os acromiale. *J Am Acad Orthop Surg*. 2006;14(1):12–19.

[2] Ortiguera CJ, Buss DD. Surgical management of the symptomatic os acromiale. *J Shoulder Elbow Surg*. 2002;11(5):521–528.

[3] Hutchinson MR, Veenstra MA. Arthroscopic decompression of shoulder impingement secondary to os acromiale. *Arthroscopy*. 1993;9(1):28–32.

[4] Aboud JA, Silverberg D, Pepe M, et al. Surgical treatment of os acromiale with and without associated rotator cuff tears. *J Shoulder Elbow Surg*. 2006;15(3):265–270.

[5] Armengol J, Brittis D, Pollock RG, et al. The association of an unfused acromial epiphysis with tears of the rotator cuff: a review of 42 cases. *Orthop Trans*. 1994;17:975–976.

[6] Wright RW, Heller MA, Quick DC, et al. Arthroscopic decompression for impingement syndrome secondary to an unstable os acromiale. *Arthroscopy*. 2000;16(6):595–599.

[7] Mudge MK, Wood VE, Frykman GK. Rotator cuff tears associated with os acromiale. *J Bone Joint Surg Am*. 1984;66(3):427–429.

[8] Warner JJ, Beim GM, Higgins L. The treatment of symptomatic os acromiale. *J Bone Joint Surg Am*. 1998;80(9):1320–1326.

[9] Pagnani MJ, Mathis CE, Solman CG. Painful os acromiale (or unfused acromial apophysis) in athletes. *J Shoulder Elbow Surg*. 2006;15(4):432–435.

[10] Hertel R, Windisch W, Schuster A, et al. Transacromial approach to obtain fusion of unstable os acromiale. *J Shoulder Elbow Surg*. 1998;7(6):606–609.

[11] Peckett WR, Gunther SB, Harper GD, et al. Internal fixation of symptomatic os acromiale: a series of twenty-six cases. *J Shoulder Elbow Surg*. 2004;13(4):381–385.

[12] Ryu RK, Fan RS, Dunbar WH 5th. The treatment of symptomatic os acromiale. *Orthopedics*. 1999;22(3):325–328.

[13] Ryu RK. Operative treatment of symptomatic os acromiale. In: Barber FA, Fischer SP, eds. *Surgical Techniques for the Shoulder and Elbow*. New York, NY: Thieme; 2003:42–45.

第 1 篇 肩关节

肩袖部分撕裂：治疗选择

　　肩袖部分撕裂可能发生关节面侧与关节囊侧，或肌腱中间层。肩袖部分损伤之后可能没有症状，也可能是肩关节功能障碍的潜在来源。随着 MRI 和关节镜的广泛应用，越来越多的肩袖撕裂被发现。但是，目前对于肩袖部分撕裂的最佳临床治疗尚缺乏完整的定义。为了更好地理解肩袖撕裂的特点，首先应理解肩袖撕裂的解剖特点、发病机制和自然演变过程，然后建立肩袖撕裂治疗的合理的分类方法。

解剖特点

　　肩胛上动脉是供应冈上肌的主要血管。Rathbun 和 McNab 通过研究表明肩袖关节面侧的血液供应少于关节囊侧，这个发现显示了肩袖关节面血供减少是肩袖关节面侧发生部分撕裂的一个因素（图 8.1）。同时，肩袖的血液灌注也是一个动态过程，手臂完全内收时肩袖的血液灌注会明显减少。靠近关节面的肌腱纤维变细且不规则，而关节囊侧的肌腱粗大且分布规律（图 8.2），肩袖关节面侧的极限损伤应力只有关节囊侧的一半。不规则肌腱及血供减少是

促使肩袖部分撕裂发生在关节面侧的重要因素[1]。

　　肩袖足印区的解剖止点是确定冈上肌腱插入点的重要标记，也是确定肩袖关节面侧部分撕裂程度的重要标志。Curtis 在一篇尸体研究中报道了肩袖组织的解剖插入点，冈上肌在 11 点半到 1 点钟呈直角插入足印区，平均长 23 mm（18~33 mm），宽 16 mm（12~21 mm）（图 8.3）。冈下肌腱和冈上肌腱部分相互交错，冈下肌腱覆盖肱骨头的暴露部分，平均长 28 mm（20~45 mm），宽 18 mm（12~24 mm）[2]。Nottage 和其同事认为冈上肌腱的前后径平均为 25 mm，上下厚度平均为 11.6 mm，中间厚度约为 12.1 mm，肌腱后缘厚度约为 12 mm[3]。Mochizuki 及同事研究了 113 具尸体冈上肌腱和冈下肌腱的肱骨插入点，冈上肌腱有一个直径约（6.9 ± 1.4）mm 的三角状的插入点，在靠近内侧边缘的前后宽度为（12.6 ± 2.0）mm，靠近外侧边缘的前后宽度为（1.3 ± 1.4）mm。冈下肌的上半

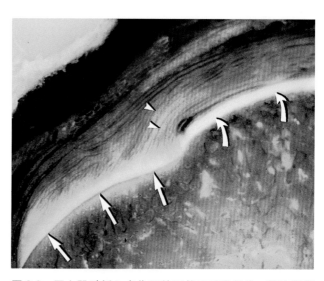

图 8.2　冈上肌腱插入点位置的冠状面显微照片。箭头所指是冈上肌腱关节面侧细而不均匀的胶原束（引自 Seibold CJ, Mallisee TA, MD, Erickson SJ,et al. Rotator Cuff: Evaluation with US and MR Imaging. RadioGraphics May 1999, 19, 685-705. 经过同意转载）。

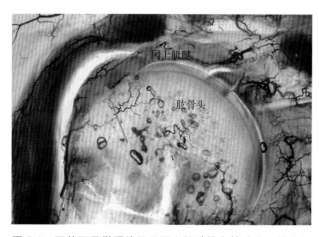

图 8.1　冠状面显微照片显示冈上肌腱的血管减少。箭头所指是肌腱关节面侧血管减少的主要区域。

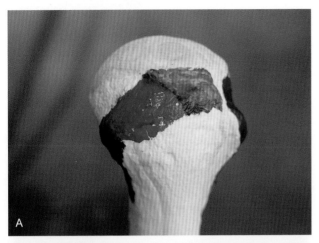

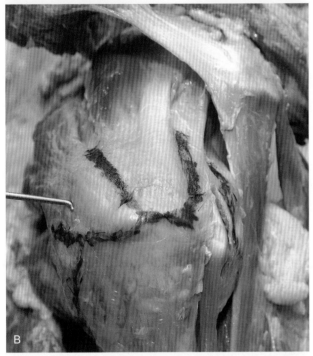

图 8.3　冈上肌腱插入点（绿色）在模具（A）和尸体标本（B）中的标注，从 11:30 位置至 1:00 位置平均长度 23 mm（18～33）mm，宽度 17 mm（12～24）mm（经过 Alan Curtis 同意转载）。

部有一很长的肌腱部分，前方成弧形延伸到肱骨大结节外侧区的最高位置。冈下肌腱在止点部位形成一内外长度为 10.2 mm、前后宽度为 32.7 mm 的梯形状结构。他们发现冈上肌腱在肱骨大结节的止点比之前认为的要小，并且大结节的这块区域大部分由冈下肌腱覆盖。正常的肩袖厚度为 9～12 mm，波动范围在 9～22 mm。

发病机制

肩袖部分撕裂的发病机制是多方面的，分为内在的、外在的、创伤性的或所有这些的因素组合引起的。肩袖部分撕裂的内在变化可能与肩袖内在肌腱的胶原纤维紊乱有关，这可能是由于胶原纤维束失去正常的规律性特别是在关节面侧时容易造成肩袖部分撕裂。肩袖周边血供减少也是肩袖关节面侧随着年龄增长发生退行性撕裂的一个重要因素，这类退行性撕裂往往存在广泛剥离分层或仍能保持肌腱中间层完整。

一些研究者认为随着年龄的增长肩袖撕裂会存在内在的、退行性的组织学改变，包括细胞数量减少、血供减少以及在肩袖止点处纤维软骨缺失。Hashimoto 等从肩袖组织标本中发现了 7 个与年龄相关的退行性的损伤特点，包括胶原纤维的变细及结构紊乱、黏液样变性、玻璃样变性，其他的退行性改变包括血管增生、脂肪浸润、软骨样化生和钙化。有学者认为血管增生是修复过程的一部分。从手术中获取的标本的组织学表现并没有显示血管增生是一个显著的修复过程或重要的炎症过程。尽管在肩袖撕裂早期病理表现中炎症可能发挥着作用，而在疾病的发生发展中没有发挥作用。这些标本通常表现为细胞数目过多、胶原纤维束紧密性降低、蛋白多糖含量的增加和新血管的形成，这些表现是失败的修复过程。因此，作为一个通用的描述肩部的这种临床表现，肌腱病可能比肌腱炎或肌腱变性更为合适。

平滑肌肌动蛋白（SMA）已经在肩袖撕裂边缘的无血管的结缔组织细胞发现。SMA 在体外可以引起胶原－黏多糖复合物收缩，并且这种复合物在肩袖组织中大量存在。在体内，SMA 可以转变为 SMA 细胞引起损伤肩袖的收缩，使得与可修复边缘的间距拉大，最终阻碍肩袖的修复过程。

胶原纤维性质的改变也是肩袖损伤的内在表现之一。冈上肌腱的正常中心区域主要包括 I 型胶原纤维和少量的 III 型胶原纤维。在肱骨插入点的纤维软骨区域主要包括 II 型胶原纤维，主要作用是承受压缩负荷。在损伤肩袖肱骨插入点的纤维软骨区域，III 型胶原纤维含量增加的同时，II 型胶原纤维含量减少，III 型胶原纤维与肌腱愈合有关。胶原纤维组成的改变特别是 II 型胶原纤维含量减少可使肌腱抗压缩负荷能力下降。

由于喙肩弓异常引起冈上肌出口处狭窄而出现的外侧撞击会导致肩袖激惹，可能是引起部分肩袖撕裂的重要因素[1]。在伴有关节囊侧撕裂的肩关节尸体标本的肩峰下面常发现有组织学改变，而伴有关节面侧撕裂的标本则未发现，这一现象表明关节囊侧发生撕裂可能与肩峰下肩袖磨损有关[1]。Garsman 和 Milne[4]认为喙肩弓异常时，外侧冲击使冈上肌出口狭窄可能引起关节侧和囊侧肩袖的部分撕裂。一个不同的剪切应力可能影响肩袖的分层结构，这已经被认为是导致关节面侧肩袖撕裂的另一个机制[1]。

Walch 等[5]和 Jobe 描述了一个继发于"内部撞击"的肩袖关节侧部分撕裂的情况。在肩关节不稳和强牵引力情况下，投掷运动员在没有外界撞击下也可能发生关节面撕裂。此外，投掷运动员在投掷运动终末阶段，由于冈上肌底面与后上方关节盂反复接触，此时投掷运动员会感到后肩疼痛。关节前囊过度延伸会促使关节动态失衡和关节过度外旋，这些情况会使患者内部撞击继续发展[1]，这些患者中的一部分会出现肩关节内旋缺陷，即患肢内旋功能明显降低。

创伤多引起肩袖关节面侧撕裂[6]，可能是由于工人或运动员重复的机械活动直接作用于肩部或发生在肩部的重复性微损伤引起。创伤进一步发展之前，持续应力可能会使肩袖内部的小损伤没有充足的时间愈合。薄弱的肩袖与单一的创伤性损害结合或进展性的微损伤都会导致肩袖撕裂。这与Codman 的早期研究结果相一致，他发现部分肩袖撕裂往往始于肌腱的关节面侧，原因可能是关节囊侧抗负载能力高于关节面侧，使得关节侧肌腱更容易损伤。通常情况下，深层肌纤维撕裂之后即使在手臂休息的情况下由于肌纤维仍然具有紧张性会出现回缩。在这种情况下会增加剩余肌纤维的负荷，进一步增加了肌腱撕裂的可能性。

大鼠模型上研究重复性创伤和慢性劳损，以及已被识别的血管生成和炎症标志物，都支持这些因素在肌腱退变有着重要作用的假说。P 物质作为一种促炎因子，在肌腱病变时分泌增加。在受到重复的微损伤的大鼠肩袖中发现血管生成的标记物——血管内皮生长因子的 mRNA 急性增加。与对照组相比，肩袖过度使用会引起 TGF-β1 的渐进性下调，进而改变了大鼠冈上肌正常胶原纤维成分和降低了肩袖的负载能力。超载不仅影响胶原和蛋白多糖，而且会促进肌腱细胞分泌胶原基质增加负荷。承载负荷可以传递到细胞内改变蛋白和酶复合物，并可引起细胞核变形。显然，这是一个非常有趣的研究领域。

目前对人体内最强抗炎成分的证据基础相对薄弱，在尸体和术后标本的组织学研究并没有在肩袖撕裂和其他肌腱病变中发现一个显著的慢性炎症环境。

总之，肩袖肌腱的退变和部分撕裂是多方面的。生长因子和神经递质共同影响肩袖肌腱的腱细胞、细胞核和胶原纤维的基本框架。在组织学水平，肩袖肌腱机械损伤变性的特点包括细胞、血管、组织结构和纤维软骨的改变。这些情况同时混合反复的微创伤——退变肌腱的机械负荷所引起的数个小撕裂且仅有部分愈合，导致肌腱逐渐薄弱直至进展为全层撕裂。

自然演变

肩袖部分撕裂的自然演变及进展是一个有争议的话题。Codman 首次描述了冈上肌肌腱的下表面附着于肱骨头关节面附近的一个边缘撕裂改变（部分撕裂）[7]。我们知道关节侧的肩袖部分撕裂的发生率是关节囊侧撕裂的 2~3 倍[8, 9]。肩袖撕裂大部分发生在冈上肌腱，而冈下肌、肩胛下肌和小圆肌的发生率相对较少[4]。腱内撕裂发生在肌腱内部，所以和其他接触面没有联系[10]。正如所预期的，尸体研究已证实腱内撕裂的发生率实际高于临床研究中的报道，这是由于临床研究中的检查仅局限于肌腱表面[11]。MRI 提高了我们诊断肩袖的腱内撕裂和肌腱退变的能力。

Fukuda[11]报道了一个 249 例解剖标本的尸体研究，发现肩袖部分撕裂的发生率是 13%，且随着年龄的增长而增加。DePalma 研究了年龄从 18~74 岁患者的 96 个肩关节，这些患者既往没有肩关节功能障碍，但冈上肌部分撕裂的发生率为 37%。

Sher 和其同事[12]在一个 96 例无症状患者的 MRI 研究中发现肩袖部分撕裂的发病率很高，且随着年龄的增长而增加，往往不出现异常情况、无疼痛、关节活动正常。

1934 年，Codman[7]描述了肩袖不完全撕裂的 4 种分类，表示肩袖部分撕裂能够自然愈合。1996 年，Fukuda 等[10]利用组织切片检查肩袖部分撕裂情况，但没有证据表明存在主动的组织修复。这些部分撕裂是否愈合或进展是有争议的。然而，那些确定有肩袖部分撕裂的患者利用关节镜二次探查却没有显示有愈合迹象[4, 9]。Yamanaka 研究了 40 例有症状的关节面部分撕裂患者，对这些患者进行了非手术治疗并采用连续关节造影观察，13.5 个月后，再次关节造影显示 4 例撕裂（10%）消失并认为是愈合的，4 例患者（10%）的撕裂范围减小，79% 的患者肩袖撕裂扩大了，其中 21 例患者（51%）的部分撕裂范围扩大，11 例患者（28%）进展为全层撕裂。Mazoue 和 Andrews 随访了 11 例肩袖部分撕裂接受肩关节镜下清理术后无法继续职业生涯的棒球投手患者。再次进行关节镜探查时，9 例患者已进展为全层撕裂。对于那些伴有反复微创伤的抬手过头过度的运动员如投手，他们进展为全层撕裂的风险高达 81%[13]。

关节侧肩袖撕裂的预后情况可能会随着年龄的增长、初始撕裂范围扩大以及不注意的创伤性事件而变差。在 Yamanaka 的研究中，利用关节造影随访患者，发现那些撕裂消失患者既往均有创伤史；相反那些肩袖撕裂患者撕裂情况进展扩大很少提到其有创伤史，最终导致肩袖的全层撕裂。因此，部分肩袖撕裂进展为全层撕裂的风险很大（28%~81%）[13]。

最近在 2009 年发表的关于肩袖部分撕裂的 MRI 研究中，结果显示接受非手术治疗的患者撕裂继续进展的概率仅有 17%。然而，这个情况可利用 Yamanaka 研究的不同的关节造影诊断技术与 Maman 最近发表的 MRI 研究相比较来解释。因 MRA 能够更加敏感地发现肩袖关节侧部分撕裂，利用 MRA 的研究可更好地解释这种差异[13]。

手术治疗改变肩袖部分撕裂的自然演变目前并没有被很好证实[1]。尽管 Codman 认为肩袖部分撕裂清理术有助于愈合过程[13]，但是利用关节镜二次探查发现部分撕裂肌腱的清理术并没有促进愈合反应[4, 9]。肩峰下减压及其减少肩峰下出口与外侧撞击被认为可以延缓肩袖撕裂病理进展，但是没有前瞻性的临床研究证明。

哪种部分撕裂可能进展以及为什么能够进展的问题仍然需要明确。就这一问题，需要密切随访和监测临床患者的症状和体征。如果给予适当的非手术治疗后他们的临床症状继续进展或症状没有改善，这些症状可能是肩袖部分撕裂引起的，或撕裂的范围扩大了，需要进一步手术治疗。抬手过头过度的运动员由于重复的应力作用于肩袖，所以他们的部分肩袖撕裂更容易进展为全层撕裂[13]。

临床评估

病史和体格检查

1995 年，Sher 研究了无症状患者部分肩袖撕裂的发病率[12]。对 96 例无症状患者进行了肩 MRI 检查，其中 19 例患有部分肩袖撕裂（20%）。在这项研究中，部分撕裂可能是无症状的，必须在逐一病例评估的基础上以确定部分撕裂是否引起临床症状。

获得患者症状的持续时间和损伤机制的详细病史是非常重要的。有些患者在没有受到过任何直接损伤或意外事故时可能会出现隐匿性的肩关节疼痛。抬手过顶运动员可能有外伤病史或重复应力作用于肩关节病史，疼痛是其主要症状，在夜间和过顶过程中疼痛加重[11]，他们的症状无特异性，并且可能与撞击、肌腱炎或肌腱病、小的或全层撕裂相重叠[15]。很多患者在 60°~120° 上抬的过程中有一个疼痛弧[6]，由于后关节囊的拉紧肩部活动减弱[10]，由此产生了限制性内旋转[4]，这种情况可引起肱骨头从后关节囊挛缩向上移位，可能会增加肩关节撞击症状。

Neer 征（强制被动前屈引起疼痛）和 Hawkins 征（手臂被置于 90° 外展位时被动内旋引起疼痛）主要用于描述肩峰撞击征，几乎所有有症状的肩袖部分撕裂患者都伴随肩峰撞击征[4]。鉴别只有撞击征与撞击征伴肩袖部分撕裂是很困难的，在这种情况下很难区别哪个是引起疼痛的主要因素，即是撞击征引起的疼痛还是肩袖部分撕裂引起的疼痛？利多卡因试验有助于鉴别，在肩峰下间隙注射 10 ml 的 1% 的利多卡因之后，各项活动都能重复，重复试验中疼痛减轻表明肩部疼痛症状主要是由单纯的肩撞击征引起[1]。

在临床检查中力量强度往往存在。但是，疼痛的抑制作用使肩袖部分撕裂患者肩部活动力量强度减弱，活动范围缩小[1]，肩关节置于肩胛骨平面 90° 外展位时，患者抵抗主动持续外展肩关节时出现疼痛（Jobe 试验）。

肩袖部分撕裂的投掷运动员也会有非典型的后肩痛，表现为内部撞击，可能会形成 GIRD 或外旋挛缩性增加[5]。当肩袖与后关节盂边缘相摩擦时，冈上肌腱深面会发生撞击[5]。肩袖损伤合并内部撞击是否引起病理性肩关节前脱位或肩袖的重复磨损是一个有争议的问题[1]。SLAP 损伤也会出现在投掷运动员身上，往往关节侧的肩袖会发生部分撕裂[5]。

肩袖部分撕裂患者的临床进程很难与肩撞击综

合征、肌腱炎或肌腱病、小或全层的肩袖撕裂区分、临床症状也很难和肱二头肌腱鞘炎、SLAP损伤、粘连性滑膜炎区分[1]。除了肩袖病变，这些相关条件可能也会形成一个复杂的临床表现。

影像学检查

在过去10年里，肩袖部分撕裂的影像学诊断技术已经提高。随着MRA和脂肪抑制成像技术的出现，诊断肩袖部分撕裂的敏感性也提高了。

评估肩关节损伤时，影像学评估是首选的工具。最初的X线表现包括盂肱关节的前后位、腋位片和冈上肌出口位片。冈上肌出口位片非常重要，不仅可以显示肩峰的形状（Ⅰ～Ⅲ型），而且可以确定肩峰的厚度，这对于关节镜下进行肩峰下减压手术很重要。一般而言，X线结果对于肩袖部分撕裂没有特异性，但是有助于排除其他原因引起的肩关节疼痛[1]。

肩关节造影局限于诊断肩袖部分撕裂。虽然有报道称其精确性可达80%以上[6]，但是其他人很难重复这一结果[4, 5]。

滑膜囊造影可辅助关节造影诊断关节囊侧的部分撕裂，但是肩峰下炎症和粘连性关节囊炎限制了这一技术的应用[1]。有报道滑膜囊造影诊断的准确性在25%~67%之间[6, 10, 11]。但是，一个阴性的关节造影或滑膜囊造影结果却不能准确排除肩袖部分撕裂的存在[15]。

超声诊断肩袖部分撕裂存在一定的局限性。Weiner和Seitz利用超声检查69例肩袖部分撕裂患者，诊断的灵敏度和特异度分别为94%和93%。但是，由于受到超声技术人员个人经验及诊断能力的影响，并且在诊断其他伴随病理改变时也存在局限性，还是限制了超声的临床应用。在关节镜证实有肩袖部分撕裂的情况下，Teefey通过比较超声和MRI的诊断的差异，发现超声可以正确诊断出19例患者中有13例有撕裂，而MRI可以正确诊断出12例。Iannotti发现超声术前诊断的准确率为70%，而MRI的准确率为73%。

虽然MRI诊断肩袖全层撕裂非常实用并且成熟，但是用它诊断部分肩袖撕裂的结果并不可靠，新的技术已经提高它的敏感性。在T1加权图像上，肩袖在没有肌腱连续性断裂的情况下信号增强表明肩袖有部分撕裂；在T2加权图像上，局部缺损信号进一步增强时表明存在腱内撕裂（图8.4）。关节

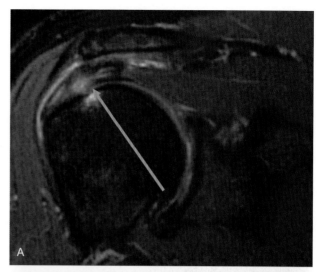

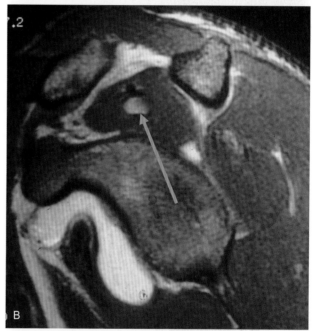

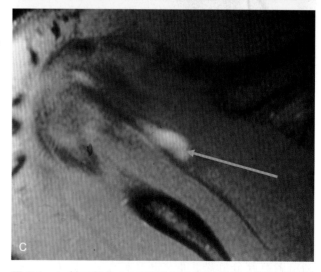

图8.4 A.斜冠状位MRI显示冈上肌腱的腱内撕裂（蓝色箭头）。B.矢状位显示冈上肌腱的腱内撕裂（蓝色箭头）。C.轴位显示冈上肌腱的腱内撕裂（蓝色箭头）。

囊侧信号改变表示关节囊侧有撕裂，通过肩峰侧液体信号可以确诊（图 8.5）。T2 加权图像上信号改变也提示有关节侧撕裂（图 8.6）。通过部分撕裂在

T1 加权上信号加强而在 T2 加权上信号减弱区分肩袖肌腱炎或肌腱病（图 8.7）。然而，肌腱病在许多情况下可能实际上是肩袖部分撕裂[15]。

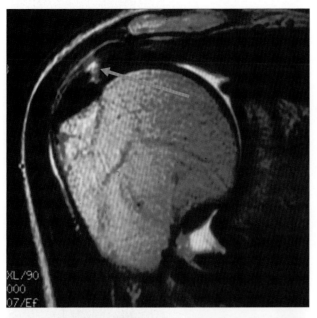

图 8.5　斜冠状面 T1 像显示部分、滑囊侧的冈上肌腱撕裂，注意冈上肌腱插入点位置信号改变（蓝色箭头）。

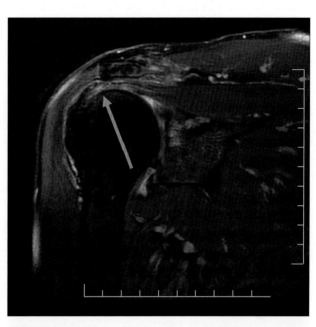

图 8.6　斜冠状面 T2 像显示部分、关节面侧的冈上肌腱撕裂，注意冈上肌腱插入点位置信号改变（蓝色箭头）。

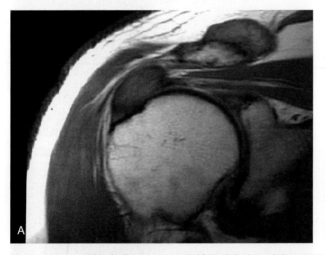

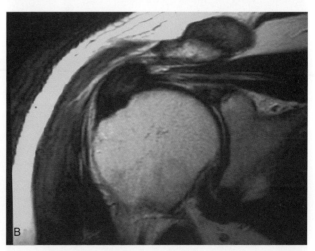

图 8.7　A、B.斜冠状位 MRI 显示肩袖肌腱炎或肌腱病冈上肌腱信号改变。

　　标准的 MRI 技术对于诊断肩袖部分撕裂相对不敏感。1992 年，Traughber 和 Goodwin 报道了关节镜诊断肩袖部分撕裂的敏感性为 56%~72%，特异性为 83%~85%。其他的研究，如 1992 年 Hodler 和 Snyder 报道了关节镜诊断肩袖部分撕裂的假阴性率为 83%，Wright 和 Cofield 关节镜下证实了 18 例患者有部分撕裂，而术前 MRI 只能确认 6 例有部分撕裂。

　　脂肪抑制成像技术可增强液体信号在 T2 加权

上的对比度，并且被认为是提高诊断肩袖部分撕裂的一个重要方法。运用这个技术，临床结果是多样的（图 8.8）。在 11 例关节镜下已证实有肩袖部分撕裂患者中，Quinn 利用脂肪抑制成像技术发现部分撕裂的敏感性为 82%，特异性为 99%；然而，Reimus 和同事利用这个技术，敏感度仅仅从 15% 提高到 35%。

　　MRA 已经提高了诊断肩袖部分撕裂的敏感度，但是早期研究却发现其有较高的假阴性率。1992

年，Hodler 和 Snyder 发现关节内注射钆可以提高诊断的敏感性，但是关节镜证实的 13 例肩袖撕裂的患者中 5 例 MR 关节造影没有异常发现。在 16 例接受关节镜手术患者中，Lee 利用 MR 关节造影进行了一个回顾性的研究，标准 MR 关节造影斜冠状面图像仅能诊断出 5 例部分撕裂患者（21%），而利用外展、外旋（ABER）视图可以提高其诊断关节侧部分撕裂准确性到 100%。

最近一个 50 例患者的前瞻性研究中，通过关

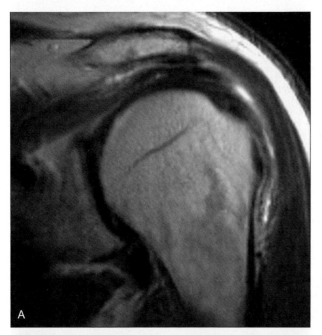

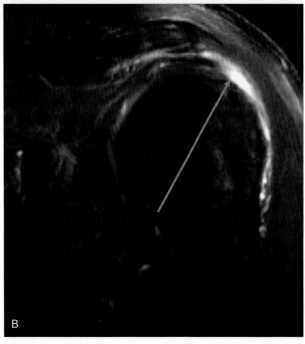

图 8.8　A. 斜冠状位 T1 像。B. T2 像在部分撕裂中可增强液体信号（蓝色箭头）。

节镜证实发现 MRA 诊断关节面侧肩袖部分撕裂的敏感度为 91%，假阴性率只有 9%[14]。如果肩袖部分撕裂诊断不明确或可疑，可谨慎使用关节内注射钆的方法（图 8.9）。当关节内注射钆时，ABER 位置可以不常规使用或没必要使用。

无症状的个体中出现异常的 MRI 信号变化时，在患者质疑 MRI 结果之前进行全面的评估非常重要，包括完整的病史和体格检查。在包括 96 例无症状患者的随机化前瞻性研究中，利用肩 MRI 评价，以确定 MRI 检测结果与肩袖部分撕裂的一致性，其中 14 例全层撕裂（15%），19 例部分撕裂（20%）。肩袖的各种撕裂发病率随着年龄增长而增加，大于 60 岁以上人群中，有 26% 有部分撕裂，

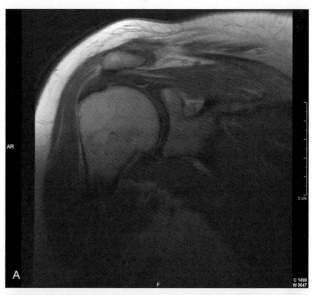

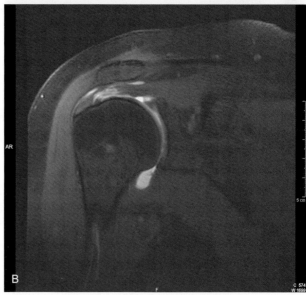

图 8.9　A. 斜冠状位 T1 像显示正常的肩袖组织。B. 关节腔内注射钆的 T2 像显示冈上肌腱的部分的下表面撕裂。

所有的这些患者都没有临床症状。这个研究强调了在不参考其他临床表现，仅依靠 MRI 影像作为手术依据是很危险的[12]。

分型

现在，对于部分肩袖撕裂还没有一个广泛认可的分类系统。由于肩袖撕裂范围变化大，涉及关节面侧、关节囊侧以及在两者之间的损伤，所以很难比较[14]。通过观察肩袖的组织标本，Neer 首次描述了肩袖疾病发展的 3 个阶段：第一阶段，出血和滑膜面水肿；第二阶段，滑膜面纤维化；第三阶段，肩袖撕裂。然而，这个系统分类有很大的临床局限性，并且也没有解决肩袖部分撕裂的情况。

Ellman 认为运用 Neer 的分类方法有难度，并且提出了肩袖部分撕裂的分类方法：肩袖部分撕裂中，深度 <3 mm 为 Ⅰ 级，深度在 3~6 mm 为 Ⅱ 级，深度 >6 mm 的为 Ⅲ 级，部分撕裂可以发生在关节面侧、关节囊侧以及在两者之间，Ⅲ 级撕裂涉及肌腱的部分超过 50% 需要修复（假设肩袖的厚度平均为 9~12 mm[8]）。

许多学者依据撕裂深度是否超过肩袖深度的 50% 推荐了一个简单的撕裂分级方法[2, 3, 16]。假设肩袖的平均厚度为 12 mm，可以评估撕裂的百分比。利用冈上肌作为参考，如果根部暴露 >6 mm，那么冈上肌插入点撕裂可能超过 50%[2, 3]（图 8.10）；然而，肩袖的厚度在 9~22 mm 时[2]，这种分类方法就不可靠了。在最近的一个国际肩关节会议上展示了 3 例关节镜下手术视频演示，超过 400 名听众询问了肩袖撕裂是否超过或低于肌腱的 50%。在每一个病例中，仅仅 67% 同意撕裂的程度。显然，这很需要一个好的分类。

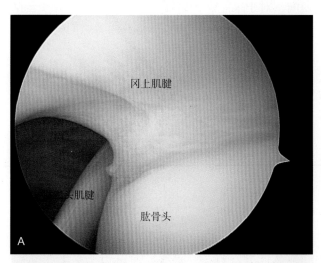
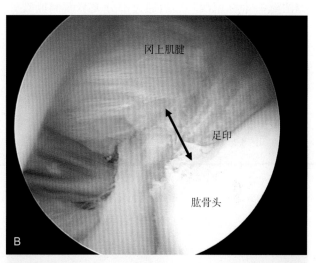

图 8.10　A. 冈上肌腱的正常止点。B. 冈上肌腱止点的部分撕裂。撕裂从正常的冈上肌纤维到关节表面的距离进行分级（经过 Alan Curtis 同意转载）。

Snyder 等提出了部分撕裂和全层撕裂的综合分类系统[17]。肩关节镜下 15 点方向探查盂肱关节，可以完全评估关节面的肩袖。撕裂的程度分为 0~Ⅳ 级，其中 0 级为正常，Ⅳ 级是巨大部分撕裂范围超过 3 cm（表 8.1）。Ⅳ 级撕裂表明部分撕裂非常严重，肌腱损伤面积大，并且伴有分裂和常有瓣形成。实际上，尽管 Ⅳ 级损伤还有残存的纤维，但是在很大程度上已经是全层撕裂了（图 8.11）[17]。

定位以及区分关节面侧和关节囊侧肩袖部分撕裂非常重要，不仅有利于制定治疗方案，而且有利于关节囊面部分撕裂再次制定分类方法。从后侧入路探查，观察盂肱关节，利用 Snyder 等描述的

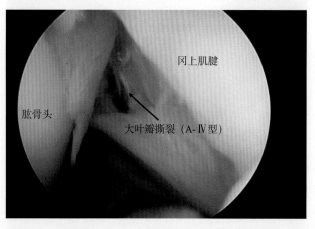

图 8.11　左侧肩部关节镜从后侧入路向前探查发现肩袖关节面侧部分撕裂伴磨损和一个大叶瓣成分（Snyder 分型 A-Ⅳ）。

表 8.1　部分肩袖撕裂的 Snyder 分型

撕裂位置	
A	关节侧
B	关节囊侧
撕裂的程度	
0	正常肩袖，滑囊和关节面光整
I	微小的，浅表的滑囊或滑液刺激或小的关节囊磨损，位置局限；通常 <1 cm
II	一些肩袖纤维的磨损和损伤，伴有滑囊或关节囊的损伤；通常 <2 cm
III	更加严重的肩袖损伤，包括肌腱纤维的磨损和断裂，通常涉及肩袖的整个表面（大多是冈上肌）；通常 <3 cm
IV	非常严重的部分肩袖撕裂除了肌腱组织的磨损及断裂外还有大瓣撕裂，并且通常累及不止一个肌腱

方法做一个标记线，然后通过部分关节面侧撕裂处准确置入 18 号腰椎穿刺针，并通过腰椎穿刺针把可吸收缝线（1 号 PDS）置入盂肱关节内（图 8.12 A），然后腰椎穿刺针从肩袖部分撕裂处离开缝线口，通过定位标记线可以容易地定位关节囊侧撕裂（图 8.12B）。关节囊侧肩袖和关节面侧分级相似。例如，A-IV、B-I 型部分肩袖撕裂在关节面侧宽度超过 3 cm（图 8.13A），在关节囊侧的撕裂宽度小于 1 cm（图 8.13B）。A-I、B-III 型的部分肩袖撕裂在关节面侧轻微磨损小于 1 cm，而在关节囊侧部分撕裂可能小于 3 cm。

在 2006 年的芝加哥 AAOS 年会上，我们利用 27 名骨科医生的病例进行了一个前瞻性、随机的研究，测试了 Snyder 分类系统的可重复性。他们展示了 10 个肩关节镜下的视频剪辑病例，并利用 Snyder 分类系统对肩袖部分撕裂进行分型。观察者之间的可信度 Kappa 值为 0.512，因此这个肩袖部分撕裂的分类系统可信度有很大的统计学意义。

至今，还缺乏其他临床验证的分类系统。在此期间，对于未能定量肩袖部分撕裂的或没有涉及撕裂是否在关节面侧、关节囊侧或两者之间的研究一定要注意。

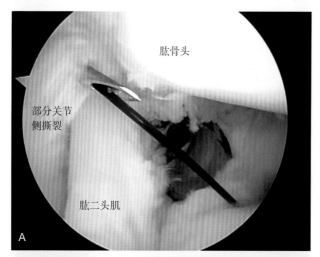

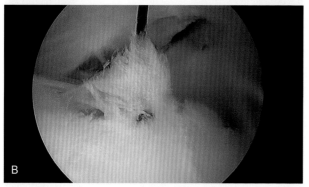

图 8.12　A. 从右肩后方入口前侧探查，利用 18 号腰穿针将标记缝线穿过关节面侧部分肩袖撕裂。B. 关节囊侧的撕裂在标记线的协助下很容易定位。

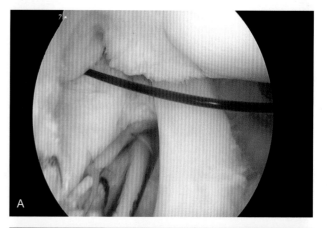

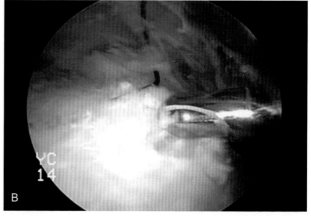

图 8.13　A. 从后方入口前侧进行探查，腰穿针置于一个关节面侧 A-IV 型部分撕裂。B. 在关节囊侧，标记线所在位置，关节囊侧可看见一个 <1 cm 的 B-I 型部分撕裂。

非手术治疗

对于肩袖部分撕裂仍缺乏简单的治疗方法[1]。对有症状的肩袖部分撕裂的治疗就是改善患者的主诉症状，如肩峰撞击，或者由于部分肩袖撕裂引起的肩部潜在不稳定。我们从 Sher 和其同事的研究中得知的并不是所有的部分撕裂患者都有症状[12]。因此，最初的非手术治疗要合理地针对初步诊断的症状。

由于外部撞击或内部肌腱炎怀疑有部分撕裂的患者的治疗方式与肩撞击征相似。肩峰下滑膜炎可以通过减少活动、口服非甾体类抗炎药和使用糖皮质激素得以改善。尽管 Alvarez 在 2005 年发表的报道中质疑糖皮质激素的疗效，但是仍然认为糖皮质激素是减少肩峰下间隙疼痛和炎症的有效方法。具有外部和内部撞击征的肩袖疾病的患者，促进肩袖及肩胛肌群恢复到正常力学特性和强度的康复锻炼可减缓肩袖疾病的发展进程。外旋肌群下压肱骨的减压器能够减少外部撞击，减少来自喙肩弓的进一步的机械撞击。肩胛肌群的康复有助于继发的关节功能障碍恢复正常的关节力学特性，同时减少撞击[1]。对于那些有内部撞击或有关节不稳的患者，特别是抬手过头过度的运动员，通过恢复正常的活动范围、拉伸后关节囊和减少内旋挛缩可阻止冈上肌与上盂唇的病理性接触。

很少有研究分析肩袖部分撕裂保守治疗的临床结果。虽然没有硬性规定在采取手术治疗之前保守治疗应维持多长时间，但是非手术治疗时间应至少维持 3 个月或直到症状没有改善。

手术治疗

手术指征

当非手术治疗无效时何时进行手术治疗是存在争议的。对于保守治疗症状无改善的患者或症状持续很长时间的患者可以考虑进行手术干预。在考虑手术之前，建议非手术治疗应至少维持 3 个月或长达 6 个月。文献关于手术时机的选择却不清楚，从几个月到超过一年，这需要根据患者的症状、改善的程度以及每个患者所想达到的目标综合确定。

肩袖部分撕裂的原因必须明确，如对具有肩关节不稳的抬头过度的运动员进行关节面侧肩袖部分撕裂的清理，它的失败率非常高。Jobe 和 Kvitne

建议在手术中治疗潜在的肩关节不稳，特别是针对抬手过顶的运动员。

肩袖部分撕裂的手术治疗也存在争议。由于在描述肩袖撕裂和一个可接受的分类系统方面没有一致性，因此很难比较各研究的结果。手术治疗方法包括肩袖撕裂清除术、肩峰下成形和撕裂清除术和关节镜或小切口微创肩袖修复术伴或不伴肩峰成形术。手术可以是开放式的、关节镜辅助下或者完全关节镜下操作。

关节镜检查

开始从肩关节 15 点方向利用关节镜检查盂肱关节不仅可以评估关节面侧的肩袖，而且可以诊断和治疗盂唇病变和其他病理情况[17]。肩袖部分撕裂常常在进行关节镜检查时才能确诊[1]。利用关节镜治疗肩撞击综合征时，15%~35% 的患者意外发现有肩袖部分撕裂[11]。一个标记线（1 号 PDS，一种可吸收缝线）通过 18 号的腰椎穿刺针横穿肩峰边缘置入之前描述的肩袖部分撕裂位置，然后拔出穿刺针并保留标记线在撕裂部位，从肩峰下间隙进入，通过标记线的定位，明确关节囊侧的部分撕裂程度。清除肥厚的滑膜组织后，可以仔细检查标记线周边的情况，通过内旋和外旋手臂可以全面探查肩袖组织，利用刨刀清除关节囊侧可能撕裂的肌腱纤维后，就能更好地评估撕裂的程度。

评估和治疗关节镜检查不能识别的肩袖内部撕裂时，关节镜不能提供实质性的优势[1]。术前检查如 MRI 经常可以发现冈上肌内有明显的信号改变，但是在关节镜检查时却没有发现有撕裂，通过组织外观和刨刀尖端触诊有助于识别这些损伤。2002 年，Lo、Gonzalez 和 Burkhart 描述了"泡沫现象"，是关节镜发现肩袖内部撕裂的标记，是指在可疑的损伤部位注射生理盐水后肩袖组织的膨胀扩张。关节镜检查是一个有意义的技术，需要进一步的研究。

关节镜下清理术

肩袖部分撕裂的关节镜下清理可引起多种结果，失败率为 14%~81%[5]，许多研究在描述撕裂情况和随访的时间方面存在局限。1985 年，Andrews、Broussard 和 Carson 报道了 34 例患者只进行关节镜清理的结果，在仅仅 13 个月的随访中有 85% 的患者对治疗结果满意。他们的平均年龄为 22 岁，并且大多数是过顶运动过度的竞技运动员，然而，这些患者是否有潜在的肩关节不稳、撕裂的程度如何以及这些撕裂是否是引起患者症状的原因等问题上存在争议。这个研究是在 1985 年发表的，此后我们对盂肱关节不稳的认识和研究已经明显提高了。

1991 年，Snyder 推荐使用肩袖部分撕裂的关节镜下清理术，并且报道了一个既包括关节面侧也包括关节囊侧撕裂的混合型研究，患者术后随访 23 个月对结果的满意度为 84%，其中超过一半的患者同时也做了肩峰下减压术。31 例患者中有 9 例关节囊侧的肩袖没有检查，这是首篇描述关节面侧和关节囊侧撕裂大小的分类系统的研究，并且认为撕裂的分级与结果之间没有联系。

2005 年，Budoff 和其同事报道了一个关节镜下清理的回顾性研究，其中 79% 的患者感觉结果好或非常好，这个研究包括 60 例患者（62 肩），术后随访时间平均为 9.5 年，只有 39% 的结果通过体格检查获得，其余都是通过电话随访获得，只有 58% 的患者可以无困难的进行娱乐活动，58% 的患者疼痛消失，而轻微疼痛的有 19%，中度的为 8%，特别严重的有 15%。

有学者认为只进行清理术并不能获得满意的结果。1986 年，Ogilvie-Harris 和 Wiley 报道了 57 例患者，只进行关节镜下清理而没有做肩峰下减压，结果失败率为 50%。这个研究的平均术后随访时间只有 1 年，同时也没有确切地描述撕裂的情况，因此很难与其他研究进行比较。1992 年，Walch [5] 也报道了肩袖部分撕裂进行关节镜下清理效果并不理想，研究中患者肩袖部分撕裂继发于"内部撞击"，他们强调治疗的关键在于明确撕裂的根本原因。

2006 年，Mazoue 和 Andrews 报道了 11 名部分肩袖撕裂进行关节镜下清理术的棒球运动员。11 例患者中有 9 例在术后 20.6 个月进展为肩袖全层撕裂（术后随访时间 9~69 个月）[13]。尽管很难从文献中了解肩袖部分撕裂的大小及其分类情况，但对于部分肩袖撕裂的关节镜下清理术，特别是针对过顶运动员来说是否有效已经有所质疑。

关节镜下清理术联合肩峰下成形术

关节镜下肩峰成形术联合关节镜下清理术治疗肩袖部分撕裂的结果仍然是复杂的，失败率为

15%~35%[9]。研究的局限性仍然在于对撕裂情况的描述和术后随访长短问题方面。1990 年，Ellman 报道了 20 例肩袖部分撕裂的患者，其中关节面侧撕裂 12 例，关节囊侧 7 例，两者都有的 1 例。在一个短期随访中（具体随访时间文献中没有给出），他报道了 20% 的失败率（5 例患者）[8]。Esch 报道了 34 例肩袖部分撕裂患者，在进行了关节镜下清理联合肩峰下成形术后，平均随访 19 个月时失败率为 24%，文献中并没有提及是关节囊侧撕裂还是关节面侧撕裂。

1992 年，Ryu 报道了 35 例患者进行了关节镜下肩峰下成形联合清理术，术后随访了 23 个月，好转率为 86%，关节囊侧撕裂术后情况都比较好，而关节面侧撕裂只有 1/4 结果比较好。

1990 年，Gartsman 报道了 40 例肩袖部分撕裂患者进行了关节镜下清理术联合肩峰下成形术，其中 32 例冈上肌腱撕裂发生在关节面侧，4 例发生在关节囊侧，4 例发生在冈下肌其中一例位于关节面侧。撕裂大小范围为 0.3~3 cm，平均大小在 1.1~1.6 cm，文献中没有提及撕裂是否存在同时包括关节面侧和关节囊侧。平均随访 28.9 个月后，33 例患者情况有明显的改善。

Stephens、Warren 等报道了 11 例随访时间长达 8 年的肩袖部分撕裂患者，他们都进行了关节镜下清理联合肩峰下成形术。3 例患者（27%）需要进一步的手术治疗，其中 2 例进展为肩袖全层撕裂。Cordasco 发现进行关节镜下清理联合肩峰下成形术患者的失败率为 32%（14 例患者中有 4 例是关节囊侧撕裂，63 例患者中有 2 例是关节面侧撕裂）。Weber 报道了 31 例患者在随访 2~7 年后的失败率为 29%，9 例患者中有 6 例情况差需要再次手术，其中 3 例进展为肩袖全层撕裂，其他 3 例没有愈合[9]。

只进行肩峰下成形术可以阻止肩袖撕裂的进展[9]，随访时间较长的研究却显示其有较高的失败率。回顾文献可以明确，特别从 Fukuda 的组织切片结果（没有表明有积极的修复情况）[10] 以及 Gartsman 和 Weber 利用关节镜二次探查结果，显示了清理术没有促进组织愈合也没有阻止撕裂的进展[4, 9]。分级较高的肩袖部分撕裂进行关节镜下清理联合或不联合肩峰下成形术，而不进行肩袖修复，在长期的研究中有一个不可接受的失败率。当前的许多研究只是进行短期随访的回顾性研究，同

时混合不同程度的关节面侧和关节囊侧撕裂。在有确切的治疗指南得到认可之前，需要利用有效的且可重复的分级系统进行前瞻性、长期的研究。

关节镜下清理术联合撕裂的修复

由于对肩袖完整性和撕裂进展的关注，广泛的肩袖部分撕裂的修复已经被推荐[4, 8, 9, 11, 16, 18]。Ellman 是首次推荐关节镜下肩峰下成形联合开放性修复明显的肩袖部分撕裂的一员，当肩袖撕裂超过一半以上厚度时，他建议进行开放式修复。从经验来说，以这种方式对撕裂进行分级和治疗是可行的，但是在临床上很难估计撕裂的厚度[8]。

Fukuda 和其同事[11] 报道了 66 例部分肩袖撕裂患者，进行了开放式的肩峰成形术并对撕裂部分进行修复，平均随访 32 个月后患者的满意度达到94%，撕裂的大小和位置都有详细的记录，研究内容丰富。在 Itoi 和 Tabata[6] 研究中，患者的满意度为82%，此研究包括 38 例患者，手术方式跟之前的相似，随访时间平均为 4.9 年。随着关节镜技术的发展，这些研究可能作为与其他研究比较的金标准。

Weber 一直是围绕关节镜下清理术与微创切开修复与关节镜下修复部分肩袖撕裂的讨论的活跃者。在一个包括 65 例肩袖部分撕裂患者的回顾性研究中，32 例进行了关节镜下肩峰成形联合关节镜下清理，33 例进行关节镜下肩峰成形联合微创切开修复。治疗不是随机进行的且随访时间在 2~7 年之间，两组在年龄和撕裂类型方面相似，撕裂大部分在关节面侧（29/32 在关节镜组，28/33 在微创切开组），长期结果具有统计学差异，UCLA 评分在关节镜下清理组为 22.7，而在微创切开组为 31.6。在关节镜下清理组中有 9 例结果较差，而在微创切开组中只有 1 例。在清理组中，利用关节镜二次探查发现 6 例患者中有 3 例已经进展为肩袖全层撕裂，其余 3 例没有愈合迹象。

在一个随访研究中，Weber[19] 比较了 32 例微创切口修复患者与 33 例利用关节镜修复关节面侧部分撕裂患者，发现关节镜下完成了从关节囊侧到关节面侧的撕裂，清除了损伤的组织，用缝合锚钉把正常肌腱固定在其插入点位置，两组的结果比较相似（关节镜组的 UCLA 评分为 30.67，微创开口组的评分为 29.84）。

Deutsch 报道了 41 例由肩袖部分撕裂程度超过 50% 转变为肩袖全层撕裂的患者，进行了关节镜下清理并用锚钉进行修复，其中 33 例（80%）是关节面侧撕裂，随访时间为 38 个月，98% 的患者满意他们的结果[17]。在另一个研究中，Porat 和 Nottage 也用了相类似的方法[18]，在他们的研究中，83% 的患者感觉良好或非常好，17% 的患者效果一般，没有差的结果。确定撕裂的厚度超过或小于50% 是困难的，然而这两个研究和 Weber 的研究显示了转换为全层肩袖撕裂并修复在大多数患者中能取得好的或非常好的效果。

关节镜的 PASTA 修复

Snyder 已经提出了关节镜下经肌腱技术治疗关节面侧肩袖部分撕裂（即 PASTA 损伤，partial articular-sided tendon avulsion）的治疗方法，此方法是通过让撕裂的肌腱再次附着于大结节上原本附着区域，同时保留剩余纤维的附着[17]，它不同于Weber 描述的关节镜下清理联合修复撕裂肌腱的方法。利用 Snyder 的分类方法对肩袖部分撕裂进行分级，理想的撕裂是 A-Ⅲ 或 A-Ⅳ 级 PASTA 撕裂，至少正常肌腱的 30% 必须保持完整。这是一个要求很高的技术，很多学者都描写了他们的具体技术，但是很少有人报道他们长期的结果。

只有一个采用此技术的研究有长期结果并被发表。2005 年，Ide 和同事发表了 17 例患者随访 39 个月的结果，他们利用一个标准探针修复了根部暴露超过 6 mm 的 PASTA 撕裂，16 例患者恢复效果好或非常好，但是 6 例过顶运动过度的运动员中仅有 2 例有可能恢复到他们之前竞技的水平[20]。

关节镜下关节内侧侧修复

肩袖部分撕裂的另一关节镜下修复方法已经被提出。2005 年，Lyons、Savoie 和 Field 描述了关节面侧撕裂的关节镜下清理可以估计撕裂的深度，也有助于撕裂的修复过程。在关节镜清理术下，刨刀可以在避开关节面的情况下轻轻刮擦撕裂临近的大结节部分，关节镜下的侧侧缝合可以将清理的肌腱末端与刮擦的大结节缝合起来。这个方法可以阻止Ellman Ⅰ 级或 Ⅱ 级以及部分 Ⅲ 级部分撕裂的进一步进展。他们报道了 28 例患者在 8 个月短期随访后初步结果良好。2008 年，Brockmeier 等也报道了相似的技术，对 8 例患者进行了多针侧侧缝合，随访时间为 5 个月。长期的研究需要继续进行，这是一个有潜力的技术。

关节囊侧部分撕裂的关节镜下修复（Monk's Hood）

和冈上肌腱关节面侧 PASTA 损伤相似，部分关节囊侧撕裂也可以看见关节面侧完整的纤维，即 Snyder 所描述的 Monk's Hood 损伤[17]（图 8.14A）。虽然关节面侧纤维完整，但是关节囊侧纤维已经回缩且移位。这个滑囊组织可以横向移位并利用缝合锚钉缝合至侧边的止点位置（图 8.14B、C）。

肌腱内撕裂的关节镜下修复

对于不能在关节镜下识别的肌腱内部撕裂，关

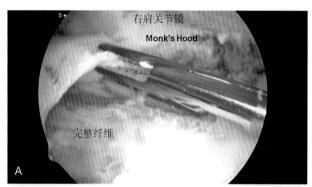

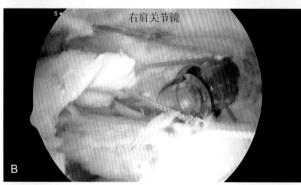

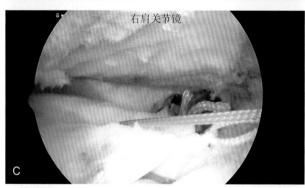

图 8.14　A. 所谓的 Monk's Hood 指关节囊侧撕裂可看到关节面侧有完整的肌纤维。肩袖的关节面侧通常完整而关节囊侧纤维收缩且移位。B. 随着缝合锚钉的使用，肌腱的关节囊侧向外侧拉出。C. 通常需要多个缝线使肌腱可以重新修复到止点位置。

节镜在评估和治疗方面就不能显示出实质性的优势[1]。尽管术前 MRI 显示冈上肌腱内信号有明显的改变，但是在关节镜诊断时却没有发现撕裂，通过组织外观和探针尖部触诊有助于发现这些损伤。Lo、Gonzalez 和 Burkhart 描述的"泡沫迹象"可作为关节镜下发现肩袖肌腱内撕裂的标记，在怀疑有撕裂的部位注射生理盐水后局部肩袖组织会膨胀起来。这是一个有意义的技术，需要进一步的研究。如果怀疑有肌腱内撕裂，刨刀可以清除损伤的组织，然后根据清除组织的多少进行关节镜下修复。

治疗原则

现在，肩袖部分撕裂还没有公认的治疗原则。关键决定因素包括患者的年龄、职业和（或）运动、撕裂的位置（滑囊、关节面或肌腱内）、病因学（急性创伤、反复过顶损伤以及潜在的肩不稳）。临床表现包括：疼痛、活动丧失和相关功能的减弱。非手术治疗可能是主要的治疗方法。如果患者症状未能改善，可以考虑进行手术干预治疗。根据患者的期望及要求，手术干预可考虑在 3 个月时进行，但是大部分患者需要维持 6~12 个月的保守治疗。

当肌腱撕裂 >50% 时予以修补，<50% 时予以清理，这一方法简单且易于接受。但是，有时在肩关节镜下很难确定肌腱损伤的范围。将插入点作为肌腱撕裂超过肌腱范围的 50% 或低于 50% 的标记已经被认可[2, 3]。肌腱厚度及肌腱横截面积在冈上肌中变化很大，从前腹和后腹分别为 (26.4 ± 11.3) mm^2 和 (31.2 ± 10.1) mm^2，推广这个技术需要进一步的研究。

不同于年轻患者和需要过顶运动的运动员，对于内部撞击的患者和肩关节不稳伴外部撞击的老年患者，可以简化复杂的治疗原则。年轻的过顶运动员很少需要做减压手术，但需要治疗他们潜在的肩关节不稳。

那些可以排除肩袖部分撕裂的肩关节不稳的患者，他们的肩袖撕裂的治疗可以根据撕裂的大小和厚度决定。那些临床上有撞击样症状、张力尚可，并且只有关节面侧或关节囊侧部分磨损的患者（Snyder 分型 A-Ⅰ，A-Ⅱ 或 B-Ⅰ，B-Ⅱ；Ellman Ⅰ 或 Ⅱ级；损伤累及 <50% 的肌腱），可以采取关节镜下清理联合肩峰下减压术（图 8.15）。

伴有严重的关节面侧撕裂（Snyder A-Ⅲ，A-Ⅳ；

Ellman Ⅲ撕裂：损伤累及超过 50% 的肌腱）而关节囊侧正常的老年患者，简单的肩关节镜下清理联合肩峰下减压术可以明显减轻疼痛。而那些年轻、

活动多的患者，这个治疗方法可能是不够的，并且可能导致残余疼痛和薄弱的肌腱撕裂加剧。关节面侧分级较高的撕裂，即所谓的 PASTA 损伤，利用这个技术修复撕裂并用缝合锚钉可以获得好的甚至非常好的临床效果[9, 16, 19]。这些重要的关节面侧部分撕裂通过前面讲述的经肌腱技术重建解剖止点是可行的（图 8.16），这一有前景的技术还需要进一步的长期研究。

关节面侧正常（Snyder A-0 型）而关节囊侧有明显磨损（Snyder B-Ⅲ 或 B-Ⅳ型）的患者（图 8.17），可以考虑进行关节镜肩峰下减压术，而在决定是清理还是修复时，骨科医生存在困惑。通过重建纤维完整性的方法可以使要求较高及年轻的患者获益，甚至老年患者也可以从这种修复方式中获益。对于关节囊侧部分撕裂使用哪种技术是有争议的，希望进一步的研究可以解决这个问题。如果关节囊侧撕裂存在移位，即 Monk's Hood 损伤，关节面侧剩余的纤维可以原封不动，关节囊侧纤维用可吸收缝合锚钉进行修复。如果关节囊侧纤维不能修复，那么有必要修整并修复撕裂，可以使用侧 - 侧软组织缝合术联合可吸收锚钉缝合术。

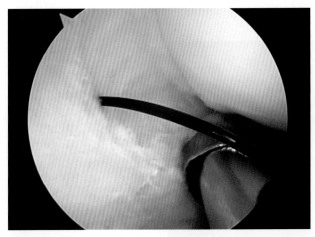

图 8.15　标记线所在的肩袖关节面侧部分撕裂大小 <2 cm，符合 A-Ⅱ型撕裂。

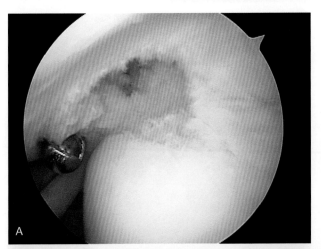

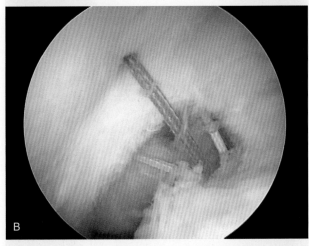

图 8.16　A. 右肩冈上肌腱的部分撕裂已经暴露止点且通过测量关节面边缘到正常肌腱长度评估撕裂的程度。B. 带有 2 个非吸收性缝线的锚钉置入大结节。它们通过肩袖后进行编织，收回至肩峰下并打结（经过 Alan Curtis 同意转载）。

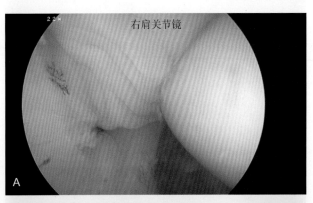

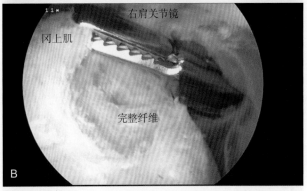

图 8.17　A. 冈上肌的一个正常关节面表面（A-0 型）。B. 从后侧入口探查，冈上肌滑囊侧的部分撕裂（B-Ⅲ型）。

如果肩袖的两侧都有累及，容易加重撕裂进展的危险性，同时也要考虑到更加有效的修复措施。例如，一个关节面侧部分撕裂（Snyder A-Ⅱ或 A-Ⅲ型）和一个滑囊侧部分撕裂（Snyder B-Ⅱ、B-Ⅲ 和 B-Ⅳ型）只进行清理，可能导致残余疼痛和肌腱薄弱。一个可行的方法包括清理损伤组织、修整肌腱以及用可吸收缝合锚钉修复正常的组织，同时行肩峰下减压术（图 8.18）。

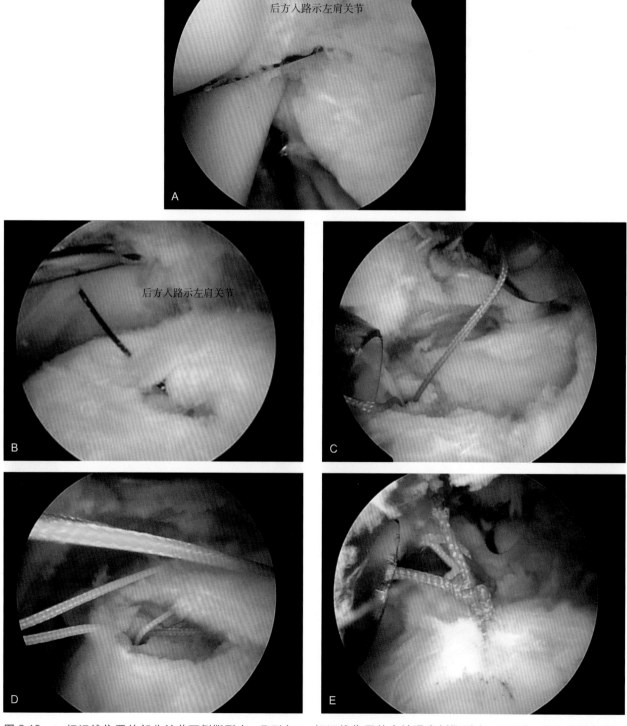

图 8.18 A. 标记线位置的部分关节面侧撕裂（A-Ⅱ型）。B. 标记线位置的肩袖滑囊侧撕裂（B-Ⅲ型）。这个可能考虑是 Snyder 分类系统中 A-Ⅱ、B-Ⅲ 型撕裂。C. 清除损伤组织及使它成为完全撕裂后，装载 2 根非吸收性缝线的锚钉经过肩袖关节面表面的边缘置入大结节内。D. 缝合线在肩袖前缘编织进行一个褥式缝合。E. 关节镜下进行缝线打结使肩袖修复到其解剖止点。

首选治疗方法和技巧

如果撕裂是引起临床症状的主要原因，那么每例肩袖部分撕裂患者都必须进行个体化的评估。在进行手术之前，有必要跟患者讲述撕裂进展为严重部分撕裂的可能性，了解患者的期望值、与患者共同讨论并确定治疗方式。

从盂肱关节 15 点方向进行详细的关节镜检查非常重要，可以评估关节内其他病理情况如 SLAP 损伤或慢性损伤，这些情况术前 MRI 可能诊断不出来，但都需要解决。

标记缝合技术在定位肩峰下关节面侧和关节囊侧撕裂是非常重要的。在盂肱关节，关节镜从后方向前方探查并穿过冈上肌肱骨头边缘，标记线（1 号可吸收缝合 PDS 线）通过 18 号腰椎穿刺针横穿肩峰边缘置入部分撕裂的肌腱内，然后穿刺针拔出保留标记线在撕裂的位置，关节镜从肩峰下间隙进入，到达标记线所在位置，可以观察到关节囊侧任何类型的撕裂。如果要做肩峰下减压术，那么很容易就可以先做这一步，然后再去寻找标记线。清除增生的滑膜组织后，仔细检查标记线周围组织，通过内、外旋手臂有助于全面观察肩袖的情况。

刨刀清理关节囊侧损伤的肌腱纤维后，可以很好地评估关节囊侧肩袖撕裂的程度。如果部分撕裂的大小有限（A-I 型或 A-II 型撕裂，伴关节囊侧正常 B-0 型；关节面侧正常 A-0 型，伴关节囊侧中度撕裂 B-I 型或 B-II 型）合并撞击，单独清理就可以解决问题。

治疗分级较高的肩袖部分撕裂仍然是临床上的挑战。关节面侧部分撕裂明显的 40 岁以上患者（即使是滑囊面侧正常的 A-III 型和 A-IV 型），通过修整撕裂和可吸收缝合锚钉修复联合肩峰下减压术可以明显减轻疼痛，可使关节恢复活动。最近的研究显示，双排固定与单排相比并没有显示出太大的区别，所以我们仍然利用单排可吸收锚钉固定。早期仅清理联合肩峰下减压术治疗这类肩袖部分撕裂患者并没有成功，而且患者也不满意，促使我们采用更加有效的修整撕裂同时进行修复的治疗方式。

关节囊侧的高度部分撕裂（Snyder B-III 型或 B-IV 型）而关节面侧正常（A-0 型），即 Monk's Hood，往往采取保留关节面侧的纤维完整，然后侧侧缝合修复关节囊侧纤维，或缝合锚钉固定于肌腱止点位置联合肩峰下减压术，患者术后恢复较快，同时医

生要认真监督术后恢复情况并确保患者不能太早进行运动或活动。

当两侧肌腱都有撕裂的时候，撕裂进展的危险性会增加。50 岁以上的患者可能会出现这种情况，关节镜下清理联合肩峰下减压可以适当地缓解疼痛，但患者术后并不能做过顶运动或上举时仍有残余痛。因此，既要求缓解疼痛又要求可以在无残余疼痛或无力的情况下恢复功能的患者，需要考虑用更加积极有效的治疗措施。在这些 50 岁以上的患者中，我们利用 Snyder 的分类方法并称这个为 "4 的原则"，当两侧都有损伤，例如有关节面侧部分撕裂（Snyder A-I 型、A-II 型或 A-III 型）和关节囊侧部分撕裂（Snyder B-I 型、B-II 型、B-III 型），如果这些合计达到 "4" 或更大，我就会采取清理、修整撕裂及可吸收锚钉等更加积极有效的方法治疗。

对于那些低于 40 岁或需过顶运动的运动员，分型较高的 PASTA 损伤的治疗仍然是一个挑战性的问题。我们对于修复撕裂的治疗方法是保留残存纤维的完整，同时用可吸收缝合锚钉经皮穿过正常肌腱并在肩峰间隙打结重建肌腱止点。从暴露的止点进行测量，而决定保留多少肌腱（多于或低于50%）是非常有挑战性的。这些患者大多年轻、活跃，并且希望能重新进行过顶运动，排除肩不稳和 GIRD 为根本原因后，就需要处理明显的肩袖部分撕裂，这类患者是 PASTA 修复的最佳人选（图8.19）。这是一个要求很高的手术，如果肩峰突出的边缘太过横向并且在这个边缘没有合适的位置放置可吸收锚钉固定时，这个操作很难进行。此外值得注意的是，在利用 PASTA 技术的文献中，仅有的一个长期研究结果发现，6 例投掷运动员中，只有2 例术后能恢复到他们之前竞技的水平[20]。骨科医生利用可吸收锚钉可以很轻松地修整撕裂并修复，这是一个非常合理的选择。

并发症、争议及思考

机械故障是所有关节镜手术最常见的并发症，医生需负责避免机械故障，因此手术团队术前要保证所有的手术设备功能的正常运行。有时候事情往往也会超出医生的控制，关节镜、灌注系统、刨刀系统和其他专用设备随时可能发生故障，因此在进行手术之前，准备好备用设备非常重要。门诊手术逐渐增多，有些地方却不愿意购买备用设备，这会

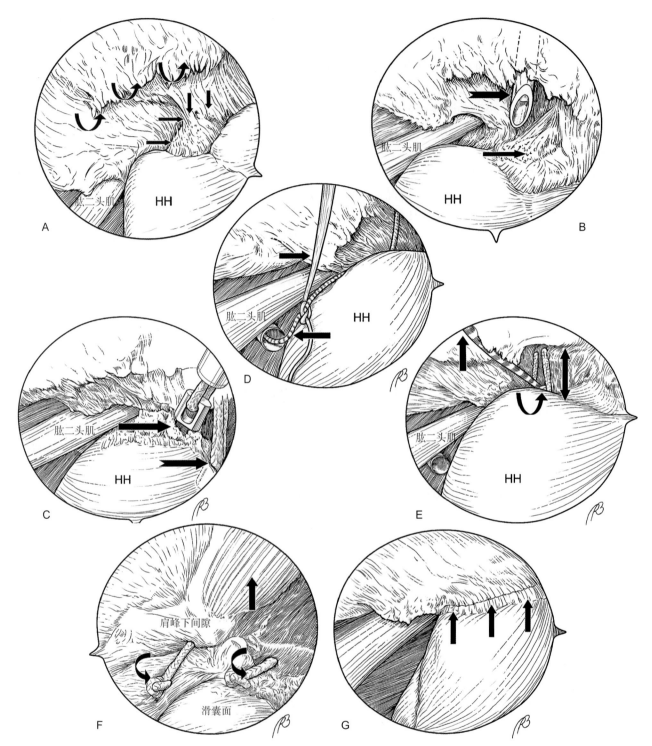

图 8.19　A. 利用解剖"止点"作为参照识别和定量分析肩袖撕裂，在标准前侧入路下利用刨刀暴露止点，清除部分关节面侧撕裂。B. 在肩峰外侧缘穿出硬膜外穿刺针，穿刺针横穿残存附着的肌腱表面插入暴露的止点，这个可以指引锚钉的置入。C. 一个小直径的套管或特殊材料的套管经皮穿过通过肌腱（穿肌腱），然后根据撕裂的大小选用合适的设备置入 1 个或 2 个锚钉。D. 按顺序打入锚钉，从前入路抓出锚钉上一根缝线，然后转载一根缝线（1 号可吸收缝线，PDS）的穿刺针穿过肩袖滑囊侧，主要针对部分撕裂的边缘。肩部需要进行一些活动，比如外展或旋转肩关节可更精确地穿过穿刺针。缝线引入关节腔内并从前侧套管中抓出，作为一个缝线穿梭器。在可吸收缝线上打一个简单的环，从前侧入口穿出的缝线在关节外拉紧环，转载在缝线穿梭器上，缝合器及伴随的缝合锚钉从套管中按顺序退出撕裂边缘到肩峰下间隙再退出皮肤。E. 穿梭器穿过肌腱后（左侧箭头），剩余的缝线以相似的方式通过，并最终打结以重建肱骨头（HH）解剖止点（右侧箭头）。F. 然后关节镜置入肩峰下间隙，颜色标示的缝线容易识别匹配，分开合适的缝线对并通过外侧或前侧套管打结。G. 关节镜再次置入盂肱关节间隙，撕裂部分的边缘需要与关节面相连，可以完全消除之前暴露的止点，然后活动肩关节以评估修复的质量，以确保不存在过度牵拉，确定已经形成相近解剖的修复。

影响患者的治疗质量。应由主刀医生决定是否需要准备备用设备。

当进行肩关节镜手术时，做好处理肩袖各种病理情况的准备也非常重要。术前 MRI 往往不能发现所有肩袖部分撕裂和 SLAP 损伤。在进行关节镜肩峰下减压术的患者中，有超过 35% 发现肩袖部分撕裂。骨科医师需在进行肩关节镜手术时做好修复 SLAP 损伤、肩袖部分撕裂或其他病理情况的准备，这些情况术前可能没有诊断出来。在进行肩关节镜手术之前，骨科医师要保证有整套的套管、锚钉及其他仪器去处理任何无法预知的病理情况。

对于肩袖部分撕裂的最佳临床治疗方法一直存在争议。肩峰下减压可以提供可预见性的疼痛缓解，并且可以减小那些有外部撞击的肩峰下出口狭窄，然而目前并没有研究证明可以延缓肩袖疾病的进展。因此，明显的肩袖部分撕裂需要积极有效的治疗，骨科医师需要采用最稳妥的手术方式。同时也没有研究明确指出患者在进行肩关节镜下肩袖修复时是否需要肩峰下减压。目前，推荐 40 岁以上的患者或病史和体检发现有肩峰撞击征的患者进行关节镜下肩峰下减压。

由于部分肩袖撕裂还没有广泛认可的分类系统，因此医生尝试描述撕裂的类型也是非常重要的。我们认为 Snyder 分类方法在描述关节面侧肩袖部分撕裂和关节囊侧肩袖部分撕裂方面是最好的一个分类方法，然而，这是一个有争议的问题。部分肩袖撕裂的分级超过或低于 50% 时，结果往往不能重复。

文献中对于手术时机的选择不明确且存在争议，时间从几个月到甚至超过一年不等。医生需要根据患者的症状、改善的程度以及每个患者的期望值确定手术时机。

肌腱内部撕裂的治疗仍然是个问题。正如上述讨论所说，由于常规关节镜检查不能明显识别肌腱内部撕裂，因此该检查在评估和治疗肌腱内撕裂方面不具备优势[1]。术前检查如 MRI 经常可以发现冈上肌腱内部有明显的信号改变，但是在进行肩关节镜探查时却没有发现撕裂。根据患者的年龄、症状、活动能力，积极的清理和修复可能是有必要的。通过观察组织形态和刨刀头触诊有助于识别这些损伤，如果存在，可以对其进行清理和修复治疗。

对过顶运动员的肩袖部分撕裂，进行关节镜治疗也一直存在争议，这种类型的撕裂只进行关节镜下清理失败率很高。如果可以排除内部撞击和多向不稳，在几个选定的研究里发现关节镜下锚钉修复肩袖部分撕裂可以获得很好的效果。在这组选择的患者中，PASTA 修复方法也可能是最佳的方法。然而，文献中只有一篇长期研究报道了在不同亚组的混合结果。

经验和教训

（1）经验：随着 MRI 和肩关节镜技术的发展，越来越多肩袖撕裂可以被明确诊断出来。

教训：并不是所有的部分撕裂都有症状，超过 20% 的患者可能无明显症状。部分撕裂会随着年龄增长而增加，并且可能不是引起症状的原因。

（2）经验：疼痛往往在夜间加重，伴随过顶活动的疼痛是主要的症状。

教训：症状没有特异性，可能与肩峰撞击征症状重叠，并且非手术治疗较长一段时间后，临床症状没有改善。

（3）经验：投掷运动员的盂肱关节不稳定和肩袖有持续牵引应力作用时，可以在没有外部撞击的情况下出现表面撕裂。

教训：这类患者容易误诊，只进行肩峰下减压治疗而不解决潜在的损伤可能会引发不好的结果。

（4）经验：组织学检查和关节镜二次探查的结果已证实，关节镜清理后，组织没有得到有效的修复。

教训：对于肩袖部分撕裂，关节镜清理后症状可能持续，需要进行积极有效的治疗。

（5）经验：MRI 在诊断肩袖部分撕裂方面有很高的假阴性率。

教训：忽视这个假阴性率可导致慢性肩关节疼痛患者的误诊。

（6）经验：通过 MRI 的 T1 像信号增加和 T2 像信号降低可以鉴别肩袖部分撕裂和肩袖肌腱炎或肌腱病。

教训：在 MRI 上诊断肌腱炎或肌腱病时并不能排除有肩袖部分撕裂。许多肩袖肌腱炎或肌腱病的患者实际上有肩袖部分撕裂。

（7）经验：关节内注射钆同时进行 MRA 可以提高诊断肩袖部分撕裂的敏感性。

教训：这个技术对于诊断关节囊侧的肩袖部分

第 1 篇　肩关节

撕裂没有帮助。

（8）经验：诊断不明确时利用 MRA 需谨慎，特别是针对那些病史和症状比较混乱的年轻患者。

教训：有肩袖部分撕裂的发生，即使发生在年轻患者和过顶运动过度的运动员身上，并不意味着就要手术治疗。在手术之前，初始应考虑非手术治疗。

（9）经验：在利多卡因注射试验中，肩峰下间隙注射 10 ml 1% 的利多卡因有助于辨别有症状肩袖部分撕裂的撞击征。

教训：后关节囊由于脂肪和肌肉的包裹，后侧注射可能不能达到肩峰下间隙。

（10）经验：肩袖部分撕裂的诊断经常需要关节镜下探查才能确诊。

教训：未做一个全面的关节镜下和关节囊侧的检查，可能不能充分诊断和治疗这类肩袖部分撕裂。

（11）经验：如在过顶运动过度的运动员身上发现的重复微损伤，则部分撕裂进展为全层撕裂的风险高达 81%。

教训：这类患者只进行关节镜下清理不能达到足够的疼痛缓解，并且他们可能不能再回到之前的竞技比赛中。然而，最佳的临床治疗一直存在争议。

（12）经验：对于关节面侧的部分撕裂，盂肱关节部位利用标记缝合技术可有助于定位关节囊侧的撕裂。

教训：如果没有标记缝合技术，那么就很难或是不可能定位关节囊侧的撕裂，可能会导致误诊和不恰当的治疗。

康复

关节镜下清理联合肩峰下减压术后，早期积极的活动范围可根据肌力情况设定。这类患者利用 PASTA 修复或修整为全层撕裂后修复，术后方案和肩袖全层撕裂相似。

需要进行早期的被动活动。很多患者进行关节镜修复后疼痛不明显，则倾向于进行更加积极的活动。通常，在进行任何主动活动之前，修复愈合需要 4~6 周的时间。根据作者的经验，很多患者做的会比他们制定的计划要多，我们可以从前交叉韧带重建的经验了解到，患者会加速他们自己的康复。

结论和展望

肩袖部分撕裂的治疗仍然是一个有争议的话题。一些争论来源于我们对肩袖部分撕裂自然演变的认识不足和大量混乱的临床研究。部分撕裂可能没有症状，或是产生疼痛和肩关节不稳的主要原因，可见于任何年龄段。肩袖部分撕裂的治疗需要根据患者的年龄、职业或运动情况、病理学特点和撕裂的程度来确定。需要进行个体化的评估以明确部分撕裂是否是引起症状的主要原因。如果确实需要治疗，确定相关伴随的病理改变非常重要；如果部分撕裂继发于盂唇和韧带功能不足，那么在进行肩袖手术之前首先需要解决它的主要问题。部分撕裂（Snyder A-Ⅰ型、A-Ⅱ型）的关节镜下清理连同盂唇撕裂或韧带功能不全的治疗是有必要的，是否需要进行肩峰下成形术则取决于个体差异，年轻患者往往不需要。

如果部分撕裂范围局限伴撞击征（Snyder A-Ⅰ型、A-Ⅱ型，或 B-Ⅰ型、B-Ⅱ型），一个简单肩峰下减压术就可以解决所有问题。高分型的撕裂仍然是临床难题，选择清理或关节镜下修复和怎样去修复肩袖撕裂仍然存在挑战。近期的研究显示修整成全层撕裂后用可吸收缝合锚钉修复可获得良好的临床效果。利用最新的技术如 PASTA 修复或关节面侧肩袖部分撕裂的侧侧缝合可以获得可接受的结果，特别是过顶过度的运动员。然而，如果要确定这些修复技术比修整成全层撕裂并修复的方法好，还需要长期的研究来证实。

随着我们对肩袖解剖的理解和关节镜下测量撕裂深度的能力增强，对于年轻患者和要求高的患者来说恢复肩袖撕裂完整的目标变得更加乐观。未来的长期研究可以完全验证，利用可重复的标准分类系统来评估肩袖撕裂修复后的效果，并且在决定治疗决策之前可以使用这些技术。另外，如果要确定这些新的关节镜技术可以加速肩袖部分撕裂患者的康复，还需要前瞻性的研究，来对不同的康复方法进行比较。

参考文献

[1] McConville OR, Iannotti JP. Partial thickness tears of the rotator cuff: evaluation and management. *J Am Acad Orthop Surg*. 1999;7:32–43.

[2] Curtis AS, Burbank KM, Tierney JJ, et al. The insertional footprint of the rotator cuff: an anatomic study. *Arthroscopy*. 2006;22:603–609.

[3] Ruotolo C, Fow JE, Nottage WM. The supraspinatus footprint: an anatomic study of the supraspinatus insertion. *Arthroscopy*. 2004;20:246–249.

[4] Gartsman GM, Milne JC. Articular surface partial-thickness rotator cuff tears. *J Shoulder Elbow Surg*. 1995;4:409–415.

[5] Walch G, Boileau P, Noel E, et al. Impingement of the deep surface of the supraspinatus tendon on the posterosuperior glenoid rim: an arthroscopic study. *J Shoulder Elbow Surg*. 1992;1:238–245.

[6] Itoi E, Tabata S. Incomplete rotator cuff tears: results of operative treatment. *Clin Orthop Relat Res*. 1992;284:128–135.

[7] Codman EA. *The Shoulder*. Boston, MA: Thomas Todd; 1934.

[8] Ellman H. Diagnosis and treatment of incomplete rotator cuff tears. *Clin Orthop Relat Res*. 1990;254:64–74.

[9] Weber SC. Arthroscopic debridement and acromioplasty versus mini-open repair in the management of significant partial-thickness tears of the rotator cuff. *Orthop Clin North Am*. 1997; 28:79–82.

[10] Fukuda H, Craig EV, Yamanaka K, et al. Partial-thickness cuff tears. In: Burkhead WZ Jr, ed. *Rotator Cuff Disorders*. Baltimore, MD: Williams and Wilkins; 1996:174–181.

[11] Fukuda H, Mikasa M, Yamanaka K. Incomplete thickness rotator cuff tears diagnosed by bursography. *Clin Orthop Relat Res*. 1987;223:51–58.

[12] Sher JS, Uribe JW, Posada A, et al. Abnormal findings on magnetic resonance images of asymptomatic shoulders. *J Bone Joint Surg Am*. 1995;77:10–15.

[13] Mazoué CG, Andrews JR. Repair of full-thickness rotator cuff tears in professional baseball players. *Am J Sports Med*. 2006;34:182–189.

[14] Stetson WB, Phillips T, Deutsch A. Magnetic resonance arthrogram for detecting partial rotator cuff tears. *J Bone Joint Surg Am*. 2005;87(suppl 2):81–88.

[15] Stetson WB, Ryu RKN, Bittar ES. Arthroscopic treatment of partial rotator cuff tears. *Op Tech Sports Med*. 2004;6: 135–148.

[16] Deutsch A. Arthroscopic repair of partial thickness tears of the rotator cuff. *J Shoulder Elbow Surg*. 2007;16:193–201.

[17] Snyder SJ. *Shoulder Arthroscopy*. 2nd ed. Philadelphia, PA: Lippincott Williams and Wilkins; 2003.

[18] Porat S, Nottage W, Fouse MN. Repair of partial thickness rotator cuff tears: a retrospective review with minimum of two year follow-up. *J Shoulder Elbow Surg*. 2008;17:729–731.

[19] Weber SC. Arthroscopic repair of partial thickness rotator cuff tears: the safety of completing the tear. Presented at the 22nd Annual Meeting of the Arthroscopy Association of North America; 2003; Phoenix, Arizona.

[20] Ide J, Maeda S, Tabagi K. Arthroscopic transtendon repair of partial-thickness articular-side tears of the rotator cuff: anatomical and clinical study. *Am J Sports Med*. 2005;33:1672–1679.

第 1 篇　肩关节

第 9 章

Matthew R. Lavery, Joseph P. Burns, Stephen J. Snyder

关节镜下肩袖修复：单排固定

肩袖手术的起源可追溯到 1911 年，当时 Codman 首次把冈上肌固定到肱骨大结节止点位置，他的研究论文发表在 *Shoulder* 这本杂志上。随后的几十年里在解剖描述、专业术语及肩袖撕裂手术治疗方面进行了改进。1972 年，Neer 定义了"撞击症"，并且在病因学和肩袖疾病治疗方面阐明了很多很重要的概念，且沿用至今。20 世纪 70 年代关节镜技术的发展为现代肩关节手术铺平了道路，在过去的十年里，供骨科医师治疗肩袖疾病的技术和内植物也都有非常快速的发展。

关节镜下肩袖修复技术给医生和患者都带来了益处，包括更好地直视观察肩袖的病理情况、三角肌保护、在治疗中更具灵活性、术后疼痛和瘢痕较小。随着越来越多医生掌握肩关节镜手术技巧，我们已经积累了足够的关节镜下肩袖修复的成功经验。

近年来，运动医学和关节镜相关的文献已经证明了这些技术在短期和长期的成功。Morse 等 2008 年在 *American Journal of Sports Medicine* 上发表了一篇 meta 分析，比较了关节镜和微小切开手术的结果，没有发现两者具有差异[1]。成功的手术结果和一个满意的患者群体使具备关节镜下肩袖修复手术技能的骨科医师进行这项手术变得合法化。

如今，尽管关于固定方法仍然存在争议，但对于关节镜下修复肩袖损伤的安全性及有效性却很少有异议。肩袖的单排固定和双排固定已被广泛研究。我们提倡进行单排、低张力的修复，这样修复强调了连接处生物愈合的需要，坚持充分的腱-骨固定的生物力学原则。

临床评估

病史

肩袖损伤患者的临床病史可依据他们的年龄进行分类。年轻患者的肩袖问题通常涉及过度的过顶活动、持续的高强度损伤或从事重的过顶抬举等体力活动。疼痛经常在过顶活动中出现，休息时消失。如果在过顶活动停止后出现疼痛或在夜间疼痛加重，可能怀疑存在肩袖部分撕裂。

当患者病情进展到中年，他们的病史通常呈现一种慢性的过度使用模式，尤其在他们经常进行过顶活动时。合并肩部创伤的患者，全层肩袖撕裂可能会出现。患者会有慢性的肩部疼痛及外侧三角肌区的放射痛，这种疼痛可能与肌肉乏力及肌肉抓捏相关。通常患者近期上肢活动会增加，这可能继发于一个新的锻炼或工作。其他患者可能会出现更多的慢性撞击综合征的症状，可能是肩袖和肱二头肌肌腱被肩峰下骨赘潜在性损害所致。症状常在夜晚加重且可能导致患者半坐位睡姿或使用安眠药以达到某种程度的休息。在严重的病例中，主动抬肩和外旋活动可能会减弱或几乎不能进行。

当患者年龄超过 65 岁时，肩袖损伤极为普遍，可能会影响超过其中 40% 的人群[2]。随着活动的减少，症状在这个年龄段人群中可能不明显，并且疾病的慢性过程可能会引起更多的代偿性活动。患肢无力和慢性疼痛可能是这类人群抱怨最多的问题。

体格检查

患者手术前需要进行综合的体格检查。肩袖的评估需要一整套特殊且标准的检查。有必要检查双侧肩部，观察两侧骨骼和肌肉解剖结构的对称性。存在瘢痕组织说明有过手术史，可见的不规则改变则暗示之前的创伤或治疗史。

触诊和活动范围

常规检查之后，需要评估患者主动和被动活动的范围。观察患者在检查过程中疼痛症状。常规检查过程中，患者在外展 60°~140° 时会出现一个疼痛弧，常表明肩袖已经存在损伤，并且在肩峰和肱骨大结节前缘存在挤压。需触诊整个肩关节包括胸锁关节。当怀疑有肩关节不稳时需要评估韧带的完整性（如年轻患者）。

神经肌肉测试

需要评估肩部内外侧肌肉的肌力及功能，分为0~5级。前臂内收时抵抗手臂内旋和外旋以确定肩胛下肌和冈下肌力量分级。检查冈上肌肌力时，手臂需外展60°、前屈45°，同时肩内旋、拇指朝向地面。肩袖损伤患者做这个动作常很痛苦，操作时需要注意。

有几个神经反射可以模拟肩袖疾病疼痛的发生，因此需要进行仔细的神经检测。两个最常见的情况是颈神经根炎和肩胛上神经功能障碍，引起肩关节的疼痛并影响功能，并可导致肩袖肌肉的严重萎缩。肩胛上神经功能障碍患者经常抱怨关节深处疼痛，并且伴随肩袖活动有病理性的疼痛。颈神经根炎可能出现手臂放射性疼痛及灼烧感或麻木感；深肌腱反射可能改变。Spurling 动作（颈部外展、旋转和轴向挤压）可引发颈神经根刺激从而出现这些症状。肌电图有助于更清楚地描述神经损伤的位置。

撞击试验

肩袖撕裂患者常会出现撞击征阳性。虽然撞击试验不是完全可信的，却也是肩关节检查的一个有价值的组成部分。我们常应用 Neer 试验（撞击试验1）和 Hawkins 试验（撞击试验2）（图 9.1），进行这些试验时，患者取仰卧位，肩胛骨固定在检查台上。进行 Neer 试验（撞击试验1）时，手臂呈内旋及过度前屈位可引起肩峰下明显的挤压症状，并且可能出现其他刺激症状。Hawkins 试验（撞击试验2）需要肘关节屈曲并且肩关节外展90°，并且手臂进行内收、上举和内旋，此动作会引起肩袖结构在肩峰弓外侧和前侧出现类似的挤压症状，在病理情况下会出现疼痛。除了肩袖损伤外，肱二头肌肌腱疾病、盂唇疾病和滑囊炎也会出现撞击征阳性[3]。

影像学检查

X 线影像

肩关节疾病患者 X 线检查的四个体位：前后位（垂直于肩胛骨平面）、腋外侧位、冈上肌出口位和 Zanca 位（肩锁关节）。术前计划可结合这四个部位的 X 线影像和 MRI 提供的信息。

术前计划也包括评估肩峰下减压的必要性。冈

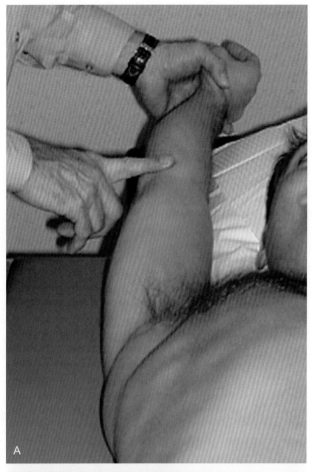

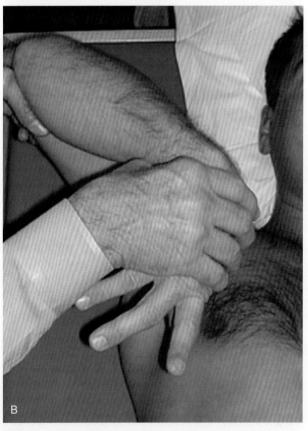

图 9.1　A. Neer 试验。B. Hawkins 试验。

上肌出口位片和术中观察都可以帮助制订手术计划。基于冈上肌出口位影像，我们应用 Bigliani 和 Morrison 的分类方法对肩峰进行分型：Ⅰ型，平坦型肩峰；Ⅱ型，弧形肩峰；Ⅲ型，一个尖锐"钩形"肩峰[4]。由于肩峰厚度变化很大，故我们对肩峰厚度也进行了分级：A 型，小于 8 mm；B 型，8~12 mm；C 型，大于 12 mm[5]，其测量需要在冈上肌出口与肩锁关节后方相一致的位置进行（图9.2）。这在肩峰下减压的术前计划中非常有用。

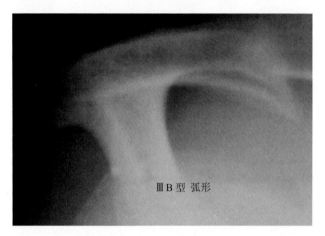

图 9.2　冈上肌出口平面。

MRI 影像

大多数患者进行肩袖修复之前都会进行 MRI 扫描。一个高质量的、非增强 MRI 扫描可以提供大量的信息，包括肩袖的状态及肌肉形态、肩胛下肌、肱二头肌以及肩锁和盂肱关节。我们的目的是获取斜矢状位（垂直于肩胛骨平面）、斜冠状位（平行于肩胛骨平面）（图 9.3）和轴向序列图，其中冠状位图像可以最直接地评估冈上肌腱，矢状位最外侧视野提供了关于撕裂止点处的信息，中间视野可以协助我们评估肩袖肌腹的脂肪浸润情况，肌肉的明显脂肪浸润预示了肩袖修复后预后可能较差，这种情况时术前应告知患者（图 9.4）。轴向位影像可以清楚地观察到肩胛下肌和肩袖后侧肌腱。在可疑有复发撕裂或 PASTA 损伤（关节面侧部分冈上肌撕脱）的病例中，我们利用钆关节造影结合 MRI 可以更好地了解肩关节的解剖病理。

决策制订

进行关节镜下修复肩袖撕裂的指征取决于患者情况和医生的决策。撕裂的自然病程（如撕裂时间长短、大小、撕裂肌腱的质量）会影响其进行关节

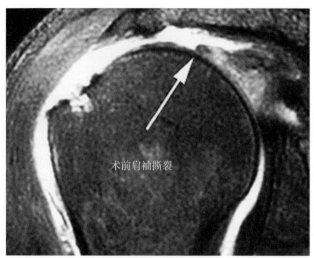

图 9.3　斜冠状位 MRI 显示一个回缩明显伴退变的肩袖撕裂。

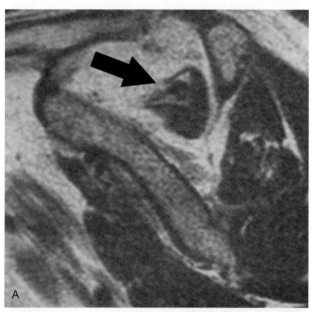

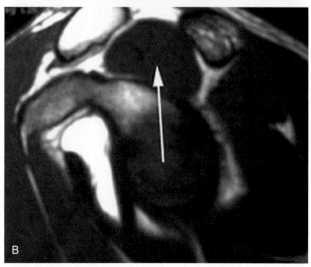

图 9.4　A. 斜矢状位 MRI 显示冈上肌腱的中度萎缩伴周围脂肪浸润（箭头所指）。B. 正常肌肉在冈上窝的填充，在锁骨和肩峰之间通常是饱满的。

镜下修复的适应证，其他因素包括年龄及对于肩关节的活动需要。全层撕裂在没有干预的情况下很难恢复或重新附着于骨头上，并且损伤范围可能会扩大[6]。对于年轻、活动要求高的肩袖撕裂患者应考虑早期治疗，对于中、老年、疼痛、力量强度减弱及活动范围减小的患者，如果他们的肌腱可修复，骨质足够支持锚钉固定，常规也要进行手术治疗。

肩袖修复的相对禁忌证较少。当骨量不足或有大的软骨下囊肿时，可能导致缝合锚钉固定不牢。其他禁忌证包括晚期的关节退变疾病、合并严重并发症或活动要求较低可以耐受肩袖缺损的。应告知撕裂范围较大的、有退缩的、慢性或再撕裂的及脂肪明显浸润的患者，他们的预后情况与一般的撕裂患者相比可能无法预知。合并肩周炎的患者进行修复手术过程中需要松解关节囊，我们建议患者术后进行长期的康复治疗来恢复活动，包括大量的物理治疗，同时进行另一手术恢复功能。延迟手术可能会引起萎缩和难以修复等风险。

分型

精确评估和分类肩袖撕裂病理有助于记录、研究以及与他人讨论治疗策略，这可能要作为手术记录的组成部分。加利福尼亚南部骨科研究所(SCOI) 肩袖分类系统是一个简单的描述方法，利用字母和数字指定肌腱的病理状况。大写字母表示肩袖撕裂位于哪一侧："A" 表示关节面侧撕裂；"B" 表示滑囊侧撕裂；"C" 表示全层撕裂或经肌腱损伤。肌腱损伤的程度利用数字 0~5 进行分类（表 9.1）。

表 9.1 撕裂分型

撕裂的位置
A. 关节面侧
B. 滑囊面侧
C. 完全撕裂
撕裂的严重程度
0. 正常肩袖，覆盖滑膜及滑囊表面光滑
1. 微小浅表的滑囊或滑膜刺激或被膜损伤（<1 cm）
2. 确实有磨损或肩袖纤维、滑膜、滑囊或被膜损伤（<2 cm）
3. 更加严重的肩袖损伤，包括肌腱纤维的磨损或断裂，通常涉及肌腱的整个表面（往往是冈上肌 <3 cm）
4. 非常严重的肩袖部分撕裂，除了肌腱纤维的磨损或断裂还包括大瓣撕裂，通常撕裂大小比之前分类要大，涉及不止一个肌腱
5. 大的、不可修复的撕裂伴明显的肌腱末端回缩

记录时，这三个区域的所有信息都要记录，包括正常情况。例如，A2/B4/C0 的撕裂表示关节面侧有小面积的磨损伴小的纤维组织损伤；滑囊侧可能有明显的损伤伴肌腱断裂和瓣形成；尽管损伤很严重，却没有全层撕裂，因此为 C0。大的全层撕裂需要进一步从它们的形态进行描述，比如新月形、U 形、L 形、反 L 形和大范围退行性撕裂类型。

治疗

非手术治疗与手术治疗

正如前文所述，我们推荐大部分患者进行肩袖撕裂修复。对于有严重并发症的患者、需要移植的大面积撕裂患者和不愿意进行手术的患者，推荐利用非手术治疗方法缓解疼痛。此外，可以适当推荐进行肩胛骨强度训练和生物反馈训练，尽管不能促进撕裂的肌腱重新与骨愈合，但可以缓解他们的疼痛。

时机

肩袖肌腱组织的质量及回缩的多少是制定决策的重要考虑因素，也是选择适宜手术时机所要考虑的因素。由于慢性撕裂有撕裂进展和脂肪浸润的可能性，因此我们建议合适的患者进行早期的手术治疗。原本损伤的肩袖可以获得很好的预后，由于耽误了时机，可能就会出现不可挽回的结果。我们实践发现全层撕裂累及两个或三个肌腱并且肌腱回缩至关节盂表面，尤其伴有明显的肌肉萎缩时，往往通过直接手术也无法治疗。如果他们的情况适合做手术，肩袖部分撕裂患者可能获益。此外，一些生物补片有望修复以前无法处理的肌腱缺损[7]。

手术技术

采用侧卧位进行肩关节镜手术。和其他肩关节镜手术一样，先对盂肱关节进行 15 点探查。为了全面评估关节面侧受累情况，骨科医师需要从前入路和后入路对肩袖组织进行仔细的探查。如果撕裂发生在肩袖的底部，难以或无法观察到损伤部位，或不容易从滑囊侧进入时，需要从前入路及后入路对磨损的边缘进行仔细的清理。

当检查盂肱关节时发现肩袖底部部分撕裂，则很难确定撕裂的程度。为了解决这个问题，学者们采用缝合线进行标记。从肩峰外侧缘边缘皮肤刺入 18 号硬膜外穿刺针，再从关节面侧肩袖撕裂位置入关节腔内。10 cm 的 1 号 PDS 缝线通过穿刺针进入关节内，然后拔出穿刺针，把缝线留在原位（图 9.5）。当评估肩峰下间隙时，骨科医师可以利用缝线定位轻易地评估关节面侧肩袖撕裂的情况。

盂肱关节检查结束后，手臂从外展 70° 放置到外展 15° 来评估肩峰下滑囊的情况。在此位置肱骨大结节朝向外侧，这样可以打开肩峰下间隙便于关节镜进入肩袖内。

关节镜套管从后上入路（PSP）进入，关节镜

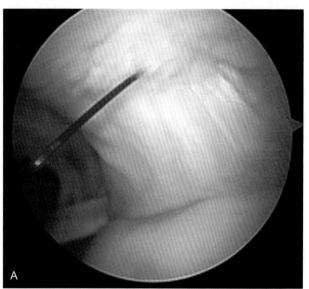

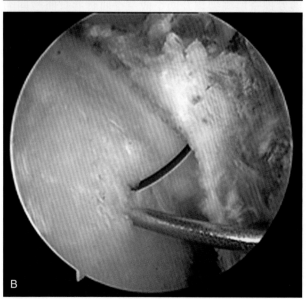

图 9.5 A. PDS 标记线利用经皮穿刺的腰椎穿刺针置入关节面侧缺损位置。B. PDS 缝线放置于肩袖滑囊侧并标记肩袖撕裂的位置。

杆通过套管直接穿过喙肩韧带下方并置于前侧，流出套管置于前端并在滑膜内操作。滑囊侧的解剖可通过两个套管系统观察，标记线此时也要防止意外移位。关节镜置于前侧入口，仔细清理滑囊后侧可以改善操作区域的视野。

在后上入路再次置入关节镜建立肩峰外侧入路（LAP）。通过硬膜外穿刺针经皮穿刺识别"50 码线"，此处直接位于撕裂的中心线上，并且至少距离肩峰缘外侧 2.5 cm，然后插入带有锥形孔的光滑透明套管。

基于术前 X 线的评估、患者的症状及关节镜下发现，可以进行选择性的肩峰下减压和小范围或锁骨远端部分或完全切除。清除前及外侧入路周围增厚的滑膜组织可保证充分的观察肩袖组织，必要的时候可以刮除和轻轻磨去在肱骨大结节相邻软骨边缘的皮质部分，继续保持大结节朝向外侧，这一部位覆盖着新生肌腱组织，作为愈合肩袖边缘延伸至新肌腱止点位置[8]。

作者的手术观点

完成肩袖手术的准备工作，关节镜放置在肩峰外侧入路，利用带吸引器的刨刀修理撕裂肌腱边缘薄的、有血运障碍的絮状组织，利用软组织抓紧器通过前后侧套管评估肩袖撕裂的形态及活动度，以制订减小肌腱张力和重建解剖结构的最佳方案。

肩袖的侧侧缝合

利用 L 形侧侧缝合纵向撕裂是修复肩袖巨大损伤的一个重要进步。采用侧侧缝合的两个重要原因是：①有助于撕裂的肌腱端与肱骨插入点的重新结合；②可以减小骨与缝合锚钉之间的张力。

利用带有缝合线的缝合器进行缝合，从套筒置入缝合器，可以直接接近撕裂的位置。在缝合器的指引下于撕裂的顶部对齐缝线。如果撕裂呈 V 形或 L 形，第一针应置于尖端的内侧。

在撕裂边缘 1 cm 位置，利用抓紧器反向张力小心地把缝合器穿过肌腱。在肌腱下方直视指引下，缝针从撕裂对侧位置穿出，然后缝合装置穿出对侧出口。如果缝合器不能穿过撕裂的两侧，可用"鸟嘴"状的抓紧器取出缝合器（或者使用两步缝合技术）。一旦穿出套筒后，缝线装置装载 2 号编织线穿过撕裂的部位（图 9.6）。

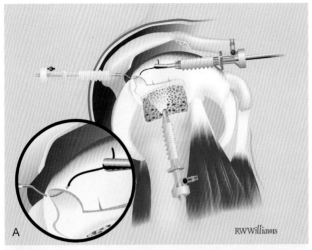
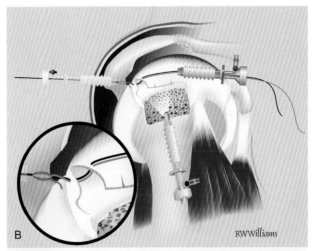
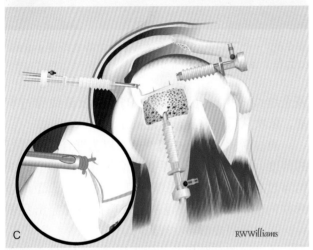
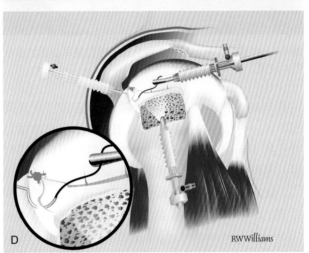

图 9.6 A. 新月形缝合钩穿过肩袖撕裂的边缘，穿梭器从对侧的套管中抽回。B. 穿梭器装载一根缝线并穿过撕裂位置。C. 利用滑结进行打结。D. 利用单通道技术或"两步"穿梭方法增加额外的缝线以完成修复。

将缝合线连同钩针从前侧或后侧套筒（任何一套筒均可，只要以最佳的方式穿过撕裂）穿出，利用滑结或锁紧结打结，学者们喜欢用三星结（SMC）打结。如有需要可以重复利用侧侧缝合封闭缺损。侧侧缝合是否可以促进肩袖愈合还有待商议，但是有证据表明它可以缩小撕裂的范围和减小骨锚界面的张力[9]。

缝合锚钉固定肩袖与骨的连接

现在置入的锚钉上可以带多根缝线，这一进展为骨科医师提供了有效缝线的最大数量，可以在现有大结节锚钉固定的每个点固定肌腱。Coons 等[10] 的研究显示 3 根缝线锚钉结构具有生物力学优点，从而促进了 3 联缝合锚钉的使用。最近，三联锚钉和三个简单缝线的使用在与各种双排锚钉比较时得到进一步验证[11]。

从肩峰外侧入路进行探查，在肩峰附近经皮置入硬膜外穿刺针以确定缝合锚定固定的合适位置及角度。在撕裂的中心插入穿刺针后，可能需要 3 mm 的切口置入 2 个或 3 个锚钉（图 9.7）。对于大的撕裂，可能还需要额外的切口，目的是将锚钉固定于骨皮质不是骨松质内。确定最佳固定位置后，利用 11 号刀片做个小切口，应该首先置入后侧锚钉，除非要在关节镜下进行肱二头肌肌腱固定，这种情况下需要首先置入前侧锚钉，用于肱二头肌肌腱和前侧肩袖固定。

肩袖止点内侧的正常长度距离肱骨头关节软骨边缘大约 2 mm。在后侧和前侧进行探查时，我们选择为每个锚钉创建引示孔，锚钉之间相距 1 cm，距离关节软骨边缘向外侧大约 3 mm（图 9.8）。引示孔可以为锚钉固定的位置和方向导向。向内侧位置放置锚钉可以最大限度地减小修复的张力，并且可以重建一个结实的内侧止点。通过先前的局部切口置入骨钻孔器，需要多个锚钉进行修复时，每个

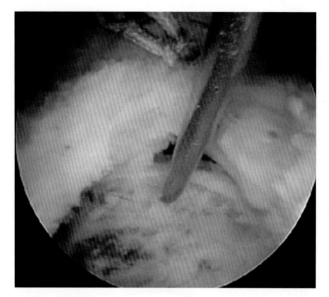

图 9.7　硬膜外穿刺针作为向导为置入锚钉选择合适的皮肤刺入位置。

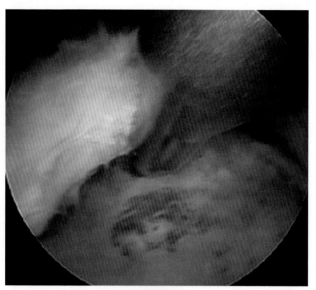

图 9.8　一个小的骨钻孔器在关节软骨边缘的外侧 4~5 mm 处为每个缝合锚钉制造一个引示孔。

钻孔器的方向需要平行或分散以保证锚钉在骨周围形成一个坚固的屏障。可以用明显小于自攻锚钉直径的 1 mm 的钻孔器作为导针，但使用自攻锚钉时，导针仅作为可选步骤。

此时，置入工作套管。我们选择在前侧和后侧入口使用"对接套管"或 7 mm 的 Dry-Doc（ConMed Linvatec、Largo、FL）对接套管，可以最大限度防止液体外流，并允许一般的缝合工具进出，同时可以不用将套管在组织中旋转，即可以拔出或重新置入。

ThRevo（ConMed Linvatec、Largo、FL）三联加载缝合锚钉带有高强度的编织缝合线，包括 3 种不同的颜色。其他品牌的锚钉可能通过小孔装载或容纳第三根缝线。ThRevo 锚钉的插入手柄在小孔开口垂直方向有纵向导向标记，可帮助骨科医师确定缝线在肩袖上的对齐状态，缝线的对齐对后面的打结非常重要，并在打结的时候具有维持 3 根缝线在小孔内滑行的能力。

利用穿孔器置入第一个锚钉，在套筒的指引下穿过皮肤和肌肉，拧紧锚钉。对准螺帽使它朝向导向孔的内侧方向，然后拧入坚硬的软骨下骨质内，然后将缝线从操作手柄上卸下，撤走手柄，适当牵拉缝线末端以确定锚钉固定牢固，并注意缝线在小孔内的位置。定位前、后及中间的缝线后，确定哪根缝线从内侧（肩袖侧）穿出，哪根从外侧（结节侧）穿出。用钩针或抓线器从前侧套管中拉出肩袖侧最靠后的内侧缝线，注意保持该缝线在另外一根

残余缝线的内侧（图 9.9A、B）。这根缝线穿过肩袖，依次从后向前进行上述操作。

通过后侧入路选择缝线钩可以为缝合提供很好的角度，新月形钩子是后侧缝合最好的工具。缝线钩穿过肩袖的顶部和底部锚钉后侧 8 mm，距离边缘靠内侧大约 1 cm。直视下从肩袖下方穿出穿刺针，同时确定梭形器在视野内。

通过前侧套筒用关节镜下抓线器把锚钉上剩余的缝线抓出，抓住穿刺针尖端的穿梭装置后，将穿梭器或 PDS 缝线穿过缝线然后用抓线器从前侧套筒抓出（图 9.9C），抓线器、缝合穿梭装置及缝线从同一个内侧通道进出以避免与剩余的缝线缠绕。

在前方套筒外将先前抓出的缝线通过穿梭装置，再折返从肩袖的底部向顶部穿过肩袖后，从后侧套筒穿出，结节侧的缝线及缝钩从后侧套筒穿出（图 9.9D、E）。由于在这个点打结可以限制肩袖的移动，我们用 Suture Savers（ConMed Linvatec、Largo、FL）固定缝线以备随后打结。

肩袖内置入多个锚钉可能引起滑囊侧间隙拥挤，关键要避免缝线缠绕并且与结节侧缝线成对放在一起。当缝针通过肩袖时按照顺序将每对线放入 Suture Savers 中，可以使相当数量的缝线在肩关节内的操作变得容易，并且最初的缝线先不要打结，这样可以轻松地在肌腱的边缘穿过缝线装置。

第一对缝线在后侧套筒中，通过套管在滑囊侧放置一个转换杆，然后沿着转换杆退出套管，在套管外侧取回滑囊侧的缝线对。第一对缝线置入第一

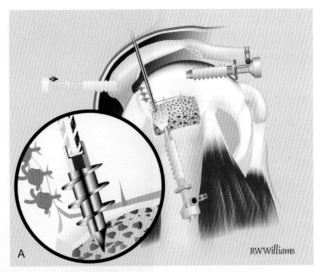

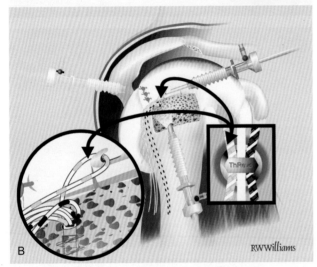

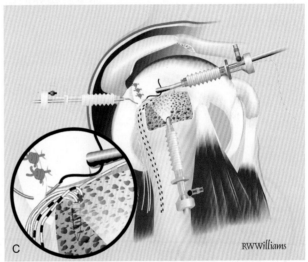

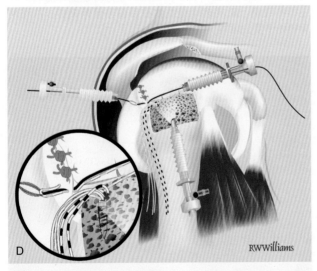

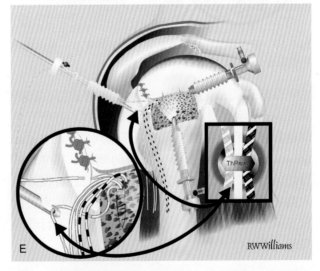

图 9.9　A. 装载 3 根缝线的第一个锚钉置入到最后方的引导孔，锚钉上的孔眼从内到外的方向对齐。B. 将最靠后的缝线内侧部分用钩针抽回至前侧套筒。C. 弯针从肩袖撕裂最后侧边缘穿出，位于边缘内侧大约 5~6 mm，同时穿梭器通过，然后从前侧套筒抽出。D. 前侧套筒中装有缝线的穿梭器穿过肩袖然后从后侧套筒穿出。E. 第一对缝线从后侧套筒小心抽出，避免缠绕缝线。

个 Suture Saver，Saver 尾侧夹紧并使 Suture Saver 紧贴肩袖。沿转换杆再次将套管置入肩关节内，即完成了第一针的缝合，剩余缝线的缝合需要重复此过程。

肩袖侧的中间缝线从前侧套筒中抽出后，走行于剩余未使用的缝线的内侧，再次置入缝钩与中间的锚钉一起穿过肩袖的顶部和底部，距离肩袖边缘靠内侧 1 cm。根据撕裂的形态，右弯或左弯缝线装置往往可以很好地穿过这个缝钩。通过穿刺针推进穿梭装置，装载之前需要抽回的缝线，从前侧抽出，然后再从肩袖折返（图 9.10），这一过程需要在锚钉的前侧缝线上重复进行，需在锚钉前侧大约 8 mm 的肩袖位置穿过缝线装置，如果有额外的锚钉或缝线都放入 Saver 中。

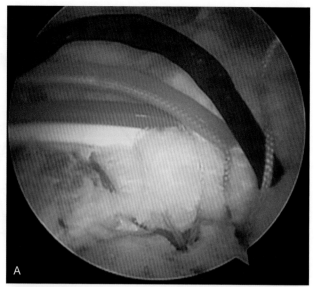

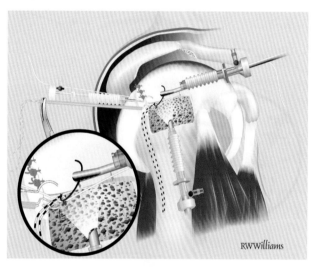

图 9.10 第一对缝线从后方套管中抽出并穿过一根小的塑料管以确保缝线紧贴肩袖。

在修复完成之前需要重复其余的锚钉、缝线和 Saver 步骤（图 9.11）。按照惯例，我们在所有的肩袖修补过程中按照相同的顺序排列彩色的 Suture Savers 可以简化手术最后打结的顺序（图 9.11）。打结的时候，从后侧或前侧入路观察，并且在外侧入路位置用钩针抽回成对的缝线。当修复结束后撤出 Saver，用一个滑动锁结（如 SMC 结）进行缝线打结（图 9.12）[8, 12]。

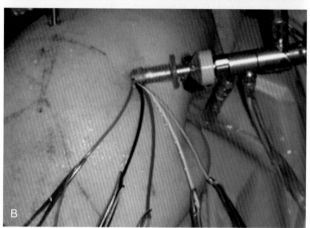

图 9.11 A. 五彩塑料套管把缝线对整理好以确保随后的缝线不会缠绕。B. 将多个缝线对在后侧套管外夹住，从而使肩袖处于复位位置。

Crimson Duvet 技术

成功的肩袖修复需要重建正常的腱 – 骨连接，这一过渡区经过逐渐矿化的纤维软骨区（图 9.13）。Uthoff 和 Himori 指出如果肩袖修复没有这个正常的过渡区，可能会产生生物力学障碍。Rodeo[13]

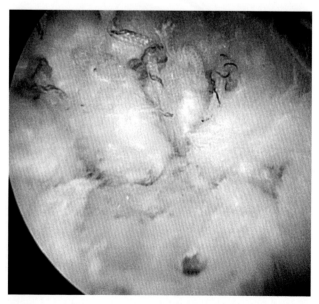

图 9.12 肩袖修补结束可看到肩袖边缘骨质上锚钉上的多根缝线呈扇形固定。

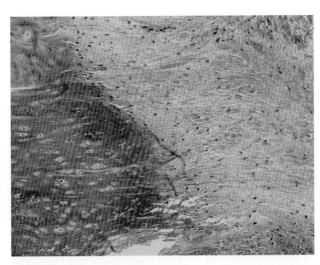

图 9.13　再生止点位置的组织学显示肩袖肌腱呈现典型的多层结构。钙化软骨层不如正常肌腱附着点宽，但是 Sharpy 纤维可以看见与骨附着。

阐明了肩袖愈合过程中肌腱与骨之间胶原纤维的持续作用。Uthoff 等 [14] 证实了愈合的细胞来自滑囊侧和肱骨近端，而肌腱残端没有内在的愈合能力。

Uthoff 注意到在软骨下骨建立通道可以使间充质干细胞参与愈合过程，这与常常用于膝关节和踝关节中的微骨折技术中纤维软骨形成过程类似。这种获取的干细胞可以为肩袖止点提供覆盖作用（图 9.14）。这种干细胞覆盖物或 Crimson Duvet 可以提供干细胞、血小板和细胞因子，从而促进正常的腱 – 骨移行区的形成，对于为肩袖组织提供愈合微环境和为腱 – 骨连接部建立安全的生物学固定是非常重要的。

并发症、争论及注意事项

避免关节镜下肩袖修复的并发症，需要注意操作的每个步骤，包括锚钉的位置、缝合技术及打结等。不理想的手术技术会导致失败，从而影响结果，而完美的手术可以带来肌腱与骨的良好固定，并且可获得很好的手术效果 [15-17]。

很多学者报道了肩袖修复的并发症。总的来说，报道的并发症是有限的，包括硬件故障、术后感染和关节僵硬。一位资深学者报道在 1 400 例肩袖修复患者，只有 3 例发生了感染。在 2 例患者中，锚钉已经明显突出需要取出。在这些早期病例中，锚钉在肩袖止点处置入太过垂直，由于术后僵硬导致 3 例患者需要进行理疗恢复活动。

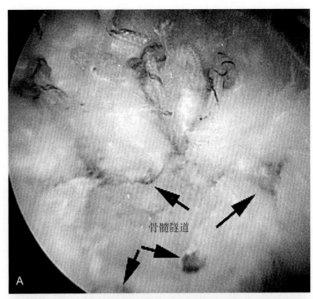

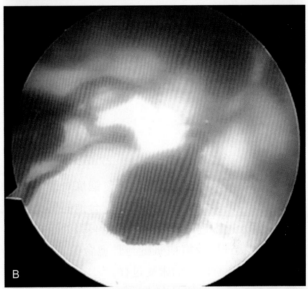

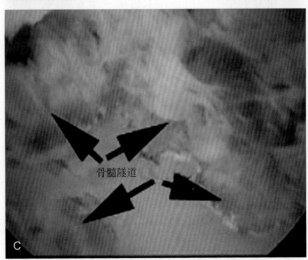

图 9.14　A. 在大结节与肩袖连接处的外侧用钻头钻 5~8 个骨髓隧道。B. 当血液从钻的骨髓隧道中流出在大结节和肩袖之间形成丰富的绒毛状血凝块。C. 二次探查可发现从骨髓隧道中产生多个血管通道。

经验

（1）可在手术室外进行模型、实验室技术操作或参加课程。熟悉小切口入路操作的医生，可以在一段时间内尽可能使用关节镜操作，再换回小切口手术，以此来评估该手术的学习进展及技巧。

（2）使用半透明的套管可最大限度地保证视野。为了允许最弯曲的缝针通过，软套管直径必须大于 6.5 mm，而刚性套管直径必须大于 8 mm。当套管在肩关节内移动时 2 个金属转换棒是非常重要的。

（3）妥善放置引流袋以免将患者身上弄湿。

（4）需监控并调节液体的压力，既保证最好的视野，又尽可能减少肩关节肿胀。

（5）手术开始时先完全切除滑囊，以免滑囊肿胀，尤其是后侧和外侧滑囊，其越来越肿胀将影响后续手术操作。

（6）当在肩关节内进行抓取和穿梭缝线时，医生需要注意观察锚钉上的缝线避免脱出（如完全从小孔中穿出）。

康复

肩袖手术术后进行适当的康复锻炼对手术成功非常重要。许多医生担心患者不配合他们的康复方案，然而太过激进的治疗对患者也有害处。根据患者临床症状进展及肩袖肌腱与骨愈合的正常发展，我们倡导一个阶段性的康复过程。

康复的第一阶段是在术后第一个 6 周内，需要强调防止关节僵硬、减少疼痛和炎症。在术前教育中，需要给患者教授一套温和的肘、腕及手的活动锻炼方案，然后术后第一天查房要再次强调这些锻炼。需要特别注意的是肩胛骨的活动度及强度（如耸肩）、轻柔的钟摆运动及被动屈曲固定至 90°。可以给患者提供一个纸质版的带图片的简单说明。在第一阶段的康复中需要吊一个肩外展支架，但是鼓励患者在家中可控范围内不戴吊带，可以做打电脑、自己进食及进行日常生活中腰肩水平的活动。

康复的第二阶段，是在第一阶段练习的基础上增加更积极的协调性活动锻炼。我们也帮助他们在完全被动活动范围内活动他们的手臂。在 6~12 周的这段时间，我们逐渐增加活动强度，开始等长肩袖锻炼，在接近 12 周时推进非常温和的抗阻练习。第二阶段治疗的主要目标之一是使患者手术肢体恢复日常生活最基础的活动。

术后 12~24 周进行第三阶段的康复，目标是患者可以毫不费力地自由进行过顶动作和进行一些特殊动作练习。那些在临床上以适当速度康复的患者可以进行一定强度的锻炼和一些基本的协调性锻炼（如掷球）。术后第四阶段的康复从 24 周以后进行，主要目标是手术肢体可以全力进行正常的体育活动。

结论

关节镜下肩袖修复既有挑战，又有价值。我们的技术已经发展了很多年，但不是获得良好结果的唯一方法。我们推荐单排缝合的理由是它具备以下优势：

（1）最大限度地减少张力。

（2）利用最好的骨质进行锚钉固定。

（3）强调了生物愈合。

（4）重建解剖止点。

（5）三联缝合锚钉的强度。

（6）通过减少锚钉的数量减少患者的花费。

（7）文献报道与双排固定无临床差异。

我们鼓励在手术室外的模型、尸体上练习所有的肩关节镜技术。随着操作、经验和数量的增加，看似复杂的步骤也可以更好掌握，优化医生和患者的手术体验。

参考文献

[1] Morse K, Davis AD, Afra R, et al. Arthroscopic versus mini-open rotator cuff repair: a comprehensive review and meta-analysis. *Am J Sports Med*. 2008;36:1824–1828.

[2] Kim HM, Teefey SA, Zelig A, et al. Shoulder strength in asymptomatic individuals with intact compared with torn rotator cuffs. *J Bone Joint Surg Am*. 2009;91:289–296.

[3] Snyder SJ. Rotator cuff: introduction, evaluation, and imaging. In: *Shoulder Arthroscopy*. Philadelphia, PA: Lippincott Williams & Wilkins; 2003:189–200.

[4] Bigliani LU, April EW. The morphology of the acromion and its relationship to rotator cuff tears. *Orthop Trans*. 1986;10:216.

[5] Snyder SJ. A modified classification of the supraspinatus outlet view based on the configuration and the anatomic thickness

of the acromion. In: *American Shoulder and Elbow Surgeons Annual Closed Meeting*; October 14, 1991; Seattle, WA.

[6] Yamaguchi K, Tetro AM, Blam O, et al. Natural history of asymptomatic rotator cuff tears: a longitudinal analysis of asymptomatic tears detected sonographically. *J Shoulder Elbow Surg*. 2001;10:199–203.

[7] Bond JL, Dopirak RM, Higgins J, et al. Arthroscopic replacement of massive, irreparable rotator cuff tears using a GraftJacket allograft: technique and preliminary results. *Arthroscopy*. 2008;24:403–409e1.

[8] Burns JP, Snyder SJ, Albritton M. Arthroscopic rotator cuff repair using triple-loaded anchors, suture shuttles, and suture savers. *J Am Acad Orthop Surg*. 2007;15:432–444.

[9] Halder AM, O'Driscoll SW, Heers G, et al. Biomechanical comparison of effects of supraspinatus tendon detachments, tendon defects, and muscle retractions. *J Bone Joint Surg Am*. 2002;84:780–785.

[10] Coons DA, Barber FA, Herbert MA. Triple-loaded single-anchor stitch configurations: an analysis of cyclically loaded suture-tendon interface security. *Arthroscopy*. 2006;22:1154–1158.

[11] Barber FA, Schroeder FA, Aziz-Jacobo J, et al. Biomechanical advantages of triple loaded suture anchors compared with double row cuff repairs. *Arthroscopy*. 2010;26:316–323.

[12] Kim SH, Ha KI. The SMC knot—a new slip knot with locking mechanism. *Arthroscopy*. 2000;16:563–565.

[13] Rodeo SA. Biologic augmentation of rotator cuff tendon repair. *J Shoulder Elbow Surg*. 2007;16:S191–S197.

[14] Uhthoff HK, Trudel G, Himori K. Relevance of pathology and basic research to the surgeon treating rotator cuff disease. *J Orthop Sci*. 2003;8:449–456.

[15] Watson EM, Sonnabend DH. Outcome of rotator cuff repair. *J Shoulder Elbow Surg*. 2002;11:201–211.

[16] Burns JP, Snyder SJ. Arthroscopic rotator cuff repair in patients younger than fifty years of age. *J Shoulder Elbow Surg*. 2008;17:90–96.

[17] Murray TF Jr, Lajtai G, Mileski RM, et al. Arthroscopic repair of medium to large full-thickness rotator cuff tears: outcome at 2- to 6-year follow-up. *J Shoulder Elbow Surg*. 2002;11:19–24.

关节镜下肩袖修复：双排固定

肩袖修复的目的是恢复肩关节的生物力学功能、准确的解剖位置及撕裂肌腱与肱骨头的持久连接。很多因素使得骨科医师不能完全达到这些目标，超越了他们的直接控制范围。这些因素包括肌肉－肌腱单位的最初状态（包括肌腱回缩和肌肉萎缩、脂肪浸润和结缔组织变化），重建结构的生物力学稳定性，腱－骨连接表面的愈合能力以及康复方案和患者术后活动量/依从性。这些因素之间复杂的相互关系使得手术修复肩袖很难客观评估，并且，当我们考虑双排固定修复时，实验室生物力学试验结果与临床研究结果的解释可能存在困惑。

正常的肌腱很少发生撕裂，因此揭示肌腱病的根本病因可以为这些普遍而具有挑战性的问题的解决提供重要线索。肌腱病可加速全身肌腱疾病的发生。由于肌腱之间可能存在细微的细胞组成、基因表达及局部因素（如血供或生物力学因素）差异，我们不能从一个肌腱直接推断另一个肌腱的结果，这些因素使治疗方案及治疗效果差异很大。未来我们需要更好地掌握愈合过程中的生物学因素，以获得更好的临床结果。尽管如此，我们仍然需要在愈合期间建立一个稳定的修复结构（即使愈合周期已越来越短），继续致力于手术的可重复性、可靠性及耐用性。

关节镜下肩袖修复已经可以达到患者期望的临床效果，并且与切开或微创手术方式的效果相似。这些结果在本书前文已经讨论过。关节镜治疗效果与手术医生的技术和经验有一定关系，并且这些技术需要较长的学习曲线。肩关节镜技术随着手术工具和内植物的更新换代也正在迅速发展。也许我们已经到了这个程度，当学术文章正式发表时，文章报道的临床结果已经过时了，因为手术技术发展的实在太快了。

手术技术、内植物及设备的发展，使我们拥有了处理更大和更复杂的肩袖撕裂的能力，并使技术一般的医生操作关节镜也能达到良好的临床效果（换句话说，关节镜下肩袖修复已不再局限于"关节镜大师"的领域）。关键要理解肩袖修复的临床效果取决于手术时创建一个稳定的腱－骨连接，不管是通过关节镜还是切开手术（原则已在表10.1列出）。手术方式的选择需要根据医生的技术和偏好，以及患者对各种方法利弊的知情同意。目前，没有明确的证据显示肩袖修复的手术方式可以显著影响长期的临床效果。然而，患者可以明显地感觉到术后早期疼痛减轻及微创手术切口小，因此关节镜下肩袖修复的指征可以继续扩大（假设长期临床效果相等）。

表 10.1　肩袖修复的基本原则，不考虑入路

确认撕裂的类型及程度，通常需要行滑囊切除术
清除多余的骨赘及软组织（修复平滑）
对修复策略做到心中有数
增加肌腱的活动
生物愈合反应的刺激
肩袖与骨的稳定固定
稳固修复因操作而损伤的结构，特别是三角肌

双排修复发展的历史及理论基础

回顾手术的发展历史，对早期骨科手术先驱者惊人的直觉力感到欣赏和钦佩。肩袖修复的早期方法需要肩袖部位很大的视野暴露，需要切断三角肌，随后再进行修复。在缝合锚钉应用之前，修复肩袖与骨的连接处需要在大结节处钻孔后缝合固定，即所谓的经骨修复，将缝线在肌腱和骨周围系紧，医生可以基本达到足印区的修复，同时内侧固定邻近关节面表面和肌腱外侧压缩区域靠近结节位置。早期的策略主要集中于撕裂肩袖是否能达到一个紧密修复，肩袖撕裂及退变的各种类型可能未被

意识到。关节镜的出现明显有利于我们理解撕裂的类型（如 U 形和 L 形撕裂）。良好的肌腱复位可产生良好的软组织平衡，降低张力负荷，并且术后康复期间再撕裂的风险率降低。

缝合锚钉及早期关节镜技术提供了新的手术选择，包括关节镜下肩峰下减压和微创入路肩袖修复，可以降低三角肌切开和修复的并发症。三角肌切开进行修复的方法也可利用锚钉经骨肩袖修复，然而，大结节的暴露点可能在某种程度上受限于三角肌远端切开的允许程度（由于存在腋神经损伤风险）。

随着关节镜技术和经验的发展，肩袖修复手术的技术难点主要集中在缝合锚钉置入骨内、锚钉缝线穿过肩袖、管理多根肩峰下缝线及可靠的关节镜下打结的手术能力。1990 年，各种工具和封闭套管的出现，可以帮助建立关节镜下缝合通道，并且这些工具今天也在继续改进。顺行法、逆行法和穿梭技术可以准确地穿过肌腱缝合，通过各种安全途径进一步为关节镜提供合适的通路。随后，所谓的"超级缝合"可以显著降低在打结过程中缝线破损的可能性。这些缝合锚钉能牢靠地保持在固定的位置上，牢固的结可以抵抗缝线滑脱，使修复可靠耐用。

在新世纪的第一个十年里，肩袖止点解剖再次引起关注。尽管肩袖的解剖附着点的内外侧范围已有数十年的认识，但是关节镜下利用这些信息再次成为一个非常感兴趣的话题（图 10.1）。关节镜下

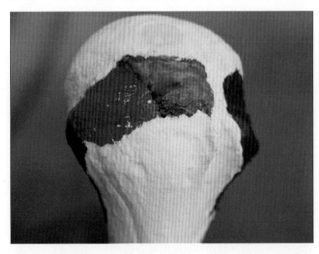

图 10.1　肩袖有一个宽的内外侧插入止点。冈上肌（绿色标记）在肱骨软骨表面外侧延伸大约 15 mm；冈下肌（红色标记）向斜前方扩展，纤维向前延伸并与冈上肌的后侧纤维掺杂在一起，这个结构与通常的 L 形撕裂相关，这种撕裂在冈上肌与冈下肌之间向内延伸，同时与水平裂隙有关 [经允许引自 Curtis AS, Burbank KM, Tierney JJ, et al. The insertional footprint of the rotator cuff: an anatomic study. Arthroscopy 2006;22(6):603-609.e1]。

止点修复的理论与操作的利弊在表 10.2 中列出。本章的其他部分主要解决了双排固定的优点和缺点的知识。很确切地说，评审委员仍然推荐双排固定，而我们的知识、经验及临床策略的成熟还需要 5~10 年的时间。

表 10.2　关节镜下止点修复理论与实践的利弊

益处	弊端
增加大结节与肩袖的接触面增强腱骨愈合	过度收紧慢性回缩的肩袖可能导致张力超负荷 / 不匹配及早期的结构失败
良好的肩袖位置及更多的锚钉和缝线可提高生物力学稳定性	太多的缝线锚钉及手术时间过长与简单的关节镜下修复方法相比可能增加成本
止点的解剖复位可以更好地提高肩袖长期功能和持久性	增加的技术复杂性对于普通的关节镜手术者来说可引起不能接受的长学习曲线
一些双排固定方法避免了关节镜下打结，是简化的手术技术	更多的内植物及缝线可能干扰肩袖的血管再形成，对肩袖愈合不利

止点修复及生物力学稳定性

关于已发表的双排固定修复的生物力学数据相对比较混乱（表 10.3）。目前，单排固定和双排固定的比较，关于改善肌腱与大结节之间的接触面和接触力的实验数据是相对引人关注的。需要强调的是，大多数的数据是利用动物或人体尸体标本进行的，且涉及的肩袖损伤是造模后就立即修补的，因此这些方法不良反应较轻，减轻了临床相关的肩袖过度紧张的影响（由于慢性萎缩和 / 或张力不匹配）。虽然如此，但实验数据支持双排固定可增强腱 – 骨之间的连接，因此尝试重建止点是符合逻辑的（假设这一理论优势可引起更好的临床效果，且这个方法没有超出表 10.2 指出的不足）。

与止点重建相一致的数据相反，双排固定的生物力学稳定性 / 持久性的实验性研究结果非常矛盾且很难理解（表 10.3），原因可能是在这些研究中应用的广泛的实验方法和附加草案。Reardon 和 Maffulli[6] 的一个全面性的综述为双排固定提供了一个很好的背景和科学依据，表明双排固定可增强止点处的覆盖，虽然方法有很多的不一致性，但是包含有用的生物力学原理。学者们认为单排与双排固定的临床效果没有明显差异。

表 10.3 肩袖双排固定修复的生物力学研究

改善	无差异
双排 vs 单排	双排 vs 单排
足印区止点重建	
Mazzocca (AJSM)（2005）[15]	
止点区域	
Tuoheti (AJSM)（2005）[16]	
接触区域，接触力 [1]	
Meier and Meier (JSES)（2006）	
止点区域	
Nelson (Arthroscopy) [2008] [17]	
接触区域	
生物力学稳定性	
Waltrip (AJSM)（2003）[18]	
循环负载测试	
Meier (ORS)（2005）[19]	Mazzocca (AJSM)（2005）
10 mm 差距形成	位移或负载失败
Meier (AANA)（2005）[20]	
内旋 / 外旋移位	
Kim (AJSM)（2006）[21]	
间隙形成，僵硬	
Ma (JBJS)（2006）[22]	Ma (JBJS)（2006）
强健 vs 薄弱及 Mason-Allen	同巨大肩袖缝合
Smith (JBJS)（2006）[23]	Mahar 等 (Arthroscopy)（2007）
间隙较小，负载失败率更高	单排和双排无区别 [2]
Baums (Knee Surg ST Arth)（2008）[27]	Nelson (Arthroscopy)（2008）
与 Mason-Allen 缝合相比	单排和双排无区别
Hepp (Arch Orthop Trauma Surg)（2008）[25]	
更好的双层、双排固定	
Ahmad 等 (AJSM)（2008）	
当旋转负载测试时较好 [3]	
Lorbach 等 (AJSM)（2008）	Zheng 等 (JBJS)（2008）
有差别：各种双排固定方法 [4]	差异较小：双排固定方法 [5]

很多实验研究采用盂肱关节的静止位置以及直接内侧牵拉冈上肌以分析肩袖修复结构的稳定性。然而，近期的证据有力地表明了腱－骨表面的偏压有助于肱骨旋转和外展 [13]。虽然这是一个直观的概念，但目前关于在生理条件下这些肩袖修复的各种

结构稳定性的可利用的数据相对较少。这一概念的重要意义在于可避免术后早期的转动，从而最小化肩袖末端极端张力，换句话说，就是在肩袖修复后更好地限制被动运动直到达到适当的愈合和腱－骨的稳定。可靠的临床结果并不能够充分地回答这一

重要问题，并且影响长期肩关节活动度的潜在性因素也必须考虑。

一些止点重建的结构涉及缝线缝合的过程，包括从肩袖内侧，经关节缝合锚钉于肩袖边缘穿过，以及外侧直接移动或交叉置入外侧固定。由于不需要关节镜下缝线打结，所以这些方法很方便；但从生物学角度来看，如果给结构施加内侧张力时，这些技术会把大部分的缝线负荷转移到外侧锚钉上。不幸的是，在有些情况下大结节的骨质并不是很好（尤其是慢性肩袖损伤患者），并且当前很多手术方法涉及一个外侧 Punch-in 锚钉，用于在这个位置固定缝线。Punch-in 锚钉可能在生物力学方面比类似大小的螺纹锚钉要弱，特别是在骨松质上面。此外，穿过肌腱的缝线单通道可提高缝线强度（与滑膜囊侧打结的缝线或一些肌腱缝合环只是增强出口外侧相比），不过这些方法需要手术时间和关节镜下的灵活性。虽然如此，但对于固定外侧缝合桥的内侧位置是有益的。Busfield 等 [7] 最新的一个研究证明了内侧结的生物力学优势，其在人体尸体肩关节的双排固定中与在简单的外侧桥接缝线中相反。我们在利用牛肩袖模型及缝合锚钉的实验中也得到了非常相似的结果 [26]。

在严格评估实验室资料应用于临床实践时，这些生物力学研究强调了很重要的 2 点：①肩袖撕裂和双排固定并不是等同的，且临床结果可变性也很大（尤其当我们增加大量关于组织条件、技术操作及术后康复的临床数据时）；②医生必须花充分的时间关注双排固定的操作技巧，以便获得更佳的生物力学结果（换句话说，如关节镜下打结无效可能不会影响临床效果）。

双排固定的手术方法

开始修复之前，了解肩袖撕裂的类型和回缩情况非常重要，这在关节镜肩袖修复手术中可能是最重要的一步。通过各个方面上对角和各个方向外移肩袖残端可以更好了解解剖结构。如果有足够的时间进行操作，往往能找到肌腱缝合的最佳位置。有时牵引线也会有所帮助，可以减小组织抓取器的牵拉力量，也可以协助后续缝线操作。

在确定最佳复位位置之前需要松解肌腱，从滑囊、喙肩韧带（前间隙滑动）、上唇及囊（内部松解）开始松解肩袖，甚至通过冈上肌和冈下肌之间

部位（后间隙滑动）或移动肩胛上神经，这些方法在本章的其他位置也有描述。总而言之，如果必须要进行大范围的肌腱松解，不管采用何种止点重建方法，肩袖修复都有可能失败。以我的观点，最主要的步骤就是创造一个稳定的结构，不引起张力负荷或张力不匹配，并且在某些病例中肩袖部分修复恢复前后力偶平衡更可行，而大范围的肌腱松解勉强进行止点重建注定会导致腱骨愈合的机械性 / 生物性失败。

由于撕裂向内侧回缩和肌肉萎缩 / 脂肪浸润，要到达解剖止点重建是非常困难的，因此术前仔细评估影像学结果非常有用。此外，当我们尝试把剩余的肩袖边缘拉到正常外侧止点时，发生在止点内侧的肩袖撕裂的修补可能相对困难，可能的原因是可修复的肌腱组织相对较少，在这种情况下，创造一个关节周边的修复结构以避免张力负荷是明智的。

我们热衷于重建肩袖解剖止点，但是这样容易引起肩袖过度牵拉或形成一个异常解剖结构，尤其手臂过度外展时进行肩袖修复。L 形撕裂修复的一个陷阱是张力过高，随着时间的推移，L 形撕裂逐渐演变为 U 形撕裂。L 形撕裂首先要进行侧侧缝合，不仅有助于减少撕裂（最后也便于解剖止点重建），而且有助于减轻腱骨连接处的张力。侧侧缝合时能否在肩袖缺损部位产生侧侧愈合不得而知。即使这些愈合没有发生，侧侧缝合对于减轻锚钉张力仍然有用。对于侧侧缝合的缝线是否是可吸收的还是不可吸收的，目前还不清楚。由于大的缝线结偶尔会碰到肩峰下表面，所以手术医生要考虑到在肩峰下间隙的永久性缝线材料的数量，并且相关的"咔哒"声或"吱吱"声可能会刺激患者。

温柔"刺激"大结节足印区止点处以便创造一个出血反应，出血后产生的血供、必要的干细胞和生长因子均有助于肩袖愈合。通过在骨皮质上进行微小钻孔可以获得点状出血，由于锚钉固定在骨皮质的牢固性要明显强于骨松质，这种方法是有明显优势的（尤其对老年患者和骨松质骨折患者）。如果需要清理大结节止点处骨赘时要小心，很多病例中用一个刨刀或小刮匙磨骨头更安全，不会清除多余的骨皮质。很多骨科医师提倡磨到骨髓腔内，通过微骨折或钻孔的方法获得局部纤维蛋白凝块。如果孔在大结节上，重要的是避免影响到锚钉的机械稳定性。目前为止，大结节微骨折与表面骨床相比，并没有被证明有更好的临床效果。

肩袖修复的早期关节镜手术方法包括了初步的肩峰下减压的传统开放手术方法。近几年已经明确，从较好的临床效果来说，大量的肩峰切除是不必要的。然而，基本的生物原理是软组织不产生局部压迫，而是产生均匀的组织压迫，它们实际上耐受性比较好（举一个相对不鲜明的例子，巨大均匀压迫对深海潜水员并没有不良影响），这里关键的是生物组织不会形成一个局部压迫点，这一原理的逻辑延伸是肩峰和喙肩韧带需要塑形以达到一个光滑且均匀的表面。我的观点是足够的滑囊切除和肩峰暴露是需要的，可以评估和避免那些损害肌腱愈合的骨赘和压迫点，广泛的骨切除是不需要的。

肩袖止点重建需要在完成组织的移位、复位及大结节/肩峰下准备后再进行。一些手术医生在肩袖修补完成后进行肩峰操作，以减少骨出血从而保证视野清晰。手术顺序完全是"术者的选择"，但我并没有觉得骨出血是主要的问题（鉴于结合麻醉师控制合适的系统血压、关节镜泵，仔细地对流出及湍流的控制和射频消融及凝固）。我个人偏好的观点是首先完成关节镜下的骨操作，以便极少数情况下需通过延伸外侧切口以微切口方法进行肩袖修复（不需要进行任何的肩峰下操作，但在没有分离三角肌的情况下可能相对困难）。

手术医生必须要决定双排固定/止点重建是否可行，如果可行，可能利用各种手术方法以获得提高接触面积和稳定固定的目标。关节镜下双排固定的早期描述涉及关节周围锚钉（内排钉）的安置，以及外排锚钉的置入。内排锚钉用于代替内侧褥式缝合，而外排锚钉一般使用简单的缝线固定在肩袖的外侧边缘（图10.2）。利用这种方法，必须要注意在内侧建立一个严密的缝合环和牢固的结，以保证内侧修复的边缘位置紧贴大结节。从滑囊表面不可能观察到肩袖的下表面，并且在肩袖修复完成之后观察肩袖下表面是有意义的（尤其在温柔旋转手臂时观察该表面）。

"第二代"的双排固定涉及内侧关节周围锚钉的插入，通过肩袖向上移动缝线并且在外侧抓住缝线固定于外侧锚钉。尽管有拧入式的锚钉用来捕获缝线，但外排锚钉经常是插入式的。将缝线通过大结节及其周围，被称为"穿骨道"技术，由于这样的结构模仿了切开手术中的点固定，并且，这一技术的调整为缝线交叉策略（图10.3），其中一些缝线从内侧倾斜至外侧。这种修复的主要目的在于增加肩袖贴骨的压力面积及提高肌腱本身的摩擦稳固性（图10.4）。

如果选择缝线的简单外移，可在内排锚钉外侧肌腱内形成一个小的前后缝线环（仍然需要缝线打结），将缝线从内排锚钉外移。这样有了外排缝合

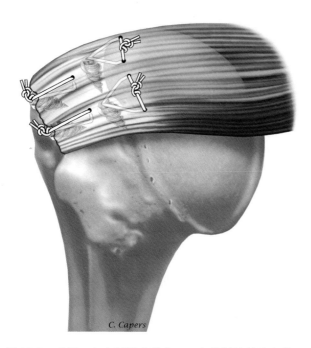

图10.2 采用2个内侧褥式缝合及2个外侧简单缝合的双排固定修复策略。

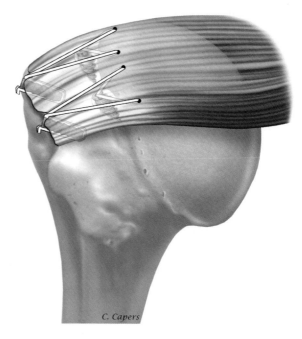

图10.3 采用内侧"穿刺"缝合的双排固定修复策略，可以向外桥接2个额外固定的点，这就是所谓的"穿骨道"的修复方法。

固定 / 内侧肌肉拉伸，转移的缝线可以负载缝合环（而不是切割肌腱本身）。然而，这个方法并没有解决张力转移到外侧插入锚钉与潜在的外排锚钉移位的问题，这个问题在骨质疏松患者仍然是一个需要真正关注的问题。

正如之前提到的，尽管这种缝合方法对于手术医生来说是相对便捷，但是内排缝线在通过肌腱（没有内侧、滑囊侧打结）的简单转移存在一些潜在的生物力学缺陷，依据主要是外排锚钉的负载以及内排缝线切割肌腱。因此，一些手术医生推荐内侧褥式缝合和滑囊侧打结，然后再交叉转移内侧缝线到外排钉直接固定（图 10.5）。这是我目前偏好的止点重建的手术方法，尽管需要花点时间去穿内排缝线和打好关节镜下的结。

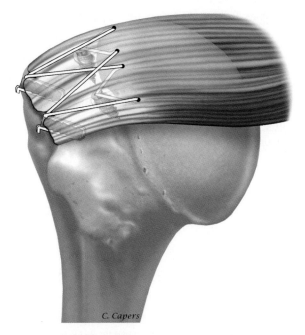

图 10.4　采用内侧"穿刺"缝合的双排固定策略，但是有些缝线在外侧固定点被捕获之前，在外侧"交叉"。

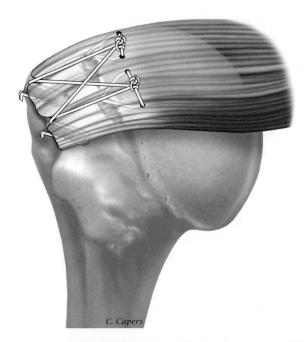

图 10.5　采用内侧褥式缝合的双排固定修复方法，在外侧固定点捕获之前，先打结再交叉或直接穿过。

经验与教训

根据术前准备、计划及对肩袖修复的理解，肩袖修复最重要的步骤在于手术医生的理解。以我的观点，最大的陷阱是过度强调速度，可能导致技术错误、重大挫折及妥协。例如，缝线缠绕、锚钉卸出及打结不足，但是这些缺陷往往通过规划、实践和耐心可以避免。

肩袖可视化是肩袖成功修复的重要因素。以我的观点，尽管滑囊侧的少量血供有助于肩袖的愈合，但如果肩袖没有固定牢固和未达到解剖固定，这种生物学益处将微乎其微。基于这样的原因，我推荐广泛而彻底的滑囊切除，注意控制沿途的所有小出血点。操作时经常会发现滑囊是肿胀的，尤其在肩峰间隙的后侧部分，在病例的早期阶段需要非常仔细。我建议把滑囊后侧移到三角肌筋膜的前侧，这有助于松解滑囊至外侧沟（注意保护腋神

经），前方滑膜也类似处理。这有时需要利用钝的内芯滑动来完成，并需要分离三角肌与肩袖，创造一个可用的工作空间。有时需要在三角筋膜上做一个小切口以方便器械进出，但是需要注意切口不要太大，因为太大的通道导致大量液体流出可能使止血变得困难。

如果预料到需要肩袖修复，将后侧入路稍微靠外侧，正好靠近肩峰的后外侧缘的内侧。虽然这个位置不是关节内操作的理想位置（更靠内的通道对盂唇和肩关节不稳手术更好），但通常关节镜的临床适应证使得术前很容易做出这个决定。然而，让视野稍微靠外一点可以更容易观察到肩袖撕裂。在外侧套筒观察本来也是手术操作中重要的一部分，从这个角度探查肩袖撕裂是很不一样的。如果使用这个所谓的"50 码线"观察，有助于避免反复进出肩峰下间隙。对于这些操作，一个好的助手可发挥非常重要的作用，原因是在操作中助手既可以保持

视野清晰也可以抓线。在没有一个有技术和有经验的助手协助下，进行双排固定非常困难。

关节镜套管对于肩袖修复也是必不可少的。这些设备是缝合器及缝线穿行的关键（否则缝线可能卷入皮下组织），也是关节镜下打结所必需的。重要的箴言就是在套管中单独打结，最好打结时其他缝线要置于套筒外（只需一点点时间去做这个），否则缝线将在套管内缠绕，出现明显烦恼。通常，周围有几个交替的位置来移动缝线。开一个额外的入路也可以更好地进行探查或缝线操作，这比在不好的入路挣扎要好，这种情况发生率较低，很多患者并没有发现对额外的入路感到不安。

在合适的位置置入锚钉，通常需要垂直于骨皮质表面。特别对内侧缝合锚钉，通过肩峰下减压的外侧入路通道时的轨迹并不是很理想。使用这个通道锚钉存在从骨表面滑脱的风险，并且对关节面本身也有损害。关节周围锚钉的正确轨迹往往要在肩峰下前外侧缘开一个小切口。在开始操作时做的皮肤标记会随肩部肿胀发生移动，因此利用硬膜外穿刺针准确定位非常重要。这个入路可以非常小，仅仅可以穿过缝合锚钉的插入装置，并且不需要套管（但是可以利用钝的导向器扩大入路，从而使锚钉进出更加容易）。此通道对打结时管理缝线也是有帮助的（使缝线不碍事），但是正如前文提到的，通过这个切口打结不是一个很好的想法。

往往可以通过内旋/外旋和外展/内收肱骨头以获得固定锚钉合适的轨迹。然而，如果需要，可在肩峰周围做额外的切口，这对于锚钉修复很后方的肩袖撕裂特别有用。

对于缝线传递和打结顺序，有几个建议值得一提。一般来说首先进行侧侧缝合和打结比较好，有助于肩袖的复原和后续的解剖定位。然而，肩袖与大结节对合时，在打结之前穿过更多或全部和锚钉相关的缝线是比较好的，在肩袖后续的缝合中缝合工具想再穿过肩袖可能会变得困难或不可能。需要注意锋利的缝合导向器及肩袖"穿刺器"，原因是存在潜在的关节软骨损伤和缝合"切割"的风险，这可能会大大减弱缝线强度，导致打结时缝线断裂。在缝线置入时，从后侧移到前侧是个有用的诀窍，然后缝线打结时再从前向后，这个方法可以大大减小缝线缠绕和无意中绊住之前置入的缝线的风险。最后，手术医生熟练打滑动结和不滑动结是非常重要的。有时候一个褥式缝合或第二个结在一个双负载缝合锚钉上可能不会滑，而且肩袖修复中也需要非滑动结。如果需要的话，一个小的技巧是，当医生打结并锁住结时，助手可以利用工具抵抗肩袖与大结节，在打结的时候这个动作可以减小组织脱离骨头的趋势。

双排固定肩袖修复的临床效果

尽管足印区止点重建上存在理论优势，但是仍没有强烈的令人信服的临床证据支持双排固定优于单排固定修复（表10.4）。2007年，Reardon 和 Mafulli 介绍了一个很好的严格的临床效果数据综述[6]，并且有几个重要的最新研究更加强调了这一点。在今后的几年里，在本章写作和出版的过程中，将有更多的临床信息可以更加清楚地阐释足印

表 10.4　双排固定的体内及临床研究

改善	无差异
双排 vs 单排	双排 vs 单排
Sugaya (Arthroscopy) (2005) [27]	Sugaya (Arthroscopy) (2005) [11]
更好的 MR 表现，双排	临床结果与单排相似
Charousset 等 (AJSM) (2007)	Charousset 等 (AJSM) (2007) [8]
CT 下不错的"解剖"图像 [8]	临床结果没有差异
Ozbaydar [UBJS (Br)] (2008) [28]	Franceschi 等 (AJSM) (2007)
兔子肌腱修复后获得更好的愈合	随机前瞻性研究 [9]
	Reardon and Mafulli (Arthroscopy) (2007)
	无证据，批判性的文献综述 [6]
	Grasso 等 (Arthroscopy) (2009)
	随机前瞻性研究 [10]

区止点重建的指征和方法。此时，这个话题仍然存在争议，最终的决断还需要技术、经验和医生选择特定患者操作的判断力。

Charousset 等 [8] 报道了关于单排和双排固定修复的前瞻性非随机性的临床对比。尽管通过 CT 关节造影，很多作者提出双排固定修复后治愈率较好，但是在临床结果评分方面并没有差异。大约在同一时间，Sugaya 等 [11] 描述了他们双排固定修复的临床结果，指出双排固定修复后普遍有改善，并且在 MRI 上提示再撕裂率提高，伴有大的或巨大撕裂。但是没有对照组或控制组以获得与单排固定的差异。Lafosse 及其合作者（2007）[29] 描述了双排固定的非常好的临床效果，并且观察到肩袖愈合的患者临床效果好于那些残存或再发撕裂的患者。Huijsmans 等 [12] 也指出了双排固定在一个大样本队列中临床效果较好。Park 等 [14] 发现巨大肩袖撕裂双排固定的效果比单排固定临床效果好，而在小到中等大小撕裂患者中没有发现有临床差异。

需要强调的是，在前文引用的文章缺少随机对照组（与单排修复方法相比较），因此较好的关于双排固定的临床结论并不能通过这些报道证实。尤其是在这种情况下，历史性对照对于较强的循证结论是不够的，由于手术技巧、设备及所有的临床经验在过去的十年里已经快速发展了（因此临床结果的差异可能和肩袖修复的方法关系不大，而和医生这些年临床经验增长关系更大）。

Franceschi 等 [9] 发表了一篇关于双排固定的非常好的临床研究。尽管单排组和双排组的患者例数相对较少（每组 30 例），这个精心设计的随机前瞻性的研究发现 2 年后两组的临床效果没有明显的差异。Grasso 等也进行了单排与双排比较的随机前瞻性的研究（内侧褥式和外侧简单缝合），随访 2 年后，两组临床结果没有明显的差异。

作者推荐的治疗原则和未来发展方向

鉴于上述的临床证据，可能倾向于不用双排 / 止点重建而依赖单排固定修复肩袖撕裂。然而，由于这个条件的复杂性、手术修复的变化和术后康复的挑战性，使得其缺乏很强的临床证据。一个更加引人注意的问题是，如果技术可行，为什么不进行

止点重建？这个问题通过双排固定理论的缺点可以很好地回答（表 10.2）。

额外缝线锚钉的成本是主要的因素，并且在卫生成本和我们当地的手术环境中必须考虑（例如医院及手术中心）。然而，对于那些依赖我们的努力去获得一个理想的临床效果的患者，这不是一个驱动因素。技术的进步使得很多手术医生可以进行双排固定修复，假设他们愿意在应用于患者之前，在模型和在合适课程上进行演练和实践。有一个未解决的问题，涉及置入过多螺钉或打结的潜在不良生物学影响，但是只是一个小问题。所以双排固定的主要缺点归因于成本、时间及技术的挑战，且假设该方法没有收紧肩袖，引起机械 / 生物力学上的失败。

一些矛盾的临床数据可能是在招募患者参加临床研究的选择偏倚所产生的。例如，一些非常小的稳定的撕裂可能愈合很好（不管哪种修复方法），因此一个完全基于小撕裂的研究是不可能证明修复技术的实质性差异。同样，巨大和慢性回缩撕裂不管什么修复方法都不可能愈合，原因是它们内在的生物学缺陷。这样的患者通常会更倾向于通过低张力和理想化的修复或通过部分肩袖修复以获得 A-P 力偶的恢复。这看似像患者进行前瞻性研究（以最终回答这个问题），而撕裂适中的患者可以在没有肩袖张力的情况下进行止点重建修复。以我的观点，这个是目前双排固定和止点重建最好的指征（图 10.6）。非常期待这个领域继续发展，同时我们要优化手术方法以及关节镜下肩袖修复的入选标准。最终的解决方法是，结合机械力学和生物学方法促进相对弱势的肩袖肌腱和肌肉的恢复。

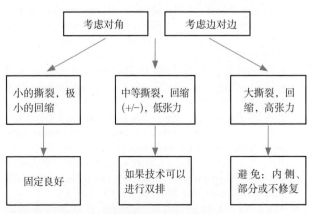

图 10.6　学者目前采用的肩袖修复的原则。

参考文献

[1] Meier SW, Meier JD. Rotator cuff repair: the effect of double-row fixation on three-dimensional repair site. *J Shoulder Elbow Surg*. 2006;15(6):691–696.

[2] Mahar A, Tamborlane J, Oka R, et al. Single-row suture anchor repair of the rotator cuff is biomechanically equivalent to double-row repair in a bovine model. *Arthroscopy*. 2007;23:1265–1270.

[3] Ahmad CS, Kleweno C, Jacir AM, et al. Biomechanical performance of rotator cuff repairs with humeral rotation: a new rotator cuff repair failure model. *Am J Sports Med*. 2008;36(5):888–892.

[4] Lorbach O, Bachelier F, Vees J, et al. Cyclic loading of rotator cuff reconstructions: single-row repair with modified suture configurations versus double-row repair. *Am J Sports Med*. 2008;36(8):1504–1510.

[5] Zheng N, Harris HW, Andrews JR. Failure analysis of rotator cuff repair: a comparison of three double-row techniques. *J Bone Joint Surg (Am)*. 2008;90(5):1034–1042.

[6] Reardon DJ, Mafulli N. Clinical evidence shows no difference between single- and double-row repair for rotator cuff tears. *Arthroscopy*. 2007;23(6):670–673.

[7] Busfield BT, Glousman RE, McGarry MH, et al. A biomechanical comparison of 2 technical variations of double-row rotator cuff fixation: the importance of medial row knots. Am *J Sports Med*. 2008;36(5):901–906.

[8] Charousset C, Grimberg J, Duranthon LD, et al. Can a double-row anchorage technique improve tendon healing in arthroscopic rotator cuff repair? A prospective, nonrandomized, comparative study of double-row and single-row anchorage techniques with CT arthrography tendon healing assessment. *Am J Sports Med*. 2007;35(8):1247–1253.

[9] Franceschi F, Ruzzini L, Longo UG, et al. Equivalent clinical results of arthroscopic single-row and double-row suture anchor repair for rotator cuff tears: a randomized controlled trial. *Am J Sports Med*. 2007;35(8):1254–1260.

[10] Grasso A, Milano G, Salvatore M, et al. Single-row versus double-row arthroscopic rotator cuff repair: a prospective randomized clinical study. *Arthroscopy*. 2009;25(1):4–12.

[11] Sugaya H, Maeda K, Matsuki K, et al. Repair integrity and functional outcome after arthroscopic double-row rotator cuff repair. A prospective outcome study. *J Bone Joint Surg (Am)*. 2007;89(5):953–960.

[12] Huijsmans PE, Pritchard MP, Berghs BM, et al. Arthroscopic rotator cuff repair with double-row fixation. *J Bone Joint Surg (Am)*. 2007;89(6):1248–1257.

[13] Park MC, Idjadi JA, Elattrache NS, et al. The effect of dynamic external rotation comparing 2 footprint-restoring rotator cuff repair techniques. *Am J Sports Med*. 2008;36(5):893–900.

[14] Park JY, Lhee SH, Choi JH, et al. Comparison of the clinical outcomes of single- and double-row repairs in rotator cuff tears. *Am J Sports Med*. 2008;36(7):1310–1316.

[15] Mazzocca AD, Millett PJ, Guanche CA, et al. Arthroscopic single-row versus double-row suture anchor rotator cuff repair. Am J Sports Med. 2005; 33:1861–1868.

[16] Tuoheti Y, Itoi E, Yamamoto N, et al. Contact area, contact pressure, and pressure patterns of the tendon-bone interface after rotator cuff repair. Am J Sports Med. 2005; 33:1869–74.

[17] Nelson CO, Sileo MJ, Grossman MG, et al. Single-row modified mason-allen versus double-row arthroscopic rotator cuff repair: a biomechanical and surface area comparison. Arthroscopy. 2008; 24:941–948.

[18] Waltrip RL, Zheng N, Dugas JR, et al. Rotator cuff repair. A biomechanical comparison of three techniques. Am J Sports Med. 2003; 31:493–497.

[19] Meier SW, Meier JD. Rotator cuff repair: the effect of double-row fixation on three-dimensional repair site. J Shoulder Elbow Surg. 2006; 15:691–696.

[20] Meier SW, Meier JD. The effect of double-row fixation on initial repair strength in rotator cuff repair: a biomechanical study. Arthroscopy. 2006; 22:1168–1173.

[21] Kim DH, Elattrache NS, Tibone JE, et al. Biomechanical comparison of a single-row versus double-row suture anchor technique for rotator cuff repair. Am J Sports Med. 2006; 34:407–414.

[22] Ma CB, Comerford L, Wilson J, et al. Biomechanical evaluation of arthroscopic rotator cuff repairs: double-row compared with single-row fixation. J Bone Joint Surg Am. 2006; 88:403–410.

[23] Smith CD, Alexander S, Hill AM, et al. A biomechanical comparison of single and double-row fixation in arthroscopic rotator cuff repair. J Bone Joint Surg Am. 2006; 88:2425–2431.

[24] Baums MH, Buchhorn GH, Spahn G, et al. Biomechanical characteristics of single-row repair in comparison to double-row repair with consideration of the suture configuration and suture material. Knee Surg Sports Traumatol Arthrosc. 2008; 16:1052–1060.

[25] Hepp P, Engel T, Osterhoff G, et al. Knotless anatomic double-layer double-row rotator cuff repair: a novel technique re-establishing footprint and shape of full-thickness tears. Arch Orthop Trauma Surg. 2009; 129:1031–1036.

[26] Leek BT, Robertson C, Mahar A, et al. Comparison of mechanical stability in double-row rotator cuff repairs between a knotless transtendon construct versus the addition of medial knots. Arthroscopy. 2010; 26(9 Suppl):S127–S133.

[27] Sugaya H, Maeda K, Matsuki K, et al. Functional and structural outcome after arthroscopic full-thickness rotator cuff repair: single-row versus dual-row fixation. Arthroscopy. 2005; 21:1307–1316.

[28] Ozbaydar M, Elhassan B, Esenyel C, et al. A comparison of single-versus double-row suture anchor techniques in a simulated repair of the rotator cuff: an experimental study in rabbits. J Bone Joint Surg Br. 2008; 90:1386–1391.

[29] Lafosse L, Brzoska R, Toussaint B, et al. The outcome and structural integrity of arthroscopic rotator cuff repair with use of the double-row suture anchor technique. Surgical technique. J Bone Joint Surg Am. 2008; 90 Suppl 2 Pt 2:275–286.

第 11 章

Jeffrey S. Abrams

巨大肩袖撕裂：理想的修复方法

要 点

- 巨大肩袖撕裂累及 3 根或更多的肩袖肌腱。
- 通过不同的关节镜入路可以观察到肩关节前、上、后侧的病理情况。
- 在大及巨大肩袖撕裂患者中肱二头肌长头腱病变是肩关节疼痛的常见原因。肱二头肌腱固定或切断术对缓解疼痛很有效。
- 患者的选择需要综合各种因素，包括年龄、慢性撕裂、影像学检查及并发症。手术医生不仅要考虑修复肩关节也要考虑其预后。
- 撕裂的类型可根据肩胛下肌 - 冈上肌之间的前方周围组织结构或冈上肌 - 冈下肌之间的后侧周围组织结构。识别撕裂的类型有助于建立一个低张修复。
- 关节面侧及滑囊侧松解包括关节囊切除术、喙肱韧带的松解、滑囊切除术、改良减压、喙突弓松解及肩袖间隙松解。
- 经过诊断性的关节镜检查后，由于空间的限制从前侧开始修复。肩胛下肌修复后，再进行滑囊侧前方松解。
- 在完成全层撕裂修复时需要识别分层撕裂及肌腱中部撕裂。修复的原则就是将撕裂的肩袖纤维从多个方向收拢，锚钉可以稳定修复肩袖结构。

　　巨大肩袖撕裂包括至少 3 根肌腱的损伤。很多外科医生都误认为巨大肩袖撕裂是无法修复的。如今，治疗巨大肩袖撕裂已经有很多手术方法，其中包括关节镜下修复[1-3]。医生仔细评估肩袖肌肉的特性、撕裂类型、患者的并发症及损伤的程度以决定最佳的治疗方法。

　　巨大肩袖撕裂的病因可能是由于外伤或特殊的情况使得原本存在的中度撕裂扩大，这些撕裂偶尔会在老年患者的影像学慢性改变中被发现。随着影像学技术的改进，肩袖撕裂已经可以在肌肉创伤后出现明显变化前诊断出来，这使得肌肉和肌腱在发生永久性变化之前有机会得到治疗和修复。年轻患者肩袖撕裂的修复效果是最好的。延误治疗可能会引起撕裂扩大或回缩、肌肉萎缩、肌肉脂肪浸润、肱骨头的上移、肌腱血供减少及大结节骨质疏松，这些都会影响愈合的能力。

　　识别撕裂类型对于了解很小的或中等的撕裂如何进展为巨大撕裂是非常重要的。大多数的肩袖撕裂从冈上肌腱的前缘开始，撕裂进展在后侧位置也经常出现，最终引起整个冈上肌腱的撕裂并且延伸到冈下肌止点。一些撕裂也可能从前侧延伸穿过肩袖间隔到肩胛下肌。巨大肩袖撕裂的类型大都呈新月形。内侧进展沿着肌间隔，向前进入肩胛下肌或向后进入冈下肌，可能形成一个分层的撕裂。为了进行一个最小张力的修复，需要识别这些复杂的撕裂类型及尽可能解剖修复。这个撕裂类型可能包括肩袖间隙，也可能累及肱二头肌及其鞘管系统[4]。在治疗巨大肩袖撕裂时可能要治疗肱二头肌肌腱撕裂或不稳定。

　　许多伴有巨大肩袖撕裂的患者可能出现从静息痛到功能完全丧失的症状（图 11.1）。三角肌带动肩部抬高时，肩袖的一个功能就是稳定盂肱关节。当撕裂延伸时，肱骨头无法被压到关节盂，这个很少在单个肌腱撕裂中发现或更多的可能归因于包括肩胛下肌的上部和冈下肌的大部分撕裂[5]。上述情况可与手指伸肌腱腱鞘破裂看到的纽扣状畸形相似。残余肌腱半脱位滑到肩关节轴线以下，在手臂外展时会形成一个内收力，称为耸肩征。随着时间的推移，这个动态的缺失可能会演变为一个固定的畸形，在坐位或立位 X 线片上肱骨头与肩峰之间的间隙会减小（图 11.2）。

　　无须切开或分离三角肌，可以在关节镜下彻底评估巨大肩袖撕裂。有研究推荐开放手术治疗大型或巨大型肩袖撕裂，然而这些已经被新型的关节镜技术所替代，关节镜下可以牢固地将撕裂的肩袖修补到大结节[6, 7]。关节镜的优势包括减少感染风

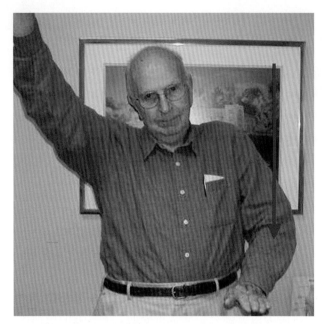

图 11.1 伴有巨大肩袖撕裂的患者尝试上抬左手臂。

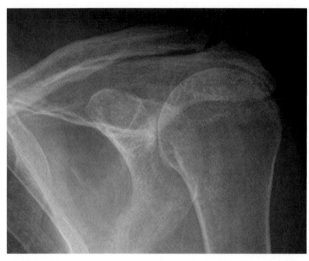

图 11.2 站立位 X 线片显示肩峰肱骨间隙减小及大结节和肩峰的慢性改变。

险[1]、减少术后关节僵硬的风险[2]、减少三角肌损伤的风险[3] 及减少术后早期并发症的发生率[4]。

临床评估

病史

病史关键要包括患者的症状及是否有过外伤史，疼痛的治愈预示着良好的结果，创伤提示近期发病。对由于创伤加重症状的慢性肩袖撕裂患者，前期治疗可包括可的松注射治疗。慢性肌肉或肌腱变化进展包括损伤部位的血管减少。

一些患者可能在小的创伤事件后出现急性肩无

力表现，使得撕裂的情况进一步加重，明确肩关节功能变化的细节至关重要。尽管肩无力的手术治疗可能比较复杂，但是在撕裂进展后早期修复及对卡压神经的松解，可能会恢复患者上抬手臂的能力[8, 9]。

体格检查

观察肩关节要暴露肩胛骨和三角肌。观察冈上肌、冈下肌及广义上肩袖肌肉萎缩的显著程度。要求患者上抬双臂比较活动的范围及观察活动是否是从盂肱关节或上抬肩胛骨开始的。测量肩关节前屈、外旋及向背后内旋情况。操作压腹征（肩胛下肌）和外旋抵抗试验（冈下肌和小圆肌）时用力要轻柔。远端神经血管检查可以明确是否有颈椎问题影响肩部症状。

局部压痛可以通过在结节和结节间沟的直接按压引起。很多患者主诉在后侧和前侧撕裂的边缘有压痛。同时，检查肱二头肌肌腱病变引起的相关临床症状。

影像学检查

为了优化患者的选择，准确的影像学检查非常重要。X 线片包括 3 个体位。盂肱关节的前后位片需要在患者站立位时进行以确定"固定"上移位。可以测量肩峰 – 肱骨头间距，文献认为 11 mm 是正常的，小于 6 mm 则提示一个无法挽回的撕裂，需要进行手术修复[10]。如果可以得到关节盂切面方向的 X 线片，可能可以看见关节的退行性改变。Y 位图可以很好地说明肩峰的形态，腋位图可以证明轴向复位及进一步说明关节不对称。

MRI 可以清楚显像肌肉和肌腱信号，欧洲的医生比较推崇增强 CT。初始检查不需要增强 MRI 检查，但是增强 MRI 对肩关节修复术后的评估有帮助。撕裂的直径可以在矢状面和冠状面测量（图 11.3）。横断面可以进一步诊断肩胛下肌和后侧肩袖撕裂。

一个关于撕裂肌腱的病理改变是肌肉萎缩及脂肪浸润。矢状位 MRI 内侧肌肉断层可以证实退变肌肉中发生脂肪浸润（图 11.4）。Goutallier 等首次在 CT 图像上描述了冈下肌之后，对于慢性肩袖撕裂的可修复性有了新的意见[11]。一个重要的疑问就是对于已经严重脂肪浸润的肩袖进行修复是否能够真正的愈合。许多学者认同萎缩和脂肪浸润是永久的、不可逆的，这些情况可引起肌肉无力，不能通过手术改善。尽管肌无力可能是永久的，但是上述

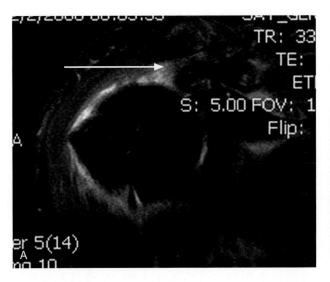

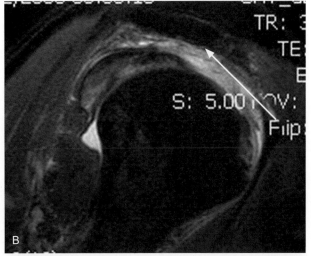

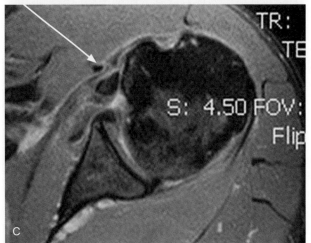

图 11.3　一个巨大回缩的肩袖撕裂的 MRI 影像。A. 冠状面箭头所指是冈上肌腱回缩至关节盂。B. 矢状面箭头所指是肌腱向后回缩偏离大结节。C. 轴位箭头所指是一个肩胛下肌的回缩撕裂及肱二头肌长头腱从结节间沟脱位。

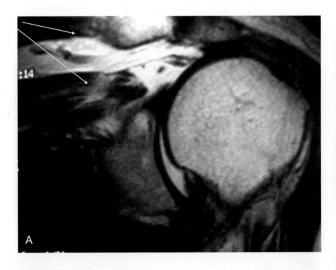

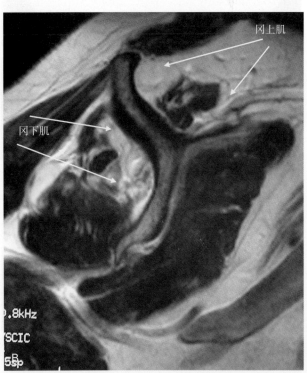

图 11.4　A. MRI 显示冈上肌腱的巨大撕裂伴早期脂肪浸润。B. MRI 中矢状位显示冈上肌腱和冈下肌腱明显的脂肪浸润。

改变对缓解疼痛不一定是负面的。由于这个原因，许多伴有疼痛及中等程度肌肉质量改变的患者仍继续选择手术修复[12]。

超声已经演变为动态评估肩袖的方法[13]。有症状的肩关节可以很容易与对侧肢体通过一系列活动来比较。手术修复肩袖的完整性也可以评估，并且可以用MRI评估金属锚钉和手术清创的情况。

撕裂类型

巨大肩袖撕裂有2个基本类型：前上撕裂和后上撕裂[14]。前上撕裂中心沿着肩袖间隙累及大部分肩胛下肌和冈上肌止点（图11.5），通常是一个大的新月形撕裂伴有肩胛下肌的内侧回缩，形成了Burkhart和Tehrany描述的"逗号征"[15]（图11.5）。

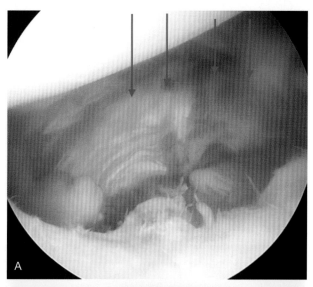

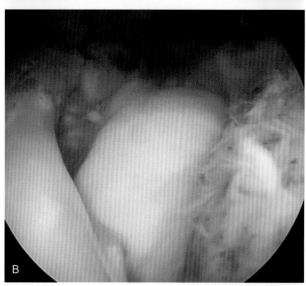

图11.5 右肩巨大前上撕裂。A. 在肩袖间隙有肩胛下肌腱回缩的"逗号征"。B. 后侧撕裂从冈上肌延伸进入冈下肌。

喙突附近的前侧松解可协助重建肩胛下肌腱至小结节。向上和向后的延伸通常不会引起明显的回缩，并且内侧撕裂延伸不常见。

后上撕裂类型涉及肩胛下肌的上部，并且向后延伸暴露大结节的大部分（图11.6）。当撕裂的边缘扩大时，通常向内延伸到达肌肉肌腱连接处。需要松解肩胛骨，这样可以允许肌腱移动和边缘对合（图11.7）。撕裂的后方通常活动明显，并且大的缺损也可在较小张力下修复[16]。

决策

修复肩关节的最佳指征是：中年患者、伴疼痛的巨大撕裂、外伤诱发症状、X线显示肱骨头中心在关节囊内及MRI显示肌肉内脂肪浸润程度少于50%。如果肱骨头上移（肩峰肱骨间隔小于6 mm），撕裂肩袖的愈合可能无法预测，可能会出现肌肉萎缩、脂肪浸润达到50%~75%，如患者年龄超过70岁，可能出现心血管和其他并发症。

患者肩关节功能受限和局限肩痛时可考虑进行肱二头肌肌腱切断术。Walch等[17]发现这些患者症状好转且功能没有受损。如果有更好的治愈措施，对非手术治疗失败的患者可考虑进行关节镜下修复，可能包括完全或部分肩袖修复和肱二头肌肌腱固定术。

如果患者接近67岁且出现退行性关节炎，反肩假体置换可能是一个更好的选择，可以缓解疼痛并且恢复功能。许多患者可能考虑太年轻不能使用

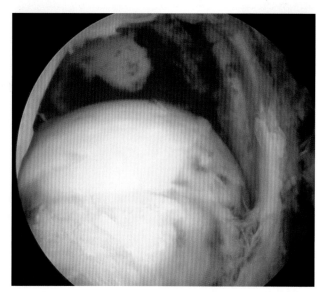

图11.6 从外侧入路观察的巨大后上撕裂。

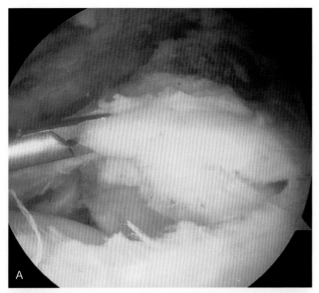

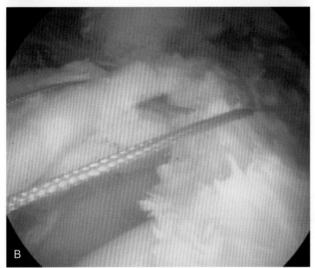

图 11.7　修复技术。A. 从冈上窝移开组织以识别撕裂的类型。B. 内侧进行边缘集中缝合可减小巨大撕裂的张力。

这个假体，但是已经存在不可挽回的撕裂或先前的手术方式都失败。利用肱二头肌肌腱或使用同种异体移植物覆盖和增强受损的肌腱，可以在过顶活动中缓解疼痛和增强肱骨的稳定性。

治疗

非手术治疗

很多年龄大的患者在肩关节创伤后因肩关节疼痛和肌无力不能上抬手臂来就诊。巨大肩袖撕裂确诊后，保守治疗可能是非常容易被接受的方法，它的指征包括一些可能影响手术决策的医学问题、术后制动影响社交活动、需要利用双上肢转移步态的问题和影像学检查提示手术治疗不能明显改善预后。预后不良指标包括站立位 X 线片上肩峰肱骨间隙小于 6 mm、矢状位 MRI 显示肌肉过度萎缩和脂肪浸润超过 75%、患者超过 70 岁和早期盂肱关节炎。然而，这些不良因素也不是绝对的，有些患者的疼痛能得到明显改善。

非手术治疗从疼痛管理开始并维持盂肱关节的活动。简单的活动包括钟摆运动、仰卧位被动屈曲、手臂胸前交叉伸展及耸肩动作。肩峰下间隙注射可的松有助于减轻肩关节早期不适感。肩关节不适感减弱及活动改善时，可以开始进行上举动作。治疗的目标包括疼痛缓解、可用手自我保健和护理及当手臂靠近对侧时肌肉有一定强度。过顶活动需要根据患者的需要及损伤程度决定。

肱二头肌肌腱切断及改良减压术

许多年龄大的患者非手术治疗之后仍然出现肩部疼痛，这些患者大多比较活跃，既不能限制也不能很好地使用患肢。对于这些患者可以考虑进行改良减压、清理及肱二头肌肌腱切断术。肱二头肌肌腱切断术可在关节镜下靠近上盂唇的位置切断。术后用一个绷带绑在上臂可以限制切断的肌腱向远端移位。如果舒适可以不用吊带。

肩峰下减压作为一种"补救"手术进行，清除暴露在肱骨头上的骨赘（图 11.8）。轻轻上抬喙肱韧带最下方以暴露肩峰前缘。不需要去除喙肩韧带，或从肩峰表面松解喙肩韧带以维持喙肩弓，保护这根韧带对避免肱骨头向前上方脱位非常重要。

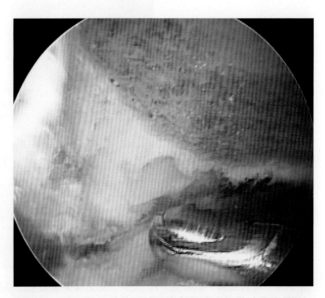

图 11.8　改良的关节镜下减压术保留喙肩韧带并清除骨赘。

关节镜下肩袖修复

诊断性评估从关节镜的后侧入路进行，位于肩胛骨脊柱侧和肩峰连接处下方 2 cm。确定关节面侧肩袖撕裂首先从肱二头肌长头腱开始观察，然后了解撕裂与关节盂和肩胛下肌上缘的联系（图 11.9）。可能要分离中盂肱韧带观察撕裂下部和内侧的情况，然后关节镜直接朝向肱骨头观察撕裂的后侧。在肩峰下滑囊位置重新置入关节镜，做一个外侧入口，距离肩峰前 1/3 外 3 cm。经过表面的滑膜清理可以看见肩袖撕裂的边缘并评估肩袖活动度。

从后关节面入口置入关节镜修复肩胛下肌。如果肱二头肌长头腱从结节间沟滑脱或撕裂，用一根缝线穿过肱二头肌肌腱并且在上盂唇的位置进行完全切断。识别肩胛下肌的撕裂类型，这种撕裂可能从上缘撕裂（图 11.9）到完全的内收的肌腱滑脱（图 11.5）。首先行关节松解术，包括由肩袖间隙延伸到下方的关节囊切开。在肩袖间隙形成一个窗口，可以无须移开关节镜进行关节囊侧的观察。喙突的松解包括部分外侧骨切除，主要在那些有肩峰下粘连或狭窄的患者中进行。利用 70° 的关节镜可以提高肩胛下肌修复的视野角度。

清除小结节坏死组织后，一系列的缝线锚钉可能需要置入小结节的止点位置，通过利用硬膜外穿刺针直接定位在喙突外侧并且在外旋肱骨的情况下更好操作。肩胛下肌的上方撕裂通常可以通过一个

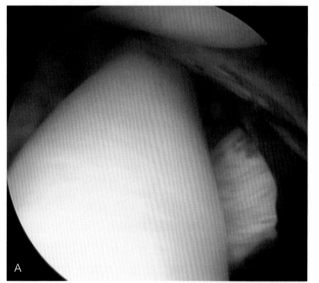
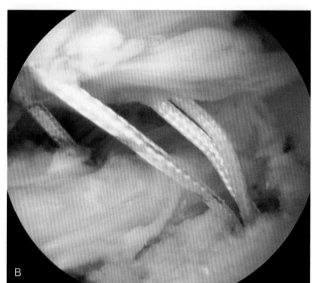
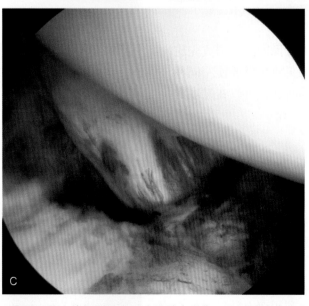

图 11.9　右肩肩胛下肌撕裂。A. 肩胛下肌上缘撕裂及肱二头肌腱半脱位。B. 后路观察肩胛下肌修复滑囊侧观察，在肩袖间隙形成一个窗口。C. 从侧入路使用 30° 关节镜修复后关节面视野。

锚钉修复，然而大的撕裂可能在更下方需要额外的锚钉。向外侧牵拉肩胛下肌，缝线可以穿过肌腱进行褥式缝合，内旋肱骨有利于缝合打结。从滑囊侧探查时，肩胛下肌修复的外侧的"逗号征"部分需进一步加固保留。

关节镜切换到前侧入路观察撕裂的后方。关节囊切开松解肌腱的同时，改善冈下肌的多层形态及与小圆肌的连接（图 11.10），这种滑囊切开术需要继续下行到达盂肱韧带的后束。

关节镜置入肩峰下间隙后侧。在肩峰下牵拉活动肌腱，进行肩峰下改良减压以扩大视野和方便器械操作。需要松解肩胛骨脊柱侧的前方和后方。滑囊切除术继续进行以明确撕裂的后缘。如果撕裂延

伸进入后侧的肌腱结构，边缘融合有助于形成低张力修复（图 11.7）。如果撕裂延伸到肩袖前间隙（L 形撕裂），在冈上肌和前间隙之间利用可吸收缝线可以修复肌腱。

利用硬膜外穿刺针沿着大结节的后侧开始向后直接置入缝合锚钉。为了最大限度提高肩关节外旋转强度，缝线可能需要穿过冈下肌腱的深层和浅层。一个常用的装置是联合褥式缝合及锚钉上包含多个缝线的简单缝合（图 11.10）。如果这个锚钉没有早期置入，不能很好探查后侧分层肌腱并且大结节隐蔽，限制了锚钉的分开分布。在工作套管中进行缝线打结及剪线。这些后侧的缝线可用于随后的肱二头肌长头腱固定。

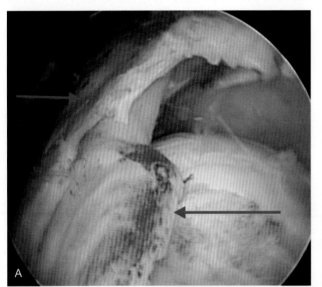
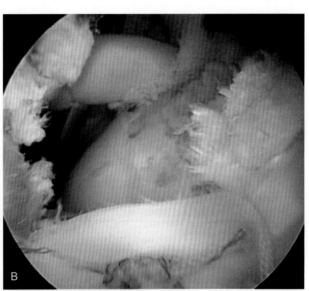
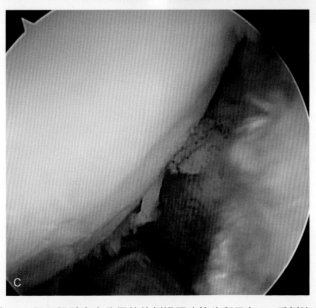

图 11.10　冈下肌撕裂修复技术。A. 冈下肌腱多个分层的外侧视野（箭头所示）。B. 后侧缝合锚钉在冈下肌腱分层的修复。C. 从前侧入口修复的关节面侧视野。

从后侧、后外侧或外侧入路可以更好观察剩余的缝合。锚钉沿着大结节的内侧足印区止点的前半部经皮置入。褥式缝合冈上肌以最大限度覆盖足印区止点。前侧锚钉用于修复冈上肌的前侧部分。单排与双排固定的争议主要由肩袖组织活动度及肌腱的慢性回缩决定。分散锚钉以提高软组织固定和减少缝合处张力，这非常重要（图 11.11）。

位于"逗号征"位置的组织，包括喙肱韧带和滑车部分，与前侧锚钉或外侧锚钉附着以最大保持肩袖稳定性。如果同时需要做肱二头肌固定，通过冈下肌腱后侧缝线穿过肱二头肌肌腱以加强修复，同时避免张力。

部分修复术和移植

通过尽力的修复，这一类肩关节功能可以改善，即使做了大量组织松解和最大限度的组织移位，由于组织的回缩导致不可能实现完全的结节的附着点重建。不要强行进行完全修复，以免张力过度而导致肌腱再撕裂的风险，可以考虑进行部分修复，通常包括撕裂顶点的边缘收敛缝合，在修复的边缘置入一枚锚钉，留出大结节部分的损伤暴露区，并且关节面不要完全被肩袖覆盖。根据修复肌腱的大小和质量，有几个覆盖裸露区及加强修复的方法。小的缺损可用肱二头肌长头腱覆盖并桥接缺损（图 11.12）[16]。大的缺损或缺少肌腱，可以考虑同种异体移植物进行加固修复。

当肌腱－大结节不可修复时，可用一种真皮基质同种异体移植物（GraftJacket，Wright Medical Technology，Arlington，TN）修复复杂的肩袖撕裂[18]。同种异体移植物内侧采用褥式缝合于肩袖肌

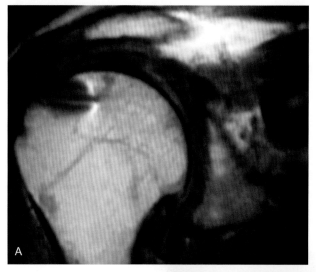

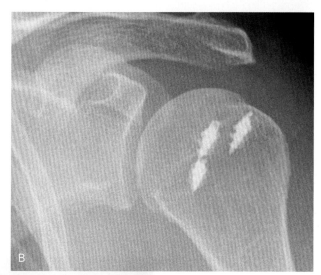

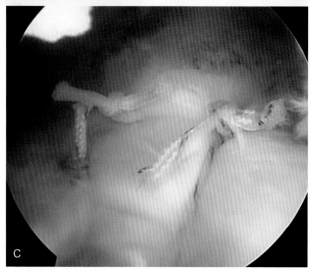

图 11.11　缝合锚钉修复。A. 巨大肩袖修复的 MRI 显示肌腱缩减至大结节止点处。B. X 线显示分散分布的缝合锚钉以加强固定。C. 结合内外侧固定的缝合锚钉分布形成止点覆盖（Prior publication: US Musculoskeletal Review，2007）。

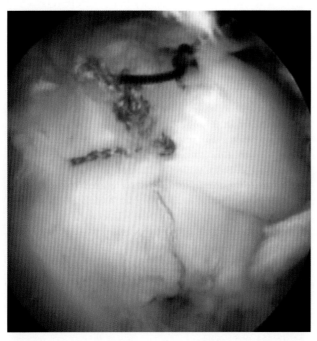

图 11.12　肱二头肌肌腱炎。肱二头肌肌腱长头腱利用后侧锚钉缝合固定。

肉的边缘，覆盖肌腱缺损后在外侧用锚钉固定。移植物的张力有益于促进具有生物活性的生长因子分泌。在正常软组织边缘和骨组织中，已经有活检证实愈合过程。固定移植物的技术发展，关节镜及关节镜辅助的微创入路手术都可被用于完成修复 [19]。

关节置换术

肩部有巨大肩袖撕裂、退行性改变及前期手术失败是反式全肩关节置换的适应证，目前这个手术在超过 67 岁的老年患者中最合适。需要担心的是假体的寿命可能限制它的选择，原因可能是患者在有生之年需要进行翻修。

反肩关节置换术的好处包括使肩袖的旋转中心向下和向外侧移动。三角肌是肩关节上抬和屈曲的主要肌肉。如果肩袖的部分修复完成可以改善肩袖的旋转功能，或在手臂上抬过程中后侧肌腱移位可出现肌腱固定的表现。如果可以进行肩袖修复，可以考虑进行普通的肩关节置换。如果患者的肩袖肌腱情况较差，可以考虑肱骨头表面置换或人工肱骨头置换术结合部分修复术。由于考虑到传统关节盂部件有松动可能，所以不使用。

康复

关节镜下巨大肩袖撕裂修复术后要用吊带把前臂固定在中立位。患者术后开始进行钟摆运动、耸肩及握力运动，这些活动要持续 6 周。

仰卧位被动屈曲在术后 6 周进行。在术后 5 周时逐渐不用吊带，持续两周。随着肩被动屈曲逐渐好转，可以开始半倾斜及上抬训练。术后 8~10 周可开始进行主动锻炼。胸前交叉活动在术后 8~10 周开始。术后 12 周开始进行抗阻屈伸及内旋转锻炼。

可根据修复的完整性、疼痛的缓解、活动范围及强度决定考虑重新进行日常活动。最早 5 个月时可以打高尔夫，9 个月时可以开始进行过肩活动的工作。

结论

已经有大量研究证实巨大肩袖撕裂可以修复 [1-3, 7, 12, 14]，与患者的年龄、医疗条件与巨大肩袖修复的成功性有着直接相关性。如果疼痛是患者要求手术的主要原因，那么患者满意度很好。部分修复和关节置换也表现出对疼痛的缓解及恢复功能活动有积极影响 [5, 18]。

从 80 例巨大肩袖撕裂修复的病例来看，88% 的患者疼痛改善，75% 的患者上肢主动上抬提高及 75% 的患者恢复功能（图 11.11）。尽管有慢性撕裂和肌肉退变，疼痛缓解仍可达到，但永久的缺陷可能会存在。许多骨科医师建议在年轻、活跃的患者进行早期的手术干预以限制不可逆的肌肉及肌腱损伤的可能。

在修复愈合较差的患者中，肱二头肌肌腱切断术、关节镜下清理及改良的肩峰减压术往往可以改善患者的疼痛。手术用来减轻疼痛，功能改善则有赖于术后的治疗。

关节镜已经成为评估和修复肩袖巨大撕裂的常用技术。患者的选择从门诊检查、肩部特殊的影像学检查开始，并且在选择的患者中进行关节镜治疗。由于观察视野的改善及避免了三角肌剥离，关节镜辅助检查可以有多种选择。巨大撕裂选择关节镜治疗的优势是减少了并发症，即僵直、感染及三角肌剥离。

参考文献

[1] Burkhart SS, Danaceau SM, Pearce CE. Arthroscopic rotator cuff repair: analysis of results by tear, size, and by repair technique: margin convergence versus direct tendon-to-bone repair. *Arthroscopy.* 2001;17:905–912.

[2] Jones CK, Savoie FH. Arthroscopic repair of large and massive rotator cuff tears. *Arthroscopy.* 2003;19:564–571.

[3] Abrams JS. Arthroscopic approach to massive rotator cuff tears. *Inst Course Lect.* 2006;55:59–66.

[4] Abrams JS. Repair of large anterosuperior cuff tears. In: Abrams JS, Bell RH, eds. *Arthroscopic Rotator Cuff Surgery: A Practical Approach to Management.* New York, NY: Springer, 2008:278–245.

[5] Burkhart SS, Nottage WM, Ogilive-Harris DJ, et al. Partial repair of irreparable rotator cuff tears. *Arthroscopy.* 1994; 10:363–370.

[6] Bishop J, Klepps S, Lo IK, et al. Cuff integrity after arthroscopic versus open rotator cuff repair: a prospective study. *J Shoulder Elbow Surg.* 2006;15:290–299.

[7] Lafosse L, Brozska R, Toussaint B, et al. The outcome and structural integrity of arthroscopic rotator cuff repair with use of the double-row suture anchor technique. *J Bone Joint Surg Am.* 2007;89:1533–1541.

[8] Warner JP, Krushell RJ, Masquelet A, et al. Anatomy and relationships of the suprascapular nerve: anatomical constraints to mobilization of the supraspinatus and infraspinatus muscles in the management of massive rotator cuff tears. *J Bone Joint Surg Am.* 1992;74:36–45.

[9] Lafosse L, Tomasi A. Techniques for endoscopic release of suprascapular nerve entrapment at the suprascapular notch. *Tech Shoulder Elbow Surg.* 2006;7:1–6.

[10] Hamada K, Fukuda H, Mikasa M, et al. Roentgenographic findings in massive rotator cuff tears. a long-term observation. *Clin Orthop Relat Res.* 1990;254:92–96.

[11] Goutallier D, Postel JM, Bernageau J, et al. Fatty muscle degeneration in cuff ruptures: pre- and postoperative evaluation by CT scan. *Clin Orthop Relat Res.* 1994;304:78–83.

[12] Galatz LM, Ball CM, Teefey SA, et al. The outcome and repair integrity of completely arthroscopically repaired large and massive rotator cuff tears. *J Bone Joint Surg Am.* 2004;86:219–224.

[13] Teefey SA, Hasan SA, Middleton WD, et al. Ultrasonography of the rotator cuff: a comparison of ultrasonographic and arthroscopic findings in one hundred consecutive cases. *J Bone Joint Surg Am.* 2000;82:498–504.

[14] Gerber C, Fuchs B, Hodler J. The results of repair of massive tears of the rotator cuff. *J Bone Joint Surg Am.* 2000;82:505–515.

[15] Burkhart SS, Tehrany AM. Arthroscopic subscapularis tendon repair: techniques and preliminary results. *Arthroscopy.* 2002; 18:454–463.

[16] Abrams JS. Arthroscopic technique for massive rotator cuff repairs. *Tech in Shoulder Elbow Surg.* 2007;8:126–134.

[17] Walch G, Edwards TB, Boulahaia A, et al. Arthroscopic tenotomy of the long head of the biceps in the treatment of rotator cuff tears: clinical and radiographic results in 307 cases. *J Shoulder Elbow Surg.* 2005;14:238–246.

[18] Snyder SJ, Bond JL. Technique for arthroscopic replacement of severely-damaged rotator cuff using "GraftJacket" allograft. *Oper Tech Sports Med.* 2007;15:86–94.

[19] Burkhead WZ, Schiffern SC, Krishnan SG. Use of GraftJacket as an augmentation for massive rotator cuff tears. *Semin Arthrop.* 2007;18:11–18.

关节镜下肩袖修复：组织移植的应用

生物移植物应用于肩袖修复及重建是一个新兴的研究领域。肩袖修复是一个具有挑战性的手术。自 1991 年 Codman 博士首次描述一个肩袖修复的病例，我们对修复问题的认识、手术工具及技术发生了根本的变化。尽管这些技术发展了，但是需要我们认识到的是，在所有的病例中真正获得完全修复仍然是一个长远的目标。最近一个多中心研究报道了 576 例关节镜修复结果，通过 MR 或 CT 关节造影发现有 25% 的再撕裂率。尽管完整的肌腱与活动水平、活动范围及强度改善有很大的联系，但是功能结果已经全面改善。虽然疼痛明显改善，但是在愈合组和再撕裂组没有明显的差异。大的及慢性撕裂的结构失败的风险很大 [1]。其他研究也证实了这个结果，可以获得完全修复的患者比那些不能够完全修复的情况要好。

对于那些不可能修复的患者，选择方案是有限的，特别是对于年轻及比较活跃的患者。哪些因素导致了失败？在生物力学及技术上，我们现在已经可以很好地识别撕裂的类型并可按照需要松解牵拉组织。锚钉和缝线有着惊人的强度及固定能力。大部分是撕裂现在可以修复，只是在有限的康复时间内不能到达足够愈合。这好比是一场比赛，这场比赛在手术室中给患者带上肩部支具时就开始了。肩袖愈合是否已足够牢固，以抵抗康复过程中的用力锻炼，并防止肩袖再撕裂？

若干因素促成了一个糟糕的生物环境，引起愈合能力下降。许多研究描述了病变肩袖止点处血供较差，并且有多种因素参与肩袖愈合这一过程。对于慢性巨大肩袖撕裂，手术医生首先必须处理肌腱缺损的可能。尽管手术医生尝试避免这样做，但是肌腱修复经常还是存在张力。慢性撕裂后大结节也可因退行性改变导致骨质疏松和囊肿形成。结节处的成骨细胞应对机械应力时能力减弱，表明它们对于修复过程没有良好反应。有报道称，对于肩袖明显脂肪浸润的 70 岁以上患者，年龄和慢性撕裂对肩袖再撕裂率的高发有很大的影响。药物如非甾体类抗炎药和其他免疫调节剂也可能导致手术失败，如果可以应停止使用。手术医生因此经常只能把不好的组织固定在不好的骨质上，引起愈合能力受限，固定于愈合能力有限的患者，这是非常可怕的。

从概念上讲，肩袖组织移植可以提高最初固定的强度并且在修复位置增加胶原。Neviaser 报道了利用移植物修复巨大撕裂，他利用冻干的同种异体肩袖组织进行移植，并且报道了在 16 例患者中有 14 例效果较好或非常好 [2]。10 年后，Nasca 利用相似的移植物，尽管所有患者疼痛改善，但 7 例患者中只有 2 例功能改善 [3]。20 年以后，Moore 描述了他关于移植重建的经验，所有的患者影像显示结构失败，并且结果基本上和清理相似 [4]。尽管早期结果较差，但移植技术仍然是今天关注和研究的热点，这些还得归功于几种新的移植物的发展。

移植物

"现代"肩袖移植物的时间可以从 1999 年随着异体移植重建（DePuy）的使用算起。自此以后，移植物开始爆发式的发展。每个移植物有其固有的属性，因此在选择时必须要考虑：材料的来源、组织制备技术、厚度、柔软性、弹性及缝合保留的张力都会影响移植物的性能。移植物的来源有同种异体尸体的皮肤或肌腱、异种移植物皮肤或心包膜、猪小肠黏膜下层及合成材料制成的聚氨酯脲或聚 -L- 丙交酯 / 乙交酯聚合物。组织移植物利用各种专业技术进行脱细胞和消毒。一些公司选择交联胶原，目的是限制或减缓移植后酶降解的自然过程。对于交联胶原是否有益或有害还存在争议 [5]。

理论上来说，不管何种移植物，取代宿主组织的速度都非常慢，所以移植物修复肩袖后结构完整性的恢复需要较长时间，愈合过程需要几个月。相反，如果胶原纤维太过顽固而不易酶解，在移植物周边可能会出现组织包裹或瘢痕形成。此外，如果移植材料引起很大的免疫排斥反应，可能会出现局部软组织肿胀及其他可能感染的迹象。从实际操作上来看，试图去确定患者是否感染会增加不必要的花费，并延误恢复。

移植物太薄可能缺乏缝合的张力[6]。组织的柔韧性也是关节镜下移植考虑的重要因素。通常情况下，应用关节镜下移植需要穿过套管。因此，在通过套管推拉过程中移植物必须能够折叠及抗撕裂。交叉交联的移植物可能拥有更强的张力。目前还没有随机对照研究比较人体的移植材料，可能也没有一个最好的选择。本文写作期间，GraftJacket材料已经有了许多发表的数据，证明了它的有效性及安全性。骨科这个领域的前景不断在变化，医生应该积极关注当下最新的研究来选择最合适的移植物。目前市面上的移植物及它们的性能在表 12.1 中列出[7, 8]。

临床评估

常规先从详细询问病史及仔细的体格检查开始。对于肩关节疼痛的患者，尽管有格外关注的重点，仍然需要常规提问和进行体格检查。肩袖撕裂的慢性状态也是肩袖愈合及功能恢复的重要因素。从技术上来说，急性创伤撕裂，甚至巨大撕裂，比慢性撕裂更容易修复及更好愈合。尽管慢性撕裂发生急性损伤时可能出现急性巨大撕裂和相对较差的组织恢复，但是肌腱和肌肉纤维通常不会退变。关节镜下肉眼可以观察冈上肌和冈下肌在慢性病例中明显萎缩。

体格检查

肩关节的被动及主动活动范围是评估的重点。慢性撕裂的肩关节可能出现僵硬，在功能性修复前常需要囊性松解或其他替代疗法。肩袖肌肉的功能也必须要评估，以确定哪些是丧失功能的。肩关节向前屈曲 90° 以检查冈上肌功能，注意拇指向上以避免撞击带来的疼痛，拇指一旦向下会出现疼痛。肩关节外展 30° 以检查冈下肌功能。肩胛下肌功能通过压腹试验进行检查，但应注意保持前臂平行于腹部。环抱试验是检查肩胛下肌完整性的另一种方法。

影像学检查

影像学对于决定移植物是否存在益处有重要的协助作用。X 线片可以观察肱骨头的高度及在慢性严重的肩袖关节病病例发现肩峰髓白化。MRI 可以更好地了解撕裂的大小及类型，发现盂肱关节炎的早期表现，发现和量化肌腹脂肪浸润的程度。

一旦肩袖撕裂明确诊断，治疗方案就会随之确定。如果肩袖修复是最终目标，那么全层撕裂患者必须接受手术治疗。全层撕裂的自然演变过程就是持续并且大多随着时间推移会撕裂得更大。类固醇激素注射可以减轻疼痛，但必须适度，否则可能伴随组织的进一步恶化。只要肩关节能够维持前后肌肉力量均衡，患者就可以保持很高的肩关节功能水平。手术干预与否依赖于患者的目标及他们的健康状态。

指征

应用这些移植物的合适指征在不断完善。重要的是，FDA 已经同意将这些材料用于软组织移植修复。尤其对于肩袖组织，该指南规定肌腱的边缘必须修复到大结节 1 cm 以内。目前建议在生物环境较差的巨大肩袖撕裂及翻修术中运用。移植也可用于不可修复撕裂的病例。如果肩袖移植或"桥接"缺损在 FDA 指南之外，那么对这类具有挑战性的患者应有一定的应用前景。

主要的禁忌证是严重的肩袖关节炎。其他相对禁忌证包括早期的肩袖关节炎、肩关节僵硬及感染。僵硬的肩关节在术前及术中都需要评估，肱骨头在肩袖修复之前可以适度降回到关节盂中。必须努力确保控制感染。作者推荐抗生素治疗至少 1~2 周之后要进行血液检查，包括白细胞的数量、红细胞沉积率、C 反应蛋白及关节内抽吸液的培养。简而言之，能很好完成一套完整康复训练的年轻而活动量大的患者可从肩袖移植物或关节置换中获益，而年老又久坐的患者常因关节僵硬而不能获益。

治疗

那些符合肩袖撕裂指征的患者在确诊后，要立即进行合理的肩袖修复。现在还没有修复的绝对时间窗，但是肌肉内脂肪浸润已经在动物模型中被证实最早在 6 周时出现。那些盂肱关节僵硬的患者，

表 12.1 目前市面上的移植物列表

移植物	公司	材料来源	组织类型	交叉交联	批准使用	灭菌	化学冲洗	无菌保证水平 (SAL) 10-6	大小	临床报道
BioTape XM	Wright Medical	猪	真皮	否		环氧乙烷				
Conexa	Tornier/Life Cell	猪	真皮	否	肩袖，加固/增强软组织	低剂量的电子束	是	是	1.3~1.4 mm 厚度 2 cm×4 cm, 4 cm×4 cm, 6 cm×6 cm, 5 cm×10 cm 1.7~1.8 mm 厚度 3 cm×3 cm, 5 cm×5 cm, 5 cm×10 cm	
CuffPatch	Biomet and Organogenesis	猪	SIS	是	肩袖，加固软组织	γ 射线照射		是	6.5 cm×9 cm	Hirooka 等
Gore-Tex Soft tissue patch	W.L.Gore.&Assoc	合成	PTFE	是	肩袖，加固软组织	是				
Graft Jacket	Wright Medical	人	真皮	否	肩袖，加固软组织	经过无菌处理		否	0.5~2.29 mm 厚度 5 cm×5 cm 5 cm×10 cm 5 cm×30 cm 4 cm×7 cm 2 cm×4 cm	Burkhead 等 Dopirak 等 Labbe Synder 和 Bond
Matrix HD	RTI Biologics	人	真皮	是	加固/增强软组织	低剂量 γ 射线	是	是		
Mersilene Mesh	Ethicon	合成	聚酯纤维	是	加固/增强软组织	是				Audenaert 等
OrthADAPT Biomplant	Synovis Life Technologies, Inc.	马	心包膜	是 EDC+ (carbodiimide)	肩袖，加固/增强软组织	Ulti STER	否	未知	0.5~0.8 mm 厚度	

（续表）

移植物	公司	材料来源	组织类型	交叉交联	批准使用	灭菌	化学冲洗	无菌保证水平 (SAL) 10-6	大小	临床报道
Restore	DePuy/J&J	猪	SIS	否	加固/增强软组织	电子束	否	是	0.5 mm 厚度 4 cm×6 cm 5 cm×7 cm 5 cm 直径	Dejardin 等 Malcamey 等 Schlamber 等 Iannotti 等 Walton 等
SportMesh	Biomet	合成	基于聚己内酯 (urethaneurea)	N	加固/增强软组织	NA			0.9 mm 厚度 4 cm×6 cm 6 cm×9 cm	
Tissure-Mend	Stryker/TEI Biosciences	牛	真皮	N	肩袖，加固/增强软组织	环氧乙烷	是		1 mm 厚度 3 cm×3 cm 5 cm×6 cm 6 cm×10 cm	Seldes 和 Abramchayev
ZCR Patch	Zimmer	猪	真皮	YHMDIC (hexameth)	肩袖，加固/增强软组织	γ射线	是	是	1.5 mm 厚度 5 cm×5 cm	Badhe 等 Soler 等

注：数据引自文献、宣传资料及直接通过与出版方沟通求得（内容来自 Dejardin LM, Arnoczky SP, Ewers BJ, et al. Tissue-engineered rotator cuff tendon using porcine small intestine submucosa: histologic and mechanical evaluation in dogs. Am J Sports Med. 2001;29:175-184; Burkhead W, Schiffern S, Krishnan S. Use of Graft Jacket as an augmentation for massive rotator cuff tears. Semin Arthro plasty. 2007;18:11-18; Hirroka A, Yoneda M, Wakaitani S, et al. Augmentation with acellular human dermal allograft matrix. Int J shoulder Surg. 2007;18:11-18; Labbe MR. Arthroscopic technique for patch augmentation of rotator cuff repairs. Arthroscopy. 2006;22(10): 113e1-1136e6; Synder S, Bond J. Technique for arthroscopic replacement of severely damaged rotator cuff using "Graftjacket" allograft. Oper Tech Sports Med. 2007;15:86-94; Audenaert E, Van Nuffel J, Schepens A, et al. Reconstruction of massive rotator cuff lesions with a synthetic interposition graft: prospective study of 41 patients. Knee Surg Sports Tramatol Arthrosc. 2006;14(4):360-364; Malcarney HL, Bonar F, Murrell GA. Early inflammatory reaction after rotator cuff repair with a porcine small intestine submucosal implant: a report of 4 cases. Am J Sports Med. 2005;33(6):907-911; Sclamberg SG, Tibone JE, Itamura JM, et al. Six-month magnetic resonance imaging follow-up of large and massive rotator cuff repairs reinforced with porcine small intestinal submucosa (restore orthobiologic implant) augmentation of chronic two-tendon rotator cuff tears treated with open surgical repair: a randomized controlled trial. J Shoulder Elbow Surg. 16(2):e25-e26; Walton JR, Bowman NK, Khatib Y, et al. Restore orthobiologic implant not recommended for augmentation of rotator cuff repairs. J Bone Joint Surg Am. 2007;89(4): 786-791; Seldes RM, Abramchayev I. Arthroscopic insertion of a biologic rotator cuff tissue augmentation after rotator cuff repair. Arthroscopy. 2006;22(1):113-116; Badhe SP, Lawrence TM, Smith FD, et al. An assessment of porcine dermal xenograft as an augmentation graft in the treatment of extensive rotator cuff tears. J Shoulder Elbow Surg. 2008;17(1)(suppl 9):35S-39S; and Soler JA, Gidwani S, Curtis MJ. Early complications from the use of porcine dermal collagen implants (permacol) as bridging constructs in the repair of massive rotator cuff tears. A report of 4 cases. Acta Orthp Belg. 2007;73(4):432-436)。

如果可能，在术前可以尝试增加被动活动。

开放手术

通过开放手术使用移植物已经被 Burkhead、Schiffern 及 Krishnan 等报道。对初发及再发巨大撕裂进行这种手术，发现有接近 30% 的再撕裂率，尽管撕裂比起初的要小。在一些相似的研究中，再撕裂率几乎接近 100%。没有发现并发症。

进行标准的开放手术及微创肩峰成形术。喙肩韧带需要保留并在最后修复后缝合。牵拉组织并用 Dacron (Deknatel、Teleflex Medical、Research Park 和 NC) 进行侧侧缝合。骨头上要开一个浅而宽的槽，并在关节软骨边缘构建一个肌腱过渡区。金属的双排锚钉采用一种独一无二的经骨双结锚钉 (TOAK)，缝线的末端不要剪掉，可用于固定移植物。然后准备移植物，通过锚钉上的缝线固定于肩袖外侧。额外的缝合锚钉在移植物的四周固定。之后修复三角肌和喙肩韧带，并关闭切口 (图 12.1~12.4)[9]。

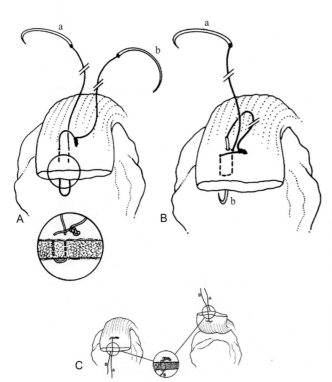

图 12.1　A. 从每对缝线的一根缝线（线 a）体部穿过肌腱远端部分进行褥式缝合。B. 每对缝线中的第二条线（线 b）从线 a（改良 Mason-Allen 缝线）缝合的内侧穿出。C. 穿过肌腱远端部分后完成每对缝线的状态 [Nowinski RJ, Schiffern SC, Burkhead Jr WZ, et al. Biologic resurfacing of the glenoid: longer term results and newer innovations. Semin Arthroplasty. 2005;16(4): 274-280. 经过同意转载]。

关节镜检查术

Snyder、Bone 和 Barber 等已经报道了成功的关节镜下肩袖修复术。虽然这些手术技术存在一些技术上的差异，但是关节内缝合移植物的概念是相

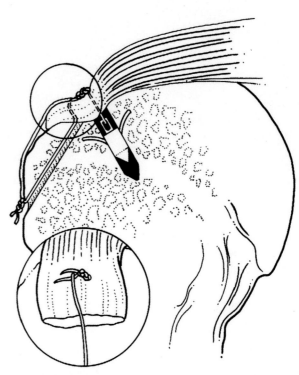

图 12.2　缝线（线 b）经骨穿过。在大结节外侧部位打结完成 TOAK 技术 [Nowinski RJ, Schiffern SC, Burkhead Jr WZ, et al. Biologic resurfacing of the glenoid: longer term results and newer innovations. Semin Arthroplasty. 2005; 16(4): 274-280. 经过同意转载]。

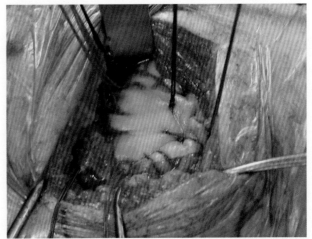

图 12.3　GraftJacket 在肩袖修复前增强牢固的缝合，形成一个密封的表面 [Nowinski RJ, Schiffern se, Burkhead Jr WZ, et al. Biologic resurfacing of the glenoid: longer term results and newer innovations. Semin Arthroplasty. 2005;16(4): 274-280. 经过同意转载]。

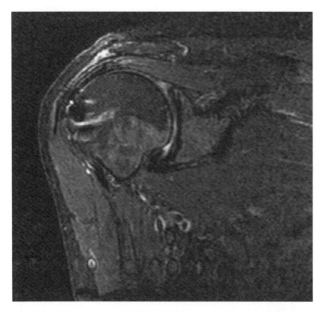

图 12.4　术后 1 年随访的 MRI 影像。冠状位 T2 影像显示一个完整的肩袖修复，组织覆盖肱骨结节表面 [Nowinski RJ, Schiffernse, Burkhead Jr WZ, et al. Biologic resurfacing of the glenoid: longer term results and newer innovations. Semin Arthroplasty. 2005;16(4): 274-280. 经过同意转载]。

同的。作者偏好使用"四角扩展"技术，关节镜下在移植物放置的四周置入锚钉。这个技术最开始报道了 6 例患者使用 2 个不同的移植物显示满意的结果。最近的前瞻性多中心试验证实撕裂超过 3 cm 进行补片修复在愈合率（85% vs 40%）上有明显改善。Barber 等报道了关节镜研究的初步结果。

作者推荐的技术：四角扩展

步骤一

第一步进行标准的关节镜下肩袖修复术。修复肩袖要尽可能靠外边，以免从组织抓持器滑脱。根据撕裂的类型及组织的质量合理选择单排固定、双排固定、缝合桥及其他缝合方式。对于大的撕裂，考虑多点固定及更加复杂的缝合方式。使穿过肌腱的缝线数目最大化，在锚钉上方分散修复的张力及提供尽可能安全的固定。太多的锚钉也会出现问题，会破坏周边的骨头引起锚钉拔出，这使得翻修变得非常困难。作者偏好适合骨髓道的锚钉。如果有指征，要备好移植物。

步骤二

在肌肉肌腱连接处进行两个褥式缝合，一个在前方一个在后方。两个缝合之间要有足够的宽度，

锚钉置入在肌腱的内侧。用穿刺器进出肩袖，通过对侧入口进行打结。把缝线的两端从对侧入口穿出，以便在完成前排固定后从肩部后侧退出，反之亦然。交叉缝合有助于操作及收回。在大结节外侧或肩袖外侧边缘置入 2 枚锚钉。锚钉需要跨越修复处。使用任意工具（如探头线、多节缝线及 Endobutton 尺）测量移植物覆盖区域的宽度和长度，在准备台的移植物上标记好尺寸，并修剪以适合应用区域。很多移植物有弹性，将移植物修剪到与移植范围相同大小，在肌腱边缘距离 5~10 mm 处缝合固定，移植物可形成自然张力。

步骤三

如果已经没有位置可以从后侧入路观察。在外侧入口置入一个 8.5 mm 或更粗的套管。收回四角缝线的一个，在相应的方向从套管中拉出。当另一个缝线收回时，要保证已经在套管外面的缝线张力适当，然后在套管的对侧抽出以免缝线交叉。利用小血管钳固定移植物的各个角，然后以一种褥式缝合方式在各个角缝线。对于内侧的缝合要识别哪个分支在最前侧及哪个在最后侧，以保证移植物的各个角在其相应的位置。抓住移植物的内侧端，沿着套管滑入肩峰下间隙，不要放松。在滑动移植物的时候不要在缝线表面施加张力。一旦移植物完全进入肩峰下间隙，沿着套管给外部的缝线施加张力，利用抓持器在间隙中抓住移植物。外侧的缝线放松，移植物在肩袖上方铺平。

步骤四

通过一个单独的入口在移植物上方抽出一对缝线，利用标准的关节镜下打结方法打结。首先进行内侧缝线打结，有助于移植物完全进入和排布。其他的缝线沿着移植物的边缘进一步加强与肩袖的固定，内侧角的缝线采用相同的方法穿过（图 12.5~12.13）。

移植物需要在各个方向完全覆盖修复处。此外，修复位置桥接向内固定在修复的肩袖上，向外固定在大结节的位置。移植材料就可以分担修复的负荷并且可在修复位置增加胶原[10, 11]。

关节镜下肩袖置换

Snyder 和 Bond 对桥接技术做过描述和报道，

这个技术为伴有肩袖不可修复的年轻及运动量大的患者提供了一个可接受的功能恢复的可能性。通常这些患者的冈上肌和冈下肌有巨大撕裂，然后大结节上缘处于半脱位引起显著的疼痛和不适。肩袖关节病会随着时间而进展。过去的治疗方案包括关节镜下清理、人工肱骨头置换术、反肩置换术，虽然

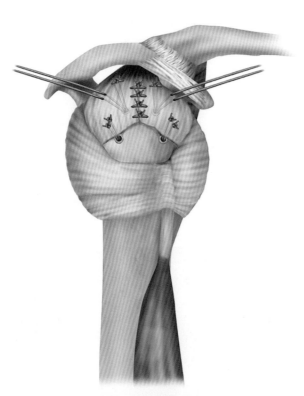

图 12.5 采用原位内侧褥式缝合修复肩袖。

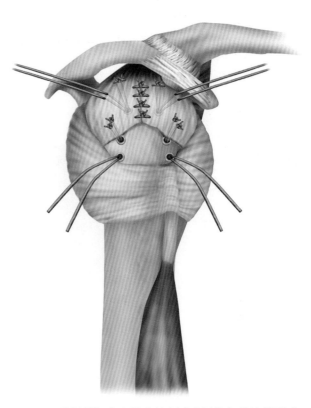

图 12.6 外侧锚钉在大结节外侧或肩袖修复的边缘形成四角框架。

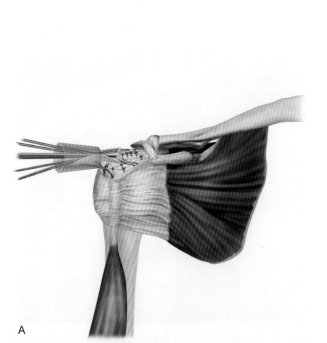

A

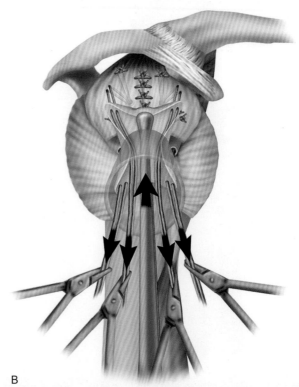

B

图 12.7 A. 用抓持器抓住移植物，并拉入肩峰下间隙。B. 一旦移植物进入肩峰下间隙，在套管内给予缝线对张力使其拉紧。

这些技术有一些好处，但是没有一个是尝试让患者恢复到正常或接近正常的状态。一个桥接移植可以重新连接肩袖肌肉与大结节，重建前侧／后侧肌肉的平衡及降低肱骨头进入关节盂中。Snyder 的病例研究显示 2 年随访时 13 例患者中 12 例移植物完全长入，只有 1 例失败，无并发症。

　　这个技术在理论上相当于补片技术。肩袖及大

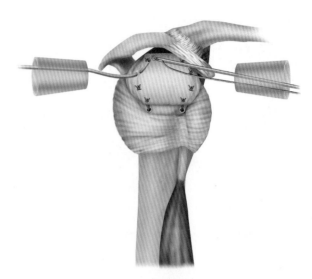

图 12.10　利用边对边缝合技术时需要增加额外的缝线以加固移植物边缘。

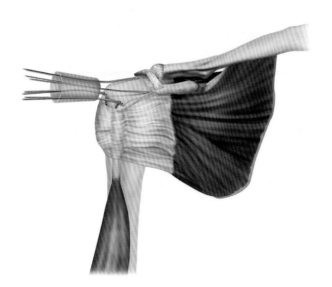

图 12.8　移植物在肩峰下间隙。

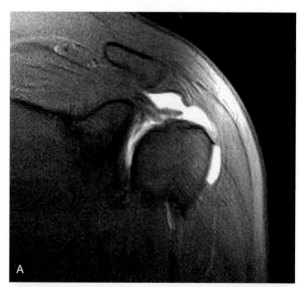

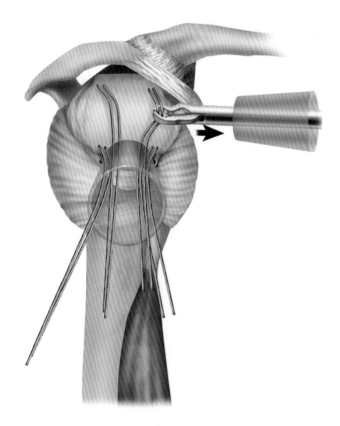

图 12.9　从一个单独的套管中抽出缝线对，并在关节镜下打结。

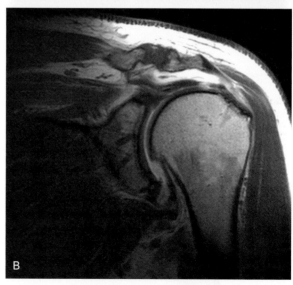

图 12.11　A. 未用补片的关节镜修复术前。B. 术后 52 个月 MRI 影像。

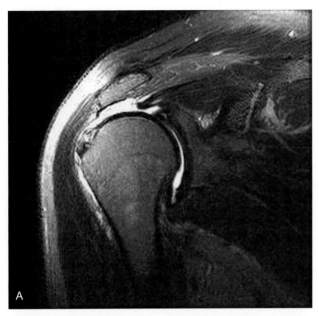
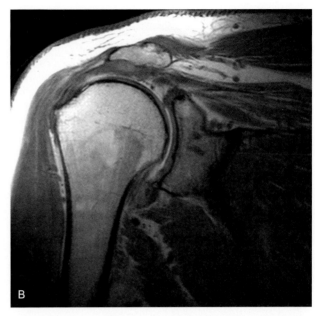

图 12.12 A. 关节镜下 GraftJacket 补片加强术前。B. 术后 11 个月 MRI 影像。这是图 12.11 患者的对侧手臂。注意这个补片是完全愈合的，并且在关节造影时对比剂不会渗漏到肩峰下间隙。

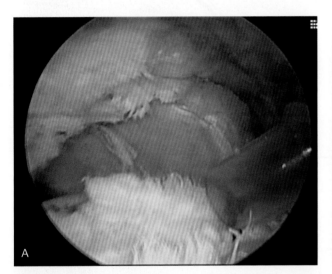
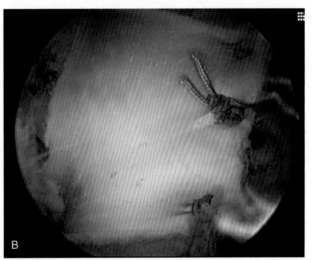

图 12.13 肩袖修复及移植前后（A、B）外侧套管的关节镜下视野。

结节的准备包括在肩袖的前侧及后侧置入锚钉和在软骨边缘骨置入三联装载缝合锚钉。如果肩袖间隙组织缺少，前侧锚钉要包括肱二头肌肌腱。小心地打磨大结节，用一个小的钻孔器钻一个骨髓通道口以允许骨髓液的流出。

已被测量及修剪好的移植物在内侧缘用 STIK（short-tailed interference knot）缝线备好。干扰结允许将移植物拉到肩峰下间隙，并且在打结的时候给缝线回抽提供一个抓取点。内侧的缝线首先穿过肩袖的内侧缘，每个锚钉的缝线依次由前向后穿过肩袖。缝线穿过移植物的位置通常需要与肩峰下间隙的位置匹配。

缝线管理是一个关键问题。当多根缝线同时在同一个套管穿出时，缝线必须保持张力并且取线器需要从套管外侧穿过以免缝线缠绕。Snyder 偏好使用 suture savers（ConMed Linvatec、Largo 和 FL）来管理操作过程中的缝线。一旦缝线穿过，移植物就被拉到肩峰下间隙。STIK 缝线依次抽回并打结。移植物现在可以用每个锚钉上的缝线进行内侧和外侧的固定。然后将肩袖前侧和后侧边缘剩余的缝线用缝线穿梭器穿出并打结。锚钉还剩下 2 根缝线，1 根通过移植物的外侧边缘穿出，1 根通过最接近正常肩袖的边缘。如果需要保护移植物的整个宽边，需要打第三个外侧锚钉（图 12.14~12.21）[12]。

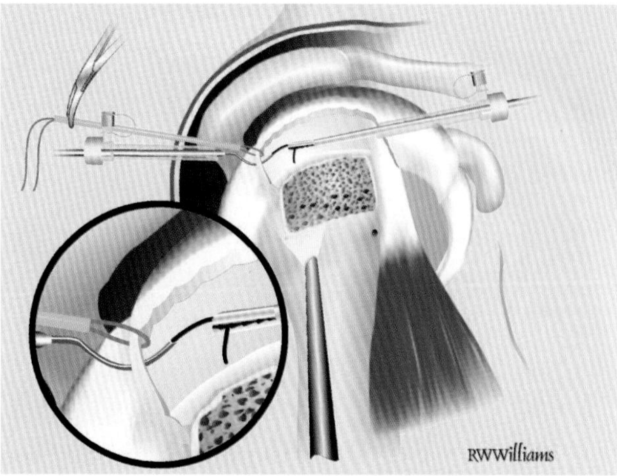

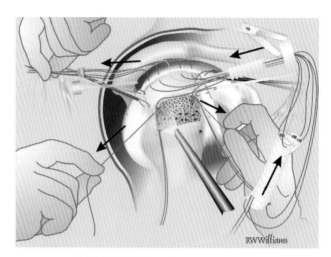

图 12.14　对于不可修复性撕裂，于撕裂前后方置入 endzone 缝合线，并将其置于彩色保护套管内，将套管作为通过移植物的一个通道。经 WoltersKluwer 同意转载。

图 12.17　从前侧套管抽拉移植物进入肩关节内，牵拉所有 STIK 缝线的体外端稳定移植物。所有的缝线需要平行穿过以避免缝线交叉。经 WoltersKluwer 同意转载。

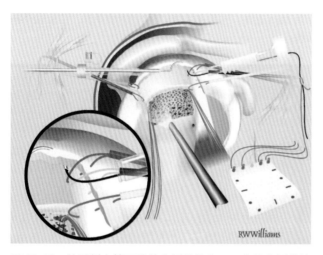

图 12.15　从后侧套管开始前内侧的缝合。一个前内侧的缝线与移植物的相应 STIK 缝线交叉穿过组织，从后侧套管拉出。经 WoltersKluwer 同意转载。

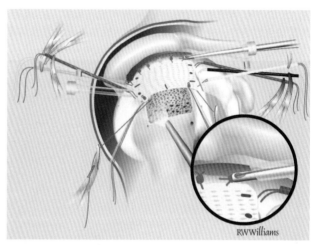

图 12.18　进入肩关节后，进行内侧 STIK 缝线打结，固定移植物的这一侧。经 WoltersKluwer 同意转载。

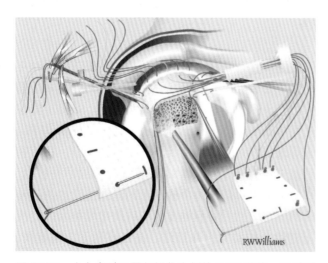

图 12.16　小心穿过及平行抓住内侧的 STIK 缝线，通过将锚钉上的缝线穿过移植物，并在顶端打一个结来稳固移植物前后侧角。经 WoltersKluwer 同意转载。

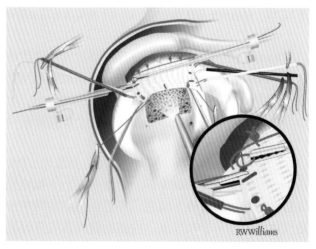

图 12.19　最后区域的缝线从移植物的后侧及前侧位置穿过，打结以分别固定移植物。经 WoltersKluwer 同意转载。

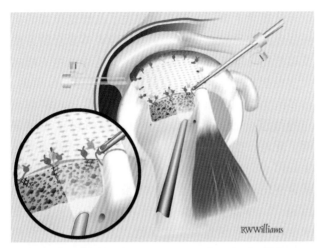

图 12.20　最后，使用标准的肩袖修复技术，将移植物的外侧边利用锚钉固定在骨头上。经 WoltersKluwer 同意转载。

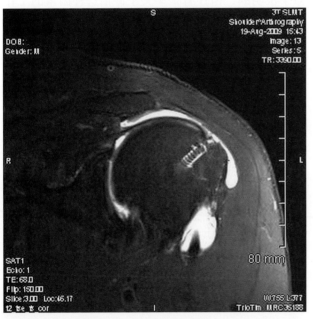

图 12.21　作者操作的关节镜下移植治疗 10 个月后的结果。移植物覆盖肩袖内侧缘，大结节外侧是锚钉位置。

作者偏好利用桥接技术首先沿着内侧、前侧及后侧肩袖的边缘放置所有的缝线，同时将 2 个或 3 个锚钉置入大结节内，然后将缝线从大的外侧套管抽出并穿过移植物。此时，移植物下降到肩峰下间隙，抽出缝线并在一个单独的套管中打结。事实上，这些技术都很相似，不同之处在于缝线通道的顺序及定位。只要技术的基本原理保持不变，技术的描述可以根据个人的偏好进行修改。

术后护理

每个学者提到的术后康复方法都非常相似。患

者的手臂置于外展枕上位，并休息 3~4 周。根据组织的质量及修复后的感知强度，可以进行钟摆运动。在 4~6 周时，通过积极的辅助进行被动活动锻炼，然后在 6~8 周进行主动活动。肩袖强度的锻炼至少在 12 周以后进行，尽管肩胛骨的活动可能在早期已经开始。

并发症及挑战

移植报道最多的并发症就是炎症反应。目前，只有小肠黏膜下移植物用于肩袖补片时被报道有较高的炎症反应发生率[13]。已经建议不再使用这个移植物作为肩袖补片。

术后肩关节僵硬是一个潜在的并发症。肩关节僵硬的发生率没有报道，但是作者或其他人也会偶尔发现。伴有肩袖撕裂的肱骨头易发生半脱位，因此在修复肩袖后，也能获得满意的复位。继发于关节镜下修复术的粘连性关节囊炎也有一定的发生率。术前应注意评估肩关节进入关节盂的"还原能力"。那些在修复及移植过程中发现阻力减小的肩关节，应在术中同时松解关节囊。

术后治疗和标准的肩袖修复类似，多种的治疗原则被推荐。患者在 3.5~4.5 个月需要进行近完全的前曲及外展的被动活动。内旋和外旋可能需要更长的时间来恢复。治疗包括类固醇注射、留置导管局部麻醉并积极治疗、动态支撑、手术操作及关节镜下松解。

疾病传播也是同种异体移植物的另一个风险，但还没有哪个特指的移植物并报道。在目前所有的研究中，无论开放或关节镜下手术的感染率都不高于正常。

经验和教训

从技术来说，关节镜下移植存在几个挑战。第一个挑战就是肩袖自身问题。手术医生需要有先进的技术和能力进行组织迁移、缝线传递及打结等技术。之后的挑战是成功植入移植物的缝线管理。关节镜技术需要多根缝线保留在肩峰下间隙，然后从单独的套管中抽出，使用不同颜色的缝线有助于这个过程的进行。此外，对于所有患者的缝线管理都要有序进行以避免缝线缠绕。缝线或缝线对从主要的套管抽出后必须保持张力，拉到套管一侧并从对侧抽出，这样在下

一个缝线抓取时才不会引起缝线交叉。

本章节描述的手术技术提供了一个缝线管理的方法，这些技术可能存在各种变化。每个医生需要掌握这些技术，然后在模型或尸体上进行练习。首先仔细观摩操作过程，以更好地理解哪些操作有助于手术顺利进展。一旦掌握缝线管理，就可以很快完成手术。

现状和展望

这些材料的使用才刚刚成为未来焦点。随着更多的手术应用，会有越来越多的证据证明，这些移植物是治疗各种困难的软组织问题特别是肩袖组织的良好工具。GraftJacket 正在进行一个前瞻性、多中心的单盲研究，但数据发布还为时尚早。尽管有些移植物对于肩袖修复效果欠佳，但目前对于"最佳移植物"却还没有达成共识。随着技术变得更加常用，移植物的类型将会变少，可能的原因是材料的提供、价格及医保报销情况。此外，仪器及技术的进步也会促进手术的发展。

从概念上来说，移植物解决了在修复位置的机械强度及胶原缺损问题。更多诱导人体愈合的方法及移植物可能是一个承载机制。即使移植物不增加太多的机械力，但在这个方面被证明是有价值的。很多医生使用富血小板血浆治疗，血浆通过注射或与缝线混合置入腱－骨连接处或移植物－肌腱表面。此外，生长因子如转化生长因子、成纤维细胞生长因子、软骨形态发生蛋白及骨形态蛋白单独或联合使用对于愈合有很好的效果，并且通过移植物传递[14]。干细胞是另一个让人感兴趣的领域，在术中可以注射细胞或灌注细胞。进行移植前，移植物与细胞可以二选一或额外预置。这项工作中的一些成果已经开始应用。这一新兴技术的未来看起来似乎很明朗，但还有很多关于评估这种因素的工作要做，决定了移植物使用是成功还是失败。经常出现的情况是可能转变出其他问题，包括伤口护理及韧带重建。简言之，肩袖撕裂的生物移植是一个潜在的强大而新兴的技术。目前新兴技术只是冰山一角，由于冰山漏出水面上方的只有1/10，因此我们需要努力探索其余的部分。

参考文献

[1] Flurin PH, Landreau P, Gregory T, et al. Cuff integrity after arthroscopic rotator cuff repair: correlation with clinical results in 576 cases. *Arthroscopy*. 2007;7:340–376.

[2] Nevaiser JS, Nevaiser RJ, Nevaiser TJ. The repair of chronic massive ruptures of the rotator cuff of the shoulder by use of a freeze-dried rotator cuff. *J Bone and Joint Surg Am*. 1978;60(5):681–684.

[3] Nasca RJ. The use of freeze-dried allografts in the management of global rotator cuff tears. *Clin Orthop Relat Res*. 1988 March;(228):218–226.

[4] Moore Dr, Cain EL, Schwartz ML, et al. Allograft Reconstruction for Massive, Irreparable Rotator Cuff Tears *Am J Sports Med*. 2006;34(3):392–396.

[5] Aurora A, McCarron J, Iannotti JP, et al. Commercially available extracellular matrix materials for rotator cuff tears: state of the art and future trends. *J Shoulder Elbow Surg*. 2007;16:171S–178S.

[6] Barber FA, Herbert MA, Coons DA. Tendon augmentation grafts: biomechanical failure loads and failure patterns. *Arthroscopy*. 2006;22:534–538.

[7] Chen J, Xu J, Wang A, et al. Scaffolds for tendon and ligament repair: review of the efficacy of commercial products. *Expert Rev Med Devices*. 2009;6:61–73.

[8] Walton JR, Bowman NK, Khatib Y, et al. Restore orthobiologic implant: not recommended for augmentation of rotator cuff repairs. *J Bone Joint Surg Am*. 2007;89:786–791.

[9] Burkhead WZ, Schiffern SC, Krishnan SG. Use of graft jacket as an augmentation for massive rotator cuff tears. *Semin Arthro*. 2007;18:11–18.

[10] Labbé M. Arthroscopic technique for patch augmentation of rotator cuff repairs. *Arthroscopy*. 2006;22:1136.e1–1136.e6.

[11] Barber FA, Burns JP, Deutsch, et al. A Prospective, Randomized Evaluation of Acellular Human Dermal Matrix Augmentation for Arthroscopic Rotator Cuff Repair. *Arthroscopy*. 2012;28(1):8–15.

[12] Burns JP, Snyder SJ. Biological patches for management of irreparable rotator cuff tears. *Tech Shoulder Surg*. 2009;10:11–21.

[13] Sclamberg SG, Tibone JE, Itamura JM, et al. Six-month magnetic resonance imaging follow-up of large and massive rotator cuff repairs reinforced with porcine small intestinal submucosa. *J Shoulder Elbow Surg*. 2004;13(5):538–541.

[14] Rodeo SA. Biological augmentation of rotator cuff repair. *J Shoulder Elbow Surg*. 2007;16:191S–197S.

第 13 章

Lan.K.Y.Lo, Matthew.Denkers

关节镜下肩胛下肌腱修复术

由于特殊的解剖和病理解剖特点，肩胛下肌腱撕裂往往容易被忽视，特别是部分撕裂和肌腱上部的全层撕裂。虽然文献报道肩胛下肌腱撕裂的发生率高达 27%，但其往往合并其他结构损伤，尤其是冈上肌腱撕裂。肩胛下肌腱是一个动态稳定结构，在横断面上，它提供平衡力偶的前方力矩。因此，修复肩胛下肌腱对平衡力矩非常重要，为盂肱关节的活动提供止点 [1]。

临床评估

病史

肩胛下肌腱撕裂的患者主诉往往都是疼痛。虽然文献报道其受伤机制是被动外旋或过度外展，但是很多患者并不具有外伤病史，特别是退变的或合并损伤的肩胛下肌腱撕裂。

体格检查

与肩胛下肌腱损伤相关的阳性体征是疼痛弧、内旋肌力下降和被动外旋范围增大。也有很多特殊的查体试验用于评定肩胛下肌腱是否损伤。

"手背抬离"试验评估患者上肢极度内旋是将手背尽量向后方评估远离腰部的能力大小（主要是肩胛下肌功能）。但在很多肩胛下肌腱上段部分撕裂的患者，这个经典的试验是阴性的，即使在肌腱撕裂部分大于 50%~75% 时，本试验可能也是阴性结果。而且很多患者由于疼痛和活动受限根本无法将上肢放到本试验的起始位置。这时候，可以选择"压腹"试验和"拿破仑"试验。

压腹试验 [2, 3] 是让患者一侧上肢内旋，用手掌按压自己的腹部，并使肘关节向前移动至离开身体的冠状面中轴线。如果肘关节落在中轴线之后，或者按压腹部的力量来自于肩关节代偿性的外展，则为试验阳性（肩胛下肌腱撕裂）。"拿破仑"试验 [4]

与此类似，但要多查看一个腕关节的位置变化。肩胛下肌腱损伤的患者在肘关节落后的同时，腕关节相应的向腹部屈曲（拿破仑在画像时常常用手托住自己的腹部）。肩胛下肌腱撕裂的大小与腕关节的屈曲程度成正比。小于 50% 的肩胛下肌腱撕裂，"拿破仑"试验可以是阴性的（腕关节完全伸直位）；大于 50% 但未完全撕裂的是居中的结果（腕屈曲 30°~60°）；完全撕裂的是阳性的结果（腕屈曲 90°）[4]（图 13.1）。

"熊抱"试验最近被报道用来检查肩胛下肌腱上段的小型撕裂，敏感度比上述几种试验要强 [5]。患者先将手部放于对侧肩关节上，肘关节向前屈曲 [5]（图 13.2A），检查者向患者的手施加一个外旋的力量，患者给予内旋对抗。如果检查者能够将患者的手拉离肩关节，则为试验阳性，表明肩胛下肌腱至少部分撕裂（图 13.2B）。

除了肩胛下肌腱损伤之外，还应评估患者喙突下撞击情况。虽然一直有争议，但喙突下撞击征被看作肩关节顽固性疼痛的病因之一 [6]。可以假设，这种疼痛是由肩胛下肌腱 / 小结节与喙突撞击而来。大多数喙突撞击征患者在喙突和喙突下部位有疼痛和压痛。在患肩被动行前屈、内收和内旋动作时激发出疼痛或弹响即可认为试验阳性 [7, 8]。

影像学检查

一些研究着重于评价影像学检查对于肩胛下肌腱损伤的诊断价值。普通 X 线片不具有特异性，但慢性肩胛下肌腱损伤的患者可在 X 线片上显现肱骨头的前向半脱位。另外，X 线片上如观察到近端肱骨头的移行可高度暗示包含有肩胛下肌腱的巨大肩袖撕裂。

超声是评估肩袖的一种便宜、无创和动态性的方法，但对检查者依赖较高。根据文献报道，对于全层肩袖撕裂，超声有高达 85% 的准确率，但对

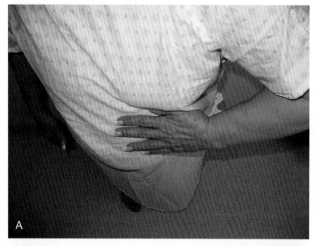

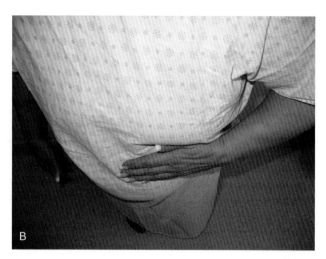

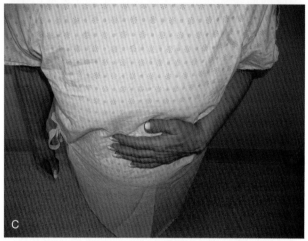

图 13.1 "拿破仑"试验。A. 阴性，患者能在腕关节 0° 时按压腹部，表明肩胛下肌正常。B. 中性结果，患者在腕关节 30°~60° 时按压腹部，表明肩胛下肌腱部分损伤。C. 阳性，患者在腕关节 90° 时按压腹部，表明肩胛下肌腱完全撕裂，需要使用三角肌后部代偿。

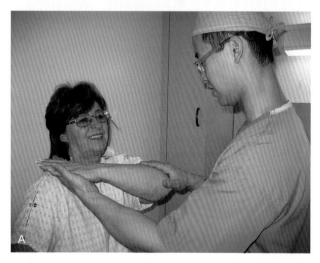

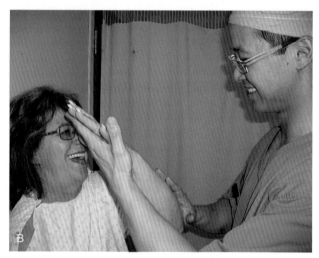

图 13.2 "熊抱"试验。A. 检查者向患者手部施加外旋力量以将手拉离肩部，患者尽力内旋以对抗阻力。B. 当患者在检查者的外力作用下无法将手保持于肩部位置，则试验阳性。

于部分撕裂，尤其是肩胛下肌腱的小型撕裂，准确度不高。

MRI 被看作是评估肩袖病理情况的金标准。增强的对比度更好地显示肩袖状态，可提高诊断的准确性，尤其是对于肩胛下肌腱上段损伤。肩胛下肌腱撕裂在 MRI 上表现为肌腱正常形态的中断和紊乱，以及 T2 加权像上的高密度信号影。肱二头肌长头腱的内向脱位暗示肩胛下肌腱的撕裂，因为肩胛下肌腱的撕裂同时会破坏长头腱内侧的环状韧带，从而使长头腱丧失稳定（图 13.3A）。

虽然有报道指出 MRI 诊断肩胛下肌腱撕裂的灵敏度和特异度分别为 91% 和 86%[9]，但另有报道并不看好这个结果。肩胛下肌腱全层、部分或上段撕裂常常在 MRI 上被漏诊。在一个研究中，在术中被证实的肩胛下肌腱撕裂的患者仅有 31%（5/16）在 MRI 图像上被诊断出来[10]。

MRI 也被用来诊断慢性肌腱撕裂。MRI 或 CT 显示肩胛下肌腱萎缩和脂肪浸润的患者通常肌腱质量和延展性差，表明肩胛下肌腱撕裂不可修复[11, 12]。但也有学者认为，即使有萎缩和脂肪浸润，肩胛下肌腱通常都可以使用肌腱固定术修复且术后功能稳定而正常[13]。

影像学检查除了评价肩胛下肌腱损伤外，还可以评估喙突下撞击。喙突下间隙（小结节和喙突之间）容积可由于小结节骨折、钙化性肌腱炎、手术后改变（肩胛盂修整术和喙突截骨术）和喙突增生而减小。判读 X 线片时要注意，肱骨近端移位和盂肱关节的前脱位均可显著减小喙突下间隙，特别是当仰卧位拍片时。

喙突指数是指在轴位 CT 扫描上喙突尖超过肩胛盂关节面连线的距离，有研究报道在 67 例患者中正常值为 8.2 mm（−2.5~25 mm）[14]。虽然具体范围未确定，但喙突指数异常或超出此范围可能提示喙突下撞击征存在。

在 CT 或 MRI 轴位上，喙肱间距是一个被普遍接受的测量指数（喙突尖至肱骨头或小结节的距离）。正常的喙肱间距为 8.7~11.0 mm。喙肱间距过分狭窄通常表明肩胛下肌腱的撕裂（图 13.3B）。研究显示，在需要行手术治疗的肩胛下肌腱撕裂的患者中，喙肱间距为（5.0 ± 1.7）mm，而无肩袖损伤、肩胛下肌腱损伤或任何喙突病变的对照组中，喙肱间距为（10.0 ± 1.3）mm[15]。虽然诊断价值尚未明确，但仍有很多学者将喙肱间距小于 6 mm 看作是间距狭窄的界限。

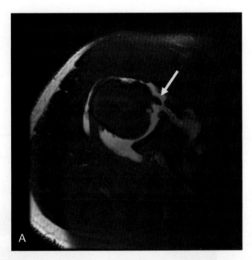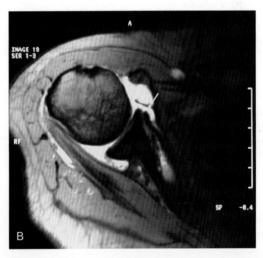

图 13.3　A. MRI 轴位显示肱二头肌长头腱内侧脱位（箭头所示）。B. 轴位 T2 加权像 MRI 显示肩胛下肌腱完全断裂（箭头），喙肱间距减小（黄线）。

治疗

保守治疗

肩胛下肌腱的保守治疗与后上方肩袖损伤相似。针对肩胛下肌腱撕裂，已经制定了许多治疗方案。笼统地说，保守治疗包括冷/热疗、药物控制疼痛、非甾体类抗炎药、局部注射（肩峰下或盂肱关节）和物理治疗。

手术指征和时机

关节镜下肩胛下肌腱修补术的指征与肩袖撕裂相同。接受保守治疗 3~6 个月后仍然疼痛或不稳定的患者可以考虑手术修补。与急性肩袖损伤一样，急性肩胛下肌腱撕裂需要紧急处理以免肌腱回缩或肌肉萎缩。即使对于伴有肌腱回缩或脂肪浸润的慢性撕裂患者，仍然要尽力去手术，因为可能会成功。这可能需要进行自体或异体肌腱移植。

对于保守治疗无效的患者，虽然多数均要接受关节镜下肌腱修补术，但有时仅仅只能行关节镜下清理术。不同于年轻患者，很多老年患者因为前期的不恰当治疗、肌腱撕裂过大、合并症较多或病程太长而导致肌腱回缩、肌肉萎缩或脂肪浸润。并且有些老年患者不愿意接受术后的康复锻炼方案。有研究针对 11 例这样的患者仅仅行单纯的关节镜清理术和长头腱松解术，其中 9 例效果非常好[16]。

手术技术

关节镜下肩胛下肌腱修补术是新技术。只有当术者已经对肩袖修补非常熟练时才能胜任这种高难度手术。入路有两种：经滑囊入路和经关节入路。经滑囊入路是镜头通过肩峰下外侧入路而器械通过单独的前外侧入路进入，此入路能清晰暴露肩胛下肌腱滑囊，便于剥离保护腋神经，而且腋神经基本不需要去刻意保护。但作者经验认为这个入路可能会有视野不清或器械操作空间小的问题。作者更推荐经关节入路，操作空间大，视野清晰，便于定位肩胛下肌腱和实施喙突成形术、肌腱修补术。

作者的手术观点

作者偏好侧卧位，肩周组织空间大，便于行全关节镜下手术。患肢使用 Tenet 外展牵引架（Tenet Medical Calgary，AB）牵引。其实沙滩椅位也能行修补术，但是牵引（外展、内旋同时后移）比侧卧位要复杂。

建立标准的盂肱关节常规前、后入路进行关节探查。最关键的入路是前外上方的入路，此入路处于肩袖前、长头腱后，距离肩峰前外侧角约 2 cm。入路平行于小结节，是进行松解、骨床处理、过线和打结的工作通路（图 13.4）。

无论何种手术均需要视野清晰，肩胛下肌腱修

补更是如此。为了获得清晰视野，观察入路只选盂肱关节的后侧入路（图 13.5A）。将上肢内旋、外展、后伸能够增大视野范围，因为这样的动作将肩胛下肌腱从肱骨头处拉开，加大了操作空间，并暴露了肌腱止点位置（图 13.5B）。常规使用 70° 镜头辅以上肢牵引以获得足够视野（图 13.5C），可看到

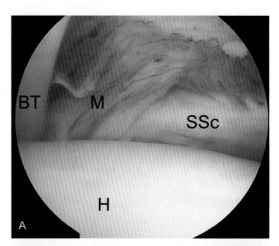

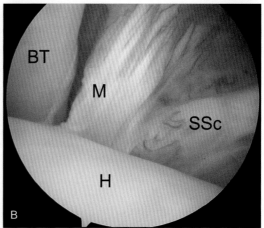

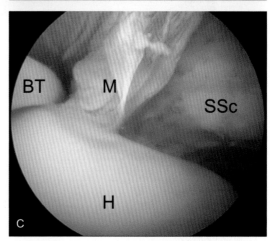

图 13.5 左肩关节后侧入路观察不同体位下的前方结构变化。A. 正常体位。B. 内旋伴后伸。C. 70° 镜头下观。H，肱骨头；BT，肱二头肌长头腱；SSc，肩胛下肌腱；M，内侧环状韧带。

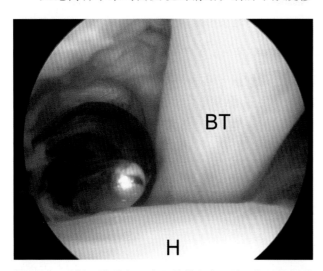

图 13.4 后侧入路观察下建立前外上方入路，邻近于长头腱，平行于小结节。BT，长头腱；H，肱骨头。

肩胛下肌腱的全景，充分暴露足印区和毗邻组织结构的关系（长头腱和内侧环状韧带）。

一旦确定肩胛下肌腱撕裂（图 13.6），特别是慢性的全层撕裂，要立即开始划出肌腱的边界。通常此时的肌腱残端已经瘢痕化并回缩到内侧三角肌筋膜里，这使得肩胛下肌腱残端的上缘和外侧部分无法辨认。

准确定位肌腱的关键在于找到一个特征性的病理解剖标志"逗号征"。逗号征是撕裂的肩胛下肌腱外上方形成的逗号形状的软组织弓[17]（图13.7A）。由长头腱的环状韧带（喙肱韧带的内侧和盂肱上韧带）和肩胛下肌腱肱骨止点的部分纤维构成。环状韧带连同肩胛下肌腱一同撕裂下来，但仍与肩胛下肌腱外上角相连共同组成逗号样结构。顺着这个特殊结构的弧形追寻，可以找到躲藏在肩胛盂前方的肩胛下肌腱及其上部和外侧部分（图13.7B）。

从肩胛下肌腱的外上角传入一根缝线以作牵引用来帮助松解和复位。通过前外上方的入路使用顺行的过线器置入牵引线。通过前外上方的入路或另加切口将牵引线拉出。

在肩胛下肌腱修补时，不得不提及肱二头肌长头腱。大多数患者会同时合并有长头腱的损伤，如半脱位、脱位或断裂等。肩胛下肌腱的撕裂通常会伴有内侧环状韧带的损伤，产生长头腱的不稳。不管术前长头腱状态如何，镜下如果发现长头腱无半脱位，某些学者仍然建议实施长头腱切断术或腱固定术，认为此举可提高客观与主观的疗效[18]。在大多数病例中，我们采用肌腱转移固定术，但对一些老年而无运动需求的患者，我们仅仅采用肌腱切断

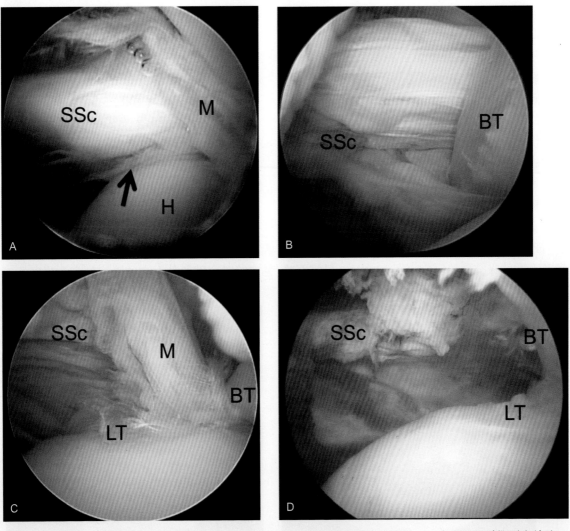

图 13.6　右肩关节镜后侧入路观察不同类型的肩胛下肌腱撕裂。A. 肩胛下肌腱部分撕裂。B. 肩胛下肌腱撕裂合并肱二头肌长头腱半脱位。C. 全层、部分宽度的肩胛下肌腱撕裂，合并足印区上端 33% 的剥离。D. 完全撕裂。SSc，肩胛下肌腱；BT，肱二头肌长头腱；LT，小结节；H，肱骨头；M，内侧环状韧带。

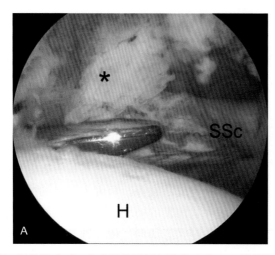
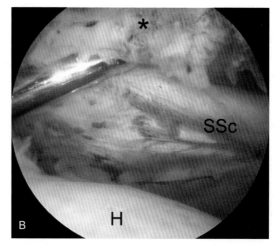

图 13.7　逗号征（＊），左肩关节后侧入路镜下观。A. 逗号征是肩胛下肌腱外上方的软组织弓状结构。探针所指为肌腱的外上角。B. 沿着弧形结构可将肩胛下肌腱的上缘、外侧部拉出。SSc，肩胛下肌腱；H，肱骨头。

术。在操作一开始要标记并松解长头腱以扩大操作空间（松解肩胛下肌腱和处理骨床）。在肩胛下肌腱松解后、腱重新固定前，将长头腱固定于结节间沟的最低点处。

接下来要进行肩胛下肌腱的剥离[1, 4, 13]。多数肌腱断裂必须被剥离松解才有可能将其修复于骨面上。松解工作大都由上段开始，由前至后。对于慢性粘连的病例，需要进行外侧松解。肌腱下端的松解有损伤腋神经的风险，也没必要。

首先进行上段松解，需要在肩袖间隙开一个窗口[19]。牵拉牵引线将肩胛下肌腱从肩胛盂侧拉出，操作器械（射频或刨刀）从前外上方入路进入。从上段开始切除部分软组织，保证肩袖间隙处结构（逗号征）的完整（图 13.8A）。软组织切除时，可以触及下方的喙突并显露它（图 13.8B）。显露至喙

突后外侧即可，以避免神经血管损伤。70° 镜头有利于显露肩胛下肌腱上段的内侧缘，有助于清理所有粘连。

一旦肩袖间隙的窗口建立，70° 镜头从窗口处进入可获得肩胛下肌腱前方的全景视野。然后显露喙突和进行前方组织的松解。通过前外上入路器械（射频头或刨刀）可直接进入到肩胛下肌腱的前方。去除喙突下脂肪组织（图 13.9A）和松解喙肱韧带直至喙突后外侧骨面（图 13.9B）。

根据器械的尺寸（图 13.10A）评估喙突下间隙大小，如有必要（喙突下间隙小于 6 mm），通过前外上入路使用磨头进行喙突成形[20, 21]，目标是在喙突后外侧缘至肩胛下肌腱前缘之间建立一个7~10 mm 的空间（图 13.10B）。极力保护好喙突下方的联合腱和外上方的喙肩韧带。喙突下减压术扩

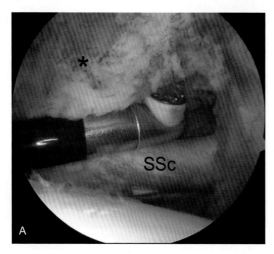
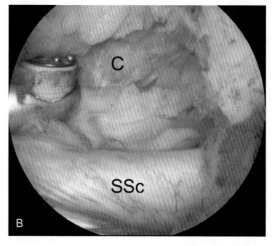

图 13.8　上段松解，左肩关节后入路镜下观。A. 从上段开始切除部分软组织，保证肩袖间隙处结构完整。B. 肩袖间隙松解后显露喙突以看清肩胛下肌腱前方结构。C，喙突；SSc，肩胛下肌腱；*，逗号征。

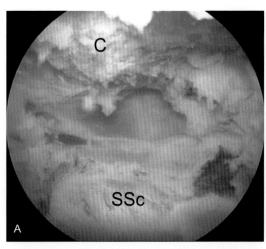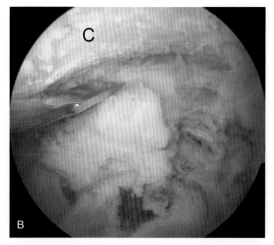

图 13.9　前方松解，左肩后侧入路 70° 镜下观。A. 镜头从肩袖间隙的窗口进入，获得肩胛下肌腱和喙突的全景观。B. 通过前外上入路置入磨头至肩胛下肌腱前方，进行喙突成形，建立一个 7~8 mm 的空间。C，喙突；SSc，肩胛下肌腱。

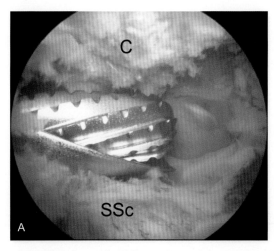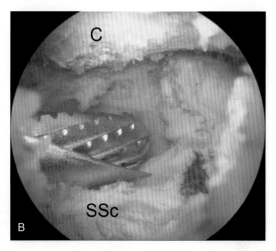

图 13.10　喙突成形术，左肩关节后入路 70° 镜下观。A. 评估喙突下间隙，本例间隙稍有狭窄。B. 磨头通过前外上入路插入肩胛下肌腱前方，行喙突成形术以建立 7~8 mm 的间隙。C，喙突；SSc，肩胛下肌腱。

大了操作空间，便于修复肌腱以免受软组织干扰。

　　将镜头从肩袖间隙撤出后，开始进行肌腱后侧松解。用射频头和剥离子将肩胛下肌腱从盂肱中韧带和前关节囊松解开来（图 13.11）。经过了三个方位的松解后（上、前、后），就获得了足够的腱－骨修复术的空间（图 13.12）。

　　在一些慢性粘连的病例中，当肩胛下肌腱与内侧三角肌筋膜、喙突和联合腱产生瘢痕粘连时，需要进行外侧松解。这时，肌腱外侧缘必须被清楚地找到（以逗号征为向导），然后清除肌腱外侧的滑囊组织（图 13.13A）。松解从下方开始直至肌腱从前方结构上解离开来（图 13.13B、C），且建立了喙突下间隙。

　　当肌腱松解好，则通过前外上入路使用磨头准备骨床。需要显露的骨床面积要与肌腱撕裂程度相匹配。足印区的上下平均高度为 (25.8 ± 3.2) mm，宽度为 (18.1 ± 1.6) mm[22, 23]。偶尔需要将足印区向内侧移 5 mm，以减少腱骨修复的张力并增大腱－骨接触面。

　　使用带线锚钉（Bio-Corkscrew FT Arthrex Inc., Naples，FL）以将肌腱确实固定于骨面。针头定位后，经皮先将下方的锚钉以 "Deadman" 角度置入小结节骨质区。通过前外侧入路使用顺行过线器（图 13.14A），利用经皮置入锚钉的入路打结。使用术者擅长的打结方式是最好的方法（图 13.14B）。修复经过锚钉置入、过线和打结后完成。通常需要置入 3 枚双线锚钉来固定完全断裂的肌腱（图 13.15）。如果肌腱质量允许，可以使用双排钉固定。但仅仅使用单排钉也可以达到满意的效果。

　　肩胛下肌腱修复完成后，可以接着进行肩袖后

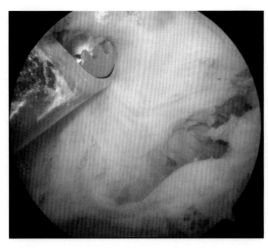

图 13.11　后侧松解，左肩后入路镜下观。从前外上方入路置入器械至肩胛下肌腱后方松解前关节囊和盂肱中韧带。

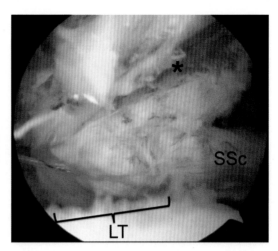

图 13.12　松解后，后入路镜下观察，将肩胛下肌腱复位附着于小结节骨面。SSc，肩胛下肌腱；LT，小结节；*，逗号征。

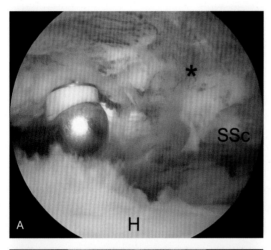

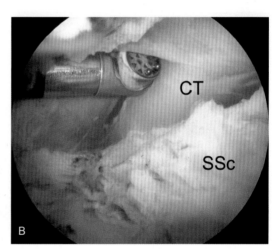

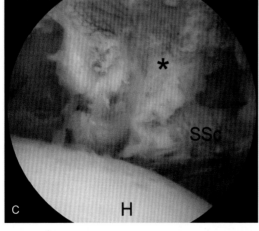

图 13.13　左肩镜下观察粘连的肩胛下肌腱。A. 利用逗号征找到肩胛下肌腱外侧缘并松解。B. 一般从松解联合肌腱开始进行。C. 肌腱外侧部的彻底松解。SSc，肩胛下肌腱；*，逗号征；CT，联合腱；H，肱骨头。

上方的修补。如果外侧的"逗号"还保留完整的话，在后面的修补中仍然可以加以利用（图 13.16）。

经验和教训

（1）通过 70° 镜头和调整上臂位置（内旋、内收伴后伸）来改善视野。

（2）找到并松解病变的长头腱有利于视野和后续修补。

（3）利用逗号征寻找肩胛下肌腱的上部和外侧缘。

（4）在肩胛下肌腱外上角置入牵引缝线以将其从肩胛盂深处拉入视野中。

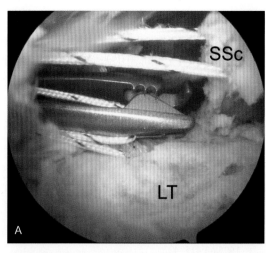
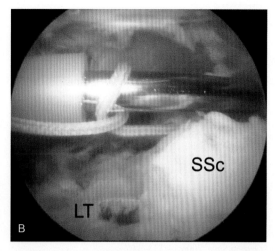

图 13.14　带线锚钉置入，左肩关节后侧入路镜下观。A. 锚钉经皮置入后，过线器过线后打普通结。B. 从前外上入路打结。LT，小结节；SSc，肩胛下肌腱。

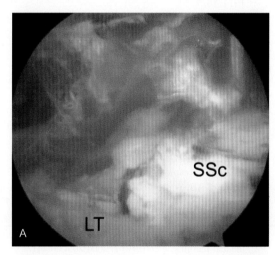
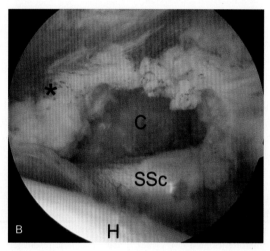

图 13.15　肩胛下肌腱断裂后修复术，左肩关节后侧入路镜下观。A. 修复后的小结节。B. 后侧入路观，从肩袖窗口可见喙突。C，喙突；SSc，肩胛下肌腱；LT，小结节；H，肱骨；*，逗号征。

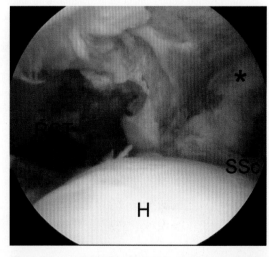

图 13.16　左肩后侧入路镜下观。肩胛下肌腱修复完成，肩袖损伤仍然存在。将逗号结构保留完整很重要，帮助后续肩袖修补。SSc，肩胛下肌腱；*，逗号征；H，肱骨；RCT，后上方肩袖损伤。

（5）由上段开始松解，从前至后进行。在结构粘连的情况下进行外侧松解。

（6）使用带线锚钉和过线器技术易于将腱骨缝合。

（7）将肩袖间隙组织保留完整，以待后续肩袖修补使用。

康复

术后 6 周内行走和睡眠时均需佩戴前臂吊带。手部、腕关节和肘关节要尽早开始活动，如果实施了长头腱固定术，则要在术后 6 周才开始进行肘关节主动功能锻炼。尽早进行被动外旋功能锻炼，或者根据术中情况而定。前屈上举从术后 6 周开始由辅助主动训练逐渐过渡到完全主动训练。肩袖和三角肌肌力训练从术后 12 周开始。

结论和展望

关节镜下肩胛下肌腱修补术操作较为复杂，只有当术者已经对肩袖修补非常熟练时才能胜任这种高难度手术。在修复过程中，为了完成腱骨缝合，在使用带线锚钉技术基础上，需要配合扩大视野、清楚显露肌腱各个面、松解和复位肩胛下肌腱等操作。

即使关节镜技术的发展已经能够修复肩胛下肌腱撕裂，但病因学问题仍未解决。尤其是与喙突下撞击征和其他因素（退变）的关系仍需探讨。对于肩胛下肌腱撕裂（包括部分厚度撕裂、部分宽度撕裂和全层撕裂）单单进行清理术而不施行修复术的指征还需要进一步研究。

参考文献

[1] Burkhart SS, Lo IK. Arthroscopic rotator cuff repair. *J Am Acad Orthop Surg*. 2006;14:333–346.

[2] Gerber C, Krushell RJ. Isolated rupture of the tendon of the subscapularis muscle. Clinical features in 16 cases. *J Bone Joint Surg Br*. 1991;73:389–394.

[3] Gerber C, Hersche O, Farron A. Isolated rupture of the subscapularis tendon. *J Bone Joint Surg Am*. 1996;78:1015–1023.

[4] Burkhart SS, Tehrany AM. Arthroscopic subscapularis tendon repair: technique and preliminary results. *Arthroscopy*. 2002;18:454–463.

[5] Barth JRH, Burkhart SS, De Beer JF. The bear-hug test: a new and sensitive test for diagnosing a subscapularis tear. *Arthroscopy*. 2006;22:1076–1084.

[6] Lo IK, Burkhart SS. The etiology and assessment of subscapularis tendon tears: a case for subcoracoid impingement, the roller-wringer effect, and TUFF lesions of the subscapularis. *Arthroscopy*. 2003;19:1142–1150.

[7] Gerber C, Terrier F, Sehnder R, et al. The subcoracoid space. An anatomic study. *Clin Orthop Relat Res*. 1987;215:132–138.

[8] Friedman RJ, Bonutti PM, Genez B. Cine magnetic resonance imaging of the subcoracoid region. *Orthopedics*. 1998;21:545–548.

[9] Pfirrmann CW, Zanetti M, Weishaupt D, et al. Subscapularis tendon tears: detection and grading at MR arthrography. *Radiology*. 1999;213:709–714.

[10] Tung GA, Yoo DC, Levine SM, et al. Subscapularis tendon tear: primary and associated signs on MRI. *J Comput Assist Tomogr*. 2001;25:417–424.

[11] Goutallier D, Postel JM, Bernageau J, et al. Fatty muscle degeneration in cuff ruptures. Pre- and post-operative evaluation by CT scan. *Clin Orthop Relat Res*. 1994;304:78–83.

[12] Goutallier D, Postel JM, Bernageau J, et al. Fatty infiltration of disrupted rotator cuff muscles. *Rev Rheum Engl Ed*. 1995;63:415–422.

[13] Burkhart SS, Brady PC. Arthroscopic subscapularis repair: surgical tips and pearls from A to Z. *Arthroscopy*. 2006;22:1014–1027.

[14] Dines DM, Warren RF, Inglis AE, et al. The coracoid impingement syndrome. *J Bone Joint Surg Br*. 1990;72B:314–316.

[15] Richards DP, Burkhart SS, Campbell SE. Relation between narrowed coracohumeral distance and subscapularis tears. *Arthroscopy*. 2005;21:1223–1228.

[16] Edwards TB, Walch G, Nové-Josserand L, et al. Arthroscopic debridement in the treatment of patients with isolated tears of the subscapularis. *Arthroscopy*. 2006;22:942–946.

[17] Lo IK, Burkhart SS. The comma sign: arthroscopic guide to the torn subscapularis tendon. *Arthroscopy*. 2003;19:334–337.

[18] Edwards TB, Walch G, Sirveaux F, et al. Repair of tears of the subscapularis. *J Bone Joint Surg Am*. 2005;87A:725–730.

[19] Lo IK, Burkhart SS. The interval slide in continuity: a method of mobilizing the anterosuperior rotator cuff without disrupting the tear margins. *Arthroscopy*. 2004;20:435–441.

[20] Lo IK, Burkhart SS. Arthroscopic coracoplasty through the rotator interval. *Arthroscopy*. 2003;19:667–671.

[21] Lo IK, Parten PM, Burkhart SS. Combined subcoracoid and subacromial impingement in association with anterosuperior rotator cuff tears: an arthroscopic approach. *Arthroscopy*. 2003;19:1068–1078.

[22] D'Addesi LL, Anbari A, Reish MW, et al. The subscapularis footprint: an anatomic study of the subscapularis tendon insertion. *Arthroscopy*. 2006;22:937–940.

[23] Curtis AS, Burbank KM, Tierney JJ, et al. The insertional footprint of the rotator cuff: an anatomic study. *Arthroscopy*. 2006;22:603–609.

第 14 章

Jay H. Rapley, F. Alan Barber

盂唇损伤（含 SLAP 损伤）：
分型与修复

要 点

- 上盂唇损伤会被误诊为解剖变异或退行性改变。
- 投掷运动员或肩关节脱位后经常会出现上盂唇从前到后的撕裂（SLAP 损伤）。
- 盂肱关节炎和全层肩袖撕裂不伴有Ⅱ型 SLAP 损伤。
- 本章所述的体检方法和疼痛激发试验不一定精确。
- 肩关节 MRI 钆造影能明确显示盂唇的解剖，是常用的影像学诊断工具。
- 后侧的Ⅱ型 SLAP 损伤通常可行"剥脱征"试验，即当上臂外展 90° 伴外旋位时后上部盂唇从肩胛盂边缘剥离下来。
- 上盂唇的 3 种特殊病理改变，即盂唇内磨损、上肩胛盂软骨软化和盂肱上韧带损伤。

肱二头肌长头腱于上盂唇止点的损伤可能是慢性而难以发现的，这种损伤首次于 1985 年被 Andrews 等[1] 报道发生于投掷运动员。1990 年，Snyder 等[2] 首次提出 SLAP 的分型系统，并被反复引用[3, 4]。虽然这个分型系统严格地定义了 SLAP 损伤，但难点在于如何在术前明确诊断并与其他已有的肩部疾病相鉴别。并且随着年龄增长盂唇本身就存在退变。不同类型的 SLAP 损伤对应着不同种类的损伤机制。本章介绍 SLAP 损伤的分型和正规诊断治疗方法，以及我们的临床经验，帮助大家更好地理解 SLAP 损伤。

临床评估

病史

临床上典型的 SLAP 损伤发生于投掷运动员或特殊的创伤后。运动员通常从孩提时代就开始长时间的投掷运动，上臂经常后伸。最常见的主诉是肩前疼痛，关节内弹响和功能下降（速度和力量下降）。主诉过顶运动时疼痛、投掷速率下降（有时也被称为废

臂综合征）和游泳来回时间延长等也不少见。投掷运动员的过顶疼痛可以为突然性的或一过性的。

SLAP 损伤机制多种多样，而非一成不变。可能发生于上臂外展时摔倒对盂唇－肌腱复合体产生的剪切力、过紧的后关节囊、棒球运动员抢垒时对肩部施以突然外旋外展的暴力、冲刺时的过分摆臂、投掷动作结束时肱二头肌长头腱因缓冲上臂的摆动而产生的过度牵引力、摩托车事故时保险带保护住胸壁而肩关节相对向前的惯性应力[5, 6]。

临床医生的困难在于如何将典型的 SLAP 损伤同其他退变性疾患和解剖变异鉴别开来。病史是一个关键因素。另外体格检查和损伤机制应符合 SLAP 损伤。术前影像学检查可以帮助诊断，但可能提供假阳性结果，不能单单依靠它们来诊断。

对患者进行筛选是很重要的。要懂得哪些患者是最有可能发生 SLAP 损伤，而哪些不大可能。当确定 SLAP 损伤是否是导致症状的原因时要考虑年龄的因素。大于 40 岁的患者通常本身就有退行性改变，应该要与真正的病态区分开来（图 14.1）。这种老化型会发生在上盂唇，甚至是磨损性的盂唇分离。这可能是正常的老化表现，不会产生症状。Pfahler 等指出盂唇有着自然的退变过程[7]。对正常肩关节依据年龄分组进行镜下和大体形态的观察比较后，发现盂唇－腱止点因年龄而变化，分为三个阶段：10 岁以下的是环状的附着点；30~50 岁之间的在盂唇下出现裂隙和凹陷；超过 60 岁的出现环形的撕裂、裂缝，甚至是盂唇剥离。

关节镜是被公认为最能准确发现 SLAP 损伤的工具。盂肱关节炎或全层肩袖撕裂不合并真正的Ⅱ型 SLAP 损伤的发生。在这种情况下发生的上盂唇改变仅仅是退行性变化，手术缝合固定腱－盂唇复合体不会有任何临床效用。

SLAP 损伤多发于小于 40 岁的男性，患者用优势手长期从事过顶运动。也发生于肩关节创伤后或

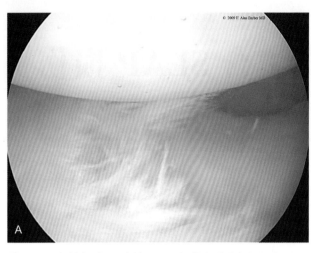

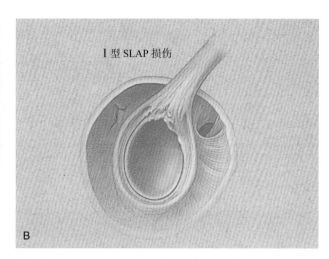

I 型 SLAP 损伤

图 14.1　年龄超过 40 岁的人盂唇经常出现退变如同 I 型 SLAP 损伤（A），与病理性的损伤（B）容易混淆。

脱位后的患者。肩关节脱位、上臂外展时摔倒或摩托车事故时佩戴单侧过肩保险带均提示 SLAP 损伤的可能性[8]。

体格检查

很多种体检方式用来帮助诊断 SLAP 损伤。原理都是通过对二头肌肌腱止点手动施以扭转或牵拉的力量以激发出疼痛。

在 O'brien 试验[9] 中，患者上肢外展 10°~15°，前屈 90°，大拇指指向地面（上肢充分旋前），用力对抗检查者在腕部施加的向下的力（图 14.2）。然

后患者将手掌向上，再次对抗检查者在腕部施加向下的力。在上肢旋前时出现疼痛而在旋后位时疼痛缓解表明试验阳性，提示 SLAP 损伤。肩锁关节的压痛和局部叩击痛提示肩锁关节病变。

在肩关节前屈 90°、上肢极度旋前主动抗阻继续前屈上举时出现疼痛，即为 Speed 试验阳性，长头腱炎也会出现此试验结果阳性。

与对侧相比患侧肩关节内旋受限提示后关节囊过紧（图 14.3），只有当接受物理治疗无效后，才考虑 SLAP 损伤。如要准确测定肩关节内旋的度数，需要患者仰卧，检查者向肩关节前部施压以稳定肩胛骨。正常上肢内旋应该为 180°。长时间的投掷运动造成上臂多次后摆而外旋度数增大，内旋度数减小。

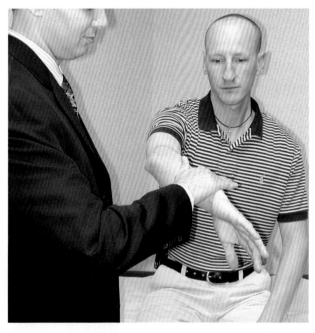

图 14.2　O'brien 试验。患者上肢外展 10°~15°，前屈 90°，大拇指指向地面（上肢充分旋前），用力对抗检查者在腕部施加的向下的力，若两次均有疼痛，则旋后时疼痛比旋前时减轻即为阳性结果。

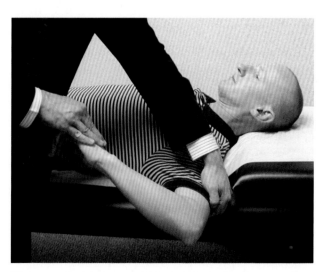

图 14.3　与对侧相比患侧肩关节内旋受限提示后关节囊过紧。

上述提及的查体方法和激发试验都并不特异，无法单凭它们来诊断。改良的 O'brien 试验、激发试验和前方滑移试验也不具备诊断价值 [10-12]。空杯试验只在某些病例中比较准确。肱二头肌加压试验、疼痛激发试验可以提供辅助诊断作用，无法单独使用。虽然可信度不高，但这些查体试验在肩部的体检中仍然重要。

影像学检查

影像学图像结果与真正的 SLAP 损伤并不一致。普通 X 线片是排除骨性异常的主要依据。MRI 造影技术可更加清晰地显示上盂唇的形态（图 14.4），如果有专业的放射科医师解读会增加准确性。据报道，常规的阅片准确性只有 51%，但拍摄 MRI 后敏感性明显增高 [13]。进修过运动医学的放射科医师再次阅读同一张 X 线片，准确率会提高 10%~20%，但在敏感度、准确度和特异性方面仍然不理想 [13]。

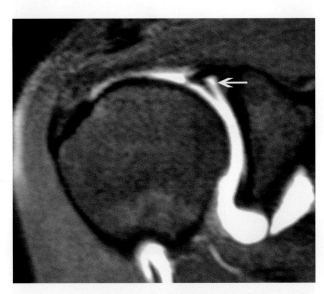

图 14.4　MRI 造影技术可更加清晰地显示上盂唇的形态，由专业的运动医学放射科医师解读会增加准确性。

上盂唇的解剖学变异也容易造成诊断方面的困难。内唇从肩胛盂上分离的现象很常见，这种分离从小的裂隙到 1~2 mm 的凹陷而各有不同。这种可以在 MRI 上观察到的并不是病态，也不能被定义为 SLAP 损伤。相反的是，腱鞘囊肿或唇内囊肿的出现经常合并肩胛上神经的压迫，提示 SLAP 损伤 [14, 15]。所以 MRI 可以用来辅助诊断，但不能根据它来确诊。

即使是专家，也无法在 SLAP 损伤的诊断方面

达成共识。70 位有经验的肩关节镜专家对 SLAP 损伤诊断和治疗的组内、组间可信度均大于 50% [16]，而关节镜是诊断 SLAP 损伤的金标准。

分型

由于关节镜器械和技术的提升，SLAP 损伤已经被很好地与正常解剖区分开来。首次提出 SLAP 损伤分型后的 20 年中，其不断更新扩展早已超出最初的范畴 [2-4]。Ⅰ 型 SLAP 损伤等同于年龄增大引起的正常退行性改变和上盂唇的血供减少，表现为上盂唇内侧缘的磨损（图 14.1）。有时候半月形的上盂唇内侧缘表现出类似的磨损，也可以被称为 Ⅰ 型 SLAP 损伤。

Ⅰ 型 SLAP 损伤是最常见的损伤类型，但最常见的有症状的是 Ⅱ 型 SLAP 损伤（图 14.5）。当肱二头肌长头腱上盂唇的止点从盂上结节处撕裂时，可以根据解剖形态称为 Ⅱ 型 SLAP 损伤。Burkhart 和 Morgan 将其分为 3 个亚组：前侧型、后侧型、混合型 [17]。

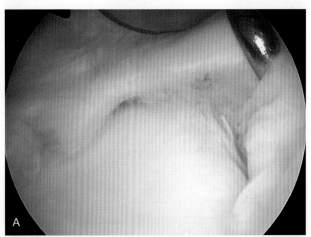

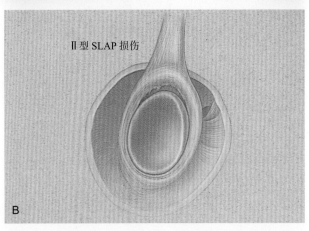

图 14.5　Ⅱ 型 SLAP 损伤（A），长头腱于上盂唇的止点从盂上结节处撕裂（B）。

投掷运动员最常见的Ⅱ型SLAP损伤属于前侧型，可观察到盂唇从肩胛盂的前上方撕脱。后侧型是盂唇从后上方的肩胛盂撕脱，这种类型在投掷运动员中最为多见 [5, 6, 17, 18]。前上方和后上方盂唇同时从肩胛盂处撕脱是很少见的。

肩胛盂后上方损伤的盂唇将长头腱传来的前向水平作用力转化为后向垂直作用力。这种作用力的转化造成了盂唇的分离、向后内侧移位甚至从肩胛盂上撕脱。这就是Morgan和Burkhart提出的"剥离征" [6]。

Ⅲ型SLAP损伤是上盂唇的桶柄样撕裂（图14.6），范围通常在止点处从前到后延伸。与Ⅱ型SLAP损伤不同，Ⅲ型SLAP损伤并没有出现腱－盂唇止点相对于肩胛盂的升高。Ⅳ型SLAP损伤的盂唇撕裂涉及肱二头肌长头腱的止点从而使止点

撕脱（图14.7）。Weber将Ⅳ型进一步分为ⅣA型和ⅣB型。ⅣA型桶柄样撕裂属于"红－白"区，治疗方法是切除盂唇并使用锚钉将肌腱缝合至肩胛盂；ⅣB型桶柄样撕裂属于"红－红"区的肌腱内纵型撕裂，治疗方法是"边对边"缝合修复。

分型系统其后被扩展至SLAP损伤合并肩关节不稳定 [3]。其中，Ⅴ型SLAP损伤是指延伸到长头腱的Bankart损伤（图14.8）。Ⅵ型SLAP损伤是指盂唇从前到后瓣状撕裂合并长头腱止点的抬升（图14.9）。Ⅶ型SLAP损伤是指长头腱止点撕脱涉及盂肱中韧带。

扩展的分型系统 [4] 增加了Ⅷ型、Ⅸ型SLAP损伤和Ⅹ型SLAP损伤：Ⅷ型是Ⅱ型SLAP损伤延伸至后侧盂唇（图14.10）；Ⅸ型是Ⅱ型SLAP损伤伴有整圈的盂唇撕裂（图14.11）；Ⅹ型是Ⅱ型SLAP

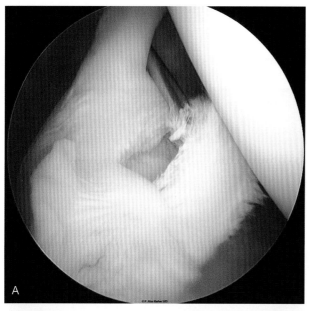

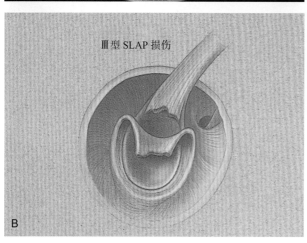

图14.6　Ⅲ型SLAP损伤是上盂唇的桶柄样撕裂（A），范围通常在止点处从前到后延伸（B）。

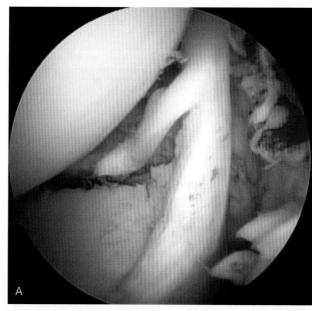

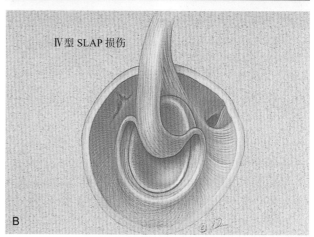

图14.7　Ⅳ型SLAP损伤是桶柄样撕裂（A）延伸至长头腱部，造成腱止点处撕脱（B）。

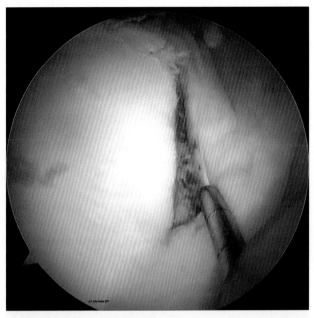

图 14.8　Ⅴ型 SLAP 损伤是 Bankart 损伤延伸至长头腱止点。

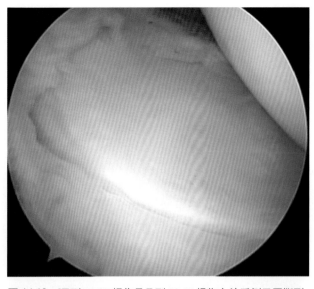

图 14.10　Ⅷ型 SLAP 损伤是Ⅱ型 SLAP 损伤合并后侧盂唇撕裂。

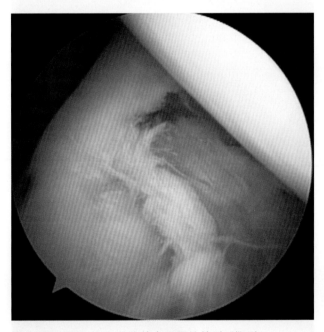

图 14.9　Ⅵ型 SLAP 损伤伴有盂唇从前到后撕裂。

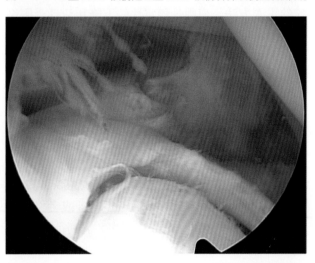

图 14.11　Ⅸ型 SLAP 损伤是Ⅱ型 SLAP 合并整圈的盂唇撕裂。

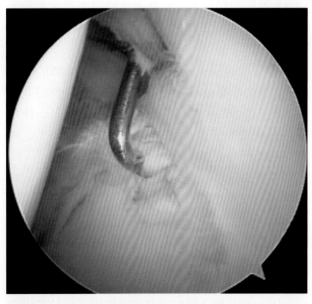

图 14.12　广义的 SLAP 损伤分型包含Ⅱ型 SLAP 损伤合并关节面软骨的撕裂和游离体。

损伤合并后下部盂唇分离 [19]。随着对盂唇损伤病理改变的研究，相信会有更多的分型出现。下图所示的是Ⅱ型 SLAP 损伤合并关节面软骨的撕裂和游离体（图 14.12）。

判断分型系统的优劣在于对损伤的评估是否能够积极地促进治疗。重要的一点是，除去合并肩关节不稳定的患者，真正单纯的 SLAP 损伤的发病率并不高。据文献综述，在 SLAP 损伤的这些类型中，不同于Ⅰ型损伤被认为是退行性改变，Ⅱ型损伤是最多发的类型，超过 SLAP 损伤的 50%，但只有

4%~6% 的患者接受了关节镜诊治 [2, 3, 20, 21]。对小于 40 岁的年轻人来说，经常与 Ⅱ 型 SLAP 损伤合并发生的是肩关节不稳定。而对大于 40 岁的患者来说，经常与 Ⅱ 型 SLAP 损伤合并发生的是肩袖损伤或盂肱关节炎。

治疗

保守治疗

对于 SLAP 损伤患者起始给予保守治疗，包括休息、抗炎药物、肢体拉伸和失衡肌肉的力量训练。投掷型运动员如果因为后关节囊过紧而出现肩关节活动度小于 180° 的，则应该限制肩关节内旋的活动。对后关节囊进行拉伸等物理治疗是初步治疗的主要方法。肩胛骨稳定性的下降和活动受限会导致翼状肩或上肢的不对称活动。术前即要开始关节囊的拉伸训练以获得足够活动度（特别是内旋活动度）。经过 3 个月的保守治疗后无好转，则考虑手术治疗。

手术治疗

在关节镜探查盂肱关节时感觉关节松弛，即为"直通征"，这在直接探查上盂唇之前就提示我们上盂唇的损伤。使用探针探查后上盂唇，或者将上肢去除牵引后外展 90° 辅以外旋观察"剥离征"：后上盂唇剥离出肩胛盂。

仔细探查关节腔以免遗漏其他结构损伤。与 SLAP 损伤密切相关或有助于诊断的表现有盂肱上韧带松弛、盂唇下软骨软化、盂唇下磨损和长头腱损伤。

通过常规前上入路能很好地探及前侧的 Ⅱ 型 SLAP 损伤。要处理好后侧的或前后混合型的 Ⅱ 型 SLAP 损伤，需要在长头腱的止点置入锚钉，使用偏后一些的经肩袖入路（Wilmington 入路）[17]，即肩峰后外侧角向前 2 cm 偏外 1 cm 处。

修补上盂唇时要将盂唇剥离开来再复位固定到肩胛盂上（图 14.13）。剥离盂唇时要小心谨慎以防造成撕裂。紧接着需要清理和打磨肩胛盂的骨面。通过在长头腱止点处的骨面进行打磨形成新鲜出血的骨面以供肌腱－盂唇复合体附着。避免过分打磨以防造成肩胛盂骨质减少或肩胛盂损伤。

下一步是置入锚钉。必要时使用腰穿针帮助定位和尝试最佳的器械入路。无论使用何种入路，要

保证锚钉以 45° 角置入肩胛盂。也要根据不同位置盂唇的厚度来进行适度调整，目的是置入锚钉时不损伤内侧或外侧关节面软骨。对于大多数的 SLAP 损伤在长头腱止点偏外一点置入一枚锚钉就足够了（图 14.14）。置入锚钉后，术者使用自己擅长的方式将缝线从盂唇组织中穿过，再行关节镜下打结，手术完成。简单的缝合方式比褥式缝合对盂唇的把持力更强。生物力学测试表明，在长头腱止点偏外一点置入一枚锚钉和底部使用两枚锚钉的效果相同（图 14.15）。

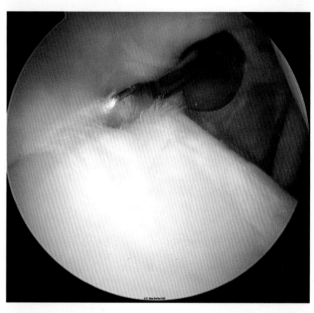

图 14.13　修补上盂唇时要将盂唇剥离开来再复位固定到肩胛盂颈部。

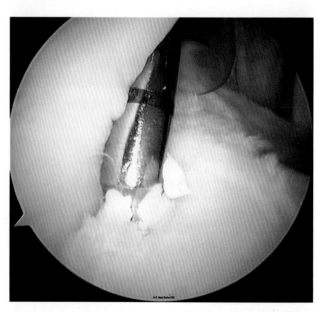

图 14.14　对于大多数的 SLAP 损伤在长头腱止点偏外一点置入一枚锚钉就足够了。

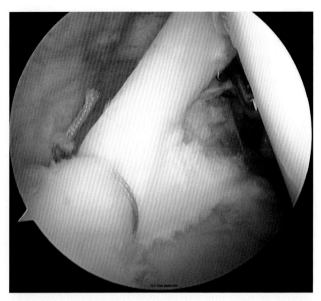

图 14.15 简单的缝合方式比褥式缝合对盂唇的把持力更强。生物力学测试表明，在长头腱止点偏外一点置入一枚锚钉和底部使用两枚锚钉的效果相同。

最近，经肩袖入路引起了争论[22]。入路的建立可能会损伤肩袖甚至遗留症状，这一点争议最大。术者应该客观地评估自己入路建立和器械操作的技术。为了置入锚钉而使用的经肩袖小切口入路应该是无损伤的。应在关节镜下评估导管尺寸及其对周围组织造成的损伤。大尺寸（8.0 mm 和 8.5 mm）导管的使用需要关闭经肩袖的入路切口，而小一些的导管无须处理。最近的研究认为修补 SLAP 损伤的经肩袖入路是安全有效的[23]。

手术修补的成果是将肌腱 - 盂唇复合体重新固定于肩胛盂上部，并消除剥离征和直通征的表现。在认识到"穿盂唇"固定钉的术后问题之后，锚钉缝合已经成为标准固定方法。前侧的Ⅱ型 SLAP 损伤只需要在长头腱止点旁或偏前置入一枚锚钉就能很好固定。后侧或混合型Ⅱ型 SLAP 损伤需要在止点处使用褥式缝合（或两个简单缝合）以固定肌腱两侧。若盂唇撕裂延伸至后侧，则需要在原有锚钉位置偏后再置入一枚锚钉以固定缝合后侧盂唇。

锚钉置入的最佳位置随着新研究的涌现而不断更新。在长头腱止点前侧置入两枚锚钉不如在其后侧置入两枚[24]。后盂唇缝合的 3 种不同方式比较研究表明，单个锚钉的简单缝合与单个锚钉的褥式缝合或两个锚钉的简单缝合效果完全相同[25]。因此，偏后位置入单个锚钉的简单缝合足以应付大多数后侧 SLAP 损伤，甚至是所有的 SLAP 损伤。

长头腱止点存在变异。约 50% 的止点位于盂上结节处，而 50% 位于上盂唇处，并且上盂唇发自于偏后的位置。这从理论上支持了单个锚钉缝合的结论。并且，偏后位置置入锚钉减少了术后关节僵直的发生。

关节镜下评估和固定是 SLAP 损伤最精确的治疗方法，但也需要因型而定。Ⅰ型 SLAP 损伤只需行磨损处清理术。Ⅱ型 SLAP 需要重建肌腱 - 上盂唇的止点结构。Ⅲ、Ⅳ型 SLAP 需要清除桶柄样撕裂的盂唇，同时根据长头腱病变情况可能需要重新固定长头腱。Ⅴ、Ⅶ型合并盂肱关节的半脱位或不稳定，也需要修复上盂唇。Ⅵ型 SLAP 需要清除松弛的盂唇。Ⅷ ~ Ⅹ型应该重建盂唇止点和清除剥离的盂唇。所有的盂唇修补术均要消除剥离征和直通征。

关节镜下评估

可在关节镜直视下进行 SLAP 分型。Ⅲ、Ⅳ型因桶柄样结构和长头腱的损伤而容易鉴别。Ⅵ型出现瓣状撕裂。上盂唇很多变异造成Ⅱ型 SLAP 损伤鉴别的困难。包括盂唇下隐窝在内变异发生率为 13%；条索状的盂肱中韧带是最常见变异，发生率为 8.6%；盂唇下孔为 3.3%；还有一种变异为 Buford 复合体，分离的前上盂唇与盂肱中韧带止于长头腱基底部，发生率为 1.5%~6.5%。

这强调了病史和体格检查的重要性。术前临床表现应该要与Ⅱ型 SLAP 损伤症状相符合。关节镜是唯一的确诊手段。除了上盂唇撕裂，Ⅱ型 SLAP 损伤还包含其他损伤：盂唇下软骨软化、盂唇底部的磨损、盂唇和软骨之间大于 5 mm 的空隙和偶尔可见盂唇下出血。

盂唇下囊肿也可以帮助诊断Ⅱ型 SLAP 损伤（图 14.16）。囊肿往往与关节腔相通，镜下需要用探针来探查证实。盂唇修复术同时可以治疗盂唇损伤和囊肿。

Ⅱ型 SLAP 损伤存在 3 种变异：前侧型、后侧型及前后混合型[17]。前侧型多见于非投掷型运动员，其产生的前向不稳定导致盂肱上韧带的进一步松弛，也增加了冈上肌腱和肱骨头之间的应力从而加速磨损。这造成前肩袖损伤，被命名为上盂唇前肩袖损伤。后侧型Ⅱ型 SLAP 更多见于投掷运动员，发生率超过 50%。至于混合型则极为少见。

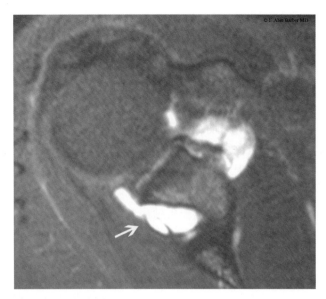

图 14.16　盂唇下囊肿也可以帮助诊断 Ⅱ 型 SLAP 损伤，MRI 造影可清楚显现。

并发症、争论和注意事项

SLAP 修复术后最常见并发症是肩关节僵直，术后应避免长久制动。只在前 3 周使用吊带固定。术中发现诊断错误也被认为是一种并发症。明确诊断是一个艰巨的任务。因为年龄增大而产生的退变会被误诊为肌腱 - 盂唇止点的损伤，甚至采取手术治疗。对于年龄大于 40 岁的肩袖损伤和盂肱关节炎的患者，诊断要尤为谨慎。往往症状并未来自上盂唇，修复固定上盂唇的治疗效果肯定很差。

固定材料可能会成为手术疗效差的原因。多聚左旋乳酸钉可导致术后持续疼痛和功能受限。镜下二次观察发现的并发症包括软骨损伤、组织未愈合、异物反应、肉芽肿、僵直和器械断裂。突出的金属锚钉可能损伤关节面软骨。

最后，入路切口会出现夜间痛、功能评分差、患者满意率低和术后疼痛无明显缓解等现象 [22]。最新的文献不支持经肩袖入路的缺陷 [23, 26]。肩袖部的穿刺与切口处并发症无关。对于肩峰下撞击征患者未行减压术会导致疗效不佳 [22]。

经验和教训

与 SLAP 损伤治疗有关的最大的问题是诊断不准确。病史是其中最重要的一环。体格检查和损伤机制要与 SLAP 相吻合。术前影像学检查往往与体格检查相符，但也会出现假阳性，不能单凭它来确诊。另外一个问题是年龄，40 岁以上的患者均有退行性改变，容易误诊。我们的经验是，术前无证据，偶然在镜下发现的上盂唇解剖异常，基本不是真正的引起症状的 SLAP 损伤。

探查 SLAP 损伤时，要注意常见的解剖性变异。不要将凸镜状的盂唇分离当作损伤。锚钉要置入距关节面软骨内侧 5 mm 以上处。3 种病理性损伤为盂唇下磨损、盂上软骨软化和盂肱上韧带损伤，有时合并长头腱撕裂。

一旦诊断确立，则可以通过前上入路向肩胛盂侧骨质厚实区域置入锚钉，这可避免对肩袖区域的穿刺。锚钉置入角度很重要，太浅会损伤软骨，太深可能会穿透后侧骨质。最新生物力学测试表明，偏后位置入单个锚钉的简单缝合足以应付大多数后侧 SLAP 损伤，甚至是所有的 SLAP 损伤。

紧接的过线步骤是个难题。不管使用何种方法，通过 Wilmington 或 Neviaser 入路插入腰穿针可简化步骤，也不需要另加辅助切口。若腰穿针位置准确，在穿过盂唇前可在镜下清晰直视到，则顺着针插入过线器 (Chia Percpasser, DePuy-Mitek, Rayham, MA)。过线器置入后，拔出针，拉出一根缝线将其与过线器连接。当过线器撤出时，缝线已从盂唇下穿过。然后两根缝线都从前侧入路拉出并打简单缝线结。这种方法无须另加入路，也能更好地缝合撕裂。

了解通路套管的尺寸大小和何种器械可顺利通过它们是很重要的。置入合适的套管，而不是临时不得已再去更换，可让手术简单高效得多。

支配肩关节有 3 大神经：腋神经、肩胛上神经 (SSN) 和胸旁神经 (LPN)。皮下注射阻滞 SSN 和 LPN 可以明显减轻术中和术后的疼痛，但不对腋神经进行阻滞。两种阻滞都使用 0.25% 布比卡因而不加肾上腺素。SSN 阻滞要使用 18 号的腰穿针，入针点位于 Neviaser 入路旁，肩峰外侧缘偏内 8 cm 处 (图 14.17)。入针方向为朝向喙突直至触及肩胛骨，然后转向前侧直至穿入肩胛上窝时有明显突破感。针头再向后侧退回直至骨质，回抽后注入 20 ml 布比卡因。LPN 阻滞时入针点胸大肌三角肌间沟和锁骨前缘交界处，针头朝向喙突内侧缘，注入 10 ml 药物即可。

康复

术后最大的挑战是预防肩关节僵直。Ⅱ 型

第 1 篇　肩关节

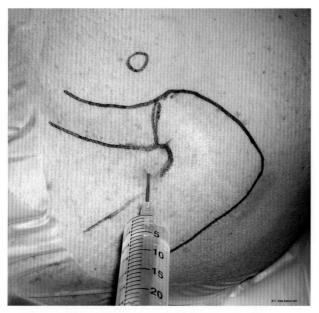

图 14.17　肩胛上神经的阻滞要使用 18 号的腰穿针，入针点位于 Neviaser 入路旁，注射区域为喙突基底部旁的肩胛上窝。

SLAP 损伤修复术后，减少内旋、外旋和肱骨的平移范围。术后 3 周使用吊带，无须制动。术后 3 周时开始钟摆和肘关节活动，但屈曲不超过 90°。术后 6 周内禁止肘关节负重屈曲超过 0.45 kg，以减小重建组织的应力。6 周以后，肩袖、肩胛骨稳定、肱二头肌长头腱和三角肌的力量练习开始进行。持续实施后关节囊拉伸训练直至功能恢复。

投掷运动员在术后 4 个月开始一定水准的投掷训练。后关节囊拉伸和肌力训练要始终坚持。术后 6 个月投球手开始练习投掷，7 个月时完全恢复功能。如果投球手不做投掷的动作，他们术后 3 个月即可以恢复运动。最近的研究表明，投掷型选手在 SLAP 损伤修补术后功能恢复要差于非投掷型选手。更不幸的是，体操运动员的恢复情况更糟。

结论

真正的 SLAP 损伤只占所有肩关节镜手术不到 10%，并且容易与发生率只有 13% 的正常前盂唇变异相混淆。常见于年轻的运动人群、投掷运动员和重大外伤。临床表现和影像学检查的诊断价值并不确定。关节镜是唯一的确诊手段。

盂肱关节不稳定与 SLAP 损伤息息相关。但盂肱关节炎和肩袖撕裂时的盂唇分离并没有明显的临床表现。典型的 SLAP 损伤发生于小于 40 岁的年轻投掷运动员的优势侧肩关节。损伤机制为肩关节脱位、上臂外展时摔倒或摩托车事故时佩戴单侧过肩保险带。

参考文献

[1] Andrews JR, Carson WG Jr, McLeod WD. Glenoid labrum tears related to the long head of the biceps. *Am J Sports Med.* 1985;13:337–341.

[2] Snyder SJ, Karzel RP, Del Pizzo W, et al. SLAP lesions of the shoulder. *Arthroscopy.* 1990;6:274–279.

[3] Maffet MW, Gartsman GM, Moseley B. Superior labrum-biceps tendon complex lesions of the shoulder. *Am J Sports Med.* 1995;23:93–98.

[4] Powell SE, Nord KD, Ryu RK. The diagnosis, classification and treatment of SLAP lesions. *Oper Tech Sports Med.* 2004;12:99–110.

[5] Burkhart SS, Morgan CD, Kibler WB. The disabled throwing shoulder: spectrum of pathology. Part II: evaluation and treatment of SLAP lesions in throwers. *Arthroscopy.* 2003;19:531–539.

[6] Burkhart SS, Morgan CD. The peel-back mechanism: its role in producing and extending posterior type II SLAP lesions and its effect on SLAP repair rehabilitation. *Arthroscopy.* 1998;14:637–640.

[7] Pfahler M, Haraida S, Schulz C, et al. Age-related changes of the glenoid labrum in normal shoulders. *J Shoulder Elbow Surg.* 2003;12:40–52.

[8] Ruotolo C, Nottage WM, Flatow EL, et al. Controversial topics in shoulder arthroscopy. *Arthroscopy.* 2002;18:65–75.

[9] O'Brien SJ, Pagnani MJ, Fealy S, et al. The active compression test: a new and effective test for diagnosing labral tears and acromioclavicular joint abnormality. *Am J Sports Med.* 1998;26:610–613.

[10] Stetson WB, Templin K. The crank test, the O'Brien test, and routine magnetic resonance imaging scans in the diagnosis of labral tears. *Am J Sports Med.* 2002;30:806–809.

[11] McFarland EG, Kim TK, Savino RM. Clinical assessment of three common tests for superior labral anterior-posterior lesions. *Am J Sports Med.* 2002;30:810–815.

[12] Holtby R, Razmjou H. Accuracy of the Speed's and Yergason's tests in detecting biceps pathology and SLAP lesions: comparison with arthroscopic findings. *Arthroscopy.* 2004;20:231–236.

[13] Reuss BL, Schwartzberg R, Zlatkin MB, et al. Magnetic resonance imaging accuracy for the diagnosis of superior labrum anterior-posterior lesions in the community setting: eighty-three arthroscopically confirmed cases. *J Shoulder Elbow Surg.* 2006;15:580–585.

[14] Westerheide KJ, Karzel RP. Ganglion cysts of the shoulder:

technique of arthroscopic decompression and fixation of associated type II superior labral anterior to posterior lesions. *Orthop Clin North Am.* 2003;34:521–528.

[15] Chen AL, Ong BC, Rose DJ. Arthroscopic management of spinoglenoid cysts associated with SLAP lesions and suprascapular neuropathy. *Arthroscopy.* 2003;19:E15–E21.

[16] Gobezie R, Zurakowski D, Lavery K, et al. Analysis of interobserver and intraobserver variability in the diagnosis and treatment of SLAP tears using the Snyder classification. *Am J Sports Med.* 2008;36:1373–1379.

[17] Morgan CD, Burkhart SS, Palmeri M, et al. Type II SLAP lesions: three subtypes and their relationships to superior instability and rotator cuff tears. *Arthroscopy.* 1998;14:553–565.

[18] Burkhart SS, Morgan C. SLAP lesions in the overhead athlete. *Orthop Clin North Am.* 2001;32:431–441, viii.

[19] Barber FA, Field LD, Ryu RK. Biceps tendon and superior labrum injuries: decision making. *Instr Course Lect.* 2008;57:527–538.

[20] Snyder SJ, Banas MP, Karzel RP. An analysis of 140 injuries to the superior glenoid labrum. *J Shoulder Elbow Surg.* 1995;4:243–248.

[21] Handelberg F, Willems S, Shahabpour M, et al. SLAP lesions: a retrospective multicenter study. *Arthroscopy.* 1998;14:856–862.

[22] Cohen DB, Coleman S, Drakos MC, et al. Outcomes of isolated type II SLAP lesions treated with arthroscopic fixation using a bioabsorbable tack. *Arthroscopy.* 2006;22:136–142.

[23] Oh JH, Kim SH, Lee HK, et al. Trans-rotator cuff portal is safe for arthroscopic superior labral anterior and posterior lesion repair: clinical and radiological analysis of 58 SLAP lesions. *Am J Sports Med.* 2008;36:1913–1921.

[24] Morgan RJ, Kuremsky MA, Peindl RD, et al. A biomechanical comparison of two suture anchor configurations for the repair of type II SLAP lesions subjected to a peel-back mechanism of failure. *Arthroscopy.* 2008;24:383–388.

[25] Yoo JC, Ahn JH, Lee SH, et al. A biomechanical comparison of repair techniques in posterior type II superior labral anterior and posterior (SLAP) lesions. *J Shoulder Elbow Surg.* 2008;17:144–149.

[26] O'Brien SJ, Allen AA, Coleman SH, et al. The trans-rotator cuff approach to SLAP lesions: technical aspects for repair and a clinical follow-up of 31 patients at a minimum of 2 years. *Arthroscopy.* 2002;18:372–377.

第 15 章

Keith D. Nord, Paul C. Brady, Bradford Wall

肱二头肌长头腱不稳定和肌腱炎

肱二头肌的疾患已经被认识好几个世纪了，但是它的功能和治疗方式却一直有争议。Neer 将长头腱看作是肱骨头的压力带，这个观点一直被质疑。长头腱的疾患一般合并其他病种，如撞击征、SLAP 损伤、冈上肌或冈下肌肌腱撕裂。对于长头腱解剖的研究已很广泛，但我们最近才真正明白内侧环状韧带的临床意义。Monteggia 提出了长头腱不稳定，但鉴别它很困难，容易漏诊。一旦我们真正弄懂了不稳定的进展和抑制因素，那针对它的治疗就容易了。

关节镜对研究长头腱及其滑轮效应的解剖和生物力学机制功劳巨大。本章综述了长头腱的解剖和一些争议性的话题：功能、病理生理、不稳定的治疗、肌腱炎和肌腱撕裂。

基础知识

解剖

虽然我们对长头腱的功能还在了解中，但对其解剖已经非常熟悉。它起自盂上结节，属于关节内滑膜外结构，因为其外围有腱鞘。近端和中段的血供来自于旋肱前动脉的分支，走行于结节间沟。远端 1/3 血供来源于肱深动脉。结节间沟内的肌腱部尽管有系带的支持，其血供仍相对较少。

据 Habermayer 等[1] 报道长头腱起自后上部盂唇的概率有 48%，而 Pal 等[2] 报道有 70%（起自于盂上结节的概率分别为 20% 和 25%）。Habermayer 等发现同时起自于盂上结节和盂唇的有 28%。

长头腱的腱部长约 9 cm，腱腹交界处与三角肌胸大肌交界处持平。起始端肌腱呈扁平状，向远端逐渐变成管状穿过结节间沟。长头腱在其中点处最为薄弱，易于断裂。

长头腱从后上盂部斜向上跨越肱骨头，30° 的倾斜角使其解剖功能有所降低，也增加了对结节间

沟内侧缘的压力。结节间沟由小结节（前侧）和大结节（后侧）构成。沟深 4 mm。Ueberham 和 Le Floch-Prigent[3] 发现小结节上部有一"嵴"（结节上棘）存在于 45% 的标本中，推测其可能具有向前侧"推"长头腱的作用。这可能是原发性肌腱撕裂的原因之一。虽然有学者认为结节间沟的深度过浅会导致脱位[1]，但另有一些学者认为两者毫无关系[3]。

关于长头腱的最重要解剖问题是它的稳定结构。尤其是肩袖间隙和环状韧带结构至关紧要。肩袖间隙是由冈上肌腱的前缘、肩胛下肌腱的上端和肩胛盂的前侧缘构成的三角形区域，内含前侧关节囊、喙肱韧带和盂肱上韧带。盂肱上韧带和喙肱韧带的内侧头联合构成环状韧带，也称为长头腱的系带，是阻止内侧脱位或半脱位的主要结构[4]（图 15.1）。

喙肱韧带起自于喙突的基底部，分为两股：上

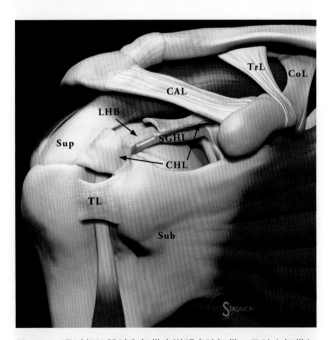

图 15.1 通过标记肌腱和韧带来说明喙肱韧带、盂肱上韧带如何构成长头腱的系带。CAL，喙肱韧带；TL，横韧带；TrL，斜方肌；CoL，喙突韧带；Sup，冈上肌；Sub，肩胛下肌；LHB，肱二头肌长头腱；SGHL，盂肱上韧带；CHL，喙肱韧带。

股伸入冈上肌腱前侧构成系带的外侧部或前侧部；下股延伸入肩胛下肌腱上缘，止于小结节的上端。盂肱上韧带走行于前盂唇止于小结节上部，共同组成系带（图 15.2）。喙肱韧带的内侧纤维粗壮有力，对系带的稳定作用大于盂肱上韧带。内侧环状韧带有效防止长头腱向小结节内侧脱位，同样保护了肩胛下肌腱的内侧止点免遭长头腱脱位的侵害。[5]

内侧环状韧带和长头腱共同构成逗号征[5]，这是在关节镜下观察到的以外形命名的结构，由喙肱韧带的内侧头和盂肱上韧带（长头腱的内侧环）与肩胛下肌腱的上缘交汇而成。虽然生理状况下也会出现逗号征，但它在肩胛下肌腱撕裂或回缩时更加明显、易辨认和更有用处。当肩胛下肌从小结节止点处撕脱时，内侧环也随着肌腱一起撕脱。寻找到逗号征对于找到肩胛下肌腱至关重要，因为它始终处于肌腱的外上方（图 15.3）。

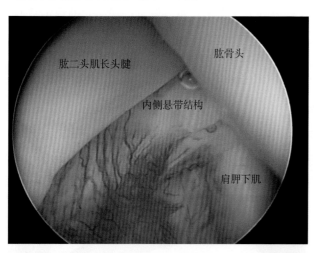

图 15.2　患者侧卧位，右肩后入路镜下观，显示长头腱的内侧环结构与肩胛下肌腱外上部的融合。

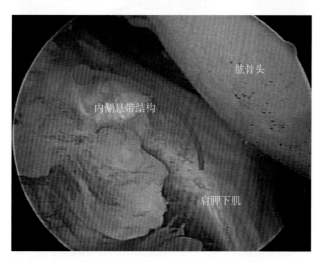

图 15.3　右肩关节后侧入路镜下观察肩胛下肌腱损伤患者。逗号征由内侧环和肩胛下肌腱构成。

横韧带从解剖学上来说，对于维持结节间沟中的长头腱稳定更加重要，但这一点已被否认。Ruotolo 等[6]在关节镜下松解了长头腱的腱鞘和横韧带，但术后并未发生长头腱的脱位。Ruotolo 等认为要预防长头腱的不稳定，喙肱韧带必须被完整保留。

生物力学

肱二头肌对于肘关节的意义众所周知，但长头腱却引起很多争论。很多学者认为长头腱对肱骨头有压迫作用，尤其是在肩外旋位时。Andrews 等[7]镜下对肱二头肌电刺激后发现盂唇上提和盂肱关节腔压力增高。另有学者发现肱二头肌收缩时肱骨头未见活动。

肌电图的评定研究出现不同的结果。Basmajian[8]发现在肩关节屈曲时，长头腱有电生理表现，担负着肩关节屈曲时 7% 的力量来源。Jobe 等[9]发现在投掷过程和后期减速时二头肌肌电达到峰值。但是，Yamaguchi 等[10]通过封闭试验，改进肌电设备以限制肘关节屈曲，发现肩关节屈曲时长头腱毫无肌电信号。另一个有意思的发现是肩袖损伤时长头腱的肌电信号增强，也可能导致肌腱增粗。最近有文献发表争议性论点，即长头腱的作用是稳定肱骨头而限制肩关节过度活动。虽然如此，但上述这些发现仍然显得较为贫乏。

病理生理学

针对长头腱的损伤有很多分型系统，但对于诊疗意义并不大。了解长头腱的病理过程和探索解决之道很重要。本文探讨的 3 种病理状态是肱二头肌肌腱炎、肌腱断裂和长头腱不稳定。

肱二头肌肌腱炎

肌腱炎分为原发性和继发性。原发性肌腱炎特指结节间沟内的炎症反应。之所以说是原发，是因为没有伴随其他病理情况（如撞击征、结节间沟骨性异常、肌腱脱位）。Habermaer 和 Walch[11]认为只有在关节镜下才能确诊肌腱炎，需要将长头腱从结节间沟内用探针勾出并翻转观察或将镜头推进沟内（图 15.4）。

继发性肌腱炎更为常见，更易识别。在肩峰前外侧角下方，长头腱与肩胛下肌和冈上肌肌腱伴

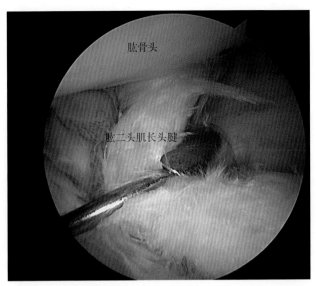

图 15.4　MRI 显示肩胛下肌腱撕裂和长头腱内脱位。结节间沟内空虚，肌腱向内侧脱位于肩胛下肌腱后方。

行，亦受其影响。肩峰撞击征不仅压迫肩袖，同时也压迫长头腱致其病变。肩袖损伤时情况更糟，长头腱与喙肩韧带不断撞击，所以 1/3 的肩袖损伤患者伴有长头腱病变。

肱骨近端骨性异常是另一个病因，往往继发于肱骨近端骨折的畸形愈合或骨不连。若骨折涉及结节间沟，将会显著刺激长头腱。年轻的长头腱炎患者常会有结节间沟的骨性异常，如狭窄或骨赘等，但难以确定是何种原因形成的。

肱二头肌肌腱断裂

急性断裂往往与慢性肌腱炎、撞击征和肩袖损伤有关，多发于上臂外展位摔伤或投掷时的上肢急停，同时对长头腱的止点形成损伤导致上盂唇损伤。如果暴力太大，可直接导致长头腱断裂，不管是否伴有 SLAP 损伤。

上肢反复多次内收内旋的劳损或肩关节不稳定导致的肌腱炎是长头腱急性断裂的常见病因。长头腱在肱骨头和喙肩韧带的撞击中不断减弱，经常在肩袖间隙旁断裂而非止点处。

肱二头肌肌腱不稳定

肱二头肌肌腱不稳定分为完全脱位和部分半脱位。如前所述，结节间沟处稳定结构是内侧环和肩胛下肌腱。Habermayer 和 Walch[11] 将长头腱脱位分

为关节外和关节内两种。关节外脱位不常见，是指长头腱滑出沟外跨过肩胛下肌腱，常合并喙肱韧带和冈上肌腱撕裂。

关节内脱位较常见，常合并肩胛下肌腱撕裂，使得长头腱向其后侧脱位，而内侧环却始终与肩胛下肌腱上外侧缘相连，组成了关节镜下的逗号征[5]。这有助于镜下找到肩胛下肌腱的外上缘，并将其复位固定到小结节处的骨床[8]（图 15.3）。

长头腱半脱位诊断较为细化，但即使在关节镜下也容易漏诊。Walch 将其称为隐匿的损伤。真正阻止肌腱脱位的结构是内侧环和肩胛下肌腱。早期内侧环仍保持完整，只在与长头腱前内侧的连接处出现小裂口。镜下要注意将长头腱勾入关节腔内加以翻转仔细查看。随着病变进展，内侧环从小结节的骨面撕脱，而长头腱像一把刀子一样将肩胛下肌腱从小结节上割下来。早期只有使用 70° 镜头俯瞰观察小结节的骨面才能发现。Lo 和 Burkhart[5] 将这种视野称为"鸟瞰"。

在肱骨内旋和外旋时，可观察到长头腱由肩胛下肌腱的后侧向前侧划出（图 15.5）。正常的肌腱位置在肩胛下肌腱前部，"前划出"的景象明确表明长头腱不稳定；若漏诊，则将会演变为完全脱位和肩胛下肌腱止点撕脱。

临床评估

病史

肩前疼痛（尤其是在结节间沟区域）是长头腱病变的标志。长头腱炎的疼痛是慢性疼痛，在提重

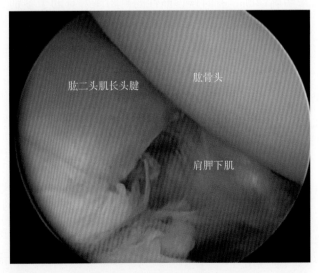

图 15.5　长头腱由肩胛下肌腱的后侧向前侧划出。

物和过顶运动时加剧。疼痛经常向远端至上臂中段放射，很少向近端放射。肩峰下撞击征和长头腱炎常合并发生，症状也叠加交错，难以明确鉴别。肱二头肌肌腱不稳定在上举伴或不伴旋转时出现痛性弹响，症状与肌腱炎相似，常同时发生。

肱二头肌长头腱断裂容易诊断。患者有长期的肩前疼痛病史，主诉肩关节突然的痛性弹响，伴之以撞击症状的部分和全部缓解。随后发现上臂的淤青和肌肉的畸形变化，被称为"爆眼征"（图15.6），有时可能因为长头腱在结节间沟的卡压而无明显的征象。

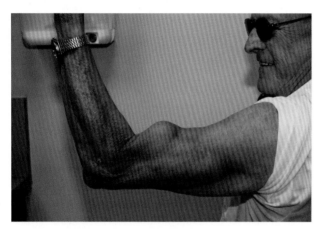

图15.6 爆眼征：肱二头肌向远侧挛缩。

体格检查

鉴别肩前疼痛来自于长头腱损伤还是肩峰下撞击征很困难，因为两者常合并存在。虽然有一些体检方式试图将长头腱损伤区分开来，但是由于太多的交错重叠，使得长头腱损伤难以依靠体检和病史来明确诊断。有时候诊断性的封闭注射有助于鉴别疼痛类型。

长头腱损伤的标志是结节间沟的压痛。没有这个表现，无法证明长头腱是引起症状的病因。上肢内旋10°时结节间沟在肩峰正下方。上肢内旋外旋时疼痛应该随之移动。而肩峰下滑囊炎的疼痛点较为固定，与上肢位置无关，两者明显不同。这个"活动的压痛点"是长头腱损伤的特点。无法明确鉴别时，可进行封闭注射。

诊断长头腱损伤有一些特殊激发试验，但灵敏度和特异性仍存疑问。

Speed征[12]（图15.7）：伸肘抗阻屈肩，结节间沟疼痛为阳性；

Yergason征[13]：屈肘抗阻外旋前臂，结节间沟疼痛为阳性；

"熊抱"试验[14]（图15.8）：由Barth等提出，原本用于鉴别肩胛下肌腱上部损伤，由于两者常合并存在，因此也成为长头腱损伤的诊断试验。

患者起始将手部放于对侧肩关节上，肘关节向前屈曲。检查者向患者的手施加一个外旋的力量，患者给予内旋对抗。如果检查者能够将患者的手拉离肩关节，则为试验阳性，至少表明肩胛下肌腱部分撕裂（也可能是长头腱损伤）。

"拿破仑"试验[15, 16]（图15.9）：评估肩胛下肌腱的完整性。让患者用患侧手掌按压自己的腹部，保持腕关节伸直，如果患者无法伸直腕关节，向腹部屈曲则为阳性，表明可能的肩胛下肌腱撕裂。

压腹试验[16, 17]（图15.10）与"拿破仑"试验相似，让患者用手掌按压自己腹部，并使腕关节伸直，检查者用力将患者手掌拉离腹部，能轻易拉离

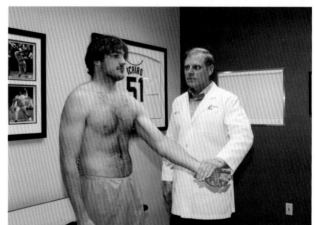

图15.7 Speed征：伸肘抗阻屈肩，结节间沟疼痛为阳性。

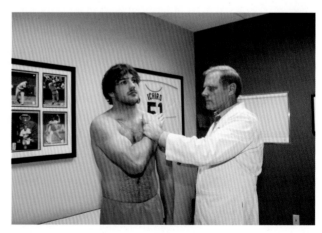

图15.8 "熊抱"试验：患者起始将手部放于对侧肩关节上，肘关节向前屈曲。检查者向患者的手施加一个外旋的力量，患者给予内旋对抗。如果检查者能够将患者的手拉离肩关节，则为试验阳性。

的，则为试验阳性（肩胛下肌腱撕裂）。

　　手背抬离试验[18]（图 15.11）：评估肩胛下肌腱损伤的第 4 个试验。患者上肢极度内旋将手背放于

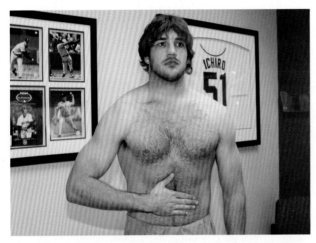

图 15.9　"拿破仑"试验：让患者患侧手掌按压自己的腹部，保持腕关节伸直，如果患者无法伸直腕关节，向腹部屈曲则为阳性，表明可能的肩胛下肌腱撕裂。

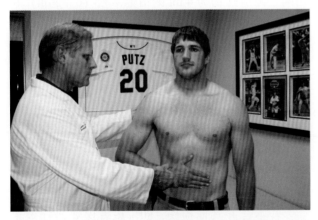

图 15.10　压腹试验：让患者用手掌按压自己的腹部，并使腕关节伸直，检查者用力将患者手掌拉离腹部，能轻易拉离的，则为试验阳性（肩胛下肌腱撕裂）。

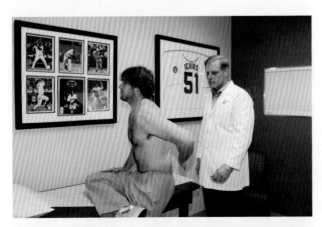

图 15.11　手背抬离实验：患者上肢极度内旋将手背放于后腰部，检查者向后将患者手部抬离腰部，嘱患者尽力抗阻。力弱或手部轻易被抬离的为阳性，考虑肩胛下肌腱撕裂。

后腰部，检查者向后将患者手部抬离腰部，嘱患者尽力抗阻。力弱或手部轻易被抬离的为阳性，考虑肩胛下肌腱撕裂。

　　长头腱稳定试验[18]：重现长头腱半脱位的试验。肩外展 90° 极度外旋时，按压结节间沟部；然后上臂内旋，可闻及长头腱半脱位时的弹响。

　　Ludington 试验：无法明确诊断长头腱断裂时使用此方法。患者双手抱头并主动收缩肱二头肌，可明显突出二头肌的轮廓。

　　上述方法有助于诊断长头腱的损伤，但大多数无检验灵敏度和特异性。Bennett[19] 认为 Speed 试验诊断肩前疼痛的灵敏度为 90%，二头肌的特异性为 13%。阳性预测值只有 23%，阴性预测值为 83%。熊抱试验对肩胛下肌腱损伤的灵敏度和特异性分别为 60% 和 92%。

　　鉴于长头腱损伤与肩峰撞击征或肩袖损伤的紧密关系，对这类患者群需要仔细检查以免漏诊，如：活动度、撞击征、肩袖撕裂和不稳定等。

影像学检查

　　需要一整套的放射检查，包括前后位片、腋位片和出口位片，还有 30° 尾端倾斜片，用以观察肩锁关节。有学者报道观察结节间沟的特殊投射方法，即 Fisk 法和 BG 法。Fisk 法：患者拿着底片向前用肘关节撑地，球管垂直地面投射（图 15.12），从上向下显现结节间沟。

　　BG 法：患者仰卧肩部稍外展极度外旋，底片放于肩部上方，球管从腋窝平行于肱骨干投射（图 15.13）。此法可显现结节间沟的深度和倾斜度以及骨赘等。

　　在 MRI 应用以前，关节造影是评估肩袖和长头腱

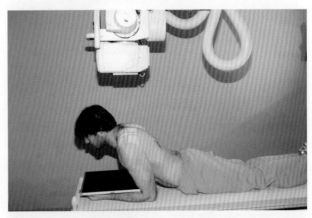

图 15.12　Fisk 法：患者拿着底片向前用肘关节撑地，球管垂直于地面投射。

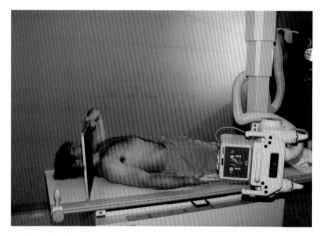

图 15.13　患者仰卧肩部稍外展极度外旋，底片放于肩部上方，球管从腋窝平行于肱骨干投射。

的常用方法。长头腱显影不清的外形提示可能有损伤。可关节造影毕竟是有创操作，这是它的最大缺点。

超声是一种无创而高效的评估二头肌病变的手段。在诊断肩袖损伤方面超声和关节造影效果相当，但超声对长头腱的评估效果更好。超声[20]诊断长头腱半脱位的敏感度是 86%。超声另一个优点是可以对动态的肩关节活动进行评估。超声要比别的检查方法更加依赖检查者，所以需要训练有素的技师才能得出可信的结论。

MRI 也是高效的方法。长头腱和结节间沟以及损伤的肩袖的解剖在 MRI 中可清楚呈现，易于诊断长头腱断裂或脱位，但长头腱炎和退变则很难确定。长头腱周围的积液可能暗示肌腱炎。肱二头肌肌腱炎时可在 T2 加权像发现水肿信号。长头腱的半脱位和脱位在轴位 MRI 上清楚显示。所以 MRI 是评估二头肌肌腱最好的方法，MRI 造影则毫无必要（图 15.14）。

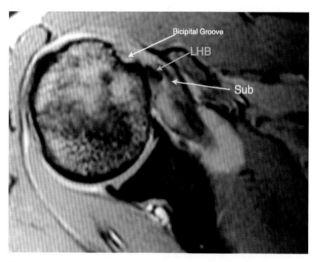

图 15.14　MRI 显示肩胛下肌腱撕裂和长头腱内侧脱位。结节间沟空虚，肌腱位于沟内侧、肩胛下肌腱后方。

治疗

保守治疗

肱二头肌肌腱炎首先给予保守治疗：休息、冰敷和非甾体类药物口服。当症状缓解后则开始活动度和力量训练。着重练习核心肌力和肩胛骨稳定。嘱咐患者勿有意重现关节内弹响。治疗方式与肩袖损伤很相似。肩峰下、关节内或肌腱鞘内封闭注射也会有改善。鞘内注射要小心操作，避免注入肌腱内以防肌腱断裂或挛缩。鞘内注射对 74% 以上的患者有好或很好的疗效。鞘内注射操作较困难，所以关节内注射我们较为推荐，因为肌腱近端与关节相同，液体也可顺流至结节间沟。

作者常以标准后侧入路进行关节内注射。尖峰后外侧角偏下 4 cm、偏内 3 cm 处为入针点。22号针头（3.8 cm）朝向喙突刺入，穿透后侧关节囊时有明显突破感。这与后侧入路关节镜穿刺方向相同。注射药物为 4 ml 的倍他米松（6 mg/ml）和 6 ml 0.5% 的布比卡因。药物的量不仅可以渗透关节内的肌腱部分，也可顺行流入结节间沟处。

可的松注射只能 2~3 次，以防肌腱断裂、渗液、骨质疏松、骨坏死或导致肥胖。伴以施行肩袖损伤的康复方法，如内外旋弹力带训练、肩胛骨稳定训练和耸肩。每月一次复评估和（或）封闭注射。如症状加剧，则需要完善 MRI、超声或 CT 造影等检查。若症状缓解，则加大训练力度，但仍要限制活动量直至症状消失。

若不合并其他损伤，80% 患者保守治疗效果都很不错。如患者疼痛持续且 MRI 无发现，则考虑根性颈椎病、关节不稳、盂肱关节炎、肩锁关节炎、喙突撞击征、僵直、肺病牵涉痛、Pancoast 癌（上肺叶恶性肿瘤）、心脏病或胆囊疾患等。有学者依据肩关节 X 线发现 Pancoast 癌，这也体现出完善的放射学检查很重要。

可能并发 SLAP 损伤，其保守治疗的成功率不得而知。大部分 SLAP 最终都需要手术治疗或经关节镜来确诊。SLAP 损伤这个术语将会频繁出现在本书中。

长头腱的半脱位或脱位经常并发肩袖撕裂。应该以肩袖撕裂来进行治疗，经常需要手术解决。保守治疗是第一推荐，但手术经常不可避免。

长头腱断裂不需要手术。近端断裂的患者可以恢复功能，且疼痛也逐渐减轻。患者也诉断裂时疼痛是瞬间减轻的。20% 以上的肱二头肌肌腱断裂患者手臂出现畸形。需要向患者说明非手术治疗将会出现轻度的功能障碍。Mariani 等[21] 报道对 26 例（27 肩）施行肌腱固定术，而对 30 例进行保守治疗。两组的疼痛均不明显。非手术治疗组发现 21% 的病例出现前臂旋后力弱、8% 出现屈肘力弱。旋前、屈肘和抓取均正常。手术组在旋前、旋后、屈肘和抓取均无力弱。手术组比保守组更晚一些恢复原有工作，但 11 例保守治疗患者最后因力量不足无法恢复，只有 2 例手术治疗患者无法恢复。Warren[22] 报道 10 例慢性肌腱断裂者无屈曲力弱表现，10% 的患者出现旋后力弱。

手术治疗

指征

3 个月的保守治疗无效，症状始终不缓解，则要考虑手术干预。术前要完善前述的检查方法以发现长头腱病变和其他肩部损伤情况。

肱二头肌肌腱炎常合并撞击征和肩袖撕裂[11]。肱二头肌肌腱断裂常与 SLAP 损伤或肩袖撕裂同时发生。突然的肘关节屈曲或伸直暴力均可导致肌腱断裂。其他的相关疾患有肌腱脱位、自发性脱位和病理性损伤。

手术方式包括肌腱清理术（伴或不伴肩峰下减压术）、Quervain 松解术、长头腱切断术和肌腱固定术。关于肱骨横韧带的 Quervain 松解术报道很少。操作时要小心，不可损伤内侧环。肌腱切断术和肌腱固定术孰是孰非很有争议。21% 的腱切断患者出现 Popeye 畸形：二头肌远端短缩和近端空虚。而 Kelly 等的研究表明此发生率高达 70%。

简单的肌腱清理术很难起作用。关节镜下发现肌腱层裂或部分撕裂，要寻找到其根本原因。仅仅是小段的层裂，也可导致关节内生物力学的紊乱，从而需要关节镜进一步评估和治疗（图 15.15）。清理术只适用于小于 50% 的部分撕裂，并且治标不治本。撞击征导致的肱二头肌肌腱病变则可以实行肩峰下减压术。

关于肌腱固定术和肌腱切断术的争论从未停止过。如何选择需要考虑多种因素：年龄、体质、运动水平以及肌腱退变情况等。肌腱切断术适用于老年久坐的大块头患者，或肌腱严重退变的患者。肌腱固定术可导致肌腱远端至固定点的顽固性疼痛。

肌腱固定术适用于小于 50 岁的年轻、需要屈

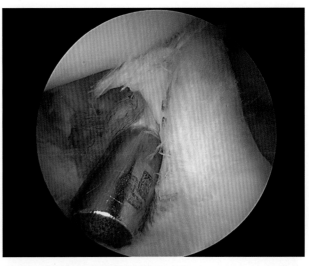

图 15.15　长头腱的层裂和部分撕裂。

肘和旋后功能完全或长头腱脱位的患者。慢性肌腱炎合并 Ⅱ、Ⅲ 度撞击征适用肌腱固定术。长头腱的开放性手术固定方法有很多种。常用的是腱 - 骨道技术，有软组织 - 骨膜缝合法、螺钉垫片法或可吸收挤压螺钉法。虽然 Richards 和 Burkhart[23] 报道使用关节镜辅助下肌腱固定法治疗特定的长头腱撕裂挛缩症，但对于这种情况还是建议使用开放性手术治疗。下面内容将叙述关节镜下肌腱固定的技术。

肌腱固定术

长头腱的手术从盂肱关节探查和清理开始。后路镜下容易辨认近端长头腱。从盂上结节和上盂唇开始直至腱鞘，探查长头腱是否出现撕裂、退变、增厚和滑膜性炎症。用探针将肌腱从鞘内拉入关节内以观察其是否完好。屈肘、旋后、外旋和外展上臂均可减低长头腱应力，增加关节内的长度。此举有助于完整暴露长头腱以避免漏诊。内侧环旁的肌腱撕裂暗示半脱位的可能性。关节镜下肌腱固定术避免因肩胛下肌腱撕裂而激发肌腱脱位的多次手术。

探查的下一步是评估内侧环结构。最好使用 70° 镜头，能俯瞰肩胛下肌腱、长头腱和内侧环结构。不断的内旋、外旋肱骨可以获得良好视野。特别要注意长头腱和肩胛下肌腱上缘的关系。正常情况下，肱骨旋转时长头腱不会从后侧向前切割肩胛下肌腱上缘。若长头腱由后向前切割，则显示长头腱的不稳定性（图 15.5）。若不行肌腱切断术或肌腱固定术，则最终导致长头腱脱位和肩

胛下肌腱撕裂。

探查结束时，术者必须要针对长头腱的疾患决定行肌腱固定术或肌腱切断术。使用射频头或镜下剪刀很容易进行肌腱切断术，切断点在其基底部，以防损伤上盂唇。有时肌腱挛缩入鞘内，要用刨刀切断关节内的全段，防止肩活动时的撞击。

可吸收螺钉固定系统

在全麻下侧卧位时施行全关节镜下操作。给予肩外展 30° 前屈 20° 位，5~10 磅的牵引力。后入路探查盂肱关节时要使用压力为 60 mmHg 的灌注泵。腰麻针定位肩前上外侧入路。置入套管于安全区域：上界为长头腱、下界为肩胛下肌腱、内侧界为肩胛盂。全面评估长头腱和盂唇复合体。将结节间沟内的长头腱拉入关节内仔细探查，观察是否撕裂、退变或不稳定，肩胛下肌腱的损伤要考虑到长头腱不稳定的可能性。

我们使用 Lo 和 Bankurt[24] 所报道的可吸收螺钉技术。置入界面螺钉需要使用专用的螺丝刀（图15.16）：柄部特殊设计拇指把持器和反向螺纹，与螺钉上的螺纹反向匹配，使得螺钉拧入时将长头腱紧压于骨道中。螺钉直径为 7、8、9 mm 3 种规格，长度均为 23 mm。

探查之后清理所有退变的肌腱。如有肩袖损伤则顺势建立外侧入路。在长头腱上缝两根牵引线（图 15.17），缝合点位于上盂唇远端 1~1.5 cm 处，缝线从外侧或前上外入路拉出。拉紧后用射频或剪刀从上盂唇处剪断长头腱（图 15.18），然后将肌腱断端从外侧口拉出。断端可能过短，需要屈肘以减轻应力将其拉出皮肤。使用螺丝刀上的测量器测量肌腱的直径。

肌腱直径男性一般是 8 mm，女性 7 mm。若肌腱通过 8 mm 孔径很勉强，需要修整端侧以使其可以顺利通过。这一点很重要，使得下一步将肌腱植入骨道变得容易。在离牵引线 5 mm 处打 Krakow锁结，然后将牵引线去除（图 15.19）。

接着在大结节部，位于结节间沟顶端后外侧5 mm 处做一骨道。2.4 mm 克氏针定位后，再用钻头扩孔，直至直径与长头腱相符，深度为 25 mm以对应 23 mm 的螺钉（图 15.20）。若不合并肩袖或肩胛下肌腱损伤，则骨道钻于结节间沟顶端。肌腱固定后，将会有 2 个或 4 个线头从螺钉处穿出。

锁定结的线头从螺丝刀顶端的线圈中穿过（图15.21）。或者将线头直接穿入螺丝刀。螺丝刀的

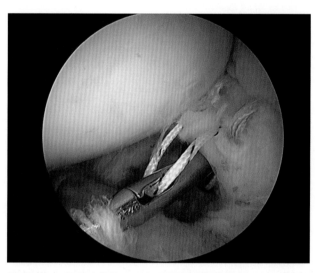

图 15.17　右肩关节镜下观长头腱被缝上牵引线。穿刺器穿透肌腱后，将缝线和线圈拉出套管，缝线末端传入线圈中，再拉紧末端就把长头腱打结牵引住了。可使用推结器将结再打紧。

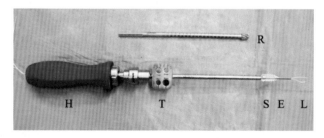

图 15.16　腱固定术用螺丝刀：柄部（H）、反向螺纹和拇指把持器（T）、可吸收螺钉（S）和套管顶部的线圈（L）。将螺钉紧压于骨道中，转动手柄利用反向螺纹把螺钉攻向深处（E）。拇指把持器处的测量器用来测量肌腱的直径。R，钻取骨道的钻头。

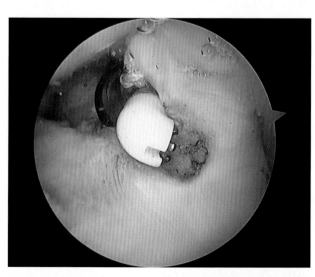

图 15.18　使用射频头将长头腱从止点处切断。锥形头的射频可以最大程度保留剩余肌腱长度。

头端顶住肌腱端侧（顶住其上缘），线圈在距端侧 2 mm 处勒住缝线并拉紧，在这个位置上利用螺丝刀的头端操控长头腱（图 15.22A）。

螺丝刀头端用来将肌腱推入骨道深处直至底

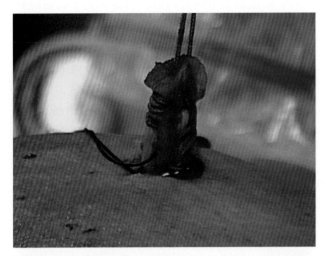

图 15.19 长头腱被取出于切口外。打 Krakow 锁定结后去除牵引线结。螺丝刀上的拇指把持器可测量肌腱直径。

部（图 15.22B）。转动手柄并捏住紧靠反向螺纹部的拇指把持器将一枚可吸收螺钉（与骨道匹配）置入骨道，而肌腱在螺丝刀的顶持下保持不动（图 15.22C）。

这样可获得足够的"骨－腱－螺钉"界面应力（图 15.22D），并避免了穿骨道操作，防止腋神经损伤。若合并肩袖损伤，则螺钉中心残留的线头（图 15.23）可用来当作缝合锚钉使用；若无合并损伤，则可直接剪掉线头。

双锚钉系统

还有另外一种不需要使用锁结的界面固定方法，省去了将肌腱拉出的步骤而大大简化了操作过程，为全关镜下操作。我们在这方面很有经验，且这可以用于结节间沟上端或下端。

使用双锚钉法需要建立标准的入路：后侧、外侧、前外上侧和前侧入路。首先要探查盂肱关节的病变。像可吸收螺钉法一样先从前外上入路牵引长

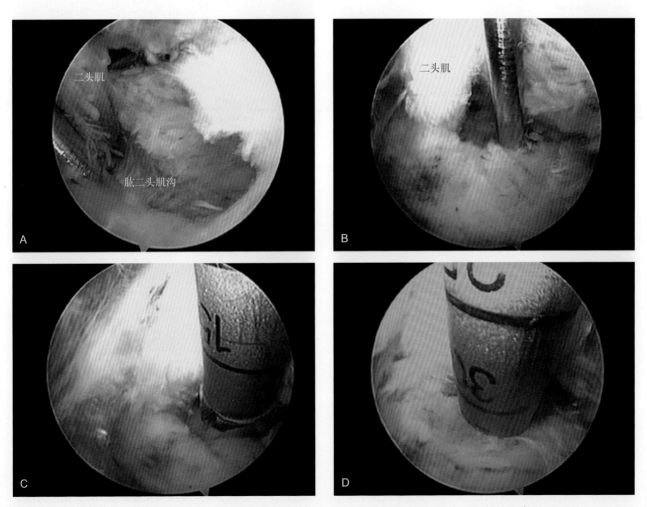

图 15.20 A. 结节间沟内的长头腱。B. 导针置入结节间沟的顶端。C. 钻头顺着导针扩孔。D. 钻孔深度为 25 mm。

头腱。虽然双锚钉不需要打结，但这样可以更加拉紧长头腱。我们习惯于在牵引线近端处用射频切断长头腱。要将腱固定在结节间沟上端，需要后入路

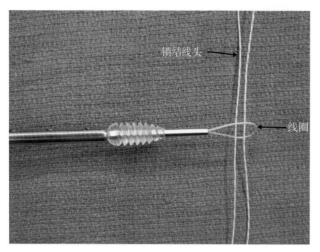

图 15.21 肌腱的锁结线头穿过螺丝刀顶端的线圈，通过线圈穿入螺丝刀柄的空心处，易于操作螺丝刀头部。

镜头观察；将腱固定在结节间沟下端或沟内，则要前外上入路或外侧入路镜头观察。使用针头定位结节间沟位置后置入套管到肩峰下。

肩峰下滑囊彻底清除和胸上位置确定后，切断横韧带以暴露结节间沟内的长头腱。为了确定螺钉大小，伸入一支肌腱叉（图 15.24）以测量长头腱。

若肌腱可顺利地进入叉部，则使用 7 mm 的 BIOSURE PK 界面螺钉和 7 mm 的关节镜下钻孔器（Smith & Nephew，Andover，MA）。但是，如果肌腱太大而无法进入肌腱叉，则使用 8 mm 或 9 mm 的肌腱叉进行尝试。

钻骨道时遵循"精确配对"原则，即 8 mm 骨道使用 8 mm 螺钉。传导针置入后使用 Endoscopic XL 钻头钻取适合长头腱的骨道。骨道位置可以在结节间沟上端、沟内或下端均可。比预定尺寸多钻深 5 mm 后撤去导针和钻头。骨质太硬的话需要用骨锤敲击。骨道口的周围所有软组织均给予清理。

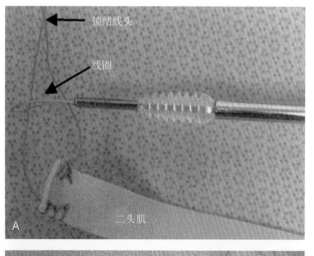

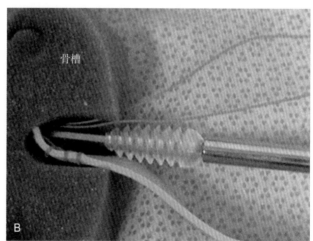

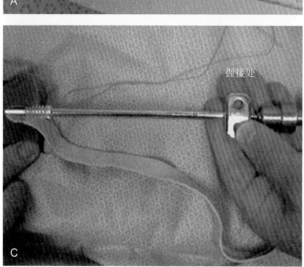

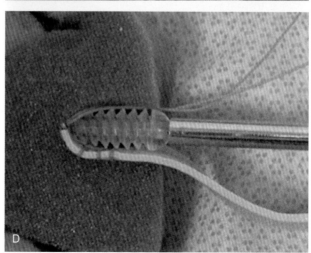

图 15.22 螺钉固定法的演示图。A. 锁结线头从线圈中穿过拉入螺丝刀。B. 螺丝刀将肌腱推入骨道底部。C. 转动手柄将螺钉置入。D. 螺钉被转入直至没入骨面。

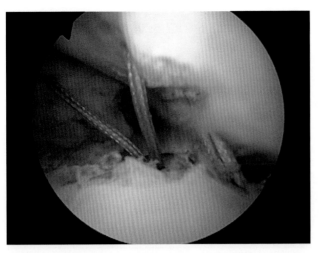

图 15.23 螺钉被置入直至没入骨面。长头腱紧贴于骨道。残留缝线可用于修复肩袖。

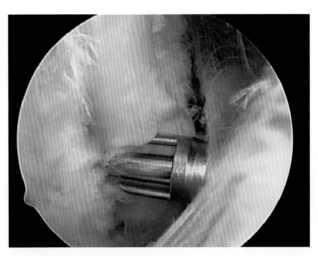

图 15.25 肌腱被推入骨道后，顶住，撤去肌腱叉。

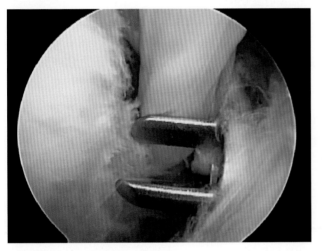

图 15.24 肌腱叉测量长头腱大小。

锁定线结用以拉紧长头腱给予一定的张力。肌腱叉将肌腱引入到骨道内后，从肌腱叉的中心孔处插入一枚 2.4 mm 的导针，撤去肌腱叉。这样肌腱就被顶在骨道内（图 15.25）。撤去肌腱叉时无须对锁定缝线施加应力。使用螺丝刀将预定尺寸的 BIOSURE PK 界面挤压螺钉顺着导针向骨道内拧入（图 15.26）。拧紧后撤去导针和螺丝刀，剪去多余肌腱部分，这样螺钉坚固地将肌腱挤压在骨道中（图 15.27）。

带线锚定技术

带线锚定技术固定肌腱法首先被 Gartsman 和 Hammerman[25] 报道，紧接着被 Nord 等[26] 描述。置入的位置不尽相同，在肱骨近端或大结节区域。通过锁骨下入路或前侧入路置入两枚锚钉。Gartsman 和 Hammerman[25] 所介绍的方法需要清理喙肱韧带和前侧软组织以能够将锚钉置入结节间沟内。

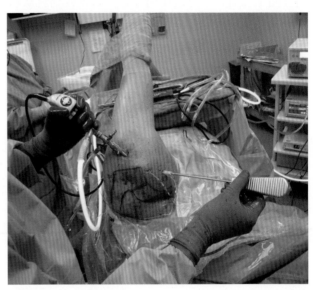

图 15.26 PEEK 界面螺钉顺着导针拧入骨道，无须使用锁定缝线牵拉肌腱。

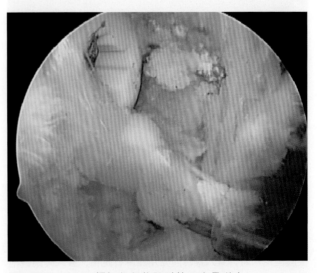

图 15.27 PEEK 螺钉紧紧将肌腱挤压在骨道中。

NORD 法

如前述章节所述，患者侧卧位，上肢施加 10 磅的牵引力，首先行盂肱关节镜探查。上肢外展 30° 前屈 10° 位悬吊牵引。这使得患肩在术中可以按照术者的意愿进行内旋或外旋，当然在沙滩椅位时也可以实现。需要前上、后侧、外侧入路以获得肩峰下足够的视野。通过这些入路置入套管以构成工作入路。修补肩袖时，为了穿线过肩袖，需要建立锁骨下、前外侧和改良的 Neviaser 入路。锚钉通过前外侧入路置入，不需要套管保护。处理长头腱时需要从锁骨下入路置入锚钉。锁骨下入路位于锁骨下端，肩锁关节内 1~2 cm，喙突上方稍许偏内一点（图 15.28）。不建议使用套管。器械或锚钉从肩锁关节前下穿入肩峰下间隙。肩峰下减压术大大改善锁骨下入路的视野。

镜头从标准后侧入路进入盂肱关节，腰穿针定位后建立前上入路，评估关节内各种解剖结构是否完好。如发现异常则同时处理。建立外侧入路后进行肩峰下减压清理工作，以解除肩峰撞击、有利于使用锁骨下通道。镜头绕过肩袖下方观察长头腱。用磨头打磨结节间沟近端骨面使之毛糙。从锁骨下通路先用腰麻针定位喙肱韧带到长头腱的方向。建立 3 mm 长的锁骨下入路切口，不需要套管。通过肩袖间隙，从锁骨下入路置入金属锚钉（最好是 5 mm，3.5 mm 也可以），并穿过长头腱置入在结节间沟的近端。用探针挑开长头腱有益于视野，便于观察锚钉置入骨面中（图 15.29）。

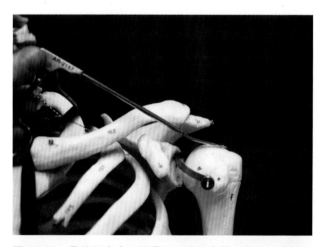

图 15.28　骨骼标本演示锁骨下入路的定位：肩锁关节前下方。过线器顺着这个通路将冈上肌肌腱的缝线拉出。进行长头腱固定术时，置入锚钉前先用腰麻针定位，置入时锚钉稍斜向尾端方向。

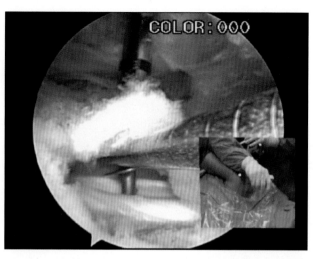

图 15.29　后侧入路镜下观：金属锚钉通过肩袖间隙／喙肱韧带后穿透长头腱置入在结节间沟近端。充分打磨骨面以促进后期的腱骨愈合。

使用锁骨下通路能够最正确地判定置入锚钉的位点。锚钉可正好穿过肌腱或毗邻于它。通过锁骨下入路或前上外入路，利用抓线器或过线器来引线。若锚钉直接穿过肌腱，则长头腱就被锚钉紧紧锚在了骨面上。如果伴有肩袖撕裂，则通过外侧入路打结；如果不伴有肩袖撕裂，则通过前侧入路打结。用勾线器将一根缝线从肌腱下方拉出某一入路口后打结，确保每个结都是紧的。从锁骨下入路置入第 2 个锚钉，穿过肌腱后置入于第 1 个锚钉的近端，然后打结。探针试拉长头腱，看是否牢固地被固定于骨面。

使用兰钳沿着上盂唇止点处和结的旁边切断残留的长头腱。长头腱固定术完成后依情况进行肩袖的修补，不会对肩袖修补产生不良影响，且可以帮助获得足够的肩关节活动度。通过活动肩关节和肘关节，可以评定长头腱固定的强度是否满意。

Cobra 法

Richards 和 Burkhart[23] 描述了一种关节镜下缝合长头腱的方法，命名为眼镜蛇法（图 15.30）。首先是探查整个关节，发现结构性损伤情况，包括肩袖损伤在内。合并有肩胛下肌腱撕裂（常常因长头腱撕裂而并发肩胛下肌腱上缘断裂）要同时修复。建立正确的前上入路以行长头腱固定术，接着行肩峰下、前侧、外侧和后侧清理术。然后转移镜头，着重于长头腱的修复。

用手指触摸到胸大肌下缘后在其远端做一

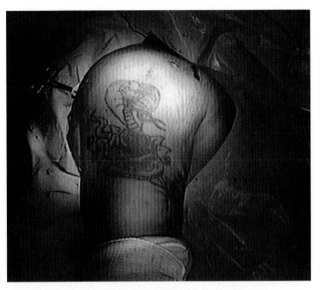

图 15.30　第一位接受 Cobra 术式患者的手臂刺青。

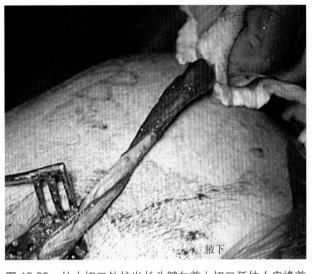

图 15.32　从小切口处拉出长头腱向前上切口延伸（肩峰前外侧角处）。

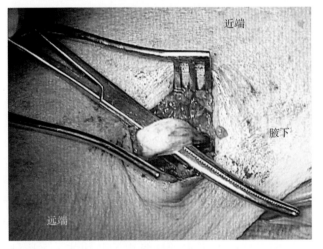

图 15.31　在胸大肌下缘远端做一个 2~3 cm 的小切口。找到长头腱后拉出切口外。

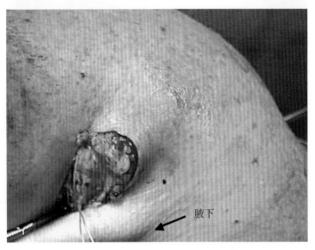

图 15.33　钝性的交换棒从小切口进入向近端直至结节间沟，穿过胸大肌底部和结节间沟后由前上入路穿出。

2~3 cm 的小切口（图 15.31）。手指钝性分离后找到条索状的长头腱。急性断裂的肌腱较容易从切口中拉出，但对于长达数周的慢性损伤，需要进行肌腱与周围软组织的粘连松解：手指尖向近端和远端游离松解直至肌腱被顺利拉出切口外。游离后评估肌腱的长度和缺损度。Cobra 术式要求肌腱的长度可以延伸到前上入路（肩峰的前外侧角处，图 15.32）。这样才能使用挤压螺钉固定长头腱。再于长头腱极端 3 cm 处缝入 Crakow 牵引线。依据腱的直径选择专用的螺丝刀。一般直径为 7 mm 或 8 mm。

钝性的交换棒从小切口进入向近端直至结节间沟，穿过胸大肌底部和结节间沟后由前上入路穿出（图 15.33）。交换棒尾端带有尾孔，可以将长头腱上的牵引线穿入。使用去掉尖头的带尾孔导针也可以。

牵引线穿入后，将交换棒向近端移出，顺着交换棒线结也被从前上入路拉出（图 15.34）。然后屈肘以减轻二头肌的张力。通过牵引线将长头腱穿过结节间沟拉出前外入路。再次置入关节镜观察。通过前上入路（长头腱旁）向结节间沟钻入导针。确定位置后，顺着导针钻取深达 25 mm 直径的骨道（图 15.35）。撤去导针和钻头后，使用刨刀清除软组织以获得骨道的最好视野。有时使用 70° 镜头会有帮助。

Krakow 牵引线穿入专用螺丝刀的中空部，螺丝刀头端顶住长头腱的上端。拉紧牵引线，术者使用螺丝刀将肌腱控制好后推入骨道中。确定肌腱塞

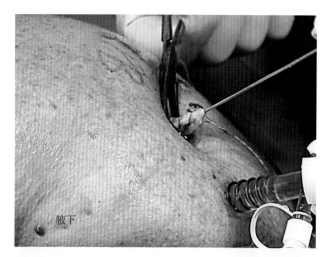

腋下

图 15.34 编织牵引线将长头腱由结节间沟拉出前上通路。

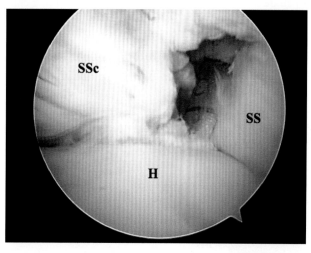

SSc

SS

H

图 15.35 结节间沟内的钻头镜下观。螺钉拧至平齐骨面，肌腱被牢固固定。SSc，肩胛下肌腱；H，肱骨头；SS，冈上肌。

入骨道底部后，旋入长 23 mm 的可吸收螺钉直至没入骨面（图 15.35）。最后镜头从前上入路置入观察固定好的肌腱位置。可以看到 Krakow 牵引线从骨道基底部伸出，平齐骨面剪断线结。

这种术式不适用于绝大多数的长头腱断裂患者，但它属于微创手术，可以作为特殊情况下的一种选择。术后功能恢复非常不错。

肌腱 - 软组织固定法

肌腱固定于软组织上由于其操作的简便性而一直备受推崇。包括开放下将长头腱固定于肱骨横韧带上和关节镜下将长头腱缝合于喙肱韧带或冈上肌腱前缘。

要完成关节镜下肌腱固定术须先建立前上入路，用来置入过线器械。也可以通过前上入路置入腰麻针，穿过肩袖后带过 PDS 线。如果肌腱质量

过差，需要重复编织缝合肌腱以获得最大把持力。使用射频刀头将长头腱从盂上结节和上盂唇处切断，并将上盂唇边缘打磨光滑。

一旦长头腱成功解离后，会自行回缩。在使用过线器将牵引线缝过喙肱韧带或冈上肌腱前缘。如果使用腰麻针过线，那么 1 号 PDS 线将会直接穿过冈上肌腱。这样就将长头腱和软组织锚定缝合。作者几乎没有使用过这样的方法，而更偏好使用锚钉或挤压螺钉实现肌腱 - 骨道愈合方式。

只在一些长头腱严重退变的病例中，这些行业专家们才会使用这种方式，因为加压螺钉或锚钉可能不够牢固，而编织缝合会提供更安全的把持力度。最近一些新方法被描述，诸如将长头腱滚成球状或连同一段上盂唇剪断肌腱而使得肌腱近侧较大的一端卡压在结节间沟的入口处。对于这些牺牲上盂唇或在肩峰前外侧角下保留过多组织的做法，我们的意见有所保留。

滑车法

一般不提倡使用此法，除非合并有"逗号征"和同时修复肩胛下肌腱。在年轻患者、急性创伤且肌腱质量好的情况下可以使用此法。最常见的并发症是术后外旋功能丧失，原因是关节囊、喙肱韧带和上盂肱韧带的过分缩紧，以及长头腱在结节间沟内的不稳定。

通常我们都进行腱骨固定术，不仅解决长头腱的问题，还能最大程度恢复肩关节功能。多数情况下内侧环状韧带或滑车还与肩胛下肌腱粘连，可以"由内向外"置入两枚锚钉修复肩胛下肌腱和滑车结构。30° 镜头由前上通路置入，使用磨头将小结节打磨至新鲜化以促进愈合。从前下入路置入锚钉。使用过线器将缝线穿过肩胛下肌腱和滑车。前上入路打单结即可。若喙肱韧带和冈上肌腱断裂，则使用标准术式进行修复，肩峰下打结。

康复

与腱骨固定术或腱切断术相同。若无合并症，则前臂吊带悬吊 4~5 周。鼓励肘关节进行无阻力全屈伸活动，允许进行缓慢的肩关节活动、伸肘和被动屈肘活动。4 周后，去除吊带，肩肘关节全范围活动锻炼。

术后即可进行握抓、钟摆和耸肩等活动。腱

固定术患者允许 25° 以下的外旋活动，而肩胛下肌腱或滑车修补者保持中立位。4 周后开始外旋至 30° 和前屈运动。8 周后开始抱胸和腰下后伸运动。8 周开始等速肌力训练。10~12 周时开始肩袖和肩胛骨肌力训练。术后 4~6 个月开始专项训练，逐渐恢复原有运动。

并发症和注意事项

腱切断术的并发症包括肱二头肌收缩产生的爆眼征（70% 的发生率）。男性可能不在乎这个，但女性或健身爱好者则不同。要向患者充分告知，若无法接受可施行腱固定术。关节镜下腱切断术安全、感染风险小、出血少、神经血管损伤小。

入路为标准入路，风险与探查性关节镜术相同。疼痛缓解很明显，个别病例在屈肘时出现持久疼痛。肩关节镜的手术风险有神经血管损伤、深静脉血栓、尺神经麻痹、臂丛损伤，通常由于术中头颈部体位导致。

界面螺钉法的风险与腱切断术相同，但没有爆眼征畸形的可能，除非固定失败。若螺钉置入骨道不够深，则突出的钉尾易与肩峰撞击。所以术者须将螺钉拧至平齐骨面。若肌腱植入骨道过浅，则导致固定后肌腱松弛或螺钉无效固定，操作务必精细。虽然我们尚未遇到，但确实存在锚钉置入时骨

折的可能性。对于骨质疏松患者，挤压螺钉的把持力要高于带线锚钉。若螺钉置入后感觉把持力不够，则可在螺钉旁置入加强型带线骨锚以增加界面挤压力。

Franceschi[27] 等使用带线锚钉法，提出了腱固定术时不需要将长头腱从上盂唇处切断的想法。残留在关节内的肌腱可以加强修复肩袖断裂。但在使用界面螺钉固定肌腱时，还是建议切断游离长头腱，因为骨道内要塞进足够的长度。否则将会导致肌腱过短。

锚钉固定法的并发症除了上述常见的之外，还有锚钉拔出或缝线断裂。若术后出现锚钉拔出，则需要二次手术将锚钉复位固定。腱固定术失败则必须行肌腱切断术，会导致爆眼征等后遗症。这一点术者需要向患者明确交代。

结论和展望

治疗长头腱断裂和不稳定的方法随着器械和技术的改进而不断更新发展。盂肱上韧带和喙肱韧带对于稳定的意义正逐渐被阐明，使我们加深对长头腱不稳定治疗的理解。长头腱不稳定得不到正确的治疗会导致肩胛下肌腱修补的失败。需要进行多种手术方式的疗效对比研究。关节镜微创手术正成为治疗长头腱疾患的新标准。

参考文献

[1] Habermayer P, Kaiser E, Knappe M, et al. Functional anatomy and biomechanics of the long biceps tendon. *Unfallchirurg.* 1987;90:319–329.

[2] Pal GP, Bhatt RH, Patel VS. Relationship between the tendon of the long head of biceps brachii and the glenoid labrum in humans. *Anat Rec.* 1991;229:278–280.

[3] Ueberham K, Le Floch-Prigent P. Intertubercular sulcus of the humerus: biometry and morphology of 100 dry bones. *Surg Radiol Anat.* 1998;20:351–354.

[4] Bennett WF. Subscapularis, medial and lateral head coracohumeral ligament insertion anatomy: arthroscopic appearance and incidence of "hidden" rotator interval lesions. *Arthroscopy.* 2001;17:173–180.

[5] Lo IK, Burkhart SS. The comma sign: an arthroscopic guide to the torn subscapularis tendon. *Arthroscopy.* 2003;19:334–337.

[6] Ruotolo C, Nottage WM, Flatow EL, et al. Controversial topics in shoulder arthroscopy. *Arthroscopy.* 2002;18:65–75.

[7] Andrews J, Carson W, McLeod W. Glenoid labrum tears related to the long head of the biceps. *Am J Sports Med.* 1985;13:337–341.

[8] Basmajian JV. *Muscles Alive.* 5th ed. Baltimore, MD: Williams & Wilkins; 1985.

[9] Jobe FW, Tibone JE, Tibone JE, et al. An EMG analysis of the shoulder in pitching. A second report. *Am J Sports Med.* 1984;12:218–220.

[10] Yamaguchi K, Riew KD, Galatz LM, et al. Biceps during shoulder motion. *Clin Orthop Relat Res.* 1997;336:122–129.

[11] Habermayer P, Walch G. The biceps tendon and rotator cuff disease. In: Burkhead WZ Jr, ed. *Rotator Cuff Disorders.* Media, PA: Williams & Wilkins; 1996:142.

[12] Gilcreest EL, Albi P. Unusual lesions of muscles and tendons of the shoulder girdle and upper arm. *Surg Gynecol Obstet.* 1939;68:903–917.

[13] Yergason RM. Rupture of biceps. *J Bone Joint Surg.* 1931; 13:160.

[14] Barth JR, Burkhart SS, De Beer JF. The bear-hug test: a new and sensitive test for diagnosing a subscapularis tear. Arthroscopy. 2006;10:1076-1084. *Arthroscopy.* 2006;22: 1076–1084.

[15] Schwamborn T, Imhoff AB. Diagnostik und klassifikation

der rotatorenmanchettenlasionen. In: Imhoff AB, Konig U, eds. *Schulterinstabilitat-Rotatorenmanschette.* Darmstadt, Germany: Steinkopff Verlag; 1999:193–195.

[16] Burkhart SS, Tehrany AM. Arthroscopic subscapularis tendon repair: technique and preliminary results. *Arthroscopy.* 2002;18:454–463.

[17] Gerber C, Krushell RJ. Isolated rupture of the tendon of the subscapularis muscle: clinical features in 16 cases. *J Bone Joint Surg Br.* 1991;73:389–394.

[18] Abbott LC, Saunders LB de CM. Acute traumatic dislocation of the tendon of the long head of biceps brachii: report of 6 cases with operative findings. *Surgery.* 1939;6:817–840.

[19] Bennett WF. Specificity of the Speed's test: arthroscopic technique for evaluating the biceps tendon at the level of the bicipital groove. *Arthroscopy.* 1998;14:789–796.

[20] Farin PU, Jaroma H, Harju A, et al. Medial displacement of the biceps brachii tendon: evaluation with dynamic sonography during maximal external shoulder rotation. *Radiology.* 1995; 195:845–848.

[21] Mariani EM, Cofied RH, Askew LJ, et al. Rupture of the tendon of the long head of the biceps brachii. Surgical versus nonsurgical treatment. *Clin Orthop Relat Res.* 1988; 228:233–239.

[22] Warren RF. Lesions of the long head of the biceps tendon. *Instr Course Lect.* 1985;34:204–209.

[23] Richards DP, Burkhart SS. Arthroscopic-assisted biceps tenodesis for ruptures of the long head of the biceps brachii: the Cobra procedure. *Arthroscopy.* 2004;20:201–207.

[24] Lo IK, Burkhart SS. Arthroscopic biceps tenodesis using a bioabsorbable interference screw. *Arthroscopy.* 2004;20:85–95.

[25] Gartsman GM, Hammerman SM. Arthroscopic biceps tenodesis: operative technique. *Arthroscopy.* 2000;16:650–652.

[26] Nord KD, Smith GB, Mauck BM. Arthroscopic biceps tenodesis: using suture anchors through the subclavian portal. *Arthroscopy.* 2003;19:24.

[27] Franceschi F, Longo UG, Ruzzini L, et al. To detach the long head of the biceps tendon after tenodesis or not: outcome analysis at the 4-year follow-up of two different techniques. *Int Orthop.* 2007;31:537–545.

第 16 章

Benjamin Shaffer, Jonas R.Rudzki, Patrick Birmingham

肩关节前向不稳定：缝合锚钉

肩关节前向不稳定是一种常见疾病，尤其在年轻的运动员群体中，前向肩关节脱位的发病率在2%~8%[1]。虽然大多数不稳定的发生是创伤性的脱位，但部分患者最初的损伤是半脱位。复发性肩关节不稳（脱位和半脱位）常常和年龄相关，在小于20 岁的患者群体中，其复发率在 50%~65%，而在一些保守治疗的病例中复发率高达 90%[1]。复发率在大于 25 岁的患者中可下降到 50% 以下[2]。

患有前向肩关节不稳的患者有较高的复发率和明显的运动损伤，促使我们将手术干预作为大多数年轻运动员的决定性治疗。在大约 1 个世纪的时间内，开放手术技术——Bankart 修复，让肩关节获得了足够的稳定性，报道的手术成功率高达 97%[1, 3, 4]。然而，伴随微创技术的出现，治疗前向不稳定的关节镜技术逐步发展，随着时间的推移，逐渐变成许多医生治疗这一疾病的实际标准。和传统开放技术相比，关节镜修复占据了以下潜在的优势：减轻术后疼痛、减少关节僵硬、减少再发性不稳和加快功能恢复。尽管目前仍然在争论关节镜修复是否比传统开放手术能提供更好的稳定性，但关节镜修复的确切优势已经得到了认可。

近几十年来，关节镜手术对于处理肩关节稳定性有了引人注目的发展，从使用金属 U 形钉对分离的盂唇进行简单的复位演变到更加稳定的缝合锚钉固定技术。缝合锚钉相比当前的其他技术展现出更多的优势，包括使用缝线的数量及类型的灵活性，还有在每例病例中可以逐个单独处理关节囊病理性松弛的技术。

如今手术成功率能达到 90%~95%，一部分归功于科学技术的进步，同时也得益于我们对于相关疾病（尤其是伴随关节囊病理性松弛）的适应证、诊断和治疗手段的精准把握，以及手术技术和经验的提高。这一章节的目的是提供我们对于前向肩关节不稳定患者治疗的理解和方法的概述，主要强调临床评估和适应证，并且提供成功使用缝合锚钉关节镜修复技术的详细讲解。

正常肩关节功能解剖

肩关节是拥有很高活动度的球窝关节，依赖静态和动态稳定机制来维持稳定性。尽管缺乏约束力的本质导致了肩关节容易失去稳定性，但也让它能够拥有广泛的活动度、位移和功能。在结构上，关节盂是一个浅窝，依靠四周盂唇来增加了 50%~80% 的凹面深度。纤维软骨的唇板使关节窝的直径横向增加了 57%，纵向增加了 75%[5]。盂唇与相邻的关节囊韧带连接，显著提高了盂肱关节的稳定度。

从关节镜下观察，肩关节囊包含了 3 个独立的盂肱韧带，作为静态稳定装置（图 16.1）。局部解剖和生物力学研究表明，它们各自的作用不同取决于手臂的位置、旋转和用力的程度。上盂肱韧带可对抗手臂内收位时的下移，被认为在肩关节下方松弛和多向不稳的患者中起到重要影响。中盂肱韧带的形态大小多变，但能够抵抗上臂外展 45° 时肩关节的外旋和平移。盂肱韧带最重要的是下盂肱韧带复合体，它是肩关节 90° 外展时肱骨前移的主要稳定装置[6]。这个复合体包括了前方、后方的条带以及两者中间的悬带，在下方包裹着肱骨头。这些束带的作用被认为和吊床一样，与前方束带一起在外展外旋时绷紧；反之，后方束带在前屈和内旋时绷紧。这些韧带和盂唇一起形成了关节囊韧带复合体，是盂肱关节重要的静态稳定装置[6]。

动态稳定性由肩袖肌肉提供，它通过凹面－压缩机制将肱骨头维持在关节盂中心[6]。这些静态和动态的稳定机制帮助肩关节在大范围的活动中维持稳定。

前向肩关节不稳通常被认为伴随着静态稳定机制受损，尤其是前下方的盂唇和关节囊[6, 7]。1938

年，前下方盂唇和关节盂的分离就被认为是复发性前向肩关节不稳的主要损害（图16.2）。在手术治疗时发现，这样的损伤在前向肩关节不稳患者中的发生率为65%~95%[3]；然而前向肩关节不稳似乎没有单一的"基本损伤"。基础科学数据表明，单独的盂唇分离实际上是不常见的，大多数肩关节不稳伴随关节囊的损伤。这就强调了修复盂唇的同时要处理好伴随关节囊的关节囊损伤的重要性。

除了软组织损伤，骨性损伤在肩关节不稳的患者中并不少见。肱骨头后方的骨软骨损伤（Hill-Sachs损伤），通常是由于肱骨头在半脱位或者脱位时受压于关节盂的前下方所致（图16.3）。几项研究表明，伴有"结合型"Hill-Sachs损伤的患者在接受关节镜治疗后复发率相对增加。

在关节盂方面，关节盂前下方边缘骨折的骨性Bankart损伤在患者中的发生率达到73%[3]（图16.4）。撕脱的骨折碎片通常仍然附着于关节囊组织。这种骨性损伤有重要意义，它会导致正常关节面弧

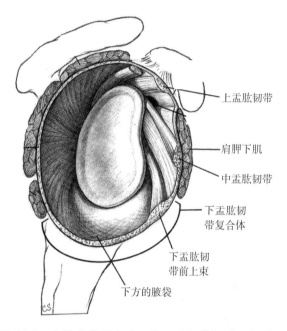

图16.1　肩关节囊是由分开的盂肱韧带组成，包括：上、中、下韧带。下盂肱韧带复合体，包括前上方束、下方的腋袋（后束没有给出），作为重要的静力性结构以保持正常稳定。

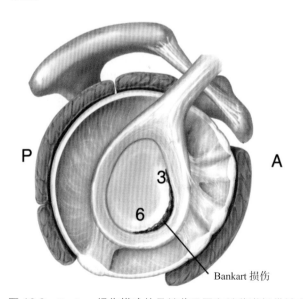

图16.2　Bankart损伤描述的是关节盂唇和关节囊韧带袖套组织的分离，通常大约是从3~6点钟方向的位置。A，前方；P，后方。

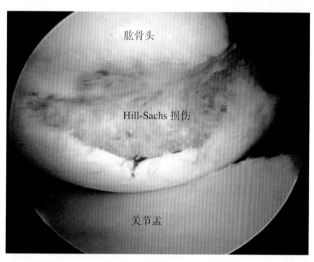

图16.3　Hill-Sachs损伤，可见肱骨头后外侧一个线性的骨缺损。图中是一个侧卧位患者的右侧肩关节镜下影像。

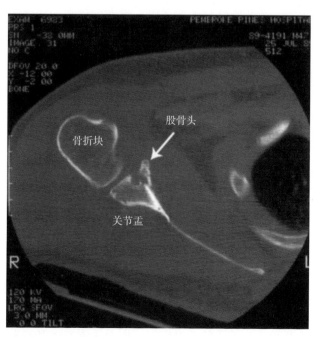

图16.4　关节盂前下缘的骨折通过CT来评估。这个层面显示的是大于25%的损伤。

度的缺损，并且降低了对肱骨头移动的必要限制力，从而导致复发性半脱位和（或）脱位。软组织的处理，如盂唇的修复和（或）处理关节囊病理性松弛，在面对关节面弧度缺损时都没有很好的疗效。

肩关节不稳继发导致其他结构损伤的情况仍可发生。肩袖撕裂可以和肩关节脱位同时发生，并且容易复发，有时还会伴发盂唇撕脱。肩胛下肌腱撕裂并不常见，但是在一些身体对抗激烈的运动员中出现创伤性肩关节不稳时需要纳入考虑。在肱骨侧的关节囊损伤，被称作 HAGL 损伤（即盂肱韧带的肱骨处撕脱伤），会导致肩关节不稳，但是不会引起盂唇损伤。

临床评估

前向肩关节不稳患者的临床评估从全面的病史开始，尤其要注意患者最初受伤的年龄、损伤机制、是否为优势手、理想的职业和（或）娱乐活动水平。急性肩关节脱位时的年龄被认为是会并发复发性肩关节不稳的风险，20 岁以下的患者风险最高。询问损伤机制可以帮助了解受伤的模式和可能伴发的损伤。

需要确定肩关节不稳的严重性、诱因和直接病因。肩关节是否是完全脱位，或者仅是半脱位？有多少不稳定的事件发生？不稳定事件发生是否随着时间的推移而变化？他们是否需要手法复位或者很容易复发？肩关节不稳事件发生时手臂处于什么位置？脱位时是否行 X 线检查？所有的这些考虑都会影响到对于疾病严重性的认知，并且影响评估和治疗方法的决策。

体格检查必须包括常规的检查，如主动和被动的关节活动度、三角肌和肩袖力量、神经血管的情况。在急性肩关节脱位时，由于疼痛和恐惧，体格检查的价值不高。复发性肩关节不稳的患者可以更容易地进行检查。

肩关节不稳的特殊检查包括盂肱关节的平移和功能性不稳定试验，这些试验可以帮助确定不稳定损伤的方向和程度，提示可能伴随的病理损伤。很重要的一点是，要在肩关节不稳中识别出有症状的关节松弛（一种用于关节移位的客观指标）。

在关节松弛中，评估负荷被使用于盂肱关节检查，注意肱骨头移位的程度。由于关节松弛度因人而异，所以和对侧关节的对比非常重要。有时，移位试验会显示机械性抓捏和研磨，或者和盂唇病理

损伤一致，或者不稳定事件发生时诱发症状。

目前有数种移位试验的分类、分级方法。其中一种分级方法：0 级表示没有移位；1 级是轻度移位，肱骨头相对关节盂轻度上移 0~1 cm；2 级为中度移位，肱骨头相对上移，但是没有超过关节盂边缘（向上移位 1~2 cm）；3 级是重度移位（大于2 cm），肱骨头骑跨在关节盂的边缘（尽管当外力移除时，上移会减少）。

主观功能性不稳定试验是通过将手臂置于脱位诱发位置，在施加不同负荷的情况下再现脱位症状。历史悠久的恐惧试验可能是最有价值的检查，将手臂置于外展、外旋位（例如投掷运动）。一些患者需要另外施加促使移位的外力才能产生不稳定的感觉。可以在仰卧位时进行，通过肩关节后方向前施加轻度的压力，也可以在患者直坐位时进行。在施加移位外力之前，肱骨头被按压于关节窝内，然后才行移位检查，所以命名为"加载－移位"试验。作者更加倾向于让患者处于仰卧位，因为这样更为放松。

"再复位"试验在检查隐蔽的前向肩关节不稳定时有意义，尤其是对于那些没有明显脱位病史的患者。在这个试验中，手臂处于外展外旋位，适度施加向前的负荷作用于肱骨头，在施加负荷时，如果患者自觉恐惧或者不适，而在向后移动肱骨头使其还原时症状缓解，则为阳性。

用于其他病例损伤的试验包括后向肩关节不稳的恐惧试验和加载－移位试验，用于检测上盂唇（SLAP）损伤的动态压缩试验。下方肩关节不稳可能伴发前向肩关节不稳，内收位和外旋位的沟槽征是传统的评估方法。如果外旋位时仍保持阳性，则沟槽征的意义更大。由于沟槽征在患有全身广泛关节松弛的患者中很常见，所以评估全身软组织松弛很重要，比如掌指关节过伸、肘关节过伸和"拇指－前臂"试验。

肩袖的评估非常重要，尤其是对于发生创伤性脱位的从事对抗运动的运动员，他们的肩袖损伤可能和盂唇的损伤同时存在。常规的冈上肌力量检查（空－罐试验位置的抗阻）和冈下肌力量检查（上臂体侧内收位外旋抗阻）是必需的。评估隐蔽的肩胛下肌腱损伤包括压腹试验和抬离试验。对于复发性肩关节不稳的患者，肩胛胸的力学检查是综合测试的重要组成部分，因为肩胛胸的功能障碍可能会影响患者的肩关节不稳。最后，加上上肢的血管神

经状态（例如腋神经）和颈椎检查共同组成了完整的肩关节评估。

前向肩关节不稳的影像学诊断包括前后位和侧位。异常情况需要更加专业的影像学检查，例如 Stryker 视图用来评估 Hill-Sachs 损伤，West-Point 腋窝位视图用来更好地评估骨性 Bankart 损伤（图 16.5）。在有明显的 Hill-Sachs 或者骨性 Bankart 损伤

的病例中，CT 和三维重建可以更好地评估关节弧面受损的程度，以及指导手术策略的选择（图 16.6）。

尽管磁共振成像在一些特殊情况下很实用，但并不是肩关节不稳的常规检查方法。它可以用于 40 岁以上患者首次出现肩关节不稳时评估肩袖的完整性，还可以在明显创伤性脱位时用来评估可能存在的肩胛下肌腱撕裂。MRI 可以帮助评估关节囊盂

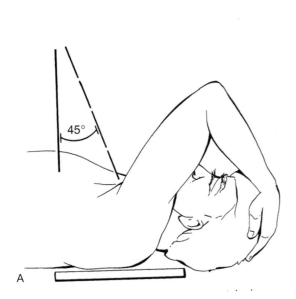
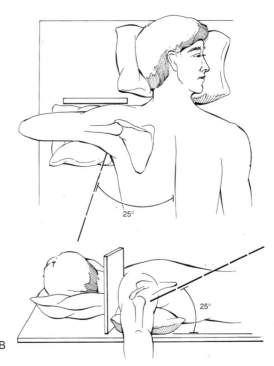

图 16.5　A. Stryker-Notch 位影像来评估 Hill-Sachs 损伤。B. West-point 位影像来评估关节盂前侧的骨性 Bankart 损伤或关节盂骨缺损。

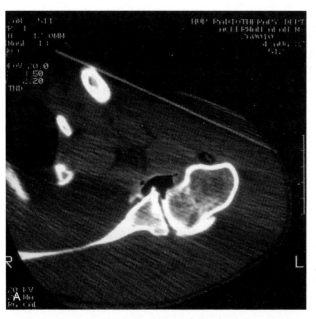
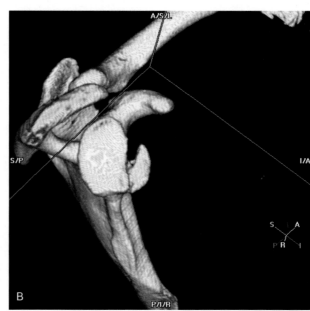

图 16.6　A.图为关节盂前下缘撕脱损伤的 CT 图像。B.图为三维 CT 成像已经移除了肱骨头，以提供对关节盂缺损大小及位置的评估。这类计算机辅助成像在术前准备中至关重要。

唇损伤的位置和程度。软骨测序的增强成像技术能够使磁体清晰地显示关节囊盂唇复合体和骨软骨解剖，无须对照。关节造影术在一些不稳定、性质不明的病例中有一定价值，但是并不常用。

治疗

对于以下一些变异类型（自发的或者是可随意控制的），大多数此类急性肩关节不稳采用非手术治疗方法。非手术治疗主要针对康复计划，避免手臂放置于易脱位位置，并且要加入强化训练，以增强肩部动态稳定机制。经过非手术治疗的复发性肩关节不稳的患者可能需要手术干预。研究表明，在 20 岁以下的年轻运动员中，非手术治疗对很大一部分患者无效，复发率高达 90%[1]。由于在一些病例组中显示了较高的复发风险，手术干预用来治疗年轻运动员首次肩关节脱位得到了认可。影响首次发生脱位的初次治疗效果的因素包括：优势手臂、运动或者活动的类型、参加运动的等级、目标、相对运动季的时间节点，还有与不稳定事件发生相关的因素，例如存在可修复的骨性 Bankart 损伤。

对于复发性肩关节不稳和功能受损的患者来说，手术干预的门槛相对较低。伴随疼痛的不稳定事件发生、重复的物理治疗、运动障碍和日常活动功能受损都倾向于手术治疗的选择。

适应证

目前关节镜稳定化手术的理想适应证是：创伤后的复发性前向肩关节不稳定，伴随 Bankart 损伤，盂唇质量较好，没有明显的骨性病理损伤。从运动的角度来看，关节镜下稳定术相比开放手术在以活动能力的保留为关键的投掷运动人群中一直被特别强调。

禁忌证

当前关节镜下稳定手术的禁忌证包括：明显的骨性病理损伤和关节囊盂唇组织质量差。明显的骨缺损包括：大于 25% 的前下关节盂的关节面缺损和（或）肱骨的"结合型"Hill-Sachs 损伤，即典型的大于 30% 的关节面面积的缺损（图 16.7）。

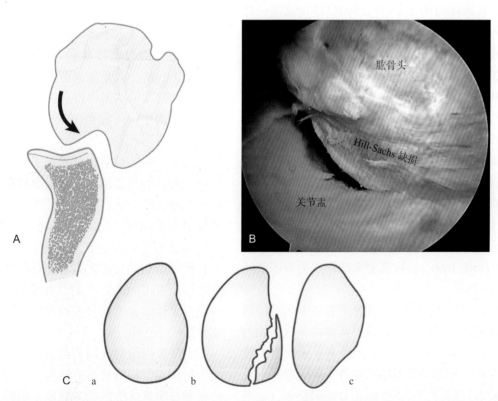

图 16.7　A. 图示为从上空视角观察到的巨大的骨软骨 Hill-Sachs 缺损。当手臂处于外旋位时，缺损处"衔接"（箭头）到关节盂前缘（图中所示边缘有些钝化，这是在复发性不稳的患者中常见的）。B. 图示为当手臂外旋时，Hill-sachs 损伤嵌顿在关节盂前缘的关节镜下影像。C. 图片简要说明了"梨状"关节盂。a，正常的；b，前下关节盂的急性骨折；c，梨形的出现是由于复发性的肩关节不稳导致的关节盂前下方磨损。

第 1 篇　肩关节

然而这些标准不是绝对的，并且，一些作者曾经报道过采用关节镜技术治疗关节盂有骨缺损（称作"倒梨形"[8]）的前向肩关节不稳，取得了良好的临床疗效。此外，已经有数种手术方式可以进行关节镜下处理关节面弧度的缺损。这些技术包括冈下肌腱前移缝合至肱骨头缺损（Hill-Sachs）处（Remplissage 技术[9]）和肱骨头骨缺损的骨移植[10]。然而，大多数作者会同意明显的骨性病理损伤需要开放手术处理这一理念，通过开放手术直接解剖修复 Bankart 损伤，或者采用非解剖修复的开放手术，例如 Bristow-Latarjet 手术。

软组织、关节囊盂唇组织缺损相对少见，但是对于那些接受了关节囊热缝合术或者翻修手术的患者来说可能是一个限制因素。在这些病例中，采用开放手术进行软组织加强是必要的。

直到最近，其他的禁忌证才被纳入，包括 HAGL 损伤的患者（开放手术更易固定）、需要手术翻修的患者、参与碰撞或对抗运动的患者。随着关节镜技术的发展和经验的积累，这些都已经成为"相对"禁忌证，影响着手术决策的是伴随的病理损伤、手术技术的经验和外科医生的喜好。

对于从事碰撞或者对抗运动的运动员来说，什么是最理想的治疗方法依然是饱含争议的话题。在过去，开放下前向稳定术被提倡作为"金标准"或者这一患者群体的治疗选择。由于很多报道显示了手术失败的高风险性，所以从事碰撞或者对抗运动被看作是关节镜下稳定术的禁忌证。一些作者通过举证其低复发率来支持开放下稳定化手术。但是临床结果的数据最近使我们对这一结论产生了质疑。相比于简单的运动，对数据的多层次分析后显示，肩关节不稳的复发主要是因为骨缺损（从事对抗运动的运动员更常见），而不是手术方法[11]。Mazzocca 的病例（从事对抗运动的运动员）报道显示，关节镜下缝合锚钉固定术治疗肩关节不稳的复发率为 11%。

许多研究都表明，开放或者关节镜手术后的翻修术都有令人满意的临床疗效。关键在于软组织的质量、骨组织的完整、患者的期望和手术医生的技术。对于自发性肩关节不稳的患者，可能存在继发疾病或者心理问题，不适合做关节镜固定术，也不适合做开放手术。同样，不能够依从术后固定或者康复锻炼的患者有疗效不佳的风险，可能更加适合非手术治疗。在赛季结束前使用保守治疗、康复训练和支架固定（姿势依赖性），然后再行手术治疗是比较好的选择[11]。

手术技术

手术器械、内植物和套管的选择

除了标准的肩关节镜设备外，固定术还需要特殊的器械（图 16.8）。包括 1 台 70° 的关节镜、直径合适的锚钉和过线器通过的套管。需要 1 个弯曲的关节镜下的组织分离器（Liberator rasp，ConMed Linvatec，Largo，FL）来游离关节囊盂唇复合体。刨刀是必需的，可以清理和打磨关节盂。不同类型的过线器可以使手术的步骤最简化。其余的手术器械还包括软组织抓钳、缝线抓钳、推结器和剪结器。

影响医生对缝合锚钉的偏好和选择的因素包括锚钉缝线的材质、尺寸、数量和类型，以及使用的难易。大部分目前市面上销售的锚钉的拉合力都是足够的，所以锚钉的生物力学因素很少影响它的选择。许多医生仍然喜欢使用含金属内植物，因为它们的舒适度好、花费少、X 线能够观察以及不会引起骨质溶解。然而，金属内植物的缺点在于缝线可能在穿出的金属孔处磨损（取决于金属孔的设计），由于锚钉位置置入不当或移位而导致锚钉取出有困难，也有可能会磨损软骨。金属锚钉也能够在 X 线中显影，从个人角度来看这可以是优势，也可以是劣势，并且在一些复发性肩关节不稳或者有术后并发症的病例中，可能会由于内植物本身而妨碍 MR 检查。

固定手术的趋势逐渐脱离了金属材料，如今大部分的内植物都是用生物可吸收材料，最常见的是多聚乳酸（PLLA），或者不可吸收的生物学惰性塑料聚醚醚酮（PEEK）[12]。最近，磷酸三钙衍生物的使用获得了大家的广泛兴趣，它具有骨传导性，可以更加顺利地与宿主患者的骨质结合。生物可吸收锚钉最实用的优势在于，当发生缝合困难或者锚钉位置欠佳时，它们可以被拔出然后重新置入新的位置。

大多数内植物连同着专有的缝合材料，它们演变为比聚酯编织缝线具有更强大的力量，同时也保持着平滑单丝缝线的处理性能。锚钉装载着 1~3 根缝线。我们通常使用有 2 根缝线的锚钉，这样可以有额外的固定功能，尤其是在锚钉位于下方盂唇的时候。无论你对于锚钉选择的喜好如何，都要考虑

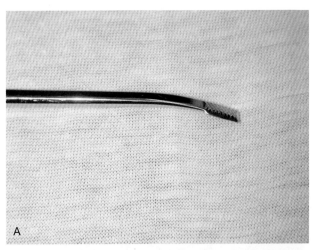
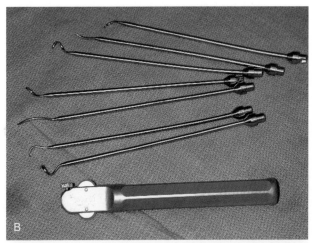
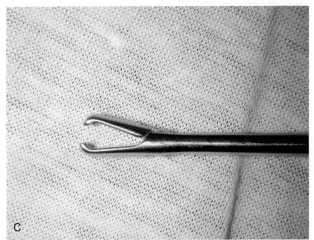
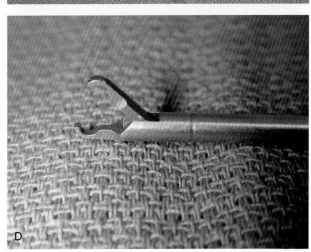
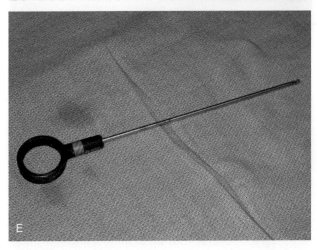

图 16.8　A. 剥离锉刀，用于从关节盂上游离关节囊盂唇组织。B. 用于过线的缝合器械及其配套器械。C. 软组织抓钳，以免损伤软组织。D. 取线器，用于取回及过线。E. 推结器。

内植物对于调节术中内植物不合适、缝线孔损坏和翻修手术的价值。

体位、麻醉和麻醉下检查

关节镜下前向肩关节不稳固定术可以使用全身麻醉、肌间阻滞麻醉和镇静（需要麻醉师的专业意见和经验），或者三种联合。麻醉下仔细检查两侧肩关节，在摆体位前，评估关节松弛和活动情况。

体位是基于医生的喜好，侧卧位和沙滩椅位都很适合手术。当使用肌间阻滞麻醉技术时，沙滩椅位的耐受性更好。

作者的手术观点

我们首选的方式是侧卧位，全身麻醉（图 16.9）。一旦麻醉，用真空小布袋将患者置于侧卧

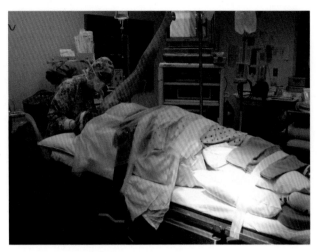

图 16.9 患者侧卧位，仔细衬垫四肢下方，使用腋窝卷，用一个真空布袋来维持体位，以及受累肩关节的抬高 / 屈曲。

位，仔细地在下方填塞衬垫，并使用腋圆枕。仔细确认患者在侧卧位来回可以滚动 10°~15°，以此保证患者肩关节前方有足够空间。在小布袋前、后各摆放 5 磅（1 磅≈ 0.45 kg）重的沙袋来维持患者体位。然后旋转手术床，保证从后侧入路观察时，监视器和手术者的视线在同一直线上。双监视器的设置让关节镜置于前方时也能够观察到图像。在准备铺巾之后，手术侧手臂放置于大约有 7~10 磅牵引力的牵引架中，将手臂置于大约外展 35°、前屈 15°位置。

入口选择和诊断性关节镜检查

画出解剖学标志，关节镜从标准后侧入口引入。前侧入口通过从外到内的技术建立，首先用 18 号的脊髓针定位入口。前侧入口放置的精确度将决定性地有利于固定术中几个步骤的操作。如果定位间距太高，则从前侧入口很难沿着前下关节盂将锚钉置入。如果定位太靠下，对于盂唇的游离和准备，过线时比较困难（图 16.10）。

当首次进行关节镜下固定术时，这些陷阱可以通过使用"双入路"技术（前上和前下入口）来避免，这样也可以使缝线处理更容易（图 16.11）。前上入路位于肩峰的前外侧角，在肱二头肌长头肌腱下方进入关节。这个入路可以沿着关节盂前方进行"一条线"探查，使关节囊盂唇的游离和关节盂的准备更加容易。当定位这个入路时，很重要的是要尽量将它置于靠内侧，而不是在外侧的肩袖区域。这样做可以方便肱骨头下方过线器的操作（有时过线器可能成为一个障碍）。

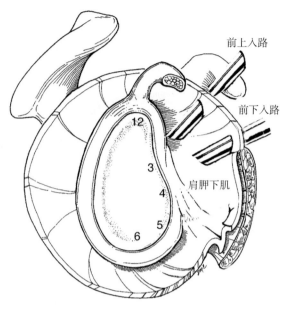

图 16.10 图为"双胞胎"前侧入路的剖面图。前上方入路在肱二头肌腱下方，与前侧关节盂成一直线。前下方入路紧贴肩胛下肌腱上方，便于处理前下方关节盂缘（图中数字分别指相应的入路位置，如"6"指"6 点钟"位置，后同）。

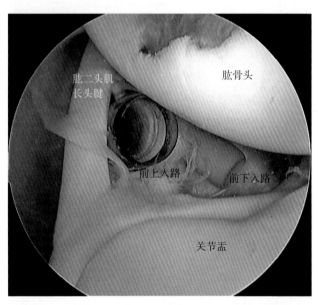

图 16.11 "双胞胎"前侧入路的关节镜下影像，前上方入路使用 8.25 mm 的"鱼缸"（Arthrex）套筒于肱二头肌长头腱下方进入。下方的前下方入路置于下方，紧贴肩胛下肌腱的上方。

前下方入路紧贴肩胛下肌腱上缘（图 16.11）。这个入路越向下，就越能够更好地处理前盂唇的下方，另外，还能处理难以触及的 6 点钟位置（Bankart 损伤的最高点）。这个入路应该由外向内成角，这样确保了置入锚钉时定位盂唇边缘和关节面（图 16.12）。当建立了成对前侧入路时，一定要确保它们充分地分开，以避免器械拥挤（图 16.13）。经

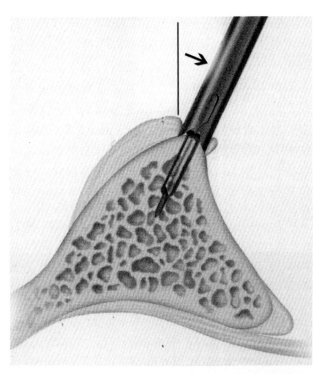

图 16.12　套筒靶向角度对于内植物固定很重要。确保钻孔的套管抵住关节盂缘，并且能有理想的角度可以衔接好的关节盂骨质。

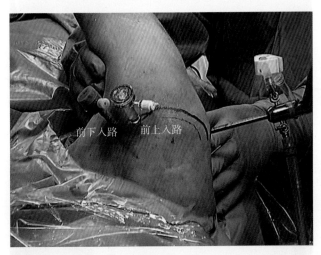

图 16.13　确保双胞胎前侧套筒分开一定距离以避免器械拥挤。

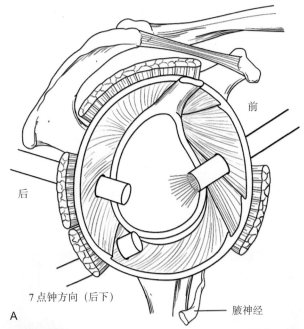

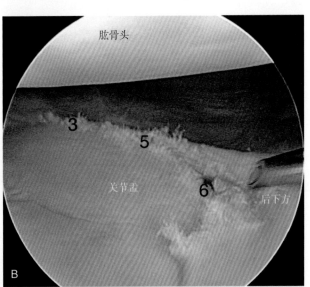

图 16.14　A. 辅助的后下方入路[13]（图为 7 点钟方向）在关节镜固定术中有重要价值，尤其是在盂唇撕裂超过 6 点钟位置的时候。B. 后下方入路的制备是使用脊髓穿刺针定位，瞄准 6 点钟位置，典型的 Bankart 损伤的顶点（右肩关节，侧卧位，关节镜从后侧入路观察）。

验之谈，关节镜下固定术可以通过单个前侧入路进行，入路定位靠于前下入路，要充分成角，以在置入锚钉时定位盂唇。在描述这个手术技巧时，将描述成对入路技术。

　　附加的后下方入路[13] 在关节镜下固定术中是有重要意义的，尤其是在盂唇撕裂超过 6 点钟位置时（图 16.14）。通过这个入路可以处理盂唇的下方及后下方，同时有利于缝线通过下盂肱韧带的下方部分。当前方通路非常紧密，关节囊病理性松弛需

要对下方关节囊进行上方转位时，这个通路能展现特别的作用。因为需要使用过线器，特别是一系列弯钩（ConMed Linvatec），我们用直径 8.25 mm 的套管来帮助上述器械的操作。

　　在固定手术时可以使用许多不同的套管以保证稳定。当采用成对前方入路时，我们在前上入路用 8.25 mm 的一次性（"鱼缸"）套管（Arthrex，Naples，FL）来使缝线通过。前下方入路采用一个 5 mm 直径的一次性套管，足够进行刨刀操作和锚

钉钻孔，装套筒和置入。在那些只采用单个前侧入路的病例中，我们使用 8.25 mm 的套筒。

全面的诊断性关节镜检查用来证实先前诊断和评估伴发病理损伤。包括关节盂的关节面、肩袖下表面、四周盂唇、二头肌腱和肩胛下肌腱。盂唇需要用探针探查其完整性、移位程度和环绕关节盂表面的范围。探针探查可以发现未移位的盂唇撕裂，比如 GLAD（盂肱关节盂唇软骨缺损）损伤（图 16.15）。对不伴随 Bankart 损伤的肩关节不稳病例，一定要检查 HAGL 损伤，通过前侧入路或者使用 70° 的关节镜从后侧入路观察最佳。

肱骨头需要评估是否存在 Hill-Sachs 损伤。移除牵引力，将手臂置于"投掷位"可以引发 Hill-Sachs 损伤"衔接"，这时不能只行简单的关节囊盂唇修补（图 16.17）[8]。关节盂需要评估是否存在骨缺损，采用 Burkhart 描述的技术，他将前下方关节盂骨缺损的形状描述为"倒梨形"。在这个技术中，需要使用标注刻度的探针来评估骨缺损的百分比（图 16.18）[8]。当从前侧入路观察时（利用从套管中置入的转换操作器或者关节镜到达），探针从后侧入路进入，横贯关节盂以测量关节盂宽

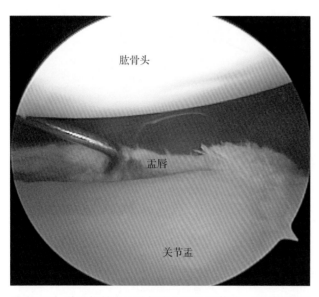

图 16.15 使用探针全面的探查盂唇的完整性，及关节面周围盂唇的移位程度和范围。探针探查可以发现无移位的盂唇撕裂，或者盂肱关节盂唇关节面损伤（GLAD）。（右肩关节，侧卧位，关节镜置于后侧入路）。

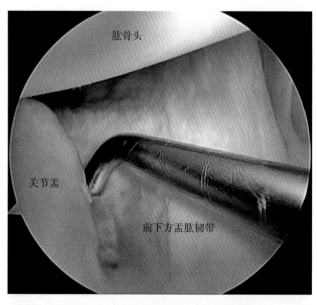

图 16.16 图为右肩关节前侧盂唇骨膜袖套样撕裂（ALPSA），侧卧位，关节镜置于后侧入路观察。关节囊盂唇袖套滑落至肩胛颈，且在此非解剖位置愈合，而非是仅仅从关节盂边缘撕脱。

微小的损伤需要通过探针探查来发现，比如一些伪装成软骨 - 盂唇连接处"裂缝"的隐蔽的撕裂。慢性不稳的病例可能存在 ALPSA 损伤（前侧盂唇骨膜袖套样撕裂），沿着肩胛颈向内侧移位（图 16.16）。这个损伤表面上很容易迷惑术者，只有仔细地分离探查才能将这个类似 Bankart 的损伤显现。

关节囊松弛的评估是很重要的。通过征或者镜子可以轻松通过肱骨头和关节盂之间，已经被作为衡量前下方松弛的工具。无论有无肩关节不稳，这些变化都可能是正常的。由于一些病例中牵涉到肩袖间隙的缺损，尤其是多向肩关节不稳和后向肩关节不稳，检查这个区域是有价值的，尽管还没有建立间隙病理损伤的分级标准。

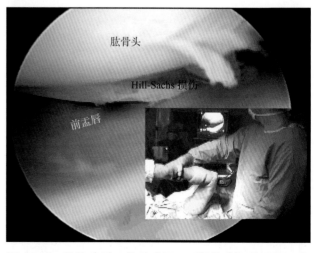

图 16.17 移除牵引，将手臂置于"投掷位"来再现"衔接"损伤[8]，此时禁忌只行单纯的关节囊盂唇修复（右肩关节，侧卧位，关节镜置于后侧入路）。

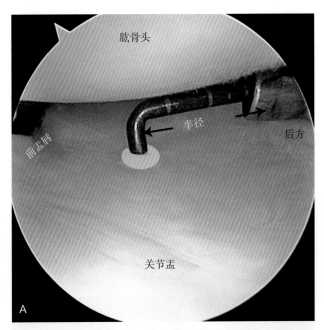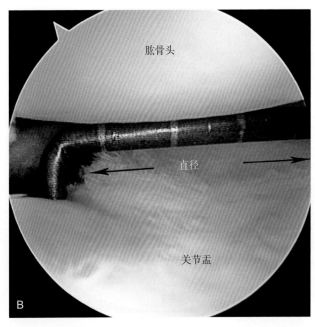

图 16.18　A. 依靠 Burkhart 的技术，可以检测关节盂的骨缺损，Burkhart 将前下方关节盂骨缺损描述为"倒梨"形 [8]。此技术是采用一根带刻度的探针来评估骨缺损的百分比。从前上方入路观察，带有刻度的探针用于测量关节盂半径，从后侧缘到关节面中央稀薄位点（白色圆圈）的距离（右肩关节，侧卧位，关节镜置于前上方入路）。B. 然后将带有刻度的探针向前伸至前下方关节盂缘，测量此距离，并将此距离与预计的正常关节盂直径（图 A 中测量半径的 2 倍）相比（右肩关节，侧卧位，关节镜置于前上方入路）。

度。然后利用探针测量从后侧关节盂边缘到关节盂中心细点的距离。既然细点被认为是下关节盂中纬线的中心，所以 2 倍的测量值相当于正常关节盂宽度。通过对比测量的宽度和正常宽度，我们可以评估前下关节盂骨缺损的程度。缺损 20%~25% 或者更多的下方关节盂骨缺损被认为是关节镜下固定术的禁忌证。

关节囊盂唇游离

盂唇及其附带组织（关节囊盂唇复合体）必须从前下关节盂上充分游离。这一步骤既能够评估软组织的完整性，又能利于关节盂处的解剖复位。关节囊盂唇复合体必须充分游离才能够容易复位到关节盂，在关节囊松弛的患者中，能够使上方转位获得正常张力。

关节镜置于后侧入路，然后将一个楔样分离器（游离器）从前上入路置入，用于在关节囊盂唇复合体和前下关节盂之间分离出间隙（图 16.19）。注意不要损伤到关节囊本身。其他广泛的损伤可以通过前下入路更好地进行评估，继续沿着关节盂边缘游离直至到达撕裂边缘。钳抓游离软组织后可以无张力地上移，并且可以见到下方肩胛下肌的肌肉纤维，以此来判断是否充分游离。

关节盂准备

软组织愈合至关节盂需要进行骨质准备来达到"愈合反应"。通过前上方入路置入电动刨刀或者锯钻移除软组织，打磨关节盂边缘及肩胛颈。对于其他下方的损伤，前下方入路可以提供更好的操作。使用 70° 的关节镜从后方入路或者从任意前方入路观察可以确保足够的准备工作（图 16.20）。

置入锚钉

置入锚钉从关节盂下方开始，尽可能地靠近 6点钟位置，或者有时撕裂可能超过这一点，可以从撕裂处的腋下开始。轻微将肱骨头外移可以有利于引导钻头定位。锚钉置于关节盂边缘对于解剖重建非常重要，但是在某些病例中技术难度非常高。关节镜置于后侧或者前上方入路，钻头套管置于前下入路，钻取第 1 个锚钉定位孔（图 16.21）。就算是从前下方入路定位，关节盂边缘的 6 点钟位置都不容易够到。目前有几种对策可以来解决这一技术上的局限性。第 1 个方法是"欺骗"技术，将最下方的钻孔定位向上移数毫米，打在关节盂的关节面上。向上移动数毫米定位于关节盂关节面，拥有良好的骨质，确保了锚钉置入牢靠，并且在将盂唇固定在

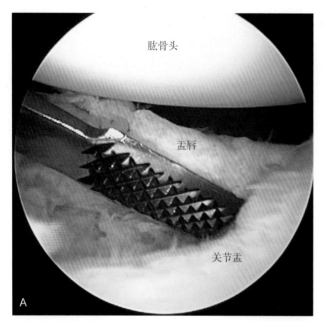

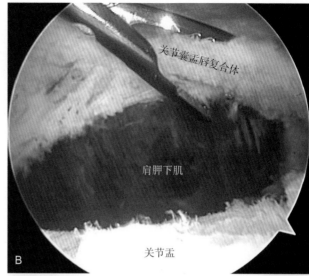

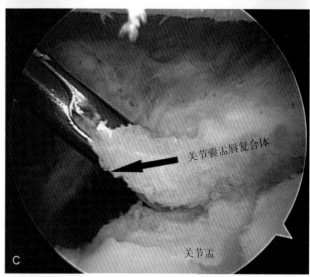

图 16.19　A. 将关节镜置于后侧入路，从前上方入路置入一个铲刀样的剥离器（Liberator Rasp，ConMed Linvatec，Largo，F），用于剥离关节囊盂唇复合体与前下方关节盂（右肩关节，侧卧位，关节镜置于后侧入路）。B. 必须将关节囊盂唇组织充分游离，以恢复正常的张力，包括必要时的关节囊上方转位。在关节囊韧带组织下方可以看到肩胛下肌的肌纤维说明游离充分（右肩关节，侧卧位，关节镜置于后侧入路）。C. 此关节镜下影像显示的是一个软组织抓钳成功将关节囊盂唇复合体向上转位（移位）（右肩关节，侧卧位，关节镜置于后侧入路）。

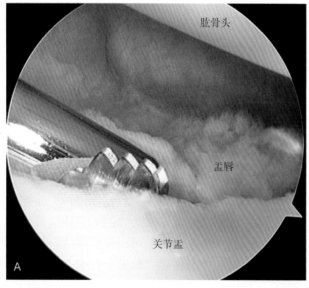

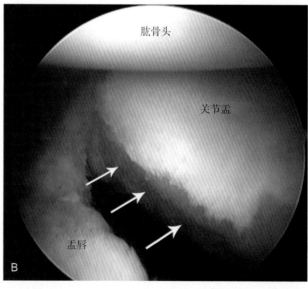

图 16.20　A. 关节盂 – 关节囊盂唇连接处的清创对于软组织游离和关节盂准备至关重要（右肩关节，侧卧位，关节镜置于后侧入路）。B. 从前上方入路观察，或者使用 70° 镜从后侧入路观察，确保准备充分，包括受累的前方关节盂有出血点（白色箭头）。软组织愈合至关节盂需要准备充分来达到"愈合反应"（右肩关节，侧卧位）。

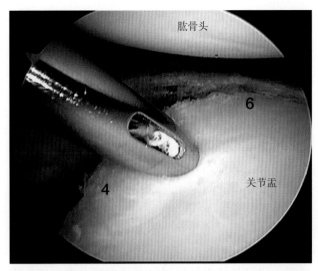

图 16.21　关节镜置于后侧入路，骨钻套筒置于前下方入路，钻第一个锚钉孔的位置距离 6 点钟方向越近越好（或者在撕脱的腋窝处，可以超过 6 点钟位置）。图为关节镜下可见套筒不能放置于 5 点钟以下的位置，不得不置于关节面以保证骨的抓持力。

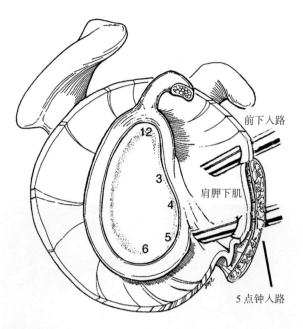

图 16.23　5 点钟入路[14]穿过肩胛下肌，直接指向下方关节盂缘。

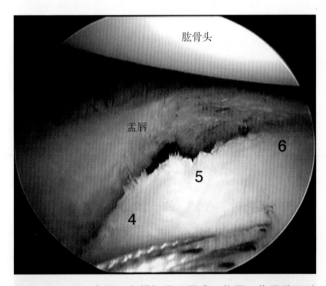

图 16.22　为了克服下方锚钉置入困难，将置入位置移至关节面。这样锚钉置入到良好的关节盂骨质中，确保了固定术的安全，并且当盂唇固定到关节盂时有利于恢复"支持"作用（从后侧入路观察，右肩关节，侧卧位）。

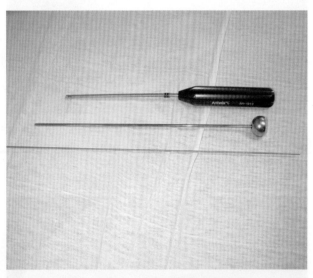

图 16.24　经皮下方关节盂缘定位及锚钉置入技术所需的器械。组合包括一根长的脊髓穿刺针（图片底部），一个空心的闭孔器（中间），搭载钻套（上方）（Arthrex）。

关节盂上时有利于恢复"支撑"作用（图 16.22）。

　　第 2 个可采用的方法是使用一额外的前下方入路直接定位于"5~6 点钟"位置（图 16.23）。被称为"5 点钟"入路[14]的这一附加入路穿过肩胛下肌，并且能够直接定位在关节盂下缘。由于将大直径的套管穿过肩胛下肌有技术难度，同时为了将邻近神经血管结构的损伤风险降至最低，我们建议采用经皮技术，采用小直径的钻头套管（图 16.24）。使用脊髓穿刺针从外刺入，来定位预期的锚钉位

置。然后在靠近脊髓穿刺针处做 1 个经皮的穿刺小切口，将 1 根长的无轮轴脊髓穿刺针置于脊髓穿刺针旁边。将钻头套管和插入套管的充填器穿过无轮轴针并推进关节内。移除穿刺针和充填器后，钻头和锚钉就可以置于关节盂下缘。由于这个技术，特别是对于这个套管或充填器系统，需要使用锚钉内植物的，我们采用 3.0 mm 的双线锚钉（Arthrex）。

　　第 3 个可采用的技术是通过辅助的后下方入路（图 16.25）。在那些 Bankart 损伤延伸到后下方

的病例中尤其适用。后下方入路最好在前上方入路的监视下建立。套管在常规后方关节镜入路的上方1~2 cm处插入。相反，结合小直径钻头或充填器，可以采用后下方入路的经皮"7点钟"技术（对于右肩）。

一旦最下方的锚钉置入完成，缝线从前下方入路取出（如果在置入时它们不是从这个入路穿过），紧接着过线、打结（图16.26）。然后依次向上将剩

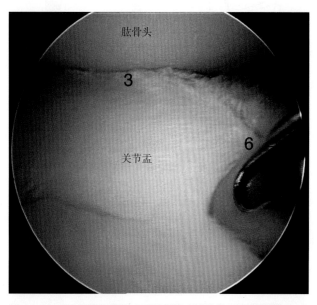

图16.25　下方锚钉置入还可以通过辅助的后下方入路来完成。此处，钻套直接定位于超过右肩关节6点钟方向的盂缘位置（关节镜置于后侧，侧卧位）。

下的锚钉置入关节盂，过线，打结。一次性置入所有锚钉会导致缝线混乱，所以我们建议每置入1个锚钉都做完以下步骤（置入锚钉、过线、打结）。后续的锚钉对技术要求不高。我们通常每隔大约4~5 mm置入1枚锚钉，平均一次置入3枚。然而，锚钉的数量是根据盂唇撕裂的大小决定的，所以需要在术中才能知晓（图16.27）。

锚钉一定要置入关节盂边缘或者向上置入关节面上。如果没能做到，并且将关节囊盂唇复合体沿着肩胛颈缝合，会导致医源性的ALPSA损伤，阻碍"缓冲"作用的建立，不能获得足够的关节囊张力，增加修复失败的风险。在关节盂关节面周围区域置入锚钉欠佳会导致锚钉在骨内抓合力欠佳及位移。于前下方关节盂处的良好骨质上置入锚钉可以达到最小的角度（45°±7°）[15]。

过线和打结

过线是关节镜下固定术中最有挑战性的步骤。彻底地恢复正常关节囊盂唇张力需要有对关节囊松弛的准确评估和解剖复位时缝线位置的把握。过线技术同样困难，尤其是在处理比较僵硬的肩关节时。一旦开始过线，处理不恰当的缝线就会成为影响手术进展的潜在障碍。

理想的缝合会恢复正常的关节囊盂唇复合体的解剖位置。在置入最下方的锚钉后，必须将第1根

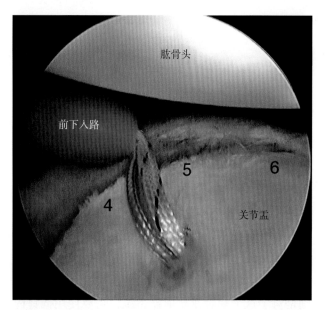

图16.26　图示第一个锚钉已经置入，FiberWire缝线从前下方套筒取出准备固定（右肩关节，侧卧位，从前上方入路观察）。

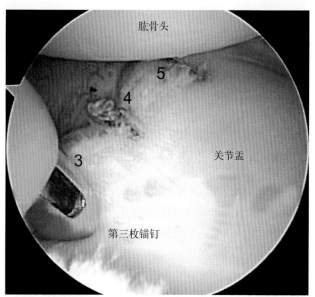

图16.27　在图示的关节镜下影像，两个最下方的锚钉已经置入完毕，锚钉的缝线已经过线打结。钻套已经摆好位置准备置入第三枚，对于这个患者，即是最后一枚锚钉（右肩关节，侧卧位，从前上方入路观察）。

线脚过线，以便当打结时，它能从解剖位拉近软组织和关节盂边缘，使得松弛的软组织重获正常张力。这一步骤需要一些经验，并且有可能需要多次过线来确保缝线位置准确，能够缝合适当的组织。

我们首选的技巧是名为"两步法"的技术来过线，首先将单纤维缝线穿过，随后再将锚钉的缝线穿过组织（图 16.28）。我们最常用的器械是缝线钩（ConMed Linvatec）。它有 1 头弯曲的尖端，有利于缝线穿过。当通过后侧关节镜入路观察时，过线器从前上入口置入，位于肱骨头下对准腋窝。助手向外牵引肱骨头有利于观察到过线器的最尖端。由于撕裂存在，关节囊盂唇组织可能没有足够的张力能够让缝线钩尖端轻易穿过并且通过组织穿送单丝缝线（PDS 1 号）。在这种情况下，可以从辅助的前下方入口捏起组织并再次尝试缝合。这种做法的缺点是器械与抓钳之间的拥挤，给光源照明造成干扰。另外，器械位置可进行交换，从前上入口处抓持组织，并用前下方入口过线。

在某些情况下，如果使用上述器械还是不易缝合，那么 Caspari 组织抓钳过线器（ConMed Linvatec）可能更为有效。在适当的位置将组织抓紧，再进行缝合。这个器械的缺点是：尖端的长度或锋利度并非总能足以穿透组织，可能需要进行来回"切换"缝合。尽管这项技术对于最下方的缝合不存在问题，但是不能用于接下来的缝合锚钉，以

保证最下方缝合锚钉修复的安全性。

另一有用的工具是穿针器（Arthrex），能够夹起组织并且让缝合线穿过夹头（图 16.29）。尽管因其夹头较宽以及在肱骨头下方操作较困难而不被经常使用，但在进行难以处理的下方缝合时，却不失为不错的备用工具。另外一种有利于缝合的方法是，利用辅助的后下方入口，从该入口可以直接穿刺缝合前下方关节囊盂唇组织（图 16.30）。

单丝缝线穿入组织后，通过有锚钉缝线经过的套管将单丝缝线夹住并放在一边。现在可以准备将

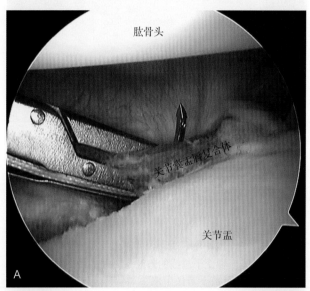

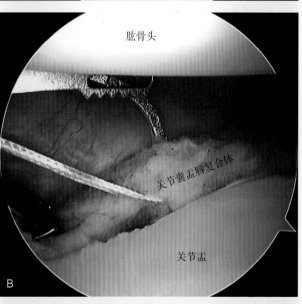

图 16.29 A. 一种可供选择的过线方式是通过使用像这样的带针打孔器（Arthrex, Naples, FL），该器械可以抓住软组织，将针穿过（右肩关节，侧卧位，关节镜置于后侧）。B. 针被器械的上颚抓住，此时 FiberWire 就穿过了软组织（右肩关节，侧卧位，关节镜置于后侧）。

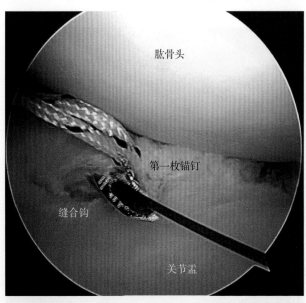

图 16.28 缝合钩（Linvatec）从第一枚锚钉的线脚附近穿过下方关节囊盂唇组织，已开始将 1 号 PDS 单丝缝线穿入关节内（右肩关节，侧卧位，关节镜置于后侧入路）。

锚钉的第 1 根线缝合过线。用取线器将锚钉的 1 根缝线（靠近单丝缝线穿过的组织的 1 根）以及单丝缝合线的一端同时夹住（图 16.31）。将单丝缝线和锚钉缝线一起从套管中拉回，确保 2 根线不与套管中的其他缝线交叉或打结。将单丝缝线与锚钉缝线绑在一起，然后将锚钉缝线穿过组织。

将锚钉的第 2 个线端从同一套管中拉回，并在穿过软组织的缝线上打 1 个简单的结（图 16.32）。我

们喜欢先打 1 个可滑动的"渔夫结"，再打 3 个交替的单结。应将注意力集中在确保将盂唇上推至肩胛盂关节面处以恢复支撑，并让线结远离关节盂边缘。

锚钉可以有单载或者双载缝线。双载锚钉可在关节囊盂唇修复中提供额外的固定作用，避免第 1 次缝合固定因为打结或是缝合的位置不够理想而失去作用。当使用双载缝合锚钉时，第 1 条穿过的缝线及其配对缝线要从套管中夹出放于一边，

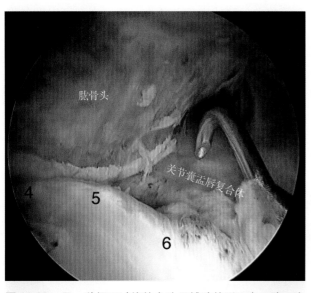

图 16.30　另一种便于过线的方法是辅助的后下方入路，直接伸入过线器至前下方关节囊盂唇组织（右肩关节，侧卧位，关节镜置于后侧）。

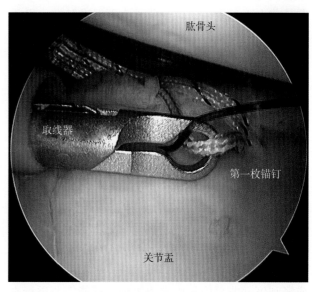

图 16.31　使用取线器固定缝合锚钉的一个线脚及单丝缝线的一端，然后将它们一起从前下方套筒中取出。将单丝缝线和锚钉缝线固定在一起时要避免它们交叉或者缠绕在一起（右肩关节，侧卧位，关节镜置于后侧）。

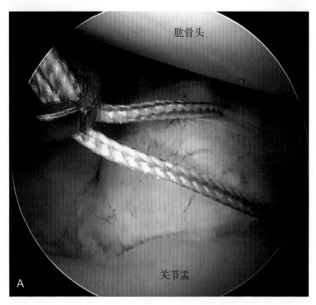

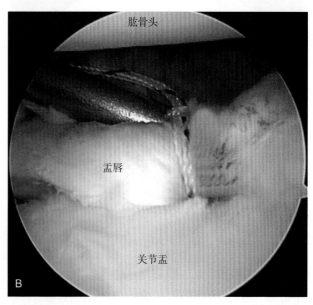

图 16.32　A. 同一根 FiberWire 缝线的两端被取出，此外，在关节内同时将它们抓住，这样就不会交叉或其他缝线缠绕在一起（右肩关节，侧卧位，关节镜置于后侧）。B. 图示已经打了一个单结，打结时以穿过软组织的线端为支撑点。集中注意力，确保盂唇被拉至关节面以恢复支撑作用，使线结远离关节盂边缘（右肩关节，侧卧位，关节镜置于后侧）。

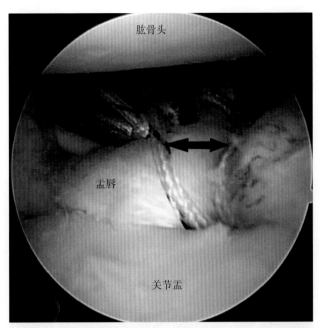

图 16.33 当使用双载的锚钉时，两根缝线过线时要分开足够的距离来建立一个软组织桥［两个箭头显示的是 3~4 mm 的软组织桥（右肩关节，侧卧位，关节镜置于后侧）］。

不打结。再用 1 根单丝缝线在离第 1 次缝合处约 3~5 mm 的位置穿入。此时第 1 个线端（第 2 条线）从组织中穿出，将这一线端与未穿入组织的另一与其配对线端一起从套管中夹出。

　　然后将配对的线端简单打结。应注意，使用推结器时要将 2 条缝线分开，确保它们之间有 3~4 mm 的组织，而不是 2 个结靠在一起（图 16.33）。有时，可先穿过第 1 根缝线的 1 个线端，然后再穿过第 2 条缝线的 2 个线端。打结时，就可以把简单和褥式缝合相结合，更有利于组织的排布和牢固固定。

鉴别和处理关节囊病理性松弛

　　当明确有关节囊病理性松弛后，将下方的关节囊组织"上提"(用已经置入的缝合锚钉的缝线) 很重要。由于靠近腋神经，在穿过关节盂下方的组织时，应限制缝线的穿入深度。一种方法是，分"两步"过线。首先，有选择性地抓起一点关节囊组织，然后再将组织缝入盂唇。应避免将关节囊进行"东–西"移位，这可能会不经意地紧缩肩关节，而应将冗余或松弛的下关节囊上移。根据关节囊病理性松弛度的不同，具体的上移幅度因人而异。

缝合处理

　　通过上述步骤可以进行成功固定。但是，要想每次都能高效地完成缝合还需掌握一些更加巧妙的缝合处理细节。一些可以优化修复过程与结果的具体建议如下文所述。

经验和教训

　　(1) 避免将同 1 个缝合锚钉的缝线交叉。当准备取出锚钉的一个线端穿过关节囊或盂唇时，选择离关节囊缝合处最近的线端并确保该线端不与其他缝线交叉或处于其他缝线下方。缝线打结时，不要让缝线和自身处于软组织下方的部分有交叉，否则会影响组织的缝合排列（图 16.34）。

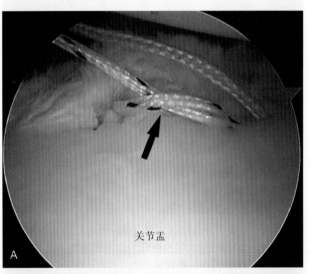

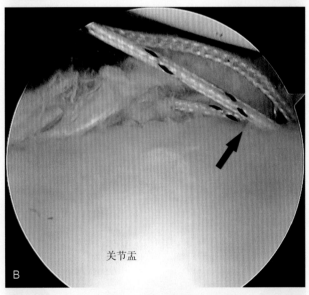

图 16.34 A. 由于误取了错误的缝线端，导致缝线交叉（黑色箭头）。交叉的缝线会在打结时阻碍组织在关节盂上的排列。始终要在打结前检查缝线是否交叉（右肩关节，侧卧位，关节镜置于后侧）。B. 没有交叉（黑色箭头），此时可以放心打结（右肩关节，侧卧位，关节镜置于后侧）。

（2）准备将缝合锚钉的1个线端穿过软组织时，将缝合的导线和锚钉上的线端于关节内的起点处一起夹住。再将它们从套管中一起拉出，这样就不会发生相互交叉或与套管中的其他缝合线发生交叉（图 16.35）。

（3）避免在缝合过线过程中锚钉的缝线从导线上不慎脱落。无论是利用穿梭导线（ConMed Linvatec）还是单丝缝线（PDS 1号），打个"阻拦结"以扩大缝合通道处的组织来将缝线脱落的发生率降至最低（图 16.36）。

（4）可将缝合线置于辅助套管以避免发生缝线缠绕。

（5）让线结远离关节面。使用推结器时，采用指向技术将线结推向关节囊、推离关节缘。通过拉住后端缝线并在其上将推结器推进软组织，此时线结可将关节囊盂唇组织朝向肩胛盂关节面的方向"卷起来"，恢复支撑的作用，同时也可降低线结与关节缘发生"摩擦"的风险。

（6）应确保你已经通过对重建的盂唇支撑进行检查和触探来对修复工作进行了评估（图 16.37）。

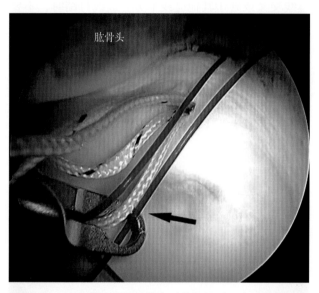

图 16.35　当准备将锚钉缝线穿过软组织时，在关节内抓住已穿过软组织的导线和锚钉缝线的起始部（黑色箭头）。将它们一起拉出套筒，无论有多少缝线存在，都要确保它们在套筒内没有交叉，没有和其他缝线缠绕（右肩关节，侧卧位，70°关节镜于后侧）。

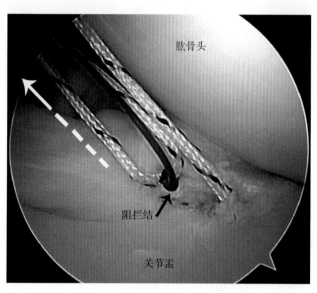

图 16.36　为了避免在过线的时候锚钉缝线脱落，可以使用 Shuttle Relay（ConMed Linvatec，Largo，FL）或者"阻拦结"（黑色箭头），此结是在单丝缝线（1号 PDS）上打结，可以扩张过线处的组织（白色虚线是过线拉动的方向，右肩关节，侧卧位，关节镜置于后侧）。

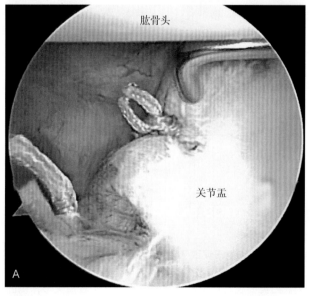

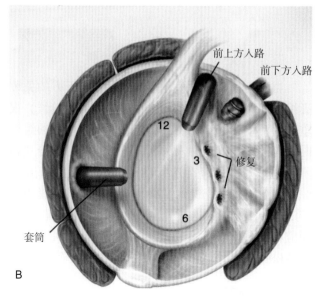

图 16.37　A. 最后探查修复的结构，从前上方入路观察，后方入路探查（右肩关节，侧卧位）。B. 图为修复盂唇的三孔修复固定术。

康复

关节镜下肩关节固定手术的康复计划应按照医生的偏好、伴随损伤以及患者的具体情况进行调整，可分为 4 个阶段。初始恢复阶段或阶段 1 通常持续 4~6 周，主要包括前 3 周的肩部吊带固定，主动 – 辅助式肘部、腕部、手部的活动度练习，以及在做好保护的情况下于肩胛骨平面以下进行轻缓的被动前屈活动，此时需注意保护前关节囊盂唇修复处，使其不承受压力。阶段 2（从 4~6 周开始直至 10~12 周）增加了轻缓的活动度练习，患者拆下吊带后，可逐渐增加被动外旋及钟摆练习。再进一步加入三角肌和肩袖的静力锻炼和后滑动关节的活动，活动度与练习方法均需以前关节囊受到保护为前提。

12 周时，随着患者进入阶段 3，通常已经达到了关节的完全活动度，应着重进行肩袖和肩胛旋转肌的抗阻练习。患者于 16~20 周进入阶段 4，开始进行功能性练习，包括进行肌肉强化和耐力活动的练习，增加功能性和专项运动的练习与运动。是否可以回归体育运动是以运动类型［例如冲撞（或碰撞）类、过顶运动的运动员等］、患者具体的运动和强度为前提的。我们以往的经验中，多数冲撞（或碰撞）类运动员可于术后 4~6 个月返回从事该项运动。

结果

用关节镜下固定术治疗前向盂肱关节不稳定的效果可与开放性手术的效果相比拟。最近的 2 项随机对照试验提供了更多使用当代技术进行治疗的相关数据。Bottoni 等公布了对 61 例随机进行了关节镜或开放性固定手术的患者进行的平均随访时间为 32 个月的评估结果，其中开放性手术组有 2 例失败，关节镜组有 1 例手术失败[16]。最近的 1 篇有关治疗肩关节前向不稳定的系统回顾中，Brophy 和 Marx 提到进行关节镜（6.4%）和开放性（8.2%）固定手术的复发率相差不大[17]。文献中一致认为的

一个有显著性差异的参数为开放性固定手术组的术后活动度降低得更多。

并发症

关节镜固定手术的并发症包括：复发的不稳定、关节僵硬、感染、神经血管损伤、内植物移位、软骨溶解、肩胛盂骨折或骨缘受损。据文献记载，经缝合锚钉固定的不稳定的复发率在 5%~10%，然而在一些特定人群中，尤其是从事冲撞类运动的运动员中复发率更高。虽然并不常见，但经过 Bankart 损伤修复后可能会出现关节僵硬。需注意避免过度紧缩关节囊，并且确保提拉方向为纵向而非横向。

值得庆幸的是，神经血管损伤很罕见，通常涉及的是腋神经或肌皮神经。腋神经的走行离下关节囊很近，在进行下关节囊缝合时，有受损的风险[18]。要想避免此类损伤，应在过线时特别注意并且采用捏褶技术避免下关节囊的过度缝合。内植物移位、肩胛盂骨折或骨缘受损可能与缝合锚钉的置入有关，并且对关节软骨和盂肱关节的功能有潜在的破坏性影响。据记载，进行关节囊热缝合以及使用关节内镇痛泵可能出现软骨溶解[19, 20]。

结论和展望

经证实，采用缝合锚钉技术进行关节镜固定手术是治疗肩关节前向不稳定的有效手术疗法。对多数患者来说，周密的术前计划、适当的患者选择，并于术中采用细致的技术操作，可以取得很好的效果。技术的进步与经验的丰富缩小了不适合进行关节镜重建手术的患者范围。目前，尤为不适合关节镜手术的类型包括：肱骨端或肩胛盂端的关节弧受损，或者两种情况同时出现。尽管通过缝合锚钉技术治疗后的复发率与开放性疗法的相差不大，但还有提升空间。此项手术的下一个革命性进展很可能涉及生物领域，将生物活性物质用于内植物和缝合材料中来提升愈合的速度、程度和强度。

参考文献

[1] Hovelius L. Anterior dislocation of the shoulder in teen-agers and young adults. Five-year prognosis. *J Bone Joint Surg Am*. 1987;69:393–399.

[2] McLaughlin HL, MacLellan DI. Recurrent anterior dislocation of the shoulder. II. A comparative study. *J Trauma*. 1967;7:191–201.

[3] Rowe CR, Patel D, Southmayd WW. The Bankart procedure: a long-term end-result study. *J Bone Joint Surg Am*. 1978;60:1–16.

[4] Speer KP. Anatomy and pathomechanics of shoulder instability. *Clin Sports Med*. 1995;14:751–760.

[5] Howell SM, Galinat BJ. The glenoid-labral socket. A constrained articular surface. *Clin Orthop Relat Res*. 1989; 243:122–125.

[6] O'Brien SJ, Neves MC, Arnoczky SP, et al. The anatomy and histology of the inferior glenohumeral ligament complex of the shoulder. *Am J Sports Med*. 1990;18:449–456.

[7] Speer KP, Deng X, Borrero S, et al. Biomechanical evaluation of a simulated Bankart lesion. *J Bone Joint Surg Am*. 1994;76:1819–1826.

[8] Burkhart SS, De Beer JF. Traumatic glenohumeral bone defects and their relationship to failure of arthroscopic Bankart repairs: significance of the inverted-pear glenoid and the humeral engaging Hill–Sachs lesion. *Arthroscopy*. 2000;16:677–694.

[9] Purchase RJ, Wolf EM, Hobgood ER, et al. Hill–Sachs "remplissage": an arthroscopic solution for the engaging Hill–Sachs lesion. *Arthroscopy*. 2008;24:723–726.

[10] Gerber C, Lambert SM. Allograft reconstruction of segmental defects of the humeral head for the treatment of chronic locked posterior dislocation of the shoulder. *J Bone Joint Surg Am*. 1996;78:376–382.

[11] Mazzocca AD, Brown FM Jr, Carreira DS, et al. Arthroscopic anterior shoulder stabilization of collision and contact athletes. *Am J Sports Med*. 2005;33:52–60.

[12] Barber FA, Herbert MA, Beavis RC, et al. Suture anchor materials, eyelets, and designs: update 2008. *Arthroscopy*. 2008;24:859–867.

[13] Difelice GS, Williams RJ III, Cohen MS, et al. The accessory posterior portal for shoulder arthroscopy: description of technique and cadaveric study. *Arthroscopy*. 2001;17:888–891.

[14] Davidson PA, Tibone JE. Anterior-inferior (5 o'clock) portal for shoulder arthroscopy. *Arthroscopy*. 1995;11:519–525.

[15] Lehtinen JT, Tingart MJ, Apreleva M, et al. Variations in glenoid rim anatomy: implications regarding anchor insertion. *Arthroscopy*. 2004;20:175–178.

[16] Bottoni CR, Smith EL, Berkowitz MJ, et al. Arthroscopic versus open shoulder stabilization for recurrent anterior instability: a prospective randomized clinical trial. *Am J Sports Med*. 2006;34:1730–1737.

[17] Brophy RH, Marx RG. The treatment of traumatic anterior instability of the shoulder: nonoperative and surgical treatment. *Arthroscopy*. 2009;25:298–304.

[18] Ball CM, Steger T, GalSatz LM, et al. The posterior branch of the axillary nerve: an anatomic study. *J Bone Joint Surg Am*. 2003;85A:1497–1501.

[19] Busfield BT, Romero DM. Pain pump use after shoulder arthroscopy as a cause of glenohumeral chondrolysis. *Arthroscopy*. 2009;25:647–652.

[20] Coobs BR, LaPrade RF. Severe chondrolysis of the glenohumeral joint after shoulder thermal capsulorrhaphy. *Am J Orthop*. 2009;38:E34–E37.

第 17 章

Robert M.Lucas, Anthony A.Romeo,Scot A.Youngblood,Neil Ghodadra,Matthew T.Provencher

肩关节前向不稳定：折叠缝合术

肩关节前向不稳定是最常见的肩关节不稳的类型，人们一生中出现创伤性前脱位的概率约为 2%。它可导致严重的功能障碍，并且降低生活质量。这与各类解剖结构的损伤有关，包括肩胛盂处的盂唇撕裂、盂肱韧带拉伸或撕裂、肩胛带的动态控制薄弱、肩袖撕裂、肩胛盂边缘和肱骨头的骨损伤。用关节镜方法修复关节囊韧带复合体以及盂唇中出现的病损，可以使盂肱关节的生物力学得到有效恢复[1, 2]。

之前，鉴于开放性修复手术的高成功率，它被认为是治疗肩关节不稳定的金标准。然而，关节镜手术取得的最新进展表明，如果处理得当，肩关节不稳的关节镜修复成功率堪比开放式修复手术。采用缝合锚钉固定的关节囊折叠术的失败率在 5%~11%，堪比开放性修复手术[3]。与开放性修复手术相比，关节镜修复有下列几项优势：术后并发症和疼痛减少、住院时间缩短、关节活动度增加、盂肱关节的探查更为全面、对周围软组织的损伤更少（包括肩胛下肌腱）。但是，针对某些情况的前向不稳修复，尤其是有着严重骨缺损的患者，则更适合采用开放性手术方式[4]。能够用关节镜手术成功治疗肩关节前向不稳的关键在于：首先应明确病损类型是否适合进行关节镜修复，然后需确保关节囊盂唇结构得到了充分修复，并与肩胛盂处保持张力。

病理

在生物力学方面，盂肱关节是一个通过静态与动态解剖机制保持稳定的浅球窝关节。动态稳定结构包括：肩袖的肌肉－肌腱单元、肱二头肌长头肌腱、浅表肌层以及肩胛胸肌。静态稳定结构包括：盂窝凹面、关节滑液的黏附力、关节内负压以及软组织结构（包括盂唇与关节囊韧带）。盂肱关节囊

韧带复合体由胶原条带组成，由盂唇延伸至肱骨，可在手臂进行各种位置的旋转时静态约束盂肱关节的过度位移，也充当着肩关节稳定性的本体感受器的角色。在前下盂唇处与关节盂相连的下盂肱韧带的前束（IGHL）是肩部外展与外旋时防止其发生前向移位的主要静态稳定结构。

盂唇是一个纤维软骨环，它附着在盂窝处，是肩关节的关键静态稳定结构（图 17.1）。盂唇本身通过增加关节面的面积和凹陷度起到支撑盂肱关节的作用，也通过发挥减震作用防止肱骨在关节盂处发生移位。盂唇也可作为纤维软骨过渡带，盂肱韧带和肱二头肌长头肌腱于此与盂缘相连。Bankart 损伤是指前下方盂唇在肩胛盂骨边缘处发生撕裂，在肩关节前向不稳中很常见，并且通常伴有下方肩胛盂的骨折（图 17.2）。如之前提到的，IGHL 前束在前下盂唇处与关节盂相连，因而此处发生撕裂可导致肱骨的过度前移。该损伤通常可见于创伤性脱位事件。

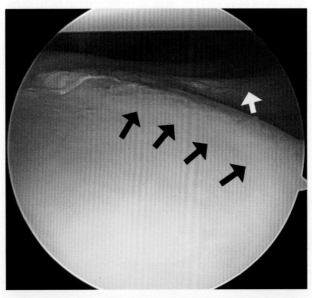

图 17.1 图中所示为关节盂唇，包括在关节盂处的软骨与盂唇的连接（黑色箭头）。下盂肱韧带为白色箭头所示。

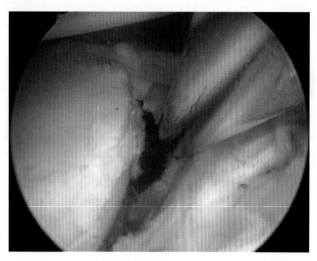

图 17.2　Bankart 损伤的典型表现。图中所示为软组织类型的 Bankart 撕裂——前方的盂唇从关节盂上撕脱。

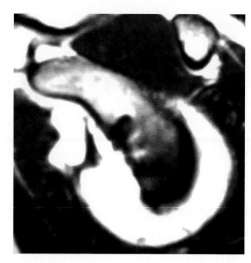

图 17.4　图为肩关节 MRI 造影的矢状位影像，显示磨损的倒梨形关节盂。提示关节盂的骨缺损约 25%~30%，该骨缺损为自然磨损（没有见到碎骨片）。

Bankart 损伤已经被认为是前向不稳的主要损伤类型，Speer 等[5]表明，单一的 Bankart 损伤不足以造成明显的移位与不稳，并推测 IGHL 的塑性变形在不稳中必定也同样存在。Bigliani 等[6]之前的一项研究表明，肩关节前向不稳发生时会出现的 IGHL 拉伤，甚至有可能在无前侧盂唇撕脱的情况下演变为永久性的拉伸变形。对关节镜修复不稳的失败案例进行开放式翻修手术时发现，Bankart 损伤得到修复后仍旧可见明显的关节囊松弛[7]，这是由盂肱韧带和前关节囊的永久性变形所致。这说明，要想取得成功的治疗，必须在对盂唇损伤进行修复之余，将松弛的关节囊进行适度收紧。

伴随前向不稳出现的骨损伤通常位于前下方区域，包括移位的骨折块或者由频发的半脱位或脱位造成的骨质侵蚀进而导致的摩擦性骨缺损（图 17.3）。这可能造成关节盂呈现倒梨形状，经证明此

时骨缺损度达 25%~30%（图 17.4）[8]。另一种不稳中常见的损伤位于肩袖间隙，这是一个三角区域，上方与冈上肌腱相连，下方与肩胛下肌腱相连。此间隔区变宽可导致关节囊松弛，进而降低盂肱关节稳定性。经证明，对合适的患者进行肩袖间隙闭合术的辅助治疗可对前向不稳起到改善作用[9]。

伴随前向不稳出现的其他关节损伤包括：上盂唇的前后损伤（SLAP），即肱二头肌长头肌腱附着处的盂唇撕脱；前侧肩胛盂的盂唇和关节盂袖套的内侧移位（前盂唇骨膜袖套样撕脱损伤，即 ALPSA）；盂肱韧带的肱骨处撕脱（HAGL 损伤）。如果不对这些损伤进行合理治疗，可导致严重的不稳定，并于未来出现关节脱位。因此，必须仔细辨别这些损伤存在与否（图 17.5）。

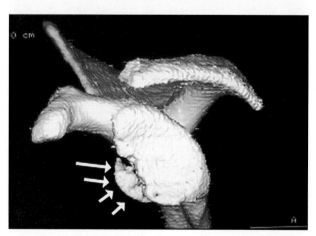

图 17.3　图为骨性 Bankart 损伤的三维 CT 矢状位影像，显示的是关节盂前侧部分撕脱（白色箭头）。

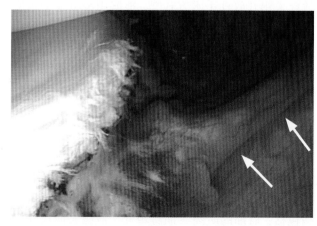

图 17.5　图为前下方关节盂的关节镜下影像，提示前侧盂唇骨膜袖套状撕脱损伤（ALPSA）。前侧的关节盂唇在肩胛颈下方约 1 cm 处愈合。图示下盂肱韧带附着于盂唇及肩胛颈的内下方（白色箭头所示）。

临床评估

病史

对患有复发性前向不稳的患者进行评估时，病史询问应包括对症状、以往的肩关节脱位、损伤或之前的手术史进行全面了解，也应该对盂肱关节不稳的病史进行全面了解，包括之前发生脱位的类型（自发性或创伤性）、复位类型（自己复位或经专业医疗人员进行复位）、脱位或不稳定情况出现的次数和持续时间、之前对患侧肩部采取的治疗和疗法。

应当关注患者从事的运动类型，并且辨别出导致不稳出现的具体运动类型。对于肩关节前向不稳患者，最常见的症状是当肩部处于某些特定位置时（即外展、外旋或过顶运动），有半脱位或即将脱位的恐惧感。此外，患侧肩部也可能出现疼痛和无力感。进行重复性的手臂过顶活动时（如投掷、游动），患者常常可以主观感受到不稳定感。患者也可能出现突发的、短暂的剧烈疼痛、麻木感或无力感，这些症状有可能作为不稳患者的唯一症状，并且通常可以自然消失。

体格检查

体格检查应涵盖肩部的综合评估，包括视诊、触诊、活动度检查、力量检查、神经系统检查以及特殊的稳定性试验。对于肩关节对称性的情况和总体评估应与对侧肩部进行对比。对两侧肩部外旋、内旋、屈曲与外展时的主动与被动活动度进行测量，检查活动度时还需关注肩胛骨的功能。进行中等程度的活动时即出现不稳定可说明有明显的骨缺损。对患侧肩部进行触诊，从而对炎症、畸形、肌肉萎缩和压痛进行评估，同时要注意累及的肩锁关节与肱二头肌腱。每一个活动都应进行肌力测试，并与对侧肩进行比较。主动与被动活动度出现差异可能提示伴随出现了肩袖撕裂或神经损伤。应进行十分全面的神经系统检查，以排除臂丛神经、腋神经、任何颈部或者周围神经的损伤。

恐惧试验是通过患肩处于前向不稳定的位置时向肱骨施加外展外旋力的检查方法。如果患者出现即将脱位的感觉，恐惧试验结果为阳性。进行复位试验时，对肱骨头施以向后的力，脱位的恐惧感会减轻。出现疼痛并非表示试验结果呈阳性。

移位的负荷及轴移试验可以对不稳的程度与

方向进行评估。并且排除多向不稳定（MDI）。患者取侧卧位，并与对侧肩的前后方向进行比较，记录试验过程中出现疼痛或不稳的情况。向肱骨头施加向心的轴向力，肱骨头在关节盂中的移位程度被分为：0（轻微移位）、1+（肱骨头上移至盂唇处、无半脱位）、2+（移位并半脱位至盂缘处、可自行复位）、3+（完全脱位至盂缘外侧、不可自行复位）[10, 11]。

还应进行下移试验（沟槽征），检查是否存在MDI，在手臂处于内收位和内收外旋位置时，向手臂施加向下的力，测量肱骨头与肩峰之间的间隔为多少厘米，进而对下方关节囊的松弛度进行评价。可按凹陷的测量值分为 0~3+[10, 11]。如果手臂外旋位时出现较大凹陷，那么很有可能肩袖间隙损伤也是造成患者整体肩关节不稳的原因之一（图 17.6）。

还应对其他关节的松弛度进行评估，包括对侧肩关节和能够评估全身关节松弛度的检查，例如患者是否可用拇指触碰到同侧手腕。具体的试验，如交叉内收试验、Neer 征与 Hawkin 撞击试验、O'Brien 活动挤压试验、Speed 试验有利于辨别出其他可能导致肩部疼痛的原因。

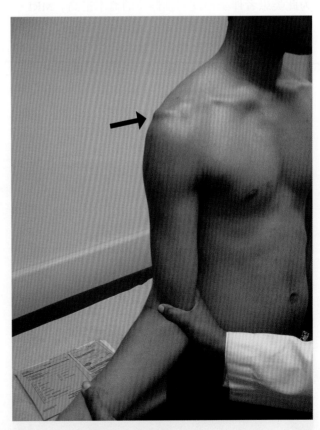

图 17.6　在肩关节外旋位持续出现沟槽（黑色箭头）提示肩袖间隙功能不全。

影像学检查

多数具有前向不稳的患者均出现前方关节盂的骨缺损。肩部前后位、冈上肌出口位和腋位的 X 线片可用来评估盂缘和肱骨头的完整性，并排除其他骨性损伤。West-point 位、Garth 位和 Stryker 位 X 线片也可用于判定盂缘骨缺损的程度以及是否存在 Hill-Sachs 损伤。

CT 有助于更清晰地呈现出骨缺损或异常情况，并且可以进一步帮助诊断和制订手术计划。如果怀疑有明显的关节盂骨缺损，三维 CT 重建与数字减影技术可用来评估骨缺损的程度与位置。三维 CT 可对前方的骨缺损进行精确的评估，并且有助于术前计划的制订，确保关节镜修复手术对该患者是切实可行的 [12]。在选择采用关节镜方法治疗肩关节不稳定之前，对影像学检查显示的骨缺损程度进行仔细研判相当关键，因为对于关节盂和（或）肱骨头处有严重骨缺损的患者，如果不对其采用开放性植骨手术，可能会出现较高的复发率 [4]。

MRI 也可用来观察骨缺损和软组织损伤，并对盂唇和关节囊韧带的完整度进行评估。对年龄超过 40 岁的肩关节前向不稳定患者应进行 MRI 检查，因为此类患者伴随出现肩袖撕裂的概率很高。MRI 关节造影在检测关节囊盂唇病损方面的敏感性更高，经证实，MRI 关节造影能成功地测量出与不稳定程度密切相关的关节囊体积（图 17.7、图 17.8）[13]。

分类

可依照 4 个标准（频率、病因、程度、方向）

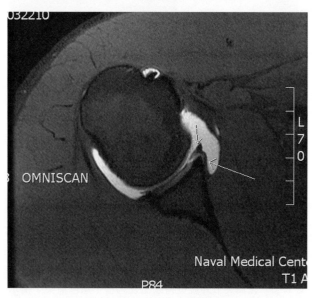

图 17.7 MRI 造影影像提示前侧盂唇撕裂。

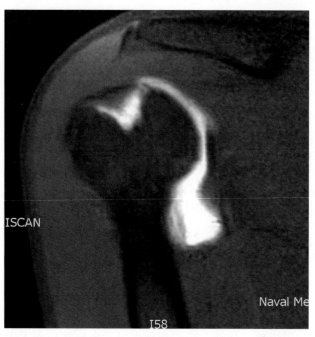

图 17.8 图为 MRI 造影的冠状位图像，显示的是较大的 Hill-Sachs 损伤。这个患者同时存在关节盂 20% 的骨缺损，采用了 Latarjet 手术方法治疗。

对肩关节前向不稳定进行分类。半脱位和不稳定事件的发生频率与结构组织的损伤程度密切相关。不稳的病因可分为：创伤性、微小损伤性、非创伤性。这可为判定关节内的损伤情况提供线索，创伤型更容易出现盂缘损伤，而无创型不稳定通常伴有关节囊松弛。不稳定的程度可分为：盂肱关节的完全脱位和肱骨在关节盂内的过度移位（伴有肩关节不稳定症状）。不稳定的方向可分为：前向、后向和多方向。

制订决策

对急性前向肩关节不稳定事件的自然病史进行的大量前瞻性研究表明，首次出现脱位时患者的年龄是其未来是否还会出现肩关节不稳定事件的最重要的影响因素。年龄在 30 岁以下、活动量大的患者在接受非手术治疗并在指导下完成物理治疗项目后的复发率在 38%~80%，而接受关节镜修复的失败率在 3%~20%[25]。另外，对生活质量进行的评估显示经过早期关节镜修复治疗的患者生活质量更高。然而，术后的活动强度水平也是可能导致复发性脱位的危险因素，这些研究中有些是在活动度与普通人群不同的军人患者群体中进行的。这些研究数据显示，首次出现脱位便进行关节镜修复适合年轻、活动量大的患者，或者从事手臂过顶运动相关工作的患者。

另一些针对普通人群进行的研究表明，在 4~25

年的随访期间，首次发生前向肩关节脱位的患者中，超过半数患者未再出现复发的肩关节不稳定事件，这些患者中最终有半数要求进行手术治疗[14, 26]。尽管治疗的结果不佳，但是经非手术治疗的患者尚能够忍受出现的症状，并且很多人并未要求进行手术。因此，在多数情况下，立即采取骨科固定术仅适合一小部分活动量大的年轻患者，或是再次出现脱位可能会造成极为严重后果的患者。非手术疗法可适用于普通人群。对年长的、活动量小的，并且患有增加手术风险的相关疾病的患者，建议采用非手术疗法，进行专业的物理治疗。

治疗

非手术疗法

肩关节前向不稳定的非手术疗法包括依据不稳定的程度与机制特别制订的物理疗法。

急性肩关节脱位首先应立即进行肩关节复位，最好由有经验的人员操作以避免出现二次损伤。如果对于损伤程度存在疑问，应推迟治疗，直到影像学检查排除严重骨折的可能性。复位后的治疗包括短期的肩部固定和渐进的物理治疗。近期的研究表明，疼痛得到控制后便无须再进行肩部固定，通常为 1~3 周，其中尤为重要的是肩部的固定位置。经证明，将肩部固定在外旋 10°~20° 的位置可以取得较好的疗效[15]。但是，最近有一些人对这一结论提出了异议[16]。

慢性不稳的物理治疗包括最初的相对静止阶段（包括避免进行增加疼痛或不稳定感的活动）、抗炎药物、持续 6 个月的渐进式训练（着重进行活动度的早期恢复和肩关节动态稳定结构的强化）。力量练习应从等长运动开始，随后进行等张运动以及以肩袖、三角肌和肩胛胸肌为主的轻抗阻练习。

可继续从事体育运动的标准包括：体格检查证明患者的患侧肩与对侧肩相比已达到完全活动度和肌力，进行刺激性试验时患者不出现疼痛与不稳定症状。

手术治疗

适应证

修复肩关节前向不稳的手术指征包括：患者年龄、活动量水平、症状以及经物理治疗失败。年龄因素被认为是决定未来是否复发脱位的最重要的预后指标，年龄在 20 岁以下的患者，复发率高达 95%[17, 27]。活动需求量高以及从事手臂过顶运动的患

者也是可能出现脱位复发的高危人群，建议对此类患者采取手术治疗。其他需要手术修复的指征有：需要尽早返回从事体力工作的、休息时有症状出现或症状干扰到日常生活的、复发性半脱位和脱位患者。

如果患者的关节盂骨缺损度较大（超过 20%~25%）或有较大的 Hill-Sachs 损伤，则不建议采用关节镜修复方法。其他关节镜修复的禁忌证包括：有严重的软组织损伤（如韧带和肌腱断裂）、HAGL 损伤，然而这些罕见不稳定的损伤类型已经采用关节镜技术治疗过。针对前方盂缘有骨缺损的情况，采用何种疗法一直存在争议。一些研究证明，关节盂呈现倒梨形状时，提示骨缺损度至少为 25%[8]，如果对患者采取关节镜修复疗法，失败率为 67%~89%。但是，近期一项研究表明，对于骨缺损达到 30% 的患者，关节镜手术的失败率为 13.3%[18]。在此项研究中，相对于前侧关节盂骨折的患者，所有手术失败的患者病损均为慢性磨损型骨缺失，说明骨缺失患者可能更适合进行开放性骨移植手术。

麻醉下检查

将患者进行全身麻醉后，应检查患者患肩的活动度、松弛度和稳定度，并与对侧肩进行对比。活动度检查应包括：前屈、外旋（手臂在侧面外展位）、外展位内旋、交臂内收。还应进行负荷和轴移试验对向前、向后和向下的位移进行测量，并按照上文提到的标准进行分级，进而对患者是否患有 MDI 进行评估。

手术技术

在决定前向肩关节不稳的最佳治疗方案时，必须考虑到造成不稳的损伤类型。已经有多种关节镜修复技术被研发出来，成功率各不相同，包括 U 形钉关节囊缝合术、经肩胛盂缝合术、生物可吸收钉固定术、缝合锚钉固定术、关节囊热缝合术或者关节囊折叠缝合术。目前，成功率最高的技术是缝合锚钉固定术联合关节囊折叠缝合。经证明，用于治疗前下盂唇损伤时，此种技术的成功率堪比开放性修复手术。我们已经证明，对盂唇未受损的患者进行折叠缝合术，其效果堪比锚钉固定术，因而当出现关节囊扩张而盂唇完整的情况时，可避免锚钉置入[19]。治疗前向不稳的患者时，此项操作通常在肩关节的后下象限进行，以便提供一个如 Snyder 和 Romeo 所命名的"平衡修复"（图 17.9）。

作者的手术观点

患者处于侧卧位，将需要进行手术的手臂用过顶牵引袖套悬吊起来（图 17.10）。从标准的后入口

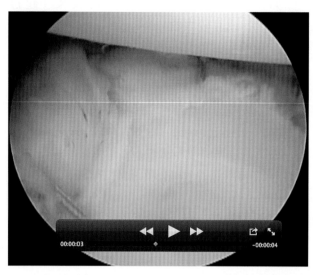

图 17.9　图为对一例复发性前向肩关节不稳的患者采用的"平衡"关节囊盂唇修复方法。在对最初的前下方关节囊盂唇结构的损伤进行修复后，对后方未受损的盂唇进行折叠缝合。

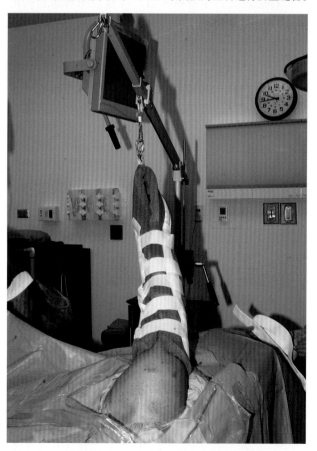

图 17.10　图为侧卧位的装置。采用一个带有衬垫的袖套将手臂悬吊起来，使手臂处于大约外展 45°，前屈 15°，并且向外牵拉开一点距离以利于切开和提供盂肱关节入路。

插入关节镜并在邻近二头肌腱的肩袖间隙的上部由外向内建立一个前上方入口。在关节镜下对整个肩关节进行诊断性探查，明确所有存在的损伤。

如果存在 Bankart 损伤，则需在紧贴肩胛下肌腱上缘的肩袖间隔下部准备 1 个对准关节盂中部的入口，并且还需 1 个 7 点钟方向的后外侧入口。应通过前上方入口对前关节盂骨缺损（如果存在）进行评估[4, 8]。

将关节镜置于前上方或者后方入口，游离关节囊盂唇组织。联合使用剥离子、高速骨钻（反向）或者骨刨刀，以及锉刀来打磨清创肩胛颈和关节面，以做好充分的骨面准备，并让盂唇有足够的高度能够到达其损伤和愈合的位置。关节盂和盂唇的准备是决定性的一步，为了让盂唇有充分的移动度到达其在关节盂上的原本位置，准备肩胛颈前侧的骨面是为了有利于愈合。然后，通过置入可吸收缝合锚钉来将盂唇修复至关节盂。如果观察到盂唇愈合在向内侧偏移的位置上，这就是所谓 ALPSA 损伤，此类损伤的关节镜治疗效果较差，和非 ALPSA 撕裂的关节镜治疗相比，术后有较高的再脱位概率（图 17.11）。

成功进行修复的关键在于获得缝合锚钉在关节盂处的最佳固定位置。从通常的肩胛盂中部入口（紧贴于肩胛下肌腱上方进入盂肱关节的入口），很难在 5 点半位置以下的关节盂处找到缝合锚钉固定位置。要想将缝合锚钉固定在关节盂 6 点钟左右的位置，只能从 7 点钟位置的后外侧入口或者从前方置入，通常需用插入器经肩胛下肌做切口置入。采用后外侧入口，在用 18 号脊髓穿刺针试探后，将锚钉器械通过经皮切口置入。之后，将锚钉置入器置于关节盂下部并钻孔。钻孔之前，可以用手术锤将锚钉置入器轻敲入钻孔位置，这样可以避免因置入器滑动而造成软骨磨损。

将第 1 个缝合锚钉在下方固定后，可使用多种现有可用的修复工具对关节囊盂唇进行修复。使用合适的套管，将弯钩置入最初的后侧入口，便可很容易地对下方组织进行修复。不管使用哪种器械，目标都是要由下到上地将关节囊和盂唇组织转位，需确保修复过程中关节囊组织的折叠度足够充分。修复中需要进行多大程度的关节囊折叠仍旧是未知的，然而，通常来说，关节囊的折叠范围为 5~10 mm。具体的折叠程度应依据患者的关节不稳定性、移位程度以及麻醉下检查（EUA）测得的活

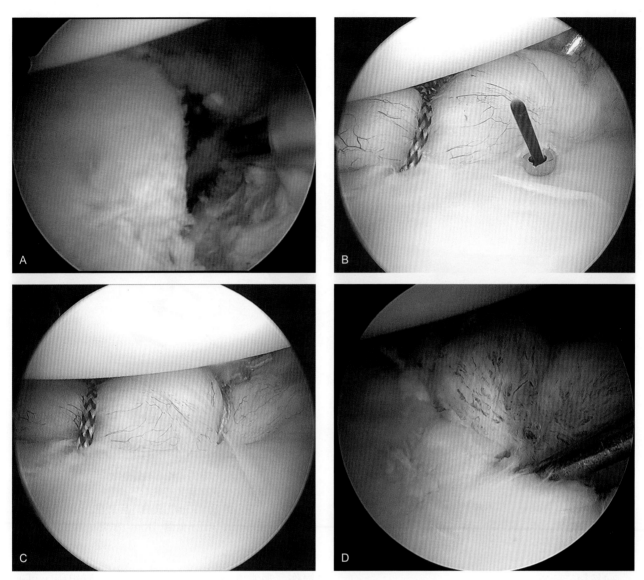

图 17.11 图为关节镜下修复的步骤。A. 用锉刀、刨刀将盂唇从肩胛颈的前方游离开。在准备阶段一定要注意保护关节盂的骨质。B. 后续的修复从下方开始，使用各类关节囊盂唇修复器械。C、D. 修复需置入 3~4 枚锚钉，缝线需保持适当的张力。理论上，3 枚锚钉都应在 3 点钟位置以下，且使得前下方关节囊盂唇组织有适当的张力。

动度而定。修复时，关节镜可以置于前上方入口或后方入口。但通过前上方入口观察前侧关节盂唇和关节囊，可视性更好。

临时的关节外牵引缝线（TOTS）可以有效辅助，帮助将盂唇固定在复位位置，再进行关节囊盂唇修复。随着缝合锚钉逐个置入且关节囊和盂唇逐步缝合修复，在关节镜下，牢固地将缝线打结，后来置入的锚钉之间要间隔 5~7 mm。应注意，关节盂上、下方向的骨长度约为 30~35 mm。在关节盂下部进行修复时，大约有 15~20 mm 长度准备用于锚钉置入。因此，在关节盂这一重要区域置入锚钉时，需仔细制订计划。

如果观察到关节囊过度松弛，可以行多重折叠缝合。经证明，此项操作在减缩关节囊体积方面，堪比开放手术的效果。操作过程中，对关节囊进行 2 次或以上的修复缝合来减少关节囊体积。如果认为最初的关节囊盂唇修复缝合后关节囊折叠的程度不够，那么这项操作将会有很大帮助。

前向不稳定患者通常会伴有下方和后方的盂唇撕裂。在后方置入缝合锚钉也有助于修复撕裂的盂唇。在此情况下，尤其是当不稳定的初始脱位方向为前向脱位时，针对后方的关节囊修复量可稍小一些（与前方的关节囊相比），以避免活动度受限。

有些人主张采用"平衡"修复的理念，目的是在前向不稳的修复过程中保持肩关节后侧的平衡。通过将缝合器从盂唇软骨交界处置入，将后方关节囊折叠缝合至未受损的盂唇上（图 17.12）。Provencher 等[19] 已经证实，未受损的盂唇的强度与缝合锚钉相似，并且可以作为不错的固定点[9, 20]。类似的技术（无须使用锚钉，将组织折叠缝合至未受损的盂唇上）也用于治疗不伴有盂唇损伤的多方向关节不稳。对于真正的多向不稳患者，采用下方 180° 平衡修复可有效减少关节囊体积，并可取得可靠疗效[13]。如果存在 Kim 损伤或者后方盂唇损伤，应该采用缝合锚钉盂唇成形术，将后侧的关节

囊朝头侧转位。对于多向不稳患者，可依据松弛情况，判定是否需要对下方关节囊进行折叠缝合转位修复。

修复完成后，进行全方位活动度的检查。如果进行关节囊盂唇修复后，仍可见过度前移现象，可行肩袖间隙关闭术来提高前方稳定性[9, 20]。如果未发现后盂唇撕裂或 Kim 损伤，但仍可见松弛症状，那么也可进行后下方盂肱韧带的折叠缝合术（图 17.13）。

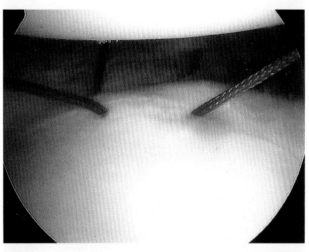

图 17.12　图为下方关节囊折叠缝合技术，修复缝线穿过下方关节囊以及关节囊盂唇连接处。然后在关节镜下将它们打结。该患者为多方向肩关节不稳，没有使用锚钉，而是总共采用四根缝线对下方、前下方、后下方的关节囊盂唇进行折叠缝合，以缩减关节囊容积。

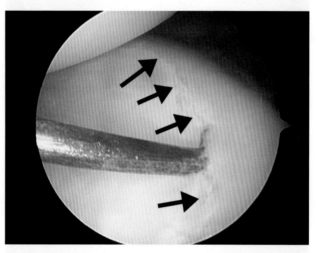

图 17.13　图为后下方的"Kim"损伤或者后下方盂唇的边缘破裂。该患者先患有肩关节前向不稳定，然后发展为前侧盂唇撕裂，最后导致"Kim"损伤。后来在前侧使用三枚锚钉，后侧使用一枚锚钉来处理"Kim"损伤（黑色箭头）。

康复

术后应将手臂摆放于中立旋转位置，于吊带中制动 4~6 周。在此期间，患者可进行肩胛骨水平的 90°~120° 前屈、30° 外旋以及 90° 外展的活动。6 周后，患者可开始进行全范围的主动活动以及肩袖和肩胛稳定肌群的力量练习。术后 6 个月时，患者可以进行完全无限制的活动。重新开始体育运动之前，应对患者进行临床评价。通过标准包括：达到完全活动度、力量完全恢复、刺激试验结果呈阴性。

并发症

关节镜手术后出现感染是相对少见的，但仍需警惕，可以通过术前适当的抗生素使用以及小心轻柔的软组织处理将风险最小化。也可能出现医源性

损伤，通常涉及关节软骨、肩袖或盂唇组织，可通过仔细的手术操作、恰当的入口选择以及内植物的妥善固定预防此类损伤的发生。如果缝合锚钉套管与肩胛盂关节面的角度小于 45°，容易出现锚钉在关节内移位，进而造成软骨损伤。置入锚钉时，适当拉紧可避免缝合锚钉移动或松动。

神经损伤是肩部关节镜手术的另一个并发症，最为常见的是准备入口时的皮神经损伤。采用浅表切口并且直接分离皮下组织可避免此类损伤。

适当的入口位置对于避免神经损伤同样重要。后方入口应选在肩峰后外侧缘约偏下 1~3 cm、偏内 1 cm 的位置，以避免损伤腋神经和肩胛上神经。在手术过程中，让手臂保持在外展和中立旋转位也有利于将腋神经损伤最小化。因为，此位置让关节盂下方与腋神经之间的间隔最远。腋神经与关节囊最接近的位置为 6 点钟位置。修复过程中，应注意确保仅折叠缝合关节囊部分，并且避免穿透深层组

织。此位置的关节囊仅有 2~4 mm 厚，为了保护腋神经，应注意不要穿透此深度以下的组织。

如果侧卧位的牵拉力过大，则可能造成臂丛神经损伤。将牵拉力最小化以及采用平衡的悬架装置可避免出现此类损伤。

据报道，软骨溶解是肩关节镜手术的一种罕见却极具破坏性的并发症[21]。目前，造成软骨溶解的原因尚不明确。但据推测，患者年龄较小、热缝合时的高温以及术后持续使用关节内布比卡因镇痛泵导管可能是造成软骨溶解的因素。建议避免将此类设备用于术后止痛，并且应该将术后可能出现的此种概率虽低但后果严重的软骨溶解的并发症告知患者。针对这一方面，还需要进行进一步工作来阐明引起关节镜后出现盂肱关节软骨溶解发展的各种因素（图 17.14）。

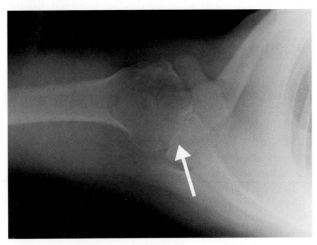

图 17.14　图为一例 22 岁的患者在关节镜下肩关节不稳定术后 8 个月的腋位 X 线。图中显示关节盂及肱骨头的囊性退行性改变，并且关节间隙几乎不存在（白色箭头）。

争议

缝合锚钉技术与折叠缝合术

目前的关节镜修复技术已经将盂唇的缝合锚钉固定术与关节囊折叠缝合术相结合。此方法有很好的疗效，并可适用于关节盂盂唇接合处有缺损的患者。但是，如果关节盂附着处的盂唇完整，则可将其全部剥离，并用缝合锚钉进行修复固定；抑或保持盂唇完整，并仅用折叠缝合对盂唇进行修复。经证明，通过完整的盂唇，对前下象限和后下象限采用折叠缝合术的效果堪比缝合锚钉的固定强度[19]。

关节囊折叠度

关节镜下关节囊折叠术的一项优点是可依据术中发现对组织的折叠度进行精确调整。因此，对关节囊体积缩减量的预测很有必要，这决定着术中具体的折叠度。2 项研究[22, 23]表明，5 mm 组织的 4 次折叠可将关节囊体积缩减 16.2%，而 10 mm 组织的 4 次折叠可将关节囊体积缩减 19%~33.7%。研究中测量了 4 个位置缝合固定后的关节囊体积缩减量，并且说明可通过具体的组织折叠度预测出关节囊的体积缩减量。还需进行进一步的研究，即分析为何同一组织折叠度在关节囊的不同区域带来的关节囊体积缩减量不同，以及这对临床不稳定与术后的活动度有什么影响。总之，最重要的是，要成功地减缩关节囊体积，并且不能过度紧缩关节囊。

折叠缝合位置和对活动度的后续影响

关节囊缝合过程中的一项重要考虑是缝合位置对于术后活动度的影响。Gerber 等[24]在对尸体样本的研究中发现，某些位置的关节囊折叠缝合会导致可预测的盂肱关节被动活动度受限。对活动度丧失的类型与特定的关节囊折叠位置的相关性有所了解后，有助于骨科医师处理具体的肩关节病损以及多方向松弛。

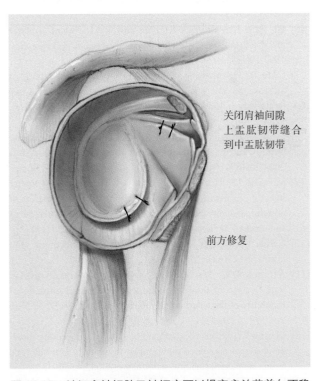

关闭肩袖间隙
上盂肱韧带缝合
到中盂肱韧带

前方修复

图 17.15　关闭肩袖间隙已被证实可以提高肩关节前向不稳定修复后的关节前方的稳定性。但是对于后方及下方的稳定性是否有提高仍存在较多争议。

肩袖间隙闭合术也有可能造成外旋受限，尤其是体侧的外旋活动[9, 20]。鉴于特定的折叠位置对肩部的动态稳定结构、愈合过程以及相关症状的影响均是未知的，所以需要进一步的研究来阐明其相关性。

前侧折叠缝合的辅助操作

经证明，采用缝合锚钉折叠缝合技术进行前盂唇修复可成功治疗肩关节前向不稳，然而也可能存在其他缺陷，如关节囊松弛和肩袖间隙增大。适用并可成功辅助缝合锚钉盂唇固定术的操作包括：将后方关节囊折叠缝合至完整的后下方盂唇处、肩袖间隙闭合术[9, 19, 20]（图17.15）。这强调了在前盂唇修复完成后，识别并处理不稳定肩关节的所有损伤并进行稳定性评价的重要性。

参考文献

[1] Shafer BL, Mihata T, McGarry MH, et al. Effects of capsular plication and rotator interval closure in simulated multidirectional shoulder instability. *J Bone Joint Surg Am*. 2008;90:136–144.

[2] Black KP, Schneider DJ, Yu JR, et al. Biomechanics of the Bankart repair: the relationship between glenohumeral translation and labral fixation site. *Am J Sports Med*. 1999;27:339–344.

[3] Freedman KB, Smith AP, Romeo AA, et al. Open Bankart repair versus arthroscopic repair with transglenoid sutures or bioabsorbable tacks for Recurrent Anterior instability of the shoulder: a meta-analysis. *Am J Sports Med*. 2004;32:1520–1527.

[4] Burkhart SS, De Beer JF. Traumatic glenohumeral bone defects and their relationship to failure of arthroscopic Bankart repairs: significance of the inverted-pear glenoid and the humeral engaging Hill–Sachs lesion. *Arthroscopy*. 2000;16:677–694.

[5] Speer KP, Deng X, Borrero S, et al. Biomechanical evaluation of a simulated Bankart lesion. *J Bone Joint Surg Am*. 1994;76:1819–1826.

[6] Bigliani LU, Pollock RG, Soslowsky LJ, et al. Tensile properties of the inferior glenohumeral ligament. *J Orthop Res*. 1992;10:187–197.

[7] Cole BJ, L'Insalata J, Irrgang J, et al. Comparison of arthroscopic and open anterior shoulder stabilization. A two to six-year follow-up study. *J Bone Joint Surg Am*. 2000;82A:1108–1114.

[8] Lo IK, Parten PM, Burkhart SS. The inverted pear glenoid: an indicator of significant glenoid bone loss. *Arthroscopy*. 2004;20:169–174.

[9] Mologne TS, Zhao K, Hongo M, et al. The addition of rotator interval closure after arthroscopic repair of either anterior or posterior shoulder instability: effect on glenohumeral translation and range of motion. *Am J Sports Med*. 2008;36:1123–1131.

[10] Gerber C, Nyffeler RW. Classification of glenohumeral joint instability. *Clin Orthop Relat Res*. 2002;400:65–76.

[11] Altchek DW, Warren RF, Skyhar MJ, et al. T-plasty modification of the Bankart procedure for multidirectional instability of the anterior and inferior types. *J Bone Joint Surg Am*. 1991;73:105–112.

[12] Chuang TY, Adams CR, Burkhart SS. Use of preoperative three-dimensional computed tomography to quantify glenoid bone loss in shoulder instability. *Arthroscopy*. 2008;24:376–382.

[13] Dewing CB, McCormick F, Bell SJ, et al. An analysis of capsular area in patients with anterior, posterior, and multidirectional shoulder instability. *Am J Sports Med*. 2008;36:515–522.

[14] te Slaa RL, Wijffels MP, Brand R, et al. The prognosis following acute primary glenohumeral dislocation. *J Bone Joint Surg Br*. 2004;86:58–64.

[15] Itoi E, Hatakeyama Y, Sato T, et al. Immobilization in external rotation after shoulder dislocation reduces the risk of recurrence. A randomized controlled trial. *J Bone Joint Surg Am*. 2007;89:2124–2131.

[16] Miller BS, Sonnabend DH, Hatrick C, et al. Should acute anterior dislocations of the shoulder be immobilized in external rotation? A cadaveric study. *J Shoulder Elbow Surg*. 2004;13:589–592.

[17] Kralinger FS, Golser K, Wischatta R, et al. Predicting recurrence after primary anterior shoulder dislocation. *Am J Sports Med*. 2002;30:116–120.

[18] Mologne TS, Provencher MT, Menzel KA, et al. Arthroscopic stabilization in patients with an inverted pear glenoid: results in patients with bone loss of the anterior glenoid. *Am J Sports Med*. 2007;35:1276–1283.

[19] Provencher MT, Verma N, Obopilwe E, et al. A biomechanical analysis of capsular plication versus anchor repair of the shoulder: can the labrum be used as a suture anchor? *Arthroscopy*. 2008;24:210–216.

[20] Provencher MT, Mologne TS, Hongo M, et al. Arthroscopic versus open rotator interval closure: biomechanical evaluation of stability and motion. *Arthroscopy*. 2007;23:583–592.

[21] Greis PE, Legrand A, Burks RT. Bilateral shoulder chondrolysis following arthroscopy. A report of two cases. *J Bone Joint Surg Am*. 2008;90:1338–1344.

[22] Flanigan DC, Forsythe T, Orwin J, et al. Volume analysis of arthroscopic capsular shift. *Arthroscopy*. 2006;22:528–533.

[23] Karas SG, Creighton RA, DeMorat GJ. Glenohumeral volume reduction in arthroscopic shoulder reconstruction: a cadaveric analysis of suture plication and thermal capsulorrhaphy. *Arthroscopy*. 2004;20:179–184.

[24] Gerber C, Werner CM, Macy JC, et al. Effect of selective capsulorrhaphy on the passive range of motion of the glenohumeral joint. *J Bone Joint Surg Am*. 2003;85:48–55.

[25] Brophy RH, Marx RG. The Treatment of traumatic anterior instability of the shoulder: nonoperative and surgical treatment. Arthroscopy. 2009;25:298–304.

[26] Hovelius L, Olofsson A, Sandstrom B, et al. Nonoperative treatment of primary anterior shoulder dislocation in patients forty years of age and younger. A Prospective twenty-five-year follow-up. J Bone Joint Surg Am. 2008;90:945–952.

[27] Rowe CR, Sakellarides HT. Factors related to recurrences of anterior dislocations of the shoulder. Clin Orthop Relat Res. 1961;20:40–48.

肩关节后向和多向不稳定

要 点

- 肩关节的后向和多向不稳定可发展为一系列的疾病，包括：后向脱位型不稳定、频发的向后单一方向半脱位不稳定、向后及向下方半脱位型双向不稳定、关节囊松弛的多方向不稳定。
- 大多数情况下，非手术疗法是现行的主要治疗手段。
- 鉴于影像学检查通常无法进行诊断，病史和体格检查（尤其是麻醉下的体格检查）对于明确诊断和选择合适的治疗方法相当关键。
- 应用关节镜技术可以全面评估关节内病变，并且针对该病变采取具体的治疗方法。
- 骨科医师可以利用关节镜明确诊断出盂唇撕裂、关节囊松弛、关节囊撕裂和肩袖间隙。
- 对于骨块缺失和一些需进行手术翻修的病例，可优先选择开放式手术进行治疗。

肩关节的后向和多向不稳定可发展为一系列的疾病，从后向脱位型不稳定到频发的单一向后方半脱位不稳定、向后方及下方松弛的双向不稳定以及关节囊松弛的多方向不稳定。肩关节后向不稳定不常见，大约占所有盂肱关节不稳定的 5%。然而，有一些更加隐匿的关节后向半脱位或多向不稳定的情况常无法被发现。治疗此类关节不稳定的惯用方法为开放性外科手术[1]。但是，关节镜技术已经发展成为一个有效治疗此类不稳定的很好的手段。本章将回顾肩关节后向及多向不稳定的诊断和治疗，着重介绍关节镜外科技术。

后向不稳定

临床评估

病史

急性后脱位不常发生，与前脱位相比非常罕见。此类脱位通常在发生后即刻或短时间内自动复位。有癫痫发作或触电病史的临床案例中，需考虑

到肩关节后脱位的可能性。在此类情况中，肩关节后脱位是继发于强烈的肌肉收缩。急诊治疗期间，若不经特别观察，肩关节的前后位 X 线可能相对正常，且患者处于悬带上手臂保持内旋也会感觉相对舒适，因此急性后脱位经常被漏诊。相较前脱位而言，由于后脱位的诊断经常被延误，进而导致出现更大比例的慢性后脱位的患者[2]。针对此类情况，诊断时应询问患者是否有癫痫发作或酗酒史。

体格检查

肩关节后脱位的最显著表现为外旋的严重受限。大多数患者的关节活动范围被局限于前屈 90°，外旋只能到中立位。许多患者表示肩关节后脱位后可以耐受悬带体位。进行任何复位尝试前后应给患者做详细的神经和血管检查。

影像学检查

普通的 X 线检查通常足以确诊肩后脱位的发生。所有患者都应进行前后位、出口位和腋位 X 线检查。X 线片图像质量低或位置不当是导致漏诊的最常见原因。CT 轴位成像对于那些无法进行腋位 X 线检查患者的骨压缩或骨块缺失的评估非常有帮助（图 18.1）。

治疗

急性脱位

通常采取非手术方法治疗急性肩关节后脱位。在急诊室中，患者注射镇静剂后进行闭合复位术通常是成功的。复位后即刻进行肩关节外旋转或进行"吊索"支持往往很有益处。肱骨头小的压缩性骨缺损（大于 20%）通常不需要进行手术治疗。对于发生肩关节后脱位的患者来说，手术方法适用于那些无法通过闭合复位术进行关节复位的患者和出现复发性不稳定的患者。

漏诊或慢性脱位

治疗漏诊或慢性的肩后脱位通常很有难度，并

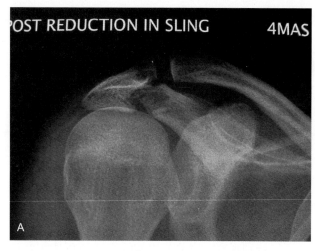
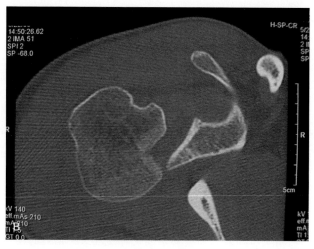

图 18.1　A.图为在急诊室复位后的右肩关节的影像。B.图为同一位患者的肩关节后脱位的 CT 影像。

且需要采用开放的外科手段[2]。有关此话题的深入研究超过了本章讨论的范围。总体而言，十分严重的肩后脱位（脱位超过 6 个月）伴有较小压缩性骨缺损（缺损度约占肱骨头的 20%~40%），可能需要施行开放性手术进行复位，并进行具体病损的修复。此过程可能涉及肱骨头置换或部分关节置换术来填补骨缺损。也可以进行 McLaughlin 外科手术，将小结节骨块移植到肱骨头的缺损部位。关节置换术最好用来治疗病程相对较长的慢性脱位和较大的骨块缺损。在少数情况下，当患者面临较高的手术风险且症状轻微时，治疗其慢性肩后脱位优先选择非手术疗法。

频发的后向半脱位和多向不稳定

临床评估

病史

频发的后向半脱位比后脱位更加常见。后向半脱位通常是某次创伤事件或重复性创伤的后遗症。这一情况在足球运动员和举重运动员身上很常见。典型的损伤机制是，由于患者将手臂伸于身体前侧时受到撞击或者跌落时伸出的手臂着地造成。非创伤性的后向半脱位也很常见，此类情况通常发生在从事过顶运动且有着潜在关节囊松弛的运动员身上，如游泳、体操和排球运动员。

有多向不稳的患者通常主诉患侧肩部疼痛。患者的年龄通常为青少年到中年。一些患者有肩后半脱位和肩后脱位的病史，并通常可以自行复位。多向不稳定的症状通常逐渐出现，但是却并非由创伤的刺激所引起。重复的微小创伤也可能导致有症状

的肩关节多向不稳定，例如游泳竞技运动员和排球运动员。应阐明导致多向不稳出现的活动类型和手臂位置，并且要明确导致症状出现的活动强度。例如：症状有可能只在进行排球扣球需要过顶活动时出现，或者患侧手臂提轻物时出现。患者有时会出现神经系统症状，这可能是由于半脱位的肱骨头向下压迫臂丛神经所致。在诊断过程中，应该查明患者是否有结缔组织病的病史。患有 Ehlers-Danlos 综合征和 Marfan 综合征的患者可能有加重关节松弛和不稳定的倾向。

区别关节松弛和关节不稳定很关键。患者可能患有不同程度的关节松弛，且通常没有症状。而关节不稳定则是由关节松弛所导致的关节功能障碍。有多向不稳定的患者通常在双肩均有不同程度的症状出现。尤其是无明显创伤史的患者，患有全身广泛关节囊松弛而表现为肩关节的多向不稳定。

分类

肩关节不稳定的类型通常由不稳定的方向划分。患者可能出现单向不稳定（向前、向后）、双向不稳定（向前下、向后下）、多向不稳定。也可按照患者的不稳定模式对其进行分类，包括：非自发型、特殊体位型、自发型。具有非自发型不稳定的患者无法在诊室展示该不稳定，此类不稳定通常是患者进行某项运动时由外伤所引起。特殊体位型的不稳定患者可以通过将其肩部处于某个位置而向医生演示其不稳定的发生。但是，此类不稳定会给患者带来不适，患者在进行日常活动和运动时通常会尽最大努力来避免导致发生不稳定的体位。自发型不稳定的患者可向医生任意演示其关节的不稳定，且通常仅有轻微不适或无不适感。此类不稳定

的治疗应谨慎进行。自发型不稳定通常为习惯所致或故意养成，应避免使用手术方法治疗此类患者。

体格检查

首先观察患者患侧肩部，评估是否出现皮肤变化、肿胀或萎缩。然后触诊确定是否有局部压痛。应对患者进行全面的体格检查，以排除其他致病原因如颈椎病，另外还需进行外周神经和血管的全面检查。通过与患者健侧肩部相比较，明确患侧的主动和被动关节活动度。鉴于许多患有多向不稳定的患者因神经损伤会造成一定程度的肌无力感，因此也应测试患者的肌肉力量。

肩胛骨常在肩部检查时被忽视。进行体育运动时，肩胛骨在胸壁上的大弧度活动可以让关节盂与肱骨头保持有效连接。翼状肩可与不稳定同时出现，且在这些患者中，翼状肩通常是继发的，由于疼痛和肩胛骨稳定机制的抑制。由胸长神经或副神经麻痹所导致的原发性翼状肩虽然罕见，但也应该排除其可能性。

目前有一些专科检查可用来评估肩关节不稳以及明确不稳定的方向。沟槽征用来评估向下的肩关节不稳定。该测试是通过肩部内收时，向患侧手臂施加向下的力来进行。沟槽征呈阳性时，肱骨头向下，在肩峰外侧边缘与肱骨头之间形成一个空区或"凹陷"。可在手臂外旋和中立旋转时进行肩沟测试。如果手臂外旋时，沟槽征随之减少或消失，说明肩袖间隙功能完好。

恐惧试验和 Jobe 再复位试验用来评估前向的不稳定。进行这些试验时，让患者仰卧于试验台上，将患者的患侧手臂外展 90°，且肩部外旋。试验呈阳性时，患者有肩关节即将脱位的感觉。Jobe 的再复位试验通过在向前恐惧试验进行时向肩部施加向后的力。有前向不稳定的患者，在被施加向后力后，应感觉外展和外部旋转时的恐惧有所缓解。

Jerk 试验可用来评估向后的不稳定。进行该试验时，患者保持坐姿或站立体位。肩部前屈 90° 并内旋。然后，检查者将患者手臂交叉到身体另一侧时施加一向后的力。阳性表现为：当手臂内收时，随着肱骨头从关节窝向后半脱出，可观察到肌肉"痉挛"。肩部外旋后，向后半脱位的肱骨头复位回关节窝时出现明显的肌肉"痉挛"，也提示试验阳性。

负荷及轴移试验可用来同时评估前向和后向不稳定。进行该试验时，让患者保持仰卧体位，将

肩部轻微外展并向其施加轴向荷重以及向前（后）力。试验结果从 1^+～3^+。1^+ 代表肱骨头可错位至关节盂边缘，2^+ 代表肱骨头半脱出关节盂边缘并可自行复位，3^+ 代表全脱位且不能自行复位。

除了以上试验之外，应对所有疑似患有多向不稳定的患者进行全身的韧带松弛度评估，检查患者的肘关节、拇指关节和掌指关节是否出现过度伸展。

影像学检查

X 线和 CT 检查常用于诊断频发的向后半脱位或多向不稳定。在关节盂边缘出现小骨折的病例中，CT 扫描成像非常有用。CT 在评估骨块缺失和骨损耗等问题（如关节盂发育不全）中起了很大作用。进行修复手术时，CT 扫描也可用于确定手术器械的位置。

MRI 可用来评估关节囊、盂唇和其他软组织病变。后向不稳定的 MRI 图像可观察到后方 Bankart 损伤或盂唇撕裂（图 18.2）。也可能在后向不稳定的 MRI 图像中看到关节囊损伤，如盂肱韧带的反向肱骨处撕脱（RHAGL 损伤）。进行 MRI 成像时，可进行或不进行关节内造影。一些作者提到，在诊断盂唇病变时，MR 关节造影（MRA）比普通的 MRI 有着更高的灵敏度。应当记住的是，肩关节不稳最终的诊断需要进行临床诊断。在许多患者中，尤其是患有多向不稳定的患者，需要进行常规 MRI 检查。MRI 图像可用来排除由其他原因造成的肩部疼痛和肩部功能障碍。

治疗

很多后向不稳定患者和大多数的多向不稳定患者均可通过非手术疗法成功治愈[3, 4]。非手术疗法

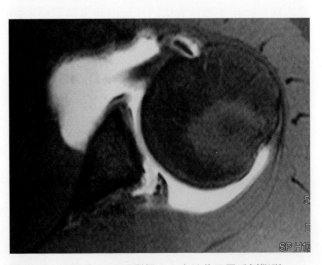

图 18.2　肩关节 MRI 造影提示左肩关节盂唇后侧撕脱。

几乎是所有肩关节不稳定患者的首选初始疗法。非手术疗法包括行为动作矫正以及正规的物理治疗，着重于关节强化和肩胛稳定。尤其是针对患有多向不稳定的患者，进行一个渐进的锻炼计划逐步提高其肩胛骨稳定性、增强三角肌和肩袖肌肉力量，此项治疗可成功地帮助患者回归到正常活动中。

手术疗法适用于那些经过完整的非手术治疗过程而失败的案例。明确患者是否适合通过开放性手术来治疗现有病损的术前评估很重要。手术疗法主要是针对出现骨缺损需要植骨的患者，此外，一部分需要进行翻修手术的患者也最好采取开放性手术方法。当关节镜下稳定术失败时，有时可以通过开放性关节囊转位术进行补救。关节囊热缝合术失效时，也可作为进行开放性关节囊移植治疗的一个指征。

对于后向不稳定和多向不稳定的关节镜治疗，应根据不同患者的具体病理原因制订不同的治疗方法。麻醉后体格检查和关节镜诊断完成后，患者整个关节囊、盂唇和肩袖间隙都有可能需要处理，以达到重建关节囊平衡和稳固盂肱关节的目的。据发表文献记载，对比开放性外科手术疗法，关节镜技术用于治疗后向和多向不稳定已有很高的成功率[5-12]。

手术技术

麻醉后对所有肩关节不稳患者的患侧和健侧肩部进行体格检查。许多患者仅在麻醉条件下，才能进行充分准确的负荷及轴移试验。进行手术前，应明确患者的不稳定类型并量化向前、向后和向下的不稳定程度。

随后，进行全面的关节镜诊断来清楚地确定关节内病变。用关节镜方法治疗后向和多向不稳定的最大优势是可依据全面的关节镜诊断来评估制订出最佳治疗方法。

一般而言，进行此类关节镜治疗需要有 2~3 个入口。进行肩后部治疗时，前上方的入口用于观察，而后方的入口用于手术操作。有时还需要另一个前方（或后方）的辅助入口用于缝线处理。同样的，进行肩前部的关节镜治疗也需要 3 个入口，包括 1 个用于观察的后方入口、1 个用于手术操作入口和 1 个位于前方的辅助入口。

伴有后方 Bankart 损伤的后向单方向不稳定

治疗伴有后方 Bankart 损伤的后向单方向不稳

定时，用缝合锚钉将盂唇与关节盂固定，此过程与治疗向前的不稳时通过关节镜技术修复 Bankart 的损伤类似[5, 6, 10, 11]。利用前方入口进行观察，后方入口进行手术操作，用提升器将撕裂的盂唇从关节盂的颈处提起。在定位入口时很重要的一点是应让后方入口越靠关节窝的外侧越好，便于之后盂唇撕裂的修复工作。套管尺寸应足够大以便器械的插入，操作时我们常用的是 7 mm 的套管作为主要工作套管。和治疗前向不稳定一样，盂唇的充分提拉非常关键。使用提升器时应格外注意，避免盂唇和关节囊组织的损伤或撕裂。

盂唇充分游离后，用关节镜刮刀或骨钻清除所有瘢痕组织，准备一块新鲜出血骨面用于提高盂唇的修复和愈合。为了固定缝合锚钉的位置，应刮除关节盂后边缘处的一小块软骨。我们使用一个小的环形刮匙进行此处操作，相较电动刮刀和骨钻而言，环形刮匙在操作时可提供更加精准的控制。当目视右侧肩部时，将缝合锚钉固定于关节盂后方 7 点钟、8 点钟和 9 点钟的位置。当最下方的缝合锚钉固定后，将缝合线从辅助入口取出。接下来，使用关节镜过线器将一条聚二恶烷酮（PDS）缝合线从关节囊和盂唇组织穿过，在关节囊一侧穿入并从关节盂备好的骨面旁侧穿出。若缝合线从缝合锚钉的下方穿过，那么拉紧缝线时可以收紧下方的盂肱韧带并提高稳定性。如果使用双载缝合锚钉，则应进行第二次缝合。第二次的缝线和关节囊侧的关节镜线结打结，使其与关节面保持一定距离。骨科医师可按其喜好，择用无结的缝合锚钉。接下来，将另外 2 个缝合锚钉按照由下至上的顺序固定在右肩 8 点钟和 9 点钟的位置。通常情况下，需要使用 3 个缝合锚钉。但是，关节窝较小的患者仅需用到 2 个缝合锚钉。进行此类操作时，双载缝合锚钉可对关节的修复起到加固作用。

治疗仅患有后向单一方向不稳的患者时，通常不对肩袖间隙进行处理。但是，治疗结束后应闭合肩部后方入口。闭合后方入口的方法是：先将套管退至关节囊外侧，然后用一个轻微弯曲的关节镜过线器，在入口附近从外向内穿过关节囊。之后，用一个可穿透组织的抓线器从入口另外一边的关节囊刺入，并且将关节内的 PDS 缝合线的另一端拉出。最后，将 PDS 缝合线的两端在关节囊外面的套管下方打结，将入口闭合。在进行入口闭合的整个操作过程中，确保套管与关节囊外侧相邻非常关键。

关节囊折叠缩短术和无 Bankart 损伤的关节囊松弛

对于无 Bankart 损伤的关节囊松弛和不稳定患者进行外科手术治疗时，应采用折叠缝合来稳固出现的病理性关节囊松弛[7, 12]。尸体解剖研究表明，关节镜下进行的折叠缝合可以显著减少盂肱关节囊的体积[13, 14]。关节镜折叠缝合技术可用于治疗因病理性关节囊松弛所导致的单一方向不稳定、双向不稳定和多向不稳定。

关节囊折叠缝合手术需要一个前入口和一个后入口（图 18.3）。先将后方入口准备好。如同后侧 Bankart 损伤修复时一样，后侧入口应比肩袖修复过程所用的标准后方入口更加靠外。入口靠近肱骨头将有利于器械深入关节囊和盂唇。然后，用腰椎穿刺针以"由外而内"的方法明确入口具体位置。此入口通常在肩袖间隙内的肱二头肌腱下方和肩胛下肌上缘的上方。关节内置入腰椎穿刺针后，可以在做实际入口前先对关节囊盂唇复合体的前下部分和前上部分进行检查。当用腰椎穿刺针明确了前入口的位置后，则做一个 1 cm 的皮肤切口，将套管插入。随后，在关节镜下对患者肩部做全面检查。

后方关节囊折叠缩短术

治疗多向不稳定时，通常需要先进行后下方关节囊折叠。执行此项操作时，关节镜套管和操作套

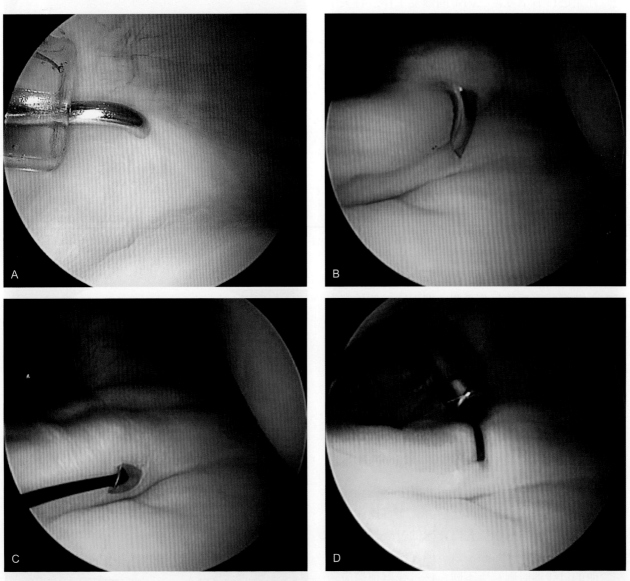

图 18.3　A~D. 图为折叠缝合的步骤。所有的图片都是从前侧入路观察左肩关节的后侧关节囊。首先，用过线器将缝线在距离盂唇 1 cm 处穿过关节囊（A）。接着将过线器反向穿过关节囊，再次穿回关节内（B）。然后穿过盂唇，将缝线从过线器中穿入关节内（C）。最后一步，将缝线的两端从套筒中取出，在关节镜下打结，线结位置要打在关节囊组织上（D）。

管需转换。将转换杆置于前侧套管内穿过关节腔，再通过后方关节镜的套管。然后可以进行套管转换，转换后关节镜位于前方，而 7 mm 的套管则位于后方。进行折叠缝合之前，为了利于软组织愈合，需用关节镜粗锉刀打磨关节囊，并准备一块出血面。

随后，用关节镜过线器将 1 号（或 0 号）PDS缝合线穿过后表面。此类过线器有各种形状和尺寸。对于右肩后方关节囊折叠的操作，向左弯曲45° 的过线器最为合适。而前方关节囊折叠的操作，则最好选用向右弯曲45° 的缝合器。不向左或向右扭曲的弯曲型缝合器也很常用，缝合器的选用应依据患者的解剖结构而定。

开始进行后下方盂肱韧带的修复工作。将关节镜过线器插入离盂唇约 1 cm 外的关节囊内。如果盂唇完好，则通过第二次过线将关节囊与盂唇缝合到一起。有几英寸的 PDS 缝合线会穿梭在关节内，然后将过线器从后方入口处取出。

接着用取线器将 PDS 缝合线的末端从关节内取出。可以将 PDS 缝合线留在原处，并打结用于关节镜折叠缝合，也可以将 PDS 缝合线换成不可吸收的编织缝合线。我们通常使用可吸收的缝合线进行关节镜下关节囊折叠缝合手术。如果换成不可吸收的编织缝合线，可将 PDS 缝合线与不可吸收缝合线的末端打一个简单的单结，然后穿过关节囊盂唇复合体。用 PDS 缝合线打一个引导结，将有利于不可吸收缝合线的通过。缝合线通过后，将结打在关节囊折叠后的关节囊侧，即盂唇对侧的定点处。此项操作可将关节囊提起至盂唇处，并且减少关节镜结与关节表面相接触的可能性。

后下方关节囊折叠完成后，用同样的技术手段进行上方位置的第二处折叠缝合（图 18.4）。可按照需要重复进行此项操作。通常需要 2~4 处的折叠缝合才能充分收紧巩固关节囊。

前方关节囊折叠缩短术

后方关节囊折叠操作完成后，如上面提到的一样，利用转换杆将关节镜移至后方，而将操作套管移至前方。前方关节囊折叠操作时的过线器选用与后方关节囊折叠操作时相一致，但在使用向右或向左弯曲的过线器时则有所不同，该过线器顶端应转向与后方关节囊折叠操作时相反的方向。与后方关节囊折叠操作相同，前方关节囊的折叠缝合也由下

至上依次进行。通常需要 2~4 处的折叠缝合。具体折叠缝合次数需要通过直接观察关节囊和肱骨头来决定，增加折叠缝合次数直至肱骨头位于关节盂的中心位置，且关节囊在前方和后方均保持平衡（图 18.5）。

肩袖间隙闭合术

为了闭合肩袖间隙，应将上盂肱韧带与中间的盂肱韧带进行缝合。该操作与上文提到的入口

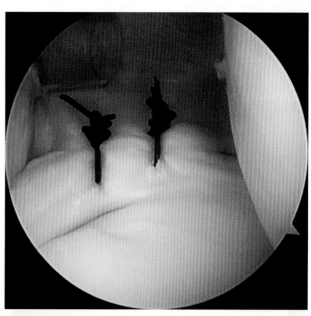

图 18.4　采用两根缝线进行后侧关节囊的折叠缝合。图为从左侧肩关节前上方入路的视角。

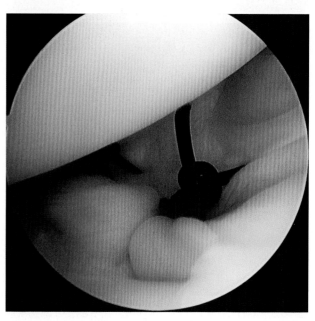

图 18.5　采用两根缝线进行前侧关节囊的折叠缝合。图为从左侧肩关节后方入路视角。

闭合技术相似。通过过线器将 PDS 缝合线穿过上方盂肱韧带和位于肩袖间隙上缘的喙肱韧带。用一个可穿透组织的抓线器穿过中间盂肱韧带将缝合线拉紧。此时缝合线的两端均在前方的套管内，然后将套管从关节处抽出并将关节囊外侧的缝合线打结（图 18.6）。依据松弛程度，进行一处或两处的缝合。肩袖闭合术可以提高多向不稳定关节的稳定度，但是不能改善单独发生的后向单向不稳定的症状[15]。肩袖间隙闭合术有造成外部旋转受限的风险。

伴有 Bankart 损伤的关节囊松弛

关节囊松弛的患者，有时可发现前侧或后侧的盂唇出现撕裂。治疗此类患者时，应先对其盂唇进行标准的 Bankart 修复或反向 Bankart 修复，通过可吸收的缝合锚钉将盂唇固定住。如果盂唇固定

后，仍有关节囊冗余出现，则进行上文提到的折叠缝合操作。

关节囊撕裂

治疗某些患者时，骨科医师可能需要处理的并不是发生病理性松弛的关节囊，而是发生撕裂的关节囊。此类关节囊撕裂可在术前的 MRI 图像上呈现出来。关节囊撕裂的治疗是通过关节镜过线器进行连续的边对边缝合来进行修复的（图 18.7）。

作者的手术观点

手术方法仅适合那些经优良的非手术治疗后失败的患者。手术开始后，患者保持仰卧体位，将其麻醉后进行患者双肩的体格检查。骨科医师可通过此次检查核实诊断结果，并对当前关节囊的松弛度

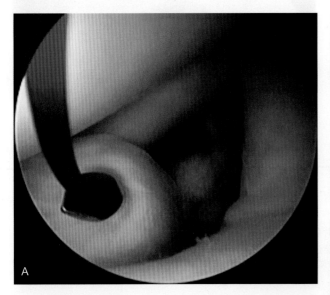

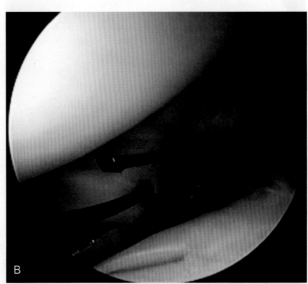

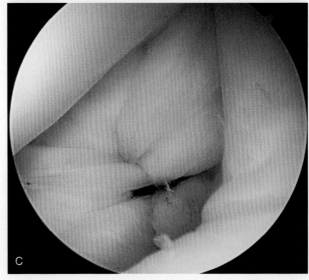

图 18.6　A~C. 关闭肩袖间隙的步骤。所有的图片都是从后侧入路观察左肩关节的镜下影像。用过线器将缝线穿过肩袖间隙下方的组织（A）。然后用软组织抓钳穿过肩袖间隙上方的组织将缝线取出（B）。最后非直视下将缝线在套筒内打结以关闭肩袖间隙，线结位于关节囊的外侧（C）。

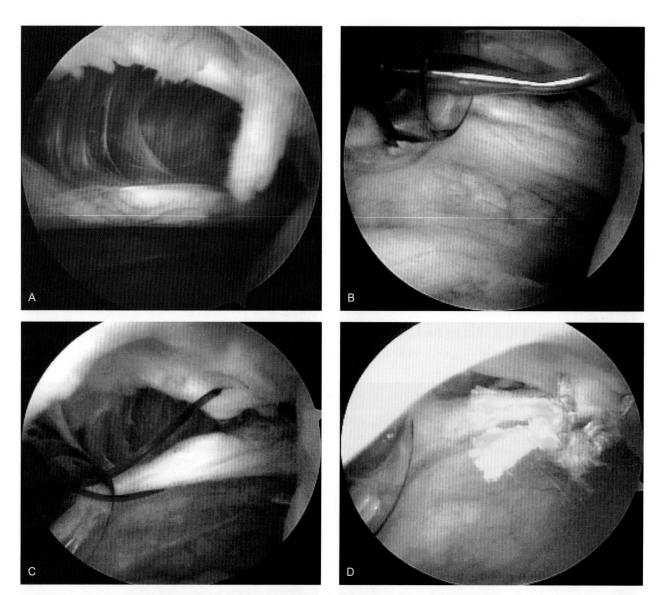

图 18.7　A~D. 图为修复后侧关节囊撕裂的方法。所有的图片都是从前上方入路观察的镜下影像。在关节镜探查时发现后侧关节囊撕裂（A）。用一个弯曲的过线器将一根 PDS 缝线穿过关节囊撕裂处（B）。将 PDS 缝线从后侧套筒中取出（C）。PDS 缝线是用来引导不可吸收缝线的，将不可吸收缝线在镜下打结。在这张图片中已有两根不可吸收缝线缝合固定于关节囊撕裂处（D）。

和松弛方向进行评估。将患侧肩部与健侧肩部进行比对非常重要，医生可据此明确此个体患者关节囊的正常松弛度。

　　进行肩关节不稳的手术时，应让患者处于侧卧位。保持此体位时，需要注意的一点是要保护患者受压侧腿部的腓神经。头部周围应留有空区，以便从前入口和后入口进行操作。将患者手臂置于有衬垫的手架上，并施加 5~7 磅（1 磅 ≈ 0.45 kg）的力量将其悬起。此项操作并非要将肩部脱出关节外，而是让盂肱头在关节窝内保持平衡。手术过程中会使用到关节镜灌注泵，其初设压力为 30 mmHg。

　　进行皮肤切口前，先用腰椎穿刺针从后侧向盂肱关节内注射 30 ml 的生理盐水，此步骤可以在之后进入关节腔时对关节表面起到保护作用。先准备后方入口，此入口应该比进行肩袖手术时使用的标准入口稍微偏外侧一些。入口偏向外侧且靠近肱骨头可在手术时便于对后侧关节囊和盂唇部位进行操作，也便于在需要时将缝合锚钉插入关节盂。进行全面的关节镜检查时，应尤其关注整个关节囊盂唇复合体。检查肩袖间隙是否有拉伸损伤的迹象。

　　将关节镜从后入口插入后，用腰椎穿刺针以"由外而内"的方法定位前入口位置。使用脊髓穿刺针可以确认是否可通过此入口接触到所有关节内需要进行处理的部位。在使用两个前方入口进行手术操作时，需要避免两个前方入口彼此过于靠近，因此精准确认入口的位置尤为重要。

关节镜检查完成后，如果需要对后侧关节囊和盂唇处进行处理，那么此项操作应在所有前侧部位的处理之前进行。如果有需要，可优先进行盂唇修复，然后再进行关节囊折叠缝合。将关节镜转换至前上方入口处，而将 7 mm 工作套管置于后方入口。如果从后方入口进行盂唇缝合操作，则需另外准备一个辅助入口用于缝合操作。本章的第一作者（A.S.C）使用前方入口进行辅助缝合，旨在将已发生病理改变的关节囊后侧的创伤最小化。进行缝合锚钉折叠操作需要一个完整无缺的盂唇，因此如果存在后盂唇撕裂，应首先进行盂唇修复。我们更愿意使用双载 3 mm 可吸收缝合锚钉来重建下方盂肱韧带的下部。进行折叠缝合前，使用单载的 2.4 mm 的可吸收缝合锚钉修复下盂肱韧带的上部或对发育不良的盂唇进行填充。

盂唇处的处理完成后，可以进行关节囊的折叠缝合操作。具体的折叠次数由麻醉后体格检查和关节镜检查结果而定。此处手术操作旨在缩小关节囊的体积并让肱骨头在关节窝内处于平衡位置。此类折叠缝合操作通常选用 PDS 缝合线通过过线器进行缝合。如果需要的话，也可用不可吸收线替代 PDS 缝合线。在后下盂肱韧带的水平进行第一次缝合。过线器在关节囊上缝合约 1 cm 长，然后和盂唇缝合在一起。将此处缝合线与关节囊后侧的缝合线打结，并确保打结处远离关节面。此打结操作可将关节囊提拉至盂唇处。

第一处缝合并非位于所有折叠缝合处的最下

方位置。第一处缝合会带来 1 个向下延伸的翻折，这一操作可让接下来翻折下方的缝合更加容易进行。该翻折也可将关节囊上提以远离腋神经，此处需尤其注意更为脆弱的腋神经后支，这是进行关节窝下方操作时应规避的一个风险。在关节囊后方进行的一系列缝合折叠操作是为了降低关节囊松弛度，确保折叠缝合后关节囊在关节窝内处于平衡位置。通常此项操作涉及关节囊后方的 3~4 处折叠缝合。

治疗多向不稳定时，在关节囊后方折叠缝合完成后，将关节镜转换至后方入口，然后通过与上文类似的方式进行关节囊前方的折叠缝合与盂唇修复，直至关节囊在关节窝内处于平衡位置。与进行关节囊后方折叠操作类似，在下盂肱韧带水平进行第一处缝合，并根据需要在第一处缝合的上方或下方进行其他折叠缝合操作。缝合操作完成后，通常将患者的手臂从悬架中取出，以确保术后关节囊已处于平衡位置，且肱骨头位于关节窝的中心处。

依据麻醉后体格检查和关节镜检查结果，如果需要的话，按照上文所描述的技术手段对肩袖间隙进行治疗。肩袖间隙闭合术通常需要进行 1~2 处的缝合处理。

完成此步骤后，可用肩袖间隙的闭合方式将后方入口关闭。将套管退到关节囊外侧后，用关节镜过线器将 PDS 缝合线的一端由外至内地从入口旁穿过关节囊。然后，把可穿透组织的抓线器从入口的另一旁由外至内地穿入，将缝合线另一端拉出。此时缝合线的两端均在套管内，然后将套管从关节处抽出，并将关节外侧的缝合线打结。有关各种病损修复方法的总结见表 18.1。

表 18.1　特殊病理损伤的修复

• 单向的后侧不稳定伴后侧 Bankart 损伤	• 修复后方 Bankart 损伤、关节囊后方的折叠缝合
• 单向的后侧不稳定不伴 Bankart 损伤	• 关节囊后方的折叠缝合
• 双向不稳定（向后和向前）	• 关节囊后方的折叠缝合（尤其是下方韧带） • 肩袖间隙闭合术
• 多向不稳定	• 关节囊后方和前方的折叠缝合（尤其是下方韧带） • 肩袖间隙闭合术
• 关节囊裂缝	• 端端缝合修复法
• 盂肱韧带的反向肱骨处撕脱（RHAGL 损伤）	• 肱骨处的缝合锚钉修复法
• 所有类型的不稳定	• 麻醉后体格检查松弛方向和松弛程度 • 闭合入口 • 若出现盂唇撕裂，在关节囊折叠缝合前优先进行盂唇修复

康复

不稳患者的术后康复是一个缓慢的过程。关节僵硬并不常见，但是过度的康复训练可增加患者不稳复发的风险。术后 5 周内，将患者的患侧置于垫枕架上保持中立位。第 5 周，患者可进行主动活动度练习。在第 5 周和第 8 周的节点对患者进行评估，以确保患者正在逐渐恢复关节活动功能。

术后的第 8 周，开始正式的物理治疗，进行主动和辅助活动度练习，不可进行被动活动度练习。患者关节活动度的恢复应在医生控制下进行。术后的第 3 个月，患者可进行静力锻炼和肩胛骨活动，第 4 个月可进行完全的力量练习。接受手术治疗的患者通常需要 5~6 个月的时间恢复到可进行全部运动的活动程度。

并发症、争议点及注意事项

值得庆幸的是，此类关节镜手术的并发症非常罕见。不稳定的复发则是术后最为常见的问题，尤其是患有多向不稳定和全身广泛韧带松弛的患者。针对此类患者，我们认为放缓其康复进程并对其进行充分的术前指导非常关键。关节囊缝合过紧在理论上是有风险的，但是在组织松弛的患者身上，这一风险极少带来任何术后问题。

肩袖间隙闭合术是一个争议点。目前，手术治疗时进行此项操作的指征并不明确。肩袖间隙闭合术可提高稳定性，这一点毫无疑义，但是此项操作在提高稳定性的同时也可能造成外旋受限。某些运动员因其所从事的运动而需进行大幅度的肩部外旋，在治疗棒球投手和此类有过顶投掷活动的运动员时，应谨慎进行肩袖间隙闭合手术。

神经损伤是可能出现的并发症。进行最下方的关节囊折叠缝合时，腋神经在理论上是存在损伤风险的。为避免损伤深部结构，保持过线器紧贴关节囊组织的后侧，可将此风险最小化。

过去一段时间内，用来减少关节囊体积的关节囊热缝合术被广泛使用。鉴于此项技术所带来的严重并发症，已不再推荐使用。

在进行关节镜手术治疗之前，最需注意的一点是首先明确该患者的不稳是否可以通过关节镜方法进行治疗。具有严重骨缺损的患者，应采取开放式骨科手术对其进行治疗。另外，一些需要翻修的患者，尤其是经关节囊热缝合术治疗失败而出现关节囊组织缺损的，可采用开放式重建手术对其进行治疗。

经验和教训

（1）麻醉后双侧肩关节的体格检查很关键，可通过此检查明确患者不稳定的严重程度和类型。

（2）手术旨在平衡关节囊，进而让盂肱关节保持稳定。

（3）在治疗每例患者时，都应根据每个组织结构具体部位的病损和松弛程度来采取具体的操作。前侧和后侧的关节囊、盂唇可能需要处理，同样可能需要处理的还有关节间隙。

（4）后方入口应远离盂唇，偏向外侧，以便操作时更好地接触到后方的关节囊和盂唇。

（5）在急诊室检查和后续治疗过程中，警惕出现后脱位的可能性，尤其在 X 线检查不充分时容易被遗漏。

（6）针对自发型不稳患者，鉴于手术疗法很难取得让人满意的效果，应避免对其进行手术治疗。

结论

关节镜技术让我们更好地理解肩关节向后和多向不稳定的病理机制，并且是一种手术伤害更小的治疗方法。即便如此，我们应记住非手术方法仍可用于大多数不稳患者的治疗。而对于接受保守治疗失败后需要进行手术治疗的患者，手术成功的关键是针对每 1 例患者的特殊病理情况（关节囊、盂唇或肩袖间隙）制订最适合的手术方案。

参考文献

[1] Neer CS, Foster C. Inferior capsular shift for involuntary inferior and multidirectional instability of the shoulder. *J Bone Joint Surg Am*. 1980;62:897–908.

[2] Hawkins RJ, Neer CS, Pianta RM, et al. Locked posterior dislocation of the shoulder. *J Bone Joint Surg Am*. 1987;69:9–18.

[3] Burkhead WZ, Rockwood CA. Treatment of instability of the

shoulder with an exercise program. *J Bone Joint Surg Am.* 1992;74:890–896.

[4] Misamore GW, Sallay PI, Didelot W. A longitudinal study of patients with multidirectional instability of the shoulder with seven- to ten-year follow-up. *J Shoulder Elbow Surg.* 2005;14:466–470.

[5] Bottoni CR, Franks BR, Moore JH, et al. Operative stabilization of posterior shoulder instability. *Am J Sports Med.* 2005;33:996–1002.

[6] Bradley JP, Baker CL III, Kline AJ, et al. Arthroscopic capsulolabral reconstruction for posterior instability of the shoulder: a prospective study of 100 shoulders. *Am J Sports Med.* 2006;34:1061–1071.

[7] Gartsman GM, Roddey TS, Hammerman SM. Arthroscopic treatment of multidirectional glenohumeral instability: 2- to 5-year follow-up. *Arthroscopy.* 2001;17:236–243.

[8] Gartsman GM, Roddey TS, Hammerman SM. Arthroscopic treatment of bidirectional glenohumeral instability: two- to five-year follow-up. *J Shoulder Elbow Surg.* 2001;10:28–36.

[9] Kim SH, Kim HK, Sun JI, et al. Arthroscopic capsulolabroplasty for posteroinferior multidirectional instability of the shoulder. *Am J Sports Med.* 2004; 32:594–607.

[10] Kim SH, Ha KI, Park JH, et al. Arthroscopic posterior labral repair and capsular shift for traumatic unidirectional recurrent posterior subluxation of the shoulder. *J Bone Joint Surg Am.* 2003;85:1479–1487.

[11] Savoie FH III, Holt MS, Field LD, et al. Arthroscopic management of posterior instability: evolution of technique and results. *Arthroscopy.* 2008;24:389–396.

[12] Treacy SH, Savoie FH III, Field LD. Arthroscopic treatment of multidirectional instability. *J Shoulder Elbow Surg.* 1999; 8:345–350.

[13] Flanigan DC, Forsythe T, Orwin J, et al. Volume analysis of arthroscopic capsular shift. *Arthroscopy.* 2006;22:528–533.

[14] Shafer BL, Mihata T, McGarry MH, et al. Effects of capsular plication and rotator interval closure in simulated multidirectional shoulder instability. *J Bone Joint Surg Am.* 2008;90:136–144.

[15] Mologne TS, Zhao K, Hongo M, et al. The addition of rotator interval closure after arthroscopic repair of either anterior or posterior shoulder instability: effect on glenohumeral translation and range of motion. *Am J Sports Med.* 2008; 36:1123–1131.

HAGL 的诊断与修复

前向肩关节不稳定，无论是急性的或是复发性的，都可与许多病理改变相联系。这些病变可以看成是单个或多个的组合，而最常见的损伤就是前盂肱韧带盂唇复合体从关节盂撕脱（Perthes-Bankart 损伤）。虽然关节盂处韧带盂唇复合体的损伤最常见，但盂肱韧带肱骨附着处的撕脱也可出现。随着对前盂肱韧带肱骨止点撕脱（HAGL）的机制、先进的成像和关节镜技术等认知的增加，对这种病理改变的识别与处理也变得更加完善。要想诊断 HAGL 损伤，需要掌握盂肱韧带复合体的正常外观（图 19.1）以及可沿其组织走行而有潜在损伤可能的部位，在此基础上秉持高度的警觉心。

下盂肱韧带（IGHL）最基本的功能是用来约束当肱骨外展 45°~90° 时盂肱关节向前、向后和向下的移位。下盂肱韧带有前后 2 条清晰的条束，与腋下的袋状或者吊床样组织相连，可以随着手臂的位置而旋转。因此，当外旋时，这个复合体便在前侧收紧，当内旋时，这个复合体在后侧收紧。当面朝向右侧肩关节面时可发现，下盂肱韧带发出的前束在 2~4 点钟的方位，而其发出的后束在 7~9 点钟的

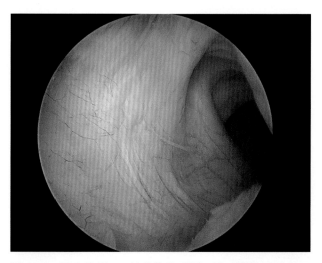

图 19.1　图为使用 30° 关节镜从后侧入路观察的正常下盂肱韧带影像。

方位[1]。下盂肱韧带复合体紧贴于肱骨头关节面的下方，附着于肱骨上。通常这个附着点的典型形态有两种："衣领状附着"或 "V 形附着"[2, 20]。

Bigliani 等[3] 调查了下盂肱韧带 – 盂唇复合体的损伤特征。韧带损伤在关节盂侧的占 40%，损伤在盂肱韧带中间的占 35%，损伤在肱骨附着处的占 25%。Gagey 等[4] 在实验室还研究了肩关节脱位的病例，发现有肱骨侧韧带损伤的占 63%。然而临床上，肩关节前脱位后的 HAGL 损伤的发病率仅仅是 2%~9.3%[5-7]。为了解释实验室结果和临床结果之间的差异，一些研究者猜想肩关节的动态稳定机制，尤其是肩胛下肌，保护了下盂肱韧带肱骨处的附着[8]。

Nicola[1] 在 1942 年首次证实了肱骨头颈部的关节囊撕脱伤（在 5 例肩关节脱位的手术治疗中发现 4 例）。46 年后，Bach 等[9] 发现了另外 2 例患者，即肩关节囊在肱骨附着处的下侧及外侧部分撕裂。1955 年，Wolf 等将盂肱韧带在肱骨处的撕脱伤以首字母缩写形式称为 HAGL。在他们的 82 例患者中，Wolf 等[7] 提出 HAGL 的病变发生率为 9.3%。在另一大型研究组里，Bokor 等[5] 提出在 547 例患肩中 HAGL 发病率为 7.5%。在没有伴随 Bankart 损伤的肩关节前脱位的患者中，HAGL 病变的发生率可能高达 35%~39%[5, 7]，HAGL 病变的评估在肩部损伤中是很必要的。

临床评估

病史

对患者的病情评估从一贯的病史询问和体格检查开始。大多数患者会主诉肩关节发生暴力创伤性事件后关节不稳定。然而，还有 1 项报道显示，反复轻微外伤（与过顶投掷运动有关）后可发生 HAGL 病变[10]。

体格检查

体格检查包括对肩关节不稳的标准查体，有视诊、关节活动度检测、肌力测试和特殊的稳定性试验（恐惧试验、负荷及轴移试验、后 Jerk 试验、沟槽征）。遗憾的是，现在还没有一个独立的体检方法可以将 HAGL 损伤和更为常见的 Bankart 损伤或关节囊松弛区分开来。

影像学检查

X 线可以用来进行评估，但在 HAGL 的病变诊断上却不是很有帮助。有时候，20% 的 X 线片可以显示出骨性 HAGL 或 BHAGL 病变时的肱骨前方撕脱的碎骨片[11]。除此之外，如果想要评估盂肱关节是否正常复位，以及肱骨和关节盂的骨缺损和移位，标准的肩关节 X 线也是必需的。

MRI 被推荐用来评估下盂肱韧带复合体及盂唇、肩袖。HAGL 病变可以在轴位和冠状位及侧位的图像上显现出，表现为肱骨关节囊在肱骨附着处显像不规则。MRI 关节造影可以提高检查的特异性，会显示造影剂在肱骨头颈部的关节囊撕脱区域渗透出来。在矢状位和斜位图像上，正常的腋窝小袋呈 "U" 形，但是当存在 HAGL 病变时，腋窝小袋可能会形成 "J" 形，因为下盂肱韧带从肱骨处撕脱[11]（图 19.2）。在急性期，因为有关节液的增加，所以产生的图像可能会类似于关节造影。尽管 MRI 和关节造影都是用来诊断关节囊撕脱的很好的方法，但它们还是会遗漏 50% 的病变[11]。HAGL 病变再一次被证明可与其他疾病相关（Hill-Sachs 病变、盂唇撕裂和肩袖撕裂），并且因为如此，无论何时进行盂肱关节关节镜评价都应警惕。

决策制订和分类

诊断性的关节镜检查可以看到整个盂肱复合体及其在关节盂和肱骨处的足印[18]。HAGL 病变可以通过后入口用 30° 关节镜观察，也可以从前侧入口用一个 70° 关节镜和（或）直视关节囊来进行更进一步的确诊。HAGL 损伤表现为前侧关节囊病变，从关节囊纤维损伤变薄到完全的韧带断裂，以至于可以看到肩胛下肌肌纤维（图 19.3、图 19.4）。肱骨的内旋和外旋也可以对 HAGL 病变的准确诊断起到协助作用，表现为直视肱骨处关节囊足印，当旋转时，由于肱骨处附着点损伤，关节囊的活动减少。

基于损伤模式，Bui-Mansfield 等提出了一种用于前盂肱韧带复合体肱骨撕裂的分类系统。HAGL 损伤可分成以下几类：肱骨处关节囊撕脱（HAGL）、肱骨处骨性撕脱（BHAGL）和 Bankart 病变联合 HAGL 或浮动的 HAGL[12, 18]。另一种 HAGL 损伤亚型是发生在前盂肱韧带中部的损伤[13]。

尽管不经常遇到，也一定要警惕是不是存在 HAGL 病变，并且无论何时，一旦发现病损，必须要解剖复位以恢复肩关节的稳定性。超过 2/3 的 HAGL 病变都伴发肩关节病变[11]，所以全面的肩关节镜评估病情是特别重要的一环。

治疗

对于第一次脱位，尤其是年轻的脱位患者，是否需要治疗，选择手术治疗、固定，还是物理治疗

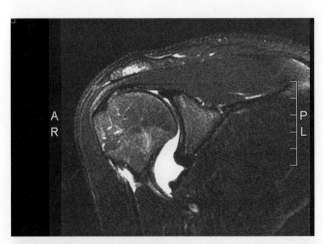

图 19.2　图为盂肱韧带肱骨处撕脱伤的 MRI 影像，下方关节囊可见 "J" 征。

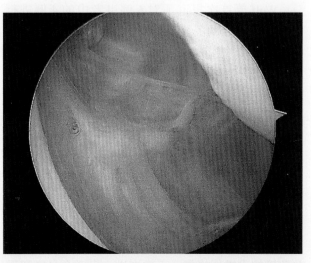

图 19.3　图为从后侧入路观察的盂肱韧带肱骨处撕脱伤的影像。

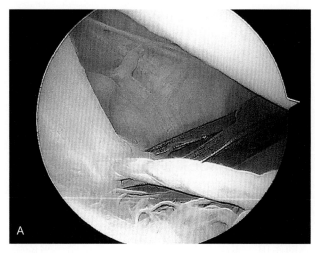

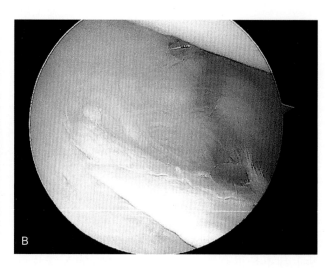

图 19.4　A、B. 用抓钳复位 HAGL。

一直都存在争议。目前我们还未见到任何研究报道 HAGL 病变的非手术治疗。因此，如果术前影像学可以确诊，我们建议对撕脱的韧带复合体进行手术修复。与大多数韧带或肌腱损伤相同，早期干预可以在瘢痕形成和组织回缩之前使组织更易修复。手术采用沙滩椅位或侧卧位，采用开放性手术或关节镜手术修复病损。

在 1988 年，Bach 等[9]介绍了 2 例用开放手术成功修复 HAGL 病变的病例。Bokor 等[5]也在他们的实验组里通过钻孔或缝合锚钉的方法来修复 HAGL 病变，并取得了不错的成果。同样的，Arciero 和 Mazzocca[14]描述了用于修复 HAGL 的小切口技术，在他们为 8 例患者进行修复的过程中，利用肩胛下肌的上 50% 通过缝合锚钉修复韧带。在他们的研究组里，所有患者术后均无复发，且都恢复到了术前活动水平[14]。

Wolf 等首次报道了对 6 例患者中的 4 例进行了 HAGL 病变的关节镜修复术。在他们的病例中，将缝线穿过关节囊并打结固定在胸三角肌筋膜。另 2 例患者通过钻孔行开放性修补术[7]。Richards 和 Burkhart[15]描述了全关节镜下修复术，2 例患者均采用侧卧位并使用缝合锚钉，就像 Spang 和 Karas[16]所做的一样。Kon 等描述了用关节镜在沙滩椅位进行的 HAGL 修复术。

作者的手术观点

在可能的情况下，我们更倾向采用侧卧位和全关节镜技术进行修复。正常来讲，患者全身麻醉后再行肌间沟阻滞麻醉。一旦麻醉后，需在麻醉下进

行手术侧及非手术侧肩部的正规体格检查。接着将患者摆为侧卧位，手臂消毒并铺单。然后行双重牵引法，通过用枕垫垫在腋下，或者用一个 STaR 袖套（Arthrex，Naples，FL）来优化关节牵张（图 19.5）。将手臂外展 30°~40°，并给予 5~10 磅（1 磅 ≈ 0.45 kg）的轴向牵引力。接着将放在腋下的枕垫或者 STaR 袖套放在腋下以提供盂肱关节的横向牵引力。

后侧的入口是将标准入口朝着肩峰后侧角向外侧及上方稍微移动。通过将入口朝着关节上方移动，我们便能更好地环视肱骨，观察关节囊的撕脱足印，而不用再切换到 70° 关节镜。将入口在关节处设置得"高"一点，也可以当遇到后盂唇或关节囊病变时使治疗变得更容易一些。接着进行诊断性视诊，认真地检查肩袖、肱二头肌腱和盂唇（上、前、下、后）。对肩胛盂的骨性解剖和潜在的肱骨 Hill-Sachs 损伤进行评估后，我们常规进入腋窝袋。

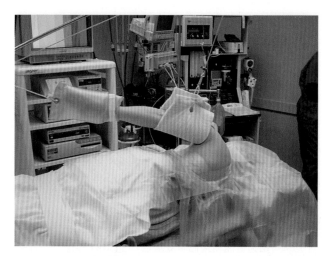

图 19.5　Dual 牵引系统。

随着镜头的旋转可以看到从盂唇到肱骨头附着处之间的 IGHL 复合体。

诊断性探查后，通过由外而内技术建立了两个前侧入口（图 19.6）。用 18 号的脊髓穿刺针紧贴肩胛下肌关节内部分，将前下入口建立在喙突外侧。接着 18 号的脊髓穿刺针还可以用来寻找适当的肱骨头锚钉放置位置。用 18 号的穿刺针紧贴肱二头肌腱，将前上入口建立在了肩峰前角的下方。放置一个 8.25 mm 的套管在前下入口，将转换杆

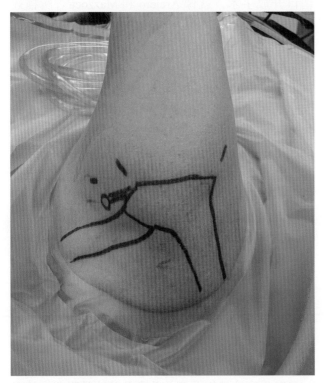

图 19.6　入路的选择：高后侧入路联合前下方以及前上方入路。

置入前上入口。镜头切换到前上入口，然后将一个 5.25 mm 的套管插入后入口处。

有时候，建立一个前方 5 点钟方向的入口或者经肩胛下肌处的入口也是有必要的。这个入口有利于使缝线穿过关节囊并且能更好地将锚钉插入肱骨头足印区。此外，另一个独立的后下入口也可用来作为一个额外的工作入口，即可以辅助缝合处理，还可以借此通道对较大的 HAGL 病变中更下方的损伤进行操作[6]。

准备关节囊足印区首先要在前下入口置入一个电动刨刀或者锉刀，进行肱骨面的打磨。肩关节内旋可以将足印区暴露在视野里，从而给足印区清创，并建立一个凹槽（图 19.7）。其他学者提倡使用一个 5 点钟方向的入口，同时让肩关节外旋或者处于中立位，但是我们发现内旋可以提高足印区的可视性，同时在前下入口操作时为置入锚体提供了更好的角度。HAGL 的修复从低处开始，然后朝着关节镜的方向逐渐向上修复。置入第一个锚钉可以通过前下入口或者经肩胛下肌入口，这取决于哪个入口可以提供最佳的置入角度。尽管我们喜爱使用缝合锚钉，但免打结锚钉系统也是可以使用的。

将一个 3 mm 的锚钉置入肱骨足印区的下部，将缝线端从后入口取出。之后缝合线便可以通过使用各种器械穿梭缝合撕脱韧带的外侧缘。我们更倾向于用 Suturelasso（Arthrex，Naples，FL）或者过线器（ConMed Linvatec，Largo，FL）。如果用钩状的过线器械，将缝线（1 号单股缝线）或者镍钛诺金属丝穿过韧带，然后从后侧入口取出。将锚钉缝线的一支打结，或者置于镍钛诺线圈中并折返穿梭

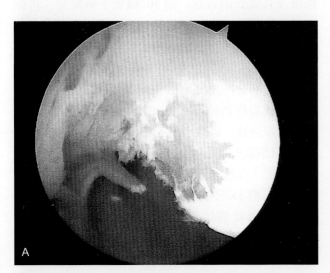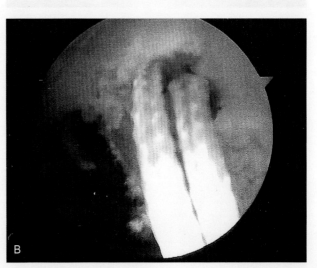

图 19.7　A、B.肱骨足印区清创，置入锚钉。

缝合组织。如果想要进行水平褥式缝合，则重复上述步骤。接着，将2根缝线从前下入口拖出，用滑结或交替半结随意组合打结。这些步骤将一直重复进行，直到 HAGL 充分修复（图19.8、图19.9）。

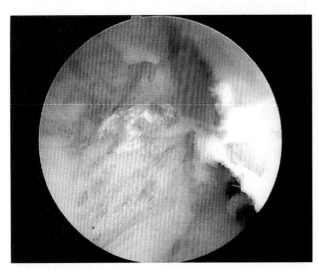

图 19.8 从前上方入路观察 HAGL 修复。

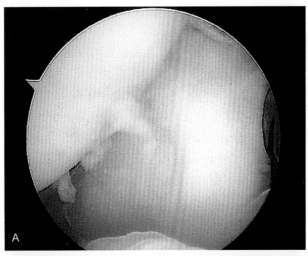

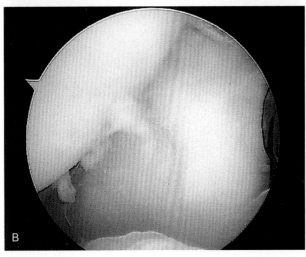

图 19.9 A、B. 从后方入路观察 HAGL 修复。

再将镜头放回后侧入口，进一步评估修复程度，并决定是否需要闭合肩袖间隙。如果存在其他肩关节病损[肩袖撕裂、盂唇撕裂，或者上盂唇前后方撕裂（SLAP）]，则一并处理。

并发症及注意事项

如果我们发现在 HAGL 的关节镜手术期间，病损并不能充分修复，那么不要犹豫，立刻中转为小切口开放手术，就像 Arciero 和 Mazzoca[14] 所描述的那样。通过1个迷你的三角肌裂隙或胸三角肌部入口，将上1/3的肩胛下肌取下，用缝合锚钉或钻孔来修复韧带复合体。

正如先前提到的，前盂肱韧带复合体损伤可与其他肩关节病损伴随出现，比如 Bankart 损伤[19]。如果两者同时发生，那么首先要修复 HAGL，接着修复 Bankart 以避免前侧关节囊过紧。Schippinger 等[17] 发现一种发生在 Bankart 损伤成功修复后出现的 HAGL 损伤，也会碰到韧带中部撕裂的情况，同样可以在关节镜下治疗[13]。同样的，后盂肱韧带复合体也可从肱骨头处撕脱并在关节镜下修复。其方法和步骤都同于上述的 HAGL 修复过程，但这不在本章讨论范围内。

经验和教训

鉴别诊断是治疗盂肱韧带肱骨撕脱伤的关键。一名医生应该熟知前侧关节囊及其肱骨附着点的正常外观。关节镜下诊断应该常规探查盂唇、前侧韧带以及其肱骨附着点。用30°镜置于腋窝袋，将镜头对准肱骨附着处可以很简单地完成探查工作。如果需要对前方关节囊进行全面探查，需要将关节镜置于前侧入口或者使用70°的镜头。由于2/3的肩关节病损都会伴发 HAGL 损伤，所以应该随时警惕肱骨处韧带损伤的可能性。全面彻底的肩关节检查应该常规进行，以减少肩关节病损漏诊的可能。

一旦确诊，下一步的关键点就在于能找到理想的锚钉置入角度。这取决于入口的选择和肱骨的旋转。用一根18号的穿刺针，通过采用由外而内的技巧，可以检测锚钉置入的角度。我们发现，一个定位恰当的前下方入口可以进行大部分的手术操作。有了这个入口，肱骨内旋可以将肱骨足印区拉入视野范围，并且确保了锚钉可以更加垂直地置入肱骨。如果前下方的入口没有定位恰当，这时就需要再建立一个经肩胛下肌或 5 点钟方向的入口。当采用这个入口时，Richards 和 Burkhart[15] 强调，一定要将肩关节维持在外展外旋位。

康复

术后患者应使用吊带来固定，并且持续悬吊 6~8 周。在第 1 周时，肩部应在吊带中固定不动，仅仅做温和的肘部活动以及洗澡、穿衣。正式的物理治疗从 1 周后开始，包括手－腕－肘的主动活动以及肩部的第 1 阶段活动（被动运动）。被动肩部活动要持续 4 周，活动范围是外旋 0°、前屈 90° 到肩胛骨水平。在术后 4~8 周，逐渐增加活动度到外旋 40°、前屈 140°。

第 2 阶段大约从术后 6 周开始，依靠手杖和滑轮练习。8 周以后，活动范围可以增加到正常水平，不用再继续悬吊。轻微的阻力练习大约在第 8 周就可以开始，之后逐渐加量。比较正式的强化训练可以在第 12 周开始进行。术后 6 个月可以恢复对抗类体育活动。

结论和展望

肩关节镜提升了我们对各种各样肩关节病损的认识与治疗。尽管很少遇到，但骨科医师需要了解盂肱韧带肱骨处的撕脱伤。虽然技术要求较高，但是关节镜手术治疗在盂肱韧带肱骨处撕脱伤中展现了优异的疗效。更多的病例数量以及长期的随访研究会提供更多关于关节镜治疗 HAGL 损伤疗效的信息。

参考文献

[1] Nicola T. Anterior dislocation of the shoulder. *J Bone Joint Surg Am*. 1942;24:614–616.

[2] Turkel SJ, Panio MW, Marshall JL, et al. Stabilizing mechanisms preventing anterior dislocation of the glenohumeral joint. *J Bone Joint Surg Am*. 1981;63:1208–1217.

[3] Bigliani JU, Pollock RG, Soslowsky LJ, et al. Tensile properties of the inferior glenohumeral ligament. *J Orthop Res*. 1992; 10:187–197.

[4] Gagey O, Gagey N, Boisrenoult P, et al. Experimental study of dislocations of the scapulohumeral joint [in French]. *Rev Chir Orthop Reparatrice Appar Mot*. 1993;79:13–21.

[5] Bokor DJ, Conboy VB, Olson C. Anterior instability of the glenohumeral joint with humeral avulsion of the glenohumeral ligament: a review of 41 cases. *J Bone Joint Surg Br*. 1999; 81:93–96.

[6] Rhee YG, Cho NS. Anterior shoulder instability with humeral avulsion of the glenohumeral ligament lesion. *J Shoulder Elbow Surg*. 2007;16:188–192.

[7] Wolf EM, Cheng JC, Dickson K. Humeral avulsion of glenohumeral ligaments as a cause of anterior shoulder instability. *Arthroscopy*. 1995;11:600–607.

[8] Parameswaran AD, Provencher MT, Bach BR, et al. Humeral avulsion of the glenohumeral ligament: injury pattern and arthroscopic repair techniques. *Orthopedics*. 2008;31:773–779.

[9] Bach BR, Warren RF, Fronek J. Disruption of the lateral capsule of the shoulder: a cause of anterior shoulder instability. *J Bone Joint Surg Br*. 1988;70:274–276.

[10] Gehrman RM, DeLuca PF, Bartolozzi AR. Humeral avulsion of the glenohumeral ligament caused by microtrauma to the anterior capsule in an overhand throwing athlete: a case report. *Am J Sports Med*. 2003;31:617–619.

[11] Bui-Mansfield LT, Taylor DC, Uhorchak JM, et al. Humeral avulsions of the glenohumeral ligament: imaging features and a review of the literature. *AJR AM J Roentgenol*. 2002; 179:649–655.

[12] Bui-Mansfield LT, Banks KP, Taylor DC. Humeral avulsion of the glenohumeral ligaments. *Am J Sports Med*. 2007; 35:1960–1966.

[13] Mizuno N, Yoneda M, Hayashida K, et al. Recurrent anterior shoulder dislocation caused by a midsubstance complete capsular tear. *J Bone Joint Surg Am*. 2005;87:2717–2723.

[14] Arciero RA, Mazzocca AD. Mini-open repair technique of the HAGL (humeral avulsion of the glenohumeral ligament) lesion. *Arthroscopy*. 2005;21:1152e1–1152e4.

[15] Richards DP, Burkhart SS. Arthroscopic humeral avulsion of the glenohumeral ligaments (HAGL) repair. *Arthroscopy*. 2004;20:134–141.

[16] Spang JT, Karas SG. The HAGL lesion: an arthroscopic technique for repair of humeral avulsion of the glenohumeral ligaments. *Arthroscopy*. 2005;21:498–502.

[17] Schippinger G, Vasiu PS, Fankhauser F, et al. HAGL lesion occurring after successful arthroscopic Bankart repair. *Arthroscopy*. 2001;17:206–208.

[18] Fiel LD, Bokor DJ, Savoie FH III. Humeral and glenoid detachment of the anterior inferior glenohumeral ligament: a cause of anterior shoulder instability. *J Shoulder Elbow Surg*. 1997;6:6–10.

[19] O'Brien SJ, Neves MC, Arnoczky SP, et al. The anatomy and histology of the inferior glenohumeral ligament complex of the shoulder. *Am J Sports Med*. 1990;18:449–456.

[20] Warner JJP, Beim GM. Combined Bankart and HAGL lesion associated with anterior shoulder instability. *Arthroscopy*. 1997; 13:749–752.

针对投掷运动员的关节镜治疗

对骨科医师和研究人员来说，针对过顶投掷运动员肩部疼痛的治疗在过去的 25 年间一直是一项严峻的挑战。随着时间的推移，会导致肩部病理改变的一些损伤机制和因素已经得到确认，然而，许多关于病因以及最佳治疗方案的问题仍未得到解答。

与其他部位的骨科疾病相似，对投掷运动员疼痛肩部的研究也历经了一个发展进程。从早期研究关注肩袖部位的外部冲击，发展到前关节囊的检查和微观不稳定这一概念。随着临床检查和关节镜技术的发展，研究焦点转向肱二头肌锚钉和继发于内部冲击和后关节囊紧缩的盂唇损伤。最近，人们将注意力转向了肩胛骨运动学上的改变，更加专注躯干和骨盆的稳定性。尽管患者描述和病理解剖学均表现为关节特定损伤模式，但是无论是否需要进行手术干预，针对该运动员的整体评估对于正确引导运动员回归到损伤前的活动中很关键。作为具备关节镜操作技术的骨科医师，我们不仅能发现并修正导致投掷运动员肩部损伤的投掷机制方面的缺陷，也可以修复因错误的生物力学产生的病理解剖结果。

投掷机制

运动员在从事足球、曲棍球和网球运动时会因为过顶的压力而发生肩部损伤，然而棒球运动，尤其是投球动作，却是造成投掷相关肩部病理改变的最典型案例。棒球运动导致的肩部损伤发生很早，据报道，青年和青少年投手中肩部疼痛的发生率高达 35%。

投球动作包括一系列复杂的运动，会对运动员的肩关节和肘关节造成巨大的重复性压力。下肢产生的力量被增强，并通过骨盆和躯干转移至上肢，而肩部作为手臂的力量调节器，将力量传送至手臂。

整个投掷过程可分为 6 个阶段：准备、早期拉紧、晚期拉紧、加速、减速和跟臂（图 20.1）。

第 1 阶段或称作准备阶段，是每次投掷动作的起始阶段。前脚离开地面，躯干和肩轴为投掷储备力量。重心在轴心脚上，双手握球，稍微放松投掷臂。当球离开戴手套的手时，此阶段结束。

第 2 阶段是早期拉紧阶段。球离开手套后，投掷臂开始就位并准备用力。肩部外展准备进行外旋动作，肘部抬高，稍微弯曲，手保持在球的上端。三角肌和肩袖肌肉均已收紧。从骨盆开始将重心转移到本垒板上，前脚高抬准备向前迈出。

第 3 阶段是晚期拉紧阶段。前脚接触到本垒板时是本阶段的开始。肩部开始闭合，跨步时产生的线性动量在躯干旋转后转变为转动动量。手臂外展稍微超过 90°，此时肘部略高于肩，肩部达到最

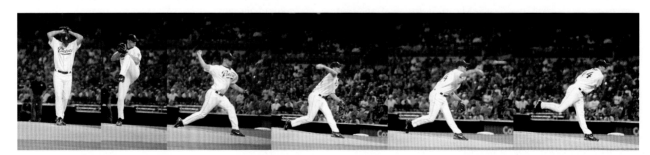

图 20.1 投掷动作的 6 个阶段：①准备投球；②早期拉紧；③晚期拉紧；④加速；⑤减速；⑥送球（以上引自 Thomas WA, Hoenecke HR, Fronek J. Throwing injuries. In: Jonhson DH, Pedowitz RA, eds. *Practical Orthopaedic Sports Medicine and Arthroscopy*. 1st ed. Philadelphia, PA: Lippincott Williams & Wilkins; 2007:309-321）。

大程度的外旋。肩袖部分高度伸展。棒球投手投掷时肩部外旋达 120°~140° 并非罕见现象。有观点认为肱骨头的位置会向后方移动，但是此观点仍然存在争议。与此同时，肩部受到的前方作用力约达 400 N。斜方肌和前锯肌作为一个力来稳定肩胛骨。当肱骨外旋角度达最大时，晚期拉紧阶段结束。

第 4 阶段是加速阶段。当球开始向本垒板移动时，加速开始。下肢和躯干累积的潜在力量此时最终转移到手臂上。预计此时盂肱关节受力达 860 N。肩关节的内旋转速超过每秒 7 000°[1]。肩胛下肌高度拉伸。加速阶段在球抛出后结束。

第 5 阶段是减速阶段。此阶段将球抛出后的肩关节旋转的速度减慢了 1/3。重心由轴心脚转向前脚的过程已经结束。此时肩部还在紧张工作，肩袖启动了一强烈的离心收缩来减慢内旋速度。肱二头肌和肱肌也在进行强烈的离心收缩。肩部的其他肌肉群，包括斜方肌、前锯肌、菱形肌、后三角肌、背阔肌和小圆肌都被调动起来以减慢肩部旋转和防止肩关节半脱位。

第 6 阶段是最后的跟臂阶段。此阶段将球抛出时，肩关节旋转速度的另外 2/3 减慢下来。肩关节放松后进行内收。

每位投手的投球方式都是不同的，这些差异可以给肩部的不同部位造成影响。即使不考虑具体投球方式，在整个投球过程中，某些特殊的动作位置即便轻微用力也可以造成肩部疼痛或肩关节功能障碍。重要的是要认识到，投球方式的细微差别可以演变为受伤球员肩部病理特征的细微差异。

临床评估

病史

临床评估患有肩部疼痛的投球手时，应首先对其病史进行详细的了解。知晓患者年龄及其伤痛的发生时间很重要。另外，了解患者之前的伤病情况或手术干预情况也很关键，这些因素均可影响最终的评估结果。

对年轻球员进行评估时，尤其是具有开放性骨骺的年轻球员，了解他们的竞技程度很关键。例如：他们是否投球？投球的频率如何？不同比赛场次之间是否休息？不投球时在比赛中充当哪个位置？一年中有几个月的时间不参与棒球活动？投掷哪一种棒球？是否参加球场展示？对孩子或父母来说，这些问题往往难以回答。但是，区别开急性损伤和过度损伤很重要。骨骺损伤和关节囊松弛常见于进行过顶活动的年轻运动员中。通常，此类患者无须进行手术治疗。

对年长的成年运动员进行评估时，往往难以确定患者的病情严重程度。患者可能难以记清症状发生的确切时间，但是，询问清楚患者上一次无疼痛进行活动的时间很重要。在某些情况下，患者可能在数月或数年之前开始出现疼痛症状，针对此类患者进行的治疗与在最近数星期之内出现症状的患者的临床治疗将截然不同。

还有一些重要的与关节和运动相关的问题需要向年轻和年长运动员询问，包括：肩部的哪个部位出现疼痛？疼痛在投掷过程的哪个阶段出现？在晚期拉紧阶段或早期加速阶段出现的肩部后方疼痛会涉及盂唇或肩袖部位。疼痛持续发生还是仅在投掷后出现？手臂在球赛哪一局开始疼痛？疼痛是否伴随出现关节不稳定的感觉？是否有速度减慢或失控出现？出现的速度减慢和失控是由疼痛还是由疲劳所致？是否出现机械学方面的症状，例如"咔哒"声和摩擦声？肩部疼痛是否会向下延续到手臂？患者是否出现过手臂"不听使唤"的感觉？

最后，了解此次患者来就诊的原因很重要。本次评估结果是第一方、第二方还是第三方意见？急性损伤的情况通常比较容易处理。然而，病程较长的患者就诊的原因则更为复杂。比如，经过一个赛季疼痛之后就诊的患者与症状发生即刻就诊的患者，两者的就诊目标不甚相同。了解患者潜在病理以及明确患者关于其未来职业规划的就诊目标很重要。

体格检查

鉴于盂肱关节的病理学症状可能由动力学链的任何一个环节所导致，所以应对棒球投手的肩部进行全面评估。尽管在临床检查时，可能有时不能直接对患者的投掷行为进行观察，但是应对患者进行运动模拟检查。让患者模拟投掷行为，评估患者的步法和用时。单腿站立和单腿下蹲可用来评估骨盆和核心稳定性。例如，在进行单腿站立试验（Trendelenburg test）时，投手应能完成单腿半蹲，且不出现同侧股骨内收、内旋或对侧骨盆下降和躯干倾斜[2]。下方身体保持稳定才能确保正常的投掷机制。

对投手的上肢进行评估时，需将标准的成人肩部检查步骤（观察、触诊、活动范围、强度和稳定性检查）进行扩展。目视检查投手的姿势、肩胛骨位置和放松手臂的位置很重要。与对侧相比，投掷或抛掷手臂可能会过度发达，左、右两侧肩胛骨位置可能会出现轻微的不对称。站在患者身后，让患者进行双上肢前屈和对墙俯卧撑，评估患者的肩胛骨活动。休息和运动时如可见明显肩胛骨不对称或单侧肩胛骨翼状，暗示出现肩胛运动障碍（图20.2）。休息状态时，肩胛骨的内下边缘处突出通常是由菱形肌、肩胛提肌和前锯肌无力造成的，与对侧相比，会出现下错位、横向错位、外展和肩胛骨伸长 [3]。在关节盂水平上，这将造成股骨头在关节盂中的位置不平衡，进而导致肱骨关节损伤。

患者通常无法指出疼痛的具体位置，尤其是涉及盂唇病变的情况。然而，患者可能会抱怨前方或后方有轻微疼痛，并且常常抱怨肩部"最里面"出现疼痛。因此，可能并不能通过肩部触诊做出准确的诊断。但是，对患者肩部区域进行全面的触诊可以发现关节囊周围捻发音或其他症状，如肱二头肌腱或肩锁关节触痛。

进行标准的关节活动度测试，随后仔细检查肱骨关节旋转情况。一些纵向研究结果表明，肩关节囊的发展性变化和获得性肱骨近端退化会导致圆弧偏移，以便适应投掷臂的外旋动作。患者保持仰卧

手臂外展90°，投掷运动员，尤其是棒球投手的投掷臂的外旋角度可能增加10°~20°，并有等量的内旋角度的缺失。然而，与对侧肩部相比，肩部旋转总弧角度减小了10°~15°。总弧角度减小超过40°并伴有肩关节内旋活动度缺失（GIRD）是病理性的，暗示出现后关节囊狭窄（图20.3）。

肩部强度的检查包括对大块运动肌的检查（三角肌、胸大肌、肱二头肌和肱三头肌）和肩胛与盂肱稳定器的检查。肩袖是盂肱关节处最主要的动力稳定器。冈上肌无力或冈下肌、小圆肌和肩胛下肌之间的力偶改变可以带来投掷过程中（晚期拉紧阶段、加速或减速阶段）的运动学变化。尽管并非十分具有针对性，一般可通过阻力试验并与对侧比较对冈上肌强度做出评估。测试冈上肌时，患者手臂展开90°，与肩胛骨保持水平，握住患者手臂施加阻力。测试冈下肌强度时，患者手臂置于中立位，外旋时握住患者手臂施加阻力。测试小圆肌时，患者手臂前屈约45°，外旋时施加阻力。通过背后举起试验和腹压试验测试肩胛下肌的强度 [4]。推墙俯卧撑出现异常以及腹压测试时的肩胛骨回缩均与肩部肌肉无力有关。

患者应进行常规的向前和向后的稳定性检查。除了负荷移位试验和沟槽征，Jobe再复位试验也作为一项诱发试验，用于诊断是否有细微的前向不稳和内部冲击 [5]。患者处于仰卧位，手臂外展90°并

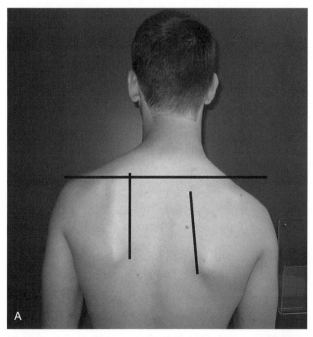
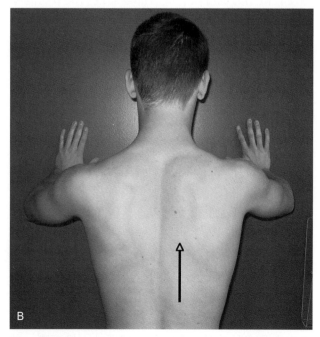

图20.2　肩胛骨不对称。A. 右侧（优势手臂）肩关节塌陷，伴发肩胛骨外展，下方移位，外侧移位以及内下缘突出。B. 撑墙时肩胛骨内侧缘突出提示运动障碍。

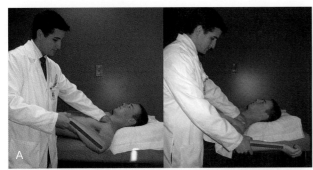

戴手套的手臂　　　　　　　　　　总活动度≈150°

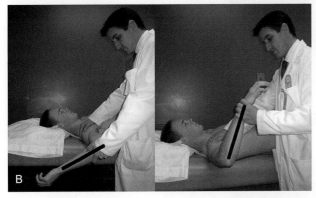

投掷手肩关节　　　　　　　　　　总活动度≈135°

图 20.3　肩关节内旋及外旋。A. 戴手套的手臂肩关节有着相对正常的内外旋角度，活动度约 150°。B. 投掷手肩关节外旋角度增大，内旋角度减少，总活动减少（135°）与后方关节囊紧缩相关。

进行最大程度外旋，若出现前方疼痛或不适，则可能与前向不稳的症状相吻合。若向肱骨近端施加垂直向下的力时症状有所缓解，或者从下方向肱骨近端施加垂直向上的力时症状加剧，则可更加确认出现向前不稳的可能性（图 20.4）。如果外展外旋试验时出现后方疼痛，则怀疑有内部的冲击。

　　其他诱发试验包括用于诊断外部冲击的 Neer 前屈撞击试验和 Hawkins 内旋撞击试验。O'Brien 的主动挤压试验用于检查盂唇和肱二头肌锚。肩关节前屈、外展和内旋时出现疼痛，并在肩关节外旋时缓解，提示出现上盂唇病变（图 20.5）。Speed 试验、Yergason 试验、Andrew 的弹进试验和前移试验均可对盂肱关节施压，用以诊断盂唇或肱二头肌病变[6]。现今，没有任何一项检查或测试可以对盂肱关节内紊乱的某个病因做出完全可靠的诊断，但是，将这些测试和检查加以组合，其测试结果可用于病因的鉴别诊断，并辅助制订出治疗方案[7]。

影像学检查

　　用 X 线可以评估骨质异常状况。按常规方法获取前后位 X 线片、Y 位片和腋位片。盂肱关节旋转的 X 线片可按需获取。对具有肱骨近端骨骺分离的年轻投手进行评估时，盂肱关节外旋的 X 线片很有用处。如果患者当时有关节脱位或曾有关节脱位病史，那么获取喙突正位片（Stryker notch view）对于诊断患者是否有 Hill-Sachs 损伤很有用处。标准 X 线片可辅助诊断肩袖钙化性肌腱炎、肩锁（AC）关节病、后下盂窝外生骨疣或 Bennett 损伤。尽管 Bennett 损伤可能有症状出现，但是并不常见。在治疗 Bennett 损伤前，应排除其他可能的病理原因[8]。

　　CT 扫描成像，尤其是具有三维重建功能的 CT 扫描影像可以提高骨骼结构评估水平，但在评估软组织包裹时有所欠缺。CT 扫描成像并不是评估投手肩部疼痛时的一项常规检查。CT 关节造影对诊断肩袖全层撕裂和前盂唇损伤是有帮助的，但在诊断肩袖部分撕裂或后（上）盂唇 - 损伤时则不是那么可靠。

　　MRI 通常在普通 X 线检查之后进行，是投手肩部损伤的诊断工具之一。MRI 可用于诊断肩袖病变和盂唇病变，包括上盂唇前后（SLAP）撕裂、前关节囊病变和盂唇周围囊肿。钆增强磁共振关节造影（MRA）用于诊断上盂唇损伤和肩袖部分撕裂时，其检查结果被认为具有更高的可靠性。上盂唇的斜冠状位和轴位呈现造影剂外溢（图 20.6）提示有 SLAP 损伤存在。可通过几个不同视角的造影对肩袖部位进行评估。但是，通过斜冠状位的造影图像可以清晰地看到肩袖插入物。而轴位造影图像最便于观察前关节囊盂唇损伤、盂唇周围囊肿和肱骨撕脱损伤。

　　经过适当的影像学检查后，如果对盂唇撕裂的存在或致病机制还存在任何疑义，应考虑其他可能导致肩部疼痛的原因。肩峰下滑囊炎、肩袖撕裂、AC 关节病变、Bennett 损伤、喙突撞击、伴有肩胛上神经功能障碍的滑囊囊肿、关节囊粘连、急性关节软骨损伤和退行性骨关节病都可以造成投掷肩部的疼痛。麻醉注射或肌电图（EMG）分析等无创检查可以进一步帮助识别造成肩部不适的主要原因。

损伤的生物力学机制

　　引起一名优秀的棒球投手产生肩部疼痛并发挥失常的疾病进程的第一步或第一点仍是未知的。现有的静态或被动活动的生物力学数据无法比拟实际

第 1 篇　肩关节

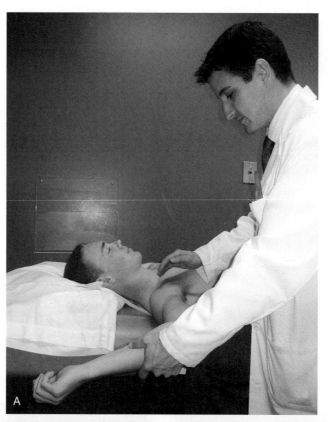

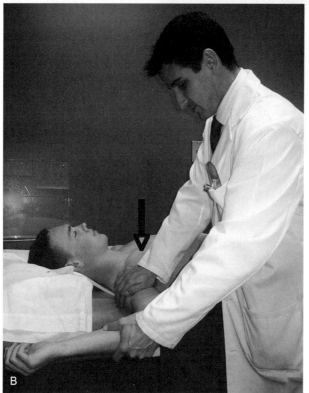

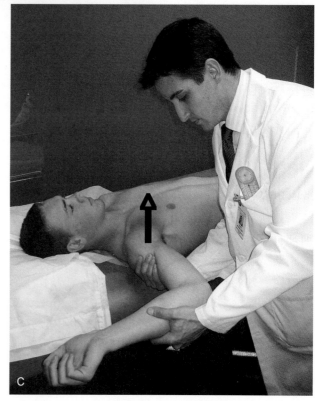

图 20.4　Jobe 再定位试验。A. 患者仰卧位，用力将肩关节置于外展外旋位。患者感觉疼痛或者恐惧提示肩关节不稳。B. 接着，在肱骨近侧施加一个向后的力，疼痛缓解则提示肩关节不稳和（或）内部撞击。C. 反向手法施加一个向前的力，初始试验的症状会加剧。

第 1 篇　肩关节

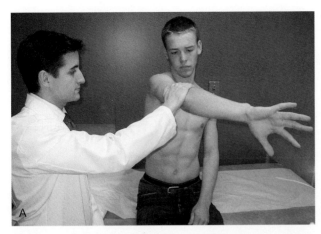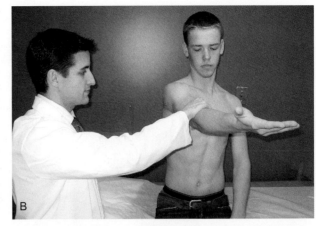

图 20.5　O'Brien 主动加压试验。A.手臂极度内旋、内收，前屈 90° 向上对抗阻力。B.然后将手臂外旋，再次对抗阻力。当内旋时疼痛，而外旋后缓解，提示盂唇或者二头肌损伤。

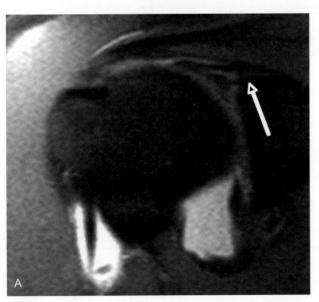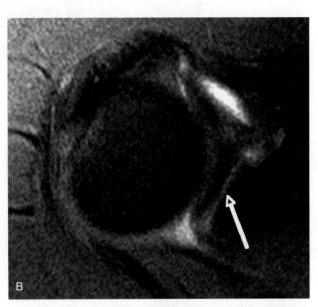

图 20.6　MRI 提示一例 SLAP 损伤：图示 SLAP 损伤的 MRI 关节造影影像的冠状位（A）和轴位（B）片。两幅图中的箭头所示为钆积聚在沿着肩胛颈撕裂的盂唇下。

进行的主动活动的肩部运动学，并且有关晚期拉紧阶段、加速阶段和减速阶段之间的过渡点仍旧有许多未解之处。骨科医师只看到了病理结果，由于检查结果往往是相似的，治疗时不得不对具体病因进行推测。在诊断过程中，通常将"死臂"综合征、内部冲击、SLAP 损伤、肩袖撕裂后部关节面损伤、伴有肩关节内旋障碍的后关节囊挛缩和前向不稳定区分开来，但它们却均为连续损伤的一部分。在进行投掷运动时，因肩部外展外旋和回拉而重复导致的微小创伤通常会造成关节损伤（图 20.7）。其中一个部位的损伤会进而导致其他部位的损伤。所有投手都因其所从事运动的特殊性而容易受到肩部损伤。疲劳、比赛压力和偶尔的注意力不集中都可以改变正常的运动学过程而造成肩部损伤。

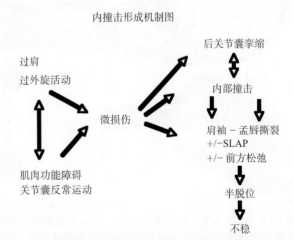

图 20.7　图为导致投掷者肩关节不稳定及内部撞击，最终崩溃的一系列因素。

投手经常抱怨在晚期拉紧阶段、加速阶段、球出手时或减速阶段出现肩部疼痛。肩部外旋和后关节囊锁紧时会导致肱骨大结节和肩袖下表面与关节囊后部和盂唇后上方接触[9]。当肱二头肌腱处于更加垂直的位置时，扭转力会传递至上方关节结节和盂唇附着处（剥离现象）[10]。虽然这些可能是正常现象，但却可能造成运动员肩部损伤。在长期肩部慢性疼痛的投手[11]中出现肩部无力或肩胛骨稳定结构疲乏的现象，这会造成肩部内旋、外展和肩胛骨伸长。肩无力并有外展、外旋会造成肩胛颈和肱骨近端之间的角度增大（图20.8）。角度增大会增加前关节囊的压力，当手臂开始向前加速时，大

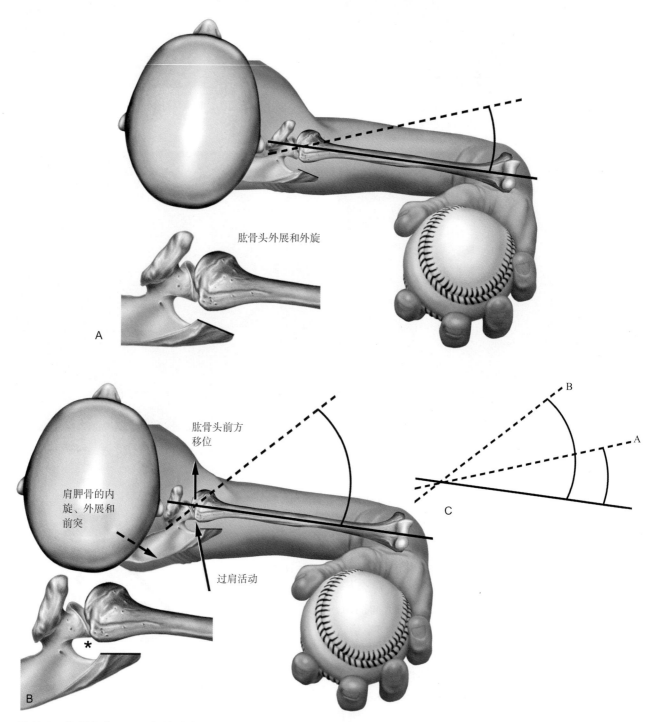

肱骨头外展和外旋

肱骨头前方移位

肩胛骨的内旋、外展和前突

过肩活动

图20.8 临界角度。A. 习惯性外旋及后侧关节囊紧缩会导致肱骨大结节、肩袖的内面与肩胛盂后侧、后上方盂唇撞击。B. 肩胛骨稳定结构的无力或者疲劳会导致肩胛骨内旋、外展及前突，再加上上臂的外展，会使肩胛颈与肱骨近端过度成角（星号）。过度成角会导致关节囊前侧压力增加，当手臂开始向前加速，大结节与关节盂后上方碰撞的可能性及严重程度都会增加。C. 复合矢量图显示了图A和图B的临界角度的改变。

结节和后上盂窝接触的可能性和强度均会增加。这将转而带来后上盂唇与肩袖下表面发生撞击的风险（图 20.9）。若此撞击重复发生，投掷运动员可

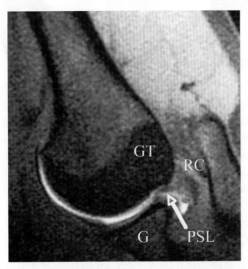

图 20.9　手臂处于外展外旋位的特殊 MRI 图像显示肱骨大结节（GT）和后侧肩袖组织（RC）与肩胛骨（G）、后上方盂唇（PSL，白色箭头）撞击。

能会出现后盂唇撕裂或肩袖关节侧撕脱。经证明，SLAP 撕裂可以增加盂肱关节外旋和平移，从而增加前关节囊的压力并加大关节囊松弛和发生微观不稳定的风险。肩袖损伤会损害其作为动态稳定结构的能力，并因此给静态稳定结构带来更大压力。在球离手时和减速阶段，已发生损伤的肩袖也会继而带来其他部位的损伤，尤其是肱二头肌锚和前上盂唇。因此，肩袖部损伤或后上盂唇损伤会增大整个投掷行为对肩部的损伤力度，并让肩部其他部位都处于风险之中。

肱二头肌腱参与了投掷的预备阶段和球脱手阶段，并可能在投掷过程中发挥稳定和控制手臂的次级作用。在晚期拉紧阶段，由于后侧关节囊紧缩，使得肱骨头处于盂窝的后侧，从而导致内旋弧度变小 [12]。关节囊挛缩的起因仍旧不明，除了后部撞击、缺乏伸展或长期不良动力学，也可能与炎症有关。由于盂肱关节位置改变，肱二头肌腱受到额外压力，这也会加重剥离现象。图 20.10 展示了外展

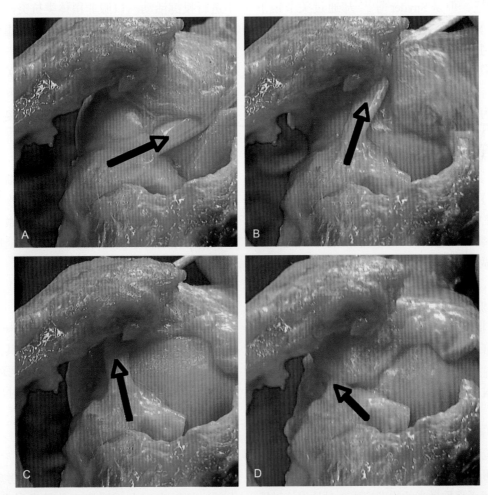

图 20.10　A~D. 这组尸体解剖图片显示当肩关节外展外旋时，对肱二头肌腱的牵引力，模拟了剥离现象。箭头所示肱二头肌腱跟随肱骨头旋转从前方（A）到后方（D）。

外旋过程中肱二头肌肌腱的提拉，可模拟剥离现象。肌电图分析结果显示，在投掷过程的减速阶段，肱二头肌处于活跃状态。除后关节囊紧缩外，肌无力、疲劳和肩袖肌肉损伤均可给肱二头肌腱带来更大压力，并在减速阶段导致肱二头肌腱拉伸过载。

综上所述，投手肩部的盂唇病变可能源于后方的内部冲击和微观不稳定以及继而出现的重复性扭力和晚期拉伸阶段、加速阶段和减速阶段施加在肱二头肌腱上的压力。无论最先出现盂唇损伤的部位是在前方或后方，都会继而发展为对应关节面的肩袖损伤。之后，一旦出现 SLAP 损伤，会随之出现盂肱关节平移不稳或关节囊松弛，进而加重整个损伤循环[13]。

SLAP 损伤的分型

经病史询问、体格检查和影像学评估怀疑运动员患有上盂唇损伤的，最终通过关节镜对其进行确诊并分型。尽管 Andrews 等[14] 最先对上盂唇损伤进行了阐述，但是 Snyder 等[15] 却通过关节镜下观察率先对 SLAP 撕裂进行了分类。Ⅰ 型 SLAP 损伤包括盂唇组织磨损且呈现出整体退行性表现。Ⅱ 型 SLAP 损伤的特点是上盂唇和肱二头肌止点呈现出不稳定性。Ⅲ 型 SLAP 损伤为桶柄状撕裂。Ⅳ 型 SLAP 损伤为延伸至肱二头肌腱处的桶柄状撕裂或瓣状撕裂。Maffet 等[16] 扩展了 Snyder 的分类，包括：从前下关节囊盂唇连接处延伸到肱二头肌止点处的盂唇撕裂（Ⅴ 型）、上盂唇不稳定且伴有瓣状撕裂（Ⅵ 型）、肱二头肌止点与盂唇发生分离延伸至盂肱韧带中段（MGHL）（Ⅶ 型）。Morgan 等[17] 依据盂唇断裂的位置（前、后或前后均有）对 Ⅱ 型 SLAP 损伤做了进一步分类（图 20.11）。在他们的分类报告中，他们认为大多数的 Ⅱ 型 SLAP 损伤发生在后盂唇处，并且，将患有 Ⅱ 型 SLAP 损伤的投掷运动员与非投掷运动员进行比较，其中出现 Ⅱ 型后盂唇撕裂的投掷运动员比非投掷运动员多了 3 倍。

非手术疗法

非手术疗法作为主要的治疗方法，应该一直作为高水平投掷运动员尤其是棒球投手的首选治疗方法。即使已经诊断有 SLAP 损伤出现，还应该尝试对患者尤其是棒球投手采取适当的物理疗法。对从事接触性运动如足球或曲棍球的患者进行治疗时，盂肱关节的

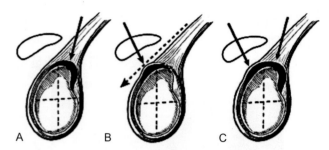

图 20.11　A. 前侧 Ⅱ 型 SLAP 损伤为关节盂前上象限的盂唇撕裂。B. 后侧 Ⅱ 型 SLAP 损伤为关节盂后上象限的盂唇撕裂。C. 前侧联合后侧 Ⅱ 型 SLAP 损伤为关节盂整个上方象限的盂唇撕裂（以上引自 Burkhart SS, Morgan CD. The peelback mechanism: its role in producing and extending posterior type Ⅱ SLAPlesions and its effect on SLAPrepair rehabilitation. *Arthroscopy*. 1998;14:637-640 ）。

稳定性是治疗重点，同时也可能出现创伤相关的症状。尽管之后会考虑通过手术方法改善生物力学，但是非手术疗法仍旧是治疗 SLAP 损伤的首选方法。

理想的情况是，运动员可在解剖结构损伤之前来就诊。患者通常需要 4~6 周的休息时间，此期间不进行投掷活动。口服非甾体类抗炎药可以起到改善作用。早期进行物理治疗，以便将患者的盂肱关节活动度（活动弧）恢复至正常水平。这包括深入后关节囊的拉伸和避免给前（或下）关节囊带来过度压力。物理疗法还应辅助进行肩袖和肩胛转动体的伸展、力量和耐力训练。完整的康复项目还应包括下肢力量和核心稳定性的练习。肩部不应被用来弥补下肢力量的不足。

休息和康复期过后，患者将进行渐进的投掷练习项目，以运动员投掷时不出现肩部疼痛为条件逐步增加强度。最后，鉴于手臂位置的微小改变可能在投掷时给肩部和肘部带来巨大冲击，应对患者的投掷力学进行评估。

手术治疗

考虑到投掷运动员的特殊性，对其进行手术治疗的决定极具挑战性。尽管具体的病理原因已经明确，但是术后想要保持最佳投掷时肩部（外旋120°~140°）的稳定性相当困难。

SLAP 损伤

通常在怀疑出现上盂唇病变时才考虑进行手术干预。怀疑出现上盂唇病变并且患者在经过休息、物理疗法和纠正投掷力学后仍无临床症状改善而无

法再次进行投掷活动的，是需要采取手术治疗的。决定采取手术治疗后，应辅以相关 MRI 或 MRA 的影像评估。尽管过去许多接受过手术治疗的运动员无法再继续进行比赛，但是随着关节镜技术的发展，已经可以在进行病理治疗的同时降低手术风险。若患者的临床症状已经对其职业生涯造成了影响，那么手术治疗则为患者返回比赛提供了一种可能性。手术治疗的最终目标是恢复肩部的平衡，并让肩部达到最大外旋时仍保持稳定。

关节镜技术给治疗投掷损伤的骨科医师提供了诊断和治疗的工具。通常通过一个用于观察的标准后入口和用于对肩袖间隙进行操作的前入口对运动员的肩部进行评估。关键结构如盂窝和肱骨关节面、肩袖、肱二头肌、盂唇和关节囊韧带结构均应通过视诊观察和触诊对其进行评估。应观察并留意特殊的关节镜下呈现的病理特征，包括通过可能出现的不稳定相关的病理特征[18]、通过剥离试验评估肱二头肌的不稳定性（图 20.12）以及关节注气后前上关节囊是否与肱二头肌腱直接接触进而判断是否出现全层肩袖损伤[19]（图 20.13）。

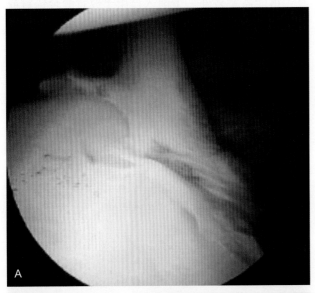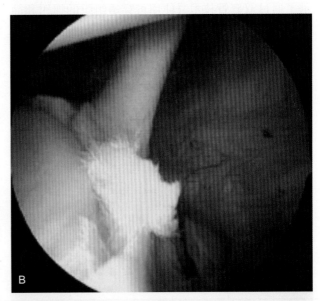

图 20.12　剥离机制。A. 图为患者左肩关节处于休息（中立）位，此时后上方的盂唇覆盖于关节盂边角处。B. 图为同一个肩关节外展外旋位的关节镜下影像，可见后上方的关节盂唇被剥离，内侧从关节盂的边缘移位（以上引自 Burkhart SS, Morgan CO, Kibler WB. The disabled throwing shoulder: spectrum of pathology part I: pathoanatomy and biomechanics. *Arthroscopy*. 2003;19:404-420 ）。

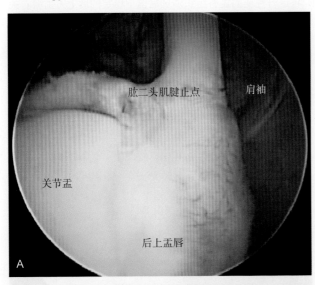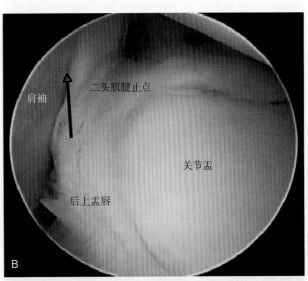

图 20.13　A. 图为肩袖没有受损的盂肱关节的关节镜下影像，图中前上方关节囊及肩袖肌腱与肱二头肌长头肌腱止点是分开的。B. 图为全层肩袖撕裂的盂肱关节的关节镜下影像，图中关节内注水后前上方关节囊与肱二头肌腱直接撞击（黑色箭头）。后上盂唇和关节盂已标记，便于定位。

治疗退行性盂唇损伤和肩袖部分撕裂时，应仔细进行清创处理。进行磨损肩袖的清创后可对肩袖止点的磨损量进行评估（图 20.14、图 20.15）。一般情况下，应对 I 型退行性盂唇磨损和Ⅲ型不稳定的桶柄状撕裂进行清创处理，直至暴露出其稳定的边缘处。应对所有其他撕裂类型中出现的盂唇附着部位的不稳定进行修复。

SLAP 损伤的关节镜固定术的总体目标为：明确是否出现盂唇不稳定、准备好盂唇复位的位置并将关节囊盂唇组织固定至盂颈部。图 20.16 简要展示了通过双套管技术（使用可穿透组织的抓钳和简单缝合）确诊和治疗Ⅱ型前 SLAP 损伤的过程。诊断是否有不稳定时，需将肱二头肌止点和上盂唇从中间向关节边缘推移并对其进行探查。根据骨科医师的偏好、现有的关节镜器械和 SLAP 损伤的位置，可能需要使用到第三个关节镜入口。治疗后盂唇损伤或者盂唇大面积联合损伤时，通常需要准备另一个入口，以便于手术器具深入到后上盂窝处。第三个入口需在可视化条件下通过入路技术准备完成。在肩峰外侧边缘下进行皮肤切口，将小套管或手术器具穿过肩袖缆内侧的冈上肌肌肉组织直达关节处（图 20.17）。在高位准确地放置缝合锚钉以及在后上盂颈处打开缝合通道。治疗前 SLAP 损伤时，可能需要另外一个前入口用于放置缝合锚钉或安插缝合通道。

关于盂唇附着部位的制备，首先应将损毁的盂

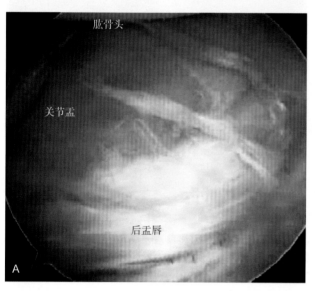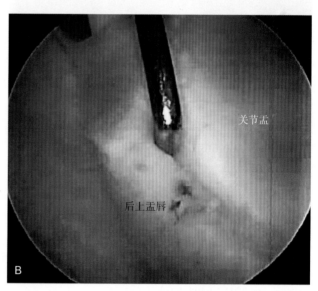

图 20.14　A. 图为关节内撞击继发引起后侧盂唇退行性磨损。B. 将退行性变的盂唇组织清创后留下稳定的后上方盂唇。关节盂和肱骨头已标记，便于定位。

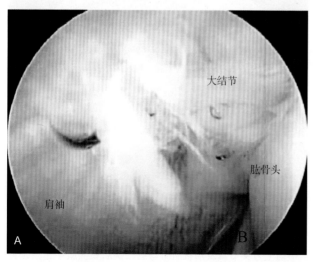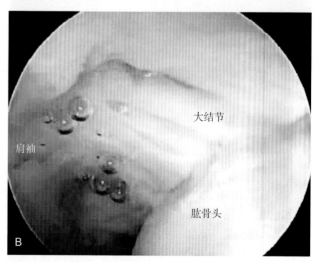

图 20.15　A. 图为大结节足印区的后侧关节面部分层厚肩袖撕裂联合内部撞击。B. 对退变的肩袖组织清创后，留下仅有微小损伤的足印区肌腱，不需要修补。肩袖肌腱、二头肌腱和肱骨头已标记，便于定位。

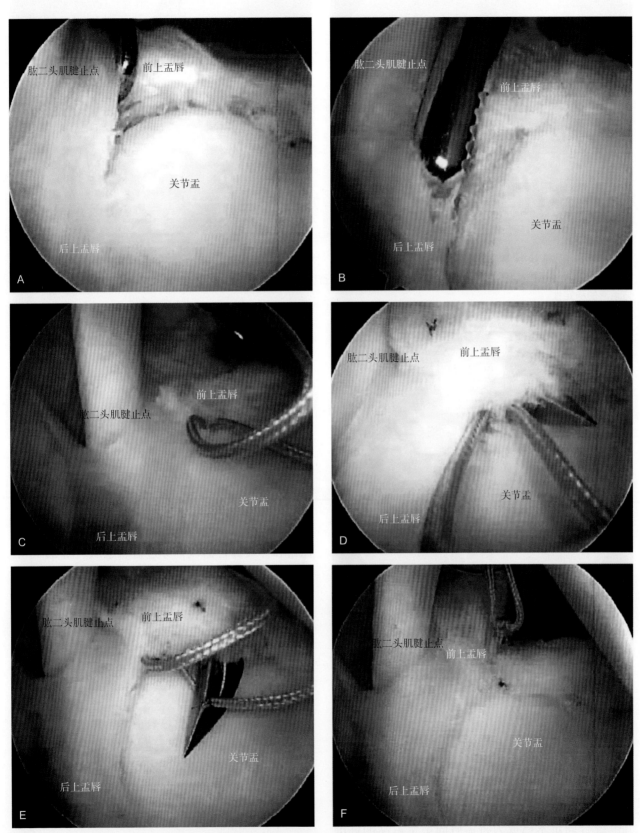

图 20.16 采用两孔技术及一枚锚钉修复前侧 II 型 SLAP 损伤。A. 采用关节镜探针探查肱二头肌腱止点处前上方盂唇不稳定。B. 采用关节镜下刨刀来清除粗糙的软组织，准备关节盂颈部的骨床来用于盂唇附着。C. 在关节边缘盂唇最不稳定处置入一枚锚钉。D. 用一个尖锐的抓线器在锚钉处穿入关节囊盂唇连接处，在关节盂面穿出。E. 仔细将缝线拖出。F. 单缝线关节镜下打结。线结要远离盂唇面。

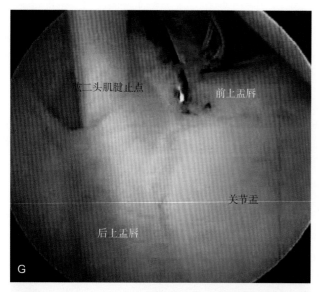

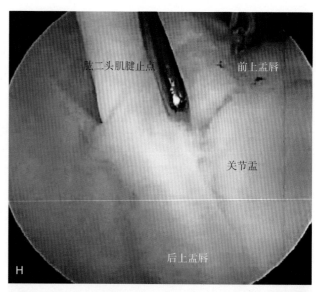

图 20.16（续） G. 用探针来探查组织及修复完成的 ASL 是否稳定。H. 修复后也需要用探针来检查肱二头肌腱止点及后上方盂唇的稳定性。

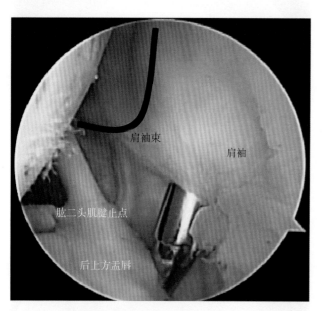

图 20.17　肩袖转位入路。在紧贴肩袖束内侧，穿过肩袖肌腱置入一个小金属套管，以便对后上方盂唇进行操作。肱二头肌腱止点已标记，便于定位。

唇从其凹陷处提拉起。按照需要，对无功能的粗糙组织进行进一步的清创。为了促进愈合，用关节镜刨刀或锉刀打磨关节连接处和盂颈部位。图 20.18 总结了针对 Ⅱ 型前后联合 SLAP 损伤的识别、关节镜刨刀进行骨面制备以及使用三套管技术（2 个锚钉和简单缝合）对其进行治疗的整个过程。

　缝合固定术已成为将盂唇固定至盂窝的标准治疗方法。其中缝合锚钉的使用最为常见，并需要进行关节镜下打结操作。滑结如 Westin 滑结和 Tennessee 滑结均是可以使用的。但是，骨科医师

在手术过程中应谨慎进行，避免缝合时穿透盂唇组织。并且不应在盂窝表面打结，而应直接在关节囊盂唇连接处打结，也有一些有效的无缝合结的技术方法，但是无缝合结技术往往很难将修复处的组织拉紧。治疗投掷运动员时，缝合锚钉的使用数量越少越好。关节囊过紧与关节不稳定同样问题重重，保持平衡才是关键。

　与关节镜下的肩袖固定类似，也有多种用于盂唇修复的缝合方法。简单缝合与垂直纵褥式缝合均可。缝合线通过若干个不同的仪器（尖头的缝线抓钳和穿梭缝合器械）穿过盂唇组织。图 20.19 展示了通过三套管技术（使用穿梭缝合器械和可选的垂直纵褥式缝合技术）治疗 Ⅱ 型后 SLAP 损伤的过程。缝合锚钉、缝合器的选用以及最终构造的总体方案将由骨科医师的偏好、关节镜操作水平和患者的 SLAP 撕裂类型所决定。经正确诊断和治疗后，SLAP 修复手术应可以提高盂肱关节的稳定性。

　过去曾使用关节囊热效应术治疗关节囊松弛。鉴于热效应后的关节囊会随着时间推移发生变形，且热效应带来的软骨损伤以及关节囊不完整将导致一系列并发症，会给一些患者带来严重损伤，因此现在应避免使用此项技术。

后关节囊松解

　后关节囊松解通常很少作为关节镜疗法的一部分，但是不排除其可行性。应首先排除可接受

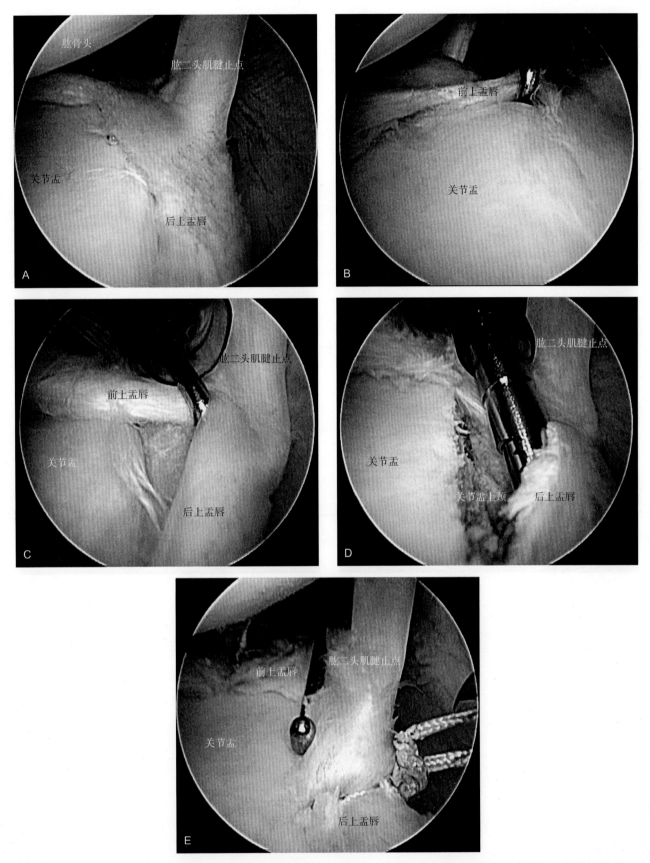

图 20.18　采用三孔技术及两枚锚钉修复前后侧联合 II 型 SLAP 损伤。A. 在关节镜检查时发现盂唇松动。B. 探针探及肱二头肌腱止点处前上方盂唇不稳。C. 探针探及肱二头肌腱止点处后上方盂唇不稳。D. 使用关节镜下刨刀在关节盂颈部上方准备骨床。E. 在肱二头肌腱止点处前后侧使用两枚单缝线锚钉完成修复。

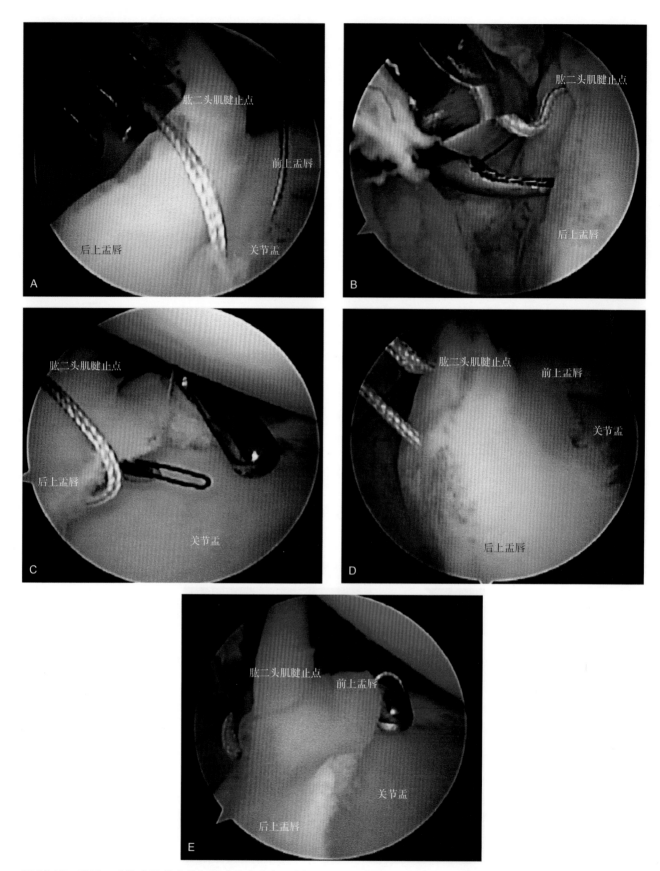

图 20.19 采用三孔技术及单个锚钉褥式缝合修复后侧 Ⅱ 型 SLAP 损伤。A. 锚钉置于紧贴肱二头肌腱止点（BA）后方。B. 过线器从肌腱转位入路进入关节，在关节囊盂唇连接处穿透后上方盂唇（PSL）。C. 过线器沿着关节盂表面紧贴盂唇下方穿出，导线用于引导缝线穿过盂唇组织。D. 所有缝线都从 PSL 穿过。E. 关节镜下打结，并探查 PSL、BA 和前上方盂唇的稳定性。

保守治疗的可能性，才可单纯进行此项操作或者和 SLAP 修复同时进行。后关节囊松解手术适用于症状持续无缓解的患者、经过延长的物理治疗而失败的患者以及肩部外展时的内旋角度小于 20° 的患者。将关节镜置于前入口，从后入口通过关节镜组织穿孔器或钩状的关节内射频装置对关节囊进行松

解。按照组织的依顺性，在离后盂唇 1 cm 处将关节囊切开，并将切口从右肩盂窝的 6 点钟位置延伸至 9 点钟和 11 点钟的位置之间。图 20.20 展示了关节囊松解术必须的切开位置和长度。为了避免对冈下肌和腋神经造成损伤，骨科医师在操作时应注意不要切过深或切开位置过于偏下。

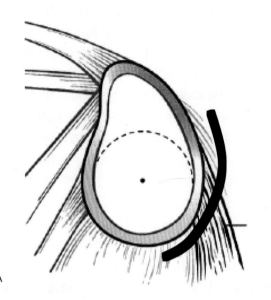
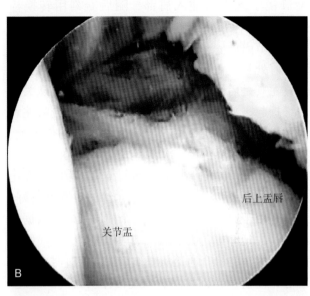

图 20.20　有选择性的后下方关节囊松解。A. 关节囊挛缩的部位处于关节囊的后下方象限，即 IGHL 复合体的后侧束。根据组织的顺从性，关节囊切开的位置在距离后侧盂唇（PL）1 cm 处，从关节盂（G）的 6 点钟方向到 9~11 点钟方向之间。B. 图为使用电钩装置松解后对后侧关节囊的关节镜探查。最下方部分松解时，使用关节镜下的篮网来避免损失腋神经（以上引自 Burkhart SS, Morgan CD, Kibler WB. The disabled throwing shoulder: spectrum of pathology part I: pathoanatomy and biomechanics. *Arthroscopy.* 2003;19:404-420）。

前关节囊缝合术

　　区分真性的前向不稳定和继发于 SLAP 损伤的关节囊伪松弛或微观不稳定往往是困难的。如果 1 例曾经没有 SLAP 损伤或前关节囊盂唇损伤投掷运动员，出现不稳定症状，则需通过关节囊折叠缝合手术对其进行治疗。如果曾经出现 SLAP 损伤的投掷运动员，同时伴有前关节囊松弛的症状，应在 SLAP 修复的前后对其下盂肱韧带（IGHL）的前带进行探测检查。若 SLAP 修复后，IGHL 前带已经由松弛恢复正常（大多数情况下的确如此），则无须对患者进行关节囊缝合术。若 SLAP 修复后，IGHL 前带的松弛现象维持不变，则可据此进行关节囊缝合术。

肩袖撕裂

　　过肩投掷运动员出现的肩袖撕裂类型大多为部分肩袖撕裂。对于在内横侧方向出现的小于 50%

的撕裂，可对退行性磨损处进行一定程度的清创。修复过程通常涉及将肌腱前移至肱骨大结节上，这项操作通常不太适合专业的过肩投掷运动员。对于大于覆盖区域 50% 以上的撕裂（一些人认为超过 75%），可选用跨腱修复或者清创后的全层修复。鉴于运动员承担着修复后无法继续从事竞技性投掷活动的风险，骨科医师在进行其肩袖部位的手术时需格外小心。

作者的手术观点

　　对有内在撞击及相关盂唇病理征的过肩投掷运动员进行手术治疗时，让患者处于侧卧位，将手臂外展 40° 且前屈 15°~20°。随后，仅施加 10 磅（4.53 kg）的平衡力将手臂在此位置上固定。相较于牵引，手臂的位置更为重要。作者首选的是三入口技术（使用到缝合锚钉、小型缝合穿梭器械以及关节镜下打结操作）。对于主要集中在肱二头肌止

点部位的远前端撕裂，可以通过单独一个入口从肩袖间隙穿过对其进行修复。在治疗前 SLAP 撕裂时，尽管也可以使用双入口技术（可穿透组织的抓线器），但是这类器械被认为体积较大且可能在通过时对盂唇组织造成较大损伤。

在肩峰后侧角的内侧 2 cm 处准备后入口，将关节镜于此入口插入肩部。随后立刻用转换棒（Wissinger 棒）穿过肩胛下囊准备好前入口。用探针对关节内做一个完整的关节镜检查。检查肱二头肌附着处和上盂唇是否出现不稳定和退化。对肩袖部位尤其是后侧插入部分进行检查。将盂唇从关节边缘提起，从而确认出现 SLAP 损伤后，应将注意力放在肱二头肌附着处和确定盂唇损伤的位置上。手术中可能需要进行一次剥离试验（图 20.12）。

使用关节镜刨刀将肩袖和上盂唇部位的原纤化边缘清除。用刨刀和锉刀将上盂缘的打磨准备好。准备好用于放置缝合锚钉第三个横向入口。依据盂唇撕裂的延伸方向决定此入口具体是位于上横侧还是下横侧。将缝合通道从肩袖口部位穿过时应格外小心，需辨识出前后向肩袖缆带并从其内侧穿过。将一个缝合锚钉固定在上盂窝处，置于肱二头肌锚的前侧和后侧均可。用一锋利的小型缝合穿梭器械将一条不可吸收的缝合线从前上盂唇穿过。在关节镜直视条件下，用 1 个滑动的锁结（Westin 结）和 3 个半结将简单缝合的部位固定住。需注意，不要在关节面留结，以避免造成关节内软骨刺激。某些情况下，需要放置第 2 个缝合锚钉以实现平衡与稳定。修复完成后，用探针对稳定性和修复完整性进行评估。

经验和教训

认识到正常关节盂唇的解剖结构中有个体差异存在很重要。治疗可能存在 SLAP 损伤的患者时，应将盂唇撕裂或不稳与凹形或新月形盂唇变异区分开。无论关节面上盂唇突出多少，都应该将正常的盂唇附着在关节边缘。

其他解剖学差异常见于关节窝附着的盂肱韧带中段（MGHL）。可能会出现条索状 MGHL 或者连带有（或无）盂唇组织的上横侧孔洞，不应将此类解剖学变异与盂唇损伤相混淆。操作关节镜时，若因疏忽造成 MGHL 组织的重叠，将给肩部外展和外旋造成极大的限制。

尤其是在治疗无半脱位或脱位出现的棒球投手时，进行 SLAP 损伤修复后，是否应对其进行关节囊折叠缝合术，骨科医师需谨慎。棒球投手需要在关节松弛度和紧缩度之间达到一个完好的平衡。他们不仅仅需要保持关节稳定性，也需要在投掷时将手臂外旋到 140°。上关节囊和前关节囊稳定术可能会限制棒球投手术后肩部外展外旋的程度，进而造成其术后无法继续从事竞技型投掷运动。

关节镜手术医生应注意，在关节窝的另一侧，应避免将缝合锚钉固定在关节面很靠后侧的位置。对投掷运动员来说，后侧缝合过紧可以加剧后关节囊挛缩，并造成更大程度的内旋不足和内部冲击。为避免此类问题，可以通过将缝合锚钉固定在关节盂表面偏上或前上方的位置。此外，为投掷运动员在康复阶段进行后关节囊拉伸时不受限制，我们并不放置后关节锚钉。

最后，涉及肩袖病理时，骨科医师应知晓投掷运动员出现的肩袖部分撕裂的内部冲击机制与退行性肩袖损伤中出现的出口冲击机制显著不同。Tibone 等 [20] 证实对棒球投手进行肩峰成形术及相关肩峰下减压术的术后效果不佳。

康复

术后康复目标包括愈合期对修复处的保护以及随后逐渐进行的关节囊顺应度和活动度的恢复。这也涉及重建本体感觉、力量、耐力以及最终实现盂肱同步和最佳投掷力学。

患者最初通过肩吊带进行固定保护。前 3 周内，可进行主动肘部活动和将肘部抬高至敬礼的位置，联合进行 Codman 环形运动、肩胛后缩和肩胛骨等长收缩训练。术后 3~6 周内，开始进行渐进式主动辅助活动度练习，可以进行手臂过顶和外旋 90° 的活动练习。术后 6~16 周内，进行肩胛骨稳定、肩袖强化和后关节囊拉伸动作，恢复至最大关节主动活动度是此阶段的目标。术后 4~7 个月，可以进行渐进式的投掷练习，并有望在 8~12 个月的时间内，完全恢复至术前竞技投掷水平。

并发症

经关节镜手术治疗后，与感染和神经血管损伤相关的手术并发症极少。但是，盂唇修复手术具有挑战性且术中难免有过失出现。技术问题所造成的内植物突起、缝合磨损以及缝合结刺激可以导致关节软骨损伤。除了缝合锚器械的选择，手术医生具备较强的移植应用知识也是必要的，建议在给患者进行植入前，应先在实验室环境下进行实践。对于优秀的过顶投掷运动员来说，在其接受肩部骨科手术后很难继续从事竞技性运动，因而让接受了修复手术的投掷运动员重返竞技比赛更具挑战性。

盂唇重建后也可能出现损伤复发。康复和动力练习后出现的肩部顺应性不足，以及不够长的康复过程可能会导致盂唇再次撕裂且症状持续出现。

结论

投掷运动员肩部出现的内部冲击及相关肩关节不稳是连续的有症状表现的损伤，此损伤可能由投掷行为动力学链的其中一个微小故障所导致。约束系统中的一个或所有部分的损伤可能在晚期拉紧阶段、加速阶段和减速阶段之间剧烈转换时出现。为了辨别出"肩部承担损伤风险的时段"，对涉及损伤过程的活动片段进行了解很重要。治疗优秀的过顶投掷运动员时，非手术疗法仍为首选。但是，随着对关节镜技术的持续研究和精益求精，临床医生已可通过骨科手术成功治疗那些保守治疗失败的患者。

参考文献

[1] Fleisig GS, Barrentine SW, Zheng N, et al. Kinematic and kinetic comparison of baseball pitching among various levels of development. *J Biomech*. 1999;32:1371–1375.

[2] Limpisvasti O, ElAttrache NS, Jobe FW. Understanding shoulder and elbow injuries in baseball. *J Am Acad Orthop Surg*. 2007;15:139–147.

[3] Burkhart SS, Morgan CD, Kibler WB. The disabled throwing shoulder: spectrum of pathology part III: the SICK scapula, scapular dyskinesis, the kinetic chain, and rehabilitation. *Arthroscopy*. 2003;19:641–661.

[4] Tokish JM, Decker MJ, Ellis HB, et al. The belly-press test for the physical examination of the subscapularis muscle: electromyographic validation and comparison to the lift-off test. *J Shoulder Elbow Surg*. 2003;12:427–430.

[5] Kvitne RS, Jobe FW. The diagnosis and treatment of anterior instability in the throwing athlete. *Clin Orthop Relat Res*. 1993; 291:107–123.

[6] Jazrawi LM, McCluskey GM III, Andrews JR. Superior labral anterior and posterior lesions and internal impingement in the overhead athlete. *Instr Course Lect*. 2003;52:43–63.

[7] Parentis MA, Glousman RE, Mohr KS, et al. An evaluation of the provocative tests for superior labral anterior posterior lesions. *Am J Sports Med*. 2006;34:265–268.

[8] Wright RW, Paletta GA Jr. Prevalence of the Bennett lesion of the shoulder in major league pitchers. *Am J Sports Med*. 2004; 32:121–124.

[9] Jobe CM. Posterior superior glenoid impingement: expanded spectrum. *Arthroscopy*. 1995;11:530–536.

[10] Burkhart SS, Morgan CD. The peel-back mechanism: its role in producing and extending posterior type II SLAP lesions and its effect on SLAP repair rehabilitation. *Arthroscopy*. 1998; 14:637–640.

[11] Glousman RE, Jobe FW, Tibone JE, et al. Dynamic electromyographic analysis of the throwing shoulder with glenohumeral instability. *J Bone Joint Surg Am*. 1988;70:220–226.

[12] Grossman MG, Tibone JE, McGarry MH, et al. A cadaveric model of the throwing shoulder: a possible etiology of superior labrum anterior-to-posterior lesions. *J Bone Joint Surg Am*. 2005;87:824–831.

[13] Panossian VR, Mihata T, Tibone JE, et al. Biomechanical analysis of isolated Type II SLAP lesions and repair. *J Shoulder Elbow*. 2005;14:529–534.

[14] Andrews JR, Carson WG Jr, McLeod WD. Glenoid labrum tears related to the long head of the biceps. *Am J Sports Med*. 1985;13:337–341.

[15] Snyder SJ, Karzel RP, Del Pizzo W, et al. SLAP lesions of the shoulder. *Arthroscopy*. 1990;6:274–279.

[16] Maffet MW, Gartsman GM, Moseley B. Superior labrum-biceps tendon complex lesions of the shoulder. *Am J Sports Med*. 1995;23:93–98.

[17] Morgan CD, Burkhart SS, Palmeri M, et al. Type II SLAP lesions: three subtypes and their relationships to superior instability and rotator cuff tears. *Arthroscopy*. 1998;14:553–565.

[18] Pagnani MJ, Warren RF, Altchek DW, et al. Arthroscopic shoulder stabilization using transglenoid sutures. A four-year minimum followup. *Am J Sports Med*. 1996;24:459–467.

[19] Temple JD, Sethi PM, Kharrazi FD, et al. Direct biceps tendon and supraspinatus contact as an indicator of rotator cuff tear during shoulder arthroscopy in the lateral decubitus position. *J Shoulder Elbow Surg*. 2007;16:327–329.

[20] Tibone JE, Jobe FW, Kerlan RK, et al. Shoulder impingement syndrome in athletes treated by an anterior acromioplasty. *Clin Orthop Relat Res*. 1985;198:134–140.

肩部骨折的关节镜治疗

对肩部骨折进行适当治疗仍然是一个挑战。肩部骨折的治疗方法包括保守治疗和手术治疗。无论哪种治疗方法都仍存在争议，且治疗方法的选择通常基于骨科医师的经验，而非循证依据。最近几年，肩胛骨骨折的治疗已经从以前的大范围切开复位内固定发展为微创手术疗法。在关节周围骨折的治疗过程中，尤其是在确认关节面的准确复位方面，关节镜作为一种重要的辅助手段越来越得到认可。避免大面积的肌肉解剖有利于减少可能会出现的并发症、减少术后疼痛、促进愈合以及缩短术后恢复时间。相比传统方法而言，这些关节镜技术可以实现全面的关节检查以及针对伴随损伤进行更加精确的评估。鉴于肱骨近端骨折合并损伤的高发率，关节镜技术确实可以成为诊断和治疗相关性盂唇病变、肩袖损伤和创伤性关节软骨缺损的一个有用工具[1]。但是，肩部骨折的关节镜治疗需要学习曲线，该曲线取决于骨科医师操作肩关节镜的经验。全关节镜治疗肩部骨折的长期效果仍然无从考证。

肱骨近端骨折

概述

肱骨近端骨折发生率占所有骨折的 4%~5%，是肩部骨折中最常见的一种。Nordqvist 和 Peterson[2] 评估某家医院 1 年间治疗的所有骨折病例后发现，肱骨近端骨折占所有重大肩部损伤的 53%。

大、小结节骨折可单独发生，也可作为肱骨近端粉碎性骨折的一部分出现。尽管学术文献中对于错位的大小仍有分歧，但大多数研究人员认为 5 mm 的大结节后上错位可对临床产生显著影响。对于无错位或微小错位（小于 5 mm）的骨折，可选择保守治疗[3]。鉴于小结节骨折并不常见，因此，针对其进行的治疗和疗效更具争议。

临床评估

病史

肱骨近端骨折的临床病史因骨折类型的不同而不同。尽管这些骨折大多均由低能量创伤造成（通常在跌倒的老年个体中发生），但是单独发生的大或小结节骨折通常在年轻人中出现。结节骨折通常在 20~50 岁的男性[4] 和具有开放性肱骨骨骺的青少年中出现[5]。

损伤机制对于骨折类型发挥着重要的影响。经证明，50% 以上的大结节骨折发生在肩关节前脱位的情况下[6]。跌落于伸出的胳膊上时，结节处产生的偏心荷载可导致撕脱性骨折，或进而演变为关节脱位。小结节骨折是发生在年轻人中非常罕见的一种骨折，通常是由于手臂被迫外展并向外旋转造成的。肩胛下肌强有力的收缩会造成结节撕脱。造成小结节骨折的另外一种机制则是肩关节的后脱位。

体格检查

发生肱骨近端骨折后，肩部通常非常肿胀。瘀斑可延续到手臂、胸部和腋下。鉴于大多数发生肱骨近端骨折的患者为老年人，对于伴随损伤的评估相当重要。

肌电图评估表明，在所有发生肱骨近端骨折的患者中，约有 2/3 的患者（67%）会因为严重的骨折而导致急性神经损伤。其中最常见的是造成腋下神经损伤（58%）或肩胛上神经损伤（48%）[7]。

对于单独发生的小结节骨折，其症状包括被动外旋疼痛、内旋疼痛和小结节处压痛。由于肩胛下肌腱附在发生骨折的骨结构上面，会出现肩胛下肌的肌腱单元不足。抬离试验和压腹试验检查可用于评估该病理损伤。

影像学检查

影像学检查是评估肱骨近端骨折的重要手段。初始影像学评估包括 Neer 型创伤的前后 X 线影像、

"Y" 形肩胛骨和腋位 X 线影像（图 21.1）。鉴于肱骨近端的解剖学原因，可能很难发现骨裂线和骨折块错位。如果 X 线片不足以提供足够的可视化数据，CT 扫描对于评估骨折类型可发挥相当重要的作用（图 21.2）。已有证据表明，对于涉及大结节的骨折，外旋时的 X 线正位片和倾斜 15° 的前后位 X 线片可以最准确地观察到骨折错位[8]。较大的错位小结节骨片通常可以在前后位 X 线片中看到，而小一点的骨片则在腋位 X 线片中更加容易分辨。

MRI 可以检测到结节处的隐匿性无移位骨折。Zanetti 等[9] 曾报道，在发生外伤性肩袖撕裂的患者

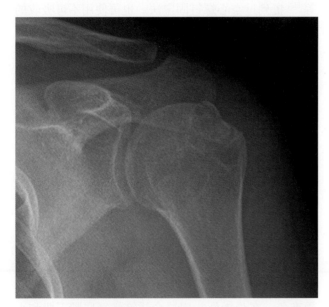

图 21.1　一例 35 岁患者肱骨大结节骨折的肩关节正位 X 线。

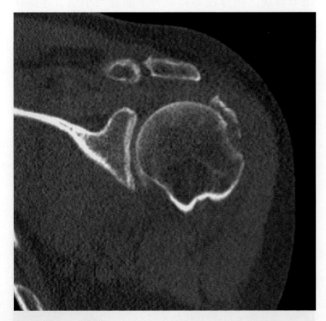

图 21.2　同一例患者的肩关节冠状位 CT 影像，提示大结节粉碎性骨折。

中，约有 38% 有大结节隐匿性骨折。

分型

Neer 的肱骨近端骨折四部分分型系统因其简洁而持续被大家所接受。尽管其观察者间信度和同一观察者重现性较低，但该分型系统通过不同部位定义骨折类型使我们对于肱骨骨折类型有了一个概念性的理解。

治疗

非手术治疗

一旦确定进行非手术疗法，合并的损伤、合理的康复措施以及患病前的功能均会对治疗的最终结果产生影响。

对于无错位或仅发生微小错位的大结节骨折，非手术治疗的效果为良好到极好[10]。每位骨科医师都应注意，对于接受了保守治疗的大结节骨折患者，若治疗后出现持续疼痛，则需考虑到肩袖损伤，应对其进行相应评估和治疗[11]。若患者发生无明显骨片错位的小结节骨折，则可成功地通过保守方法进行治疗。

手术指征

对于肱骨近端骨折进行手术治疗的循证依据，则基于各方面因素，包括：骨折类型、患者年龄、骨骼质量、合并症、活动水平、优势手、恢复力和损伤的时间。除了这些客观评价参数，在实际手术操作中，骨科医师的经验对于处理这类具有挑战性且对技术水平要求极高的损伤时通常起着决定性的作用。对大结节骨折进行手术固定是为了避免因大结节错位而造成的骨不连、撞击以及外展时的机械阻碍。若结节处于错位位置，其愈合后会改变肩袖肌腱的足印，进而因生物力学的改变造成无力感。

超过 5 mm 的错位，应进行手术还原固定。对于运动员和需要做过顶动作的患者，建议在错位更小时（3 mm）便采取手术固定。

对单独发生的小结节骨折进行手术治疗时有其特殊性。固定技术包括：加粗型缝合、空心螺钉、环扎术和全关节镜下缝合锚钉固定术。发生慢性损伤时，通常中间伴有纤维组织，此时则需进行清创以便骨骼愈合。应格外注意肱二头肌长头腱和肩胛下肌腱，两者关系紧密。上盂肱韧带、喙肱韧带复合体（滑轮系统）可以参与破坏肱二头肌肌腱。

已有一些作者提到了用关节镜治疗肱骨近端骨折。尽管这些作者对于关节镜疗法的效果，从满意

到极好各有不同，但该疗法从随机研究中获得的长期效果仍旧缺乏佐证。

手术技术

结节骨折可通过开放手术或关节镜方法进行治疗。全关节镜治疗过程对技术有极高的要求，并且要求进行该项操作的医生熟练掌握关节镜修复技术。如其他肩部手术一样，患者的体位对于关节镜下可视程度和到达手术操作部位相当关键。在大多数情况下，所用器械与进行关节镜下肩袖、盂唇修复时相同，空心螺钉或其他内植物的使用视其病理损伤类型而定。透视或 C 臂机仅为骨折治疗时的一个辅助手段，而非必需，因为（大多数情况下）可通过关节镜直接捕获影像。

作者的手术观点

大结节的固定

治疗此类骨折时，最好对患者进行全身麻醉。患者取改良沙滩椅位，将骨折端手臂放置在外展臂架上，然后拍片核实结节位置和复位质量。可通过克氏针进行临时固定，直至骨片的最终固定完成。

入口定位很重要。后侧入口相较于经典的软组织入口应更加靠后上侧，以便更清楚地看到大结节和肩袖部位。入口应在肩峰后外侧角向下、向内各 10 mm 处。此时，准备好标准前侧入口，将套管插入肩袖间隔内。然后进行肩部的诊断检查，寻找可能在术前影像检查时"漏掉"的合并损伤。

需特别注意软组织损伤，手术过程中出现的此类损伤应及时处理。当盂肱关节处的所有工作都完成后，应将注意力转向肩峰下。使用标准的外侧入口或改良的前外侧入口，切除滑囊和进行轻微的肩峰下减压。所有这些完成后，可将工作套管缝合到位。

应明确骨折部位，并使用骨钻和关节镜粗锉刀清除所有插入到骨折部位的软组织（图 21.3）。此时，应通过从前侧入口插入的抓持器将结节骨折处复位（图 21.4）。复位后应通过经皮导线对其位置进行固定（图 21.5）。我们首选的方法是采用关节镜经骨隧道固定，将结节骨块缝合住（图 21.6）。具体固定方法取决于骨折类型和骨科医师的偏好。Taverna 等[12] 提到过空心螺钉固定法。也可使用不可吸收的肩袖加粗型缝线和缝合锚钉。Bhatia 等[13] 提到，在治疗 21 例粉碎性大结节骨折时，应用双排缝合锚钉固定技术进行切开复位和内固定，经治疗后，大多数患者的长期效果令人满意。全关节镜治疗大结节骨折的后续长期效果仍有待考证（图 21.7）。

小结节的固定

治疗此类骨折时，对患者进行全身麻醉，并让患者采用沙滩椅体位。患者的体位应既可满足关节镜治疗，也可在需要转变为切开手术疗法时满足切开手术的体位要求。通过标准后侧入口进行关节镜检查。从肱二头肌长头和滑轮系统开始，从上到下检查肩胛下肌腱足印。同时应检查前盂肱韧带。随后，建立前侧和前上侧入口，用于结节处的操作和骨准备。在骨折处，用缝合锚钉修复肩胛下肌和小结节骨块。用穿透器将肩胛下肌腱与小结节连接在一起，然后通过垂直褥式外翻缝合进行固定。

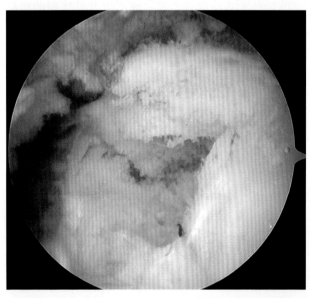

图 21.3　图为肱骨大结节骨折碎片抬离的关节镜下影像。

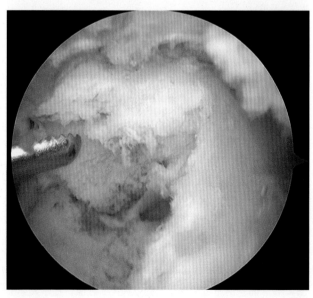

图 21.4　图为关节镜下使用抓钳复位肱骨大结节。

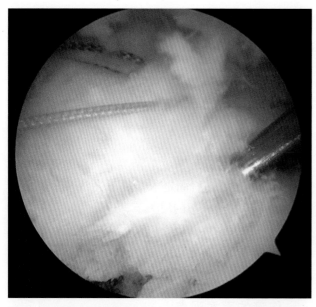

图 21.5 用克氏针临时复位固定大结节。将经骨缝线置于骨折碎片周围用于后续的固定。

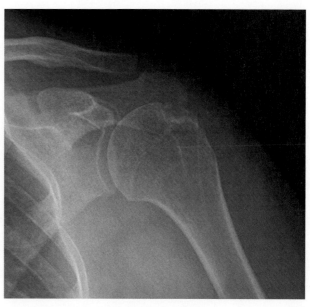

图 21.7 术后 6 个月愈合的肱骨大结节。

损伤。所有这些并发症均可通过术前精心的准备和预测、细致的手术技术、正确和早期的诊断，以及针对具体并发症而采取及时的治疗措施而达到最少。在关节镜治疗过程中，感染的发生非常罕见，但是不乏可能性。为了避免术后僵硬，需遵循一个合理规范的物理治疗过程。医生、理疗师和患者间的实时沟通可保证康复过程顺利完成。由于结节畸形愈合或手术时的错位而导致的撞击征和肩袖功能丧失，可能需要矫正性截骨手术或减压手术。

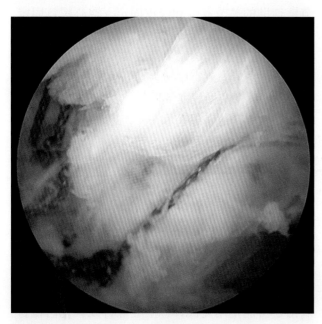

图 21.6 经骨缝合固定大结节骨折后的术中照片。

康复

术后处理与康复因人而异，且与伴随损伤、骨骼与软组织质量、固定强度以及患者的依从性等因素相关。在前 6 周，患者避免活动，可接受被动的关节全范围活动练习。6 周后，患者可接受为期 4 周的主动关节活动度练习。10 周之内，不要进行力量练习。

并发症

肱骨结节骨折的并发症包括：感染、畸形愈合、不愈合、粘连性关节囊炎、复位不良和医源性

关节盂边缘和关节窝骨折

概述

关节盂边缘骨折通常伴随着肩关节原发型创伤性前脱位而发生，据统计，其发生率在 5%~50%[14]。累及关节盂边缘和关节窝的移位性骨折非常罕见[15]，而其治疗方法通常为切开复位和内固定术。关节内的盂窝骨折通常由朝向内侧的暴力引起的肱骨头与关节盂之间的撞击所致。

临床评估

病史和体格检查

急诊室所接收的大多数肩胛骨骨折患者多为高能量创伤所致。在此情况下，可能伴随出现危及患者生命的肺部、心脏、血管性损伤，故应对患者进行仔细检查。务必对伴随的损伤进行全面的体格检查，尤其是头部、胸部、腹部和骨盆损伤。由于伴

随发生的同侧肋骨骨折的可能性很高，在发生急性肩胛骨骨折的情况下，对损伤的肩部进行体格检查将有一定难度。尽管如此，针对神经与血管的全面检查十分必要。

影像学检查

尽管一定要进行一系列标准的创伤相关的 X 线检查，但是评估肩胛盂骨折的最好方法是 CT 扫描。CT 扫描影像可以更好地呈现骨折的移位、粉碎以及成角情况。

对于接受手术治疗的患者，在术前通过 CT 检查对于明确骨碎片、拟定修复技术以及制订最佳手术方案非常关键。已经证明，三维 CT 重建技术可以辅助确认常规 X 线影像的诊断结果，并且可以为复杂的骨折提供优良的术前评估。

分类

盂窝骨折由改良后的 Ideberg 分类法进行分类 [13]，其类型按照骨折处在盂窝中的位置和是否需要骨科内固定术来处理伴随损伤的肩胛骨来决定 [14]。Ⅰ 型骨折涉及关节盂边缘，而 Ⅱ 型骨折累及关节盂关节面上部的 30%~50% 以及喙突基底部。Ⅰ 型和 Ⅱ 型骨折均需进行骨科手术固定。

治疗

非手术治疗

多大的骨块撕脱才可能导致复发性不稳定是未知的。大多数的学术报告将焦点放在了小的所谓的碎片骨折上。当前对于碎片骨折的治疗，普遍接受的首选方法为非手术治疗。而对于较大的、移位的骨折，普遍接受的治疗方法为切开复位和内固定手术 [15]。

Maquieira 等 [16] 报道了接受保守治疗的 14 例患者有良好的临床疗效。经过一个平均 5.6 年（2.8~8.4 年）的随访后，所有患者均有良好的肩关节稳定度，并将该治疗结果评价为优秀。无并发症的出现，无再脱位的发生，且无须进一步的治疗介入。患者主观有效率评价为 97%（90%~100%），极少出现骨关节炎（OA）的发病和恶化。他们推测，对于在偶发的创伤性前向肩关节不稳中出现的较大块的关节盂前下方边缘骨折，非手术治疗也可以保证患肩的稳定度和功能，并且有较高的患者满意度。此外，至少在发生创伤后的前 5 年内，骨关节炎的恶化不会成为临床问题。如果盂肱关节得到及时准确的复位，创伤性肩关节前脱位与较大的移位性的关节盂边缘骨折可成功通过非手术手段进行治疗。

手术指征

关节盂骨折固定治疗的指南已经相当完善。对于移位超过 10 mm、关节盂累及面超过 25% 以及可能造成不稳定的情况，建议对其进行固定术。

对于其他关节来说，关节对合不良可能造成创伤后退行性关节炎并导致相关的疼痛和功能障碍。盂肱关节半脱位和关节面塌陷是需进行手术固定的指征，我们建议对所有关节盂关节面塌陷或裂开超过 2 mm 的患者进行固定术。对于 X 线片显示一直处于肱骨半脱位状态的肩关节，也认为是肩关节不稳定的一种类型，应该予以固定手术。我们对关节盂边缘骨折进行 Itoi 评估，分析其可能造成的肩关节不稳定程度，并据此进行手术矫正 [17]。

作者的手术观点

关节盂骨折的关节镜治疗有多种技术，包括关节镜辅助的关节复位和经皮固定、空心螺钉固定、缝合锚钉和（或）普通缝合。不论使用哪一种方法，进行这些操作的医生都应具有熟练的关节镜操作经验。应考虑到有中转为切开手术的可能性，整个手术团队都应做好准备 [18-20]。

如所有其他肩部手术一样，患者的体位对于术中理想的视野和顺利进入操作区域相当关键。对于前、上部关节盂骨折，我们倾向于将患者置于沙滩椅体位，因为一旦中转为切开手术，这个体位有利于胸三角肌部位的暴露。对于关节盂后缘骨折，可让患者处于侧卧位，以便进行 Judet 手术和反向的 Judet 手术。在大多数情况下，进行关节盂骨折治疗时使用的器械与进行关节镜下肩袖修复、减压术、盂唇固定时所采用的相同，此外，根据不同的病损还可能使用克氏针、空心螺钉或其他内植物。透视或 C 臂机仅为骨折治疗时的一个辅助手段，而非必须，因为大多数情况下可通过镜头直接进行观察。尽管如此，作者仍然强烈建议最后要进行 X 线检查。

依据不同位置，关节内的肩胛盂骨折可在经皮透视和（或）关节镜的辅助下进行手术治疗。经皮方法尽管具有吸引力，但在治疗此类复杂外伤时仍旧受到技术方面的挑战。可以实现理想的复位。骨片复位后，将克氏针从后向前插入。通过 C 臂机拍片可以确定克氏针的位置。将克氏针切断埋于皮下，待 4~6 周后，有证据显示骨愈合后再取出。也可使用空心螺钉，用穿过的金属丝将它们固定。

康复

术后处理与康复因人而异，且与伴随损伤、骨与软组织质量、固定强度以及预期的患者依从性等因素相关，还与医生的个人偏好有关。前 6 周，患者的患肢应固定于吊带中，并只进行被动的关节全范围活动练习。6 周后，患者开始接受为期 4 周的主动关节活动度练习。10 周之内，不应进行力量练习。

并发症

感染、畸形愈合、不愈合、固定失败和医源性损伤都是有可能出现的并发症。所有这些并发症均可通过术前精心的准备和预测、谨慎的手术操作、正确和早期的诊断，以及针对具体并发症而采取及时的治疗措施而达到最少。克氏针移位是已被记载的经皮治疗常见的一种并发症，可通过使用螺纹针使其发生率最小化，可通过定期进行 X 线检查来确定克氏针的位置。在关节镜治疗过程中，感染的发生非常罕见，但是不乏可能性。为了避免术后关节僵硬，需遵循一个合理规范的物理治疗。医生、理疗师和患者间要进行直接实时的沟通以保证康复过程顺利完成。

结论

涉及大、小结节的肱骨近端骨折可通过非手术和手术两种方法进行修复。

肩胛盂骨折比较罕见，尽管一些案例显示了非手术治疗的良好疗效，但是此类关节内骨折可因慢性的关节不稳定和退行性关节类疾病而带来大量的不良后果。治疗关节内移位性骨折时，实现关节面的解剖复位是治疗目标。在肩关节，关节镜下的探查、冲洗和骨折块的准备、骨折块复位以及固定有利于骨折表面的复位更加精确、减少手术创伤、最小化清除软组织以及缩短术后康复时间。由于关节镜技术可以完整地探查整个肩关节，因此也可用于伴随损伤的诊断和治疗，且如果有必要，随时中转为切开手术。

参考文献

[1] Schai PA, Hintermann B, Koris MJ. Preoperative arthroscopic assessment of fractures about the shoulder. *Arthroscopy*. 1999;15:827–835.

[2] Nordqvist A, Petersson CJ. Incidence and causes of shoulder girdle injuries in an urban population. *J Shoulder Elbow Surg*. 1995;4:107–112.

[3] Park TS, Choi IY, Kim YH, et al. A new suggestion for the treatment of minimally displaced fractures of the greater tuberosity of the proximal humerus. *Bull Hosp Jt Dis*. 1997;56:171–176.

[4] Kim E, Shin HK, Kim CH. Characteristics of an isolated greater tuberosity fracture of the humerus. *J Orthop Sci*. 2005; 10:441–444.

[5] Levine B, Pereira D, Rosen J. Avulsion fractures of the lesser tuberosity of the humerus in adolescents. *J Orthop Trauma*. 2005;19:349–352.

[6] Bahrs C, Lingenfelter E, Fischer F, et al. Mechanism of injury and morphology of the greater tuberosity fracture. *J Shoulder Elbow Surg*. 2006;15:140–147.

[7] Visser CP, Coene LN, Brand R, et al. Nerve lesions in proximal humerus fractures. *J Shoulder Elbow Surg*. 2001;10:421–427.

[8] Parsons BO, Klepps SJ, Miller S, et al. Reliability and reproducibility of radiographs of greater tuberosity displacement. A cadaveric study. *J Bone Joint Surg Am*. 2005;87:58–65.

[9] Koval KJ, Gallagher MA, Marsicano JG, et al. Functional outcome after minimally displaced fractures of the proximal part of the humerus. *J Bone Joint Surg Am*. 1997;79:203–207.

[10] Kim SH, Ha KI. Arthroscopic treatment of symptomatic shoulders with minimally displaced greater tuberosity fractures. *Arthroscopy*. 2000;7:695–700.

[11] Sugaya H, Moriishi J, Dohi M, et al. Glenoid rim morphology in recurrent anterior glenohumeral instability. *J Bone Joint Surg Am*. 2003;85:878–884.

[12] Ideberg R, Grevsten S, Larsson S. Epidemiology of scapular fractures. Incidence and classification of 338 fractures. *Acta Orthop Scand*. 1995;66:395–397.

[13] Idleberg R. Fractures of the scapula involving the glenoid fossa. In: Bateman JE, Welsh RP, eds. *Surgery of the Shoulder*. Philadelphia, PA: BC Decker; 1984:63–66.

[14] Goss TP. Fractures of the glenoid cavity. *J Bone Joint Surg Am*. 1992;74:299–305.

[15] Schandelmaier P, Blauth M, Schneider C, et al. Fractures of the glenoid treated by operation: a 5- to 23-year follow-up of 22 cases. *J Bone Joint Surg Br*. 2002;84:173–177.

[16] Itoi E, Lee SB, Berglund LJ, et al. The effect of a glenoid defect on anteroinferior stability of the shoulder after Bankart repair: a cadaveric study. *J Bone Joint Surg Am*. 2000;82:35–46.

[17] Zanetti M, Weishaupt D, Jost B, et al. MR imaging for traumatic tears of the rotator cuff: high prevalence of greater tuberosity fractures and subscapularis tendon tears. *AJR Am J Roentgenol*. 1999; 172:463-467.

[18] Taverna E, Sansone V, Battistella F. Arthroscopic treatment for greater tuberosity fractures: rationale and surgical technique. Arthroscopy. 2004; 20:e53–e57.

[19] Bhatia DN, van Rooyen KS, du Toit DF, et al. Surgical treatment of comminuted, displaced fractures of the greater tuberosity of the proximal humerus: a new technique of double-row suture-anchor fixation and long-term results. Injury. 2006; 37:946–952.

[20] Maquieira GJ, Espinosa N, Gerber C, et al. Non-operative treatment of large anterior glenoid rim fractures after traumatic anterior dislocation of the shoulder. J Bone Joint Surg Br. 2007; 89:1347–1351.

关节镜下治疗前关节盂骨缺损：Latarjet 技术

肩关节前向不稳定源于多种因素，因此，每位骨科医师需掌握并识别所有可能的病因，并采取灵活的手术方式来修复损伤。目前，关节镜技术可以成功治疗伴有软组织损伤的肩关节前下不稳，且患者的术后效果与开放手术相当。

研究表明，复发性的肩关节前向不稳定的治疗效果与关节盂的骨质缺损程度有关。通过关节镜下软组织固定技术治疗盂肱关节不稳时，骨质及其病变可能会对该手术的治疗效果造成影响。

慢性肩关节前向不稳定易发生关节盂侵蚀，且经常伴随出现 Hill-Sachs 损伤。据统计，患有复发性的肩关节向前脱位的患者中，关节盂前下缘骨折或骨质侵蚀的发生率为 8%~90%，此类损伤是由肩关节脱位时肱骨头后上侧撞击关节盂前下缘所致。严重的骨质损伤 [如大面积的 Hill-Sachs 损伤和（或）关节盂骨缺失] 通常会造成关节镜治疗失败，并且成为关节镜手术方法的真正限制条件。

影像学检查显示，90% 的复发性肩关节不稳定存在关节盂骨缺损。慢性关节盂骨折会导致关节盂骨缺失，且缺损骨块往往会随时间而完全消失。

生物力学研究发现，关节盂缺损骨块的大小与肩关节稳定性成反比关系：缺损骨块越大，肩关节稳定性越差。肩关节稳定性随骨质缺损的增多而下降。

在修复 Bankart 损伤时，应对较大的关节盂骨块缺损进行关节盂骨移植手术。许多作者建议，当关节盂缘骨缺损达关节盂前下直径的 25% 时可进行喙突转移。其他作者则认为，在对骨缺损宽度至少占关节盂长度 21% 的关节盂骨缺损患者进行治疗时，恢复关节盂凹弧对患者术后的关节稳定性和活动度是有益处的。何种程度的关节盂骨块缺失不适合进行开放性或关节镜下软组织修复手术仍然未知。

肩关节脱位可以造成各种类型的病理性损伤。

慢性肩关节前向不稳定的患者可分为 3 类：复发性脱位、复发性半脱位、长期肩关节疼痛。目前，骨损伤发病率各有不同，复发性的肩关节前向不稳定伴随出现骨损伤的概率为 11%~90%。除了下盂肱韧带的撕脱骨折，伴随肩关节前向不稳定出现的关节盂损伤还包括前下关节盂骨块缺失（图 22.1），这可能与撕脱性骨折的骨块再吸收（图 22.2）或由多次脱位或半脱位引起的微撞击骨折所导致的前下关节盂骨的旋磨有关。

关节镜技术已经足够先进，因此骨科医师可以成功修复盂肱关节前下不稳定。然而最佳的情况是，关节镜医师可以治疗所有临床相关损伤，包括骨缺损，并结合其他技术手段恢复损伤结构的解剖学和生物学功能。

关节镜固定术的优势包括：切口更小、软组织剥离少、可对盂肱关节进行全面检查、可接触到关节周围的各个部位便于修复操作，以及有可能最大限度地保持肩关节外旋。至今为止，关节镜疗法的最大缺憾是无法成功治疗有显著结构性骨缺损的患

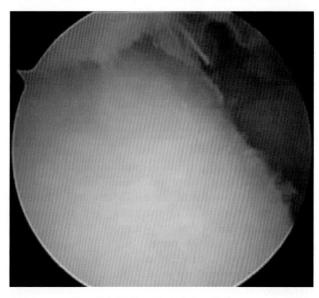

图 22.1 关节盂前侧骨缺损的关节镜下影像。

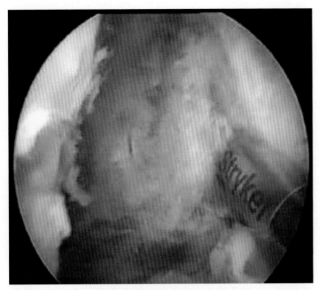

图 22.2 骨性 Bankart 损伤的关节镜下影像。

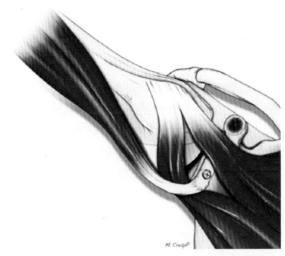

图 22.3 Latarjet 手术的稳定机制：喙突截取的骨块增加的关节盂的面积，联合腱穿过并降低了肩胛下肌，起到悬带的作用。

者。关节镜技术仍在持续发展，但是尽管历经逐步改良，现今关节镜手术治疗不稳定的效果依旧没有达到开放性骨科手术的治疗效果。根据文献报道，关节镜软组织修复术的失败率在 5%~30%，尤其是手术前未对患者进行筛选，会增加失败率。

大多数作者认为，伴有严重骨缺损的盂肱关节不稳会造成关节镜下 Bankart 损伤修复手术的失败。如果不对骨缺损部位进行合理治疗，关节囊和韧带的塑性变形以及高松弛度将成为另一导致关节镜手术失败的原因。

历史回顾

1923 年，Bankart 提出恢复前关节囊并重新将盂唇插入盂缘，以便恢复关节盂凹形面。1932 年，Eden 和 Hybinette 提出从髂骨处取出一个骨块用以增加关节盂的宽度。之后，Rawley Bristow 首次进行了 Bristow 手术，他将肩胛下肌无刚性连接处的喙突的一部分进行了移位。Bristow 手术仅将喙突尖以及联合肌腱进行了移位，在肩胛下肌劈开一个短纵切口，于此将移位的喙突尖缝合至囊骨膜处。

1954 年，Michel Latarjet 和 Albert Trillat 分别提出了两种通过喙突和联合肌腱稳定肩关节的手术方法。Trillat 建议将喙突进行部分截骨，再将其朝内侧拉低，最后再用螺钉固定在前关节颈前方。该手术的主要效果是将联合肌腱穿过肩胛下肌打造出一个可进行动态控制的悬带。此时喙突不再是一个骨块。Latarjet 手术则将移位喙突的大部分（通

常有 2~3 cm 长）作为移植骨块。该手术通过双重机制发挥作用：移位的喙突会增加关节盂凹面面积从而发挥骨块作用、通过将联合肌腱拉低并穿过肩胛下肌发挥悬带效应（图 22.3）。Trillat-Bristow-Latarjet 联合手术的成功正是源于这个双重效果：骨块作用（Latarjet）和悬带作用（Latarjet-Bristow-Trillat）。悬带发挥一种动态控制作用机制。患者越将手臂置于投掷姿势，联合肌腱越能发挥其动态控制作用，将肱骨头后推并拉低肩胛下肌。Eden-Hybinette 手术仅发挥了骨块作用。

临床评估

病史

盂肱关节前向不稳定且伴有骨损伤的患者有不同类型的损伤机制。手臂被迫外旋 90° 通常是其中一种损伤机制。与之类似的情况是，患者跌落在外展伸出的手臂上，直接施加在关节囊和韧带的牵张力也可能是造成此类损伤的机制。了解具体多大的力可以导致不稳定的出现很重要。无创或微创事件通常会导致半脱位发生。对于出现关节脱位的患者，造成其损伤脱位的力通常有更大的可能性会导致其关节囊和韧带撕裂，并伴随出现骨损伤。

第一次发生脱位便接受医生治疗复位的患者较易出现韧带插入损伤，而复发性脱位的患者则更容易出现骨缺损。第一次出现脱位而自发复位的患者

较易出现关节囊伸长、间隙增大、过度松弛，但无骨损伤。

体格检查

病史对肩关节不稳的诊断极为重要。通过病史和体格检查，通常可以对有症状的不稳定做出诊断。所有方向的肩部恐惧试验，对临床确诊至关重要。此外，应对肩关节的过度松弛情况进行评估。手臂置于体侧，若外旋超过 85° 可确认出现前关节囊过度松弛。若 Gagey 试验结果呈阳性，可确认出现下关节囊过度松弛。Gagey 试验时，检查者限制患者肩胛骨活动，若患侧手臂外展时超过对侧手臂外展角度 20°，则说明试验结果呈阳性。

必须将松弛与不稳定区分开。不稳定是由过度移位所导致的症状表现。手术方法旨在治疗某一方向的不稳定，而非所有方向的松弛现象。整体的韧带松弛最有可能在多向不稳定的患者身上出现。此类患者不稳定的同时极少出现骨损伤。过度松弛是少数几个开放性骨科手术或关节镜 Latarjet 手术的禁忌证之一。

已经介绍过许多测试肩关节不稳的方法。除了上文提到的松弛试验，还需对肩关节进行抽屉试验。检查者一只手固定住患侧肩胛骨，一只手把持住肱骨头，然后对其施以向前和向后的力。需将肱骨头的平移度和疼痛情况做记录。已出现显著骨缺失时，向前平移肱骨头会造成肩关节脱位。对有关节盂骨缺损的患者进行恐惧试验和复位试验，其试验结果通常为阳性。让患者处于仰卧位，将患侧手臂外展且肩关节外旋，对肱骨头施加向前的力，直到患者感觉到即将脱位的恐惧。然后对肱骨头施加向后的力，将向前的半脱位进行复位，即刻缓解患者对脱位的恐惧。

影像学检查

用于诊断不稳定的标准 X 线检查应包括 3 种肩关节旋转（内旋、中立、外旋）的前后位片。应注意观察 Hill-Sachs 损伤在哪种旋转的 X 线片中出现。若 Hill-Sachs 在外旋影像中出现，则提示该损伤处于肱骨头较上方位置。应注意影像中出现的关节损伤，并且通过 X 线前后位片（图 22.4）或者 Bernageau 所提到的通过与对侧盂窝剖面图进行比较来区分撕脱骨折与前下刚性轮廓缺损（图 22.5）。

骨折被定义为以有可见骨碎片为特点的前盂缘

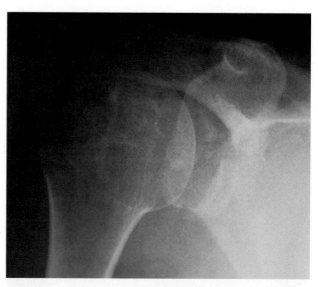

图 22.4　X 线正位片：骨折伴随关节盂前下方的刚性轮廓消失。

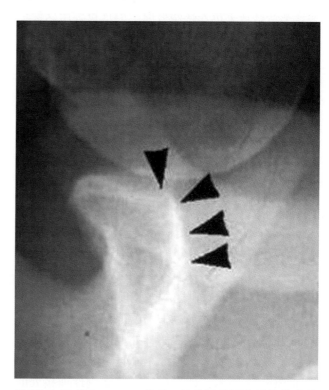

图 22.5　X 线 Bernageau 位片：关节盂前下方刚性轮廓消失。断崖征阳性（前方正常的三角形结构缺失，没有看到阳性的骨折碎片）。

异常。"悬崖"标志被定义为无明显骨折碎片的正常前三角骨面缺损。"钝角"标志被定义为正常的三角骨面前尖角发生旋磨。

若 X 线片可观察到关节盂骨缺损，应明确缺损位置与缺损程度。过去，内关节窝被认为是圆形的，据此说法依据三维 CT 扫描、螺旋 CT 扫描（图 22.6）或 MRI 图像，可以对关节盂骨缺损度进

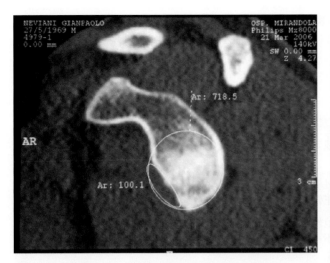

图 22.6　CT 图像：下方关节盂的圆形形状已被标示。来自 Mirandola（意大利）的 Baudi 医生发明了 Pico 法，在 CT 图像上画圆来测量关节盂骨缺损的面积。

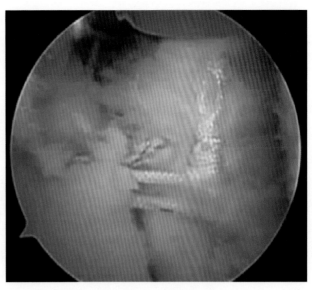

图 22.7　关节镜下骨性 Bankart 损伤的修复。

行测量。为了探测关节损伤和关节软组织的质量，需进行关节 MRI 和关节 CT 检查。

分类

肩关节前向不稳定分为 3 类：复发性脱位、复发性半脱位、不稳定的肩部疼痛。出现关节盂骨缺损的概率按脱位型、半脱位型和不稳定肩部疼痛的顺序逐级递减。根据 Rockwood 和 Matsen 的分类法，TUBS 型不稳定比 AIOS 型或 AMBRI 型不稳定更容易出现关节盂骨缺损。现无明确的分类系统或指导准则用于关节镜手术或开放性骨科手术术前对患者进行筛选。

手术指征

治疗方法的选择取决于许多因素，其中关节盂骨缺损的大小和类型（骨碎片或骨侵蚀）是最重要的。如果有移动的骨碎片伴随盂唇损伤，那么不论骨碎片大小，均有可能进行关节镜修复手术（图 22.7）。对于存在骨块缺失的情况，现无确切的指导原则。如果骨缺损超过完整关节盂面积的 20%，多数作者建议通过骨移植手术（开放或关节镜下）对缺损部位进行修补并恢复关节弧。如果关节盂表面缺损度小于 10%，且无张开的软组织，则可选用关节镜软组织重建术来恢复关节稳定性。如果骨缺失度在 10%~20%，还应结合其他因素予以考虑。若伴随出现 Hill-Sachs 损伤，可以作为一项手术指征。表 22.1 概述了基于这些因素而采取的具体治疗方案。

除了对可能出现的骨缺损做一份准确的术前评估，还应对其他可能影响到关节镜软组织固定术的

表 22.1　肩关节不稳定症手术指征的选用原则

关节盂骨缺失	肩关节不稳定症的手术方式	
>20%	骨移植手术	
<10%	软组织修复手术	
>10% 且 <20%	伴有 Hill-Sachs 损伤	骨移植手术
	ISIS 得分 >6	骨移植手术
	无 Hill-Sachs 损伤、ISIS 得分 <6	软组织修复手术

风险因素进行评估。如果肩关节不稳定严重度指数评分（ISIS）（表 22.2）超过 6 分，那么单纯进行关节镜软组织重建术可能不足以维持肩关节的稳定。

综上所述，对骨缺损情况做仔细的术前评估、ISIS 评分系统、体格检查和病史情况均可帮助骨科医师筛选出哪些患者可以得益于关节镜软组织固定术，而哪些患者不适合此项手术。

治疗方法

非手术治疗

已有很多文献介绍了肩关节前下脱位的治疗。术后 6 周内，应对肩部进行保护且避免牵拉。最近一项研究提出，术后 6 周内，应该用肩部悬带将肩部置于外旋位置制动。疼痛减轻后，患者可进行肩部康复锻炼，包括加强三角肌、肩胛区肌肉力量和肩袖部位的稳定性。

出于对赛季的考虑，通常对运动员采取非手术

表 22.2　肩关节不稳严重度指数评分

	影响预后的因素		分数（分）
问诊	进行手术的年龄	≤ 20 岁	2
		>20 岁	0
	运动强度（术前）	竞技型	2
		娱乐型、无运动	0
	运动形式（术前）	对抗型或者手臂被迫外展外旋位的运动	1
		其他	0
体格检查	肩关节过度松弛	肩关节过度松弛	1
		松弛度正常	0
正位 X 线片	正位 X 线的 Hill-Sachs 损伤	在肩关节外旋位时	2
		外旋位不可见	0
	正位 X 线的关节盂轮廓缺损	轮廓缺损	2
		无损伤	0
总计			10

疗法。在赛季中进行手术治疗是一个艰难的选择，通常会将手术推迟到赛季结束后进行。对于已经出现明显骨损伤的患者，推迟手术治疗往往并非理想之选。但是，做任何决定之前，手术医生都应该就损伤情况、预后情况以及各种治疗方案的潜在后果与运动员及其教练和家人进行探讨。

手术指征

因重大创伤而导致肩关节脱位且无整体韧带松弛现象的患者将更有可能得益于手术治疗。不稳定再次复发是手术治疗肩关节前向不稳定的首要并发症。目前，鉴于不稳定的高复发率，大多数骨科医师在进行关节镜软组织固定时会使用缝合锚钉技术。然而，即使技术一直在进步，不稳定的复发率却仍维持在 5%~20%。最好的办法就是在术前对患者进行评估，筛选出那些风险因素较高且不适合进行关节镜治疗的患者。文献中已经记载了多个会对预后产生影响的因素。年轻患者的风险较大，但是具体的年龄界限仍旧不明。从事接触性或碰撞性运动的运动员在接受了标准的关节镜稳定术后有更高的复发率。总之，有明显关节盂骨缺损且经关节镜软组织修复手术治疗后仍反复出现脱位与半脱位的患者，适合进行关节镜骨移植手术。

手术技术

关节镜 Latarjet 手术

最先由 Lafosse 所述的关节镜 Latarjet 手术过

程如下：将喙突的整个水平部分移位至关节盂前缘处，从整个水平面的 2~3 点钟的位置移位至 5~6 点钟的位置（图 22.8）。把肩胛下肌劈开，最好用 2 枚螺钉将喙突固定在关节盂前下缘。此手术的稳定机制包括骨面修复和骨质增大以及联合肌腱穿过肩胛下肌下方而带来的悬带效应，此悬带可发挥动态调控作用（图 22.9）。在外展和外旋时，该悬带发挥动态拉紧作用。下盂肱韧带与喙突韧带缝合在一起，且喙突韧带仍与喙突相连，这会加强稳定性。得益于关节镜可视化技术的发展，喙突片段可与关节盂边缘完美对接并且可以防止内植物嵌入关节内侧。

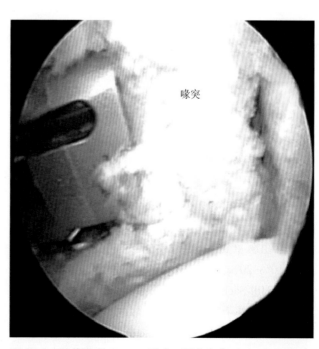

图 22.8　关节镜下 Latarjet 手术：固定喙突。

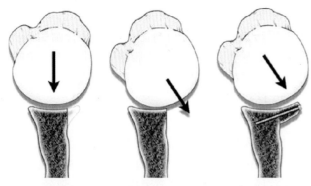

图 22.9　骨移植的主要稳定机制：增加关节盂骨性弧度的直径。

手术指征

(1) 前下关节盂骨缺损。

(2) 韧带作用不佳。

(3) 翻修手术。

(4) 进行高强度体育运动。

第 1 步：显露喙突

从后入口进行目视观察，通过前入口将 2~5 点钟方向的前关节囊和盂唇显露出来。整个下盂肱韧带都是分离的。将上盂肱韧带和喙突韧带切开，打开肩袖间隙。切开喙突韧带，将联合肌腱从侧边缘割开，将喙突与三角肌分离开。

第 2 步：喙突制备

从侧入口将肩袖间隙打开，直至可以清楚看到关节囊。修整喙突区，并明确内侧肩胛下神经和腋神经的位置。在喙突尖端和底部的中点处制备一个喙突上方入口。将胸小肌肌腱切开（图 22.10），并

割开联合肌腱的内侧缘。神经丛就在胸小肌后侧，所以分离操作应尽量贴近喙突。当切开联合肌腱时，应特别注意保护肌皮神经不受损伤。

第 3 步：制备喙突孔和喙突截骨

在喙突上纵向打 2 个 3.5 mm 的孔，2 孔间隔 8 mm（图 22.11）。将 1 条穿梭线穿过 2 个喙突孔，形成 U 形，并通过喙突入口将其拉紧（图 22.12）。上方用弯骨凿、侧面用直骨凿将 2~2.5 cm 的喙突尖

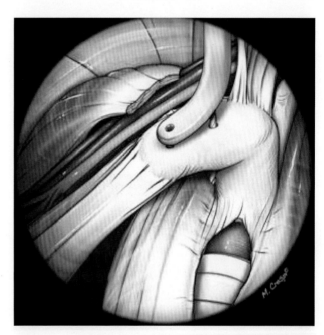

图 22.11　在喙突上垂直钻两个相距 8 mm 的直径 3.5 mm 的孔。

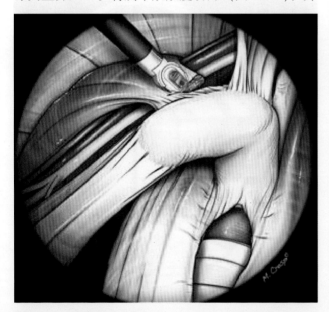

图 22.10　喙突区域已被简化处理，胸小肌肌腱被移除。血管神经丛就在胸小肌深面。

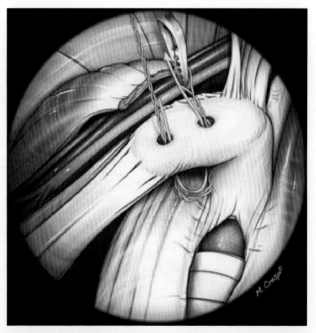

图 22.12　将导丝 U 形穿过两个孔。

端截取下来（图22.13）。将截取下的喙突骨段向内侧牵移，显露出前肩胛下肌纤维。

第4步：喙突移位

从前入口进行目视观察，将器械从前下入口插入。在腋前襞上制备一个腋前入口。通过此入口，采用消融透热法，从肩胛下肌的上1/3和下2/3的位置将其水平分割开（图22.14）。肩胛下肌上的水平开口从腋神经侧方开始一直到肱二头肌肌间沟前

方（图22.15）。为了方便喙突移位时通过，从后方入口用转换棒将此开口打开。将双套管牵引器上的2枚螺钉缝进喙突孔。然后将固定在套管牵引器上的喙突穿过肩胛下肌开口并移位至关节盂前缘处（图22.16）。

第5步：喙突固定

从前入口进行目视观察，将器械从前下入口导入。为了进行临时固定，将1条导丝穿过上方（或下方）导向螺钉插入关节盂内。将导向螺丝移走，把1个直径3.5 mm的空心钻头套在导丝上，将第

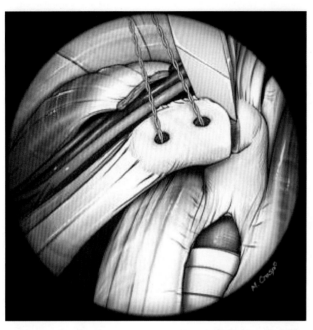

图22.13　将导丝从喙突入路处取出。用弯骨刀在距离喙突顶端2~2.5 cm处截骨。

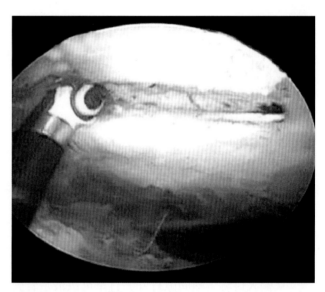

图22.15　切口从外侧向腋神经方向，向前止于肱二头肌肌间沟。

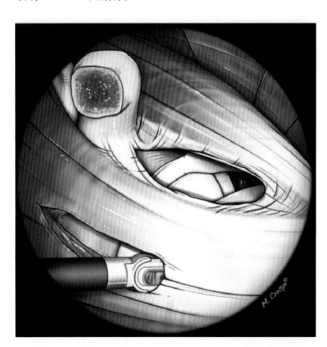

图22.14　从腋下入路使用电气消融在肩胛下肌的上1/3处水平切开。

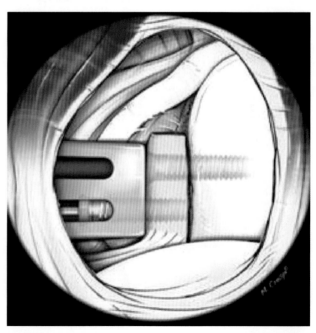

图22.16　使用一个特殊的带套管的引导器将喙突从肩胛下肌的切口处固定于肩胛盂的前缘。

1 枚螺钉钻入喙突，螺钉头离喙突下表层很近，但不需完全紧固。用同样的方式打入第 2 枚螺钉，然后在关节镜目视下，将 2 枚螺钉最终紧固。将移植的喙突块固定在关节盂前缘，位于盂缘平面的 2~6 点钟位置。

关节镜 Latarjet 手术是有难度的骨科手术。Latarjet 手术在解剖学上治疗了关节盂骨缺损，并通过非解剖学方法，即联合肌腱穿过肩胛下肌所打造的悬带效应来治疗软组织损伤。得益于关节镜可视化技术的提高，可对喙突骨块在关节盂颈处的移植位置进行准确评估，以避免移植后骨面突出。喙突移位和联合肌腱穿过肩胛下肌的 Latarjet 手术是一种非解剖型手术。对肩胛下肌纤维的损伤是此项手术的最大弊端。

关节镜 Bristow–Latarjet 手术

据 Boileau 所述，关节镜 Bristow-Latarjet 手术结合了关节镜 Bankart 损伤修复和将喙突穿过肩胛下肌固定于肱骨头下方关节盂缘处的喙突尖移位手术。此手术的效果是打造了肩关节的"三重锁定"：喙突移位可增大关节盂表面积；联合肌腱穿过肩胛下肌产生悬带效应；修复盂唇重建关节盂凹面。手术时，仅截断喙突尖端（10~15 mm）骨块，并将其竖立移位至关节盂缘。

手术指征

（1）前下关节盂骨缺失。

（2）韧带作用不佳。

（3）翻修手术。

（4）进行高强度体育运动。

第 1 步：制备关节盂

从后入口观察，准备一个用于操作的前入口。一旦将肩袖间隙处的薄关节囊切开，便可清晰看到整个喙突部分。将关节盂颈 2~6 点钟位置的前盂唇拨开并提起，确保整个关节囊盂唇韧带复合体可以移动。然后从前上入口观察，对骨面磨损情况进行评估并用骨钻进行打磨（图 22.17）。从后入口插入一特殊的引导器。将一根导针由后向前通过引导器，穿过关节盂颈（图 22.18）。在前方用钝性挡

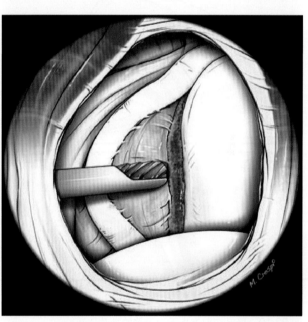

图 22.17　将肩袖间隙处薄弱的关节囊切开。将前侧 2~6 点钟方向的盂唇从肩胛颈处分离、提起，直到关节囊 – 盂唇 – 韧带复合体完全游离。对骨面磨损情况进行评估并用骨钻打磨。

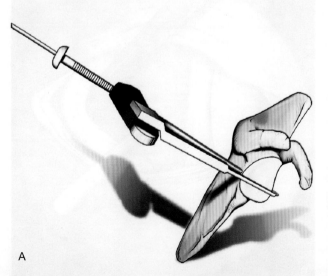

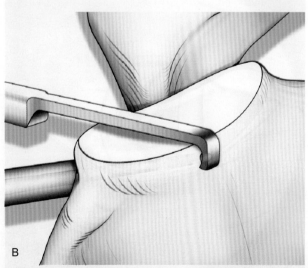

图 22.18　A、B. 从后侧入路置入一个特殊的引导器。通过引导器前后移动在肩胛颈处插入导针。导针要置于关节盂的中纬线以下。

板挡住导针（图 22.19）。该导针由两部分组成：直径为 2.8 mm 的母部和直径为 1.5 mm 的公部（图 22.20）。插入关节盂的导针位于球面下方。该引导器可用于测量钻孔深度。随后，从后入口插入一根钝圆的棒杆至球面位置，用该棒杆插入盂唇和肩胛下肌纤维下方，并将其向后拨开。

第 2 步：截取喙突

从前外侧入口观察，让脊髓穿刺针与喙突长轴成一条直线，通过入路技术制备一个下方入口。

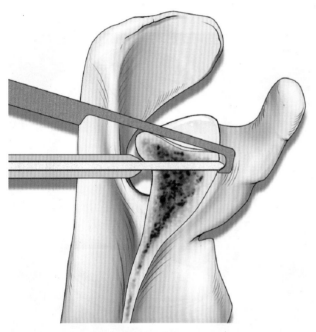

图 22.19　导针在前方止于引导器的挡片。

然后再在与喙突尖端垂直的方向制备一个内侧入口（图 22.21）。此时，应确认腋神经和反向关节杆的位置。为了放松腋神经，应将患者患侧手臂弯曲、内收且最大程度内旋。腋神经从肩胛下肌的下缘穿过，需用一个钝套管针对其进行辨识并确认位置。确认且保护好腋神经后，在反向关节杆的水平面上，用射频器械从内向外切开肩胛下肌（图 22.22）。肌腹通常由条状肌纤维围成。肩胛下肌被下牵越多，可能对外旋造成的限制越大。随后，将喙突和联合肌腱从三角肌的深面脱离开。将喙突肩峰韧带从喙突侧方切开，同时将胸小肌从中部切开。为了不对臂丛神经造成损伤，应确保切割器紧贴喙突横侧面。

喙突完全显露后，在肩锁关节面上制备另外一个入口。应使用脊髓穿刺针确保该入口位置与喙突垂直。仅截取喙突尖约 15 mm 的骨块。用摆锯对喙突进行切割，在即将割至喙突下表面时停止操作。然后，从下入口置入一个特殊的引导器，通过此引导器，将一根导针沿喙突纵轴方向插入。先用该导针钩住所截取喙突的骨松质中心。

将引导器的第二部分（锥尖）插入喙突尖的中心。沿喙突纵轴插入的导针是用来导入直径 3.5 mm 的空心钻头。引导器可用来测量截断喙突骨段的钻孔深度。将此测量值与之前关节盂的钻孔深度相加，可计算出锚钉的长度（图 22.23）。空心钻头进入喙突后，将导针移出，换成金属缝线器。从内侧入口

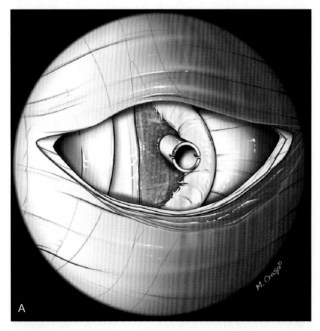

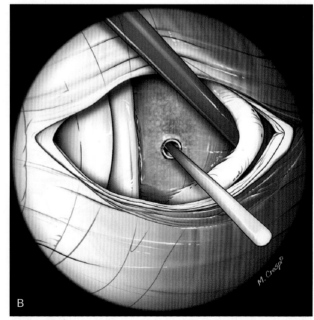

图 22.20　A、B. 导针由两部分组成：母部直径 2.8 mm，公部直径 1.5 mm。

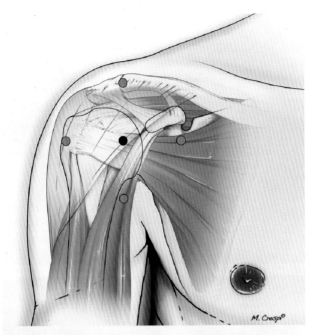

图 22.21 关节镜下 Bristow-Latarjet 手术的入路。

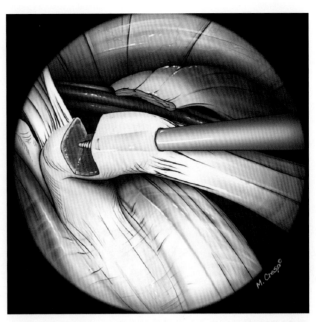

图 22.23 导针沿着喙突长轴插入喙突，用于置入直径 3.5 mm 的空心钻。

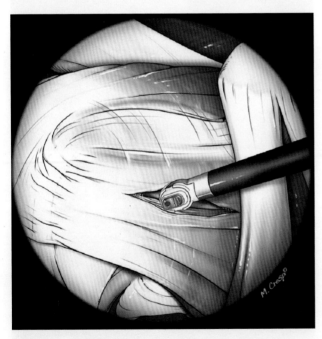

图 22.22 用射频器械将肩胛下肌从内向外切开。

插入缝合线抓持器，紧紧地抓住缝合线的开口端。将空心钻头从喙突内取出。用抓持器将缝合线的另一端从同一内侧入口拉出。此时，从内到上的喙突截取已经完成。截取的喙突骨块分离后，从内侧入口将缝合线两端拉起，便于器械深入到肩胛下肌肌腹处。用骨钻将截取后剩余的喙突面打磨光滑。

第 3 步：喙突移位

从前下入口观察。用一个从前内侧入口插入的射频器械，将肩胛下肌肌肉纤维分别向内侧关节

盂颈处和外侧小结节处切割开。从喙突入口处插入一个 U 形牵引器，将肩胛下肌上 2/3 部分向上牵拉。再从前下入口插入第二个牵引器，将肩胛下肌的下 1/3 部分向下牵拉。此时，关节盂的前下缘显露出来，且可见关节盂导针。保持导针的母部不动，将导针的公部替换成从肩胛骨前颈处伸出的一个长针。然后将一个钻孔器套在公导针上，钻出 2~3 mm 孔窝，以便放置截取的喙突尖。将关节盂处的公导针移出，替换成由后至前插入的取线器。从侧方入口插入缝合线抓紧器，将喙突缝合器的缝合线末端拉至取线器处。随后用取线器将缝合线穿过关节盂。将缝线器替换成金属丝，从喙突和关节盂穿过，最终从后方入口将其取出。此时，将一个 36~40 mm 长的空心螺钉套在金属线上并钻入喙突骨块。螺钉完全锚入喙突后，将金属线从后方取出，以便喙突完全嵌入关节盂孔窝内。将骨块穿过分开的肩胛下肌纤维，置于关节盂的前下缘处（图 22.24）。从前上入口对关节内部进行观察，核实移植骨块的位置，确保其位于球面下方，且与关节盂表面平齐。

第 4 步：Bankart 损伤修复

再次通过后入口观察，用缝合锚钉技术对典型的 Bankart 损伤进行修复。此过程将拉紧关节囊韧带并重塑关节盂凹面。联合进行盂唇修复的优势在于：其一，鉴于移植骨块处于关节外的位置，盂唇可防止滑液与骨块直接接触；其二，鉴于肱骨头与

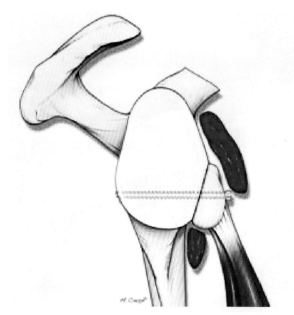

图 22.24　骨块固定于关节盂的前下方。

喙突骨块和螺钉接触会导致疼痛和肱骨关节炎，盂唇修复后可避免两者直接接触；其三，可避免某些经典 Bristow-Latarjet 手术术后出现的疼痛和长期忧虑感。关节镜 Latarjet 手术，因其喙突移位以及将联合肌腱穿过肩胛下肌纤维的操作过程而被定义为非解剖型手术。对肩胛下肌纤维的损伤是此项手术的薄弱点。

关节镜前骨块移位手术

最先由 Taverna 所描述的关节镜前骨块移位手术包括关节镜 Bankart 损伤修复以及髂骨尖端移位手术，进行髂骨尖端移位手术时从肩袖间隙插入套管，将髂骨尖端由套管导入固定在球面下方的盂缘处。此项手术的优势包括：其一，移植的髂骨骨块增加了关节盂的表面积，发挥了骨块作用；其二，盂唇修复后重塑了关节盂凹面；其三，关节囊与韧带的移位与修复。手术目标为将出现关节盂骨缺损的不稳定的肩关节恢复至正常的骨骼解剖结构。

手术指征

（1）前下关节盂骨缺失。

（2）翻修手术。

（3）进行高强度体育运动。

第 1 步：截取移植骨块

患者处于仰卧位，从髂骨处截取 1~2 cm 的皮质骨块。用直径 1 mm 克氏针在移植骨块上打 2 个孔，2 个孔均与骨块侧边相距 0.5 cm（图 22.25）。

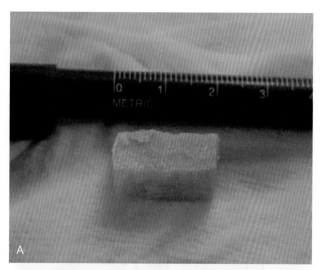

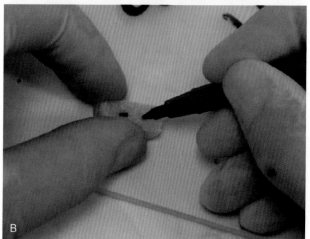

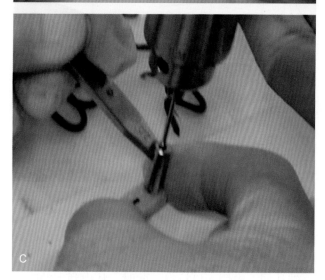

图 22.25　A~C. 从髂嵴处截 1 cm×2 cm 的骨皮质。在离边缘 0.5 cm 处用 1 mm 克氏针钻两个孔。

第 2 步：制备关节盂

患者处于沙滩椅体位，将关节镜从后入口插入，通过入路技术将一个直径 10 mm 的套管和一个直径 5.5 mm 的套管分别从前下入口和前上入口插入。将前关节囊韧带复合体从关节盂 2~6 点钟的位置进行剥离，直到可通过从后入口和前上入口插入的关节镜分别清楚地观察到肩胛下肌的肌肉纤维和整个关节盂颈处（图 22.26）。然后用电动骨钻打磨前关节盂骨缺损部位。

第 3 步：骨块移植

仍旧从前上入口进行观察，将两枚可吸收缝合锚钉固定在前下盂缘骨缺损的中心部位，缝合锚钉与盂缘相距 0.5 cm，两枚缝合锚钉间隔 1 cm（图 22.27）。将缝合线从前下入口处直径 10 mm 的套管

中取出。将四条缝合线从移植骨块上的钻孔穿过。考虑到套管缝合线和空心针缝合线的出线方向，将移植骨块旋转 90°。在关节镜可视化条件下，用空心针将移植骨块穿过套管推入关节内（图 22.28）。轻微拉动缝合线，将移植骨块牵引至关节盂前下缘的准确位置（图 22.29）。此时，从后入口将缝合锚的 4 根缝合线拉回并轻微拉紧，以便确保移植骨块与前关节盂颈平行，且与关节盂缘在一条直线上。

从 5 点钟方向的入口将两根直径 2 mm 的克氏针同时穿过肩胛下肌纤维，插入到移植骨块之前的

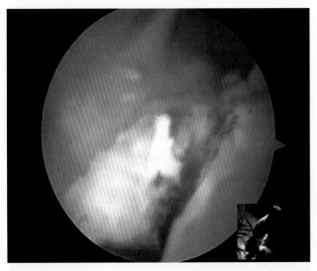

图 22.26　前方 2~6 点钟方向的关节囊韧带复合体从关节盂上分离。

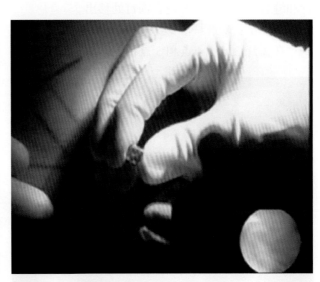

图 22.28　用套筒针将移植骨块从套筒内推入。

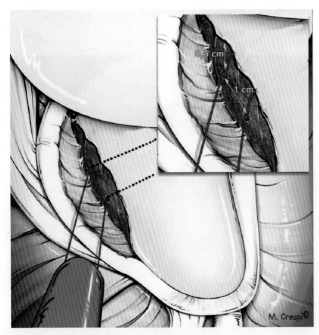

图 22.27　两枚可吸收的生物缝合锚钉，间距 1 cm，距关节盂内侧缘 0.5 cm，置于骨缺损的中央部位。

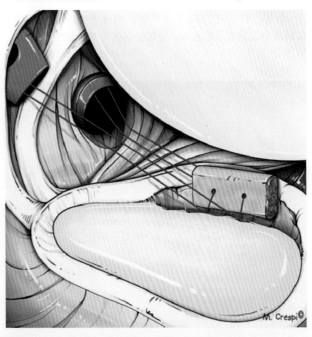

图 22.29　缓慢的拉动缝线，将骨块准确地置于肩胛盂的前下方位置。

钻孔内直达关节颈处（图 22.30）。将缝合线拉紧并从前下入口的套管内插入探针，以便确保引入克氏针的过程中移植骨块不发生旋转。此时，已将两根直径 1 mm 的克氏针按相同方式插入了移植骨块内，分别位于上缝合线的下侧和下缝合线的上侧。用探针确认移植骨块已正确就位后，用插套在克氏针上的直径 2.5 mm 的空心钻在移植骨块和关节盂上钻孔。将两枚直径 3.5 mm、长度为 35 mm 的半螺纹空心螺钉用同种方式锚入钻孔（图 22.31）。用关节镜探针确认移植骨块的稳固性后，将 3 根克氏针和缝合线从关节盂颈缝合锚钉处移出。

第 4 步：软组织修复

在盂缘 3 点、4 点和 5 点钟的位置放置 3 枚缝合锚钉，然后进行前下关节囊韧带转移和前盂唇重建，移植骨块可因此作为关节处的额外平台来发挥作用（图 22.32）。此项手术的优势在于联合进行了盂唇修复以及关节囊和韧带的拉紧和转移。与 Bristow-Latarjet 手术一样，移植骨块也处于关节外的位置，进行盂唇修复可防止滑液与骨块直接接触，另外，鉴于肱骨头与喙突骨块和螺钉接触会导致疼痛和肱骨关节炎，进行盂唇修复可避免两者直接接触。此项手术是一种解剖型手术，手术过程中恢复了盂肱关节正常的解剖结构、提高了受损的关节盂骨支撑力，并且修复了盂唇、韧带和关节囊的正常插入（图 22.33）。与 Bristow 和 Latarjet 手术相比，此项手术对肩胛下肌纤维的损伤微乎其微。而

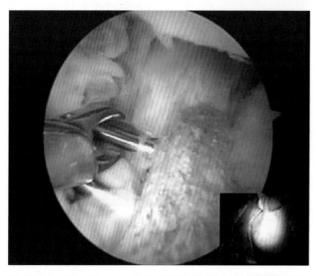

图 22.30　将 2 根 2 mm 的克氏针从相当于 5 点钟入路的位置经皮穿过肩胛下肌置入，穿过先前在骨块上钻的孔，钻入肩胛颈。

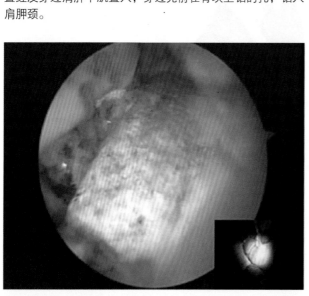

图 22.31　在关节镜下用 2 枚 3.5 mm 直径、35 mm 长的半螺纹空心钉固定加压移植骨块。

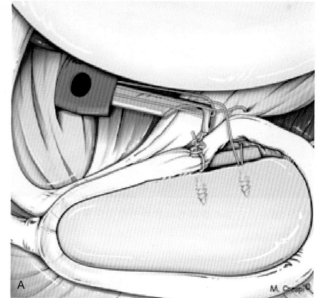

图 22.32　A、B. 沿着关节盂边缘在 3 点钟、4 点钟、5 点钟方向置入 3 枚缝合锚钉。然后行前下方关节囊韧带转位及前方盂唇修复。移植骨成为关节外的骨板。

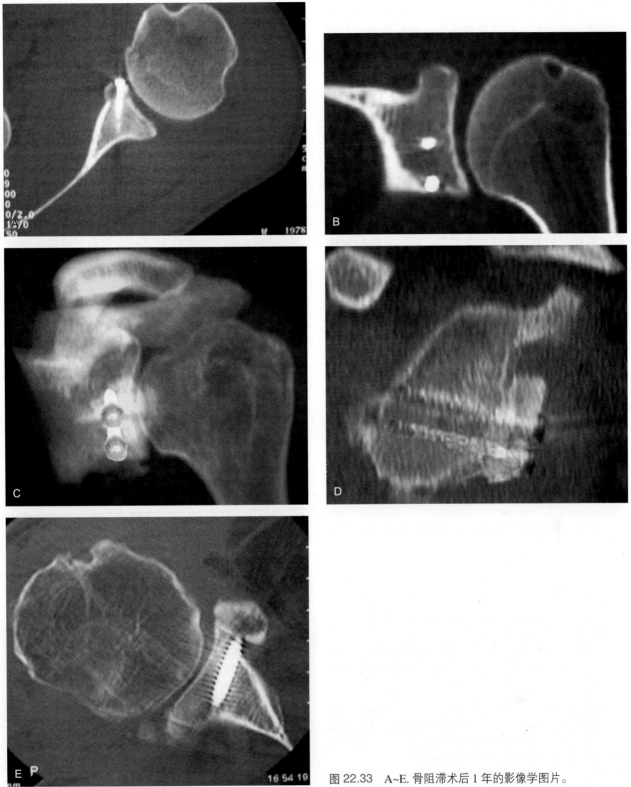

图 22.33 A~E. 骨阻滞术后 1 年的影像学图片。

此项手术最薄弱的地方是，无法对极少数患有关节盂骨损伤的肩关节不稳并同时出现关节囊盂唇韧带不协调的患者进行治疗。针对此类患者，由联合肌腱和肩胛下肌所打造的动态肌腱悬带效应（Latarjet 和 Bristow 术）则发挥了作用。

康复

一些作者提到通过"骨移植手术"来治疗肩关节不稳，他们建议患者在术后 2~4 周内上肢吊悬带固定。之后可进行无限制的被动活动，并且患者可逐渐进行主动练习直至恢复最大抬举和外旋度。伤口处完全愈合后，建议患者进行主动游泳练习并可恢复日常工作。术后 6~8 周后可逐渐进行力量练习。而通常手术 4~6 个月之后，可再次进行手臂架空和接触性体育运动。

结论

据统计，复发性肩关节前脱位的患者中出现骨折或前下关节盂缘骨侵蚀的概率在 8%~73%。生物力学研究发现，关节盂骨缺损度与肩关节稳定性呈反比关系。关节盂骨缺损度越高，肩关节的稳定性越低。

在伴有关节盂骨缺损的肩关节不稳患者接受Bankart 损伤修复手术后，继续对其进行研究。有人认为只有当骨缺损达关节盂表面的 1/3 以上（含 1/3）时才可能需要进行骨移植手术，而其他人则仅模糊地表述为当出现"大块骨缺损"时需要进行骨移植手术。许多临床医生认为，如果出现大块骨缺损，那么在对患者进行 Bankart 损伤修复手术的同时也应该进行骨移植手术。到目前为止，还未就治疗盂肱关节不稳时何时以及如何进行骨移植手术达成共识。还应对此进行后续研究，探究出具体多大程度的骨缺损会对肩关节不稳的软组织修复手术造成影响，并进而导致肩关节不稳的复发。

最后，关节镜盂肱关节固定术的目标应为恢复关节盂凹弧、修复盂唇以及适当恢复关节囊和韧带的紧缩度。

推荐阅读

[1] Gartsman GM, Roddey TS, Hammerman SM. Arthroscopic treatment of anterior-inferior glenohumeral instability. Two to five-year follow-up. *J Bone Joint Surg Am.* 2000;82:991–1003.

[2] Bigliani LU, Pollock RG, Soslowsky LJ, et al. Tensile properties of the inferior glenohumeral ligament. *J Orthop Res.* 1992;10:187–197.

[3] Taverna E, Sansone V, Battistella F. Arthroscopic rotator interval repair: the three-step all-inside technique. *Arthroscopy.* 2004;20:105–109.

[4] Bigliani LU, Newton PM, Steinmann SP, et al. Glenoid rim lesions associated with recurrent anterior dislocation of the shoulder. *Am J Sports Med.* 1998;26:41–45.

[5] Edwards TB, Boulahia A, Walch G. Radiographic analysis of bone defects in chronic anterior shoulder instability. *Arthroscopy.* 2003;19:732–739.

[6] Sugaya H, Moriishi J, Dohi M, et al. Glenoid rim morphology in recurrent anterior glenohumeral instability. *J Bone Joint Surg Am.* 2003;85:878–884.

[7] Itoi E, Lee SB, Berglund LJ, et al. The effect of a glenoid defect on anteroinferior stability of the shoulder after Bankart repair: a cadaveric study. *J Bone Joint Surg Am.* 2000;82:35–46.

[8] Cassagnaud X, Maynou C, Mestdagh H. Clinical and computed tomography results of 106 Latarjet-Patte procedures at mean 7.5 year follow-up [French]. *Rev Chir Orthop Reparatrice Appar Mot.* 2003;89:683–692.

[9] Hovelius L, Körner L, Lundberg B, et al. The coracoid transfer for recurrent dislocation of the shoulder: technical aspects of the Bristow-Latarjet procedure. *J Bone Joint Surg Am.* 1983;65:926–934.

[10] Allain J, Goutallier D, Glorion C. Long-term results of the Latarjet procedure for the treatment of anterior instability of the shoulder. *J Bone Joint Surg Am.* 1998;80:841–852.

[11] Vander Maren C, Geulette B, Lewalle J, et al. Coracoid process abutment according to Latarjet versus the Bankart operation: a comparative study of the results in 50 cases [Article in French]. *Acta Orthop Belg.* 1993;59:147–155.

[12] Young DC, Rockwood CA Jr. Complications of a failed Bristow procedure and their management. *J Bone Joint Surg Am.* 1991;73:969–981.

[13] Hybbinette S. De la transposition d'un fragment osseux pour remedier aux luxations recidivantes de l'epaule constatations et resultats opératoires. *Acta Chir Seand.* 1932;71:411–445.

[14] Latarjet M. A propos du traitement des luxations récidivantes de l'Iépaule. *Lyon Chir.* 1954;49:994–1003.

[15] Mochizuki Y, Hachisuka H, Kashiwagi K, et al. Arthroscopic autologous bone graft with arthroscopic Bankart repair for a large bony defect lesion caused by recurrent shoulder dislocation. *Arthroscopy.* 2007;23:677.e1–677.e4.

[16] Nourissat G, Nedellec G, O'Sullivan NA, et al. Mini-open arthroscopically assisted Bristow-Latarjet procedure for the treatment of patients with anterior shoulder instability: a cadaver study. *Arthroscopy.* 2006;22:1113–1118.

[17] Boileau P, Bicknell RT, El Fegoun AB, et al. Arthroscopic Bristow procedure for anterior instability in shoulders with a stretched or deficient capsule: the "belt-and-suspenders" operative technique and preliminary results. *Arthroscopy.* 2007;23:593–601.

[18] Lafosse L, Lejeune E, Bouchard A, et al. The arthroscopic Latarjet procedure for the treatment of anterior shoulder instability. *Arthroscopy.* 2007;23:1242.e1–1242.e5.

[19] Taverna E, Golanò P, Pascale V, et al. An arthroscopic bone graft procedure for treating anterior-inferior glenohumeral instability. *Knee Surg Sports Arthrosc.* 2008;16:872–875.

肩关节僵硬：治疗计划和方式

肩关节僵硬在骨科临床中比较常见。主要表现为盂肱关节的主被动活动范围受限。其病因很多，包括粘连性关节囊炎、创伤、手术后改变等。本章将描述并讨论肩关节僵硬的病因、诊断及治疗方式。

原发性粘连性关节囊炎，或者"冻结肩"，通常与刺激性因素无关。相反，粘连性关节囊炎有很多不同的相关因素。普通人群的患病率是2%~5%[1]，在糖尿病患者中可高达20%[2]。每年有大约2.4/1 000人患病[3]。与粘连性关节囊炎相关的因素包括：女性、甲状腺疾病、糖尿病、卒中、心肌梗死以及自身免疫性疾病[4]。年龄也是另一个重要的危险因素。大多数患者年龄在40~60岁之间。特发性粘连性关节囊炎可出现无法识别的风险因素，这类疾病也不罕见[5]。

肩关节的创伤后僵硬和手术后僵硬，也称为获得性肩关节僵硬或继发性肩关节僵硬。创伤后僵硬和手术后僵硬与原发性粘连性关节囊炎的病因不同，前者是创伤事件或手术后改变了关节内外结构而导致的关节粘连。

历史回顾

对于粘连性关节囊炎有不同的描述和定义。1934年，Codman认为"冻结肩"很难定义、治疗以及从病理角度进行解释。另外，早期学者包括 McLaughin、Asherman、Moseley、Neviaser、DePlma 等也赞同这个观点。

Quigley 在他的经典文献中关于"马缰肩"的描述发现粘连性关节囊炎的特征表现[6]。这种情况通常发生在中年，女性比男性多。由于缺乏关联关节炎、肩袖撕裂和其他代谢性疾病的表现，这种情况没有明显的倾向性。刺激事件可能是"小挫伤或扭伤或炎症等"。显然，除了疼痛，并没有其他始发症状，紧随其后的总是一段时间的关节废用和疼痛"。Quigley描述了关节主被动活动都存在疼痛弧，当被动活动超过这个疼痛弧范围，疼痛将减轻或消失。

推荐的治疗方法包括逐步主动拉伸锻炼、热疗法、X射线治疗或者反复的普鲁卡因注射。这是安全、有效的方法，然而常常需要数月的治疗，"需要患者有强大的毅力"。缓解症状往往需要几个月或几年，甚至可能导致肩关节活动永久受限。

在治疗肩关节僵直中，描述过几种不同的手术方式。McLaughlin 推荐在顽固性粘连性关节囊炎病例中，手术松解分离肩胛下肌和前下方关节囊。麻醉下手法推拿松解术（MUA）被认为是危险和徒劳的，这主要因为手法松解后疼痛很严重，患者术后很难或者不可能进行积极的康复锻炼。

Neviaser 观察15例肩关节手法推拿后的患者，手术切开关节囊，发现粘连、紧缩的关节囊从肱骨附着处撕裂剥脱，他描述为"粘连性关节囊炎"。Quigley 发现只有在肩关节囊前下方会出现运动反复性阻挡，因此创造了"马缰肩"这个词。

Quigley 的手术得益于他细致的操作技术、更彻底的松解以及术后疼痛的管理。他的手术过程包括将肱骨头良好地支撑在最大前屈、外展、旋转角度上，以及处理松解肩胛骨。他强调避免将肱骨作为一根杠杆。术前术后利用促肾上腺皮质激素控制疼痛。Quigley 的技术能够有效获得，并保持接近正常范围的关节活动度。

临床评估

肩关节僵硬分为3种主要类型：原发性粘连性关节囊炎、继发性粘连性关节囊炎和获得性肩关节僵硬。了解关节僵硬的病因将有助于指导治疗。

疾病各阶段的病史与体格检查

原发性粘连性关节囊炎

原发性粘连性关节囊炎表现为肩关节活动度逐

渐丧失，与炎症及肩关节继发的纤维化有关。但是其发病机制一直有争议，至今仍不完全清楚。除了临床症状，病理上观察到滑膜和滑膜下的变化[7]。组织学显示炎症和纤维化，疾病不同阶段有不同程度变化。有明显的迹象支持这样的假说，在粘连性关节囊炎中，其病变是滑膜炎症伴有后续关节囊的反应性纤维化，导致活动度丧失。

Neviaser 根据粘连性关节囊炎的关节镜下改变，将其分为 4 期[7]，如表 23.1 列出的分期。熟悉疾病的临床分期对于临床治疗指导是非常重要的，同时认识到这些分期是连续性的，而不是分散的。每期可通过症状持续时限、关节镜下特征、临床上关节活动度、麻醉下关节活动度、病理变化等区分。Neviaser 描述了粘连性关节囊炎各期的关节镜下表现。

Ⅰ 期也被称为疼痛期，疼痛性炎症导致肩活动受限。麻醉状态下（无论是全麻还是局部阻滞麻醉）查体，患者肩被动活动良好，这一特征性表现可以确定处于第一阶段，因为活动受限是继发于疼

痛和炎症而不是关节囊纤维化。主动内旋、前屈和外展明显受限，而主动外旋受限较小。症状持续至少 3 个月。镜下检查证实关节内弥漫大量的滑膜炎，尤其是在前上关节囊和肩袖间隙（图 23.1）。

表 23.1　粘连性关节囊炎的分期

第Ⅰ期
症状时限：0~3 个月
主动与被动活动疼痛
前屈、外展、内旋和外旋受限
麻醉下查体：肩关节活动度正常或轻度减少
关节镜：弥漫性滑膜炎，多数在关节囊前上部明显
病理：肥厚，血管增多性滑膜炎，炎性细胞浸润，关节囊正常

第Ⅱ期（冷冻期）
症状时限：3~9 个月
主动与被动活动慢性疼痛
前屈、外展、内旋和外旋显著受限
麻醉下查体：肩关节活动度与清醒状态的活动度基本相等
关节镜：弥漫性、有结节的滑膜炎
病理：肥厚，血管增多性滑膜炎，血管周围、滑膜下及关节囊的瘢痕形成

第Ⅲ期（冻结期）
症状时限：9~15 个月
除了极度活动外，仅有轻微的疼痛
肩关节活动度显著受限，"终末感觉"为强硬感
麻醉下查体：肩关节活动度实际与清醒状态的 ROM 相等
关节镜：残余纤维变性的滑膜，关节囊容积减少
病理：滑膜炎最轻，关节囊有致密瘢痕形成

第Ⅳ期（解冻期）
症状时限：15~24 个月
轻微的疼痛
肩关节活动度逐渐改善
麻醉下查体：无可供参考的数据

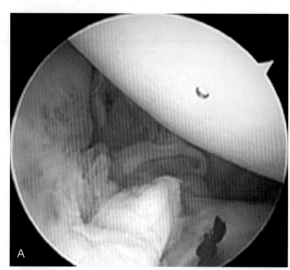

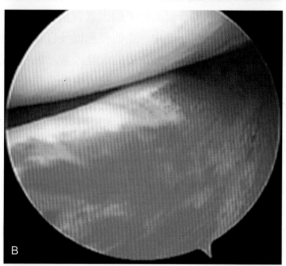

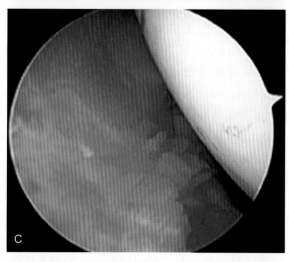

图 23.1　第Ⅰ期粘连性关节囊炎。A. 肩袖间隙处增生的滑膜炎。B. 后下方的关节囊及滑膜。C. 后上方关节囊和增生滑膜。

疼痛期的病理学组织中发现肥厚性的血管增生性滑膜炎，充满炎性改变，但关节囊结构正常。

第 II 期也叫冷冻期，症状表现 3~9 个月，关节活动范围在各个方向均逐渐丧失，并有持续性疼痛。该期的定义主要是肩关节活动度逐渐丧失。麻醉下检查显示患者的肩关节活动度部分丧失。这说明关节囊纤维化导致关节囊容积减小。镜下检查显示一种弥漫性、致密的、血管丰富的滑膜炎（图 23.2）。关节囊活检揭示排列无序的胶原纤维沉积、细胞增多，但是无炎性浸润。

第 III 期也叫冻结期，通常发生在 9~15 个月。患者主诉肩部疼痛有所缓解，但肩部僵直仍持续。麻醉下检查被动 ROM 与清醒状态下主动 ROM 相比无改善。关节镜下残余的纤维变性的滑膜，关节囊容积减少，下方关节囊有致密的瘢痕形成（图

23.3）。关节囊病理学检查显示细胞增多、无序增生的胶原纤维沉积。

第 IV 期也叫解冻期，以 ROM 逐渐恢复为特征，无疼痛。由于患者此期罕有接受手术治疗，所以在文献中没有任何关节镜或组织学数据可供参考。

创伤后或术后肩关节僵硬

在关节活动中，肩关节周围的组织结构都是以一个固定的方式运动。韧带、肌腱和肌肉都有可变长度，这取决于组织的弹性和骨骼结构之间的距离。肩峰的形态与关节粘连没有相关性[8]。当肩关节周围组织结构受到损伤、炎症、变形，可导致肩关节运动的损失。

创伤、手术或是关节炎都会改变盂肱关节的解剖[9]，从而不同程度的影响关节囊的容积，甚至影响整个关节，以及所有的运动面。另外，关节囊紧

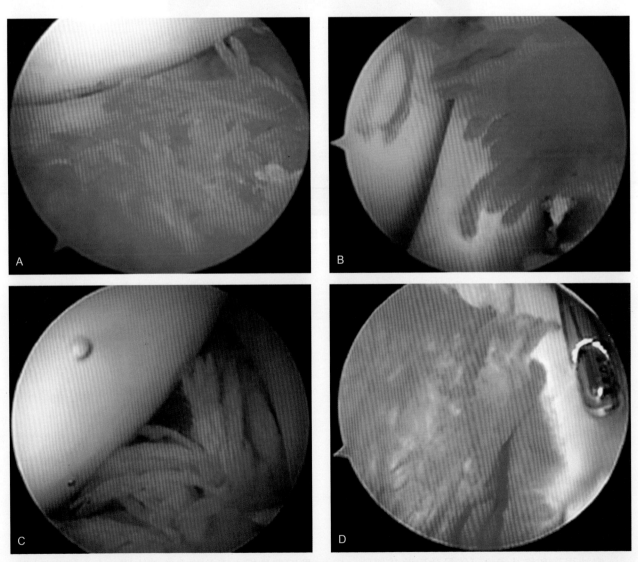

图 23.2　第 II 期粘连性关节囊炎。A. 充血的、增生的叶状滑膜。B. 肱二头肌腱后方的增生的滑膜。C. 肩袖间隙处的叶状滑膜。D. 后上关节囊处增厚的、充血滑膜。

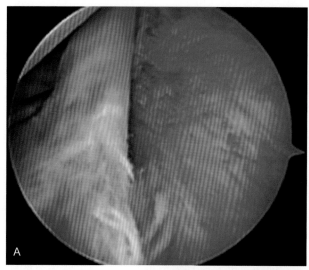
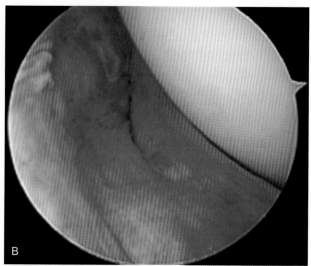
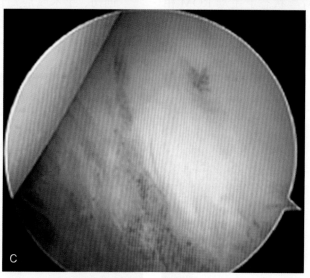

图 23.3　第Ⅲ期粘连性关节囊炎。A. 挛缩的关节囊，关节容量减少，肱二头肌腱表面及附近呈现蜡状滑膜。B. 后方关节囊挛缩并呈蜡状。C. 挛缩的关节囊及较少充血的滑膜。

缩可以影响关节某一特定位置，从而影响到单独的韧带，导致出现可以识别的运动功能缺失。

当肩关节处于内收位时，若喙肱韧带和盂肱上韧带的前部间隙挛缩，通常表现为屈伸和外旋受限。前下关节囊韧带复合体限制肩关节外展位的外旋，而关节囊后下方限制内旋和前屈。上述韧带的挛缩会引起可以预见性的运动受限。而运动受限会导致肱骨头向病变相反方向移位。

关节囊折叠缝合术是前方关节囊紧缩后肱骨头向后方移位的一个例子，跟关节囊挛缩相似。这导致病变关节在后方盂上的力量增加。当下盂肱韧带复合体的前后束都出现关节囊挛缩时显示肱骨头上移增加，导致所谓的"非出口性"撞击。

肩袖损伤和修补术也可能导致肩关节僵硬。肩袖撕裂或者肌腱病变的患者失去了关节的动态稳定功能。为了减轻撞击疼痛，患者会减少盂肱关节的自主运动，这也导致代偿性增加肩胸关节的运动。手术后、慢性疼痛、肌腱撕裂都会导致肌肉－肌腱单位变得更短，从而使得活动受限。手术中充分松解肌腱的粘连是至关重要的。手术后的康复锻炼、早期关节被动活动、防止关节粘连形成也是同样重要。

在肩关节僵硬中，关节内畸形比关节外挛缩更不能接受。骨关节炎或者关节骨折都可能导致关节畸形。骨折可以改变直观的解剖结构，而创伤后关节炎也可以间接潜在地改变解剖结构。

肩关节骨关节炎的关节僵硬主要源于关节不协调，使得关节囊增厚、瘢痕，其次是炎症因子。肱骨近端骨折由于关节内的不协调，大小结节的错位以及随后出现的动态稳定功能削弱，也会导致肩关节僵硬。甚至关节成形术后、非解剖重建术如假体过大和位置不佳，也可能导致关节僵硬。用于治疗肩关节不稳的手术，如关节镜下关节囊紧缩术、Bristow 术、Latarjet 术、Trillat 术，可成功增加关节稳定性。但是，这些手术也牺牲了关节的活动度，引起肩关节活动受限。

治疗

粘连性关节囊炎和获得性肩关节僵硬的治疗目前仍有争议。文献记载的治疗方法选择包括：良性忽略、物理治疗、非甾体类抗炎药、关节内注射、麻醉下松解、手术干预等。手术方式包括手法推拿，切开或者关节镜下松解。这些所有的治疗方式必须有相关的治疗条件。准确的诊断包括病因、疾病的分期等，特别是疾病分期，对选择正确的治疗方案和预计治疗结果极其重要。

粘连性关节囊炎的非手术方法

粘连性关节囊炎的主要方法是保守治疗。大多数患者不需要手术干预，症状会完全消失。粘连性关节囊炎是一种自限性疾病，预后良好。通常不考虑手术，除非患者 3~6 个月非手术治疗后，症状无改善或加重。

第 I 期和第 II 期的治疗

在第 I 、II 期中，患者炎症性疼痛是最主要的症状。Neviaser 强调在疼痛阶段避免使用麻醉手法松解和手术干预[7]。手术干预有可能恶化目前情况，导致肩关节活动度进一步减少。应该利用各种治疗方式缓解患者疼痛，尽可能缩短炎症状态。

物理治疗在第 I 、II 期中起着主导作用。大多数早期的原发性粘连性关节囊炎患者，通过物理治疗都能达到满意疗效。物理治疗需要康复师密切关注，确保有正确适当的技术操作，还需要患者有良好的依从性。力量练习应该避免，除非大部分活动度恢复并且疼痛消失。治疗还包括以家庭为基础的康复计划，门诊随访计划，选择适合患者的治疗师。无论怎么配合，重要的是避免在患者明显疼痛时，使用暴力手法，因为这可能会加重症状，使患者丧失治疗信心。Diercks 和 Stevens[10] 比较了强化治疗和良性忽略的结果。发现在随访 2 年内，良性忽略中 89% 的患者 CONSTANT 评分达到 80 分，而强化治疗组患者只有 63%。研究结论是在疾病的

自然过程中强化治疗可能有不利影响。然而，适当正确的使用物理治疗已经显示出良好的疗效。

在疾病各个分期，口服非甾体类抗炎药都可以使用。非甾体类抗炎药在炎症期可以有效减轻疼痛，缩短复苏过程。患者必须在正确适当的医嘱下服药，以达到维持治疗的水平。

注射疗法已经广泛运用于粘连性关节囊炎的治疗。在粘连性关节囊炎的诊断和治疗中，类固醇和局麻关节内注射非常有用。关节内局部注射麻醉药后重新评估关节的活动度，可以进一步明确疾病的分期，从而指导有效的治疗方案。在疾病早期，特别是疼痛期，关节内注射麻醉药后，可以缓解疼痛，改善肩关节活动度。当疾病发展至后期，关节内形成纤维组织粘连，即使疼痛缓解，也不能改善关节的主动与被动活动。

常见的关节内注射是在肩峰下间隙或盂肱关节内注射皮质类固醇。关节内注射类固醇可以缓解滑膜炎症，同时抑制关节内纤维化，最终缓解疼痛，改善关节活动度。

抗炎药物的使用可以减短粘连性关节囊炎的自然病程。Marx[11] 等认为关节内注射皮质类固醇药物可以迅速缓解疼痛，恢复关节活动度。相比第 II 期，在第 I 期中治疗效果尤其明显，最重要的是可以抑制关节内纤维化发生。

Hazleman[12] 总结了关于使用关节内皮质类固醇的若干研究，据报告治疗的成功取决于时间。症状发作 1 个月内得到治疗的患者，平均恢复需 1.5 个月。症状发作 2~5 个月内治疗的患者平均恢复需 8.1 个月。症状发作 6~12 个月治疗的患者需要平均 14 个月完全恢复。这也证明了早期局部注射干预治疗可以有效地缩短康复时间。

关节拉伸训练是另一种治疗肩关节僵硬的方式。向关节内加压注射液体后，关节囊充分拉伸，可以松解挛缩的关节囊，减轻疼痛，改善活动度。关节内液体注射液是生理盐水、局麻药和皮质类固醇药物的混合液。Buchbinder 等[13] 将 46 例患者随机分配至关节拉伸组和假对照组。发现在生理盐水和皮质类固醇药物注射的关节拉伸组，疼痛减轻，运动范围增加。然而，和其他各种治疗相比，关节拉伸治疗的效果差异比较大。

第 III 期和第 IV 期的治疗

在疾病发展后期，大部分患者的疼痛自行解除。肩部的僵硬和改变的肩胛肱运动机制仍然存

在。关节内炎性因素消失，但是关节囊纤维化已经形成，导致患肢日常活动往往很困难。

治疗重点在于物理康复，帮助患者恢复活动度。不支持类固醇激素局部注射治疗方法。在这阶段，即使有很好的配合康复治疗，患者也往往受挫于康复进程缓慢。为了使患者继续积极参与康复治疗，回顾疾病的自然病程是重要的。关节的牵伸活动应当坚持锻炼，直到肩关节活动度恢复。一旦坚持关节牵伸锻炼，就会弥补关节特定区域的薄弱。正常的肩胛肱关节的活动节奏的恢复应该被重视。如果患者通过正规的康复锻炼，关节活动度没有改善或反而加重，应考虑手术干预。手术应该在保守治疗 3~6 个月无效时考虑。

获得性肩关节僵硬的非手术治疗

获得性肩关节僵硬大多发生在肩关节创伤或者手术后。关节活动受限有一部分原因是长时间关节制动。由于保守治疗往往效果差，治疗获得性肩关节僵硬通常要比粘连性关节囊炎更加激进。特别是肩关节不稳术后，关节活动减少或者肱骨头半脱位造成关节过度紧张。持续性半脱位会加快关节软骨损伤，应该避免此类并发症发生[18]。

即便反对保守治疗，获得性肩关节僵硬首先也应在指导下进行物理康复治疗。治疗目的是减轻疼痛，改善关节活动度。关节粘连 3~6 个月无明显改善，应该考虑手术治疗。手术包括粘连松解，对明确过度挛缩的关节囊行有限松解。

手术治疗粘连性关节囊炎

手术治疗粘连性关节囊炎包括麻醉下手法松解、手术切开松解、关节镜下松解。第Ⅲ期之前通常不进行手术治疗。可以采用积极的物理康复治疗，患者在急性疼痛期时手术治疗可能会导致疗效变差甚至加重疾病[7]。

麻醉下手法松解（MUA）

MUA 可以松解关节囊，也可以伴随切开或者关节镜下手术[14, 19]。MUA 在常规斜角肌阻滞或全身麻醉后进行。局部神经阻滞可以让患者在术后知道关节活动度的改善程度。当然，要达到松解的最大效果，肌肉完全麻痹放松是前提条件。

闭合手法松解时，用一只手或者助手帮助稳定肩胛骨，同时另一只手在肘部以上抓住肱骨。首先，做肩部内收外旋，然后在冠状面上外展。下一步，肩部外展外旋，并在保持外展的同时内旋。然后将肩关节前屈，并最后向后做肩部内收并内旋[7]。当肩关节在各个不同平面上的活动恢复时，经常有可触及和可听到的软组织松解的感觉。过去已经介绍过数种手法松解的方法，作者偏好的方法将在接下来的内容中阐述。

MUA 是一种有风险的方法，可能会导致肩关节损伤。Loew[15] 在闭合手法松解后关节镜下探查关节内损伤，发现医源性损伤包括 SLAP 损伤、肩胛下肌撕裂、前方盂唇损伤。其他损伤还包括肱骨骨折、肩袖及肱二头肌腱和肌腹损伤。为了降低医源性损伤的发生，避免在肘关节的远端用力操作，这样会增长力臂从而增加内源性损伤的风险。骨关节炎、近期上肢手术等患者，不应行 MUA，而行关节镜下或者切开松解术更适合。

关节镜下松解术

作者建议 MUA 之前行关节镜松解术[16]。关节镜手术的优势在于能够探查关节内的并存疾病，并能够精确地进行关节囊内的松解。而且，关节镜可以避免切开手术带来的并发症。关节镜下关节囊松解后再行 MUA，所需手法松解的力量会大大减小。

因关节囊挛缩和关节容积的减少，将关节镜插入僵硬的肩关节内比较困难。经过肱骨头插入关节镜时要避免软骨损伤。推荐使用较小的 3.8 mm 关节镜。一旦进入关节腔内，由于挛缩的关节囊，会导致镜下操作困难。所以在关节镜插入之前，通过向关节腔内注入加压生理盐水以扩张关节囊是有帮助的。

首先，关节镜下松解肩袖间隙。将关节镜从后方入路置入，电切装置从前方入路进入，从二头肌腱的正下方开始并继续向下松解直到肩胛下肌腱的上缘陆续显露。松解肩袖前间隙后肱骨头向下和向外移动，关节囊内空间增大，视野更好。

然后，关节囊松解继续向下到 5 点位置（右肩）。从距盂唇－关节囊复合体 1 cm 处进行关节囊的全层松解，见到肌纤维说明关节囊已全层松解。关节囊的厚度因人而异，手术时需要术者的耐心仔细操作，以确保松解彻底有效。

许多医生常常避免松解 5~7 点钟位置，因为有腋神经损伤的潜在风险。但是，只要术者仔细操作，避免使用射频电刀等设备，使用如篮钳等器械可以帮助彻底松解这位置。

后方关节囊的松解也类似，自 7 点到 11 点进行关节囊后部的松解（右肩），为方便后方松解可将关节镜经前方入路重新插入，后方入路作为工作入路，彻底松解后方关节囊，有利于患者改善关节内旋范围。关节镜松解之后建议做手法松解治疗。

切开松解关节囊术

如果有关节镜手术的禁忌证或者无法恢复关节活动度，则应该进行手术切开松解。由于关节外的组织挛缩和粘连导致的肩关节僵硬，关节镜手术是无效的。切开松解术一般选用三角肌胸大肌肌间隔入路。术中外展肩关节，有利于三角肌松弛，更容易进入三角肌下间隙操作。松解粘连组织时，注意勿损伤腋神经。松解完三角肌下间隙组织后，第二步需要松解联合肌腱和肩胛下肌粘连组织。手术松解在联合肌腱的外侧组织，这点很重要，因为松解肌腱内侧结构可能会损伤肌皮神经和附近的其他血管神经结构。最后，进行肩袖松解。

如果肩胛下肌挛缩，可以行 Z 形肌腱延长术。前方关节囊和外旋肌群也需要松解。如果内旋前屈不够，后方关节囊也需要松解。使用肱骨头牵开器，经三角肌胸大肌肌间隔入路，也可以暴露后方关节囊，进行手术操作。

获得性肩关节僵硬的手术治疗

由于关节囊粘连，治疗获得性肩关节僵硬的方法很多，包括 MUA、关节镜下松解术、切开关节囊松解术。但是在治疗中，应该避免一些会导致关节过度损伤、创伤或者再次手术的治疗方法 [7, 9]。相反，应使用疼痛的联合治疗或轻微的物理康复。

肩关节骨折由于软组织瘢痕形成以及术后关节延长制动时间，会导致肩关节僵硬。治疗的方法和之前早期关节粘连治疗方法一致。若出现病理性的肩关节僵硬，特别是关节外粘连，关节镜无法解决，必须行切开手术松解。

在治疗肩关节不稳时，使用骨阻挡手术，如Putti-Platt 术和 Magnuson-Stack 术缩短了肩胛下肌，使关节外旋受限，也会导致获得性肩关节僵硬。另外，如 Latarjet 手术，可能会破坏关节结构，导致活动度下降。这些手术造成的获得性肩关节僵硬，需要切开手术行肩胛下肌延长术，纠正关节的不协调性 [9, 17]。

作者的手术观点

当然，早期的粘连性关节囊炎应进行非手术治疗。确定疾病的分期，从而决定积极的治疗方法以及把握手术干预的时机，这点很重要。患者的病史至关重要，包括症状的持续时间、症状进展（改善、稳定、恶化）、是否存在诱因以及既往史等。

物理康复治疗是非手术治疗的首选，治疗目的是通过指导性的关节拉伸训练恢复关节的活动度。患者需要在康复师的特定指导下训练，以免过激治疗加重疼痛。在粘连性关节囊炎的早期阶段，持续疼痛无疑会导致持续的关节僵硬。另外，患者需要服用非甾体类抗炎药来缓解疼痛。

治疗早期，应鼓励患者经常随访。这有助于确定明确的诊断分期，评估患者对康复的期望值和依从性，并决定治疗是否进展有效。频繁随访也给患者提供了解康复计划的机会。最后，了解进展是否趋于稳定。只要患者一直在取得进展，我们不会过早进行手术干预。在外科手术干预之前任何的康复进程通常都不会延误手术的时机，即使最后需要手术，术前康复也会加速关节恢复的进程。

皮质类固醇激素注射治疗是另一种治疗方法。在粘连性关节囊炎第 I 期和第 II 期阶段，可以在患者首次就诊时使用激素注射治疗。注射可以联合在关节腔内和肩峰下间隙。我们使用 80 mg 甲泼尼龙和 6 ml 1% 利多卡因注射在盂肱关节和肩峰下间隙。注射点选择常规关节镜后侧入路。

影像学检查包括肩关节正位片、腋位片。通过影像学资料，排除关节潜在疾病，发现粘连性关节囊炎的潜在病因。X 线片上会发现钙化性肌腱炎。通过 X 线片发现肱骨头上移和钩状肩峰，可以推测出巨大肩袖撕裂。此外，骨关节炎改变也可以表现在 X 片中。

常规不做肩关节 MRI 检查。MRI 的指征是：通过非手术治疗无效、超过 6 个月的关节粘连、需要积极干预的患者（因职业不能等待长期康复的）。MRI 的结果有助于患者了解预后情况，以及是否需要手术干预。

同时合并肩袖撕裂时，需要和患者仔细沟通。

这种情况发生并不罕见，大约占 20%。我们偏向于二次手术处理肩袖问题。虽然有很多文献推荐松解关节时，同时修补肩袖手术，但我们并不倾向于这种联合手术方式。我们的经验是关节囊松解术后需要术后增加拉伸运动，才能获得良好效果，而这不利于肩袖术后的康复。如果术后锻炼导致修补失败，肩袖的翻修术可能造成预后不佳，而且手术更具有挑战性。

正规康复治疗 4~6 个月无效，或者患者病程处于较后期，需要返回工作岗位，手术干预是需要的。我们会选择关节镜下粘连松解术和手法松解术。侧卧位可以方便全关节松解。沙滩椅位也可以选择。但是我们的经验是侧卧位，可以无阻挡地进入关节前后方，而且可以全方位地进行手法松解。

手术在全麻、辅助斜角肌阻滞麻醉下进行。神经阻滞可以控制术后疼痛，通过减少术者麻醉用量来减轻术后患者恶心症状，并允许术后立即活动。由于术后神经阻滞的存在，患者可以在清醒后立即做全方位的运动康复。

关节镜手术之前应先记录患者松解前的关节活动度。这有助于决定手术松解的重点。如前所述，某些特殊的运动模式丧失提示该特殊的关节囊部分纤维化。

患者手术体位为侧卧位，手术关节镜从后方入路置镜。常规行 360° 全方位关节囊松解。对于单独的前方或者后方僵硬，例如前关节囊缝合术后或者投掷运动员的后方关节囊挛缩，可以行有限松解

术。文献记载全方位松解可能会导致后方关节不稳。然而，如果患者的选择符合正规的手术指征，我们没有发现全方位松解术有并发症发生。此外，360° 全方位关节囊松解中只要仔细关注腋神经区域，就不会有神经损伤的风险，是安全可靠的方法。

通过彻底松解肩袖间隙，可以获得最大程度的关节囊容积（图 23.4）。手术中选择刨削器或者射频刀清理所有的炎性滑膜组织。关节囊组织包括盂肱上韧带，都应该切除。此外，在松解之前，应彻底行滑膜切除术，以消除炎症组织刺激，协助镜下可视下松解关节囊（图 23.5）。

关节囊的松解可以前方或者后方入路。镜下视野最好的入路应作为首选，这有助于逐步松解，以增加关节囊的容积，然后可以从对面的入路协助操作。

松解术首先从盂唇 1 cm 处开始。必须关节囊全层松解。镜下确定肩胛下肌前方或冈下肌后方的纤维组织。使用射频刀从肩袖间隙前方松解至后方（图 23.6）。

后方松解时，前方作为工作通道，从肱二头肌腱上方，大约 10 点位置放入关节镜观察。然后，将关节镜切换至前方观察入路，而后侧入路作为工作入路，松解残留的后方纤维组织（图 23.7）。

在肩胛盂中线以下，大约 5 点和 7 点位置处，使用射频松解前方和后方关节囊是安全的。这些位置松解也可以使用篮钳或者其他动力机械设备。助手轻柔牵引，术者使用篮钳在 5~7 点之间行全层关

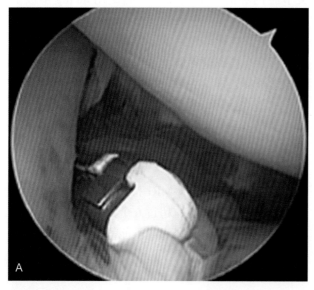
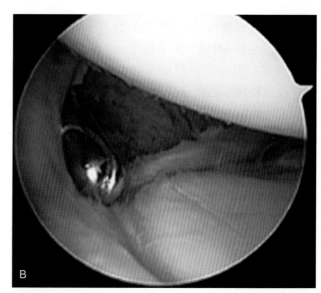

图 23.4　关节镜下松解肩袖间隙。A. 增生滑膜电切。B. 前间隙完全松解。

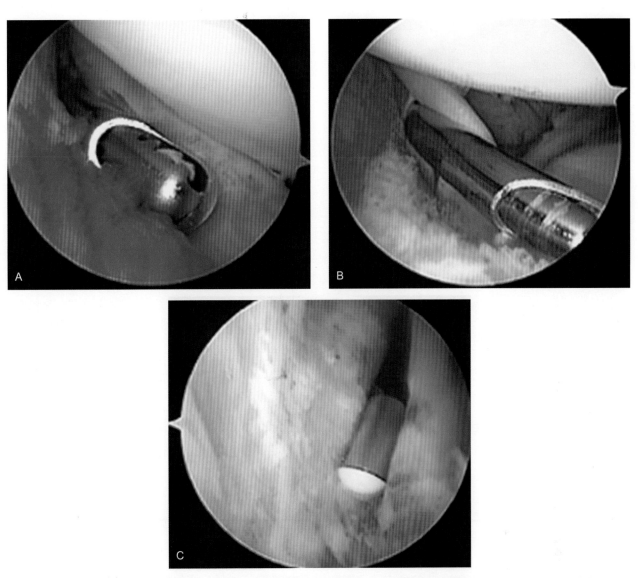

图 23.5 关节囊松解前行滑膜切除术。A. 肱二头肌腱后方行滑膜刨削。B. 从前入路行滑膜广泛切除术。C. 滑膜电切。

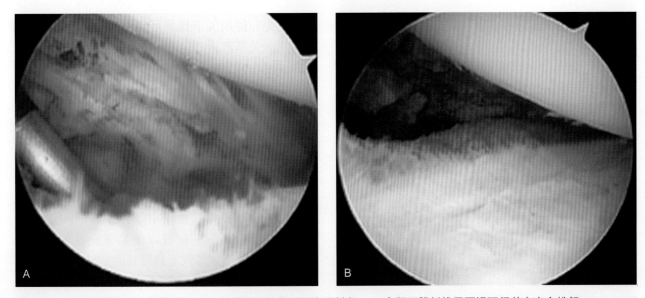

图 23.6 前关节囊松解。A. 等离子电刀在肩胛下肌表面行全层松解。B. 肩胛下肌纤维于可视下行前方完全松解。

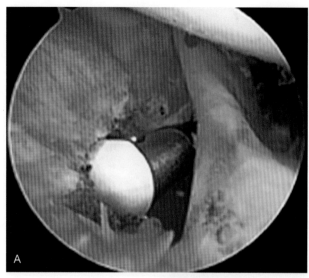
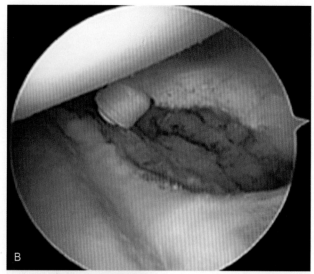
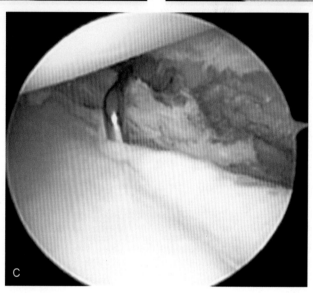

图 23.7 后关节囊松解。A. 等离子电刀松解后上方关节囊。B. 从后方入路操作行后方关节囊完全松解。C. 冈下肌纤维于可视下进行后方完全松解。

节囊松解。这通常需要前方和后方入路，达到并接触 6 点钟位置（图 23.8）。

360° 全方位关节囊松解后，手臂应从牵引架下放松，行手法松解术。闭合手法松解时，稳定肩胛骨，利用旋转手臂带动肩部，最大范围前屈、外展、外旋、内旋活动，以恢复关节活动度。手法松解术将在"经验"这一节中详细描述。

经验

肩关节极度挛缩可能需要采取额外措施，以满足关节镜下探查。如果关节镜不能安全置入关节内，或者关节镜置入腔内，无法探查肩袖间隙。有两种方法可选择：关节拉伸和手法松解。

首先，使用关节拉伸可能有效。通过 18 号腰穿针进入关节腔内，注入 60 ml 生理盐水膨胀关节囊，以便在镜下充分探查肩袖间隙。如果关节膨胀后，关节镜从后方入路安全清楚地观察肩袖间隙，就不需要术前手法松解。

由于关节囊非常紧张，在关节镜操作前，放松关节囊，可以先行轻柔的手法松解。这种方法可以松解关节囊，使关节囊较好膨胀，利于镜下观察。手法松解的目的是为了允许关节内有良好的镜下视野。当关节镜松解完成后，手法松解可以避免骨折的风险发生。

通过摆放上肢的位置以使关节囊处于紧张状态，闭合手法松解可恢复肩胛骨的旋转。首先，助手将上臂置于最大的前屈上举位，手法松解使肩胛翼沿胸廓旋转，这时可感觉到明显的松开的感

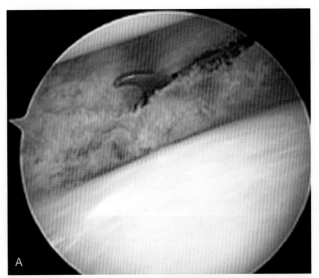
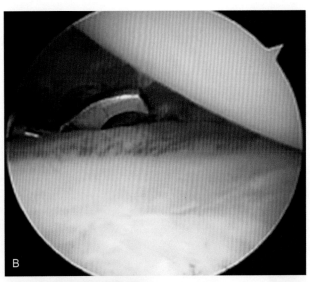
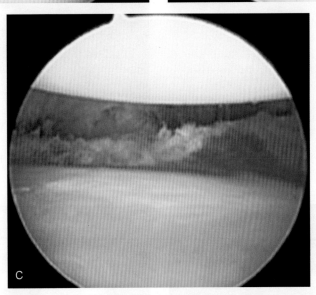

图 23.8　腋窝皱襞处下方关节囊松解。A. 通过后入路用蓝钳行后下方关节囊松解。B. 通过前入路用蓝钳行前下方关节囊松解。C. 下方关节囊完全松解。

觉（图 23.9）。上臂处于与肩胛骨同一平面的外展位再重复做上述手法松解的动作（图 23.10）。下一步，上臂处于外展 90° 及最大外旋位，再次松解肩胛骨。最后，上臂处于 90° 外展及最大内旋位，再次手法松解肩胛骨（图 23.11）。这种方法可以获得肩胛骨全方位的活动并且有最低的骨折风险。

为了维持术后关节的活动度，关节囊松解的同时需彻底清除炎性滑膜组织。运用刨削器或者射频刀清理所有充血红肿或类似蕨类植物样的滑膜组织。清理所有可能导致疾病的炎性介质。

肩峰下减压术可以清理肩峰下滑囊，以及松解所有关节外粘连组织。由于喙肩韧带可能是肩袖组织激惹原因之一，手术中也需要松解喙肩韧带（图 23.12）。在肩峰下减压时，肩峰成形术并不是常规

需要手术。肩峰骨赘的打磨会造成骨面出血，导致反应性炎症发生，从而影响松解效果。

当肩袖关节面磨损或全层撕裂，关节镜下清创术是必须要做的。肩袖撕裂口需要清理切除，撕裂边缘需组织新鲜化。三角肌下滑膜应该完全切除。若肩峰下间隙狭窄，应该切除肩峰下表面的束带状软组织。再次说明，我们一般不做任何肩峰下骨切除术。

我们的观点是在松解关节囊的同时不行肩袖修补术。我们会认真的和那些怀疑有肩袖撕裂或者通过术前 MRI 明确有肩袖撕裂的患者解释，建议当肩关节活动度恢复后，二期再在关节镜下手术修补肩袖。

只要在最初手术前详细解释治疗方案，一般患者都愿意接受二期手术。通过术后积极关节拉伸锻炼，患者完全可以恢复到满意的关节活动度，而不

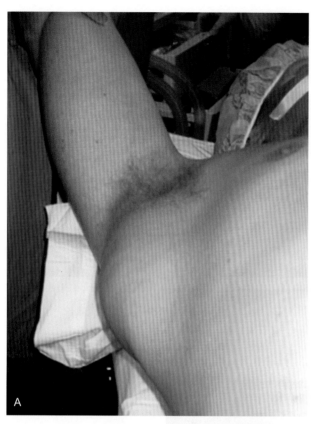
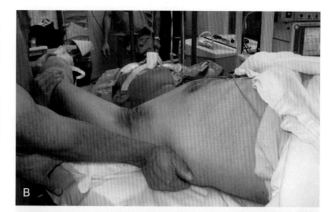
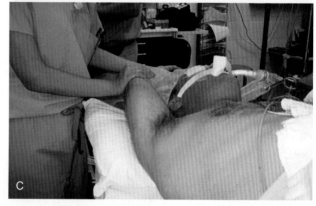

图 23.9　仰卧位下行麻醉下手法松解。A. 上臂最大外展位可以看到明显的突出的肩胛翼。B. 沿着胸廓边行肩胛骨手法松解。C. 松解后，突出的肩胛翼消失，上臂可以最大外展。

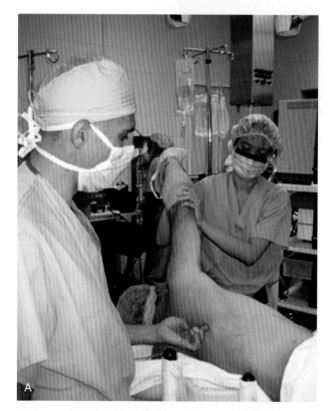
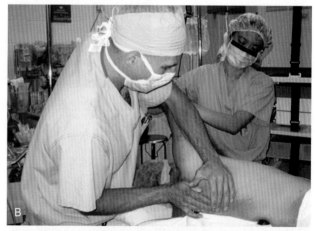
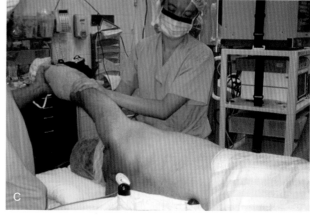

图 23.10　侧卧位下行麻醉下手法松解。A. 松解前摆出上臂最大外展位并可以看到明显突出的肩胛翼。B. 沿着胸廓边行肩胛骨手法松解。C. 松解后突出的肩胛翼消失，上臂可最大外展。

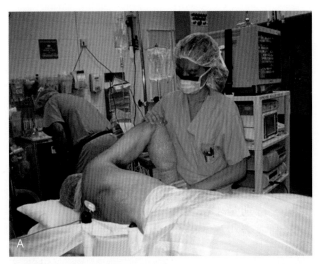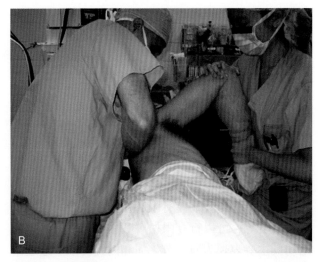

图 23.11 重获内旋的手法松解。A. 上臂处于 90° 外展及极度内旋位，使肩胛骨翼明显。B. 肩胛骨手法松解以恢复内旋。

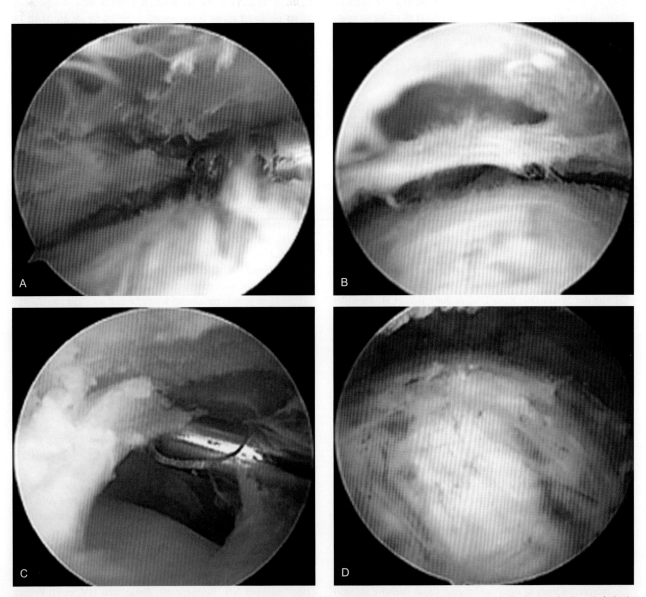

图 23.12 粘连性关节囊炎肩峰下表现。A. 增生增厚的滑膜。B. 肩峰下粘连。C. 粘连松解。D. 肩峰减压后表现，没有做肩峰成形术。注射过后的肩袖表现。

用担心影响二期手术修补。

对于术后在一段时间康复后，活动度没有改善的患者，可能需要进一步治疗措施。当康复无明显进展，2周后可以让患者口服非甾体类抗炎药。若术后4周，通过关节拉伸物理治疗，活动度进入平台期，行关节内及肩峰下间隙内注射类固醇激素。最后，术后8周，关节活动度仍不满意，再次行关节镜下松解及手法松解术。一般术后不常用关节持续性被动活动装置锻炼关节，除非肩关节二次手术的患者。

对于那些肩关节囊有限的粘连的患者，比如投掷运动员等，可以行有限松解和手法松解术。投掷运动员主要表现为肩关节疼痛和内旋受限。这通常由于内撞击造成。有些患者通过关节镜下有限的松解后上方的关节囊，同时关节内清创术，可以改善症状。内旋肌功能缺陷最主要的病因是后侧关节囊挛缩。通过后方关节囊拉伸运动康复锻炼几个月后失败的患者，我们只考虑行后方关节囊有限松解。

教训

治疗肩关节僵硬时，需要患者有足够的耐心，但很多人缺乏耐心。无论是原发性还是获得性关节囊粘连，谨慎的选择治疗方法是成功恢复肩关节活动度的基础。过度的拉伸、强化训练或者过度手术干预都会导致疾病和延迟复苏。必须明确诊断和疾病分期。任何的干预措施要根据疾病的分期来确定。在炎性阶段，手术干预或者手法松解很可能导致治疗失败或延迟恢复。

手术松解之前行手法松解，需要十分谨慎。使用上臂作为杠杆手法松解肩关节有肱骨头骨折风险，特别是手法旋转关节。这种松解方法应该被限制或者少做。另一种手法松解方法之前已经介绍了。

经常与患者随访互动是必需的。术后可能会造成失败的任何征兆都应该早期发现，以便在重新形成坚强瘢痕组织之前，选择适当的干预措施。我建议患者在第一次手术后8周内，至少随访3次。

疾病教育对于患者满意度来说至关重要。疾病预期治疗进程的解释是达到最佳治疗效果的最好方式。缺乏对疾病理解的那部分患者，一定会因为没有达到预期治疗效果而沮丧受挫。

参考文献

[1] Binder AI, Bulgen DY, Hazleman BL, et al. Frozen shoulder: a long-term prospective study. *Ann Rheum Dis*. 1984;43: 361–364.

[2] Thomas S, McDougall C, Brown ID, et al. Prevalence of symptoms and signs of shoulder problems in people with diabetes mellitus. *J Shoulder Elbow Surg*. 2007;16:748–751.

[3] van der Windt DA, Koes BW, de Jong BA, et al. Shoulder disorders in general practice: incidence, patient characteristics, and management. *Ann Rheum Dis*. 1995;54:959–964.

[4] Hand C, Clipsham K, Rees JL, et al. Long-term outcome of frozen shoulder. *J Shoulder Elbow Surg*. 2008;17:231–236.

[5] Warner JJ. Frozen shoulder: diagnosis and management. *J Am Acad Orthop Surg*. 1997;5:130–140.

[6] Quigley TB. Checkrein shoulder; a type of frozen shoulder; diagnosis and treatment by manipulation and ACTH or cortisone. *N Engl J Med*. 1954;250:188–192.

[7] Neviaser RJ, Neviaser TJ. The frozen shoulder. Diagnosis and management. *Clin Orthop Relat Res*. 1987;223:59–64.

[8] Richards DP, Glogau AI, Schwartz M, et al. Relation between adhesive capsulitis and acromial morphology. *Arthroscopy*. 2004;20:614–619.

[9] Warner JJ, Greis PE. The treatment of stiffness of the shoulder after repair of the rotator cuff. *J Bone Joint Surg Am*. 1997; 79:1260–1269.

[10] Diercks RL, Stevens M. Gentle thawing of the frozen shoulder: a prospective study of supervised neglect versus intensive physical therapy in seventy-seven patients with frozen shoulder syndrome followed up for two years. *J Shoulder Elbow Surg*. 2004;13:499–502.

[11] Marx RG, Malizia RW, Kenter K, et al. Intra-articular corticosteroid injection for the treatment of idiopathic adhesive capsulitis of the shoulder. *HSS J*. 2007;3:202–207.

[12] Hazleman BL. The painful stiff shoulder. *Rheumatol Phys Med*. 1972;11:413–421.

[13] Buchbinder R, Green S, Forbes A, et al. Arthrographic joint distension with saline and steroid improves function and reduces pain in patients with painful stiff shoulder: results of a randomised, double blind, placebo controlled trial. *Ann Rheum Dis*. 2004;63:302–309.

[14] Farrell CM, Sperling JW, Cofield RH. Manipulation for frozen shoulder: long-term results. *J Shoulder Elbow Surg*. 2005;14:480–484.

[15] Loew M, Heichel TO, Lehner B. Intraarticular lesions in primary frozen shoulder after manipulation under general anesthesia. *J Shoulder Elbow Surg*. 2005;14:16–21.

[16] Berghs BM, Sole-Molins X, Bunker TD. Arthroscopic release of adhesive capsulitis. *J Shoulder Elbow Surg*. 2004;13: 180–185.

[17] MacDonald PB, Hawkins RJ, Fowler PJ, et al. Release of the subscapularis for internal rotation contracture and pain after anterior repair for recurrent anterior dislocation of the shoulder. *J Bone Joint Surg Am*. 1992;74:734–737.

[18] Levine WN, Kashyap CP, Bak SF, et al. Nonoperative management of idiopathic adhesive capsulitis. *J Shoulder Elbow Surg*. 2007;16:569–573.

[19] Andersen NH, Søjbjerg JO, Johannsen HV, et al. Frozen shoulder: arthroscopy and manipulation under general anesthesia and early passive motion. *J Shoulder Elbow Surg*. 1998; 7:218–222.

第 24 章

盂肱关节炎的关节镜治疗

Felix H.Savoie III, Michael J.O'Brien

肩关节炎不如膝关节炎和髋关节炎常见。然而，在关节假体置换术中，肩关节置换术排第三位，并且肩关节炎的发病率似乎逐年上升[1]。此外，更多的年轻人表现出盂肱关节退行性改变。这些患者不愿意接受可能导致运动水平下降的全肩置换手术。退行性肩关节炎的患者年轻化，发病率越来越高，这就需要改变治疗方法来替代肩关节置换术，以保持正常的运动需求。

年轻患者不能接受肩关节置换术后严格限制肩关节的活动方式。Sperling 等[2]调查发现，在年轻患者中，全肩置换术后表现出非常高的主观不满率，而且术后 10 年，假体松动发生率达到 50%。这些调查发现对于运动活跃的患者需要一种替代关节置换的方法来治疗肩关节退行性疾病。在早期的研究中，Ellman 等[3]认为在肩关节退变中，关节镜下治疗是无用的。但是，Guyette 等[4]发现在较轻的盂肱关节炎和肩峰撞击症患者中，行关节镜下肩峰下减压术有一定的治疗价值。Weinstein 等[5]也发现关节镜清理术治疗退行性肩关节炎患者，术后随访 1~5 年，疗效满意。Richards 和 Burkhart[6]发现，关节镜治疗肩关节炎，松解关节囊，可以减轻关节压力，从而有利于疾病治疗。Dews 等报道了一组骨关节炎伴有肩峰撞击症的患者，通过行关节镜下关节囊松解减压术，早期疗效可观（Dews R，Field LD，Savoie FH, et al. Early arthroscopic contracture release for severe postoperative shoulder stiffness，尚未发表的数据）。

Brislin 等[7]最初提出，关节镜下表面置换肩胛盂的方法可治疗退行性肩关节炎。Bhatia[8]、Pennington 和 Bartz[9]也报道了这种方法。Savoie 等在 Brislin 最初的报道中做了后续的中期报道[10]。Krishnan 等[11]在这个手术的基础上采用开放手术。尽管有不同的表面重建的方式，早期的结果是相当令人鼓舞的。但是，Elhassan[12]和其他学者做了同样的手术，结果却不满意，从而开始质疑这个手术

方式的合理性。更令人鼓舞的是最近 Wirth[13] 报道了生物学重建肩胛盂的方法，早期结果良好[13]。

本章的目的是描述关节镜下和镜下辅助治疗盂肱关节炎。对于大多数肩关节炎患者，肩关节置换术仍是治疗的金标准。

临床评估

病史

肩关节退行性变的患者通常表现为肩关节疼痛和活动受限。主诉肩关节晨僵，在肩关节主动活动时疼痛。偶尔有夜间痛，影响睡眠，但大多数时候夜间痛还是继发于变换体位的时候。这些患者常伴有肩峰下间隙的病理表现，更多的是肩峰撞击症和肩袖肌腱炎，而不是关节炎。除了盂肱关节炎以外，还可能有肩锁关节炎的症状表现。

体格检查

最初的体格检查重点在视诊和触诊。评估肩关节有无肌肉萎缩，观察骨骼的轮廓。评估神经血管情况，还需检查主、被动活动范围。相比对侧关节活动度丧失情况。在这些患者中，主要是外展位时内旋受限。在严重病例中，由于关节囊粘连，致全关节活动度丧失，甚至手臂内收受限。与粘连性关节囊炎区分的方法，除了正常粘连性关节囊炎的影像学表现外，包括触摸肩袖间隙处无紧张度，下方滑行试验阴性。即使在早期的肩关节炎中，肱骨头在盂窝内活动可能会有捻发音。

病理学检查十分重要，除了盂肱关节炎之外，还会伴随肩峰撞击症、肱二头肌肌腱炎、肩锁关节炎等，这些通过常规检查基本都可以诊断发现。

影像学检查

对于首诊患者，标准肩关节前后位片、肩胛 Y

位片、腋位片是至关重要的。通常，肩关节前后位片可以显示肱骨头下方小骨赘，肩胛 Y 位片显示肩关节后方轻微的半脱位，腋位片显示关节间隙狭窄（图 24.1）。在腋位片上也可以评估测定肩盂不对称的磨损度。

MRI 经常用于关节炎的诊断。MRI 目前不是评估关节软骨状态的最佳方式，但是有助于诊断其他疾病，如盂唇损伤、肱二头肌和肩袖撕裂。随着技术进步，MRI 也许能更准确地评估关节软骨损伤范围。关节内造影有助于发现关节内疑似的关节面缺损情况。

分期

早期最实用的分期是 Weinstein[5] 提出的根据影像学表现分期。第 I 期为正常影像表现，第 II 期为肱骨头与肩胛盂之间同心圆狭窄，第 III 期为关节间隙中度狭窄伴有早期下方骨赘形成，第 IV 期为关节间隙严重狭窄、骨赘形成，肱骨头与肩胛盂之间同心圆结果丧失（图 24.2）。

Walch[14] 提出根据肩胛盂形态的影像学表现进

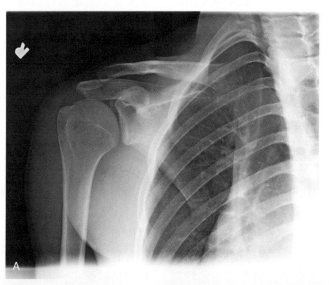

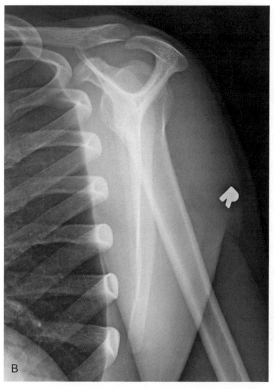

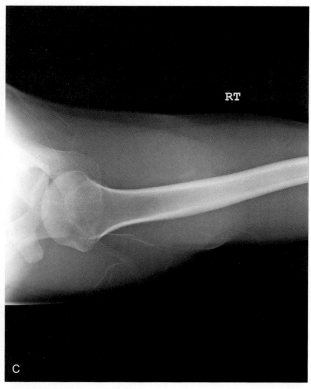

图 24.1　A~C. 标准 3 个角度的肩关节摄片显示肩关节炎不同的常见征象。

行分期。A 型显示盂窝的同心圆磨损。A1 为盂窝中心小面积磨损；A2 为盂窝中心大面积磨损。B 型显示后方盂的不对称磨损伴有关节间隙丧失。后方盂窝硬化为主为 B1，后方盂窝形成双凹陷为 B2。C 型肩胛盂倒置超过 25°，提示后方盂窝发育不良。

目前最常见的关节软骨分级系统是 Outerbridge 分级[15]。这种分级是通过直接观察关节表面来进行的。1 级：软骨软化或发泡；2 级：软骨浅层裂缝不超过 1 cm；3 级：软骨深层裂缝超过 1 cm，深达软骨下骨；4 级：暴露骨质。

Weinstein 和 Walch 分期系统对于术前评估，制订手术计划是有指导意义的。而在关节镜下观察关节面软骨后，Outerbridge 分级系统直视关节面则有助于确定手术方案。

治疗

非手术治疗

肩关节炎的保守治疗是一个缓慢而循序渐进的过程。早期的治疗包括使用抗炎药物和物理治疗。物理治疗包括肩关节活动的同时牵引关节，而不是标准拉伸关节，以免加剧刺激关节。牵引 - 拉伸关节的康复锻炼应该和肩胛骨收缩，肩袖肌力锻炼相结合，已达到再次平衡肩关节的作用。接下来，可以选择性使用关节内注射药物来缓解炎症。如果治疗有效，有时可以在关节腔内注射关节润滑剂。

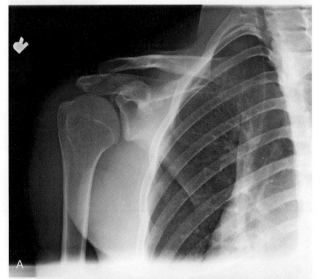
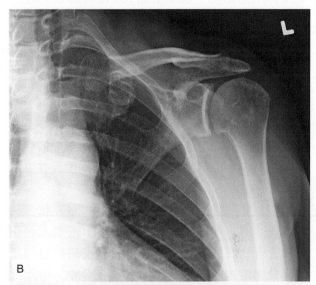
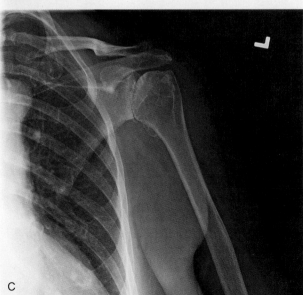
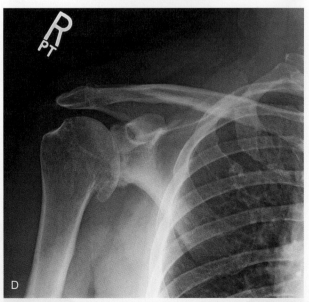

图 24.2　Weinstein 等的分级系统对关节炎的手术前评估非常有用。A. Ⅰ期没有关节炎改变征象。B. Ⅱ期轻度关节炎改变。C. Ⅲ期明显关节炎改变。D. Ⅳ期骨对骨关节面。

手术治疗

全肩关节置换术是治疗关节炎的成功方法。对于盂肱关节炎的老年患者，若有愿意改变生活方式，延长关节使用年限，肩关节置换术是首选方法。但是，在很多情况下，患者希望一种更加积极的生活方式，虽然可能长时间受困于肩关节炎。Sperling[2]研究中指出在接受全肩置换术的活动积极的年轻患者，几乎所有的客观结果都很优秀，但是50%患者主观上对疗效不满意。

由于关节镜手术的多重优势，加上关节置换术的患者主观不满意，导致在退行性肩关节炎的治疗中，更倾向于做关节镜手术。在本章节中，我们基于关节的损伤和手术操作，将其主要分为5个组：

第1组：患者的病变只涉及关节一侧的一个小区域。经常在关节镜探查其他疾病时发现。由于损伤的面积相对较小，关节镜下只要简单清创或者处理缺损处的微骨折即可（图24.3）。这类患者通常伴有下方关节囊的挛缩，因此手术中需要松解关节囊，并通过常规治疗方法处理肱二头肌的病变，肩峰下撞击征和肩锁关节炎等。通过术后康复锻炼从而再平衡肩关节，可成功恢复关节活动度，并可维持数年的疗效。

第2组：盂面关节炎伴关节囊挛缩、肱二头肌腱炎、撞击症以及肩锁关节疾病。需要对损伤的软骨做软骨成形术，同时行肱二头肌肌腱切断术或腱固定术、肩峰减压术，如有必要，切除远

端锁骨。通过以上手术，患者可以获得满意结果。通过松解关节囊减轻关节内压力，恢复肩关节活动度，减缓疾病的发展进程。一旦肩峰下间隙空间增加，随着术后康复将恢复肩胛骨的运动，并提高功能。

第3组：患者是第1组所描述的治疗失败的病例。在这类患者中，有几种治疗方法可选择。关节盂周围的软骨损伤可以通过将盂唇覆盖缝合软骨缺损处来实现（图24.4A）。对于盂中央的缺陷，可以通过小的生物补片覆盖（图24.4B）。在肱骨头侧的缺损，可以通过扩大前上入路，进行有限表面置换肱骨头缺损，以及切开肩袖间隙。对于老年人，肱

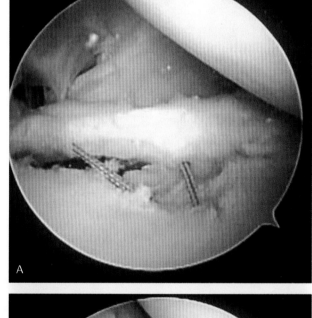

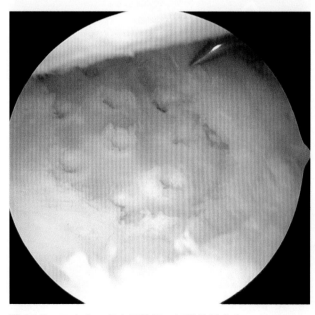

图24.3 图为小面积全层缺损，以微骨折治疗。

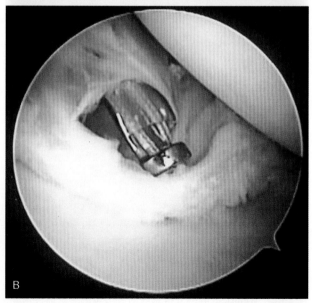

图24.4 A、B.用不同方法治疗全层关节软骨缺损。

骨头表面置换术是可行的方法。而在年轻患者中，新鲜的同种异体关节软骨移植术是更好的治疗方法（图 24.5）。

第 4 组：患者是原发性肩关节炎，关节的一侧或另一侧没有畸形，也没有其他影响关节面的因素发生。不像第 2 组患者，由于不对称性的关节面，造成骨与骨之间接触轨迹造成磨损。

在这些患者中，关节面的轨迹是对称性的，但是盂的软骨缺失。通过关节镜技术，可以生物重建盂窝（图 24.6）。任何手术方式要能保证肱骨头不变形，治疗才是有效的，这是基本治疗原则。在这种相对的对称性关节中，肱骨头往往呈方形，关节镜下辅助行肱骨头表面置换术是可行的治疗方法。手术只需要切开下 1/3 的肩胛下肌（图 24.7）。

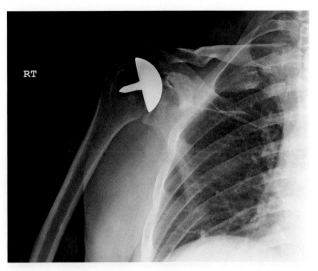

图 24.5　有限的 4 级关节软骨缺损，用植入假体治疗进行有限的重建。

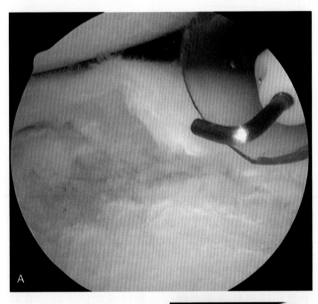

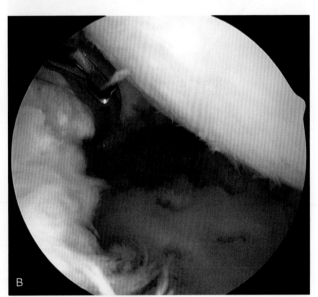

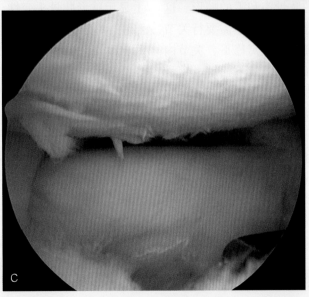

图 24.6　肩盂重建。A. 关节盂清理，并建立正确的关节面。B. 盂表面微骨折。C. 移植物覆盖肩盂并缝合固定。

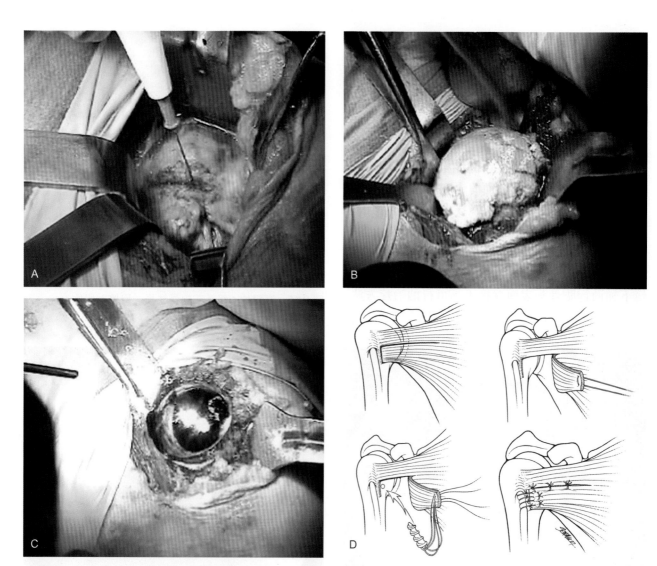

图 24.7 肱骨头重建可以不切除肩胛下肌，最小化手术切除，降低并发症风险。A. 开始劈开肩胛下肌。B. 暴露肱骨头。C. 重建肱骨头。D. 图为保留肩胛下肌入路。

第 5 组：患者有明显的肱骨头和盂的畸形。这类患者需要关节两侧的重建。关节镜下需要行关节囊松解术、肱二头肌腱切断术、盂窝修平、关节内缝合。其次，需要三角肌抬高、肩峰下松解、锁骨远端切除术。手术入路一般选择腋下入路或者三角肌-胸大肌入路。通过切除部分下方肩胛下肌，行盂窝和肱骨头的重建术。

显而易见，在第 4 组和第 5 组的许多患者，由于关节活动能力低下，患者愿意接受全肩置换术，来达到令人满意的治疗结果。

作者的手术观点

盂窝重建术

手术指征：肩关节炎第 4 期患者，腋位 X 线片上显示球形肱骨头变性。这种情况常见于肩关节不稳手术的失败病例，患者不仅出现退行性关节炎，而且出现软骨溶解（图 24.8）。

手术体位因人而异。通过采用标准后方入路，可以进入盂肱关节。建立较大的前下入路和前上入路，以方便通过肩袖间隙进入盂肱关节。一旦镜下证实严重骨关节炎，首先行 360° 全关节囊松解。在大多数情况下，肱二头肌腱也需要同时松解。然后，利用有刻度的探钩从盂窝前方至后方测量缺损面积以准备移植物。盂的前后位长度通常是上下位高度的 2/3。平整损伤的盂关节面。利用 90° 微骨折尖锥在软骨下骨处做微骨折处理，松解关节内压力，给多能细胞移行至移植区提供条件。

如果后方盂唇足够肥厚，就将移植物直接缝合在盂唇上。若盂唇缺损或者消失，就需要在后方盂

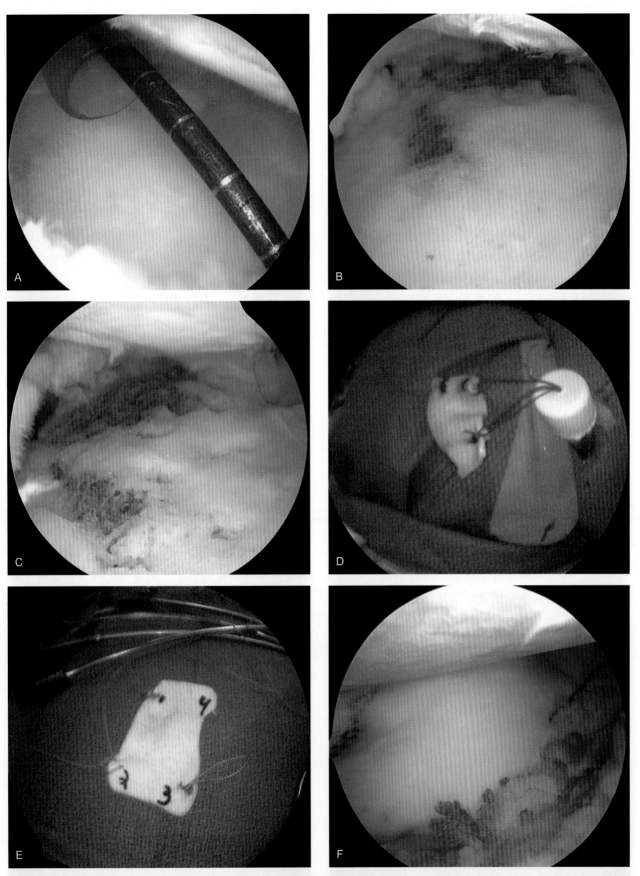

图 24.8　重建肩盂窝面的步骤。A. 关节镜下暴露测量肩盂。B. 肩盂根据术前 CT 扫描图像打磨抛光。C. 在肩盂上通过微骨折技术建立与血管的通道。D. 在前上方和前下方缝线为放置移植物做准备。E. 在肩外准备移植物。F. 移植物从套管置入关节并缝合固定。

颈处 7 点和 11 点处置入锚钉。在盂的前下方 5 点处，前上方 1 点处各置入一枚锚钉。

然后，将准备好的移植物用锚钉固定在盂后方 7 点和 11 点钟处，如果后方盂唇处已有锚钉，则使用 STIK 结（短尾干扰结）向关节内牵拉移植物及取线。如果后方盂唇处没有锚钉，则在移植物上套圈缝合以更牢固地缝合移植物。移植物前方对好位置，并且使前方 1 点和 5 点钟处的缝线拉紧以保持一定的张力。移植物后方的缝线通过前方通道进入，对好位置后，从后盂唇下方抓取后方缝线，从后方通道拉出。利用这些缝线将移植物通过前方通道拉入关节腔。

进入关节腔后，前下方锚钉缝线打结，然后前上方锚钉缝线打结。如果后方盂唇存在，后方两根缝线与盂唇打结固定。如果已经有锚钉，通过锚钉缝合移植物，STIK 结固定，最后根据个体情况，缝线固定，保证后方固定牢靠。也可以根据骨科医师的偏好在肩峰下完成手术。

肱骨头重建术

手术指征：所有退行性肩关节炎的第 Ⅳ 期，伴有肱骨头畸形，希望保持高运动水平的患者（举重、投掷、格斗运动等）（图 24.9）。

手术体位因人而异。标准后入路置镜探查关节腔。360° 全关节囊松解，肱二头肌腱切断术。评估盂窝情况，清除畸形或不规则磨损，使盂窝表面光滑平整。根据术前影像学检查，决定肩峰下减压、三角肌下滑囊切除、锁骨远端切除等。然后撤镜，

改为切开手术。在腋前线处做一小切口，从三角肌–胸大肌间隙进入，在肩胛下肌处由外侧向内侧水平切开，暴露肱骨头，在肩胛下肌下 1/3 肱骨头附着处切开，形成一个起于肱二头肌间沟处内侧的瓣。外旋肱骨头时，该瓣从肱骨头的内侧面翻至后侧面。然后，通过外展和外旋手臂，将肱骨头切除并取出。如果有必要，可以将 cobb 牵开器置于关节内，帮助肱骨头从肩胛下肌的上方取出。去除肱骨头表面骨赘，测量肱骨头的大小，打磨，重新安装肱骨头。重新复位肱骨头，利用双排锚钉缝合技术修补肩胛下肌。切断的部分肱二头肌腱和肩胛下肌同时修补固定。

并发症、争议和注意事项

关节炎治疗最主要的并发症就是疾病的进展缓慢，其次是假体的松动和失败。这两个问题常常在一起出现，随着病情发展，假体下骨质的改变导致假体松动和手术失败。关节镜下盂窝重建术最常见的并发症是由于患者选择的错误，导致活动度丢失，患者对疗效不满意。在这些患者中，由于只是单独处理了盂窝，畸形的肱骨头会导致不满意的治疗结果。如果对于患者治疗选择标准能更加细化精确，对于肱骨头畸形的患者行肱骨头重建术，则 6 年内随访期间，主要并发症的发生只有 5%。

肱骨头重建术很少有并发症报道。若患者没有做关节镜下肩峰成形术，最常见的并发症是冈上肌腱撞击征。大多数解决的方法是非手术治疗，但是

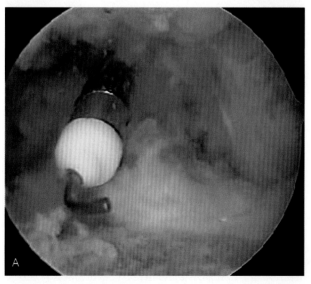
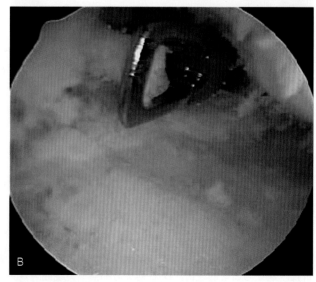

图 24.9　关节镜辅助下重建肱骨头步骤。A.360° 松解关节囊。B. 肱二头肌腱切断。

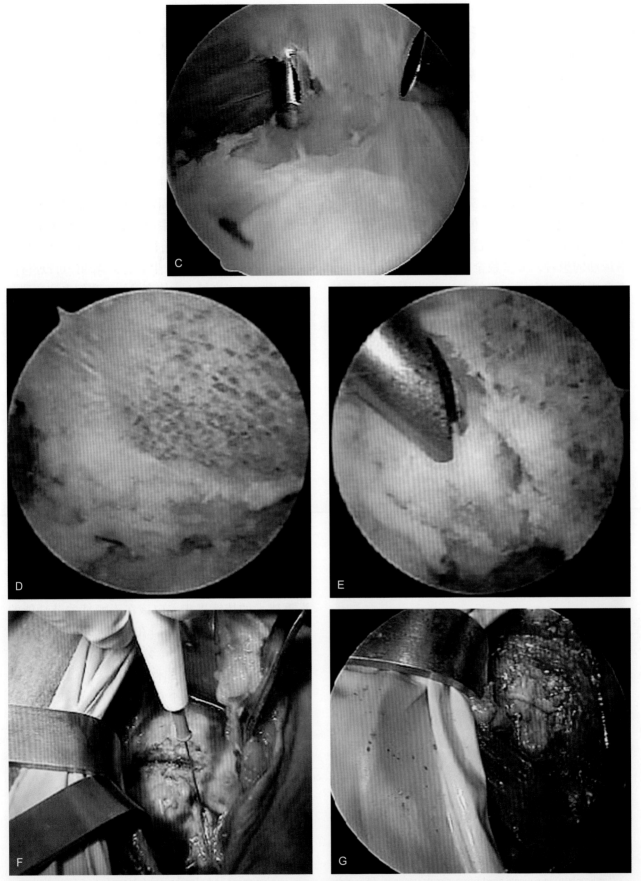

图 24.9（续）　C. 松解三角肌下滑囊，游离三角肌。D. 肩峰下减压。E. 如果有必要切除远端锁骨。F. 小切口保留肩胛下肌入路置换肱骨头。G. 用双排技术闭合肩胛下肌下 1/3。

回顾的 100 例病例中有 2 例需要手术解决症状。

对于切开和关节镜下利用生物材料重建盂窝的手术，文献上有相当大的分歧。在切开手术的文献中，Wirth 和 Krishnan 赞成，而 Elhassn 等持反对意见。同样，关节镜下清创术也有许多不同的结果报道，Weinstein 认为此方法最有效。盂窝重建手术是一个相对较新的技术，在最近的中期报告中，Savoie 提供了一个良好的开端。但要广泛推广手术还需大量的工作。

很多文献描述了肱骨头置换和全肩置换术的争议，本章我们不做介绍。但是有一点应该指出，对于已经进行了人工关节盂置换的需要术后追求高水平运动的患者，大多数全肩置换术的骨科医师是不会再选择劈肩胛下肌的方法做肱骨头表面置换术的。

经验和教训

（1）在盂窝重建手术中，缝线的管理是至关重要的。使用不同颜色的缝合线，缝合四个方位，有利于防止线结缠绕。

（2）通过爪式牵开器，暴露缝合术野，可以确保缝合准确，防止缝线缠绕。

（3）手术中使用重力水压或者低压的水流，防止肩关节过度膨胀和水肿。

（4）当切开肩胛下肌腱时，保留肱骨头骨质的分离，可以防止腋神经损伤，或者解剖出腋神经充分保护。

康复

对于没有行关节重建术的患者，早期的康复是通过康复指南，拉伸盂肱下韧带复合体。拉伸运动和肩胛骨的康复应立即强调重视，这可以提高关节的灵活性。

在盂窝重建术的患者组里，最初的 4 周，患者应外展位悬吊带固定。这段时间里，可以锻炼肩胛骨，动作要轻柔无痛，可以回家康复。术后 4 周后，通过关节手法牵拉，恢复关节活动度，手法的力度应该在患者可以忍受的范围之内。在术后 6 周后，患者开始行抗阻锻炼。在大多数患者中，4 个月后可以恢复 85% 的关节活动度和功能。

在劈肩胛下肌的肱骨头重建组，患者在术后第 1 周行外展位悬吊带固定。同时开始肩关节被动活动。在术后第 2 周行主动外旋运动。悬吊带一般固定 3 周，3~4 周后开始行无限制的康复运动。在大多数患者，4 周后日常生活的手臂动作可以进行。6~12 周，可以恢复正常体育锻炼。我们也注意到在之后的 5 年内，患者没有出现关节盂恶化，或者关节明显受限的表现。

结论和展望

关节镜下治疗肩关节炎有不同的成功方法。新的治疗方法似乎能提供更精确的治疗预期效果。通过改善患者的康复护理，患者能提高满意度。生物重建术的中期随访结果以及保留肩胛下肌的肱骨头重建术都明显降低了并发症的发生，从而改善关节的功能。

治疗的前景是光明的。用于生物重建的材料的发展以及未来关节软骨生长因子涂层的材料，将替代原有的塑料或金属的盂窝重建置换。肱骨头重建术的持续进步，应该在不牺牲关节功能的前提下，提高使用寿命。在手术技术的发展上，有一天可能允许通过一个套管，不需要切开手术，行肩关节置换术。希望未来有办法通过预防和逆转关节炎的进展，而不是手术干预，来恢复关节功能。

参考文献

[1] Bohsali K, Wirth M, Rockwood C. Complications of total shoulder arthroplasty. *J Bone Joint Surg Am.* 2006;88:2279–2292.

[2] Sperling JW, Cofield RH, Rowland CM. Minimum fifteen-year follow-up of Neer hemiarthroplasty and total shoulder arthroplasty in patients aged fifty years or younger. *J Shoulder Elbow Surg.* 2004;13:604–613.

[3] Ellman H, Harris E, Kay SP. Early degenerative joint disease simulating impingement syndrome: arthroscopic findings. *Arthroscopy.* 1992;8:482–487.

[4] Guyette TM, Bae H, Warren RF, et al. Results of arthroscopic subacromial decompression in patients with subacromial impingement and glenohumeral degenerative joint disease. *J Shoulder Elbow Surg.* 2002;11:299–304.

[5] Weinstein DM, Bucchieri JS, Pollock RG, et al. Arthroscopic debridement of the shoulder for osteoarthritis. *Arthroscopy.* 2000;16:471–476.

[6] Richards DP, Burkhart SS. Arthroscopic debridement and capsular release for glenohumeral osteoarthritis. *Arthroscopy.* 2007;23:1019–1022.

[7] Brislin KJ, Savoie FH III, Field LD, et al. Surgical treatment for glenohumeral arthritis in the young patient. *Tech Shoulder Elbow Surg.* 2004;5:165–169.

[8] Bhatia DN, van Rooyen KS, du Toit DF, et al. Arthroscopic technique of interposition arthroplasty of the glenohumeral joint. *Arthroscopy.* 2006;22:570.e1–570.e5.

[9] Pennington WT, Bartz BA. Arthroscopic glenoid resurfacing with meniscal allograft: a minimally invasive alternative for treating glenohumeral arthritis. *Arthroscopy.* 2005;21:1517–1520.

[10] Savoie FH III, Brislin KJ, Argo D. Arthroscopic glenoid resurfacing as a surgical treatment for glenohumeral arthritis in the young patient: mid-term results. *Arthroscopy.* 2009;25:864–871.

[11] Krishnan SG, Nowinski RJ, Harrison D, et al. Humeral hemiarthroplasty with biologic resurfacing of the glenoid for glenohumeral arthritis. Two to fifteen-year outcomes. *J Bone Joint Surg Am.* 2007;89:727–734.

[12] Elhassan B, Ozbaydar M, Diller D, et al. Soft-tissue resurfacing of the glenoid in the treatment of glenohumeral arthritis in active patients less than fifty years old. *J Bone Joint Surg Am.* 2009;91:419–424.

[13] Wirth MA. Humeral head arthroplasty and meniscal allograft resurfacing of the glenoid. *J Bone Joint Surg Am.* 2009;91:1109–1119.

[14] Walch G, Badet R, Boulahia A, et al. Morphologic study of the glenoid in primary glenohumeral osteoarthritis. *J Arthroplasty.* 1999;14:756–760.

[15] Outerbridge RE. The etiology of chondromalacia patellae. *J Bone Joint Surg Br.* 1961;43:752–757.

第 1 篇　肩关节

钙化性肌腱炎

肩关节钙化性肌腱炎（也称为钙化肌腱炎和钙化性肌腱病变），是一种病因不明的常见疾病。它的特点是以磷酸钙晶体为基础，沉积于肩袖肌腱内的多发病灶。钙化组织沉积可以导致患者轻、中度的慢性肩关节疼痛，一旦钙化组织吸收时，许多患者会有明显的急性疼痛。这种急性和慢性疼痛会导致患者肩关节活动度及功能受限。有各种方法可以治疗该疾病。通过保守治疗，很多患者取得了很好的疗效。

发病率和流行病学

报告显示，在无症状的肩关节中有 2.7%~20% 的患者在影像学上发现肌腱钙化。在无症状的钙化性肌腱炎的患者中，有 35%~45% 最终会产生症状。而钙化灶中 51%~90% 都发生在冈上肌腱。

然而，重要的是，并不是所有的钙化沉积都沉积在肩袖内，即使在有症状的钙化性肌腱炎的患者中。在完全撕裂的肩袖边缘可以看到退变性的钙化，这往往提示预后不如钙化性肌腱炎。肩袖疾病中也可存在钙化。

女性的发病率高于男性。研究发现，钙化性肌腱炎的患者中，57%~76% 是女性。各种研究报告指出，钙化性肌腱炎好发于 31~50 岁的患者。其中亚洲人发病的平均年龄较高。超过 70 岁的患者罕见，也有报道 3 岁儿童的钙化性肌腱炎。右肩发病率高于左肩。双侧肩都发病约占 24%。

目前均认为钙化性肌腱炎与一般的疾病进程无相关性。创伤和钙化性肌腱之间有无关系，目前没有文献证实，也没有文献证实肩袖撕裂和钙化性肌腱炎之间的联系。学者开始怀疑该疾病与糖尿病或痛风相关，但是并没有文献证据证实。一项研究表明钙化性肌腱炎与内分泌紊乱有相关性，但是只有 65% 的钙化性肌腱炎的患者伴有内分泌紊乱[16]。在另外的一项研究中，表明伴有内分泌紊乱的患者中，保守治疗失败率很高，而需要手术干预（在有和没有内分泌紊乱的患者中，需要手术干预的分别占 47% 和 23%）。

病理及发病机制

在大多数病例中，多发性钙化灶都发生在肱骨大结节的冈上肌腱止点 1~2 cm 以内（关键区域）。Gartner 和 Heyer[1] 分析钙化灶的组成，发现其成分是羟基磷灰石晶体 $[Ca_{10}(PO_4)_6(OH)_2]$ 及不同含量的水、CO_3 和 PO_4 离子[1]。从肉眼看，在慢性疾病中钙沉积为颗粒状，而在急性疾病或者再吸收阶段，钙化灶成乳液状。钙化性肌腱炎的病因仍然是有争议的。在肩袖的钙化沉积中，退变性钙化和反应性钙化肌腱炎是两个不同的疾病发展过程。

Codman[2] 认为肌腱钙化之前首先是变性，随着肌腱钙化营养不良，出现肌腱纤维坏死。肌腱的变性往往是由于年龄老化与"磨损"造成。这种磨损由于年龄的增长，造成肌腱血管减少。纤维组织逐渐变细或纤维化。肌腱纤维细胞变少，纤维间分裂。这种变化主要发生在 40~50 岁末。Codman 描述了退变性钙化的病理过程，证实了疾病发展是退变，坏死直至钙化沉积。

然而，Uhthoff[3] 认为这种退化过程并不能准确地解释钙化性肌腱炎的临床表现和形态学改变。退变的理论不能解释钙化性肌腱炎为什么在 50 岁时发病率最高。显然，退变是随着年龄增大而上升的。此外，肌腱退化的过程并不包括钙化肌腱炎的自我修复。因此，他们得出的结论，退化性钙化肌腱炎和另一种称为反应性钙化肌腱炎是引起钙化性肌腱炎的独立性病因。

反应性钙化肌腱炎发生在有活力的肌腱中，分钙化前期、钙化期和钙化后期三个不同的细胞介导阶段。

钙化前期：在第一个阶段中，部分肌腱转换为纤维软骨组织，肌腱细胞化生为软骨细胞。这阶段同时伴有蛋白多糖的聚集。组织学评价显示纤维软骨化生处的区域周围是没有血管的。

钙化期：钙化阶段是组织进一步被分成塑形期、静息期和吸收期。塑形期时沉积在基质小泡内的钙化晶体，汇集成大的沉积。大的沉积晶体腐蚀了纤维软骨的隔膜。组织学检查显示在纤维软骨细胞中有钙晶体沉积。在静息期纤维胶原组织和钙化灶接壤，表明钙化沉积状态停止。这一时间长短是不一致的。吸收期是钙化组织的自发吸收的过程。在钙化沉积区的外围出现薄壁血管沟形成。巨噬细胞和多核细胞吞噬移除钙化组织。病理学检查显示钙化的组织由细胞介导的吸收过程（图 25.1）。

钙化后期：当钙化组织再吸收后，成纤维细胞的肉芽组织以及血管通道重建，重新占据了钙化沉积处。这些瘢痕组织通过成纤维细胞和胶原细胞沿肌腱的纵向轴线改造，Ⅰ型胶原代替了Ⅲ型胶原。值得注意的是，在研究的患者中，并不是所有的钙化灶，都是表现同样的疾病发展过程。通常来说，某一个阶段会占主导地位[3]。

尽管说明了疾病的发病机制，但钙化前期的触发原因仍是未知的。有人认为可能与组织缺氧有关。也有一些证据表明，可能与遗传因素有关。HLA-A1 的患者在钙化性肌腱炎的发病率明显增加，当然也有些研究对此不认同。

临床评估

病史

钙化性肌腱炎的患者主要表现为疼痛及关节活动受限，钙化吸收时疼痛最明显，有些患者在塑型期和钙化后期，表现出轻度疼痛。在钙化吸收阶段，由于血管增生导致的腱内压力增大，从而加重疼痛。尽管有时疼痛放射至三角肌区，但患者通常

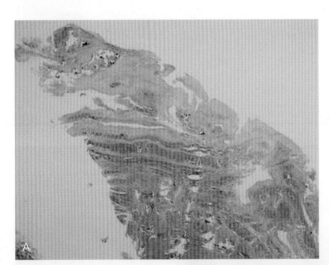
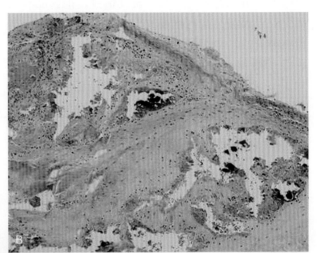
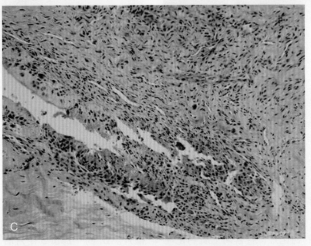

图 25.1　A. 低倍镜可见遍布冈上肌的多发钙质沉积。B. 钙质沉积的高倍镜图像。C. 钙化灶、巨细胞和慢性炎症反应。

能准确定位疼痛部位及最痛点。患者往往出现不能入睡，夜间疼痛加重。当关节活动时，患者经常有肩关节被卡住的感觉。

体格检查

在症状持续较长时，患者可能会出现冈上肌和冈下肌的萎缩，一些患者可表现为红肿，但并不是所有患者都有红肿表现。患者主要表现为受累肌腱区域的压痛。正如以上提到的，患者通常表现为运动范围受限，关节被抓住感。在急性期严重的病例，患者会拒绝活动手臂，他们可能会保持手臂于内旋位，紧贴身体。在手术中发现，尽管肩峰下滑囊炎比较少见，但肩峰下撞击征很常见。

影像学检查

肩关节 X 线片可以显示出钙化形成期（图25.2）。除了标准正位片、腋位片，内旋和外旋位片也可以评估钙化沉积的表现[4]。在急性期或者钙化吸收期，沉积物表现出较低密度信号，很少能看出钙化灶。而且，在钙化吸收期，由于滑囊破裂，覆盖在滑囊的钙化组织可以显示出新月形。一系列的影像学检查有助于分析疾病发展的病理阶段（图25.3）。关节炎的钙化与退化的关节以及伴随的退行性骨质改变相关。因此，可以与反应性钙化肌腱炎进行区分。

在疾病的发展阶段，需要行特殊体位的影像学检查来发现病灶。当在钙化形成期或慢性期，钙化灶沉积处可以明确显示高密度信号（图25.2），而在钙化吸收期或急性期，则钙化灶显示为松散的，密度不规则且边界模糊（图25.3）。

MRI 和超声检查可以清楚地显示钙化组织[10]。

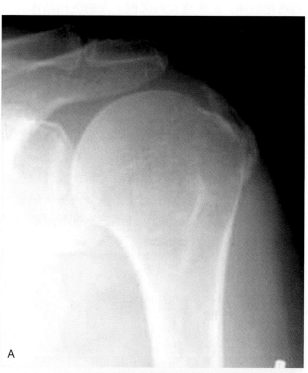

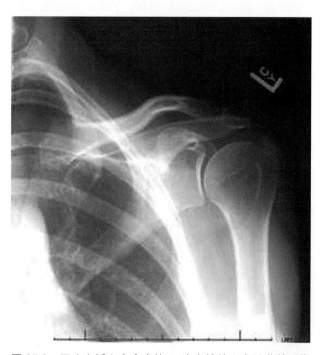

图 25.2 图为主诉左肩疼痛的 56 岁女性的左肩关节前后位摄片。可见肱骨头前外侧分布的钙化灶，符合冈上肌钙化性肌腱炎的表现。

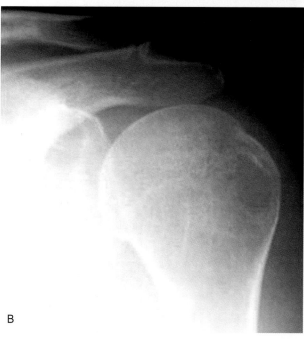

图 25.3 前后相隔 3 个月的摄片可见钙化灶吸收。A. 初期摄片。B. 同一部位 3 个月后摄片。

MRI 不常规使用，MRI 在 T1 相可以表现钙化灶沉积处低信号，T2 相可以见钙化灶周围组织信号增高（图 25.4）。在成人患者中，超声检查的敏感性高于 X 线片。在组织学已经证实的钙化性肌腱炎中，超声发现率 100%，而 X 线片只有 90%。值得注意的是，虽然超声检查技术迅速发展，但超声检查的准确性取决于操作者。

分类

Bosworth[4] 认为钙化灶的大小与临床表现有相关性，因此将钙化灶分为三种类型：0.5 mm 以下为小型，0.5~1.5 mm 之间为中型，大于 1.5 mm 为大型。根据临床症状持续时间，2 周内为急性，3~8 周为亚急性，3 个月以上为慢性[5]。慢性期可能是钙化形成期，而急性期可能是发生在钙化吸收期。钙化的肌腱可以是局部的，也可以是分散的。分散的肌腱炎通常会症状更严重，持续时间更久。Rowe[6] 发现慢性的无症状阶段表现出沉积的钙化组织为干性，且呈粉末状。轻度慢性疼痛表现为牙膏状，而极度疼痛期是沉积的钙化组织为乳白状或奶油状。Harvie[7] 根据患者有无内分泌紊乱疾病，将钙化性肌腱炎分为特发性（Ⅰ型）、继发性（Ⅱ

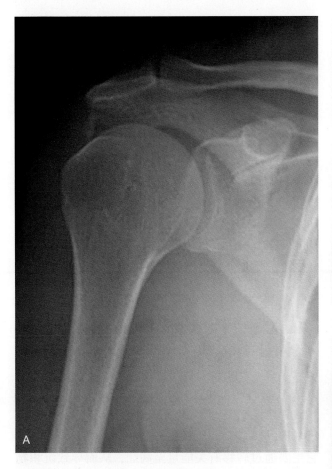

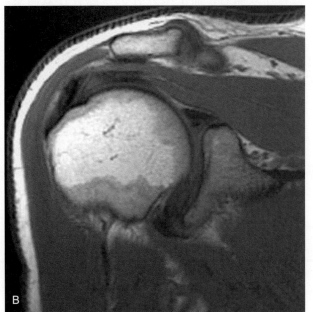

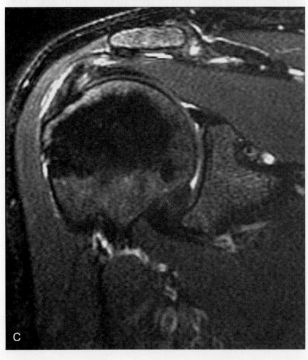

图 25.4　A. 右肩关节前后位摄片。B、C. 右肩磁共振 T1 加权像和冠状面 T2 加权像：X 线片上的钙化沉积灶在磁共振 T1 加权像上显示低信号，在 T2 加权像显示极低信号和钙化肌腱周围的等信号。

型）。他们研究发现，在伴有内分泌紊乱疾病的患者（Ⅱ型）中，保守治疗疗效不佳，47%的患者需要手术干预，而无内分泌紊乱疾病的患者（Ⅰ型）中23%患者需要手术干预治疗。

Gartner 和 Heyer[1] 制定一个影像分类，经常被引用。在X线片显示出致密而轮廓清晰的沉积物，为Ⅰ型。结构不均匀的但轮廓清晰的钙化灶或者均匀的但轮廓不清晰的沉积物，为Ⅱ型。结构不均匀，轮廓也不清晰的沉积物，为Ⅲ型。他认为针刺抽吸治疗与钙化灶沉积的形态有关。在Ⅲ型的松软的钙化灶，3年随访中通过针刺抽吸治疗，85%患者疗效满意，而Ⅰ型只有33%患者疗效满意。Patte 和 Goutallier[8] 也通过沉积物的形状分类。

法国分类系统[9] 也是常用的分类方法之一，是依据影像学表现来分类。A型：边界清楚、致密、同质的沉积物。B型：边界清楚、致密，多片段的沉积物。C型：边界不定形、松散的沉积物。D型：在肌腱附着处的营养不良性钙化组织，许多人认为这与真正意义上的钙化性肌腱炎不同。

治疗

保守治疗

钙化性肌腱炎的自然病程是可变的。Bosworth[4] 指出，钙化灶每年分解率为3%，而在3年内钙化灶完全消失的只占9%[9]。首先进行保守治疗。患者在指导性进行肩关节活动度锻炼，防止盂肱关节活动丧失。在患者疼痛耐受下，行肩关节钟摆运动，提高肌肉力量。慢性疼痛患者需要立即开始康复锻炼。而急性疼痛患者，可以缓解疼痛一周后开始锻炼。患者可以通过保持前臂外展悬吊位固定来减轻疼痛。热疗也可以缓解一些患者的症状。患者需要使用 NASIDs 的药物，尽管目前没有证据证实能影响钙化肌腱的自然病程。通常情况下，除非伴有肩撞击征，一般不使用皮质类固醇药物。虽然有些文献报道这可以减轻症状。一些学者建议，在急性期可以单独在滑囊内注射可的松[3]。大约每4周，医生需要根据患者的临床表现和影像学检查，进行疾病评估。据报道，通过保守治疗，6%~99%的患者成功得到治愈。

穿刺及灌洗治疗

在钙化吸收期急性发作时，许多作者提倡使用两个冲洗穿刺针，灌洗钙化沉积处。影像学摄片可以用来指导穿刺沉积处。近来有文献支持B超下引导穿刺钙化灶，成功率在28%~76%之间。Gartner 和 Heyer[1] 报道，穿刺治疗与钙化沉积形态有相关性。85%松散的沉积物会在3年内再吸收，而边界清楚的钙化灶只有33%。

一些作者也提倡联合超声波穿刺和体外冲击波治疗（ESWT）。仅与单独的 ESWT 治疗相比，联合治疗组有明显更佳的临床治疗效果（constant 肩部评分系统）以及影像学的改善（X线片上沉积物消失），而且手术干预率低，并发症少。

超声治疗

使用超声治疗钙化性肌腱炎是有争议的，还没有被广泛接受。然而，Ebenbichler[10] 进行了一项随机、双盲的对比研究，在54个有症状的钙化性肌腱炎患者中，持续使用超声波治疗和假超声波治疗进行比较，治疗9个月时，他们发现使用超声波治疗组中有65%的患者钙化沉积物消失或者明显减小，而假超声波组只有20%。超声波治疗在6周内可以减少疼痛，并提高生活质量，但在9个月时，两组患者在临床表现上无明显差异性。因此，最佳临床证据支持超声治疗在短期内有很好的疗效，但长期疗效结果并没有证据证实。

体外冲击波治疗

有报道，使用高能量的 ESWT 治疗作为非侵入的方法治疗有症状的、保守治疗失败的钙化性肌腱炎患者。冲击波是一种利用声波突然增加压力的方法。他们通过电力液压系统、压电系统、电磁系统3个系统产生，并测量出每毫米的毫焦耳量。ESWT 已经成功用于肾结石患者的体外碎石技术。它主要通过转移有关能量至病灶，从而导致沉积物解体或者至少影响沉积物硬度，以利于接下来的细胞再吸收过程。

在一系列的保守治疗3~6个月后，通常推荐患者进行 ESWT 治疗。禁忌证有感染、安装起搏器、局部肿瘤、肱骨头缺血性坏死、异位骨化、骨髓炎和骨骺未闭合等。各种不同的治疗方案已经提出使用 ESWT 治疗钙化性肌腱炎，有些证据表明，高能量 ESWT 比低能量有更好的临床疗效[8]。但是高能冲击波更加疼痛，大多数患者通常尚能耐受。也有许多作者提出，局麻下使用 ESWT 治疗。可能会出现局部血肿发生，但是没有报道有明显的后遗症发生。大多数研究报告并没有 ESWT 的并发症发生，虽然有报道说发生两例肱骨头坏死的病例，但这可能与非标准纳入有关。Maier[11] 观察了 ESWT 治疗后的 MRI 表现，没有发现骨与肌腱的改变。

最近的研究表明，ESWT 消除钙化沉积物的成功率在 15%~75% 之间，是有一定的功效的。在 ESWT 与安慰剂的随机对照试验中，显示了 ESWT 有显著疗效。Gerdesmeyer[12] 在 144 名患者中进行双盲、随机、对照研究，6 个月后 ESWT 组比安慰剂组有较高的 constant 评分、更好的疼痛缓解、钙化灶大小明显减少（在高能组，60% 的患者钙化灶完全消失）。Rompe[13] 进行一项前瞻性研究比较 79 例慢性钙化性肌腱炎的患者，通过 ESWT 与开放手术两组疗效。总的来说，在随访 1 年（75% vs 60%）和 24 个月（90% vs 64%），手术组均有更好的疗效。但是，当他们在影像学基础上重新分组，均匀沉积的患者手术疗效好，而不均匀沉积的患者 ESWT 治疗效果与手术等效。

手术治疗

对保守治疗无效，何时进行手术干预的意见是不一致的。有学者认为应早期手术干预，而大多数学者建议只有当保守治疗无效时，才考虑手术。当症状加重，患者持续性疼痛，影响日常生活，以及保守治疗后没有好转的时候才考虑手术。一般在非手术治疗后 6~12 月仍有持续性症状时手术干预。Ark 等[14] 报道关节镜下治疗那些保守治疗至少 1 年而失败的患者。Uhthoff 等推荐手术时机是患者在钙化形成期时慢性症状发生，保守治疗失败时。他们反对在钙化吸收期和急性期时手术干预，因为患者普遍在几周后症状改善[3]。没有明确的定义的最好的手术方式。

关节镜已经成为常用的治疗顽固性钙化性肌腱炎的方法。一般来说，关节镜的优势包括康复时间短、美观、镜下良好的辨别力以及治疗其他潜在疾病，更好地保护周围的组织结构。报告指出关节镜下不能识别沉积物的概率为 12%，而切开手术的失败率为 15%。许多学者已经发表了关节镜手术的研究结果。Ark 等[14] 报道了 23 例患者，随访 26 个月，疗效好的占 50%：关节活动度完全恢复，疼痛完全缓解；疗效满意的占 41%：活动度完全恢复，偶尔有疼痛；疗效不满意的占 9%：仍有持续

性疼痛。肩峰成形术似乎并不影响研究结果，但是术后消除钙化沉积物的患者比那些影像学没有明显变化的患者有更好的疗效。Mole[15] 和他的同事们报道了 112 例关节镜手术患者，随访 21 个月后，89% 临床上满意和 88% 影像学满意。患者平均术后 3 个月返回工作，术后 6 个月完全恢复功能，接近开放手术的结果。最近，Seil 等[16] 报道了 54 例关节镜治疗患者，constant 评分从 33 分提高到 91 分。2 年的满意度在 92%，65% 的患者至少 6 个月达到疼痛最低水平，78% 的患者在 6 周内回到工作岗位。

Bosworth[4] 认为，对于巨大的复杂钙化沉积，切开手术是减轻患者疼痛最快、最可靠的方法。Vebostad[17] 的 43 例切开手术患者中，34 例患者疗效优秀和良好。Gschwend[18] 报道了 28 例患者，25 例疗效优秀和良好。DePalma 和 Kruper[5] 报道有 96% 的良好率。许多学者注意到，Seil 关节镜组，患者术后症状持续时间超过预期。一些学者注意到手术的康复期要长于保守治疗患者。这也进一步支持了早期应该保守治疗。

关节镜技术

患者体位为沙滩椅位或侧卧位，根据骨科医师的偏好选择全麻和术后选择性局部麻醉，以减轻疼痛。首先通过前、后入路，关节镜下标准流程探查盂肱关节。如果在盂肱关节内已经确定沉积物的位置，用一根不可吸收缝线，0 号 PDS 线作为标记定位。比如，使用一枚穿刺针经皮定位在肩峰下滑膜沉积物处（图 25.5）。但是，作者的经验在肩袖的关节面一般很难发现钙化沉积处。利用同一个后方入路，将关节镜置入肩峰下间隙。做一外侧入路，充分的肩峰下滑囊清理，提供良好充分的手术视野和肩峰下操作空间。系统探查肩袖，触及肩袖质地硬的地方，提示为钙化沉积物。术前及术中透视有助于定位沉积物位置。穿刺针刺进肩袖组织也能帮助发现钙化。一旦针刺到钙化沉积处，钙化物质通常会涌出肩峰下间隙内（图 25.6）。一旦确定钙化沉积处，如果沉积处不容易进入，一些学者建议在肌腱纤维上做一纵向切口。用探针、探钩或者刨削器能切除释放钙化物（图 25.5）。另外，有些学者推荐使用关节镜剪刀和刮勺清理钙化沉积。然后进行肩峰下间隙冲洗，尽可能清除漂浮的钙化沉积物

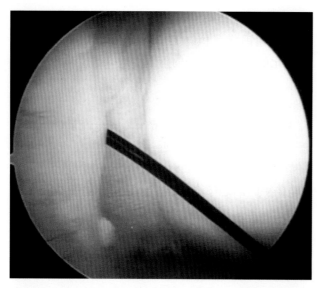

图 25.5 关节镜置入盂肱关节见定位针，定位针在肩峰下间隙直视下置入钙化灶附近，用以更好地定位钙化灶（感谢 Suzanne Miller，MD）。

（图 25.7）。清除钙化沉积物后，仔细探查肩袖组织，从滑囊面至关节面，以确保没有明显的撕裂或者清理时损伤的肩袖组织。重要的撕裂可以关节镜下修补，也可以开放手术修补。

切开手术技术

患者手术体位可以是侧卧位或者沙滩椅位，全麻，辅助选择性手术区域的局部麻醉，以缓解术后疼痛。在手术侧肩下置放沙袋。手术切口为肩峰外侧或者前外侧入路。在肩峰下不超过 5 cm 处劈开三角肌，以避免损伤腋神经，打开肩峰下滑囊，探查触摸肩峰下有无潜在骨赘形成。可以做前方肩峰成形术，但不是常规手术步骤。肌腱探查发现钙化沉积物位置，必要时沿着肌腱纤维方向切开，刮除

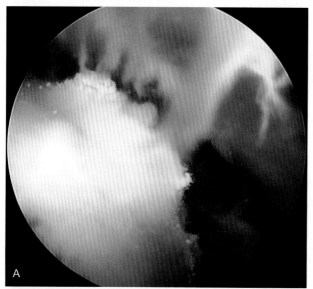

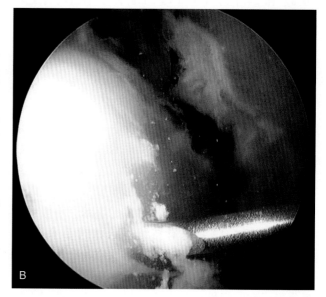

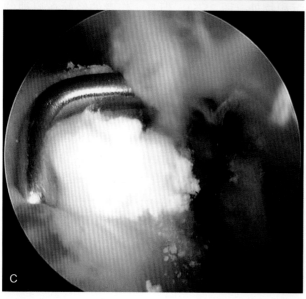

图 25.6 A. 肩峰下间隙的关节镜图像可见肩袖滑囊表面的钙质沉积灶。B. 经皮穿刺定位钙化灶。C. 用探钩去除钙化灶（感谢 Michael Codsi，MD）。

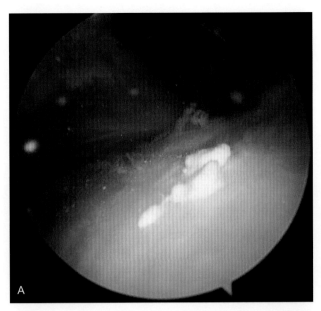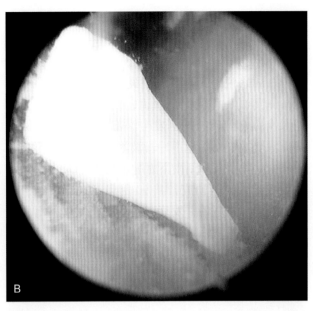

图 25.7　A、B. 在肩峰下间隙可见清创后肩袖内的钙质残留（感谢 Michael Codsi，MD）。

钙化组织，充分的冲洗。如有必要，缝合肌腱边缘和关闭切口。

作者的手术观点

诊断为钙化性肌腱炎后，首选保守治疗。对于急性滑囊炎的患者，肩峰下间隙进行皮质类固醇激素注射。患者物理治疗的重点是肩袖康复治疗。超声波治疗对于理疗师来说应该使用，一些患者认为这种方法可以改善症状。非甾体类抗炎药通常可以服用，除非有禁忌证。

患者 6 周后再次做临床评估。在许多情况下，这些患者反应良好，可以继续保守治疗，6 周后再次评估。对一些保守治疗不满意的患者，我们将考虑关节镜治疗。在我们的经验中，这些有非常严重的症状的患者，渴望行手术治疗。

如果有手术指征，通常全麻合并术野区的局麻用来改善术后疼痛。关节镜下清理钙化沉积物。作者术前会常规拍摄 X 线片及 MRI，以帮助定位钙化位置，在手术室也可以通过影像学核查沉积物的位置。患者体位为沙滩椅位，采用标准的盂肱关节诊断性探查，使用关节镜水泵膨胀关节。镜下处理关节内病变。以作者的经验，很少能在盂肱关节内发现定位沉积物位置。但是如果发现，可以用不可吸收缝线（0-PDS），通过 18 号穿刺针经皮定位在肩袖滑囊面。

在同一后方入路进入肩峰下间隙。利用同一个后方入路，将关节镜置入肩峰下间隙。做一外侧入路，充分肩峰下滑囊清理，提供良好充分的手术视野和肩峰下操作空间。系统地探查肩袖，触及肩袖质地硬的地方，指示为钙化沉积物。滑囊清理术后，关节镜置于外侧入路或者辅助后外侧入路，以良好的视野观察肩袖。工作通道为前、后入路。肩袖滑囊面需要关节镜刨削器轻柔清理，以发现确定钙化沉积处。可以利用探针或者经皮置入 18 号穿刺针探查肩袖内。如果不容易发现，可以通过透视或者小型透视仪来定位隐藏的沉积物。使用穿刺针确定位置。

有时，沉积物很表浅，就在肩袖滑囊面，通过滑囊清理就一起清除了。但是埋在肩袖深层的钙化沉积物，需要使用关节镜剪刀或者在关节镜监视下做通过入路用 15 号刀片切开肩袖浅层，然后使用探针或 4.5~5 mm 的刨削器清除释放钙化组织（图 25.5）。然后，肩峰下间隙冲洗灌注，清理漂浮的钙化组织。有必要透视确定钙化组织完全清除。清除沉积物后，仔细检查肩袖的滑囊面到关节面，确定没有肩袖撕裂存在。

肩袖的部分撕裂和全层撕裂按标准手术方法处理。5 mm 或更大的撕裂，应该使用腱－腱或者腱－骨缝合技术处理。小撕裂可以用 4.5 mm 刨削器做平整或清创治疗。肩峰下成形术一般不需要做，除非是喙肩韧带有明显的磨损或撞击征象，或者肩峰下巨大骨赘形成。术后患者通常悬吊带固定，手术当天可以出院。

并发症和争议

并发症

总的来说，钙化性肌腱炎的并发症比较罕见。Rompe 等的一系列病例报道，他们在 29 例患者切开取出钙化灶时有一例发生深部感染，在 50 例患者排除肩袖损伤的超声冲击波治疗中，没有不良事件发生，除了有即刻皮下血肿出现[8]。Gerdesmeyer 的 ESWT 大样本研究，共 90 例患者在高能组，68 例出现局部皮肤的并发症，包括瘀斑、皮下出血和红斑。没有发现临床明显差异性，包括神经病学障碍、肌腱损伤、感染、无菌性坏死或者肌肉血肿。在 ESWT 治疗中有 2 例发生肱骨头坏死，但可能与适应证和治疗方法不标准有关。Maier 等在观察 ESWT 后的肩关节 MRI 表现没有发现骨骼及腱性变化。

有报道认为，关节镜下治疗钙化性肌腱炎的患者没有明显的并发症，虽然肩关节镜手术的风险如感染、神经和软组织损伤可能发生。Jacobs 和 Debeer 的研究发现，在关节镜治疗的患者中 18% 发生冻结肩，但是在其他病例中并没有发生。Rotini 在 126 例关节镜下治疗只有 1 例发生冻结肩。Seil 报道，在 54 例关节镜下治疗的患者，只有 1 例出现皮下血肿，2 例继发肩关节僵硬，通过皮质类固醇激素注射后，3 个月后恢复。

争议

发病机制

钙化性肌腱炎的原因尚不清楚。由于血管减少导致的相对缺血的"临界区"、代谢紊乱、肩袖肌腱的退化是可能的病因。尽管 Uhthoff 等已经描述了钙化的周期及发展的阶段，组织化生的触发点仍未确定。组织缺氧可能被认为是主要因素，但是这仍然需要做进一步研究[3]。

钙化灶取出和肩峰下减压的重要性

大多数研究已经证实去除钙化灶的重要性。Rompe 等[8] 发现在手术治疗和 ESWT 的患者，彻底去除钙化灶和良好的临床疗效有明显相关性。Porcellini 等[19] 发现在关节镜下治疗的患者中，残留钙化灶的患者术后 constant 评分低，术后钙化灶越小的患者 constant 评分越高，而钙化灶完全消失的患者评分最高。他们也发现，同时行肩峰下减压术并不影响临床疗效。同样，Jerosch 等[20] 发现肩

峰下减压并不影响结果，但是术后消除钙化沉积物的患者比那些影像学没有明显变化的患者有更好的疗效。

然而，有少数的研究认为良好的疗效结果并不依赖钙化灶沉积物的去除。Tillander 等[21] 根据他们对影像学的回顾性分析发现，钙化沉积物的患者进行关节镜下肩峰下减压，在疼痛、constant 评分、肩关节活动度、患者满意度等方面，与没有钙化灶沉积的肩峰下减压术的患者一致。在 2 年后，影像学评估 79% 患者的沉积物消失，或者减少 25%。2 年内钙化灶变化与 constant 评分无相关性。Jacobs 和 De Beer[22] 得出的结论，关节镜下治疗残留的钙化灶并不影响功能结果。他们建议为了保护肌腱的完整性，应该接受残留的钙化。

经验和教训

（1）患者表现往往类似急性肩峰下滑囊炎、肩袖肌腱炎或者撞击综合征。必须仔细观察 X 线片钙化沉积物的形态。

（2）在手术干预时，X 线检查是一个有价值的工具。使用腰椎穿刺针可以定位肩袖撕裂处，他也可以确认是否可以切除钙化灶。

（3）大多数病例没有显示肩峰下成形可以增加钙化灶去除的临床获益。

康复

早期的保守治疗包括日常运动以保持肩关节活动度。

关节镜和开放手术后，也要尽早进行肩关节康复锻炼。患者在术前需要适应康复治疗师的治疗，以确保术后能适应适当的康复。手术后 24~48 小时，即开始做肩关节活动度锻炼。开始可以做钟摆运动，3 天后在辅助下做主动运动。主动活动在可以耐受情况下进行。在起始 1~3 天，使用悬吊带固定。如果钙化灶清除后行肩袖修补术，康复锻炼计划则应该相应修改，使用悬吊带时间更长，较慢地恢复肩关节活动，以适应肩袖的修复。

结论和展望

钙化性肌腱炎的诊断和治疗对于患者和医生都

是满意的。成功的治疗方法取决于医生对于疾病的发病机制和疾病病程的理解。在许多患者中，钙化灶出现了自发性的吸收。有各种各样的治疗方法和手术干预的措施已经被证明是有效的，但是没有哪种治疗方案是被证明是最好的。大多数患者通过早期保守治疗，各种非侵入性治疗如超声和 ESWT 等方法，都取得了良好的疗效。对于那些症状持续性发作且影响日常生活的，则需要手术干预。

对于钙化性肌腱炎发病机制的进一步研究，可能会预防潜在的疾病发生和治疗方面的改进。疾病发生开始于纤维软骨的化生和导致钙化吸收过程的初始因素是两个特殊研究领域，是今后最前沿的研究方向。临床结果的不断报道也帮助医生为患者选择最好的治疗方案。

参考文献

[1] Gartner J, Heyer A. Calcific tendonitis of the shoulder. *Orthopade*. 1995;24:284–302.

[2] Codman EA. *The Shoulder: Rupture of the Supraspinatus Tendon and Other Lesions in or About the Subacromial Bursa.* Boston, MA: Thomas Todd; 1934:178–215.

[3] Uhthoff HK, Sarkar K, Maynard JA. Calcifying tendinitis: a new concept of its pathogenesis. *Clin Orthop Relat Res.* 1976; 118:164–168.

[4] Bosworth BM. Examination of the shoulder for calcium deposits. *J Bone Joint Surg Am.* 1941:23:567–577.

[5] DePalma AF, Kruper JS. Long term study of shoulder joints afflicted with and treated for calcific tendinitis. *Clin Orthop Relat Res.* 1961;20:61–71.

[6] Rowe CR. Calcific tendinitis. *Instr Course Lect.* 1985;34:196–198.

[7] Harvie P, Pollard TC, Carr AJ. Calcific tendinitis: natural history and association with endocrine disorders. *J Shoulder Elbow Surg.* 2007;16:169–173.

[8] Patte D, Goutallier D. Periarthritis of the shoulder. Calcifications. Rev Chir Orthop Reparatrice Appar Mot. 1988; 74:277–278.

[9] Mole D, Kempf JF, Gleyze P, et al. Resultat du traitement arthroscopique des tendinopathies non rompues, II: les calcifcations. Rev Chir Orthop 1993; 79:532–541.

[10] Ebenbichler GR, Erdogmus CB, Resch KL, et al. Ultrasound therapy for calcific tendinitis of the shoulder. *N Engl J Med.* 1999;340:1533–1538.

[11] Maier M, Stäbler A, Lienemann A, et al. Shockwave application in calcifying tendinitis of the shoulder-prediction of outcome by imaging. Arch Orthop Trauma Surg. 2000;120: 493–498.

[12] Gerdesmeyer L, Wagenpfeil S, Haake M, et al. Extracorporeal shock wave therapy for the treatment of chronic calcifying tendonitis of the rotator cuff: a randomized controlled trial. JAMA. 2003; 290:2573–2580.

[13] Rompe JD, Zoellner J, Nafe B. Shock wave therapy versus conventional surgery in the treatment of calcifying tendinitis of the shoulder. *Clin Orthop Relat Res.* 2001;387:72–82.

[14] Ark JW, Flock TJ, Flatow EL, et al. Arthroscopic treatment of calcific tendinitis of the shoulder. *Arthroscopy.* 1992;8:183–188.

[15] Molé D, Kempf JF, Gleyze P, et al. Results of endoscopic treatment of non-broken tendinopathies of the rotator cuff. 2. Calcifications of the rotator cuff. Rev Chir Orthop Reparatrice Appar Mot. 1993; 79:532–541.

[16] Seil R, Litzenburger H, Kohn D, et al. Arthroscopic treatment of chronically painful calcifying tendinitis of the supraspinatus tendon.Arthroscopy. 2006; 22:521–527.

[17] Vebostad A. Calcific Tendinitis in the shoulder region. Acta Orthop Scand. 1975;46:205–210.

[18] Gschwend N, Patte D, Zippel J. Therapy of calcific tendinitis of the shoulder. Arch Orthop Unfallchir. 1972; 73:120–135.

[19] Porcellini G, Paladini P, Campi F, et al. Arthroscopic treatment of calcific tendinitis of the shoulder: clinical and ultrasonographic follow-up findings at 2 to 5 years. *J Shoulder Elbow Surg.* 2004;13:503–508.

[20] Jerosch J, Strauss JM, Schmiel S. Arthroscopic treatment of calcific tendinitis of the shoulder. *J Shoulder Elbow Surg.* 1998;7:30–37.

[21] Tillander BM, Norlin RO. Change of calcifications after arthroscopic subacromial decompression. *J Shoulder Elbow Surg.* 1998; 7:213–217.

[22] Jacobs R, Debeer P. Calcifying tendinitis of the rotator cuff: functional outcome after arthroscopic treatment. Acta Orthop Belg. 2006; 72:276–281.

第 26 章

Laurence D. Higgins, Micheal J. DeFranco, Benjamin Sanofsky

肩胛胸腔镜和弹响肩胛

自 19 世纪中叶第一次被报道以来，弹响肩胛的诊断和治疗一直是骨科界的难题[1]。顾名思义，该疾病因其产生的肩胛骨周围疼痛和响声而得名。每种描述都提示了这种疾病的临床表现以肩胛胸腔区域的疼痛和弹响为主。虽然这种症状常局限在肩胛骨上内侧角，但同样可以发生在其他区域，尤其与上举过顶动作相关[2]。弹响可起源于肩胛胸腔区域的软组织或骨性病变，但在某些病例可以没有确切病灶。本章的目的是回顾弹响肩胛的病理解剖学和临床评估，并阐述现今治疗这种病变的方法。

肩胛胸腔的解剖

肩胛胸腔关节由肩胛骨腹侧（前侧）的凹面和胸壁后侧的凸面组成。在胸廓后侧的肩胛骨的稳定性由 10 块肩胛旁肌肉维持。肩锁关节是肩胛骨与其他骨性结构的唯一连接。在静息时肩胛骨的正常位置在脊柱外侧大约 2 cm，第 2~7 肋间[3]。肩胛骨平面指静息位与冠状平面成 30°~40° 角并向前倾斜 10°~20°[4]。肩胸区软组织和骨性结构决定了活动的协调性。

肩胛骨周围的软组织结构包括肌肉和滑囊。更重要的是组成肩胸关节的三层肌肉：浅层、中层和深层。表 26.1 列举了三层肌肉和滑囊[5]。理解这个解剖结构对查找肩胸关节症状的原因、制订治疗和手术计划有重要作用。一些滑囊不仅存在于肌肉之间，还存在于肌肉和胸壁之间（图 26.1）。表 26.2 列举了肩胸滑囊，这些滑囊维持了肩胛骨的正常功能，而且也是产生疼痛和捻发感的原因。

肩胛骨和肋骨的骨性解剖结构对理解弹响肩胛的病因学也很重要。这些骨性结构表面光滑以保证肩胛骨和胸廓间的正常活动。肩胛骨或肋骨的骨性异常可能造成异质性并导致肩胸活动的症状。

表 26.1　肩胸关节分层

结构	浅层	中层	深层
肌肉	背阔肌 斜方肌	肩胛提肌 菱形小肌 菱形大肌	肩胛下肌 前锯肌 前锯间隙（3 号） 8/8 标本
滑囊	下角（1 号） 4/8 标本	上内角（2 号） 8/8 标本	肩胛下间隙（4号）5/8 标本
神经	—	臂丛	—

表 26.2　肩胛骨周围滑囊

大 / 解剖滑囊
锯后滑囊：位于前锯肌和胸壁之间
锯上滑囊：位于肩胛下肌和前锯肌之间
肩胛斜方滑囊：位于肩胛骨上内侧和斜方肌之间
小 / 外侧滑囊
肩胛骨上内角
锯后滑囊：位于前锯肌和胸壁之间
锯上滑囊：位于肩胛下肌和前锯肌之间
肩胛下角
锯后滑囊：位于前锯肌和胸壁之间
肩胛嵴
斜方滑囊：位于肩胛骨内侧嵴和斜方肌之间

注：引自 Kuhn JE, Hawkins RJ. Evaluation and treatment of scapular disorders. In: Warner JP, Iannotti JP, Gerber C, eds. Complex and Revision Problems in Shoulder Surgery. Philadelphia, PA: Lippincott-Raven Publishers.1997:357-375。

弹响肩胛的病因学

肩胛骨前侧和胸廓后侧旋转时发生肩胛骨弹响。通常弹响肩胛根据病灶可分为数个等级。这个病灶可以是软组织或骨性突起破坏了肩胸区域的光整性（表 26.3）。一些病例中没有明确的病灶。临床上将弹响分为生理性（非病理性 / 无症状性）和病理性（有症状）。生理性弹响患者有肩胸捻发音但没有症状。这些患者通常不需要治疗。如果出现

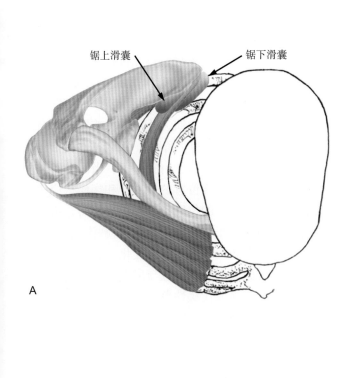

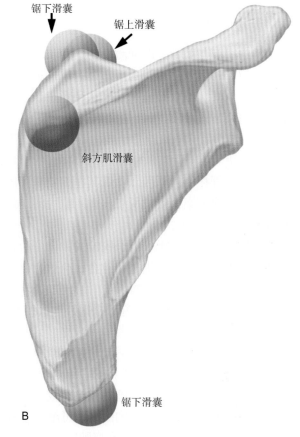

图 26.1　A、B. 滑囊解剖。

表 26.3　弹响肩胛病因学

骨结构病变	肌肉病变	肩胸滑囊
Luschka 结节	肩胛骨周围肌腱炎	炎症
上内侧弯曲角度增大	肌肉解剖畸形	—
外生骨疣	肌肉止点牵引 / 撕裂引起骨刺	—
肋骨 / 肩胛骨罕见骨肿瘤	—	—
结核 / 梅毒	—	—
Sprengel 畸形	—	—

症状，如疼痛反映肩胸关节向病理性转变，常需要进一步评估和治疗。大多数情况下这种转变代表肩胛骨和胸壁间的软组织或骨发生病变，使肩胛骨与胸廓活动失去一致性。一些病例可能只有疼痛而没有捻发音或弹响[6]。

最常见的软组织异常包含滑囊和肌肉异常。与其他关节周围滑囊相似，肩胸滑囊可能有炎症或其他症状。一些慢性病例在肩胸区发生粘连和瘢痕，可能极大地影响肩胛骨功能[7]。

外伤、废用或神经损伤都可能导致肩胛周围肌肉损伤、乏力和萎缩[8, 9]，还会导致肩胛骨和胸廓

之间的脂肪垫减少。软组织缺少降低了肩胸间隙的一致性，并导致疼痛和弹响肩胛。如胸长神经麻痹可导致前锯肌萎缩。同理，肩胛下肌萎缩常继发于外科手术融合盂肱关节或切开手术损伤支配肩胛下肌的运动神经。前锯肌和肩胛下肌是防止翼状肩最有效的两块肌肉，能提供肩胛骨和胸廓间的机械垫。以上这些肌肉的萎缩和功能缺损都是弹响肩胛的相关因素。而且肩胛上角、肩胛下角和内侧边缘较其他部分软组织覆盖较差。所以这些区域的摩擦力会增加导致弹响症状。除此之外，创伤性损伤可继发肌纤维增生，扰乱肩胸间隙正常活动。过紧的肌张力（胸小肌和肩胛提肌）可导致肩胸节律异常并发生弹响肩。

其他不常见的弹响肩胛的病因包括感染、先天性畸形和肿瘤。在某些罕见病例可见继发于结核或梅毒的肩胛骨或肋骨感染性病灶[10]。Sprengel 畸形在出生时就有表现，并可在今后导致肩胛骨活动异常。肿瘤诸如弹力纤维瘤可在肩胸间隙发病[11, 12]。一些病例中肩胸症状可能和弹响肩胛预想中的不适程度不成比例。针对这些病例在制订诊断和治疗方案时应考虑继发的收益、工人补助金和患者的精神状态。

骨性解剖

骨性突起与肋骨上滑动激发的声音和弹响肩胛有关。肩胛骨上内侧边缘的形态是造成这种症状的常见因素[13, 14]。数个报道描述了这种形态异常，从增厚的球状圆角到钩状骨性突起各不相同[7, 11, 14]。Luschka 结节是位于肩胛骨上内角前表面的纤维软骨结节，更具特点。肩胸间隙内结节突起的性质是引起弹响肩胛疼痛的原因。认识其在弹响肩胛的作用对制订治疗方案，查找所有肩胸间隙内的疼痛来源至关重要。

骨性突起可继发于骨折、脱位或肿瘤。肋骨或肩胛骨骨折后愈合时发生过度愈合、畸形愈合或骨不连都会导致弹响肩胛疼痛[15]。骨肿瘤如骨软骨瘤可在肩胛骨前表面形成骨突起，根据其形状和大小，可能在肩胛骨活动中变成显著的刺激物。另一肩胸间隙的骨性刺激物是因肩胛活动时肌肉牵拉引起的骨赘增生。牵拉过程最常发生在肩胛骨下外部小圆肌附着处[13]。总之，肩胸间隙的软组织或骨病灶是弹响肩胛的最常见病因。肩胸疼痛也可继发于颈椎病、颈神经根病变、盂肱病变和肩胛周围肌肉过紧。这些因素都应在鉴别诊断弹响肩胛时考虑到。

临床评估

病史

弹响肩胛的临床评估包含全部病史、体格检查和影像学评估。患者常主诉在活动时发生捻发音。捻发音可伴有疼痛，但并不是所有的病例都有。捻发音的类型（轻擦、摩擦、爆裂音）与发病模式相关（表 26.4）[16]。虽然这个分型还没有经过证实，但它提供了评估肩胸间隙产生的捻发音的依据。患者可能有家族史，也可双侧发病[17]。无症状的捻发音不需要治疗，但如出现症状则需要进一步评估和治疗。

体格检查

体格检查从评估患者姿势和脊柱对线开始。一些病例中脊柱的机构性畸形（脊柱侧凸和胸部驼背）可能导致弹响肩胛。应评估肩胛周围肌肉的肌张力、是否萎缩和肌力（斜方肌、菱形肌、前锯肌、背阔肌、肩胛提肌、肩袖和三角肌）。患者常在炎症区域有压痛，诸如上内侧边和肩胛下角。当活动上臂检查时应注意某些特殊位置的捻发音和疼痛。应查看肩胛骨相对后胸壁的位置是否存在翼状肩。盂肱间隙与肩胸间隙的正常比值是 2:1（肩胸比例）。然而这个比例在有病灶或疼痛时会变化。肌肉无力或神经损伤引起的真性翼状肩应与患者避免肩胸活动疼痛而造成的假性或代偿性翼状肩相鉴别。虽然完整的神经体格检查有助于鉴别这两种情况，但是肌电图和神经电图能提供神经损伤的客观依据。

肩胸关节局部注射麻醉伴或不伴随注射可的松都有助于诊断和减轻疼痛（图 26.2）。如果对肩胸间隙特定区域准确注射能明显缓解疼痛，则可以确诊。加入糖皮质激素提供长效抗炎作用，有助于患者承受理疗。在注射过程中应注意避免针尖穿入胸腔造成气胸。

影像学检查

对肩胸关节的影像学检查包括 X 线片（肩胛骨切线位）、CT（三维重建）和 MRI。在高度怀疑存在骨性或软组织病变时，这些检查有助于进一步判断特定病变[18]。前后位 X 线摄片并不是每次都能显示肩胸间隙骨性病变。建议拍摄肩关节斜位片。有时盂肱关节和颈椎摄片能排除不相关但影响肩胸活动的病变（如盂肱病变或颈椎神经根病变）。

治疗

保守治疗

确诊软组织异常、姿态异常、翼状肩和肩胸动

表 26.4　肩胸捻发音

捻发音类型	声音描述	临床症状
轻擦音	轻度摩擦音，可由正常肌肉活动产生，被认为是物理动作引起	患者可无临床症状或最轻度症状，在常规查体中偶可引发弹响
摩擦音	声音较响摩擦或弹响，提示一些潜在病变	患者可能主诉疼痛，肩胛骨弹响或患侧肩胛骨突起
爆裂声	响亮典型的弹响声，明显提示病变	患者可能主诉疼痛，肩胛骨弹响或患侧肩胛骨突起

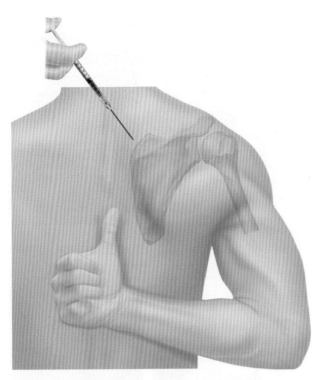

图 26.2　肩胸间隙注射时的患者体位和置针位置。

力异常的患者采用非手术治疗的效果最好[19]。保守治疗包含技巧性忽略、活动调整、理疗、全身使用非甾体类抗炎药、肩胸滑囊内注射糖皮质激素[8, 20, 21]。非手术治疗的关键在于缓解疼痛。非甾体类抗炎药、局部注射、热疗、超声和离子电渗疗法都可达到这个效果[22]。非手术治疗的另一必要因素是治疗方法。其主要目标是完全恢复功能。治疗目标具体为纠正异常的姿势、改善活动度（肩胸比例）、拉伸紧张的肌肉、锻炼肩胛周围肌肉和改善忍耐力。锻炼前锯肌和肩胛下肌对那些弹响肩导致肌肉萎缩并损伤功能的患者来说尤为关键。其他作者已经具体综述了弹响肩胛的治疗项目[19]。总之，治疗应通过一系列开放或封闭的锻炼项目，从纠正姿势到恢复活动度和肩胛骨力量循序渐进，应逐步发展至运动的功能模式（日常生活、工作、体育运动）。患者在功能活动锻炼不够是结果不理想的常见原因[19]。

手术治疗

神经损伤、肩胸间隙骨性不一致或自发弹响肩接受非手术治疗更易失败。如果非手术治疗 3~6 个月后无法缓解疼痛或恢复满意功能，当诊断明确时，就有手术治疗的需要，并可能获得成功结果。然而，一些对保守治疗没有效果的患者，在影像学上也没有确切病灶，可能对关节镜手术也有不错的反应[2, 22-24]。手术治疗包含开放手术[7, 10, 23, 25-28]和关节镜[2, 23, 24, 29, 30]切除软组织病灶[21, 22, 24, 25, 31]和（或）骨性病灶[2, 9, 23, 27, 28, 31, 32]。开放手术结合关节镜可能是最有效的技术[6]。

进行一台成功的开放或关节镜手术，对肩胛周围解剖结构的理解是必不可少的。之前不少作者已经对解剖结构进行了具体综述[5]。对于开放手术，以三层结构来理解肩胛周围区域解剖是非常有用的（图 26.3）[5]。手术中沿肩胛骨内侧缘做切口，由病变位置决定切口位置。举例来说，当骨膜下剥离前锯肌（前表面）和肩胛提肌（后表面）后，才能切除肩胛骨上内侧的骨性突起。一旦病变组织被切除，肩胛骨钻孔缝合肩胛周围肌肉。放置引流管后关闭皮肤切口，不过这通常可根据骨科医师意愿决定。包含肩胛周围肌肉修补的开放手术术后需要制动。康复锻炼受限时应注重活动度，力量锻炼在 8~12 周后开始[31]。

最近关节镜操作开始取代开放手术。肩胸间隙关节镜支持者认为关节镜使切开造成的损伤最小化，并允许早期康复锻炼改善功能[2, 22, 23, 33, 34]。缺点是操作难度较大，肩胛上角和上内侧缘视野受限[35]，有遗漏病变组织的风险[25]。而且，在切除肩胛骨上内侧角后也无法通过关节镜重建肩胛提肌和前锯肌的复合止点[5]。

骨解剖

和肩胸间隙关节镜相关的重要解剖学因素已经被其他作者在其文章中阐述[29]。这里叙述一下操作原则。关节操作台（监视器和水泵）位于患侧，术者站在对侧。肩胸间隙关节镜手术最佳体位是俯卧位，注意将头部和四肢摆放在适当的位置避免术中神经结构过度受压。术侧上臂摆放"鸡翼位"，即肩关节处于后伸内旋位，上臂位于背后（图 26.4）。这个位置使肩胛骨内侧缘上抬离胸壁，使关节镜能进入肩胸间隙。

肩胛骨与胸壁间有两个稳定的间隙可以放置通道。一个在肋骨和前锯肌之间，另一个位于前锯肌和肩胛下肌[5, 29]。通常建议通道放置在肩胛冈或之下，避免损伤副神经和肩胛骨背侧神经束。

操作的第一步是标准地放置通道。第一个"安全"通道放置在肩胛冈水平相对的肩胛骨内侧缘内侧 2 cm 处，这个位置介于前锯肌和后侧胸壁之

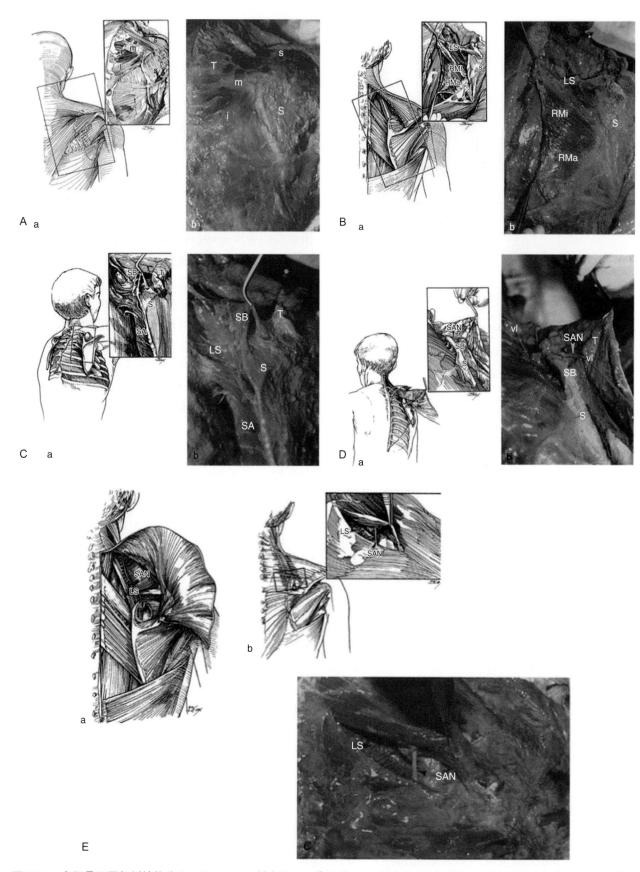

图 26.3　肩胛骨周围解剖结构分为 3 层。A. T，斜方肌；l，背阔肌；m，斜方肌中央纤维；i，斜方肌下方纤维；S，肩胛骨。B. LS，肩胛提肌；RMi，菱形小肌；RMa，菱形大肌；S，肩胛骨。C. SB，肩胛斜方滑囊；T，斜方肌；S，肩胛骨；LS，肩胛提肌；SA，前锯肌。D. SB，肩胛斜方滑囊；S，肩胛骨嵴；vl，血管环；SAN，副神经脊髓根；T，斜方肌。E. SAN，副神经脊髓根；LS，肩胛提肌。

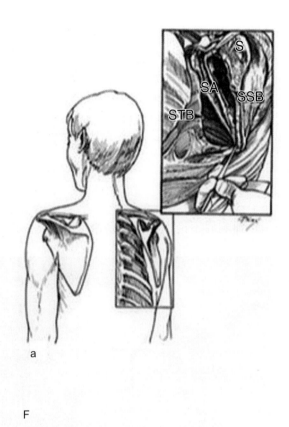

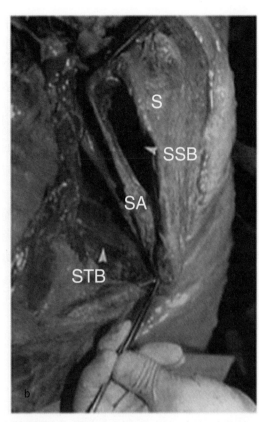

图 26.3（续）　F. SA，前锯肌；S，肩胛骨内侧缘；STB，肩胸滑囊；SSB，肩胛下肌滑囊［引自 Williams JR, Shakil M, Klimkiewicz J，et，al. 肩胛胸关节的解剖。Clin Orthop Relat Res.1999 (359): 237-246. 经过同意转载 ］。

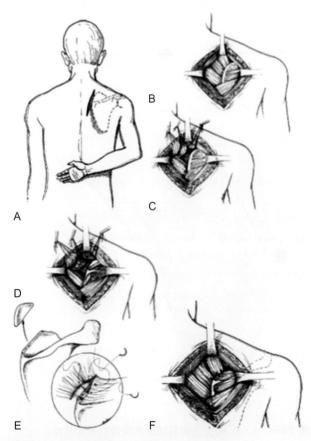

图 26.4　A~F. 肩胛骨上内侧角切开手术。

间，肩胛背神经和动脉沿肩胛骨内侧缘走行。"安全"通道放置越内侧越有助于避免损伤这些结构。然后用腰椎穿刺针定位肩胛下间隙并注入 30 ml 生理盐水使其膨胀。插入关节镜后冲入流水使其充盈。为将流水尽可能少溢出，应调低关节镜泵压（30 mmHg）。接着使用穿刺针定位并建立第二"工作"通道。工作通道位于第一个通道垂直下方 4 cm 处。可以使用一个 6 mm 套管建立工作通道。使用刨削器和双极射频器去除滑囊组织。由于没有标志物能帮助关节镜操作者定向，所以有条理地建立通道对于肩胸间隙减压是必不可少的。应配备 70° 镜在需要时改善手术视野。整个手术过程都需要使用腰椎穿刺针或探针来为术者导向胸廓和肩胛骨的位置。当器械经通道插入肩胸间隙时应注意避免穿破后胸壁。如刺破后胸壁可能导致气胸和肺损伤。

如果要去除病理性骨或滑膜组织，可在肩胛冈上方建立上侧通道。这个区域建立通道有损伤肩胛背神经、副神经、肩胛上神经和肩胛横动脉的风险。如在正确位置上建立通道，则距斜方肌下方的副神经平均距离约为 35 mm[35]。上方入路的体表标记在肩峰外侧缘到肩胛骨上内侧角两线的中内 1/3

处（图 26.5）[23]。关节镜切除肩胛骨上内侧角时存在一个安全区（图 26.6）[36]。这个通道距肩胛上神经最短距离为 12 mm[35]。虽然 12 mm 对于建立一个通道是安全的，但是当结合吸引使用刨削器或磨钻时还是不够的。切除区域与肩胛下角、肩胛冈或肩胛下角外侧距离相等[36]。操作时，磨钻或刨削器应对准需要切除的标志，与肩胛上神经之间保持至少 25 mm 的间距[36]。总之，软组织切除不应越过肩胛骨内侧缘避免损伤神经血管。在治疗这些病例时，可以做小切口切除肩胛骨上内侧角[6, 30]。术后患者可放置以舒适为主的简易投掷位。术后即刻开始轻度被动活动防止粘连。术后 4 周开始辅助下的主动等长活动。术后 8 周开始肩胛周围肌肉力量锻炼。肩胸间隙关节镜并发症包括无法切除病变组织、气胸和神经血管损伤。

作者的手术观点

完整的临床评估有助于得出确切的诊断。对于肩胸间隙软组织病变或没有确切病变的病例应给予 3~6 个月的非手术治疗。无论有无症状的弹响肩都应按照这个顺序治疗。对保守治疗无反应的患者可考虑予以手术。一些病例在初次评估时就发现具有确定病灶（软组织或骨性），可能使非手术治疗失败。举例来说，肩胛骨前表面巨大骨软骨瘤对非手术治疗效果可能不好。对于这些患者可首选手术干预。几个因素决定了选择切开还是关节镜手术。病灶大小、位置和病灶成分以及术者的手术技术都决定了病灶的去除方式。较大的骨性病灶（大于 1 cm）

或术者操作关节镜不熟练，更倾向于使用切开手术。然而只要术者对关节镜操作熟练，对解剖结构足够熟悉，软组织病灶如慢性滑囊炎等都适合行关节镜手术。某些病例采用切开手术和关节镜相结合是最好的选择。总之应根据患者情况、病灶病理、非手术治疗效果和术者手术技术，个体化制订治疗方案。

结论

弹响肩不论在诊断还是治疗上都是一个难题。

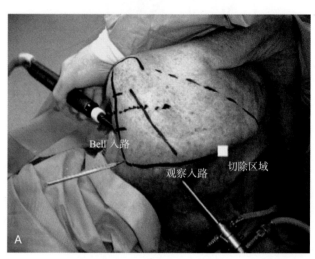

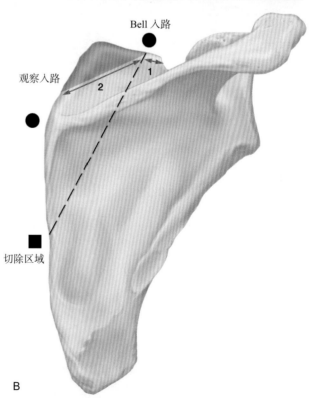

图 26.6 A、B. 图为上内侧切除肩胛骨的安全区域。

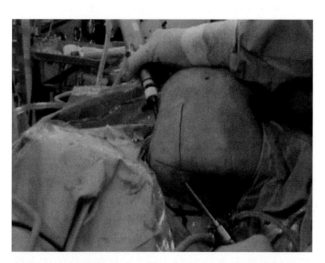

图 26.5 上内侧通路用于将关节镜置入正确的间隙。于上方"Bell 通路"插入刨削器。

大多数病例都对非手术治疗有效果。然而，有些病例需要手术治疗以缓解症状并恢复肩胸间隙的一致性。既往对非手术治疗效果不理想的患者应首选手术切开治疗。关节镜技术的日益发展，使医生能通过微创技术定位病灶。无论切开还是关节镜手术，都必须掌握肩胛骨周围解剖结构，以完整切除病灶并达到较好的治疗效果，避免损伤神经和血管。

参考文献

[1] Boinet W. Snapping scapulae. *Bulletin de la Societe Imperiale de Chirurgie de Paris*, 2nd Series. Vol 8. 1867: 458.

[2] Harper GD, McIlroy S, Bayley JI, et al. Arthroscopic partial resection of the scapula for snapping scapula: a new technique. *J Shoulder Elbow Surg*. 1999;8:53–57.

[3] Kapandji I. *The Physiology of Joints*. Vol 1. 5th ed. London, England: Churchill Livingstone; 1982.

[4] Johnston T. The movements of the shoulder joint: a plea for the use of the plane of the scapula as the plane of reference in movements occurring at the humero-scapular joint. Br J Surg. 1937;(25):252.

[5] Williams GR Jr, Shakil M, Klimkiewicz J, et al. Anatomy of the scapulothoracic articulation. *Clin Orthop Relat Res*. 1999; 359:237–246.

[6] Lehtinen JT, Macy JC, Cassinelli E, et al. The painful scapulothoracic articulation. *Clin Orthop Relat Res*. 2004;(423): 99–105.

[7] Milch H. Partial scapulectomy for snapping of the scapula. *J Bone Joint Surg Am*. 1950;32:561–566.

[8] Percy EC, Birbrager D, Pitt MJ. Snapping scapula: a review of the literature and presentation of 14 patients. *Can J Surg*. 1988;31:248–250.

[9] Strizak AM, Cowen MH. The snapping scapula syndrome. A case report. *J Bone Joint Surg Am*. 1982;64(6):941–942.

[10] Milch H. Snapping scapula. *Clin Orthop*. 1961;20:139–150.

[11] Kuhn JE, Plancher KD, Hawkins RJ. Symptomatic scapulothoracic crepitus and bursitis. *J Am Acad Orthop Surg*. 1998;6:267–273.

[12] Haney TC. Subscapular elastofibroma in a young pitcher. A case report. *Am J Sports Med*. 1990;18(6):642–644.

[13] Edelson JG. Variations in the anatomy of the scapula with reference to the snapping scapula. *Clin Orthop Relat Res*. 1996;(322):111–115.

[14] Avlik I. Snapping scapula and Sprengel's deformity. *Acta Orthop Scand*. 1959;(29):10–15.

[15] Takahara K, Uchiyama S, Nakagawa H, et al. Snapping scapula syndrome due to malunion of rib fractures: a case report. *J Shoulder Elbow Surg*. 2004;13:95–98.

[16] Mauclaire M. Craquements sous-scapulares pathologiques traits par l'interposition musculaire interscapulo-thoracique. *Bull et Mem Soc Chir*. 1904;(30):164–169.

[17] Cobey MC. The rolling scapula. *Clin Orthop Relat Res*. 1968; 60:193–194.

[18] Mozes G, Bickels J, Ovadia D, et al. The use of three-dimensional computed tomography in evaluating snapping scapula syndrome. *Orthopedics*. 1999;22:1029–1033.

[19] Manske RC, Reiman MP, Stovak ML. Nonoperative and operative management of snapping scapula. *Am J Sports Med*. 2004;32:1554–1565.

[20] Cameron HU. Snapping scapulae: a report of three cases. *Eur J Rheumatol Inflamm*. 1984;7:66–67.

[21] Sisto DJ, Jobe FW. The operative treatment of scapulothoracic bursitis in professional pitchers. *Am J Sports Med*. 1986;14: 192–194.

[22] Ciullo JV, Jones E. Subscapular bursitis: conservative and endoscopic treatment of snapping scapula or washboard syndrome. *Orthop Trans*. 1993;(60):193.

[23] Pavlik A, Ang K, Coghlan J, et al. Arthroscopic treatment of painful snapping of the scapula by using a new superior portal. *Arthroscopy*. 2003;19:608–612.

[24] Pearse EO, Bruguera J, Massoud SN, et al. Arthroscopic management of the painful snapping scapula. *Arthroscopy*. 2006;22:755–761.

[25] Nicholson GP, Duckworth MA. Scapulothoracic bursectomy for snapping scapula syndrome. *J Shoulder Elbow Surg*. 2002;11:80–85.

[26] Parsons TA. The snapping scapula and subscapular exostoses. *J Bone Joint Surg Br*. 1973;55:345–349.

[27] Wood VE, Verska JM. The snapping scapula in association with the thoracic outlet syndrome. *Arch Surg*. 1989;124:1335–1337.

[28] Chan BK, Chakrabarti AJ, Bell SN. An alternative portal for scapulothoracic arthroscopy. *J Shoulder Elbow Surg*. 2002; 11:235–238.

[29] Ruland LJ III, Ruland CM, Matthews LS. Scapulothoracic anatomy for the arthroscopist. *Arthroscopy*. 1995;11:52–56.

[30] Lien SB, Shen PH, Lee CH, et al. The effect of endoscopic bursectomy with mini-open partial scapulectomy on snapping scapula syndrome. *J Surg Res*. 2008;150:236–242.

[31] McClusky GM, Bigliani L. Partial scapulectomy for disabling scapulothoracic snapping. *Orthop Trans*. 1990;14:252–253.

[32] Richards RR, McKee MD. Treatment of painful scapulothoracic crepitus by resection of the superomedial angle of the scapula. A report of three cases. *Clin Orthop Relat Res*. 1989;247: 111–116.

[33] Matthews L, Poehling G, Hunter D. *Operative Arthroscopy*. 2nd ed. Philadelphia, PA: Lippencott-Raven; 1996.

[34] Bizousky DT, Gillogly S. Evaluation of the scapulothoracic articulation with arthroscopy. *Orthop Trans*. 1992;16:822.

[35] Chan BK, Chakrabarti AJ, Bell SN. An alternative portal for scapulothoracic arthroscopy. *J Shoulder Elbow Surg*. 2002; 11:235–238.

[36] Bell S, van Riet RP. Safe zone for arthroscopic resection of the superomedial scapular border in the treatment of snapping scapula syndrome. *J Shoulder Elbow Surg*. 2008;17:647–649.

关节镜下肩胛上神经松解

肩胛上神经病变是肩关节疼痛和功能障碍中常常被忽视的一个疾病，约占肩关节疾病的 1%~2%[1]。1959 年，Thompson 和 Kopell [2] 首先报道了这个疾病，之后许多学者都试图描述此病的诊断，以及肩胛上神经卡压的治疗。依据对该疾病病理学的更深入了解，已有许多有效的治疗方法可减轻症状和促进功能恢复。

解剖

肩胛上神经是一个外周感觉与运动混合神经，起自于臂丛神经，神经纤维起源于第 5、6 颈神经根，偶尔于第 4 颈神经根[3]。它的运动支支配冈上肌及冈下肌，感觉支支配肩周围的感觉[4]。肩胛上神经来自臂丛神经上干，通过后方颈三角区，进入斜方肌和肩胛舌骨肌深层，同时伴随肩胛上动脉通过肩胛上切迹。当肩胛上动脉通过肩胛横韧带（TSL），肩胛上神经在上方进入冈上肌窝（图 27.1）。肩胛上神经的关节上分支主要通过此切迹，支配喙锁韧带和喙肱韧带以及肩锁关节、肩峰下滑囊的感觉功能。在通过肩胛上切迹 1 cm 内，分出两支运动神经支进入冈上肌，主支向下通过肩胛冈关节盂切迹，再分出一小支感觉神经分支支配后方盂肱关节囊。其余的神经进入冈下肌窝，止于冈下肌[4]。

肩胛上神经在两处容易发生神经卡压征（肩胛上切迹和肩胛冈关节盂切迹）。常见有 6 种肩胛上切迹的形态类型[5]。最常见的类型是一个宽而浅的 V 形切迹（Ⅱ型，31%）和 U 形切迹（Ⅲ型，48%）（图 27.2）。目前仍没有研究证明神经卡压与肩胛上切迹的形态学相关，即使神经卡压可能与钙化、二分切迹、三分切迹或 TSL 肥厚相关。

相比之下，肩胛冈关节盂切迹的纤维 - 骨隧道由肩胛下横韧带和肩胛冈组成。尸体研究发现肩胛下横韧带的范围占切迹的 3%~80%。但是 Plancher

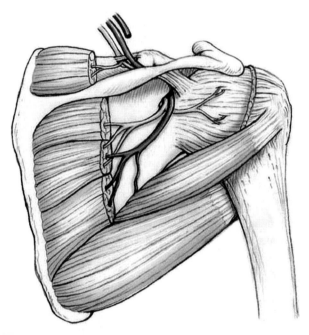

图 27.1　肩胛上神经在 TSL 下方穿过后，在绕过冈盂切迹前发出运动支支配冈上肌（引自 Iannotti JP, Williams GR, 肩关节疾病：诊断和治疗. Philadelphia, PA；Lippincott Williams & Wilkins；2007. 经过同意转载）。

等[6] 认为肩胛下横韧带的变异与标本的错误制备有关。他认为肩胛下横韧带是一个特殊的解剖结构。此韧带起自于肩胛冈的外侧，韧带的深层向远端进入后方关节盂颈部，而浅层进入后方关节囊（图 27.1）。

病理生理学

肩胛上神经与其他周围神经一样，对于压力或者拉伸损伤敏感。从而导致神经缺血、水肿、传导受限。动物实验表明，仅增加 6% 的长度就会造成神经传导异常，增加 15% 或更多可能会导致神经不可逆转的损害。

正常的肩带活动并不会导致平移的肩胛上神经通过肩胛上切迹时受到摩擦损伤[5]。但是，在 TSL

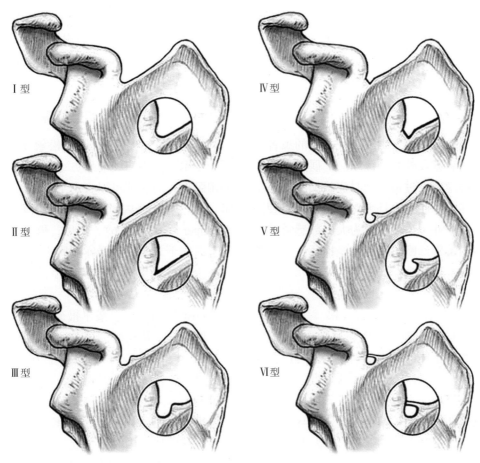

图 27.2 由 Rengachary 描述的 6 种冈上切迹形态分类的大体外观（引自 Iannotti JP，Williams GR，Disorder of the Shoulder: Diagnosis and Management. 2nd ed. Philadelphia，PA；Lippincott Williams & Wilkins；2007。经过同意转载）。

周围的神经由于急转弯通过切迹时，神经容易受到尖锐的韧带下缘的挤压。"吊索效应"这个术语用于描述潜在的神经损伤[5]，肩关节的挤压、收缩或者过度外展可能会加重神经损伤。这种机制通常与过度使用肩关节以及运动损伤有关，被认为是肩胛上神经在肩胛上切迹撞击的最常见病因。

由于神经位于斜方肌下方，受到斜方肌肌肉的保护，肩胛上神经的直接创伤性损伤并不常见。文献中有报道肩胛骨或者锁骨骨折，肩关节脱位或者穿透性损伤导致的神经损伤。医源性损伤，比如锁骨远端切除大于 1.5 cm 的手术也有报道。Warner 等[7]在尸体研究中认为神经牵拉性损伤可以发生在巨大肩袖修补时，冈上肌或者冈下肌松解超过 3 cm，但是没有临床研究表明此神经损伤的机制。

肩胛上神经远端在肩胛冈关节盂切迹处的损伤，通常是神经直接受压造成，最常见的是腱鞘囊肿（图 27.5），或者反复的过顶运动或投掷类运动。此损伤一般位于冈上肌肌肉水平，但是影响冈下肌的神经传导。由于关节滑液通过后方关节囊破口进

入组织，形成一个单向阀，从而在肩胛冈关节盂切迹附近形成腱鞘囊肿。在这个位置，肩胛上神经的感觉支已经分出了，所以主要受累的是运动神经纤维。因此，后方肩关节疼痛往往与后方盂唇损伤有关。还有一些罕见疾病的报道，比如滑膜肉瘤、Ewing 肉瘤、软骨肉瘤、肾细胞癌和神经鞘瘤等。

除了神经卡压外，在这水平的神经损伤可以继发于过度使用比如说过顶投掷运动员。Plancer[8] 进行了尸体研究，通过肩关节投掷运动的 6 个阶段，测试肩胛冈关节盂切迹处的压力。在投掷运动中，由于肩胛下横韧带进入后方关节囊，使韧带容易受到来自后方关节囊自身的动力。在肩胛冈关节盂切迹处的压力测试表明，投掷周期在肩内收和内旋阶段达到峰值[8]。这就解释了在排球和投掷运动员的投掷肩出现冈下肌的萎缩以及肌电图发现的异常变化。肩胛下横韧带的松解可以降低整个投掷运动周期的压力峰值[8]。另一个理论认为，过顶运动员由于反复损伤肩胛上动脉的内膜，最终出现滋养肩胛

上神经的血管内微血栓,从而损伤神经[9]。然而,目前的临床数据还不足以支持这个观点。

临床评估

病史

肩胛上神经卡压一般发生在 20~50 岁的患者之间,在主力肩的后方及外侧处深压痛。偶尔与创伤有关,通常发病隐匿,过顶运动时症状加剧。外旋外展无力。单纯冈下肌无力且无明显疼痛在肩胛冈关节盂切迹损伤中并不少见,因为大多数感觉神经分支位于近端。鉴别诊断包括颈神经根病、臂丛神经丛病、肩袖撕裂和其他盂肱关节疾病。

体格检查

肩胛上神经的近端损伤发生在肩胛上切迹处,会导致冈上肌和冈下肌的肌肉萎缩。体检可以在切迹处有压痛,位于锁骨后方,肩胛冈上方的斜方肌肌腹压痛。外旋外展无力也并不少见。肩胛上神经的远端损伤发生在肩胛冈关节盂切迹,会导致单纯的冈下肌萎缩(图 27.4)。肩胛冈关节盂上方的后关节处压痛,会出现单纯的外旋无力。

诊断

通常颈椎 X 线片或者肩关节 X 线片表现正常,但应该排除其他疾病导致的肩痛。MRI 非常有价值,可以显示脂肪浸润和由于去神经化导致的冈上肌、冈下肌萎缩。来自于盂肱关节后方的囊肿在 MRI 中也容易发现,在 T2 相表现高信号,T1 相表现低信号(图 27.5)。对于诊断后关节盂撕裂,MRI 并不敏感,但是 MRA 检查的敏感性可达到 91%,特异性 93%。肌电图检查可以帮助确定神经卡压的部位,可以区分冈上肌和冈下肌联合损伤,还是单独的冈下肌损伤。纤颤电位及正尖波可能在损伤后三周观察到。

治疗

非手术治疗

所有的肩胛上神经损伤首先考虑非手术治疗。包括 4~6 周的抗炎药物治疗,避免反复的过顶运动,涉及肩胛骨稳定的物理治疗和肩袖力量训练。肩胛冈关节盂切迹处的囊肿可能自行消失。但还是

应该密切观察患者病情是否症状恶化加重。手术指征是非手术治疗失败或肌电图证实神经受压的患者。通过神经减压可以缓解疼痛,但是难以预测肌肉萎缩的恢复。

手术治疗:韧带切开松解术

文献中已经描述了切开松解 TSL 和肩胛下横韧带手术。使用肩关节后方或上方切口入路。患者半俯卧位,肩关节可以自由下垂。经斜方肌上方入路,切口从肩峰内侧 2 cm 处至肩峰内侧缘,平行于 langer 线(图 27.6)。然后,劈开斜方肌肌纤维。冈上肌向下方牵开,暴露肩胛上切迹和 TSL。仔细分离上方的动脉和下方的神经,视野暴露清楚后,行韧带松解。

Post 和 Mayer[10] 最早报道该手术,在肩胛冈处做皮肤切口,从肩胛冈处分离斜方肌,暴露肩胛上横韧带(图 27.3)。斜方肌向上方牵开,冈上肌向下方牵开,暴露肩胛上切迹,直视下松解肩胛上横韧带。

也可以使用类似后方切口入路,松解肩胛下横韧带,减压肩胛冈关节盂处囊肿。切口从肩峰内侧 3 cm 处至肩峰后外侧角。沿着肩胛冈做皮肤切口。沿着三角肌纤维走向劈开,暴露下方的冈下肌。向下方牵开冈下肌,暴露肩胛冈关节盂切迹,切除下方的囊肿,松解肩胛下横韧带。如果有必要,可以用磨钻加深切迹,但切除范围不能超过 1 cm,以避免肩胛冈骨折。

关节镜下肩胛下横韧带松解术

已有多种关节镜下行肩胛上切迹[11, 12] 和肩胛冈关节盂切迹[8] 处神经卡压松解的手术被报道。支持者认为,关节镜技术可以更好地观察到神经与血管结构,由于关节镜的放大作用,能更精确地观察解剖结构,而且因为可以不用切开斜方肌的附着处,可减少术后疼痛。

关节镜下 TSL 松解术可以在侧卧位或者沙滩椅位进行。采用标准后入路,肩峰外侧入路和前外侧入路,以及附加的肩胛上神经入路(直接在肩胛上切迹位置)(图 27.7)。首先行肩峰下减压,特别注意清理前内侧滑囊。接着,暴露锁骨远端的内侧和后方的纤维脂肪组织,显露出后方的喙锁韧带,与锁骨下部呈 90° 角。

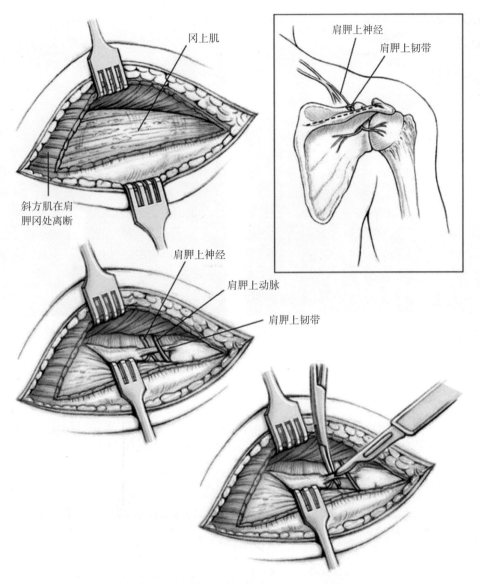

图 27.3 冈上切迹的后侧入路图（引自 Iannotti JP，Williams GR，Disorder of the Shoulder: Diagnosis and Management. 2nd ed. Philadelphia，PA；Lippincott Williams & Wilkins；2007。经过同意转载）。

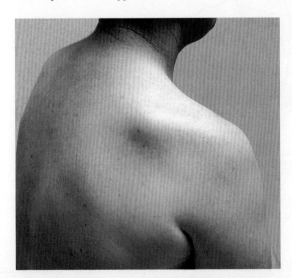

图 27.4 肩胛上神经远端在冈盂切迹处受压可导致冈下肌孤立性萎缩（经过 F. Alan Barber 同意转载）。

也可以沿着喙肩韧带走行，在喙突处插入标志物定位。将刨削器从外侧入路插入，在冈上肌肌腹处减压，远离喙锁韧带，暴露内侧的圆锥韧带（图 27.8），可见圆锥韧带的内侧进入喙突，这些纤维与 TSL 韧带横向汇合，关节镜视野水平向内侧，在肩胛上切迹上方可以发现 TSL（图 27.9）。

界定横韧带的上下缘，利用探针或者钝性器械轻柔分离韧带上下处的纤维脂肪组织，避免损伤肩胛上动脉和神经。并不需要做广泛的分离暴露神经，这可能会损伤神经。一旦清楚暴露出完整韧带，通过肩胛上神经从锁骨与肩胛冈之间直接向切迹穿刺一根定位针，大约肩峰外侧缘的内侧 7 cm，或者 Neviaser 入路的内侧 2 cm。探针位于 TSL 的上方，冈上肌肌腹前方。做一小切口，用一钝性器

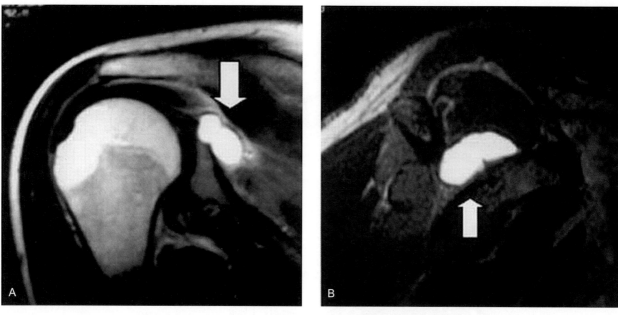

图 27.5 腱鞘囊肿的 MRI 影像。囊肿的冠状位（A）和矢状位（B）图像显示囊肿在冈盂切迹处可压迫肩胛上神经（引自 Iannotti JP，Williams GR，Disorder of the Shoulder: Diagnosis and Management. 2nd ed. Philadelphia，PA；Lippincott Williams & Wilkins；2007。经过同意转载）。

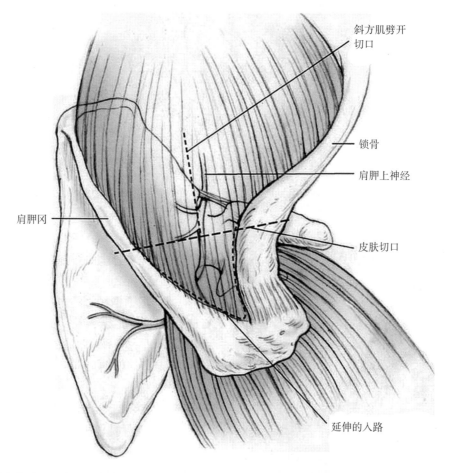

图 27.6 在斜方肌上方劈开入路可暴露肩胛上切迹（引自 Iannotti JP，Williams GR，Disorder of the Shoulder: Diagnosis and Management. 2nd ed. Philadelphia，PA；Lippincott Williams & Wilkins；2007。经过同意转载）。

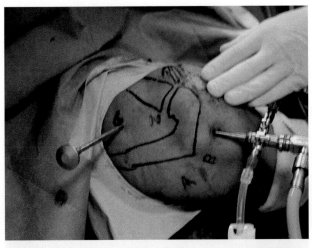

图 27.7　关节镜下 TSL 松解术需要建立一个标准后方通道、外侧肩峰下通道和前外侧通道，也可在肩胛上切迹正上方加一个肩胛上神经通道（引自 Lafosse L，Tomasi A. Technique for endoscopic release of suprascapular nerve entrapment at the suprascapular notch. Tech Shoulder Elbow Surg. 2006；7:1-6。经过同意转载）。

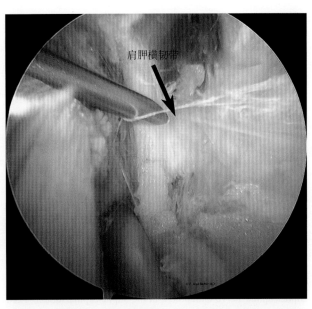

图 27.9　探针指出肩胛横韧带从右侧的锥韧带横跨过视野。刨削器向下推挤肩胛上肌以获得更清晰的视野。可见肩胛上动脉跨过肩胛横韧带（经过 F. Alan Barber 同意转载）。

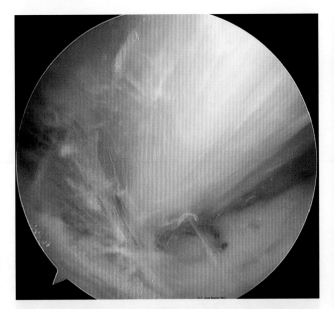

图 27.8　刨削器从外侧通道插入推开冈上肌肌腹可暴露喙锁韧带。图中可见锥韧带（经过 F. Alan Barber 同意转载）。

械分离软组织（图 27.7）。

　　通过此入路，或者在此入路的内侧或外侧 1.5 cm 处附加一个入路（图 27.10），用篮钳或者剪刀仔细切开 TSL 韧带，避免损伤神经血管结构（图 27.11）。根据探针的位置充分松解 TSL 韧带。若出现部分韧带骨化，可以用一磨钻行切迹成形术（图 27.12）。

作者的手术观点：经皮松解肩胛上横韧带术

　　按前面描述的手术暴露 TSL。由于 14 号穿刺

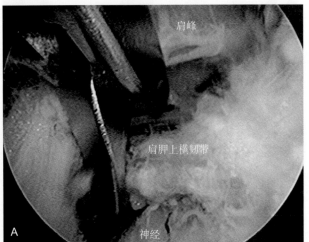

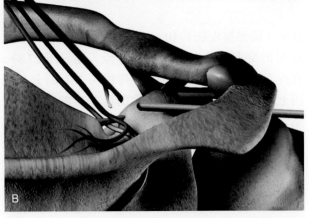

图 27.10　A、B. 然后在肩胛上神经通道或在内外侧 1.5 cm 处的辅助通道内插入篮钳或关节镜剪（引自 Lafosse L，Tomasi A. Technique for endoscopic release of suprascapular nerve entrapment at the suprascapular notch. Tech Shoulder Elbow Surg. 2006；7: 1-6。经过同意转载）。

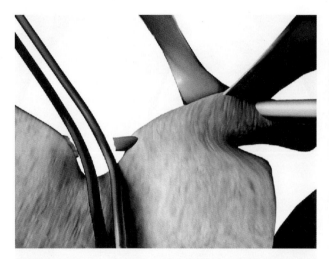

图 27.11　小心切开韧带，避免误伤血管神经结构（引自 Lafosse L，Tomasi A. Technique for endoscopic release of suprascapular nerve entrapment at the suprascapular notch. Tech Shoulder Elbow Surg. 2006；7：1-6。经过同意转载）。

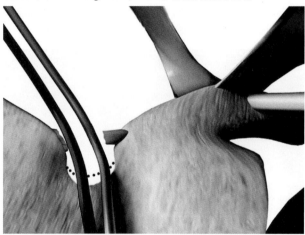

图 27.12　如果发现韧带部分钙化，可用小磨钻做切迹成形（引自 Lafosse L，Tomasi A. Technique for endoscopic release of suprascapular nerve entrapment at the suprascapular notch. Tech Shoulder Elbow Surg. 2006；7：1-6。经过同意转载）。

针至少能测量皮肤下 10 cm 的位置，使用它来替代 18 号的穿刺针，定位肩胛上神经入路（图 27.8）。直视下观察针尖进入切迹区，停留在 TSL 的上方及冈上肌肌腹的前方。针尖定位的是 TSL 的上方，紧贴着圆锥韧带，从前方至后方全面清除及切断韧带（图 27.13）。这韧带通常不到 5 mm 厚度，针尖过度穿透容易引起潜在的神经损伤，应当予以避免。通过抓住皮肤侧的穿刺针，可以方便平稳地行清理术。TSL 韧带被分离后，可使用刨削器牵开冈上肌肌腹以确认两端已完全分离（图 27.14）。这种技术可以避免增加一个额外的入路，手术简单，可以缩短手术时间。这种技术在骨化的韧带处理中治疗作用有限，需要增加一个入路使用磨钻行成形术。

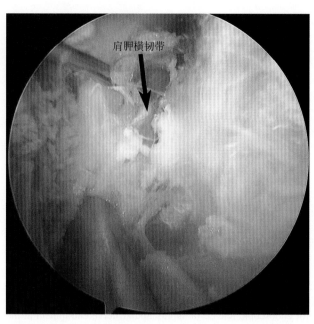

图 27.13　用 14 号针头分离肩胛横韧带（经过 F. Alan Barber 同意转载）。

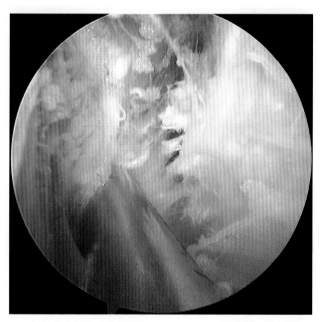

图 27.14　一旦肩胛横韧带被分开，用刨削器牵开冈上肌腹的同时，可用探钩确认断端完全分离（经过 F. Alan Barber 同意转载）。

肩胛囊肿卡压肩胛上神经远端的治疗

肩胛上神经卡压的第二病因是囊肿压迫，MRI 可以清楚证实囊肿，需要行囊肿减压术，并且仔细地处理关节内的病理组织以防止复发。首先，需要进行全面的关节镜检查，确定盂肱关节后关节囊盂唇复合体有无撕裂损伤，通过探针经常可以发现损伤。撕裂处常被薄层的滑膜覆盖而比较隐蔽，通过探针轻柔的滑动即可暴露出撕裂损伤。接着，需要一刨削器插入损伤处，而撕裂处往往与囊肿相通。通常有琥珀色凝胶状液体渗出。然后，使用刨削器进行囊肿减压和清理内膜组织。刨削器不要插入超过后方盂唇的内侧 1 cm，避免损伤肩胛上神经远端。解剖发现肩胛上神经位于盂唇内侧的 2 cm 处。通过标准的手术技术，行关节囊盂唇复合体损伤锚钉修补。文献指出 42 例伴有症状的肩胛冈关节盂囊肿中，仅修复盂唇术，88% 的患者囊肿完全吸收[13]。40~42 例治疗结果为良好或优秀。

内镜下肩胛下横韧带松解术

Plancher 等[8] 描述了内镜下松解肩胛下横韧带的技术。在肩胛冈下方 1 cm 和 2 cm 处做两个入路。肩峰后外侧角内侧 4 cm 处作为外侧入路，第二入路位于在第一入路内侧 4 cm 处的更偏内的入路（图 27.15）。在这两个入路内置入钝性套管，沿着肩胛冈下方插入，紧贴骨面。

操作空间在两个套管及肩胛冈形成的三角形内。接下来，从内侧入路插入 30° 镜，外侧入路为工作入路。最初的解剖可在干燥的情况下进行，偶尔进行灌洗以清理手术视野。由冈下肌至肩胛冈经常有一血管需要电凝止血。一直解剖至肩胛冈关节盂切迹，此切迹一般位于外侧入路的下方 1~2 cm 处。最后，可以观察到神经、动脉、静脉在韧带下方通过此切迹。使用探针通过外侧入路插入切迹确认骨面。然后，探针向上外方可触及肩胛下横

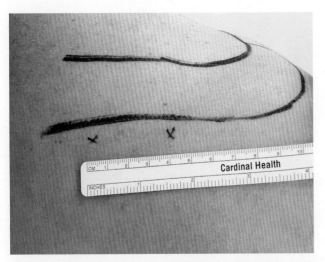

图 27.15　关节镜下冈盂韧带松解需要两个通道完成。外侧工作通道位于肩峰后外侧端的内侧 4 cm，第二观察通道位于第一通道的内侧 4 cm（经过 F. Alan Barber 同意转载）。

韧带。在内镜监视下，在两个入路之间再做第三个辅助入路，牵开软组织。神经血管组织及韧带完全暴露清楚后，在内镜监视下利用关节镜剪刀松解韧带。最后，探针再次探查确认松解是否彻底。

术后的观察及康复

这些手术可以在门诊进行，并经常和其他关节镜手术一起进行，包括肩袖撕裂和盂唇修补术。除非有其他禁忌证，一般手术后悬吊带舒适位固定 2~3 天。之后立即开始做肩关节钟摆及活动度锻炼，一旦患者疼痛忍受，即可开始做关节全范围活动。

并发症

常见的并发症有由于韧带松解不彻底导致的症状持续，潜在的神经血管损伤，由于术前卡压导致不可逆神经损伤。视野暴露充分，明确的解剖结构是保证手术安全的关键。使用关节镜水泵可以提供足够的压力和流量，术中麻醉降压，这些都有利于止血。操作仔细，钝性剥离神经血管周围的软组织，也可以减少这些组织的损伤风险。

经验和教训

（1）通过低血压性麻醉控制，以及足够的水压维持止血。

（2）在修复巨大回缩的肩袖撕裂前，先松解 TSL 韧带。否则，牵拉巨大撕裂可能会造成神经不可预期的张力，延长神经的恢复。

（3）如果必须行锁骨远端切除，应当先行 TSL 松解，以避免由于软组织渗出影响镜下视野。

结论

肩胛上神经卡压，无论是独立的，还是伴随其他肩部疾病如肩袖撕裂，现在被认为是肩关节疼痛和功能障碍的一个重要病因。神经卡压部位可以在肩胛上切迹或者是肩胛冈关节盂切迹。肩胛上切迹的神经卡压导致冈上肌和冈下肌的萎缩，而肩胛冈关节盂切迹的神经卡压只有冈下肌损伤。进行全面的诊断检查，包括疾病的鉴别诊断以确保患者达到最佳治疗效果是非常重要的。

参考文献

[1] Zehetgruber H, Noske H, Lang T, et al. Suprascapular nerve entrapment. A meta-analysis. *Int Orthop*. 2002;26:339–343.

[2] Thompson WA, Kopell HP. Peripheral entrapment neuropathies of the upper extremity. *N Engl J Med*. 1959;260:1261–1265.

[3] Lee HY, Chung IH, Sir WS, et al. Variations of the ventral rami of the brachial plexus. *J Korean Med Sci*. 1992;7:19–24.

[4] Cummins CA, Messer TM, Nuber GW. Suprascapular nerve entrapment. *J Bone Joint Surg Am*. 2000;82:415–424.

[5] Rengachary SS, Burr D, Lucas S, et al. Suprascapular entrapment neuropathy: a clinical, anatomical, and comparative study. Part 2: anatomical study. *Neurosurgery*. 1979;5:447–451.

[6] Plancher KD, Peterson RK, Johnston JC, et al. The spinoglenoid ligament. Anatomy, morphology, and histological findings. *J Bone Joint Surg Am*. 2005;87:361–365.

[7] Warner JP, Krushell RJ, Masquelet A, et al. Anatomy and relationships of the suprascapular nerve: anatomical constraints to mobilization of the supraspinatus and infraspinatus muscles in the management of massive rotator-cuff tears. *J Bone Joint Surg Am*. 1992;74:36–45.

[8] Plancher KD, Luke TA, Peterson RK, et al. Posterior shoulder pain: a dynamic study of the spinoglenoid ligament and treatment with arthroscopic release of the scapular tunnel. *Arthroscopy*. 2007;23:991–998.

[9] Ringel SP, Treihaft M, Carry M, et al. Suprascapular neuropathy in pitchers. *Am J Sports Med*. 1990;18:80–86.

[10] Post M, Mayer J. Suprascapular nerve entrapment. Diagnosis and treatment. *Clin Orthop Relat Res*. 1987;223:126–136.

[11] Lafosse L, Tomasi A, Corbett S, et al. Arthroscopic release of suprascapular nerve entrapment at the suprascapular notch: technique and preliminary results. *Arthroscopy*. 2007;23:34–42.

[12] Barber FA. Percutaneous arthroscopic release of the suprascapular nerve. *Arthroscopy*. 2008;24:236.e1–236.e4.

[13] Schroder CP, Skare O, Stiris M, et al. Treatment of labral tears with associated spinoglenoid cysts without cyst decompression. *J Bone Joint Surg Am*. 2008;90:523–530.

第 28 章

Ronald P Karzel, David W. Wang

肩关节周围腱鞘囊肿

MRI 常常用于检查肩关节周围病变，一些肩关节疼痛的患者可通过 MRI 扫描发现肩关节周围腱鞘囊肿。许多囊肿较小且无明显症状，然而较大的肩关节囊肿可造成患者明显的疼痛及关节活动无力，当囊肿压迫肩胛上神经时，疼痛更加明显。

关节疼痛时，家庭医生在鉴别诊断时很少会考虑肩胛上神经卡压病变。1959 年，第一次有人对肩胛上切迹处的神经压迫情况进行了描述。20 世纪 80 年代，人们认为正是因为肩胛上切迹处的压迫造成了肩胛上神经病变。后来的学者认为肩胛上切迹的压迫是由于腱鞘囊肿引起的。在现代影像学技术出现之前，人们对于腱鞘囊肿的诊断只能通过切开减压时意外发现来明确。肩关节 MRI 可以帮助医生在术前无须切开即可明确腱鞘囊肿的诊断，并且能计划最好的手术方式切除囊肿。同样的，很多医生也阐述了关节镜技术的优势，可以通过关节镜技术以更小的创伤切除囊肿，同时进行伴随的盂唇病理学检查。本章我们将回顾腱鞘囊肿相关的病理、解剖、诊断依据及最新的治疗方式。

病因学

腱鞘囊肿形成的病因至今尚不清楚。腱鞘囊肿好发于关节附近，有人推测关节囊损伤可导致囊肿形成。当盂唇撕裂导致关节液外流进入相邻软组织，形成单向外流瓣膜后，容易导致囊肿形成。这一理论解释了为何腱鞘囊肿常生长于踝关节、腕关节以及有关节盂唇病变的肩关节 [1]。多位作者描述了与关节唇撕裂相关的腱鞘囊肿 [1-4]。Piatt[3] 曾报道 73 例肩关节盂囊肿患者中有 65 例经 MRI 检查提示存在后上方关节唇撕裂。Moore 等报道了 11 例患者因囊肿压迫肩胛神经行关节镜治疗，其中有 10 例发现关节盂撕裂。我们的研究中，有 14 例南加州骨科学院（SCOI）的患者，因上关节盂囊肿导致

肩胛上神经麻木，所有患者都有关节盂病变，其中 7 例需要行上关节盂重建 [4]。

肩关节 MRI 影像发现小囊肿并不罕见。我们在 SCOI 关于腱鞘囊肿的研究发现小于 1 cm 的囊肿几乎不会引起症状，除非囊肿是由盂唇撕裂引起的。如果盂唇撕裂足够大以致机械症状或不稳，则应针对盂唇撕裂本身进行治疗。通常大于 1 cm 的囊肿在压迫神经时会引起症状。

肩胛上神经常受到位于肩胛冈上切迹囊肿的压迫，因该神经活动度较小且穿过肩胛冈远端边缘，距离关节盂后方较近。肩胛冈形成该空间下坚硬的内侧缘，限制囊肿的生长空间。这导致了囊肿压力的增大，使穿过的神经受到囊肿及骨骼的双重压迫，致使神经功能异常。Bigliani 等 [5] 经尸体研究发现，后关节囊边缘至肩胛上神经的平均距离为 1.8 cm。Warner 等 [6] 发现在尸体模型中冈下肌运动支到后关节囊边缘的距离约为 (2.1 ± 0.5) cm。Tung 等 [7] 发现去神经支配囊肿的平均直径为 3.1 cm，直径比肌肉去神经化相关囊肿要大很多。

作者认为腱鞘囊肿的生长随着最小阻力理论，导致囊肿沿着纤维脂肪组织生长覆盖在肩胛上神经，位于冈上肌及冈下肌之间。这一解剖特点是囊肿向肩胛冈切迹生长，侵及肩胛上神经（图 28.1）。相对于其他位置，上关节唇的撕裂更容易引发该位置的腱鞘囊肿。同时下关节盂的损伤也可以导致关节液流入周围间隙。曾有 1 例患者报道因下关节盂撕裂导致囊肿形成压迫腋神经 [8]。近 5 年来，MRI 检查提示肌肉萎缩及小圆肌脂肪浸润可形成更大的囊肿。

解剖

掌握肩胛上神经的解剖，对了解其临床表现有重要的作用。肩胛上神经是一条运动及外周感觉混

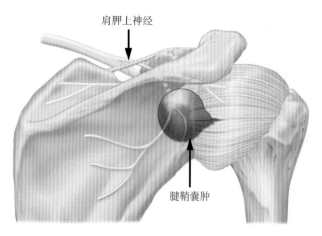

图 28.1　起源于后上盂唇的囊肿，增大后可在冈盂切迹处压迫肩胛上神经。

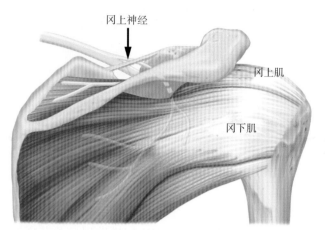

图 28.2　肩胛上神经在通过冈盂切迹及支配冈下肌腱之前发出分支至冈下肌。

合神经，由 C5 及 C6 神经根组成的臂丛神经上干 Erb 点发出，穿过颈部后三角肌，深入臂丛及斜方肌，穿过冈上切迹进入冈上窝。该神经走行于肩胛上横韧带下方，而肩胛上动脉及静脉则走行于该韧带上方。肩胛上神经是否受到压迫主要取决于肩胛上切迹的形状及肩胛上横韧带的大小及结构。这是肩胛上神经受到压迫的常见位置，多位学者阐述了经过关节镜技术松解肩胛上切迹达到缓解神经压迫的效果。

肩胛上神经控制冈上肌活动，同时能收到喙锁韧带及喙突肱骨韧带、肩锁关节及肩峰下关节囊的感受器的反馈。接着肩胛上神经走行于肩胛冈外侧缘，接收肩关节盂肱骨关节囊感受器的信号。

肩胛上神经接着绕行肩胛冈，穿过冈盂切迹，被肩胛下横韧带固定于此。该韧带被称为肩胛盂韧带，存在较大个体差异。在肩胛上神经穿过盂冈切迹上的纤维骨管时，被该韧带固定于此。

当该神经经过盂冈切迹后，其神经终点分 2 支或 4 支分布于冈下肌群中（图 28.2）。对于肩胛上神经的解剖位置的认知有助于医生解释临床症状，同时也有助于手术中位置的选择。

临床评估

病史及体格检查

仅仅从体格检查来诊断因囊肿引起的肩胛上神经压迫症是非常困难的，因为病史、症状及体格检查与肩袖损伤、关节唇病变等其他疾病相比无明显特异性。然而有些临床表现可提示由腱鞘囊肿引起的肩胛上神经压迫症。当囊肿位于冈盂切迹处压迫

神经时，仅出现冈下肌的去神经表现。临床可表现为单纯的冈下肌萎缩。相反，当压迫位于肩胛上切迹时可造成冈上肌及冈下肌的去神经表现。查体过程中要求患者脱下上衣，以便直视双侧肩关节带肌肉及外形的对称性，以此来明确神经卡压的情况（图 28.3）。

当存在有外伤史或某些类型的过度疲劳，例如抬头运动，这些囊肿可能与体育活动有关，如排球、篮球、网球、游泳、举重，或其他投掷类运动。无论是怎样的机制，大多数患者因关节唇损伤而极可能导致囊肿的形成。患者常常抱怨过度活动后出现非特异性的疼痛。疼痛可向上放射至颈部，向下放射至前臂，这与压迫神经的感受器有关。肩胛上神经病变常常表现为迷走神经病变，肩部酸痛，并向多个方向放射，同时伴有肩关节外旋无力。尽管这些主诉经常会被诊断为肩袖损伤或撞击综合征，但作为临床医生必须也要考虑由肩胛上神经引起的神经病变。然而由于查体时缺乏特异性的

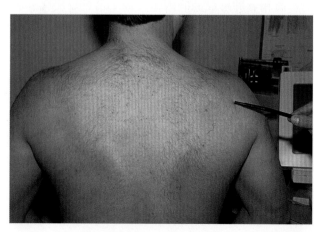

图 28.3　笔所指处为肩胛上神经受囊肿压迫后冈下肌萎缩。

表现，临床症状的重叠，导致该疾病常常被忽视。

随着神经压迫症状的逐渐加重，患者主诉为慢性疼痛，肩关节无力会变得越发频繁、严重，甚至影响睡眠。患者在冈盂切迹上方或肩胛上切迹上方有明显触压痛。当肩关节内旋时，神经被牵拉，患者可感受到位于肩关节后方的疼痛[9]。如存在相关的关节唇撕裂，患者可能出现抓物痛或关节活动障碍。患者并不会感受到冈下肌的疼痛，因为肩胛上神经感受器对于盂冈切迹的远端已没有反馈。这些患者中一个常见的症状是外旋抗阻无力，前臂紧贴躯干侧方，没有明显疼痛。相反，当患者出现肩袖撕裂时，患者对冈上肌抗阻试验常表现有力。女性患者较男性更少出现该情况。这可能是由于男女在盂冈切迹处解剖结构不同，或女性比男性的 SLAP 发病率低引起的。

影像学检查

常规影像学检查，包括前后位、腋位及冈上肌出口位，可排除骨折、应力性骨折或骨质破坏。无论患者有无肩胛上神经病变症状，MRI 检查都可明确肩关节囊肿病灶。囊肿在 T1 加权下呈信号均匀、边界清楚的低信号影，在 T2 加权下呈高信号（图 28.4~28.6）。MRI 检查同时可以提示肩关节周围关节唇病变。Tirman 等[1]对 20 例患者的回顾性分析提示，经关节镜治疗后囊肿周围的关节唇存在异常信号。另有研究发现，89% 的肩关节囊肿患者经 MRI 扫描常常伴有上关节唇病变，特别是后上方盂唇。

为增强对于关节唇病变的敏感性，可使用关节造影（MRA）。MRA 目前对关节唇撕裂的诊断

是最为敏感的。Chandnani 等[10]的研究中发现，使用钆为关节内造影剂，MRA 对关节唇撕裂及关节唇分离的检出率为 98%，而普通 MRI 仅为 93% 及 46%。Tung 发现 60% 的关节唇撕裂伴周围囊肿可经 MRI 检查发现，然而经 MRA 检查，这些患者的检出率为 100%[7]。这些检查发现大多数患者中关节

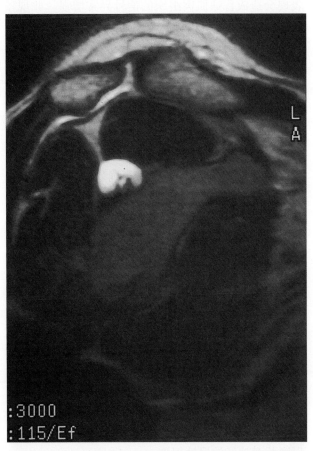

图 28.5 MRI 矢状位图像显示上盂唇囊肿在冈上肌和冈下肌腹间穿过。

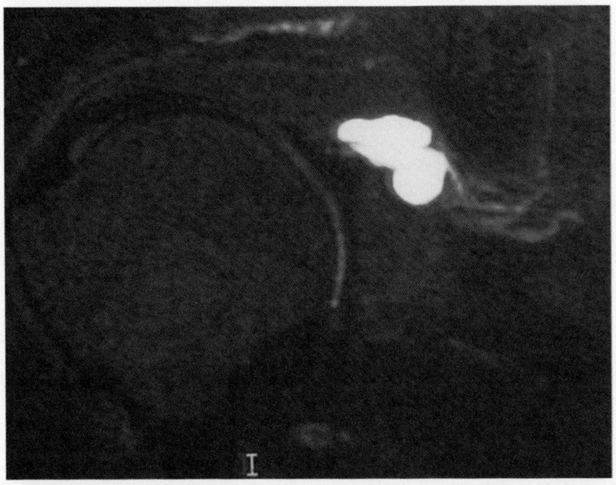

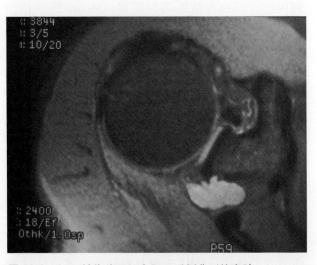

图 28.4 MRI T2 冠状位图像显示较大分叶状囊肿，范围至冈盂切迹，压迫肩胛上神经。

图 28.6 MRI 轴位片显示肩胛盂后侧典型的囊肿。

囊撕裂常常伴有关节周围囊肿，需要针对关节盂病变治疗并将复发率降至最低。

尽管 MRI 检查是目前诊断及定位囊肿最精确的方法，但 MRI 所见的囊肿并不一定表示存在肩胛上神经的病变，有时冈下肌在 MRI 上的异常信号可提示存在肩胛上神经的压迫。亚急性的去神经表现会造成普通肌肉组织的信号异常增强。此现象可在 T2 相中较为清晰，考虑为神经源性水肿。慢性去神经病变常在 MRI 检查中表现为肌肉萎缩伴脂肪变性。在 T1 加权自旋回声影像中可见肌肉群中信号异常增强。

肌电图及神经传导检查

神经压迫的唯一诊断方法就是肌电图（EMG）或神经传导检查（NCS），来明确肩胛上神经病变。当位于冈盂切迹的囊肿压迫肩胛上神经时，神经检查提示神经对冈下肌支配的减弱，但对冈上肌支配正常。相反的，冈上肌及冈下肌的功能同时减退提示压迫可能位于肩胛上切迹的近端。肩胛上神经的肌电图检查信号，来源于 Erb 点的刺激，同时测试冈上肌、冈下肌运动神经远端潜伏期及肌肉动作电位变化情况。通常通过双侧对比来辨别，但文献对可接受的变化仍然存在争议。阳性的表现，如传导速度延迟、纤颤电位等为明显异常。然而，在病变早期仅可发现神经传导时间的延长 [11]。但这一发现仍然极为重要，因为这说明了病灶是位于颈椎还是臂丛神经上，并能判断卡压的程度及对神经的慢性损伤。

然而在一些 NCS 检查中，尽管肩胛上神经受到压迫，但检查结果仍为正常。Moore 等 [2] 指出其研究中有 4 例患者 NCS 检查结果正常，但却存在明显冈下肌萎缩。经反复检查及神经科医师会诊后，才明确了诊断。因此，我们认为 NCS 或EMG 检查不准确存在几种解释：位于肩胛周围的其他肌肉的刺激，可干扰检查结果，因此记录电极应尽量用表面电极 [12]；支配冈下肌的运动支有3~4 支，因此，针电极需要检测多个部位；最后，因肩胛上神经是运动和感觉的混合神经，所以对于神经部分卡压有时很难准确检测到。由于 EMG/NCS 的局限性，所以需要与神经科医师有良好的沟通以诊断肩胛上神经病变。应该告知神经科医师患者的体征、MRI 表现及囊肿的位置以使诊断更精确。

治疗

肩关节周围囊肿的首选治疗方式取决于肩胛上神经是否受到压迫。如前所述，如果一个囊肿较小且没有出现神经功能异常，若关节盂病变相关症状无须治疗，首先应选择保守治疗。当腱鞘囊肿位于其他关节时，囊肿可自行破裂或吸收。然而，当患者出现严重的肩胛上神经症状及无法控制的疼痛时，最佳选择是行手术治疗缓解神经压迫，避免出现永久神经损伤。

保守治疗包括叮嘱患者避免重复、过度的关节活动，或其他可能会加重病情的动作。同时应该建议患者行物理治疗，有助于加强关节囊稳定及肩袖周围肌肉力量。这些患者需密切随访有无神经压迫症状，因为囊肿可能随时长大。对于保守治疗效果不佳或已明确存在神经压迫的患者，同样有几种保守治疗的方式。经超声、CT、MRI 引导下的囊肿穿刺吸引术，目前已有过报道，但治疗效果各有不同。Piatt 等 [3] 报道 18% 肩盂囊肿的患者穿刺治疗失败，穿刺治疗成功的患者中，有 48% 最终复发。穿刺治疗的缺点是无法触及或对关节唇盂及关节囊病灶进行有效治疗，这可能是囊肿经穿刺之后仍存在或复发的原因。仅针对囊肿，而不对这些病变进行治疗，就增加了复发的概率。穿刺治疗对于一些不愿接受手术、仅想暂时缓解疼痛的患者是较好的选择，但渐渐地他们会发现相比于手术治疗，穿刺治疗有着较低的成功率及极高的复发率。

肩关节腱鞘囊肿的手术治疗包括传统手术及关节镜手术。传统后入路手术切开治疗肩关节盂唇囊肿已较为成熟 [13]。传统手术的优势在于可直视囊肿及肩胛上神经，能确保囊肿的完整切除及对神经的解压与保护。其不足在于可能出现切口及分离肌肉的愈合困难、缺乏对关节盂唇的评估与治疗，可能导致复发。

关节镜手术越来越具有吸引力，众多作者从各个方面结合病例报道，说明关节镜手术避免了传统手术的弊端。治疗囊肿的方式有很多种，包括：①单纯囊肿减压；②囊肿减压结合关节唇清理术；③囊肿切除减压术结合关节唇修补术；④单纯关节唇修补，不行囊肿减压术。有些主张在关节镜下修复关节唇病灶，如果囊肿较大难以行关节镜下减压术，就应行切开切除囊肿术 [3]。应注意所有的报道都是回顾性研究，没有前瞻性研究或随机对照研究来比较各种治疗方式的利弊。

研究发现，对于位于关节盂唇部位的囊肿，需要行关节盂唇修复术或清理术，来得到较好的预后及较低的复发率[2-4, 13-15]。Moore 等曾报道过一例患者行关节镜检查及囊肿切开减压术治疗，随后 MRI 检查发现复发。经过再次关节镜手术，修复撕裂的关节唇同时予囊肿减压术，术后患者疼痛消失[2]。Iannotti 曾报道 3 例患者经关节镜行后上方关节囊完整切除术，1 年后，MRI 检查未见复发，所有患者无疼痛症状，同时恢复了肩关节外旋功能[14]。Romeo 等[9] 报道 6 例患者成功接受关节镜手术，经后上方入路行关节唇囊肿切除术。Werterheide 等[4] 报道了 14 例成功经关节镜切除囊肿治疗的病例，所有患者均较快的恢复了肩胛上神经功能。术后复查 MRI，没有患者出现囊肿复发（图 28.7）。

作者的手术观点

首先在关节镜下行完整的 15 点镜检，特别要注意评估后方及上方的关节唇。我们认为在手术时对神经的减压是最为重要的，特别是患者出现明显的神经症状同时伴有冈下肌萎缩。修复关节囊病灶有助于抑制囊肿的生长，然后患者需要数月自行吸收囊液并缓解压迫的神经。因此我们建议术中需立刻缓解神经压迫。

当出现 SLAP 损伤或出现后关节唇分离时，可通过在此区域行囊肿减压术。如果关节唇完整，则在关节唇上方及后方做 1 cm 的关节囊切开以暴露关节盂缘。关节囊切除的解剖范围需参考术前 MRI 检查的结果。经后方入路镜头可见刨刀从前方入路进入，小心地切除关节囊以正确寻找到囊肿（图 28.8）。明确囊肿病灶后，刨刀完整切除囊肿，吸引

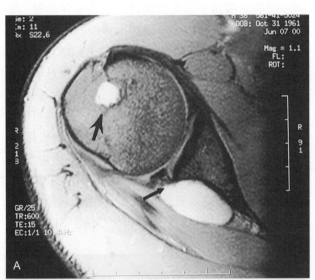

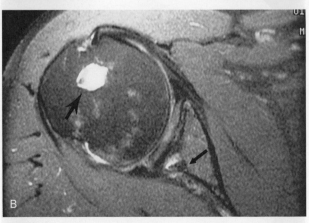

图 28.7　A. 磁共振 T2 加权图像显示腱鞘囊肿。小箭头示腱鞘囊肿，大箭头示偶发骨内囊肿。B. 同一患者关节镜下切除腱鞘囊肿并修复盂唇 1 年后的磁共振 T2 加权图像。注意到囊肿已完全吸收，只可见修复盂唇使用的锚钉（小箭头）。

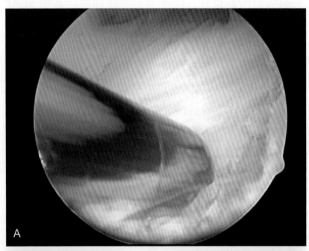

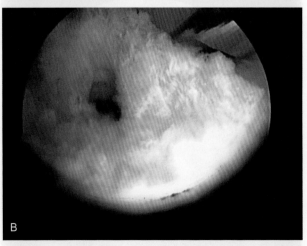

图 28.8　A. 用刨削器打开后方及上方的关节囊以进入囊肿。B. 一旦进入囊肿继续打开囊肿包膜和滑膜。

器吸出特有的淡黄色液体，位于冈下肌表面下方的囊肿壁被完整切除（图 28.9）。手术全程要控制好吸引器，来配合囊肿及囊内物质的切除。刨刀始终顶在关节盂颈，避免在肩胛骨体部切除囊肿，以避免在切除囊肿时伤及肩胛上神经。切除范围不应超过关节盂与上关节囊连接处内侧 1 cm，因需避开从冈盂切迹穿过的肩胛上神经。通常，在囊肿深面可以看到肩胛上神经周围的脂肪组织。我们常常需避开在此区域进行分离或做神经松解。

然后关节镜从前入路进入，刨刀从后入路进入。刨刀同样顶在关节盂颈，继续切开后方关节囊以切除后方的关节唇囊肿。囊肿完全切除后，关节内的病灶需继续处理。病灶处理通常包括Ⅰ型 SLAP 清理术和Ⅱ型 SLAP 固定术。Snyder 等[16]认为依据肱二头肌腱至上关节唇的状态及上关节唇的条件来进行 SLAP 分型。Ⅰ型 SLAP 指的是上关节囊严重磨损，但肱二头肌肌腱附着良好，仅需清创治疗即可。Ⅱ型 SLAP 病变指上关节唇与肱二头肌完全分离，所以肱二头肌腱受到牵拉时，上关节唇与关节盂分离且上方及中间的盂肱韧带不稳定。囊肿患者在后上方关节囊与盂唇结合处有小裂口，此处可作为囊肿腔入口，但在探查时这一裂口并不容易拉开。从我们的经验来看，这一裂口只需单纯的清创治疗，不必修补。

不稳定的Ⅱ型 SLAP 病灶使用单个锚钉和双重负荷缝合进行修复。入路方式可选择双前方入路：一个入路在肱二头肌腱前上方，另一入路为肩胛下肌腱上方。使用刨刀在上方关节盂颈部及上关节盂结合处的

下方清理关节软骨及纤维组织。在肱二头肌上关节唇结合处下方做一个定位孔。需要直视下看到该定位孔位于骨组织中且没有穿透至后方，这是至关重要的。定位孔不像治疗肩关节前向不稳位于关节表面边缘，而是位于关节边缘下方。锚钉上装载 2 根高强度聚乙烯缝线，缝合于肱二头肌腱下方的上关节盂。有步骤地缝合以避免缝线缠绕，将缝线拉出套管。使用新月形缝合钩行连续缝合，分别由前后两侧缝合关节唇至肱二头肌。最后使用滑结打结于关节盂颈部，使线结远离肱骨头关节软骨（图 28.10）。一个偶然的后上方关节唇"翻卷"病灶可使用单个后方锚钉固定。

并发症

尽管文献中未提及并发症，但在进行囊肿减压或切除时，可能出现肩胛上神经损伤。肩关节解剖知识的掌握对于避免出现神经损伤至关重要。如前所述，后关节盂边缘至肩胛上神经的平均距离为 1.8 cm，至冈下肌运动支平均为（2.1 ± 0.5）cm。切除囊肿时距离关节盂边缘应小于 1 cm，这对于保护神经是最为安全的。若神经损伤已经发生，患者将会出现进行性冈下肌萎缩。EMG 或 NCS 检查可明确神经损伤的诊断及程度。如果损伤导致神经失用症，数月后冈下肌可恢复神经功能。如果损伤更为严重，完全恢复几乎无可能，依据患者的喜好、工作、对肩关节外展活动的期望，可考虑行背阔肌转位术。

囊肿术后复发也有报道。可能是由于 SLAP 修复

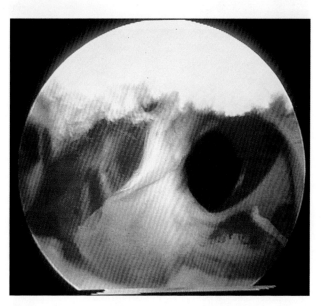

图 28.9　扩大切除囊肿包膜，可见囊肿含数个间室。

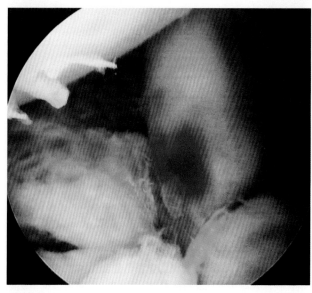

图 28.10　图为使用单枚带双股缝线锚钉完全修复Ⅱ型 SLAP 损伤。

术后囊壁未能愈合，或囊肿病灶的切除不完全引起的。SLAP 修补术失败与盂唇的质量及患者本人的自愈能力有关。完全清除关节盂颈部的软组织，新鲜化骨表面，为其提供充足的骨髓间质干细胞、生长因子及血管通道来促进盂唇愈合至关节盂边缘。如患者症状在术后无明显进展，则需复查 MRI，用造影剂对比可明确关节盂修复及囊肿的情况。如必须行二次手术，需仔细探查关节盂唇与关节囊结合部，以确保找到囊肿与关节之间的关系。术者需要选择适当的方式牢固地修复关节盂并明确囊肿已充分减压。

争议

尽管对于关节镜下治疗神经节囊肿合并肩胛上神经卡压的研究显示了良好的结果和较低的并发症，但关节镜下切除囊肿仍然存在一些争议。

有一种争议是囊肿减压的方式。我们通常切开关节囊来减压囊肿。而一些术者则通过 II 型 SLAP 病灶中关节盂与关节唇之间的间隙进入来清除囊肿。一些人甚至在上关节唇仍然完好时，人为造成 II 型 SLAP 损伤来减压囊肿。尽管这些学者认为通过 SLAP 损伤行囊肿减压术可降低经关节囊囊肿切除术中肩胛上神经损伤的概率，但这种理论尚未得到证实。因为在现实操作中，关节盂与上关节唇的空间较小，当在倾斜的角度上操作时，可能很难确定囊肿切除的深度，而传统切除方式则相对较安全。我们并不愿意通过建立 II 型 SLAP 损伤来引流囊肿，特别是囊肿切除术本身就是一个安全、有效的方法，我们 50% 的关节囊肿患者的上关节唇是完整的，无须修补。这些患者如行 II 型 SLAP 损伤方法，反而会使术后不完整愈合的可能性大增。SLAP 修复术后需长时间制动，术后容易出现关节僵硬。因此我们认为通过切开关节囊行囊肿切除术仍然是最好的选择。

一些学者质疑囊肿减压的必要性。这些学者认为单纯修复关节唇损伤，而不减压囊肿。他们列举了在数例行关节镜下肩盂囊肿切除术后出现了肩胛上神经的并发症。Youm 等[17] 提出，在关节盂修复行关节盂骨床准备时，如囊肿内容物突出，则应行囊肿减压术。至今尚未有人行上关节盂纤维内侧的囊肿切除。Schroder 等[18] 报道 42 例患者仅仅进行了关节唇修补术，未进行任何形式的囊肿减压或囊肿切除，极少数的患者操作过程中看见囊肿。术后无患者主诉疼痛，均对疗效满意或很满意。因此

一些学者认为囊肿切除并不是必要的，同时这也避免了在术中造成肩胛上神经损伤的可能。尽管这些病例预后很好，我们同时注意到部分患者术后 1 年 MRI 检查仍然发现部分囊肿残留，当然这些患者的神经功能已恢复。因此需要更长期的随访，以明确这些囊肿是否会自行吸收，还是再次长大甚至再次压迫神经，造成神经损伤。有些患者存在细微的关节囊撕裂，同时盂唇与关节囊结合处形成小孔，与囊肿相通。尽管这个小孔可变大，使囊肿引流减压，但增大的孔可能不稳定，需要修补。因此我们需要进一步延长术后的随访时间以明确上述结果。

通过关节囊切除术来进行囊肿减压，对我们来说似乎是更好的更可预见的治疗方式。手术的最终目的是对已损伤的神经进行减压。若只修补关节盂病变而囊肿未能减压，关节囊肿缓慢自行吸收，神经受压的时间也会随之延长。因此，神经功能可能会恢复得很慢，在一些病例中，长时间的神经压迫可造成神经无法完全恢复。因此，我们更倾向于关节镜下关节囊切开及囊肿减压，同时尽可能对伴随的关节盂损伤进行治疗。

经验和教训

关节镜治疗中最困难的部分往往是找到关节囊肿。通常情况下，关节囊下囊肿难以看见，或者仅是一个发亮的关节囊凸起。然而，了解这些囊肿的常见位置，可以更方便地找到囊肿病灶。寻找囊肿的最佳位置在关节囊下，与关节盂交界处后上 1/4 处（右肩关节大约 10 点半的位置）（图 28.11）。关节囊在后上关节囊与关节盂连接处内下方切开，一旦进入囊肿，可在直视下切开囊肿表面薄壁并切开囊肿。

康复

术后康复取决于关节唇的稳定状态。如果修复过伴随的 SLAP 损伤，则患者需要约 3~4 周肩带悬吊制动肩关节。从第 1 周开始，患者需要进行肘关节、腕关节、手部练习及温和的肩关节钟摆运动。大范围的主动活动自第 3 周开始。第 6 周起开始二头肌拉伸锻炼。术后约 4 个月，当运动与强度达到正常水平后，可开始全范围活动。如果未行 SLAP 损伤修复术，患者简单吊带制动可以更舒服。只要患者能够耐受疼痛，则应尽可能锻炼。如积极锻

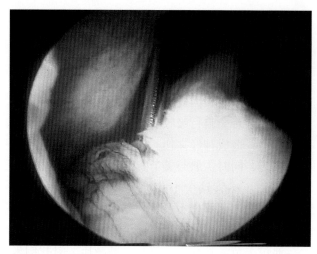

图 28.11　图为右肩关节囊下位于后上关节囊下方的囊肿。囊肿内注射亚甲蓝以显示在盂唇附着点下方的位置。

炼，6 周后可能可以恢复正常活动。

结论

肩关节疼痛时应对是否存在肩关节囊肿压迫肩胛上神经引起的疼痛进行鉴别。肩关节囊肿常常伴有关节唇撕裂，特别是 SLAP（上前后关节盂唇）损伤。尽管病史及体格检查可能提示诊断，但必须行可以明确诊断的检查。MRI 能够明确与冈盂相邻的囊肿，EMG 或 NCS 检查可明确有无压迫肩胛上神经的情况。

如囊肿未压迫神经，可暂予保守治疗。当囊肿造成神经卡压及冈下肌无力时，则需行手术治疗。最新的研究发现关节镜下囊肿减压结合周围盂唇病灶修复的治疗，具有极高的治愈率。术中操作时应时刻注意肩胛上神经，避免在切除囊肿时损伤。

关节镜下切除术较传统切开手术有更少的发病率，同时可以处理关节腔内病灶，降低因未明确关节内病变造成的囊肿复发率。此外，因为囊肿的局部切除，术后疼痛缓解，手术创伤较小，术后主诉不适的患者更少，可尽早进行功能康复锻炼，更快恢复正常活动。我们需要更多的长期随访，来了解关节镜治疗的远期治愈率，以及探索同时进行囊肿减压与治疗潜在关节唇病变的必要性。

参考文献

[1] Tirman PFJ, Feller JF, Janzen DL, et al. Association of glenoid labral cysts with labral tears and glenohumeral instability: radiologic findings and clinical significance. *Radiology*. 1994; 190:653–658.

[2] Moore TP, Fritts HM, Quick DC, et al. Suprascapular nerve entrapment caused by supraglenoid cyst compression. *J Shoulder Elbow Surg*. 1997;6:455–462.

[3] Piatt BE, Hawkins RJ, Fritz RC, et al. Clinical evaluation and treatment of spinoglenoid notch ganglion cysts. *J Shoulder Elbow Surg*. 2002;11:600–604.

[4] Westerheide KJ, Dopirak RM, Karzel RP, et al. Suprascapular nerve palsy secondary to spinoglenoid cysts: results of arthroscopic treatment. *Arthroscopy*. 2006;22:721–727.

[5] Bigliani LU, Dalsey RM, McCann PD, et al. An anatomical study of the suprascapular nerve. *Arthroscopy*. 1990;6:301–305.

[6] Warner JP, Krushell RJ, Masquelet A, et al. Anatomy and relationships of the suprascapular nerve: anatomical constraints to mobilization of the supraspinatus and infraspinatus muscles in the management of massive rotator-cuff tears. *J Bone Joint Surg Am*. 1992;74:36–45.

[7] Sanders TG, Tirman, PFJ. Paralabral cyst: an unusual cause of quadrilateral space syndrome. *Arthroscopy*. 1999;15:632–637.

[8] Tung GA, Entxian D, Stern JB, et al. MR imaging and MR Arthrography of paraglenoid labral cysts. *AJR Am J Roentgenol*. 2000;174:1707–1715.

[9] Romeo AA, Rotenberg D, Bach BR Jr. Suprascapular neuropathy. *J Am Acad Orthop Surg*. 1999;7:358–367.

[10] Chandnani VP, Yeager TD, DeBerardino T, et al. Glenoid labral tears: prospective evaluation with MR imaging, MR arthrography, and CT arthrography. *AJR Am J Roentgenol*. 1993;161:1229–1235.

[11] Bredella MA, Tirman PFC, Fritz RC, et al. Denervation syndromes of the shoulder girdle: MR imaging with electrophysiologic correlation. *Skeletal Radiol*. 1999;28:567–572.

[12] McCluskey L, Feinberg D, Lolinskas C. Suprascapular neuropathy related to a glenohumeral joint cyst. *Muscle Nerve*. 1999;22:772–777.

[13] Fehrman DA, Orwin JF, Jennings RM. Suprascapular nerve entrapment by ganglion cysts: a report of six cases with arthroscopic findings and review of the literature. *Arthroscopy*. 1995;11:727–734.

[14] Iannotti JP, Ramsey ML. Arthroscopic decompression of a ganglion cyst causing suprascapular nerve compression. *Arthroscopy*. 1996;12:739–745.

[15] Chochole MH, Senker W, Meznik C, et al. Glenoid-labral cyst entrapping the suprascapular nerve: dissolution after arthroscopic debridement of an extended SLAP lesion. *Arthroscopy*. 1997;13:753–755.

[16] Snyder SJ, Karzel RP, Del Pizzo W, et al. SLAP lesion of the shoulder. *Arthroscopy*. 1990;6:274–279.

[17] Youm T, Matthews PV, El Attrache NS. Treatment of patients with spinoglenoid cysts associated with superior labral tears without cyst aspiration, debridement, or excision. *Arthroscopy*. 2006;22:548–552.

[18] Schroder CP, Skare O, Stiris M, et al. Treatment of labral tears with associated spinoglenoid cysts without cyst decompression. *J Bone Joint Surg Am*. 2008;90:523–530.

第 29 章

R.Cole Beavis, F.Alan Barber

锁骨骨折

锁骨是连接胸廓和肩胛带的支柱，促进上肢功能和维持手的位置。在创伤中，因为其独一无二的角色、表浅的位置、不规则的骨骼形态，很容易受伤。锁骨骨折是在运动人群中最常见的运动机械损伤，特别在年轻患者中尤为突出。这些常见的骨折在一直被报道，通过非手术治疗能得到很好的结果。最近，然而，对于手术治疗的适应证、临床效果、外科手术治疗锁骨骨折的经济效益等方面仍然存在相当大的争论。

早期对锁骨骨折治疗的描述要追溯到希波克拉底时期。然而，只有最近的科学研究才有了可重复的结果、分型和治疗指南。当以患者为中心的循证医学时代到来，对锁骨骨折手术治疗作用的研究重新获得活力。

锁骨骨折据报道已经成为成年人最常见的骨折，占全部骨折的 5% 以上。最全面的锁骨骨折流行病学研究随访了 1 000 例以上的锁骨骨折患者，收集的信息包括：年龄、性别、损伤机制、骨折类型和预后结果[1]。对这些病例的回顾研究促进了综合骨折分类系统的发展。据报道锁骨骨折发病率每年约 29.14/100 000，平均年龄 33.6 岁，男女比例 2.6:1。有两个发病高峰期，一个在男性 13~20 岁时，一个在男性 60~70 岁时，这时骨折的风险最大。在年轻患者中运动是最常见的损伤机制，往往简单的跌倒导致了损伤，锁骨中间 1/3 处骨折是最常见的类型，占所有锁骨骨折的 69%~81%，而锁骨远端 1/3 处骨折占 16%~28%[1, 2]。

临床评估

病史

对所有创伤患者必须依据损伤的机制和潜在的合并损伤进行个性化的评估。对于高能量损伤的患者，需根据高级创伤生命支持（ATLS）进行恰当

的创伤评估。对于开放性骨折、中 1/3 处骨折、肩胛骨骨折、肩胛胸脱位的患者高度怀疑合并损伤也很重要。在这些病例中，必须进行额外的影像学检查排除胸部损伤。对于所有锁骨骨折患者，典型的病史表现是肩部疼痛。然而，综合评价要求询问颈椎、胸部、神经系统潜在损伤的相关症状。最后，创伤上肢的全面评估要求包括了整个手臂，包括远端。另外病史记录包括对既往肩部损伤、活动水平及回归运动或劳动岗位的职业期望。

体格检查

体检应该从暴露和检查双侧肩开始。在骨折移位的病例中，由于上肢的重力作用使骨折远端移位和胸锁乳突肌对中间骨折端的牵拉，中段骨折端的突起造成典型的畸形。短缩的骨折端可能导致肩胛骨伸展相关的肩部活动度明显损失。对开放伤口和皮肤擦伤的病例，在手术时要注重软组织条件。直接摔伤肩部的患者中皮肤擦伤很普遍，特别是骑自行车的患者。典型部位是在三角肌和肩峰的外侧。而且，在那些皮肤擦伤累及手术切口区域的患者中，手术治疗可能会受影响。

系统触诊检查胸锁关节、锁骨表面的皮下组织、肩锁关节、肩峰和肩胛冈。特殊区域的压痛要考虑做相关的影像学检查，当怀疑锁骨中段骨折、胸锁关节损伤、肩胛骨骨折通常需要 CT 检查以明确损伤。活动度通常由于疼痛而受限，而单纯的锁骨骨折患者可以被动地内、外旋。完全被动旋转是一个可靠的迹象，表明没有盂肱关节脱位。锁骨邻近的臂丛神经及锁骨下血管，要求仔细检查，包括上肢远端脉搏评估和感觉及运动检测。

影像学检查

X 线评估包括包含肩锁关节的锁骨全长的正位摄片。斜位影像包括 20° 头倾位，提供关于位移或

短缩的信息。CT 重建能提供关于骨折结构、位移和短缩的更多信息。任何可能存在的盂肱关节损伤需要拍摄前后位片和轴向侧位片，而潜在的与胸部或颈椎相关的损伤需要额外的摄片来排除。

分型

1960 年，两种锁骨骨折的分类系统被提出，并且在文献中广泛流传超过 30 年。Allman[3] 系统描述了基于骨折部位分类的 2 组（外 1/3）和 3 组（内 1/3）分类。Neer[4] 根据喙锁韧带的完整性将锁骨远端骨折进一步细分。Neer Ⅰ 型中喙锁韧带完整，锁骨远端骨折两端相对无移位。Neer Ⅱ 型中喙锁韧带止点连接在骨折远端上，喙锁韧带完整。这样上肢的重力和胸肌的牵拉作用使骨折远端向下向内移位，而骨折近端由于斜方肌的牵拉向后方移位。

AO/OTA 骨折分型系统是一个非常详细的系统，把锁骨骨折（锁骨以数字 15 编号）分为内侧、骨干、外侧三部分骨折。内侧和外侧段骨折又分为关节内及关节外骨折，而骨干骨折则分为简单、楔形和复杂三型。其他子分类根据特定的骨折结构和特点基于该系统也是可能的。这个复杂的分类系统还没有在不同观察者之间达成一致，对特定的预后评估没有任何价值，主要用于研究目的。

一个更加实际和基于循证医学的分类系统被 Robinson 提出 [1]——爱丁堡分类。该分类包括位移和粉碎程度，作为治疗和预后意义的主要特征，有很高的可信度。表 29.1 概述了该分类系统的细节，Ⅰ 型骨折涉及内侧 1/5（到内侧第一肋骨）；Ⅱ 型涉及中段 3/5；Ⅲ 型包括外侧 1/5（外侧到喙突）。所有类型基于位移分类，A 型位移小于 100%，B 型位移大于 100%。其他组根据粉碎程度和是否累及关节内进行分类。

治疗

过去认为，唯有不愈合的锁骨骨折是需要手术的观点已不再有效。以往教科书中的专家观点及历史资料已经被高级别的证据所替代，包括对锁骨中段骨折治疗的前瞻性随机对照研究。此外，对锁骨外 1/3 及中段骨折的骨不连的形成过程的不断认识，使得我们对上述骨折特点有了进一步了解，而以前我们认为这些骨折的远期并发症是罕见的 [5]。

表 29.1　锁骨骨折爱丁堡分型

Ⅰ 型——内侧 1/5
ⅠA：无位移
ⅠA1：关节外
ⅠA2：关节内
ⅠB：有位移
ⅠB1：关节外
ⅠB2：关节内
Ⅱ 型——中段 3/5
ⅡA：皮质对线好
ⅡA1：无位移
ⅡA2：成角畸形
ⅡB：位移
ⅡB1：简单骨折
ⅡB2：连续 / 节段性
Ⅲ 型——外侧 1/3
ⅢA：皮质对线好
ⅢA1：关节外
ⅢA2：关节内
ⅢB：位移
ⅢB1：关节外
ⅢB2：关节内

非手术治疗

虽然现在锁骨骨折的治疗需要考虑手术指征，但大多数锁骨骨折可以通过非手术治疗成功治愈。非手术治疗包括单纯的悬吊固定或 8 字绷带固定。没有迹象表明 8 字绷带对复位骨折有效，悬吊固定的对照研究也没有显示很高的患者满意度和较少的并发症 [6]。8 字绷带与压疮和神经血管压迫有关，特别是当希望获得一个较好的骨折闭合复位时。许多作者建议在肢体锻炼前至少需要悬吊固定 10~14 天。患者在逐渐进行功能锻炼的同时还要间断悬吊固定 4~6 周，然后才被允许做过顶活动。一旦 X 线片提示骨折断端连续，可以允许非接触性的完全活动，一般恢复所有活动需要 6~8 周。恢复竞技体育和反复的过顶运动需要到 12 周以后。需要指出的是，影像学上的骨折愈合一般会在临床骨折愈合之后，必须综合考虑多方面因素来决定功能锻炼的进程。

手术指征、时机和手术技术

在少数情况下，锁骨骨折需要紧急的骨科治疗，包括开放骨折或移位的骨块以及即将造成皮肤或血管神经损伤的准开放性骨折。在这种情况下，进行快速评估和根据骨科手术治疗要求防范严重的并发症，如慢性感染、皮肤坏死、后期的上肢远端损害。另外早期手术的适应证包括，锁骨固定后易于搬动的多发损伤的患者和罕见的伴有同侧锁骨、肩胛骨骨折的患者。这种肩胛上悬吊复合体的双重损伤可通过锁骨骨折稳定和肩胛骨骨折稳定中的一种或两种方法来解决。

更常见的治疗决策的依据是功能恢复最优原则。骨不愈合和有症状的畸形愈合是单纯锁骨骨折相关的主要不良事件，治疗的目标同时要使这种不良事件发生的概率最小化。现存的文献和骨折分类系统可以帮助预估到底哪种骨折类型更容易发生远期并发症[7, 8]。手术适应证的总结请参见表 29.2。

表 29.2　手术适应证

绝对适应证	相对适应证
开放性骨折	高风险骨不连 • 外侧 1/3 移位 • 中段大于 2 cm 移位
接近开放性骨折，影响皮肤愈合	高风险发生有症状的畸形愈合 • 中段短缩 2 cm
损伤神经血管	伴随肩胛骨骨折 多发伤患者

锁骨中段骨折

锁骨中段骨折（爱丁堡分类 Ⅱ 型）是最常见的骨折类型，占所有成人锁骨骨折的 69%~81%（图 29.1）。无位移或较小位移的骨折（爱丁堡分类 Ⅱ A 型）可以通过非手术治疗取得良好的预后，较少发生骨不愈合的风险。移位的骨干骨折（爱丁堡分类 Ⅱ B 型）的治疗存在争议，特别在明显移位（大于 2 cm）、短缩（大于 2 cm）、粉碎的病例中，因为这些已经成为骨科手术治疗的新增依据。大多数骨折愈合的同时，需进一步认识到与包括短缩、移位和旋转的畸形愈合相关的潜在功能缺失。非手术治疗的骨畸形愈合与疼痛、神经症状、力量减退、患者满意度和损害有关[5]。

一个对 2 144 例锁骨中段骨折病例的系统回顾

性研究显示骨折移位采取非手术治疗的骨不愈合率为 15.1%，而所有的锁骨骨折非手术治疗的不愈合率为 5.9%[9]。与骨不连相关的因素包括：移位、女性、粉碎性骨折和高龄。根据这些数据，移位的骨折采取手术钢板固定与非手术治疗相比可降低 86% 的风险。该观点在近期的一项通过比较完全移位的成人锁骨中段骨折非手术治疗和钢板内固定治疗的前瞻性、随机、多中心的研究中也得到证实，表明手术治疗有较高的结果评分、较低的骨畸形愈合和骨不连率[10]。

对锁骨中段 1/3 移位骨折最常见的治疗手段是切开复位钢板螺钉内固定（图 29.2）。可以通过上方或前下方使用加压或桥接钢板固定。另外一种常见的技术为髓内固定，可以使用不同的材料，包括含钛的弹性钉和不锈钢钉。

锁骨中段 1/3 骨折钢板固定的生物力学研究证实：上方放置 3.5 mm 点接触、动态加压钢板或锁定钢板都非常稳定[11]。以前的重建钢板塑形容易，但是有很高的内固定失败率。解剖型钢板可更好贴合锁骨弧度，但生物力学优势还未被证实。虽然上

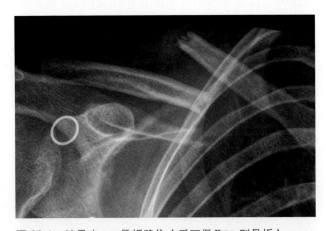

图 29.1　锁骨中 1/3 骨折移位（爱丁堡 Ⅱ B1 型骨折）。

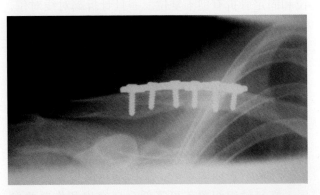

图 29.2　切开复位，使用 3.5 mm 动力加压钢板在上方内固定。

方放置钢板有生物力学优势，但是有些学者提出前下方放置钢板可最大程度减少金属突出和手术时血管神经损伤的风险。

有些证据表明髓内固定锁骨中段移位骨折优于非手术治疗，但是缺乏钢板固定和髓内固定的比较研究[12]。髓内固定的支持者提出髓内固定有微创内固定的好处，拥有高骨折愈合率。然而并发症率被报道高达70%。此外，髓内没有静态锁定结构使其不能控制旋转。所以切开复位钢板内固定还是锁骨干部移位性骨折最被倡导的骨科治疗方式[8]。

手术技术

锁骨上方钢板内固定优先选择沙滩椅位或半卧位，不需要额外的定位装置。患者的头部应该稍微倾斜面向对侧肩膀，气管插管远离手术侧放置，易于显露中段骨折段。可以在同侧肩膀下放置一沙袋，用于抬起肩胛骨使肩膀向前。与一些在肩胛骨之间放置沙袋可缩进肩胛骨的建议相比较，这种方法可能更容易复位骨折，但使得锁骨下静脉和锁骨内1/3下表面之间的距离缩短了。解剖研究显示这样垫高会导致锁骨下血管和锁骨内1/3的距离不到5 mm，和锁骨中线处的锁骨之间的距离增加到19 mm。在切开和固定时骨科医师必须牢记这一点，以免术中误伤血管。

用0.25%布比卡因与肾上腺素混合作为首选的局部麻醉，还有助于止血。以骨折为中心的横切口可提供很好的显露。尝试识别和保护皮下的锁骨上神经，使形成神经瘤的风险降到最低。用加压钢板固定的简单骨折，尽可能直接显露骨折部位，以便解剖复位和使用加压螺钉固定。反之，在粉碎性骨折中应采用桥接钢板技术，骨折部位的骨膜应尽量保护，尽量避免直接暴露骨折部位。使用复位钳定位和固定骨折有助于复位。一旦骨折端对线对位，选择适当长度的钢板固定于锁骨上表面，保证骨折两端至少各有6个骨皮质螺钉固定。如果骨折类型允许，骨折需加压固定。在粉碎性骨折中，如果要用桥接技术，应使用长钢板。而新的钢板设计同时具备了加压孔和锁定孔，内固定的原则是简单骨折需先加压固定。锁定螺钉用于骨质差的骨折，或使用桥接技术或加压技术后增加固定强度。

骨折钢板内固定后，关闭切口时要修复筋膜层，恢复软组织覆盖可降低金属突出和伤口并发症。皮肤闭合后采用加压敷料覆盖和肩部吊带悬吊。术后活动包括使用吊索、直接钟摆运动和小范围轻柔运动。术后6周开始可在允许范围内加强运动幅度。回到体育运动和不受限活动通常需要12周。

锁骨外 1/3 骨折

锁骨外1/3骨折（爱丁堡Ⅲ型）占全部锁骨骨折的20%~28%，有较高的并发症。由于锁骨外侧1/3的特殊应力，骨折不愈合率较高，Neer[4]报道了这种现象。其他学者报道这种骨折的发生率在中老年患者中较高，相反中段1/3骨折在儿童和年轻人中更常见。随着年龄增加骨折不愈合率也增加，年龄也与常发生的无症状骨不愈合有关[7, 13]。

无移位的锁骨外侧骨折（爱丁堡ⅢA型，NeerⅠ型），非手术治疗有良好的效果，类似无移位的中段骨折。骨折线延伸到肩锁关节（爱丁堡ⅢA2型）可能与肩锁关节疼痛和锁骨远端骨溶解相关。然而，早期手术固定锁骨远端骨折可避免上述不良结果，那些在骨折愈合后最终发展为肩锁关节疼痛或关节炎的患者，可通过关节镜下锁骨远端切除术得到有效治疗，这一机制目前还不清楚。

移位的锁骨外侧骨折（爱丁堡ⅢB型，NeerⅡ型）因其较高的骨不愈合率，在治疗上存在很大争议（图29.3）。一项测试骨不愈合风险的1级研究表明锁骨外侧骨折的不愈合率为11.5%。然而，许多患者没有疼痛不需要治疗[7]。无症状骨不愈合在老年人和低要求的患者中特别常见。因此，一些作者推荐非手术治疗作为首选，其愈合率超过85%，而且很多骨不愈合是无症状的[7]。但是对于那些较年轻和活跃的患者，完全移位的锁骨外侧骨

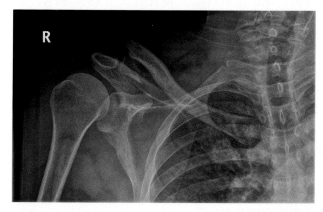

图29.3　锁骨外侧1/3骨折移位（NeerⅡ型，爱丁堡ⅢB1型骨折）。

折需要早期手术治疗。此时，应和患者进行充分的术前讨论和告知，让患者更清楚合适的手术治疗和非手术治疗各自的相关风险[14]。

锁骨外侧 1/3 骨折有不同的固定选择，几乎没有依据支持哪种特定的方法。通常包括锁骨钩钢板、张力带钢丝、喙锁螺钉、喙锁缝合吊索。最近可用的内植物如缝合锚钉、喙锁袢钢板、为远端锁骨专门设计的锁骨解剖钢板越来越受欢迎（图29.4~29.7）。由于锁骨远端骨折块的较小尺寸和粉

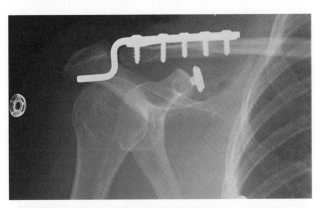

图 29.4　锁骨钩钢板，注意钩的位置在肩峰下间隙。

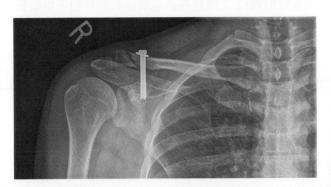

图 29.5　喙锁螺钉固定爱丁堡Ⅲ B1 型骨折。

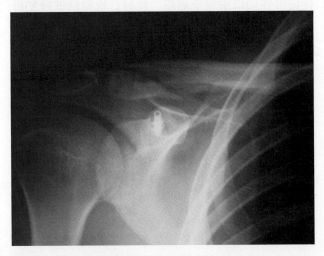

图 29.6　锚钉缝线固定爱丁堡Ⅲ B1 型骨折。

碎程度导致传统钢板无法提供骨折远端足够的固定。意识到这点后诞生了锁骨钩钢板，它以钢板螺钉固定锁骨而一个金属钩压在肩峰下间隙（图29.4）。这对预防骨折近端向上移位有效，但肩峰下撞击的发生率变高，钢板因此需要择期取出。最近，专门的远端锁骨钢板设计允许骨折远端小骨片固定多枚螺钉，通常这些设计利用锁定螺钉技术，优化了远端小的粉碎的骨块的固定。

替代钢板内固定术的方法是通过喙锁固定来稳定锁骨远端。最常用的内植物包括螺钉、缝线、缝合锚钉、袢钢板，但还可以包括生物力学固定的选择，如喙肩韧带转移或喙锁韧带重建。基于锁骨外1/3 骨折典型的病理改变，固定的主要目标是使骨折端靠近，在骨折愈合前提供临时的稳定性。韧带转移或重建修复不依赖于骨折的愈合。

因锁骨与肩胛骨之间通常有活动度，所以很好理解，锁骨喙突固定必须要有一定的活动度，否则固定最终会失败。刚性固定系统如螺钉通常需要在术后 12~16 周骨折愈合后取出。最新的高强度缝线既保证了足够的强度，也有一定的活动度，有助于

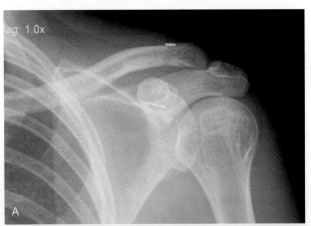

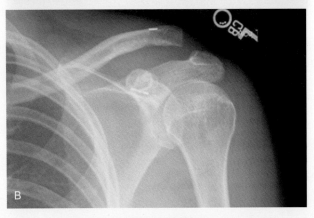

图 29.7　A. 用 Tightrope 固定喙锁韧带。B. 注意固定后迟发位置丢失。

骨折愈合。一旦骨折愈合，正常的喙锁运动也可能会导致缝线断裂或切割，但不需要通过手术移除固定物，因为此时骨折已愈合，内固定磨损失效是无关紧要的。然而，由于软组织比骨折的愈合更慢，当这些重建失败发生在肩锁关节损伤时就有问题了（图29.7）。因此对锁骨远端骨折，更新的已上市的用于肩锁关节重建的系统比喙锁重建的系统更合适。

喙肩韧带转移一直是慢性锁骨远端不稳治疗中普遍使用的，一些作者提倡用于急性锁骨远端骨折[14]。优点包括能够简单地去除粉碎性远端骨碎片，不需要固定远端骨折块，并可预防未来可能发生的肩锁关节疾病。然而，有证据表明在锁骨远端骨折时仅有喙肩韧带转移可能不足以支持巨大的力量，不能恢复正常喙锁韧带的强度。喙肩韧带转移后复位丢失已经被报道，更新的喙锁韧带解剖重建技术最近在肩锁关节重建中被推广。因此，喙肩韧带转移在锁骨远端骨折的治疗中已不再被推荐。

远端锁骨稳定技术应该包括交叉克氏针固定和克氏针张力带固定。在过去，这些都是常用方法，然而两者皆有很高概率会发生金属内植物问题，包括钢丝断裂导致的远端移位（图29.8）。这种潜在的灾难性并发症和重建稳定性的相对缺乏导致现在只是提及这些技术的历史价值。

关节镜技术逐渐演变发展，可用以治疗锁骨远端骨折，尤其是骨科医师在内镜下看喙突已变得更加娴熟。关节镜下技术已可在喙突下穿缝合线，然后通过开放的上方切口打结。器械已发展到允许关节镜下安装喙锁固定装置[15, 16]。随着骨科医师对这些新技术的经验越来越丰富，关节镜可在锁骨远端骨折治疗中发挥更大的作用。

手术技术

患者取沙滩椅位，接近垂直，有利于手术入路和术中透视定位。消毒整个上肢以便握住同侧肘部向上间接复位。在做以远端锁骨为中心的切口前，预先用肾上腺素渗透的长效麻醉是有益的。纵向切口对锁骨钩板或锁骨远端解剖钢板内固定比较方便。在骨折位置上方的三角肌斜方肌筋膜需仔细切开，手术结束时无须仔细关闭这一层结构。与锁骨干骨折一样，骨折位置暴露和分离的程度取决于内固定的类型。大多数锁骨远端骨折不能解剖复位和绝对稳定。因此，保持骨折相对稳定的同时，骨折部位可行有限切开保护骨膜血供，以促进骨愈合。骨折复位是通过上提手臂和使用复位钳复位远端骨块。在最终内固定前，可临时使用克氏针帮助维持复位。

手术暴露的程度取决于内固定的类型。钢板和螺钉固定需要再暴露内侧，技术要领类似锁骨中段骨折的治疗。涉及喙突的喙锁固定可通过直接暴露、关节镜监视或X线透视。远端延长切口到三角肌胸大肌间隙上半部分，如有必要可直接暴露喙突。

在喙锁固定的病例中，当工具通过锁骨钻孔到达喙突基底部时，可以通过影像引导结合触觉反馈。以确保螺钉、锚钉、皮质襻钢板通过喙突的基底部，而不是更容易触到的不够牢固的喙突尖。实现安全的喙锁固定可以通过各种螺钉、皮质襻钢板如Tightrope（Arthrex，Naples，FL）或缝合锚钉，使用高强度的缝线或带子穿过锁骨钻孔。

不必特意修复撕裂的喙锁韧带，除非手术已经让韧带在切口中完全显露。此时，喙锁韧带修复可以使用高强度的不可吸收缝线通过锁骨的钻孔或环绕作为缝合支点的喙锁螺钉帽。逐层关闭切口，特别关注缝合固定点上方的肌筋膜层。患者麻醉苏醒前，敷料加压包扎和肩膀吊索固定。术后建议全天悬吊约6周，以防止骨折端因手臂自重的因素向下移位。鼓励早期被动和主动辅助运动，但要避免钟摆练习。6周后开始进行不限制的活动练习，预期12~16周可以完全活动和进行体育锻炼。在用喙锁螺钉固定的病例中，愈合过程中需进行放射学检查，为了防止螺钉断裂或切割，12周后在局麻下取出螺钉。锁骨钩钢板也要取出以防后期撞击，但这不是很紧急的事，因它没有完全固定肩胛骨和锁

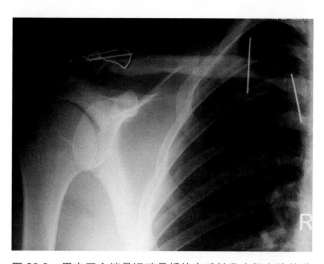

图29.8 用来固定锁骨远端骨折的克氏针发生极危险的移位，需通过纵隔镜取出。

骨。钩钢板取出需要完全麻醉，通常在完全的影像学愈合后进行。

作者的手术观点

根据有效的证据，非手术治疗适用于没有移位的和轻微移位的锁骨骨折。另外，考虑到即使骨折不愈合通常也是无症状的，老年人和低要求的患者可以不手术。非手术治疗包括舒适的简单吊带固定，2 周后开始适度范围的活动，活动进展根据患者适应度，8 周后如果患者全范围活动时不疼痛，影像学愈合后可以允许不限制的活动。

对锁骨中段移位骨折的健康成年患者进行手术治疗，要符合以下特点中的一条：完全缺乏皮质接触、缩短 2 cm 或高度粉碎、预计进一步短缩或位移将会发生。在这些情况下，推荐切开复位钢板螺钉内固定。大多数情况下，患者骨质理想，加压钢板技术可以尽可能利用骨折块间加压螺钉实现固定。只有很少一部分需要桥接钢板技术，在这些病例中使用锁定钢板是有益处的。考虑到未来取钢板的需要，上方放置钢板符合生物力学。牢固的钢板固定后，允许早期活动，然而至少 12 周后才能恢复积极的活动和体育锻炼。

锁骨外侧 1/3 骨折的活跃患者选择切开复位解剖型锁骨钢板内固定或喙锁固定。固定的选择是基于获得骨折远端固定的能力。如果锁骨远端钢板固定存在问题，可采用混合技术，比如通过钢板上正好在喙突上方的螺孔置入一个长喙锁螺钉把钢板牢固固定于喙突。如果骨折非常靠近远端，那么优先选择喙锁固定。直到现在，采用 7.0 mm 骨松质空心螺钉固定喙锁螺钉都取得了良好效果。然而，最新改进的内植物设计和关节镜技术的发展逐渐采用带高强度缝线的皮质袢钢板固定。由于锁骨远端骨折的手术治疗很少得到牢固的固定，活动进展很缓慢。全天肩吊带固定，前 6 周只允许适度的被动和辅助主动活动度锻炼。根据影像学骨折愈合和固定稳定性的情况，个性化指导患者活动。

并发症和注意事项

无移位的骨折很少有远期并发症。移位的锁骨骨折的非手术治疗相关的不良事件已讨论，包括骨折不愈合或有症状的畸形愈合。一些作者报道，在

畸形愈合的锁骨骨折中有臂丛神经压迫或胸廓出口综合征。然而，这种诊断仍然难以捉摸和确认。而积极的手术治疗的支持者认为，非手术治疗的并发症是可以预防的，潜在手术并发症也必须考虑。最担心的术中并发症是医源性血管损伤。这种并发症的发生率没有详细报道。然而，严重的血管损伤是非常罕见的，尤其是在早期骨折内固定时。由于解剖变形和瘢痕形成，延迟手术和骨折不愈合的治疗增加了风险。仔细的手术操作和注意局部的血管解剖是至关重要的。锐利器械的轻微损伤造成的出血通常可直接加压，不需要额外的治疗。这些伤害可以与那些锁骨下血管嵌入相比。更严重的损伤，应在术中请血管外科医师会诊。

最严重的术后早期并发症包括感染和伤口裂开。据报道，手术后的感染率可高达 18%，通常为丙酸菌属或金黄色葡萄球菌。伤口裂开和软组织覆盖不足相关的问题是特别突出的。除了抗生素治疗，伤口管理包括彻底清除所有失活和受污染的组织，重建足够的软组织覆盖[17]。这偶尔需要整形外科会诊，做局部或游离组织转移。关于取出或保留内植物一直存在争议。虽然金属可能会成为持续感染的病灶，但有一个非常大的争议是保持骨的稳定性对优化软组织环境和促进伤口愈合是很必要的。症状控制可以用抗生素、清创术和伤口管理实现，内植物可以保留到骨折愈合，然后取出以消除任何残余感染。

锁骨骨折术后的晚期并发症包括内固定失败、骨折不愈合和金属异物反应。复位丢失和内固定失败的患者必须仔细评估，确定并发症的原因。在考虑其他原因如内植物不稳定或患者不依从之前，感染必须被排除。治疗方法应根据患者的症状和意向来选择，可以包括非手术治疗、内植物取出、植骨或不植骨的翻修术。

锁骨内侧 1/3 骨折

目前，指导这种占锁骨骨折比例不到 5% 的罕见骨折类型治疗的数据有限。最近研究表明，这些损伤与多系统损伤高度相关，超过一半发生于机动车事故[18]。在 25 岁以下的患者中，内侧锁骨骨折代表骺板损伤，保守治疗有巨大的治愈和重塑潜力。在所有年龄段的患者中，大多数病例可以通过非手术治疗得到满意的结果。类似于后期移位的胸锁关节脱位，纵隔损伤已被报道。这种紧急复位需

要心胸外科医师辅助。闭合复位可能是成功的，但如果需要切开复位，稳定性需要通过骨间的缝合线实现，因为运用其他类型的金属内植物存在移位风险。

开放性锁骨骨折

开放性锁骨骨折常继发于高能量损伤，经常合并许多其他的损伤。除了高频伴有其他骨折，还有75%的病例有肺部损伤，35%有脊柱损伤。一些作者已经关注到由于软组织破坏和高能量损伤导致骨不愈合和感染的风险增加。然而，大量的系列报道表明，非手术治疗骨折后，再行切开复位钢板内固定和冲洗清创术能达到100%骨愈合。尽管非常关注这些与损伤相关的软组织感染和并发症，但是很少有报道[19]。

小儿锁骨骨折

在新生儿和婴幼儿中，所有的锁骨骨折都采取非手术治疗，这与其能迅速达到骨愈合且没有后遗症有关。年幼孩子的厚骨膜有巨大的塑形潜力，治疗应该只关注于短暂的保护下活动以控制症状。几乎所有儿童和青少年非手术治疗都可以成功愈合，发表的关于成人骨折治疗的数据不能推论到这个人群[20]。然而，随着青少年骨骼成熟，他们的塑形潜力下降，考虑更多积极的手术指征是十分必要的。

经验和教训

（1）大多数锁骨骨折不需要手术治疗，然而，现在1级的证据支持有些移位的骨折可采取切开复位内固定术。

（2）虽然大多数锁骨骨折无须手术就愈合了，但有症状的畸形愈合成为越来越被认识到是并发症。这是可以预防的，只要发现是显著短缩或移位

的锁骨干骨折，还是需要固定的。

（3）正规的非手术治疗应该包括舒适的简单吊带固定，一旦疼痛允许便开始早期活动。

（4）当手术治疗时，切开复位加压或锁定钢板的坚强固定可提供最可靠的治疗结果。

（5）重建钢板生物力学上的不足与固定失败率很高有关。

（6）锁骨下血管结构在锁骨内1/3的下方，锁骨骨折术中必须保护。

（7）移位的成人锁骨远端骨折不愈合的风险更高，但是，在老人和久坐不动的患者中很多是无症状的。

结论和展望

现代骨折的治疗除了要考虑骨折的特征，还需要仔细考虑患者因素和期望值。临床结果评价必须由最有价值的证据来评估，以优化治疗结果，最大限度地减少并发症。持续不断的研究、锁骨骨折的科学进步和高等级证据的出现，对许多骨折的治疗有指导意义。特别是锁骨中段骨折伴有显著的位移或短缩，非手术治疗存在并发症的风险是显而易见的。此外，它已经表明，移位的锁骨远端骨折不愈合的风险很高，在年轻人和运动的成年人中可能会有症状。

在技术上，锁骨骨折固定得益于根据解剖设计的有锁定机制的钢板，优化了小骨片和骨质疏松骨的固定。然而，原则是当骨折类型允许的情况下，骨片间固定加压钢板是理想模式。微创固定比如髓内固定在一些医疗中心已经很普遍，但是这些技术的未来取决于严格的科学测试。最后，关节镜技术成为锁骨远端骨折有效的治疗手段。毫无疑问，随着关节镜下喙突、喙肩韧带的可视化变得越来越容易，关节镜下锁骨骨折内固定的技术将会提高。

参考文献

[1] Robinson CM. Fractures of the clavicle in the adult. Epidemiology and classification. *J Bone Joint Surg Br*. 1998;80:476–484.

[2] Postacchini F, Gumina S, De Santis P, et al. Epidemiology of clavicle fractures. *J Shoulder Elbow Surg*. 2002;11:452–456.

[3] Allman FL Jr. Fractures and ligamentous injuries of the clavicle and its articulation. *J Bone Joint Surg Am*. 1967;49:774–784.

[4] Neer CS II. Fractures of the distal third of the clavicle. *Clin Orthop Relat Res*. 1968;58:43–50.

[5] McKee MD, Pedersen EM, Jones C, et al. Deficits following nonoperative treatment of displaced midshaft clavicular fractures. *J Bone Joint Surg Am*. 2006;88:35–40.

[6] Andersen K, Jensen PO, Lauritzen J. Treatment of clavicular fractures. Figure-of-eight bandage versus a simple sling. *Acta Orthop Scand*. 1987;58:71–74.

[7] Robinson CM, Court-Brown CM, McQueen MM, et al. Estimating the risk of nonunion following nonoperative treatment of a clavicular fracture. *J Bone Joint Surg Am*. 2004;

86:1359–1365.

[8] Khan LA, Bradnock TJ, Scott C, et al. Fractures of the clavicle. *J Bone Joint Surg Am.* 2009;91:447–460.

[9] Zlowodzki J, Zelle BA, Cole PA, et al. Treatment of acute midshaft clavicle fractures: systematic review of 2144 fractures: on behalf of the Evidence-Based Orthopaedic Trauma Working Group. *J Orthop Trauma.* 2005;19:504–507.

[10] Canadian Orthopaedic Trauma Society. Nonoperative treatment compared with plate fixation of displaced midshaft clavicular fractures. A multicenter, randomized clinical trial. *J Bone Joint Surg Am.* 2007;89:1–10.

[11] Celestre P, Roberston C, Mahar A, et al. Biomechanical evaluation of clavicle fracture plating techniques: does a locking plate provide improved stability? *J Orthop Trauma.* 2008; 22:241–247.

[12] Smekal V, Irenberger A, Struve P, et al. Elastic stable intramedullary nailing versus nonoperative treatment of displaced midshaft clavicle fractures—a randomized, controlled, clinical trial. *J Orthop Trauma.* 2009;23:106–112.

[13] Robinson CM, Cairns DA. Primary nonoperative treatment of displaced lateral fractures of the clavicle. *J Bone Joint Surg Am.* 2004;86:778–782.

[14] Anderson K. Evaluation and treatment of distal clavicle fractures. *Clin Sports Med.* 2003;22:319–326.

[15] Checchia SL, Doneaux PS, Miyazaki AN, et al. Treatment of distal clavicle fractures using an arthroscopic technique. *J Shoulder Elbow Surg.* 2008;17:395–398.

[16] Pujol N, Philippeau JM, Richou J, et al. Arthroscopic treatment of distal clavicle fractures: a technical note. *Knee Surg Sports Traumatol Arthrosc.* 2008;16:884–886.

[17] Duncan SF, Sperling JW, Steinmann S. Infection after clavicle fracture. *Clin Ortho Relat Res.* 2005;439:74–78.

[18] Throckmorton T, Kuhn JE. Fractures of the medial end of the clavicle. *J Shoulder Elbow Surg.* 2007;16:49–54.

[19] Taitsman LA, Nork SE, Coles CP, et al. Open clavicle fractures and associated injuries. *J Orthop Trauma.* 2006;20:396–399.

[20] Bishop JY, Flatow EL. Pediatric shoulder trauma. *Clin Orthop Relat Res.* 2005;432:41–48.

第 1 篇　肩关节

第 30 章

Michell Ruiz-Suarez

关节镜下打结技术

打结技术对每一位手术医生来说，都是在手术之前应该掌握的技能。对于关节镜手术医生，尤其是在肩关节镜手术中，应该具备好的打结技术。因为在手术空间和距离有限，打结技术是一个很大的挑战。因此，良好的关节镜下打结技术，是成功地完成肩关节镜下重建手术的必要条件。

大多数外科结起源于捕鱼和航海活动。目前已知有超过 1 400 种不同的结，但是只有少数适合内镜下手术。线结必须满足以下条件才能适合手术：①打结技术上可行，且符合关节镜手术操作；②线结必须尽可能简单；③打结后必须使两边组织足够靠近；④线结必须锁牢，不能有滑移。理想的外科手术结是方结。正如之前提到的，肩关节镜手术提供了一个有限的手术空间，因为这一特点，方结是不可能实现的。因而，所有的关节镜的结都是近似临床和生物力学特征的方结。

良好的关节镜下打结技术有着诸多挑战。首先，它是在液体环境下进行，改变了"干"缝合的特性，相比传统的开放手术，缝合更困难。其次，大多数线结必须通过套管进行，这增加了打结时的液体流动。如果缝线管理不够完善，就会造成软组织缠绕的可能性。缝线扭曲（也许被忽视）会造成软组织缝合张力失效，可能影响结的功效。第三，不是所有的骨科医师都熟悉使用推杆式结。尽管推结器非常有用，仍需要专门的培训才能熟练掌握。

重要的是，还有一些替代关节镜打结的方法。曾有报道介绍单纤维缝合焊接技术。虽然一些研究声称临床结果和打结相似，但焊接技术很少被使用。另一个是锚钉无结技术的使用。虽然无结锚钉可以将技术简单化，但也不能避免并发症的发生。最后，我们必须记住我们是骨科医师，为了考虑自己的职业生涯，必须掌握所有手术技术。

术语

当缝线穿过一个组织或一个内植物（最常见的是缝合锚钉），有两个自由的线端。这线端被称为缝线支。正如前面所提到的，关节镜下不可能打出一个方结。因而，大多数结是由半分结组成。在半分结中，其中一个支叫作中轴支，围绕这个支打结。另一个支叫作缠绕支，这个支围绕着中轴支打结。在打结中，线结需要在中轴支上保持张力。

在打复杂的线结时，可通过交替中轴支或者缠绕支来完成。术者可以任意选择中轴支或缠绕支。打结时可以交替中轴支。缠绕支可以在中轴支的上方或下方被系住。缠绕支的方向决定了结的外形。通过中轴支以及收拉缠绕支，可减轻缝合线的张力。一旦将结下滑后，收拉之前的缠绕支，就在中轴支上打了半分结。替换中轴支，反向半分结也被固定。

打结的图示中，一个半分结就像个"S"形。通过缠绕支从中轴支的下方绕过，从上方绕出而形成半分结（图 30.1）。或者同一方向反过来从上方绕过，下方出来（图 30.2）。无论如何打结，线结的形态是一致的。当同一方向的半分结绕同一中轴支，形状是"S=S"（图 30.3）。这种形状标志是通过两个半分结在同一方向绕在同一中轴支上。

当两个接连的半分结以相反方向绕在同一中轴支上，这种形状是"S*S"（图 30.4），被认为是在同一中轴支上的反结。最后，两个接连的半分结在相反的方向绕着不同的中轴支打结，结的形态是"S//S"（图 30.5）。这意味着相反的半分结在不同的中轴支上绕，通常这种结简称为 RHAP。这种结的形态被认为是关节镜下打结的金标准。

这里还应该阐明其他的打结方式。"打折"指在绕线时将线扭曲改变方向。"投掷"指一系列特殊步骤打一个特殊的结。"松结"指松解中轴线周围的环线结。

打结的原则

为了打出成功的结，应当遵循一些原则。器械在打结中起着至关重要的作用。缝合线、让线结通过的套筒、能将结推至手术区的推结器，以及手术医生都是很重要的。这些原则总结如下：

（1）通过关节镜套筒应当只有一对线支。在同一缝合线的中轴支和缠绕支两部分。如果必须有两对缝合线通过同一入路，每对线必须独立完成操作。换句话说，一对线支在套管内操作，另一对线支从另一入路拉出套管外，将非操作的缝合线通过其他入路。通过这样，才能防止缝合线之间的纠缠，特别是缝合锚钉装载多线的情况。

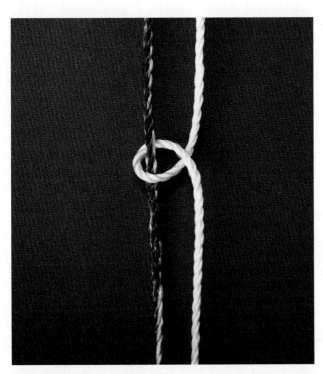

图 30.1 缠绕支（白线）从下方向上绕过中轴支（黑线）形成半分结。

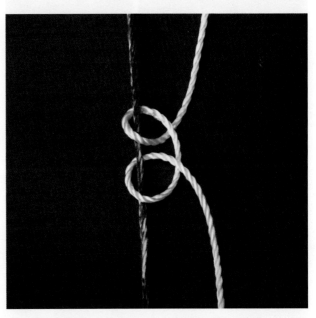

图 30.3 同样的方向绕过中轴支形成同样的半分结。

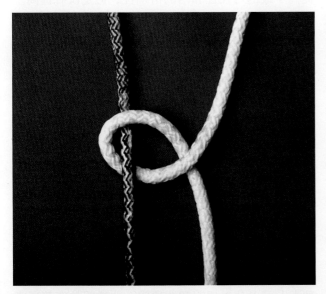

图 30.2 另一种半分结是将缠绕支（白线）从上方向下绕过中轴支（黑线）。

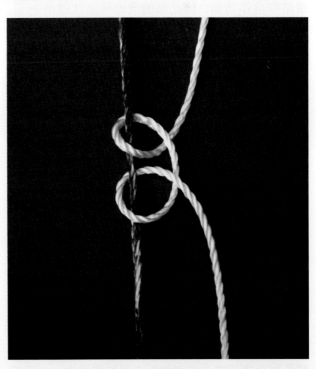

图 30.4 当两个相连的半分结绕线方向相反时，则形成反向半分结。

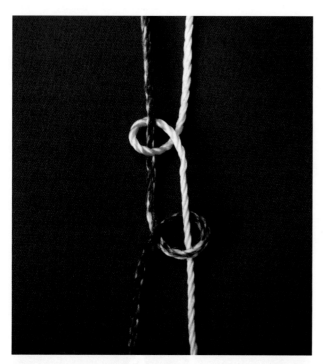

图 30.5　两个半分结从相反方向穿过中轴支相当于互相作为中轴支的两个相反的半结，常缩写为 RHAP。

（2）套管应尽量靠近缝合位置。目的有两点：首先减少软组织干扰的可能，其次减少了缝合线的缠绕。

（3）第一个环应始终保持着张力。在松动的半分结，或者正在打非锁定的滑结时尤其重要。一些滑结有自锁功能，因此结的滑动可能性就消失了。如果在第一个半分结后是松动的，有一种方法可以解决，就是打第二个半分结时做反结，且不要更换中轴支。

（4）推结器顺着套管在中轴支上将结推向缝合区，在打结前应理清缝合线，以及排除有无软组织干扰或缝合线的缠绕。

（5）为了防止套筒外的缝线混乱，在打结时，中轴支应当被标明。接下来的结不能被缠绕支绕。离开套筒外前，应一直理清线支。多余的缝合线纠缠会导致打结失败或者结永久锁定。

（6）在同一中轴支上打结，线结不会十分牢固。许多研究显示最好的防止缝合结滑动的方式，应该是交替中轴支至少 3 个反向半分结。

（7）尽可能地使用滑结（锁定或者非锁定）。在做结和推结之前，手术者应该检查缝合锚的线孔方向，根据骨面了解线孔的深度。即使最新的锚钉线孔也会降低缝合线和骨面之间的摩擦力，因此应避免锚钉过深于骨面。

器械

关节镜打结的器械包含 3 个基本元素：缝合材料、关节镜套筒、推结器。

缝合材料

缝合的目的是将软组织固定在骨骼上或者两个软组织在愈合面上边对边接触。一旦组织愈合，缝合的目的就完成了。我们正在尝试改进缝合材料，这种改进可以增加生物力学的牢固性、防止磨损以及加快愈合时间等。理想的缝合材料必须有优秀的特点：良好的结的滑行、最大限度减少对术者手指的伤害、很好的线结控制力、良好的缝合力量以及不能有滑动。

目前缝合线材料最常见的分为两种，单纤维的缝线和编织缝线。单纤维的缝线的代表是 polydioxanone。这是一种可吸收缝线，可以提供滑结的滑行面。但是比编织缝线要硬，因而对于充分收紧结是有困难的。相比编织缝线来说强度也弱。随着时间及重复循缠绕支载荷而被延长拉伸。因此，这在关节镜手术中被限制使用。对于单纤维的缝线重要的缝合方式是"S*S*S*S"和"S//S//S//S"线结才可以确保结的安全性。

过去，大多数关节镜下缝线使用不可吸收的聚酯材料。编织聚酯缝线相比单纤维可吸收缝线来说，提高了线的柔软性和延伸性。可是，增加了控制结的滑行难度。表层为 polybutylate 的聚酯缝线提高了线的可控性和结的滑动性，但是没有提高生物力学强度。编织聚酯缝线"S//S//S//S"打结法比"S*S*S*S"打结法更加牢固。

近来，最新的强力缝线出现。含有超高分子量的聚乙烯（UHMWPE）以链的形式编织。这种新的结构被称为：超级缝线或者高强力缝线。虽然他们比编织聚酯缝线明显强大，但是在接近最大载荷时使用该缝线会出现线结滑动的问题。使用这种材料缝线比 polydioxanone 缝线和编织聚酯缝线的结要强大 2~2.5 倍，而且不会伤到手指。

关节镜套管

肩关节手术中，需要通过工作套管打结并有效地将结送到缝合位置。套管在直径和形态上有很多种类，可以分为透明和非透明。非透明的套管通常用于流量管理以及刨刀通过，使用刨削器、钻及射频等，通常不是过线的套管。关节镜下打结套管大多数是透明的、有螺纹的，能提高自锁功能，能观察到结的推送过程。一般使用 8 mm 最小直径的套管用于缝线的管理。关节镜的套管一般和缝合线的方向一致，避免缝线被套筒的边缘磨损而导致缝线破损。

推结器

推结器有两个目的：打结前防止缝线缠绕，打结时推动滑结及收紧非滑结。一般打结是在套管外操作，需要推结器将结推至手术部位。单孔推结器是最常使用的，这种推结器对于新手来说是理想的工具。容易使用、容易推结，比任何工具都有利于清理缝线。双孔推结器一般用于关节镜下方结。即便大多数关节镜下方结变成半分结，这种推结器完全可以被抛弃，但是，它在打结前防止缝线缠绕时是最佳的工具。

还有一种双直径推结器。这种推结器可以提高缠绕支和结的安全性。但是对于术者来说不容易使用，需要有熟练的关节镜操作技术。还有一种更少见的但很有效的设计：尾端分叉的推结器。这种设计的结和开放手术一样牢固，但是需要一段很长的学习曲线。

结缠绕支的安全性

在关节镜下打结中，线结缠绕支的安全性有两个基本原则。缠绕支的安全指的是缝线缠绕支对组织的把持和当结收紧时保持原有张力的能力。缠绕支的安全受到缝线力学和当结收紧时的张力影响。线结的安全指的是结防止滑动和保持原有张力的能力。

这里有两个因素最重要，结的类型和缝线材料。不是所有缝线材料的结都能完全收紧。

结缠绕支的安全性原则总结为以下几点。

（1）外科方结是最好的线结缠绕支安全结，无论使用什么缝线材料。这个仍然是金标准。

（2）一个滑结后至少打 3 个 RHAP 结以增加线结缠绕支安全。

（3）使用高强度的滑结相比传统的编织结构缝线更加安全。不过，一些研究报告使用高强度的滑结会增加结的滑动。

（4）增加线结缠绕支的安全，特别是使用高强度的缝线，似乎可以增加生物力学上的性能，不过

没有更多的科学依据支持这种推测，应该慎重使用。

（5）多向载荷结构锚钉的使用增加了每个缝合点的强度，但是不能提供线结缠绕支的安全性

基本打结技术

这里有两种基本打结技术：非滑结和滑结。所有的手术医生应当掌握至少一种非滑结和一种滑结技术。尽管许多研究支持某些结的特点和优势，但手术者应当掌握一种自己感觉最舒适的技术。

当缝线通过锚钉或软组织时不能自由的滑行，应当使用非滑结。相反，当缝线可以自由通过锚钉或软组织，就应该使用滑结技术。滑结也可以分为锁定滑结和非锁定滑结。锁定滑结还可以分为近端锁定、中部锁定和远端锁定。我们将详细描述这些技术。

非滑结

关节镜方结

在关节镜下打方结是很困难的，因为很难同时收紧两个缝线支。大多数打方结的方式改为打两个相反的半分结。这也许是唯一一种通过推结器在缠绕支上打结的方式。

Revo 结

Revo 结通过改变中轴支，由多个半分结构成。在 Revo 结中第一、二个结是同一方向绕同一中轴支。第三个结使用同一个中轴支，但是缠绕方向相反。指点过位（Past-pointing）用于进一步收紧结。随后，交换中轴支并打一个手下结。最后再次交换中轴支并打一个手上结。结完成后，在最后一个结尾 3~4 mm 处剪断。最后的形状如图 30.6 所示。

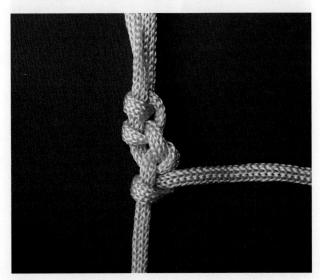

图 30.6　Revo 结是由围绕不同柱线的多个半结组成。

滑结

滑结的使用可以在张力下对抗软组织。滑结是很好的方法，但是要强调，需确保缝合线支能自由通过锚钉和软组织，才可以使用滑结。所有的滑结都是完全在套管外打结的。

为了系紧滑结，后手线应当收短，大致是缠绕支长度的一半。当后手线拉时，结就被滑行至缝合处，缠绕支就收短了。一旦结被传至缝合处，自由的一端就有足够的长度去增加额外的半分结，不需要滑动套管。滑结的成功依赖于术者在打随后的半分结锁定之前，要保持结的张力，不能松动。正如之前我们提到的，滑结可以分为非锁定结和锁定结，主要在于是否存在内在的锁定结构。

非锁定滑结最初可以收紧，但是不能维持拉力，必须通过随后的半分结锁定，才能安全。典型的非锁定滑结就是 Duncan 结。

自锁结可以不需要增加额外的半分结锁定。根据结的内部锁定装置，可以分为远端、中部、近端锁定结。远端锁定结能防止结的滑动，好于近端锁定，但是在高张力的组织中锁定困难。近端锁定结拉紧比较容易，但是在随后打半分结时，容易失去一些拉力。中部锁定结结合了容易收紧和防止结

滑动的优点。Roeder 和 Weston 结是远端锁定结的代表。SMC 结和 Tennessee 滑结是中部锁定结的代表，Nicky 结是近端锁定结的代表。

Duncan 结

在拇指和示指之间抓住缝线通过中轴支创建一个线环，紧随其后连续反手做出四个线环，然后缠绕支的末端通过原来的线环收紧，直到最后一个线结形成。一旦线结推紧，拉紧中轴支，线结即被锁定。接着必须要至少 3 个 RHAP 来确保线结的安全性，全部完成后的形状如图 30.7 所示。

Roeder 结

这是一种改良的 Duncan 结。首先缠绕支绕过中轴支一圈，接着再绕过两个线支，然后再缠绕中轴支。缠绕支的尾端通过第二、三次的线环，然后将线结收紧并推入关节内。最后必须用至少 3 个 RHAP 来确保线结的安全稳定性，全部完成后的形状如图 30.8 所示。

Tennessee 滑结

这种线结是在中轴支上通过做反向半分结形成一个拢帆索线结的组合。线缠绕支绕过中轴支与缠绕支，接着再绕中轴支一圈，缠绕支的末端从第一和第二次线环之间穿过。最后必须至少 3 个 RHAP 来确保线结的安全稳定性，全部完成后的形状如图 30.9 所示。

SMC 结

用拇指与示指捏住两根缝线。缠绕支绕过中轴支，然后缠绕支从下方和上方各绕过两支。缠绕支从中轴支下方的前两个线环之间通过，从中轴支上

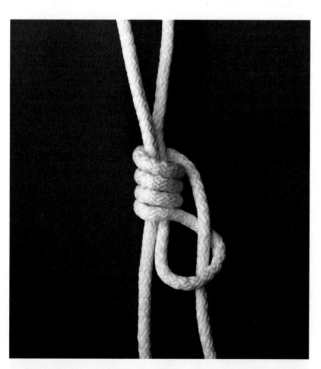

图 30.7 Duncan 环结是先将环线环绕柱线 4 圈。然后环线穿过最初的环。

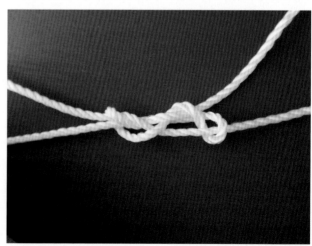

图 30.8 Roeder 结是 Duncan 环结的一种变形，先沿柱线绕 1 圈，然后沿两个线绕 1 圈，再沿柱线绕 1 圈。把尾线从第二、三环之间穿过。

方向远离示指的方向拉出。在缠绕支上相邻两线环之间形成三角形的空隙。缠绕支绕中轴支从该三角形空隙下方穿过，形成锁定结。放松拇指和示指，此时结还是松动的。拉紧中轴支收紧线结。最后必须至少 3 个 RHAP 来确保线结的安全稳定性，全部完成后的形状如图 30.10 所示。

Weston 结

虽然之前在关节镜领域中不大使用，但现在 Weston 结使用得越来越多了。缠绕支通过中轴支两次，再从下方通过缠绕支。然后，再从下方绕过中轴支，拉回线再绕两线支。通过第一个线结的环，形成结。最后必须至少 3 个 RHAP 来确保线结的安全性和稳定性，全部完成后的形状如图 30.11 所示。

Nicky 结

绕中轴支做一个反向半分结，但不收紧。缠绕支再做一反向半分结，第三个半分结在之前两个线环穿出。之后再打 3 个 RHAP 来确保线结的安全稳定性，全部完成后的形状如图 30.12 所示。

避免并发症

并发症有时由于术者引起，有时也与缝合材料相关。显然，医生如果缺乏经验会改变手术结果。关节镜下打结技术需要在体外练习，先从大号缝合线开始逐步练习至标准大小缝合线。在结训练板上训练打结是非常有用的（图 30.13）。下一步是在干

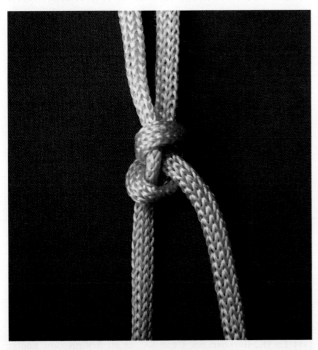

图 30.9 Tennessee 滑结，先在柱线上打帆结。

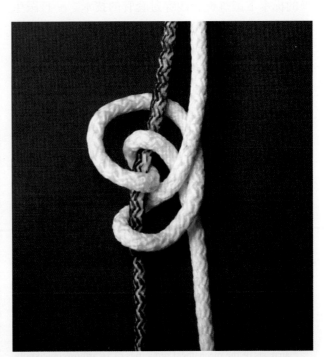

图 30.11 Weston 结。

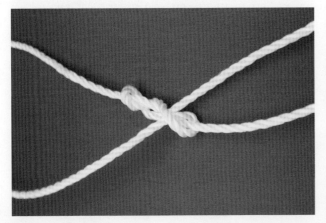

图 30.10 SMC 结。

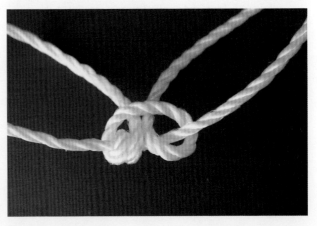

图 30.12 Nicky 结。

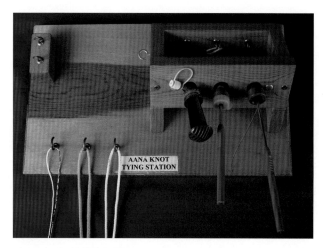

图 30.13　关节镜打结板。

燥的标本下锻炼缝合线穿过套管的技术。一旦医生熟练掌握了技术，可联系湿标本下的操作环境。这种真实的训练环境有助于培养置管技术，在液体环境下的缝合技术，管理缝线、避免线结缠绕及软组织夹杂和失去张力的线结。

　　每个缝合材料都有自己的竞争力，都会影响打结的效果。一旦发生结的滑移或者位移超过 3 mm 即被认为打结失败。缝合失败就会导致临床疗效失败。另一个常见的并发症是线支的断裂，使用高强度的缝合线是可以避免这个问题的。

技术优化

　　掌握关节镜下打结技术是关节镜下肩关节重建手术的一个成功基石。手术医生可以选择适当的缝合锚钉，最优的结形态和熟练的手术技巧来保证持续、良好的临床结果。一个优化的打结技术包括对器械的熟练使用。骨科医师首先应避免缝线纠缠。在打结位置的上方放置一个清晰的螺纹套管有助于操作。一旦套管退出，打结时需要重新置入。缝合锚钉的线孔必须面对缝线穿过组织的方向。术者确认缝合线没有纠缠，才可以收紧线结。如果线结可能松弛，不能有侥幸心理，应该从头再来。良好的教学和设备齐全的训练环境对于关节镜技术的发展至关重要。我们必须记住，我们所有的努力都是为了患者的利益。

推荐阅读

[1] Swan KG Jr, Baldini T, McCarty EC. Arthroscopic suture material and knot type: an updated biomechanical analysis. *Am J Sports Med*. 2009;37:1578–1585.

[2] Barber FA, Herbert MA, Beavis RC. Cyclic load and failure behavior of arthroscopic knots and high strength sutures. *Arthroscopy*. 2009;25:192–199.

[3] Ilahi OA, Younas SA, Ho DM, et al. Security of knots tied with ethibond, fiberwire, orthocord, or ultrabraid. *Am J Sports Med*. 2008;36:2407–2414.

[4] Baumgarten KM, Brodt MD, Silva MJ, et al. An in vitro analysis of the mechanical properties of 16 arthroscopic knots. *Knee Surg Sports Traumatol Arthrosc*. 2008;16:957–966.

[5] Williams DP, Hughes PJ, Fisher AC, et al. Heat treatment of arthroscopic knots and its effect on knot security. *Arthroscopy*. 2008;24:7–13.

[6] Shah MR, Strauss EJ, Kaplan K, et al. Initial loop and knot security of arthroscopic knots using high-strength sutures. *Arthroscopy*. 2007;23:884–888.

[7] Wüst DM, Meyer DC, Favre P, et al. Mechanical and handling properties of braided polyblend polyethylene sutures in comparison to braided polyester and monofilament polydioxanone sutures. *Arthroscopy*. 2006;22:1146–1153.

[8] Kim SH, Yoo JC, Wang JH, et al. Arthroscopic sliding knot: how many additional half-hitches are really needed? *Arthroscopy*. 2005;21:405–411.

[9] Milia MJ, Peindl RD, Connor PM. Arthroscopic knot tying: the role of instrumentation in achieving knot security. *Arthroscopy*. 2005;21:69–76.

[10] Li X, King M, MacDonald P. Comparative study of knot performance and ease of manipulation of monofilament and braided sutures for arthroscopic applications. *Knee Surg Sports Traumatol Arthrosc*. 2004;12:448–452.

[11] Lo IK, Burkhart SS, Chan KC, et al. Arthroscopic knots: determining the optimal balance of loop security and knot security. *Arthroscopy*. 2004;20:489–502.

[12] Kim SH, Ha KI, Kim SH, et al. Significance of the internal locking mechanism for loop security enhancement in the arthroscopic knot. *Arthroscopy*. 2001;17:850–855.

[13] Richmond JC. A comparison of ultrasonic suture welding and traditional knot tying. *Am J Sports Med*. 2001;29:297–299.

[14] Loutzenheiser TD, Harryman DT II, Ziegler DW, et al. Optimizing arthroscopic knots using braided or monofilament suture. *Arthroscopy*. 1998;14:57–65.

第 2 篇

肘关节

The Elbow

肘关节镜基础：体位、术前准备、解剖、入路

肘关节镜是一种技术要求较高的手术。通过正确的诊断及合适的术式，肘关节镜对于肘关节病变的修复是一种很好的工具，并且还是一种风险较小的诊断和治疗的工具[1]。然而，在对潜在的周围神经、血管损伤方面，肘关节镜或许是最危险的。这一原因牵涉到肘关节结构间的复杂关系[2]（图 31.1）。因为周围的神经血管结构复杂，熟悉正常的肘关节解剖及入路可减少重要结构损害的风险。

1985 年，Andrews 和 Carson[3] 描述了仰卧位方式以及肘关节镜的各种入路。1989 年，Poehling 等[4] 描述了肘关节镜俯卧位的技术。自此，肘关节镜技术与指征得以发展壮大，并涌现出许许多多涉及各种手术技术的报道。本章的目的是概述肘关节镜技术的体位、术前准备、解剖及入路。

解剖

在进行关节镜手术之前，认识肘关节解剖结构很重要。要认识重要的骨性解剖标志，包括内外侧上髁、鹰嘴和桡骨头（图 31.2）。在外侧，外上髁同鹰嘴、桡骨头形成一个三角形。三角形的中心是一个薄弱点，称为肘三角。此处常被用来在插入器械和套管之前注射液体使关节扩张，并且还可以作为直接外侧入路的体表标志（图 31.3）。在后侧，重要的结构有肱三头肌、肌腱以及鹰嘴尖。

在前侧，肘前窝是由三块肌肉围成的：外侧部分是"3 块肌肉的边缘"——肱桡肌、桡侧腕短伸肌和桡侧腕长伸肌；内侧部分是旋前圆肌；前侧部分是肱二头肌。肘肌位于关节的后外侧部分，起自于外上髁和后侧肘关节囊，止于近端尺骨。

肘关节周围的感觉神经有臂内侧皮神经、前臂内侧皮神经、前臂外侧皮神经和前臂后侧皮神经。

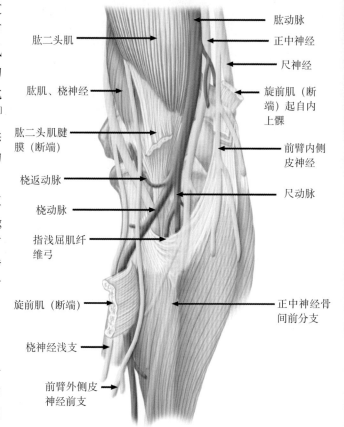

图 31.1 肘前窝及重要的神经血管组织。

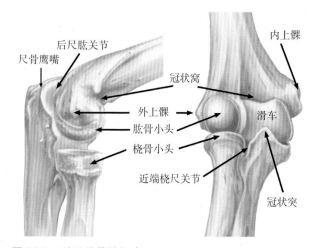

图 31.2 肘关节骨性标志。

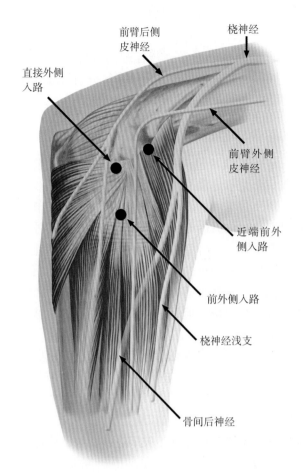

前臂后侧
皮神经

桡神经

直接外侧
入路

前臂外侧
皮神经

近端前外
侧入路

前外侧入路

桡神经浅支

骨间后神经

图 31.3　俯卧位的外侧视角。

臂内侧皮神经穿透深筋膜后在手臂的内侧向下走行，在鹰嘴水平支配手臂后内侧部分的皮肤感觉。前臂内侧皮神经支配肘关节内侧和前臂的皮肤感觉。前臂外侧皮神经是肌皮神经的一个分支。它存在于肱二头肌和肱肌之间，支配肘关节外侧和前臂外侧部分的皮肤感觉。最后，前臂后侧皮神经的束支来自于桡神经，在手臂的外侧部分向下行走，支配后外侧肘关节和前臂后侧的感觉 [5]。

　　肘关节主要的神经和血管结构有正中神经、桡神经、尺神经和肱动脉。桡神经绕过肱骨后侧，穿外侧肌间隔，向前方向下走行至肱桡肌和肱肌之间的外上髁处。桡神经发出桡神经浅支分支，支配腕关节桡背侧和桡侧 3 个半手指背侧皮肤的感觉，而骨间后神经支配腕关节、拇指和手指伸肌。尺神经在上臂远端 1/3 处穿透内侧肌间隔，行走于内上髁的后方，然后在尺侧腕屈肌和指浅屈肌之间向远端下行。最后，肱动脉在肘前窝内紧靠肱二头肌肌腱内侧行走，下行到桡骨头水平分支成桡动脉和尺动脉 [5]（图 31.1）。

临床评估

病史

　　一个完整病史的采集需要包括患者的职业、患者是左利手还是右利手，以及症状持续的时间。另一件重要的事情是要明确患者是单次创伤还是反复的活动后才出现症状。需要问询患者是否有疼痛、肿胀、交锁以及触及碎片等症状及上述症状的特点。这些可提示关节内有游离体存在。疼痛的定位也很重要，例如内侧疼痛大多数是由内上髁炎引起的，但是内上髁撕脱性骨折、内侧副韧带损伤、尺神经炎或是尺神经半脱位也会有类似的表现。

　　肘关节外侧部分的症状可能是由肱桡关节软骨软化症、骨软骨游离体、桡骨头骨折、分离性骨软骨炎病变和最常见的外上髁炎引起的。

　　对前肘关节症状的鉴别诊断包括完全的或是部分的肱二头肌远端断裂，前关节囊扭伤和肱桡肌扭伤 [6]。

　　后室的症状则可以反映外翻过载综合征、后侧撞击、骨软骨游离体、肱三头肌肌腱炎、肱三头肌肌腱撕脱或是鹰嘴滑囊炎 [7]。肘关节后侧部分深处的剧烈疼痛可能作为鹰嘴压力性骨折的指征 [8]。

　　详细的神经血管病史很重要，因为尺神经的感觉异常可能是由于肘管综合征、尺神经牵拉或是外翻不稳后的拉伤所造成的 [5]。

　　投掷运动员是一个特殊的患者群，收集先前损伤的信息以及投掷技巧或康复方案改变的信息是很重要的 [6]。一个患者如果出现了与投掷有关的症状，并且局限于内侧可能是因为内侧副韧带损伤。投掷运动员如果描述说自己丧失投球的速度与控制，或是有不能"抛出球"的症状，并可能伴有用力伸展后的疼痛，这可能表示有继发于内侧副韧带受伤的后鹰嘴撞击。典型病例是一个 20 岁左右的棒球投手，他在做投球加速和后续阶段的运动时会有肘关节后侧疼痛，并且还会主诉肘关节不能完全伸展 [5]。那些患有分离性骨软骨病变的年轻运动员（<18 岁）常诉在投掷的后期发力和后续阶段运动时会出现进行性加重的肘关节外侧疼痛，并且伴有伸展不能和片刻的关节交锁 [7]。

体格检查

　　肘关节完整的 3 个区域的身体检查对于疾病的正确诊断是至关重要的。每一个区域都要逐个检查以对肘关节做一个整体的评估。身体检查首先要对皮肤及软组织仔细检查以确保没有瘢痕、肿胀、瘀斑、软组织肿块或是骨畸形。肘关节的对位也需要被检查，记录任何有明显的内外翻畸形。肘关节屈、伸、旋前和旋后的活动范围也应该被记录，同时与对侧比较。那些有后内侧外伤或过度外翻的患者可能表现为屈曲挛缩和尺骨鹰嘴尖后内侧上方疼痛。

在内侧，内上髁触诊时疼痛沿着内侧部分提示内上髁炎，通过肘关节伸展和抵抗腕部屈曲的激发试验可诱发疼痛。对于青少年，肘内侧的疼痛可能是由内上髁的撕脱性骨折引起。区分内上髁炎与尺侧或桡侧副韧带损伤是很重要的。疼痛在内上髁远端，沿内侧副韧带发作通常提示韧带损伤。触及近端屈肌－旋前肌团块组织可能提示肌腱病变。尺神经同样需要触诊，Tinel 征提示尺神经病变。当神经被触及时，可以被动屈伸肘关节来判断是否有神经半脱位。

将肘关节屈曲 30°，放松前囊，同时使尺骨鹰嘴从尺骨鹰嘴窝的骨关节中释放出来，然后当肘关节充分外旋时给予外翻应力用来测试外翻不稳定。肘关节内侧部分的不适可能是由尺侧副韧带损伤引起的。外翻松弛通常是难以辨别的，尤其是在表面以下的尺侧副韧带的撕裂[9]。与对侧肘关节做对比有助于生理性松弛与病理性不稳定的鉴别。

在后侧，需要通过触诊三头肌的附着点和后外侧及后内侧关节区域来评估关节有无触痛、骨赘和后方撞击损伤。弹响试验用来检查尺骨鹰嘴撞击症。当肘关节充分伸展时抓紧固定上臂，关节后内侧部分再次出现疼痛表明尺骨鹰嘴被压缩至关节窝内或提示过度外翻。

在外侧，触诊外上髁和伸肌起点可以评估外上髁炎，肱桡关节触诊时，若前臂被旋前或旋后可诱发捻发音或交锁，可能是由软骨软化病变或一侧滑膜皱襞外伤引起的。这些薄弱点需要通过检查来确定是否有滑膜炎或关节积液[5]。

关节的稳定性可以通过 O'Driscoll 的后外侧旋转不稳试验来检测[10]。这个试验最好是在全身麻醉下完成，因为患者清醒时会产生焦虑，从而导致假阴性的结果。但是，它也可以在患者清醒时进行，患者患肢需超过头顶，同时肩部充分外旋。在试验期间，需对肘关节施加外翻、旋后和轴向挤压应力，使肘弯曲 20°~30°。在肘关节处于伸展位时，桡骨和尺骨近端的半脱位或者脱位可形成一个后凸

和沟的标志。而当肘关节弯曲时，肱桡关节和肱尺关节视诊或者触诊消失[5]。

需对每一个患者进行仔细的神经、血管的检查，同时密切关注尺神经内侧来区分肘管综合征是否伴随内上髁炎或是内侧副韧带损伤。

影像学检查

常规 X 线片包括一个肘关节完全伸展的前后位片和一个关节屈曲 90° 的侧位片。轴向的 X 线片可以得到尺骨鹰嘴的轮廓以及它们的内外侧关节。这是识别和评估后内侧骨赘的最佳视角。当有外伤史时，需要做一个斜角度的 X 线片，并应特别注意桡骨头和喙突的微小的骨折线。同样，X 线片用来发现明显的伴有微小退行性改变、骨赘、游离体的前或后肘关节脱位。但是，X 线片并不总是能够发现所有的游离体。

重力应力试验 X 线片可用于检测肘外翻松弛。患者处于仰卧位，肩膀被固定并处于最大外旋位，这样可以使肘平行于地面。如果韧带或骨性附着处受到损伤，那么在 X 线片上可以看见增大的关节空间[5]。

现已发现 MRI 和 CT 关节造影能够准确地诊断完全尺侧副韧带撕裂[9]。早期的研究发现，CT 关节造影在检测表皮下的尺侧副韧带部分撕裂时更敏感[11]。这被 Timmerman 和 Andrews 描述为"T 标志"病变。它表现为造影剂从尺侧副韧带骨止点撕裂深层处渗漏到周围，但在未受损的皮下层、尺侧副韧带和关节囊内仍保持完整[9]。MRI 可能无法反映表面下微小的尺侧副韧带的撕裂。然而，使用生理盐水对照或钆磁共振造影，可以提高尺侧副韧带浅层撕裂检测的敏感性，现已成为选择性地检测这类撕裂的一种检查方式[9]。

MRI 也可以用于评估肱桡关节的骨软骨病变，或是用于检测 X 线片未能发现的早期血管病变，以及用来评估病变的程度和碎块移位程度[5]。MRI 也有助于评估肘部的软组织结构，如伸肌和屈肌腱的起点，可以帮助诊断内侧和外侧上髁炎，肱三头肌起点及相关肌肉可以评估肱三头肌肌腱炎。

决策程序

根据疾病的诊断，在决定进行肘关节镜手术之前，应先尝试适当的保守治疗。适应证包括肘关节内病变的诊断、肘关节内游离体及异物的取出、关节冲洗、感染关节的清理、骨赘切除、外上髁炎的

治疗和关节内骨折的治疗。这些诊断的疾病都有各自的保守治疗方式，并都应在行肘关节镜手术前被使用，我们会在后面的章节具体讨论。

治疗

非手术治疗

在决定进行肘关节镜手术之前应该尝试适当的保守治疗措施。但是经常会遇到在关节镜检查之前不能明确诊断的情况，因为体格检查、X 线片和 MRI 检查不能完全检测出游离体、关节软骨损伤或其他病理损伤。

手术指征

1992 年，O'Driscoll 和 Morrey[12] 描述了肘关节镜手术的早期指征，是指当疼痛或其他症状足以干扰工作、日常活动、运动或睡眠，且保守治疗不能解决问题。在早期研究中，肘关节镜手术指征仍在不断优化，他们分析了 71 例肘关节镜的结果。早期最好的结果是来自于关节镜下游离体切除、探查未确诊的弹响、特发性屈曲挛缩松解、受损关节表面的局部清创和滑膜切除术。他们发现获益最小的是那些客观和主观结果不一致的患者。

此后，肘关节镜手术指征进一步完善。1994年，Poehling 和 Ekman[1] 进一步细化肘关节镜手术指征，包括肘关节内损伤的诊断、游离体异物的清除、关节的冲洗、关节感染的清创术、骨赘的切除、滑膜切除术、关节囊松解、桡骨头切除和急性肘关节骨折的治疗。

许多作者已经报道了肘关节镜手术在游离体清除的作用 [3, 5, 12-14]，同时它仍然是肘关节镜手术的主要适应证。有几个病理过程可能解释游离体的形成，包括创伤和滑膜软骨瘤病。不论何种病因，患者通常表现为肿胀、交锁、疼痛和无法活动，这些都能通过游离体的清除得到改善。这些游离体可以在前后室和后内侧沟找到，清除它们是一个技术要求很高的手术。

肘关节镜对于可疑关节感染或感染的诊断是一个有效的工具。它以一种微创的方式进入关节，创伤小，同时可以确诊感染、冲洗关节、清除感染组织和评估潜在骨、软骨和滑膜组织的情况[1]。

骨赘是关节镜下治疗和清除的又一指征 [12-15]。一个确切的肘关节侧位片对骨赘的鉴别很有帮助，

骨赘可侵犯尺骨鹰嘴的后侧，进入尺骨鹰嘴窝内，从而限制肘关节的伸直 [1, 12]。一个轴位的 X 线片可以显示后内侧骨赘 [5]。这个通过关节镜可以很容易取出。

术语"伸肘过度外翻"是用来描述一些可以在棒球投手和其他有扣杀动作的运动员身上发现的症状。大负荷重复性外翻力产生于加速和跟进阶段的投球，此时，肘关节伸展，可能会导致尺骨鹰嘴和肱骨远端的骨软骨的变化。不断的投球和扣杀会在尺骨鹰嘴窝的后内侧形成明显的骨赘，导致部分区域的软骨软化 [5]。无法通过关节镜可靠地观察内侧副韧带前束的情况，限制了关节镜在评估内侧副韧带损伤评估中的价值 [16, 17]。

对非手术治疗无效的、有微小关节损伤的关节炎引起的慢性滑膜炎也可以是肘关节镜的适应证。滑膜切除术可以为疼痛提供很大的缓解作用。诊断性肘关节镜也可以用于滑膜活检，有助于类风湿性关节炎或是其他炎症性关节炎，抑或是单个或多个不明原因的关节炎的诊断 [12]。类风湿关节炎患者中有约 20%~50% 的累及肘关节，其中 50% 出现疼痛和相关运动障碍。Lee 和 Morrey 短期随访 11 例患者中的 14 个关节镜下滑膜切除术，发现 93% 的优良结果。但是，仅有 57% 的患者在术后 42 个月后仍能保持良好的结果。当对类风湿性关节炎和其他炎症性关节炎患者实行肘关节镜手术和滑膜切除术时，要给患者设立适当的期望值，并让患者知道症状有复发的可能。

肱骨小头剥脱性骨软骨炎的特点是疼痛、肿胀和活动受限，通常发生在青春期或青年投掷运动员和体操运动员身上。这种疾病潜在的原因可能是对血流供应不稳定的脆弱骨骺的反复微小的创伤。病变可以进展为关节脱位，游离体的形成，肘关节的交锁伴有慢性疼痛，这些症状是保守治疗失败后关节镜检查的共同适应证。手术包括关节镜下骨赘的移除、游离体或脱落的软骨取出术和病灶的刮除或切除术。

Panner 病是一种发生于儿童和青少年整个肱骨小头的骨软骨病，可能是剥脱性骨软骨炎的前期表现 [5]。肱骨小头的重建通常在没有后遗症或活动限制的静息期。

关节镜下肘关节退行性骨关节炎清理术的适应证与那些游离体清除术、过度外翻和剥脱性骨软骨炎手术的适应证是相似的。关节镜治疗对于肿胀

第 2 篇　肘关节

引起的疼痛和固定、交锁等机械性症状有很好的疗效[13-15]。清除鹰嘴、鹰嘴窝及冠状突内的游离体可以减轻疼痛，增加关节活动范围，并消除机械样症状[13-15]。肘关节镜在无明显骨赘、游离体或机械性症状的原发性退行性关节病中的作用有限。

关节镜下肘关节粘连松解术的技术要求很高，并且有较高的并发症风险，因为松解粘连的关节囊技术有限，而且和附近的血管神经结构很靠近[1, 5, 13]。肘关节失去活动能力可能是由于创伤、退行性或炎症性关节炎引起的骨和软组织病变导致的。患者关节可能失去屈曲、伸展或屈伸功能。试图确定挛缩的原因是很有必要的，因为这能影响到疾病的治疗[5]。如果应用非甾体类抗炎药、伸展运动、夹板和其他方式保守治疗均失败的话，关节镜松解术和彻底的关节清理术对于这些患者是合适的选择[13]。

肘关节镜的适应证已经拓展到肱骨外上髁炎的治疗。当保守治疗失败，关节镜松解术相比于开放手术有几个潜在的优点[5]。它通过直接寻找病变位置保留了伸肌总腱。同样，对于可能的关节软骨损伤、游离体以及其他疾病，如一侧滑膜皱襞炎症等病变，也可以行关节内的检查，并允许更短的术后康复期及更早重返工作和运动[5]。

对继发于桡骨头骨折的肱桡关节的创伤性关节炎，可以通过关节镜下桡骨头切除来解决[1, 5, 13]。关节镜下治疗的优点是可以获得有关肘关节面和相关软骨病变或韧带撕裂的更完整的视野[5]。除了整个桡骨头，多达 2~3 mm 的桡骨颈可切除。为了保持上尺桡关节的稳定，环状韧带必须完好无损[1]。

使用经皮穿刺针和螺钉在关节镜下治疗特定的肘关节周围骨折的策略在不断完善，包括桡骨头骨折、肱骨小头骨折和尺骨冠状突骨折的治疗。关节镜辅助治疗尺骨冠状突骨折在一个有 7 个病例的小型试验中体现出了可能性。此外，还出现了肘关节镜治疗的新领域，包括鹰嘴囊炎的治疗、远端二头肌腱撕裂的内镜下修补、关节镜下肱三头肌的修复和关节镜下尺神经松解。

禁忌证

肘关节镜手术的首要禁忌证是任何正常骨或软组织的解剖结构的显著畸形阻碍关节镜安全进入关节[12]。例如无论是在肌肉下或是皮下出现的尺神经变位，都会阻碍安全的近端、前内侧入路布置，而且还是对于关节镜在肘关节内侧安全使用的相对禁忌证[5, 18]。在这些情况下，在建立内侧入口之前先确定尺神经的位置是很有必要的。

另一个相对禁忌证是严重的关节僵硬可能伴有正常解剖结构的扭曲，使重要神经血管结构面临手术损伤的风险。这就不允许充分的关节扩张，也没有合适的位置使神经和血管结构远离手术入口或是远离处于关节内的操作器械[5]。如同任何其他手术，手术入口部位的局部感染也是肘关节镜手术的禁忌证。

作者的手术观点

当保守治疗的措施都失败后，肘关节镜在肘部简单和复杂的疾病治疗中就是一个有用的工具。但是，它不能代替详细的病史、体格检查，诊断性的测试或是足够疗程的非手术治疗。当决定行关节镜手术时，需要告知患者治疗的风险和收益，包括微小的神经血管损伤的风险和术后真实的预期效果。在任何手术进行前，病史中记录上述讨论结果和恰当的知情同意是至关重要的。

麻醉

大多数外科医生喜欢在气管插管全麻下行肘关节镜手术，因为它使所有的肌肉放松，并且使患者感到更加舒适[5, 18]。有些局部麻醉包括腋神经阻滞或臂丛神经阻滞也被提倡。局部麻醉需要熟练的麻醉师，能够安全和成功地实施，但相较于全麻还是存在不可预知的风险。

一些医生对于使用局部或是静脉阻滞麻醉仍然存在顾虑，因为患者的术后神经功能状态难以评估，而且还可能因为麻醉药扩散到腋窝阻滞神经而产生干扰[5]。如果发现术后有神经功能受损，很难明确发生的原因，而且会引起麻醉师和骨科医师相互推卸责任。

局部麻醉在术后的止痛中也不是常用的，因为很难评估患者术后的神经功能状态。但是，也没有硬性规定不能在术后止痛中应用局部麻醉，这些应该由手术医生决定。

体位

在传统肘关节镜手术中，患者在手术台上通常使用仰卧位，直到1989年，Poehling 等[4]使用俯卧位。俯卧位提高了关节镜在关节内的移动、有利于在关节内进行操作、提供了一个更完整的关节内检查（特别是在关节后部）视野，并且不需要悬挂装置对肘关节的支持。这个体位的主要缺点是很难保证患者呼吸道通畅[1]。

在合适的麻醉（全身麻醉或是腋窝阻滞）完成后，患者被置于俯卧位，胸廓下方放置大的胸枕。胸枕要足够大，足以使患者的躯体能在手术台上抬起。如果翻转不够完全，将会使手臂和肘关节很难摆正体位来建立前内侧入路。搁手板将会放置在手术床边上，并与手术床平行。为了增加术中上肢的活动，一个沙袋、木块或是手术巾做成的硬垫将会放置在肩膀下使手臂进一步抬离床面。然后前臂被悬吊于与搁手板上方成 90°的位置（图 31.4）。无菌止血带被置于手臂的近端来减少手术期间的出血，但是在使用机械灌注系统时，止血带没必要一直充气[1]。当上肢已经消毒铺巾后，一个大的无菌的"隆起物"将被放置在手臂近端的下方来保持肩外展 90°和肘屈曲约 90°（图 31.5）。

另一些人更喜欢侧卧位，因为他们觉得这提高了上肢稳定性，方便了麻醉师，使气道更容易开放，并且使肘关节后方入路操作不影响气道的开放[12, 18]。患者放置成侧卧位并且肢体朝上，然后手臂在充实的隆起物的支持下使前臂自由悬挂并使肘关节弯曲 90°。在这个位置上，肘关节被固定在手术医生的前方，使术者可以接触到所有的入路位置。

无论使用俯卧位还是侧卧位，前臂从指尖到近端都要消毒，然后上肢从指尖到肘关节以下要用弹性绷带包扎，减少液体渗入前臂[18]。

手术室设置

采用俯卧位时，麻醉者站在手术床的一头，手术医师直接站在弯曲肘关节的一侧，助手朝向患者头部站立。辅助人员面对患者足底站立或者站在手术医生和助手后面。一个 mayo 台放在手术医生后面，其他 mayo 台放在手术床对面。所有的管道及电线从一个 mayo 台连接到视频监视器、录像机、光源、摄像机、液体袋和机械灌溉系统，这些都是放置在患者的对侧（图 31.5）。

仪器

标准的 4.0 mm 的 30°关节镜可以获得肘关节内很好的视角。较小的 2.7 mm 的关节镜通常是不用的，但也可以用于观察小的腔隙，如一侧关节入口的侧室和青少年患者的关节镜检查[5, 18]。在调整观察和操作入路时允许使用套管，减少关节囊反复损伤。这样做可以使神经血管的损伤风险最小化，也可减少液体渗入软组织，发生肿胀和骨筋膜室综合征[5]。金属套管在关节镜上使用，而操作入路则使用带有保护膜的一次性塑料套管，这样可以在仪器进入关节后减少因关节扩张引起的损伤。

尽量避免在肘关节镜手术中使用侧向引流管道，因为皮肤和关节囊之间的距离通常是非常近的。如果使用侧向引流管道，管道会在关节内，然而侧方引流处于关节外，这样会导致液体渗入周围软组织。管道应无侧向引流口，这样液体的流动直

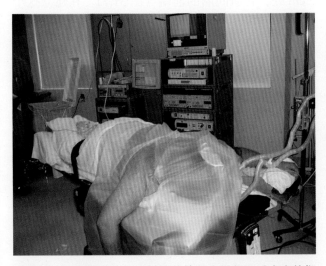

图 31.4　患者俯卧位，右肘关节放置在平行于手术床的搁手架上。近端放置一个未经消毒的 U 形手术帷帘。当上肢消毒铺巾好后，一个无菌的物块放置在手臂下方起到保护作用。

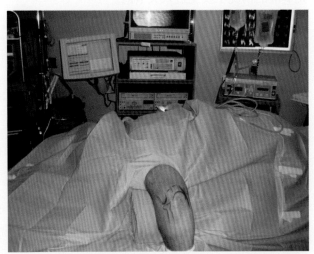

图 31.5　俯卧位时的左肘关节。麻醉医生在患者的头侧（左），所有的仪器放置在手术床的对侧边。注意无菌物块放置在手臂下方，可以保持手术期间肘关节的稳定。这些都有赖于平行于手术床的搁手板来支持手术床。

接流入管道的末端[19]。

所有的套管都应是圆锥形和钝头的，这样可以减少神经血管和关节软骨损伤的可能性。各种手持式的设备例如探针、抓钳和钻空器，以及各类电动工具例如滑膜切除器和打磨器都会在肘关节镜中被使用[5, 18]。

如果使用机械泵，那么会用 35 mmHg 的进水压力来维持关节扩张[5]。一些学者喜欢使用重力进水的方式，他们认为这样关节能够更加充分的扩张，还能减少液体渗出的风险。如果使用止血带，应该设在 250 mmHg 或是按需充气。

手术技术

肘关节镜手术有明显潜在的并发症，特别是血管和神经损伤[5]。避免并发症的关键是要对神经和血管结构、软组织和骨解剖的位置关系有清晰的认识。无论患者处于侧卧或俯卧位，重要的是识别和确定体表标志。这些包括尺骨鹰嘴尖、内侧和外侧上髁、桡骨头、肘部的薄弱点、内侧肌间隔及尺神经（图 31.6）。一些学者建议在建立初始入路前，于一侧的"薄弱点"位置注入 20~40 ml 的液体来扩张关节[20]。另一些学者则认为没有必要。Miller 等论证了在关节囊和神经血管结构之间存在一个微小的距离（宽度为 6 mm），而且关节充气时不增加这个关节囊神经间的距离。我们发现在开通近端前内侧入路前，即我们建立的第一个入口，没有必要进行关节充气。仔细观察解剖标志，可以在不注射关节液的情况下安全进入关节内。

当建立入口通道时，手术医生应避免穿透皮下组织，这样会有助于减少皮肤浅表神经的损伤。止血钳或蚊式钳用于分离组织直到关节囊[5]。当关节镜进入关节内，肘关节需要弯曲 90°，放松和保护前端的神经和血管结构，而且只能使用钝性套管。

前内侧或是前外侧入路哪一个先建立存在一些争议。许多医生首先建立一个外侧入路，然后在关节内的直视下通过脊髓穿刺针建立一个内侧入路。此外，一个"由内而外"的技术可被应用于通过一个转换棒从关节内建立一个内侧入路。其他一些医生运用同样的方法，首先建立内侧入路，并且在尸体研究中，人们发现先建立近端前内侧入路比外侧入路更安全。

我同意一些学者的观点，那就是先建立近端前内侧入路，因为只要手术医生明确包括肌间隔在内的重要软组织和骨性标志的位置，那么这就是最安全的[5, 18]。首先，建立内侧入路液体渗出会更少，因为内侧入路会穿过肌腱病变为主的组织和前臂屈肌的粗壮部分。其次，较厚的组织比软的、薄的、径向的关节囊更能够避免液体渗出。最后，大多数疾病都位于肘外侧室，近端前内侧入路有最好的观察视角[5]。

入路

前室

近端前内侧入路首先被建立，它第一次被 Poehling 等[4] 描述。它位于肱骨内上髁近端大约 2 cm 处，在肌间隔的前端（图 31.7）。在建立这个

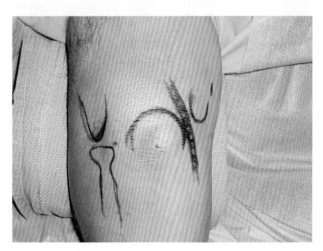

图 31.6　俯卧位上标记出左肘关节的解剖标志，包括内上髁（右）、外上髁（左）、桡骨头、尺骨鹰嘴和尺神经（右边深蓝色线）。肌间隔也同样被标记在肘关节的内侧部分，紧靠在内上髁的前方。

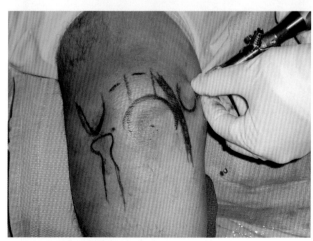

图 31.7　首先建立近端前内侧通道，它紧靠肌间隔的前方，内上髁近端 2 cm 处。

入路之前，需要评估尺神经的位置和稳定性。肘管前侧尺神经的半脱位的患病率大约是 17%。进行钝性分离直到触及肱骨的前方，继续分离到肌间隔为止。然后当肱骨前端部分持续与关节镜鞘接触以及引导针直接对准桡骨头时，将关节镜鞘插入肌间隔前方。将肱骨的前表面作为一个固定的标志，来帮助减少关节囊前方的正中神经和肱动脉的损伤。尺神经位于肌间隔后方，距通道入口大约 3~4 mm（图 31.8）。触诊肌间隔以及确保入口建立在肌间隔的前方，可以使在最佳视角下的神经损伤风险最小化。这个通道提供肘关节前室最佳的视角，尤其是肱尺关节、肱桡关节、冠突窝和高位关节囊[1, 5]。

Lynch 等描述了前内侧入路的位置，在内上髁远端及前端各 2 cm 处，在肘关节囊的位置或是远端的附近。由于受这个入路的位置影响，套管只有在朝向正中神经的方向上向旁边直线上升才能进入肘关节内。正因如此，近端前内侧入路具有更安全

的特性而被推崇。因为关节镜更靠近远端位置，将导致肘关节镜在前后位的水平位置几乎与正中神经平行[5]。

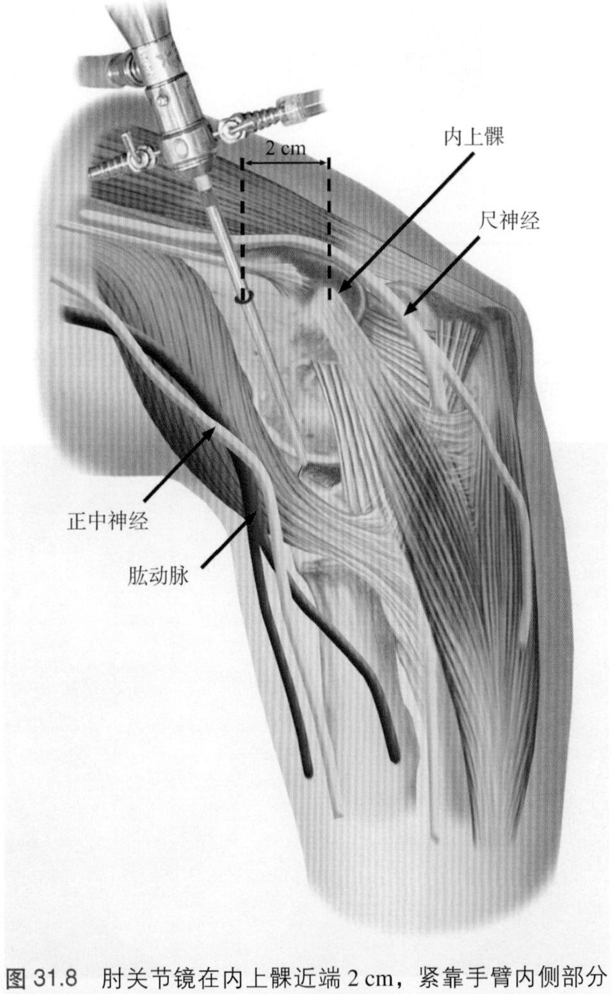

前外侧入路首先被 Andrews 和 Carson 描述[3]，位于外上髁远端 3 cm 和前端 2 cm 处。但是这个入路的位置使得桡神经有很大风险受到医源性损伤。Lindenfeld 发现桡神经距离入口仅有 3 mm。为了减少桡神经损伤的风险，一些研究者已经强调，避免入路置于远端，尽量靠近近端建立前外侧入路[2, 20]。Field 等[20] 比较了 3 个外侧入路：近端前外侧入路（位于外上髁近端 2 cm 和前端 1 cm 处）、远端前外侧入路（正如 Andrews 和 Carson 所描述）和中间前外侧入路（位于外上髁正前方 1 cm 处）。他们发现近端前外侧入路是最安全的，而且肱桡关节的视角是最完整的，运用这个近端入路手术也是最容易的。

在建立了近端前内侧入路并将它作为观察入路后，我们认为采用一个"由外而内"的技术通过脊髓穿刺针来定位能够最好地建立近端前外侧入路。入路位置如 Field 和他的同事们所描述的，位于外上髁近端 2 cm 和前方 1 cm 处[20]。入路口的确切位置根据需要处理的病理情况而改变。从近端前内侧通道观察，横向的关节囊是直观的，同时，皮肤的触诊可以帮助定位穿刺针的确切位点进而帮助入路建立（图 31.9）。在穿刺关节囊时将套管对准肱骨是很重要的，这样通道的位置不至于靠前端和内侧太远。从近端前内侧通道观察，肱桡关节是很容易

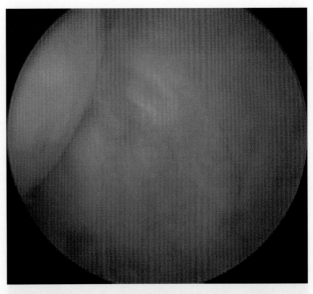

图 31.8 肘关节镜在内上髁近端 2 cm，紧靠手臂内侧部分的肌间隔前方进入肘关节。俯卧位置上，肱动脉和正中神经远离肘关节囊，保证了安全的通道位置。

图 31.9 可以在近端前内侧通道内看到外侧关节囊。这是脊髓穿刺针在近端前外侧通道处穿刺的位置。

第 2 篇 肘关节

观察的（图 31.10）。滑车与尺骨冠状突也可以通过近端前内侧入路看到（图 31.11）。

近端前外侧入路通常是一个操作入路，同时对于关节镜下外上髁的松解和肱桡关节的清理是个很理想的入路。从这个入路可以看到前室（图 31.12），对评估内侧结构也尤其好，例如滑车、冠状突尖和内侧关节囊（图 31.13）。

后室

正后方入路位于尺骨鹰嘴尖近端 3 cm 处，可以被用作观察或是操作入路。当它是第一个被建立的入路时，插入一个带钝性套针的套管。套管穿过肌腱联合处上方的肱三头肌，通过钝性的圆周运动来分离尺骨鹰嘴窝内的软组织来获得更好的视角。当被用作操作入路时，它可以用来从肘后关节

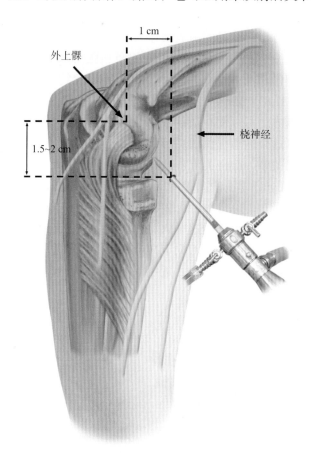

图 31.12　近端前外侧通道建立在外上髁近端 1~2 cm 和前方 1~2 cm 处。将关节镜放在近端前外侧通道内，提供内前室的视角。

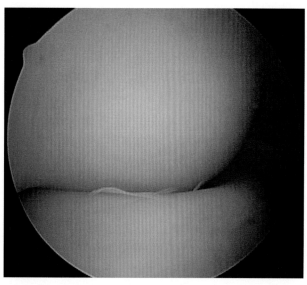

图 31.10　近端前内侧通道视角，桡骨头和骨性突起可以很容易看到。

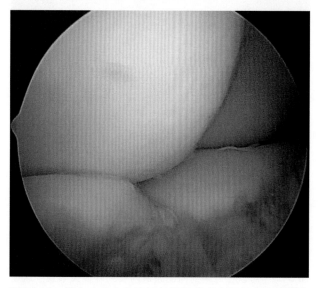

图 31.11　滑车（左上）和尺骨冠状突（左下）在近端前内侧通道可以很容易被看见。

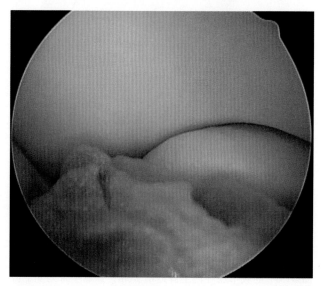

图 31.13　近端前外侧通道视角，滑车和尺骨冠状突可以被看到。

中清除创伤引起的尺骨鹰嘴内的骨赘和游离体。在完整的肘关节滑膜切除术中也需要用到它[5]。正后方入路通过尺神经内 25 mm 和前臂后侧皮神经内 23 mm。

后外侧入路位于鹰嘴尖近端 2~3 cm 处，在肱三头肌肌腱外侧边缘。它在正后方入路的视野下，用脊髓穿刺针直接对准尺骨鹰嘴窝进行建立（图 31.14）。因为滑膜炎、瘢痕组织、脂肪垫肥厚的存在，初始后室观察是很困难的。套管针直接对准鹰嘴窝，穿过肱三头肌到达关节囊。然后使用刨刀提高后室视野。之后将关节镜和刨刀在鹰嘴窝内形成三角形来清理组织，获得充分的视角是很重要的。鹰嘴尖是第一个被辨别的标志。盲目清理后室以及偏出尺骨鹰嘴窝可能会引起严重的医源性神经损伤。

通道内可以看到鹰嘴尖、鹰嘴窝和后滑车，也可被用作工作入路来清除后室内的骨赘和游离体（图 31.15）。但是，此通道无法看清后侧肱骨小头[5]。前臂内侧及后侧皮神经是 2 条最具风险的神经，平均距离入路 25 mm。尺神经离该入路大约也是 25 mm，但是只要套管固定于后正中线的外侧，尺神经就没什么风险。

肘关节后外侧的解剖允许在近端后外侧入路到外侧薄弱点的任意地方建立入路。在后外侧入路到外侧薄弱点的直线上选择通道口的位置会改变肘关节通道的方向[18]。这些入路对于建立后外侧隐窝通道是特别有用的。

直接外侧入路位于"薄弱点"，它是一个由桡骨头、外上髁和鹰嘴围成的三角形。它能在直视下

使用穿刺针建立。它作为观察入路，可有效地用于后室的操作，可以观察肱桡关节，并且方便操作入路进行桡骨头切除[13]。这是唯一一个可以为肱骨小头后方和尺桡关节提供的简易通道，同时对肱桡关节切除很有帮助[5]。

当临床诊断不明确，其他研究也未能给出诊断时，诊断性的关节镜是有效的手段。未确诊的滑膜炎、骨关节炎、游离体和软骨缺损可能会被发现。关节镜还可以用作关节纤维化、骨关节炎的治疗，鹰嘴骨赘的清除，剥脱性骨软骨炎病变、骨折的治疗，以及外上髁炎的治疗。关于诊断性关节镜连同特定的肘关节镜技术以及康复治疗的相关问题已经得到该领域学者们的研究，我们会在接下来的章节中体现出来。

并发症

肘关节镜术后的并发症可以控制到最小，只要

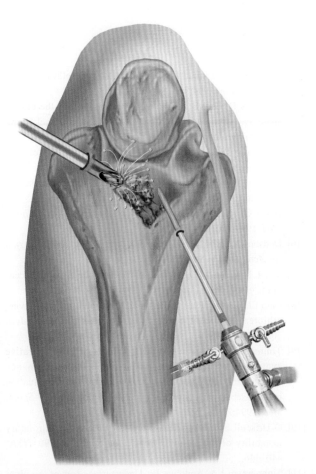

图 31.15　后外侧入路用来作为工作通道以清除后室的骨赘和游离体。

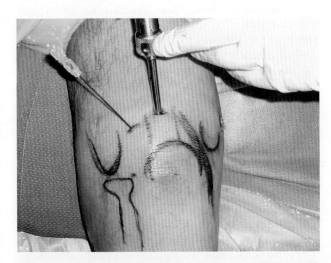

图 31.14　关节镜在尺骨鹰嘴顶端近端 3 cm 处通过一个笔直后侧通道进入后室。脊髓穿刺针从肱三头肌肌腱外侧进入关节，朝向尺骨鹰嘴窝来帮助建立后外侧通道。

手术医生对肘关节的解剖有一个全面的认识，同时运用合适的器械，具有细致的手术技巧。神经损伤是最常见的并发症之一[1]，涉及桡神经、骨间后神经和尺神经的短暂性神经麻痹。损伤可以是手术刀穿透皮肤深部引起的直接的神经切割伤，或是套管针引起的损伤[6]。有报道称套管、液体外渗，或是局麻的应用所产生的压力会造成神经损伤，但只是暂时性的。骨间后神经、正中神经、尺神经乃至桡神经的离断都曾有过报道。1986 年，在由北美关节镜协会（AANA）成员完成的 569 例肘关节镜手术的病例回顾中，只有 1 例神经血管损伤并发症（桡神经损伤）被报道。2001 年，一个由经验丰富的关节镜外科医生完成的 473 例肘关节镜手术报道中，报道了 4 种类型的轻微并发症，包括感染、神经损伤、引流延迟和挛缩，在 50 例中出现。最常见的并发症是持续的手术入口流体渗出，这可以通过盒状缝合关闭外侧口而避免。

许多肘关节镜术后并发症的发生是缺乏经验、技术不佳和缺乏肘关节解剖知识的结果。关键是想要安全、高效完成手术的医生能够坚持严谨的手术技术和入路定位，来避免一些可预防的损伤[6]。

结论和展望

肘关节镜是一个技术要求苛刻的手术。关注细节包括明确的手术入口，用于避免肘关节神经血管的医源性损伤。在每一例临床病例中，在使用较大的关节镜器械前，都应在患者的肘关节上画好骨的解剖，并且用 18 号的脊髓穿刺针来明确正确的入口位置[6]。随着技术的不断进步，各种肘关节疾病的治疗成为可能。如同其他任何手术一样，详细的手术计划包括详细的病史和体格检查、合理的影像学检查以及准确的临床判断，都能确保手术成功。此外，一些肘关节镜的前沿内容包括鹰嘴滑囊炎的治疗、肱二头肌肌腱远端撕裂的内镜下修复、肱三头肌的关节镜修复和尺神经的关节镜松解术。

参考文献

[1] Poehling GG, Ekman EF. Arthroscopy of the elbow. *J Bone Joint Surg Am*. 1994;76A(8):1265–1271.

[2] Strothers D, Day B, Regan WR. Arthroscopy of the elbow: anatomy, portal sites, and description of the proximal lateral portal. *Arthroscopy*. 1995;11:449–457.

[3] Andrews JR, Carson WG. Arthroscopy of the elbow. *Arthroscopy*. 1985;1:97–107.

[4] Poehling GG, Whipple TL, Sisco L, et al. Elbow arthroscopy: a new technique. *Arthroscopy*. 1989;5:220–224.

[5] Baker CL, Grant LJ. Arthroscopy of the elbow. *Am J Sports Med*. 1999;27(2):251–264.

[6] Dodson CC, Nho SJ, Williams RJ, et al. Elbow arthroscopy. *J Am Acad Orthop Surg*. 2008;16(10):574–585.

[7] Yadao MA, Field LD, Savoie FH III. Osteochondritis dissecans of the elbow. *Instr Course Lect*. 2004;53:599–606.

[8] Cain EL, Dugas JR, Wolf RS, et al. Elbow injuries in throwing athletes: a current concepts review. *Am J Sports Med*. 2003;31:621–635.

[9] Timmerman LA, Schwartz ML, Andrews JR. Preoperative evaluation of the ulnar ligament by magnetic resonance imaging and computed tomography arthrography. Evaluation in 25 baseball players with surgical confirmation. *Am J Sports Med*. 1994;22:26–32.

[10] O'Driscoll SW, Bell DF, Morrey BF. Posterolateral rotatory instability of the elbow. *J Bone Joint Surg Am*. 1991;73A:440–446.

[11] Timmerman LA, Andrews JR. Undersurface tear of the ulnar collateral ligament in baseball players. A newly recognized lesion. *Am J Sports Med*. 1994;22:33–36.

[12] O'Driscoll SW, Morrey BF. Arthroscopy of the elbow. Diagnostic and therapeutic benefits and hazards. *J Bone Joint Surg Am*. 1992;74A:84–94.

[13] Savoie FH, Nunley PD, Field LD. Arthroscopic management of the arthritic elbow: indications, technique, and results. *J Shoulder Elbow Surg*. 1999;8:214–219.

[14] Thal R. Osteoarthritis. In: Savoie FH, Field LD, eds. *Elbow Arthroscopy*. New York, NY: Churchill Livingstone; 1996.

[15] Steinmann SP, King GJ, Savoie FH. Arthroscopic treatment of the arthritic elbow. *J Bone Joint Surg Am*. 2005;87A(9):2114–2121.

[16] Field LD, Callaway GH, O'Brien SJ, et al. Arthroscopic assessment of the medial collateral ligament complex of the elbow. *Am J Sports Med*. 1995;23:396–400.

[17] Field LD, Altchek DW. Evaluation of the arthroscopic valgus instability test of the elbow. *Am J Sports Med*. 1996;24:177–181.

[18] Abboud JA, Ricchette ET, Tjoumakaris F, et al. Elbow arthroscopy: basic set-up and portal placement. *J Am Acad Orthop Surg*. 2006;14:312–318.

[19] Ramsey ML, Naranja RJ. Diagnostic arthroscopy of the elbow. In: Baker CL Jr, Plancher DL, eds. *Operative Treatment of Elbow Injuries*. New York, NY: Springer-Verlag; 2002:162–169.

[20] Field LD, Altchek DW, Warren RF, et al. Arthroscopy anatomy of the lateral elbow: a comparison of 3 portals. *Arthroscopy*. 1994;10:602–607.

推荐阅读

[1] Abboud JA, Ricchette ET, Tjoumakaris F, et al. Elbow arthroscopy: basic set-up and portal placement. *J Am Acad Orthop Surg*. 2006;14:312–318.

[2] This is an up-to-date review of the basic setup and portal placement for elbow arthroscopy.

[3] Baker CL, Grant LJ. Arthroscopy of the elbow. *Am J Sports Med*. 1999;27(2):251–264.

[4] This "Current Concepts" is one of best reviews for elbow arthroscopy including a complete review of indications, surgical anatomy, preoperative evaluation including history, physical examination, and imaging. It also gives a detailed description of operating room setup and portal placement.

[5] Field LD, Altchek DW, Warren RF, et al. Arthroscopy anatomy of the lateral elbow: a comparison of 3 portals. *Arthroscopy*. 1994;10:602–607.

[6] This landmark article describes the research behind the proximal anterolateral portal and the risks of using other more distally placed anterolateral portals.

[7] Poehling GG, Ekman EF. Arthroscopy of the elbow. *J Bone Joint Surg Am*. 1994;76A(8):1265–1271.

[8] This is an excellent review for the technique of elbow arthroscopy from positioning to portal placement.

[9] Savoie FH, Nunley PD, Field LD. Arthroscopic management of the arthritic elbow: indications, technique, and results. *J Shoulder Elbow Surg*. 1999;8:214–219.

[10] This is an excellent article for the technique of managing the arthritic elbow.

第 32 章

Raymond R. Drabicki, Larry D. Field, Felix H. Savoie III

肘关节镜诊断和游离体取出

尽管被认为是一个危险的手术，但最近肘关节镜手术的进展使骨科医师治疗许多肘关节疾病成为可能。对神经血管解剖的深入理解、关节镜器械的技术进步和改良的手术过程都将使肘关节镜手术变得更安全有效。

肘关节镜手术中，游离体取出可能是最常见和对患者最有益的。关节镜下诊断和清除这类对肘关节运动产生障碍的游离体有明显的优势。只要有精确的入口位置，关节镜可以用来评估所有肘关节腔室。此外，小的入路切口不仅可以限制瘢痕的形成，还可以将游离体轻松地取出。

临床评估

病史和体格检查

详细的病史、体格检查以及恰当的影像学检查，对于关节镜下肘关节内游离体和骨赘的取出是很有必要的。通常情况下，患有游离体的患者会表现出肘关节疼痛、僵硬、弹响、固定和交锁。在某些情况下，这些检查的结果表现为关节屈曲或伸直的少量受限，伴有少量的后外侧沟可触及的隆起[1]。

肘关节镜的术前计划应该包括肘关节手术前的详细病史和既往手术史，换句话说，就是尺神经有无松解和移位术。对于尺神经半脱位患者的体格检查不能太过强调。在正常人群中发现有 16% 的人有尺神经的脱位或半脱位[1]。知道这些变异的解剖对于防范医源性神经损伤很有必要。

影像学检查

肘关节的前后位片和侧位片应该常规拍摄。图 32.1 显示了在肘前部存在一个游离体。CT 和 MRI 不应作为一个诊断游离体的常规检查，它有高达 30% 的游离体鉴定失败的机会[1]。游离体通常的位置在冠状窝、鹰嘴窝和外侧沟的后方。值得注意的是，游离体会移动，很难在图像中识别。缺乏游离体的影像学依据时，若临床上高度怀疑，应该行关节镜检查。

决策程序

肘关节内的游离体会引起疼痛、僵硬或是间歇性的限制活动，这些是手术干预的指征。但是，在手术干预之前，要确定手术治疗能解除正常肘关节活动障碍的病因。游离体的产生可能是因为骨软骨炎、退行性关节炎、滑膜软骨瘤病和创伤。在手术中仔细地规划处理主要的、潜在的病变，来防止日后游离体再生[1]。

有时，肘关节镜手术因为解剖变异和先前手术

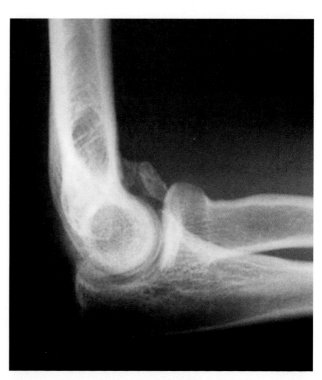

图 32.1 在这个侧位片中可以看到肘关节前室内一个很大的游离体。

的关系可能导致治疗不当。肘关节镜术的绝对禁忌证包括骨与软组织的解剖变异会阻碍安全的手术入路建立。其他禁忌证有妨碍关节伸展的肘关节僵硬，还有手术入路局部软组织炎症。先天的尺神经移位若影响到手术入路也是相对禁忌证。但是，只要在建立关节镜入路前能够通过解剖辨别出尺神经，那么仍然可以使用肘关节镜。

治疗

非手术治疗

肘关节内的游离体会表现为机械性的症状，包括阻碍关节的正常活动和造成早期骨关节炎的磨损，结果导致保守治疗对无症状的游离体的作用有限。

手术指征

肘关节内的游离体会限制患者肘部的活动范围，从而使关节软骨损伤、关节炎以至关节退化。肘关节失去活动、捻发音、疼痛、间歇性的锁定和固定都可能在体格检查中发现。体格检查得到的这些发现加上影像学证实肘关节内存在游离体，这两点确保了可行关节镜下游离体取出。

技术

麻醉

麻醉包括全身麻醉和局部麻醉。全身麻醉更为常用，因为它能在患者的体位和术后的检查上提供更大的灵活性。俯卧位和侧卧位对于一个清醒的患者来说是难以忍受的，因此，全麻才最适用于这些体位。全麻还有助于医生术后的神经检查。

对于难以耐受全麻的患者，可以采用肌间沟、腋窝和局部血管内阻滞。尽管这些阻滞方法可被用来结合全身麻醉行术后的镇痛，但是它们如作为主要麻醉有几个缺点，包括限制了止血带的时间、手术部位的不完全阻滞和止血带压迫带来的疼痛。

体位

仰卧位

在手术床上放置为仰卧位，患肢侧放于台上，同时肩膀放在手术床边缘。患肢放置在肩外展 90°，

肘屈曲 90° 的位置，前臂旋转至中间，使用无菌止血带（图 32.2），以及使用牵引装置牵引。

仰卧位对肘关节镜外科医生有几个优点。在必要情况下，仰卧位更容易转化为一个开放性的手术。而且，这种体位能快速建立患者气道，同时可以有多种有效的麻醉选择。仰卧位的缺点有必须建立牵引装置，使视野的获得和后室操作都有困难。

俯卧位

俯卧位被作为手术体位的另一种方法，能够实现后室操作改善，而且不需要牵引装置。气管插管后，将患者在手术床上翻转成俯卧位。面部及胸部下垫一个枕头，同时支撑起胸廓。非手术侧的肢体则放置在肩外展 90°，肘关节屈曲旋转中立位 90°。肘部和腕部有一个泡沫板支撑。在手术侧，这个板于肩膀水平放置在平行于手术床的位置。使用无菌的手臂止血带，将手臂放置在肩外展和旋转中立位 90°。搁手板支撑在肱骨中段的位置，用一个泡沫垫附着到手术床上，或是用一卷毛巾放在板的顶端，悬吊肘关节屈曲 90°（图 32.2）。

俯卧位有几个优点。这个体位下，肘关节从屈曲到完全外展更容易搬动。而且不需要牵引装置和前臂固定装置。肘关节的后室更方便探查。此外，屈曲的肘关节能使神经血管结构向前下垂，这样可以在建立前方入路时提供更大容错率。最后，在俯卧位，切开手术在必要时更易实施。俯卧位首要的缺点与患者体位、通气和麻醉的选择有关。有必要用泡沫板支撑头面部来保护气道和胸廓，促进通气。局部麻醉大多数患者难以忍受，阻滞麻醉不能做到充分的麻醉，因此需要改用全身麻醉。在这种情况下，有必要改换体位以建立气道。

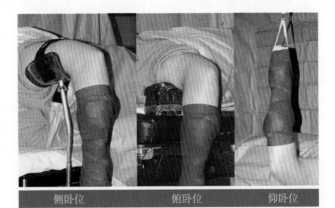

图 32.2　肘关节镜的 3 个患者体位。每一个位置在面对麻醉选择、定位/牵引设备需要、方便转化为开放手术等问题上都有各自固有的优缺点。

侧卧位

这个体位汲取了仰卧位和俯卧位两者的优点，避免了两者固有的缺陷。一个沙袋或靠垫用来放置患者的侧卧位，适当放置腋窝卷。患肢置于臂架上或是泡沫垫上，肩内旋并屈曲90°，肘关节维持在屈曲90°（图32.2）。

肘关节维持于俯卧位，因此具有俯卧位的优点。患者体位与俯卧位相比相对简化，气道通畅的维持也相对容易，充分暴露气道便于将局麻改为全麻。缺点是需要泡沫垫，而且在需要切开手术时，改变体位比较困难。

关节镜入路

建立肘关节镜入路需要彻底了解潜在神经血管、骨关节内的解剖。应该充分利用体表标志和它们与潜在神经、血管解剖的关系。10个常见的入路，根据骨、神经血管和肌腱解剖定位，已经在文献中被描述。这些通道的位置可以通过不同的组合来解决相应的病例和手术目标中的问题。

对于任一肘关节手术的开始，寻找和标记各种体表标志都是必要的。尺神经、鹰嘴、内外上髁都要用记号笔标记。不能过分强调尺神经的触诊和走行。然后通过18号的骨髓穿刺针穿入肘关节并注入大约30 ml的无菌生理盐水。这个既可以通过鹰嘴窝后方注射完成，也可以通过外侧由桡骨头、外上髁和鹰嘴围成的"薄弱点"入口位置完成（图32.3）。在注水时观察到进一步内流的受阻和肘关节的轻微伸直可以确认已注入关节内。通过扩展关节囊来保护前侧神经血管结构，因而进一步远离预计的入路位置。

近端前内侧入路

近端前内侧入路被认为是俯卧位和侧卧位肘关节镜手术中至关重要的通道[2]。这个入路被推荐是因为它提供了关节内结构的最佳视野，而且相较于前外侧入路较少发生外渗[2]。肘关节前方的结构包括前囊、冠状突、滑车、桡骨头、肱骨小头以及内外侧沟都可以很容易看到。

近端前内侧入路建立在距内上髁近端大约2 cm处，在肌间隔前侧（图32.4）中肌间隔前方的位置，指向后方，可以减少损伤尺神经的风险。钝性套管针通过皮肤切口进入（套管针进入之前小止血钳进行分离是一种好的选择），并在保持和肱骨前端联系的情况下进一步深入。然后套管针进入肱桡

关节内。在套管针置入期间，保持与肱骨皮质的联系。将肱肌作为套管针和前神经血管结构的分界线。套管针通过屈肌－旋前肌腱起点和内侧关节囊进入肘关节。

建立该入路的相对禁忌证包括尺神经半脱位或是尺神经前移。但是，于入路建立前应切开尺神经定位并进行保护。在没有尺神经半脱位或是没有病史的情况下，尺神经距入路12~23 mm，只要入路切口建立在肌间隔前方，尺神经损伤就没什么风险[2]。

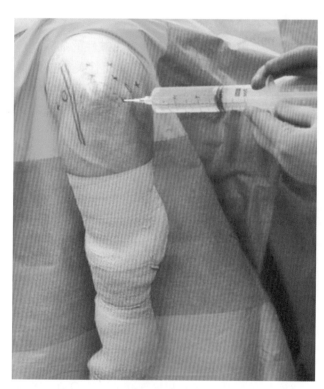

图32.3 俯卧位上，可以看到肘关节上相关的标志，包括内外上髁（圆圈）、尺神经（平行线）和通道位置（x标志）。通过外侧"薄弱点"通道可以发现肘关节前后没有显著差异。

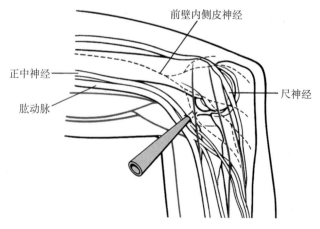

图32.4 近端前内侧入路的位置在内上髁近端大约2 cm和前方2 cm处。当建立该入路时前臂内侧皮神经将面临危险。

建立入路时，主要存在风险的神经结构是前臂内侧皮神经，因为它走行在距入口 2 mm 处的位置（图 32.4）。套管针一旦深入到肱骨和肱肌之间，正中神经将可能损伤。正中神经距套管针的平均距离在 12~22 mm 之间[2, 3]。

前内侧入路

前内侧入路的位置距内上髁远侧 2 cm 和前侧 2 cm。通道的建立可以用"由内而外"或是"由外而内"的技术实现。"由外而内"的技术可以通过在保持套管针与肱骨联系时，将钝性套管针朝向关节中心穿入的方式来实现。套管针深入经过屈肌 - 旋前肌起点，在内侧副韧带前方进入关节内。

在建立入路时最易受损的主要神经是前臂内侧皮神经，因为它距离通道 1~2 mm[3]。正中神经距离通道 7~14 mm[3, 4]。需要注意的是，一旦通道位置向内上髁前方移动 1 cm，那么套管针与神经的安全距离会增加到 22 cm[2]。

近端前外侧入路

近端前外侧入路位于外上髁近端和前方各 2 cm 处（图 32.5）。近端前外侧入路作为一个可选择的通道，在肘关节镜中起到至关重要的作用。当套管针朝向肘关节深入远端时，在进入后关节囊前将穿过肱桡肌和肱肌。把关节镜放入套管，可以看见前关节囊、外侧沟、骨小头、桡骨头、冠状突和肱尺关节的前外侧部分。

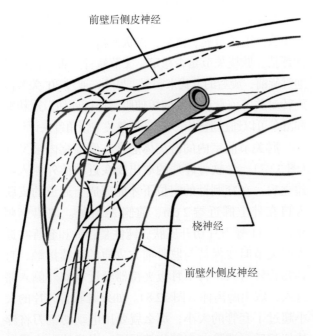

前壁后侧皮神经

桡神经

前壁外侧皮神经

图 32.5　近端前外侧通道的位置在外上髁近端大约 2 cm 和前方 2 cm 处。建立该通道时桡神经将面临危险。

对于近端前外侧入路的使用，两个神经结构将面临风险。近端前外侧入路的建立解决了相较于标准前外侧通道近端入路更靠近桡神经的问题（图 32.5）。解剖学研究表明在肘关节屈曲 90°，同时在近端前外侧入路建立并注入液体扩张肘关节时，可以在套管针和桡神经间形成一个 10~14 mm 的安全距离[3]。当使用标准前外侧入路时，安全距离会明显下降至 5~9 mm[3]。一旦前臂外侧皮神经受损，将会导致前臂皮肤感觉丧失。通道的路径距离感觉神经平均为 6 mm[3]。

前外侧入路

前外侧入路距离外上髁远端 3 cm，前侧 1 cm。当插入钝性套管针，它在转向外侧关节囊之前经过桡侧腕短伸肌。通过它可以看到肘关节的前内侧部分，包括冠状窝、滑车、冠状突和桡骨头内侧部分[5]。与近端前外侧入路相同，前外侧入路可以被用于桡骨头疾病的治疗。

和前内侧入路一样，前外侧入路可以用一个"由内而外"的技术来建立。这可以在近端前内侧和前内侧观察入路下完成。在其他情况下，关节镜尖端可以伸入桡骨头外侧的关节囊内，固定这个位置，直到关节镜从套管内取出。然后将一个钝性的转换棒经套管伸入关节囊内。切开上方膨隆皮肤，将转换棒伸入，套管以一种倒退的方式进入建立前外侧入路。在桡骨头外侧建立入路时一定要小心，因为一旦移动到通道前方将会损伤桡神经。

建立前外侧入路首要面临风险的结构包括前臂后侧皮神经及桡神经。通道距离它们分别是 2 mm 和 5~9 mm[3, 4]。

中外侧入路

中外侧入路可以被称为直接外侧入路或是"薄弱点"入路。用于确定该入路位置的体表标志有外上髁、鹰嘴和桡骨头。一个 18 号骨髓穿刺针可以进入到这个三角区域的中心，用无菌生理盐水进行关节扩张。当入路建立，套管针插入，穿过肘肌，通过后关节囊进入外侧肘关节。通过这个入路可以看见尺桡关节、骨性突起和桡骨头的下侧部分。此外，该入路给进入肱桡关节和外侧沟的器械提供了一个安全的位置。

中外侧入路相对安全，前臂后侧皮神经的走行距离通道大约 7 mm，损伤可能会发生。缺点包括软组织内液体渗出以及医源性关节软骨损伤，因为通道进入的空间有限。

第 2 篇　肘关节

后正中入路

后正中入路位于中间位置鹰嘴尖近端 3 cm 处（图 32.6）。在这个位置，除了内外侧沟以外的整个后室都能看见。当钝性套管针穿过肱三头肌肌腱和关节囊时，套管针直接处在鹰嘴窝骨面的上方。保持套管针的位置，将套管伸至骨面。利用套管针清除渗出的液体将会明确真正的通道，随后插入关节镜，这个入路还提供了利用 18 号骨髓穿刺针和无菌生理盐水给关节内注水的通道。

后外侧入路

后外侧入路的位置在鹰嘴尖近端 3 cm 处，紧靠肱三头肌肌腱外侧（图 32.6）。直接朝向鹰嘴窝插入套管针，经过肱三头肌肌腱外侧和后外侧关节囊。通过这个入路可以看见鹰嘴窝和内外侧沟。

后外侧入路可以与正后侧入路互换使用来获得鹰嘴窝和内外侧沟的视野和结构。当插入内侧沟时，弄清尺神经的位置是有必要的。从后方至内侧沟，即斜向浅侧的肘关节内侧关节囊时，会导致尺神经的损伤[4]。

后外侧辅助入路

肘关节后外侧部分包括鹰嘴和肱桡关节。这个入路可有效清除鹰嘴外侧或是后外侧壁的骨赘。这个入路在中外侧入路和后外侧入路之间，距离鹰嘴尖近端 3 cm。直视下的穿刺针定位及运送相关活检需要准确的通道位置。皮肤透视可以用来帮助穿刺针的定位。尽管神经组织和肱三头肌肌腱损伤风险

小，但是不当的套管针和器械位置会对肱尺关节造成医源性损伤[7]。

作者的手术观点

患者采用俯卧位，注意垫起所有相关的凸起部位，保护气道。肩膀外展旋转中立位 90° 使肘关节悬吊成屈曲 90°（图 32.2，俯卧位）。应用无菌的上臂止血带。搁臂架平行于手术床，放在肩膀下方支撑起卷曲的凸起物和患肢。消毒上臂和前臂。一个有黏性的防水无菌弹力织物包裹手和前臂，从而与手术部位隔开。然后，采用标准的无菌悬吊方法，驱血后上止血带充气。

标记出所有相关的标志，强调尺神经、鹰嘴和内外上髁的定位（图 32.3）。触诊尺神经的走行，评价是否有半脱位。将 18 号脊髓穿刺针直接插入后侧通道，向关节内注入 30 ml 的无菌生理盐水直到有阻力感（图 32.3）。

首先建立近端内侧入路，在内上髁近端 2 cm 处，紧靠肌间隔前方（图 32.4）。用 11 号刀片在皮肤上做切口，将适合于 4.5 mm 大小关节镜的钝性套管针和套管通过切口伸入到远端的肱桡关节内。当触及肱骨的前方部分，再将套管针伸入，确保肱肌能保护神经和血管结构。通过套管针清除液体可以确保关节内的位置。伸入一个 30° 4.5 mm 大小的关节镜，可以进行前室的诊断。

如果近端前内侧入路建立恰当，可对外侧沟、肱骨小头、前关节囊、滑车、冠状突和内侧沟进行系统性评估。肱桡关节是否稳定，关节软骨是否受损可以通过旋前、旋后的方式来实现。另外，通过 30° 关节镜旋转对关节前囊和桡侧腕短伸肌腱进行评估。冠状突和滑车可以通过退出镜头重新调整关节镜角度来评估。

肘关节前室内的游离体通常在鹰嘴窝内被发现（图 32.7）。骨软骨碎片的取出要在近端前外侧入路建立后，在穿刺针的定位下才能完成。通道的皮肤入口在外上髁近端 2 cm、前侧 2 cm 处。取出穿刺针，用 11 号刀片切开皮肤。钝性套管针和套管在进入肘关节时要保持与肱骨前方皮质的持续接触，直到套管针进入。将半月板夹持器经近端前外侧入路进入，取出游离体（图 32.8）。如果骨软骨碎片的大小超过了套管的大小，那么就要用电动切割刀将碎片切割后再清除。在某些情况下，当碎片大小超过了套管，可以将套管连同碎片从软组织中拿出体外。

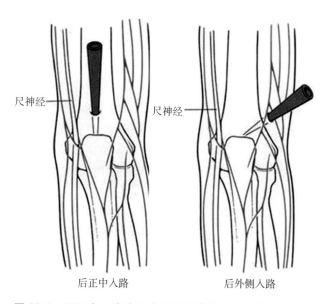

尺神经　　　　　　　　　　尺神经

后正中入路　　　　　后外侧入路

图 32.6　后正中入路建立在尺骨鹰嘴尖近端大约 3 cm 处，后外侧入路建立在尺骨鹰嘴尖近端 3 cm 处，紧靠肱三头肌肌腱外侧。这些入路可以通过转化成为后室的工作通道。

通过旋转图 32.8 中的抓持器，牢牢抓住碎片，然后将其从软组织中取出。另外，穿刺针可以协助抓持器抓持和稳定游离体，以便取出（图 32.9）。

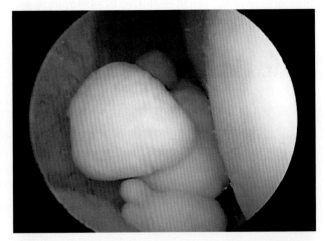

图 32.7　肘关节前室内可以看到多个较大的骨软骨游离体。

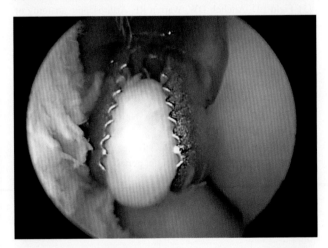

图 32.8　半月板抓持器用来清除肘关节前室内的大型游离体。

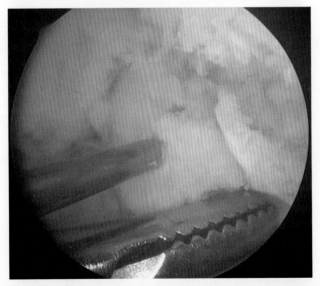

图 32.9　脊髓穿刺针用来抵住肘关节后室内较大的游离体，便于抓持器的抓持。

在对前室的病变有一个全面的评估和治疗之后，注意力要集中到后室。进水主要转移到近端前内侧套管[6]。用 11 号刀片在鹰嘴尖近端 3 cm 处建立一个后正中入路（图 32.6）。在 30° 4.5 mm 大小的关节镜进入后正中入路之后，在穿刺针的定位下于鹰嘴尖近端 3 cm 紧靠肱三头肌肌腱的地方建立后外侧入路（图 32.6）。通常，通过后外侧入路用电刀清除软组织会使鹰嘴窝的视野变得不清晰。可以互换使用后正中入路和后外侧入路来清除游离体。鹰嘴窝需要进行一个整体的评估，因为鹰嘴窝是游离体最常见的来源，尤其是在有骨关节炎时。

然后，通过后正中入路将关节镜伸入内侧沟。可在肘关节内侧由远到近的挤压，这样可以驱使游离体后移进入视线[8]。在肘关节的外侧部分，可以通过后外侧辅助入路或是中外侧入路进入行清理术。这些入路可以在直视下定位使用穿刺针。经皮肤透视可以帮助调整穿刺针的准确位置。然后套管、套管针和刨刀经此通道进入里面。通常一个软组织皱襞或是滑膜带的清除需要在充分的视野下用刨刀完成。通过后外侧通道通常看不见游离体，因而有必要进行详尽评估。

在关节镜检查和清除了前后室的游离体之后，要取出关节镜设备，用免缝带封闭入路切口，用尼龙线缝合外侧入路，防止瘘口形成。包扎无菌纱布仅允许患者一定角度的自由屈伸和旋前旋后。

并发症、争议和注意事项

医源性的神经损伤是肘关节镜手术最主要的并发症。大多数的神经麻痹是短暂的，文献中神经损伤报道率在 0~17% 之间。病因包括电刀的直接损伤、液体外渗、关节扩张和通道位置皮肤切开时对皮肤的意外损伤。这些损伤更有可能发生在前外侧通道上，因为它更靠近这些结构。前内侧通道有可能损伤正中神经和前骨间神经，而前外侧通道会损伤桡神经桡侧、后侧和浅表的分支。其他关于肘关节镜的损伤包括关节软骨和引流口的医源性损伤以及关节纤维化。

经验和教训

只要几个关键步骤和要点都能完成，肘关节镜手术和游离体清除都是安全有效的。寻找和标记尺神经可以用于评估是否有脱位或是半脱位。如果定位尺神经存在问题，在建立通道前先解剖出尺神经。肘关节扩张要在通道建立之前。当通道建立时，肘关节屈曲90°来与神经及血管结构保持安全距离。尽可能避免使用前内侧和前外侧通道。不要使用加压充气泵以避免外渗。只有皮肤用锐性切开，并仅用钝性套管针。最后，避免使用吸引，防止引起关节囊的塌陷和意外的神经与血管损伤。

康复

术后主要目标是恢复全方位的运动。鼓励患者术后立即活动患肢。不应该使用夹板。外包扎不应该影响早期的屈伸和旋前旋后。应该提倡家庭锻炼。在术后1周内，患者需要回医院进行创伤检查和活动范围评估。如果活动不能得到很好的改善，需要积极加入物理治疗。

总结和展望

只要手术安全而有条理的完成，肘关节镜手术移除游离体的成功率接近90%。明确游离体产生的病因至关重要，如果做不到这些，患者肘关节功能恢复会随着时间受限，这在骨关节炎中尤其重要。

参考文献

[1] Field LD, Savoie FH. Management of loose bodies and other limited procedures. In: Morrey BF, Sanchez-Sotelo J, eds. *The Elbow and Its Disorders*. Philadelphia, PA: Saunders Elsevier; 2009:578–586.

[2] Lindenfield TN. Medial approach in elbow arthroscopy. *Am J Sports Med*. 1990;18:413–417.

[3] Stothers K, Day B, Reagan WR. Arthroscopy of the elbow: anatomy, portal sites, and a description of the proximal lateral portal. *Arthroscopy*. 1995;11:449–457.

[4] Lynch GJ, Meyers JF, Whipple TL. Neurovascular anatomy and elbow arthroscopy: inherent risks. *Arthroscopy*. 1986; 2:191–197.

[5] Field LD, Altchek DW, Warren RF. Arthroscopic anatomy of the lateral elbow: a comparison of three portals. *Arthroscopy*. 1994;10:602–607.

[6] Aboud JA, Ricchetti ET, Tjoumakaris F, et al. Elbow arthroscopy: basic setup and portal placement. *J Am Acad Orthop Surg*. 2006;14:312–318.

[7] Savoie FH, Field LD. Anatomy. In: Savoie FH, Field LD, eds. *Arthroscopy of the Elbow*. New York, NY: Churchill Livingstone; 1996:3–24.

[8] Plancher KD, Peterson RK, Breezenoff L. Diagnostic arthroscopy of the elbow: set-up, portals, and technique. *Oper Tech Sports Med*. 1998;6:2–10.

第 33 章

Chris Pokabla, Felix H. Savoie III

肘关节分离性骨软骨炎的关节镜治疗

要 点

- 肘关节的分离性骨软骨炎在行重复运动的年轻运动员中是常见病。
- 尽管疾病特点表现为炎症、疼痛和运动障碍，但骨本身的病理改变中没有炎症细胞。
- 非手术治疗包括使用抗炎药来减少二次感染，此外还可以使用带铰链的肘关节支架和休息来减少肱骨的压力。
- 对于表面软骨帽完整的病变来说，非手术治疗通常是有效的。
- 当病变非手术治疗不理想或是病变到了晚期，则需要手术干预。
- 当游离碎片内有足够的骨质需要使用固定装置时，经皮固定无位移的病变是一个很好的选择。
- 关节镜下清除游离体，清除一个感染的后外侧皱襞，以及残余缺陷的轻微骨折在中间阶段可能是有益的。
- 当这些选择失败或是骨破坏广泛，以及最外侧的皮质或是肱骨小头的"肩膀"受累，可以采用骨软骨移植。
- 每个治疗方法的效果都相当好，成功率被报道在66%~95% 之间。
- 主要的并发症包括活动障碍、早期关节炎和无法恢复以往的竞技水平。

分离性骨软骨炎是一个关节面的局部症状，将会导致关节软骨和软骨下骨的部分分离。Konig 在1888 年首次通过实例报道这种情况，他从外伤患者的髋关节和膝关节中取出了游离体。骨软骨炎这个术语意味着骨和软骨的炎症，剥脱性一词来源于拉丁文"dissec"，意思是分离。这个词的使用延续至今，尽管切下来的骨软骨碎片在组织学上并没有发现炎症细胞。

Panner 首次把肘关节分离性骨软骨炎描述成类似于 Legg-Calves-Perthes 的疾病。肘关节分离性骨软骨炎的常见病变位置是肱骨小头，典型的病变累及中心和前外侧部分。但是，病变也曾报道出现在滑车、桡骨头、鹰嘴和鹰嘴窝。

分离性骨软骨炎的确切病因仍然未被证实，但是大多数专家认为反复微小的创伤在病理生理中起着不可或缺的作用。同样有证据支持分离性骨软骨炎进展的缺血性理论。Haraldsson 证实未成熟的肱骨小头骨骺是由 1~2 个独立的血管供应的，穿行至骨骺后方，穿过骺软骨供应肱骨小头。干骺端的血管不参与其中。这种结构的血管供应可能会导致肱骨小头的坏死。

典型的肘关节分离性骨软骨炎发生在 11~21 岁有过度运动史的运动员身上。青少年运动员从事反复压力性活动如棒球、体操、啦啦队和游泳会有大的风险致使分离性骨软骨炎进一步发生。男性比女性更容易受到影响，症状通常可见于优势手臂。

许多学者讨论了症状与棒球投掷以及竞技体操之间的关系。在肱桡关节内产生的挤压力和 / 或剪切力被认为是有共同特点的。肱桡关节扮演着次要稳定者的角色，除非在受到多达 60% 的轴向压缩力的情况下。对于肘关节在投掷的拉紧阶段的外翻压力会对肱桡关节造成一个真实的压缩负荷。这个力量会导致软骨下的骨折或是中断肱骨小头脆弱的血供。

临床评估

病史

分离性骨软骨炎通常发生在年轻运动员身上。与9~10 岁发病的 Panner 病相比，该病通常的发病年龄在 12~14 岁。男性比女性更容易受到疾病的影响，但是在年轻女性体操运动员和啦啦队队员中有很高的患病率。在 5%~20% 的双侧受累患者中，优势手臂是最常受累的。患者常有使用过度的病史，最常见的是投掷、反复冲击或是过顶运动。在早期症状比较隐蔽，疼痛难以定位。一般在活动时出现轻微的疼痛。大多数患者会尝试自我调养，吃消炎药或敷冰块，这样做会有暂时的改善。症状往往会恶化很慢。在患者的陈述中，通常会有增加活动疼痛加剧、活动障碍和肘关节外侧部分肿胀的病史。此外，还会出现摩擦音、咔哒音或是突然的交锁，尤其是在承受负荷的时候。

体格检查

传统体格检查会发现终末期伸展不能和后外侧关节线肿胀伴后外侧皱襞的炎症。过度外翻试验会产生肘关节外上方的疼痛，还会导致一个增大的可被衡量的末期伸展不能。这是在分离性骨软骨炎体格检查中一个关键的鉴别因素。大多数过度投掷或是过伸的运动损伤在外翻时会有肘关节内侧的疼痛，疼痛部位的主要组成包括内侧隆起、内侧副韧带或屈肌旋前肌。这些症状会和分离性骨软骨炎共同存在，但是在分离性骨软骨炎患者中，这些压力不稳定的活动，尤其是过度外翻试验，会导致外侧疼痛较内侧明显。

影像学检查

首要检查包括标准的前后位和侧位片。这些通常会在肱骨小头中央部分出现病灶的典型表现。在病灶中央会出现一个小的不断增大的模糊影（图33.1）。在后期阶段可能会产生游离体。

其他检查要在治疗的早期使用。CT、CT关节成像以及超声都将被用来对病变做一个评估。MRI是评价这类疾病的金标准。重点评估包括骨受累的程度、软骨帽的完整性和游离体的出现，会有助于制订合理的治疗方案。早期的病变会在T1加权MRI图像上出现改变，但是在T2序列没有改变。软骨覆盖完整提示预后良好。病变进展的T1和T2图像都会出现改变，可能显示出一个游离的原位骨碎片（图33.2）。对软骨帽完整性的评估是最重要的。当病变进一步进展，软骨帽受到侵犯，在骨碎片和残存的肱骨小头之间的滑膜有液体产生。这样会危害到分离的结合，导致一个或更多的游离碎片脱落入关节内。但是，单纯的游离体存在并不能明确软骨的破坏，因此仍需要MRI的帮助。病变发展到外侧边缘或是肱骨小头的"肩部"形成一个更严重的损伤，需要一个广泛的外科重建手术（图33.3）。在大多数进展的病例中，3D图像在明确严重的外侧皮质损伤上很有帮助（图33.4）。

分类

Minami等初次尝试通过放射学在侧位片的基础上进行分类：Ⅰ级病变显示肱骨小头中央的阴影。Ⅱ级病变在病变和相邻软骨下骨之间出现一个清晰的区域。Ⅲ级病变是出现一个或多个游离体。Bradley和Petrie进一步细分，将MRI纳入进行分

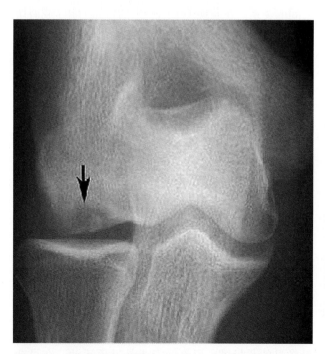

图33.1 这张前后位片描述了肱骨小头中间的透亮区，是早期分离性骨软骨炎病变的表现（箭头）。

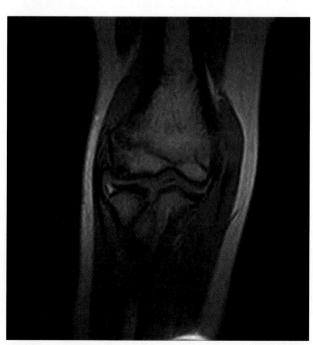

图33.2 MRI可以显示完整或破损的软骨帽，同时可以显示缺损内游离体的存在。

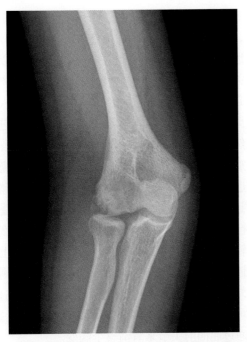

图 33.3　可以在前后位片中看到晚期的分离性骨软骨炎病变。注意要扩张到肱骨小头的外侧部分，通常在标准的微骨折技术下会显示出一个较差的结果。在这些情况下，骨软骨移植可以用来重建"肩"或是肱骨小头的外侧皮质部分。

类。Baumgarten 等在 Ferkel 的距骨相似病变分类的基础上，根据关节镜下的表现进行疾病的分类。但是，这个体系还不能预测疾病的发展过程，因此价值有限。

治疗

非手术治疗

分离性骨软骨炎的治疗方案仍然存在争议。选择多种多样，从完全禁止任何刺激性活动到即刻手术。当前的分类系统不能很好帮助预测治疗效果和预后的情况。在一些专业学者看来，决定因素在于是否存在完整的软骨帽。具有完整软骨帽的患者可行非手术治疗，软骨帽中断的患者仍然可以行非手术治疗，但是完全恢复的机会很小。

非手术治疗的特点是休息和禁止会使病情恶化的活动。这些限制将持续到症状恢复（通常为 6~12 周），X 线片和 MRI 显示病变完全愈合（6~12 个月）。恢复的过程对于大多数患者和家庭来说太过漫长难以忍受，并将会导致过早的恢复运动，致使疾病复发和恶化。

另一个治疗方法是用带铰链的无负重肘支撑物来保护病变部位。铰链直接改变了肘关节的外翻倾

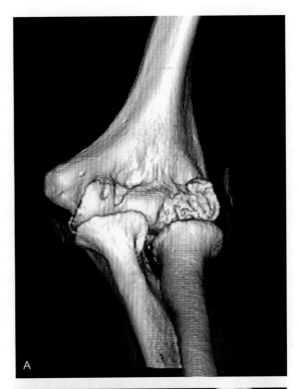

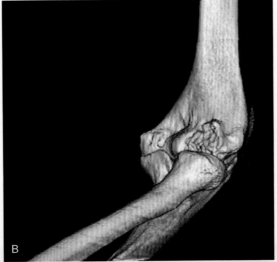

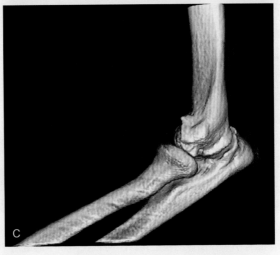

图 33.4　A~C. 3D 重建显示出关键的外侧皮质缺损。

向，释放了外侧边，避免了肱骨小头的损伤。一开始，支撑物放在无运动疼痛的范围内，通常限制在60°~90°。当皱襞炎症减少，无痛运动范围增大，可以松解支撑物，允许全范围的活动。允许在有支撑物的情况下运动和正常活动，只要这些活动不会引发症状。运用这种方式的治疗可以使患者正常活动并且疾病不会恶化。大多数情况下，从开始支撑物的治疗到患者恢复正常活动需要2周时间。如果选用这种方式治疗，那么正常的治疗时间保持不变，1个月监测一次X线片，3个月追踪一次愈合的过程。

手术指征

在疾病的进展过程中，尽管保证休息、支撑物支持和禁止活动，仍然存在有症状的游离体出现，或是软骨帽中断，可以考虑是手术治疗的指征。关节镜下评估病变，同时清除游离碎片和彻底清创是目前手术治疗的主要内容。尽管许多老的文献集中于切开手术，但大多数当前的研究均描述关节镜治疗的疗效。

手术技术

手术首先开始于对肘关节前室进行诊断性的关节镜检查。在这些情况下，最有用的是建立近端前内侧入路，以获得肱桡关节的视野。通常情况下，肱骨小头的前部是正常的。对于一个靠前的病变，应该用70°关节镜来获得视野，并且通过前外侧入路切除病灶。但是通常损伤是靠后的，最好的

手术视野是从后侧进入。然后评估前室内的游离体情况，有必要时从前外侧入路清除游离体。然后，通过近端前内侧入路套管灌注液体，这样可以进入到肘关节的后室部分。鹰嘴窝中也要评估游离体情况，必要的话可以通过后正中入路或后外侧入路清除游离体。内侧沟同样需要对游离体和炎症进行评估。然后，重点转向外侧沟。如果后外侧皱襞有任何炎症或是增厚，可以通过"薄弱点"后外侧入路对其进行评估和清除。然后可以通过后外侧入路或是"薄弱点"入路对肱骨小头进行观察，同时对受累程度进行评估和记录。如果需要行手术治疗，那么分离性骨软骨炎的最佳视角是用70°的关节镜通过上方后外侧通道来获得。这样可以给"薄弱点"、外侧垂直和下外侧垂直入路腾出空间使用器械（图33.5）。软骨帽可通过这些入路来检测它的柔软度和有无裂缝。需要通过屈曲肘关节来看清整个病变。

微骨折治疗

在术前检查中发现一个面积大的可修复的骨折时，原位修复需要通过下外侧垂直入路在关节镜和荧光镜的帮助下运用修复技术才能完成。在大多数情况下，不会选择这样一个手术，而是使用全半径刨刀清除坏死骨，形成一个稳定的平台，所有的游离体也同样要被清除。边缘光滑的软骨保留下来。保留肱骨小头的外侧部分（"肩膀"）很重要，因为它保证了骨的稳定，以及外侧囊和韧带的附着。一旦完成清除工作，病变基底会因为轻微骨折的刺激增加血流。

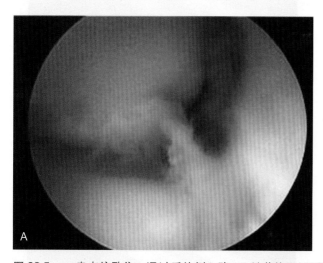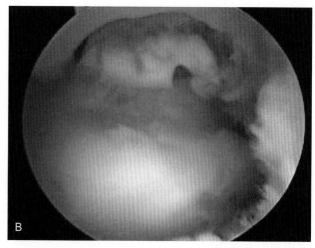

图 33.5　A. 患者俯卧位，通过后外侧入路30°关节镜可以看到肱骨小头的骨软骨病变。桡骨头在下方，外侧关节囊在右侧。肱骨小头在图像的左上角。B. 可以在同一个通道用70°关节镜看到肱骨小头的分离性骨软骨病变。注意桡骨头在下方，肱骨小头在上方，中间有一个游离体。

碎块固定

偶尔可能会遇到一个大的、不断生长的碎块。在这些情况下，碎块会被铰开，并且基底部会被清除。然后，碎片会替代缺损部分，用一根克氏针进行固定。现已开发了很多用于永久固定的技术，包括 Herbert-Whipple 螺钉内固定、逆行性缝合、多孔螺钉和生物可吸收移植物的应用。

骨软骨的自体移植和合成材料

在大多数严重的病例中，用膝关节、肋骨、合成材料或移植物进行骨软骨的移植已被报道。人造移植物在这个领域还未被同意使用，它的使用需要经过临床试验才能被肯定。在这些都具备的情况下，按照上面叙述的步骤进行清创，然后末端的"薄弱点"和末端后外侧入路将被用来放置移植物。肘关节必须要过度屈曲确保移植物准确的方向，然后移植物的轮廓匹配到肱骨小头的表面（图 33.6）。

作者的手术观点

高年资学者（F.H.S.）对于大多数病变早期阶

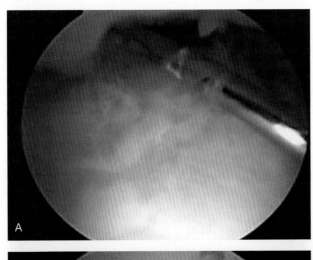

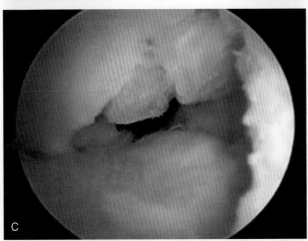

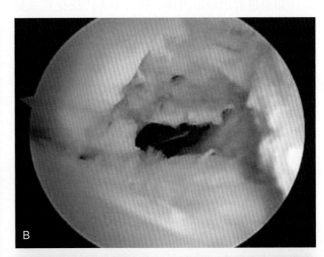

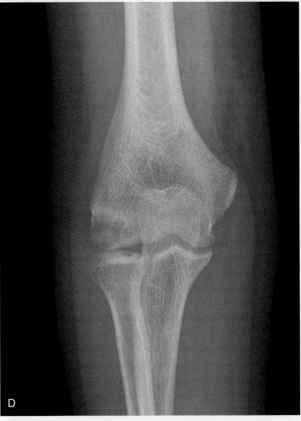

图 33.6 肱骨小头分离性骨软骨病变的治疗结果。A. 简单的清理和清除游离的骨片。关节镜放置在后外侧上方的入路内，器械通过远端"薄弱点"通道进入。B. 残留缺损的钻孔和（或）微骨折来刺激软骨形成。从"薄弱点"通道看，肱骨缺损在上方，桡骨头在下方。C. 在罕见的晚期分离性骨软骨炎或是当肱骨小头的外侧部分损伤，关节镜下骨软骨移植可以用来加强外侧关节，并且有可能阻止关节的不稳和进一步的关节炎。注意缺损中心的两个"插头"。D. 在骨软骨移植后 6 周患者的 X 线片，可见肱骨小头外侧皮质或是"肩膀"的重建。

段倾向于非手术治疗。如果 X 线和 MRI 显示一个完整的软骨帽或一个相对较小的（8 mm 或更小）病变，那可以采取全肘关节支持治疗和物理治疗。当患者疼痛消失，允许戴上铰链恢复运动，并且当患者的核心力量、姿势得到改善，并且不当的运动方式得到纠正，可增加肘关节的应力。一旦患者肘关节重获完全无痛的活动度，将允许戴着铰链重返运动。当 X 线片显示愈合，患者可允许戴着铰链恢复所有的活动。对于女性体操运动员，如果可能的话，通常建议 3 个月复查 MRI，并且建议多张对侧无症状的肘关节 X 线片或至少 1 张 MRI。

如果患者出现游离体、肱骨小头广泛受累或是疾病进展，建议手术治疗。关节镜下手术的过程包括清除游离体和清除病变基底部并打孔。大范围病变可以通过一个空心的 Herbert-Whipple 式螺钉修复，但是这种类型的病变在我们平时的实践中很少见。遇到更大范围的致使外侧皮质缺损的病变，我们会用近端鹰嘴作为移植物的来源进行骨软骨移植。

并发症

并发症包括复发、病变恶化、关节纤维化和异位骨化。尽管进行了充分的非手术治疗，疾病的恶化仍然可能发生。关节纤维化或是粘连通常在术前出现，但也可能发生在术后。非手术治疗对大多数病例有效，但是在一些难治性的病例中需要行关节囊松解或是切除术。异位骨化多数发生在开放手术后。早期阶段，可以通过关节镜下切除或是放射治疗来处理。后期需要开放手术切除辅以放射治疗，并且暴露和保护周围神经组织。在大多数研究中，病变相关部分扩大会增加关节炎、关节硬化和持续性疼痛的风险。

注意事项

优秀女子体操运动员或是啦啦队队员代表一个特殊群体。尽管骨软骨病变（Panner 病）通常易发生在 <10 岁这个年龄段，但是病变在这些运动员中很有可能表现为严重的骨软骨炎。它通常是双侧发病，需要通过一个渐进的非手术的方式进行治疗。在这些患者中，需要通过 X 线片和 MRI 与对侧进行对比。Jackson 等发表了一篇经典的关于患有骨软骨炎的女体操运动员的文章，并发现只有 1/10 的

患者可以继续她们的事业。手术治疗会终止他们的职业生涯，因此早期检查、早期支持和保护性的治疗是很有必要的。手术要在最后没办法的情况下实施，并且对那些理论上预后良好，实际上预后较差的病例应有全面的了解。

经验和教训

（1）对于一个重复动作的运动员来说，外侧肘关节的疼痛是分离性骨软骨炎的危险信号。

（2）表现出的症状有活动障碍以及肘关节外侧部分肿胀。

（3）X 线片可能较模糊，MRI 具有诊断意义。

（4）早期的检查和治疗会得到最好的结果。

（5）体操运动员和啦啦队队员需要看双侧。

（6）支持治疗有助于非手术治疗。

（7）关节镜手术通常是成功的，但是可以回归运动的患者 <90%。

康复

对于手术清理的患者，手术当天就开始在 CPM 机上恢复训练。肘关节通过支撑物来消除肱骨小头的负荷。物理治疗有温和拉伸、压缩泵除水肿以及手和腕的活动，这些都是必要的，而且越早越好，通常在术后 1 周内开始。患者在术后前 3 周内开始全身训练。肘关节根据临床实际情况训练，并且需要连续的 X 线片拍摄。一旦恢复活动范围内没有疼痛并且力量恢复满意，将允许继续运动。这些情况都是变化的，预期在 6~16 周之间。

讨论

现今对肘关节的分离性骨软骨炎没有 1 级水平研究。大多数长期研究也都是病例回顾性分析。

Takahara 随访了 24 例患有肱骨小头分离性骨关节炎且非手术治疗的患者，平均随访 5.2 年，并发现治疗结果与所呈现的病变严重程度有直接的关系，部分早期损伤患者的病变得到愈合或改善。同年，他对比研究了 53 例患者，其中 14 例行非手术治疗，39 例手术治疗。患者最终的结果几乎都与病变的大小有关而不是治疗的方式，但这不是一个随机试验研究。

对于严重运动员病例的手术治疗结果报道有好有坏。Baumgarten 等和 Ruch 等报道关节镜清创术后的短期随访结果相对较好。在这两组讨论中，我们发现病变范围越广的治疗成功率越低。

相对于以上的研究，Byrd 和 Jones 展示了一个纳入 10 例棒球运动员关节镜治疗的回顾性队列研究。只有 4 例恢复到不受限的状态，5 例患者出现关节纤维化。其他一些病例也证实了之前学者的发现，恢复的结果与病变的大小有关而不是治疗方式。

展望

未来的治疗可能包括严重缺损患者的骨软骨移植。El Attreche 和 Savoie 报道了（未发表）肱骨小头结构完整性破坏的病例，经骨软骨移植后短期效果令人满意。

推荐阅读

[1] Konig F. Ueber freie Korper in den Gelenken. *Deutsche Zeitschr Chir*, 1887;27:90–109.

[2] Panner HJ. A peculiar affection of the capitulum humeri, resembling Calve Perthes' disease of the hip. *Acta Radiol*. 1927;10:234–242.

[3] Haraldsson S. The vascular pattern of a growing and fullgrown human epiphysis. *Acta Anat (Basel)*. 1962;48:156–167.

[4] Minami M, Nakashita K, Ishii S. Twenty-five cases of osteochondritis dissecans of the elbow. *Rinsho Seikei Geka*. 1979;14:805–810.

[5] Bradley JP, Petrie RS. Osteochondritis dissecans of the humeral capitellum: diagnosis and treatment. *Clin Sports Med*. 2001;20:565–590.

[6] Baumgarten TE, Andrews JR, Satterwhite YE. The arthroscopic classification and treatment of osteochondritis dissecans of the capitellum. *Am J Sports Med*. 1998;26:520–523.

[7] Jackson DW, Silvino N, Reiman P. Osteochondritis in the female gymnast's elbow. *Arthroscopy*. 1989;5:129–136.

[8] Oka Y, Ikeda M. Treatment of severe osteochondritis dissecans of the elbow using osteochondral grafts from a rib. *J Bone Joint Surg Br*. 2001;83:738–739.

[9] Takahara M, Ogino T, Fukushima S, et al. Nonoperative treatment of osteochondritis dissecans of the humeral capitellum. *Am J Sports Med*. 1999;27:728–732.

[10] Takahara M, Ogino T, Sasaki I, et al. Long term outcome of osteochondritis dissecans of the humeral capitellum. *Clin Orthop*. 1999;363:108–115.

[11] Ruch DS, Cory JW, Poehling GG. The arthroscopic management of osteochondritis dissecans of the adolescent elbow. *Arthroscopy*. 1998;14:797–803.

[12] Byrd JW, Jones KS. Arthroscopic surgery for isolated capitellar osteochondritis dissecans in adolescent baseball players: minimum three-year follow-up. *Am J Sports Med*. 2002; 30:474–478.

第 2 篇　肘关节

第 34 章

Steven A. Giuseffi, Scott P. Steinmann

肘关节僵硬：关节退行性病变和纤维化

传统手术治疗肘关节僵硬和（或）关节炎的方式有肘关节切开清创术或关节置换。这些成功的开放性治疗有其合理性，但是需要一个相对较长的恢复期，并且并发症的发生率很高。随着关节镜技术的发展，骨科医师越来越热衷于用微创的方式治疗肘关节僵硬。僵硬肘关节的关节镜下清创术与开放性手术相比具有明显优势，它可以提供更清晰的术中关节视野并可减少术后疼痛，加快患者恢复。此外，最近的一些研究表明肘关节炎的开放手术和关节镜下治疗效果一样。

肘关节的解剖很复杂，相对较小的肘关节囊由许多重要的神经血管组织包绕。较小的手术空间以及重要神经动脉的毗邻使许多骨科医师放弃了复杂的肘关节镜手术治疗。肘关节镜的应用最初是为了对肘关节进行诊断并且清除游离体的。但是，对局部神经和血管解剖认识的加深以及肘关节镜手术经验的积累可能会扩大潜在的手术适应证。

肘关节镜可以用于有症状的皱襞切除术、炎症性关节炎滑膜切除术、外上髁炎的清创术、分离性骨软骨炎的治疗和单纯肘关节骨折的固定。除了这些适应证以外，肘关节镜在判定关节纤维化和（或）肘关节炎中特别有用。关节镜下关节囊松解的结果和关节清创、骨赘切除一样是很有希望的。本章的重点是讨论关节镜技术在肘关节僵硬和（或）关节炎中的应用。

临床评估

病史

骨关节炎、类风湿性关节炎、创伤后挛缩都可能导致肘关节僵硬。骨关节炎患者常有疼痛和关节僵硬，特别是在肘关节运动的终末段。这些患者通常在中段运动弧可以有无痛的肘关节活动[1]。患者会感到虚弱、动作畸形以及关节活动不稳。患者通常被提问是否有交锁或固定的机械性症状。炎症性关节炎通常表现为关节积液、滑膜炎、多关节病变、晨僵和全身症状。若有这些症状，需要行风湿病的检查。

充分了解关于肘关节疼痛、僵硬的时间轴以及刺激性活动或是恶化因素等病史是很重要的。询问患者有关的创伤史尤其关键。远端肱骨骨折引起的关节畸形可能会导致创伤性关节炎。关节僵硬也可能发生在无骨性畸形者中，因为关节积血会导致关节囊挛缩和纤维化。

在这之前，患者所有的治疗都应该被记录。尤其需要问患者是否有过物理治疗和（或）使用过夹板。如果患者接受过这些治疗，那就需要知道患者接受过哪种类型的物理治疗，以及治疗和（或）夹板使用的时间，并且需要了解治疗后患者的情况。

患者的用手习惯和职业及业余活动都与之相关。肘关节的骨关节炎最常见于有重体力劳动的男性的优势手臂。那些喜欢提重物患者或是投掷运动员容易得肘关节炎。

体格检查

体格检查首先检查患者是否有僵硬或是滑膜炎，来辅助诊断炎性关节病。肘关节可以通过可见的畸形和积液来进行病情评估。需要肘关节提携的角度，检查皮肤上的皮疹以及手术、创伤留下的瘢痕。在肘关节镜手术之前，一个完整的神经与血管检查来记录术前的功能和感觉情况是很有必要的。

肘关节运动范围的检查尤其有价值，记录主动和被动的运动弧是很重要的，并且要与对侧进行比较。运动范围的测试有助于判断功能损伤的程度以及为后续的评估提供参照。屈曲挛缩通常可以在骨关节炎和骨纤维化中观察到。有经验的临床医生能够辨别出"软"和"硬"的最终结果，因此可以判断是外在还是内在的关节病变。

骨关节炎的患者通常在肘关节运动弧的终点位置产生疼痛，可以发现有捻发音。检查者可以记录到一些特定位置的肘关节交锁或是固定。肘关节稳定性的测试是至关重要的，这样才是完整的体格检查。

影像学检查

需要获得影像学的结果，并且与病史和体格检查相关联。标准的肘关节 X 线片包括前后位、侧位和斜位片。这些检查是为了证实创伤性畸形和游离体的存在，这些是潜在骨关节炎的指征。临床医生尤其需要重视尺骨鹰嘴和冠状突走行以及鹰嘴窝和冠状突窝，因为这些部位容易发生骨赘变性。

CT 是很有价值的术前检查，可以帮助明确骨赘的大小和位置。这些图像对于术前计划的制订很有用，尤其是获得 3D 重建的图像。CT 也可以用来反映骨畸形愈合和创伤后畸形。

手术计划和技术

指征

肘关节镜对于有症状的骨关节炎和（或）功能性活动范围损伤的患者来说是一个合理的选择。非手术治疗包括活动限制、应用非甾体类抗炎药、物理治疗和夹板固定，这些应该应用于手术干预之前。患者必须被充分告知有关肘关节镜手术可能遇到的潜在神经、血管及组织损伤的风险。患者必须愿意而且能够接受任何可预期的术后治疗和夹板固定治疗。相比关节镜，开放性手术更适合于曾经接受过肘关节手术的患者（尤其是肘关节的外侧部分，因为这会导致桡神经周围瘢痕形成）及严重的骨畸形或关节囊挛缩的患者。

麻醉和体位

在进行肘关节镜手术前，首先确定麻醉类型。尽管腋窝神经阻滞麻醉也有使用，但是学者认为无论怎样都建议全身麻醉。肘关节镜手术需要患者采用俯卧位或是侧卧位，这些会让患者感到不适。在一些复杂的肘关节病例中，手术持续时间往往超过 1 小时，患者可能会感到明显难以控制的不适，这会影响到手术的成功。此外，使用神经阻滞会妨碍到术后准确的神经检查。因为在肘关节镜手术中神经、血管损伤是一个确实存在的风险，准确的术后神经检查是至关重要的。如果使用了腋窝神经阻滞，那么在发现术后神经并发症之前已经过去好几天了。因此，只要患者的全身情况能耐受，通常建议全身麻醉。

患者手术体位的选择可根据手术医生的喜好。Poehling 和他的同事[2]首次提出俯卧位，许多骨科医师将它改良为侧卧位。侧卧位有助于肘关节的定位，使其处于手术区域的最高位置，改善了关节的进入，并且术者在肘关节部位操作关节镜设备时，不会受患者身体一侧的影响[3]。

最好有一个专门为肘关节镜手术而制作的肘臂架[3]。膝关节支架的使用会阻碍进入肘关节的通路。可以将患者向手术医生方向倾斜 10°~20°，防止患者翻滚并且保持有臂架情况下患者的体位，这有助于避免肘窝受压。

在患者两腿之间放一个枕头，将腓骨近端垫好。靠背支撑用来平衡躯体的位置，并且在患者腰部放一绑带。无菌止血带尽可能放在术侧手臂近端的臂架水平位置（图 34.1~34.4）。

通道位置

相较于膝关节和肩关节关节镜手术，肘关节关节镜手术的神经与血管潜在损伤的风险相对较高，因此需要重视安全通道位置的选择。熟悉局部解剖，了解提供通道选择的安全区域十分必要。通道位置顺序并不像了解确切的肘关节解剖那样重要。

所有的入路位置要在手术前被标记。这有助于

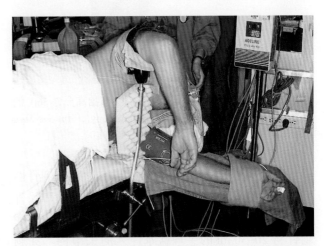

图 34.1　肘关节镜手术患者体位。侧卧位，同时将不会受影响的肘关节放在臂板上（引自 Steinmann SP. Elbow arthroscopy. *J Am Soc Surg Hand.* 2003;3:199-207; Fig. 1. 经过允许转载）。

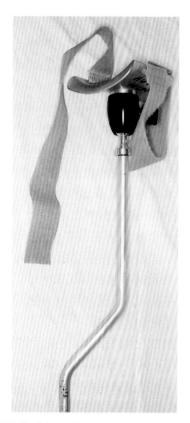

图 34.2 肘关节臂架固定在手术床边上（引自 Steinmann SP.Elbow arthroscopy. *J Am Soc Surg Hand.* 2003;3:199-207; Fig. 2。经允许转载）。

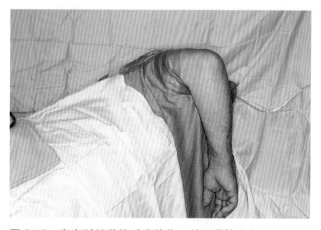

图 34.3 患者肘关节镜手术体位。肘关节抬高允许 360°的探查（引自 Steinmann SP. Elbow arthroscopy. *J Am Soc Surg Hand.* 2003;3:199-207; Fig. 3。经允许转载）。

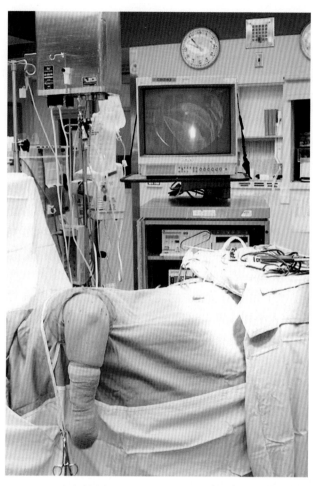

图 34.4 肘关节镜手术中骨科医师的视野，在手术床对面监测定位（引自 Steinmann SP. Elbow arthroscopy. *J Am Soc Surg Hand.* 2003;3:199-207; Fig. 4。经允许转载）。

手术医生在关节扩张或是软组织肿胀之前找到骨性标志。外上髁、内上髁、桡骨头、肱骨小头和尺骨鹰嘴都要被标记。然后，用一个注射器和 18 号穿刺针将 20~30 ml 的生理盐水注入肘关节内。穿刺针通常从尺骨鹰嘴、桡骨头和外上髁围成的三角形中央的"薄弱点"进针。另外，肘关节扩张还可以通过紧靠鹰嘴尖近端的后侧直接注射的方式来完

成。在建立首个入路之前，扩张肘关节是很重要的一个步骤，因为扩张肘关节可以使神经、血管组织远离初始入路，并且有助于初始入路的进入。在不扩张肘关节的情况下，插入套管针建立初始入路是很困难而且很危险的。

肘关节扩张之后，便建立初始入路。初始入路的选择取决于手术医生喜好。手术医生的经验以及对重要组织的解剖知识在防止神经与血管的损伤中比入路位置的顺序更重要。入路口需要用 11 号刀片切开，手术刀只能在皮肤上操作不能穿透进深部软组织。一旦皮肤被切开，用小的止血钳分离到关节囊，进入肘关节。关节进入与否可以通过先前注入关节囊内的生理盐水流出来确定。然后，钝性套管针进入关节内。肘关节镜手术中禁止使用锐性套管针，因为会损伤到神经与血管组织。

然后，关节镜置换套管针进入肘关节，着手评估肘关节情况。主要使用的是 4 mm 30°关节镜。

一些人主张使用 70° 关节镜，但是这在大部分关节镜手术中很少使用。2.7 mm 关节镜可以用在挛缩的关节上，大多数患者是不需要的。但是在一些特定的地方比如外侧垂直入路（薄弱点），小的关节镜更容易操作。

一旦关节镜进入关节内，手术医生紧接着就要获得手术视野并制造一个可供操作的空间。这些可以通过气压膨胀或是机械牵拉完成。这两个方法效果都很好，但是气压膨胀最终会导致手术期间的液体外渗到组织内。Kelly 等 [4] 建议使用牵拉器以一种机械牵拉的方式来避免这种并发症。简单的杠杆牵拉器例如 Howarth、大的、钝性的斯氏针都是有效的。典型的牵拉是通过观察通道近端 2~3 cm 处的辅助入路放入肘关节内的（图 34.5）。

再次说明一下，初始入路的选择取决于医生的喜好，因为无论从外侧还是内侧都能安全进入关节。入路建立期间，桡神经面临的风险最大。现在有两种减少桡神经损伤的方法。第一种是当骨性标志显现清晰时，先建立前外侧入路，然后前内侧入路可用"由内而外"的方法建立。

另外一种方法，手术医生可以选择先建立前内侧入路，然后在关节镜直视下建立前外侧入路。前内侧入路距离正中神经和尺神经相对较远，建立这个入路是相当安全的。在前外侧入路建立过程中通过肘关节镜观察外侧关节囊也是可以做到的。但是尽管在有关节内视野的情况下，一个错误方向的穿刺针或是套管针还是会损伤到桡神经。

入路

前外侧入路

前外侧通道最初是由 Andrews 和 Carson 提出的 [5]。解剖研究表明前臂后神经与桡神经相当靠近前外侧入路 [6]。一个安全的方法是将通道口放在桡骨头和肱骨小头之间的沟内，这个地方在液体外渗和软组织肿胀之前是相当容易定位的。切开皮肤，止血钳分离到关节，并且指向关节的中心。为了减少桡神经损伤的风险，在前外侧入路处放置一个套管，然后把所有的器械通过套管放进去，这样可避免盲目进入关节。

一旦进入关节，手术医生就能从前外侧入路看见桡骨头内侧、冠状突、滑车和冠状突窝。然后，可以"由内而外"地建立前内侧入路。将关节镜从套管中取出，放入钝性套管针通过套管直接穿过关节，直到看到肘关节内侧的皮肤。然后切开套管针上方的皮肤，将套管推出到皮肤外。此后，将套管放置在鞘管的顶端，当轻轻拔出套管针时，插入关节镜。通过这种方式，套管和套管针都会一起被拉回关节内，同时可以将关节镜放入套管内，并随着套管针进入肘关节。因为在内侧肘关节部分，正中神经和尺神经间的间隔相对较宽，所以这种"由内而外"建立前内侧通道的方法是相当安全的（图 34.6~34.8）。

近端前外侧入路

近端前外侧入路主要是用来做牵引的通道。它位于外上髁近端 2 cm 处，注意不要把它放得离标准前外侧入路太近，这样器械之间会互相干扰。近端前外侧入路并不是最理想的观察口，通过它看内侧滑车和冠状突窝是很困难的。但是，这是一个相对安全的通道，桡神经平均距离为 9.9 mm，前臂后侧皮神经距离 6.1 mm [6]。因此，对于肘关节非常僵硬的患者来说，它可以作为初始入路。在典型病例中，近端前外侧入路用作牵引入路十分有用，

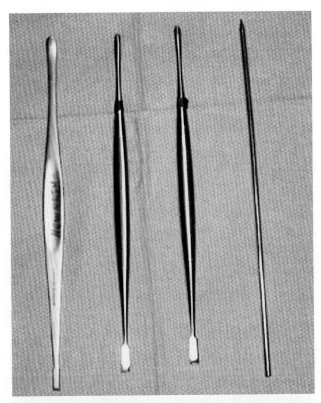

图 34.5　肘关节镜牵引器。3 个 Hawarth 牵引器和 1 个钝性斯氏针（引自 Steinmann SP. Elbow arthroscopy. J *Am Soc Surg Hand.* 2003;3:199-207; Fig. 8. 经同意转载）。

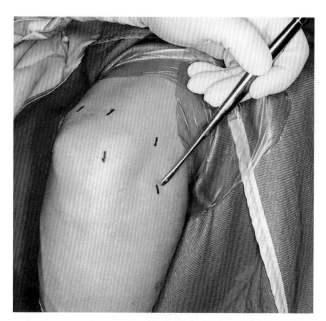

图 34.6 前外侧入路位于肱桡关节前方（引自 Steinmann SP. Elbow arthroscopy. *J Am Soc Surg Hand.* 2003;3:199-207; Fig. 5。经同意转载）。

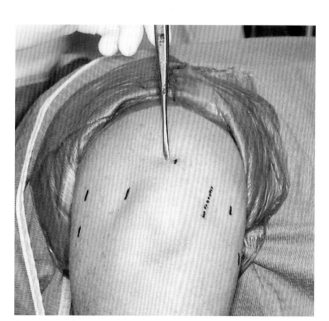

图 34.7 直接后侧入路（引自 Steinmann SP. Elbow arthroscopy. *J Am Soc Surg Hand.* 2003;3:199-207; Fig. 6。经同意转载）。

Howarth 牵引器和斯氏针可以通过这个入路将前关节囊提升远离肱骨，从而建立一个供前外侧入路器械操作的空间。

直接外侧入路或是外侧中入路

直接外侧（外侧中）入路位于鹰嘴、外上髁和桡骨头围成的三角形中心点即"薄弱点"。这个入路不经常使用，因为它不能提供前关节充分的视

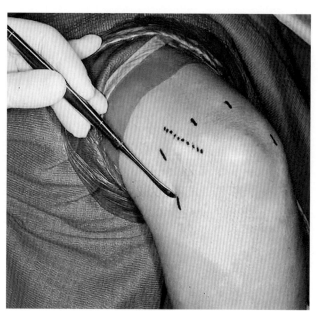

图 34.8 前内侧入路。虚线代表尺神经（引自 Steinmann SP. Elbow arthroscopy. *J Am Soc Surg Hand.* 2003;3:199-207; Fig. 7。经同意转载）。

野。但是，它在剥脱性骨软骨炎患者身上特别有用，因为它提供了后侧肱骨小头、桡骨头和尺桡关节的最佳视角。因为该入路面积小，位置表浅，一个 2.7 mm 的关节镜在这方面可以使用。

前内侧入路

在建立任何内侧入路之前，触摸尺神经，评估任何可能的尺神经向前脱出肘管的倾向非常关键。前内侧入路通常位于内上髁远端 2 cm 前侧 2 cm 处[5]。设备通过该入路进入关节内往往要穿过屈肌起点和肱肌。前内侧入路的位置对于前臂内侧皮神经是最危险的，因为它距离入路的距离平均只有 1 mm[6]，正中神经平均距离 7 mm。Lindenfeld[7] 提出前内侧入路建立在距离内上髁近端 1 cm 前方的 1 cm 处，这样在使用这个通道的时候，正中神经的平均距离为 22 mm。前内侧入路可以是初始入路或是通过上述的外侧部分，"由内而外"产生。手术医生的喜好决定了入路的顺序。

近端前内侧入路

近端前内侧入路由 Poehling 等[2] 首先提出，它位于内上髁近端 2 cm 处，肌间隔正前方。这个入路的位置与尺神经和正中神经都保持着安全距离。前臂内侧皮神经是最危险的，距离通道平均为 2.3 mm[6]。正中神经距离入路平均为 12.4 mm，尺

神经平均为 12 mm。这个入路是内侧入路中最安全的，但是它提供给肱桡关节或肱骨桡窝的视野有限。因此，该入路最好用作牵引入路，标准的前内侧入路作为观察口或是操作口。

后外侧入路

后外侧入路对于肘后是一个非常好的观察口。在建立任何后侧入路之前，确定尺神经的位置是很重要的。幸运的是，尺神经可以触摸到（不像正中神经和桡神经），一旦尺神经的位置确定，后侧入路的位置是很安全的。肘关节屈曲 90°，后外侧入路位于鹰嘴尖外侧关节线水平。套管针尖朝向鹰嘴窝中心。最初，通过后外侧入路进行观察是很困难的，因为脂肪垫占据了潜在操作空间很大的容量。第二个入路同时建立，清除脂肪垫来获得更好的视野和充分的手术空间。

后方垂直入路

后方垂直入路是一个很好的初始操作入路。当通过后外侧入路进行观察时，后方垂直入路可以用来清除骨赘和游离体。入路位于鹰嘴尖近端 2~3 cm，鹰嘴窝近端边缘处。如果肱三头肌在这个水平处增厚，可以用刀切开直接穿入肘关节内。当入路建立后，关节镜手术刀或射频探针可以用来行肘关节清除术。关节镜和手术刀可能需要在后方垂直入路和后外侧入路间频繁切换来促进后路病灶的清除。因为后侧入路相对安全，不需要在肘后安放套管，器械可以直接交换。但是，建议持续放置

一个流出套管，限制手术期间肘后的液体外渗入软组织。

后侧牵引入路

考虑到入路的位置距离尺神经的距离足够远，后侧牵引入路可以放置在需要增加关节镜视野的任何位置。但是，要避免牵引入路的位置距离其他通道太近，造成器械碰撞。一个很有用的牵引入路位置是在后方垂直入路近端 2 cm 处，需要的话可以向内侧或外侧稍微改变一下方向。一个 Howarth 或是相似的牵引器可以用在这个位置，来提拉关节囊而不干扰工作中的器械。

退行性肘关节炎的关节镜治疗

退行性肘关节炎的特点是游离体形成、骨赘进展和关节囊挛缩[8, 9]。自然而然地，退行性肘关节炎的关节镜治疗就包括游离体取出、骨赘切除、关节囊挛缩松解。手术医生清理的具体部位取决于患者的临床检查结果。作为一般规律，在液体渗入和软组织水肿之前，关节囊挛缩的松解是最安全也是最容易的。因此，当患者明显无法屈曲（后关节囊太紧）时，关节镜清理术通常从肘关节后方开始，这样在后内侧关节囊松解的过程中，尺神经就能被找到并保护起来。相比之下，首先表现为肘关节伸展不能的患者的肘关节镜清除术，通常从肘关节前方部分开始（图 34.9）。

肘后室可以通过后外侧入路清楚看到。后正中

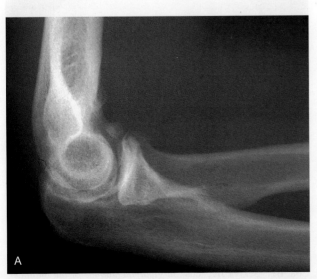
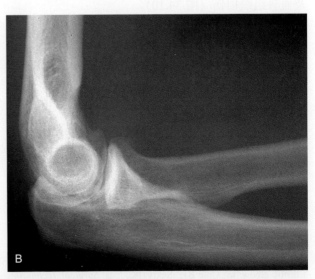

图 34.9　A. 术前 X 线片反映前后方骨赘。B. 前后方骨赘清除的术后 X 线片（引自 Steinmann SP，King GJ，Savoie FH. *Arthroscopic treatment of the arthritic elbow. J Bone Joint Surg.* 2005;87:2114-2121; Fig. 4A，B。经同意转载）。

入路作为一个工作口的效果很好，近端牵引入路也可以使用。肘后的骨赘通常自鹰嘴尖沿着内外侧尺骨产生。鹰嘴尖骨赘比较容易看到，注意力通常集中在清除这些骨赘上。但是，鹰嘴内外侧完整视野也同样重要，因为除非是没被发现，否则骨赘在这些位置可能会移动。除了鹰嘴，评估和清除肱骨鹰嘴窝也同样重要。肱骨后方的骨赘经常与鹰嘴的骨赘相应，要注意同时清除这两个部分的骨赘（表34.1）。

术前肘关节不能屈曲的患者应该选择后外侧和后内侧的关节囊松解。如前所述，当行后内侧沟松解时，尤其要注意对尺神经的识别和保护。在关节囊松解之前，通过一个小的切口进入后内侧关节囊，识别和牵引尺神经，这样是很合理的操作。如是经验丰富的术者，在识别和保护尺神经区域的情况下，关节镜下松解绷紧的后内侧关节囊是有可能的。对于术前肘关节屈曲小于90°、术前尺神经症状和（或）术后肘关节屈曲收益大的患者应该考虑尺神经减压或转位。

前室的清理也是同样的步骤。进行初始的检查和游离体清除。然后，手术医生的注意力要转移到任何有必要的骨清理中来，因为在关节囊松解前行骨清理有助于限制软组织的水肿。肘前方通常有沿冠状突凸出的骨赘，这些需要通过刨刀或磨具清除。肱骨的桡侧和冠状突窝内也经常有骨赘，必须小心不要忽视。内侧冠状突也需要检查是否有骨赘，因为如果不特意寻找很容易错过。使用不带有抽吸装置的电动磨具或刨刀，可避免无意识的神经及血管组织损伤（图34.10）。

表34.1 手术步骤

(1) 标记所有的通道位置和表面解剖标志
(2) 肘关节扩张
(3) 建立通道
(4) 开始后室的操作
(5) 关节囊松解（如果患者不能屈曲，那么先做后关节囊）
(6) 清除鹰嘴和鹰嘴窝内的骨赘
(7) 移到前室
(8) 清除所有明显的游离体，清除桡侧和冠状突内的骨赘
(9) 肱骨前关节囊切除（外侧观察口）
(10) 从内侧通道观察，从桡骨头和肱骨小头行关节囊切除术

注：引自 StricklandJP, Steinmann SP. Elbow arthroscopy for the arthritic elbow. In: Cole BJ, SekiyaJK, eds. *Surgical Techniques of the Shoulder, Elbow, and Knee in Sports Medicine*. Philadelphia, PA: Elsevier/Saunders; 2008:345-353。经同意转载。

当所有前室的骨赘被清除后，手术医生就要将注意力转移到前关节囊。往往最简单的是，先将关节囊从肱骨上分离下来，因为这样会增加前方的操作空间。然后，通过一个外侧的观察入路用刨刀或钻孔器将前关节囊切除。正中神经是这个过程中距离最近的重要结构，但是对于它的保护却在肱肌之后。当前关节囊切除到关节中线，观察入路转移至内侧，刨刀将从外侧入路进入。当切除桡骨头和肱骨小头前方的关节囊时要加倍小心，因为桡神经在这个位置有损伤的风险。桡神经紧靠在一块小脂肪垫的前方，可以被关节镜手术医生看见。这个脂肪垫告知手术医生桡神经就在附近（表34.2）。

当骨赘清除和关节囊松解完成之后，需要评估患者活动范围。如果结果理想，那么就用3-0的尼龙或聚丙烯缝线关闭通道。手臂保持在伸展位，并用无菌加压敷料包裹1周。将手臂放在伸展位是很重要的，因为这限制了关节内液体的积聚和肘关节的肿胀。当患者醒来，需要评估确定手臂神经是否完好无损。

注意事项

患者的手臂需要悬吊一整夜，保持"自由女神像"的姿势以减轻术后的肿胀。活动可以延迟到术后24小时来消除水肿。然后可以在手术室内开始夹板固定或持续的被动运动来保持所取得的活动范围。持续被动活动（CPM）在那些明显术后活动受

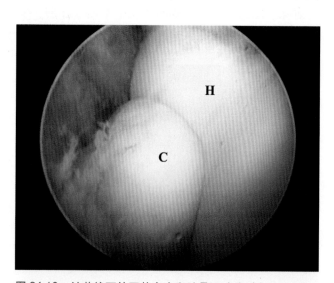

图 34.10　关节镜下的冠状突尖和肱骨远端（引自 Strickland JP, Steinmann SP. Elbow arthroscopy for the arthritic elbow. In: Cole BJ, Sekiya JK, eds. *Surgical Techniques of the Shoulder, Elbow, and Knee in Sports Medicine*. Philadelphia, PA: Elsevier/Saunders; 2008:345-353。经同意转载）。

表 34.2　经验和教训

- 尽管对于术前制订计划，X 线片已经足够了，但是三维 CT 扫描有助于充分评估骨赘形成的区域
- 阻滞麻醉可以应用到肘关节镜中，但是如果使用侧卧位或是俯卧位，阻滞麻醉对于患者来说是很困难的。此外，如果使用阻滞麻醉，手术医生一直要到术后几小时后才能评估潜在的神经损伤
- 臂架专门为肘关节镜定制，使关节定位更加容易，帮助减少器械碰撞
- 如果使用侧卧位，肘关节必须放在高于手术区域的位置。这会帮助消除肘关节镜及器械与患者躯体或手术服之间的碰撞
- 如果患者微微向术者倾斜，这会有助于防止臂架受到肘前窝的碰撞。这个区域必须保持悬空来允许生理盐水扩张肘关节前侧
- 任何通道都可以用作初始通道。但是，前外侧通道距离一个主要神经（桡神经）最近，且该通道必须在任何肿胀开始或骨性体表标志被触摸到之前第一个建立，或是建立在手术早期
- 在肘关节前侧部分不要使用手术刀和抽吸装置，这会在无意间使神经或重要结构受到手术刀或器械的损伤
- 尝试在清除关节囊之前做完所有骨性结构的操作，这有助于限制水肿，潜在地保护了重要结构
- 肘关节内的异位骨化甚至可以在关节镜手术后再形成，为了限制这个过程，在使用磨具后应用手术刀尽可能清除碎骨片
- 使患者的手臂抬高过头顶，保持一个完全舒展的"自由女神像"的姿势一整夜，可以帮助快速消除术后的肿胀，早期恢复主动活动

注：引自 Strickland JP, Steinmann SP. Elbow arthroscopy for the arthritic elbow. In: Cole BJ, SekiyaJK, eds. *Surgical Techniques of the Shoulder, Elbow, and Knee in Sports Medicine*. Philadelphia, PA: Elsevier/ Saunders; 2008:345-353。经同意转载。

限的患者身上施行。

持续被动活动通常施行在那些明显术前活动受限的患者身上。这对于有一定程度关节挛缩的患者来说通常是没有必要的。很少有证据证明使用持续被动活动机器的患者术后活动的恢复比那些接受物理治疗或夹板的患者更好。

典型的术后持续被动活动方案包括 23 小时的活动，留少许的休息时间给吃饭、清洗和日常活动。活动的范围通常设置在手术室内接受的最大活动范围。我们不经常使用的被动范围活动治疗方案是先进行小范围的活动弧，然后逐渐增加到手术时的活动范围。持续被动活动机器可以在用腋神经阻滞或是血管内麻醉控制疼痛时使用。被动范围活动方案通常在术后使用 3~4 周。

对于那些术前有轻度到中度活动障碍的患者来说，夹板固定是维持术后活动范围的一个有效方式。通常使用静态夹板，方案是最大肘关节屈曲和伸展时交替使用。例如，患者在完全伸展状态夹板维持 1 小时，然后改变夹板至完全屈曲位置维持 1 小时。患者在周期性的间隔中交替使用屈伸夹板。

无论术后方案是否包括夹板固定或持续被动活动，定期检查患者神经血管状态是很关键的。尺神经的状态尤其要注意，因为尺神经病变的发生在那些术前屈曲小于 90° 或是手术恢复大部分屈曲能力的患者中都曾有过报道，无论是在关节镜还是在开放手术中松解关节囊 [4, 10]。因为这些潜在的并发症

存在，手术医生可以考虑在术中对那些骨赘切除和关节囊松解后肘关节屈曲弧明显改善的患者行尺神经转位术。

并发症

和其他任何手术一样，在肘关节镜术中或术后可能发生各种各样的并发症。其中最常见的是入路引流延迟。化脓性关节炎和筋膜间室综合征也有过报道。持续或新发的肘关节挛缩也可能出现。许多文献中关注到了神经与血管的损伤，比起膝关节和肩关节镜手术来说肘关节镜风险更高。

医源性血管神经损伤的危险因素包括有既往肘关节手术史、类风湿性关节炎和需要关节囊松解的关节挛缩。Kelly 等 [4] 报道了 473 例肘关节镜手术，记录到几例暂时性神经麻痹的病例，但没有永久性的神经损伤。伤口引流延长、感染以及肘关节挛缩是其他提及的并发症，共出现 50 例。Savoie 和 Field[11] 回顾了 465 例肘关节镜手术的结果，发现神经损伤的并发症发病率有 3%。尺神经、正中神经和桡神经的严重损伤在肘关节手术中也曾有过报道。合理运用牵引器增加视野以降低这类风险是必不可少的。

结果

各类报道称肘关节炎行关节镜清理术后的结果是令人满意的。Cohen 等 [12] 报道了 26 例经改良

Outerbridge-Kashiwagi 手术治疗的患者，他们的疼痛都得到很好的缓解，没有大的并发症（鹰嘴窝的开窗允许鹰嘴和冠状突更多的移动）。Savoie 等[13] 回顾了 24 例接受改良 Outerbridge-Kashiwagi 关节镜手术患者的手术结果。记录中显示所有的患者疼痛减轻，肘关节活动范围平均提升到 81°。Philips 和 Strasburger[14] 报道 25 例患者的肘关节运动弧平均得到了 41° 的提升。在一个纳入 30 例肘关节退行性关节炎患者的研究中，Kim 和 Shin[15] 报道称 92% 的人活动范围得到提升。在他们的研究中，术前平均运动弧为 81°，术后平均运动弧达到 121°。Adams 和 Steinmann[8] 回顾了 41 例患者的术后恢复情况，发现 81% 的患者恢复结果较好，术后平均运动弧范围为 8.4°~131.6°。Krishnan 等[16] 最近报道了 11 例年龄小于 50 岁的退行性肘关节炎患者的关节镜治疗结果，他们发现总体的运动弧从术前的 60° 增加到术后的 133°。在一个 10 分的疼痛评分中，术后患者的平均主观疼痛从 9.2 分下降到 1.7 分。肘关节炎患者经关节镜治疗后活动范围增加、疼痛缓解的良好结果也得到了文献的支持（表 34.3）。

关节纤维化的关节镜治疗

肘关节僵硬的发生与关节囊及肘关节运动相关的多种因素有关。关节活动范围的损失可能是僵硬继发于创伤后关节囊挛缩的外在表现。关节囊纤维化的形成可能是骨折、脱位或是其他关节创伤后关节积血的结果。肘关节僵硬也可以发生于内在的骨病变，像游离体、退行性骨赘或是关节不协调的限制性活动。

病史及体格检查对肘关节僵硬的病因诊断很有帮助。患者有机械性的症状例如交锁、肘关节的固定，通常因为有内在性的关节病变或是游离体。当评估患者的活动范围时，有经验的临床医生可能会分辨出退行性关节炎"硬"的终末结果或是关节囊纤维化"软"的终末结果。X 线片和三维 CT 对于评价退行性骨赘或是关节不协调运动引起的骨性碰撞很有价值。

创伤后关节囊挛缩的手术指征包括运动功能障碍和非手术治疗失败。通常的日常活动需要肘关节屈曲 100°（从 30°~130°）[17]。非手术治疗的选择包括物理治疗、静态夹板固定和偶尔局麻下被动的活动。广泛的术后物理治疗对于获得好的疗效至关重要，手术干预对于那些不能或不愿进行术后物理治疗的患者来说也是禁忌证。

关节纤维化的肘关节无论是行开放性还是关节镜手术都可以得到治疗。开放手术松解是肘关节僵硬较成熟的治疗选择，包括前关节囊切除术、部分副韧带和肱三头肌的松解和／或肱骨延长术。因为开放性手术的方法会造成软组织创伤，术后的炎症和瘢痕会导致复发性的肘关节挛缩。明显的术后疼痛和肿胀会延迟开放手术患者的术后物理治疗计划。此外，开放性手术松解不能对肘关节进行完全检查，而且阻碍了关节内病变的治疗。关节镜手术允许手术医生同时治疗内在的和外在的病因，且能最大程度减少软组织创伤并尽早开始术后物理治疗。

关节纤维化所致的肘关节挛缩的手术松解技术

肘关节关节纤维化的关节镜下治疗方案与前述

表 34.3　肘关节炎行关节镜下清除术的结果

研究者	结果
Cohen 等[12]	26 例患者得到了很好的疼痛缓解，没有大的并发症
Savoie 等[13]	24 例患者，所有人疼痛减轻，运动弧增加了 81°
Philips 和 Strasburger[14]	25 例患者总体的运动弧都增加了 41°
Kim 和 Shin[15]	30 例患者中 92% 的人运动范围得到提升，从术前平均 81° 到术后平均 121°
Adams 和 Steinmann[8]	41 例患者中 81% 的结果很好，术后运动范围为 8.4°~131.6°
Krishnan 等[16]	—

注：引自 Strickland JP, Steinmann SP. Elbow arthroscopy for the arthritic elbow. In: Cole BJ, Sekiya JK, eds. *Surgical Techniques of the Shoulder, Elbow, and Knee in Sports Medicine.* Philadelphia, PA: Elsevier/Saunders; 2008:345-353。经同意转载。

退行性关节炎一样。但是，不像退行性关节炎中所见到的后关节囊硬化，关节纤维化的特点是前关节囊的挛缩。因此，手术治疗通常从前室开始。建立前内侧和前外侧入路，可以看到挛缩的前关节囊，并且需要上述类似的技术来松解和切割。钝性套管针可以用来松解粘连，并且将关节囊从肱骨前方提起。然后，应用摆动刨刀清除滑膜和残余的粘连，需要注意的是，不要用吸引或是直接用刀进行关节囊的操作。

当关节囊粘连被彻底松解后，进行前关节囊切除术。位于神经血管束深部但在关节囊表面的重要组织被肱骨所保护。在关节囊和肱骨间建立一个平面，应用篮钳在关节镜的直接视野下切除关节囊。注意不要损伤神经血管组织，同时需要注意桡骨颈前方的脂肪垫，它显示桡神经的位置。

前关节囊切除后，肘关节前部可以进一步评估。如果有必要，要增加肘关节的屈曲，检查和加深冠状突窝和桡骨头窝。肱桡关节和近端尺桡关节一样需要被评估。这些关节的损伤将会导致没有外翻不稳症状的患者需要切除桡骨头。当整个前室被检查以及关节囊被切除后，注意力转移到后室。

后室的操作从鹰嘴窝清理术开始。对创伤后挛缩的患者，鹰嘴窝内充满了瘢痕组织和粘连，需要切除来获得视野。在大多数肘关节纤维化患者中，肱三头肌通过瘢痕组织附着于肱骨后侧，经牵拉后肘关节可以完全屈曲。后方挛缩的软组织治疗后，注意力将集中到鹰嘴尖。尺骨鹰嘴尖切除术对于所有运动范围的恢复是必要的。内外侧沟也要检查和切除，并注意内侧清理时保护尺神经。如果内侧关节囊需要切除，需要仔细鉴别和保护尺神经（图34.11）。

术后注意事项

术后，持续被动活动通常需要 3 周。此外，夹板固定也可以如上述一样使用。通常会鼓励患者术后即刻用手臂进行日常活动。如果术后 3 周内发生活动障碍，使用镇痛和温和的人工牵拉解除粘连。

结果

Savoie 等报道了 388 例肘关节纤维化患者关节镜松解后的结果。他们发现，肘关节伸展从 -40 平均增长到 -5°，术后肘关节运动弧总体增长到 65°。93% 的患者对结果表示满意[18]。Ball 等[19] 报道了 14 例进行过关节镜治疗的创伤后肘关节纤维化的患者。术后患者肘关节平均运动弧从 69° 改善到 119°。所有患者术后功能都有所改善。Timmerman 和 Andrews[20] 发表了关于 19 例肘关节纤维化患者关节镜治疗的结果。在他们的研究中，患者伸展从 -29° 改善到 -11°，屈曲从 123° 改善到 134°。79% 的患者获得良好的效果。

结论

关节镜提高了医生治疗患者肘关节退行性关节炎和关节纤维化的能力。肘关节镜仍然存在技术上的挑战和神经与血管损伤的风险。对肘关节局部解剖的充分认识和仔细的手术操作是必要的。当肘关节镜手术得到安全保障，不仅效果和开放手术治疗结果相似，而且明显改善了患者的疼痛和肘关节的活动范围[21]。

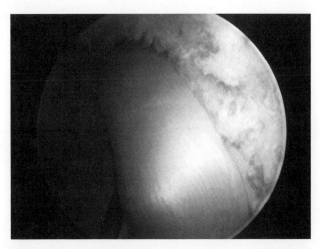

图 34.11　后内侧关节囊松解后的尺神经（引自 Steinmann SP, King GJ, Savoie FH III. Arthroscopic treatment of the arthritic elbow. J *Bone Joint Surg.* 2005;87:2114-2121; Fig. 5。经同意转载）。

第 2 篇　肘关节

参考文献

[1] O'Driscoll SW. Elbow arthritis. *J Am Acad Orthop Surg*. 1993; 1:106–116.

[2] Poehling GG, Whipple TL, Sisco L, et al. Elbow arthroscopy: a new technique. *Arthroscopy*. 1989;5:222–224.

[3] Steinmann SP. Elbow arthroscopy: where are we now? *Arthroscopy*. 2008;23:1231–1236.

[4] Kelly EW, Morrey BF, O'Driscoll SW. Complications of elbow arthroscopy. *J Bone Joint Surg*. 2001;83A:25–34.

[5] Andrews JR, Carson WG. Arthroscopy of the elbow. *Arthroscopy*. 1985;1:97–107.

[6] Strothers K, Day B, Regan WR. Arthroscopy of the elbow: anatomy, portal sites, and a description of the proximal lateral portal. *Arthroscopy*. 1995;11:449–457.

[7] Lindenfeld TN. Medial approach in elbow arthroscopy. *Am J Sports Med*. 1990;18:413–417.

[8] Adams JE, Steinmann SP. Arthroscopy for elbow arthritis. *Tech Shoulder Elbow Surg*. 2007;8:120–125.

[9] Steinmann SP, King GJ, Savoie FH. Arthroscopic treatment of the arthritic elbow. *J Bone Joint Surg*. 2005;87:2114–2121.

[10] Wright TW, Glowczewskie F Jr, Cowin D, et al. Ulnar nerve excursion and strain at the elbow and wrist associated with upper extremity motion. *J Hand Surg*. 2001;26A:655–662.

[11] Savoie F, Field LD. Complications of elbow arthroscopy. In: Savoie F, Field LD, eds. *Arthroscopy of the Elbow*. New York, NY: Churchill Livingstone; 1996:151–156.

[12] Cohen AP, Redden JF, Stanley D. Treatment of osteoarthritis of the elbow: a comparison of open and arthroscopic debridement.

Arthroscopy. 2000;16:701–706.

[13] Savoie FH III, Nunley PD, Field LD. Arthroscopic management of the arthritic elbow: indications, technique, and results. *J Shoulder Elbow Surg*. 1999;8:214–219.

[14] Philips BB, Strasburger S. Arthroscopic treatment of arthrofibrosis of the elbow joint. *Arthroscopy*. 1998;14:38–44.

[15] Kim SJ, Shin SJ. Arthroscopic treatment for limitation of motion of the elbow. *Clin Orthop Relat Res*. 2000;375:140–148.

[16] Krishnan SG, Harkings DC, Pennington SD, et al. Arthroscopic ulnohumeral arthroplasty for degenerative arthritis of the elbow in patients under fifty years of age. *J Shoulder Elbow Surg*. 2007;16:443–448.

[17] Morrey BF, Askew LJ, Chao EY. A biomechanical study of normal functional elbow motion. *J Bone Joint Surg*. 1981;63A:872–877.

[18] Geib TM, Savoie FH III. Elbow arthroscopy for posttraumatic arthrosis. *Instr Course Lect*. 2009;58:473–480.

[19] Ball CM, Meunier M, Galatz LM, et al. Arthroscopic treatment of post-traumatic elbow contracture. *J Shoulder Elbow Surg*. 2002;11:624–629.

[20] Timmerman LA, Andrews JR. Arthroscopic treatment of posttraumatic elbow pain and stiffness. *Am J Sports Med*. 1994;22:230–235.

[21] Strickland JP, Steinmann SP. Elbow arthroscopy for the arthritic elbow. In: Cole BJ, Sekiya JK, eds. *Surgical Techniques of the Shoulder, Elbow, and Knee in Sports Medicine*. Philadelphia, PA: Elsevier/Saunders; 2008:345–353.

第 35 章

Darryl K. Young, Graham J. W. King

关节镜下桡骨头切除：适应证和技术

桡骨头畸形通常是创伤后或是炎症引起的结果，也可以在先天性桡骨头脱位中看到。畸形会导致与肱桡关节或近端尺桡关节活动不一致和关节炎相关的疼痛和僵硬产生。因此，桡骨头的切除对那些合适的患者来说是一个有效的治疗。桡骨头的切除会减少变形的桡骨头与相关关节如肱骨小头或近端尺骨的碰撞，因而改善前臂的旋转和减少疼痛。

经典的桡骨头切除是开放性关节切除术[1]。关节镜下桡骨头切除仅仅在最近（2~4 年）才提出，但是很受欢迎。尽管少有证据支持关节镜优于开放手术，但是理论上是有优势的。一个主要的优点是软组织破坏少，理论上减少了术后疼痛和僵硬的严重程度和持续时间。另一个优点是改善了关节内的视野，因此，手术医生可以专注于随之而来的疾病病理变化，例如滑膜炎、关节囊挛缩、骨赘或游离体。

值得强调的是桡骨头切除的适应证很窄。骨科医师治疗有症状的桡骨头畸形患者时，需要了解桡骨头切除的禁忌证。在这个章节，会罗列出我们所认为的关节镜桡骨头切除的理想患者。我们会强调合理的术前评估、治疗方案、手术技术和治疗这些患者的"经验和教训"。

生物力学和病理解剖学

桡骨头承担着肘关节稳定者的角色已是共识。生物力学研究调查了桡骨头切除的影响以及运动学的替代和肘关节的稳定性。桡骨头在由于内侧副韧带强度不足所导致的外翻不稳定的情况下被证明是一个重要的稳定装置[5-7]。曾有报道桡骨头切除后引起的外侧副韧带张力缺失造成的后外侧旋转不稳定[5, 8-10]和骨间筋膜缺陷造成的桡骨近端移位[11]。此外，桡骨头的切除会导致肱尺关节负重，因为肘关节运动学的改变和肱桡关节分担负重的缺失。这

有可能解释桡骨头切除后骨关节炎发病率高的原因[12-14]。同样，生物力学证据揭示了人工桡骨头置换提供了良好的稳定作用[5-7, 15, 16]。

这些发现的总结使我们相信，在大多数情况下，桡骨头要尽可能保留，切除后需要有东西代替。一般发生急性创伤时通常存在隐匿性的韧带损伤，在这个前提下，上述的结论是很正确的。

关节镜下桡骨头切除通常在类风湿性关节炎或是创伤性关节炎情况下进行。创伤性关节炎通常与先前的桡骨头骨折有关。尽管不是很常见，桡骨头切除也在其他的一些条件下进行，例如血友病的肘关节病变和先天性或获得性的桡骨头脱位。桡骨头骨折会导致继发于骨折畸形愈合或骨赘形成的桡骨头畸形和与创伤性关节炎进展有关的关节紊乱。肘关节慢性炎症或血友病性的滑膜炎会导致桡骨头的增大和不规则。一个肥厚或不规则的桡骨头会与近端尺骨平面发生碰撞，表现为前臂旋转的机械性阻碍。同时，肱桡关节可能会有机械性阻碍影响肘关节的屈曲伸展。

临床评估

病史

有症状性肱桡关节畸形的患者通常主诉有疼痛和关节僵硬，上述症状在前臂旋转时更明显而非肘关节屈伸时。机械症状如弹响、固定或交锁也都可能出现。肘关节创伤或手术史和其他治疗的时间对于指导诊断和治疗有不可缺少的作用。过去的用药史可以提示疾病潜在的进程（炎症性关节炎、创伤性关节炎、原发性骨关节炎、血友病等）。

体格检查

体格检查从肘关节提携角、骨的外形和手术瘢痕的检查开始。肘关节和前臂的活动范围需要用

测角仪精确测量。任何活动缺失都应分辨是一个"软"还是"硬"的终末结果，这分别关系到是软组织损伤引起的，还是累及骨骼引起的。当患者旋转僵硬时，需要确定桡骨近端关节畸形的障碍，因为在某些情况下远端尺桡关节也有可能会导致这种结果。

准备行桡骨头切除的患者，其预后倾向于关节不稳定，尤其是先前继发于慢性炎症的创伤和韧带变薄的患者。在肘关节和前臂外翻、后外侧旋转时评估其稳定性是很重要的，轴向不稳定是桡骨头切除的禁忌证。外翻不稳的检查包括外翻应力测试、"挤牛奶"动作和移动外翻应力测试。后外侧旋转

不稳的检查包括外侧轴移试验、后外侧抽屉试验和俯卧位坐位上推试验。尽管临床检查中难以检测轴向尺桡不稳，但是由于远端肱桡关节中尺骨背侧柔软突起的存在，故提示高度怀疑该疾病存在的可能。

无论什么时候计划肘关节镜手术，尺神经的位置和功能都要评估。先前的尺神经转位术都会使标准经皮内侧入路的位置存在风险。在这个情况下，切开内侧入路的位置可以防止医源性的神经损伤。

影像学检查

X 线片通常可以确定肱桡关节紊乱的诊断（图35.1）。除了标准的前后位和侧位视角，肱桡关节的

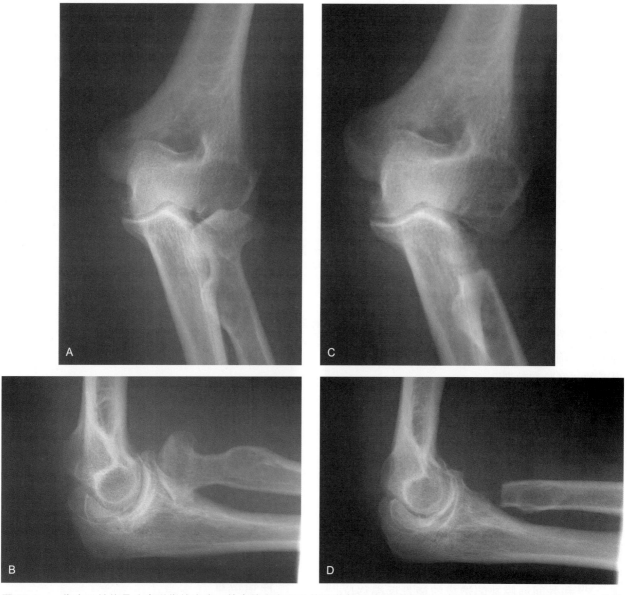

图 35.1 一位先天性桡骨头半脱位的患者，伴有捻发音和肱桡关节相关的旋转疼痛，并有明显的桡骨头畸形。A. 术前前后位。B. 侧位片。C. 关节镜下桡骨头切除术后的前后位。D. 侧位片。术前活动范围为屈曲 20°～130° 伴有完全的旋前和 50° 的旋后。术后活动范围为屈曲 15°～140°，伴完全旋转没有疼痛。

视角通常有助于桡骨头进入视野中。需要拍腕关节的 X 线片确保没有其他原因引起前臂旋转时的疼痛和受限。例如远端尺桡关节病变或尺桡骨的骨性联合。纵向的尺桡分离最好通过双侧腕关节视角进行检查，与正常的对侧比较尺骨是否不一致。如果通过体格检查不能肯定关节不稳的诊断，实时透视检查和应力下的视角可以用来评估外翻、内翻和轴向的不稳定。

冠状位和矢状位的 CT 以及三维重建会提供最好的骨解剖细节（图 35.2）。CT 通常还会提供重要的额外信息，如肱尺关节、肱桡关节和近端尺桡关节间隙。软骨损伤、关节不协调、游离体、骨赘和异位骨化都能被更细致地观察。如果是这些其他的骨性畸形导致的症状，则需要做单纯的桡骨头切除，但是价值很有限。

治疗

保守治疗

手术干预留给那些用常规非手术治疗症状不能解除的患者。限制活动和抗炎治疗是对待这两种情况的主要治疗方法。类风湿性关节炎患者需要在风湿病学家的指导下进行充分的疾病药物缓解试验。

手术适应证和禁忌证

关节镜下桡骨头切除的适应证有桡骨头关节畸形以及关节炎引起的疼痛或导致的肘关节、前臂的活动障碍。桡骨头畸形会导致肱桡关节或近端尺桡关节或两者兼有的机械性活动阻碍。手术的目标是清除机械阻碍、增加活动、减少疼痛，在处理前臂旋转限制和疼痛的问题上尤其有用。

患者的外翻、后外侧旋转或轴向不稳是桡骨头切除的禁忌证。如果桡骨头的稳定因素遭到破坏，那么这些先前存在的不稳定会加重。进展的肱尺关节炎是一个相对的禁忌证。在这个情况下，单纯的桡骨头切除不能完全消除肱尺关节炎所引起的症状。此外，桡骨头的切除会增加残存的肱尺关节的负担，只会进一步加重肱尺关节的疼痛。关节镜下桡骨头切除一般不推荐用于急性桡骨头骨折。这是因为伴随急性骨折发生的有关韧带损伤的发病率很高，而且急性骨折引起关节囊撕裂会导致明显的液体外渗，这会增加手术的风险和技术挑战。最后需要提醒的是，类风湿性肘关节炎患者的关节镜下桡骨头切除需要有相当的关节镜手术经验的医生才能做。肘关节滑膜炎的关节镜手术很需要技巧，因为滑膜增生、僵硬和畸形

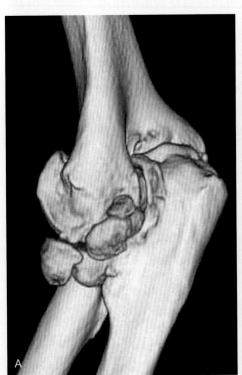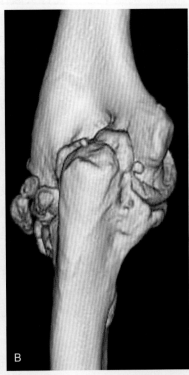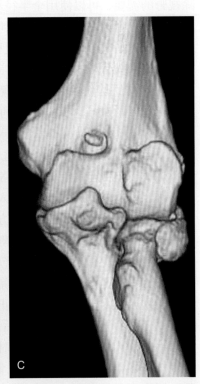

图 35.2　A~C. 76 岁男性创伤性关节炎患者的三维 CT 重建。部分桡骨头先前因骨折切除多年，患者现在的症状有交锁、叩痛和肱桡关节磨损。

都会导致滑膜空间减少，最终减少了肘关节的手术空间和视野。肘关节炎性关节炎的关节镜下手术增加神经损伤的风险。没有足够经验的外科医生最好行开放手术。

如果肱骨小头保留，桡骨头切除并用假体替换会是一个很好的选择，因为该方法具有良好的稳定性并且受到假体影响，负荷得到转移。此外，如果肱骨小头坏死，可以考虑同时替换桡骨头和肱骨小头。尽管肱桡关节替换的经验有限，但是当出现不稳定现象而且桡骨头切除是禁忌证时，这将是一个有用的选择。年龄很大的以及要求较低的患者，如果出现进展的肱尺关节破坏和畸形，肘关节的关节成形术可能是一个更好的治疗方法。

手术技术

手术通常在全身麻醉下进行。连续臂丛神经阻滞对严重硬化患者的术后镇痛和尽早活动有好处。需要使用标准的肘关节镜手术体位、仪器和通道。资深的术者更喜欢侧卧位。手臂放置在垫好的臂架上。重力吸引用来维持低进水压，避免过度的关节肿胀。使用 4.0 mm 关节镜，由于广泛的滑膜炎，关节镜进入的初始视野是很不清晰的。为了滑膜切除视野的需要，可以使用全半径切割器。对整个肘关节进行诊断性关节镜检查，以明确任何相关的异常情况，例如肱骨小头的软骨缺损、滑膜炎、游离体和关节囊挛缩。

桡骨头的切除从近端前内侧入路的关节镜视野开始（图 35.3）。获得充分的视野后，将一个电动磨钻通过套管放进桡骨头水平的前中外侧入路内。如果需要提高视野并且保护骨间后神经（PIN），可以在近端前外侧入路内放置一个牵引器。排水套管可以放置在后中入路方便引流。电动磨钻开始于前方，操作在后方，通过逐渐分离的方式切除桡骨头。磨具的切割面需要保持面朝后侧方向，避免损伤骨间后神经，在这个水平上，骨间后神经靠近前关节囊。切除持续到桡骨颈的远端，刚刚过尺骨切迹水平为止。需要保留环状韧带，它有助于肘关节内翻和后外侧旋转的稳定。当从近端前内侧入路进行观察时，磨钻转移到后外侧"薄弱点"入路来完成桡骨头的后侧切除。可以用全半径切割器或咬骨钳清除关节残留的骨和软骨。

手术的目的是切除桡骨头至尺骨切迹水平，因此没有旋转损伤。一旦完成切除，在关节镜视野下将肘关节旋后向下以确保旋转时没有残留的机械性碰撞或是阻碍。最后，用增强影像来确保从桡骨颈上切除的骨足够，并且评价外翻、内翻、后外侧和轴向的稳定性。

一旦手术完成，缝合通道以避免关节瘘的形成。应用加压敷料包扎控制水肿，并且允许早期的肘关节活动。

作者的手术观点

桡骨头的切除很少出现，如果有其他选择应尽量避免。可替代治疗选择有保留桡骨头的滑膜切除、桡骨头清理术、桡骨头置换、肱桡关节介入或者是关节置换术和人工全肘关节置换。

在大多数实行滑膜切除术和类风湿性关节炎、骨关节炎清理术的患者中，应尽量保留桡骨头。只有在与桡骨头有关的严重畸形影响旋转或是有明显症状的病例中才会考虑切除桡骨头。除了选择切除桡骨头，清理和修正残留桡骨头的方式常被用来治疗类风湿性关节炎，以改善前臂旋转[16]。

如果必须要切除桡骨头，有很多替换的方法。桡骨头假体可以保留桡骨头的作用[5-7, 15, 16]。但是，如果预估可能存在桡骨头的错位，那么桡骨头置换是很不理想的，这往往是在近端尺桡关节脱位或半脱位的情况下才会实施。同样，对于一个引起疼痛的先天性肱骨小头畸形，如果在这个情况下使用桡骨头半关节成形术，切除小头而不是换假体可能会更加理想。最近，肱桡关节假体适用于肱桡关节均畸形的患者。但是迄今为止这些还没有经过广泛的研究证实。对于那些不适合桡骨头切除的肱桡关节炎患者以及那些太年轻的或是高要求、需要肱桡关节置换的患者，使用筋膜或真皮移植的肱桡关节介入成形术是一个选择。对于那些肱桡关节和肱尺关节共同进展的关节炎，全肘关节置换术仍然是一个治疗的选择。

康复

在患者出院的同一天，是作为耐受性训练的开始，立即行主动关节活动。如果同时做挛缩松解术，那么建议患者术后前几天行持续性的局部

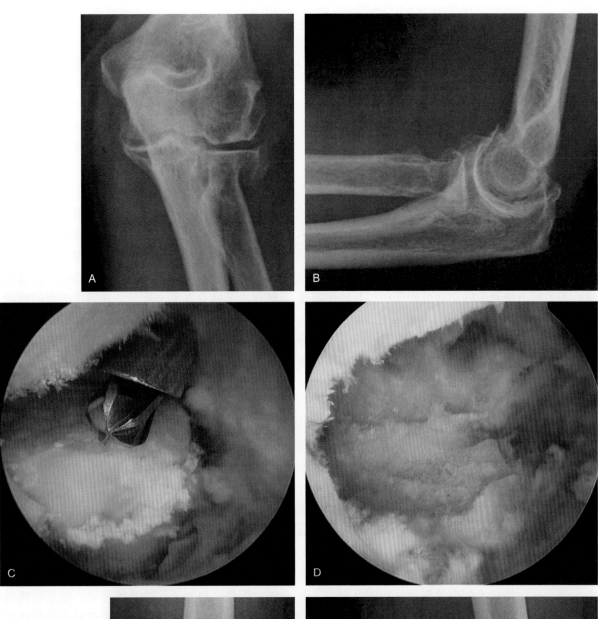

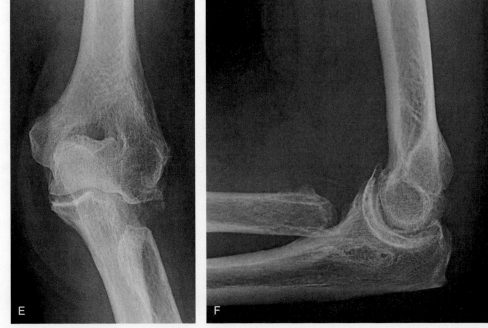

图 35.3　与图 35.2 描述的是同一个患者。A、B. 术前 X 线片反映了桡骨头畸形。C. 通过前内侧入路观察桡骨头畸形，将磨具伸入近端前外侧入路内。D. 通过近端前外侧入路观察桡骨头切除后的外观。E、F. 术后 X 线片。术前活动范围为屈曲 30°~130° 伴旋前 40° 和旋后 50°。术后活动范围为屈曲 10°~140°，伴旋前 70° 和旋后 60°。

第 2 篇　肘关节

封闭，并且立即使用持续被动活动机器。对于那些没有禁忌证的患者，为了减少异位骨化、术后肿胀疼痛，可以考虑使用吲哚美辛 25 mg，每天 3 次，使用 3 周。

并发症、争议及注意事项

并发症

关于肘关节镜下桡骨头切除的报道受限于样本量和定期随访的持续时间[2-4]。至今还没有临床试验报道关于桡骨头切除的开放性手术与关节镜手术的对比结果。因此，我们现在对关节镜下桡骨头切除结果的理解很大程度上取决于我们的开放手术经验。关节镜下桡骨头的切除可能存在与开放切除报道中相似的并发症，包括肘外翻、近端桡骨移位、远端尺桡关节症状、后外侧旋转不稳、由于不充分的切除导致残留的肱桡关节或是近端尺桡关节的撞击、力量缺失、退行性骨关节炎、异位骨化和神经损伤[9, 17-19]。

在一组有 12 例行关节镜桡骨头切除患者的并发症报道中，包括有 3 例患者（25%）有轻度的力量损失，但是不影响日常的生活，还有 2 例患者（17%）测量出有 2 mm 和 3 mm 的桡骨移位。没有客观和主观的证据证明有肘关节不稳、肘外翻、异位骨化、感染、神经损伤或是血管损伤。另一组 24 例行关节镜桡骨头切除的患者中 18 例接受了肘关节清理术，其中有 13% 的并发症率，包括浅表感染 1 例、异位骨化 1 例以及复发性积液 2 例[4]。没有晚期不稳定的报道。

争议及注意事项

在选择合适的患者时，一个必须考虑的因素是，是否需要行关节镜或开放性的桡骨头切除术。就像上述所提到的，现在没有临床试验报道关于开放性和关节镜手术结果的比较。但是，对于那些缺乏关节镜手术经验的医生可以考虑开放性的桡骨头切除，因为技术上的困难以及肘关节镜理论上会增加神经损伤的风险。

优缺点

关节镜桡骨头切除的手术有很多的优点。和其他任何关节镜手术一样，桡骨头的切除需要遵循很多重要原则，例如低进水压、电动切除器的重力吸引以及保持电动切除器的原理切除关节囊，防止无意的神经损伤。关节镜桡骨头切除的技术上的优势具体包括在直视下通过旋转前臂确保充分的切除，并且通过术中荧光透视评估任何残留的机械性障碍。使用牵引器扩大视野，促使前关节囊和骨间后神经远离磨具，这些提高了手术的安全性。

最明显的缺陷是患者选择困难。手术治疗必须要确定桡骨头的畸形是症状的主要原因。这通常是肱尺关节病存在的一部分，导致了患者的症状。在这个情况下，桡骨头切除不仅不能带来好处，而且更坏的是桡骨头切除会通过增加肱尺关节的负荷而使肱尺关节症状恶化。

另一个关于患者选择的缺陷是肘关节或前臂不稳的患者进行桡骨头切除。桡骨头切除后不稳可能会恶化。在这个情况下需要选择另一种治疗，包括桡骨头清理术、人工桡骨头置换术、肱桡关节介入成形术、肱桡关节置换术或全关节置换术。

结论和展望

桡骨头切除对于那些桡骨头关节畸形或关节炎引起的疼痛和活动障碍的患者来说是一个有效的治疗。但是，桡骨头切除并不常见，要尽可能地保护或置换。这会有助于维持肘关节和前臂的稳定，避免后期的并发症。

关节镜桡骨头切除理论上优于开放性切除，例如因为微创的手术方式，环状韧带和外侧副韧带损伤少、早期恢复功能和僵硬少。但是，目前文献中没有足够的证据支持这些技术理论上的优势。此外，还需要考虑与肘关节镜手术相关的神经损伤风险的增加。不管怎样，关节镜桡骨头切除是一项成熟的技术，随着肘关节镜经验的积累，可能会越来越受到骨科医师的欢迎。

参考文献

[1] Lee BPH, Morrey BF. Synovectomy of the elbow. In: Morrey BF, ed. *The Elbow and Its Disorders.* 3rd ed. Philadelphia, PA: WB Saunders; 2000:708–717.

[2] Lo IK, King GJ. Arthroscopic radial head excision. *Arthroscopy.* 1994;10(6):689–692.

[3] Menth-Chiari WA, Ruch DS, Poehling GG. Arthroscopic excision of the radial head: clinical outcome in 12 patients with post-traumatic arthritis after fracture of the radial head or rheumatoid arthritis. *Arthroscopy.* 2001;17:918–923.

[4] Savoie FH III, Nunley PD, Field LD. Arthroscopic management of the arthritic elbow: indications, technique, and results. *J Shoulder Elbow Surg.* 1999;8(3):214–219.

[5] Beingessner DM, Dunning CE, Gordon KE, et al. The effect of radial head excision and arthroplasty on elbow kinematics and stability. *J Bone Joint Surg Am.* 2004;86:1730–1739.

[6] Johnson JA, Beingessner DM, Gordon KD, et al. Kinematics and stability of the fractured and implant-reconstructed radial head. *J Shoulder Elbow Surg.* 2005;14:195S–201S.

[7] King GJ, Zarzour ZD, Rath DA, et al. Metallic radial head arthroplasty improves valgus stability of the elbow. *Clin Orthop Relat Res.* 1999;368:114–125.

[8] Jensen SL, Olsen BS, Søjbjerg JO. Elbow joint kinematics after excision of the radial head. *J Shoulder Elbow Surg.* 1999; 8:238–241.

[9] Hall JA, McKee MD. Posterolateral rotatory instability of the elbow following radial head resection. *J Bone Joint Surg Am.* 2005;87A(7):1571–1579.

[10] O'Driscoll SW, Bell DF, Morrey BF. Posterolateral rotatory instability of the elbow. *J Bone Joint Surg Am.* 73:440–446.

[11] Morrey BF, Chao EY, Hui FC. Biomechanical study of the elbow following excision of the radial head. *J Bone Joint Surg Am.* 1979;61: 63–68.

[12] Ikeda M, Oka Y. Function after early radial head resection for fracture: a retrospective evaluation of 15 patients followed for 3–18 years. *Acta Orthop Scand.* 2000;71:191–194.

[13] Janssen RP, Vegter J. Resection of the radial head after Mason type-III fractures of the elbow: follow-up at 16 to 30 years. *J Bone Joint Surg Br.* 1998;80:231–233.

[14] Leppilahti J, Jalovaara P. Early excision of the radial head for fracture. *Int Orthop.* 2000;24:160–162.

[15] Pomianowski S, Morrey BF, Neale PG, et al. Contribution of monoblock and bipolar radial head prostheses to valgus stability of the elbow. *J Bone Joint Surg.* 2001;83A:1829–1834.

[16] Schneeberger AG, Sadowski MM, Jacob HA. Coronoid process and radial head as posterolateral rotatory stabilizers of the elbow. *J Bone Joint Surg.* 2004;86A(5):975–982.

[17] Kauffman JI, Chen AL, Stuchin S, et al. Surgical management of the rheumatoid elbow. *J Am Acad Orthop Surg.* 2003;11(2): 100–108.

[18] Morrey BF. Radial head fracture. In: Morrey BF, ed. *The Elbow and Its Disorders.* 3rd ed. Philadelphia, PA: WB Saunders; 2000:341–364.

[19] Morrey BF, Schneeberger AG. Anconeus arthroplasty: a new technique for reconstruction of the radiocapitellar and/or proximal radioulnar joint. *J Bone Joint Surg Am.* 2002;84: 1960–1969.

第 36 章

Champ L. Baker III, Champ L. Baker Jr

肱骨外上髁炎的关节镜治疗

1873 年，Runge 首先提出了肱骨外上髁炎的病理本质。10 年后，Morris 记录了草地网球和外上髁炎之间的联系，并将其命名为网球肘。由于这些原始的描述，许多关于外上髁炎发病机制的病因学被提出。Cyriax[1]、Goldie[2] 以及 Coonrad 和 Hooper[3]、Nirschl 和相关人员[4, 5]的进一步研究发现，基本病变是在桡侧腕短伸肌腱的起点。反复过度使用导致桡侧腕短伸肌腱起点的微小撕裂。随后肌腱愈合失败，不成熟的修复组织代替。基本病变的组织学检查显示为一个退化的非炎性的过程，特点是成纤维细胞、混乱的胶原蛋白和血管的再生。这些发现被称为血管成纤维细胞增生并伴有血管成纤维细胞肌腱炎后的修复。尽管我们对外上髁炎病理解剖学的理解有进步，但是其最佳治疗仍有争议。各种非手术治疗和手术干预已经被提出，并且有很好的短期内的成功。对于那些需要手术解除顽固症状的患者，学者们通过短期和长期的随访，发现病变组织关节镜下切除的成功率很高[6, 7]。

临床评估

最常见的主诉是肘关节外侧部分的疼痛。疼痛可能延伸到前臂背侧远端或向近端辐射。很典型的是，疼痛具有隐匿起病和反复的活动史。患者经常诉抓握力下降，且拿东西或者提物体很困难，尤其是手臂伸展远离身体的时候。在临床检查中，患者会以最小的力量或是尽量避免握手。肘关节评估显示特征性的触痛点区域紧邻外上髁的前方和远端。反复疼痛局限于外上髁，并且发现肘关节完全伸展时会抵抗腕关节伸展。被动屈腕，肘关节伸展后再次屈腕，使桡侧腕短伸肌处于伸展位，这样会再次诱发疼痛。脊椎颈段和上肢的评估对外上髁炎区别于其他病因引起的外侧肘关节疼痛有帮助，例如神经根型颈椎病、桡管综合征、肱骨小头

骨软骨炎、肱桡关节炎、肘关节后外侧旋转不稳和后外侧肘关节皱襞。

尽管外上髁炎是一个临床诊断，但是对有肘关节疼痛表现的患者，我们通常会进行前后位、侧位和轴位的肘关节摄片，作为最初评估的一部分。X线片可以显示与外上髁相邻的软组织钙化，大约25% 患者有这样的情况，尤其那些曾经有过类固醇注射的患者。MRI 可以提供额外关于可疑的关节内病变、伸肌腱受累程度、相关肌腱撕裂的存在以及外侧副韧带复合体完整性的信息。

治疗

目前，关于肱骨外上髁炎的最佳治疗方法尚未达成共识。各种非手术治疗推荐使用，包括限制活动、物理治疗、非甾体类抗炎药、反作用力支撑装置以及糖皮质激素注射。近期其他的一些治疗方法包括注射肉毒素、富血小板血浆以及应用体外冲击波治疗。大多数患者应用各种保守治疗后都获得了成功。在 Coonrad 和 Hooper[3]、Nirschl 和 Pettrone[4]以及 Boyd 和 McLeod[8] 的研究报道中发现，只有4%~11% 的患者要求手术治疗去除顽固性的症状。

手术治疗的指征包括经适当非手术治疗后仍影响活动的持续的外侧肘关节疼痛和功能障碍。我们建议在考虑手术治疗之前至少先进行 6 个月的非手术治疗。尽管很少见，但是对于持续的直接创伤所导致的桡侧腕短伸肌部分撕裂的患者，我们考虑早期手术干预。现已报道许多的手术治疗方案：经皮的、关节镜的或开放的伸肌腱松解；开放切除非正常退化组织，并且将伸肌腱经简单缝合修补或常规修补至外上髁；关节镜松解或切除退化组织。

我们更倾向于外上髁炎的关节镜治疗，因为我们发现关节镜治疗安全且能重复操作，并且长期随访中有很高的临床成功率。此外，它为同时存在

的关节内病变解剖提供了评估和治疗的机会，并且术后康复缩短，使患者更快回到工作和不受限的活动中去。肘关节镜治疗的相对禁忌证包括先前内侧肘关节手术伴有尺神经移位或者是伴有尺神经半脱位。

作者的手术观点

在关节镜手术中，患者可取仰卧位、侧卧位或俯卧位。我们倾向于全身麻醉下的俯卧位（图36.1）。这个体位有利于术后精确的神经和血管评估。垫好的止血带置于上臂。为了适应更多人群，可以使用无菌止血带。手臂放置于臂架上，并且做好准备，以无菌的方式悬吊。接下来辨别解剖标记并且在皮肤上画好轮廓以便安全进入关节镜的入路：内上髁和肌间隔、尺神经、鹰嘴尖、外上髁和桡骨头（图36.2 和图36.3）。下一步，我们标记桡骨头、鹰嘴和外上髁围成的三角形中心的外侧"薄弱点"。我们将前壁加压包扎防止液体漏到远端的软组织内。驱血，并向止血带内加压大约 250 mmHg。

当我们建立入路前，通过薄弱点注射大约20~25 ml 的生理盐水使肘关节扩张（图36.4）。肘关节扩张使神经血管组织移位到前侧，有助于在入路建立和器械导入期间避免医源性的损伤。特别是尺神经需要辨别和保护。首先，我们建立近端内侧入路，大约触诊到内上髁近端 2 cm 和前方 1 cm 处（图36.5）。为了适用于更多的人群，我们可以向近端和前方稍微移动一下。切开皮肤后，我们利用直止血钳分离皮下组织（图36.6）。这种"切开和分离"的技术有助于防止感觉神经的损伤。钝性套管

针和没有侧向出口的套管通过这个入路进入关节的中心并且保持与肱骨前侧边缘的接触。回流液确保放置在关节内（图36.7）。Stothers 等[9]发现尺神经平均距离这个近端内侧入路 12 mm，位于内侧肌间隔的前方并受其保护。但肘关节屈曲的时候，这个入路平均距离前臂内侧皮神经 2.3 mm，距离正中神经 7.6 mm，并且距离肱动脉 18 mm（图36.8）。

插入一个 4 mm 30° 关节镜并进行详细系统的评估。最初，可以看见肱桡关节（图36.9）。手臂的旋前或旋后可以对桡骨头做一个全面的检查。偶尔会出现肱桡关节的软骨软化。对于环状韧带附着在桡骨头、滑膜皱襞上的不规则变化有时可以被看到。我们相信这样的结构可能是外侧肘关节症状的来源，通常和外上髁炎相似，需要在清除同时切除桡侧腕短伸肌[10]。检查和辨别表面以下的外侧关节囊。我们将关节囊的条件分类，Ⅰ型（完整的关节囊）、Ⅱ型（线性关节囊撕裂）、Ⅲ型（关节囊破

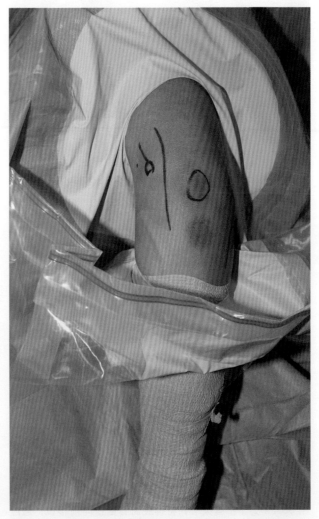

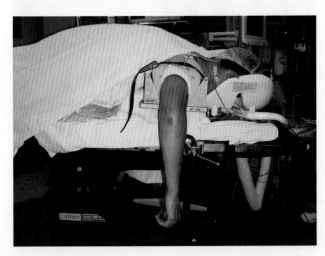

图 36.1 患者俯卧位进行手术，同时手臂放在臂架上。

图 36.2 体表标记有内上髁和肌间隔、尺神经和尺骨鹰嘴尖。

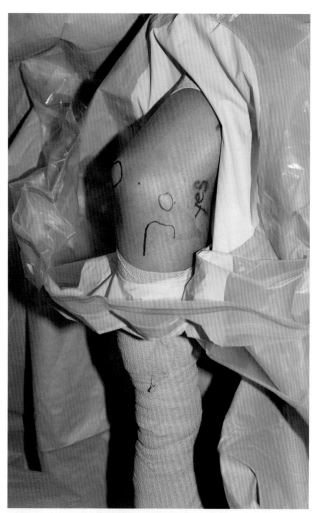

图 36.3 体表标记外上髁和桡骨头。

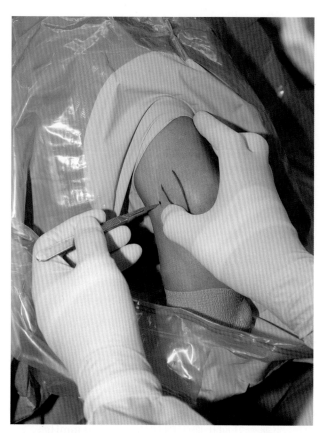

图 36.5 近端内侧入路的位置。

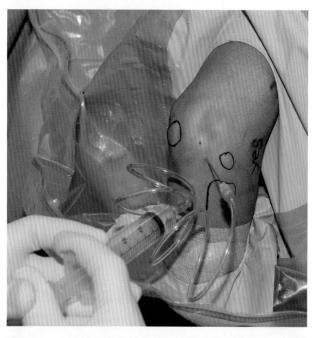

图 36.4 为了扩张关节并将神经血管组织向前移位，通过外侧薄弱点注射 20~25 ml 的生理盐水。

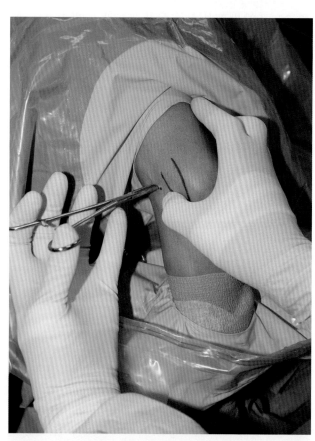

图 36.6 为了安全起见，切开分离技术被用来分离皮下组织。

裂) [6]。关节镜小心地撤回到内侧去观察冠状突。

下一步,我们通过"由外而内"的技术建立近端外侧入路。典型的入路建立在外上髁近端 2 cm 处,沿着肱骨前侧表面。我们通过用手指按压外上髁近端的肘关节外侧部分来定位该入路,并且观察到关节囊移动到下面。用一个 18 号针从这个入路置入确保在肘关节内合适的位置(图 36.10)。用刀切开皮肤,并经皮切开关节囊。我们发现用刀在关节囊上开个洞会更加方便钝性套管针置入到关节内。Stothers 等 [9] 记录到,当肘关节屈曲时,桡神经和前臂皮神经的后侧分支的位置分别距近端外侧入路平均 9.9 mm 和 6.6 mm(图 36.11)。

一个小的刨刀通过套管置入关节内(图 36.12)。移除外侧关节囊的入路来暴露汇合的桡侧腕短伸肌(图 36.13)。桡侧腕短伸肌位于关节囊和

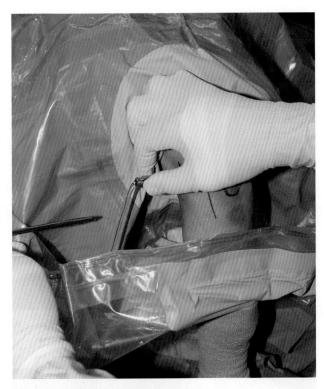

图 36.7 开放液体以确保已经进入关节。

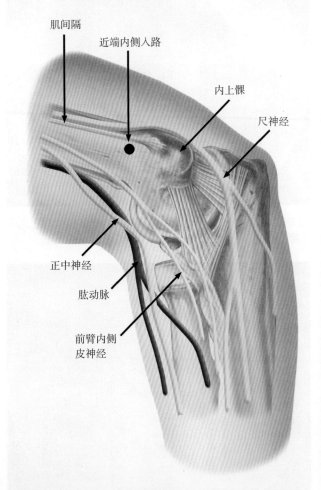

图 36.8 近端内侧入路与周围神经、血管组织的关系。

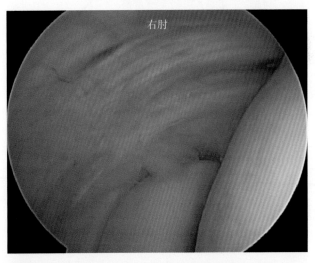

图 36.9 通过近端内侧入路可以看到和检查肱桡关节。

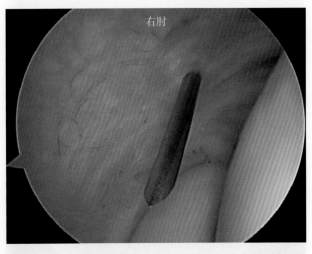

图 36.10 运用"由外而内"的技术建立近端外侧入路。探针穿刺确定合适的位置。

伸肌总腱之间。运用射频探头从止点处切除桡侧腕短伸肌腱并烧融肌腱的炎症组织（图 36.14 和图 36.15）。切除从近端开始，逐渐延伸至远端。解剖研究显示桡侧腕短伸肌起点的安全完整切除，只要不切割到将桡骨头一分为二的那条线的后方[11-13]。

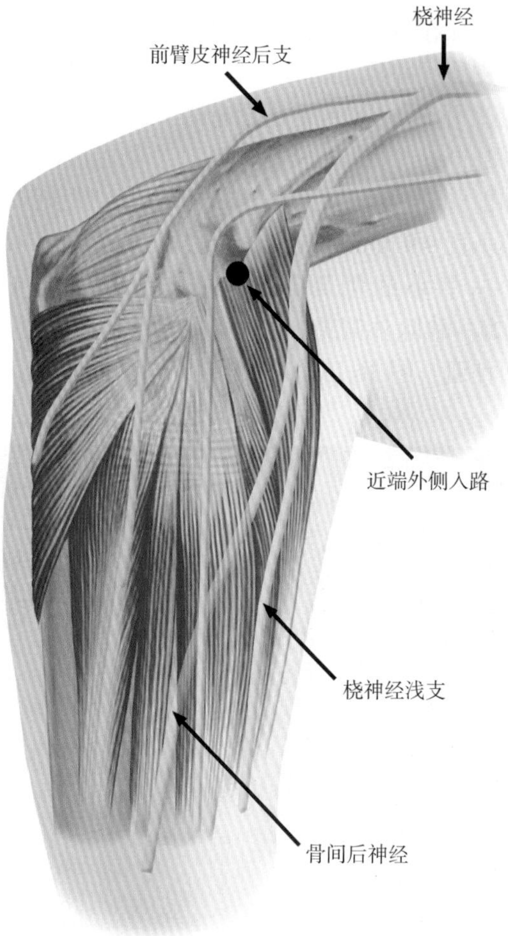

因此，外侧韧带结构受到保护，没有医源性的后外侧旋转不稳。以我们早期的经验，通常会剥离外上

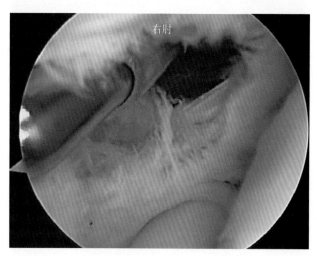

图 36.11　近端外侧入路与周围神经、血管的关系。

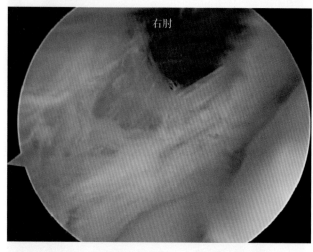

图 36.13　部分外侧关节囊被清除后发现潜在的桡侧腕短伸肌肌腱。

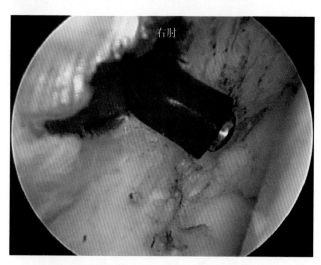

图 36.14　我们倾向于使用等离子刀从桡侧腕短伸肌止点来切断它。

图 36.12　可以看见抓钳在关节内。

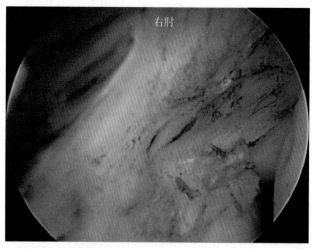

图 36.15　完全切除。

髁的皮肤，但是几例患者出现了术前没有出现过的术后骨痛。因为这个原因，我们不再剥离外上髁的皮肤。如果在术前检查评估中，患者同时出现肘关节伸展终末位置的后侧或后外侧的疼痛，那么我们将通过后外侧或后方垂直入路检查后室情况。在那里可能有滑膜反应，这是疼痛产生的原因。一旦发现，这个区域需要用手术刀轻轻清除。然后，入路口用尼龙线缝合关闭，使用无菌敷料包扎。

并发症、争议及注意事项

和其他任何关节镜手术一样，总会涉及神经血管组织的损伤。使用切开和分离技术建立前内侧入路可以减少对前臂内侧皮神经的损伤和痛性神经瘤的形成。术者必须知道肘关节内侧部分的手术史，例如尺神经转位或是伴有尺神经半脱位。在内侧肌间隔前方建立近端内侧入路前，神经的定位和保护是至关重要的。尽管不是我们个人的经验，但是骨间后神经的损伤可能会发生。神经损伤的风险致使近端外侧入路放置到更远端的位置。建立入路前伸展肘关节同样会增加操作器械与神经、血管组织间的距离。

Cohen 等 [12] 最近描述了位于肱骨小头最近端部分到肱桡关节中线间的桡侧腕短伸肌的解剖走行。尺侧副韧带位于桡侧腕短伸肌起点后方。只要保持在将桡骨头一分为二的那条线前方切除桡侧腕短伸肌和肘关节囊，那么外侧副韧带复合体就不会混乱。曾经有报道称外上髁炎开放手术治疗后出现肘关节的后外侧旋转不稳，但是只要小心注意手术标志和手术切除的范围，这样的并发症就能避免。

关节镜术后持续性的疼痛可能是由于不正确或不完全的术前诊断，或者是肌腱组织切除不充分。Cummins[14] 最近描述了关于关节镜下手术切除病变组织，继而通过传统开放手术暴露和评价关节镜清除效果的调查结果。在开放手术中对 18 例肘关节进行评价和组织学分析。前 6 例患者的肘关节在开放检查中发现有明显残留的肌腱病。剩余的 12 例肘关节中，没有患者有明显残留的肌腱病，但是有 4 例肘关节存在组织学分析上的残留肌腱病。这个研究证明尽管存在研究曲线，但是肘关节镜清除能有效地去除所有在开放手术中能见到的明显的病变组织。

另一个并发症是术后的活动度缺失，尤其是在

伸展时。这种情况很少，因为术后能及时建立肘关节的活动锻炼。如果在术后第一次检查中发现活动度缺失，那么就需要物理治疗师的帮助。

经验和教训

（1）如果打算同时行开放手术，需要一个侧板贴在手术床上。

（2）止血带和臂架需要尽可能放置在近端，使器械能轻易地通过肘关节的通道。对于较大的手臂需要无菌止血带。

（3）对于较大的手臂，我们会把常规位置的近端内侧入路稍微向前、向近端移动一段距离。

（4）"切开和分离"技术减少了近端内侧入路建立期间内侧感觉神经的潜在损伤。

（5）在术前，医生必须辨别先前的尺神经移位或是尺神经半脱位。如果患者先前有皮下尺神经移位，那首先切开内侧皮肤，辨别和保护尺神经，然后在直视下建立近端内侧入路。对于半脱位的尺神经，在我们建立 O'Driscoll 所描述的入路时，用拇指保持神经在内侧肌间隔之后。

（6）我们应用没有侧向出口的套管，减少液体外渗入软组织。

（7）如果视角变得困难了，可以建立第二个近端外侧入路置入牵引器。

（8）环状韧带扩张伴滑膜组织可能残留于桡骨头和肱骨小头之间，这成为外侧肘关节疼痛的原因。需要在肌腱组织切除的同时将它切除。

康复

所有的手术都是在门诊患者的基础上进行。最初，手臂的悬吊只是为了舒服。鼓励患者开始主动和被动范围的肘关节运动。缝线在术后 7 天内第 1 次的检查中拆除。如果患者恢复全部的伸展功能有困难，或是注意到有活动度缺失，则需要正规的物理治疗。需要根据患者的症状进行家庭锻炼，包括简单的伸展和力量锻炼。恢复轻微的活动通常在术后 2 周，运动大约在术后 6 周。

结论和展望

我们最近回顾了一组接受关节镜桡侧腕短伸肌

起点切除患者的长期预后结果[7]。对 30 例患者的 30 个肘关节进行了评估，平均大约在术后 130 个月（范围是 106~173 个月）。在最后的随访检查中，患者被要求通过视觉模拟评分从 0 分（无痛）到 10 分（严重疼痛）对他们的疼痛情况进行评价。患者同样被要求根据 mayo 临床肘关节功能指数中的功能部分对肘关节进行评价。平均疼痛得分在休息时为 0 分，日常生活活动时为 1.0 分，工作或运动时为 1.9 分，均远离 10 分。平均的功能得分是 11.7 分，离开 mayo 临床肘关节性能指数中的 12 分有一定距离。没有患者要求反复注射或手术。有一例患者坚持带着反作用力的支撑物做体力活。在最后的随访中，87% 的患者表示满意，97% 的患者表示"很好"或是"好"。同时，30 例患者中的 22 例（73%）仍然在工作，其中 14 例患者在办公室工作或是坐办公桌类型的工作，8 例患者还在进行体力劳动。6 例患者已经退休，剩下的 2 例不工作，但不是因为肘关节的原因。只有 1 例因为肘关节手术的原因而换工作。

其他一些学者也记录了那些经关节镜治疗外上髁炎且疗效与传统开放手术近似的患者，发现了相似的高临床成功率。在一个回顾性的研究中，Szabo 等[15] 比较了 23 例经皮治疗、38 例开放治疗和 41 例关节镜治疗的患者，平均随访 48 个月。3 个手术组在复发、并发症、失败、术前或术后的 Andrews-Carson 得分或疼痛视觉模拟评分上无明显的统计学差异。学者们无法确定回归工作和日常活动没有不适的患者比例，但是他们总结出，每一种方法对治疗顽固性的外上髁炎都很有效。

我们相信对于治疗那些非手术疗法无效的外上髁炎患者来说，关节镜切除病变肌腱组织是一个安全有效的方式。长期的随访发现有很高的临床成功率。开放手术和经皮手术相比较疗效相当。此外，关节镜能对肘关节的前后室进行全面的评估，可诊断和治疗相关的病理变化。无论选择哪种手术方式，外上髁炎手术治疗的成功取决于患者的选择、病变的识别以及桡侧腕短伸肌腱炎的完全切除。

参考文献

[1] Cyriax JH. The pathology and treatment of tennis elbow. *J Bone Joint Surg Am*. 1936;18:921–940.

[2] Goldie I. Epicondylitis lateralis humeri (epicondylalgia or tennis elbow): a pathogenetical study. *Acta Chir Scand Suppl*. 1964;57:339.

[3] Coonrad RW, Hooper WR. Tennis elbow: its course, natural history, conservative, and surgical management. *J Bone Joint Surg Am*. 1973;55:1183–1187.

[4] Nirschl RP, Pettrone FA. Tennis elbow: the surgical treatment of lateral epicondylitis. *J Bone Joint Surg Am*. 1979;61:832–839.

[5] Kraushaar BS, Nirschl RP. Tendinosis of the elbow (tennis elbow): clinical features and findings of histological, immunohistochemical, and electron microscopy studies. *J Bone Joint Surg Am*. 1999;81:259–278.

[6] Baker CL Jr, Murphy KP, Gottlob CA, et al. Arthroscopic classification and treatment of lateral epicondylitis: two-year clinical results. *J Shoulder Elbow Surg*. 2000;9:475–482.

[7] Baker CL Jr, Baker CL III. Long-term follow-up of arthroscopic treatment of lateral epicondylitis. *Am J Sports Med*. 2008;36:254–260.

[8] Boyd HB, McLeod AC Jr. Tennis elbow. *J Bone Joint Surg Am*. 1973;55:1177–1182.

[9] Stothers K, Day B, Regan WR. Arthroscopy of the elbow: anatomy, portal sites, and a description of the proximal lateral portal. *Arthroscopy*. 1995;11:449–457.

[10] Mullett H, Sprague M, Brown G, et al. Arthroscopic treatment of lateral epicondylitis: clinical and cadaveric studies. *Clin Orthop Relat Res*. 2005;439:123–128.

[11] Smith AM, Castle JA, Ruch DS. Arthroscopic resection of the common extensor origin: anatomic considerations. *J Shoulder Elbow Surg*. 2003;12:375–379.

[12] Cohen MS, Romeo AA, Hennigan SP, et al. Lateral epicondylitis: anatomic relationships of the extensor tendon origins and implications for arthroscopic treatment. *J Shoulder Elbow Surg*. 2008;17:954–960.

[13] Kuklo TR, Taylor KF, Murphy KP, et al. Arthroscopic release for lateral epicondylitis: a cadaveric model. *Arthroscopy*. 1999;15:259–264.

[14] Cummins CA. Lateral epicondylitis: in vivo assessment of arthroscopic debridement and correlation with patient outcomes. *Am J Sports Med*. 2006;34:1486–1491.

[15] Szabo SJ, Savoie FH III, Field LD, et al. Tendinosis of the extensor carpi radialis brevis: an evaluation of three methods of operative treatment. *J Shoulder Elbow Surg*. 2006;15:721–727.

第37章

Christopher C. Dodson, David W. Altchek

肘关节不稳：关节镜治疗方案和内侧副韧带重建

过度的外翻力和伸展力发生在几种投掷活动的运动中，最明显的是橄榄球、网球和一些田径比赛项目[1]。反复要求运动员掌握这些动作最终导致肘关节关键稳定结构疲劳甚至损伤。在投掷过程中，内侧副韧带是外翻的首要限制结构，且在反复投掷过程中最易受到伤害。内侧副韧带的不足将会导致外翻不稳，这种状态明显表现在过顶运动员身上。此外，慢性的外翻不稳会导致一系列独特的肘关节病变，这些通常反映在反复做过顶投掷动作的人身上。

在投掷运动员中，肘关节最常见的损伤是内侧副韧带损伤、尺神经炎、后内侧撞击或骨赘形成、旋前肌拉伤、尺骨压力性骨折、肱骨小头的剥脱性骨软骨炎和关节囊挛缩[2-5]。尽管不是所有投掷者的肘关节病变都能通过关节镜治疗得到控制，但是任何关注投掷运动员的临床医生最基本的就是要了解所有的病理情况，以及熟悉开放和关节镜治疗。

在过去十年中，临床医生对肘关节动态和静态稳定装置间复杂的相互作用有了更好的认知。此外，微创治疗这些症状的需求促进了肘关节镜先进技术和仪器的发展。本章将讨论关节镜下治疗常见的投掷运动员的肘关节损伤，这些患者可以通过关节镜联合普通开放手术得到外翻不稳的完全治疗（即内侧副韧带重建）。

解剖 / 病理解剖

肘关节是一个关键的关节，通过骨性肱尺关节提供肢端活动的稳定性，从 0°~20° 的屈曲和超过 120° 的屈曲[2]。中间的 100° 是过顶运动中最主要使用的运动弧，逐渐依靠静态的和动态的软组织约束来提供稳定性。内侧副韧带的解剖已被很好认识，它实际上不是一个单纯的韧带，而是相当复杂的由一个前束、一个后束和一个横束组成的结构（图 37.1）。前束是最明确的结构，起自于内上髁，终止于高耸结节。前束可以再细分为 3 个部分：一个前带、一个中心带、一个后带。前后带在屈伸时分别以一个相互作用的方式固定。后带是一个不太明显的扇形结构，横向的中心带是最不明显的解剖结构，对肘关节提供很少的稳定性，因为它并没有跨关节。生物力学研究表明前束主要限制肘关节外翻应力，前束的前带提供了从 30°~90° 屈曲范围的稳定性，而后束在 60° 到最大屈曲时起最主要作用[6, 7]。

过顶投掷的力学，尤其是投的部分，在过顶运动员中占有很多病例。在投掷的晚期拉紧阶段和早期加速阶段，外翻力估计为 64 N[3-5]。在早期和晚期的拉紧阶段之后，肘关节从快速屈曲到伸展状态，并且定向力产生一个外翻和伸展的瞬间，随之产生的拉力穿过肘关节的内侧部分，压缩力穿过节的外侧部分，并在后室内产生剪切力[3-5]。反复的压力作用在内侧副韧带最终导致韧带变薄和破坏，导致一个不完整的韧带复合体、不正常的肘关节外翻旋转和不稳。术语"外翻过载"就是描述的这种现象[8]。当运动员继续用不稳的肘关节进行投掷，"外翻过载"将会加重，过度外翻的瞬间会导致其他内侧结构的拉伸，最终导致尺神经炎、屈肌

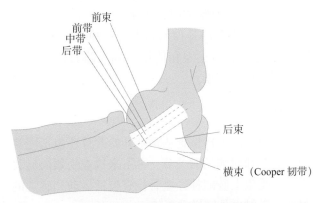

图 37.1　内侧副韧带复合体的图示。需要注意的是，前束是由 3 个带组成的。前束的前带主要用来限制外翻应力。

旋前肌肌腱病或是在骨骼不成熟的患者中出现内上髁骨骺炎。对应的过载作用在肘关节的外侧部分可能会导致肱桡关节软化症、骨赘形成和游离体。最终，在伸展时，后方的剪切力会在鹰嘴后内侧尖产生骨赘，并在后内侧滑车上产生一个相关的"吻形的病变"[3]。治疗投掷患者的临床医生有必要熟悉这些多样的病变，并高度怀疑可能由潜在内侧副韧带不足为原因所造成的这些疾病，因为仅仅只是治疗病变，不进行韧带重建，通常不能缓解患者的症状，使他们恢复到运动中。

临床评估

病史

一个详细的病史对于投掷运动员的顽固性肘部疼痛和活动不能的鉴别诊断至关重要。和其他首要主诉一样，发病的状态、发病机制和发病剧烈程度以及与疼痛或损伤相关的症状是重要的诊断依据。此外，投掷阶段以及精度、速度、耐力和力量上的任何改变都会为明确诊断提供信息。在后期拉紧阶段肘关节内侧部分的疼痛反映了内侧副韧带不足。年轻的伴有分离性骨软骨炎的投掷运动员通常会有后期加速和后续姿势阶段进行性加重的外侧肘关节疼痛，并有伸展缺失和片刻锁定。一个机械症状史，例如交锁或固定以及用力伸展后的后侧疼痛加重也和那些症状一样重要，可能是由游离体、软骨皮瓣或是后内侧撞击所引起的。

询问尺神经症状是至关重要的，不仅是因为它是投掷运动员肘关节疼痛的源头，而且因为它很容易受到关节镜操作的损伤。剧烈疼痛放射至前臂的内侧部分以及第5指和尺神经支配的第4指一半的感觉异常提示了尺神经炎。当这些症状伴有撕咬和振动的感觉时，可能是由尺神经半脱位引起的。最重要的是诊断是否有尺神经的半脱位，因为在肘关节镜建立和使用内侧入路时，它是一个损伤的危险因素。

体格检查

肘关节的体格检查从颈椎开始并且还包括同侧的肩关节和对侧的肘关节，再下来检查受累的肘关节。对受累上肢的神经血管检查包括运动和感觉的测试，反射也是同样重要的。

肘关节的检查从评估休息位的肘关节和它所成

的角度开始。肘关节的一个正常角度，男性大约是外翻11°，女性大约是外翻13°[2]。自然角度增大的外翻可能提示为对外翻不稳的反复应力的适应。专业的投手在文献中被报道称角度大于15°[9]。然后，受累肘关节的外侧、后侧和前侧部分需要通过检查来确定是否有肿胀、明显的畸形、瘢痕或是先前创伤的痕迹。

仔细检查之后，肘关节的4个区域需要有序的触诊。患者的病史大致上指导检查者朝向特定的位置，但是触诊4个解剖区域确保了不会错过伴随发生的病变。当检查投掷运动员时，肘关节的内侧部分是一个关注点。内上髁和屈肌旋前肌团块的压痛提示撕脱骨折（青少年）或是屈肌旋前肌肌腱炎（成人）。肌腱炎的患者表现为局部压痛以及伴有屈曲和前臂旋前受限的疼痛。当肘关节屈曲超过90°，在高耸结节处，可以触诊到屈肌旋前肌起点团块下的桡侧腕短伸肌止点，在这个区域触诊到压痛提示桡侧腕短伸肌不足。在肘关节的后内侧区域，尺神经容易在内上髁和鹰嘴间沟内触及。检查者不仅需要测试Tinel征，还要测试过度活动。这些可以在肘关节从伸展到终末屈曲的过程中通过神经触诊完成，来确定是否有神经半脱位或是超过内上髁的完全脱位。触诊肘关节的后内侧部分时需要注意鹰嘴，也许能提示外翻过载综合征、投掷运动员的骨赘或肿胀。鹰嘴的内侧皮下边缘也要触诊有无压痛，因为在投掷运动员中，压痛可能是由压力性骨折引起的[10]。最后，肘关节外侧区域的检查需要从触诊外上髁开始。外上髁的直接压痛与外上髁炎一致，肘肌薄弱点的直接压痛提示一个有症状的外侧皱襞，它通常是在投掷运动员中发现的一种症状。最近的一项研究中发现，在患者治疗过程之中，这种症状会反复出现[11]。

需要对肘关节的屈曲伸展和前臂的旋前旋后的活动范围以及屈曲伸展终末点的特点进行评估。正常的伸展终末点会明确地感受到后侧骨关节触及鹰嘴窝，而正常的屈曲终末点会有远端肱骨和近端前臂软组织的对接。正常终末点的变化，尤其是伸展终末点的骨性感觉提示有病变，例如后侧骨赘。检查者需要注意患者伸展终末点的感觉，而不是运动本身。肘关节的屈曲挛缩在高水平的投掷者中可能是一个正常的体格检查结果，并不提示有损伤。

对于过顶运动员外翻过载的评估，内侧稳定性评估是基础。文献中提到了很多关于评估内侧肘关节稳定性的最佳技术[12]。我们通常认为外翻应力测试和运动外翻应力测试是最准确的，并且两者对于检测投掷运动员来说都是刺激性的测试。进行外翻应力测试时，检查者将患者的前臂远端放在腋窝的下方，在肘关节屈曲 30° 的位置提供一个外翻负荷（图 37.2）。一个明显的终末点疼痛或压痛消失提示阳性的测试结果，并且提示内侧副韧带前束的前带不足。移动外翻试验是由 O'Driscoll 等提出的，患者处于直立位，肩关节外展 90°（图 37.3）。从肘关节完全屈曲和肩关节最大限度的外旋开始，肘关节快速伸展同时存在一个持续的外翻扭转力。检查为阳性时，会在患者活动时反复出现内侧肘关节的疼痛，并且疼痛在肘关节伸展的最近点（20°）和早期加速点（70°）之间会变得最大化。其他投掷运动员的相关检查包括肱桡关节分离性骨软骨炎的肱桡关节加压测试，后侧鹰嘴撞击弹响测试和检查有症状的显著外侧皱襞的屈曲内旋试验。肱桡关节加压测试是将患者肘关节放置在完全屈曲位，通过旋后和旋前给予肘关节压力来产生机械性刺激。后侧鹰嘴撞击弹响测试即简单地稳定上臂，肘关节伸展

产生后侧肘关节疼痛（图 37.4）。屈曲内旋试验是将手臂放置在最大内旋位置，然后被动屈曲肘关节到大约 90°，在阳性测试中会出现撕裂声[11]。最后，我们再次强调检测尺神经的半脱位，因为许多患者不知道这种"正常"的变化。

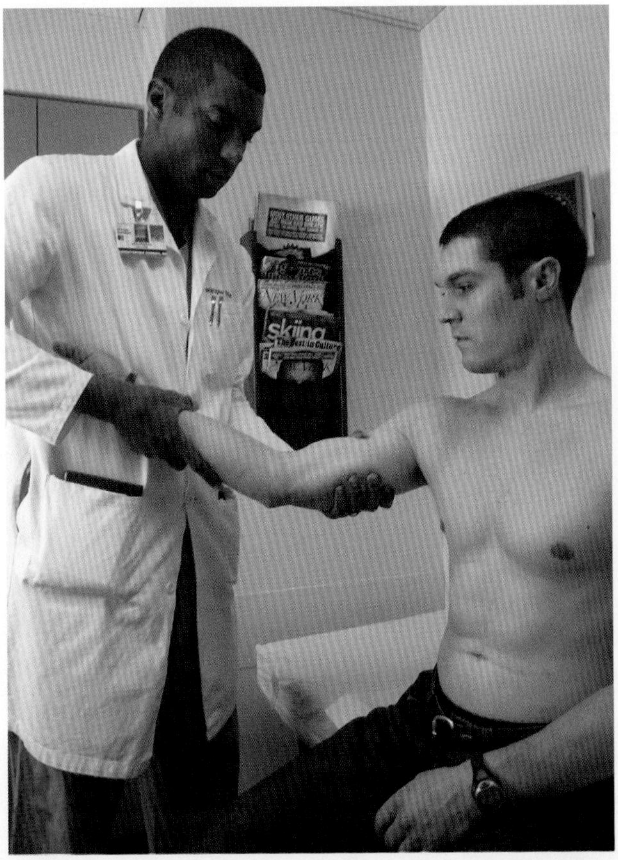

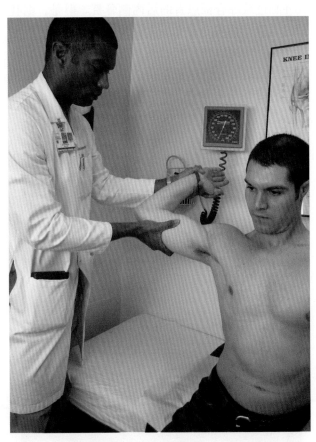

图 37.3　移动外翻试验。开始时手臂处于完全屈曲，同时肩部最大程度外旋，然后测试者提供一个恒定的外翻应力，快速伸展手臂。阳性结果表现为患者出现疼痛，症状再现或是从屈曲 120° 到伸展 70° 时出现心理恐慌。

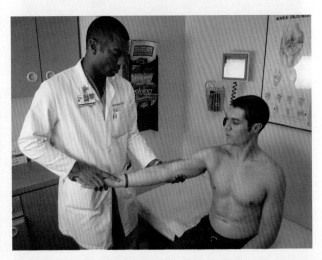

图 37.4　后侧鹰嘴撞击弹响试验是通过稳定上臂，使肘关节伸展产生后肘关节疼痛。

图 37.2　外翻应力测试是在肘关节处于屈曲大约 30° 的情况下进行的。重要的是要将远端前臂放在腋下来控制旋转。

影像学诊断

常规的术前肘关节摄片评估包括前后位、侧位和斜位的视角。应力下的视角对评估韧带松弛很有帮助，肘关节屈曲 110° 下的鹰嘴轴向视角可以反映外翻过载综合征患者的后内侧骨赘。但是，据我们的经验，真实的过度屈曲肘关节外侧情况已经足够诊断后内侧骨赘。与肘关节的对侧摄片比较在评估肘关节松弛和辨别阻碍儿童正常成长的变异骨化中心时是很有帮助的。CT 扫描在评估可疑的骨病变包括压力性骨折和撕脱骨折时是有帮助的。

MRI 仍然是肘关节软组织评估的金标准，包括韧带损伤、肌腱病变和关节软骨病变。MRI 在评估微小内侧副韧带损伤的精确性以及关节造影和对比的作用上存在争议（图 37.5）。Potter 等[13] 表示这在检测韧带、软组织和软骨损伤上有很高的敏感性和特异性。这个技术具有检查损伤最小化的特性，并能节约成本。它的一个重要的优点是能以高特异性和敏感性的方式获得关节软骨的最佳视角。

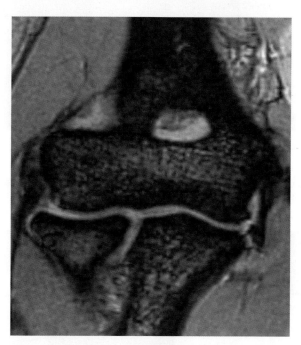

图 37.5　冠状位脂肪抑制 MRI 显示一个 "T 信号"，反映了一个内侧副韧带肱骨起点的复合体完全撕裂。

治疗

非手术治疗

最初，非手术治疗的方案包括阶段性的休息和抗炎药物治疗来减少疼痛和炎症。有部分内侧副韧带撕裂的投掷运动员、继发于内上髁炎有重叠症状的、有尺神经症状，都要通过限制活动和肩－肘加强的方式进行治疗。避免可的松注射以防止进一步的肌腱或韧带损伤。

保守治疗失败的患者考虑行手术治疗。有着各种各样病变的投掷运动员进行关节镜治疗和开放内侧副韧带重建的病例并不少见。除了上述关于外翻过载患者的关节镜治疗原则之外，我们会基于以下的原则同时进行内侧副韧带重建：① MRI 内侧副韧带损伤证据。②内侧副韧带区域的内侧肘关节疼痛病史，在后期拉伸和前期加速阶段会加重。③严重的疼痛阻碍运动员获得满意的竞技水平。

手术指征和禁忌证

只要仔细地思考合适的指征，那么关节镜是一种用来诊断和治疗由多种病因引起的过度外翻的重要方式。当出现过度外翻损伤导致运动员能力丧失的症状时，可能考虑手术重建尺侧副韧带的前带。对于投掷运动员肘关节镜治疗进一步的指征包括游离体的清除、鹰嘴骨赘切除、滑膜切除术、关节囊松解、关节囊挛缩、碰撞骨赘的清理、关节软骨病变治疗以及评估和治疗肱骨小头的分离性骨软骨炎[14]。

主要的肘关节镜禁忌证是任何正常骨或软组织解剖的改变，这阻碍了关节镜安全进入肘关节。此外，我们不建议在先前有尺神经移位或肘关节扩张不足的情况下进行关节镜手术。此外，当出现入路位置软组织感染不能行关节镜手术，手术医生也需要全面了解周围的解剖和先进的肘关节镜技术经验。最后，要注意细节防止周围神经血管组织的损伤和微小关节软骨的损伤。

作者的手术观点

麻醉

局部麻醉或是全身麻醉会在肘关节镜手术中被使用。局部麻醉，伴或不伴静脉镇静，包括肌间沟阻滞、腋下阻滞和 Bier 阻滞。通常，局部麻醉的优点是有效的术后镇痛、减少全麻术后的恶心呕吐和患者可配合摆放体位。局部麻醉的缺点包括患者特定体位的耐受限制和不能进行彻底的患肢术后神经检查来明确是否有神经损伤的发生。在我们和有经验的局部麻醉师的合作中，没有出现任何局麻后的神经损伤病例。因此，我们通常使用腋下阻滞麻醉伴静脉镇静，因为这会增加患者对体位的耐受，在俯卧位手术实行的同时还能增加术后的舒适度。

全身麻醉的优点包括患者更多体位的选择（俯卧位和侧卧位）和全部肌肉的放松。缺点包括术后疼痛的耐受和潜在较长的术后恢复。

体位

患者肘关节镜评估通常的体位包括俯卧位、侧卧位、标准仰卧位和仰卧悬吊位。

俯卧位是将患者胸廓翻转俯卧放置，手臂用臂架固定，悬吊于手术床上。肩关节外展 90°，肘关节屈曲 90°。一些术者更喜欢这种体位，因为它不需要牵引、肘关节放置在更稳定的手术床上，并且更容易进入到肘关节的后侧部分。如果有必要，这个体位允许从关节镜转换为开放性手术治疗，但是我们发现这很难做到。俯卧位的缺点是麻醉师很难进行全身麻醉和控制气道的开放。

侧卧位的优点和俯卧位很相似，包括提高手臂的稳定性和后侧关节的进入。但是，在侧卧位时，麻醉师的气道通路不受限制。主要的缺点是肘关节前室的通道需要重新摆体位，将患者放置侧卧位同时肩关节向前屈曲 90° 放在软垫支撑上。

仰卧悬吊位是将肩关节外展 90°，同时肘关节屈曲 90°，前臂、手腕和手通过一个机械性的牵引器悬吊。我们更喜欢这个改良体位，将肩关节屈曲 90°，这样前臂和肱骨悬浮在患者胸廓的上方便于肘关节的关节镜检查。这个体位需要机械性的臂架，因为它可以安全地摆放手臂位置且不需要额外的帮助。这里提供几种选择，包括 McConnell 臂架（McConnell Orthopedic Manufacturing, Greenville, TX）和 Spider 液压臂架（Spider Limb Positioner, Tenet Medical Engineering, Calgary, Alberta, Canada）。我们更加喜欢 Spider 液压臂架，因为它能更牢固地悬吊手臂，并且可以根据要求很容易地调节到任何想要的体位（图 37.6）。这很容易在促进关节镜操作中进入到前后室。当前臂和肱骨屈曲于胸廓上方，神经血管组织能有效地下降远离前关节囊，这有利于前室内更容易更安全的工作。仰卧位也能很清晰地通到后室，并清除骨赘或是微小骨折，治疗投掷运动员的后内侧撞击。此外，仰卧位能让麻醉师很好地开放气道。而且，很容易转换为开放手术，只要通过将手臂从臂架上取下放入臂

板，这样坐着的术者就可以进行开放手术治疗。

我们发现这项技术很成功，文献中没有例如手臂不稳、定位困难和难以到达后室的相关报道。止血带应该放在手臂近端部分，但是只有在出血影响关节镜视野的情况下才充气。

入路位置

最常使用的肘关节镜入路包括前外侧、中外侧、前内侧、近端外侧和后正中入路等。我们最常使用的有中外侧、近端外侧、后外侧和经肱三头肌入路[14]（图 37.7~37.9）。

中外侧入路，通常被称作薄弱点通道或是外侧

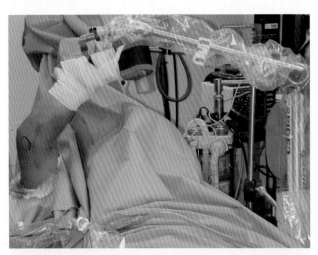

图 37.6　改良的肘关节镜手术仰卧位。这样的体位肘关节悬吊于胸前帮助患者定位，同时也能在必要的时候转换为开放手术。

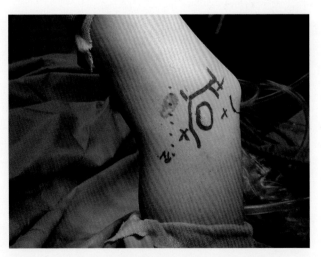

图 37.7　肘关节的外侧视角显示了我们通常使用的通道，用一个"x"标记。中外侧入路和"薄弱点"通道在右上方，后外侧入路在右下方以及近端外侧入路在左下方。当肘关节伸展时，桡神经（虚线）会在屈曲情况下逐渐远离近端外侧入路。

垂直入路，位于外上髁、鹰嘴尖和桡骨头围成的三角形的中心。使用这个入路需要穿过肘肌且最近的神经血管组织是前臂后侧皮神经[14]。这个入路通常用来注射液体使关节囊扩张，但也可以用来清除嵌顿在外侧沟的游离体[14]。

近端外侧入路位于鹰嘴近端 2 cm 处，直接位于肱骨前方表面。关节囊的附属结构包括，屈曲时肘关节扩张桡神经从原先位置被带离，这样可以获得肘关节内侧和外侧部分、桡骨头前侧和外侧部分以及肱骨小头和外侧沟。

后外侧入路位于鹰嘴尖近端 3 cm 处，紧靠肱三头肌腱前方。最近的神经血管组织是臂后侧皮神经和前臂后侧皮神经。这个入路提供了整个后室无任何阻碍的视野。

经肱三头肌入路是一个后正中入路，位于鹰嘴尖近端 3 cm 处的中间位置。它通常用来清除后内侧鹰嘴内的骨赘和鹰嘴窝的软骨病变以及游离体。

手术技术

经过麻醉和摆放适当的体位后，向肘关节内注入 20~30 ml 生理盐水，注射通过"薄弱点"的中外侧入路。通过扩张关节这种方式使神经血管组织远离穿透的器械，并且能让器械安全地进入关节。避免过度扩张关节囊是很重要的，因为它会导致关节囊的破坏和不能有效地维持充分的液体压力给随之而来的关节镜。

前侧关节镜

关节镜通过近端外侧入路进入到前室（图37.10）。然后，在前方通过诊断性的关节镜检查来评估关节软骨和滑膜，以及寻找游离体。冠状突走行的检查是为了寻找骨赘，前滑车和冠状突窝检查是为了寻找软骨病变。前肱桡关节的检查是为了寻找肱骨小头的骨软骨病变和任何桡骨头的病变。桡神经位于前外侧关节囊上方或者至少在几毫米以内。因此，在清除这片区域时要格外小心。然后，检查前关节囊有无被动伸展丧失情况下的增厚或挛缩。

为了确定内侧副韧带不足的诊断，需要通过关节镜外翻应力测试来评估前室。通过近端外侧入路的关节镜可以看到内侧部分，人为给肘关节施加外

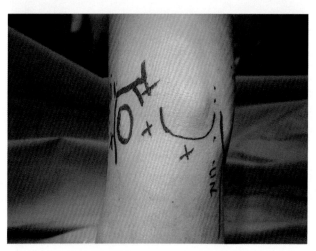

图 37.8　肘关节的后侧视角显示了后外侧入路（左）和经肱三头肌入路（中间）。

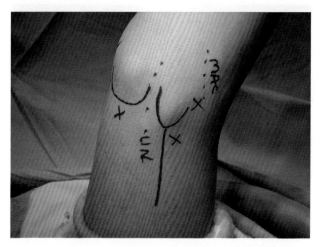

图 37.9　肘关节内侧视角显示了近端内侧入路（近端）和前内侧入路（远端）。这些入路建立在穿刺针定位下镜头进入肘关节之后。当建立近端内侧入路时，保持在肌间隔上方（直线）是很重要的，可以避免尺神经（虚线）的损伤。前内侧入路靠近前臂内侧皮神经（MAC），同样也需要避免受损。

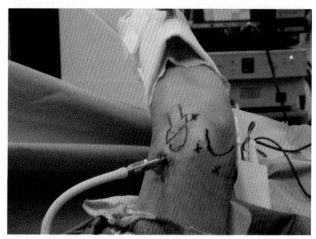

图 37.10　通过中外侧入路扩张肘关节之后，关节镜通过近端外侧入路进入前室。

翻应力，若尺骨和肱骨之间出现一个超过 3 mm 的间隙，那么与尺侧副韧带不足有关（图 37.11）。然后一个已知尺寸的探针会被置入到近端内侧入路，帮助测量肱尺开口。如果这样的入路没有必要，那么外翻的开口可以被看到并合适地估计出来。如果有些操作需要在前室内完成，例如清创术、滑膜切除术、滑膜囊松解或是游离体清除，那么可在直视下建立一个近端内侧入路。

后侧关节镜

在前侧关节镜完成之后，套管和它的镜头将会保留并随着液体流入保持关节的扩张（图 37.12）。然后建立后外侧入路，镜头从前侧套管内取出置入该入路。通常我们保留前侧套管，以便在必要情况下再进入前室和在最后手术结束时排出关节内液体。

如果需要从后侧进行工作，就需要建立经肱三头肌入路（图 37.13）。然后评估内侧入路和中央鹰嘴骨赘的存在情况。对应的鹰嘴窝和肱骨髁的后内侧部分需要通过评估来确定相应的软骨缺损。后侧肱桡关节需要通过将关节镜向下伸入到外侧沟内进行检查。肘关节镜最常发生的错误是遗漏可在后侧肱桡关节内被找到的游离体。当存在这样的一个游离体，那么一个经"薄弱点"辅助的中外侧入路在清除游离体上是有必要的。

对于投掷运动员来说，最常遇到的问题是外翻过载中，后侧剪切力所造成的后内侧鹰嘴的碎片状骨赘[15, 16]（图 37.14）。这些骨赘可被预估，因为它

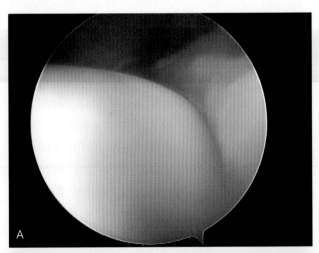

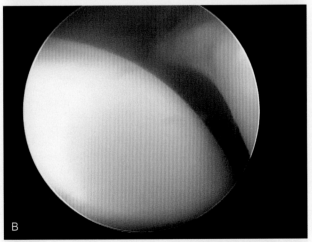

图 37.11　A、B. 对于可疑的内侧副韧带不足的病例，我们将进行关节镜外翻应力测试。在韧带不足的情况下施加外翻应力，会在尺骨和肱骨之间出现一个大于 3 mm 的间隙。

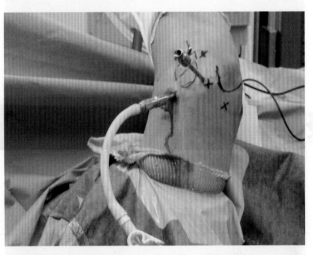

图 37.12　前侧关节镜完成之后，建立后外侧入路。镜头通过前套管进入到该入路，但是我们需要保持前入路的存在，有助于必要时重新进入前室。

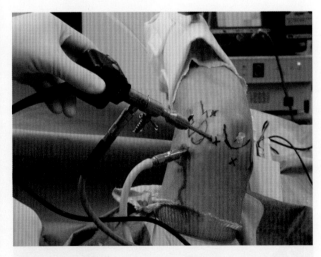

图 37.13　后外侧入路建立之后，通过穿刺针定位建立经肱三头肌入路。经肱三头肌入路是后室操作入路。

们可以在术前的 X 线片和 MRI 中被看到。通过后外侧入路的镜头和经肱三头肌入路的刨刀检查骨赘的程度和尺寸。多余的软组织包括滑膜反应增生，通过使用射频设备从鹰嘴尖切除[15, 16]。后内侧鹰嘴骨赘的清除是用温和的由内而外的方式完成的（图 37.15）。鹰嘴清除的最佳程度仍然是一个争论的话题。手术治疗中经常会遇到过多的鹰嘴骨赘清除。生物力学研究显示，过度的鹰嘴切除可能会导致投掷运动员的肘关节不稳和内侧副韧带紧张[17]。因此，建议手术切除应限制在大约 3 mm 内，因为切除的范围超过这个限制会损伤本来的或重建的内侧副韧带。实际上，我们关节镜清创术的目的只是清除骨赘和尽可能地保留原本的鹰嘴骨。一旦骨赘清除，肱骨软骨表面可以看得更加完整，并且软骨损伤对侧的骨赘"吻形病变"会直接被看到。清除游离的软骨瓣，如果有必要的话进行微骨折治疗（图 37.16）。当后侧关节镜手术完成之后，通道进行简单的冲洗，并用尼龙线间断缝合。

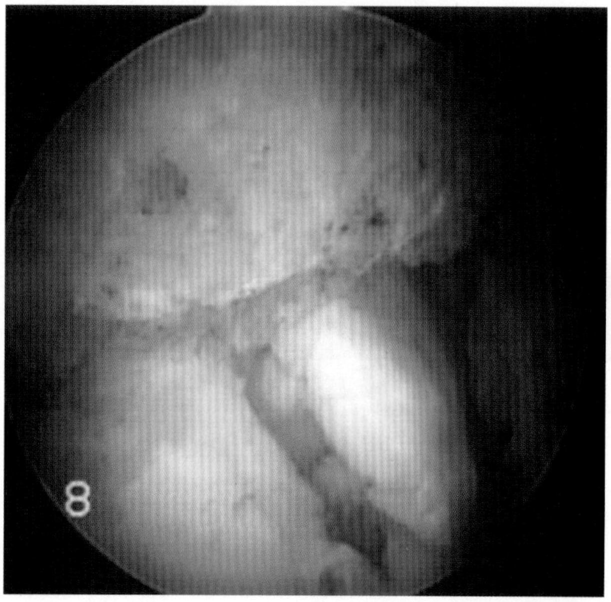

开放内侧副韧带重建

如果需要内侧副韧带重建，可以容易地将前臂从臂架上拿下来，外展后放在手术床上。如果掌长肌腱缺失，此时可以取股薄肌腱。否则就要取同侧的掌长肌腱，通过在掌侧屈腕肌腱上方的褶皱上做 1 cm 的切口来完成。然后肌腱的观察口通过锁定的 Krakow 缝线被标记，并且用肌腱剥离器获得剩余的肌腱。

一旦手臂血液通过止血带排空后，在内上髁近端 2 cm 处开始切一个 8~10 cm 长的切口，与肌间隔成一直线。当屈肌旋前肌团块暴露时，可以看到前臂正中皮神经，需要对其进行鉴别和保护。然后进行肌肉分离穿过尺侧腕屈肌最前方纤维中的屈肌旋前肌团块的后 1/3 部分。它位于屈腕肌与尺侧肌和屈肌束前部分之间的间隙内[18]。这种入路的优势在于肌间隙无神经穿过。内侧副韧带前束切除暴露出关节。

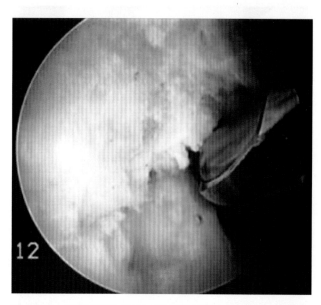

图 37.14 在投掷运动员中，带有"吻形病变"的后内侧骨赘（顶部）不常见，它反映了骨赘对面的软骨磨损（底部）。

图 37.15 通过经肱三头肌入路将抓钳伸入后室来清除骨赘。重要的是要尽可能多地保存好的骨质，同时要清除病变。

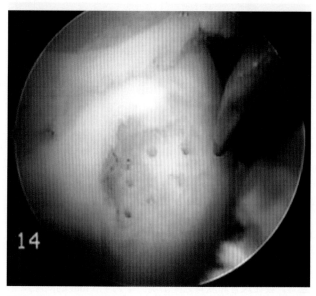

图 37.16 一旦骨赘被完全清除，所有的软骨片可以被清理，同时微骨折是很有必要的。

首先暴露尺侧隧道的位置。当保护好尺神经后，暴露骨膜下高耸结节前侧和后侧入路的位置。然后用 3 mm 的电钻建立高耸结节前侧和后侧的隧道。用刮匙连接两个隧道，并保护好连接处的主体。

为了暴露肱骨隧道的位置，原本内侧副韧带的切口延伸到内上髁水平的近端位置。用一个 4 mm 的钻头沿着内上髁的轴线建立一个纵向的隧道。必须小心不要影响到内上髁近端后侧的皮质。使用一个 1.5 mm 的钻头在肌间隔前方的内上髁前表面建立 2 个小的出口孔。这将允许每个移植物末尾的缝线穿过肱骨隧道。

前臂旋后，给予肘关节轻度的外翻应力，移植物通过尺侧隧道从前侧到达后侧。然后带有缝线的移植物被放置到肱骨隧道内，缝线在内上髁前侧部分的 2 个出口孔中的一个穿出。如果移植物太长不能充分张开，那么最终通过将移植物放置在相邻的肱骨隧道内进行肘关节复位，移植物在屈伸张力中来确定最佳的长度是很重要的。最终长度的确定是将移植物引用到肱骨隧道的出口孔内。然后将这个点标记到移植物上，并且放置另一根 Krakow 缝线。多余的移植物从这个点切除，移植物的末端安全的放置在前侧肱骨隧道内，同时第二次放置的移植物会很短，缝线会从内上髁出来。

然后，最终的张力调节是在外翻应力条件下使肘关节做全范围的活动。一旦术者满意，两根缝线的末端系在内上髁上方，同时肘关节屈曲大约 20°并完全旋后（图 37.17）。选择这个位置是因为可以减少两个上肢过度的紧张和松弛。在松除止血带和

止血之后，如有必要需行尺神经转位。否则，绷带在屈肌旋前肌上要缠到切口位置，剩余的创口逐层关闭。肘关节用石膏夹板固定在屈曲 45° 来减少两侧肢体过度的松弛和紧张，前臂旋后保持关节复位。

并发症、争议及注意事项

肘关节的安全性，不论是在临床还是在尸体解剖研究中，都大大增加了我们对通道位置和周围神经血管结构相对位置的理解。事实上，肘关节镜最常见的并发症是神经、血管损伤。损伤可以是由手术刀切到皮肤深部或是套管针引起的。此外，套管、液体外渗或是局部麻醉的使用产生的压迫也曾有过报道[19]。幸运的是，大部分报道的神经、血管损伤只是暂时的，但是仍需小心谨慎，避免潜在的严重并发症。也许避免这些并发症中最重要的一点是在套管针穿刺前用生理盐水进行关节囊扩张。

肘关节其他的一些并发症和关节镜报道中的大体相似。包括感染、关节软骨损伤、滑膜瘘管形成、器械损坏和止血带相关并发症[14]。

许多与肘关节镜手术相关的并发症是由于技术不足和缺乏肘关节周围解剖知识造成的。因此，我们建议直接在每一个病例肘关节上描绘出骨解剖的轮廓，在置入较大的关节镜器械之前用 18 号穿刺针确定正确的入路位置，并且确认肘关节始终最大限度的扩张，以使神经血管组织远离进入的器械。

经验和教训

体位

（1）我们更喜欢仰卧悬吊位伴手臂屈曲于胸前（图 37.5、图 37.6）。在这样的体位下，前侧神经血管组织有效地远离前关节囊。

（2）前后室可以很容易到达。

（3）这个体位在必要时有利于转换到开放手术体位（例如 MCL 重建）。

入路 / 暴露

（1）在关节囊扩张之前辨别和标记骨性标志，不然扩张后骨性标志的触摸会更加困难。

（2）肘关节需要在建立初始观察入路前通过中外侧入路用 20~40 ml 的液体进行扩张。

（3）建立入路时，避免穿透皮下组织。可以使

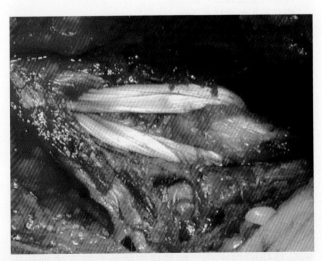

图 37.17　对于内侧副韧带不足的病例，内侧副韧带的重建将在关节镜下手术完成之后进行。我们的内侧副韧带重建的对接技术在以往获得过很好的成果。

用止血钳分离组织到关节囊。

（4）避免使用任何局部麻醉，这样会影响术后神经状态的精确评估。

（5）避免关节囊过多的穿透导致过多液体外渗，这样会造成关节的过度肿胀和潜在的神经、血管组织损伤的风险。

手术治疗的经验——游离体清除

最常见的错误之一就是游离体遗漏在后肱桡关节。如果出现这种情况，可以通过"薄弱点"辅助的中外侧入路帮助清除。

手术治疗的教训——鹰嘴切除

当从鹰嘴上清除骨赘时，应仅限于骨赘的切除，过度的鹰嘴后内侧切除会导致外翻不稳，尤其是在投掷运动员中。

康复

不同的特定物理治疗方案是根据手术决定的，尤其是在内侧副韧带重建后的肘关节镜手术。下面的描述只是用来作为肘关节镜术后康复的通用指南。

术后，我们倾向于加压包扎 48 小时、冷冻治疗和常规伤口护理。吊带固定是最低程度的，只是为了舒适。然后我们进行三阶段的康复方案，旨在于手术相关的结构参数下恢复肘关节运动范围和灵活度。每一个阶段的恢复进展只有在前一个阶段主要目标取得之后才能继续进行。一般来说，我们建议运动员达到下面的标准时才能安全的返回比赛：没有疼痛和全范围的活动、没有肘关节疼痛或压痛、满意的等长收缩的肌肉力量测试和满意的临床检查。总的来说，肘关节镜术后的恢复会有因为手术引起的很小的损伤。为了获得运动员肘关节非手术治疗和术后全面的康复锻炼方法，我们建议查阅 Wilk 和 Levinson 的文章[20]。作者罗列出了恢复方案 3 个阶段的细节并且解释了如何让手术医生和治疗专家根据患者个人的需要制定方案。我们的术后方案总结在表 37.1 中。

结论和展望

对于投掷运动员肘关节中所见到的各种各样疾

表 37.1　术后重建方案

第一阶段（0~6 周）
悬吊固定——医生指导下
科德曼／摆钟练习
抓握练习
FF-AAROM（仰卧位）——限制到 90°
被动 ER 到中立位
被动肘关节外展到 30°
肩胛骨收紧
PRN 模式
患者通过医生指导从术后第 1 天开始上述的方案
终止悬吊——医生指导下
继续 FF-AAROM（模板／滑轮）
ER-AAROM 到 30°
人工关节囊稳定练习——侧卧
开始无痛的 IRIER 静力锻炼法通过改良的中性——PRN 方案

第二阶段（6~10 周）
开始肱二头肌／肱三头肌加强
在保护弧内增加关节囊加强（突出封闭链活动）
在改良中性下开始等张的 IR/ER 加强
开始背阔肌的强化训练——小于 90° 仰角
在肩胛骨的水平开始 FF/ 耐受情况下增加体重（重点是肩胛骨肱骨的协调）
持续为 ER/FF 增加 AAROM
在 <90° 仰角下的上身测力
开始肱骨头稳定性训练（如果存在充分的力量和 ROM）
持续加强肩胛肌的力量
进一步加强三角肌、肱二头肌、肱三头肌和背阔肌的耐受性
开始 PNF 模式
持续的肱骨头稳定性训练
在投掷运动员使用先进的 IR/ER 来抬高体位（必须是无痛的，并且有很好的近端力量）
持续 UBE 的耐力训练
开始全面灵活性的训练

第三阶段（10~24 周）
持续的全上肢的力量训练
恢复正常的肩部灵活性
开始特定组合方案的活动
持续的耐力训练
持续的柔韧性训练
持续的全面强化方案
开始回归区间投掷训练——医生指导下

注：ER，外旋；IR，内旋；FF，前屈；PNF，本体感受神经肌肉性促进法；UBE，上肢肌力练习仪；PRN，疼痛专责护士管理；AAROM，助力关节活动度。

病，肘关节镜在诊断和治疗方面是一个有利的工具。术前评估包括完整的病史和体格检查，使用合适的影像学手段能够立刻做出诊断，并且能帮助运动员尽快回归运动。相关病变的关节镜下鉴别和治疗与恰当的手术技术、合适的通道位置以及适当的手术器械直接相关。因此，对于一个想要使用关节

镜作为投掷者肘关节治疗工具的临床医生来说，至关重要的是熟练掌握肘关节镜技术，以及充分理解肘关节解剖学和生物力学。

对于肘关节外翻不稳的运动员来说，肘关节镜最大的作用是游离体清除、滑膜切除、骨赘清理以及关节内软骨病变切除。更大的进展是关节镜辅助下治疗尺神经炎和内侧副韧带重建，但是目前这样的手术仅限于开放手术。

参考文献

[1] O'Holleran JD, Altchek DW. Elbow arthroscopy: treatment of the thrower's elbow. *Instr Course Lect*. 2006;55:95–107.

[2] Chen AL, Youm T, Ong BC, et al. Imaging of the elbow in the overhead throwing athlete. *Am J Sports Med*. 2003;31: 466–473.

[3] Cain EL Jr, Dugas JR, Wolf RS, et al. Elbow injuries in throwing athletes: a current concepts review. *Am J Sports Med*. 2003;31:621–635.

[4] Ball CM, Galatz LM, Yamaguchi K. Elbow instability: treatment strategies and emerging concepts. *Instr Course Lect*. 2002;51:53–61.

[5] Chen FS, Rokito AS, Jobe FW. Medial elbow problems in the overhead throwing athlete. *J Am Acad Orthop*. 2001;9(2): 99–113.

[6] Morrey BF, An KN. Articular and ligamentous contributions to the stability of the elbow joint. *Am J Sports Med*. 1983;11: 315–319.

[7] Callaway GH, Field LD, Deng XH, et al. Biomechanical evaluation of the medial collateral ligament of the elbow. *J Bone Joint Surg Am*. 1997;79:1223–1231.

[8] Wilson FD, Andrews JR, Blackburn TA, et al. Valgus extension overload in the pitching elbow. *Am J Sports Med*. 1983;11:83–88.

[9] King JW, Brelsford HJ, Tullos HS. Analysis of the pitching arm of the professional baseball pitcher. *Clin Orthop Relat Res*. 1969;67:116–123.

[10] Schickendantz MS, Ho CP, Koh J. Stress injury of the proximal ulna in professional baseball players. *Am J Sports Med*. 2002; 30:737–741.

[11] Antuna SA, O'Driscol SW. Snapping plicae associated with radiocapitellar chondromalacia. *Arthroscopy*. 2001;17:491–495.

[12] O'Driscoll SW, Lawton RL, Smith AM. The "moving valgus stress test" for medial collateral ligament tears of the elbow. *Am J Sports Med*. 2005;33(2):231–239.

[13] Gaary EA, Potter HG, Altchek DW. Medial elbow pain in the throwing athlete: MR imaging evaluation. *AJR Am J Roentgenol*. 1997;168:795–800.

[14] Dodson CC, Nho SJ, Williams RJ III, et al. Elbow arthroscopy. *J Am Acad Orthop Surg*. 2008;16:574–585.

[15] O'Holleran JD, Altchek DW. Throwers elbow: arthroscopic treatment of valgus extension overload syndrome. *HSS J*. 2006;2:83–93.

[16] Kamineni S, Hirahara H, Pomianowski S, et al. Partial posteromedial olecranon resection: a kinematic study. *J Bone Joint Surg Am*. 2005;85A:1005–1011.

[17] Kamineni S, ElAttrache NS, O'Driscoll SW, et al. Medial collateral ligament strain with partial posteromedial olecranon resection: a biomechanical study. *J Bone Joint Surg Am*. 2004; 86A:2424–2430.

[18] Smith GR, Altchek DW, Pagnani MJ, et al. A muscle-splitting approach to the ulnar collateral ligament of the elbow. Neuroanatomy and operative technique. *Am J Sports Med*. 1996; 24:575–580.

[19] O'Driscoll SW, Morrey BF. Arthroscopy of the elbow: diagnostic and therapeutic benefits and hazards. *J Bone Joint Surg Am*. 1992;74:84–94.

[20] Wilk KE, Levinson M. Rehabilitation of the athlete's elbow. In: Altchek DW, Andrews JR, eds. *The Athlete's Elbow*. Philadelphia, PA: Lippincott Williams & Wilkins; 2001:249–273.

第 2 篇　肘关节

远端肱二头肌肌腱撕裂：手术适应证和技术

手术治疗远端肱二头肌肌腱撕裂已非常常见。2002 年报道称在人群中每 100 000 个人中就有 1.2 人出现肱二头肌肌腱撕裂[1]。现在不清楚的是，最近 10 年该病的发病率是否有很大的改变。但是，随着中年人群日益增长的需求，固定技术的进步以及局部解剖的重新认识使得手术创伤更小、并发症更少、术后康复更积极。

损伤最常见于 40~50 岁中年男性的优势手臂[1-4]。有报道的危险因素包括吸烟或暴露于尼古丁[1,5]和合成代谢类固醇的使用[5,6]。该机制是因为当肘关节屈曲大约 90° 并且拉伸到伸展位时，手臂会受到压力负荷。

远端肱二头肌肌腱撕裂的病因不是很清楚，许多患者表示撕裂发生前没有疼痛，而其他患者则表示几周到几个月的潜在的深部肘关节疼痛是导致撕裂的原因。利用尸体注射的方法研究了 27 例肘关节，得到了和肌腱 2 个区中心有约 2.14 cm 的乏血管区相一致的血管分布[7]，会导致肌腱在反复微小创伤后发生退化[7]。Morrey 和其他一些人[8-10]表示桡骨粗隆的异常骨性突起和不规则骨与肌腱退化相关，并会导致肌腱的断裂。但是，该部位的骨性异常可能仅仅是正常的解剖变异[11]。一些解剖因素和局部肌腱退化共同导致了远端肱二头肌肌腱撕裂，但是明确的机制仍然没有得到有效证实。

解剖 / 骨骼

对肱二头肌起点解剖学和肱二头肌粗隆结节骨骼的了解是获得解剖修复和恢复更好术后功能的基础。肱二头肌的止点呈条带状在小结节的尺侧边，而不是圆柱状在结节的中心位置（图 38.1）。肱二头肌短头的止点成为肘关节中较为有力量的屈肌，而结节上肱二头肌长头的止点远离前臂旋转的轴线，增加了旋后的力量。结节上肱二头肌肌腱止点的平均长度是 21 mm，平均宽度是 7 mm，这表明肌腱止点并没有占据整个肱二头肌粗隆结节[11,12]。结节确实存在一些解剖学变异，但是平均长度为 22~24 mm，平均宽度为 15~19 mm，并且位于距离桡骨头平均 25 mm 的桡骨近端的尺侧和后侧部分[11]。肌腱止点呈一个条带状的结构占据了大部分的结节尺侧面，并且占据了整个骨性结节长度的 63%，宽度的 13%[11]。

通常，纤维环（肱二头肌腱膜）起源于肱二头肌肌腱远端短头，经过肘关节前方，并且向尺侧扩大与前臂筋膜融合（图 38.2）。它是由肌腱断头起源的三层结构组成的，帮助稳定肌腱的远端。当前臂屈肌收缩时，腱膜收缩，随后产生内侧拉力牵拉肱二头肌肌腱，因而导致肌腱断裂，而且在临床检查中通常会掩盖肌腱的完全断裂。

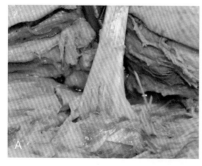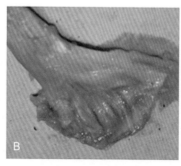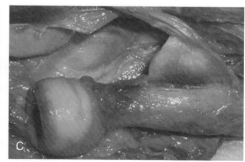

图 38.1　A~C. 远端肱二头肌起点的尸体解剖显示尺侧后侧的附着物和肌腱附着点的带状痕迹。

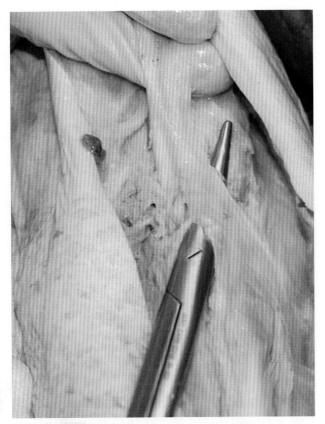

图 38.2 尸体解剖显示纤维腱膜（肱二头肌腱膜）。

临床评估和体格检查

当意外的伸展力作用于屈曲旋后的肘关节时，肱二头肌肌腱远端完全断裂的患者通常会有肘关节前方突然的、撕裂样的锐痛感。有些时候，疼痛会出现在肘关节的后外侧部分。锐痛感会在几小时内下降，取而代之的是钝痛。肘关节的活动范围通常不会受到影响，但是无力和乏力的症状会反复出现在屈曲和旋后的活动中。检查会发现急性期的肘前窝压痛以及可以触摸到该处的缺损。O'Driscoll 等[13] 提出的"牵引钩试验"是在抵抗肘关节的屈曲 70° 时触诊肌腱的方法，可以在紧靠褶皱的近端由外侧向内侧用深部探针技术"钩"到肱二头肌肌腱。

肱二头肌是前臂主要的旋后肌，仅次于屈肌。主动的肘关节屈曲和旋后会使肱二头肌隆起向近端收缩，加深肘前的凹陷。如果可以在肘前窝触及肱二头肌肌腱，那么就应该考虑远端肱二头肌肌腱的部分断裂。通常肘前窝、手臂内侧和近端前臂的淤斑和肿胀是有利的证据。X 线片普遍情况下不能显示任何的骨质改变，尽管桡骨粗隆结节的不规则和

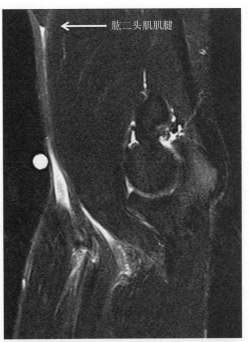

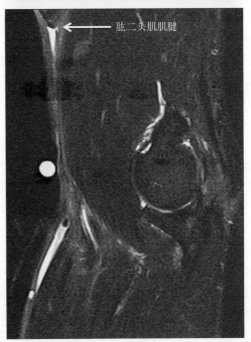

图 38.3 右肘关节 MRI，两个断端相距 9 mm 并从内侧移至外侧。注意肱尺关节和近端，几乎在扫描的区域内，可以看到肘前窝内的近端肱二头肌肌腱撕裂和水肿。

增大以及桡骨粗隆结节部分撕脱会提示伴有远端肱二头肌肌腱完全断裂的可能。获得患者完全的评估很重要。MRI 对鉴别完全和部分断裂以及鉴别部分断裂与肌腱炎、腱鞘血肿和肱骨挫伤有很大的帮助。更重要的是，当出现远端肱二头肌近端撕裂且靠近肌腱结合处的罕见而困难的局面时，MRI 可以帮助诊断（图 38.3）。在这个情况下，需要做自体

跟腱移植来增长缩短的肌腱。

治疗

非手术治疗与手术修复

远端肱二头肌肌腱撕裂的非手术治疗的范围很窄，适用于工作娱乐功能和活动要求低的患者、老年或是高危患者。已经有部分研究表明，远端肱二头肌肌腱撕裂患者经非手术治疗后获得成功，保持患者最小的功能损失，并且在损伤后的 4 周内完全恢复工作 [14, 15]。但是，最近更多的研究明确表示，未修复的远端肱二头肌肌腱撕裂的患者会经常性地出现旋后和肘关节屈曲时的无力感 [16-19]。已经有报道称手术修复获得了很好的主客观结果 [4, 10, 19-22]。手术修复的结果在恢复肘关节屈曲力量（提高30%）、旋后力量（提高40%）以及上肢耐力方面超越了非手术治疗 [14]。这一说法得到了 Baker 和 Bierwagen[16] 研究的支持，他们对 13 例接受或没有接受远端肱二头肌复位的患者进行了 cybex 力量测试。研究结果表明接受非手术治疗的患者丧失了 40% 的旋后力量，79% 的旋后耐力，30% 的屈曲力量，30% 的屈曲耐力 [16]。在一个类似的研究中，Morrey 等 [19] 表示接受非手术治疗的远端肱二头肌肌腱断裂的患者丧失了 40% 的旋后力量和 30% 的屈曲力量。

部分断裂

远端肱二头肌肌腱部分断裂是一个很少被报道的损伤，而且在文献中关于它的治疗也只有数量有限的病例报道。诊断困难以及症状轻微通常会促使患者选择阶段性的保守治疗。通常情况下，部分断裂可以表现为肘前窝的疼痛，不伴有肘前窝触及凹陷或阳性的"牵拉钩实验"，但是患者主诉有肘关节屈曲无力，更常见于反复旋后活动。其他一些引起肘前窝疼痛的原因需要排除，包括肱二头肌肌腱炎、肱二头肌滑囊炎和旋前圆肌综合征。缺乏特定的创伤史以及临床表现轻微，致使 MRI 成为一个重要的诊断工具。MRI 能够测定撕裂的程度，和腱鞘炎或滑囊炎伴有的撕裂一样。最初的治疗由非手术治疗组成，主要包括非甾体类抗炎药治疗和休息，进一步的拉伸和力量的物理治疗。如果必须进行手术干预，许多研究者提倡先将部分断裂转换为完全断裂，然后重新连接到桡骨粗隆结节上 [23-26]。

手术技术

并发症

浅表前臂外侧皮神经损伤是远端肱二头肌修复中最常见的并发症。感觉异常可以发生在不同的时期，并且以我们的经验来看，感觉异常是慢性肱二头肌腱修复过程中不断回缩的结果，也可能是该过程中逐渐剥离所导致的。损伤导致的骨间后神经和桡神经的感觉异常已经被报道，最好的避免神经损伤的办法是在肱二头肌粗隆结节暴露的过程中，小心地处理外侧软组织，最低程度或者尽量避免牵拉桡骨颈附近结构。同时，保持手臂过度旋后位，使后侧骨间神经尽量向外侧移位远离手术暴露区域非常重要。

在一个和两个切口的技术中，最常被报道的并发症可以被分为异位骨化（近端尺骨和肱骨间的骨性结合的形成）和神经损伤。骨性结合发生在早期阶段，伴有疼痛和肿胀，会导致旋转不能，最早表现在旋后。早期关于神经损伤的研究报道是在使用一个切口的技术进行修复后发生的 [14, 27]。原先的 Boyd-Anderson 两个切口技术会造成较少的神经损伤 [28]，但是异位骨化的发病率很高 [29]。改良的 Boyd-Anderson 技术试图使用肌肉分离的方法减少异位骨化的发生。对使用两个切口修复技术的两大组的患者进行并发症的观察发现，尽管使用了肌肉分离的方法，但是异常骨质形成仍然会发生，不过很少会导致功能受限 [30, 31]。其他一些比较常见的并发症有感染、再断裂、复杂区域疼痛综合征和近端桡骨骨折 [1, 2, 4, 30-32]。

理想情况下，手术治疗应该在损伤发生的几周内进行，更久的拖延会阻碍直接的修复。在慢性断裂中需要手术切口的扩大或是在回缩肌腱水平做第二个切口来找到回缩的瘢痕化的远端肱二头肌肌腱。

作者的手术观点

可结合的螺钉和皮质纽扣行远端肱二头肌肌腱断裂的解剖学修复

掌侧单切口方式

患者仰卧位放置在手术床上，将一侧手术床展开，手臂呈小 C 形放置。使用无菌止血带，越靠近腋窝越好。如果需要在近端找到回缩的肌腱，就需要为第二个切口腾出空间。如果患者不能接受二个切口，建议优先选择无菌止血带。我们通常使用充气止血带，并没有影响近端肱二头肌腱向远端止点处牵拉，出现术后手臂疼痛或是伴有手臂血栓的形成。

该方法是在前臂掌侧做一切口，位于肱二头肌粗隆结节的中心，距离屈曲褶皱 3 个手指的宽度或是距离肘前窝皮肤褶皱远端大约 3~4 cm 处（图

38.4）。小心分离皮下组织避免损伤前臂外侧皮神经。因为它是在分离和回缩过程中最常受到损伤的神经，通常情况下我们会在直视下找到该神经。对深筋膜上方的间隔进行定位，并且用手指钝性分离近端，直至找到近端回缩的肌腱（图 38.5）。不要

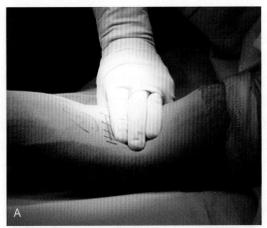

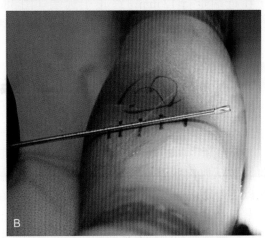

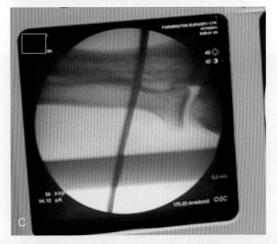

图 38.4　A. 右肘关节切口部位，距离屈褶线大约三指宽。B. 这个位置与肱二头肌粗隆结节位置一致。C. 它可以通过术中小型 C 臂机透视来证实。

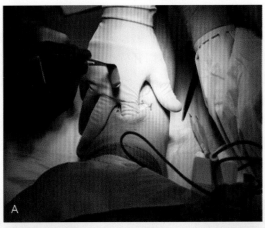

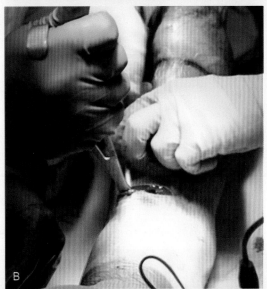

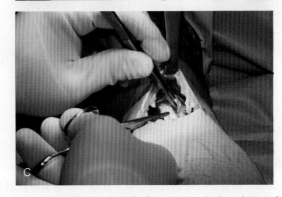

图 38.5　在确定前臂外侧皮神经之后，在肱二头肌上方近端开始钝性分离。A. 通常肱二头肌的近端部分被认为是在瘢痕组织团块内，需要进行分离或是肌腱折叠修复，这样会有更长的肌腱可以使用。B、C. 使用切口的"移动窗口"可以通过屈肘帮助肌腱近端残端的暴露。

太过深入，保持在手臂肱肌筋膜的上方，在前臂位置上，该筋膜位于旋前肌和肱桡肌上方。扩大皮下和筋膜之间的间隔是很重要的，可以提供更大的空间来制造一个可移动的窗口，以便在近端肌腱或粗隆结节的中心进行小的切口。

远端肱二头肌腱的准备

因为撕裂的慢性化，肱二头肌腱通常从粗隆结节开始回缩并形成一个瘢痕球末端。单独的肌腱末端需要被分离，小心切开软组织，并且切开损伤肌腱周围的假性包膜瘢痕。通常肌腱会在自己的上方重叠。退化的异常的肌腱需要清除并修剪到 8 mm 厚。如果肌腱末端被退化的胶原磨损，高达 1 cm，可被切除并不会影响肌腱重新附着到粗隆结节。2 个 2 号的 FiberWire（Arthrex Inc.，Naples，FL）的

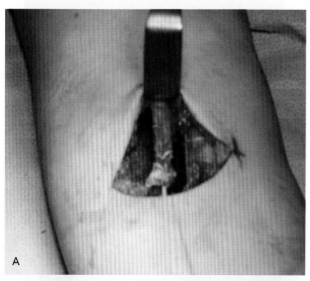

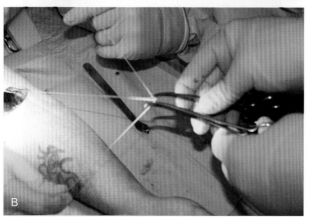

图 38.6　准备好肌腱的近端部分，这样可以重新将肌腱固定在粗隆结节上。A. 肌腱是独立的，从正常组织上清除瘢痕组织直到正常的肌腱组织，然后用纤维丝或是其他高张力的缝合从肌腱的近端到远端最小 1 cm 处编织缝合。B. 肢体的缝合需要通过对侧皮质纽扣牵拉，这样能够使缝合线滑动，将皮质纽扣作为一个支点来使肌腱进入骨隧道。

缝合线可以运用到远端的肌腱（Krackow 缝合或锁缝方式）（图 38.6A）。在准备缝合残留的肌腱时重要的是要使用高强度的缝合线，因为缝合线的强度与纽扣内结构的牵拉强度直接相关（图 38.6）。第一个缝合线从远端开始，在近端肌腱的上方做一个 10~12 mm 长的对缝，然后到远端向下对缝另一半的肌腱，再然后于对侧方向皮质纽扣中心孔内围成圈建立一个有张力的滑动方向（图 38.6、图 38.7）。另一个可以选择的方法是从肌腱近端开始缝线，带到远端，在皮质纽扣中心孔内成圈，然后于肌腱近端编制缝合至之前缝线水平，最后打结（图 38.8）。需要注意的是，通常缝线需要松个几毫米，保证缝线足够松弛能够使纽扣在远端皮质内翻转，最低程度的松弛能够使大部分的肌腱在骨隧道内进行愈合，对于这两方面作用，缝线的松弛是一个平衡点。切除缝线的末尾。第二根缝线开始于远端，穿过纽扣，在近端走行 12 mm，终止于远端（图 38.8）。缝线的一端需要留很长，另一端短一些。缝线长的"尾巴"穿过肌腱螺钉成圈导线的空心部分（图 38.8B）。这些将用来经远端皮质穿过纽扣。

肱二头肌粗隆结节准备工作

需要重新声明的是，解剖学上显示当远端肱二头肌肌腱从肌肉肌腱联合处旋转 90° 后可以看出，它是以一个 2 mm × 14 mm 的条带状结构附着在粗隆结节尺侧边的（图 38.1）。一旦肌腱被分离，那么将在旋前圆肌和肱桡肌之间的肌肉间隙内向着粗隆结节的方向进行深部分离，间隙的组织已经发

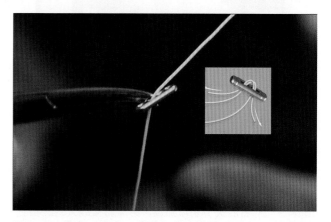

图 38.7　带有"张力－滑动"技术的悬吊固定。可以使用 Arthrex 的肱二头肌按钮或是一个常规的皮质纽扣。高强度缝合线的两头需通过金属桩周围的中心孔朝向对侧方向拉紧，这样缝线可以绕一个固定点摩擦滑动。

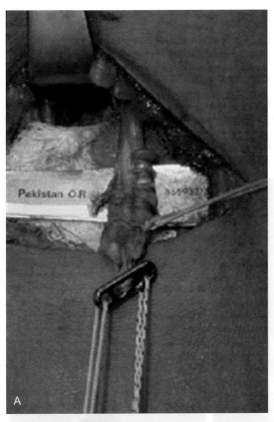
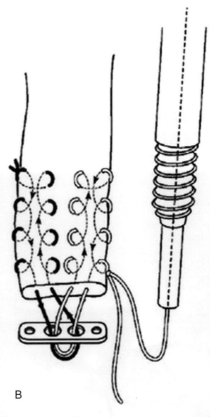

图 38.8　A. 使用 Beath 针和标准纽扣内技术使皮质纽扣静态连接到肱二头肌肌腱来通过桡骨皮质，用 endpassing 缝合线来翻转纽扣。B. 绘画图像解释缝合线结构 – 皮质纽扣的黑色缝合线只能从近端到远端。白色缝合线也穿过皮质纽扣，但是是从远端到近端，为的是附着到肌腱固定的螺丝上。

展成为腱膜纤维化，周围血肿或瘢痕。可以看到，在分离的平面上是一系列的静脉（leash of Henry）（图 38.9）和桡动脉的反复分支，这些需要用缝线进行结扎、凝固或回缩。肌腱磨损的边缘通常会在这个水平或是更近端的水平被发现。

　　在手术暴露粗隆结节期间，手臂摆放的位置是至关重要的，最大限度的旋后和伸展可以获得充分的粗隆结节的视野，并且可以保护后侧骨间神经不受到损伤（图 38.10），观察整体的粗隆结节很重要。在使用两个切口的方法寻找骨性隆起时，可能会导致隧道太过靠近近端位置。在回缩深部组织方便暴露的同时，需要注意桡骨近端桡侧的牵拉不能太用力，因为可能会损伤到后侧的骨间后神经。粗隆结节通常覆盖着一层由不成熟的瘢痕所组成的纤维层。要先将它清除，获得完全的视野。一个 2.7 mm 或 3.2 mm 的钻头用于在粗隆结节的中心钻穿两边的皮质。这些都只出现在 Arthrex 远端肱二头肌的病例中，或是 2.7 mm 的钻头钻穿两边皮质，然后用一个 Beath 针经骨隧道牵引缝线，最后在肘关节屈曲 90° 时从背侧穿出。需要注意的是，针摆

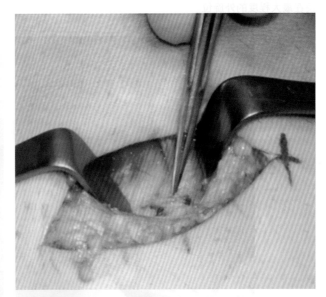

图 38.9　当在旋前肌和肱桡肌之间进行分离时，需要明确血管的悬带并用双极电凝进行凝固。这样会使桡骨尺侧变深部暴露，并找到结节位置。

放的方向必须是在所在空间的中心，然后向尺侧偏20°。一旦有少许钻头或针进入到远端皮质，那么它将成为导引针，用一个空心的钻头钻一个单皮质

脉出血点，保证最小限度的术后血肿。我们已经注意到了有一些患者肘前窝的"缺损"，最近，我们将一些深色的 3-0 的天然可吸收缝线放入到间隔内来关闭筋膜。皮肤用一个连续的皮下 3-0 可吸收缝线或聚对二氧环己酮（PDS）线进行缝合关闭。可以使用创可贴和软敷料。我们使用快速术

后恢复方案以获得即时完全的主动协助范围的运动，并且鼓励患者在术后 7~10 天拆线的同时开始完全屈曲 / 伸展的活动。这些活动仅次于主动范围的活动，在 12 周时开始加强。到目前为止，我们所有的再断裂都发生在 6 周以后，并且与创伤相关。

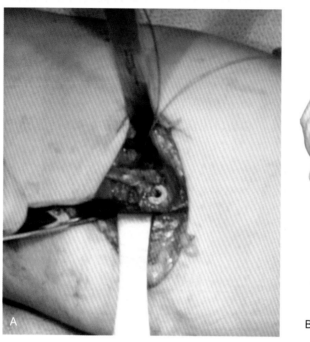
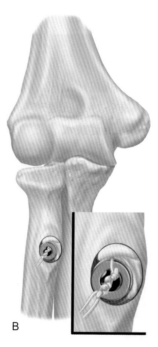

图 38.13　A. 临床图片显示减少骨隧道内粗隆结节上的肱二头肌肌腱和用一个 8 mm 的固定螺丝来进行二次固定。B. 图像显示了桡侧边的固定螺丝的区域和位置来使肌腱的位置向尺侧移动，这样会保留更多原始的功能和促进旋后过程中的生物力学功能。

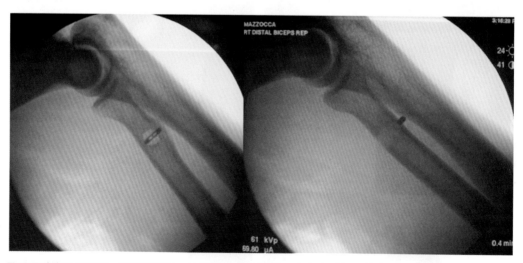

图 38.14　最后通过旋后与内翻，将桡侧旋转 90° 后用 C 臂机透视。注意皮质纽扣的位置、单侧皮质 8 mm 骨隧道和隧道位置与粗隆结节的关系。

参考文献

[1] Safran MR, Graham SM. Distal biceps tendon ruptures: incidence, demographics, and the effect of smoking. *Clin Orthop Relat Res*. 2002;404:275–283.

[2] Sutton KM, Dodds SD, Ahmad CS, et al. Surgical treatment of distal biceps rupture. *J Am Acad Orthop Surg*. 2010; 18:139–148.

[3] Mazzocca AD, Spang JT, Arciero RA. Distal biceps rupture. *Orthop Clin North Am*. 2008;39(2):237–249.

[4] Miyamoto RG, Elser F, Millett PJ. Distal biceps tendon injuries. *J Bone Joint Surg Am*. 2010;92(11):2128–2138.

[5] Schneider A, Bennett JM, O'Connor DP, et al. Bilateral ruptures of the distal biceps brachii tendon. *J Shoulder Elbow Surg*. 2009;18(5):804–807.

[6] Visuri T, Lindholm H. Bilateral distal biceps tendon avulsions with use of anabolic steroids. *Med Sci Sports Exerc*. 1994;26(8):941–944.

[7] Seiler JG III, Parker LM, Chamberland PD, et al. The distal biceps tendon. Two potential mechanisms involved in its rupture: arterial supply and mechanical impingement. *J Shoulder Elbow Surg*. 1995;4(3):149–156.

[8] Davis WM, Yassine Z. An etiological factor in tear of the distal tendon of the biceps brachii; report of two cases. *J Bone Joint Surg Am*. 1956;38A(6):1365–1368.

[9] Morrey BF. Injury of the flexors of the elbow: biceps in tendon injury. In: Morrey BF, ed. *The Elbow and Its Disorders*. 3rd ed. Philadelphia, PA: W.B. Saunders; 2000:468–478.

[10] Morrey BF. Chapter 34: biceps tendon injury. In: Warner JP, ed. *Instructional Course Lectures: Shoulder and Elbow*. Rosemont, IL; American Academy of Orthopedic Surgeons: 2005: 369–374.

[11] Mazzocca AD, Cohen M, Berkson E, et al. The anatomy of the bicipital tuberosity and distal biceps tendon. *J shoulder Elbow Surg*. 2007;16(1):122–127.

[12] Hutchinson HL, Gloystein D, Gillespie M. Distal biceps tendon insertion: an anatomic study. *J Shoulder Elbow Surg*. 2008;17:342–346.

[13] O'Driscoll SW, Goncalves LB, Dietz P. The hook test for distal biceps tendon avulsion. *Am J Sports Med*. 2007;35:1865–1869.

[14] Dobbie RP. Avulsion of the lower biceps brachii tendon: analysis of fifty-one previously unreported cases. *Am J Surg*. 1941;51:662–683.

[15] Carroll RE, Hamilton LR. Rupture of the biceps brachii: a conservative method of treatment. *J Bone Joint Surg*. 1967;49:1016.

[16] Baker BE, Bierwagen D. Rupture of the distal tendon of the biceps brachii. Operative versus non-operative treatment. *J Bone Joint Surg*. 1985;67(3):414–417.

[17] Meherin JM, Kilgore ES Jr. The treatment of ruptures of the distal biceps brachii tendon. *Am J Surg*. 1960;99:636–640.

[18] Norman WH. Repair of avulsion of insertion of biceps brachii tendon. *Clin Orthop*. 1985;193:189–194.

[19] Morrey BF, Askew LJ, An KN, et al. Rupture of the distal tendon of the biceps brachii. A biomechanical study. *J Bone Joint Surg Am*. 1985;67:418–421.

[20] Agins HJ, Chess JL, Hoekstra DV, et al. Rupture of the distal insertion of the biceps brachii tendon. *Clin Orthop*. 1988; 234:34–38.

[21] D'Alessandro DF, Shields CL Jr, Tibone JE, et al. Repair of distal biceps tendon ruptures in athletes. *Am J Sports Med*. 1993;21:114–119.

[22] Leighton MM, Bush-Joseph CA, Bach BR Jr. Distal biceps brachii repair. Results in dominant and nondominant extremities. *Clin Orthop*. 1995;317:114–121.

[23] Bourne MH, Morrey BF. Partial rupture of the distal biceps tendon. *Clin Orthop Relat Res*. 1991;(271):143–148.

[24] Rokito AS, McLaughlin JA, Gallagher MA, et al. Partial rupture of the distal biceps tendon. *J Shoulder Elbow Surg*. 1996;5(1):73–75.

[25] Vardakas DG, Musgrave DS, Varitimidis SE, et al. Partial rupture of the distal biceps tendon. *J Shoulder Elbow Surg*. 2001;10(4):377–379.

[26] Kelly EW, Steinmann S, O'Driscoll SW. Surgical treatment of partial distal biceps tendon ruptures through a single posterior incision. *J Shoulder Elbow Surg*. 2003;12(5):456–461.

[27] Meherin JM, Kilgore ES. The treatment of ruptures of the distal biceps brachii tendon. *Am J Surg*. 1954;88:657–659.

[28] Boyd HB, Anderson LD. A method for reinsertion of the distal biceps brachii tendon. *J Bone Joint Surg Am*. 1961;43: 1041–1043.

[29] Failla JM, Amadio PC, Morrey BF, et al. Proximal radioulnar synostosis after repair of distal biceps brachii rupture by the two-incision technique. Report of four cases. *Clin Orthop Relat Res*. 1990;253:133–136.

[30] Kelly EW, Morrey BF, O'Driscoll SW. Complications of repair of the distal biceps tendon with the modified two-incision technique. *J Bone Joint Surg Am*. 2000;82A(11):1575–1581.

[31] Bisson LJ, de Perio JG, Weber AE, et al. Is it safe to perform aggressive rehabilitation after distal biceps tendon repair using the modified 2-incision approach? A biomechanical study. *Am J Sports Med*. 2007;35(12):2045–2050.

[32] Duncan SF, Sperling JW, Steinmann SP. Infected distal biceps tendon repairs: three case reports. *Clin Orthop Relat Res*. 2007; 461:14–16.

第 39 章

E. Rhett Hobgood, Larry D. Field

避免肘关节镜的并发症

肘关节镜是处理各种疾病的有效手段。它在解决游离体、皱襞、骨关节炎、类风湿性关节炎、分离性骨软骨炎、挛缩、骨折甚至一些关节不稳的问题上有显著的作用。但是，它有很高的技术要求，因为要保持关节表面与邻近的神经血管组织结构一致。这些因素往往会导致并发症的发生。

并发症包括表面的感染、手术通道口持续的渗液、术后的挛缩、筋膜间室综合征以及最常见的神经损伤。一些学者研究发现，肘关节镜术后并发症的发生率与报道的膝关节肩关节镜（1% 和 2%）相比要高很多（大约 10%）。尽管永久的神经损伤不常见，但是一旦发生将是破坏性的。

避免并发症的发生，需要对肘关节内外的解剖有全面的认识，并且要与相关的手术技术相结合。本章的目的是通过回顾肘关节的解剖因素、合适的入路定位以及正确的器械使用来帮助骨科医师避免并发症的发生。一些特殊的并发症以及相关的危险因素也会在这章进行讨论。最后，我们会提出学者们认为首选处置特殊并发症的方法。

解剖学因素

肘关节镜手术阶段首先要考虑的就是神经血管的损伤。充分理解一些重要的解剖因素能够有效地降低重要结构损伤的发生。这些因素会在以下几点影响我们的手术：①手术开始前的解剖标志物的标记。②肘关节屈曲 90° 的定位。③肘关节伸展情况下对关节囊、骨和神经血管之间相对关系的影响。④为了保护皮神经仅仅切开皮肤。⑤使用近端入路处理后室。

在伸展肘关节之前，要在皮肤上标记出肘关节的骨性标志、尺神经以及入路位置（图 39.1）。这个步骤是很重要的，因为一旦手术开始，骨性标志会随着关节的肿胀而变得模糊。主要的骨性标志有内外侧上髁、桡骨头和鹰嘴。标记尺神经的位置尤其重要，因为人群中有 16% 的患者会发生半脱位和前脱位，这会在开通前内侧入路时危害到肘关节。

建议将肘关节呈 90° 屈曲放置。因为和伸展位置相比，这个位置的神经组织会更加远离骨和关节囊。Miller 等通过尸体研究发现，与伸展的肘关节相比，无论是桡神经还是正中神经，屈曲肘关节所形成的关节囊－神经间距离和骨－神经间距离都有所增加。但是，他们发现在大多数的样本中，尺神经和关节囊之间的距离不会随着肘关节的屈曲伸展而有所变化，始终保持在关节囊的上方。最重要的是，肘关节伸展会消除关节膨胀的保护作用。

关节内注入 20 ml 的生理盐水通常在入路建立之前进行。液体的注入会增加骨与桡神经、正中神经间的距离。但是，骨－尺神经间距离不会因为液体的注入有明显的改变。重要的是，关节的扩张不会增加关节囊和相邻神经血管间的距离（图 39.2）。因此，在处理关节囊时这些结构不会得到应有的保

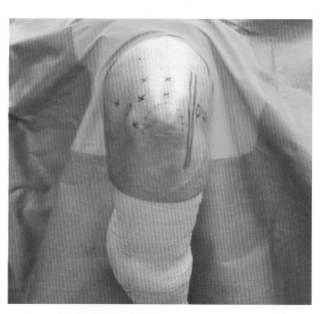

图 39.1 解剖标志标记在皮肤上。

护。额外的好处是关节扩张会使关节囊的穿透变得更容易更可靠。但是，使用超过 25 ml 的生理盐水扩张肘关节会产生关节囊破裂的风险。这会导致手术视野的模糊以及液体的外渗。此外，在对退行性的或是创伤后的肘关节进行注射时要特别小心，因为它们不能承受超过 10 ml 的液体。

在入路建立期间要注意保护皮神经（图 39.3）。当建立入路时，我们建议只切开皮肤，然后在套管插入之前钝性分离皮下组织。穿刺样的切口要尽量避免。

当在前室进行关节镜操作时，要使用近端入路，因为它们相对远端入路更加安全。Field 等报道一个近端前外侧入路比标准的前外侧入路距离桡神经更远（图 39.4）。此外，他们发现近端入路可以提供等效的视野。Poehling 等更加倾向于近端前内侧入路，他们认为这比前内侧入路更安全。正如图 39.5 所显示的那样，和标准的前内侧入路相比，正中神经距离近端的前内侧入路有明显增加。而且，近端的入路能够允许关节镜直接伸向远端，使关节镜在冠状面几乎和正中神经平行。

体位及器械使用

患者合适的体位以及使用合适的器械是关节镜成功的重要组成部分。肘关节的位置以及套管和套管针的具体类型将在这一部分进行回顾。同样，我们也会介绍使用小骨凿和牵引器来帮助增加手术视野以便保护神经血管组织。

正如前面所讨论的，肘关节屈曲 90° 放置可以确保神经组织远离骨和关节囊。患者手术将会通过

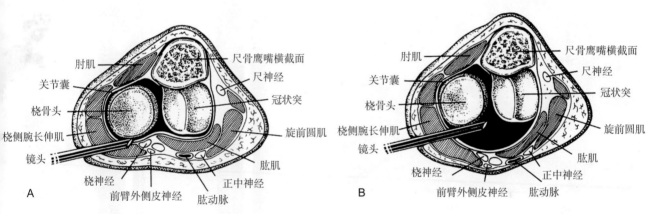

图 39.2　A. 未注射的肘关节横截面。B. 注射后的肘关节横截面。

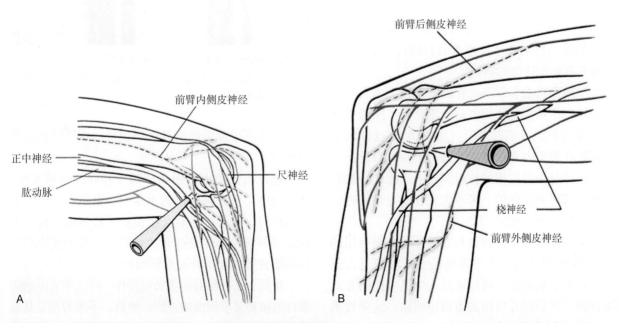

图 39.3　A. 内侧肘关节皮神经图像。B. 外侧肘关节皮神经图像。

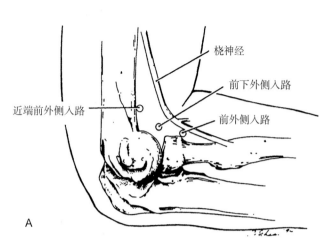

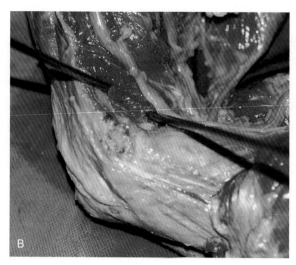

图 39.4　A. 图像描述了近端前外侧入路和标准前外侧入路与桡神经的关系。B. 肘关节外侧缘的解剖分离反映了桡神经距近端前外侧入路（左）和标准前外侧入路（右）的距离。

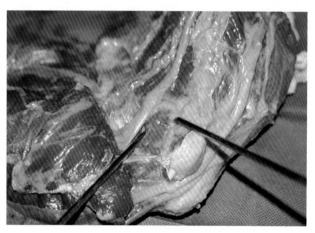

图 39.5　肘关节内侧缘的解剖分离反映了正中神经距近端前内侧入路（右）和标准前内侧入路（左）的距离。

下面 4 种体位中的一种来完成：仰卧、仰卧悬吊、俯卧和侧卧。每一个体位都有各自的优点和缺点，其他地方有更加详细的描述。

　　医生需要熟悉套管及套管针的类型，因为有明显的差异。尽量避免使用侧向引流套管，因为皮肤和关节囊之间的距离非常近（图 39.6）。这样做会导致套管在关节内而单侧流入孔仍然在关节外。最终会使液体外渗到周围的软组织当中。此外，套管针需要是圆形和钝性的，来减少套管放置期间神经血管及关节损伤的可能。

　　小骨凿在清除骨赘和突起方面是一个很有用的工具（图 39.7）。它可以很容易地通过套管进入关节，并且和磨具相比，可以通过一个更可控的方式清除骨赘。然后碎片可用关节镜钳清除。这项技术在应对骨赘附着于相邻关节囊的问题上特别有用，

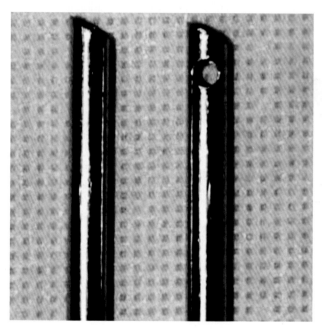

图 39.6　侧向引流套管（右）要避免使用，因为侧向引流会在肘关节的外面，导致液体渗入到周围软组织。液体流动会发生在套管末端（左）。

而关节镜下带吸引的磨具会增加神经血管潜在损伤的风险。

　　通常需要使用牵引器来减少神经损伤的发生。如图 39.8，在充满风险的手术中，牵引器增加了手术的视野，并且一定意义上保护了特定的结构。无论是关节囊松解还是桡骨头切除，手术中使用牵引器都能有效地保护神经血管组织。

　　最后，正如所有的关节镜操作一样，术者需始终维持器械和关节表面的视野。磨具、手术刀或是其他器械顶端的视野缺失都会成倍地增加无意的损伤。

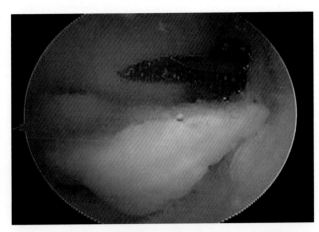

图 39.7 小型手持式骨凿在清除骨赘和突起上是有用的。

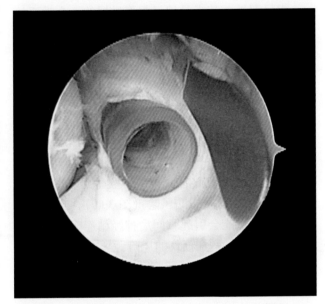

图 39.8 近端前外侧入路的关节镜视角显示，使用牵引器扩大视野并且保护神经血管组织。

并发症

与肘关节镜相关的并发症有浅表感染、通道口持续渗液、异位骨化、术后挛缩、筋膜间室综合征、化脓性关节炎和神经损伤。本章我们将回顾每一个并发症的发生率和治疗方案，以及文献中所提到的危险因素的鉴别。这些内容有可能会帮助医生避免并发症。

浅表感染

肘关节镜手术中，浅表感染并不是一个常见的并发症。通过两个最大的实验组（Thomas 等和 Kelly 等）的研究，我们发现在两组分别有 334 例和 473 例患者的实验组中，浅表感染的发生率为 2%。所有的感染都通过口服抗生素得到解决，并且任何一个研究中都没有发现有任何特殊的危险因素。注意无菌操作以及术前使用抗生素能够有助于减少并发症发生率。

持续渗液

经统计，肘关节镜术后入路口渗液的发生率为 3%~5%。外侧入路似乎是最容易出现渗液的，因为此处皮下组织较薄，不能在关节和皮肤之间起到很好的屏障作用。我们建议术后缝合入路口，尤其是外侧入路，这样有利于减少并发症的发生。

异位骨化

异位骨化是一个罕见的并发症，在一个最大的评估组中仅有 0.9% 的患者出现该情况。其中有一例报道是关于一例受到后侧撞击而接受关节镜清理术的年轻投掷运动员的。另外有一部分患者是因为退行性关节炎而接受肱尺关节镜手术的。对于这类的并发症，解决的方法是物理治疗联合开放性异位骨切除。目前没有发现有什么特殊的危险因素，但是对于那些肘关节术后，关节活动范围不能完全恢复的患者要予以足够的重视。

术后挛缩

在文献最大的病例组中我们发现肘关节镜术后挛缩的发生率为 3%。活动范围的损失发生在屈伸面，并且在所有的患者中少于 20°。大多数的病例与那些趋向于肘关节僵硬的疾病有关（例如感染性关节炎和分离性骨软骨炎）。关节镜术后关节活动障碍的原因目前尚不清楚，但是，在专业治疗师的帮助下进行即刻的术后活动可能会避免这类并发症。

化脓性关节炎

有报道称，这种严重的并发症在肘关节镜手术中的发生率为 0.6%~0.8%。这可能与手术结束前关节内注射类固醇有关。患者需要通过关节内冲洗、清理以及长时间的关节内抗生素注射才能得到缓解。术前关节内预防性注射抗生素的常规治疗，以及避免关节内皮质类固醇注射，能够有效地阻止这类破坏性并发症的发生。

神经损伤

关节镜手术中神经损伤并发症的发生率为

0~14%。桡神经、正中神经、尺神经、骨间后神经以及骨间前神经的损伤都曾有过报道。有几个报道详细描述了永久性的神经损伤。但是，大多数的损伤是暂时性的。短暂神经麻痹进展的危险因素包括有类风湿性关节炎、挛缩和关节囊松解手术。神经损伤可能继发于通道建立、局部麻醉、止血带压迫时间延长、留置导管、肿胀产生的压迫以及器械使用的直接损伤。

骨间后神经的损伤风险来自于前外侧关节囊下面部分的损伤。这类并发症已经在两组前关囊松解手术的病例中有过报道。学者们建议，一旦看到肱桡肌或是肱肌的纤维束就立即停止清创术。因此，在对紧靠肱桡关节远端的前外侧关节囊进行手术时，需要加倍小心。正如前面所讨论的，可以使用牵引器来保护该区域的前外侧关节囊。

骨间前神经损伤是一个罕见的并发症。有一例报道是关于类风湿患者的，他接受了关节镜下广泛滑膜囊切除以及多个游离体清除的治疗。随后的手术探查发现前关节囊弥漫性的瘢痕形成和正中神经骨间前分支的完全离断。其他一些学者指出，类风湿性关节炎的患者前关节囊很薄，并且肱肌萎缩。我们建议术者在对类风湿患者进行关节镜下滑膜囊切除术或关节囊松解术时要保持高度的警惕，因为前方有正中神经和骨间前神经等结构，它们都存在损伤的风险。

尺神经损伤的原因有很多。前内侧入路放置在后侧较远的位置有直接损伤尺神经的风险，并且后侧入路不应该放置在手臂中线的内侧。同样，靠近后内侧沟的关节内手术也有神经损伤的风险，因为神经离关节囊的距离很近。曾经有报道称，关节镜下关节囊松解术后会引起牵拉诱导性的尺神经病变，此时屈曲活动的能力会大大的下降。事实上，在一个有191例关节镜手术患者的病例中，我们发现屈伸弧的减少是神经病变的一个危险因素。因此，我们认为对于术前肘关节屈曲<95°的患者，需要在肘关节囊松解的同时进行常规的尺神经减压。

神经的完全离断是一种非常罕见的并发症。但是，正中神经和桡神经的双重离断是有过报道的。Hapaniemi等描述了创伤后肘关节挛缩行关节镜下松解术后的这种严重的并发症。他们指出肘关节创伤会改变肘关节的解剖结构，使正常的入路建立变得困难。除此之外，关节囊顺应性和容量的减低导致了关节液体扩张程度的明显下降。因而，减少了

关节表面和神经血管间的距离。

注意事项

有几种情况需要考虑使用特殊的技术。包括有类风湿患者的滑膜囊松解术、桡骨头切除、关节囊松解术以及创伤后挛缩。这些被认为是"有风险"的手术，并且几乎所有严重的神经损伤的病例都与它们有关。每一种状况都需要经过挑战和有明确的建议才能阻止并发症的发生。

类风湿患者的滑膜囊切除术

类风湿性关节炎是神经损伤进展的一个重要的危险因素。类风湿性关节炎患者的前关节囊很薄，通常情况下给前侧结构损伤提供坚固保障的肱肌此时也是薄而萎缩的。当对类风湿患者进行滑膜囊切除术时，术者要注意变薄的前关节囊和覆盖在上方的肱肌。

桡骨头切除

手术中器械被放置在下关节囊邻近的位置时，骨间后神经将有损伤的风险（图39.9）。此外，先前的创伤史可能会引起骨间后神经粘连或是在关节囊处形成瘢痕，增加损伤的风险。

关节囊松解

想要在关节镜下前关节囊松解手术中减少神经的损伤可有以下几种辅助的方法。松解要在远端肱骨的前侧部分进行，一旦遇到肱肌或是肱桡肌的肌层就停

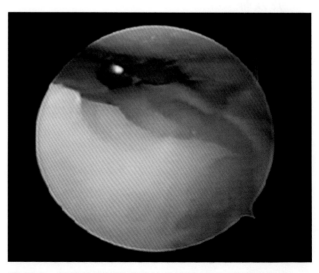

图39.9　近端前内侧通道的关节镜视角显示桡骨头切除。

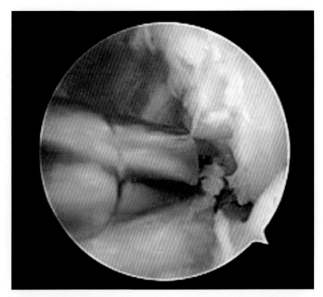

图 39.10 前内侧通道的关节镜视角显示前关节囊松解期间的肱肌纤维。

止（图 39.10）。此外，需要注意不要将手术刀的刀片直接指向肱桡关节远端的前外侧关节囊，因为这里是骨间后神经所在的位置。一些经验丰富的肘关节镜手术医生会考虑到创伤引起的骨间后神经周围的过多瘢痕形成，这是关节镜下关节囊松解的禁忌证。

创伤后挛缩

创伤会改变正常解剖，使正确入路位置的选择变得困难。关节囊顺应性和容量的降低将导致扩张液体量的减少以及关节面与神经血管间的距离明显减少。

结论和要点

肘关节镜是一个很有用的工具，能够应用于各种各样的病变情况。但是，它又是一项具有挑战性的手术，因为关节解剖学上的限制以及神经血管组织毗邻的约束。避免并发症需要深入了解肘关节解剖和有条不紊的手术技术。下面的要点着重强调如何安全成功地完成关节镜手术。

- 确定体表标志和触诊尺神经。
- 入路建立前扩张关节。
- 仅仅切开皮肤来保护皮神经。
- 尽可能保持肘关节屈曲 90°。
- 使用近端前侧入路。
- 始终保持关节镜仪器的视野。
- 尽可能避开前外侧关节囊的下侧部分（骨间后神经）和后内侧沟（尺神经）。
- 在复杂的"有风险"的关节镜手术中要考虑探查和保护神经。
- 视野 / 手术方向不能确定时终止手术，因为避免神经损伤是肘关节镜手术的一切。

推荐阅读

[1] Abboud JA, Ricchetti ET, Tjoumakaris F, et al. Elbow arthroscopy: basic setup and portal placement. *J Am Acad Orthop Surg*. 2006;14(5):312–318.

[2] Dumonski ML, Arciero RA, Mazzocca AD. Ulnar nerve palsy after elbow arthroscopy. *Arthroscopy*. 2006;22(5):577.

[3] Field LD, Altchek DW, Warren RF, et al. Arthroscopic anatomy of the lateral elbow: a comparison of three portals. *Arthroscopy*. 1994;10:602–607.

[4] Haapaniemi T, Berggren M, Adolfsson L. Complete transection of the median and radial nerves during arthroscopic release of post-traumatic elbow contracture. *Arthroscopy*. 1999;15(7):784–787.

[5] Jones GS, Savoie FH III. Arthroscopic capsular release of flexion contractures (arthrofibrosis) of the elbow. *Arthroscopy*. 1993;9(3):277–283.

[6] Kelly EW, Morrey BF, O'Driscoll SW. Complications of elbow arthroscopy. *J Bone Joint Surg Am*. 2001;83A(1):25–34.

[7] Miller CD, Jobe CM, Wright MH. Neuroanatomy in elbow arthroscopy. *J Shoulder Elbow Surg*. 1995;4(3):168–174.

[8] Morrey BF. Complications of elbow arthroscopy. *Instr Course Lect*. 2000;49:255–258.

[9] O'Driscoll SW, Savoie FH. Arthroscopy of the elbow. In: Morrey BF, ed. *Master Techniques in Orthopaedic Surgery: The Elbow*. Philadelphia, PA: Lippincott Williams & Wilkins; 2002:27–45.

[10] Park JY, Cho CH, Choi JH, et al. Radial nerve palsy after arthroscopic anterior capsular release for degenerative elbow contracture. *Arthroscopy*. 2007;23(12):1360.

[11] Ramsey ML, Naranja RJ. Diagnostic arthroscopy of the elbow. In: Baker CL Jr, Plancher KD, eds. *Operative Treatment of Elbow Injuries*. New York, NY: Springer-Verlag; 2002: 163–169.

[12] Ruch DS, Poehling GG. Anterior interosseus nerve injury following elbow arthroscopy. *Arthroscopy*. 1997;13(6):756–758.

[13] Sodha S, Nagda SH, Sennett BJ. Heterotopic ossification in a throwing athlete after elbow arthroscopy. *Arthroscopy*. 2006;22(7):802.

[14] Thomas R, Savoie FH, Field LD. Complications of elbow arthroscopy (SS-67). *Arthroscopy*. 2007;23(6):e34.

[15] Huffman GR, O'Driscoll SW. Delayed onset ulnar neuropathy after arthroscopic elbow contracture release (SS-63). *Arthroscopy*. 2006;22(6):e32.

第 2 篇 肘关节

第 3 篇

腕关节

The Wrist

第 40 章

Mark Morishige, Robert C. Dews, Larry D. Field, Felix H. Savoie III

腕关节镜基础：解剖、入路及诊断

自 1979 年陈运承[1]首次报道以来，腕关节镜已使用了 30 余年。然而，当时也只是提供了部分腕关节面的信息，这限制了其广泛使用。1986 年，Whipple 等[2]阐述了牵引技术及腕关节镜详细入路，腕关节镜才真正得到广泛的运用。腕关节镜起初只是作为疾病的诊断工具，真正用于疾病的治疗还是比较少。

此后，腕关节镜成为可靠、重复性高且有价值的诊断和治疗工具，并迅速被广泛接受。诊断性与治疗性的关节镜技术增进了我们对腕关节内解剖与功能的理解，继而便于结构性地修复以前不被熟知的腕关节病变。随着新技术的开展和新器械的运用，腕关节镜下治疗富有挑战性和创新性手术的可能性也越来越大。

临床评价

病史

在做腕关节镜探查之前，详细了解患者病史是非常必要的。病史可以使医生重点关注病变相关的体格检查。病史应该包括病程、部位、严重程度、加重及缓解因素、已用药物及手术治疗效果、服药史、过敏史和家族史。同时也需要关注患者运动及经常反复做的活动情况。损伤机制包括手的位置、受力方向、疼痛部位，都需要详细记载。患者年龄、性别也要考虑。年轻患者（<40 岁）更容易有腕部创伤后损伤，而年龄大的患者更容易继发于系统性退行病变。就医史及家族史更有利于诊断出腕部系统性遗传性疾病。这种情况下，实验室检查往往可辅助诊断。腕部疼痛对患者工作和活动产生的影响也非常重要。

体格检查

体格检查是诊断腕部病变最准确的方法[4]。起初明显可见的体征如肿胀、红斑、发热、结节、皮损、畸形或者既往手术切口。尽可能轻柔地检查某些解剖结构。注意腕部活动范围，尤其注意弹响与嘎吱声。嘎吱声可能提示腕部不稳，有时可在腕关节全程活动中听到，但往往并不明显，除非诱发了患者明显的临床症状才会被发现。

所有的关节体检必须用合适的诱发试验来评估。在腕关节桡侧，研磨试验可评估第一腕掌关节炎。舟骨－大－小多角骨关节炎也需要评估。鼻烟窝触诊可探及舟状骨或舟月韧带病变。舟月韧带也可进一步用 Watson[5]"舟移试验"检查。在腕关节尺侧，可采用剪切及浮沉试验，通过探查月骨及三角骨之间相对移动，评估月骨－三角骨关节不稳。尺腕关节及三角纤维复合体撕裂引起的疼痛常位于尺骨茎突远端，腕部轴向负荷及腕尺偏常可诱发上述症状。在腕部轴向负荷下，腕从桡侧向尺侧活动时出现弹响提示腕中关节不稳。对远尺桡关节施压引起疼痛或者"噼啪"声提示该关节不稳或关节炎改变。在腕关节掌侧，豌豆骨或钩骨钩压痛可能提示豌豆骨－三角骨关节炎或钩骨骨折。

为了更好地完成腕部体检，肌腱也要严格体检以排除腱鞘炎。运动及感觉神经体检可鉴别周围神经卡压。最后，毛细血管充盈试验及 Allen 试验可排除血管缺血性疾病及血栓。

影像学检查

腕关节放射学检查应包含 3 个基本方位：标准前后位、斜位和侧位。这些放射学检查有助于诊断骨折、韧带与关节对合情况、关节炎及骨质矿物质改变。侧位片对腕骨之间相互关系的评估非常重要。舟月角大于 60° 提示舟月关节可能不稳，小于 30° 提示腕尺侧不稳。临床具体情况决定是否需要更多方位的放射学检查。"紧握拳头"摄片可更好地显示舟月骨病变，"腕管"摄片可更好地阐明腕管骨性通道。

骨骼肌超声对于评估软组织异常例如肌腱炎、神经节和滑液囊肿可能有效，但是该技术对操作者的要求太高。

关节造影术对于评估关节囊结构、骨间韧带，特别是舟－月关节、月骨－三角关节及三角纤维复合体（TFCC）的完整性很有帮助[6]。它可显示局部滑膜炎或正常腔隙之间的异常泄露。

CT 提供骨性及关节形态最好的评估。它可在任一平面的图像（例如舟骨的斜向轴）中清楚地显示难以在 X 线片上发现的骨折细节，例如钩骨钩骨折。

MRI 提供重要的腕关节软组织及骨血管细节。腕骨缺血性坏死（如月骨及舟骨）、隐匿性囊肿、软组织肿瘤、肌腱炎和关节积液都可很好地显像。MRI 诊断 TFCC 撕裂的灵敏度可达 90%，诊断舟月韧带的灵敏度也可达 90%，而诊断月三角韧带的灵敏度只有 50%[7]。最确定性的研究似乎还是 MRI 关节造影术，先从桡腕关节注射继而从远尺桡关节注射[8]。

治疗

非手术治疗

在关节镜治疗前，应该尝试各种非手术治疗方法。腕部临时固定夹板或支具及抗炎药物治疗可能有效。诊断及治疗性关节局部注射常能对患者有益。加强腕关节运动及力量的物理治疗对一些腕部疾病可能有确定性效果。

手术治疗

当无创性的诊断和治疗方法无效时，腕关节镜已经成为患者腕部疼痛、运动障碍、乏力的一种有用的诊断工具。在一些定义明确的病变例如骨不连、月骨无菌性坏死、舟月关节及月三角关节脱位中，用关节镜评估腕关节面情况对于这些疾病的预后及治疗有重要意义。在关节镜探查的同时，可以镜下进行许多确定性的治疗例如游离体取出、滑膜清理、关节内粘连松解、腕关节脓肿冲洗、软骨病变或韧带增生（撕裂）或 TFCC 撕裂的清创修复术。它能辅助桡骨远端骨折及舟骨骨折复位，也已用于腕背囊肿切除术。最近，经中腕入路、远桡尺入路和掌侧入路已使腕关节镜运用扩展到可评估和治疗位于腕中关节的钩骨软骨病变、尺骨头处关节

损伤或广泛滑膜炎。这些入路也更好地显示掌侧关节面及背侧关节囊结构[9]。腕关节镜下也可行骨切除术如桡骨茎突切除及尺骨远端切除（Wafer 术）。甚至还报道过在腕关节镜下进行近排腕骨切除，无菌性坏死的月骨切除及舟月骨融合术[10, 11]。

腕关节镜手术的禁忌证主要取决于腕关节创伤或肿胀的情况，因此时关节内正常解剖结构紊乱，或关节囊的完整结构受到明显破坏继而导致关节液外渗。

手术技术、体表解剖

腕是由 8 块多个关节面的腕骨、腕骨间韧带、腕骨外韧带和 TFCC 组成，这些结构被外围的肌腱及神经血管包裹[10, 11]。全面了解腕关节体表解剖及其深部结构之间的关系，对于准确掌握关节镜入路，手术器械放置和提升关节镜技术至关重要。熟悉了这些体表解剖和深部结构之间的关系可避免损伤皮神经、肌腱、血管，并使关节面的损伤达到最小化。同时也有益于不断开展更复杂的关节镜手术。

在做关节镜入路前，体表解剖标志应先标记。了解一些骨性体表标记非常重要，如 Lister 结节、尺桡骨茎突、桡腕关节线、第三掌骨桡侧基底部及第四掌骨中央部。另外，头状骨沟及"软点"也应该触诊。

伸肌支持带是覆盖桡骨远端及尺骨远端的斜面解剖。它将 12 根伸肌腱分割成 6 个间隙继而可避免手指成弓弦状（图 40.1）。拇长伸肌腱是第三间

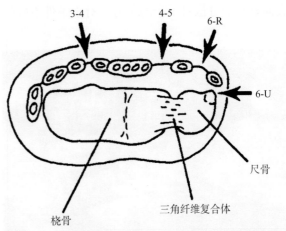

图 40.1 腕部伸肌腱间隙的横断面解剖示意图（引自 Geissler WB, Freeland AE, Weiss AP, et al. Techniques of wrist arthroscopy. Instr course Lect. 2000;49:225-237. 经同意转载）。

隙内唯一的肌腱，在做牵拉运动时很容易触及该肌腱。拇长伸肌腱走行于 Lister 结节尺侧。由拇长伸肌腱、拇短伸肌腱和桡侧腕长伸肌腱围成的鼻烟窝。指总伸肌腱紧靠拇长伸肌腱尺侧走形。尺侧伸腕肌、桡侧腕长伸肌腱和桡侧腕短伸肌均很容易触及，应在体表画出。这些肌腱止点和骨性结构为准确的关节镜入路提供良好的参考。

作者的手术观点

关节镜技术：手术器械

特定部位或者通用性的关节镜均可供腕关节镜使用。患者仰卧位，术侧上肢放置于手术座上。手术座移开一定角度，主刀医生坐在患者头侧，助手坐患者腋侧（图 40.2）。未消毒的止血带裹在上臂，手指悬吊使前臂处于竖直位置（图 40.3）。

牵引对腕关节镜手术非常重要，可更好地显示关节腔内结构，也为镜下操作提供更多空间。目前有几个牵引装置可供选择，其中最流行的是一种专用的牵引塔（图 40.4）。其他还包括一种带滑轮和重力系统的水平牵引器和未消毒的牵引伸缩装置。

我们更喜欢使用消毒的带尼龙指套的牵引塔装置。它使腕关节屈伸、桡向、尺向牵拉均很简易。使用这种装置时，腕关节牵拉方向和力量均可调节。此外，手术若需转为开放性手术，这种装置拆装也很方便。

患侧上臂放置于外展位，上臂牢固固定于牵引装置上。大多数手术过程中，软尼龙指套套住示指及中指（图 40.5）。相较金属丝装置，软指套可增加表面积从而分散对手指的压力。对于条件不好的

受损的手指皮肤，软指套套住其他手指可缓解对受伤手指的压力[4]。对于腕部尺侧的关节镜手术，为更好显像，我们也常用软指套套住示指及环指。通常 5~10 磅的牵引对大多数手术是足够的。

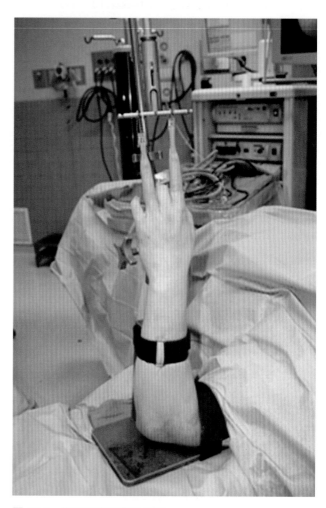

图 40.3　指套和牵引塔的放置。

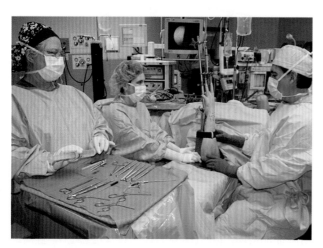

图 40.2　手术器械、主刀及助手坐的位置。

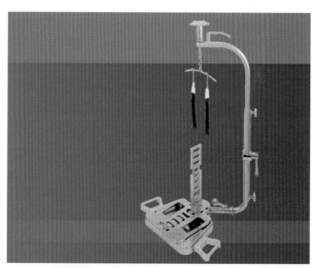

图 40.4　牵引塔。

关节镜装置

要做好一个有质量的腕关节镜手术，合适的装置是至关重要的。基本装置包括录像系统、带打印机和声像记录器的记录系统，这些装置可以记录到术中关节内的情况。除了这些可视化装置，一些重要的进展是专门为小关节研发了装置。因膝关节镜和肩关节镜等大关节镜装置用于腕关节镜不合适，为有足够的操作空间并对腕关节面及其周围结构损伤最小，2~3 mm 直径的小关节镜是必需的。此外，除了标准的 30° 关节镜，70° 关节镜有时也可使用。

为更好地操作腕关节镜，其他小器械也是必需的（图 40.6）。包括带有多种不同规格刨削头的小刨削器（直径 2.7 mm 或 2.9 mm）、探针（1.7 mm 或 2.0 mm），以及小版本的大关节镜器械[11, 12]。随着关节镜的发展，越来越多的特殊器械相继诞生，便于开展更多、更难的关节镜手术。这些器械包括 TFCC 修复套盒、组织抓钳、等离子装置、骨折固定装置。从其他关节镜技术演变而来的腰椎穿刺针及过线器也是非常有用的工具。

清澈的生理晶体溶液例如乳酸林格液作为冲洗液是很合适的，因为周围组织可快速吸收它而不会过度肿胀。冲洗可以通过关节镜鞘完成，也可通过独立的入水管及出水管来实现。通过液体自身的引力流入，我们的实践已证实是合适的。挤压输液袋可以使得视野更加清晰[4]。可以准确调节关节腔内压力的输液泵也是可取的。然而，加压冲洗会增加冲洗液渗入周围皮下组织的风险，因此不常使用。

入路

腕关节镜入路分为桡腕入路、中腕入路、远桡尺关节入路和掌侧入路。通常，腕关节镜入路命名是根据其与背侧 6 个伸肌间隙之间的关系（图40.7）。既往常用的入路有 11 个，包括 5 个桡腕入路、4 个中腕入路、2 个远桡尺关节入路，另外 2 个掌侧入路也逐渐被接受。

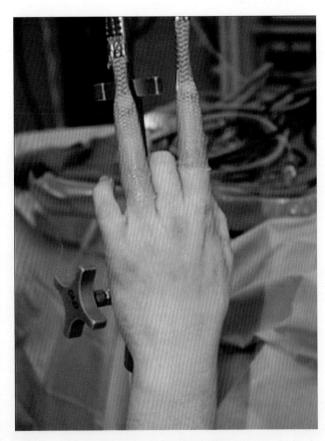

图 40.5 腕关节尺侧手术中软指套的安置。

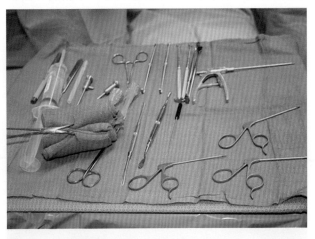

图 40.6 mayo 装置。

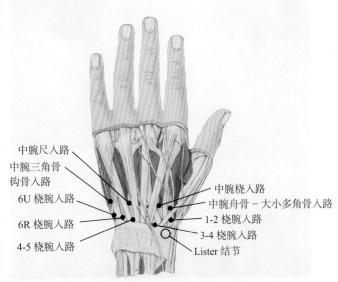

图 40.7 腕背侧解剖及其入路位置。

第 3 篇 腕关节

合适的入路能帮助顺利完成腕关节镜手术，同时也减少腕关节面及周围结构的损伤。不合适的入路容易损伤神经血管结构和关节面软骨。在腕关节牵引之前需在体表标记出入路位置可避免偏移（图 40.8）。

桡腕入路包括 3-4、4-5、6-R、6U 和 1-2 入路。桡腕入路显示平滑的腕关节面，而中腕入路显示的是不规则的关节面[12]。入路命名是依据腕背伸肌腱间隙。3-4 入路就是通过第三、四伸肌腱间隙之间。6-R 和 6-U 入路命名基于与尺侧伸腕肌腱（ECU）之间的位置关系，分别位于 ECU 的桡侧和尺侧[11]。这些伸肌腱间隙之间可以触诊到进入关节腔内的软点，从这些软点进入关节损伤最小。

3-4 入路

3-4 入路常是腕关节镜视角的主要入路，也往往是建立的第一个入路。桡侧边界由桡侧腕长短伸肌腱组成，尺侧边界由伸指总肌腱，近侧边界由桡骨远端关节面，远侧边界由舟月韧带组成。3-4 入

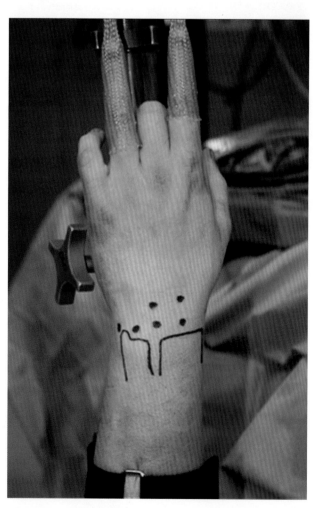

图 40.8 入路的体表标记。

路位于 Lister 结节远端 1 cm，用手指触诊，可在伸指总肌腱桡侧、桡侧腕短伸肌腱尺侧，桡骨远端水平，与中指桡侧缘延长线上找到软点，也就是第三、四伸肌腱间隙间的位置。用一根脊髓穿刺针从该软点以平行于桡骨关节面的角度插入关节。这个入路是标准腕关节镜工作入路，大多数腕关节镜手术中该入路可提供广阔的桡腕关节掌侧视角。该入路相对安全，桡神经感觉支位于该入路桡侧，平均距离为 16 mm，桡动脉距离该入路平均约 26.3 mm。

4-5 入路

4-5 入路桡侧边界由伸指总肌腱组成，尺侧由小指固有伸肌腱组成，近侧边界由桡骨远端及 TFCC 组成，远侧边界由月骨组成。位于 3-4 入路尺侧 1 cm 处，因桡骨关节面倾斜的缘故，4-5 入路稍位于 3-4 入路近侧[11]。从伸指总肌腱尺侧可以直接触诊到该入路的软点。一根脊髓穿刺针可从紧靠月骨近端插入。从该入路进入关节腔正好紧邻 TFCC 中部[14]。4-5 入路是从腕关节尺侧进入的经典的工作入路，也可以作为腕关节尺侧病变的观察入路。该入路损伤血管神经的风险很小，除非存在桡神经浅支的异常分支[13]。

6-R 入路

6-R 入路是 4-5 入路的一个很常用的替代入路。该入路的解剖边缘：桡侧是小指固有伸肌腱，尺侧是尺侧腕伸肌腱，近侧是 TFCC，远侧是月骨及三角骨。该入路进入后正对 TFCC 的尺侧附着点。为避免损伤 TFCC 结构，用三角骨近端边缘而不用尺骨远端作为该入路的体表标记。通过导针引导在可视化下从尺侧腕伸肌腱桡侧进入。该入路常作为关节镜器械的操作入路或冲洗液流出通道。也可以作为 TFCC、尺月韧带、尺三角韧带、三角韧带手术的观察入路。6-R 入路距离尺神经背侧支平均约 8.2 mm[13]。

6-U 入路

6-U 入路位于尺侧腕伸肌腱掌侧，因尺神经位于近侧，该入路不常用。皮肤切口应尽可能位于尺侧腕伸肌腱的掌侧。该入路通过尺骨茎突和 TFCC 之间进入腕关节。该入路位于 TFCC 远端及尺三角韧带的尺背侧。6-U 入路常用于冲洗液出入道。在 TFCC 修复术中该入路可作为器械操作入路，或辅助观察入路以看清腕尺侧结构。该入路距离尺神经腕背支平均距离为 4.5 mm，但是有些患者拥有多个尺神经腕背支分支[13]。

1-2 入路

1-2 入路不常用。从桡骨茎突远侧 1~2 mm 处，第一、二伸肌腱间隔之间进入。从包含拇长展肌腱和拇短伸肌腱的第一间隔和包含桡侧腕长、短伸肌腱的第二间隔之间，沿着鼻烟窝尺侧找到该入路的软点。该入路紧邻舟骨腰部近端。桡动脉经过鼻烟窝桡掌侧，所以该入路要尽量靠近背侧以避免损伤桡动脉[14]。1-2 入路可探及桡骨茎突、舟骨、桡骨远端关节面及部分月骨[3]。该入路风险很大，桡神经浅支两分支分别位于该入路桡侧 3 mm 和尺侧 5 mm，桡动脉位于该入路桡侧 5 mm[13]。

中腕入路

中腕入路是腕关节镜常规入路。4 个中腕入路包括中腕桡、中腕尺、三角骨钩骨、舟骨 - 大小多角骨入路。其中中腕桡和中腕尺入路最常用。中腕关节腔内空间有限，故关节镜进入时需小心谨慎操作。建立好该中腕入路后，需小心维持保护，重新进入该入路也不容易[11]。正常情况下，桡腕关节腔与中腕关节腔不通。

用腕关节镜评估腕关节不稳，中腕入路比桡腕入路有优势。研究表明桡腕入路诊断的舟月韧带和月三角韧带不稳在中腕入路中也能诊断。然而，中腕入路诊断的上述韧带不稳在桡腕入路中有时却不能诊断。相比桡腕入路，中腕入路诊断出的韧带不稳程度分级至少等同，或更严重[15]。

有了中腕入路，舟骨 - 大小多角骨关节 (STT)、中腕关节外韧带、舟骨钩骨关节、腕骨关节面在关节镜下能可更好地显像。在腕关节镜技术基础上，再学习中腕关节镜入路并不难，因中腕入路变化小，应可作为腕关节镜下全面探查的常规入路[15]。

中腕桡入路

中腕桡入路是中腕入路中最常用的入路。该入路解剖边界：桡侧是桡侧腕短伸肌腱，尺侧是指总伸肌腱，近端是舟月韧带，远端是头状骨。位于第三掌骨桡侧缘延长线，3-4 入路远端 1 cm 处。软点可在头状骨近端桡侧，第三掌骨基底与桡骨远端背侧之间触及。关节镜从头状骨及月骨之间进入。该入路可以探查到中腕关节内容，如 SL、LT 韧带和 STT 关节面。该入路相对安全，桡神经浅支位于该入路桡侧平均为 15.8 mm。

中腕尺入路

中腕尺入路解剖边界：桡侧是伸指总肌腱，尺侧是小指固有伸肌腱，近端是月三角关节，远端是头钩关节。中腰尺入路位于第四掌骨正中线上，与中腕桡入路类似，位于 4-5 入路远端 1 cm 处。通过该入路关节镜进入头 - 钩 - 三角 - 月骨间隙，是常用于中腕关节镜的工作入路。该入路安全，因桡神经浅支相距较远[13]。

三角骨钩骨入路

三角骨钩骨入路 (TH) 位于腕部尺侧、三角骨远端、中腕尺入路尺侧。解剖边界：桡侧是小指固有伸肌腱，尺侧是尺侧腕伸肌腱止点。该入路从尺侧腕伸肌腱直接进入三角骨钩骨关节。该入路是很好的冲洗液出入通道，也可用于三角骨钩骨关节的操作入路。

舟骨 - 大小多角骨入路

STT 位于中腕关节桡侧。位于拇长伸肌腱尺侧，拇长展肌腱桡侧，第二掌骨桡侧缘延长线，舟骨远极水平。最近 STT-R 入路是另外一种显像和进入 STT 关节的入路[16]。保持在拇长伸肌腱尺侧可避免损伤桡动脉。因拇长伸肌腱在 STT 关节处容易移动，故用桡侧腕长伸肌腱尺侧也可确定该入路的位置。该入路可以直接进入 STT 关节，主要用于 STT 关节的操作入路[14]。需注意避免桡神经浅支的一些小的终末支。

掌侧入路作为诊断性腕关节镜入路越来越常用，能看到更多腕关节内结构，同时也为一些从背侧入路无法解决的手术提供可能。Bain 提出进入腕关节镜的"盒子"概念 (图 40.9)。运用环腕关节周围一圈的各入路可使腕关节内各部位的显像更加清晰[17]。观察及操作入路继而可被调整为诊断及治疗方法[3]。掌侧入路为腕关节背侧病变如桡骨远端背侧骨折，背侧风湿性滑膜增生，舟月和三角韧带及骨间韧带掌侧撕裂提供更好的治疗方法[17]。

掌侧桡入路

掌侧桡入路是在掌侧近端腕横纹桡侧，经过桡侧屈腕肌腱做一个小切口。解剖发现横跨桡侧屈腕肌腱宽度是安全区，桡侧的桡动脉及尺侧的正中神经掌皮支至少相距 3 mm[18]。由于存在这个安全区，可在桡侧屈腕肌腱体表面做一个 2 cm 的横切口。横行切口外观美观而且对于掌侧结构的损伤风险也是最小的。腱鞘切开，桡动脉向桡侧牵开，桡侧屈腕肌腱及正中神经向尺侧牵开。用腰椎穿刺针引导找到桡腕关节，用钝性器械撑开该入路进入。该入路可以用于探查舟月韧带背侧和背侧桡腕韧带[18]。

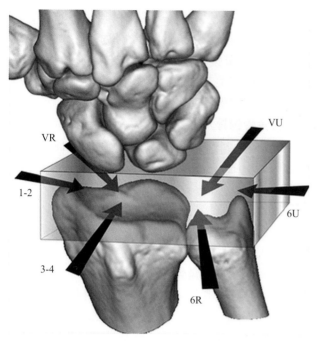

图 40.9 用掌侧及背侧入路探查腕关节的"盒子"概念（引自 Bain GI, Munt J, Turner PC. New advances in wrist arthroscopy. Arthroscopy. 2008; 24:355-367。经同意转载）。

掌侧尺入路

掌侧尺入路也是一种微创技术。跨过近侧腕横纹，沿屈指肌腱尺侧做一个 2 cm 长的纵行小切口。屈指总肌腱向桡侧牵开，尺侧腕屈肌腱和尺神经向尺侧牵开，从上述两肌腱之间的间隙进入。用腰椎穿刺针导引找到关节间隙，用钝性器械打开关节囊。该入路并没有绝对的安全区，所以需要仔细分离操作[19]。该入路为桡骨远端骨折复位，背侧关节面结构及韧带的探查提供一个通道。

远桡尺关节入路

远桡尺关节的体格检查较难，该部位的关节镜也不常用。入路包括远桡尺关节近和远入路，命名是根据位于尺骨头的近端或远端而定的。该入路的解剖边界：桡侧是伸指总肌腱，尺侧是尺侧腕伸肌腱。该入路从桡骨及尺骨之间的远桡尺关节基底部进入。远桡尺关节近入路是从远桡尺关节近端进入的。前臂旋后位使关节囊松弛，然后关节镜从尺桡骨之间 TFCC 深面的关节面近端进入。镜下可以看到尺桡关节面，前臂旋前、旋后可以看到更多尺桡关节面。

远桡尺关节远入路并不常用。该入路可以探查尺骨远端关节表面及 TFCC 表面。远桡尺关节入路也是微创方式，位于 TFCC 近端，所以术中务必保持始终在 TFCC 近端，以免损伤该结构。此外，远

桡尺关节入路有时会有损伤骨间后神经的风险[10]。腕背感觉神经距离该入路至少 17.5 mm，损伤该神经的风险不大[13]。

诊断性腕关节镜

熟练诊断性腕关节镜需要了解正常解剖关节镜下表现，并能与病变的结构区分出来。正常白色光亮的软骨应该容易与发黄的纤维化关节软骨区分出来。另外破裂的、纤维化的组织及硬化骨也应该甄别。正常韧带呈现白色或黄色，在探查特别是牵拉的时候很容易被识别。损伤或退变后的病变肌腱可因磨损而变薄。炎性改变会导致滑膜增厚变红。关节滑液颜色异常可能提示有病变。各关节应该协调一致，韧带张力应该较紧以致探查无法从桡腕关节穿过[14]。

桡腕关节评估

诊断性腕关节镜最开始从 3-4 入路进入，这个是最主要的入路。穿刺针插入关节腔，5~7 ml 生理盐水可使该关节膨胀（图 40.10）。切开皮肤，用小

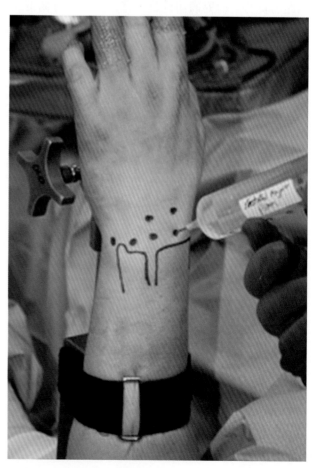

图 40.10 从 3-4 入路注射。

钝性止血钳分离软组织（图 40.11）。然后用一钝性套管针芯朝近端成约 20° 角度插入关节，以和桡骨远端掌倾角相配以减少软骨面的医源性损伤[6, 11, 20]。冲洗液流入流出通道可互相替换，也可以维持在关节镜鞘上或用 6-U 入路来完成，6-U 入路可在直视下建立。我们更喜欢把入水管安在镜鞘上从而把碎屑冲走，阻止碎屑靠近镜头。3-4 入路一旦建立，桡腕关节镜就已经建立。

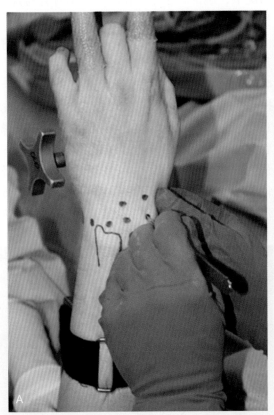

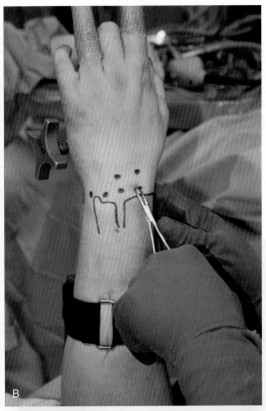

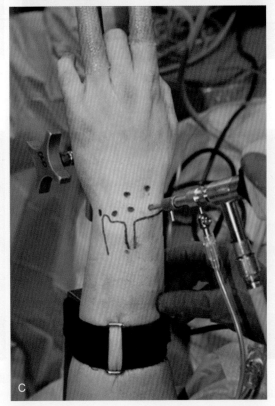

图 40.11　A~C. 用钝性分离技术建立入路，置入关节镜器械。

桡骨茎突及关节囊应首先在镜下探查。镜下仔细观察舟骨上极及桡骨远端下极可发现关节炎性改变及关节损伤（图 40.12）。再评估桡侧面近缘、掌侧关节外韧带、桡月头韧带及桡月长韧带情况（图 40.13）。桡月长韧带较宽，常为桡月头韧带宽度的 2~3 倍[11, 14]。上述韧带可在腕关节牵拉下用探针探查。这些韧带的尺侧是桡舟月韧带，也叫 Testut 韧带，它是一个血管丛组织而没有其他明显完整结构。这些血管丛结构使得舟月关节间隙及矢状嵴清晰可见[14, 21, 22]。沿该韧带常可见一些血管，注意探查这些自然冗长的血管不容易遗漏韧带撕裂伤。沿舟骨继续向尺侧探查稍凹陷的舟月韧带以探查韧带撕裂或舟月脱离（图 40.14）。正常韧带可能并不容易发现因为外形像关节软骨表面。舟月韧带损伤完全后，关节镜可以从舟骨及月骨之间穿过

（穿过征）[6]。

继而，可评估月骨近端及桡骨远端情况。桡骨背侧舟骨隐窝和月骨隐窝被之间的一个矢状嵴分隔。该区域磨损或裂开和软骨软化均需记录。正常情况下，腕部处于中立位时，一半月骨与月骨侧面相关节，另一半与 TFCC 相关节[14]。

TFCC 连在尺桡骨掌背侧韧带上。月三角韧带是舟骨和三角骨骨凸面之间的凹陷部分[23]。可从 4-5 入路或 6-R 入路用探针找到月三角韧带。尺外，探查 TFCC 周围附着点及尺骨茎突前隐窝。冠状位 TFCC 是一个楔形结构，外周附着部分厚，桡侧附着点薄[22]。用探针探查 TFCC 浮球感来评估 TFCC 张力（浮球试验）[21, 23]（图 40.15）。三角纤维软骨被看作是关节盘，所以应该比较紧绷。如果松弛则提示中央型或者周围型 TFCC 撕裂。TFCC 外

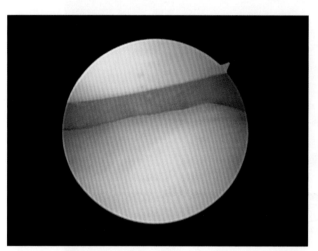

图 40.12 通过 3-4 入路观察桡腕关节。舟骨上极及桡骨远端下极。

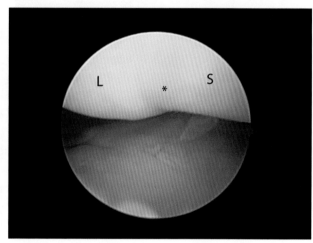

图 40.14 舟月韧带的凸面（＊）。S，舟骨；L，月骨。

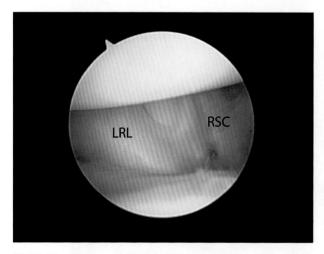

图 40.13 通过 3-4 入路观察腕间关节外韧带。RSC，桡舟头韧带；LRL，桡月长韧带。

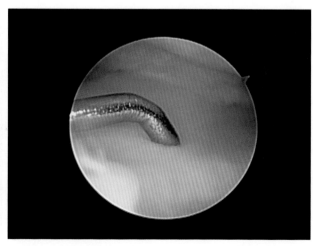

图 40.15 "蹦床试验"，用探针探查 TFCC 的紧张度。

围 15%~20% 部分血供丰富，所以撕裂后有愈合潜能[6]。尺骨茎突前隐窝是一个正常的解剖结构，大约 3~4 mm 宽，不要误以为是 TFCC 周围撕裂[14]。从 4-5 入路或 6-R 入路通道更容易探查尺月及尺三角韧带。上述韧带是尺侧关节囊掌侧增厚部分。

中腕关节评估

一旦桡腕关节探查结束，关节镜继续探查中腕关节。中腕桡入路位于 3-4 入路远端 1 cm 处，是常用于作为诊断性中腕关节镜入路。从任何一个入路注射 3~5 ml 液体可使中腕关节膨胀。这样进入中腕关节会更加容易，而且减少医源性损伤关节软骨的风险[14]。正常情况下桡腕关节和中腕关节是不通的。当关节镜进入桡侧中腕关节时务必小心操作，因为桡侧中腕关节深度还不到桡腕关节深度的一半[6]。中腕尺入路是中腕关节尺侧的观察和操作入路。关节镜下该区域先探查上方的头状骨凸面，再探查下方的舟月关节。舟月关节镜下表现特别整齐一致（图 40.16）。舟月韧带不是在舟月关节远端，所以该入路视角最好。术中通过 Watson 试验（舟状骨移动试验）评估舟月关节的稳定性[15, 24]。

然后评估月骨和三角骨远端关节面及钩骨近端关节凸面（图 40.17）。该入路月三角关节也可以很清楚地显像，也可以用浮球试验评估该关节的稳定性。远排腕骨、头状骨及头钩关节也可以通过该入路评估。向尺侧探查，三角钩关节可以用作一个辅助性的入路。三角钩关节是一个马鞍型关节，正常很紧难以看到，除非该韧带病变变得松弛[24]。

关节镜向桡侧探查可以看到舟骨–大小多角关节，该关节容易发生的早期骨关节炎很容易被发现[25]。在 STT 关节内，小多角骨位于前方而大多角骨位于后方（图 40.18）。该区域常有较多气泡，可能影响 STT 关节显像。这些气泡可通过 21 号针头消除掉。另外通过 STT 关节辅助性入路可以用小动力剃刀进行关节内清创[24]。

远桡尺关节评估

一旦诊断性中腕关节镜评估结束，可以建立远桡尺关节近入路继续探查桡骨尺侧、尺骨桡侧、尺骨头远端和 TFCC 近侧面。做远桡尺关节的关节镜操作时，前臂用牵引器悬吊于旋后位，但是牵引器不牵引。用一个钝性带芯套管向远端成一定角度插

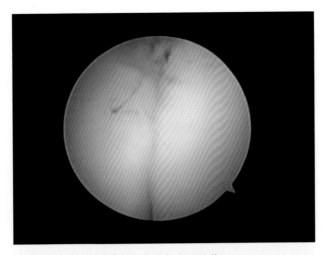

图 40.16　通过中腕桡入路观察舟月关节。

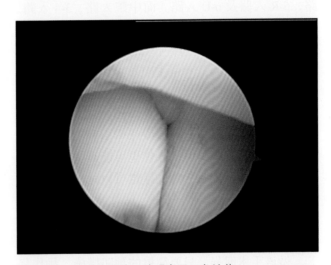

图 40.17　通过中腕桡入路观察月三角关节。

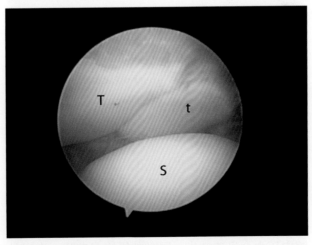

图 40.18　通过中腕桡入路观察舟大小多角关节。S，舟骨；T，小多角骨；t，大多角骨。

入关节。根据需要可以用一根 18 号针头插入关节远端用做冲洗液流出通道，通过腕旋前、旋后，尺骨的关节边缘就可以清楚探查到。仔细评估关节对

第 3 篇　腕关节

粘连松解术、关节清创术、外生疣切除术和远桡尺关节关节囊切开术很有意义。

并发症

由于存在重要的神经血管结构，大多数腕关节镜都是采用背侧入路。只有桡动脉深支、桡神经感觉支、尺神经腕背支和前臂外侧皮神经位于腕背侧[10]。损伤这些结构会出现皮肤麻木，最坏还会出现痛性神经瘤及复杂局部疼痛综合征。有些入路有增加医源性神经血管损伤的风险。损伤桡动脉深支、桡浅神经及尺神经腕背支风险最大的发生在 1-2 入路、6-R 入路及 6-U 入路。而中腕入路、3-4 入路、4-5 入路及远桡尺关节入路相对较安全。因异常走行的感觉神经的存在，任何入路都有潜在风险[13]。

总体来说，腕关节镜术中及术后并发症还是比较少的。大多数作者报道的并发症率为 2%[3, 12]。最常见的并发症是尺神经腕背支失用症，常伴随于开放手术[26]。并发症可能是继发于牵引和前臂不合适的体位，与建立入路时的操作也可能有关。并发症可以是手术相关的特异性的，也可以是一般关节镜手术并发症。主要的并发症包括骨筋膜室综合征、神经损伤、术后关节感染、血管损伤、复杂局部疼痛综合征、关节僵硬和肌腱断裂[26]。

做该手术时候，只要简单的预防措施，操作仔细，并且术前预先有手术风险的相关知识，大多数并发症是可以避免的。在狭小的关节内用大器械操作容易导致医源性神经、桡动脉和伸肌腱损伤。腕关节镜手术中最常损伤拇长伸肌腱及小指固有伸肌腱。尼龙指套可减少脆弱的手指皮肤损害[3]。用腰椎穿刺针可帮助建立正确的入路。切口应是纵行的，钝性分离皮下组织后牵开皮肤。仅用带芯的套管钝性穿过关节囊以减少损伤关节面的风险。

过量关节液外渗可能发生于近期关节囊撕裂的患者或冲洗液流入套管放置在关节外面的患者。假如关节液发生外渗，那要找到并处理引起其外渗的因素，同时停止关节镜操作。关闭流入套管后关节腔内压力会迅速减小，同时必须抬高患肢。生理晶体冲洗液有利于软组织吸收，继而进一步减少关节液外渗[11]。Whipple 报道称筋膜间室综合征发生机会很小甚至不发生，因即使是关节内骨折，外渗的关节液也会迅速被吸收，增高的筋膜间室压力不足以引起循环障碍。如果术中运用输液泵那要注意骨筋膜室综合征[27]。

术后关节感染也是非常少见的。一旦有浅表感染迹象，口服抗生素治疗往往就足够。如果深部关节内感染，则需要关节灌洗、关节清创术及静脉注射抗生素。

争议

无灌洗液腕关节镜

最新有学者尝试运用了一种不需要灌洗液的腕关节镜技术。支持者认为该技术因不需要关节液向内灌洗，理论上对关节有益。这些益处包括镜下显像信息丢失少，发生筋膜间室综合征概率减少。其他潜在的益处包括软组织没有过多液体渗入更便于必要时转为开放手术。也有作者认为术后肿胀和疼痛也会减轻[28]。目前在该技术运用的早期阶段还没有前瞻性的研究对这些益处做过系统性的评估。

经验

（1）皮肤：使用软指套。若皮肤条件不佳，降低牵引力并减少牵引持续时间。

（2）神经和血管结构

1）一旦使用了腕关节牵引器，术前要在皮肤上画出入路及体表解剖标记，因为牵引会使得解剖移位。

2）仅切开真皮层，牵拉开皮肤。

3）钝性分离后再放置套管。

4）采用任何一个入路都需谨慎，采用高风险的入路更需谨慎小心。

5）1-2 入路建立在鼻烟窝最背侧部分以保护桡动脉。

（3）保护关节面

1）熟悉入路准确位置及其解剖结构。

2）建立入路之前先用探针定位进入关节内。

3）参考桡骨远端关节面的倾斜度和掌倾角，以一定的角度插入套管。

4）只用钝性的套管及器械。

（4）看清后操作

1）采用掌侧及背侧入路探查目标区域。

2）保持镜下清晰视野。

3）避免并移除气泡。

4）流入管放置在关节镜鞘上，以冲洗碎屑使其远离镜头。

5）使用手加压输液泵辅助维持关节腔内液体压力。

（5）探查关节面、韧带、TFCC 撕裂及病变。

（6）评估中腕关节。

（7）避免关节液外渗。灌洗液流出通道通畅。尽可能依靠液体自身重力灌洗。

术后治疗及康复

关节镜下关节清创及组织切除术后患肢需加压包扎。术后可立即活动关节，术后 1 周开始进行关节练习。必要时，术后 3~4 周开始正常的物理康复锻炼。疼痛缓解、力量恢复后肢体开始正常使用。

修复性关节镜手术后，我们喜欢使用支具固定大约 6 周。腕关节固定在轻度背伸和旋转中立位。

该支具可有效防止前臂旋转。4 周后可以更换为可拆除的夹板，腕关节可以开始稍微活动。该夹板可间断性佩戴，术后 6~8 周开始进行运动练习。完全恢复需要 3~9 个月。

结论

腕关节镜已经成为评估和治疗腕关节内疾病的常规技术。它提供更明亮、放大的优质图像，而且比关节切开术的损害更小[11]。腕关节镜技术仅用作为腕关节病变的诊断工具很合适。随着腕关节镜技术的不断发展，我们掌握新的、更难的手术的能力也会得到不断提高。尽管腕关节镜不难学习，较容易掌握，但是还是要求我们要全面深入理解关节镜原理及解剖结构。如果术者能坚持严格的预防措施，那么腕关节镜对于腕关节疾病的处理将会被证实越来越有益。

参考文献

[1] Chen YC. Arthroscopy of the wrist and finger joints. *Orthop Clin North Am*. 1979;10:723–733.

[2] Whipple TL, Marotta JJ, Powell JH III. Techniques of wrist arthroscopy. *Arthroscopy*. 1986;2:244–252.

[3] Bain GI, Munt J, Turner PC. New advances in wrist arthroscopy. *Arthroscopy*. 2008;24:355–367.

[4] Whipple TL, Cooney WP III, Osterman AL, et al. Wrist arthroscopy. *Instr Course Lect*. 1995;44:139–145.

[5] Watson HK, Ashmead D IV, Makhlouf MV. Examination of the scaphoid. *J Hand Surg Am*. 1988;13:657–660.

[6] Geissler W. Wrist Arthroscopy. New York, NY: Springer. 2005:xiv, 201.

[7] Nagle DJ. Evaluation of chronic wrist pain. *J Am Acad Orthop Surg*. 2000;8:45–55.

[8] Maizlin ZV, Brown JA, Clement JJ, et al. MR arthrography of the wrist: controversies and concepts. *Hand (N Y)*. 2009;4:66–73.

[9] Trumble TE, Budoff JE. Wrist and Elbow Reconstruction and Arthorscopy. Rosemont, IL: Publisher is American Society for Surgery of the Hand. 2006.

[10] Gupta R, Bozentka DJ, Osterman AL. Wrist arthroscopy: principles and clinical applications. *J Am Acad Orthop Surg*. 2001;9:200–209.

[11] Geissler WB, Freeland AE, Weiss AP, et al. Techniques of wrist arthroscopy. *Instr Course Lect*. 2000;49:225–237.

[12] Haisman JM, Matthew B, Scott W. Wrist arthroscopy: standard portals and arthroscopic anatomy. *J Am Soc Surg Hand*. 2005;5:175–181.

[13] Abrams RA, Petersen M, Botte MJ. Arthroscopic portals of the wrist: an anatomic study. *J Hand Surg Am*. 1994;19:940–944.

[14] Bettinger PC, Cooney WP III, Berger RA. Arthroscopic anatomy of the wrist. *Orthop Clin North Am*. 1995;26:707–719.

[15] Hofmeister EP, Dao KD, Glowacki KA, et al. The role of midcarpal arthroscopy in the diagnosis of disorders of the wrist. *J Hand Surg Am*. 2001;26:407–414.

[16] Carro LP, Golano P, Farinas O, et al. The radial portal for scaphotrapeziotrapezoid arthroscopy. *Arthroscopy*. 2003;19:547–553.

[17] Abe Y, Doi K, Hattori Y, et al. A benefit of the volar approach for wrist arthroscopy. *Arthroscopy*. 2003;19:440–445.

[18] Slutsky DJ. Wrist arthroscopy through a volar radial portal. *Arthroscopy*. 2002;18:624–630.

[19] Slutsky DJ, Nagle DJ. Wrist arthroscopy: current concepts. *J Hand Surg Am*. 2008;33:1228–1244.

[20] Roth JH. Radiocarpal arthroscopy. *Orthopedics*. 1988;11:1309–1312.

[21] North ER, Thomas S. An anatomic guide for arthroscopic visualization of the wrist capsular ligaments. *J Hand Surg Am*. 1988;13:815–822.

[22] Roth JH, Poehling GG, Whipple TL. Arthroscopic surgery of the wrist. *Instr Course Lect*. 1988;37:183–194.

[23] Berger RA. Arthroscopic anatomy of the wrist and distal radioulnar joint. *Hand Clin*. 1999;15:393–413, vii.

[24] Viegas SF. Midcarpal arthroscopy: anatomy and portals. *Hand Clin*. 1994;10:577–587.

[25] Viegas SF. Advances in the skeletal anatomy of the wrist. *Hand Clin*. 2001;17:1–11, v.

[26] Beredjiklian PK, Bozentka DJ, Leung YL, et al. Complications of wrist arthroscopy. *J Hand Surg Am*. 2004;29:406–411.

[27] Whipple TL. Precautions for arthroscopy of the wrist. *Arthroscopy*. 1990;6:3–4.

[28] del Piñal F, Garcia-Bernal FJ, Pisani D, et al. Dry arthroscopy of the wrist: surgical technique. *J Hand Surg Am*. 2007;32:119–123.

腕部掌侧及背侧腱鞘囊肿的关节镜下治疗

腕背侧腱鞘囊肿

引言

相比开放性手术，关节镜下腱鞘囊肿切除术有几个优点：恢复更好，关节内视角更佳，复发率及并发症更少，皮肤切口更美观。关节镜下切除腕背腱鞘囊肿的疗效还是满意的[1-3]。尽管关节镜下切除腕背腱鞘囊肿技术已经是常规手术并也逐渐被接受，但是仍然有几个问题尚未得到解决。基于对该话题的少数批判性观点的文献进行综述与临床观察，本章节尝试解释关节镜下腕背腱鞘囊肿切除术含糊不清的内容，来探讨该技术是否有用。

解剖与病理解剖

关节内囊肿蒂

囊肿蒂看起来像是一种带蒂的或固定性的隆起物，可在桡腕关节内看到，处于舟月背侧韧带和分割桡腕关节及中腕关节的关节囊之间（图41.1）。通过查阅文献，目前关于关节内囊肿蒂的确切作用还不清楚。以前的报道尽管没有详细的阐明，但标准的腕关节镜腕背腱鞘囊肿切除术中分辨并切除关节内囊肿蒂是非常重要的。目前文献报道关节内囊肿蒂的存在情况也存在不同。Osterman 和 Raphael[1]在关节镜下行囊肿切除术中的患者中只有 2/3 患者存在囊肿蒂。尽管 1/3 患者没有发现囊肿蒂，囊肿也被成功切除而且未复发。还有文献报道认为囊肿蒂发现率只有 10%[2-4]。不同文献报道的囊肿蒂的发现率存在很大差异，所以该病变结构的重要意义受到质疑。除了囊肿蒂，Edwards 和 Johanasen[4]描述了关节内囊性物及多余的关节囊组织，并发现在大多数囊肿患者中都存在（图41.2）。这个明显的发现使我们更加关注切除的东西而不是囊肿蒂。

关节内视角有限可能能够解释囊肿蒂发现率低的原因。桡腕关节及中腕关节是被关节囊外韧带分隔。在这个分隔处，背侧关节囊返折黏附在舟月韧带上。囊肿蒂可能沿着舟月韧带走行，进入背侧关节囊返折处，而不是通过桡腕关节或中腕关节腔，所以关节镜下囊肿蒂根本就无法被看到。关节镜下切除囊肿时，仔细观察就可发现可能支持该观点。

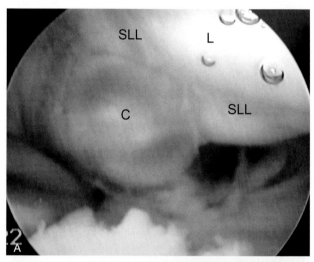

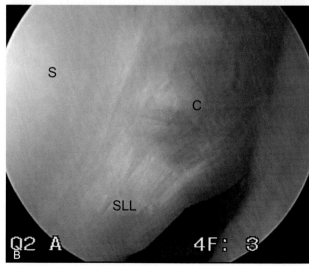

图 41.1　从桡腕关节内看到关节内囊肿蒂。囊肿外观看起来可以是有蒂（A）或隆起（B）。C，囊肿；S，舟状骨；L，月骨；SLL，舟月韧带。

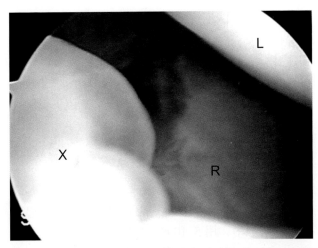

图 41.2 扩散的囊性物质及多余的关节囊往往比囊肿蒂更常见。X，囊性物质及多余的关节囊；R，桡骨；L，月骨。

表 41.1 腕间韧带撕裂的镜下分型[6]

分型	描述
1	桡腕关节观察到腕骨间韧带变薄或出血，腕间关节内无腕骨排列不一致
2	桡腕关节观察到腕骨间韧带变薄或出血，腕间关节内可见腕骨排列紊乱及台阶，腕骨间可以看到间隙（小于探针宽度 2 mm）
3	桡腕关节或腕间关节可见腕骨排列紊乱或台阶，腕骨间间隙可以通过宽 2 mm 的探针
4	桡腕关节或腕间关节可见腕骨排列紊乱或台阶。腕骨间可以探查到明显不稳。腕骨间间隙可以通过宽 2.7 mm 的探针

有几次在对位于桡腕关节及中腕关节之间的背侧关节囊反折处进行清创时可看到囊性关节液外渗，但是并没有在任何间隔内看到囊肿蒂。换句话说，囊肿蒂可能隐蔽在背侧关节囊外韧带上。

关节内伴随病变

腕背囊肿可能是关节内病变的一个明显体征。Povlsen 和 Puckett[5] 发现有痛性腕背囊肿的患者中 75% 有关节内异常。他们得出结论：就像膝关节腘窝囊肿一样，腕背囊肿是关节病变的标志。Osterman 和 Rapheal[1] 发现 42% 的患者存在关节内异常情况，主要包括舟月韧带异常（24%）、三角纤维软骨异常（8%）、月三角韧带异常（3%）和明显的骨软化。尽管只切除囊肿，但是最后腕痛也全部缓解了。Edwards 和 Johansen[4] 详细阐明该概念，他们发现按照 Geissler 分型体系（表 41.1），大多数腕背囊肿伴有 2 型和 3 型舟月韧带，以及 3 型月三角韧带松弛。尽管有理由认为腕骨间韧带松弛可能增加囊肿的形成，但是这种松弛在囊肿形成中的重要性并不明确，因为在一般人群中这些韧带松弛的发生概率并不知道。尸体解剖学习发现在腕正常生理活动范围内，可见到 2 型和 3 型韧带松弛[7]。

临床评估

病史和体格检查

当患者以腕背肿块就诊时候，首先我们会想是肿瘤还是囊肿。病史及体格检查中许多特点对鉴别诊断并没有决定性作用。目前综合肿块的进展、大小、形态、质地、有无疼痛、是否伴有创伤及反复运动，可为诊断提供一定线索。然而，有一个病史特点可以帮助判断是否是囊肿。囊肿及肿瘤均可以变大，但是囊肿也会变小。除了一些极少疾病例外，例如血管瘤有些可以消失数月至数年。囊肿可以一夜之间就迅速变小。在体格检查方面，对光透视可帮助鉴别囊肿及肿瘤。具体做法是用笔形小电筒对着肿块透视。囊肿内的囊液介质可允许光穿过，而光不能穿过实性的肿瘤。

有时囊肿预示其深部有可疑病变，例如舟月韧带损伤。问病史及体格检查应注意近期或远期外伤。很多时候，有些舟月韧带不完全损伤的患者并不表现明显的临床症状，而直接出现囊肿。触诊舟月韧带背侧，Watson 舟状骨移动试验阳性，或手指抵抗试验阳性均提示舟月韧带病变。囊肿跟其他一些病变可能相似，例如痛风结节、腱鞘炎、类风湿性血管翳。详细问病史及体格检查应该可以区分出上述病变。

影像学检查

MRI 及超声依然是区分充满囊液的囊肿和实质性肿瘤的最常用的诊断工具。尽管 MRI 和超声的可靠性相似，MRI 可提示实体肿瘤的病因，而超声却不能。即使因为存在这些差别，我们依然更喜欢使用超声技术，因其价格优势。很小的囊肿尽管临床表现很明显，但可能很难被 MRI 及超声诊断。医生应该怀疑囊肿存在的可能，即使影像学检查是阴性的。

治疗

非手术治疗

关于囊肿的治疗，尽管目前没有公认的最好的非手术方法，限制腕部活动似乎被广泛认为是有效的方法。抗炎药的效果更加具有争议性。一些学者认为抗炎对痛性囊肿的治疗有帮助，然而其他学者认为抗炎药可能使得囊液变得稀薄，使得囊肿更可能自发性减压。上述两种观点均未得到文献证实。细针吸出囊液对于腕背囊肿似乎相对安全，但是细针盲吸掌侧囊肿有损伤神经血管的风险。患者必须理解针吸后囊肿容易复发。总而言之，非手术治疗对于腕背囊肿的治疗效果是不确定的，支持这些治疗方法的证据并不可靠。大多数医生在选择手术之前，通常先尝试一段时间的非手术治疗。

手术的适应证和禁忌证

关节镜下腕背囊肿切除术的适应证及禁忌证是在不断演变的。Ho 等[2] 报道了 2 例源于中腕关节的囊肿，经关节镜切除后复发。结论为关节镜下囊肿切除术不适合来源于中腕关节的囊肿。考虑到腕关节内关节囊的限制，从桡腕关节内仅能看到部分关节间隙。一项研究[4] 发现 75% 的病例中囊肿与中腕关节相通。该报道中，25% 的囊肿不从中腕关节内进出，提示成功切除囊肿前对中腕关节评估是必要的，也是必需的。尽管大多数囊肿可以从独立的桡腕关节入路成功切除，一些囊肿切除可能需要额外的经中腕关节入路。

关于复发的囊肿，一组研究者认为经过开放手术切除的囊肿后复发的病例，应该作为关节镜下囊肿切除术的禁忌证[8]。适当注意损伤伸肌腱的风险，这是由于以前手术瘢痕引起伸肌腱潜在的移位。因此以前大多数学者把术后复发囊肿当作排除标准。一个例外的情况是一系列患者中有 15% 是术后复发的囊肿[4]。术后复发的患者和首次囊肿切除术的效果相当。基于这种观点，作者认为术后囊肿复发不是关节镜手术的禁忌证。事实上，关节镜可以帮助找到复发的潜在原因。既往的研究把关节内异常例如韧带撕裂、过度腕间韧带松弛、软骨软化和三角纤维软骨撕裂当作伴随囊肿出现的病变[1, 4]。这些病变是否促进囊性形成并不清楚，但是肯定是有一定程度的作用，相比开放手术，关节镜对于鉴别和找出这些病变更加有效。对于复发囊肿，关节镜下可能看到舟月韧带撕裂，该撕裂可以镜下清创，从而降低进一步复发的可能。开放手术也许不能轻易找到病因，然后把复发的手术当作另一次复发。

由于美观的原因，我们追求内镜下手术。尽管开放手术在腕背做一个切口对于医生来说并不算什么，但患者可能不这么认为。有一研究报道了一个很高的术后满意率，尽管 17% 患者术前并无明显临床症状且选择手术的原因是基于美观的考虑[4]。没有其他类似的开放手术的报道。这暗示对于自己手的美观有要求的患者而言，选择关节镜下囊肿切除术更加合理。

关节镜下腕背囊肿切除技术

每个患者都准备好充气式止血带以备不时之需，一旦关节内出血影响视觉止血带就充气。患肢被牵引塔悬吊，用 5~10 磅（1 磅 ≈ 0.45 kg）的重量牵引，6R 或 6U 入路常用于观察入路。避免使用更偏桡侧的 3-4 或 4-5 入路，以免不慎弄破囊肿（图 41.3）。一旦直径 2.7 mm 的关节镜镜头进入腕关节背侧间隙，就可以看到与舟月韧带相连的关节囊。偶尔，关节内一个带蒂或者不带蒂的突出状物能在关节囊融入舟月韧带背侧远端的地方看到。该处关节囊反折是桡腕关节与中腕关节之间的一个分割，该处的突出状物被认为是囊肿蒂（图 41.4）。然而，我们会对大量的滑膜炎和多余的关节囊印象深刻，而忽略了囊性蒂（图 41.2）。

一般关节镜下囊肿切除术常将刨削刀放置于

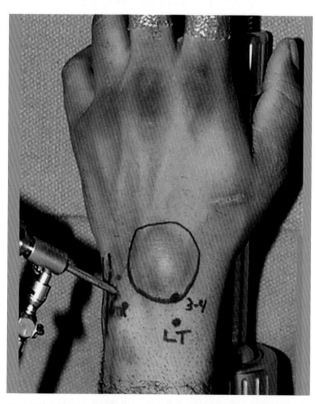

图 41.3 关节镜下囊肿切除术的关节镜设置。注意 3-4 关节镜入路有轻微调整以避免直接穿过囊肿。

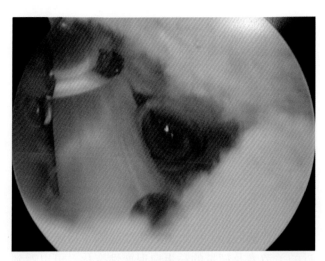

图 41.4　关节囊切开术后桡腕关节镜像。见到伸肌腱可以确定关节囊完全切开并且与关节外相通。

关节囊内，因为它经常直接位于 3-4 入路。这样可以对囊肿进行减压，使得关节内囊蒂的显示模糊。一些学者认为这有治疗益处，而一些批判的学者认为关节镜下囊肿切开术只不过是"美好愿望"。这些学者推荐一种可以避开囊肿减压的方法，为了观察到未被破坏的囊性蒂及其位于桡腕关节外的任何可能路径，把刨削刀放置在切口的前方。操作入路建立在紧贴囊肿旁，而不是直接从 3-4 入路进入。结果这个调整过后的入路常位于 3-4 入路的略偏桡侧及远端。2.9 mm 直径的刨削刀插入该调整过的入路，每次均要尽量不弄破囊肿。假如囊肿破裂减压太早，医生很难通过触诊来判断囊肿是否已完整切除或还是像"美好的愿望"一样只是减压而已。

尽管这个过程被认为是在关节镜下将囊肿切除，但事实并非如此。实际上，关节镜是把囊肿和关节内的交通支阻断，遗留瘪掉的囊肿不再充盈。最后，空虚的囊肿将会被吸收掉。复发只是产生另外一个新的囊肿。

一旦识别出囊肿后，首先关节镜下切除的注意力集中在囊肿蒂及多余的关节囊上。囊肿蒂的存在有很大变异性，它的存在似乎与囊肿切除术的效果并无太大关系。多余的关节囊常被描述，也被认为是囊肿切除的更重要的可靠标志。这种鼓起的、多余的物质和常规反应性滑膜炎不一样。尽管其确切价值并不明确，它似乎是关节囊的延续，毗邻囊肿。有了这个标志，骨科医师可以很有信心地进行囊肿切开术。如果无法确定有无囊肿，首先从舟月韧带背侧及关节囊反折处远端附近开始进行清理。

通常，囊肿沿着关节囊反折走行，与舟月关节相通。刨削刀刃时刻需要远离舟月韧带，这必须非常小心。对关节囊反折处进行初始清除时，有时可看到黏液性囊液流进关节腔内。

清创术一直进行到切除大约 1 cm 的关节囊。时刻注意刨削刀正在切开什么结构，这非常重要。因为切开腕关节外在韧带时候需要一定的压力，切开关节囊必须经历这一步，因此也很容易不慎切断关节囊外的伸肌腱。即便是很有经验的关节镜外科医生，也需频繁地暂停手术并再次确认各结构。

一个最常见的错误是关节囊切口太小，这在有放大效应的关节镜下是很容易发生的。用直径2.9 mm 的刨削刀作为参考有助于判断关节囊切口的大小是否合适。另一个易犯的错误是关节囊切开不完全，这样就不会与关节囊外相通。作者建议术中看到伸肌腱作为关节囊完全切开的依据（图 41.4）。完整切除关节囊壁是没有必要的，因为一旦阻断与关节腔相通后囊肿会随着时间演变而被吸收。有些囊肿特别大，吸收需要较长的时间，患者可能抱怨腕背残留的突出物。假如需要切除囊壁，可用止血钳从 3-4 入路将已切去顶端的囊肿壁拉出。这是一个盲操作，形成神经瘤的风险相对较高，作者认为假如要切除囊肿壁，则需用关节镜从关节内切除，若外科医生对该技术满意。在必要时，也可能需同时用刨削刀仔细切开伸肌腱鞘。做此操作时，应关掉刨削刀负压吸引以减少不慎将伸肌腱牵拉向剃刀刃的可能。

一旦从桡腕关节内完成关节囊和囊肿切开，移开镜头，从腕背触诊以判断清创术的效果。假如还存在一部分囊肿，则囊肿和中腕关节之间还存在某种程度尚未处理的相通。为了补救这个问题，镜头可从中腕尺入路进入，从中腕桡入路邻近舟月韧带再做一个类似的关节囊切开。在中腕关节做清创时，往往要在中腕关节和桡腕关节之间的关节囊反折处做一个开窗。关节镜一旦移除后，应再次触诊腕背以确保囊肿已被完全切除。这可能很难，特别是囊液有外漏的可能，大量的脂肪会使得囊肿模糊不清，或者在切除之前有很小的囊肿。

一些医生用一个简单的不可吸收缝线关闭关节镜入路，而其他医生保持这些切口开放，并没有影响到美观。开放关节镜入路很罕见的会形成曾经报道于其他关节处的窦道，所以他们还是更愿意关闭伤口。所有的患者均使用无菌腕部敷料。一些作者

第 3 篇　腕关节

推荐术后使用支具 1 周，而其他学者认为不必佩戴支具。

复发和并发症

文献报道的复发率事实上很低（0~10%）[1-3]，暗示关节镜下囊肿切除术的复发率要低于开放手术，典型的开放手术复发率有点偏高。然而，先前大多数报道的研究病例数少，存在选择偏移、设计不佳的随访，这些可能会歪曲准确的复发率。4 个独立研究[3, 4, 9, 10]共 233 例关节镜下囊肿切除术的患者，平均随访 2 年，术后只有 7 例患者复发。一个前瞻性的病例研究[10]发现关节镜手术的复发率（10.7%）和开放手术（8.7%）没有明显统计学区别。经过对文献批判性的综述，发现关节镜手术及开放手术的复发率相似，这也不应作为手术方式选择的唯一的决定性因素。

开放性手术的并发症已被报道，包括神经瘤形成和舟月韧带撕裂。类似的并发症在关节镜手术还没有被报道。尽管关节镜手术被证实为更安全的手术方式，或许有其他原因可以解释文献中的这些与此不符合的结论。首先，总体上报道开放的手术方式的研究可能更多，因此，结果统计学上可能出现更多并发症。其次，很多报道开放手术的文献更陈旧。更近的文献没报道出这么多的并发症。我们可以有一定依据地推测，随着最近技术得到提高，使得这些以前报道过的并发症并不这么常见。

任何关节镜术后都有可能发生反应性腱鞘炎，尽管并不常见。腕关节镜术后发生这些并发症的报道很罕见。一个不局限于囊肿切除术的评估腕关节镜术后并发症的研究分析了 210 例病例，发现只有 4 例患者出现伸肌腱刺激征[11]。只有一个研究报道了关节镜囊肿切除术后发生伸肌腱鞘炎的并发症，大约 6% 患者发生。作者认为这可能是因为关节镜囊肿切除术中需要进行广泛的关节囊切开，而其他关节镜手术则不需要。在任何一个病例，术后出现损伤伸肌腱鞘炎的风险需要在术前讨论中提到。

关节镜下切除腕掌侧囊肿

前言

腕掌侧囊肿是第二常见的腕部肿物（20%）[12]。和背侧囊肿一样，关节镜下腕掌侧囊肿切除术具有之前讨论过的理论优势，包括更好的恢复效果，更好的关节显像，更低的复发和并发症率及更满意的外观。与关节镜下腕背囊肿切除术相比，腕关节镜下掌侧囊肿切除术疗效的文献更少。在某种情况下，关节镜下腕掌侧囊肿切除术和开放手术一样，同样是受人欢迎的，也都仔细讨论了预防并发症的方法。本章节尝试定义适应证和禁忌证，阐明手术技术，描述更重要的如何避免关节镜下掌侧囊肿切除术的并发症。

解剖和病理解剖

与背侧一样，掌侧囊肿病变起源于桡腕关节附近的关节囊及韧带的黏蛋白退变性变化。可以看到大多数腕掌侧囊肿位于掌长肌腱桡侧腕横纹上，大多数起源于桡腕关节（35%~80%）[12, 13]。在此，关节内检查经常揭示了桡舟头韧带和桡月长韧带之间关节囊缺陷[12]（图 41.5）。掌侧囊肿也可能不同寻常地起源于中腕关节（10%~25%）[14]。不管起源于哪个关节，长蒂囊肿可能在其关节起源有高近似度的可见腱鞘囊肿组织中生长。位于囊肿掌侧的桡浅神经和动脉使得开放手术切口可以调整。普通开放性手术的并发症包括血肿、手指寒冷敏感、感觉障碍、痛性神经瘤形成。

治疗

传统的掌侧囊肿保守治疗方法包括穿刺、吸引和（或）类固醇注射，这些保守方法有较高的复发率。尽管这些方法避免了手术固有的风险，常包括持续性疼痛 / 肿瘤本身带来的焦虑，以及因考虑美

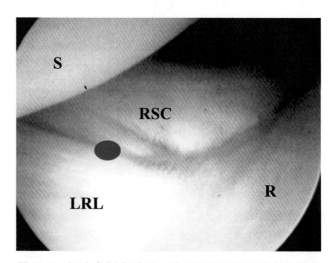

图 41.5 切除掌侧囊肿后，然后需要注意在桡舟头韧带（RSC）和桡月长韧带（LRL）（红色标记）之间切除关节囊。S，舟骨；R，桡骨。

观因素而选择外科手术。

在关节镜出现之前，开放手术被当作为掌侧囊肿的标准手术治疗方法。文献回顾发现开放手术切除掌侧囊肿术会出现背侧囊肿切除术不会出现的风险。Jacobs 等[14]综述了 71 例开放性掌侧囊肿切开术病例，发现有 28% 的再复发率，平均发生在术后 4 个月。更进一步发现，28% 的正中神经掌皮支容易损伤。Gundes[15]等评估了 16 例开放切除掌侧囊肿的病例，发生并发率的概率为 56%。这组中，2 例患者遭受正中神经掌皮支损伤，2 例遭受桡动脉分支破裂。其他并发症包括持续性疼痛，相比对侧腕关节患侧腕活动度减少大于 20°。患者的复发率为 30%，这些患者再次经历开放手术中发现所有的囊肿均起源于舟骨大多角骨关节。考虑到存在这些并发症，一个能产生更少创伤的方法会成为更受欢迎的替代方法。

和开放手术相比，关节镜下掌侧囊肿减压术更加安全与成功。Ho[16] 等首先取得关节镜下囊肿切除术的成功，5 例患者中无手术并发症和复发。Mathoulin[9] 收集了 32 例平均在针吸后 13 个月时进行腕关节镜减压术的掌侧囊肿患者。平均随访 26 个月后，所有患者有正常的活动，无痛且没有任何并发症。一个患者术后发现中等大小的血肿，3 天后自行吸收。Rocchi[17] 等发现 17 例关节镜下掌侧囊肿减压术中有 1 例复发。剩下的 16 例（94%）患者中运动正常，无痛、无并发症[14]。目前只有 Rocchi 等[17] 对开放和关节镜下掌侧囊肿切除术做了一个前瞻性的研究。20 例通过开放性手术治疗的桡腕掌侧囊肿的患者中，4 例桡动脉分支受到损伤、2 例有腕关节僵硬和痛性瘢痕、1 例神经损伤、1 例复发。关节镜治疗的患者中有 1 例神经损伤，1 例出现桡动脉分支损伤。所有其他术后患者无明显肿物，腕关节活动正常，握力正常，无明显症状，瘢痕美观。开放性手术比关节镜下囊肿切除术平均功能恢复时间延长 9 天，恢复工作延迟 13 天[9]。

桡腕关节掌侧囊肿上的治疗成功，然而却不能在起源于舟骨－大小多角骨关节（STT）掌侧囊肿上取得。在治疗的 6 例患者中，Ho 等将其中一个单独起源于 STT 的掌侧囊肿患者中转为开放手术。Rocchi 等在初始治疗的 4 个 STT 掌侧囊肿中，3 例失败。其中 1 例损伤桡动脉分支，1 例损伤神经。这两个存在并发症的患者中，与另外一例动脉损伤的患者一起，因为出血及视觉模糊的缘故，中转为

开放手术[13]。Rocchi[17] 等最近分析他的唯一 3 例关节镜治疗后复发的患者，发现病变均起源于 STT 关节。因此，起源于 STT 掌侧囊肿的患者似乎更适合采用开放手术，术中应特别注意避免损伤桡动脉及桡神经。问题是术前有时候难以判断囊肿是否起源于 STT 关节。

关节镜下掌侧囊肿切除术

桡腕关节

患者取仰卧位，用标准的关节镜牵引塔牵引患腕，拉力为 5 磅（1 磅≈ 0.45 kg）。可选择全麻或局麻，上肢加上一个未充气的无菌止血带。这样可以术中触摸桡动脉搏动及避免因止血带时间过长而引起的肌肉疼痛[16]。识别并标记入路，局部麻药注射入皮下组织。

应考虑选择哪个入路，3-4 入路允许直接探查桡掌侧关节囊，就像之前提及的，掌侧囊肿常位于桡舟头韧带及桡月长韧带之间（图 41.5）。3-4 入路对于手术器械来说是最佳的[4]。一旦关节镜插入最初的入路，额外的 4-5 入路或 1-2 入路的帮助可使显像更佳。Ho 等[16] 报道了通过 1-2 入路可增强显像效果，然而发现该入路并发症更多。也可以让关节镜头插入 3-4 入路，而操作器械插入 1-2 入路[13]。

首先应注射 2~5 ml 生理盐水以使桡腕关节充盈。先用锋利的刀片做皮肤切口，再用止血钳钝性分离软组织及关节切开。该方法对于 1-2 入路尤其重要，以保护桡动脉及桡神经[16]。30°直径 2.7 mm 的关节镜应插入 3-4 入路，以评估及探查桡腕关节和中腕关节。6U 入路或空针插入关节腔可作为灌洗液流出道。

检查好以后，应该找到掌侧囊肿蒂并减压。通过囊肿外用手按压，镜下看到囊肿壁突起，就可以确定囊肿的位置[15, 16]。如果镜下识别囊肿困难，应该仔细探查中腕关节以找到囊肿的起源。

继而将直径 2.0 mm 或 2.9 mm 的刨削器从术者喜欢的入路插入关节腔内。刨削器应该重点注意桡舟头韧带及舟月长韧带之间。可以通过黏液性物质流入桡腕关节腔来判断是否成功切除囊肿。囊肿成功切除并非一定要看到黏液性物质突然流入关节腔，但是囊肿在体外是摸不到了。如果体外还能摸到囊肿，则应该继续评估中腕关节和（或）STT 关节，并且用同样的方式进行关节囊切开术。一旦囊肿减压后，肌腱滑膜及囊肿壁就可以切除了。关节

囊切开后，关节镜视野内就可以看到屈肌腱。假如止血带没有充气，常规触摸桡动脉搏动以检查是否发生医源性损伤[16]。避免过度向前方清创，以免损伤掌侧神经血管。

成功切除及减压囊肿后，入路切口可用缝线关闭，外包裹无菌软绷带。术后指导患者立即进行主动和被动关节活动锻炼，避免负重。

STT 囊肿

当没有发现桡腕关节病变时，必须怀疑囊肿是否起源于中腕关节。尽管其他学者不推荐[12, 13, 16]，但是减压亦可在关节镜下完成。

关节镜也可插入掌指关节，此时可在 STT 关节内识别囊肿蒂。因小关节的局限性，推荐用直径 1.9 mm 的关节镜。另外，还需要牵引拇指。通过之前提到的序贯性锐利及钝性关节镜技术，直径 2.0 mm 的刨刀可插入 STT 入路。细心操作以避免损伤桡动脉背支及桡神经的终末支。

成功切除或减压掌侧桡腕关节囊肿，可通过看到黏液性囊液流入关节腔内或从外面看不到或触不到囊肿来证实。如果术中用止血带，手术结束之前必须放空止血带以检查是否有医源性动脉损伤。

同样，入路切口可用缝线关闭，外包裹无菌软绷带。术后应指导患者立即进行主动和被动关节活动锻炼，避免负重。

康复

掌侧或背侧关节囊肿切除术后，鼓励术后及时进行手指活动，7~10 天后拆线，很少需要进一步的治疗。如果术后囊肿或入路局部还饱满，用弹力绷带加压或许有用。术后可以活动，建议抗腕力量负荷 4 周。微创手术切除囊肿的优点在理论上看上去很直观，但是却直到最近才被证实：恢复时间短、术后疼痛减轻、恢复工作及运动快[4, 8]。

术后 6 周内患者疼痛减轻，应增加活动。疗效调查往往被认为是最重要的评估方式，提示术后效果短时期及长时期都有明显的进步[4]。不幸的是，这种有效的短期疗效，是开放手术无法取得的，因为开放性手术目前并没有相似报道。

尽管越来越多的研究提示关节镜下囊肿切除术是安全有效的，效果可期并且容易恢复，但只有两个前瞻性、随机对照试验针对关节镜手术和开放手术[10, 17]。其中一项研究在术后一年不能区别出两种方式的疗效差距。另外一项研究发现关节镜手术短期效果更佳。该研究发现和很多观察结果相吻合，认为微创的优势在术后前 4 个月内最明显。然而，2 个研究都不能给出定论性的结论，因为它们研究的对象数量都比较小。在足够有说服力的评估关节镜手术及开放手术的长期和短期疗效研究出现之前，很难对该两种手术方法做有意义的比较。

结论

腕关节镜囊肿切除术的文献综述及临床经验已经平息了几个争论，但是仍然有几个问题争论不休。首先，关节镜腕背囊肿切除术后 6 周内患者手腕功能明显恢复，疼痛明显减轻，这些益处可以维持至少 2 年。其次，关节镜下手术的并发症和复发率，如不少于也至少也等同于开放手术。第三，囊肿伴随关节囊异常的可能性大，但是这个意义却并不清楚。第四，尽管以前报道过，复发囊肿及起源于腕间关节的囊肿也不是腕关节镜的禁忌证。事实上，大多数囊肿完全切除后，评估中腕关节是很有必要的。最后，成功切除囊肿并不总是要看到分离的蒂。注意力应该放在任何囊性结构上或关节内多余关节囊，同时进行关节囊切开术。

尽管腕背侧囊肿发生率更少，但是起源于桡腕关节掌侧的囊肿能安全有效地被关节镜切除。在这种情况下，关节镜不仅仅是开放手术合理的替代方式，也有证据说明应该避免使用开放手术，因为容易损伤正中神经掌侧皮支。掌侧囊肿起源于 STT 关节，然而应该用开放手术治疗，因为关节镜手术似乎更容易损伤桡动脉和桡神经，并且有更高的复发率。

无论是掌侧还是背侧囊肿，关节镜下囊肿切除术比开放手术治疗的优越性的争论已经平息。关于复发和长期有效性已不常被谈论，它们已经被认为是等效的。目前争论主要为腕关节镜囊肿切除术在术后初始阶段减少疼痛，增加运动功能方面是否更优越于开放手术。为回答这个问题，需在进一步的调查中重点关注术后短期疗效。至少在大多数情况下，关节镜切除术仍然是可以提供给患者的一项安全有效的技术。

参考文献

[1] Osterman AL, Raphael J. Arthroscopic resection of dorsal wrist ganglion of the wrist. *Hand Clin.* 1995;11(1):7–12.

[2] Ho PC, Griffiths J, Lo WN, et al. Current treatment of ganglion at the wrist. *Hand Surg.* 2001;6(1):49–58.

[3] Rizzo M, Berger RA, Steinman SP, et al. Arthroscopic resection in the management of dorsal wrist ganglion: results with a minimum 2-year follow-up period. *J Hand Surg [Am].* 2004; 29(1):59–62.

[4] Edwards SG, Johansen JA. Prospective outcomes and associations of wrist ganglion cysts resected arthroscopically. *J Hand Surg [Am].* 2009;34(3):395–400.

[5] Povlsen B, Peckett WR. Arthroscopic findings in patients with painful wrist ganglia. *Scand J Plast Reconstr Surg Hand Surg.* 2001;35(3):323–328.

[6] Geissler WB, Freeland AE, Savoie FH, et al. Intracarpal soft-tissue lesions associated with an intra-articular fracture of the distal end of the radius. *J Bone Joint Surg [Am].* 1996;78(3): 357–365.

[7] Rimington TR, Edwards SG, Lynch TS, et al. Intercarpal ligamentous laxity in cadaveric wrists. *J Bone Joint Surg Br.* 2010;92(11):1600–1605.

[8] Singh D, Culp R. Arthroscopic ganglion excisions. Paper presented at ASSH, 2002.

[9] Mathoulin C, Hoyos A, Pelaez J. Arthroscopic resection of wrist ganglia. *Hand Surg.* 2004;9(2):159–164.

[10] Kang L, Akelman E, Weiss AP. Arthroscopic versus open dorsal ganglion excision: a prospective, randomized comparison of rate of recurrence and of residual pain. *J Hand Surg [Am].* 2008;33(4):471–475.

[11] Beredjiklian PK, Bozenka DJ, Leung YL, et al. Complications of wrist arthroscopy. *J Hand Surg [Am].* 2004;29(3):406–411.

[12] Angelides AC, Wallace PF. The dorsal ganglion of the wrist: its pathogenesis, gross and microscopic anatomy, and surgical treatment. *J Hand Surg [Am].* 1976;1(3):228–235.

[13] Rocchi L, Canal A, Pelaez J, et al. Results and complications in dorsal and volar wrist Ganglia arthroscopic resection. *Hand Surg.* 2006;11(1–2):21–26.

[14] Jacobs LG, Govaers KJ. The volar wrist ganglion: just a simple cyst? *J Hand Surg [Br].* 1990;15(3):342–346.

[15] Gündes H, Cirpici Y, Sarlak A, et al. Prognosis of wrist ganglion operations. *Acta Orthop Belg.* 2000;66(4):363–367.

[16] Ho PC, Lo WN, Hung LK. Arthroscopic resection of volar ganglion of the wrist: a new technique. *Arthroscopy.* 2003;19(2): 218–221.

[17] Rocchi L, Canal A, Fanfani F, et al. Articular ganglia of the volar aspect of the wrist: arthroscopic resection compared with open excision. A prospective randomized study. *Scand J Plast Reconstr Surg Hand Surg.* 2008;42(5):253–259.

三角纤维复合韧带撕裂：关节镜下处理的选择

临床评估

病史

远桡尺关节（DRUJ）及其主要结构三角纤维复合体（TFCC）的功能已经被广泛报道。TFCC被当作是尺骨远端和尺腕关节桡侧之间的保护垫。TFCC是腕部桡骨远端和尺骨远端之间的一个韧带性连接。缺少TFCC的支持可能导致远尺桡关节DRUJ半脱位或脱位。完全TFCC切开——以前推荐的治疗DRUJ疼痛的手术方式，可增加尺侧月骨侧倾及软骨磨损，导致腕部疼痛更严重。

TFCC由三角纤维软骨、关节盘、掌侧和背侧附着韧带、半月体和尺侧伸腕肌腱鞘组成（图42.1）。

TFCC损伤是腕部尺侧疼痛的一个很普遍的病因，特别在运动员中。很多病因可以导致腕尺侧疼痛。鉴别诊断包括韧带或肌腱、骨、血管、神经和其他原因。韧带或肌腱损伤包括TFCC撕裂、内在或外在韧带损伤、尺侧腕屈肌及尺侧腕伸肌腱炎、尺侧腕伸肌腱半脱位。骨性病因包括骨折、骨不连、畸形愈合，关节炎也可以导致尺侧腕痛。血管神经痛的病因包括尺动脉栓塞、血管瘤、尺神经卡压、尺神经炎，复杂区域疼痛综合征。肿瘤和月骨缺血性坏死（Kienbock病）也是腕尺侧痛的病因。

TFCC的绝大部分血供是沿着TFCC边缘走行的（图42.2）。血供主要来源于骨间前动脉和尺动脉。骨间前动脉的背支供养TFCC周缘背侧，而骨间前动脉的掌支供养TFCC周缘掌侧，靠近桡侧附着处附近。尺动脉供养尺骨茎突区域和TFCC周缘掌侧部分。这些血管仅穿透软骨盘周围的15%，而中心部分则相对无血供。我们也担心桡侧TFCC损伤后的愈合潜能。然而，Cooney等、Plancher等和其他作者报道了桡侧TFCC损伤修复后获得良好的恢复。与血管分布相似，关节盘中央也没有神经分布。尺神经分布在TFCC的掌侧及尺侧，而骨间后神经分布在背侧部分。背侧感觉神经的变异可以分布于TFCC的各部分。

TFCC的一个主要功能是负荷传导，依赖于前臂的旋转。生物力学研究发现TFCC能从尺侧腕骨到尺骨之间传递大约20%的负荷。在旋后位时尺

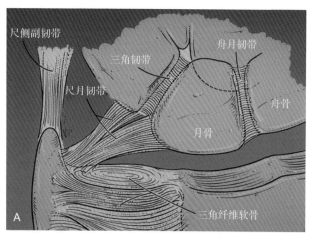

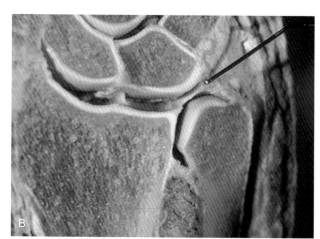

图 42.1 A.正常三角软骨纤维复合体（TFCC）解剖的示意图。B.腕关节解剖截面，显示了正常的TFCC解剖（© Kevin D. Plancher）。

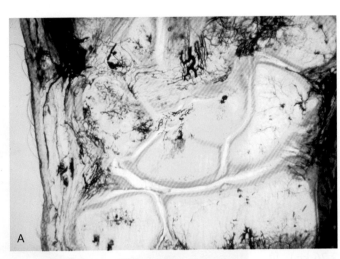
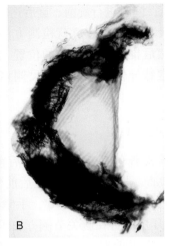

图 42.2　A、B. TFCC 的血供图 [Bednar MS，Arnoczky SP，Weiland AJ. The microvasculature of the triangular fibrocartilage complex: its clinical significance. J Hand Surg.1991;16A（6）:1101-1105。经过同意转载]。

骨产生负变异，旋前位时尺骨产生正变异。DRUJ 的主要稳定结构是掌侧和背侧桡尺韧带。TFCC 有很多重要功能。它覆盖在从桡骨远端关节面到尺骨远端。TFCC 可吸收沿着腕尺关节传导的轴向负荷。TFCC 在尺骨和桡骨之间提供一种强壮的有韧性的连接，继而前臂可以旋转。最后 TFCC 支撑腕骨尺侧部分，通过同尺骨和桡骨建立连接。

　　TFCC 撕裂伤的病史包括旋前、旋后时尺侧腕痛，特别是有负荷时。前臂旋转时患者可能感受到"咔哒"声或"噼啪"声，就像打开门拉手或摇球拍或高尔夫球棒一样。活动经常能诱发该症状，休息又往往能缓解该症状。创伤性 TFCC 损伤往往发生于手伸展时跌倒，这时腕部有一个轴向的伸直和旋前负荷。另外，有桡骨远端骨折的患者也发现 TFCC 撕裂。

体格检查

　　对怀疑 TFCC 撕裂伤患者的体格检查，开始就要对受伤侧及对侧均做仔细检查。应该对腕、前臂、DRUJ 的肿胀情况做详细评估。触诊找到压痛点，特别是 TFCC 表面的位于尺侧的屈腕肌、尺骨茎突和三角骨之间的软点（图 42.3）。腕和 DRUJ 主动和被动活动范围应该和对侧肢体对比。体格检查者应该意识到其他和 TFCC 撕裂伤相似的腕部病变，例如 DRUJ 关节炎，尺侧伸腕肌腱炎或半脱位，月三角韧带撕裂。旋后和尺偏使尺侧伸腕肌腱半脱位更恶化。抗剪力试验和冲击试验可帮助评估月三角韧带撕裂伤。

　　DRUJ 不稳可通过被动活动尺桡骨来评估。前

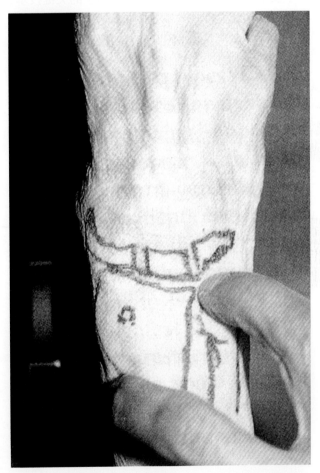

图 42.3　触诊 TFCC 体表的压痛点，在尺侧屈腕肌、尺骨茎突、三角骨之间的软点上（Whipple T，The Wrist Philadelphia, PA: Lippincott Williams & Wilkins。经过同意转载）。

后位片上出现透视密度明显增加，应该在中立位、旋后位、旋前位上评估。尺腕压力试验可诱发关节盘撕裂或尺腕关节退变后的症状。前臂应该垂直放在体检台上。然后，腕关节从桡侧向尺侧偏移过程

中轴向加压，同时进行旋前、旋后运动。加压试验是另一种尺腕关节动态负荷检测方法。患者抓住座椅扶手然后推向一个标准的位置。加压试验尽管不是非常特异性试验，但腕尺侧痛时该试验是阳性结果。

影像学检查

放射学检查包括 0° 旋转位、后前位、侧位，都应该被检查。尺侧变异可以在后前位上检测到，该检测需肩外展 90°，屈肘 90°，手掌平放于 X 线盒上。DRUJ 不稳可在腕关节侧方加压侧位片上显示更清楚，患者前臂旋前位拿 5 磅（2.26 kg）负重，X 光束直穿座台。

关节造影术曾经是评估 TFCC 撕裂的关键技术，但因为临床相关性较差以及 MRI 和关节镜的普及而逐渐失宠。与关节镜相比，关节造影术不仅在不同年龄阶层无症状腕关节内发现穿孔率高，而且研究也发现，关节造影术敏感性也较低。虽然如此，关节造影术仍然是一个有用的工具。在关节造影术后，发现染色出现在 TFCC 内，应怀疑部分撕裂。染色从腕关节延续到桡尺关节应怀疑全层撕裂。

CT 可评估骨折、退变性关节炎和 DRUJ 不稳。为了更好地评估 DRUJ 不稳，双侧患肢均需放置于同一位置评估。无创的 MRI 技术常用于评估 TFCC 损伤，但敏感性、特异性、准确性的变异很大。MRI 也可用于评估骨头水肿、关节软骨厚度、尺骨远端和腕骨软骨下骨、月三角韧带的完整性。

关节镜可以作为诊断和治疗性的方法，也被用作是 TFCC 损伤诊断的"金标准"。许多其他的腕部损伤和病变也可以用关节镜治疗。松弛的或者过度活动的 TFCC 可以用探针直接探查。"蹦床"效果是 TFCC 不稳定的象征（图 42.4）。TFCC 损伤的证据也包括瘢痕形成和沿着关节盘周围走行的瘢痕或血管侵入，以及月三角韧带撕裂和 ECU 鞘撕裂。

选择方法

分类

Palmer 分类是最实用的分类系统，分为创伤型和退变型两类。创伤型 TFCC 损伤根据 TFCC 撕裂的部位分类。退变性 TFCC 撕裂是因尺侧紧压综合征导致的尺腕关节慢性、过度性负荷的结果。退变性损伤因 TFCC、尺骨头和腕骨退变的位置和程度

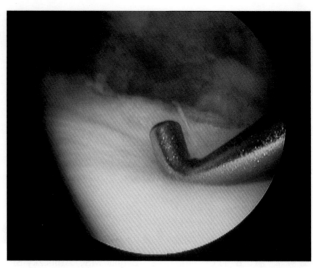

图 42.4 "蹦床"效果通过直接探查松的或过度活动的 TFCC。明显的松弛提示 TFCC 撕裂（© Kevin D. Plancher）。

进一步分类。治疗常常包括关节内清创和减轻尺腕关节负荷。

TFCC 损伤的 Palmer 分类

Ⅰ型：创伤性损伤。

A. 中央穿孔。

B. 尺侧撕裂，伴尺骨茎突骨折，不伴尺骨茎突骨折。

C. 远端撕裂（从腕骨）。

D. 桡侧撕裂，伴乙状切迹骨折，不伴乙状切迹骨折。

Ⅱ型：退变性损伤。

A. TFCC 磨损。

B. 退变性撕裂，伴月骨或尺骨表面的软骨软化。

C. 退变性穿孔，伴月骨及尺骨表面的软骨损伤。

D. 退变性穿孔，伴月骨及尺骨表面的软骨损伤，月三角韧带不稳。

E. 退变性穿孔，伴月三角韧带不稳，尺腕关节炎。

Ⅰ A 型损伤表现为三角纤维软骨盘中央部分的损伤。相对常见的损伤类型，常因有一不稳定瓣而引起疼痛和"咔哒"声，不伴 DRUJ 不稳。常不要求急诊处理，可先休息、制动、服用解热镇痛药、局部注射皮质类固醇。持续性症状可选用关节镜治疗。关节镜下对撕裂进行清创直至边缘平坦，确保周围边缘不受损伤。

Ⅱ B 型损伤表现为 TFC 尺侧远端附着点处撕裂，伴或不伴尺骨茎突骨折。同时伴随出现的 ECU 鞘撕裂和 ECU 肌腱半脱位同时发生。DRUJ 常常

稳定，但不总是。假如骨折位于基底部，相比于更常见的体部或尖部，DRUJ 不稳定的机会增加。体检发现可能包括尺骨隐窝处压痛，伴随掌侧和背侧疼痛。这些损伤更不太可能引起"咔哒"声。初始治疗包括 4~6 周的制动。手术适应证包括持续性症状，或 DRUJ 不稳。通过关节镜下或者开放手术方式缝合这些撕裂至关节囊，伴有尺骨茎突骨折不愈的慢性不稳定更适合手术。

Ⅰ C 型损伤定义为完全或部分尺桡韧带撕裂。撕裂位于月骨和三角骨附着点上或者中间。由于软骨盘周围血供好，所以愈合的可能更大。掌侧关节囊相对于尺骨头，是这种损伤类型的典型类型。保守治疗是这种损伤类型的主要方式，除非有机制方面的不稳定。关节镜或者开放手术报道的病例都不多。

Ⅰ D 型损伤是 TFCC 从桡骨乙状切迹完全或部分撕裂伤，伴或不伴骨性撕脱。很多 Ⅰ D 损伤伴随桡骨远端骨折可以通过充分骨折复位治疗。这种类型的 DRUJ 不稳定很少见。关节镜下或者开放手术都可将撕裂的结构缝回到桡骨上。

Ⅱ 型撕裂伤是退变性 TFCC 损伤，是由尺腕关节紧压综合征引起的。很多这种有症状的退变性的撕裂是尺腕关节慢性过度负荷和逐渐演变而成的。

治疗

非手术治疗

伴有尺侧隐窝局部压痛但是 DRUJ 稳定的腕尺侧疼痛的初始治疗方法包括休息、解热镇痛药物治疗和制动。患者可用支具或者短臂石膏固定 3~4 周。可的松从 6R 入路注射入腕关节也有助于缓解不适。

手术适应证

持续性症状高度提示 TFCC 需要腕关节镜检及修复。Ⅰ 型撕裂的手术适应证包括伴随尺骨中性或负变异的撕裂，伴随尺侧症状的可疑或确定性的 TFCC 损伤，严重影响活动，以及非手术治疗失败。

技术——尺侧 TFCC 修复

标准关节镜技术是 5~15 磅的力量（2.26~6.80 kg）通过指套悬吊并牵引患肢（图 42.5）。需要用腕

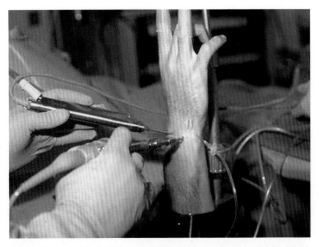

图 42.5　用腕关节牵引塔行右腕关节镜手术的建立过程（© Kevin D. Plancher）。

牵引塔。使用上肢止血带，但不充气。直接看到 TFCC 撕裂或发现 TFCC 松弛可以确定 TFCC 撕裂。Hermansdorfer 和 Kleinman 描绘过的冲击试验显示 TFCC 中央部分弹性缺失，常在尺侧撕裂中看到红肿的滑膜，这是撕裂的另外一个特点。

根据 TFCC 缝合方向不同，几种关节镜方法已被介绍。这些技术可以分为"内－外"、"外－内"、"全内"。"内－外"技术已经被介绍过，用 1 根 Tuohy 针（Becton Dickson，Franklin Lakes，NJ），从桡侧插入腕关节，穿至 TFCC 撕裂处，再从掌尺侧皮肤穿出。第 2 个 TFCC 撕裂区域用同样的方式穿针，并取回线的两头。用 2-0 PDS 线修复 TFCC 水平撕裂伤。"外－内"修复根据器械和手术方式的不同存在很大的变异。在 TFCC 撕裂处旁做一个小切口，关节镜穿针穿过关节囊和 TFCC。一根 2-0 PDS 或 3-0 线穿过针孔，一个抓紧器用于取回线，系于背侧关节囊。牢固修复常需 2~4 根线。

作者的手术观点

Ⅰ A 撕裂：标准腕关节镜就像之前描述的一样使用。直径 2.3 mm 的镜头从 3-4 入路进入。4-5 入路和 6R 入路用于器械进入，通常插入直径 3.5 mm 全直径电动带吸引的刨削器。伴随的滑膜常需清创掉，探针插入评估其他撕裂瓣的稳定性、TFCC 张力和其他韧带的完整性。刨削器或香蕉刀用于切除不稳定的撕裂瓣。注意保护周围关节盘的附着部分。用可吸收缝线关闭入路伤口。注意避免损伤尺神经腕背支。

ⅠB 撕裂：标准腕关节镜就像之前描述的一样使用。腕部入路建立在 3-4、4-5 和 6R 之间。直径 2.3 mm 镜头从 3-4 和 4-5 入路插入。器械从 6R 入路，必要时从 4-5 入路进入。全直径刨削器用于清创撕裂的边缘以帮助恢复。在撕裂处附近做一个 1.5~2.0 mm 长纵行切口，常位于 6R 的尺侧。钝性分离以找出尺神经腕背支及腕横动脉。小心别损害腕关节囊。在关节镜直视下将弯半月板针从尺侧关节囊传入，穿透 TFCC。直半月板针放置于弯针上方。缝线收回装置或线环用于带回 2-0 PDS 或 3-0 线，进一步通过弯针进入关节囊，再通过直针。移除针且线以垂直的方式沿着关节囊系紧。其他的缝线可以用同样的方式缝合。

缝线靠近尺神经腕背感觉支容易损伤该神经导致疼痛和（或）麻木。在这种情况下，可用 Bunnell 针将缝线从背侧皮肤取出。缝线用纽扣在腕背侧皮肤打结，但很少进行这个过程。伴有尺骨茎突骨折不连的不稳定的 TFCC 周围撕裂必须采用开放手术治疗。尺骨茎突或可重新复位，或者切除后将 TFCC 止点重建于尺骨远端。

ⅠC 撕裂：在 ECU 掌侧做一个 1 cm 小切口。必须小心避免损伤尺神经背侧感觉支及掌侧神经血管结构。针是与ⅠB 撕裂一样，用"外 - 内"方式穿入关节囊经过撕裂部位。缩紧 TFCC 背尺侧部分以修复更多组织。

ⅠD 撕裂：标准腕关节镜就像上面描述的一样使用。腕部入路在 3-4 入路、6R 和 6U 之间建立。镜头从 3-4 入路插入，器械从 6R 或 6U 插入。完成诊断性关节镜探查或鉴别出桡侧撕裂（图 42.6），

一个小的圆头锉用于对 TFCC 桡侧附着进行清创和剥离。一旦沿着桡骨乙状切迹造出了一个粗糙和出血的表面，缝线传递器用于放置缝线于撕裂的 TFCC 游离边缘。缝线头通过 6R 和 6U 入路取回。钻头在软组织套保护下将半月板针从腕关节尺侧送到桡侧。

在第二和第三伸肌腱间隔之间做一个 1.0~1.5 cm 纵行切口。钝性分离，找出桡骨远端背侧皮质。找到克氏针并保护桡浅神经（图 42.7）。用缝线传递器传送 2-0 PDS 或 3-0 线，并且系紧打桑葚结，以缝合桡侧撕裂。另一针缝在桡骨背侧皮质上。半月板针可以用于水平缝合（图 42.8）。

另外一种方式是通过钻头引导从 6R 或 6U 入路将克氏针穿入桡腕关节，套筒放在第二和第三伸肌腱间隔之间的桡骨上。可以用关节镜和 X 线透视检查套筒放置的位置。一旦钻头导向器放置好，可钻出一直径 2.0 mm 的孔道。小心避免损伤桡骨远端月骨切迹处。第 2 根钻头钻入桡骨乙状切迹处。用 Hewson 缝线传递器通过已钻孔道取回之前缝在 TFCC 上的缝线。第 2 个 Hewson 缝线传递器通过第 2 个钻孔道取回第 2 根缝线。然后可以看到 TFCC，在缝线拉紧时，可以最大限度减少 TFCC 张力的前臂位置也确定了。前臂在该位置时，缝线系紧在第二和第三伸肌腱间隔之间的骨桥上。每个钻孔道可以最多穿过 3 根缝线。

近年来，创新的关节镜技术已经被报道。Fellinger 等介绍了用 T 型固定锚钉装置修复 TFCC 桡侧撕裂。将克氏针从桡骨乙状切迹穿过桡骨远端桡侧皮质上。换用直径 2.5 mm 的克氏针，然后插

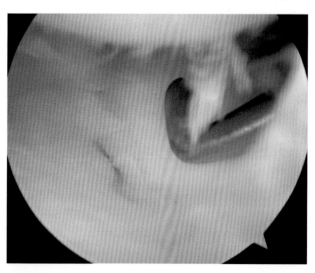

图 42.6　三角纤维复合体桡侧撕裂（© Kevin D. Plancher）。

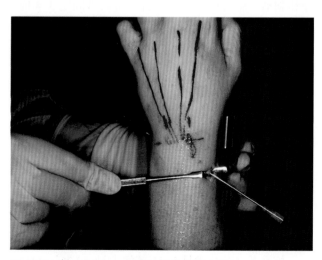

图 42.7　纵行切口，克氏针从桡骨尺侧穿入（© Kevin D. Plancher）。

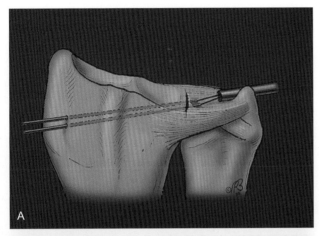

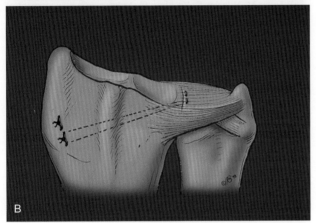

图 42.8　A. 用半月板修复缝线通过骨性通道缝合三角纤维复合体。B. 缝线在第二和第三伸肌腱间隔之间的骨桥上系紧（© Kevin D. Plancher）。

入缝合锚钉。然后，缝线牢固地缝合于桡骨周围骨膜上。以前研究也描述过 T 型锚钉引起的术后刺激。在我们这个技术中，钻了 2 个孔道，缝线系于骨桥或一个缝线打的桑葚结。我们相信该技术可提供一个固定牢靠，并且准确缝合于桡骨周膜上（两个钻孔）的方法。

ⅡA 和ⅡB 损伤用标准关节镜检查和滑膜切除术。在关节镜检查后切开，行尺骨短缩术。ⅡC 损伤要求使用关节镜清创。通过 3-4 入路观察，在尺侧入路插入一 4 mm 的磨钻进行镜下薄层切除。关节镜下切除 3~4 mm 尺骨远端桡侧部分，同时，不断旋前、旋后腕关节很重要。桡骨内侧角作为解剖标志以确定切除尺骨的程度。在远尺桡关节撕裂处的下方放置一根 18 号针。建立远端桡尺关节入路。从该入路插入磨钻或 1/8 英寸骨凿。切除 TFCC 下面的尺骨远端尺侧部分直到尺骨基底部。ⅡC 和ⅡD 型损伤出现月三角韧带撕裂和不同程度的月三角不稳。如果 DRUJ 关节炎表现明显，则要求切除

尺骨远端部分。如果 DRUJ 关节炎不明显，则可以像ⅡC 型损伤描述的方法一样做关节镜下清创术。通过桡腕关节和腕间关节评估月三角间隙。月三角韧带磨损但是尚稳定，也可以像ⅡC 型损伤一样薄层清创。如果有月三角韧带不稳，则在关节镜下滑膜切除术及软骨成形术后使用尺骨短缩术。截骨术激发尺侧外侧韧带紧张。如果还存在明显的不稳定，那就用 2~3 枚 0.045 英寸（1.14 mm）的克氏针行月三角间隙的经皮克氏针固定。这些针被埋到皮下组织中。

并发症、争议及思考

TFCC 修复的并发症包括损伤尺神经腕背侧支、桡神经背侧感觉支、伸肌腱和医源性软骨软化。微创技术及细节注意可以预防大多数并发症。关节镜治疗腕部疾病时最容易损伤尺神经背侧感觉支。神经损伤后患者往往感觉到疼痛和（或）麻木，或感觉到缝结引起的刺激。如果症状持续存在，应要求患者返回手术室行神经松解和缝结拆除。

康复锻炼

ⅠA 型撕裂应该用支具支持大约 1 周。此后 3 周，患者应该间断性佩戴支具，并应该避免用力抓拿及反复旋转活动。应该给予患者正规的治疗。

在ⅠB、ⅠC、ⅠD 型撕裂中，腕关节和前臂应该用 Muenster 支具制动，或从尺骨远端至桡骨远端穿针固定。这两种方式都可以控制前臂旋转。制动固定的前臂位置应该在术中就确定，或者固定在使 TFCC 张力减少的位置上。4~6 周后，换用标准的前臂石膏再固定 4 周。制动后，可以开始物理治疗，主动被动的关节运动，以及轻微的力量练习。

ⅡA、ⅡB、ⅡC 术后治疗包括间断使用短臂支具 4 周，同时进行腕关节主动锻炼练习。此时再逐渐进行力量练习。ⅡD 和ⅡE 损伤使用短臂支具 4~8 周。6~8 周时取出克氏针。治疗 4 周后康复能得到最大进展。

结论和展望

腕关节镜和 MRI 增加了引起腕尺侧疼痛的 TFCC 撕裂的认识。关节镜设备和装置的进步，使

得关节镜下能成功修复这些损伤。

开放手术也被认为是修复 TFCC 撕裂伤的有效方式，也取得满意效果。但是关节镜下修复术减少了组织分离程度，有减少皮下瘢痕形成和腕关节僵硬的理论优越性。这些关节镜技术难度较高，应该由经验丰富的骨科医师操刀。

推荐阅读

[1] Adams B. Distal radioulnar joint instability. In: Green D, Hotchkiss R, Pederson W, Wolfe S, eds. *Green's Operative Hand Surgery.* 5th ed. Philadelphia, PA: Elsevier; 2005:605–644.

[2] Culp R, Osterman A, Kaufmann R. Wrist arthroscopy: operative procedures. In: Green D, Hotchkiss R, Pederson W, Wolfe S, eds. *Green's Operative Hand Surgery.* 5th ed. Philadelphia, PA: Elsevier; 2005:784–792.

[3] Micucci C, Schmidt C. Arthroscopic repair of ulnar-sided triangular fibrocartilage complex tears. *Oper Tech Orthop.* 2007;17:118–124.

[4] Nagle D. Triangular fibrocartilage complex tears in the athlete. *Clin Sports Med.* 2001;20(1):155–166.

[5] Plancher K, Faber K. Arthroscopic repair of radial-sided triangular fibrocartilage complex lesions. *Tech Hand Up Extrem Surg.* 1999;3(1):44–51.

[6] Tracy M, Wiesler E, Poehling G. Arthroscopic management of triangular fibrocartilage tears in the athlete. *Oper Tech Sports Med.* 2006;14:95–100.

腕关节镜在桡骨远端关节内骨折治疗的作用

腕关节镜是用于治疗桡骨远端移位的关节内骨折治疗的有效工具，它有在灯光及放大状态下更清楚地看清关节表面结构的优点，而且手术并发症更少。关节镜下清创骨折血肿和碎片可能增加患者最后的运动功能。另外伴随的关节内软组织损伤也可以同时处理。常常在 X 线片上未能发现的病变，可以在关节镜辅助下发现并行桡骨远端骨折复位内固定术。桡骨远端关节内骨折伴随的急性软组织损伤处理比慢性损伤更容易。

移位的桡骨远端关节内骨折是桡骨远端骨折的一种独立的类型。这种骨折是高能量损伤，传统的闭合复位石膏固定难以修复。桡骨远端关节内骨折治疗的预后取决于很多因素。包括桡骨缩短的程度，残留的关节外成角程度，桡腕关节和桡尺关节复位情况，以及伴随的软组织损伤情况。

Lafontaine 描述了桡骨远端骨折不稳定的几种影像学特点[1]，包括起初背侧成角大于 20°、背侧过度粉碎、伴随尺骨茎突骨折、严重的关节内骨折以及患者大于 60 岁。

Edwards 等[2] 描述了关节镜下复位相对于单独用 X 线透视下行桡骨远端骨折复位的优越性。在他们病例中，15 例患者在 X 线透视下行桡骨远端关节内骨折复位固定后再用关节镜检查评估，发现 33% 的患者关节内有至少 1 mm 的台阶。在大多数情况下，这些骨折片都是旋转的。腕关节镜在评估骨折碎片的旋转方面特别有用，而这在 X 线透视下很难发现。Edwards 等得出结论认为腕关节镜技术是一个有用的工具，可以发现单独用 X 线透视很难发现的骨折间隙和碎片。

过去几十年，2 mm 及其更小的关节移位需要进行复位，这已经成为共识。在 Knirk 和 Jupiter[3] 的经典文献里，已经提过对 2 mm 移位的关节内骨折进行复位的重要性。Bradway 等[4] 在他们以前发表的文献里进一步证实了他们的观点。Fernandez 和 Geissler 把复位的门槛进一步降低到 1 mm 甚至 <1 mm 的关节内移位。他们发现关节内骨折移位 <1 mm 进行复位的并发症发生率明显减少[5]。

几个研究发现移位的桡骨远端关节内骨折伴随关节内软组织损伤的发生率也很高，比如三角纤维软骨复合体及腕骨间韧带损伤。在 Mohanti 和 Kar[6] 以及 Fontes 等[7] 进行的两个独立的研究中，发现桡骨远端骨折伴随三角纤维软骨复合体的撕裂概率高。Mohanti 和 Kar[6] 的 60 例病例中发现 45% 发生三角纤维软骨复合体损伤。同样，Fontes 等[7] 的 58 例桡骨远端骨折患者中也发现 66% 的患者发生三角纤维软骨损伤。

几个关节镜研究已经记录了桡骨远端骨折伴随腕关节内软组织损伤的发生率。3 项研究发现三角纤维软骨撕裂伤是最常见的关节内软组织损伤[8-10]。Geissler 等[8] 报道了他们的桡骨远端关节内移位骨折的 60 例病例，均进行关节镜辅助下复位。49% 的患者伴随三角纤维软骨复合体撕裂。然而，腕骨间韧带撕裂更少见。分别有 32% 和 15% 的患者伴随舟月韧带和月三角韧带损伤。

Hanker[9] 的 55 例关节镜辅助下复位桡骨远端骨折的患者中，发现 55% 的患者伴随三角纤维软骨复合体的撕裂。Lindau[10] 的 50 例关节镜研究报告中，发现 78% 的患者伴随三角纤维软骨复合体撕裂，54% 伴随舟月韧带损伤，而发生月三角韧带损伤的患者要少得多，只有 16%。

Geissler 等[8] 在桡骨远端骨折伴随软组织损伤的研究中发现腕间韧带也受到损伤[8]。他介绍了关节镜下腕间韧带损伤的分类方法。他发现腕间韧带变薄最后常从掌侧至背侧撕裂。腕关节不稳的关节镜分类是基于从桡腕关节和腕间关节观察骨间韧带（表 43.1）。

正常的舟月韧带和月三角韧带从桡腕关节中观看，可见腕骨之间有一个凹面表现。舟月韧带从 3-4 入路关节镜下看得最清楚，月三角韧带从 4-5 入路或 6R 入路关节镜下看得最清楚。从中腕关节

表 43.1　腕关节不稳的 Geissler 分类

分级	描述	处理
1	从桡腕关节中可以看到腕间韧带变薄及出血；中腕关节间隙看到腕间韧带没有不平整	制动
2	从桡腕关节中可以看到腕间韧带变薄及出血；中腕关节间隙看到腕间韧带不平整或台阶；腕骨间可以看到轻微的间隙（小于探针宽度）	关节镜下复位及固定
3	桡腕关节和中腕关节间隙看到腕间韧带不平整或台阶；探针可以从腕骨间间隙通过	关节镜下或切开复位及固定
4	桡腕关节和中腕关节间隙看到腕间韧带不平整或台阶；总体腕关节不稳；直径 2.7 mm 关节镜可从腕骨间间隙通过	切开复位及修复

入路看到的舟月韧带应该是紧张的、光整的，没有关节台阶或间隙。同时，从中腕桡入路观察，舟月韧带应该也是光整的，但是正常情况下常可在月骨和三角骨之间看到 1 mm 或更大的台阶。

在 Geissler 分类 1 级损伤中，因腕间韧带变薄，腕骨之间的凹面表现消失，从而和从桡腕间隙镜下看到的凸面一样。腕间韧带可以看到出血。然而从腕间间隙看到，腕骨之间无旋转，腕骨之间应该是紧张光整的。

在 Geissler 分类 2 级损伤中，腕间韧带继续拉伸变薄，从而就能在桡腕关节镜下看到凸面一样的表现。在中腕关节中发现腕骨之间不再一致，可以看到台阶。舟月关节不稳，相对于月骨，舟骨背侧边缘有点掌屈。月三角关节不稳，从中腕尺入路用探针探查发现，月骨和三角骨活动增大。

在 Geissler 分类 3 级损伤中，就像从桡腕关节镜下看到的一样，腕骨间韧带开始从掌侧向背侧撕裂。腕骨之间可以看到间隙。在腕间间隙，探针可从腕骨之间插入。部分腕间韧带是完整的，看不到腕骨完全分离。

在 Geissler 分类 4 级损伤中，腕间韧带完全分离，关节镜可以从桡腕关节和中腕关节中自由通行（这就是所谓的"通过征"）。

大的关节镜设备不适合桡骨远端骨折的关节镜辅助下复位，必须要用小的关节镜。推荐使用直径 2.7 mm 或更小的关节镜。当关节镜进入腕关节内，骨折碎片及出血使得视线模糊。排除骨折碎片使得视野清楚是非常重要的。3.5 mm 或更小的刨削器用于清创关节内骨折碎片及血肿。

牵引塔对于关节镜辅助下桡骨远端骨折复位很有用。牵引塔可以对骨折持续牵拉。持续牵引也可帮助医生屈曲、伸直、桡偏、尺偏腕关节以帮助复位。腕关节轻度屈曲时腕关节镜更容易插入。牵引塔可以使得插入腕关节镜和套筒时腕关节屈曲。

一种新的牵引塔被设计允许医生同时评估腕关节镜下复位骨折，同时在 X 线透视下检测复位效果（图 43.1）。牵引架放在前臂和腕的一侧，所以不会阻挡 X 线透视下评估，医生也不需要围在中央臂周围做手术。另外，这种新的牵引塔允许手术医生在关节镜辅助下复位骨折时，既可以垂直复位也可以

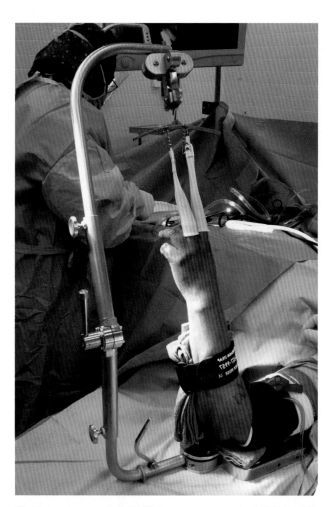

图 43.1　Acumed 腕牵引塔（Hillsboro，OR）对关节镜下处理桡骨远端骨折非常有用。做腕关节镜手术时，患侧上肢应悬吊于不影响术中 X 线透视的一侧。

水平复位，主要取决于术者的喜好。如果没有牵引塔，手腕可以通过指套悬吊，指套加重量后连接于水平台子上，或者通过肩部吊杆悬吊于垂直位。腕关节下方可以垫一个小垫子，桌子那边加重量维持腕关节屈曲位以允许关节镜设备轻易进入腕关节。

桡骨远端骨折的患者常伴腕部肿胀。所以触诊伸肌腱找到腕关节镜入路的解剖标志有点困难，但是骨性解剖标志可以摸到。这些骨性标志包括掌骨基底部、桡骨缘背侧和尺骨头。3-4 入路在中指桡侧边缘延长线上。4-5 入路位于环指中轴延长线上。关节镜辅助下桡骨远端骨折复位找到准确的入路是必需的。假如入路建立在太近端，关节镜可能放在骨折处，假如入路建立在太远端，则可损伤腕骨表面关节软骨。在建立入路之前用一根 18 号针插入事前计划的位置很重要。针应该顺利无阻碍地进入关节内。入路应该在皮肤上建立，外科医生用拇指稳住 11 号刀片以免损伤皮肤神经。用血管钳钝性分离直至关节囊，带有内芯鞘管的关节镜插入 3-4 入路。3-4 入路是腕关节镜的主要的入路。骨折碎片和血肿从 6U 入路冲出以增加视觉清晰度。从 6U 入路插入一根 14 号针单独用于进冲洗液是非常有用的。入水管从关节镜鞘管进入。我们感觉建立一个单独的出水管和进水管对于关节腔内的灌溉比单纯通过关节镜鞘管流入冲洗液更加有效。腕关节上的小鞘管使得鞘管和关节镜头之间空间有限，也限制了进入关节的冲洗液量。另外一个单独的流出道，也使渗出到前臂和手部的冲洗液减少。

关节镜辅助下复位桡骨远端关节内骨折的时机是受伤后大约 3~10 天。更早时进行手术可能导致比较麻烦的出血，从而影响镜下视野。损伤 10 天后骨折片开始稳定，此时用关节镜技术很难撬开并重新复位骨折端。

骨折不伴严重的粉碎性是关节镜下治疗的理想指征。桡侧茎突骨折、die-punch 骨折、三部分 T 型骨折和四部分骨折均可以用关节镜辅助下行复位内固定术。桡骨茎突骨折更是可以在关节镜下复位修复，也是积累关节镜下处理这类骨折的经验的很好的骨折模型。三部分或者四部分干骺端粉碎性骨折需结合关节镜和开放手术复位内固定。这些骨折需要从掌侧入路放置一块掌侧钢板固定骨折，关节囊不打开。关节复位在 X 线透视下用克氏针固定。患腕然后用牵引塔悬吊，关节内骨折可能能够很好地中转为关节镜下复位。远端螺钉用于固定骨折片。仔细检查任何可能的

软组织损伤，并也在此时同时修复。

桡骨茎突骨折

桡骨茎突骨折是一种理想的学习关节镜下操作的骨折类型，特别是对于开始学习腕关节镜下处理腕关节骨折的骨科医师[11]。另外桡骨茎突骨折往往合并舟月韧带损伤[12]。关节镜下操作允许骨折复位、检查，同时治疗任何伴随的韧带损伤。关节镜下治疗这种骨折的方式有几种。

可采用 X 线透视帮助下闭合复位并经皮克氏针固定桡骨茎突骨折方法。在 X 线透视下尽可能在后前位片及侧位片上解剖复位骨折片。骨折片在腕关节被牵引下复位，然后关节镜下评估。镜头起初从 3-4 入路插入，刨削器从 6R 入路插入用于清创骨折碎片和血肿。4-5 入路或 6R 入路是评估骨折复位最好的入路，特别是判断桡骨茎突有无旋转。经常关节复位在 X 线透视下解剖复位，而在关节镜下观察却有旋转。这种情况下，临时的固定可能会退出，这时导向克氏针可继续固定在桡骨茎突骨折片上用于做操作杆，骨折可以再复位并临时固定。另外可以从 3-4 入路插入套管以额外控制移位的桡骨茎突骨折片，用作为导向针。在 X 线透视下确认导向针的位置。假如导向针位置正确，再用 1 个空心螺钉套住导向针把桡骨茎突骨折块稳定固定回桡骨上。

起初，作者使用克氏针来固定桡骨茎突骨折。该固定方法提供很好的临时固定，但是却要延迟任何早期功能锻炼，以至需要支具固定。患者常常抱怨针道感染及克氏针穿过部位疼痛。目前作者更喜欢无头空心螺钉。这种情况下，螺钉被骨头覆盖，从而不引起任何软组织及皮肤刺激。如果固定很牢靠，早期运动也是可以的。

初始导向针的放置非常重要，他们采用滑动模式放置以避免损伤桡神经背侧感觉支。同样，放置空心螺钉时，皮肤做一个小切口的同时使用套筒。任何钻孔及拧入螺钉的动作都是在套筒的保护下进行的，以免损伤桡神经背侧感觉支。

另外一种替代方式是在 X 线透视情况下把克氏针钻入桡骨茎突，而不是经过骨折部位（图 43.2、图 43.3）。最佳导向针的位置，以及骨折及其起点之间的关系都可以在 X 线透视下直接显示。然后腕悬吊于牵引塔上，再建立标准的关节镜入路。就像之前描述过的一样，镜头从 3-4 入路插入，而刨

削器从 6R 入路插入。然后关节镜换从 6R 入路插入以最佳地观察桡骨茎突是否有旋转。克氏针然后用作操作杆，骨折片在直接观察下操作使其解剖复位（图 43.4、图 43.5）。此时，导向针再穿过骨折部位。一旦 X 线透视下及关节镜下均判断骨折已经解剖复位，用一无头空心螺钉沿着导向针固定骨折（图 43.6~43.8）。牢记损伤可能通过桡骨茎突

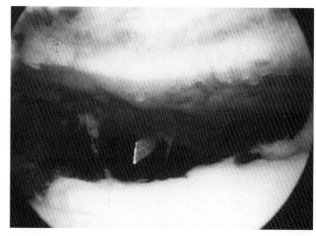

图 43.4　从 6R 入路观察桡骨茎突骨折显示最清楚。克氏针能看到位于桡骨茎突骨折上，用于帮助月骨窝骨折复位。

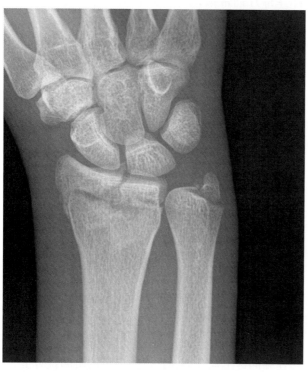

图 43.2　桡骨远端三部分关节内骨折伴尺骨茎突骨折的后前位片。

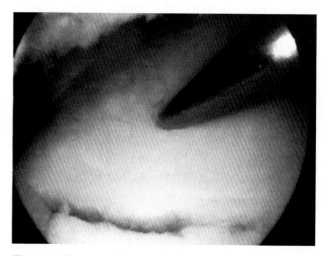

图 43.5　从 3-4 入路插入套管并帮助控制骨折块的旋转，然后用克氏针固定骨折块。

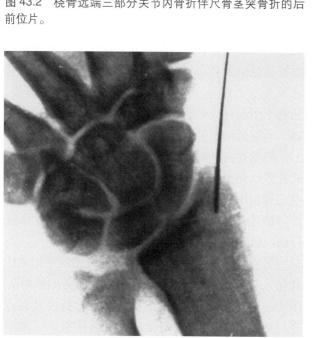

图 43.3　在滑动模式下将一根导向针从桡骨茎突骨折处插入，用做复位的操作杆。

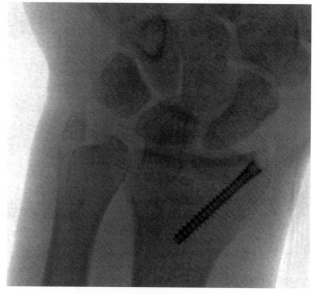

图 43.6　X 线透视下桡骨茎突骨折块复位后的后前位片。这可以作为月骨窝骨折复位的解剖标志。

骨折线，继续向远处影响到舟月韧带，这很重要。因此，桡骨茎突骨折伴随舟月韧带损伤率高（图43.9、图43.10）。关节镜下复位桡骨茎突骨折后，再从 3-4 入路插入以了解舟月韧带损伤情况。舟月韧带损伤也可以通过桡侧腕间关节入路评估。腕部不稳应从桡腕关节和腕间关节同时进行（图 43.11~43.13）。另外关节软骨损伤可在腕间关节辨认出，软骨样松弛体在 X 线片上很难正常显示。任何伴随损伤可以在关节镜下处理。

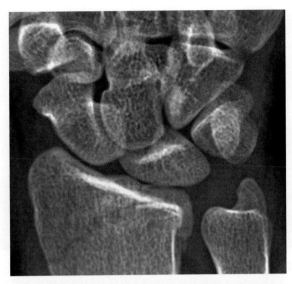

图 43.9　桡骨茎突骨折的后前位片，注意舟月关节不稳。

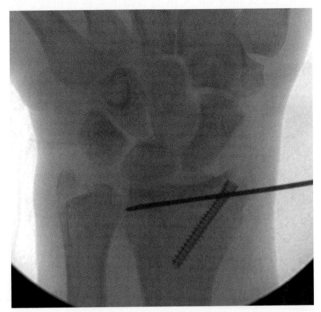

图 43.7　月骨窝骨折复位，导向针用滑动模式插入，以帮助桡骨茎突骨折及月骨窝骨折的复位。旋前、旋后以确保导向针未穿入远尺桡关节内。

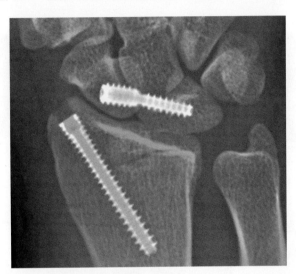

图 43.10　桡骨茎突骨折关节镜下复位及固定。关节镜下舟月间隙评估发现舟月韧带 Geissler 3 级撕裂。用一枚 Acumed SLIC 螺钉穿过急性损伤部位固定舟月关节，促进舟月韧带愈合。

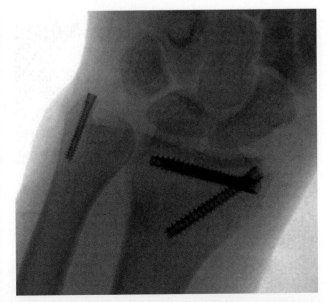

图 43.8　无头空心螺钉埋于软骨下方固定月骨窝骨折。用无头空心螺钉可减少软组织刺激，并且促进术后早期活动。

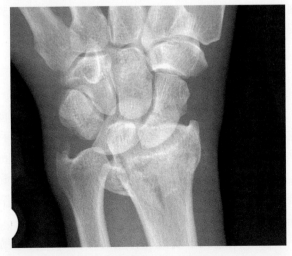

图 43.11　桡骨远端及舟骨骨折的后前位片。

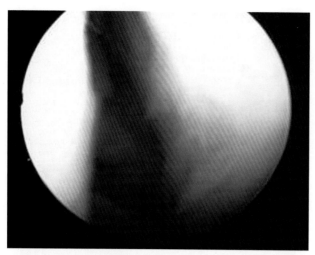

图 43.12　桡骨远端骨折复位及关节镜下舟骨骨折固定后，发现 Geissler 4 级舟月韧带撕裂，在已复位的 X 线片上很难发现。

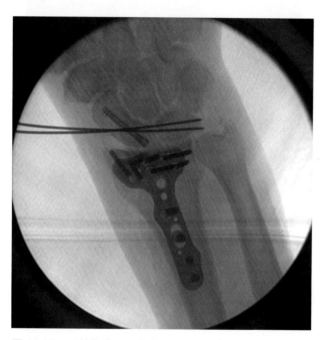

图 43.13　后前位片显示桡骨远端及舟状骨稳定。舟月关节也稳定。

三部分骨折

三部分骨折涉及桡骨茎突及月骨窝骨折。通常，桡骨茎突骨折可以通过闭合手法复位。闭合手法复位桡骨茎突骨折后，在透视下经皮用克氏针固定。在插入导向针时保护桡神经背侧感觉支很重要。一旦桡骨茎突骨折解剖复位成功，它可以用作压缩的月骨窝骨折复位的解剖标志。

在 X 线透视下复位桡骨茎突骨折后，腕悬吊于牵引塔。然后清除骨折碎片及血肿，同时评估压

缩的月骨骨折。压缩的月骨窝骨折在 3-4 入路关节镜下看得最清楚。18 号针经皮在关节镜直视下直接穿至月骨窝骨折处，这个之后可以作为一个解剖标志，然后再在 18 号针的近端 2 cm 处穿入一根更大的 Steinmann 针至压缩的月骨窝骨折处。然后用 Steinmann 针撬开压缩的月骨窝骨折片，使其与之前复位的桡骨茎突骨折线对合。持骨钳对进一步复位可能存在于桡骨茎突骨折和月骨窝压缩骨折之间的间隙非常有用。该持骨钳能提供临时性固定。一旦从 3-4 入路及 6R 入路关节镜下发现骨折块，就从桡骨茎突骨折处软骨下向月骨窝压缩骨折处横行插入一枚导向针。假如月骨窝压缩骨折起初位于背侧，帮助导向针从背侧捕获该骨折块很重要。另外，横行导向针不容易影响到远尺桡关节。旋前、旋后腕关节很重要，以检查远尺桡关节是否受影响。由于远尺桡关节的呈现凹陷的特性，导向针在 X 线透视下似乎没有穿过该关节，而事实上可能已经突出于该关节间隙。因此，旋前、旋后腕关节很重要，以确保机制上没有影响到前臂旋转。

作者更早的经验表明，克氏针可用于固定骨折块。现在如果可能的话，可使用无头空心螺钉。1 枚螺钉固定桡骨茎突骨折，另外 1 或 2 枚螺钉横行固定以稳定压缩的月骨窝骨折。使用无头空心螺钉增加对软组织的刺激，可加强术后康复锻炼及促进术后早期活动。骨移植可从第四和第五伸肌腱间隔之间的小切口内进行，以免因过多的干骺端粉碎性骨折引起的后期骨折块塌陷。

伴随干骺端粉碎性骨折的三部分或四部分骨折

伴随干骺端粉碎性骨折的三部分或四部分骨折需联合关节镜及开放手术一起复位。有四部分骨折的患者，月骨窝被分裂成掌侧和背侧骨折块（图 43.14、图 43.15）。掌侧骨折块无法闭合复位成功。假如无法闭合复位，牵拉时掌侧骨折块容易旋转。因此，需开放手术复位并稳定掌侧骨折。

标准的掌侧切口位于桡骨远端，以桡侧屈腕肌腱桡侧为中心。该切口位于桡侧屈腕肌腱桡侧以保护正中神经掌皮支。找到桡侧屈腕肌腱并向桡侧牵引以保护桡动脉。另外找到拇长屈肌腱并向尺侧牵引以保护正中神经。旋前方肌从桡骨远端桡侧缘上切开。切开桡骨茎突上的肱桡肌很有用，使得桡骨

茎突骨折复位更加简单。然而，从近端至远端的方向切开肱桡肌腱非常重要。这样减少了损伤第一伸肌腱间隔结构的风险。肱桡肌腱就像是第一伸肌腱间隔的地板一样。

不打开关节囊（图 43.16）。掌侧钢板放置于桡骨远端骨折的掌侧。用克氏针临时固定骨折块（图 43.17）。克氏针用滑动的方式钻入以减少损伤桡神经腕背感觉支的风险。掌侧钢板上第一枚螺钉拧入

偏心孔，这样钢板可以向近端或者远端移动。在 X 线透视下，骨折块要尽可能解剖复位。克氏针穿过钢板提供临时的固定。

腕关节随后悬吊于牵引塔上，然后在关节镜下评估关节复位质量。关节镜从标准的 3-4 入路插入，工作通道从 6R 入路进入，冲洗液从 6U 入路进入。假如关节镜下评估发现骨折解剖复位，则锁定和非锁定螺钉放置于钢板远端孔。假如未达到解

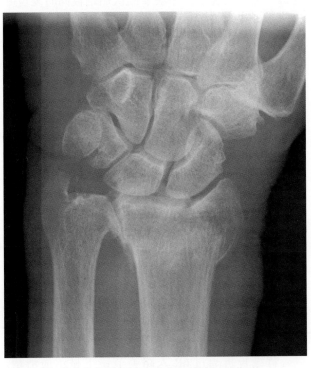

图 43.14　移位的桡骨远端四部分骨折的后前位片。

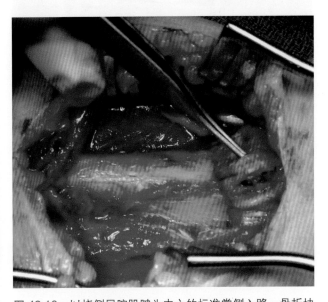

图 43.16　以桡侧屈腕肌腱为中心的标准掌侧入路。骨折块从掌侧复位。

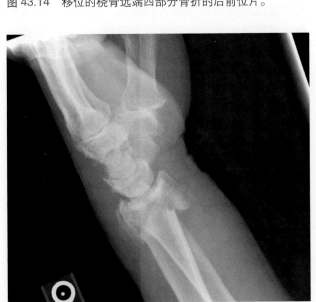

图 43.15　侧位片显示月骨窝骨折被分为前后骨折块。

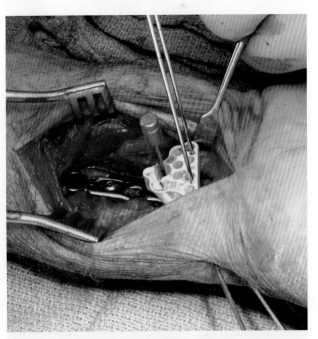

图 43.17　桡骨远端掌侧放置一块 Acumed ACu-Loc（Hillsboro，OR）钢板。关节内骨折事先在 X 线透视下用克氏针固定。

第 3 篇　腕关节

剖复位，先移除钢板上的克氏针，关节镜直视下再复位（图 43.18、图 43.19）。钢板作为支撑点以进一步复位关节内骨折，腕关节牵拉并轻度屈曲，骨折块顶住钢板下复位骨折。确保钢板和桡骨远端之

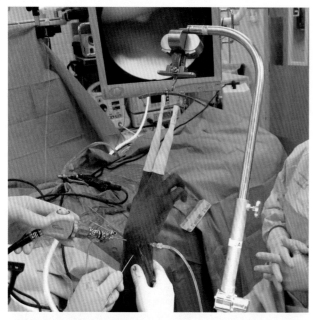

图 43.18　关节镜下显示骨折块仍有移位。之后在关节镜下经皮抬起月骨背侧骨折片。

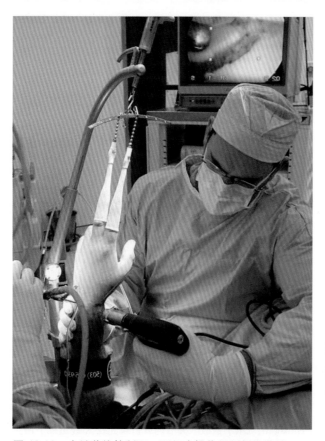

图 43.19　在关节镜控制下，可经皮操作解剖复位骨折。

间无空隙非常重要。屈曲腕关节可避免钢板和桡骨远端骨折块之间产生空隙。这样将减少刺激屈肌腱尤其是拇长屈肌腱。

在四部分骨折中，月骨窝被分为掌侧和背侧骨折。通过掌侧入路，桡骨茎突骨折和掌尺侧骨折可以解剖复位回桡骨上。重要的是，关节囊不需要打开，复位也是通过关节外干骺端骨折复位模式复位。桡骨远端掌侧钢板用于临时固定桡骨茎突和掌尺侧骨折。理想情况下，一块掌侧伏贴钢板同时复位并稳定桡骨茎突骨折及掌尺侧骨折。假如掌尺侧骨折块太小以及位于太靠近远端的骨折块，则可能分别单独各用一块钢板固定桡骨茎突及掌尺侧骨折，将关节囊缝合于骨折块及钢板上。掌侧骨折是临时稳定，就像之前提到过，使用一块或者两块钢板。

掌尺侧骨折块通过 3-4 入路在关节镜下看得最清楚。在直视下将该骨折块复位于桡骨茎突上，此时也可以进行任何更佳的骨折复位调整。通过 6R 入路在关节镜下可以看到任何桡骨茎突骨折及背侧月骨骨折的旋转。背侧月骨骨折在关节镜直视下，经皮提起并复位于桡骨茎突和之前已经复位的掌侧月骨骨折上（图 43.20、图 43.21）。掌尺侧骨折块之前已经通过掌侧入路复位。这可以作为关节镜下背侧月骨骨折复位的解剖标志。一旦关节镜下发现已经达到解剖复位，远端锁定或非锁定螺钉拧入钢板以稳定关节面（图 43.22）。

背缘骨折通过 6R 入路关节镜下显示最清楚。关节镜也可以从桡掌侧入路插入。该入路是镜头从舟月韧带桡侧和桡月长韧带之间插入。移除关节镜头，带芯套管使用从内到外的技术顶住掌侧。皮肤在腕掌侧切开，然后用一套管经过操纵杆插入切口

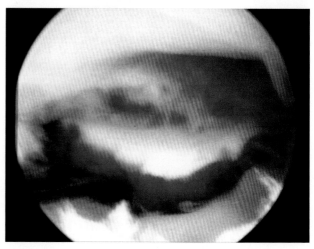

图 43.20　6R 入路关节镜下显示月骨窝骨折移位。

的掌侧。套管经过操纵杆，并插入腕关节以建立一个掌侧入路。作者的经验认为通过 6R 入路关节镜下可以很清楚地看到背侧缘骨折。然而，如果遇到困难，桡掌侧入路可以很容易建立。

假如存在干骺端粉碎性骨折，掌侧钢板固定后偏好于用腕关节镜观察关节复位情况（图 43.23、图 43.24）。相比于用克氏针或无头空心螺钉固定，坚强的掌侧钢板可以获得掌侧更稳定的结构，这有利于早期康复锻炼及早期活动。当单独经皮用克氏针或无头空心螺钉固定时，也可能预防晚期骨折塌陷。相比经皮克氏针，患者也更喜欢选择钢板，以避免皮肤刺激以及可以早期活动。

尺骨茎突骨折

伴尺骨茎突骨折的处理具有争议性，桡骨远端

骨折固定后，腕关节镜下获得的信息有助于判断伴随尺骨茎突骨折何时需稳定固定。桡骨远端茎突骨折复位后，用探针探查患者的关节盘。关节镜镜头

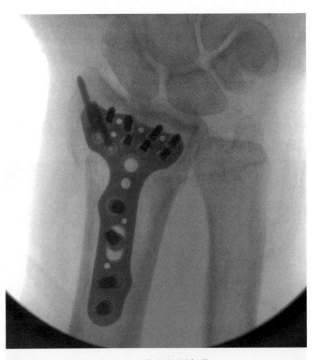

图 43.23　后前位片显示关节面解剖复位。

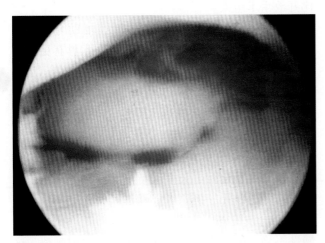

图 43.21　经皮撬起月骨窝骨折后，6R 入路关节镜下看到骨折解剖复位。

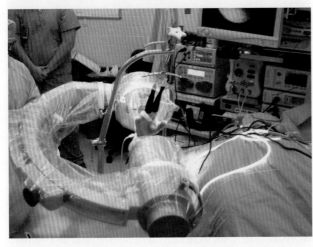

图 43.22　C 臂机显示关节镜辅助下骨折复位。

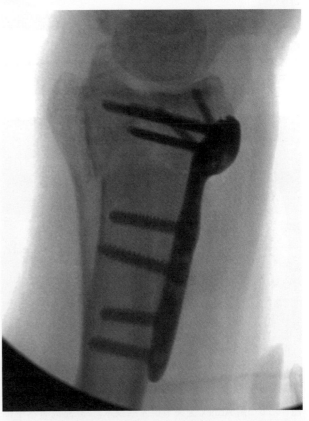

图 43.24　侧位片示关节镜下将桡骨远端四部分骨折的掌侧及背侧骨折块复位。

从 3-4 入路插入，探针从 6R 入路插入并评估关节盘的张力。当关节盘张力正常时，大多数 TFCC 仍附着于尺骨。当 TFCC 张力缺失时，应怀疑 TFCC 周围撕裂。往往视野 TFCC 周围撕裂时关节盘表面有出血（图 43.25）。必须用刨削器从 6R 入路消除血肿，以使关节镜下关节盘视野清楚。3-4 入路关节镜观察关节盘最清楚。

TFCC 周围撕裂伴随桡骨远端骨折需关节镜修复（图 43.26、图 43.27）。当关节盘有明显张力时，且 TFCC 尺侧周围没有撕脱时，需固定大的尺骨茎

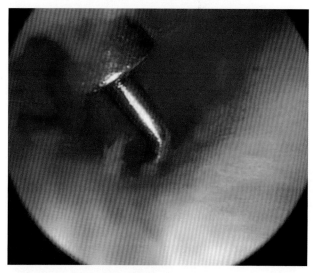

图 43.25　桡骨远端骨折复位后，撬起远尺桡关节。临床上，总体上有关节不稳。关节镜下评估发现 TFCC 周围撕裂伴不稳。

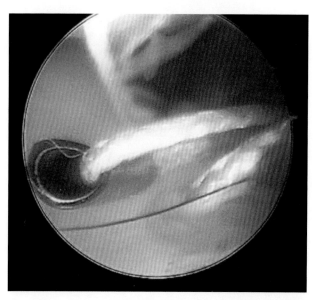

图 43.26　用 Arthex 全关节镜无结技术，2.0 克氏针水平插入关节盘。

突骨折。这种情况下，关节盘大多数纤维附着于尺骨茎突。在尺侧腕伸肌腱和尺侧腕屈肌腱之间做一个小的皮肤切口，钝性分离软组织以保护位于切口掌侧的尺神经背侧感觉支。然后解剖复位尺骨茎突骨折，并用张力带、克氏针稳定固定，或用无头空心螺钉固定以减少对周围组织的刺激。

讨论

关于移位的桡骨远端关节内骨折的关节镜下辅助复位固定的文献较少。Stewart 和 Berger[13] 做了一个包括 12 例开放性手术和 12 例关节镜辅助下桡骨远端关节内粉碎性骨折的复位的对比性研究。在关节镜辅助治疗组中，5 例结果优秀，6 例良好，1 例尚可。开放手术组中无患者获得优秀结果。因此作者得出结论认为关节镜手术组术后活动范围明显比开放手术组大。

Doi 等[14] 也报道了 30 例关节镜辅助与开放手术对比研究，发现关节镜相比开放手术具有更好的术后关节活动度。

Ruch 等[15] 报道了 15 例关节镜辅助下手术及 15 例闭合复位外固定的对比研究。该研究也强调关注伴随的软组织损伤的重要性。在 15 例关节镜复位术病例中，10 例伴随 TFCC 撕裂，7 例是 TFCC 周围撕裂并且进行了关节镜下修复。关节镜组患者在最后随访时无一例患者伴随远尺桡关节不稳。在 15 例闭合复位外固定患者中，4 例伴随远尺桡关节慢性不稳。这些患者可能伴随 TFCC 周围撕裂，这

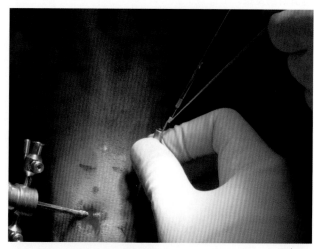

图 43.27　通过 6R 入路拉出缝线，用小推结器（Arthex，Naples，FL），压至尺骨远端尺骨茎突基底部。关节镜下关节盘无结修复至尺骨。

些损伤可在发现骨折的同时被发现，并与骨折复位同时修复。

Geissler 和 Freeland[16] 报道了 33 例关节镜辅助下桡侧远端关节内粉碎性骨折的治疗结果。这些病例中，25 例获得解剖复位，8 例获得 ≤ 1 mm 的台阶。通过调整的 Mayo 腕关节评分表，20 例优秀、10 例良好、3 例尚可。简单的关节内骨折相比于复杂性关节内骨折的结果更佳。

作者特别关注伴随有关节内软组织损伤的治疗结果。他们发现伴随 Gerssler 2 级舟月韧带损伤的患者，最后的预后并未受影响。然而，Gerssler 3~4 级舟月韧带撕裂伴随 AO C 型关节内骨折，预后则受到明显影响。5 例 AO C 型关节内骨折不伴韧带损伤的患者均获得优秀结果。然而相比之下，在 5 例 AO C 型关节内骨折同时合并 Geissler 3~4 级韧带损伤的患者中，4 例效果良好，1 例尚可。这似乎意味 Geissler 3~4 级韧带损伤明显会影响预后。

腕关节镜是处理移位的桡骨远端关节内骨折的有效方法[17, 18]。它可以在明亮的光线下及放大状态

下评估关节表面。就像 Knirk 和 Jupiter[3] 及其他许多学者的研究结果一样，关节面的恢复对于患者的最后预后非常重要。关节镜可发现骨折块的异常旋转，这在 X 线透视下很难发现。关节镜下可复位这些旋转的骨折块，且尽可能达到解剖复位。另外，就像 Stewar 和 Berger[13] 以及 Doi 等[14] 发现的一样，冲洗关节内骨折碎片及血肿可增加术后关节活动。

腕关节镜也可发现并处理伴随关节内软组织损伤，这些损伤好发于桡骨远端关节内骨折。急性软组织损伤的处理比慢性软组织损伤的处理预后更好。

TFCC 撕裂经常伴随桡骨远端骨折出现[19]。这些发现已经被数个关节镜及关节造影方面的研究证实[6-10]。这可解释为什么一些患者在关节表面解剖复位后几个月后仍继续抱怨腕尺侧疼痛的原因。就如 Ruch 等[15] 所报道的，TFCC 周围撕裂损伤及松弛在 X 线片上一般无法发现，而可在关节镜下被发现并从桡腕关节和腕间关节间隙内清理。

最后，腕关节镜为何时固定伴随桡骨远端骨折的大的尺骨茎突骨折提供了理论依据。

参考文献

[1] Lafontaine M, Hardy D, Delince P. Stability assessment of distal radius fractures. *Injury*. 1989;20:208–210.

[2] Edwards CC III, Harasztic J, McGillivary GR, et al. Intraarticular distal radius fractures: arthroscopic assessment of radiographically assisted reduction. *J Hand Surg*. 2001;26: A1036–A1041.

[3] Knirk JL, Jupiter JB. Intraarticular fractures of the distal end of the radius in young adults. *J Bone Joint Surg*. 1986;68A: 647–658.

[4] Bradway JK, Amadio PC, Cooney WP. Open reduction and internal fixation of displaced comminuted intraarticular fractures of the distal end of the radius. *J Bone Joint Surg*. 1989;71A:839–847.

[5] Fernandez DL, Geissler WB. Treatment of displaced articular fractures of the radius. *J Hand Surg*. 1991;16:375–384.

[6] Mohanti RC, Kar N. Study of triangular fibrocartilage of the wrist joint in Colles' fracture. *Injury*. 1979;11:311–324.

[7] Fontes D, Lenoble E, DeSomer B, et al. Lesions ligamentaires associus aux fractures distales du radius. *Ann Chir Main*. 1992; 11:119–125.

[8] Geissler WB, Freeland AE, Savoie FH, et al. Carpal instability associated with intraarticular distal radius fractures. In: Proceedings, American Academy Orthopedic Surgeons Annual Meeting; 1993; San Francisco, CA.

[9] Hanker GJ. Wrist arthroscopy in distal radius fractures. In: Proceedings, Arthroscopy Association North America Annual Meeting; 1993; Albuquerque, NM.

[10] Lindau T. Treatment of injuries to the ulnar side of the wrist

occurring with distal radial fractures. *Hand Clin*. 2005;21: 417–425.

[11] Geissler WB. Arthroscopically assisted reduction of intraarticular fractures of the distal radius. *Hand Clin*. 1995;11:19–29.

[12] Mudgal CS, Jones WA. Scapholunate diastasis: a component of fractures of the distal radius. *J Hand Surg*. 1990;15B:503–505.

[13] Stewart NJ, Berger RA. Comparison study of arthroscopic as open reduction of comminuted distal radius fractures. Presented at: 53rd Annual Meeting of the American Society for Surgery of the Hand (Programs and Abstracts); January 11, 1998; Scottsdale, AZ.

[14] Doi K, Hatturi T, Otsuka K, et al. Intraarticular fractures of the distal aspect of the radius arthroscopically assisted reduction compared with open reduction and internal fixation. *J Bone Joint Surg*. 1999;81A:1093–1110.

[15] Ruch DS, Vallee J, Poehling GG, et al. Arthroscopic reduction versus fluoroscopic reduction of intraarticular distal radius fractures. *Arthroscopy*. 2004;20:225–230.

[16] Geissler WB, Freeland AE. Arthroscopically assisted reduction of intraarticular distal radial fractures. *Clin Orthop*. 1996;327:125–134.

[17] Geissler WB, Savoie FH. Arthroscopic techniques of the wrist. *Mediguide Orthop*. 1992;11:1–8.

[18] Geissler WB. Intraarticular distal radius fractures: the role of arthroscopy? *Hand Clin*. 2005;21:407–416.

[19] Hollingworth R, Morris J. The importance of the ulnar side of the wrist in fractures of the distal end of the radius. *Injury*. 1976;7:263.

第 3 篇 腕关节

关节镜下腕管切开松解术：Chow 技术

引言

历史

1854 年，Jame paget 先生首先描述了桡骨远端骨折后正中神经卡压[1]。此后在 1880 年，一个波士顿的神经内科医师 Jame Putman 在他的一组患者中也发现类似症状并报道。第一个正式描述腕管综合征的外科减压手术在 1933 年，随后在 1950 年，Phalen 的经典文章发表。从此之后，开放性手术减压成为腕管综合征外科手术的金标准。Jame CY Chow 在 1985 年开始研究关节镜下切开腕横韧带，它并不知道此时日本的 Ichiro Okutsu 和加利福尼亚的 John Agee 也各自同时在研究同样的课题。Dr Chow 理论的最初动机是创造一个腕管综合征的外科治疗方法，能保留腕及手部周围的未受累的正常解剖结构。通过这些工作，Dr Chow 在 1986 年发明了带开槽的套筒。经过一段时间的尸体试验，该手术最终于 1987 年 5 月完成，并于当年秋季首次在患者身上运用。

Chow 等[2] 首先报道了 2 例关节镜下腕管松解术（ECTR）。次年，Chow 在佛罗里达州奥尔兰多举办的 1990 年 AANA 年会上汇报了他的 149 例关节镜下腕管松解术的临床病例经验。同年秋季，Agee 等[3] 在加拿大多伦多举办的美国手外科年会上，汇报了多个医疗中心采用 Agee 技术开展关节镜下腕横韧带切开术的结果。自从这 3 篇关于关节镜下腕横韧带切开术的原创文章发表后，关于关节镜下手术是否比开放手术更安全有效的争论越来越引起骨科医师的极大兴趣与关注。在这三个原创想法的基础上，目前已创造了数个经过调整和改进的手术方法。

解剖与病理学

腕管深面是桡骨远端，尺侧是钩骨钩，桡侧是舟骨，浅层是腕横韧带、掌腱膜、前臂筋膜。腕管内包含 9 根肌腱（4 个手指的屈指浅肌腱和屈指深肌腱，以及拇长屈肌腱）及正中神经。

腕管综合征是正中神经在腕部卡压的神经病变。它可由任何导致腕管内压力增大的病变引起，包括任何 9 个肌腱及其腱鞘引起的刺激和肿胀、正中神经水肿、腕管边界结构的解剖变异或瘢痕、蚓状肌异常解剖、腕管内肿物（例如囊肿）或腕横韧带本身变硬及收缩。

在过去 25 年的内镜下腕横韧带切开松解术中，一个以前没有描述过的软组织结构引起了关注。进一步尸体解剖发现一个额外的软组织束带，位于切除的腕横韧带掌侧。该软组织束走行于大小鱼际之间（图 44.1）。镜下探查发现与腕横韧带相比，该软组织束是一个独特的结构。腕横韧带是由致密的胶原纤维组成，而该软组织束包含小神经及血管（图 44.2）。参考该软组织束的位置，作者把它命名为"肌内软组织束"。由于其位置及组织学特点，作者认为保留该组织很重要，关节镜下保留该软组织比切除该软组织的开放性手术恢复更快。理论上可能归功于：①保留了屈肌腱的弓弦状；②疼痛减轻（可能是支撑痛）；③减少出血；④增加大小鱼

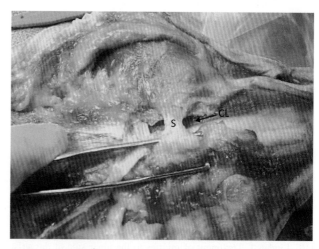

图 44.1 解剖研究。S，软组织束带；CL，腕部韧带。

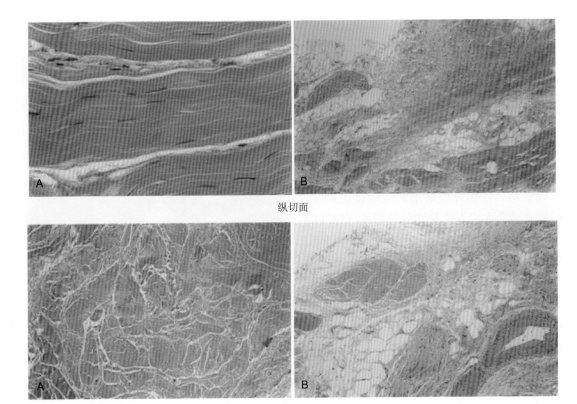

纵切面

横切面

图 44.2　腕部韧带的显微镜下检查（A）和肌内软组织束带（B）。

际肌肌力。

临床评估

美国每年做大约 463 673 例腕管切开手术[4]。该疾病患者常伴有典型的夜间麻痛，手掌正中神经分布区域麻木和大鱼际乏力。另外医生应注意患者的一般身体情况及家族史。先天疾病及解剖异常、结缔组织病、系统及代谢紊乱和既往残留的前臂远端和手腕损伤病史均应考虑。

体格检查对准确诊断非常重要。在急性发病病例中，沿腕管区域有压痛。轻敲腕部正中神经会产生 Tinel 征，一种沿着正中神经分布区放射"电流"样感觉。Phalen 征是手腕处于最大屈曲位，手背完全相互接触，就像"反祈祷"一样，在该体位下 Phalen 征可被诱发。该体位可使腕管变窄，假如中指在 60 秒内产生麻木感觉，则认为 Phalen 征阳性。随着病情进展，诱发症状只需要更少的时间。其他体格检查包括两点分辨觉、反 Phalen 试验和止血带试验。在晚期阶段，大鱼际肌萎缩，可看到鱼际部位肌肉明显萎缩。肌肉乏力的检测通过拇指主动外展抵抗检查者的示指并与对侧比较。

仔细追问病史及体格检查能帮助医生区别单处卡压还是双处卡压（双卡）[5]。临床双卡现象已被报道且发生率高，腕管综合征同时合并颈神经根病变。腕管综合征及更近端的正中神经卡压也同样很常见[6]。因此，医生必须同时排除胸廓出口综合征，前臂旋前综合征及中枢神经病变。

电生理学及神经传导速度试验帮助诊断腕管综合征。外科手术指征不应轻易被神经传导速度的结果改变或决定，特别是神经传导速度的结果正常但患者临床症状明显时。正中神经潜伏期达到 7.0 ms 或更长时表示有明显的正中神经卡压，此时应考虑立刻手术。腕管综合征诊断最重要的依据是典型的临床表现和体格检查。电生理检查用于明确腕管综合征的诊断，且可提示患者对手术治疗的反应。

腕部放射学检查能排除先天性或获得性骨关节畸形、变异或病变可能。过去前臂远端及手腕残留损伤也应考虑。桡骨远端难复性骨折、腕部以前做过手术、钩骨钩发育不全或成长不全，对骨科医师放置开槽套管、经套管手术操作有困难[7]。因此前臂远端 – 腕及腕管的前后位及侧位片很重要。进一步 MRI、CT、超声、骨扫描或腕关节造影术均是必要的诊断工具。

治疗

保守治疗

保守治疗包括佩戴日或夜腕部支具、改变日常生活、物理治疗、口服非甾体类抗炎药。腕管内注射类固醇激素已被采用，但效果不一。

开放性手术 VS 关节镜下治疗

开放腕管综合征切开松解术的适应证已确定，大多数病例也适合内镜下腕管切开松解术（ECTR）手术。

ECTR 相比于开放手术的优越性在于：无增生瘢痕或瘢痕压痛，无支撑痛，抓捏力量减轻更少，更早恢复日常活动及工作。由缺乏经验的医生行 ECTR 手术可能会产生并发症[8]。美国外科医生已报道了各种能考虑到的并发症[9, 10]。因此，关于关节镜下手术的价值，尽管学习曲线较长，但它给医生和患者均带来了极大的满意度[11]。总之，随着关节镜技术和器械的发展，ECTR 也越加安全。

作者的手术观点：双入路关节镜技术

最初 Chow 描述的经关节囊方法治疗腕管综合征要求穿过尺侧关节囊。基于多中心研究结果，该原始技术已被改进以减少并发症和缩短学习曲线。囊外技术已使外科方法更简易安全，这样镜下看到腕横韧带的视野更佳。以下着重描述囊外双入路技术。

手术的建立

患者仰卧位，使用上肢外展台。最好准备两台电视监测器。当然，有些手术医生只用一台也可以进行手术。一台面对术者，一台面对助手。主刀医生站在患者的尺侧（图 44.3）。关节镜设备包括一个短的 4.0 mm 30° 镜头，还包括摄像设备、光源线、图像输入装置及光源装置。可选择的设备包括 DVD 视频记录器和图像打印机，后者用于打印任何捕获的图像。不需要水泵和刨削器。

手术需要一个标准的遥控器。该手术的特殊装置是由 Dr Chow 设计的，由一个 ECTR 系统盒及 ECTR 一次性盒（Smith & Nephew 内镜，Andover，MA）。ECTR 系统盒包括关节镜内镜、带槽套管、组织分离装置、弧形钝性剥离器、压板、探针、牵

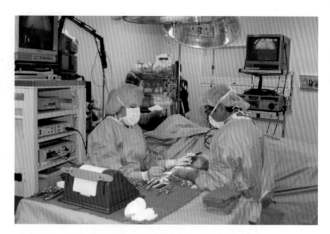

图 44.3　采用 Chow 双入路建立 ECTR 手术。

引器及手托架。组织分离装置与可拆装的手柄相连，也可用其他组织分离装置，装在盒中（圆锥形或船头形闭孔器），但并不常用。ECTRA 一次性盒子包括探针刀、三角刀、倒钩刀、手板和试针。这些刀可使骨科医师控制切割的深度和方向。手术像以前一样使用标准消毒铺巾，不需要用止血带。局部麻醉之前，在皮肤上标记用于入路的解剖标志。

麻醉

建议使用局部麻醉和静脉给药。局部麻醉让患者可以和医生术中进行交流。这样保持清醒的患者可以在术中告知医生任何神经异常症状，提示手腕和手掌区域有潜在神经变异[12-14]。当患者进入手术室时，通常静脉注射 100 μg 芬太尼（sublimaze）（Baxter，Healthcare corporation，Westlake village，CA）。这种镇静类型的麻醉药常在 7~8 分钟后起效，峰值在 30 分钟左右。一般来说，这种手术操作一般不到 10 分钟。进口入路与出口入口切口注射不含肾上腺素的 1% 的氢氯利多卡因（Astra，Westboro，MA），进口入路处注射大约 2~3 ml，出口入路处注射大约 6~7 ml，因为手掌处皮肤感觉更敏感。局麻药注射只局限在皮肤及皮下组织，避免穿入太深损伤神经结构。

进口入路

触摸豌豆骨近端，尺侧屈腕肌腱附着处远侧腕横纹处画一个小圆圈。从豌豆骨近端向桡侧画一条长 1~1.5 cm 的线。从第 1 条线末端向近端画 0.5 cm 长的第 2 条线。从第 2 条线近末端向桡侧画大约 1 cm 长的第 3 条虚线，这条虚线就是入路（图 44.4A）。该线平均长度取决于手的大小。

出口入路

拇指完全外展位，从其远端向手掌中心垂直于前臂长轴画一条线。从第三指璞平行于前臂长轴画出第2条线。这两条线相交成直角。从交点画出角平分线，在距交点近端约1 cm处作为远端出口入路（图44.4B）。应该可以触摸到钩骨钩。出口应该位于手掌中心的软区，与环指相对，刚好在钩骨钩的桡侧。

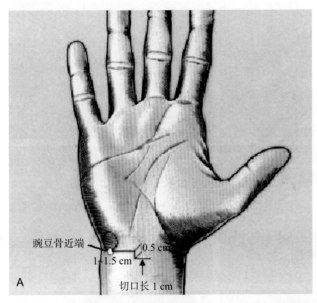

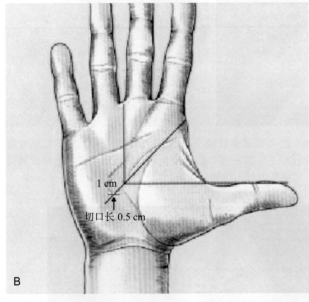

图44.4　A. 从豌豆骨近端向桡侧画一条长1~1.5 cm线。从第一条线末端向近端画0.5 cm长的第2条线。从第2条线近端向桡侧画出大约1 cm长的第3条虚线，这条虚线就是入路。B. 从完全外展的拇指远端垂直于前臂长轴画一条线。从第三指璞平行于前臂长轴画出第2条线。这两条线相交成直角。从交点画出角平分线，在距交点近端约1 cm处，作为远端出口。

建立入路及套管置放

在入路标记处做一1 cm长的横切口（图44.5A）。用止血钳进行皮下钝性分离，分离前臂筋膜，并用牵引器牵开。必须小心避免损伤皮下小血管。用刀做一个小纵行切口，切开前臂筋膜，用小的 Stephen 肌腱剪向远端扩展切口（图44.5B、C）。如果出现掌长肌，纵切口应沿着掌长肌的尺侧。应注意有时会有两层筋膜，必须切开两层筋膜。小拉钩伸入筋膜深面，其中一个向远端牵拉皮肤以形成一个空洞，将腕横韧带和尺侧滑囊分开。将一个弧形钝性剥离器伸入腕管、腕横韧带深面。当其前后移动时，可感到腕横韧带粗糙的内壁，我们通常称为"洗衣板效应"，然后移开弧形钝性剥离器。随后通过弧形钝性剥离器将分离闭合器或带槽套管装备系统送入空洞。带槽套管装备系统在腕横韧带的深面伸入腕管直达钩骨钩，放置于腕管尺侧（图44.5D）。当带槽套管尖端碰到钩骨钩后，术者提起患者的手指和手。手和带槽套筒作为一个整体一起移动（图44.5E），使手指和腕逐渐过伸并保持于这个位置。带槽套筒沿着腕横韧带深面伸入，助手将患者的手舒适地放置于托架上，直到带槽套筒装置尖端可以在手掌出口处触摸到（图44.5F）。用弓形压板下压手掌皮肤及软组织，然后带槽套筒装置推入手掌弓形压板处，从远端出口处穿出（图44.5G）。从套管内抽出套管针，套管保留在腕横韧带的深面，过伸的手放置于手架上（图44.5H）。过伸的腕部使掌浅弓低于套管出口水平，继而保护其免受损伤。两个入路是非常有必要的，因为带槽套管穿过两个入路时很稳定，这样使得该技术稳定而具有很好的可重复性。套筒的带槽部分有一个安全的切开区，然而易受损的结构比如正中神经及屈肌腱可以被套管壁保护。

关节镜检查

将关节镜从近端入路插入（图44.5I）。第一指间放置摄像头非常充裕。棉签可从远端出口入路插入套管内清洁镜头，然后将视野焦距调至最清楚（图44.6A）。将钝探钩插入，从远端到近端触诊腕横韧带下表面（图44.6B），如果在开槽套管出口出现任何软组织，要用钝探钩仔细触诊以找到到达腕横韧带的通道。如果触及正中神经（图44.7），患者会产生刺痛或手指放射痛，这应该告诉术者。如果在开槽套管开口处出现大量组织,那么手术就不应进行下去。应该重新插入开槽套管以获得更好的视野。为了避免不可逆的损伤,只要肌腱或其他重要结构夹在开槽套管和腕横韧带下表面之间,就不能进行手术。

如果只有少量滑膜阻碍视野,套管针就要重新插入套管中。开槽套管向桡侧旋转355°~360°,提供更好的视野和更好的保护。如果得不到合适视野的话,

医生应毫不犹豫地将内镜手术转为标准的开放手术。

腕横韧带切开技术

在近端入路镜头、远端入路探针的帮助下,用探针确定腕横韧带远侧边缘。首先从远端入路插入探刀,探刀刀背从韧带近端到远端探查韧带,然后用探刀刀片部分从韧带远端到近端方向切开腕横韧带的远端(图 44.8A)。不能切到腕横韧带远端的任

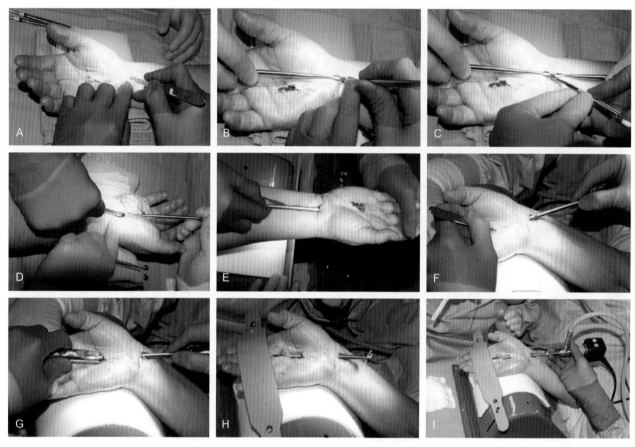

图 44.5　入路建立和带槽套管放置的过程介绍。A. 皮肤切口。B、C. 在前臂筋膜做一个小纵行切口,并用肌腱剪向远端延伸。D. 向腕管内插入分离套管芯或带槽套管装置。E. 手放置于托架。F、G. 皮肤切口,使用弓形压板以使带槽套管装置可以从远端出口出来。H. 套管芯移除,留下带槽套管在腕管内。I. 镜头从近端入路插入腕管。

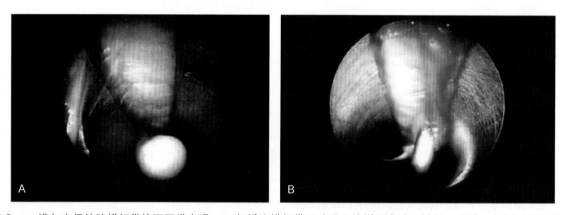

图 44.6　A. 横向走行的腕横韧带镜下正常表现。B. 包括腕横韧带近端深面的增厚囊膜已被从近端进入的探针探查到。

何组织。将镜头向近端退出大约 1 cm，然后用三角刀在腕横韧带中部做一个小的切口（图 44.8B）。将倒钩刀从远端入路插入，用钝性部分找到三角刀做的切口（图 44.9B1、B2）。倒钩刀的近端从三角刀切口处向远处探刀切口做切割，这样腕横韧带的远端部分就已经完全切开了（图 44.9B3、B4）。

把镜头从开槽套管近端入路取出，自远端入路插入。屏幕上摄像视野就出现反像效果。术者应认识到之前的尺侧就是现在的桡侧。向远端和近端移动镜头找到原先的远端切口。再次从近端入路插入探刀，在做远端切开之前先用钝性部分接触到腕横韧带的深面，找到之前做的远端切口（图

44.10B1）。从该切口处，探刀钝性部分沿韧带深面从远到近拉回包裹腕横韧带近端的厚囊膜（图 44.10B2）。当刀片部分从腕横韧带近端出现时，探刀重新放到韧带远端并向以前做的近端切口切割，这样就已经完成了腕横韧带切开（图 44.10B3、B4）。该方法是对以往书本上描述的技术[15, 16]稍加改进，先前技术是运用倒钩刀完成腕横韧带的切割。厚囊膜包括小血管，应保留这些血管以避免腕管内出血。最后开槽套管顺时针或逆时针旋转一些角度，以使得手术医生看到切割的腕横韧带的边缘。假如还残留一些纤维，就可以用三角刀或任何其他合适的刀切开这些纤维，直到手术者满意为止。

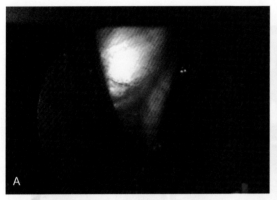
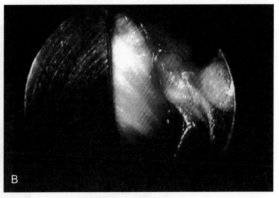

图 44.7　A. 正中神经。B. 关节镜下看到的肌腱。

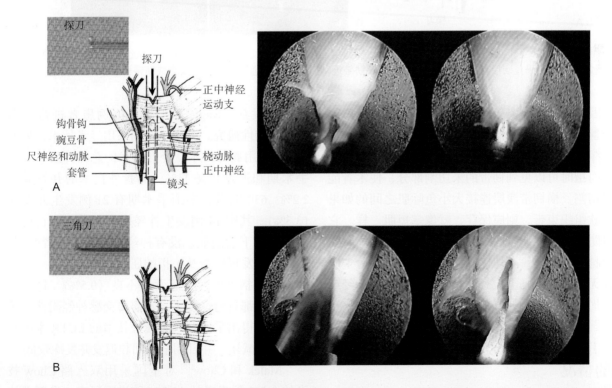

图 44.8　A. 识别出腕横韧带远端边缘后，探刀从远端向近端切开第一刀。B. 从近端入路取出镜头，三角刀在腕横韧带中部做一个小切口。

第 3 篇　腕关节

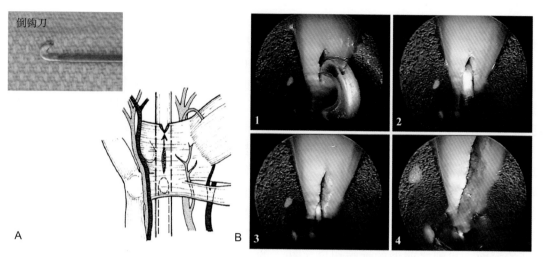

图 44.9　A、B. 倒钩刀放置于三角刀做的切口处（B1、B2），并向远端做切割，连接之前的两个切口（B3、B4）。

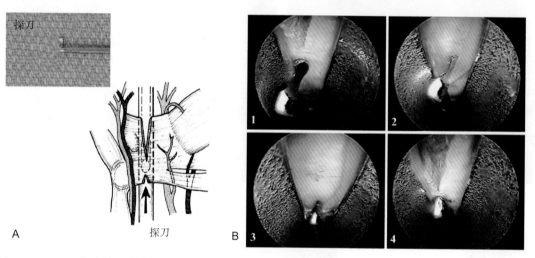

图 44.10　A、B. 一旦镜头从近端转移到远端切口，探刀尖部放置于远端切口的起始部（B1）。从该点开始，探刀的背侧边缘从远端向近端用于拉回后囊膜（B2）。当刀从腕横韧带近端出现时，向远端继续切割以完成韧带松解（B3、B4）。

因患者手摆放姿势的关系，腕横韧带的切口边缘会翻卷开，并从开槽套管口消失。如果还能从切口边缘看到，则说明松解不彻底。当助手充分外展患者拇指时可以见到韧带的未切割部分，使术者能完成切割。横韧带浅层连接大小鱼际肌之间的如果存在软组织束带，则应保存，就像掌短肌一样。它可以防止术后屈肌腱的弓弦效应，继而在收缩时保存肌腱的力量。每个切口只需要缝合一针，医生应该在无菌条件下马上检查患者。如发现正中神经或肌腱损伤，可以立刻同时切开腕管探查。

并发症、争论及考虑如何预防意想不到的情况

文献已经报道了几个采用 Chow 技术的 ECTR

术后并发症。Nagle 等[17] 对 640 例患者进行了多中心前瞻性研究，其中 110 例采用经囊技术，另外 530 例采用囊外技术。经囊技术的总体并发症（围手术期和迟发）是 11%，而囊外技术的并发症是 2.2%。630 例患者中围手术期有 21 例发生并发症（3.3%）。其中 14 例发生神经麻痹，最后均自行恢复没有留下后遗症，没有神经发现撕裂或者断裂。其中 1 例发现环指及小指的屈指浅肌腱撕裂。迟发并发症包括反射性交感营养不良（0.5%），这种并发症最后都自行恢复了，不需要交感神经阻滞。该文章作者得出采用双入路囊外技术的 ECTR 术可有效对腕管减压，并且围手术期和迟发并发症较低。

Malek 和 Chow[10] 对全国采用双入路 Chow 技术的 9 562 例患者的 10 246 腕进行研究，发现总体并发症为 2.3%（240 例有并发症的病例已被报道

过）。其中，有 154 例神经相关的并发症（正中或尺神经麻痹、撕裂或断裂）、38 例血管并发症、15 例肌腱损伤、18 例腕横韧带松解不完全、6 例交感神经反射性营养不良。其余 9 例属于其他并发症，包括血肿及浅表感染。大多数术中神经损伤发生在局麻或者全麻患者。与已发表的文献中的开放性手术相比，ECTR 术发生并发症的概率相当。开放性手术并发症包括腕横韧带切开不完全、神经损伤、手掌血肿、屈肌腱弓弦样效应、神经肌腱粘连、交感神经反射性营养不良、深部伤口感染、瘢痕压痛、支撑痛、肌腱撕裂和血管损伤。无论是开放性还是内镜下行腕管松解手术，造成的大多数周围解剖结构损伤常要求二次手术探查修复。

经验和教训

经验

（1）局部麻醉时，在近端入路和远端出口的皮下组织区域。这些区域张力最大。

（2）为了使腕横韧带视野最佳，光源必须经常调暗。有经验的医生常规关掉光源的"自动"调节功能，并根据看到的图像来调暗光源。这样可显著改进视野，这样术中操作也更安全。

（3）由于电视屏幕中图像的对称特点，通过带槽套管操作很容易弄混方向。为了避免这个，有经验的医生常将器械从套管里插入，刀片侧朝向尺侧。

（4）不使用止血带更加安全。允许做切口之前触摸尺动脉搏动，继而保护神经血管束。

（5）必要时，助手直接按压两入路之间的手掌，以控制术中出血。

教训

和任何内镜手术一样，视野是最重要的。假如外科医生不能清楚看到腕横韧带下方结构，那应该放弃做内镜手术。

一个最常见的教训就是建立入路偏尺侧。为了避免这种情况，应该做到以下几点：

（1）观察整个手腕的宽度，以确保入路位于中央部位。

（2）确保入路和出口的标记连线是沿着前臂的中轴。

（3）触摸钩骨钩的位置。两入路均应该位于钩骨钩的桡侧。

（4）在整个手术过程中，在腕部和手部插入外科手术器械时，应该沿着前臂纵轴。

康复

在局麻药物失效之前就可以鼓励患者进行主动活动。在不适感消失之前，患者避免搬重物或压迫手掌区域，这通常需要 2~3 周时间。主动活动手指可以减少腕部区域瘢痕形成，同时抑制手术区域神经和肌腱粘连，1 周后拆线。如果术后患者过早搬重物会造成手掌区域的肿胀和疼痛时间延长。假如发生这种情况，肌筋膜按摩及水疗可以帮助缓解病情。

结论和展望

内镜手术相比开放手术的优越性包括没有增生性瘢痕或出现瘢痕压痛，没有支撑痛，捏力和握力减弱更少，更早恢复工作和活动。然而，骨科医师会面临不可预测的困难（囊肿、神经纤维瘤、神经鞘瘤），使得腕内部视野更加狭小。就像任何其他手术一样，安全和成功取决于对周围结构的了解程度，足够的训练，以及熟练的器械使用。不熟悉内镜和关节镜技术的医生可能会使医源性并发症增加。

另外，认识肌肉内软组织束带是最新的认知，也是非常重要的。学者普遍意识到该结构可能根本性改变对腕部周围神经卡压性病变及腕部韧带松解的理解。Chow 双入路技术可能是最好的保留有用的解剖结构的方法。

根据过去 25 年收集的资料，由于保存正常手的解剖结构（特别是肌内软组织束带），ECTR 临床结果明显优于标准的开放手术。采用 Chow 双入路的 ECTR 术是一个治疗腕管综合征的可靠方法，并且对经过培训的医生来说是一个安全的方法。尽管骨科医师之间仍然存在争议，腕横韧带内镜下松解已确定了它在微创手术中的地位。

参考文献

[1] Pfeffer GB, Gelberman RH, Boyes JH, et al. The history of carpal tunnel syndrome. *J Hand Surg [Br]*. 1988;13:28.

[2] Chow JCY. Endoscopic release of the carpal ligament: a new technique for carpal tunnel syndrome. *Arthroscopy* 1989; 5:19–24. Okutsu I, Nonomiya S, Takatori Y, Ugawa Y. Endoscopic management of carpal tunnel syndrome. *Arthroscopy*. 1989; 5:11.

[3] Agee JM, Tortsua RD, Palmer CA, et al. Endoscopic release of the carpal tunnel: a prospective randomized multicenter study. Presented at: 45th Annual Meeting of the American Society for Surgery of the Hand; September 24–27, 1990; Toronto, Canada.

[4] Duncan KH, Lewis RC, Foreman KA, et al. Treatment of carpal tunnel syndrome by members of the American Society for Surgery of the Hand: results of a questionnaire. *J Hand Surg [Am]*. 1987;12:384–391.

[5] Upton A, McComas A. The double crush in nerve entrapment syndromes. *Lancet*. 1973;2:359.

[6] Hurst L, Weissberg D, Carroll R. The relationship of the double crush to carpal tunnel syndrome (an analysis of 1 000 cases of carpal tunnel syndrome). *J Hand Surg [Br]*. 1985;10:202–204.

[7] Chow JC, Weiss MA, Gu Y. Anatomic variations of the hook of hamate and the relationship to carpal tunnel syndrome. *J Hand Surg [Am]*. 2005;30:1242–1247.

[8] Chow JCY, Malek M, Nagle D. Complications of endoscopic release of the carpal ligament using the Chow technique. Presented at: 47th Annual Meeting of the American Society for Surgery of the Hand; November 11–14, 1992; Phoenix, AZ.

[9] Chow JCY, Malek MM. Complications of endoscopic release of the carpal ligament using the Chow technique. Presented at: 60th Annual Meeting of the American Academy of Orthopaedic Surgeons; February 18–23, 1993; San Francisco, CA.

[10] Malek MM, Chow JCY. National study of the complications of over 10,000 cases of endoscopic carpal tunnel release. Presented at: 61st Annual Meeting of the American Academy of Orthopaedic Surgeons; February 24–March 1, 1994; New Orleans, LA.

[11] Chow JC, Hantes ME. Endoscopic carpal tunnel release: thirteen years' experience with the Chow technique. *J Hand Surg [Am]*. 2002;27:1011–1018.

[12] Mannerfelt L, Hybbinette CH. Important anomaly of the thenar motor branch of the median nerve. *Bull Hosp Jt Dis*. 1972; 33:15.

[13] Lanz U. Anatomical variations of the median nerve in the carpal tunnel. *J Hand Surg [Am]*. 1977;2:44.

[14] Seradge H, Seradge E. Median innervated hypothenar muscle: anomalous branch of median nerve in the carpal tunnel. *J Hand Surg [Am]*. 1990;15:356–359.

[15] Chow JCY. Endoscopic carpal tunnel release. In: Chow JCY, ed. *Advanced Arthroscopy*. New York, NY: Springer-Verlag; 2001:271–286.

[16] Chow JCY. Carpal tunnel release. In: McGinty JB, ed. *Operative Arthroscopy*. 3rd ed. Philadelphia, PA: Lippincott Williams & Wilkins; 2003:798–818.

[17] Nagle D, Fischer T, Harris G, et al. A multi-center prospective review of 640 endoscopic carpal tunnel releases using the Chow technique. *Arthroscopy*. 1996;12:139–143.

第 4 篇

髋关节

The Hip

髋关节镜检查的临床评估与患者选择

近年来，对活跃人群中非关节炎性髋关节损伤的兴趣和关注度越来越高。随着我们对髋关节疾病理解的深入、无创影像学检查技术的改进、关节镜和其他微创手术技术的不断提高，对髋关节疾病关注的焦点正逐渐转向髋关节疾病的早期鉴别和治疗。新出现的治疗方法有助于早期治疗疾病，从而阻止或延缓髋关节的退变。

活跃人群中髋关节疼痛的鉴别诊断的范围相当广泛。髋关节疼痛可由关节内或关节外周的疾病引起，也可由各种涉及髋关节的躯体疾病引起。关节内源性的髋关节疼痛包括盂唇撕裂、软骨损伤、圆韧带撕裂、关节内游离体、股骨髋臼撞击综合征、髋关节发育不良和髋关节不稳[15]。关节周围源性的髋关节疼痛包括大转子滑囊炎、弹响髋综合征、髋部屈肌紧张和肌腱病变、梨状肌综合征、臀中肌腱病变及损伤。此外，髋关节还是腰椎、骶骨、腹部和骨盆等牵涉痛发生的常见部位。因此，通过检查脊柱、骨盆和腹部来排除来源于这些部位的牵涉痛十分重要。有关这些检查的细节不在本章赘述。

正确诊断对于合理治疗髋关节损伤至关重要。详细的病史、仔细的体格检查和标准的 X 线片常可为诊断提供重要线索，而更高级的影像学技术如MRI 关节造影术等能协助确诊。虽然只有少数患者确需进行关节镜检查，但是关节镜检查仍被提倡作为髋关节内部病变的诊断工具。随着我们对髋关节的解剖、力学及病理力学等的深入理解、临床检查手段和影像学技术的改进和精细化，髋关节疾病的治疗方案也在不断改进。

临床评估

病史

评估髋关节的第一步是获得患者详细完整的病史。是否存在创伤（包括损伤机制）、疼痛的部位、

症状的起始、持续时间及严重程度都应详细询问。加重和减轻的影响因素及具体的日常生活活动受限情况也要明确。检查者需要询问髋关节病史、手术史、外伤史和治疗史，包括活动限制、口服药物治疗、物理治疗、注射治疗及使用的辅助器具。娱乐活动史和参加体育运动史也应详细询问。了解韧带松弛史或先天性髋臼发育不良也很重要。获得有关青少年时期的髋关节疼痛史对于判断以前的髋关节疾病，如股骨头骨骺滑脱和 Legg-Calve-Perthes 病也十分重要[15]。

详细的病史可以帮助鉴别髋关节内、外源性的疼痛。关节内病变如软骨瓣形成和盂唇撕裂的患者常主诉疼痛和机械性症状[17]。比较典型的是，疼痛实际上位于腹股沟前部或腹股沟区的较深位置，但可能涉及大腿内侧、近端大转子的外侧或臀部。患者将拇指置于大转子的后外侧，其余四指放于腹股沟区以此来抓住髋关节，并主诉疼痛位于手指的连线处的深部关节内，称为"C 字征"（图 45.1）[1-3]。这往往会被误诊为外侧软组织病变，然而患者常描述疼痛来自髋关节内部深处。髋关节后上部的疼痛需要全面的评估以区分髋关节疼痛和背部疼痛。

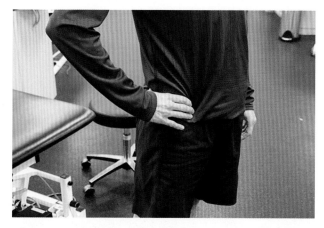

图 45.1 "C 字征"是一种独特的体征，髋关节内疼痛的患者通常会表现为阳性结果。

其他关节内来源的髋关节疼痛特征还包括负重时髋部隐隐发作的锐痛且转动臀部时上述疼痛会加剧，患者直背坐位屈髋或自坐位直立时会有所不适或疼痛。虽然对关节内源性的病变缺乏特异性，但患者可能会抱怨在步行或进行其他髋部运动时出现关节内弹响及绞锁症状。

有关节外源性疼痛或牵涉痛的患者的主诉变化较大。大腿或臀部的疼痛，或放射至膝以下的疼痛可能源于腰椎或臀部及大腿肌肉组织。下腹部和（或）收肌结节处的疼痛可提示运动疝或耻骨炎硬化。大转子周围的疼痛和与之相关的弹响可能是源于外部弹响髋综合征。外部弹响髋通常可见，或者患者和其他人都可以看到，有时患者自己描述为髋关节脱位。内部弹响髋常可听到或触摸到弹响位于关节深部或腹股沟处。对无力、麻木、背痛和咳嗽或打喷嚏加重相关症状的鉴别可能提示为胸腰部病变。运动疝患者仰卧起坐时可出现疼痛。此外，还应牢记髋关节病变有时可表现为膝关节疼痛。

对患者的既往史、手术史及任何生长发育异常史都应进行评估。应该详细询问患者的系统性疾病，如恶性肿瘤、凝血病和炎症性疾病。各种凝血障碍和代谢疾病均已被证实可阻碍股骨头血供。包括饮酒史、类固醇药物服用史、吸烟史、生活地区海拔高度等个人史也应进行评估，因为这些因素可能对患者骨坏死的风险产生影响。

现病史、手术史、既往史和家族史等应该提供足够的信息以帮助医生形成初步的鉴别诊断，这些鉴别诊断会使医生关注一些特殊部位的髋关节检查。

体格检查

髋关节体格检查的基本原则与身体其他部位相同。因为髋关节是一个被厚厚的肌肉和其他软组织包裹的深部结构，从而限制了关节的活动，所以髋关节的体格检查较难操作。此外，髋部体格检查困难的另外一个原因是，髋部疼痛可能由关节内病变、各种关节外病变及牵涉痛引起的。因此，进行统一又全面的体格检查对做出正确的初步诊断十分重要。一个系统的体格检查包括视诊、触诊、关节活动度、肌力及一些特殊或诱发试验[4, 16, 17]。尽管有时鉴别诊断的范围很小，但是髋部体格检查仍需全面而完整，以减少误诊的可能性。体格检查的顺序应该尽量方便患者与医生。检查时患者的体位顺序依次为站立位、坐位、仰卧位、侧卧位、俯卧位[2]。

视诊

当患者走入诊室时观察患者的坐姿、起立及移动到检查桌的姿势是髋关节检查中的初步线索。梨状肌综合征患者可能会不倚靠患侧髋关节直立，而一些股髋撞击征或前部盂唇撕裂的患者可能会牵拉着患肢坐在椅子上以减少髋关节屈曲。减少静止负重、摆动负重或避免髋关节屈曲的防痛步态值得关注。Trendelenburg 步态可见于外展肌无力的患者，或当患者把重心放在髋关节处以减少关节受力。若骨盆偏向于对侧支撑腿或患者将重心转移到支撑腿以进行代偿时出现外展肌无力症状。随着外展肌无力的发展，负重会代偿性地转移至患侧髋关节。外展肌跛行步态会使重心移至髋关节，并且降低所需的外展肌力。

观察髋部是否有肿胀或淤青可为大转子滑囊炎、髂嵴部髂骨隆凸挫伤或撕脱骨折的诊断提供一定的线索。还应观察骨盆区和脊柱是否存在不对称、畸形、肿块、发红、萎缩、力线不良和骨盆倾斜。在站立位（从背部评估骨盆的倾斜）和仰卧位（双侧均测量髂前上棘到内踝）分别测量下肢长度。

触诊

虽然长期存在的关节内病变可导致肌肉或滑囊的压痛，但关节内病变常无压痛。触诊髋关节周围的骨突必不可少，有助于诊断关节外病变导致的疼痛。压痛的常见部位包括大转子和髂胫束，两者病变分别导致滑囊炎和弹响髋（图 45.2）。大转子后部压痛提示梨状肌肌腱炎，而仅是大转子上部压痛则可能是臀中肌肌腱炎。髂前上棘是缝匠肌的起点，也是青年运动员骨突处撕脱性骨折的好发部

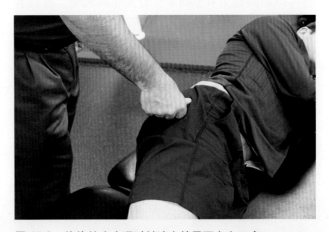

图 45.2　体格检查中通过触诊大转子而产生压痛。

位。股外侧皮神经在髂前上棘内侧从腹股沟韧带下穿过，压迫此处的神经可导致大腿近端前外侧部位出现感觉迟钝即感觉异常性股痛。深部触诊髂前上棘内侧再次产生此症状可做出上述诊断。直接创伤导致的髂嵴处压痛及肿胀通常称为髂骨隆凸挫伤，而在骨骼尚未成熟的运动员中也可能是由髂嵴撕脱伤导致的。髂前下棘是股直肌的起点，在骨骼未成熟运动员的这个部位有压痛提示为骨突撕脱伤。

耻骨联合或耻骨支处的压痛可能是由强大的内收肌反复收缩导致的，这种病变被称为耻骨骨炎，在足球和曲棍球运动员中最为常见。患者俯卧或仰卧位并屈曲髋关节时，常可触摸到坐骨结节，此处的急性压痛往往见于腘绳肌腱撕脱伤，当然压痛也可见于腘绳肌腱病。没有急性损伤史的压痛可能由覆盖于坐骨结节上的滑囊炎引起。坐骨结节滑囊炎最常见于长期坐位的运动员如桨手、自行车手和马术运动员等。

触诊患者其他疼痛部位及可能引起髋部牵涉痛的部位也十分重要，这些部位包括腰椎、骶骨和骶髂关节。一般检查中还应包含股动脉触诊和神经血管检查，因为在极少数情况下动脉瘤也可引起髋关节的疼痛与肿胀。

关节活动度

对关节活动度的评估要首先检查健侧肢体（表45.1）。评估患者在坐位、仰卧位和俯卧位时的髋关节活动度。股骨过度前倾会增加髋关节内旋活动度并减少外旋活动度。辨别髋关节的活动是来自髋关节本身还是来自骨盆和腰椎的代偿活动非常重要。Thomas 试验可以用来检查患者是否有髋屈肌的挛缩（图45.3），具体方法为患者仰卧位且腰椎固定于检查床上，对侧髋关节屈曲。正常情况下，受试者可以屈曲髋关节至胸部。若无屈曲挛缩，被检者的髋关节则仍位于检查床。若存在屈曲挛缩，则被检者的对侧腿将会抬高离开检查床。

腘绳肌紧张度也可通过测量腘窝角评估。受试者在仰卧位下屈髋90°同时屈膝，随后被动伸直膝关节。膝关节伸直的程度可以提示腘绳肌的紧张度，若膝关节可完全伸直，则提示腘绳肌柔韧性良好。

通过 Ober 试验可检查髋关节外展肌紧张度或阔筋膜张肌挛缩（图45.4）[2, 4, 5]。受试者侧卧位，屈曲下方的髋、膝关节以稳定体位。随后被动屈曲受检髋关节至90°，完全外展髋关节，并屈膝90°，此时允许内收髋关节和膝关节，而髋关节置于旋转中立位。若膝关节无法达到中线位置，则提示髋关节外展肌紧张。

俯卧位下可以评估股直肌的紧张度。被动屈曲患者膝关节，若同侧髋关节也屈曲，则提示股直肌

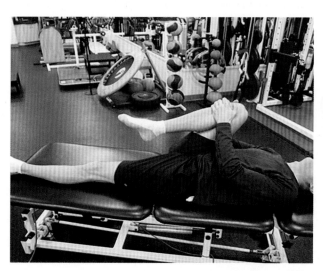

图 45.3　Thomas 试验。用于评估髋关节屈曲挛缩。若髋关节无屈曲挛缩，则完全伸直的髋部及下肢会平放于检查床上。

表 45.1　髋关节正常运动范围

屈曲	110°~120°
伸直	10°~15°
伸直位外展	30°~50°
伸直位内收	30°
屈曲位外旋	40°~60°
屈曲位内旋	30°~40°

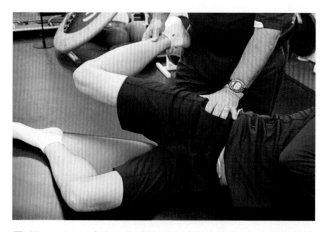

图 45.4　Ober 试验。此试验可用来检测髋关节外展肌的紧张度或髂胫束挛缩。患者侧卧，首先屈髋屈膝，然后髋关节外展、伸直、内收。若膝关节无法到达中立位或髂胫束紧张则认为试验结果阳性。

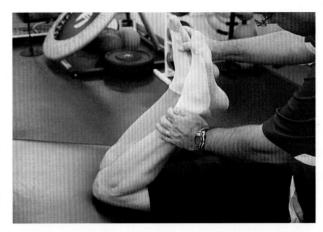

图 45.5 检测股直肌是否紧张或挛缩。评估膝关节屈曲度并与对侧对比。图中患者左腿股四头肌比右腿紧张。

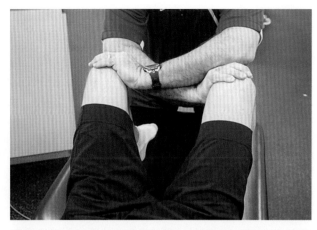

图 45.6 一种通过对抗髋关节内收来检测内收肌肌力的方法。这个试验在髋关节屈曲和伸展时进行。

紧张，即测试结果阳性，此试验称为 Ely 试验[2, 4, 5]。通过比较两侧膝关节的屈曲程度来评估股直肌的紧张度（图 45.5）。

软骨瓣或盂唇撕裂通常仅会导致髋关节活动度的轻微减小，通常在做一些大幅度运动时才会出现疼痛或不适感。对于股骨头骨骺滑脱和股髋关节撞击综合征的患者来说，同时屈髋、外展和外旋髋关节时容易出现疼痛或不适。股髋关节撞击综合征患者的髋关节内旋活动度常常减小。关节炎患者的关节活动度会逐渐减小。然而，髋关节的内旋与外展活动度往往最先减小。

肌力

肌力测试可检测肌无力，这种肌无力可能是髋关节疾病所致的疼痛或代偿性损失。肌力测试可在髋关节任何方向的活动上进行。肌力测试时出现的疼痛有助于诊断髋关节疼痛的病因是否源于肌肉或肌腱损伤，因为抗阻试验常可诱发受检部位肌肉的局部症状。髋关节外展肌无力可通过 Trendelenburg 试验进行评估。抵抗髋关节内收可引起长收肌近端肌腱处的疼痛（图 45.6）。患者取坐位时检查髋关节屈曲肌力可加重髂腰肌滑囊炎的症状。

特殊或诱发试验

髋关节内病变

动态外旋撞击试验和动态内旋撞击试验都是在仰卧位下进行的。首先使患者健侧髋关节极度屈曲以消除脊柱前凸，然后将患侧髋关节屈曲 90°。在动态内旋撞击试验中被动地大范围内收内旋髋关节；在动态外旋撞击试验中被动地大范围外展外旋髋关节的同时伸直髋关节。上述两种试验如能诱发患者

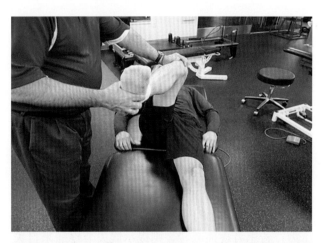

图 45.7 屈曲 / 内收 / 内旋（FADDIR）"撞击"试验。屈髋 90°，然后内收、内旋。虽然这个试验被称为撞击试验，但它并不是股骨髋臼撞击综合征的特有体征，该试验对其他髋关节内疾病也有一定的敏感性。

疼痛即为阳性。两种试验也可在关节镜直视下进行以判断股骨颈与髋臼是否匹配。

屈曲内收内旋试验可以在患者仰卧位或侧卧位下进行（图 45.7）。受试髋关节被动屈曲 90° 并内收，然后内旋。如能诱发患者疼痛，则为试验阳性。还应记录下触发髋关节疼痛时的屈曲和内收角度。尽管这个试验已被称为撞击试验，但除了用于诊断股骨髋臼撞击综合征以外，它还对髋关节内的病变相当敏感。当然，这个试验的假阳性率较高。由 McCarthy 描述的动态撞击试验可诱发腹股沟部的疼痛，这可能提示存在髋关节内的病变[6]。该试验在仰卧位下进行，极度屈曲、内收、内旋髋关节后完全伸髋，随后迅速极度屈曲外展外旋髋关节后完全伸髋。

直腿抬高抗阻试验即 Stinchfield 试验，是筛查髋关节内病变的有效手段[2, 4]。患者主动直腿抬

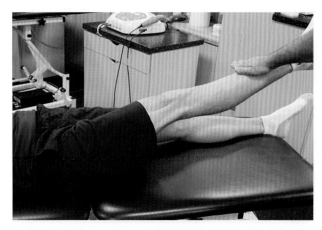

图 45.8　Stinchfield 试验。具体操作为抬高一条腿抵抗阻力。该试验可有效筛查出髋关节内病变或髋关节屈肌炎症或损伤。

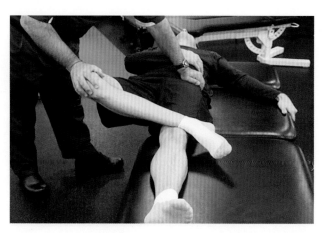

图 45.9　FABER 试验 /Patrick 试验。患者臀部离开检查桌边缘，然后同侧腿摆成"4 字征"。固定对侧骨盆，并向膝关节施加向下的力。若髋关节后部出现疼痛常提示骶髂关节病变，而髋关节前部出现疼痛常提示耻骨联合病变或前部盂唇病变。

高 45° 并维持，检查者对该腿施以向下的压力（图 45.8）。若髋部出现疼痛或无力，则测试结果阳性。该试验模拟了正常行走时对患者髋关节施加 2 倍体重的压力。当患者主动抗阻时，腰大肌将压力传递至盂唇，以此来帮助发现关节内病变。关节外的疾病包括髋部屈肌腱炎、髋部屈肌撕脱性骨折或腰肌脓肿等也会导致该试验结果阳性。

中央牵拉试验在患者仰卧位时进行，将患者一侧腿外展 30° 并轴向牵引，这样操作可减轻关节内压力，若患者疼痛减轻，则提示髋关节疼痛来自关节内病变。

滚动试验是较为敏感的检查髋关节内疼痛的方法。

单足跳跃试验是诊断应力性骨折的有效方法。患者以患肢为支撑点行单足跳跃，若腹股沟、髋关节和大腿前部出现疼痛则认为试验结果阳性。

髋关节外病变

髋关节屈曲外展外旋试验（Patrick 试验）有助于发现骶髂关节疼痛[2, 4]。患者仰卧位于检查桌边，受检肢体的臀部部分离开检查桌；随后受检肢体膝关节屈曲呈"4 字征"，并将同侧踝关节置于对侧大腿上。检查者一手置于屈曲的膝关节内侧并向下施压，另一手置于髂前上棘处以固定骨盆（图 45.9）。该测试用于向骶髂关节施压。若该试验导致髋关节后部疼痛，则可怀疑为骶髂关节病变。Patrick 试验也可诱发出髋关节内病变导致的疼痛，但这种疼痛往往位于腹股沟前部。

Gaenslen 试验是另一种能向骶髂关节加压的方法[2, 4, 5]。患者仰卧位，且受检髋关节转向桌边，双

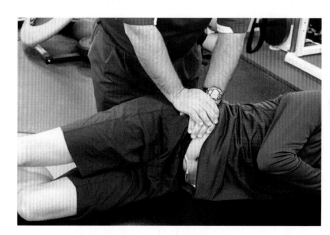

图 45.10　侧方挤压试验。患者侧卧位，在骨盆处施加向下的压力可能会引起髋关节前部的耻骨联合处疼痛或后部的骶髂关节疼痛。

膝屈曲并贴近至胸部。检查者一手固定骨盆，同时伸直受检肢体至检查床边。该试验可向骶髂关节加压，若检查中患者髋关节出现疼痛则结果为阳性。

耻骨联合压力试验可用来鉴别耻骨联合处的病变。患者仰卧位，检查者一只手置于一侧耻骨上缘，另一只手置于对侧耻骨下缘，双手同时下压以对耻骨联合产生剪切力。若患者耻骨联合处疼痛则试验结果阳性。骨盆挤压试验可在仰卧位或侧卧位下进行（图 45.10）。这些试验均对耻骨联合处施加压力，若出现压痛则试验结果阳性。

髋关节外弹响髋是指髂胫束在大转子上滑动时引起疼痛，且反复屈伸髋关节可诱发疼痛。关节外弹响髋通常可通过观察发现，然而偶尔也可听到弹响。大多数患者可在站立位且侧向移动髋关节时

自发产生弹响。脚踏车试验有助于诊断关节外弹响髋综合征。患者侧卧位，患侧肢体在上方，然后模拟踏车运动，若引起髂胫束处弹响即为试验结果阳性。

关节内病变导致的弹响髋可引起腹股沟皱褶处或大腿内侧的疼痛。当髂腰肌突然受力紧张并滑过髂耻隆起或股骨头而产生弹响。关节内弹响髋常可听到，甚至偶尔可以触摸到。患者仰卧位做完成一系列动作可发生更加明显或频繁的弹响声。Byrd 描述了一种试验[7]，患者首先屈髋，然后外展、外旋髋关节，最后伸髋，发现这是最敏感的评估关节内弹响髋的试验。另一种我们认为有效的试验方法是先使患者髋关节屈曲、外展、外旋，然后内收、内旋，最后伸直髋关节。由髂腰肌病变引起的髋关节内弹响可通过以下试验来诱发，患者仰卧位，将受检腿抬离检查床并由外展外旋位变为内收内旋位。上述试验的共同原理是通过收缩髂腰肌腱，使其从股骨头外侧移动到股骨头内侧并产生响亮的"咔嗒"声；而对股骨头施压较轻可能无法诱发弹响声。

梨状肌试验用来确诊或排除梨状肌综合征。患者侧卧于检查床上，受检髋关节屈曲 60° 同时屈膝，检查者一手固定髋部，另一只手在膝关节处施加向下（内旋、内收）的压力。若梨状肌紧张，则疼痛源自肌肉；若梨状肌压迫坐骨神经，疼痛往往位于臀部并向大腿远端及膝关节放射。此外，患者在这种体位时可通过触摸梨状肌引发其疼痛，相比之下对侧肢体则无疼痛，此时提示患者存在梨状肌综合征（图 45.11）。

抗阻仰卧起坐试验有助于诊断运动疝[8]。患者仰卧位，双腿伸直，检查者一手放在患者胸部并施

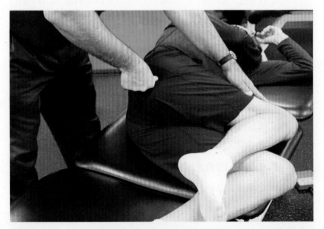

图 45.11　梨状肌试验通过触摸坐骨神经来评估梨状肌综合征。

加阻力，若患者做仰卧起坐时腹直肌止点或腹股沟部出现疼痛，则为试验结果阳性。我们发现另一个有助于诊断运动疝的试验是，当患者做仰卧起坐时，检查者触诊腹直肌外缘止点近耻骨处，如能诱发疼痛即为阳性结果（图 45.12）。

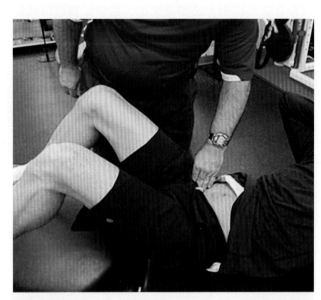

图 45.12　患者做仰卧起坐时，触诊腹直肌边缘接近止点处有助于诊断运动疝。若此诱发手法能加重症状则提示运动疝。

影像学检查

X 线片

髋关节疼痛的患者均应拍摄常规 X 线片。标准的髋关节 X 线片应包括骨盆前后位片、患髋前后位片和髋关节侧位片。拍摄骨盆前后位片十分必要，因为大部分影像学所显示的图像及其位置关系在骨盆前后位片中得到证实。因为 X 线是一系列发散光束（仅有一个垂直光束），所以骨盆前后位片与髋关节前后位片上的影像学射线的关系有所不同，即在骨盆前后位和髋关节前后位片时，唯一的垂直光束分别照射于骨盆中心和股骨头中心（两者的垂直射线成一夹角）。此外，骨盆前后位片还可用来观察与髋部疼痛密切相关的部位，包括耻骨联合、骶骨、骶髂关节、髂骨和坐骨（图 45.13）。

获得垂直位的前后位片十分重要。另外，还需要一些侧位片，包括仰卧水平投照位片、Dunn 位片、改良 Dunn 位片、蛙式侧位片和假斜位片[3, 9]。在上述这些侧位片中，作者喜欢用仰卧水平投照位片，因为容易获得可重复的侧位片，而且它是股骨近端和髋臼的侧位片（图 45.14）。蛙式 X 线片经常

使用，但它不是真正的髋关节侧位片，而是股骨近端侧位片和髋臼前后位片，它能提供更多的有关股骨近端的信息。

X 线片可以帮助诊断关节退行性改变、骨坏死、游离体、应力性骨折和骨病。应使用中心边缘角和其他合适的测量方法如交叉征、后壁征和髋臼后倾指标来评估髋臼发育[3, 9]。中心边缘角至少为 20°，最好为 25° 以保证股骨头在髋臼窝中的稳定性，且可将压力均衡的分散于髋臼。使用骨盆前后位片可评估髋臼突出及过深等情况；此外臼窝底部应与髂坐线相接触，且中心边缘角大于 35°。X 线片还可以用来评估由突出的股骨颈或股骨头颈不对称导致的 cam 型股骨髋臼撞击综合征。上述两种情况都可导致盂唇撕裂和（或）关节软骨损伤。

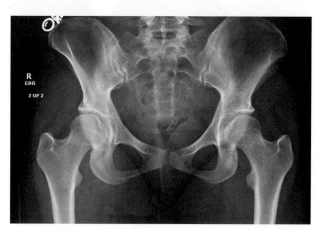

图 45.13　常规的骨盆前后位片。骨盆前后位片中可见尾骨尖位于耻骨联合中心上方 1~3 cm 处。骨盆前后位片对诊断很有帮助，因为通过与健侧对比可评估细微的骨结构变化，同时还可以观察临近的可能产生髋关节疼痛的相关部位。除了髋关节前后位片以外，骨盆前后片也可用于显示骨盆骨性结构的测量结果及相互关系。

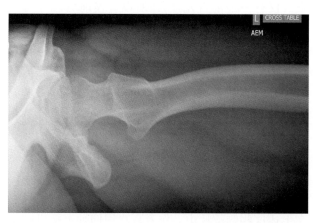

图 45.14　常规的髋关节仰卧水平投照位片。注意这是真正的股骨近端（股骨头和股骨颈）和髋臼的侧位片。注意拍片时大转子不应位于股骨干后方，而应是股骨近端的外旋位片。

尽管盂唇撕裂在 X 线片中难以显示（不同于钙化或盂唇骨化），但 Wenger 等[10]发现大多数盂唇撕裂的患者都伴有骨质异常。当然，X 线片也有助于诊断髋关节相关疾病及排除其他原因引起的髋部症状。

MRI

MRI 一直以来都被用于评估软组织损伤，如盂唇撕裂、滑囊炎和肌腱损伤。MRI 也可以用来早期发现股骨颈应力性骨折和骨坏死。近年来常规应用 MRI 评估盂唇损伤受到了一些质疑，因为 MRI 敏感性和特异性均较低[3, 4, 11, 12]。骨盆 MRI 检测盂唇损伤的敏感性小于 10%，而髋关节 MRI（更小的视野）的敏感性则更高[13]。MRI 也有假阳性结果，一些研究显示在无症状的对照人群中也存在形态学变异、退行性改变和盂唇内高信号改变[1, 3, 4, 11, 12]。MRI 还可用于鉴别髋关节疼痛的来源，包括盂唇撕裂、游离体、色素沉着绒毛结节性滑膜炎、滑膜软骨瘤病和其他关节内病变。更新的技术提高了检测盂唇撕裂和股骨头和髋臼软骨分离病变诊断的能力。

MRI 关节造影术

MRI 和关节造影术的结合使用，使其在盂唇病变和关节软骨损伤的成像和诊断上更加实用（图 45.15）。MRI 关节造影术是一种微创技术。相比于 MRI 而言，该技术诊断盂唇病变和软骨损伤的敏感性（90%）和特异性（91%）更高[1, 11, 12, 14]。同时向关节内注射局麻药和钆造影剂，既可评估疼痛缓解情况，也可确认关节内病变的解剖学证据。

关节内注射麻药

关节内注射麻药不仅可以协助诊断髋关节内的疼痛，还可以帮助明确 MRI 上显示的关节内病变是否为导致患者疼痛的原因（图 45.16）。因为盂唇撕裂可能没有临床症状，且 MRI 可能出现假阴性结果，所以注入局麻药后疼痛减轻对明确产生关节内症状的原因很有帮助，此外，若髋关节镜检查对确诊有利的话也可应用。若向关节内注射局麻药后疼痛无缓解，则需要考虑其他原因所导致的疼痛。麻醉药外渗及损伤性注射降低了该方法诊断关节内疼痛病因的特异性。一般只有在患者有退行性骨关节病时才会使用皮质类固醇。关节内注射局麻药既可单独使用（在超声或 X 线透视引导下），也可结合造影剂使用。

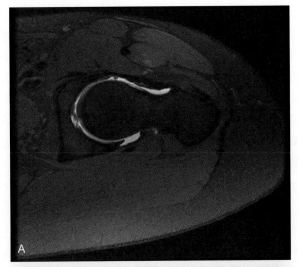

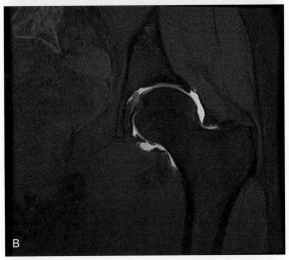

图 45.15　关节内注射钆的 MRI 造影检查提高了使用 MRI 评估髋关节疼痛原因的敏感性。注意图中盂唇和其他关节内结构的可视性明显改善。A. 轴位片示髋关节常规 MRI 造影。B. 冠状位片示髋关节常规 MRI 造影。

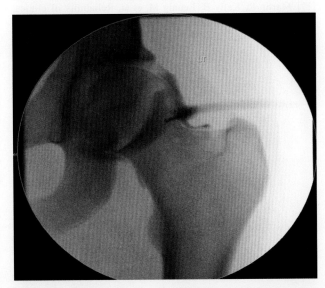

图 45.16　髋关节造影术，可用来证实关节内放置了对比剂、麻醉药或皮质类固醇。

患者选择

成功的髋关节镜检查依赖于合适的患者选择。髋关节疼痛，特别是在青年患者中，往往是由于髋关节内及周围的软组织损伤引起的。患者的预期也很重要，应该有合理的预期，并了解到关节镜仅可查明部分关节病变的原因。很多使用手术治疗的关节内病变的病理力学、病理解剖学及自然病程尚未完全研究清楚。然而，患者可以从越来越多的临床治疗经验中获得有关疾病的合理预期结果。

髋关节镜检查为髋关节的治疗提供了一种微创治疗方式，以往需要行开放性手术治疗的疾病，现在则可选择关节镜手术治疗，如髋关节脱位的手术。此外，关节镜还可以帮助骨科医师对之前无法诊断和处理的许多关节内紊乱进行治疗。除了游离体外，以往文献报道均认为对大多数髋关节病变首先行保守治疗是无害的，但现在对这些病变逐渐有了新的认识和处理方法。随着时间的推移，大多数患者经保守治疗后病情均无改善。也就是说，大多数患者在被推荐进行关节镜检查前都经历了一次无效的保守治疗。

髋关节镜手术可以有效治疗很多髋关节损伤，包括盂唇损伤、髂股韧带损伤导致的关节囊松弛、股髋关节撞击综合征、股骨头颈连接处偏心距的降低、侧向撞击伤、软骨损伤、圆韧带损伤、关节外损伤（关节内源性或外源性弹响髋）和游离体。髋关节镜还可应用于股骨头坏死、滑膜性软骨瘤病和其他滑膜疾病、结晶性髋关节疾病（痛风和假性痛风）、关节感染、创伤后关节内碎屑及轻到中度的症状性髋关节骨关节炎。此外，对长时间站立、髋关节疼痛无法缓解且有阳性体征的患者进行关节镜检查有助于明确诊断。我们应用髋关节镜检查的适应证包括关节内注射局麻药后疼痛减轻及保守治疗无效的确诊或疑似的髋关节内病变的患者（不包括关节外病变导致关节疼痛的患者）。

髋关节镜手术的禁忌证包括髋关节融合、晚期关节炎、开放性损伤或蜂窝织炎、肥胖、股骨颈应力性骨折、严重的髋关节发育不良、股骨头塌陷性坏死和已经稳定的缺血性坏死。

结论和展望

随着对髋关节病变理解的深入，诊断方法更

加简便可靠，微创治疗方法（尤其是髋关节镜技术）的不断进步，使得人们对非关节炎性的髋关节病变越来越感兴趣。正是由于对髋关节病变关注度的增加，使得大家更加强调对髋关节的临床评估。

关节镜技术是治疗运动员髋关节内病变的最前沿的微创技术。以往由于解剖和技术上的限制，无法进入大部分髋关节内的区域。然而，随着近年来

手术技术的不断提高、影像学显像技术的进步和仪器设备的发展，目前对门诊患者也可以安全有效地行髋关节镜检查。使用髋关节镜手术治疗以下几类患者的成功率较大，即症状反复发作、体格检查发现有髋关节功能障碍、保守治疗失败及关节内注射局麻药可减轻疼痛的患者等。严格的诊断评估、详细的影像学检查、严格遵守外科手术的操作规范是髋关节镜检查成功的关键。

参考文献

[1] Burnett RS, Della Rocca GJ, Prather H, et al. Clinical presentation of patients with tears of the acetabular labrum. *J Bone Joint Surg Am.* 2006;88(7):1448–1457.

[2] Martin HD, Shears SA, Palmer IJ. Evaluation of the hip. *Sports Med Arthrosc.* 2010;18(2):63–75.

[3] Nepple JJ, Carlisle JC, Nunley RM, et al. Clinical and radiographic predictors of intra-articular hip disease in arthroscopy. *Am J Sports Med.* 2011;39(2):296–303.

[4] Safran MR. Evaluation of the hip: history, physical examination, and imaging. *Oper Tech Sports Med.* 2005;13(1):2–12.

[5] Plante M, Wallace R, Busconi BD. Clinical diagnosis of hip pain. *Clin Sports Med.* 2011;30(2):225–238.

[6] McCarthy JC, Noble PC, Schuck MR, et al. The Otto E. Aufranc Award: the role of labral lesions to development of early degenerative hip disease. *Clin Orthop Relat Res.* 2001; 393(393):25–37.

[7] Byrd JW. Evaluation and management of the snapping iliopsoas tendon. *Instr Course Lect.* 2006;55:347–355.

[8] Swan KG Jr, Wolcott M. The athletic hernia: a systematic review. *Clin Orthop Relat Res.* 2007;455:78–87.

[9] Clohisy JC, Carlisle JC, Beaule PE, et al. A systematic approach to the plain radiographic evaluation of the young adult hip. *J Bone Joint Surg Am.* 2008;90(suppl 4):47–66.

[10] Wenger DE, Kendell KR, Miner MR, et al. Acetabular labral tears rarely occur in the absence of bony abnormalities. *Clin Orthop Relat Res.* 2004;426(426):145–150.

[11] Byrd JW, Jones KS. Diagnostic accuracy of clinical assessment, magnetic resonance imaging, magnetic resonance arthrography, and intra-articular injection in hip arthroscopy patients. *Am J Sports Med.* 2004;32(7):1668–1674.

[12] Chan YS, Lien LC, Hsu HL, et al. Evaluating hip labral tears using magnetic resonance arthrography: a prospective study comparing hip arthroscopy and magnetic resonance arthrography diagnosis. *Arthroscopy.* 2005;21(10):1250.e1–1250. e8.

[13] Toomayan GA, Holman WR, Major NM, et al. Sensitivity of MR arthrography in the evaluation of acetabular labral tears. *AJR Am J Roentgenol.* 2006;186(2):449–453

[14] Leunig M, Werlen S, Ungersbock A, et al. Evaluation of the acetabular labrum by MR Arthrography. *J Bone Joint Surg Br.* 1997;79B(2):230–234.

[15] Clohisy JC, Beaulé PE, O'Malley A, et al. AOA symposium. Hip disease in the young adult: current concepts of etiology and surgical treatment. *J Bone Joint Surg Am.* 2008; 90(10):2267–2281.

[16] Martin HD, Kelly BT, Leunig M, et al. The pattern and technique in the clinical evaluation of the adult hip: the common physical examination tests of hip specialists. *Arthroscopy.* 2010;26(2):161–172.

[17] Martin R, Kelly B, Leunig M, et al. Reliability of clinical diagnosis in intraarticular hip diseases. *Knee Surg Sports Traumatol Arthrosc.* 2010;18(5):685–690.

第 46 章

Christopher M. Larson, Corey A. Wulf

髋关节镜手术：仰卧位

在过去十几年中，人们对髋关节镜手术的兴趣越来越高。越来越多的骨科医师已经或正在考虑将髋关节镜手术用于临床实践。学习操作髋关节镜手术是一个艰难的历程，即使最有经验的髋关节镜手术医生也在不断学习。发展关节镜技术非常重要，这种技术可以通过髋关节中央和周围间室安全有效地处理髋关节疾病。在优化髋关节镜技术的过程中，首先要确定患者的体位，髋关节镜手术可在仰卧位或侧卧位下进行。本章将会重点描述患者在仰卧位下行髋关节镜手术的体位、入路、提高可视化技术以及使用术中透视优化技术，从而改善患者临床预后。

麻醉

在进行髋关节镜手术时，为了更好地分离髋关节中央间室以方便操作，适当的运动神经阻滞很有必要。全身麻醉是最常用的麻醉方式，它有助于适当的分离关节间隙并麻痹肌肉。大多数行髋关节镜检查的患者都相对年轻，全身麻醉对他们来说既安全又有效。当然脊髓麻醉也可以用于运动神经阻滞，但是少数情况下若脊髓麻醉后牵引仍然很困难，那么还要进行全身麻醉。目前，尚无研究评估其他单一使用于髋关节镜手术中的麻醉方法，如腰丛神经阻滞、骶丛神经阻滞、闭孔神经阻滞和腰椎椎旁阻滞等。

患者于髋关节镜术后会出现不同程度的疼痛，大多数门诊患者会在髋关节镜手术结束时注射局麻药以减缓术后疼痛。在髋关节镜术后恢复室中，偶尔也会有患者对疼痛耐受性较差或术后感到剧烈疼痛。对于这类患者可考虑进行区域神经阻滞。区域神经阻滞常可有效缓解上述疼痛，具体方式包括腰丛神经阻滞、腰骶丛联合神经阻滞、L1 和 L2 周围神经阻滞、腰肌闭孔联合神经阻滞[1-3]。但目前对髋关节镜术后的这些区域神经阻滞方式进行评价的研究较少。

麻醉下检查

行髋关节镜手术，仰卧位比侧卧位更有优势。仰卧位使患者术前体位的维持更加容易，同时也方便了麻醉师的操作[4-6]。相比于侧卧位，仰卧位还可减少腹腔内液体的外渗。最后需要强调的是，进行髋关节镜检查时体位的选择是依据骨科医师的偏好和经验等决定的，目前尚无研究证实仰卧位或侧卧位哪个更有优势。

基本设置

髋关节镜手术需要对患肢进行牵引，这可通过一张标准的骨折手术床或一套专为髋关节镜手术设计的牵引装置实现。我们更喜欢使用标准的骨折手术床，因为手术室的医护人员更加熟悉骨折手术床，有助于他们在术中按需调整。

患者仰卧位并用棉垫包裹骨突部位。麻醉后检查关节活动度，这尤其适用于股髋撞击综合征和粘连性关节囊炎的患者。对于这些疾病，术前与术后可分别对较差的关节活动度，尤其是内旋、屈曲、外展和外旋等进行评估。患者对着会阴柱向手术台远端移动身体，直至患侧大腿内侧碰到会阴柱。会阴柱应使用软垫充分包裹以减少对触碰处局部神经和皮肤的损伤。首先使用腹部垫包裹双脚前部内侧，然后将双脚放入棉垫靴或用石膏绷带垫包裹。术中为了防止意外滑动及牵引移位，双足会被牢固固定，因此棉垫可被用来保护足部皮肤和神经，以避免造成挤压伤。然后，将双足放入牵引靴中并用棉布胶带进一步固定。健侧大腿极度外展、外旋并屈膝。手术侧大腿置于外展中立位，屈髋0°~15°，极度内旋同时完全伸直膝关节。通过调整手术床

（特别是向术侧）使骨盆保持水平位，即两侧髂前上棘位于同一高度（其连线平行于地面或天花板）。在患者上身和头部的上方放置一个 mayo 托台，这样可方便医生或助手拿取上面的手术器械，同时也为麻醉师在手术单下留出了一定的操作空间。最后，将视频显示屏与透视显示屏挨着放置于患者头部附近（图 46.1）。

术中透视评估

尽管一些医生不习惯在髋关节镜手术中使用透视技术，但我们发现透视定位技术在髋关节镜手术中非常有用。术中透视有助于安全的手术入路，维持手术全程的正确定位，且评估必要的骨切除术。

透视机（C 臂机）与中立外展位的术侧下肢呈45°，并置于患者双腿之间（图 46.2）。C 臂机的底座可以固定于合适的位置，C 形臂可以伸缩，这样既不影响机器的操作，又有利于骨科医师在必要时有效地获取图像。

在铺巾或牵引前，我们先对髋关节进行透视评估。拍摄髋关节前后位片以明确术侧腿是否位于中立外展且骨盆位置是否正确。通过转子高度及髋臼倾斜度来获得术侧腿不同的外展或内收角度。骨盆旋转程度可按前述内容估计，并通过对准尾骨和耻骨联合来证实。当骨盆无倾斜时，在颅骶平面中尾骨尖到耻骨联合的距离大约为 0~3 cm。这样做的目的是获得一致的术中透视图像与术前骨盆前后位 X线片图像。确定前后壁后，手术医生就可明确术前X 线片上计划切除的部位。接下来对股骨头颈交界处进行全方位的评估[7]。伸直髋关节后，在极度内旋、旋转中立位和极度外旋下进行透视（图 46.3）。这有助于判断此时股骨头、颈交界处与术前骨盆前后位片相比的变化。然后，在屈髋、屈膝 45° 下评估髋关节。将双脚置于牵引靴中，并使支架向头侧滑动。在极度内旋、中立位和极度外旋下进行透视（图 46.4）。这样可以允许对股骨头、颈交界处前后位片与术前侧位片的情况进行对比。屈髋中位图像（大转子与股骨颈在同一直线上）与改良 Dunn 位片相似。我们也可通过髋关节水平线束侧位片来评估股骨及股骨头、颈交界处的情况（图 46.5）。最后，将术侧腿摆放回初始位置（中立外展位，屈髋15°~20°，膝关节完全伸直，髋关节极度内旋），且牵引患侧髋关节直到足够的股骨头－髋臼分离距离（图 46.6）。有些患者的髋关节难以分开，我们可以轻微地左右摇动髋关节同时内、外旋足部，这样有助于分离髋关节间隙。如果髋关节间隙仍难以牵开，切勿强力牵引；此时，我们可在牵引前向关节内刺入一根腰穿针，这样做也有助于分离关节间隙。当牵开关节间隙且完成消毒铺巾后，应放松牵引以缩短牵引时间。

铺巾

大腿和腹股沟的消毒范围应从髂前上棘近端至膝关节远端。大腿的后面、侧面及会阴柱内侧也需要消毒。非手术侧的腿部要用无菌铺巾覆盖，无菌铺巾应该覆盖 mayo 托台及髂前上棘近端处。明确髂前上棘和大转子等手术标志并用记号笔做上标记。最后，将髋关节骨折用贴膜粘贴于大腿上，并铺展拉开覆盖整个术侧腿和腹部（图 46.1）。透明

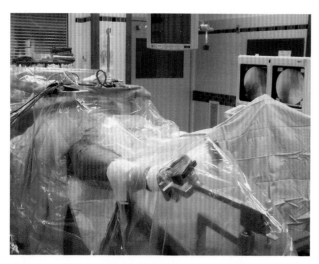

图 46.1 仰卧位下髋关节镜手术的设置（右髋）。

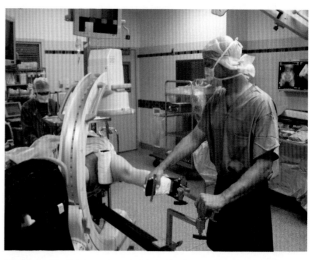

图 46.2 仰卧位下 X 线透视机放置于两腿之间（左髋）。

的髋关节骨折贴膜既可使手术医生观察到牵引装置，又方便术者处理术侧腿，因此它对髋关节镜手术而言非常重要。

专用器械

髋关节镜手术专用器械可从许多厂家购买。这些特殊设计的器械（篮钳、穿孔器、刮匙、微骨折钻、缝线引导器、抓线器）可以提高髋关节镜手术的操作性和安全性。此外，我们常用的标准的髋关节镜手术器械还包括开槽套管、加长骨钻、弯刨

刀、软组织消融探针及长柄弯曲刀片。

入路的位置和解剖

术野的暴露对任何外科手术的成功都十分重要。关节镜手术中，手术入路位置的重要性等同于手术暴露。正确的入路可以保证视野的最大化，减少对关节内组织和神经血管的医源性损伤，还可方便术者操作。髋关节镜手术入路的选择比较困难，因为髋关节被较厚的软组织包裹，这限制了对关节

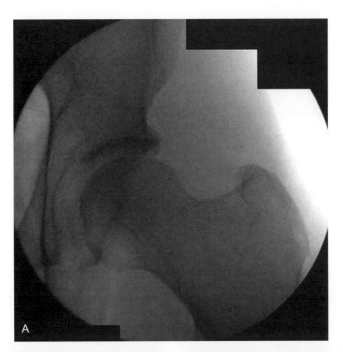

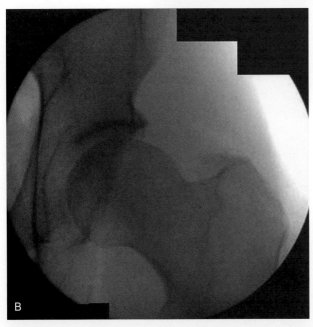

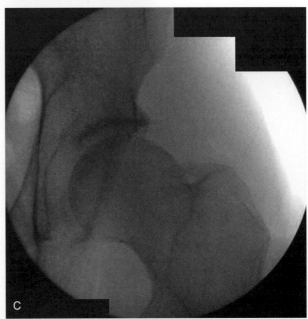

图 46.3 手术中髋关节伸直位时，X 线透视图像显示的髋关节图像。A. 内旋位。B. 旋转中立位。C. 外旋位（左髋）。

周围骨关节结构的触诊，而在其他关节中通常使用关节间隙来建立手术入路。若不牵开关节间隙，则髋关节周围十分紧密的三维结构限制了手术入路的建立。牵开关节间隙后关节囊腔体积会缩小，这使得关节囊周围的操作区域比中央间室更大。尽管有很多限制，但随着髋关节镜入路技术不断优化，已能确保安全地建立入路，并使髋关节中央间室、周围间室和转子周围区域等有足够的手术视野。

目前有很多手术入路已被用于治疗髋关节内、外的病变[8-10]（表46.1、表46.2）。医生的临床知识结合多个入路的应用，有助于处理许多髋关节的病变。根据作者的经验，大多数病例只需 2~3 个入路即可满足手术需要，如有必要可增加辅助入路。认清手术入路与重要组织结构的关系，可有效减少对组织的损伤。所有入路的位置都应考虑到与重要的浅表解剖结构的关系，如髂前上棘和大转子。术前应触摸到这两个部位，并用记号笔做上标记以利于术中参考。应该清楚每个患者的股骨颈干角、大转子高度、股骨颈的变异、髋臼的倾斜度都会有所不同。因此，医生应根据每个患者的自身情况调整手

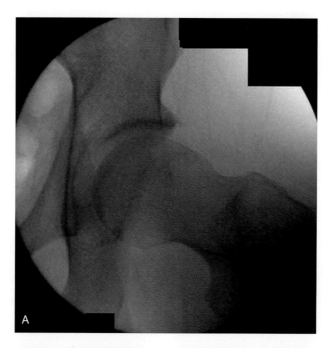

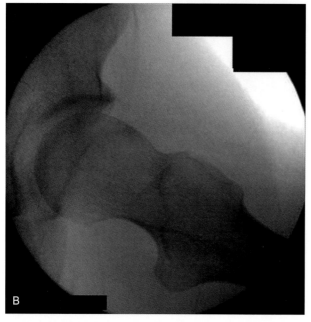

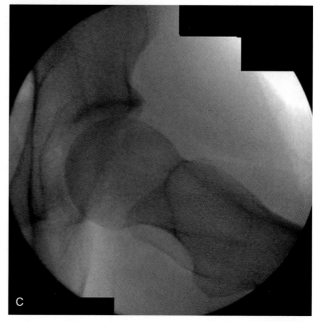

图 46.4　手术中髋关节屈曲位时，X 线透视图像显示的髋关节图像。A. 内旋位。B. 旋转中立位。C. 外旋位（左髋）。

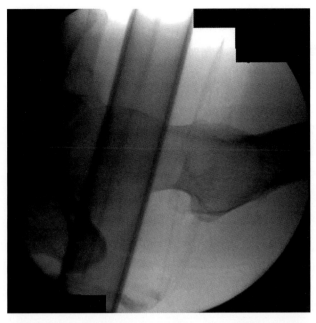

图 46.5 手术中髋关节水平线束侧位片的 X 线图像 (左髋)。

表 46.1 各入路与解剖结构之间的距离

入路	解剖结构	平均距离 (cm)	距离范围 (cm)
前方入路	髂前上棘	6.3	6~7
前外侧入路	股外侧皮神经 [a]	0.3	0.2~1.0
	股神经		
	缝匠肌水平 [b]	4.3	3.8~5.0
	股直肌水平	3.8	2.7~5.0
	关节囊水平	3.7	2.9~5.0
	旋股外侧动脉升支	3.7	1.0~6.0
	终末分支 [c]	0.3	0.2~0.4
	臀上神经	4.4	3.2~5.5
后外侧入路	坐骨神经	2.9	2.0~4.3

注: [a] 因神经有 3 个或更多的分支, 所以测量距离最近的分支。
[b] 在缝匠肌、股直肌和关节囊表面测量距离。
[c] 在 3 个标本中确定旋股外侧动脉升支的小终末分支。
该表引自文献: Byrd JW, Pappas JN, Pedley MJ. Hip arthroscopy: an anatomic study of portal placement and relationship to the extra-articular structures. *Arthroscopy*. 1995;11:418-423 (经同意转载)。

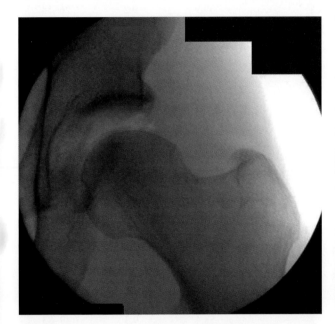

图 46.6 术中髋关节 X 线图像显示牵引使髋关节产生完全分离 (左髋)。

术入路的位置和 (或) 腿的体位, 以保证关节镜手术视野的最大化。

前外侧入路

前外侧入路位于大转子顶部前侧和上侧各 1 cm[9] (图 46.7)。典型的入路轨迹是向头侧和后侧各倾斜 15° 插入[10]。该入路先利用阔筋膜张肌前部和臀大肌后方的间隙, 然后穿过臀中肌进入关节囊外侧。前外侧入路是一条相对比较安全的入路。

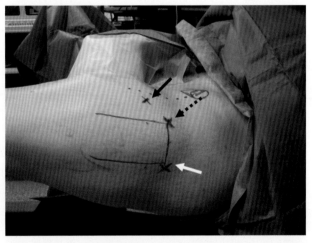

图 46.7 术中用记号笔描绘 3 条入路的入口位置 (左髋): 前方入路 (黑色实线箭头)、前外侧入路 (黑色虚线箭头) 和后外侧入路 (白色箭头)。圆形标记示髂前上棘, 大转子也用记号笔标示。

在该入路中臀上神经最有可能被损伤, 在其上方 4~6 cm 建立入路是安全的。该神经位于前外侧入路上方, 由后向前出坐骨大切迹后, 穿过臀中肌深面。该入路最大的风险是造成股骨头或盂唇的医源性损伤。

后外侧入路

后外侧入路的建立方法与前外侧入路相似, 只

表 46.2　髋关节中央间室和周围间室的入路

入路	入路插入的大致角度	需注意的解剖结构	距离（mm）		
			平均	标准差	范围
关节中央间室					
前方入路	头侧 35°，尾侧 35°	股外侧皮神经	15.4	9.7	1~28
		股神经在缝匠肌水平	54.3	10.5	40~73
		股神经在股直肌水平	45.4	11.7	34~71
		股神经在关节囊水平	35.4	10.2	18~52
		旋股外侧动脉升支	31.0	13.1	13~53
		旋股外侧动脉升支的终末支	14.7	11.1	2~33
前外侧入路	头侧 15°，尾侧 15°	臀上神经	64.1	13.1	39~81
		坐骨神经	40.2	8.0	31~51
前中入路	头侧 35°，尾侧 25°	股外侧皮神经	25.2	9.3	9~38
		股神经在缝匠肌水平	63.8	13.8	46~87
		股神经在股直肌水平	53.0	15.1	35~85
		股神经在关节囊水平	39.9	9.2	26~54
		旋股外侧动脉升支	19.2	11.2	5~42
		旋股外侧动脉升支的终末支	10.1	8.2	1~23
后外侧入路	头侧 5°，尾侧 5°	坐骨神经	21.8	8.9	11~38
关节周围间室					
前外侧入路	头侧 15°，尾侧 5°	臀上神经	69.4	11.0	52~85
		坐骨神经	57.7	12.2	38~66
前中入路	头侧 15°，尾侧 20°	股外侧皮神经	30.2	11.1	7~47
		股神经在缝匠肌水平	70.0	14.3	51~93
		股神经在股直肌水平	57.0	15.8	35~85
		股神经在关节囊水平	39.4	11.5	18~57
		旋股外侧动脉升支	21.0	12.3	5~41
		旋股外侧动脉终末支	14.7	10.8	1~30
近端前内入路	头侧 40°，尾侧 25°	臀上神经	50.3	7.4	35~59
		坐骨神经	58.4	9.3	49~83
后外侧入路	头侧 25°，尾侧 15°	坐骨神经	33.6	9.7	17~50

注：经允许引自 Robertson WJ, Kelly BT. The safe zone for hip arthroscopy: a cadaveric assessment of central, peripheral, and lateral compartment portal placement. Arthroscopy. 2008;24:1019-1026。

是位置在股骨转子的后侧。入路的位置在大转子顶端的后、上侧各 1 cm（图 46.7）[9]。腰穿针向头侧和前方各倾斜 5° 插入[10]。该入路穿过臀肌筋膜、臀中肌和臀小肌，最后进入后上方的关节囊。Byrd[11] 描述该入路是先通过梨状肌腱的前上方后再进入关节腔的。而 Robertson 和 Kelly[10] 发现该入路穿过梨状肌腱。这个差异可能是由于两位作者入路的位置有所差异导致的。

后外侧入路也是一个相对安全的入路。坐骨神经损伤是该入路潜在的严重并发症，但坐骨神经位于该入路后方大约 2~3 cm[8, 10]。将大腿极度内旋可使大转子向前移位，可进一步增加安全距离。另一个潜在的严重并发症是旋股内侧动脉的损伤，该动脉在股方肌和闭孔外肌之间的外上方穿过[12]。它穿过闭孔外肌腱后进入股骨附着处的关节腔后部并成为外侧韧带血管。Sussmann 等[13] 发现当该入路经过梨状肌腱时，旋股内侧动脉与该入路的平均距离为 10.1 mm。作者认为大转子可以保护旋股内侧动脉免受损伤。有趣的是，这是少有的证明股骨头缺血性坏死与髋关节镜手术相关的证据。

前方入路

有关前方入路的描述略有不同。Byrd 等[8] 描述前方入路的位置在髂前上棘向远端画一条矢状线，在大转子上部边缘画一条横线，两条线的交叉处即为前方入路的入口位置。入路的轨迹是向头侧 45° 和后侧 30° 方向倾斜刺入，在进入前部关节囊之前要先穿过缝匠肌和股直肌的肌腹。Robertson 和 Kelly[10] 描述的前方入路距离髂前上棘外侧 1 cm，与前外侧入路一致。前方入路进入的轨迹是向头侧和后侧各倾斜 35° 方向刺入，穿过阔筋膜张肌肌腹，再通过臀小肌与股直肌间的间隙，最后通过前部关节囊进入髋关节。我们更喜欢在距髂前上棘外侧 1 指处（1 cm）及距前外侧入路水平 2 指（2 cm）处建立前方入路（图 46.7）。

虽然相关报道可能较少，但股外侧皮神经损伤是前方入路中的潜在并发症。股外侧皮神经的各种分支穿过腹股沟韧带下方和并向大腿远侧分布。在 Byrd 等[8] 建立的前方入路中，股外侧皮神经与前方入路的平均距离为 3 mm。Robertson 和 Kelly 把入路移向更外侧的位置以避免损伤股外侧皮神经，这样该入路与神经的平均距离为 15.4 mm。然而上述距离的范围是 1~28 mm，这表明股外侧皮神经的变异性较大。将入路位置移向更远端及髂前上棘线外侧，可进一步减小损伤股外侧皮神经的风险，但入路位置移向远端会增加损伤旋股外侧动脉升支的风险。Robertson 和 Kelly[10] 发现旋股外侧动脉的升支一般终止于前方入路远端 31 mm 处。为了进一步减小股外侧皮神经损伤的风险，应避免皮肤切口过深，一般不宜超过真皮层。

中外侧入路

中外侧入路（前中入路）常被用作辅助入路，该入路有助于在髋关节中央间室的各项操作，如髋臼前上部及髋臼微骨折行盂唇修补时缝合锚钉的放置。中外侧入路置于前方入路远端和前外侧入路之间，并与两个入路间的距离相等[10]。该入路的建立是在直视下用腰穿针向头侧 15° 和后部 20° 方向倾斜刺入。该入路先穿过阔筋膜张肌，然后经过臀小

肌和股直肌间隙进入前部关节囊。我们通常使用的入路位置在前方入路的远侧及更外侧的部位，但仅在必要时，于严格的直视下建立该辅助入路，以协助手术操作（如改善髋臼微骨折的角度）。

中外侧入路的损伤风险和前方入路相同。将入路位置移向更远端虽然可以减少损伤股外侧皮神经的风险，但同时也会增加损伤股外侧动脉升支的风险。该入路到股外侧动脉和股外侧皮神经的平均距离分别为 19.2 mm[10] 和 25.2 mm。

转子上和转子下入路

使用转子上和转子下入路可使关节镜进入转子周围区域，以方便治疗转子疼痛综合征和髋关节外部病变。该入路位于大转子顶端上方和下方各 3 cm 处，并与股骨纵轴方向一致[14]。建立该入路时，首先经过髂胫束，用热消融器在髂胫束开一小口，以进入转子周围区域。

这两个入路在解剖学上与神经血管结构没有关联。因为这两个入路深度很浅，在到达髂胫束前仅穿过皮肤和皮下脂肪组织，所以没有损伤神经血管的风险。Ilizaliturri 等[14] 发现，这两个入路不会造成任何并发症。我们也经常使用这两个入路，目前为止尚无相关并发症发生。

其他可选的转子周围入路

如前所述[10]，通过前方入路在髂胫束与大转子之间的后外侧插入套管，可进入转子周围区域[15]。患者大腿完全伸直，外展 0°、内旋 10°~15°，以方便套管再次插入。另外两个转子周围入路，即近端前外侧入路和转子周围入路，已在联合使用前方入路修复臀中肌腱撕裂、黏液囊切除术及治疗髋关节外病变的内容中进行了描述。这些入路十分安全，几乎没有损伤神经血管的风险。

基本的关节镜检查

髋关节中央间室

我们通常首先建立进入关节腔的入路。先建立前外侧入路，因为它位于"安全区"的最中心位置。在 X 线引导下将腰穿针沿髋臼与股骨头之间刺入髋关节（图 46.8）。我们建议腰穿针向股骨头倾斜刺入以免造成医源性软骨损伤，起初将腰穿针向股骨头下方刺入以确保其位于盂唇下方。一

且腰穿针刺入关节囊，应将腰穿针朝向头侧方向进针，以免损伤股骨头关节软骨。如果手术医生无法将腰穿针置于盂唇下方，也可直接将腰穿针刺入关节内，然后退出针芯以释放关节腔内的压力。随后注入生理盐水以进一步扩充关节，然后将腰穿针重新刺入上述位置，最后导入闭孔套管。调整前外侧入路的位置会使一些特殊手术操作变得更加容易。将前外侧入路略微移向远端 1 cm，便可获得置入缝合锚钉的合适角度。而将入路移向近端可为手术操作提供更好的角度，该角度有利于关节镜进入

髋臼窝以便于治疗圆韧带损伤或取出髋臼窝内的游离体。

　　一旦腰穿针到达合适位置就可取出针芯，通过腰穿针导入导丝，然后退出腰穿针并通过导丝闭孔套管插入关节（图 46.8）。上述操作必须仔细，如果操作过程中阻力很大，则需进一步牵引或重新选择入路的位置。然后将 70° 关节镜插入关节内。30°和 70° 关节镜配合使用可最大化中央间室和周围间室的手术视野。我们通常使用 70° 关节镜观察髋臼窝和（或）关节周围间室。前外侧入路是唯一一个

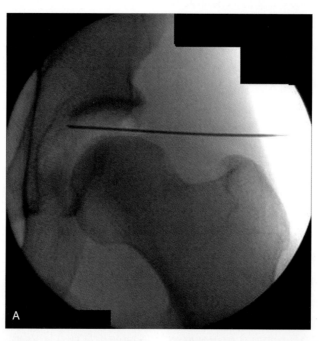

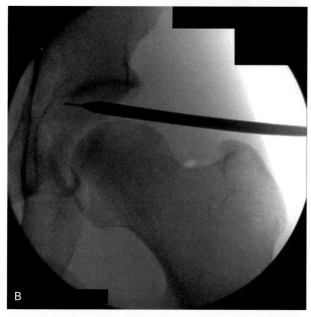

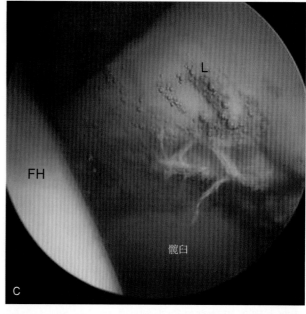

图 46.8　X 线透视下使用。A. 腰穿针。B. 闭孔器套管组合装置建立前外侧入路。C. 通过前外侧入路观察关节镜下的图像，包括：盂唇前部（L）、股骨头（FH）和髋臼。

未在关节镜直视下完成的入路。因此，要顺利完成这个入路，必须更好地观察到盂唇前部、髋臼前部、关节囊前部及股骨头前部（图 46.8）。若视野欠佳，则可能会导致前部突出的骨性髋臼唇（钳形）或盲目地穿透髋臼盂唇。

在关节镜直视下建立前方入路。我们应该根据患者的大腿直径来调整入路的位置。沿髂前上棘向远端划标记线，若患者大腿较细，前方入路应偏向标记线的内侧；若大腿较粗，前方入路应偏向标记线的外侧。这样调整入路能够维持前外侧入路与前方入路之间的合适距离（约 3~4 cm），以便术者进行三角测量及操作手术器械；此外，更远的入路位置也有利于改善缝合锚钉放置的角度。通过三角测量将一根腰穿针刺入盂唇和股骨头之间的关节囊，必要时可在透视引导下进行（图 46.9）。通过腰穿针导入导丝，再将套管顺着导丝插入关节内（图 46.9）。我们发现早期行关节囊切开术有利于改善关节镜手术的操作性（图 46.9）。关节囊的切开程度取决于手术类型，当行股骨切除骨成形术时，则需要扩大关节囊切开术。

此时，可将关节镜镜头向后旋转以观察后上方的盂唇、关节囊和股骨。将一根腰穿针通过后外侧入路刺入（图 46.10）。尽管可以这样建立后外侧入路，但我们通常习惯移除针芯并引流以释放关节腔

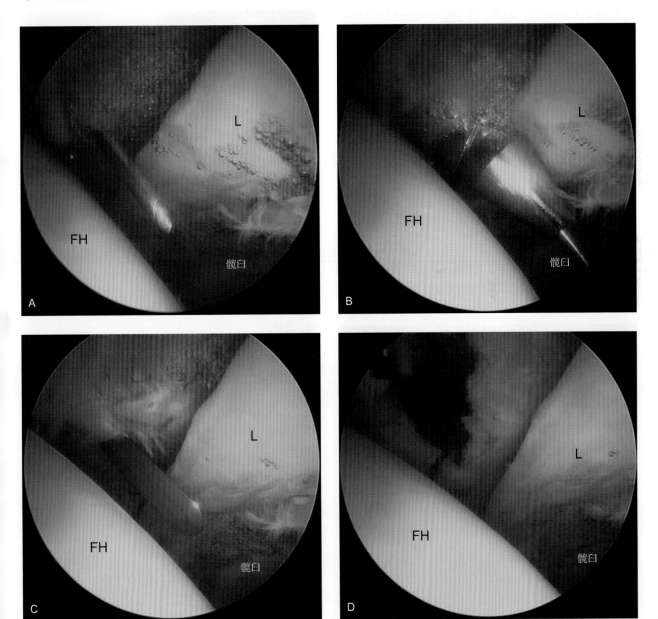

图 46.9　前外侧入路下的关节镜图像（左髋）。左髋关节前外侧入路下关节镜图像。建立前方入路，用腰穿针（A）、闭孔器套管组合装置（B），插入海狸刀（C），行关节囊切开术（D）。L，盂唇；FH，股骨头。

内的压力。我们发现通过前方入路和前外侧入路可以处理大多数病变；若要处理盂唇后部和边缘的病变、关节腔后部的游离体和滑膜病变，则需要建立后外侧入路。

　　然后将关节镜从前方入路进入关节内，并将交换棒置入前外侧入路套管内。通过前方入路可以观察盂唇外上方、髋臼、股骨头，以及观察前外侧入路和后外侧入路的建立（图46.11）。若前外侧入路已经穿透外侧盂唇，那么在切开关节囊前需要在盂唇外部重新定位。通过前外侧入路置入一个弯刀片并切开关节囊（图46.11）。放置缝合锚钉和打结时应使用闭合套管装置。在交换器械或套管时可以使用开口或开槽套管，这样可以减少髋关节外结构内的液体外渗量，同时维持了足够分离关节囊的压力以提供足够的手术视野。

　　建立好入路并切开关节囊后，就可以系统地评估髋关节腔内中央间室的情况。目前已有针对关节镜下髋关节评估的相关报道[6]，只要检查内容完整无遗漏，那么检查顺序可以自行决定。我们通常在前方入路下开始髋关节镜的检查，包括对盂唇外上方、髋臼、股骨头、髋臼窝及与其相关的圆韧带和髋臼横韧带的探查（图46.12）。然后将关节镜放入前外侧入路，在前方探查盂唇、髋臼、髋臼窝及股骨头的前部，在后方探查盂唇、髋臼、髋臼窝及股骨头的后上部。疾病的位置可通过时钟系统或区域系统来确定[16]。定位对评估疾病及其相关的位置而

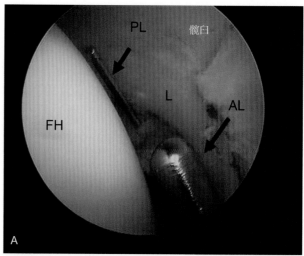

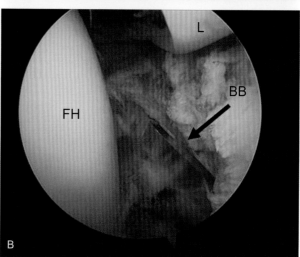

图46.11　通过前方入路（左髋）可观察到：A.腰穿针位于后外侧入路（PL），转换棒位于前外侧入路（AL）。B.通过前外侧入路使用刀片（BB）行关节囊切开术。L，盂唇；FH，股骨头。

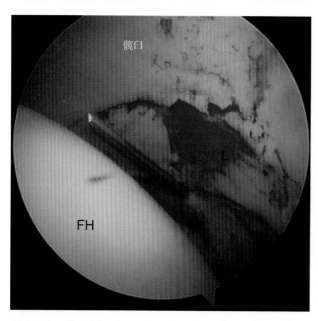

图46.10　前外侧入路下的关节镜图像（左髋）和通过后外侧入路置入一根腰穿针。L，盂唇；FH，股骨头。

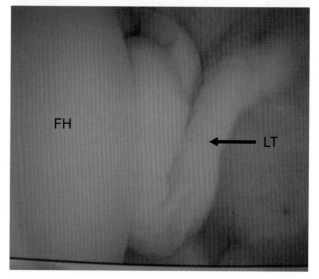

图46.12　通过前方入路可观察到月状窝和圆韧带。LT，圆韧带；FH，股骨头。

言非常重要。当切开关节囊时，腰肌腱（髋关节 3 点钟方向）和腹直肌反折头肌腱（髋关节 12 点钟方向）有助于定位。此时，应该确定关节腔中央间室病变并开始手术操作。通常 50 磅的牵引力已满足髋关节的手术需要，而牵拉时间不能超过 2 小时以免损伤髋关节。

髋关节腔周围间室

处理完关节腔中央间室病变后，再来处理周围间室病变。通过取出器械、屈髋及通过前外侧入路刺入腰穿针并置于股骨颈前部等，可以将关节镜插入关节周围间隙并进行操作。此外，我们还发现在关节囊上做一个较大的切口有助于关节镜和其他器械的退出，即使放松牵引仍可观察到股骨头和髋臼。屈髋 30°~40°。尽管交替使用不同入路在有些情况下可以有助于改善视野和操作角度，但我们通常将前方入路作为观察入路，而前外侧入路作为操作入路。腰穿针应该在撤去牵引之前拔出。关节腔周围间室的解剖结构已被详细描述[6, 17]。这个位置可以清楚地显示股骨头前部、股骨头 – 颈结合处、髋臼边缘和盂唇（图 46.13）。当我们横向延长关节囊切口时，关节镜可以放在关节囊前下方来观察内下方的滑膜皱襞、轮匝带、股骨头前下部、髋臼和盂唇（图 46.14）。除了偶尔可见的游离体、滑膜病变（色素沉着绒毛结节性滑膜炎和滑膜软骨瘤病），或较小的凸轮型和钳夹型的损伤。向外上方移动关

节镜可发现前外侧的股骨头 – 颈结合处颈和盂唇（图 46.15）。再将关节镜移至关节囊外上方观察外侧膜皱襞，外侧膜皱襞位于外侧支持带的部位（图 46.15）。内下方的滑膜皱襞通常位于髋关节 5 点半的方位，而外侧滑膜皱襞位于髋关节 12 点方位。这些最初的检查评估是在屈髋状态下描述的。若要观察股骨头颈结合处后上方，可以将髋关节伸直并内旋。

适应证

根据我们对髋关节病变及相关研究结果的显示，髋关节镜手术的适应证和禁忌证的内容仍在不断完善。具体而言，适应证包括盂唇损伤、股髋撞击综合征、关节软骨损伤、髋关节半脱位或脱位、

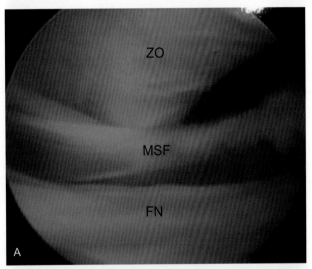

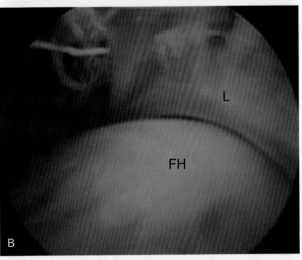

图 46.14　A、B. 将关节镜移动至左髋关节前下部，可以暴露轮匝带（ZO）、内下方滑膜皱襞（MSF）、股骨头（FH）、股骨颈（FN）和下部盂唇（L）。

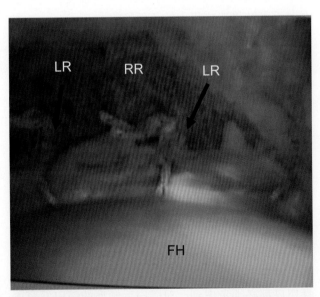

图 46.13　放松牵引（左髋），通过前方入路暴露股骨头前部、重固定的盂唇（LR）及切除的边缘（RR）。FH，股骨头。

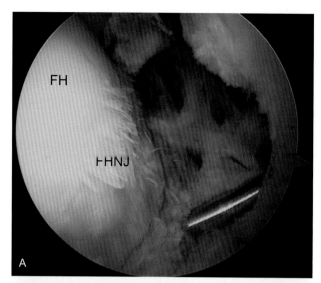

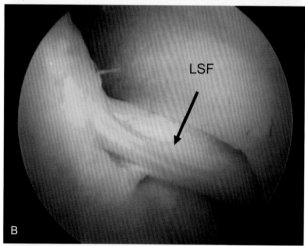

图 46.15　A、B. 将关节镜移动至左髋关节外上方可以暴露股骨头上外侧（FH）、股骨头颈交界处（FHNJ）和外侧滑膜皱襞（LSF）。

圆韧带病变、游离体、难治性的髋关节内（外）弹响、腰肌撞击综合征、难治性的大转子疼痛综合征、滑膜病变、化脓性髋关节炎及一些轻到中度的髋关节发育不良。禁忌证包括广泛的异位骨形成限制进入髋关节、晚期退变性的关节炎及严重的髋关节发育不良所致的关节结构不稳。一些常见的髋关节镜手术适应证和治疗这些疾病时使用的一些技术的优势如下所述：

盂唇损伤

盂唇撕裂好发于前上方，且常与其他病变相关联，如股髋撞击综合征、髋关节发育不良及髋关节半脱位或脱位。向更远端建立入路可为缝合锚钉的置入提供更好的角度。当行盂唇修补或再固定时，

必须要同时处理与其相关联的病变如股髋撞击综合征等，以减少盂唇再次损伤的风险。现有的研究数据显示，尽量保护盂唇原有的结构要好过盲目地行盂唇清创或切除术[18]。

股髋撞击综合征

股髋撞击综合征已经成为髋关节镜手术最常见的适应证之一。然而理解和治疗股髋撞击综合征却较为困难。广泛的关节囊切开术提高了盂唇摘除、钳夹和凸轮切除术的可操作性和简便性。除了直接在关节镜下评估以外，术中透视技术有助于优化骨切除术，避免过多或过少地切除骨。有症状的股骨后部病变往往难以在髋关节镜下进行处理，此时推荐开放性手术治疗。骨切除术后产生的骨碎片会导致异位骨形成，因此术中应尽量把骨碎片清理干净，且术后服用非甾体类抗炎药来进行预防。

关节软骨病变

大部分髋关节镜检查都会发现关节软骨存在不同程度的病变。关节软骨损伤通常位于髋臼前上方且常与其他疾病相关，如股髋撞击综合征及髋关节发育不良等。微骨折手术是治疗关节软骨损伤最常用的方法，与此同时也应对其他潜在的病变进行处理。在更远端建立的辅助入路可为微骨折手术操作提供更好的角度。术前 X 线片上显示的髋关节间隙狭窄往往低估了关节软骨的实际损伤程度，这可能会对手术结果造成很大的负面影响。

圆韧带病变

圆韧带病变与盂唇撕裂的临床症状相似，且常在 MRI 显像上漏诊。运用多个入路和一个更靠近近端或头部的入路有助于在月状面内处理这些病变。

髋关节发育不良

使用髋关节镜治疗髋关节发育不良需谨慎。中至重度的发育不良只能通过开放性手术治疗，而股骨头单侧发育不良是髋关节镜手术的相对禁忌证。手术时保护盂唇、避免边缘切除及关闭广泛的关节囊切口都必须考虑到。对髋臼后倾型的髋臼发育不良切不可用前部边缘切除法去处理，因为这会导致严重的髋关节结构不稳定。

滑膜病变

尽管局部的滑膜病变如色素沉着绒毛结节性滑膜炎和滑膜软骨瘤病可在髋关节镜手术下处理，但是对于弥漫性或关节后部损伤的处理，最终需要开放性手术或关节镜联合开放性手术完成。使用关节镜处理髋关节后部的滑膜病变较为困难，甚至在有些病例中不可能完全在髋关节镜下被处理。

关节内弹响髋 / 腰大肌撞击综合征

在小转子、关节周围间室或中央间室水平可进行腰大肌腱切断术。腰大肌撞击综合征的特征病变是盂唇挫伤或软化，而典型的盂唇病变往往位于盂唇前上部且与其他病变相关。腰大肌腱切断术后异位骨形成的风险较大，因此可考虑术后服用 3 周的非甾体抗炎药进行预防。

并发症

有关研究报道髋关节镜手术后并发症的发生率为 1.34%~3.8%[19-22]。在保持体位和牵引过程中，会阴神经、股外侧皮神经、阴部神经、坐骨神经和股神经均有可能损伤。其他牵引造成的损伤还包括会阴、阴唇、阴囊和足背部的压力性溃疡。保持体位和避免牵引造成损伤，可加厚会阴柱的棉垫及减少牵引时间。股外侧皮神经或其分支的撕裂伤往往是在建立入路（尤其是前方入路）时造成的。入路的皮肤切口深度不得超过真皮层，以避免穿透皮下组织而损伤到股外侧皮神经。其他髋关节镜术后的并发症还包括腹腔内液体外渗、医源性的软骨和盂唇损伤、手术器械断裂、股骨头缺血性坏死。与股髋撞击综合征相关的特殊并发症包括边缘切除不足或不完全股骨切除骨成形术。在髋关节镜下修补术中不完全股骨切除成形术的发生率为 72%~92%[9, 22]，而髋臼边缘切除过多可能会导致医源性的髋关节不稳定。过多切除股骨头和股骨颈或术后保护不够，可能会导致股骨颈骨折。患者在股骨头或股骨颈切除术后保护下负重 2~6 周，避免剧烈运动 6~10 周，可有效降低股骨颈骨折的风险。

结论

仰卧位下进行的髋关节镜手术已经发展为一种能够安全有效地治疗髋关节疾病的手术方法。理解合适的手术体位、明确髋关节的解剖结构、了解最基本和最新的手术技术对于使用髋关节镜个体化治疗患者的髋关节疾病至关重要。

参考文献

[1] De Visme V, Picart F, Le Jouan R, et al. Legrand A, Savry C, et al. Combined lumbar and sacral plexus block compared with plain bupivacaine spinal anesthesia for hip fractures in the elderly. *Reg Anesth Pain Med*. 2000;25:158–162.

[2] Touray ST, de Leeuw MA, Zuurmond WW, et al. Psoas compartment block for lower extremity surgery: a meta-analysis. *Br J Anaesth*. 2009;101;750–760.

[3] Lee EM, Murphy KP, Ben-David B. Postoperative analgesia for hip arthroscopy: combined L1 and L2 paravertebral blocks. *J Clin Anesth*. 2008;20:462–465.

[4] Byrd JW. The supine approach. In: Byrd JW, ed. *Operative Hip Arthroscopy*. 2nd ed. New York, NY: Springer. 2005:145–169.

[5] Byrd JW. Hip arthroscopy by the supine approach. *Instr Course Lect*. 2006;55:325–336.

[6] Bond JL, Knutson ZA, Ebert A, et al. The 23-point arthroscopic examination of the hip: basic set up, portal placement, and surgical technique. *Arthroscopy*. 2009;25(4):416–429.

[7] Larson CM, Giveans MR. Arthroscopic management of femoroacetabular impingement: early outcomes measures. *Arthroscopy*. 2008;24:540–546.

[8] Byrd JW, Pappas JN, Pedley MJ. Hip arthroscopy: an anatomic study of portal placement and relationship to the extraarticular structures. *Arthroscopy*. 1995;11:418–423.

[9] Philippon MJ, Stubbs AJ, Schenker ML, et al. Arthroscopic management of femoroacetabular impingement: osteoplasty technique and literature review. *Am J Sports Med*. 2007;35:1571–1580.

[10] Robertson WJ, Kelly BT. The safe zone for hip arthroscopy: a cadaveric assessment of central, peripheral, and lateral compartment portal placement. *Arthroscopy*. 2008:24;1019–1026.

[11] Byrd JW. *Operative Hip Arthroscopy*. 2nd ed. New York, NY: Springer. 2005:113.

[12] Kalhor M, Beck M, Huff TW, et al. Capsular and pericapsular contributions to acetabular and femoral head perfusion. *J Bone Joint Surg Am*. 2009;91:409–418.

[13] Sussmann PS, Zumstein M, Hahn F, et al. The risk of vascular injury to the femoral head when using the posterolateral arthroscopy portal: cadaveric investigation. *Arthroscopy*. 2007;23:1112–1115.

[14] Ilizaliturri VM, Martinez-Escalante FA, Chaidez PA, et al.

Endoscopic iliotibial band release for external snapping hip syndrome. *Arthroscopy*. 2006:22: 505–510.

[15] Voos JE, Rudzki JR, Shindle MK, et al. Arthroscopic anatomy and surgical techniques for peritrochanteric space disorders in the hip. *Arthroscopy*. 2007:23:1246.e1–1246.e5.

[16] Ilizaliturri VM Jr, Byrd JW, Sampson TG, et al. A geographic zone method to describe intra-articular pathology in hip arthroscopy: cadaveric study and preliminary report. *Arthroscopy*. 2008;24(5):534–539.

[17] Dienst M, Gödde S, Seil R, et al. Hip arthroscopy without traction: in vivo anatomy of the peripheral hip joint cavity. *Arthroscopy*. 2001;17(9):924–931.

[18] Larson CM, Giveans MR. Arthroscopic debridement versus refixation of the acetabular labrum associated with femoroacetabular impingement. *Arthroscopy*. 2009:25(4):369–376.

[19] Byrd JW. Complications associated with hip arthroscopy. In: Byrd JW, ed. *Operative Hip Arthroscopy*. New York, NY: Thieme. 1998:171–176.

[20] Sampson TG. Arthroscopic treatment of femoroacetabular impingement. *Tech Orthop*. 2005;20:56–62.

[21] Clarke MT, Villar RN. Hip arthroscopy: complications in 1054 cases. *Clin Orthop Relat Res*. 2003;406:84–88.

[22] Heyworth BE, Shindle MK, Voos JE, et al. Radiologic and intraoperative findings in revision hip arthroscopy. *Arthroscopy*. 2007;23:1295–1302.

第 47 章

Victor M. Ilizaliturri Jr, Alberto N. Evia-Ramirez

髋关节镜检查：侧卧位

选择好合适的病例后，髋关节镜手术中的第一步也是最重要的步骤就是体位的摆放。现代髋关节镜手术中需要不断变换患者的体位，以满足不同的手术操作。常利用牵引来帮助关节镜器械进入关节腔中央间室[1, 2]。关节腔中央间室内的结构包括髋臼关节面、髋臼盂唇、髋臼窝及其内容物和大部分的股骨头。髋关节周围间室是髋关节囊内的非关节部分，通常无须牵引也可使关节镜器械进入其中[3]。髋关节周围间室的范围自盂唇外侧至其游离缘。髋关节周围间室内的结构包括小部分的股骨头、股骨颈、髋关节囊及其滑膜皱襞和轮匝带。此外，我们还需要动态地评估髋关节活动度以便器械进入并清理髋关节间室的不同区域。因此，合适的体位不仅有助于通过牵引来分离髋臼和股骨头，还可在无牵引的情况下增加髋关节活动度以利于评估髋关节周围间室的情况。

髋关节镜手术中患者常用的体位有两种：仰卧位[1]和侧卧位[4, 5]。上述两种体位均已从仅固定和牵引髋关节发展为动态评估髋关节。

侧卧位技术

髋关节镜手术中的侧卧位技术是由 Glick 和 Sampson[4] 在旧金山提出的。它第一次被成功地运用在一名病态肥胖症患者上，该患者在仰卧位时无法建立关节镜入路以便手术器械进入髋关节内。随后，他们决定尝试在患者侧卧位时行髋关节镜手术。他们认为患者侧卧位时脂肪下垂并远离转子区域，这使得入路入口与关节腔之间的脂肪组织更少，因此便于建立手术入路进入髋关节内。侧卧位技术也被波士顿的 McCarthy 等[6] 采用并进一步发展完善。

侧卧位和仰卧位下行髋关节镜手术时，手术室的设置也有所不同。当患者仰卧位时，主刀医生和助手站在患者的手术侧，显示屏位于对侧。因为大多数髋关节疾病都位于髋关节前部，所以当患者侧卧位时主刀医生站在患者前方，助手站在患者的背侧即主刀医生正对面，这样可使主刀医生更加舒适地操作关节镜器械，并能够观察到整个手术室的情况。如果仅有一个关节镜显示屏，我们就把它放置于患者头部后侧近头顶处，这样有利于主刀医生和助手同时看到显示屏。而影像增强设备的显示器应放于患者后部并远离足部，这同样有利于主刀医生和助手的观察视野（图 47.1）。

侧卧位时，仅手术侧的腿固定于牵引装置。牵引造成的骨盆倾斜可以通过患者的体重和非手术侧腿的长度来矫正。

仰卧位时，将患者双足固定于牵引装置以避免骨盆倾斜，而非手术侧足对抗牵引。

在侧卧位和仰卧位下进行牵引时，都要使用会

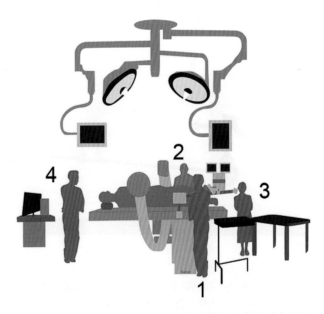

图 47.1 图示为患者侧卧位下行髋关节镜手术的手术室设置。患者右侧卧位，仅左脚固定于牵引装置中。图像增强器的拱臂在手术台下方水平放置。1 号位是主刀医生，2 号位是手术助手，3 号位是洗手护士，4 号位是麻醉医生。

阴柱将骨盆和上半身固定于手术台上。在上述两种体位下，会阴柱均偏向患者身体一侧并与大腿近端内侧相接触。这样放置可以保护阴部神经使其避免受到直接挤压。另外，还可以向侧方分散牵引力，使力的方向与股骨颈的方向一致而非与股骨干的方向一致（图 47.2）。在侧卧位和仰卧位时使用的会阴柱的直径至少 10 cm[4]。牵引前一定要确认患者外生殖器的位置，避免牵引时受到挤压伤。

侧卧位时，可以通过升高会阴柱相对于手术台的高度，从而使会阴柱偏向一侧。但外科医生应注意不要过度抬高会阴柱，避免出现"悬挂患者"的情况。

图像增强器的拱形臂应水平放置，以获得手术侧髋关节的前后位片。我们更喜欢将拱形臂置于手

术台下方（图 47.3）。因侧卧位时手术侧髋关节位于非术侧髋关节的上方，所以对于一些患者来说，拱形臂的大小不足以从手术台下方到达术侧髋关节的位置。如遇上述情况可将拱形臂以过顶位移至手术操作区，并使其向患者头部方向倾斜以防止阻碍手术操作。

足部固定在患者体位的摆放中至关重要。如上所述，侧卧位时仅术侧的足部固定于牵引装置上。手术床和髋关节专用牵引器均有一个与牵引装置相连的工作平台。足部固定于工作平台的方式多种多样，具体固定方式取决于手术床或牵引器的设计及手术医生的喜好。将足部稳定固定于牵引装置，可有效地将牵引力施加于足部并通过下肢传递至髋关节，最终有利于股骨头和髋臼的分离。因骨盆被会阴柱固定，所以分离只发生于髋关节。足部必须用足够的棉垫包裹以防止挤压伤。将足部固定于牵引装置上的方法有很多，下面简述其中的 3 种方法：

（1）弹力绷带和胶带。我们发现这种固定方式既有效又廉价。首先使用棉垫包裹足部，然后使用 AC 弹力绑带将足部固定于牵引装置，最后用胶带再次固定足部以防足部脱落。这有点类似于拳击手的绷带。

（2）牵引靴。大多数手术床提供牵引靴作为固定装置。皮带扣或 Velcro 皮带可用来固定足靴。我们认为 Velcro 皮带可能更加稳固。在靴子内使用足够的棉垫包裹足部也十分重要。在牵引靴周围绑上

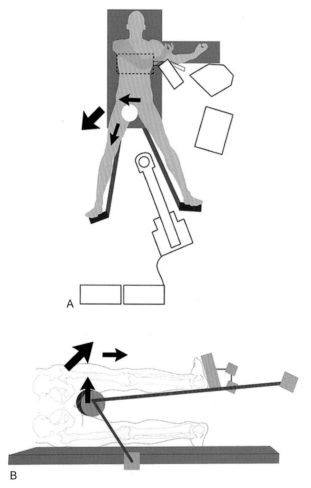

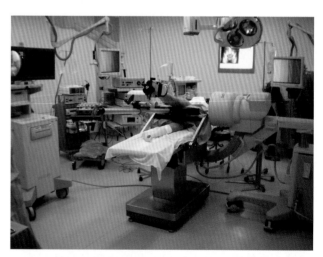

图 47.2　A. 图为患者仰卧位下行右髋关节镜手术。双脚固定于牵引装置中，会阴柱偏向患者身体一侧并与大腿近端内侧相接触。小箭头代表牵引矢量，横向力来自于会阴柱的侧方力，纵向力来自于牵引装置。大箭头表示合成的牵引方向。B. 图为左侧卧位的患者，右脚固定于在牵引装置中。小箭头代表侧向牵引产生的矢量（通过抬高会阴柱产生），纵向牵引力通过牵引装置实现。大箭头代表合力的牵引矢量。

图 47.3　图为手术室的全景图。患者左侧卧位下行髋关节镜手术。图像增强器的拱臂在手术台下方水平放置。多方位放置的显示器在任何手术室的任何位置观察到患者术中的情况。位于患者背侧的 X 线显示屏可为主刀医生（站在患者前面）提供无遮挡的视野，也可为手术助手（站在患者背侧）提供足够的视野。

弹力绷带可使其更加稳固。

(3) 滑雪靴。McCarthy 介绍了以滑雪靴样概念设计的 Inomed 侧向牵引器 (Savannah，GA)。这是最有效的固定装置，它在足部与靴子、靴子与牵引装置之间提供了稳定固定。一定要确保在滑雪靴内有足够厚的棉垫包裹足部。这个足部固定系统十分昂贵，以致许多手术室无法配备相关装置。

骨折手术床

仰卧位时行髋关节镜手术可选择骨折手术床，因为此时患者的体位摆放和骨折固定术时的体位摆放十分相似。骨折手术床也可用于侧卧位下行髋关节镜手术，但需要一些特殊的器械相配合，但并非每家医院都有这些器械 (图 47.4)。因为如今大多数髋关节镜手术都需要动态变换髋关节的位置，所以手术医生和手术室团队要熟悉骨折床的设计以利于方便操作，这样便可确保在术中提供牵引力、放松牵引力及增加髋关节的活动度。因术中主刀医生处于无菌区域，所以未消毒的手术室团队人员需要了解骨折手术床的操作方法，以便术中按照主刀医生的要求改变床的位置。

髋关节镜手术的专用牵引器

髋关节镜手术专用牵引器最初是为外侧入路设

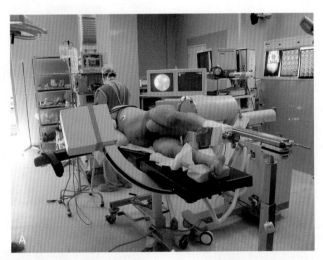

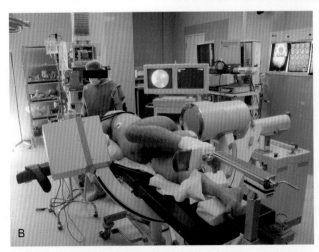

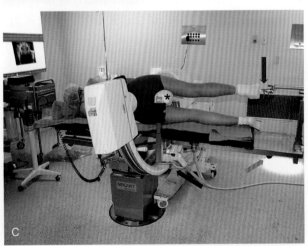

图 47.4　A. 患者右侧卧位下行左侧髋关节镜手术。大号的会阴柱放在大腿中上部，仅左脚固定于牵引装置中，右下肢放置于手术台上。保护骨性突起以防压伤。图像增强器的拱臂在手术台下方水平放置。B. 患者右侧卧位下行左侧髋关节镜手术。于旋转中立位下屈髋 90°，同时使用骨折手术台系统进行外展 / 内收髋关节来显示髋关节的活动度。C. 图为患者在 Maquet 手术台上（Rasttat，Germany）侧卧位牵引时需要用到的特殊辅助装置。图中模拟了左侧卧位下行右侧髋关节镜手术。黑色箭头表示用于升高牵引柱的手柄，星号表示大号会阴柱。橙色箭头指向一个用于向远端或手术台方向滑动牵引杆的蓝色旋钮。白色箭头指向一个用于升高牵引装置的白色旋钮。绿色箭头指向牵引装置。蓝色箭头指向用于旋转和足部屈伸的装置。

计的，因为许多骨折手术床的设计并无可用于侧卧位的辅助设备。髋关节专用牵引器的主要优点是它可以和标准手术床结合使用。第一代髋关节牵引器仅可用来牵引分离股骨头和髋臼并在中央间室内进行手术操作。在这些早期设计中，并未考虑到动态检查髋关节周围间室的问题。

近年来越来越多的髋关节牵引器提供了牵引和无牵引下活动关节的功能，以便通过关节镜检查关节中央间室和周围间室。简化操作是现在髋关节牵引器设计中的另一特点，这样可以方便未消毒的手术室工作人员在无菌铺单下进行操作（图 47.5）。

如今也出现了仰卧位下髋关节镜手术专用牵引器，它对没有骨折牵引床的手术室是一个很好的选择，且价格也低于骨折牵引床。

其他体位摆放系统

体位摆放系统技术如 Spider（Tenet Medical，Calgary，Canada）等在肩关节和踝关节手术中已广泛应用。这个系统是由多种使用气压的关节臂组成。当系统加压时关节稳定，关节臂保持固定位置；当系统减压时关节松弛，关节臂的活动度增加。为了在髋关节镜手术中应用 Spider，需要将一个会阴柱和 Spider 均固定于手术台上；再将一套牵引装置和一双固定靴固定于 Spider 末端。此时系统可将下肢置于预牵引的位置，最后稳定系统并应用牵引装置进行牵引（图 47.6）。牵引结束后撤去系统压力，就可使髋关节活动。手术医生可以让该系统在髋关节的任何体位下再次加压，可轻松操控该系统关节臂的活动范围及加、减压操作。该系统的不足之处是难以保持重度肥胖或肌肉过于强壮患者的稳定性。因此，对于这类患者而言，在 Spider 远端安装延长的侧方扶手很有必要。

牵引体位和牵引测试

一直以来不同学者对髋关节在何种体位下进行牵引存在争论。我们更加偏向于在患者髋关节旋转中立位下进行牵引。髋关节内旋可能会使坐骨神经靠近大转子后缘，这会增加腰穿针经后外侧入路（大转子后上角）刺伤坐骨神经的风险。轻度屈髋15°~20° 以松弛前关节囊；而过多度屈髋则会增加坐骨神经张力[7]。髋关节轻度内收 3°~5° 可利用会

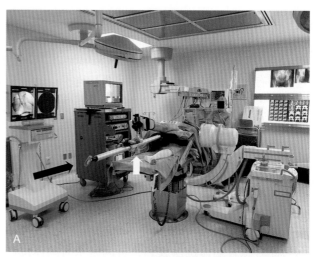

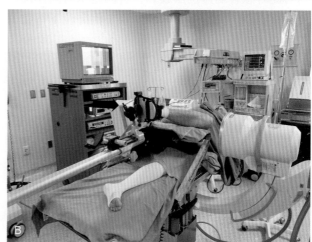

图 47.5　A. 患者左侧卧位下行右侧髋关节镜手术，并使用一个侧向髋关节牵引器（Smith & Nephew Endoscopy，Andover，MA）进行牵引。仅右脚固定于牵引装置中，对侧肢体自由置于手术台上。图像增强器的拱形臂在手术台下方水平放置。黑色箭头指向牵引杆末端的橙色 T 形手柄，该手柄可松弛会阴柱和牵引杆（不可见）连接处的球形接头，以此来伸展、屈曲、内收或外展髋关节。白色箭头指向牵引滑车下方的橙色旋钮，该旋钮用于锁定或解锁牵引杆上的滑车。若将滑车从会阴柱处移走，则髋关节紧张且建立了预牵引；若将滑车推向会阴柱，则髋关节屈曲。红色箭头指向黑色手柄。B. 患者左侧卧位下行右侧髋关节镜手术，并使用一个侧向髋关节牵引器（Smith and Nephew Endoscopy，Andover，MA）进行牵引。仅右脚固定于牵引装置中，对侧肢体自由置于手术床上。通过将滑车推向会阴柱以屈曲髋关节。黑色箭头指向踏板底部的黑色旋钮，该旋钮的作用是旋转和屈伸足部。

阴柱的力学作用，以大腿近端为轴轻微向外侧撬动髋关节。

一旦患者处于麻醉状态，且图像增强器的拱形臂置于最佳位置可提供手术侧髋关节的前后位片时，需要在铺单前进行一次牵引测试。图像增强器显示髋臼边缘和股骨头上端至少分离 10 mm 才算完

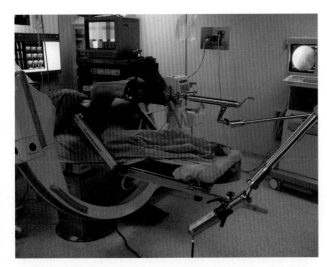

图 47.6　患者左侧卧位下行右侧髋关节镜手术。术中使用的会阴柱是侧向牵引器（Smith & Nephew Endoscopy，Andover，MA）的一部分装置。使用 Spider 定位器（Tenet Medical，Calgary，Canada）进行牵引和保持体位。图中屈髋 30° 并轻微外展，该体位可用于进入髋关节周围间室进行探查，便于进入髋关节周围区域。将足部固定于滑雪靴内，该滑雪靴置于特殊设计的牵引装备上。在图片右侧，Spider 定位器固定于手术台上的延长杆。将 Spider 定位器远离会阴柱对于提供牵引力而言非常必要。

成测试[6]。牵引测试中手术医生必须再检查一下会阴柱的接触区域，以确保患者的外生殖器未被挤压，并确认患者足部无压缩点、足部未脱离牵引板、足部的棉垫足够。若牵引测试成功则撤去牵引，并进行消毒和铺单。若牵引测试不成功，医生就要核查患者体位摆放的每个步骤并寻找可能存在的问题。

消毒和铺单

牵引测试成功后，用碘伏消毒手术部位。

进行无菌铺单时，我们先用无菌袋覆盖图像增强器的 C 形臂两端，然后常规放置防水无菌贴膜。手术医生要注意无菌单不要覆盖体表标志或手术入路部位。内侧铺单应覆盖至髂前上棘内侧，后部铺单应该覆盖至大转子后缘，上部铺单应覆盖至髂前上棘水平，远端铺单应覆盖至大转子尖端以下 10~15 cm。铺单后我们将无菌纱布覆盖于手术入路的入口处，最后用防水无菌贴膜贴在无菌纱布上覆盖手术区域。这样密封手术区域可以防止术中液体渗漏至铺单下方的患者身体上（图 47.7）。

准备好髋关节镜手术所需的电缆和套管后，开始进行牵引（记录牵引持续时间）。牵引完成后将手术区域处的纱布及其上方的贴膜移除，以防止塑

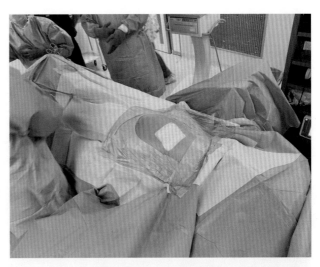

图 47.7　患者左侧卧位下行右侧髋关节镜手术。先使用消毒铺单覆盖患者及图像增强器，再将无菌纱布覆盖于手术入路的入口处，最后用黏性透明铺单于无菌纱布上覆盖手术区域。

料碎片随着腰穿针或套管进入关节内。

确定各体表标志位置并用记号笔在皮肤上做好标记（我们更喜欢牵引后在皮肤上做标记以避免标记因牵引而移位）。

常用技术

建立入路：关节中央间室和髋关节镜套管的使用

传统情况下，髋关节镜手术中有 3 条入路可以进入髋关节关节中央间室，分别为：前外侧入路、后外侧入路和直接前方入路（图 47.8）[8]。不同的作者对各入路的情况及建立入路顺序的描述各有不同。通常情况下只需用到 1 或 2 条外侧入路（大转子区域），前方入路一般位于自前上棘垂向下所作垂线的外侧。前方入路的位置与大转子尖端在同一高度或更靠远端。

介绍一种我们较偏好的技术方法：

首先，用记号笔在皮肤上标出体表标记，其中髂前上棘和大转子是髋关节镜手术中最主要的体表标志。

因为前外侧入路位于髋关节镜手术"安全区"的中央，所以通常首先建立前外侧入路（位于大转子的前上方）。"安全区"后缘至大转子后缘（坐骨神经位于股骨后方大约 1.5 cm），前缘至沿髂前上棘向下作的垂线处（股骨血管神经束位于此线内侧）[8]。

完成牵引、消毒患者手术部位及在皮肤表面标

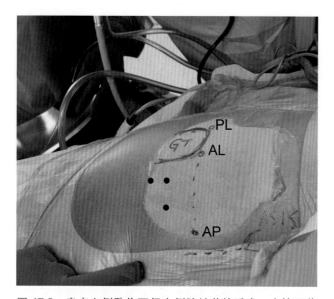

图 47.8 患者左侧卧位下行右侧髋关节镜手术。去掉无菌纱布及部分透明贴膜。皮肤上已标出大转子（GT）、髂前上棘（ASIS）、前外侧入路（AL）、后外侧入路（PL）和前方入路（AP）入路（这些入路常被用于进行关节腔中央间室的关节镜手术）。黑点代表不同的辅助入路（这些入路常被用于进行关节腔周围间室的关节镜手术）。

出体表标志后，我们在前外侧入路入口插入 17 号腰穿针。腰穿针在 X 线透视引导下进入关节内。尽管前外侧入路在安全区中央，但该入路的建立是在 X 线透视引导下而非关节镜直视下完成的，因此对关节内组织结构的医源性损伤的风险仍然很高。合适的牵引可有效分离股骨头与髋臼，这也是避免医源性损伤的第一步。腰穿针顺着股骨颈的方向刺入，要尽可能靠近股骨头以避免刺伤盂唇。腰穿针的尖端要与股骨头保持相反方向，并用腰穿针的钝头接触股骨头软骨。通过关节囊的突破感可证实腰穿针进入了关节腔，不要让腰穿针停留在髋臼以避免损伤髋臼软骨。一旦腰穿针进入关节腔，就可以从腰穿针中取出针芯，然后导入一根镍钛记忆合金导丝，并用它的钝端"触诊"髋臼内侧并确定腰穿针在关节内的位置。导丝必须先被引导至髋臼窝，然后移除导丝并注入 40 ml 生理盐水充盈关节囊，这样有助于分离股骨头和髋臼[2, 8]。一旦关节囊被充盈，再次通过腰穿针导入一根镍钛记忆合

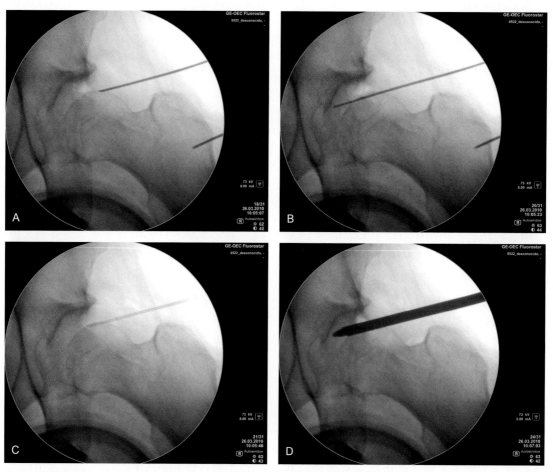

图 47.9 A. X 透视图像显示牵引后的左髋关节。穿刺针位于髋关节囊内的股骨头上方，且尽量远离盂唇。B. 用导丝（沿穿刺针导入）接触髋臼内侧面，且导丝指向髋臼窝（骨棘位于导丝右前方）。C. 使用液体充盈扩张关节囊（注意相比于图 A 和 B，髋臼窝和股骨头之间的分离有所增加），股骨头顶端的穿刺针提示尚未穿通盂唇。D. 套管和闭孔器放置于髋关节内。

金导丝；然后撤去腰穿针，最后将髋关节镜套管及套管闭孔器经导丝导入关节（图 47.9）。在 X 线透视下完成髋关节镜套管在关节内的放置，此时最好使用小直径的套管以保护软骨在插管时免受损伤（图 47.10）。从套管中取出闭合器，并将带有液体管理阀门的组合桥接装置及远、近端锁定装置连接到套管上。远端锁定装置接到套管上，近端接到关节镜上（Arthrogarde Cannulas，Smith & Nephew Endoscopy，Andover，MA）。将一个 70°、4 mm 宽的关节镜放入套管内并连接到组合桥接装置上（Dyonics，Smith & Nephew Endoscopy，Andover，MA）。一个阀门用来控制液体流入，并用高流量泵将压力维持在 70 mmHg，另一个阀门用来控制抽吸（图 47.11）。随后建立直接前方入路。关节镜下辨认出前方三角区，该三角区是由前盂唇上部游离缘、股骨头下端的前上部和关节镜下最大的横向视野组成。这个三角形区域也是髋关节囊的前部。经前方入路位置插入一根腰穿针，且朝向关节内前方三角区的中央方向进入。在关节镜下观察，当腰穿针刺破前方三角区中央的前部髋关节囊时，此时需使用关节镜来证实腰穿针在关节内的位置（图 47.12）。腰穿针到位后取出针芯，将一根镍钛记忆合金导丝经腰穿针导入关节腔，然后拔出腰穿针。接下来，有两种技术可能会被用到：①使用附加套管建立入路，该入路为操作入路（图 47.13）；②通过导丝置入一根转换棒，然后将一根开槽套管顺着转换棒插入关节内（图 47.14）[9, 10]。当开槽套管到位后，移除转换棒和导丝，通过开槽套管的开口导入其他关节镜操作器械。随后移除开槽套管，便可在关节腔内自由操作关节镜器械。

虽然开槽套管优于封闭套管，但其不便进行缝合操作（图 47.15）。开槽套管的主要优点是允许弯曲或有角度的器械通过其开口进入髋关节内（图 47.16 与图 47.17）[9]。

必要时可以建立后外侧入路或其他辅助入路，腰穿针、导丝、套管组件的使用方法同上述内容。

位于大转子后上方的后外侧入路常被用作液体流出通道，必要时也可通过该入路到达盂唇后部，处理股骨头后部的软骨损伤或髋关节内后方的游离体。

对于使用经典的前方入路的医生来说，可能需要一个较低的辅助前方入路将锚钉放置于髋臼前缘（图 47.18）。

手术器械交换

组合式套管和开槽套管的基本区别是组合套管有很多套管，它们穿过入路并保持固定位置，手术器械可通过这些套管进入关节内。手术器械交换的方式是把不需要的器械从套管内取出，并且通过套管放入新的器械。

开槽套管有一个开口，且只有当需要导入或交换手术器械时才插入入路内。当使用开槽套管交换器械时，医生应该记住要始终保持一个器械或开槽套管位于关节内以防入路丢失。交换器械时，使用入路内的器械引导开槽套管进入关节内。当开槽套管到位后，取出原有器械并放入新器械。当新器械到位后，再将开槽套管移除。

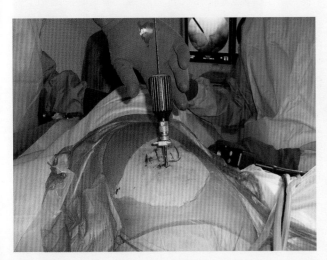

图 47.10　使用导丝经前外侧入路引入组合式套管（注意套管闭孔器）。

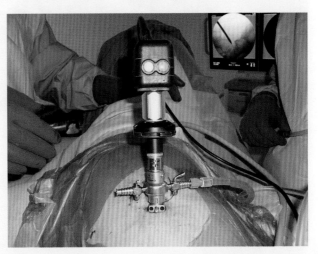

图 47.11　70° 关节镜 - 组合桥接 - 套管装置在前外侧入路内。液体流入管道已被接到一个阀门上。

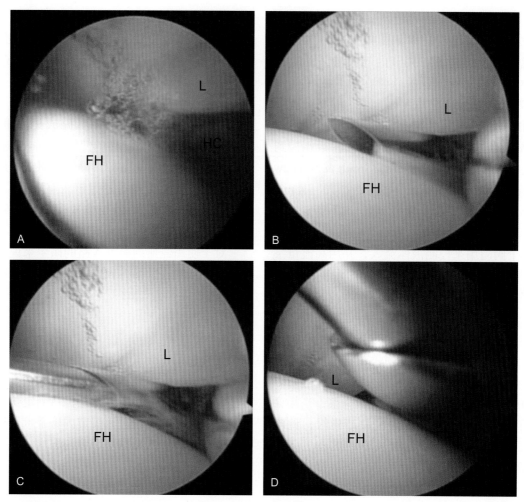

图 47.12　关节镜图像显示建立右髋关节前方入路的顺序。A. 前方三角区的视图。上限是盂唇顶端（L），下限是股骨头（FH）下端，两侧边界则是关节镜视野的边界。髋关节囊（HC）位于三角区中央。因无液体流出，所以图像略有失真。B. 一根穿刺针位于盂唇（L）和股骨头（FH）之间的前方三角区中。注意因液体流出，所以图像清晰了。C. 沿穿刺针导入弹性导丝。D. 通过前方入路置入转换棒，并使用转换棒导入开槽套管。

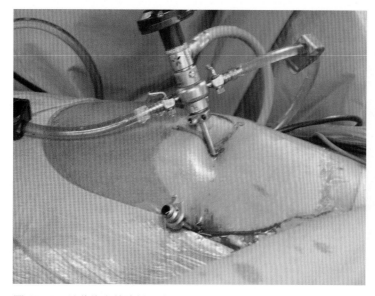

图 47.13　关节镜在前外侧入路内，而组合套管在前方入路内（右髋）。

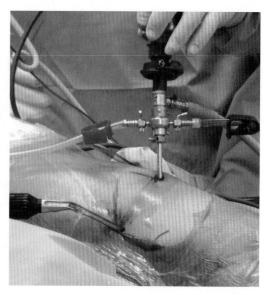

图 47.14　关节镜在前外侧入路内，而开槽套管在前方入路内（右髋）。

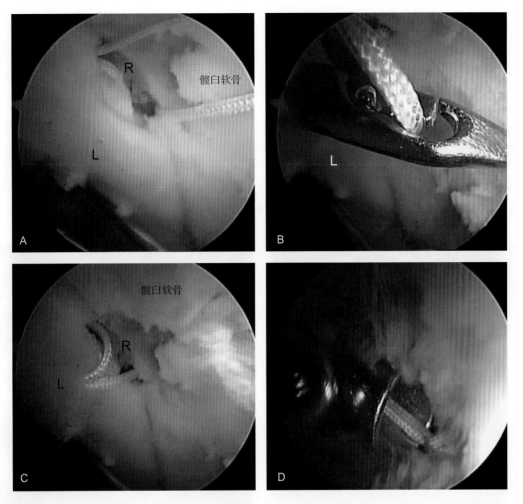

图 47.15　髋关节镜下行左髋盂唇修补的关节镜手术组图。通过闭合套管完成缝合操作。A. 用缝线一端编成环状，然后导入关节内盂唇（L）和髋臼缘（R）之间，已暴露的软骨下骨内侧是髋臼软骨。B. 使用 Bird Peak 穿线器穿透盂唇（L），并抓住缝线环。C. 当拉出 Bird Peak 穿线器时，缝线的一端就穿过了盂唇（L）。R，髋臼缘。D. 在盂唇关节缘打结。注意如何将缝线穿过封闭套管（5.5 mm）。

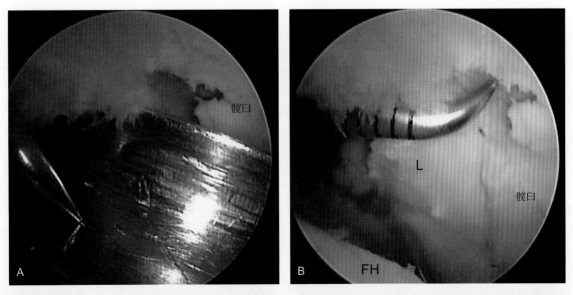

图 47.16　续接图 47.15。A. 使用开槽套管导入 60° 微骨折钻。B. 使用缝合锚钉将盂唇（L）固定于髋臼缘。使用 60° 的微骨折钻在髋臼前部的已暴露软骨下骨的区域内制造微骨折。注意股骨头（FH）在图片下方。

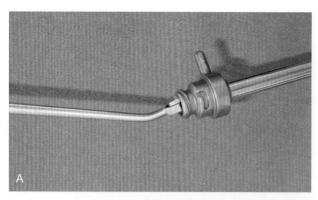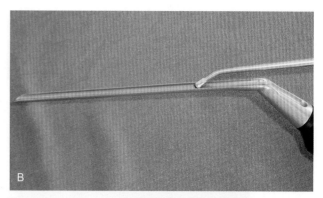

图 47.17 A. 成角刮匙无法通过闭合式的、5.5 mm 直径的髋关节镜组合式套管。B. 成角刮匙可以滑过开槽套管。

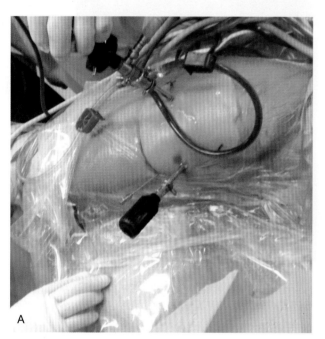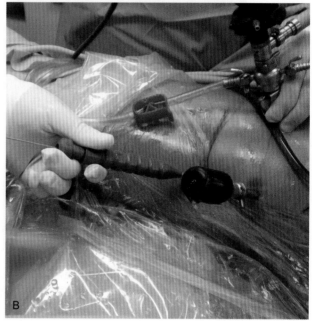

图 47.18 A. 在右侧髋关节建立一条辅助入路，关节镜放置在前外侧入路，组合套管和闭孔器在前方入路，穿刺针在前下方辅助入路。B. 锚钉传送装置置于前下方辅助入路。使用经皮技术通过柔软的导丝进行相关操作。

入路交换

通过组合式套管系统进行入路交换仅需关闭液体阀，打开观察套管上的桥接装置，并从套管中取出关节镜；然后，将关节镜重新插入原来的工作套管并在组合式套管系统中锁定关节镜。重新开放液体，并从新的位置开始进行关节镜检查。

使用开槽套管进行入路交换更复杂一些，可仅用一根开槽套管或用开槽套管结合组合套管进行操作：①仅用一根槽型套管操作。将一根开槽套管在原有器械的引导下放入操作入路，然后将器械取出，再通过槽型套管置入一根交换棒。移除开槽套管，将交换棒放入原来的操作入路内，并重新通过观察入路导入套管直到关节镜直视下确认开槽套管在关节内的位置（注意在观察入路内通过组合套管来引导开槽套管进入关节内）。关闭冲洗系统，从关节内取出关节镜－桥接－组合套管组件，仅保持开槽套管在原始的观察入路内。将关节镜从桥接－组合套管组件上取下，然后将剩余套管组件在原始的操作入路中通过转换棒导入。取出交换棒，把关节镜接到套管组件上并锁定，然后打开液体阀；而开槽套管则用于器械导入。②混合技术使用开槽套管和多种组合套管技术。将一根开槽套管在器械引导下插入操作入路。然后，将器械从入路中取出，仅将开槽套管留在入路内。将第二根组合套管和闭孔器通过开槽套管导入操作入路。当关节镜下看到组合套管的顶端已进入关节内，再将组合套管内的闭孔器和开槽套管取出。关闭液体流入通道，将组合桥接装置和关节镜从第一个组合套管（作为导入关节镜的套管）上取下并放入第二根组合套管内，再次打开液体流入通道。此时原始的操作入路变为新的观察入路。通过第一根组合套管（位于现在的操作入路中）导入一根交换棒，取出组合套管，并沿交换棒将一根开槽套管导入关节内。

关节囊切开术

Glick 最早介绍了关节囊切开术[11]，即使用关节镜刀扩大髋关节囊上手术入路的开口，使之成为关节囊上的一个狭缝切口而非一个孔洞。这个狭缝切口提高了器械的活动度，从而使关节镜可以处理一些关节中央间室的病变。上述技术已发展为完整的关节囊切开术。在一些病例中，可以从关节囊内将前外侧入路和前方入路的入口连接起来（图47.19）。关节囊切口也常需沿股骨颈方向进行延长，即在髋关节囊前部做一个"T"形切口，以此来暴露股骨头颈交界处的前部。

瞄准器装置

在髋关节镜手术中使用瞄准装置可加快建立前方入路，同时最大限度减少放射线的使用[12]。在图像增强器的引导下，手术医生利用三角测量技术可以很好地建立前方入路[8]。第一代瞄准装置是在前交叉韧带胫骨隧道引导装置的启发下设计而成的，该装置通过关节内参照物来引导腰穿针进入髋关节。这需要建立两个外侧入路：前外侧入路和后外侧入路，这两个入路需要在 X 线引导下完成。后外侧入路作为观察入路，通过前外侧入路使用一根开槽套管将瞄准器导入关节内。将瞄准器尖端对准关节囊前部的入口位置。在关节外组装好瞄准装置后，在关节镜引导下将瞄准子弹置于前方入路的入口处。子弹到位后将一根腰穿针穿过子弹，在其穿过关节囊上所选的位点时观察关节内情况（图47.20）。最近针对瞄准装置的改进更多的是将关节镜本身作为瞄准器的参照点。当关节镜进入关节内，辨认前三角区（该区域是由前盂唇上部游离缘、股骨头下端的前上部和关节镜下最大的横向视野组成），显示屏中央显示前三角区内的关节囊中心。将瞄准装置的拱形臂固定于关节镜上，根据皮肤上的体表标志设置好前方入路的位置，通过该位置导入瞄准子弹并通过该子弹导入腰穿针（图47.21）。通过髋关节镜可观察到腰穿针穿破髋关节腔前部时刺出的针尖。上述两种技术都可用于建立其他辅助入路。

牵引时间

我们想到止血带时间的时候就应该想到牵引时间。术中牵引的时间绝不能超过 1.5 小时，且最好

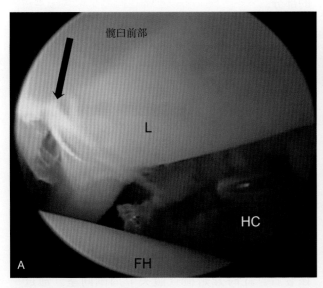

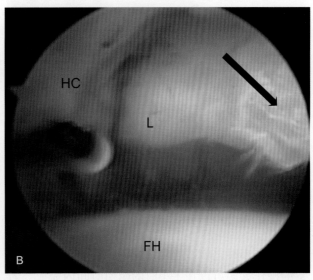

图 47.19 右侧髋关节囊切开术的关节镜手术组图。A. 前外侧入路的视图。使用射频钩逆行切开髋关节囊（HC）前部。中间是盂唇前部（L），顶端是髋臼前部，底部是股骨头前上部分（FH）。黑色箭头指向盂唇前部的分离处。B. 前方入路的视图。使用射频钩逆行切开髋关节囊（HC）外侧，目的是将此切口与图 47.17A 中所示的关节囊前部切口连接起来。外侧盂唇（L）在顶端，而股骨头（FH）在底部。黑色箭头指向前外侧盂唇游离缘的病变处。

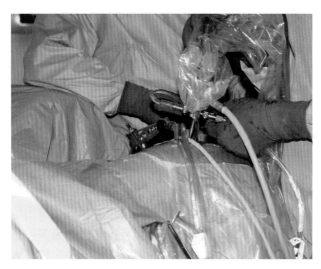

图 47.20 患者左侧卧位下行右侧髋关节镜手术。关节镜置入后外侧入路，而瞄准器尖端置入前外侧入路。将瞄准器拱形壁连接到瞄准器的尖端，随后通过前方入路导入瞄准子弹和穿刺针。

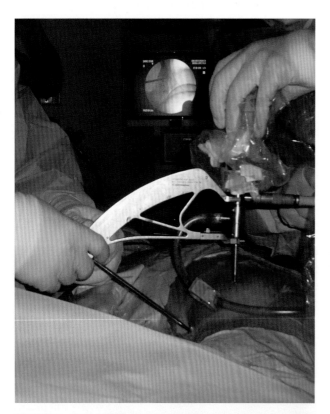

图 47.21 患者左侧卧位下行右侧髋关节镜手术。关节镜置入前外侧入路，并将瞄准器拱形壁连接到关节镜上。通过前方入路插入瞄准子弹来引导腰穿针到达髋关节囊前部。

控制在 1 小时之内。通常情况下，在关节腔中央间室的操作大多可以在 1 小时的牵引时间内完成。若需更长时间来完成中央间室的操作，则需要撤去牵引来完成中央室操作；而在关节周围间室的操作则允许在牵引过程中休息 20~30 分钟，然后再次施加

牵引并完成关节腔中央间室的操作。

建立入路：髋关节周围间室

当使用髋关节镜完成髋关节中央间室的检查后，可有两种方法到达髋关节周围间室，具体如下所述。

（1）使用与到达中央间室相同的入路。当放松牵引时利用关节囊切开术，将器械移出髋关节腔但仍留在关节囊内。为此我们倾向于将关节镜置于前外侧入路，而将开槽套管置于前方入路。当放松牵引时可以观察到股骨头进入髋臼，此时可以评估股骨头处的盂唇密封性。当股骨头完全进入髋臼窝后，便可观察到股骨头颈交界处。必要时，可使用关节镜刀或射频在股骨颈方向向远端扩大关节囊切口。这就形成了一个 T 字形的关节囊切口。这样的切口有助于进一步观察前部股骨头颈交界处及股骨颈周围（图 47.22）。此时应用动态检查法来评估髋关节活动度以便器械进入并清理髋关节间室的不同区域。必要时交换入路以方便到达髋关节周围间室的不同区域。在髋关节周围间室内将 70° 的关节镜换为 30° 的关节镜。这个技术对于治疗股骨髋臼撞击综合征非常有用。此时可能必须应用辅助入路来协助进行髋关节周围间室内的操作。这些辅助入路需在关节镜直视下使用腰穿针、导丝及套管组件等完成建立，具体方法详见前述有关中央间室内操作的部分。

（2）取出器械，撤去牵引，重新建立髋关节周围间室入路。使用这种技术可以到达更低的股骨颈部位或髂腰肌滑囊或小转子水平部位 [13, 14]。从关节内取出器械并撤去牵引。使用腰穿针穿过前外侧入路的入口来为髋关节周围间室建立新的入路。此时腰穿针指向股骨头颈交界下部，并沿着大致垂直于股骨颈的方向向前插入。穿刺到位后，将针芯从腰穿针中拔出，若腰穿针中有液体流出则证明腰穿针到达关节囊内。此时，将一根导丝穿过腰穿针，随后取出腰穿针，并顺着导丝插入组合套管及闭孔器。取出闭孔器，将 30° /4 mm 的关节镜及组合桥接装置相结合并导入关节内，并在组合套管上锁定该装置。此时开始检查髋关节周围间室。通过一个辅助入路的入口来完成操作入路的建立。使用腰穿针、导丝及套管式髋关节镜来完成三角测量技术（图 47.23）。

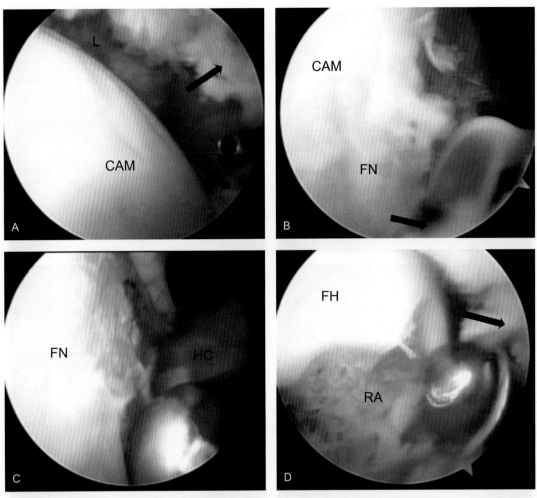

图 47.22　图为通过撤出手术器械来进入到股骨头颈交界处的关节镜组图。A. 关节镜置入前外侧入路，将它撤出关节内的同时放松牵引。图片中央示股骨头颈交界处的 CAM 畸形。盂唇（L）位于顶部。进入关节中央间室时行关节囊切开术，箭头指向关节囊切开处的边界。通过前方入路置入转换棒。B. 使用射频钩（黑色箭头）沿股骨颈（FN）向远端扩大关节囊切口。CAM 畸形的远端部分位于顶部。C. 使用刨刀切除髋关节囊（HC）上的滑膜组织以进一步暴露股骨颈（FN）区域。D. 用钻头矫正 CAM 畸形。股骨头（FH）在顶端，切除区域（RA）位于股骨头下方。箭头指向一个由 T 形关节囊切开术所致的关节囊瓣。

结论

患者在仰卧位和侧卧位时建立入路，关节镜器械均可安全有效地进入髋关节中央间室和周围间室。如今可动态进行髋关节镜手术，患者体位的摆放不仅要能够提供合适的牵引使股骨头和髋臼有效分离，还需要牵引释放后的髋关节具有一定的活动度，以利于关节镜到达关节周围间室并评估髋关节的活动间隙。所有这些要求都使得髋关节镜手术成为一个技术性要求更高的手术。对于那些对髋关节镜手术感兴趣的骨科医师而言，基本设备和髋关节镜专用仪器必须完备，以确保手术安全高效地完成。髋关节镜手术的学习曲线漫长，因此骨科医师观摩并参与尸体手术培训是提高髋关节镜手术水平的一个有效途径。

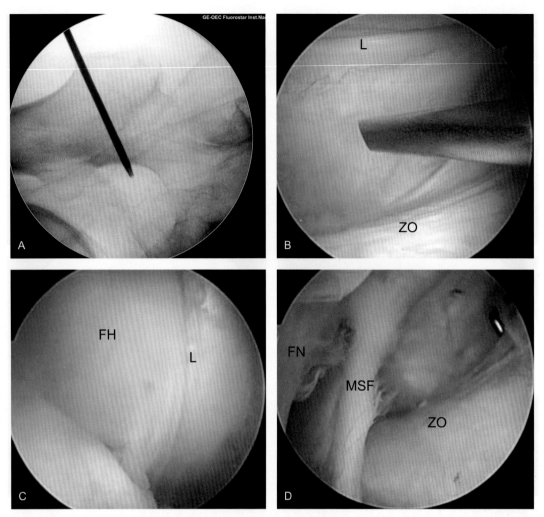

图 47.23　进入右髋关节周围间室的关节镜组图。将器械从关节中央间室取出后建立入路。A. 在 X 线透视引导下将交换棒置于髋关节囊前下部。B. 在髋关节周围间室内使用腰穿针对辅助的操作入路进行三角测量，盂唇（L）位于顶端，轮匝带（ZO）位于底部。C. 盂唇前部（L）和股骨头前部（FH）视图。D. 髋关节囊下方视图显示，左边的股骨颈（FN），中间的内侧滑膜皱襞（MSF）及其与轮匝带（ZO）的关系。

参考文献

[1] Byrd JW. Hip arthroscopy utilizing the supine position. *Arthroscopy*. 1994;10:275–280.

[2] Byrd JW. Avoiding the labrum in hip arthroscopy. *Arthroscopy*. 2000;16:770–773.

[3] Dienst M, Godde S, Seil R, et al. Hip arthroscopy without traction in vivo anatomy of the peripheral joint cavity. *Arthroscopy*. 2001;17:924–931.

[4] Glick JM, Sampson TG, Gordon RB, et al. Hip arthroscopy by the lateral approach. *Arthroscopy*. 1987;3:4–12.

[5] Ilizaliturri VM Jr, Mangino G, Valero FS, et al. Hip arthroscopy of the central and peripheral compartment by the lateral approach. *Tech Orthop*. 2005;20:32–36.

[6] McCarthy JC, Day B, Busconi B. Hip arthroscopy: applications and technique. *J Am Acad Orthop Surg*. 1995;3:115–122.

[7] Dienst M, Seil R, Godde S, et al. Effects of traction, distension and joint position on distraction of the hip joint: an experimental study in cadavers. *Arthroscopy*. 2002;18:865–871.

[8] Byrd JW, Pappas JN, Pedley MJ. Hip arthroscopy: an anatomic study of portal placement and relationship to the extraarticular structures. *Arthroscopy*. 1995;11:418–423.

[9] Ilizaliturri VM Jr, Acosta-Rodriguez E, Camacho-Galindo J. A minimalist approach to hip arthroscopy: the slotted cannula. *Arthroscopy*. 2007;23:560, e1–e3.

[10] Ilizaliturri VM Jr, Mangino G, Valero FS, et al. Special instruments and technique for hip arthroscopy. *Tech Orthop*. 2005;20:9–16.

[11] Glick JM. Hip arthroscopy: the lateral approach. *Clin Sports Med*. 2001;20:733–747.

[12] Ilizaliturri VM Jr, Valero FS, Chaidez PA, et al. An aiming guide for anterior portal placement in hip arthroscopy. *Arthroscopy*. 2003;19:E125–E127.

[13] Ilizaliturri VM Jr, Villalobos FE Jr, Chaidez PA, et al. Internal snapping hip syndrome: treatment by endoscopic release of the iliopsoas tendon. *Arthroscopy*. 2005;21:1375–1380.

[14] Ilizaliturri VM Jr, Chaidez C, Villegas P, et al. Prospective randomized study of 2 different techniques for endoscopic iliopsoas tendon release in the treatment of internal snapping hip syndrome. *Arthroscopy*. 2009;25:159–163.

第48章

Carlos A. Guanche

盂唇和关节病变的治疗

我们对引起髋关节疼痛的病变的理解在不断加深。目前，普通人群中髋臼盂唇撕裂和软骨损伤的确切发病率并不明确。髋关节镜手术中发现最多的就是髋臼盂唇损伤[1]。在对 300 例病例的回顾性研究中发现，90% 的患者存在盂唇撕裂。这些撕裂多发生在盂唇前部，且常由突然的扭转或旋转运动所致。

目前手术治疗的方式及手术适应证仍在不断完善。盂唇修补的最佳适应证是近期外伤导致的盂唇撕裂，而临床上我们大多数盂唇撕裂是由慢性重复性的损伤导致的摩擦性损伤。临床表现类似于软骨损伤，表现为无明显原因的长期慢性疼痛。因此了解病变的病因与治疗同样重要，否则长期疗效较差。

髋关节盂唇是一个纤维软骨结构，它环绕髋臼边缘一圈。盂唇的前半部分最宽，上半部分最厚，并和髋臼透明软骨通过 1~2 mm 的过渡地带相融合[2]。盂唇牢固地固定在髋臼边缘，它和骨边缘的连接处不是很规整，可能有骨延伸至盂唇内。3~4 根血管位于髋臼延伸部分边缘的盂唇内，并渗透到盂唇外缘 1/3 处。盂唇通过狭窄的滑膜隐窝与髋关节囊相分离（图 48.1）。从我们对半月板愈合能力的了解可推知，盂唇外侧撕裂时才采用修补术进行治疗。

我们逐渐开始了解盂唇可以作为次要的稳定结构起作用，它通过延伸髋臼范围及帮助保持关节内负压来维持髋关节稳定性。目前通过多空有限元模型已证实，盂唇可阻止髋臼内股骨头向外侧的运动[3]，且也能减少髋关节内的接触压力。因此盂唇能够维持关节液与关节负重软骨的接触[4]。

临床评估

病史和体格检查

因为髋关节疼痛的鉴别诊断范围很广，医生必

须详细询问患者的病史包括医疗史、髋关节手术或创伤史、髋关节先天性疾病史及职业史。盂唇撕裂或软骨损伤患者的临床表现多种多样，因此开始往往无法准确诊断。一系列研究显示，髋关节镜可以诊断盂唇撕裂，从出现症状到做出诊断平均需要 21 个月[3]。患者被诊断前平均就诊过 3.3 位医生。最

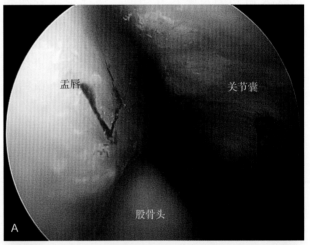

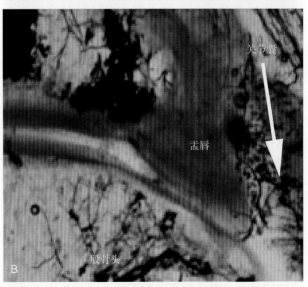

图 48.1 髋关节盂唇的血管分布图。A. 髋关节囊，盂唇和髋臼交界处的临床照片。B. 上述区域盂唇血供的横断面图片。注意关节囊盂唇交界处有大量的神经血管丛。

先出现且最容易被忽略的症状往往是腹股沟疼痛（92%）。而体格检查最常见的阳性体征是撞击征（95%）。

尽管大多数患者都不会明确提到髋关节活动度有所减少，但体格检查时一般都会发现这个问题。髋关节结构异常如髋臼后倾、髋臼过深或手枪柄样畸形等会减少关节活动度，当然疼痛也会减少关节活动度。这些髋关节病变通常会发展为关节囊炎、滑膜炎和（或）转子滑囊炎等。有关盂唇撕裂和（或）软骨损伤的典型机械症状的鉴别诊断包括：弹响髂胫束肌腱或腰肌肌腱松弛[1]。鉴别诊断应包括骶髂关节炎、退行性椎间盘疾病、外展肌病变、骨坏死、腰肌肌腱炎、耻骨支骨折和股骨近端应力性骨折等。大多数慢性疾病常和转子滑液囊炎有关。

患髋的临床检查是从评估患者步态、脚板前进线夹角和测量腿长开始的。痛性步态必须和Trendelenburg步态（见于外展肌无力的髋关节发育不良患者）相区别。继发于股骨头骨骺滑脱症畸形患者的步态以下肢外旋和更大的脚板前进线夹角（>10°）为特点。通过视诊休息位时下肢的旋转情况可发现髋关节病变，即休息位时将双足外旋10°~30°。双腿不对称性的外旋可能提示髋臼后倾、股骨后旋或股骨头–颈畸形，这些都是一些引起髋关节疾病的原发病变。

然后被动屈曲髋关节，同时一只手放在棘突上，这样当股骨近端接触到髋臼时便可立即发现骨盆屈曲。屈髋90°下测量髋关节旋转角度。骨盆后倾和股骨髋臼撞击综合征患者的髋关节屈曲和（或）内旋受限。

体格检查结果中应包括阳性的McCarthy征，即双髋屈曲，伸直患髋后，先外旋再内旋髋关节，若能诱发髋关节疼痛则为阳性。此外，其他阳性结果还包括髋关节屈曲、内收和内旋时引起的腹股沟疼痛，以及患侧直腿抬高抗阻试验引起的腹股沟前部疼痛[5]。

撞击试验最初用于检查股骨髋臼撞击综合征患者，但是对盂唇损伤也同样有用。屈髋90°、极度内旋和外展髋关节。髋臼前上缘和股骨颈的接触可引起疼痛。尽管目前尚无特异性的检查可用于评估软骨是否损伤，但上述试验对于关节内病变有很高的敏感性[6]。髋关节也可在不同的屈曲角度下进行检测。后侧盂唇撕裂应在下肢外旋和过伸时进行检查。

影像学检查

负重位骨盆前后位片和蛙位X线片对于初步评估患者是否患有关节炎、股骨髋臼撞击综合征和髋关节发育不良意义重大。

多项研究证实使用磁共振造影（MRA）诊断盂唇撕裂的准确性高于标准MRI。通过小视场的MRI观察发现关节内注射钆可显著地将盂唇病变诊断的敏感性从25%升高到92%[7]。因此，当临床怀疑有盂唇损伤或关节软骨破坏时，使用小视场的MRA是个很好的选择。

若通过MRA已确诊盂唇或软骨撕裂，但仍不确定症状与盂唇或软骨病变是否相关时，可在关节内注射丁哌卡因来协助诊断。这点类似于对肩关节外部撞击的诊断。若关节内注射丁哌卡因后患者疼痛减轻，则更能证明疼痛是继发于髋关节内的病变[8]，但如果疼痛没有减轻，也不排除关节内的可能[9]。

利用软骨的磁共振延迟增强成像（可在关节炎早期测量葡萄糖胺聚糖的丢失量）的研究表明，它可以早期发现由髋关节发育不良或股骨髋臼撞击综合征引起的骨关节炎[10]。此外，这项技术还可用于显示手术干预前后软骨损伤的变化。

治疗

非手术治疗

一旦盂唇撕裂诊断成立，保守治疗包括避免引起症状的活动，以及强调髋关节活动度和核心力量的监督治疗计划。尽管撕裂不会随时间推移而恢复，但患者的症状不会继续进展。如果选择保守治疗，患者应该尽量避免可诱发症状的活动，并理解症状可能会进一步加重，以及病变可能会发展为髋关节炎。目前尚无研究详细报道保守治疗的长期预后。

同样，软骨损伤的治疗关键也是早期诊断和限制运动。若上述方法无法缓解症状，应推荐进行手术治疗。目前可选择的手术方式很多，其中大多数是根据膝关节软骨损伤手术改进而来。手术方式应根据原发病变、整体的关节力线、病变范围和损伤大小而决定。对晚期病变采用的手术方式包括髋臼股骨头成形术、重定向截骨术、开窗手术、髋关节表面置换术及全关节置换术。对于关节内非关节炎性的、边界清楚的损伤，手术方式包括清创术、微骨折手术、软骨修复术和软骨表面置换术。尽管开放性手术仍是金标准，但是通过关节镜来开展的上述手术逐渐增多。

手术清理损伤病变

大多数盂唇撕裂和软骨损伤都是通过清创术来治疗的。然而，一些盂唇撕裂需要使用关节镜修复。前面已经讨论过盂唇血供来源于相邻的关节囊，盂唇外周 1/3 存在血供，而内侧 2/3 部分无血供。因此，外周盂唇有潜在的修复可能，若手术中发现这类损伤应考虑修补。但是 McCarthy 等[6] 报道了 436 例连续的髋关节镜手术，其中包括 261 例盂唇撕裂，所有的盂唇撕裂的部位都位于相对无血运的关节连接处。

作者偏好使用全身麻醉加腰丛神经阻滞，来减轻患者术后疼痛及松弛肌肉[11]。手术可在患者仰卧位或侧卧位下进行，术中应运用 30° 和 70° 关节镜对髋关节进行彻底检查。术中还应准备好改良的、可弯曲的关节镜器械，延长刨刀及髋关节专用的仪器等。

对关节中央间室进行系统性的诊断性关节镜检查，不仅可以对整个盂唇进行评估，还可以对髋臼和股骨侧的软骨损伤进行定位[5]。典型的软骨损伤往往靠近盂唇损伤的部位。同时还应评估髋臼切迹和圆韧带的完整性。股骨头和髋臼间软组织的撞击也可引起髋关节疼痛。此处还常有严重的滑膜炎存在。若术中发现上述情况，应尽量予以清除（图48.2）。清理所有的游离体并明确它们的来源。最

后，检查评估所有的明显冗余或松弛的滑膜。

许多患者同时存在盂唇撕裂伴严重的滑膜炎，术中应尽量切除发炎组织。这样做不仅能增加关节镜下的视野清晰度，而且也可减轻疼痛。作者偏好使用射频进行清理，这样可以减少出血以利于后续的操作。

手术的目的是在技术可行的基础上尽可能多地保留组织，同时切除退化或损坏的组织。维持盂唇作为次要的关节稳定结构的作用，以及尽可能减少关节病发生的意义非常重要。磨损所致的盂唇撕裂需要用刨刀或射频进行清理（图48.3）。用可吸收缝线缝合盂唇缺损部位及附近关节囊以稳定撕裂的盂唇。在 X 线片（盂唇周围钙化）和 MRI 或 MRA（异常信号强度）上明确异常组织的区域非常重要，这有助于彻底处理盂唇病变。偶尔可在盂唇周围发现初始形成的钙化灶，要尽量找出这些病变并进行清理（图48.4）。

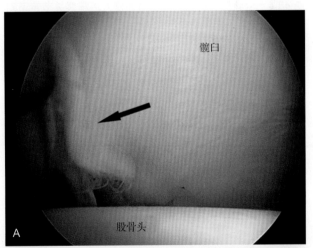

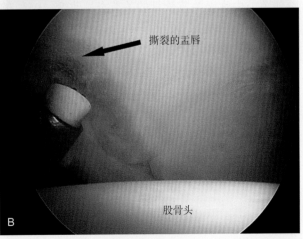

图 48.3 使用射频探针进行盂唇清创术。通过前方入路观察右髋。A. 盂唇磨损的初始图像（箭头）。B. 清创及固定盂唇边缘后的图像。

图 48.2 髋臼切迹中央的滑膜炎。注意切迹内的游离体（LB）。AW，髋臼壁；FH，股骨头。

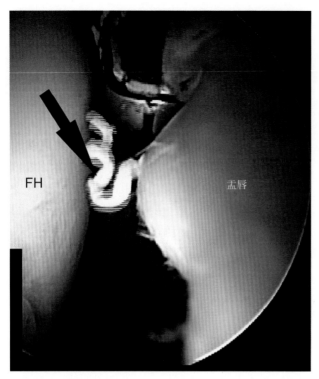

图 48.4　盂唇周围钙化。通过前外侧入路观察关节镜下对钙化物进行减压处理（箭头）。FH，股骨头。

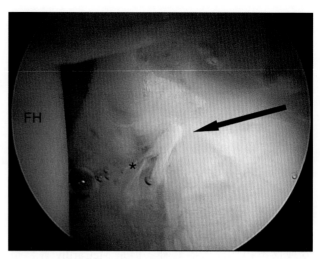

图 48.5　Ⅲ期裂伤－盂唇撕裂（箭头）和邻近的局灶性髋臼软骨损伤（星号）。FH，股骨头。

框 48.1　盂唇修补的适应证

髋关节旋转运动时出现机械症状
负重活动时腹股沟处持续性疼痛
髋关节撞击综合征但有健康可修复的盂唇组织
伴随机械症状的髋关节脱位或半脱位
发生于高水平运动员的髋关节半脱位
在合适的（关节囊处）解剖位置，且有明显血管分布的组织
撕裂 >1 cm

Wardell 等创建了有关盂唇损伤和软骨损伤的结果分类系统：0 期，与正常髋臼盂唇相比，有盂唇挫伤伴滑膜炎；Ⅰ期，分散的盂唇游离缘撕裂，而髋臼和股骨头上的软骨完整；Ⅱ期，盂唇撕裂伴股骨头下方局部关节软骨损伤，而髋臼软骨完整；Ⅲ期，盂唇撕裂伴临近的局部髋臼关节软骨损伤，伴或不伴股骨头关节软骨软化[12]。依作者的经验来看，这是 Cam 型撞击综合征患者中最常见的撕裂类型（图 48.5）。Ⅳ期，广泛的髋臼盂唇撕裂伴关节内弥漫关节软骨的关节炎性改变。95% 的盂唇损伤会涉及关节的前半部分。所有前、后盂唇联合损伤的患者均伴有退变性关节炎。这种分类方式可大致为复杂病变的患者提供一个通用的治疗方案。

探查相邻的软骨损伤并彻底进行评估。浅表病变可使用刨刀清创，射频稳定病变。Outerbridge 4 级损伤的处理往往需要彻底地向下方清创直至出血，并使用微骨折钻进行治疗（下面会详细讨论）。

关节镜下盂唇修补复的手术技术

盂唇修补手术开展的越来越广泛（框 48.1）。目前盂唇修补术的适应证包括有症状的盂唇撕裂，

即盂唇内有血管分布或髋臼骨壁（或相邻关节囊）是可修复的。一般而言，长度小于 1 cm 的盂唇撕裂不需要修复，因为这种撕裂很少导致关节不稳及力学症状。当然，熟练的关节镜技巧和合适的器械也必不可少。

关节镜手术中常用两条常规入路，即前方入路和前外侧入路。前方入路的入口在髂前上棘和大转子顶点交线的外侧远端 3 cm 处（图 48.6），这条辅助入路可提供合适的角度以利于缝合锚钉的放置。此外，此入路可避免损伤股外侧皮神经和腰肌腱鞘。然而，建立这条入路时要小心仔细，以防开口过于远端而损伤旋股外侧动脉升支引起出血，影响手术视野的清晰度[13]。

在对盂唇进行清创时，还要在关节镜下对其他相关的病变进行探查及处理。任何退变组织均应清理。将盂唇抬离骨面，使用刮匙或刨刀去皮质化处理骨床以刺激愈合（图 48.7）。

在关节内灵活地放入器械、进行缝合及置入锚钉对手术结果十分重要。髋关节囊不同于肩关节，

明显更厚且内部空间更小，因此多数情况下需要做关节囊切开术。这样有利于器械在关节内的移动，同时还可减少医源性损伤的发生。通常使用关节镜刀头或射频切开关节囊（图 48.8）。开槽套管也有助于向关节内放置弯曲的器械（图 48.9）。

与关节镜下肩关节盂唇修补术类似，手术中缝合锚钉必不可少。锚钉的位置对于重建正常盂唇结构十分重要。锚钉应固定于髋臼边缘，并注意避免穿透髋臼软骨。髋臼窝不同于肩关节，是凹陷的，而这使得锚钉置入时的角度更加锐利。为了避免软骨损伤，要十分小心地打入锚钉和防止穿透髋臼，

若处理不当可导致术后关节退化。镜下观察和 X 线透视十分必要（图 48.10）。缝合锚钉的种类很多，一些需要传统的关节镜下打结，还有最近出现的无结锚钉等（图 48.11）。一旦置入锚钉，我们就需要用过线器穿透盂唇，并使用标准的打结技术进行打结固定。大多数肩关节镜中使用的器械都适用于髋关节镜手术。

盂唇关节囊连线处撕裂时，需要修复部位包括盂唇及其相邻的关节囊组织。有关盂唇实质的撕裂也需要类似处理。应明确盂唇撕裂的情况并清除坏死组织。使用过线器在关节软骨和盂唇连接处递送

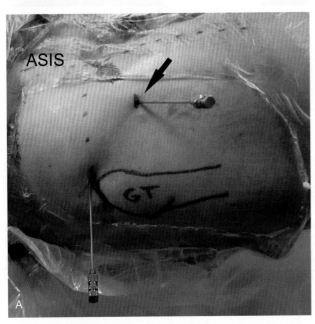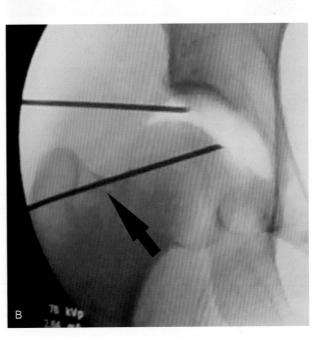

图 48.6　改良前方入路。A. 入路（箭头）大约位于两条线（虚线）交点远端外侧 3 cm，这两条线均起自髂前上棘（星号）分别经过大转子顶端及平行于股骨干。B. X 线透视下的入路位置，注意下方腰穿针形成的角度（箭头）。

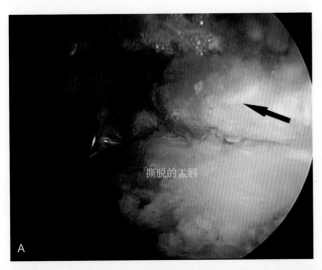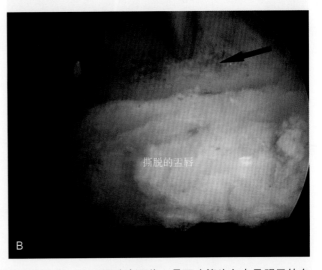

图 48.7　处理盂唇骨床以促进愈合。图示为通过前外侧入路观察右髋关节。A. 盂唇分离图像，骨面（箭头）未见明显的血管。B. 处理好的骨面（箭头），注意在上部中央位置置入锚钉。

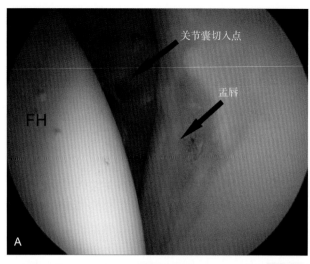
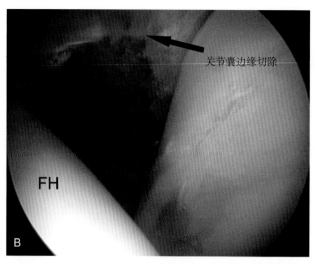

图 48.8　使用射频探针行关节囊切开术。A. 关节囊切开前的图像。B. 使用器械（星号）切开关节囊后。FH，股骨头。

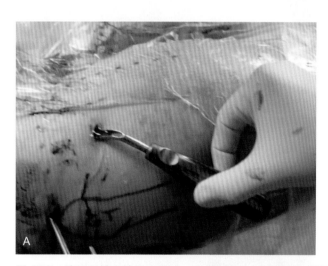
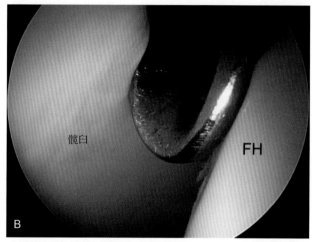

图 48.9　使用开槽套管插入器械。A. 器械的外部视图。B. 器械的内部视图。FH，股骨头。

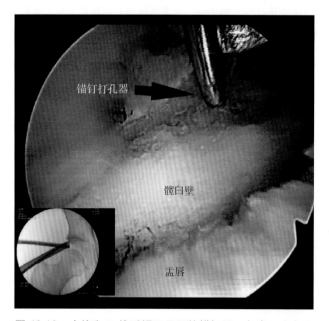

图 48.10　内镜和 X 线透视下显示的锚钉置入角度。注意左下角对应的 X 线图像，确保锚钉与关节发散成角。

环状单丝缝线，再将穿线器穿过关节囊并抓取单丝环。使用环状穿梭器将单丝缝线穿过撕裂的盂唇周围及关节囊。最后将缝线打结固定于关节外的位置（图 48.12）。

关节镜下微骨折的手术技术

　　膝关节微骨折术是一种安全和高效的手术技术，因此一些关节镜手术医生已开始将同样的手术原理运用到髋关节手术中[14]。微骨折通过利用机体的自我恢复能力为组织再生提供了一个良好的环境。术后手术治疗区形成骨髓凝块，该凝块可为多能间质干细胞分化成纤维软骨组织提供良好的环境。髋关节镜下微骨折术的适应证包括一般小于 2~4 cm 大小的局灶性病变。一些学者的研究显示对 <400 mm[2] 的损伤进行微骨折术的疗效好于

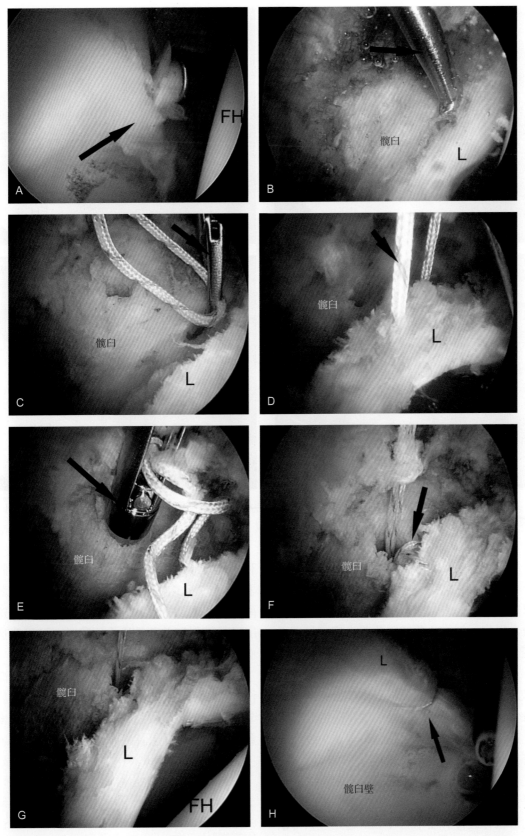

图 48.11　用无结缝合锚钉修补盂唇。通过前外侧入路进行观察，所有器械通过改良的前方入路插入（右髋）。FH，股骨头；L，盂唇。A. 盂唇撕裂图像（箭头），注意射频的位置。B. 用探针移动撕裂的盂唇（箭头）。C. 放置缝线穿透器（箭头），注意已穿过盂唇髋臼界面处的缝线。D. 放置缝线（箭头）。E. 先定位，随后置入锚钉（箭头），注意松弛的缝线已置于锚钉中。F. 带有松弛缝线的锚钉位置（箭头）。G. 完成缝合，注意盂唇接近髋臼处增加的张力。H. 完成修补后关节内的图像，箭头示缝线固定到位。

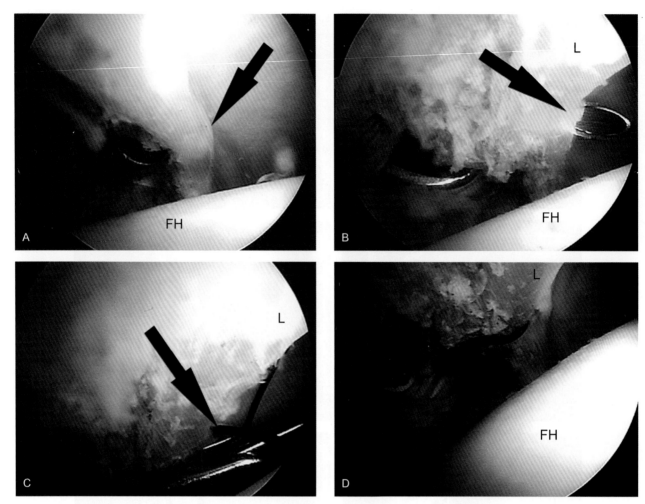

图 48.12　通过前方入路观察右髋关节内盂唇实质的修补。A. 从侧面观察不稳定的盂唇瓣（箭头）。B. 穿线器（箭头）穿过盂唇撕裂处。C. 穿过的缝线（箭头）和抓线器位于图片下缘。D. 完成盂唇修补后（箭头）。

≥ 400 mm[15] 的损伤。如同膝关节一样，完整的软骨下骨十分重要。软骨丢失可以是承重区的全层丢失或不稳定的部分丢失。能从微骨折术中受益的疾病包括撞击损伤、创伤、儿童髋关节疾病或早期退行性病变。其他的手术注意事项包括患者的年龄、活动水平及术后康复的依从性。

手术禁忌证包括稳定的、部分厚度丢失的软骨缺损，与软骨损伤和广泛退行性病变相关的软骨下骨病变。其他特殊的禁忌证包括关节炎、免疫介导的疾病或其他系统性疾病。

一旦软骨损伤明确，就应记录损伤的范围。使用全尺寸的切割器及刮匙对已暴露骨组织的、不稳定的残留软骨进行清创术。环形刮匙处理软骨缺损，并形成光滑垂直的软骨边界特别有用。在切除软骨病变周缘时要十分小心。清创应足够深以除去钙化软骨层，同时保留软骨下骨板的完整性[16]。损伤的软骨边缘应与相邻未损伤软骨成直角，这样有利于有效形成骨髓凝块。用关节镜钻对暴露的软骨下骨板进行多次穿透（微骨折）。穿透点之间的距离为 3~4 mm，穿透的深度大约 2~4 mm；这样的深度已足够保证关节腔压力下降时，可见穿透点处出血（图 48.13）。

其他技术也已被尝试运用于修复软骨瓣分离损伤。首先使用上述描述的微骨折技术。然后使用关节镜技术和可吸收缝线修复软骨。这项技术被用于愈合潜能较高的患者（如年轻患者）。

经验和教训

关节囊切开术（扩大入路切口以增加操作范围）

直视下将刀片插入关节内，并切开关节囊以扩大入路。通过上述办法可以延长任一入路的切口，从而增加了器械的操作范围。建立理想的手术入路

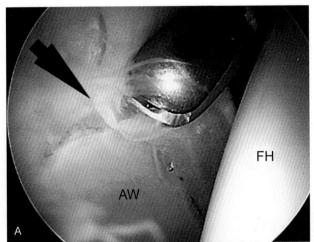
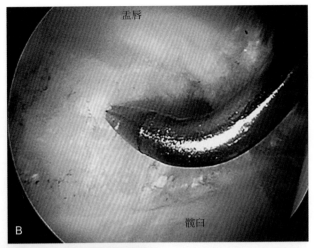
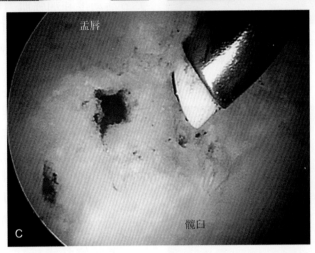

图 48.13 髋臼壁的软骨成形术。A. 未处理骨床前的软骨损伤（箭头）图像。FH，股骨头；AW，髋臼壁。B. 刮除处理骨床后的创面，放入尖钻，且沿图片下缘可见清楚的损伤边界。C. 软骨成形术的最终区域。注意两个孔眼处的点状出血。

需要一定的经验，因此这个方法对新手进行髋关节镜手术很有帮助。当然，也可使用射频探针来扩大入路。

开槽套管

用开槽套管代替一次性塑料套管更有利于将长形、弯曲的器械插入关节内。因紧密的髋关节囊有一定的限制性，所以插入塑料套管不仅困难还容易损伤关节软骨。和闭合套管相比，使用开槽套管既可保护关节囊入口，还可提高器械的操作性。

治疗潜在病变（寻找撞击综合征的细微线索）

从广义上来说，有两种类型的股骨髋臼撞击综合征，即 Cam 型和 Pincer 型。当对中央间室进行诊断性关节镜检查时，盂唇病变类型和是否存在软骨分层都可作为撞击性综合征病变的细微线索。

使用 X 线透视和内镜协助放置锚钉

插入锚钉时灵活运用 X 线透视，有助于将锚钉置入安全位置，以降低穿透关节软骨及造成医源性损伤的风险。髋臼不同于肩关节盂，是凹陷的，这使得放置锚钉的安全角度完全不同。使用 70° 关节镜导致的图像失真会进一步混淆视线，因此术中运用 X 线透视变得更为重要。

寻找解剖学变异

已发现髋臼窝内存在一些正常变异。这些变异容易造成混淆及表现得像软骨病变。一种变异是星状皱褶，它位于髋臼窝上部，外观类似于星状。另一种是骨骺瘢痕，它是 Y 形软骨的残留物，一般位于髋臼窝的前部或后部（图 48.14）。另一个常见的变异是锁眼复合体，它是髋臼切迹的延伸，常见于

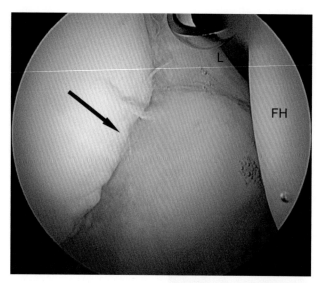

图 48.14 一例 19 岁的盂唇撕裂患者显示出骨骺融合残余，即解剖变异（箭头）。FH，股骨头；L，盂唇。本图通过前外侧入路观察右髋。

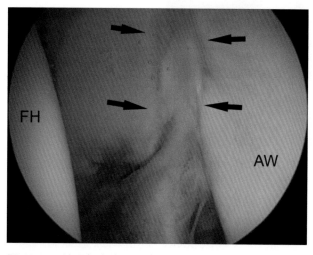

图 48.15 锁眼复合体。通过前外侧入路观察到的关节镜下锁眼复合体的图像（左髋）。注意由箭头勾勒出的区域可能是髋臼切迹的延伸部分。AW，髋臼壁；FH，股骨头。

年轻患者中（图 48.15）。

并发症

一些研究表明髋关节镜手术相对安全且有效，但也存在一些并发症。在一项大的系列研究中，髋关节镜手术的并发症发生率为 1.6%，其中包括坐骨神经或股神经的暂时性麻痹、继发于股外侧皮神经麻痹的感觉异常，会阴部损伤和器械损坏[17]。虽然这项研究并不是专门针对髋关节盂唇修补的研究，但是具体问题可能会和髋关节镜手术有关联。因为术中要向紧密的髋关节内插入很多的手术器械，所以存在发生严重的关节软骨损伤的可能性。在关节内进行手术操作时要谨慎小心，以防止损伤关节软骨。此外，置入缝合锚钉时存在穿透关节的风险。使用 X 线透视首先要明确锚钉置入的角度，再确定置入的位置。此外，限制牵引时间也可减少损伤神经的风险。

康复

清创术后（盂唇和软骨）

术后 7~10 天开始对手术侧髋关节进行正规的关节活动度和加强肌力的康复治疗。仅行关节镜下清理术的术后早期（3~5 天）可于拐杖帮助下负重。标准的康复计划包括逐渐增加关节活动度和肌力锻炼。肌力锻炼仅在患者恢复约 75% 的正常运动时进行。应限制主动屈髋动作直到髋关节活动度和力学完全恢复正常。当患者通过异常的肌力来协助恢复腰肌和（或）髋部屈肌时，可导致严重的肌腱炎发生。这时很难进行有效的治疗，并会延缓患者康复。术后 6 周内应限制旋转运动和突然发力的运动。当骨盆、腹部及下肢肌肉系统恢复了全程无痛的活动及肌力时，患者可以进行各项正常运动。

盂唇修补术后

盂唇修补术后早期应锻炼手术侧髋关节的活动度和肌力。早期开始锻炼对减少手术创伤所致的髋关节疤痕粘连非常重要。术后 4 周内只能在平足状态下（20% 的体重）负重行走。盂唇修补术后前几周内，最重要的康复原则是限制旋转应力。屈髋超过 90°、外展超过 25° 及内旋或外旋超过 25° 都会增加已修复盂唇的风险[18]。术后 10 天内屈髋不得超过 90°，同时术后 4 周内髋关节外展和内收不得超过 25°。术后 4 周时开始循序渐进的锻炼髋关节的活动度及肌力。术后 10 天内，鼓励患者骑固定自行车进行锻炼。应限制主动屈髋动作直到髋关节活动度和力学完全恢复正常。如前所述，如行主动屈髋动作会引起严重的肌腱炎，从而减缓恢复速度。在术后至少 12 周内应限制剧烈活动及旋转运动。当骨盆、腹部及下肢肌肉系统恢复了全程无痛的活动及肌力时，患者可以进行各项正常运动，这大约需要 6 个月的时间。

微骨折术后

对微骨折术后康复治疗而言，最重要的原则就是保持骨髓凝块和理想的愈合环境，同时恢复关节活动度和肌力。从术后 4 周在拐杖辅助下平足负重 30 磅（13.6 kg）直到术后 6 周进行完全负重。某些情况下可持续被动运动锻炼 4 周。最初的物理治疗包括从被动运动到主动辅助运动，最终到主动运动（特别强调髋关节内旋运动的恢复）。有关术后运动的具体限制也取决于相关的手术操作。术后立即进行无阻力的固定自行车运动有助于康复治疗。术后至少 4~6 个月时才可进行对抗运动，且只有当髋关节的活动度、肌力和功能敏捷性等都恢复正常时才能进行。

结论和展望

因盂唇具有明确的力学作用，所以术中需要尽可能多地保留盂唇组织。切除盂唇后，可能导致滑液无法保持在关节腔内，长此以往可能会对关节产生不利影响。因此，对于盂唇病变导致产生机械症状的患者而言，术中应尽可能保留盂唇组织。

目前的文献显示盂唇对维持关节稳定和软骨内稳态十分重要。目前尚需更多研究以评估盂唇修补或切除的长期影响。目前看来，任何手术中尽可能多地保留的正常盂唇组织，这对于长期维持髋关节的稳定性十分重要。

同样地，目前尚无治疗软骨缺损的理想方案。尽管通过目前的微骨折技术可再生成软骨样组织，但手术结果是多变的，有的甚至会引起新的病损。相似地，有关软骨瓣修复手术结果报道的文献也很少，且其结果的差异性也很大。随着更多软骨样组织的产生，下一个阶段的治疗可能会涉及基因工程。

参考文献

[1] Kelly BT, Weiland DE, Schenker ML, et al. Arthroscopic labral repair in the hip: surgical technique and review of the literature. *Arthroscopy*. 2005;21:1496–1504.

[2] Seldes RM, Tan V, Hunt J, et al. Anatomy, histologic features, and vascularity of the adult acetabular labrum. *Clin Orthop Relat Res*. 2001;382:232–240.

[3] Burnett RS, Della Rocca GJ, Prather H, et al. Clinical presentation of patients with tears of the acetabular labrum. *J Bone Joint Surg Am*. 2006;88:1448–1457.

[4] Ferguson SJ, Bryant JT, Ganz R, et al. The influence of the acetabular labrum on hip joint cartilage consolidation: a poroelastic finite element model. *J Biomech*. 2000;33:953–960.

[5] Bond JL, Knutson ZA, Ebert A, et al. The 23-point arthroscopic examination of the hip: basic set-up, portal placement and surgical technique. *Arthroscopy*. 2009;25:416–429.

[6] McCarthy J, Noble P, Aluisio FV, et al. Anatomy, pathologic features, and treatment of acetabular labral tears. *Clin Orthop Relat Res*. 2003;406:38–47.

[7] Toomayan GA, Holman WR, Major NM, et al. Sensitivity of MR arthrography in the evaluation of acetabular labral tears. *Am J Roentgenol*. 2006;186:449–453.

[8] Byrd JW, Jones KS. Diagnostic accuracy of clinical assessment, magnetic resonance imaging, magnetic resonance arthrography, and intra-articular injection in hip arthroscopy patients. *Am J Sports Med*. 2004;32:1668–1674.

[9] Martin RL, Irrgang JJ, Sekiya JK. The diagnostic accuracy of a clinical examination in determining intra-articular hip pain for potential hip arthroscopy candidates. *Arthroscopy*. 2008; 24:1013–1018.

[10] Kim YJ, Jaramillo D, Millis MB, et al. Assessment of early osteoarthritis in hip dysplasia with delayed gadolinium-enhanced magnetic resonance imaging of cartilage. *J Bone and Joint Surg*. 2003;85A:1987–1992.

[11] Marino J, Russo J, Kenny M, et al. Continuous lumbar plexus block for postoperative pain control after total hip arthroplasty. A randomized controlled trial. *J Bone Joint Surg Am*. 2009; 91:29–37.

[12] McCarthy J, Wardell S, Mason J, et al. Injuries to the acetabular labrum: classification, outcome, and relationship to degenerative arthritis. Paper presented at the Annual Meeting of the American Academy of Orthopaedic Surgeons; 1997; San Francisco, CA.

[13] Robertson WJ, Kelly BT. The safe zone for hip arthroscopy: a cadaveric assessment of central, peripheral, and lateral compartment portal placement. *Arthroscopy*. 2008;24:1019–1026.

[14] Crawford K. Microfracture of the hip in athletes. *Clin Sports Med*. 2006;25:327–335.

[15] Steadman JR. Outcomes of microfracture for traumatic chondral defects of the knee: average 11-year follow-up. *Arthroscopy*. 2003;19:477–484.

[16] Steadman JR, Rodkey WG, Rodrigo JJ. Microfracture: surgical technique and rehabilitation to treat chondral defects. *Clin Orthop Relat Res*. 2001;391(suppl):S362–S369.

[17] Griffin DR, Villar RN. Complications of arthroscopy of the hip. *J Bone Joint Surg Br*. 1999;81:604–606.

[18] Ikeda T, Awaya G, Suzuki S, et al. Torn acetabular labrum in young patients. Arthroscopic diagnosis and management. *J Bone Joint Surg Br*. 1988;70:13–16.

第49章

Craig S. Mauro, James E. Voos, Bryan T. Kelly

髋关节弹响综合征和转子周围紊乱

临床上目前对于髋关节弹响综合征和转子周围紊乱的相关研究已经比较成熟[1-9]。多种病变包括外侧型和内侧型弹响髋、转子滑囊炎以及臀中肌和臀小肌撕裂常会造成行走时髋部疼痛的临床表现，其中部分患者会合并有髋部摇摆或弹响。其中内侧型弹响髋通常指髂腰肌腱引起的弹响，而外侧型弹响髋则通常是由髂胫束挛缩引起[9]。转子周围紊乱又称为"转子疼痛综合征"[4, 6, 7]。临床上治疗首选保守治疗，包括局部皮质类固醇和麻醉封闭治疗并结合理疗[10]。保守治疗如果无效，需进行手术治疗。过去的开放性手术治疗在髋关节弹响综合征和转子周围紊乱中的应用[11-17]近年来已经逐渐被关节镜治疗取代[18-28]。本章节回顾总结了关于髋关节弹响综合征和转子周围紊乱的临床评估、治疗（包括本文作者推荐的技术）、并发症以及治疗和康复。

临床评估

详细询问患者的病史，患者常主诉有活动后髋关节弹响或疼痛。询问病史还有助于鉴别病变位于关节内还是关节外，关节内病变的疼痛常局限于腹股沟，久坐或持续重体力活动后加重。而累及转子周围区域即关节外病变的症状更多位于大转子周围外侧面，患者在进行重体力活动或患侧卧位时感到髋关节外侧疼痛。然而，少部分累及关节内病变的患者也可以仅表现为单纯的髋关节外侧疼痛，因此需要一些其他的辅助检查鉴别。在鉴别诊断时，需要鉴别其他如腰椎、骶髂关节和骨盆内病变引起的症状。可以通过典型的临床表现和体格检查来缩小鉴别范围。

典型内侧型弹响髋患者活动髋关节时，从屈曲外展外旋位置变为伸直内旋位时，髂腰肌从外侧半脱位到内侧经过髂耻隆起或股骨头前方时出现弹响[1]。患者主诉腹股沟前方的疼痛，或者髋关节活

动出现的"喀啦"声及弹响感。少数患者主诉疼痛出现在髋关节外侧、一侧臀部或骶髂关节。

外侧型弹响髋是由于髂胫束挛缩、肌腱增厚、表面张力增大和髂胫束后束或臀大肌前侧在大转子上滑动引起的[1]。从解剖学上看，伸髋时髂胫束位于大转子后侧，屈髋时髂胫束则滑动至大转子前方。前方的阔筋膜张肌、后方的臀大肌以及臀中肌腱膜的关系，使髂胫束的活动范围限制在大转子上方[1]。而增厚、张力增大的髂胫束滑动时就会产生弹响感，并导致髋关节外侧疼痛。典型患者主诉屈髋到伸髋时出现一种可触及或闻及的髋关节外侧弹响。常在剧烈运动时出现，但也可在日常活动中发生。

转子滑囊炎和大转子疼痛综合征是一种好发于老年女性的疲劳性损伤，多有关节过度活动或者手术病史[2, 12, 29-31]。临床常见髋关节外侧慢性间歇性疼痛。

臀中肌和臀小肌在大转子上止点撕裂，损伤与肩袖肌腱撕裂相似[3, 5]，常造成钙化性肌腱炎[32-34]。最早是在顽固性转子滑囊炎行开放性清创术、全髋关节置换、股骨颈骨折的手术时偶然发现臀中肌和臀小肌止点撕裂[5, 7, 35]。然而，大转子处臀中肌和臀小肌腱撕裂也可发生于正常髋关节或外展肌肌腱病的患者[36, 37]。撕裂可能由于髋外展肌无力造成，临床表现为活动时髋关节外侧疼痛及跛行。

详细的病史采集需要和全面的髋关节体检结合。诊断内侧型弹响髋时，首先将患者置于平卧位，检查者将髋关节被动从屈曲外展外旋位变为伸直内旋位，此动作常可闻及弹响。然而部分患者被动活动时症状呈阴性，可让患者主动活动，观察是否存在弹响。诊断外侧型弹响髋时，需要与内侧型弹响髋鉴别，鉴别诊断时患者侧躺或站立，体检时屈曲后伸直髋关节，关节外侧可触及或闻及弹响则为外侧型。

明确转子周围紊乱时，检查髋关节很重要。髋外侧疼痛可来自转子周围的病变，或是由关节内病

变引起的牵涉痛。髋关节触诊可帮助鉴别，转子周围紊乱时，主动或被动活动可引起牵涉痛，而直接触诊不会引起压痛。此时，触诊应从髂骨和骶骨后下方臀大肌的起点位置开始。臀大肌的止点一般在近端股骨粗线外侧和阔筋膜张肌两处检查。臀中肌触诊从臀中肌的髂骨前中侧上的止点开始，直到大转子正中侧和后上面的两个止点。臀小肌的触诊从臀中肌深面的起点开始，直到大转子前侧止点。同时还要鉴别大转子滑囊炎，该病变常在近端股骨中后侧覆盖在大转子上的滑囊，此时大转子处有压痛点，并伴随肿或（和）热。

体检时还需检查肌张力：屈髋时查阔筋膜张肌，中立位时查臀中肌，伸髋时查臀大肌。体检髂胫束肌张力时需要分别在屈膝和伸膝位进行，让髂胫束分别处于紧张和放松状态。髋关节疼痛的患者多数会因疼痛出现相应肌肉的肌张力降低。而肌张力显著减弱则提示臀中肌和（或）臀小肌腱撕裂。此外，对于转子周围疼痛的患者，30 秒单腿直立试验和阻抗式外旋试验对鉴别诊断肌腱损伤具有很高的敏感性和特异性[38]。

Ober 试验需分别在屈髋、中立、伸髋位进行，以评估髋外展肌群的挛缩。一般在伸髋时进行 Ober 试验检查阔筋膜张肌肌张力。随后，屈膝放松髂胫束，检查臀中肌挛缩。如病理性紧张时，髋关节应尽量内旋，使膝关节触及床面。

辅助检查中，所有髋部疼痛患者应常规查骨盆前后位和 Dunn 侧位片（屈髋 90° 外展 20°，垂直髋部并以股骨头为中心）。X 线片能鉴别大转子撕脱、股骨头和髋臼损伤、髋臼发育不良和骶髂关节病变。我们按照 Siebenrock[39] 推荐的骨盆中位和骨盆斜位进行摄片，充分显示耻骨联合和骶尾关节之间的距离（男性大约 32 mm，女性大约 47 mm）。MRI 检查可较好显示髋部周围软组织情况[40]。通常采用 MRI 评估髋关节软组织病变情况[41]，包括全骨盆扫描，合并冠状面反转序列成像以及横断面质子密度加权成像。髋关节表面 MRI 能够更详细地成像，其采用快速自旋回波脉冲序列和中间回波序列获得 3 个平面（冠状面、矢状面、斜面）的高清晰软骨敏感图像[42]。目前有学者提倡采用 MRI 髋关节造影评估髋关节病变[43-45]。Cvitanic 等认为 MRI 可以准确诊断臀中肌和臀小肌撕裂，T2 像高信号提示撕裂的敏感性和特异性较高，分别达 73% 和 95%[46]。MRI 也可用于明确转子滑囊炎合并臀中

肌撕裂[47]，有助于鉴别引起髋关节外侧面疼痛以及外展肌无力的顽固性转子滑囊炎[48]。

转子间隙或髂腰肌滑囊的诊断性和治疗性注射可采用超声定位[49]。内侧型和外侧型弹响髋尤其是在考虑手术治疗时，需采用动态超声评估[49-51]，可提供髂腰肌、髂胫束或臀大肌在髋部移动时发生疼痛弹响的实时影像[49-51]。除此之外，Connell 等[52] 发现超声可以鉴别臀中肌和臀小肌病变。

治疗

大部分外侧型或内侧型弹响髋的患者临床表现无明显症状，弹响通过休息、调整运动、非甾体类药物、注射皮质类固醇以及理疗等保守治疗能得到缓解[1, 8, 19]。转子滑囊炎通常采取保守治疗，在压痛最明显处局部封闭，注射皮质类固醇和麻醉药，结合物理治疗[10]。少数伴随其他病变的顽固性患者，通过详细的病史询问、体格检查和保守治疗后症状转归能够较明确的进行诊断，通常不需要额外 MRI 检查。但是保守治疗并非适用所有患者，多次或不恰当的皮质类固醇注射可能会导致臀中肌损伤[48]。总之，保守治疗对髋关节弹响综合征和转子周围紊乱往往都有效，但是部分患者症状顽固时则需手术治疗。

手术治疗中，髂腰肌腱延长术用于治疗内侧型弹响髋[14-17]。手术采用正中、腹股沟或者髂股入路，术中部分延长髂腰肌腱。近几年关节镜被普遍使用在对髂腰肌的松解[20, 26-28]、对髋关节中央或外周区域[25, 28] 的肌肉松解。Ilizaliturri 等[27] 通过一项前瞻性研究，比较关节镜下髂腰肌腱松解术和关节镜下髋关节外经滑囊松解术的术后疗效并无显著差异。

Zoltan 等[13] 采用切开手术治疗顽固性外侧型弹响髋，椭圆形切除覆盖大转子的髂胫束，清除转子滑囊。而微创手术采用纵向切口，横向逐步切断筋膜[53]。

尽管这些开放性手术能够很好地治疗弹响髋，但使用内镜下髂胫束松解也能取得令人满意的疗效[19]。髂胫束松解可通过"由外向内"或"由内向外"技术进行[19, 24]。Ilizaliturri 等[19] 采用关节镜下治疗 11 例患者，术中采用"由外向内"途径松解髂胫束，首先在关节镜下在髂胫束做一垂直切口，随后在松解位置中部再做一横行切口，形成十字切

口和4个"肌肉瓣"。随后切除肌肉瓣，形成钻石形缺口。结果无术后并发症，患者术后髋关节功能恢复术前水平。

开放大转子滑囊切除术已用于反复转子滑囊炎的患者[2, 12]，关节镜下行滑囊切除术也成为趋势[11, 18, 23]。近期，Baker[18]对25例接受关节镜下滑囊切除术患者进行前瞻性随访研究，平均随访时间26,1个月。结果显示短期或者长期患者术后视觉模拟评分法（VAS）、Harris髋关节评分和SF-36均较术前显著改善。术后1~3个月患者症状明显改善，且随时间推移逐渐更好。

开放性手术也见于治疗臀中肌和臀小肌肌腱撕裂[3, 5, 36]。关节镜也用于治疗臀中肌和臀小肌撕裂[3, 5, 36]。Kandemi等[21]报道了利用关节镜治疗钙化性臀中肌和臀小肌腱炎。Voos等[22]也利用关节镜手术修复臀中肌和臀小肌撕裂。最近，Voos等[54]研究了10例臀中肌撕裂患者经保守治疗失败而采用关节镜下修复，随访25个月，所有患者疼痛均缓解，髋关节活动恢复正常。

作者的手术观点

诊断性关节镜

关节镜入路十分重要。转子周围间隙关节镜清理，通常可采用传统和特殊入路[22, 42, 55]。手术开始时在体表定位大转子，然后用记号笔标记切口。术中关节镜下检查排除关节内病变。部分患者发现髋臼上唇撕裂，可能与内侧型弹响髋前方髂腰肌腱附着处损伤有关，大多数与骨性畸形无关。而所有转子周围紊乱的患者，均需要采用中央区关节镜检查排除髋臼外侧基底部病变相关的上唇或软骨病变。

根据Seldinger标准确定采用前外侧入路。在透视辅助下，使用导丝插入管状套针至中央区。为了最大限度减小对股外侧皮神经的损伤，需取前中侧入路，较传统前侧入路相比偏外侧和远端[56]。作为探查入路，切口的选择直接影响术中转子周围间隙的操作。所以，术前需要在透视辅助下，在大转子外侧突上定位切口。

髂腰肌肌腱松解术

内侧型弹响髋患者术前需要定位髂腰肌腱。当髂腰肌腱病变导致上唇撕裂时，首先需要进行上唇清创术或修复术。随后，通过外侧入路检查髂腰肌

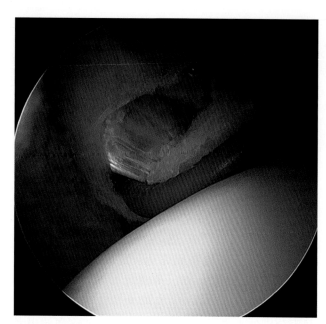

图49.1 采用刨刀清除滑囊，暴露髂腰肌腱。随后用射频刀松解髂腰肌腱止点。

表面滑囊。腰大肌腱病变导致腰大肌腱表面覆盖的滑囊和滑膜充血水肿。采取前中侧入路，利用刨刀清除滑囊，暴露腰大肌腱（图49.1）。随后用射频刀松解髂腰肌腱，注意术中需要保留肌腹的完整性。在进入转子周围间隙前，需探查转子周围间隙区，明确是否存在病变。极少数患者髂腰肌腱病变时，因不断摩擦股骨头而在股骨头上形成凹槽，术中需要充分松解股骨头与肌腱接触的部位。

转子间滑囊切除术

关节镜下转子周围间隙诊断性检查，转子周围间隙操作不同于中央区关节镜手术，无须完全牵引暴露转子间隙。术中患者采取伸髋轻度外展的体位。仅需轻度牵引保持外展肌群张力。手术采取前中侧入路，使用钝性套管针进入。术中操作与肩峰下间隙操作类似，随后使用套管针在髂胫束和股骨之间寻找入路方向，套管针需要直接指向大转子外侧突，因为此部位放置钝性套管针最安全。如果入路太靠近转子近端，臀中肌肌肉将可能阻碍套管针。如果套管针太靠近远端，可能破坏股外侧肌纤维。辅助透视可以协助定位套管针位置，避免对周围软组织的医源性损伤。

确定转子周围间隙，通过前中侧入路置入70°关节镜，调整方向使光源和镜头指向转子远端。首先看到臀大肌在股外侧肌下的止点，这是术中重要的解剖标志点。术中应当尽量避免向远端过度的松

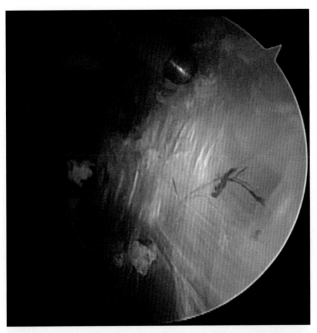

图 49.2　前中侧入路内 70° 关节镜以及近端外侧的髂胫束。

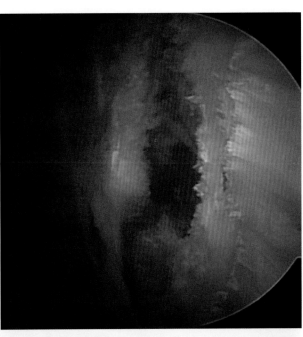

图 49.3　在转子周围间内通过"由内向外"途径完成松解术后的髂胫束。

解，以及避免肌腱后方的探查，因为坐骨神经在臀大肌腱后内侧 2~4 cm 处。随后转向股骨外侧，显露股外侧肌纵向纤维，然后向近端至股骨嵴探查。在股骨嵴近端可见臀中肌腹和止点。臀中肌在大转子上两个骨性附着点，后侧维附着于大转子后上侧面，而大部分中央和全部前侧肌纤维附着于大转子外侧面 [57]。臀小肌止点在更前方，并且大部分被其他肌肉覆盖。最后，向近端外侧探查髂胫束（图 49.2）。

在诊断性关节镜探查术中，在关节镜直接引导下，在前外侧入路远端 4~5 cm 处放置脊髓穿刺针，此处为远端前外侧副入路，几乎与前外侧入路平行。随后从远端前外侧副入路置入刨刀，在远端清理转子滑囊。清除时，首先清除臀大肌止点远端膨胀的滑囊组织和纤维束。随后从远及近切除滑囊。当近段滑囊存在严重病变需要彻底清理时，也可在前外侧入路或近端前外侧副入路的近端 2~3 cm 内取另一入路，此入路也可用于探查。

髂胫束松解 / 延长

滑囊切除术后需仔细探查髂胫束。病变主要为髂胫束后 1/3 部分增厚、挛缩、与大转子发生摩擦加重病情。前中侧入路置入 70° 关节镜辅助完成近端前外侧副入路，随后行横向或十字延长术，松解髂胫束。操作都在关节镜直视下完成，因此往往能够彻底松解（图 49.3）。

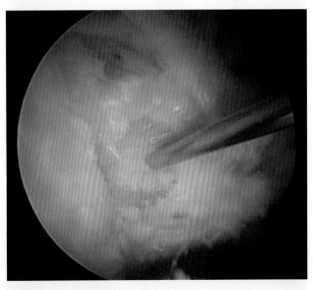

图 49.4　臀中肌撕裂。

臀中肌和臀小肌修复

明确存在臀中肌或臀小肌病变后，通过关节镜进行修复。必要时，在术中利用轻度的髋部牵引让臀中肌保持一定的张力，能够更清楚地显示近端滑囊组织。将 70° 关节镜置入近端前外侧副入路观察外展肌群。其余的操作在前中侧和远端前外侧副入路完成。

其中比较常见的为臀中肌退行性撕脱，病变往往从大转子外侧面上远端止点撕脱（图 49.4），这种撕裂最常见的是表面下撕裂，类似于累及关节面的肩袖撕裂。这种撕裂会逐渐向后延伸，最终形成全长、全层撕裂。术中可在臀中肌和臀小肌间以及臀中肌前缘水平发现撕裂，看见下表面撕裂肌腱。术前 MRI 检查对于评估病变以及制订手术方案至关重要。当手术发现肌腱止点显著变薄，则应准备进行骨面以及肌腱修复（图 49.5）。

修复方法类似于肩袖损伤修复。首先，用探针或者篮钳将撕裂断端牵拉至肌腱止点（图 49.6）[57]。随后将止点的骨面新鲜化，利用磨头处理大转子外侧面直到边缘。因为转子处骨质较硬，需放置两个金属锚钉。锚钉可经皮置入（图 49.7）。首先用腰椎穿刺针确定锚钉置入的位置，置入后通

过透视查看位置。随后从肌腱从后至前缝合撕裂的肌腱（图 49.8），缝合时缝线的管理很重要。缝合后利用加长套管协助管理缝线，然后打结。通过滑结和接下来的锁结，将臀中肌牢固地固定在转子上肌腱止点（图 49.9）。

并发症、争议及思考

目前关于弹响髋综合征和转子周围紊乱的手术并发症的临床报道较少。仅少数患者术后早期可因髂腰肌松解出现症状性异位骨形成和屈髋无力。异位骨形成主要由于髂腰肌腱在小转子的松脱造成，术后使用非甾体类抗炎止痛药物可减少该风险。

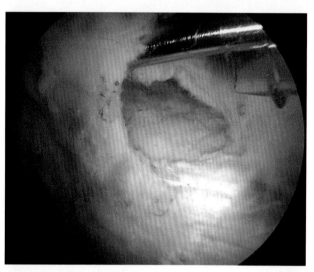

图 49.5　完全的臀中肌撕裂。

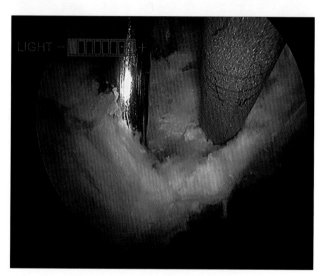

图 49.7　两个金属锚钉以理想的角度经皮插入骨质。

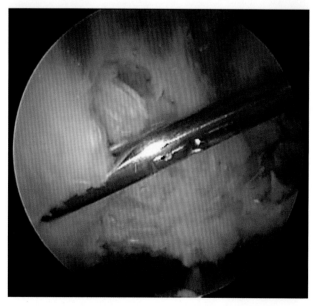

图 49.6　用篮钳手动将撕裂牵拉至肌腱止点解剖位置。

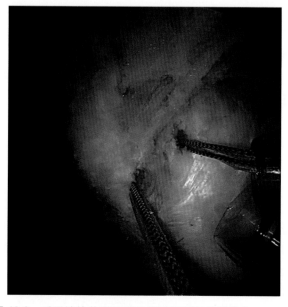

图 49.8　采用缝线传递装置从肌腱后侧向前侧缝合。

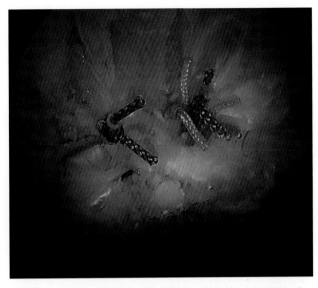

图 49.9　关节镜下打结，将臀中肌固定至转子上的肌腱止点。

（6）于后外侧转子间行小切口建立入路，有利于锚钉放置。

（7）塑料的去螺纹套管常用于进行缝合时，以达到最佳的缝合效果。

康复

髂腰肌松解术、髂胫束松解术或者滑囊切除术后的康复包括：术后 2 周挂拐，足平放 20 磅部分负重，2 周后疼痛忍受范围内可开始完全负重。在病情允许下，应该尽早进行全范围关节活动和无负重髋部活动。应该避免术后立即开始高强度康复，这样反而开始会使病变加重。

对于臀中肌和臀小肌撕裂患者，患者术后应使用髋外展支架限制其主被动外展，屈髋伸髋无须限制，术后 6 周内挂拐部分负重。6 周后开始外展肌群等长训练。术后 12 周适当加强力量对抗训练。患侧髋关节外展肌肌力恢复，能够支撑骨盆时才可跑步。

术后第 3、6、12 个月分别随访，评估 Harris 和 Martin 髋关节评分[58, 59]。

其余少见的并发症还包括伤口渗液、血肿、转子滑囊炎、髋关节疼痛和臀中肌修复后撕裂[15, 16]。

临床报道过 1 例松解术后发生的下肢深静脉血栓。因为转子周围紊乱患者多为高龄，病程较长，术后康复有相当长一段时间需限制活动，这些都是造成患者术后出现深静脉血栓的高风险因素。

结论和展望

随着关节镜手术经验的积累以及影像学检查的不断进步，未来对弹响髋综合征和转子周围紊乱的治疗有很大的发展前景。目前保守治疗是主要的治疗方式，但是对于转子滑囊炎、内侧型和外侧型弹响髋、臀中肌和臀小肌撕裂的患者，关节镜治疗为保守治疗无效的顽固性患者提供另一个有利的选择。术前彻底了解每种疾病机制、熟悉髋部解剖结构和合适的手术入路，对治疗成功至关重要。长期随访研究和临床基础科研将会持续改善手术方式以及技术，给上述疾病的治疗来带更多益处。

经验和教训

（1）第一个前中入路的建立应在透视引导下，以确认置于大转子外侧隆起处，避免进入股外侧肌远端和臀中肌近端。

（2）首先应直接探查臀大肌位于臀肌粗隆的止点。这有助于术者能够很好进行定位，并划清界限，以保护止点后 2~4 处的坐骨神经。

（3）肌腱评估前应进行充分的滑囊切除。

（4）轻度的轴向牵引有助于给予臀中肌纤维张力，从而更容易辨别炎性滑囊和正常的臀中肌肌肉组织。

（5）透视下于大转子处垂直置入锚钉。

参考文献

[1] Allen WC, Cope R. Coxa saltans: the snapping hip revisited. *J Am Acad Orthop Surg*. 1995;3:303–308.

[2] Brooker AF Jr. The surgical approach to refractory trochanteric bursitis. *Johns Hopkins Med J*. 1979;145:98–100.

[3] Bunker TD, Esler CN, Leach WJ. Rotator-cuff tear of the hip. *J Bone Joint Surg Br*. 1997;79:618–620.

[4] Collee G, Dijkmans BA, Vandenbroucke JP, et al. Greater trochanteric pain syndrome (trochanteric bursitis) in low back pain. *Scand J Rheumatol*. 1991;20:262–266.

[5] Kagan A II. Rotator cuff tears of the hip. *Clin Orthop Relat Res*. 1999;368:135–140.

[6] Karpinski MR, Piggott H. Greater trochanteric pain syndrome.

A report of 15 cases. *J Bone Joint Surg Br*. 1985;67:762–763.

[7] Tortolani PJ, Carbone JJ, Quartararo LG. Greater trochanteric pain syndrome in patients referred to orthopedic spine specialists. *Spine J*. 2002;2:251–254.

[8] Byrd JW. Evaluation and management of the snapping iliopsoas tendon. *Instr Course Lect*. 2006;55:347–355.

[9] Schaberg JE, Harper MC, Allen WC. The snapping hip syndrome. *Am J Sports Med*. 1984;12:361–365.

[10] Ege Rasmussen KJ, Fanø N. Trochanteric bursitis. Treatment by corticosteroid injection *Scand J Rheumatol*. 1985,14.417–420.

[11] Fox JL. The role of arthroscopic bursectomy in the treatment of trochanteric bursitis. *Arthroscopy*. 2002;18:E34.

[12] Govaert LH, van der Vis HM, Marti RK, et al. Trochanteric reduction osteotomy as a treatment for refractory trochanteric bursitis. *J Bone Joint Surg Br*. 2003;85:199–203.

[13] Zoltan DJ, Clancy WG Jr, Keene JS. A new operative approach to snapping hip and refractory trochanteric bursitis in athletes. *Am J Sports Med*. 1986;14:201–204.

[14] Gruen GS, Scioscia TN, Lowenstein JE. The surgical treatment of internal snapping hip. *Am J Sports Med*. 2002;30:607–613.

[15] Jacobson T, Allen WC. Surgical correction of the snapping iliopsoas tendon. *Am J Sports Med*. 1990;18:470–474.

[16] Taylor GR, Clarke NM. Surgical release of the 'snapping iliopsoas tendon'. *J Bone Joint Surg Br*. 1995;77:881–883.

[17] Dobbs MB, Gordon JE, Luhmann SJ, et al. Surgical correction of the snapping iliopsoas tendon in adolescents. *J Bone Joint Surg Am*. 2002;84A:420–424.

[18] Baker CL Jr, Massie RV, Hurt WG, et al. Arthroscopic bursectomy for recalcitrant trochanteric bursitis. *Arthroscopy*. 2007;23:827–832.

[19] Ilizaliturri VM Jr, Martinez-Escalante FA, Chaidez PA, et al. Endoscopic iliotibial band release for external snapping hip syndrome. *Arthroscopy*. 2006;22:505–510.

[20] Ilizaliturri VM Jr, Villalobos FE Jr, Chaidez PA, et al. Internal snapping hip syndrome: treatment by endoscopic release of the iliopsoas tendon. *Arthroscopy*. 2005;21:1375–1380.

[21] Kandemir U, Bharam S, Philippon MJ, et al. Endoscopic treatment of calcific tendinitis of gluteus medius and minimus. *Arthroscopy*. 2003;19:E4.

[22] Voos JE, Rudzki JR, Shindle MK, et al. Arthroscopic anatomy and surgical techniques for peritrochanteric space disorders in the hip. *Arthroscopy*. 2007;23:1246.e1–1246.e5.

[23] Wiese M, Rubenthaler F, Willburger RE, et al. Early results of endoscopic trochanter bursectomy. *Int Orthop*. 2004;28:218–221.

[24] Voos JE, Ranawat AS, Kelly BT. The peritrochanteric space of the hip. *Instr Course Lect*. 2009;58:193–201.

[25] Larson CM, Guanche CA, Kelly BT, et al. Advanced techniques in hip arthroscopy. *Instr Course Lect*. 2009;58: 423–436.

[26] Flanum ME, Keene JS, Blankenbaker DG, et al. Arthroscopic treatment of the painful"internal"snapping hip: results of a new endoscopic technique and imaging protocol. *Am J Sports Med*. 2007;35:770–779.

[27] Ilizaliturri VM Jr, Chaidez C, Villegas P, et al. Prospective randomized study of 2 different techniques for endoscopic iliopsoas tendon release in the treatment of internal snapping hip syndrome. *Arthroscopy*. 2009;25:159–163.

[28] Wettstein M, Jung J, Dienst M. Arthroscopic psoas tenotomy. *Arthroscopy*. 2006;22:907.e1–907.e4.

[29] Clancy WG. Runners' injuries. Part two. Evaluation and treatment of specific injuries. *Am J Sports Med*. 1980;8: 287–289.

[30] Collee G, Dijkmans BA, Vandenbroucke JP, et al. A clinical epidemiological study in low back pain. Description of two clinical syndromes. *Br J Rheumatol*. 1990;29:354–357.

[31] Robertson WJ, Kadrmas WR, Kelly BT. Arthroscopic management of labral tears in the hip: a systematic review of the literature. *Clin Orthop Relat Res*. 2007;455:88–92.

[32] Callaghan BD. Unusual calcification in the region of the gluteus medius and minimus muscles. *Australas Radiol*. 1977;21: 362–366.

[33] Gordon EJ. Trochanteric bursitis and tendinitis. *Clin Orthop*. 1961;20:193–202.

[34] Leonard MH. Trochanteric syndrome; calcareous and noncalcareous tendonitis and bursitis about the trochanter major. *J Am Med Assoc*. 1958;168:175–177.

[35] Howell GE, Biggs RE, Bourne RB. Prevalence of abductor mechanism tears of the hips in patients with osteoarthritis. *J Arthroplasty*. 2001;16:121–123.

[36] Lonner JH, Van Kleunen JP. Spontaneous rupture of the gluteus medius and minimus tendons. *Am J Orthop*. 2002;31:579–581.

[37] Ozcakar L, Erol O, Kaymak B, et al. An underdiagnosed hip pathology: apropos of two cases with gluteus medius tendon tears. *Clin Rheumatol*. 2004;23:464–466.

[38] Lequesne M, Mathieu P, Vuillemin-Bodaghi V, et al. Gluteal tendinopathy in refractory greater trochanter pain syndrome: diagnostic value of two clinical tests. *Arthritis Rheum*. 2008;59: 241–246.

[39] Siebenrock KA, Kalbermatten DF, Ganz R. Effect of pelvic tilt on acetabular retroversion: a study of pelves from cadavers. *Clin Orthop Relat Res*. 2003;407:241–248.

[40] Kingzett-Taylor A, Tirman PF, Feller J, et al. Tendinosis and tears of gluteus medius and minimus muscles as a cause of hip pain: MR imaging findings. *AJR Am J Roentgenol*. 1999; 173:1123–1126.

[41] Mintz DN, Hooper T, Connell D, et al. Magnetic resonance imaging of the hip: detection of labral and chondral abnormalities using noncontrast imaging. *Arthroscopy*. 2005;21:385–393.

[42] Shindle MK, Voos JE, Heyworth BE, et al. Hip arthroscopy in the athletic patient: current techniques and spectrum of disease. *J Bone Joint Surg Am*. 2007;89(suppl 3):29–43.

[43] Kassarjian A, Yoon LS, Belzile E, et al. Triad of MR arthrographic findings in patients with cam-type femoroacetabular impingement. *Radiology*. 2005;236:588–592.

[44] Kramer J, Recht MP. MR arthrography of the lower extremity. *Radiol Clin North Am*. 2002;40:1121–1132.

[45] Schmid MR, Notzli HP, Zanetti M, et al. Cartilage lesions in the hip: diagnostic effectiveness of MR arthrography. *Radiology*. 2003;226:382–386.

[46] Cvitanic O, Henzie G, Skezas N, et al. MRI diagnosis of tears of the hip abductor tendons (gluteus medius and gluteus minimus). *AJR Am J Roentgenol*. 2004;182:137–143.

[47] Lequesne M, Djian P, Vuillemin V, et al. Prospective study of refractory greater trochanter pain syndrome. MRI findings of gluteal tendon tears seen at surgery. Clinical and MRI results of tendon repair. *Joint Bone Spine*. 2008;75:458–464.

[48] LaBan MM, Weir SK, Taylor RS. 'Bald trochanter' spontaneous rupture of the conjoined tendons of the gluteus medius and minimus presenting as a trochanteric bursitis. *Am J Phys Med Rehabil.* 2004;83:806–809.

[49] Blankenbaker DG, De Smet AA, Keene JS. Sonography of the iliopsoas tendon and injection of the iliopsoas bursa for diagnosis and management of the painful snapping hip. *Skeletal Radiol.* 2006;35:565–571.

[50] Choi YS, Lee SM, Song BY, et al. Dynamic sonography of external snapping hip syndrome. *J Ultrasound Med.* 2002;21:753–758.

[51] Pelsser V, Cardinal E, Hobden R, et al. Extraarticular snapping hip: sonographic findings. *AJR Am J Roentgenol.* 2001;176:67–73.

[52] Connell DA, Bass C, Sykes CA, et al. Sonographic evaluation of gluteus medius and minimus tendinopathy. *Eur Radiol.* 2003;13:1339–1347.

[53] White RA, Hughes MS, Burd T, et al. A new operative approach in the correction of external coxa saltans: the snapping hip. *Am J Sports Med.* 2004;32:1504–1508.

[54] Voos JE, Shindle MK, Pruett A, et al. Endoscopic repair of gluteus medius tendon tears of the hip. *Am J Sports Med.* 2009;37:743–747.

[55] Robertson WJ, Kelly BT. The safe zone for hip arthroscopy: a cadaveric assessment of central, peripheral, and lateral compartment portal placement. *Arthroscopy.* 2008;24:1019–1026.

[56] Byrd JW, Pappas JN, Pedley MJ. Hip arthroscopy: an anatomic study of portal placement and relationship to the extra-articular structures. *Arthroscopy.* 1995;11:418–423.

[57] Robertson WJ, Gardner MJ, Barker JU, et al. Anatomy and dimensions of the gluteus medius tendon insertion. *Arthroscopy.* 2008;24:130–136.

[58] Martin RL, Kelly BT, Philippon MJ. Evidence of validity for the hip outcome score. *Arthroscopy.* 2006;22:1304–1311.

[59] Martin RL, Philippon MJ. Evidence of validity for the hip outcome score in hip arthroscopy. *Arthroscopy.* 2007;23:822–826.

髋关节撞击综合征

20 世纪早期，临床上就报道过手术治疗各种髋关节撞击疾病[1, 2]。1975 年，Harris 等[3]认为股骨头的"枪把样"畸形与青少年骨关节炎有关的。1998 年，临床上首次在关节镜下治疗创伤后骨赘所导致的髋关节撞击，也同时完成了关节镜下对股骨头缺血性坏死患者的股骨隆起物进行切除[4, 5]。髋关节撞击综合征的概念是由 Ganz 等提出，将其分为钳夹撞击型、凸轮撞击型以及混合型[6-8]。随后，我们和其他学者一起报道了髋关节撞击综合征的关节镜下治疗方法[9-13]。

髋关节撞击综合征并不直接引起髋部疼痛，而是产生一种形态学改变，可使关节易于发生关节内病变，最终出现临床症状。关节镜可以用来评估与之相关的关节内损伤，有助于制订正确的治疗方案，必要时直接在关节镜下进行手术。

病理力学

钳夹型髋关节撞击综合征是由于髋臼前外侧缘过度突出所致，多是髋臼前缘过度生长或髋臼退行性病变引起。有时将髋臼前外侧缘的独立骨质，称为髋臼骨。这个骨质可能来自于撞击导致的髋臼边缘骨折、增生软组织、股直肌附着点牵拉损伤或是部分髋臼上唇骨化。屈髋时，突出的髋臼边缘挤压上唇并对股骨颈造成撞击（图 50.1）。如此不断重复的微创伤不断累积，最终导致髋臼上唇破坏。随着时间推移，髋臼会出现不同程度的关节功能障碍。钳夹型撞击综合征在男性和女性中的发生概率相同，普遍在中年后开始出现症状[9]，在髋臼微血管病变或前凸病变引起的撞击中，临床表现更为严重。仔细评估病情后，部分病例可通过开放手术治疗获得好转。

凸轮型髋关节撞击综合征由于非球型股骨头造成。屈髋时，非球形股骨头突出的部分旋转至

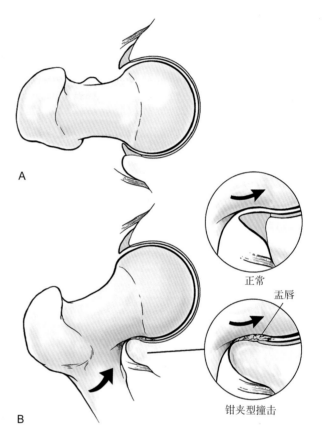

图 50.1 A、B. 突出的髋臼边缘挤压上唇，撞击股骨颈导致钳夹型髋关节撞击综合征，长期可导致继发性关节功能障碍（图片经过 J.W. Thomas Byrd 同意转载）。

髋臼内，撞击髋臼表面，导致髋臼关节软骨的脱离或损坏（图 50.2）。在病程早期，上唇相对完好，随着病程发展，上唇出现继发性损害。典型的凸轮型撞击是股骨头骨骺滑脱，导致股骨头颈连接处前部和前外侧形成骨性突起。而最常见的病因是骨骺发育异常导致的股骨头"枪把样"畸形。这种畸形的病因尚不清楚，它可以表现为骨骺过早地不对称闭合，目前有学者推测可能是由形成大转子和股骨头骨骺的近端股骨骺板的分离过迟所致[14]。

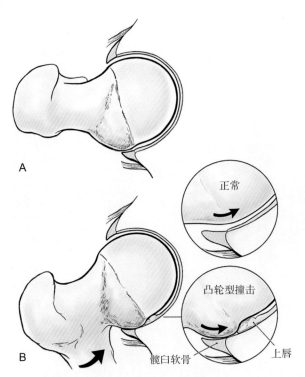

图 50.2 A、B. 屈髋时，股骨头表面非球形的骨性突出部分（凸轮型病变）在上唇下滑动，撞击关节软骨边缘，导致髋臼关节软骨进展性的脱离。起初，上唇相对完好，但随着病程发展，上唇出现继发性损害（图片经过 J.W. Thomas Byrd 同意转载）。

临床评估

髋关节撞击综合征的首发症状虽然各异，但症状是因反复异常活动伴随步态改变的累积因素造成的。部分患者起病较缓慢，多数患者早期无症状，而后出现病情急性发作。在进一步详细询问病史后发现，患者常常主诉曾经有腹股沟拉伤的不典型症状。中晚期许多患者出现屈髋受限。

体格检查

髋关节撞击综合征的典型体征是髋关节骨性结构改变引起的髋关节内旋受限。然而，髋关节活动度的测量无统一标准。此外，患者经常仅一侧髋关节出现症状，但往往双侧髋关节都存在形态学改变，而双侧运动相比并无明显的不对称。值得注意的是，临床上还有许多患者髋关节内旋受限并非由病理性撞击引起，甚至少数患者存在病理性撞击而髋关节内旋正常，但这类情况并不多见。撞击试验包括被动屈髋、内收、内旋，用于诱发撞击相关症状（图 50.3）。但撞击试验会引起几乎所有的敏感髋关节不适。撞击试验尽管敏感性很高，但特异性

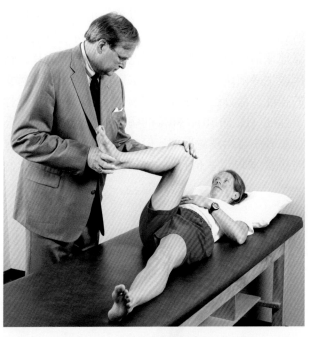

图 50.3 撞击试验可诱发患侧屈髋、内收、内旋疼痛（图片经过 J.W. Thomas Byrd 同意转载）。

较差，所以要将有症状侧的髋关节和无症状侧髋关节的测试结果进行对比。最重要的是询问试验是否能诱发患者平时髋关节活动时产生的疼痛。

上述疾病在最初发现时，已是长期慢性损伤的积累。因此，代偿机制往往会导致继发性改变。转子滑囊炎引起髋关节外侧疼痛，夹板固定或过度使用髋关节会导致臀肌后侧压痛。体格检查很容易发现这些继发症状，从而掩盖了潜在的原发关节病变。必须仔细触诊腹股沟前侧、下腹部以及内收肌区，这些部位的压痛往往提示运动疝（图 50.4）[15]。该疾病可以与髋关节撞击综合征并存或与髋关节撞击综合征的症状类似。抵抗性仰卧起坐、屈髋、内收时压痛，应怀疑运动疝。被动屈髋和内旋引起的髋关节疼痛，提示病变来源于关节内。

影像学检查

X 线检查应该包括骨盆正位片和髋关节侧位片（图 50.5）[16]，用于评估撞击综合征、残留关节间隙以及其他急慢性骨质病理。髋臼前部覆盖，是钳夹型撞击的特征，在 X 线上表现为交叉征（图 50.6）。或者髋臼后倾，X 线表现为后壁征（图 50.7）。X 线片也可鉴别髋臼盂唇骨化（图 50.8）。正位片和侧位片也可以测量股骨头的曲度（图 50.9）。关于拍侧位片的角度目前存在一定争议。研究表明，40° Dunn 视角最易发现凸轮型病变[17]。因

为病变形态和位置多变，所以单一角度并非适用于所有病变。目前已证实蛙式位侧位片可以有效、可靠地评估凸轮型病变。但无论选择何种侧位片，临床医生必须认识到侧位片无法完全反映凸轮型病变的程度。部分患者在股骨头颈交接处前外侧出现骨囊性变（图 50.10），30% 的病理性髋关节撞击综合征患者中会出现囊性变，但是某些无症状患者中有时也会发现[18]。值得注意的是，通过仰卧位骨盆

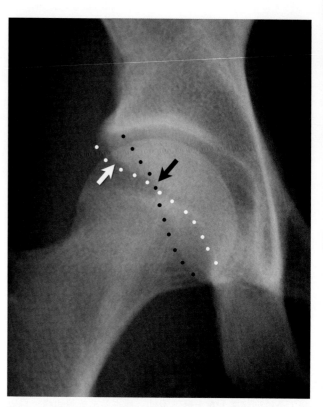

图 50.6　右髋正位片。分别标出髋臼缘的前缘（白点）和后缘（黑点），前缘上部位于后缘外侧（白色箭头），提示覆盖髋臼。中立位时产生的交叉（黑色箭头）是钳夹型撞击的阳性指征（图片经过 J.W. Thomas Byrd 同意转载）。

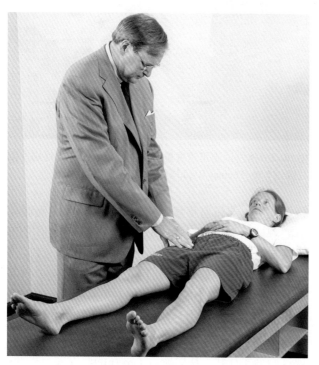

图 50.4　仔细触诊腹股沟前侧、下腹部以及内收肌区，有助于评估骨盆软组织病变（图片经过 J.W. Thomas Byrd 同意转载）。

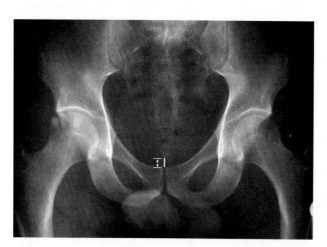

图 50.5　骨盆正位片需要有适当的角度，旋转骨盆使尾骨和耻骨联合处于同一垂直线上，倾斜骨盆使尾骨的尖端距离耻骨联合上缘 1~2 cm 来完成（图片经过 J.W. Thomas Byrd 同意转载）。

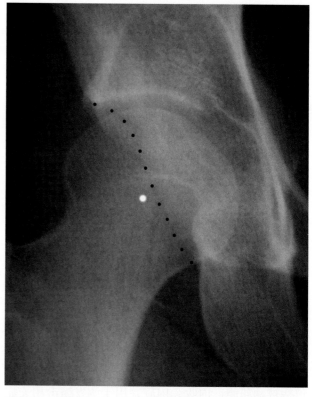

图 50.7　右髋正位片。髋臼后倾是钳夹型撞击的原因之一，X 线表现为变浅的后壁，髋臼后缘（黑点）位于骨头旋转中心（白点）内侧（图片经过 J.W. Thomas Byrd 同意转载）。

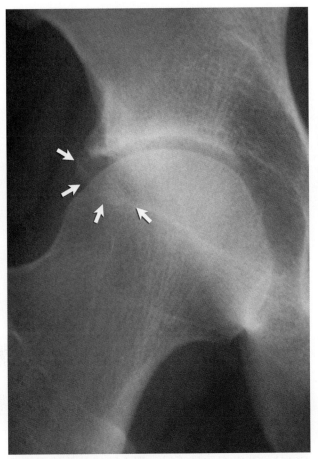

图 50.8 右髋正位片。盂唇骨化（箭头）病因多样，但通常与髋关节撞击综合征有关（图片经过 J.W. Thomas Byrd 同意转载）。

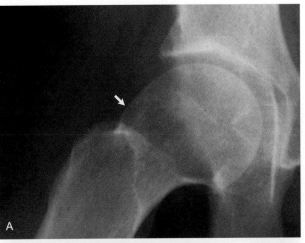

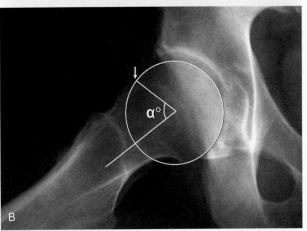

图 50.9 右髋蛙式侧位片。A. 正常股骨颈头颈交界处应是凹状的，而图中表现为凸状畸形，提示凸轮型病变（箭头）。B. α 角是用于量化凸轮型病变的严重程度。在股骨头处画一圆形，α 角有两条边，一条沿着股骨颈的纵轴，另一条是从股骨头的中心至股骨头与圆圈的交点处（箭头）的连线（图片经过 J.W. Thomas Byrd 同意转载）。

X 线片的测量结果与站立位有一些出入。骨盆的动态定位受到许多因素的影响，比如腰椎前凸或后凸等。凸轮型病变的形态多变，中心可能偏前侧或外侧。因此，X 线仅能将原本病灶的三维解剖结构以较差的二维图像表现出来。

　　MRI 及钆增强关节造影（MRA）对于检测髋关节综合征及其伴随的关节内损伤有较高特异性。这些检查在鉴别上唇病变时十分可靠，但在评估相关的关节病变时并不那么可靠[19]。在有凸轮型病变存在时，预测关节病变比上唇病变范围更广。此外，髋臼前部的软骨下水肿通常预示着髋臼下关节功能障碍。MRA 中注射长效麻醉剂和造影剂，有助于证实是否是髋关节疾病导致的症状。这种鉴别诊断在单独体格检查时很难发现。

　　CT 对骨性结构的显影优于 MRI。MRI 和 MRA 往往无法识别髋臼盂唇骨化，难以测量关节间隙狭窄的程度。在一些病例中，CT 能够对病情做补充。然而，所有来自 MRI 和 CT 的平面的二维图像，都难以量化凸轮型病变。除非图像刚好平分病变的顶点或中心，否则往往会错估病变的大小。CT 三维重建可以提供最清晰的凸轮型病变的图像和形态。这些图像对关节镜手术特别有用，它可以在术前充分评估手术切除异常骨的精确形状。

关节镜手术

　　髋关节撞击综合征的关节镜手术首先从中央区开始，此处可观察到关节内损伤和病理性撞击。让患者处于仰卧位，同时进行牵引，建立 3 条标准入路，对关节内病变进行充分探查和操作（图 50.11）[20, 21]。

　　钳夹型撞击综合征的关节镜手术有 3 个特征。首先，上唇前侧病变，导致病理性钳夹型撞击。其

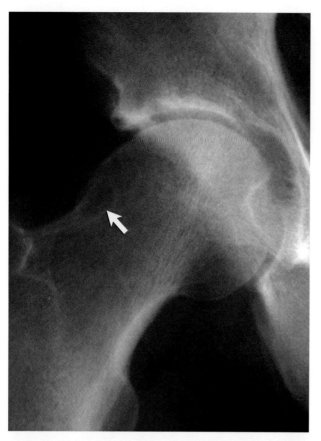

图 50.10　右髋正位片。骨囊性变（箭头）常常与凸轮型撞击有关（图片经过 J.W. Thomas Byrd 同意转载）。

继发性关节损伤，这些损伤分为 4 级，通常经软骨成形术和微骨折术可以治疗。

　　年轻患者中，如果上唇组织质量较好，治疗时首选保留上唇。有时，骨病变可暴露于上唇关节囊，单纯修整关节囊不会损害上唇结构的完整性（图 50.13）。比较常见的是，钳夹型撞击导致上唇受损，会有部分残留正常组织，清理病灶后，需要再重新固定正常组织（图 50.14）。清理时提起上唇，充分暴露关节囊骨性附着点，将盂唇从其表面上切离，显露钳夹型病变。接下来用高速磨头修整髋臼，注意保留上唇。修整时上唇需要足够的移动度，才能为切除病变组织提供较好操作视野。如果操作部位暴露不完全会造成矫正不完全，而在髋臼缘残留扇形小缺损。病变部位切除深度通常为 3~5 mm，具体由病灶大小确定。修整边缘后，用缝合锚钉重新固定上唇。锚钉放置在上唇关节囊的髋臼边缘。通过远侧入路置入锚钉以确保避开关节，避免损伤穿透关节面。缝线在靠近髋臼的关节缘的位置缝合上唇。一方面修复上唇，一方面也避免了缝线穿过上唇和股骨头关节面的风险。可通过各种缝线装置或梭形缝合技术将缝线穿过上唇（图 50.15）。若组织质量不好，那么缝线就单纯围绕盂唇环以将其固定到髋臼。最重要的是，确保有足够的缝合组织，以保证其修复。

　　凸轮样撞击治疗的第一步也是通过关节镜从中央区开始寻找凸轮样病变表现[22]。病理性凸轮样撞击多为外侧髋臼关节功能障碍。直到病程晚期，股骨头仍保存完好。疾病早期发生 1 级软骨病变，需与正常关节软化相鉴别。我们发现，大部分患者发生病变到手术介入时已有 3 级或 4 级的髋臼改变。术中发现关节面因凸轮样病变造成的剪切力使其与上唇剥离（图 50.16）。此时上唇可能保存相对完好，但是，随着时间的推移，上唇也会碎裂。通常情况下，对受损的上唇关节边缘可进行选择性清创，保留关节囊边缘和尽可能保留部分上唇密封功能。若分离组织中仍有正常组织，可用缝合锚钉进行修复（图 50.17）。如无钳夹型撞击，锚钉可以放置在髋臼及上唇之间邻近关节面处。缝合线通过穿透装置穿过上唇并与上唇的关节囊打结固定。以褥式缝合方式将缝线的两端穿过上唇，避免缝线摩擦股骨头，但是为了确保将组织固定于髋臼缘，有时可采用间断缝合。至于关节病变，可通过软骨成形术和微骨折术进行处理。

次，因为前外侧髋臼骨性隆起，即使在足够的牵引下，前侧入路的定位依旧困难。第三，当不存在钳夹型撞击时，突出在上唇之外的骨质应是关节囊反折。要结合 X 线片和关节镜探查决定去除的骨量。决定是否切除骨组织时，应先判定骨组织是否发育不良。发育不良的髋关节退行性变，易误诊为钳夹型撞击，单纯髋臼成形术会导致医源性髋关节不稳。

　　上唇广泛变性常见于中年人，首选的治疗方案为单纯清创术。上唇损伤无法修复，髋臼成形术可扩大关节间隙并大幅度提高髋关节活动度和改善症状。彻底探查后，着重注意上唇损伤。损伤部分选择性清创会发现，突出的骨质取代原有的上唇关节囊（图 50.12）。切除受损组织后，可以暴露钳夹型病变，此时使用球形磨头清除骨赘，并且在切口周围行广泛关节囊切开。通过在前侧入路和前外侧入路之间定位钳夹型病灶，切除范围一般是髋臼的关节边缘。根据病严重程度决定要切除的骨量。近端沿髋臼前柱水平切除骨组织，根据正常上唇边缘决定切除前内侧和外侧骨组织的程度，修整骨组织使其平滑过渡至正常上唇。术中可能发现不同程度的

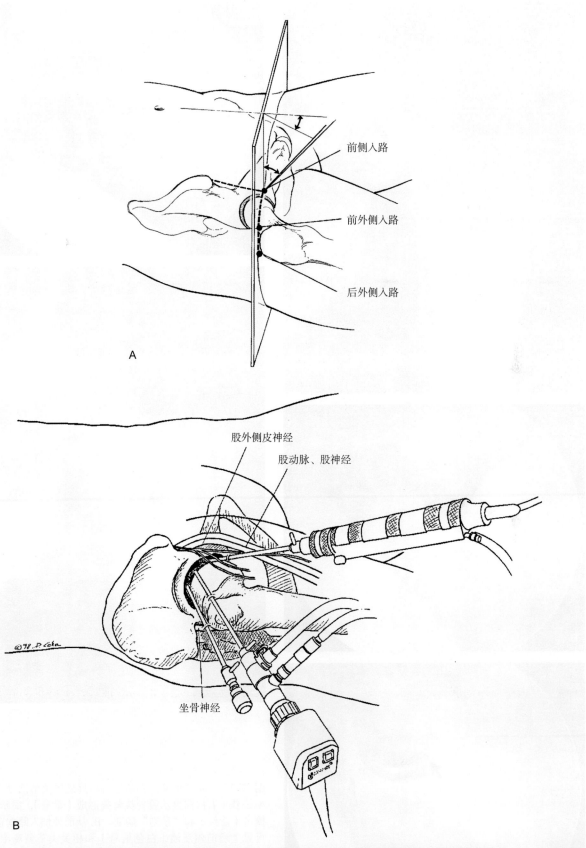

图 50.11　A. 前侧入路位于髂前上棘远侧矢状线和大转子上缘水平线的交点。前入路的方向大约是朝向头部 45°，与中线夹角 30°，前外侧和后外侧入路位于转子上方的前缘和后缘。B. 图为 3 个标准入路与主要神经血管的结构关系。股动脉和股神经在前侧入路的内侧，坐骨神经在后外侧入路的后侧，股外侧皮神经紧靠前侧入路。正确的入路定位可避免损伤上述结构。需最先建立前外侧入路，因为它位于关节镜安全区域的最中间（图片经过 J.W. Thomas Byrd 同意转载）。

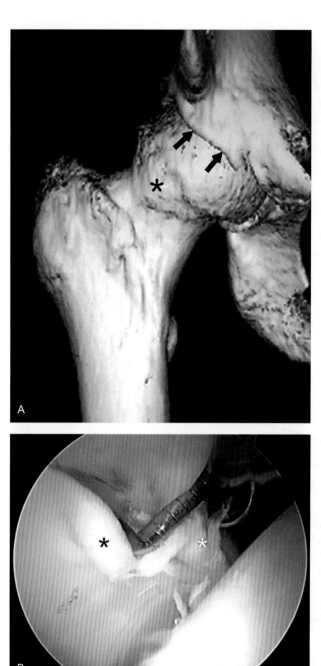

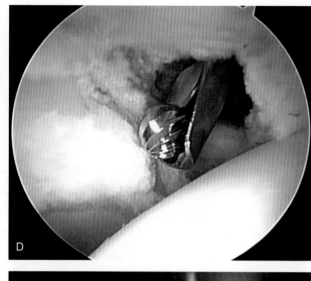

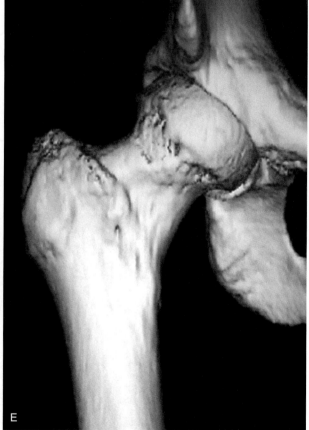

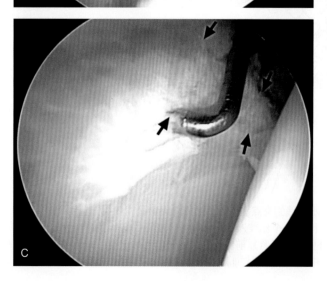

图 50.12　38 岁女性，右髋进行性疼痛伴关节活动度降低。A. 三维 CT 扫描显示股骨头骨赘形成（星号），提示钳夹型撞击（箭头）和"亲吻"病变。B. 从前外侧入路向前侧看，可见上唇前侧浸渍（白色星号）和相关关节剥离（黑色星号）。C. 清除退化的上唇后可暴露出钳夹型病变（箭头）。D. 用磨头修整钳夹型病变。E. 术后三维 CT 扫描证实了髋臼和股骨头的骨修复范围（图片经过 J.W. Thomas Byrd 同意转载）。

第 4 篇 髋关节

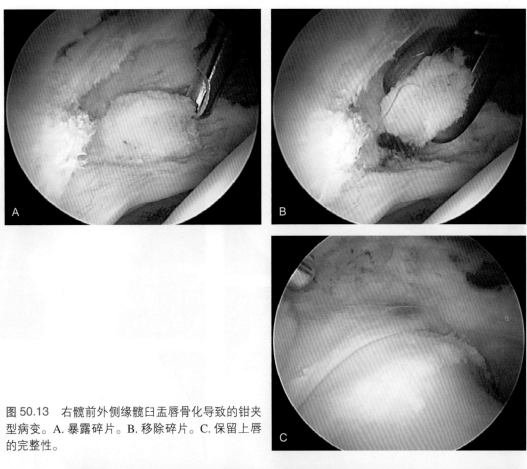

图 50.13 右髋前外侧缘髋臼盂唇骨化导致的钳夹型病变。A. 暴露碎片。B. 移除碎片。C. 保留上唇的完整性。

图 50.14 15 岁女性体操运动员，左髋疼痛伴内旋受限。A. 三维 CT 扫描显示钳夹型病变伴髋臼盂唇骨化（箭头）和凸轮型病变（星号）。B. 从前外侧入路可以观察到钳夹型病变（星号），使用关节镜刀尖端剥离上唇后暴露髋臼盂唇骨化（星号）。C. 移除髋臼碎片，置入锚钉修复上唇，修整髋臼边缘。D. 重新固定上唇（图片经过 J.W. Thomas Byrd 同意转载）。

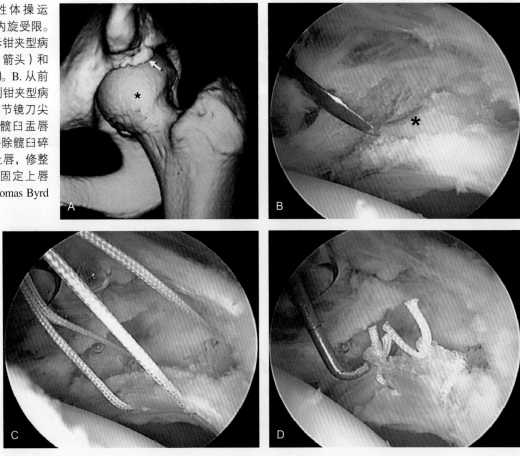

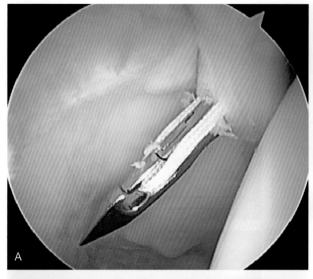

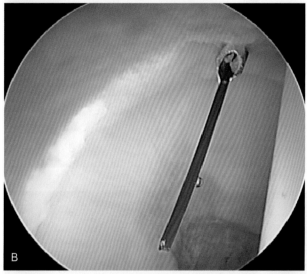

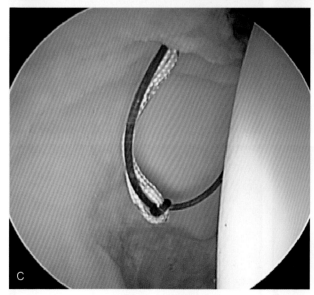

图 50.15　A. 用软组织穿透装置将缝合器穿过盂唇。B. 将缝线传递装置穿过装置，用于传递单丝尼龙缝线。C. 用单个半结固定的尼龙线将缝线穿过盂唇（图片经过 J.W. Thomas Byrd 同意转载）。

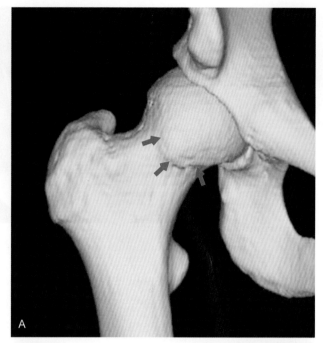

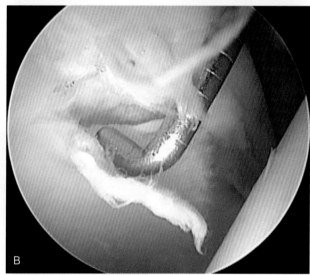

图 50.16　20 岁的曲棍球运动员，右髋疼痛 4 年。A. 三维 CT 扫描提示凸轮型病变（箭头）。B. 前外侧入路视野可见，用前侧入路引入的探针移动从前外侧髋臼剥离的部分关节面，以屈髋时骨性损伤剪切关节面造成的剥离现象为特征（图片经过 J.W. Thomas Byrd 同意转载）。

中央区关节镜清理后，可在关节腔周围区处理凸轮样病变。通过前侧入路和前外侧入路行关节囊切开术（图 50.18）。解除牵引，髋关节屈曲大约 35°。让髋关节在关节镜直视下屈曲，可以识别凸轮型病变上的正常股骨软骨和异常纤维软骨之间的分界。过度屈曲髋关节会导致凸轮型病变消失在髋臼下。

在距离正常前外侧入路上方约 5 cm 处做一朝向头部的切口，进入关节腔。近端和远端的前外侧入路在探查和处理凸轮型病变时起到很大作用

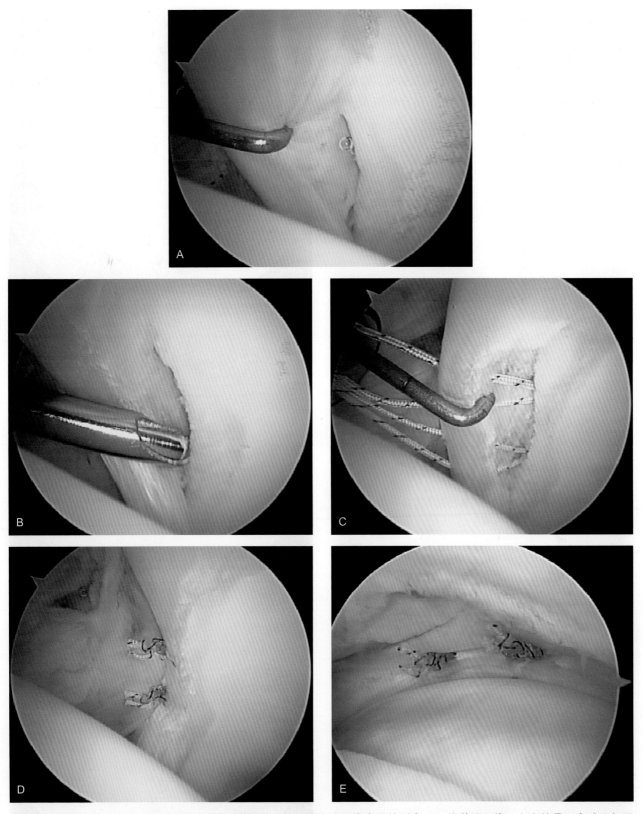

图 50.17　前外侧入路视野显示右髋上唇前侧撕裂。A. 上唇从髋臼缘病理性剥离。B. 修整髋臼缘，出血的骨面有助于加强修复愈合。C. 两个锚钉置于髋臼缘，并以褥式缝合方式将缝线穿过上唇。D. 收紧缝线，使上唇重新靠紧髋臼缘。E. 周围区视野观察修复完成，上唇靠紧股骨头，缝线也从关节面中移除。

（图50.19）。前侧入路能更好地探查股骨颈内侧，但是不使用正常前侧入路可方便 C 臂机透视。

行凸轮型病变修复重建术（股骨成形术），需要严格的软组织准备，包括关节囊切除术，以确保可完全探查病变，然后去除覆盖在异常骨组织上的纤维软骨和瘢痕（图50.20）。屈髋时，近端入路有

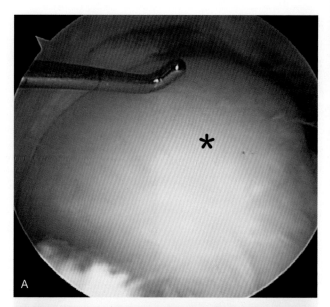

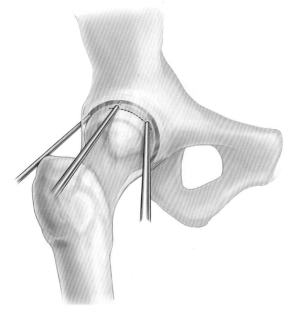

图50.18　通过连接前侧入路和前外侧入路行关节囊切开术，此处毗邻凸轮型病变部位。解除牵引并屈髋，为了方便从中央间室到周围间室操作，需要行关节囊切开术（图片经过 J.W. Thomas Byrd 同意转载）。

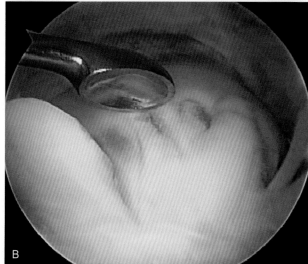

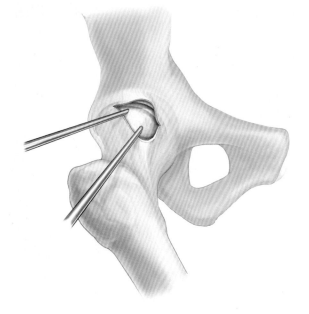

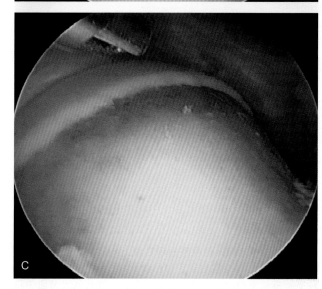

图50.19　屈髋时，前外侧入路位于股骨颈旁。建立朝向头部的（近端的）前外侧入路。大多数情况下，上述两个入路可及整个凸轮型病变，同时也可以使 C 臂机视线无阻碍（图片经过 J.W. Thomas Byrd 同意转载）。

图50.20　前外侧入路视野下右髋。A. 纤维软骨覆盖的凸轮型病变（星号）。B. 用关节镜刮匙刮除异常骨质。C. 充分暴露需要切除的区域，软组织准备有助于确定切除范围（图片经过 J.W. Thomas Byrd 同意转载）。

助于查探病变的外侧和后侧部分，而远端入路更靠近关节，有助于探查病变的前侧部分。外侧滑膜皱襞被认为是关节镜下支持带血管的标志，因此轮廓重建术时应注意保护该结构（图 50.21）。入路之间的切换对于全面评估病灶非常重要。

　　一旦完全暴露骨组织，使用球形磨头行修复重建术。为了去除术前 CT 发现的异常骨组织，并重建股骨颈与股骨头正常的凸凹关系，最好首先在关节缘处开始成形。向远端扩大切除范围，向股骨头的正常部分逐渐变窄（图 50.22 和图 50.23）。

　　我们建议将镜头置于远端的入路，而在近端的入路进行器械操作，切除凸轮型病变的外侧或后侧。向后延伸切除通常难度最大，但是此切除术可

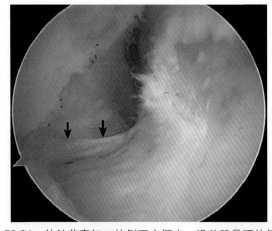

图 50.21　从关节囊切口外侧下方探查，沿着股骨颈外侧基底部寻找外侧滑膜皱襞（箭头），代表关节镜下支持带血管的标志（图片经过 J.W. Thomas Byrd 同意转载）。

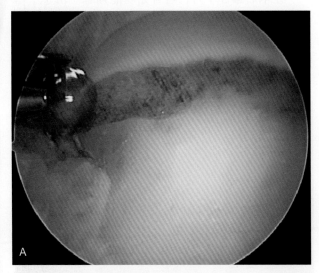
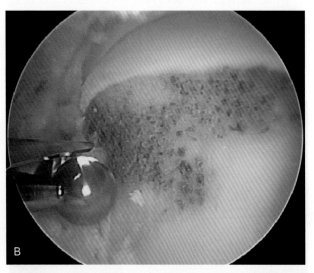

图 50.22　镜头由远端入路（前外侧入路）进入，器械由近端入路进入。A. 在关节缘开始行骨切除术。B. 向远端行骨切除术，重建正常凹面关系（图片经过 J.W. Thomas Byrd 同意转载）。

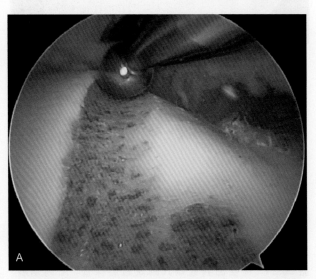
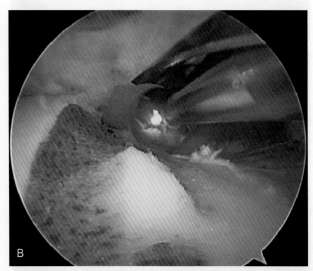

图 50.23　镜头位于近端入路内，远端入路进行器械操作。A. 切除部位沿着撞击的前侧关节缘延伸。B. 完成修复重建术（图片经过 J.W. Thomas Byrd 同意转载）。

以避免在股骨颈张力面留下凹槽，术中尤其要注意保护外侧支持带血管。然后将镜头换至近端入路，磨头置入远端入路，沿股骨头颈交界处前侧完成重塑。最后，注意清理所有的骨碎片，尽可能减少异位骨形成的可能性。最后评估手术重塑情况，检查外侧支持带血管（图 50.24）。

常规不需要缝合关节囊。但是考虑到髋关节可能存在不稳定因素，如发育不良、关节囊切开受限等，可用缝线关闭关节囊切口。

康复

根据术中情况和操作来制定术后康复方案。对于单纯上唇清创术和髋臼边缘重建的患者，在注意关节稳定性和关节活动度的前提下，可允许其进行可耐受的负重练习。对于上唇重新固定的患者，早期愈合阶段有必要进行预防措施保护修复部位，如

在术后 4~6 周内，行保护下的部分负重练习，并避免髋关节过度屈曲和外旋。

股骨头颈交界处重塑的患者术后康复尤其要防止股骨颈骨折，尽管其发生概率很小。在术后 4 周内，可允许患者进行完全负重运动，但需要拐杖辅助以避免被动或不自主的髋关节扭转运动。一旦患者恢复完全运动控制能力，可在关节得到充分保护的情况下进行轻体力活动。骨重塑的 3 个月内，需要进行必要的保护以避免高冲击或扭转力。接受微骨折治疗的患者，可在术后 2 个月内在严格保护下进行负重练习，有助于早期纤维软骨愈合。在此期间，强调进行轻度运动以刺激愈合过程。

在术后第 3 个月，可开始功能训练。由于个体差异大，恢复情况各不相同，需要 1~3 个月才能恢复至完全体力活动。接受髋关节撞击综合征手术治疗的运动员需 4~6 个月才能重返训练。

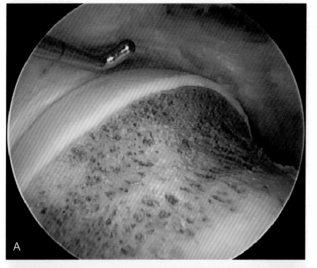
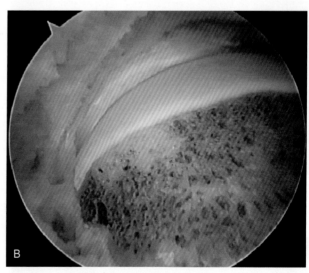
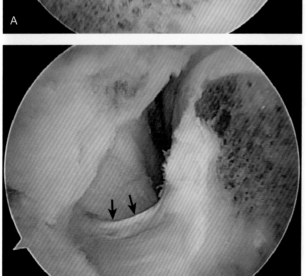

图 50.24　镜头回到远端入路做最后探查。A. 内侧观。B. 外侧观。C. 确认保留外侧支持带血管（箭头）（图片经过 J.W. Thomas Byrd 同意转载）。

结果

2006 年，Sampson[11] 报道了 183 例接受髋关节镜手术治疗撞击综合征的患者。报道并未提及撞击类型的分布，但 Sampson 在术中对钳夹型和凸轮型病变矫正的同时，也进行了上唇清创术。初步的研究结果显示，94% 的患者术后撞击征缓解，患者术后满意度较高，但术后无关节功能相关评分。在关节损害较严重的患者中，术后疗效满意度较差。

Larson 和 Giveans[12] 在 2008 年报道了 96 例患者（100 髋）的关节镜手术，术后进行为期 10 个月的随访。这些病例中，有 26 例凸轮型病变、21 例钳夹型病变以及 53 例混合型病变。30 例患者进行了上唇修复或重固定术，其余患者进行了清创术。术后 86% 患者撞击试验阴性或弱阳性。改良 Harris 评分平均显著提高 25 分（从术前 60 分到术后 85 分）。随访早期有 3 例进行了全髋关节置换术、1 例出现部分坐骨神经短暂性失用症、6 例出现异位骨形成。

2009 年，Phillip 等 [13] 对 122 例患者进行了大于 2 年的随访研究。10 例患者拒绝参加随访调查，其余 112 例患者中有 23 例凸轮型病变、3 例钳夹型病变、86 例混合型病变。随访期间 10 例接收全髋关节置换术，12 例失访，剩下的 90 例，术后平均改良 Harris 评分提高 26 分（从术前 58 分到术后 84 分），无严重并发症报道。研究发现手术能明显提高髋关节评分、无明显关节间隙变窄、上唇修复疗效可靠。

2009 年，本章作者对 220 例患者（227 髋）进行为期至少 1 年的随访研究 [9]。其中有 162 例凸轮型病变、21 例钳夹型病变、44 例混合型病变。没有患者接受上唇修复术。随访率 100%，术后改良 Harris 评分中位数提高 21 分（从术前 66 到术后 87）。随访期间 1 例患者接受全髋关节置换术、6 例进行二期关节镜手术、3 例出现术后并发症。1 例出现阴部神经短暂性失用症、1 例出现股外侧皮神经短暂性失用症，2 例患者最后都恢复正常。还有 1 例患者出现轻度异位骨形成，但这些并发症都不影响预后。

近期，Larson 和 Giveans[23] 将 39 例同时进行髋关节撞击综合征矫正和上唇修复的患者与 36 例进行上唇清创术的患者比较，1 年随访结果发现上唇修复组优于清创组，但同时也发现其他因素可能影响结果。目前倾向于保留上唇，但是研究方法存在显著偏差，所以对于上唇修复和清创的早期疗效需谨慎对待。

目前还有髋关节撞击综合征手术有关的其他并发症报道。例如由于术后发生的股骨颈骨折 [24]，以及 1 例可能由于发育不良导致的髋臼缘修整术后关节脱位的患者 [25]。这些都提示术前评估的重要性。

结论

虽然许多髋关节撞击综合征患者都可以通过关节镜手术治疗，但是医生必须对患者进行仔细的临床评估以选择最好的治疗方案，术中要注意每一处细节。微创手术的优点显而易见，极少的并发症发生和简单的术后康复。关节镜手术更适合于对术后关节功能要求较高的患者。影像学检查无法准确显示关节损伤程度，因此术中仔细的探查病灶尤为重要。

参考文献

[1] Vulpius O, Stoffel A. *Orthopaadische Operationslehre.* Stuttgart, Germany F. Enke; 1913.

[2] Smith-Petersen MN. Treatment of malum coxae senilis, old slipped upper femoral epiphysis, intrapelvic protrusion of the acetabulum, and coxa plana by means of acetabuloplasty. *J Bone Joint Surg Am.* 1936;18:869–880.

[3] Stulberg SD, Cordell LD, Harris WH, et al. Unrecognized childhood hip disease: a major cause of idiopathic osteoarthritis of the hip. In: Cordell LD, Harris WH, Ramsey PL, eds. *The Hip: Proceedings of the Third Open Scientific Meeting of the Hip Society.* St Louis, MO: CV Mosby; 1975:212–228.

[4] Byrd JWT. Arthroscopy of select hip lesions. In: Byrd JWT, ed. *Operative Hip Arthroscopy.* New York, NY: Thieme; 1998: 153–170.

[5] Byrd JWT. Hip arthroscopy: evolving frontiers. *Oper Tech Orthop.* Special Issue: Novel Techniques in Hip Surgery, 2004; 14(2):58–67.

[6] Myers SR, Eijer H, Ganz R. Anterior femoroacetabular impingement after periacetabular osteotomy. *Clin Orthop.* 1999; 363:81–92.

[7] Ganz R, Parvizi J, Beck M, et al. Femoroacetabular impingement: a cause for osteoarthritis in the hip. *Clin Orthop.* 2003;417:112–120.

[8] Lavigne M, Parvizi J, Beck M, et al. Anterior femoroacetabular impingement: part I. Techniques of joint preserving surgery. *Clin Orthop.* 2004;418:61–66.

[9] Byrd JWT, Jones KS. Arthroscopic management of femoroacetabular impingement. *Instr Course Lect.* 2009; 58:231–239.

[10] Guanche CA, Bare AA. Arthroscopic treatment of femoroacetabular impingement. *Arthroscopy.* 2006;25(1):95–106.

[11] Sampson T. Arthroscopic treatment of femoroacetabular impingement. *Instr Course Lect.* 2006;55:337–346.

[12] Larson CM, Giveans MR. Arthroscopic management of femoroacetabular impingement: early outcomes measures. *Arthroscopy.* 2008;24(5):540–546.

[13] Philippon MJ, Briggs KK, Yen YM, et al. Outcomes following hip arthroscopy for femoroacetabular impingement with associated chondrolabral dysfunction. Minimum two-year followup. *J Bone Joint Surg (Br).* 2009;91B:16–23.

[14] Siebenrock KA, Wahab KHA, Werlen S, et al. Abnormal extension of the femoral head epiphysis as a cause of cam impingement. *Clin Orthop Rel Res.* 2004;418:54–60.

[15] Meyers WC, Foley DP, Garrett WE, et al. Management of severe lower abdominal or inguinal pain in high-performance athletes. PAIN (Performing Athletes with Abdominal or Inguinal Neuromuscular Pain Study Group). *Am J Sports Med.* 2000;28(1):2–8.

[16] Parvizi J, Leunig M, Ganz R. Femoroacetabular impingement. *J Am Acad Ortho Surg.* 2007;15(9):561–570.

[17] Meyer DC, Beck M, Ellis T, et al. Comparison of six radiographic projections to assess femoral head/neck asphericity. *Clin Orthop.* 2006;445:181–185.

[18] Leunig M, Beck M, Kalhor M, et al. Fibrocystic changes at anterosuperior femoral neck: prevalence in hips with femoroacetabular impingement. *Radiology.* 2005;236:237–246.

[19] Byrd JWT, Jones KS. Diagnostic accuracy of clinical assessment, MRI, gadolinium MRI, and intraarticular injection in hip arthroscopy patients. *Am J Sports Med.* 2004;32(7):1668–1674.

[20] Byrd JWT. The supine approach. In: Byrd JWT, ed. *Operative Hip Arthroscopy.* 2nd ed. New York, NY: Springer; 2005; 145–169.

[21] Byrd JWT. Hip arthroscopy by the supine approach. *Instr Course Lect.* 2006;55:325–336.

[22] Byrd JWT, Jones KS. Arthroscopic"femoroplasty"in the management of cam-type femoroacetabular impingement, *Clin Orthop Relat Res.* 2009;467:739–746.

[23] Larson CM, Giveans MR. Arthroscopic debridement versus refixation of the acetabular labrum associated with femoroacetabular impingement. *Arthroscopy.* 2009;25(4):369–376.

[24] Sampson T. Arthroscopic treatment of femoroacetabular impingement. *Am J Orthop.* 2008;37(12):608–612.

[25] Matsuda DK. Acute iatrogenic dislocation following hip impingement arthroscopic surgery. *Arthroscopy.* 2009;25(4):400–404.

第 51 章

Marc J. Philippon, Bruno G. Schroder e Souza, Karen K. Briggs

髋关节镜的新技术和进展

在骨科手术中，髋关节镜手术发展迅速。过去10年中，髋关节镜手术变得更普遍也更安全，越来越多的医生开始使用髋关节镜。也使得学者通过髋关节镜再次认识股骨髋臼撞击综合征[1]，相关的关节镜治疗技术也得到相应的发展[2]。

在 PubMed 中检索"髋关节镜"，有234篇已发表的论文。这些论文中，有137篇发表在过去5年中。搜索髋关节镜手术的主要适应证"股骨髋臼撞击综合征"，有175篇已发表的论文，其中半数（81篇）以上发表于近2年。本章旨在介绍和讨论目前髋关节镜手术较前沿的技术。

手术准备

髋关节镜时，患者可取侧卧位或仰卧位。本文中采用改良仰卧位[2]，建议术中采用全身麻醉辅以腰丛坐骨神经区域阻滞确保肌肉完全松弛。麻醉诱导后，患者置于标准牵引床上，下肢牵引。用会阴柱保护外生殖器，软垫保护足部并固定（图51.1）。双下肢呈外展40°、屈曲20°的中立位。

患侧髋关节行轻度牵引，必要时对健侧髋关节行对抗牵引。将手术台倾斜10°有利于牵引。拍摄髋关节正位片，观察牵拉情况，观察是否有关节间隙内的"真空征"或透亮区，使股骨头和髋臼分离8~10 mm 以提供安全的手术操作空间，避免对上唇或软骨面造成损伤。要注意牵引时间，连续牵引时间要小于2小时。然后将患侧下肢内收至中立位。足部最大程度内旋，使股骨颈平行于地面（约15°）。

通常采用前外侧入路和远端外侧副入路。前外侧入路位于大转子顶部上方1~2 cm、前方1~2 cm处，与地面夹角约15°~20°，插入方向沿股骨颈方向稍偏后。穿透关节囊后，感觉阻力减小提示并未穿透上唇。透视确定穿刺针位置，向关节内注射30ml 生理盐水，有助于扩张关节腔，当注射的液

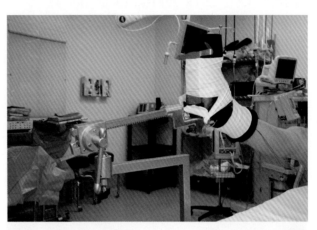

图51.1 用软垫保护足部，随后用粘扣带固定和胶带缠绕加固。

体回弹可确定穿刺针位于关节内。然后将70°关节镜头置入，液体泵的压力设置为50 mmHg，流速设为高速。一旦镜头进入关节内，即可看见股骨头和髋臼。根据需要增加牵引力，有助于提高器械在关节腔内操作的灵活性。

手术步骤

髋关节撞击综合征的手术入路

目前关于髋关节撞击综合征的临床诊断已有大量研究。骨性畸形引起的髋关节撞击综合征和疼痛的患者必须得到有效治疗。关节内出现病变，保守治疗往往无效，此时需要手术治疗。因为髋关节镜疗效可靠，且术后患者恢复快，临床上往往倾向于采用髋关节镜[3]。

修整髋臼边缘

上唇基底部脱离常见于凸轮型撞击，分离上唇，修整下面的骨畸形，盂唇使用锚钉修补，这是通过一系列步骤完成的。手术中首先用射频刀划出上唇软骨交界，同时使纤维软骨变薄，有助于确认

撕裂部位，防止损伤正常上唇组织，稳固附近的髋臼软骨。随后在同一射频刀辅助下清除软骨瓣。切开上唇和关节囊之间的区域，随后将上唇从髋臼缘完全分离（图51.2）。完全分离上唇前后，根据需要使用电动磨钻去除畸形的髋臼骨性突出（图51.3）。可以根据术前影像检查估算清理的骨量。中心边缘角与外侧切除量有关。近期有一个关于切除骨量的前瞻性研究报道，提供了切除参数：中心边缘角度减小量 $=1.8+[\,0.64\times$ 髋臼缘减少量（mm）$]$ [4]。术中需保证中心边缘角不能小于25°，尽管手术需要切换入路，但主要使用外侧入路操作。

股骨成形术（凸轮切除术）

值得注意的是，单纯钳夹型病变仅存在于10.7%的患者[5]。大多数患者同时存在股骨畸形且需要治疗，但治疗风险较大。为了彻底探查关节周围，需要减少牵引，行关节囊切开术，并向远端扩大切口，暴露术野。在一些病例中，由于轮匝带张力大，需要做一个额外切口，切口始于关节囊切口内侧面向股骨颈方向延伸。探查股骨畸形后，对股骨头颈交界处进行整形。切除畸形最突出的部分（图51.4）。其中一些患者可用薄骨刀切除股骨头内侧骨赘。在关节镜直视下观察髋关节活动，判断清理是否彻底（图51.5）。所有患者都需要进一步行上唇轮廓重塑术，并且通常需要较多的锚钉来固定上唇。对于运动员患者，术中需模拟各种运动动作，从而排除股骨与盂唇之间任何潜在的撞击。必要时可行进一步切除术，目的使最大范围关节活动时不出现撞击征。动态X线检查有助于确定骨赘切除是否充分，但是这不足以取代关节镜检查。最后一定

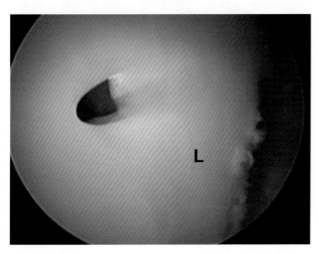

图51.2 海狸刀将上唇（L）从髋臼缘完全分离，注意不要将盂唇完全切除。

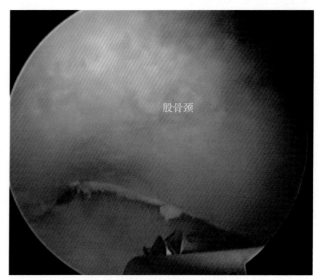

图51.4 骨性突起切除后的股骨颈。

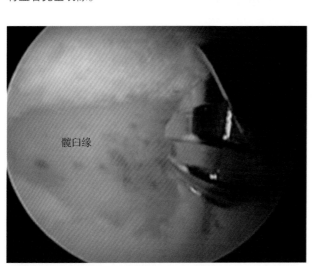

图51.3 用电动磨钻去除畸形的骨性突起。

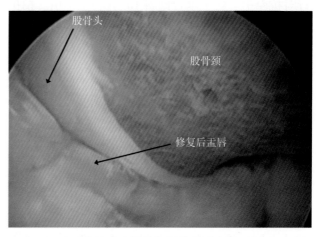

图51.5 对关节的动态评价可评估骨成形术。任何可引起盂唇剥离和移动的骨性突起均需被切除。

要充分关闭关节囊，这对于开展术后康复、预防关节不稳以及整个手术的完整性来说很重要。

部分临床报道，在某些患者术中股骨部分切除不够充分[6]。髋关节镜下进行翻修手术主要是因为未治疗或骨骼畸形矫正不完全。目前临床上术中导航的不断发展，使得手术更加简便、精准，增加了手术安全性，避免了过度切除等风险，使其更具有可重复性。这些系统甚至可以帮助经验较少的手术医生完美地完成手术。

盂唇修复

进入关节腔后，首先对髋臼盂唇进行系统检查。纤维软骨组成的盂唇通常黏附在髋臼边缘，并在边缘约 1~2 mm 的区域内转变为透明软骨。盂唇前侧最宽，上方最厚，对应髋臼的负重区域分布[7]。盂唇覆盖股骨头大约 5 mm 的区域，其主要作用是生理性密闭关节。盂唇撕裂会改变关节负重力线，增加关节软骨硬化风险[5]。临床上目前发现了 5 种盂唇损伤类型，分别为分离型、纵向型、皮瓣型、磨损型和退化型。盂唇损伤可能是髋部疼痛的来源，也可引起功能性症状，导致髋关节不稳定。髋关节内盂唇撕裂与关节退行性病变有关。与盂唇切除患者相比，盂唇修复患者术后 1~2 年后骨关节炎进展明显减慢[8]。

一旦证实盂唇病变，则需行盂唇修复术。大部分盂唇损伤由股骨髋臼撞击造成，必须要同时矫正畸形骨组织。撕裂部位体积的大小并不会阻碍在关节镜下的固定。使用 4.5 mm 全半径刨刀清除坏死组织，使之前被忽视的瓣或剥离的组织变得更加明显，此时可以评估撕裂组织的体积和性质。尽可能保留存活髋臼盂唇对于保留关节整体性十分重要。均匀分布修复接触部位能够防止关节进一步退变。同样也要注意坏死组织引起的结构不稳定。一般来说，退行性撕裂、磨损型撕裂、皮瓣型撕裂，在盂唇较薄时不予以修复。在这种情况下，通常选择盂唇重建，这样可以改善患者活动时的关节稳定性。

在关节镜直视下将锚钉置入距离髋臼边缘大约 2 mm 的位置（图 51.6）。在一般情况下，可通过前外侧入路在髋臼上外侧部位打入锚钉，该部位是病变好发的部位。将套管伸向修整过的髋臼缘作进行导向，尝试不同的角度放置套管以避免损伤穿透关节，通常是在冠状面到与头部呈 30°~45° 的角度范围。一般来说，放置锚钉的横向平面在髋臼 12 点

钟位置（3 区），与地面平行。如锚钉放置位置需要前移，可将套管向前倾斜。当需要在 2 点钟位置（右侧髋臼）置入锚钉时可能存在限制，因为插入角度太小。为了插入最前部（1 区）的锚钉，须使用前中外侧入路。在锚钉放置过程中，可以通过透视辅助检查，以确保锚钉置于最合适的位置。

建议使用套管接触髋臼边缘，钻出锚钉的入口，手动将锚钉钻入（图 51.7）。在用套管钻出锚钉的路径时，注意观察髋臼的关节面以确保不损害关节面。如果关节面膨出，须重新设定锚钉角度。置入锚钉后，一定要再次检查关节面，确保未被损伤。使用 A-P 抓钳缝合盂唇（图 51.8）。当缝线从

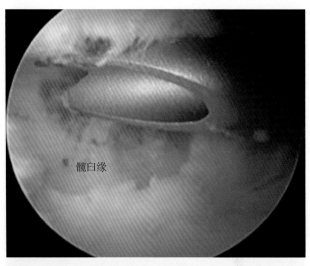

髋臼缘

图 51.6　用于修复盂唇的锚钉置于髋臼缘，套管的尖端可在钻孔和敲打时保持锚钉垂直。

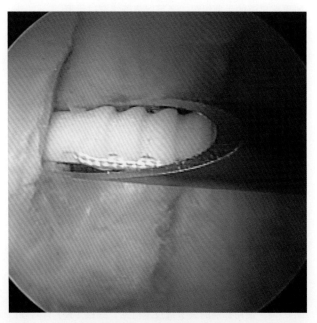

图 51.7　靠手感将锚钉钻入髋臼缘。图中锚钉已穿过髋臼缘。

透明套管内被拉出，再一次观察锚钉，确保缝线被正确取出。然后将套管轻微回拉，暴露视野，并用标准关节镜打结技术将缝线打结。

可在盂唇较厚的负重区将缝线穿过盂唇缝合。在这种情况下，先将缝合线的一端递送至关节内盂唇和髋臼缘之间，然后用 A-P 抓钳在其中间位置由外向内的方向穿过盂唇，将缝线的关节内端形成环状穿过盂唇。将此缝线的自由端穿过这个环，然后从套管内取回。将缝线的两端同时拉紧，可将盂唇贴紧髋臼边缘，让无缝线的一面接触股骨头（图51.9）。然后，采用标准关节镜打结技术打结。

盂唇重建

对于活动量大的年轻患者和不可修复的盂唇损伤导致关节不稳定的患者，应该考虑行盂唇重建术。严重发育不良合并复杂撕裂或节段性缺损的盂唇往往不可修复。本章提出了一种通过自体髂胫束移植的盂唇重建术[9]。

对坏死盂唇行清创，其目的是为新盂唇的重新固定提供一个稳定的附着。因为游离的移植物必须要长入新生的血管才能存活，所以无须过分强调出血的骨松质。获得足够的附着边缘供盂唇吻合后，测量盂唇缺损范围。我们通常使用 5.5 mm 电动磨钻的尖端来测量间隙（图51.10）。然后将镜头移出并撤去牵引。

将患者下肢伸直内旋，在大转子处的皮肤做一纵行切口，切开皮肤与皮下组织，暴露髂胫束，从上面取下一块长方形组织作为自体假体。移植物的长度应为测量所得关节内距离的 130%~140%，宽度约 1.5 英寸（3.81 cm）。先将移植体上的肌肉和脂肪组织剔除，然后用可吸收缝线管状缝合。在移植物近端留一缝合环，随后用富含血小板的血浆浸泡移植物。假体的宽度和长度要能够代替被切除的盂唇。

接下来重新牵引下肢，在髋臼边缘盂唇缺陷的最前部放置一枚锚钉。缝线的两端放置在前中入路内的 8.25 mm 透明套管内，然后用缝线的一端固定移植物的末端。固定后，切换入路在髋臼边缘缺损的最外侧放置一枚锚钉（图51.11）。将缝线的一端穿过在移植体近端（后侧）的缝合环，然后将移植物推至指定位置，用滑结固定，并于盂唇周围做另一缝合环固定移植物。应在缺损部位的中部放置更多锚钉，以提供足够的稳定和恢复盂唇生理结构，

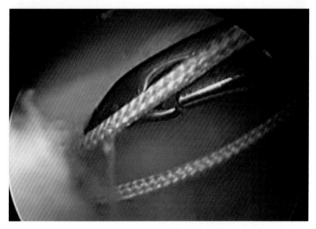

图 51.8　使用 A-P 抓钳将缝线移动至盂唇下并将其抽回。如果有足够的盂唇组织，还可以将缝线穿过盂唇。

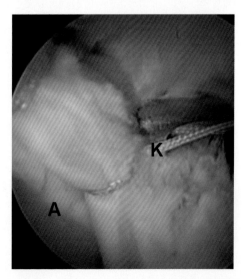

图 51.9　使用标准的关节镜技术打结，线结（K）背对髋臼（A）软骨面。

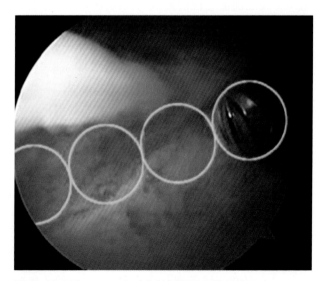

图 51.10　用 5.5 mm 电动磨钻测量盂唇缺损范围。

同时也有利于盂唇的生长。必须注意检查吻合口，确保没有多余的组织造成关节内撞击（图 51.12）。

软骨损伤的处理

软骨损伤包括软骨软化、磨损或撕裂、软骨下囊肿、软骨瓣剥离以及磨损导致的软骨下骨外露。周围型软骨病变常与钳夹型撞击有关，切除畸形骨组织后通常会消失，残留软骨边缘需要固定。凸轮型畸形往往涉及更广泛的关节损伤，软骨瓣常需清创，在治疗骨畸形后往往仍残留有软骨缺损。当全层软骨缺损且部位不局限，关节间隙大于 2 mm 时，临床上通过微骨折处理往往疗效较好。临床上一旦确诊软骨缺损，需注意病变的范围以及严重程度，使用全半径切除器和刮匙对残留的不稳定软骨组织进行清理。环形刮匙尤其有助于缺陷部位的清理，并且创造一个光滑且垂直的边界。在对缺陷边缘行清创术时需特别小心（图 51.13），要达到足够深度，既清除软骨的钙化层，也同时要确保软骨下板的完整性。对于股骨头的缺损，需要软骨边界来包裹，此时病变的边缘应垂直于相邻未病变的软骨以促使骨髓凝块有效形成，可以使用电钻在暴露的软骨下板上钻出多个小孔（微骨折）（图 51.14），术中尽可能钻出更多的孔，每个孔之间距离约

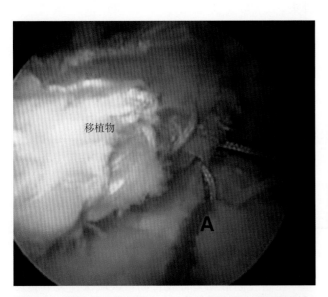

图 51.11　锚钉置于髋臼缘（A），将移植物缝至髋臼缘区域。

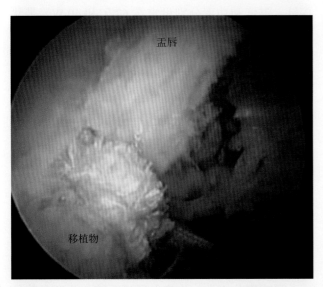

图 51.12　注意检查吻合口，确保没有多余的组织造成关节内撞击。

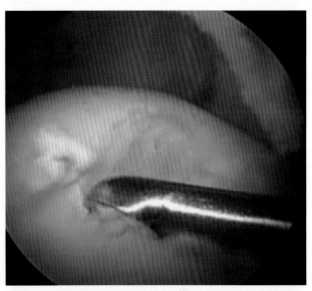

图 51.13　用刮匙去除软化的软骨并为置入凝块制备稳固的位置。

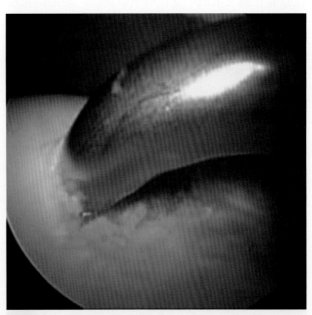

图 51.14　用关节镜钻从缺损边缘开始钻出微骨折孔。

3~4 mm，孔的深度大约为 2~4 mm，此深度足够使脂肪滴和血液溢出。

圆韧带的处理（清创术和重建术）

目前仍不明确圆韧带损伤的严重性，通常圆韧带损伤与其他病变并存。圆韧带撕裂包括 3 种：完全撕裂合并关节脱臼、部分撕裂合并亚急性病变、退行性撕裂合并关节病变[10]。合并的关节病变包括撕脱性骨或软骨损伤、盂唇撕裂。患者会有绞锁、弹响、锁定、弹性等非特异性症状。虽然可确定症状来源于髋关节，但通常无明显特异性。患者在髋关节滚动时可有疼痛，关节内封闭注射可缓解症状。

圆韧带病变治疗通常选择关节镜手术，术前需行动态试验来判定韧带的完整性。先使患肢内旋，松弛圆韧带，随后外旋患肢绷紧圆韧带。目前关节镜下的圆韧带手术包括韧带修复、韧带清创术和韧带缩减。通过前外侧入路对韧带进行操作，尤其是对部分断裂韧带内磨损、软化的纤维（图 51.15）和对完全断裂韧带行清创术，可缓解主要临床症状。上述操作最好在髋关节外旋姿势下进行，这样圆韧带绷紧并前移。如果断裂的韧带在清创后可以留下两条足够长的断端，可对圆韧带进行修复。修复后需行活动动态检查，以确保修复后韧带有足够的长度，不影响髋关节活动度。

使用射频消融探针来对韧带进行热塑型。在部分撕裂的患者中，可用射频探头缩短未撕裂的韧带。注意要在髋关节的中立位时缩短韧带，短缩的长度要适度，因为缩短过多会导致髋关节外旋受限。

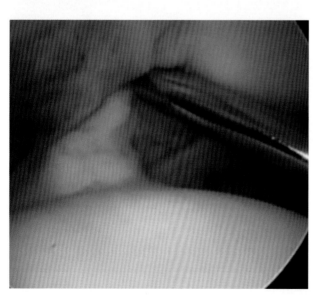

图 51.15 对部分断裂韧带内磨损、软化的纤维清理。

有报道称可以用自体阔筋膜移植行圆韧带重建术，这对于圆韧带完全撕裂并以关节不稳为主要临床症状的患者来说是较好的选择。虽然该项技术的临床适应证和疗效尚无报道，本章作者已经在合适的患者中进行自体阔筋膜移植行圆韧带重建术，并获得良好疗效。重建术（如盂唇重建术）需要从髂胫束上获取移植物，也可使用同种异体移植物，它们最终目标是获得解剖重建。手术中首先用套管在外侧皮质钻一通道至股骨头凹，放置锚钉在髋臼切迹旁髋臼窝的基底部。先将移植物用锚钉固定在髋臼内，再将移植物通过通道进入关节内（图 51.16）。然后最大程度内旋髋关节，使移植物达到合适的紧张度，随后用挤压螺钉将移植物固定于股骨头。

髋关节不稳的治疗（关节囊折叠紧缩和关节囊缝合）

髋关节不稳通常是以活动后不适感、弹响、疼痛、髋关节不自主运动为特征的一种综合征。临床上也将活动时出现髋关节疼痛、半脱位、完全脱位定义为髋关节不稳定[11]。病因多为髋关节一个部位或者多个部位功能障碍所致，或者是关节内病变引起的。一般情况下，关节囊松弛是原发性或继发于如盂唇撕裂等病变的髋关节不稳的主要病因。下文将主要就不同原因引起的关节囊松弛的治疗方法进行介绍[12]。

在髂股韧带和坐骨股骨韧带区域探查关节囊及其松弛部位。使用可弯曲的单极 TAC-S 射频能量探针，温度和功率分别设定在 67 ℃和 40 W。带状走行对关节囊松弛部位进行烧灼，移动过程中探针要尽量少碰到正常组织，为了促进组织愈合，在烧灼带之间要保留足够多的正常组织，紧缩时要观察关节囊的颜色和收缩情况，避免组织过热。关节囊烧灼后，必要时可行关节囊折叠术来进一步减少关节囊体积。将缝线穿过组织并打结固定从而减少关节囊面积。折叠术缝线置于髂股韧带的外侧和坐骨股骨韧带之间。

关节外手术

内侧型弹响髋（髂腰肌关节内松解）

弹响髋分 3 类：关节内型弹响髋，此型多数是游离体、盂唇病变等原因引起；内侧型弹响髋，主

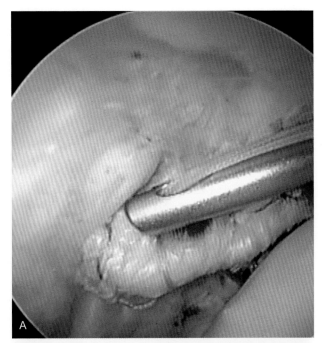

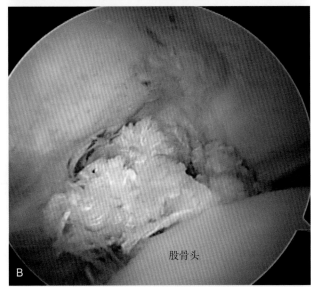

股骨头

图51.16 A.用缝合锚钉将移植物的一端固定在髋臼窝。B.通过股骨头上的通道将移植物拉回。

要因为髂腰肌滑过骨性突起导致；外侧型弹响髋，主要由于髂胫束或臀大肌腱过度紧贴大转子滑动而导致[13]。由于髂腰肌腱在髂耻隆突、股骨头或小转子突出部位滑动所导致的内侧型弹响髋不一定都会导致髋关节疼痛。出现与内侧型弹响髋相关的疼痛或不适时，往往提示急性炎症或慢性退行性疾病或肌腱病变导致的髂腰肌腱炎[13]。髂腰肌腱炎疼痛初期治疗一般为非甾体类抗炎药和物理治疗。如果疼痛持续不缓解，则在超声引导下进行利多卡因和皮质类固醇类药物的关节内注射，可缓解疼痛，注射后结果也可用来预示后期进行手术松弛的疗

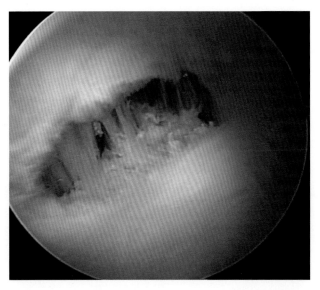

图51.17 在关节镜下通过前侧关节囊切口观察髂腰肌腱。

效。对于局部注射后仍有疼痛反复发作的患者，则需要手术治疗，通常是在关节镜下松弛肌肉肌腱连接处或小转子上的肌腱止点，往往可以获得较好的疗效[13]。

Wettstein[14]提出进行关节内髂腰肌腱切断。术中在关节镜下行前侧关节囊切开术，从而暴露肌腱（图51.17）。通常情况下，肌腱上仍有部分肌肉组织附着。用等离子刀选择性地分离肌腱部分，使肌肉组织保留完好。肌腱切断术通常是完全切断肌腱，但可保留与肌肉及肌腱止点的一部分连续性，这样可以防止术后肌肉无力，但术后矫正不足或复发的概率也随之增加。

外侧转子综合征（外展肌群的修复）

髋关节转子间和臀肌部位的疼痛通常由滑囊炎造成，髋外展肌腱炎是大转子疼痛综合征的常见病因，许多确诊为滑囊炎的患者也大都与外展肌腱病变有关[15]。作者曾对髋关节周围肌肉袖套损伤患者行关节镜下修复术[16]，我们通常行标准髋关节镜术式以排查并治疗伴发的关节内病变。

髋关节外展约15°，切开皮肤直至阔筋膜上方。然后在转子上方做十字形切口，对下方组织进行松解，同时清除所有多余滑囊，向远端探查臀中肌和臀小肌的止点，判断是否分离或是断裂。对转子上瘢痕组织行清创术，使肌腱止点附着处暴露出新鲜组织，有利于腱-骨愈合。在止点上，与肌肉（防止其撕脱）力线呈至少45°角置入金属锚钉，用褥式缝合将肌腱解剖复位。

梨状肌综合征（关节镜手术）

Robinson 提出梨状肌综合征是由于梨状肌压迫坐骨神经导致[17]。通常有 6 个特点：①骶髂和臀肌区域外伤史；②在骶髂关节、坐骨大切迹、梨状肌周围区域疼痛，并向下肢放射，导致行走困难；③弯腰或提重物引起疼痛急性加重（仰卧位时牵引患侧下肢可以减轻疼痛）；④在患侧梨状肌处可触及条索状肿块；⑤ Lasegue 征阳性；⑥根据病程长短，臀肌会有不同程度的萎缩。特异性体格检查称为 Pace 征，表现为患侧大腿抵抗外展外旋时无力和放射性疼痛。结构异常、外伤、肿瘤都可导致梨状肌综合征，早期诊断可避免长期无效的经验性治疗以及降低残疾后遗症的发生，提高对症保守治疗的疗效[18, 19]。对于具有典型病史和阳性体征的患者，保守治疗失败且存在顽固性疼痛时，梨状肌腱和坐骨神经松解术可具有良好疗效，并且极少产生并发症。

结论

髋关节镜手术已经成为安全有效治疗关节内外疾病的手术方法。随着临床经验的不断积累和关节镜研究的不断深入，骨科医师可拥有更多的选择。临床医生需要在实践中不断学习创新的技术，来掌握这种微创手术。

参考文献

[1] Ganz R, Parvizi J, Beck M, et al. Femoroacetabular impingement: a cause for osteoarthritis of the hip. *Clin Orthop Relat Res*. 2003;417:112–120.

[2] Kelly BT, Williams RJ III, Philippon MJ. Hip arthroscopy: current indications, treatment options, and management issues. *Am J Sports Med*. 2003;31:1020–1037.

[3] Philippon MJ, Weiss DR, Kuppersmith DA, et al. Arthroscopic labral repair and treatment of femoroacetabular impingement in professional hockey players. *Am J Sports Med*. 2010;38: 99–104.

[4] Philippon MJ, Wolff AB, Briggs KK, et al. Acetabular rim reduction for the treatment of femoroacetabular impingement correlates with preoperative and postoperative center-edge Angle. *Arthroscopy*. 2010;26:757–761.

[5] Beck M, Kalhor M, Leunig M, et al. Hip morphology influences the pattern of damage to the acetabular cartilage: femoroacetabular impingement as a cause of early osteoarthritis of the hip. *J Bone Joint Surg Br*. 2005;87:1012–1018.

[6] Mardones RM, Gonzalez C, Chen Q, et al. Surgical treatment of femoroacetabular impingement: evaluation of the size of the resection. *J Bone Joint Surg Am*. 2005;87:273–279.

[7] Tan V, Seldes RM, Katz MA, et al. Contribution of acetabular labrum to articulating surface area and femoral head coverage in adult hip joints: an anatomic study in cadavera. *Am J Orthop*. 2001;30:809–812.

[8] Espinosa N, Rothenfluh DA, Beck M, et al. Treatment of femoroacetabular impingement: preliminary results of labral refixation. *J Bone Joint Surg Am*. 2006;88:925–935.

[9] Philippon MJ, Briggs KK, Hay CJ, et al. Arthroscopic labral reconstruction in the hip using iliotibial band autograft: technique and early outcomes. *Arthroscopy*. 2010;26:750–756.

[10] Rao J, Zhou YX, Villar RN. Injury to the ligamentum teres: mechanism, findings, and results of treatment. *Clin Sports Med*. 2001;20:791–799.

[11] Bellabarba C, Sheinkop MB, Kuo KN. Idiopathic hip instability. an unrecognized cause of coxa saltans in the adult. *Clin Orthop Relat Res*. 1998;355:261–271.

[12] Philippon MJ. New frontiers in hip arthroscopy: the role of arthroscopic hip labral repair and capsulorraphy in the treatment of hip disorders. *Instr Course Lect*. 2006;55:309–316.

[13] Blankenbaker DG, DeSmet AA, Keene JS. Sonography of the iliopsoas tendon and injection of the iliopsoas bursa for diagnosis and management of the painful snapping hip. *Skeletal Radiol*. 2006;3:565–571.

[14] Wettstein M, Jung J, Dienst M. Arthroscopic psoas tenotomy. *Arthroscopy*. 2006;22:907.e1–907.e4.

[15] Kingzett-Taylor, Tirman PF, Feller J, et al. Tendinosis and tears of gluteus medius and minimus muscles as a cause of hip pain: MR imaging findings. *AJR AM J Roentgenol*. 1999;173: 1123–1126.

[16] Bunker TD, Esler CNA, Leach WJ. Rotator-cuff tear of the hip. *J Bone Joint Surg Br*. 1997;79:618–620.

[17] Robinson, DR. Pyriformis syndrome in relation to sciatic pain. *Am J Surg*. 1947;73:355–358.

[18] Benson ER, Schutzer SF. Posttraumatic piriformis syndrome: diagnosis and results of operative treatment. *J Bone Joint Surg Am*. 1999;81:941–949.

[19] Foster MR. Piriformis syndrome [Comment in: *Orthopedics*. 2004;27:797–799; author reply 799].*Orthopedics*. 2002; 25:821–825.

其他问题：滑膜炎、退行性骨关节病、肿瘤；其他疾病：圆韧带疾病、滑膜疾病、退行性骨关节病、肿瘤

圆韧带

圆韧带位于髋关节中央区深部，可在关节镜下进行探查。圆韧带的损伤很多时候与进展性髋关节发育不良有关。发育不良的髋关节具有过度的柔韧性，因此更容易被分离，这样便于诊断和治疗圆韧带损伤及相关病变。患者通常表现为腹股沟区疼痛和跛行或关节异响。

Gray 和 Villar[1] 通过关节镜手术对圆韧带疾病进行了分类，472 例患者中，20 例被确诊为圆韧带撕裂。他们将这些患者分为 3 组：第 1 组，圆韧带完全断裂；第 2 组，圆韧带部分断裂；第 3 组，圆韧带退行性变（图 52.1）。对上述所有患者行清创术，既往很少有圆韧带撕裂或撕脱性骨折累及圆韧带的病例报道 [2, 3]；但是 Byrd 对 23 例圆韧带撕裂

患者进行了前瞻性研究，发现其中有 7 例患者因暴力伤害所致（如车祸），另有 3 例因高空坠落伤、3 例足球运动创伤、1 例滑雪受伤、1 例冰球运动受伤。他们发现 6 例为髋关节脱位，8 例为慢性扭伤。Byrd 发现这些患者确诊和手术前所花时间平均为 28.5 个月。所有患者都表现出腹股沟区疼痛，19 例既往有髋关节绞锁、异响、锁定、打软腿、活动时髋关节疼痛的症状。Byrd 采用了各种检查手段，包括 MRI、CT、放射性核素骨扫描。难治性的髋关节疼痛是手术的绝对适应证。

Simpson 和 Villar[4] 曾采用人工移植物和微孔钢板对一例 20 岁患者行圆韧带重建术。但这种手术的适应范围窄，如永久性髋关节疼痛、股骨头和髋臼关系不稳定。

滑膜疾病

髋关节滑膜炎有多种病因，引起髋关节滑膜炎的主要病因包括：①类风湿关节炎；②焦磷酸钙二水合物晶体沉积疾病；③脂肪沉积症（高脂蛋白血症）；④血色沉着病；⑤关节感染积脓。

对于早期关节镜手术者而言，关节镜下滑膜切除术在治疗滑膜疾病中的作用是显而易见的。几乎所有的髋关节疾病都合并滑膜炎。作者曾经接诊过几例无法诊断的髋关节疼痛伴积液的患者，滑膜活检均提示类风湿关节炎阴性。1988 年，Ide 等 [5] 对 3 例类风湿关节炎患者的 6 个髋关节行双入路关节镜下滑膜切除术，取得了良好的疗效。随着激光和射频消融的出现，目前有 3 种滑膜清创方法，但仍难以达到 100% 清除。然而，随着更新更高效的治疗手段的出现，未来能够更加彻底地清除滑膜。

焦磷酸钙二水合物晶体沉积疾病在髋关节部位

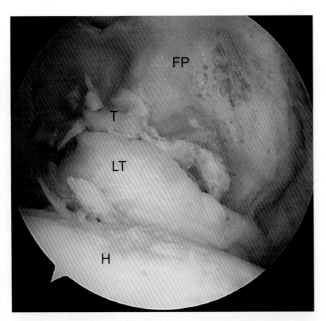

图 52.1 48 岁女性，轻度髋关节发育不良，退行性圆韧带撕裂。LT，圆韧带；T，撕裂；H，股骨头；FP，脂肪垫。

的发病率并不高，通常好发于黄韧带以及合并类风湿关节炎的膝关节 [6, 7]。作者曾对 2 例合并股骨髋臼撞击综合征的焦磷酸钙二水合物晶体沉积患者进行了滑膜切除术。在对难治性滑膜炎患者进行鉴别诊断时需要考虑上述疾病（图 52.2）。

目前临床上并无有关高脂蛋白血症、血色沉着病或任何代谢相关节疾病引起髋关节疾病需要关节镜下治疗的报道。笔者曾对少数患有脂肪沉积疾病的患者和 1 例血色沉着病合并关节炎的患者行部分滑膜切除术（图 52.3）。这些病例只为提醒关节镜手术操作者意识到代谢性关节疾病的存在 [8]，代谢性关节病所表现的白色或淡黄色斑块与滑膜反应有关。在不破坏关节软骨的情况下，无法去除斑块，

因此只能切除滑膜。

关节镜下清创术和灌洗术已成儿童、青少年和成人感染性关节炎的治疗方式之一，此方法具有最低复发率和较高治愈率 [9-12]。McCarthy 等 [13] 报道了 2 例化脓性髋关节炎的患者，在髋关节镜下清创术、灌洗、静脉注射抗生素后成功治愈。作者也通过关节镜手术成功治愈 4 例晚期血源性髋关节感染患者，并且在术后长达 20 年的随访中并无复发，随访终止的原因是其中 1 位患者因 93 岁高龄自然死亡。

关节退行性变

关节镜下治疗髋关节退行性变仍存在争议、挑战和困难。因为手术成功率很低，疗效较差，所以即使是最有经验的髋关节镜术者，也会避免对关节退行性变患者行关节镜手术。2001 年以前，作者曾通过关节镜下清创术、盂唇切除术、滑膜切除术、软骨成形术治疗关节退行性变，在 290 例患者中，28 例接受部分盂唇切除术的关节退行性变患者仅有 21% 疗效较好，而在不伴有关节退行性变的患者中，有 71% 取得了较好疗效 [14]。随着对髋关节撞击综合征的认识和对畸形骨组织的矫正重建，平均 4 年随访患者改良 Harris 评分从 72 分提高至 92 分 [15-17]。

股骨颈骨折遗留的股骨头颈畸形是导致髋关节撞击综合征和关节退行性变的重要病因之一。Eijer 等曾通过开放性手术对畸形骨组织进行修复

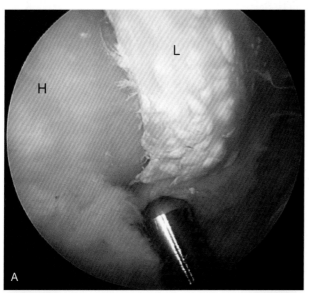

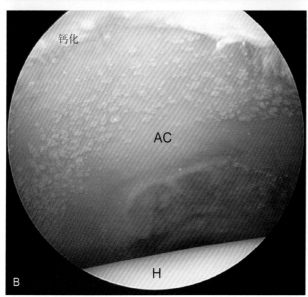

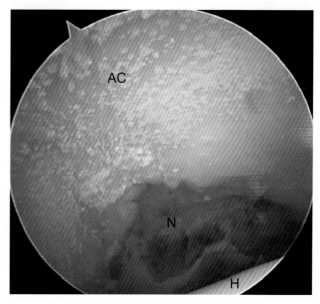

图 52.2　A.从前外侧入路可见右前侧盂唇钙化。B.髋臼软骨钙化。L，盂唇；AC，髋臼软骨；H，股骨头。

图 52.3　髋臼软骨脂质沉积。AC，髋臼软骨；N，切迹；H，股骨头。

重建[18]。作者对 3 例患者行关节镜下股骨头颈修复重建、清创术、滑膜切除术、结合微骨折促使软骨成形，来矫正畸形和治疗髋关节的退行性变（图 52.4）。

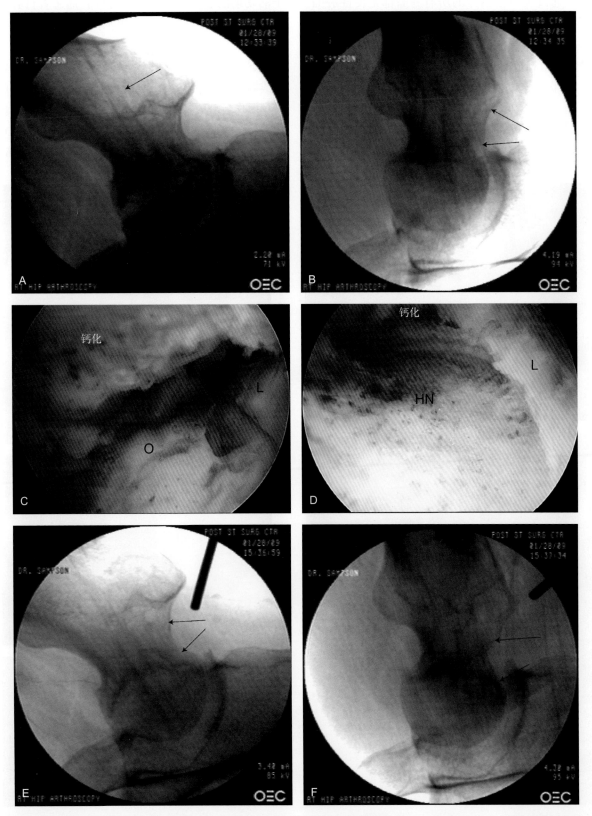

图 52.4　针对股骨颈后颈骨折引起的撞击和关节炎的股骨头颈交界处的骨成形术。A. 前后位片。B. 外展内旋侧位片。注意硬性骨质改变的残留标记以及头颈交界处的畸形（箭头）。C. 前外侧入路视野。O，骨赘、滑膜炎；L，盂唇。D. 滑膜切除术和骨成形术后。L，盂唇；HN，股骨颈。E. 骨成形术后的前后位片。F. 骨成形术后的侧位片。

肿瘤

能通过关节镜治疗的所有肿瘤都是良性肿瘤。色素沉着绒毛结节性滑膜炎和滑膜性软骨瘤病是滑膜疾病而非肿瘤。除非行完整滑膜切除术，否则这两种疾病很难根治，往往都会复发（图52.5）。

大部分复发是由于肿瘤切除不完全或滑膜切除不完全[19-21]。作者建议行关节囊切开术以暴露中央区和周围区隐蔽部位，以去除所有的游离体和附着体，并用射频消融处理病变部位的滑膜。

Glick等[22]报道了2例接受关节镜下切除髋关节中央区骨样骨瘤的患者。作者也曾对陈旧性但处于活动期的股骨头颈交界处骨样骨瘤患者行肿瘤切除术，同时行凸轮型撞击切除术、滑膜切除术、股骨头颈交界处骨成形术。

异位骨形成应认为是髋关节假性肿瘤，通常由外伤或髋关节手术造成。目前没有关节镜手术治疗的报道，但作者赞成通过关节镜切除异位骨，术后行单次700 rads的辐射剂量的放疗或6周强剂量NSAIDs治疗。通过术后放疗，降低了疾病的复发率（图52.6）。

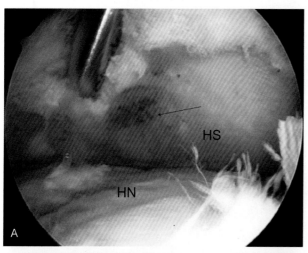

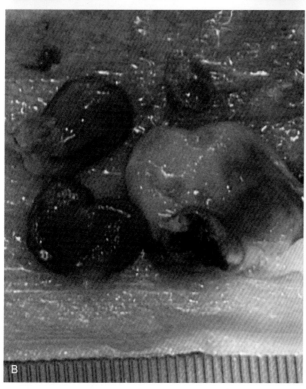

图52.5 A.前中侧入路观察左髋色素沉着绒毛结节性滑膜炎软组织肿瘤切除前图像（箭头）。B.色素沉着绒毛结节性滑膜炎标本。HN，股骨头颈交界；HS，含铁血黄素沉着的滑膜。

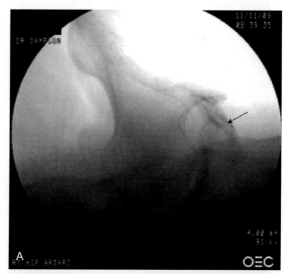

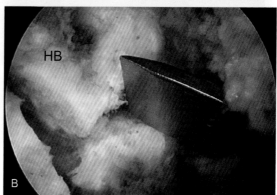

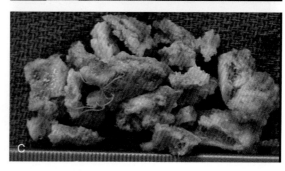

图52.6 A.右髋异位骨前后位片（箭头）。B.前外侧入路观察骨刀切除右髋异位骨。HB，异位骨。C.被切除的异位骨标本。

解剖和体格检查

髋关节滑膜炎患者可表现为腹股沟、臀部和转子区的疼痛。患者的症状和体格检查常常表现为髋关节易激、敏感。如同急腹症特征表现为腹肌紧张和压痛，髋关节易激表现为髋关节压痛和旋转时剧烈疼痛。髋关节滑膜炎表现为关节活动度达极限时继续被动运动或主动运动时出现疼痛，而髋关节的疼痛程度取决于渗出液的病理类型和张力。

关节退行性变患者由于活动受限表现为有或无跛行，以及行走、坐位、穿鞋袜困难。随着关节软骨的丢失，股骨头和髋臼软化，导致伸膝直腿抬高动作时腹股沟区域疼痛，髋关节内旋时会出现髋关节不稳和绞锁，大多数患者都存在内旋功能障碍，轻度患者可出现 Trendelenberg 征和 Trendelenberg 试验阴性。作者发现与健侧相比，如果患侧被动运动时存留至少 50% 关节活动度或者髋关节前后位片上显示关节软骨的厚度大于正常的 50% 时，患者术后 2 年以上不复发的概率超过 80%（图 52.7）。笔者认为与健侧髋关节相比，如果 X 线片显示患侧关节间隙缩窄超过 50%，则疗效较差。

肿瘤患者的临床多表现为疼痛，部分患者还会出现关节不稳和绞锁。髋关节绞锁或锁定，则会出现关节活动度受限，如果存在关节积液还可引起跛行，而大多数患者活动可完全正常。骨样骨瘤通常会导致夜间疼痛，可服用阿司匹林和其他非甾体类抗炎药缓解 [22, 23]。

影像学检查和手术计划

有症状的所有髋关节病变患者常规行 X 线检查，X 线包含从髂嵴顶端到小转子下方的双侧髋关节的骨盆正位片、蛙式侧位片、水平线束侧位片。在正位片上，尾骨的尖端应距离耻骨联合 1~2 cm，从而消除骨盆倾斜。如有需要，可行 MRI 和磁共振增强关节造影术用于辅助诊断。

在轻微销蚀和囊性形成的滑膜炎早期阶段，X 线片可表现为正常。类风湿关节炎患者 MRI 影像可发现软骨下侵蚀、滑膜肥厚 [24]。关节退行性变患者在 X 线片和 MRI 影像上都比较容易发现骨赘形成和关节间隙变窄，因为许多髋关节撞击综合征的病因是髋关节骨关节炎，所以影像学上可观察到股骨头颈交界处隆起以及边缘过度生长或突出。许多

患者的股骨颈上特别是隆起处，会出现不同大小的纤维骨性囊肿。MRI 检查显示关节囊增厚，软骨损伤，通常合并囊肿。

色素沉着绒毛结节性滑膜炎只有在疾病早期和晚期伴随关节周围侵蚀、积液以及 MRI 上出现滑膜内含铁血黄素沉积时才能被诊断。在这些患者中，需要彻底检查整个髋关节包括髋关节周围区，确保尽可能彻底切除病灶。

滑膜软骨瘤通常表现为两种类型：软骨型或骨软骨型。后者可通过 X 线片发现。MRI 既可显示附着在滑膜上的大小均匀的小游离体，又可显示多发的大体积游离体，在某些患者甚至多个游离体聚集形成团块和肿块。

在所有患者 X 线片和 MRI 检查后，仍然需要髋关节镜技术用于最后确诊。作者建议采用关节囊广泛切开术来充分暴露病变。这样不仅可以使仪器更容易进入关节内，还易于完全切除肿块和游离体。关节囊切开术可以在中央区进行操作，也可以采用下面将要描述的关节囊外方法完成。所有关节周围区的手术都可以在没有牵引的情况下完成。

麻醉

大多数髋关节镜手术是门诊手术。许多情况下很难预测手术时间，尤其是合并关节退行性变和来自滑膜软骨瘤的游离体时。术中患者采取侧卧位，由于局部麻醉下的患者处于清醒状态，术中长时间侧卧位可能会导致不适。因此，为了让患者放松和肌肉松弛，建议进行全麻。

体位

根据髋关节镜手术操作者的偏好和技术，可选择仰卧位或侧卧位，众多研究证实两种体位的手术预后均良好。

入路

治疗滑膜炎、关节退行性变、肿瘤的关节镜手术中，大多数使用 3 个标准入路（前侧入路、前外侧入路和后外侧入路）。当需要接近相对周围区时，可在距离前侧入路 5~8 cm 之间再做一个远端前侧入路。

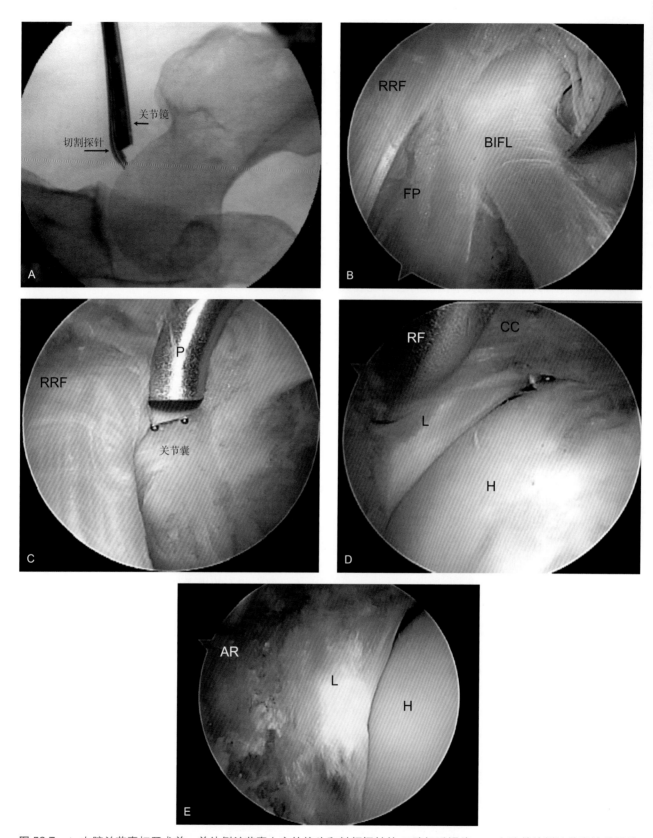

图 52.7 A. 左髋关节囊切开术前，前外侧关节囊上方的镜头和射频探针的 C 臂机透视片。B. 左髋前外侧关节囊外的关节镜视野，注意股直肌反折（RRF）、关节囊上的脂肪垫（FP）、髂股韧带（BIFL）。C. 左髋前外侧关节囊外的关节镜视野，以及对应图 A 中射频探针的位置。注意股直肌反折（RRF）、关节囊、射频探针（P）。D. 被切下的关节囊（CC）以及射频探针（RF）在盂唇（L）上方切开关节囊之前射频探针收起关节囊的关节镜视野。注意股骨头（H）。E. 完全关节囊切开术后暴露股骨头（H）、盂唇（L）和髋臼缘（AR）的关节镜视野，类似于关节切开术时所见。

手术技术

患者取仰卧位或侧卧位，并对术侧腿部施加相应牵引。准备好 C 臂机，术前拍摄并记录 4 个视角下的图像，包括在髋关节中立位、内旋位、外旋位正位片以及 90° 侧位片，以显示股骨头颈交界处和髋臼的形态及相互作用，还可以显示游离体及其位置变化。

在 C 臂机监视下，将腰穿针穿过前外侧入路至股骨头颈交界处的关节囊区域，需与大转子保持 1 cm 距离。将金属导丝沿腰穿针导入，同时用 11 号刀片切开皮肤。将关节镜套管组件沿导丝推入，用套管将肌肉推开远离关节囊。先使用 30° 镜头，泵控制在低流速和 50 mmHg 压力，观察关节囊前侧表面脂肪垫。同样方法建立前侧入路，清除关节囊和触诊股直肌的反折。此方法关键在于找到股直肌，股直肌正下方的关节囊覆盖盂唇前外侧部分（图 52.7）。

置入 4 mm 刨刀去除脂肪组织暴露关节囊，用射频探针在股骨颈基底部朝向盂唇方向切开关节囊，关节囊增厚很常见，厚度从几毫米到 2 cm 不等。当靠近关节软骨和盂唇时，在切开关节囊前先抬起关节囊并对其探查，保证不损伤上述结构。然后经过盂唇上方，沿着盂唇和骨组织之间的髋臼缘的前侧和后侧方切开关节囊。

放大视野后滑膜炎、游离体、退行性组织、正常和异常的股骨头颈部区域解剖结构的视野和开放性手术相似。

一旦明确了关节周围病变，接下来就要分离髋关节组织进入中央区。此时需要创建后外侧入路，以便能够达到中央区的任何部位。首先使用来自前侧入路或后外侧入路的探针通过前外侧入路对中央区病变进行系统性探查。为了对髋关节进行完整的评估，需要将探针移到其他的入路继续探查。

如果发现游离体，需要用刨刀和篮钳去除。少数情况下，脂肪垫内藏有的切迹小体或者脂肪垫纤维化，也需要用刨刀去除。如果切迹被软骨瘤垫填充，则需要使用骨刮匙、鹤嘴锄（chondral pick）或刨刀来去除。如果切迹有骨赘，建议使用 4 mm 磨钻、刮匙和鹤嘴锄行骨赘切除术，来恢复股骨头和髋臼软骨之间的接触[25]。

髋臼边缘可能会有前外侧骨赘，骨赘往往暴露于盂唇后，可用 4 mm 磨钻去除。如有囊肿，则用刮匙刮下囊肿并用磨钻做蝶形切口。

由滑膜炎导致的盂唇变性、撕裂或破坏需用刨刀和（或）射频探针行局部盂唇切除，而在一些情况下需行盂唇修复术或盂唇重固定术。首先用 4 mm 磨钻磨损髋臼附着点，接着进行锚钉钻孔，最后置入锚钉。可用缝线缠绕盂唇，或者通过缝线传递装置将缝线穿过盂唇，最后系紧，盂唇固定。作者倾向于锚钉与锚钉之间相距至少 1 cm，有利于锚钉的固定以及管理。

磨损的股骨头和髋臼的关节软骨，需要用刨刀或刮匙来切除分层组织以稳定软骨、磨损、用骨锥除去钙化层和建立微骨折。除了横韧带附近的 6 区，术中可探及大部分髋臼表面区域。然而手术器械难以到达股骨头上的 2、3、4 区和 6 区[26]。

在周围区，关节囊切开能更容易找到并取出游离体。通常在股骨头和股骨颈周围，滑膜褶皱内外侧下方，横韧带附近，小转子附近的远端关节囊反折处寻找游离体。一旦清除游离体或色素沉着绒毛结节性滑膜炎病变，作者建议用 4 mm 直、弯刨刀和射频消融行滑膜切除术。易弯曲的棒可用于探查所有区域。要尽可能完全切除滑膜，以降低复发率。

最后，在关节退行性变患者中，需要用与股骨髋臼撞击综合征矫正手术相同的方式对股骨头颈交界处进行重塑，在股骨颈形成的骨赘需用刨刀、磨钻和刮匙来去除（图 52.8）。

如果髋关节存在关节炎及关节僵硬，需使用 5 mm 刨刀、关节镜刀和（或）射频行大范围关节囊切除术。在所有其他情况下，可让关节囊处于切开状态，大多数患者会自行愈合。

感染性关节炎的治疗包括牵引下通过前外侧入路进入中央区，然后通过后外侧入路置入刨刀，行清创、灌洗及滑膜切除术。为了进入关节周围区，可以释放牵引和屈髋来增加空间，或采用关节囊切开术，建议用超过 3 L 的生理盐水灌洗髋关节。引流管可放置在一根有开槽的套管中并缝入皮肤。在进行细菌培养送检后开始静脉使用广谱抗生素，根据培养结果选用致病菌敏感的抗生素。必要时请传染病科医师会诊。

术后护理

伤口关闭后，给予所有患者 30ml 罗哌卡因。

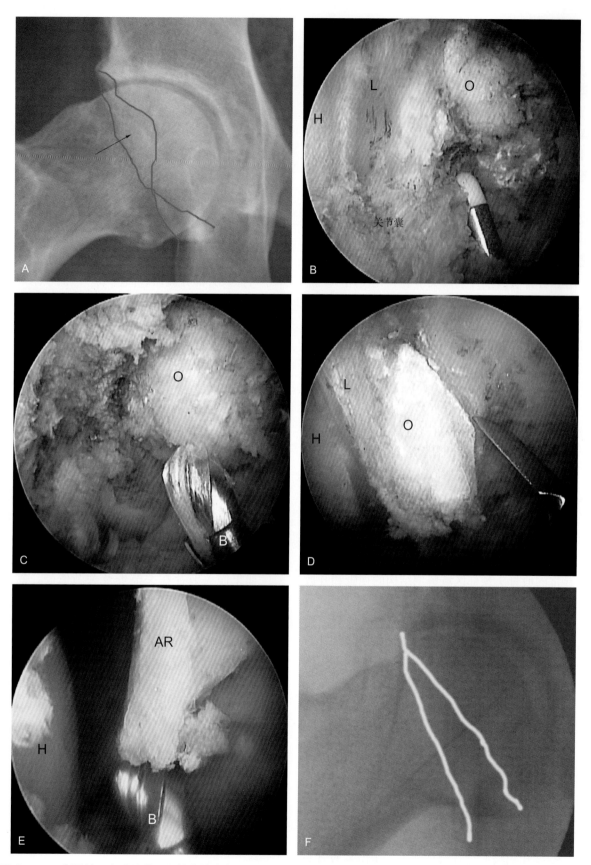

图 52.8　A. 46 岁男性，右髋关节退行性变伴疼痛，髋关节正位片显示一个巨大的多形的前壁撞击性骨赘（箭头）。B. 关节镜视野下，多形的前缘骨赘（O），软组织被射频棒切开。注意股骨头（H）、盂唇（L）和关节囊。C. 关节镜视野下，骨赘（O）被 5 mm 磨钻（B）切除。D. 关节镜视野下，用拉钩将残留骨赘（O）从髋臼缘上分离下来。H，股骨头；L，盂唇。E. 关节镜视野下，用 5 mm 磨钻（B）修整髋臼缘（AR）。H，股骨头。F. 术后的 X 线片提示前壁骨赘被切除。

非甾体类药物如布洛芬、塞来考昔或双氯芬酸也可以使用来减小异位骨形成的可能性。术后当天，患者可先在两个拐杖辅助下行负重练习，耐受后可用一个拐杖或手杖。当患者负重时仅有轻微疼痛、无打软腿、髋关节稳定性良好时可以完全负重。在可以耐受的前提下，鼓励患者骑无抵抗力或轻度抵抗的固定自行车锻炼，每次 20 分钟，每天 3 次。随着患者对抵抗力的耐受，可以逐渐增加训练时间。1 周后拆除缝线，开始进行跑步机上或户外的长距离行走，以及椭圆机和负重训练。医生可以指导患者进行关节活动度训练，并要求患者在 3～6 周内不要做髋关节过伸运动。在术后 1 个月，对患者的症状、关节活动度以及稳定性进行评估。大多数患者会自觉继续锻炼和活动。如果术后髋关节活动度无法恢复到正常的 80%，则建议患者接受物理治疗。作者发现即使手术成功后，有些症状仍可能在某种程度上维持至少 1 年，如果症状无明显波动，则建议患者不要惊慌。大多数症状都会在术后几个月内得以改善。如果症状明显恶化，则让患者行 X 线检查，判断手术是否失败。关节炎患者手术失败的 X线片可表现为关节间隙进一步缩窄，内侧清晰间隙进一步变宽，髋关节外上方半脱位。

并发症

手术时严格控制牵引时间、注意血管神经位置，操作时避免损伤关节软骨可避免并发症。

在作者所做过的 1 500 例手术中，持续牵引不超过 2 小时不会导致坐骨神经、股神经、阴部神经失用症。有 5 例患者术后出现外侧皮神经失用症，然而这些患者最终痊愈或者适应了大腿斑片状区域麻木。大约有 1% 的患者术后出现异位骨，其中有 5 例患者需行第二次手术以缓解症状。有 1 例关节退行性变合并髋关节综合征的患者，术后出现无移位的股骨颈骨折，随后置入一枚空心螺钉。在过去 5 年中，该患者的改良 Harris 评分均为 100 分。有 1 例患者术后出现腹膜后外渗，留院观察和利尿后痊愈，无后遗症。无患者出现术后深部感染。

参考文献

[1] Gray AJ, Villar RN. The ligamentum teres of the hip: an arthroscopic classification of its pathology. *Arthroscopy*.1997; 13(5):575–578.

[2] Kashiwagi N, Suzuki S, Seto Y. Arthroscopic treatment for traumatic hip dislocation with avulsion fracture of the ligamentum teres [case reports]. *Arthroscopy*. 2001;17(1):67–69.

[3] Kusma M, Jung J, Dienst M, et al. Arthroscopic treatment of an avulsion fracture of the ligamentum teres of the hip in an 18-year-old horse rider [case reports]. *Arthroscopy*. 2004; 20(suppl 2):64–66.

[4] Simpson JM, Field RE, Villar RN. Arthroscopic reconstruction of the ligamentum teres [case reports video-audio media]. *Arthroscopy*. 2011;27(3):436–441.

[5] Ide T, Akamatsu N, Nakajima I. Arthroscopic surgery of the hip joint. *Arthroscopy*. 1991;7(2):204–211.

[6] Ishida Y, Oki T, Ono Y, et al. Coffin-Lowry syndrome associated with calcium pyrophosphate crystal deposition in the ligamenta flava. *Clin Orthop Relat Res*. 1992;275:144–151.

[7] Gerster JC, Varisco PA, Kern J, et al. CPPD crystal deposition disease in patients with rheumatoid arthritis. *Clin Rheumatol*. 2006;25(4):468–469.

[8] Timsit MA, Bardin T. Metabolic arthropathies. *Curr Opin Rheumatol*. 1994;6(4):448–453.

[9] Broy SB, Schmid FR. A comparison of medical drainage (needle aspiration) and surgical drainage (arthrotomy or arthroscopy) in the initial treatment of infected joints. *Clin Rheum Dis*.1986;12(2):501–522.

[10] Ohl MD, Kean JR, Steensen RN. Arthroscopic treatment of septic arthritic knees in children and adolescents. *Orthop Rev*. 1991;20(10):894–896.

[11] Blitzer CM. Arthroscopic management of septic arthritis of the hip. *Arthroscopy*. 1993;9(4):414–416.

[12] Kim SJ, Choi NH, Ko SH, et al. Arthroscopic treatment of septic arthritis of the hip. *Clin Orthop Relat Res*. 2003;407: 211–214.

[13] McCarthy JC, Jibodh SR, Lee JA. The role of arthroscopy in evaluation of painful hip arthroplasty. *Clin orthop Relat Res*. 2009;467(1):174–180.

[14] Farjo LA, Glick JM, Sampson TG. Hip arthroscopy for acetabular labral tears. *Arthroscopy*. 1999;15(2):132–137.

[15] Sampson T. Hip morphology and its relationship to pathology: dyplasia to impingement. *Oper Tech Sports Med*. 2005; 13(1):37–45.

[16] Sampson T. Arthroscopic treatment of femoroacetabular impingement. *Tech Orthop*. 2005;20(1):56–62.

[17] Sampson TG. Arthroscopic treatment of femoroacetabular impingement: a proposed technique with clinical experience. *Instr Course Lect*. 2006;55:337–346.

[18] Eijer H, Myers SR, Ganz R. Anterior femoroacetabular impingement after femoral neck fractures. *J Orthop Trauma*. 2001;15(7):475–481.

[19] Boyer T, Dorfmann H. Arthroscopy in primary synovial chondromatosis of the hip: description and outcome of treatment. *J Bone Joint Surg*. 2008;90(3):314–318.

[20] Sim FH. Synovial proliferative disorders: role of synovectomy. *Arthroscopy*. 1985;1(3):198–204.

[21] Yamamoto Y, Hamada Y, Ide T, et al. Arthroscopic surgery to treat intra-articular type snapping hip. *Arthroscopy.* 2005; 21(9):1120–1125.

[22] Khapchik V, O'Donnell RJ, Glick JM. Arthroscopically assisted excision of osteoid osteoma involving the hip. *Arthroscopy.* 2001;17(1):56–61.

[23] Alvarez MS, Moneo PR, Palacios JA. Arthroscopic extirpation of an osteoid osteoma of the acetabulum. *Arthroscopy.* 2001; 17(7):768–771.

[24] Stoller DW, Sampson T, Bredella M. The hip. In: Stoller DW, ed. *Magnetic Resonance Imaging in Orthopaedics and Sports Medicine.* 3rd ed. Philadelphia, PA: Lippincott Williams & Wilkins; 2007:301–304.

[25] Daniel M, Iglic A, Kralj-Iglic V. The shape of acetabular cartilage optimizes hip contact stress distribution. *J Anat.* 2005; 207(1):85–91.

[26] Ilizaliturri VM Jr, Byrd JW, Sampson TG, et al. A geographic zone method to describe intra-articular pathology in hip arthroscopy: cadaveric study and preliminary report. *Arthroscopy.* 2008;24(5):534–539.

第 5 篇

膝关节

The Knee

第 1 部分

概　述

关节镜的准备、器械、入路和操作技巧

膝关节镜是骨科最常见的手术[1]。手术时，有一套统一的手术路径很重要。通过统一的手术路径，可以将降低并发症、缩短手术时间、减少病变的漏诊。本章将描述作者的基础膝关节镜的手术路径。重要的是要认识到，完成此手术有多条路径，医生们应通过训练和经验，确保在手术室中高效地进行手术。

术前标记

所有医生都要防止开错手术部位。手术医生应在患者使用镇静剂和麻醉药前标记手术部位（图53.1）。一项关于医疗事故索赔的评估发现，膝关节镜是最常见的开错手术部位的手术[2]。在骨科医师职业生涯中，大约有 25% 的概率开错手术部位[3]。在 1998 年，美国骨科医师学会开展"标注你的手术部位"运动，建议手术医生将其姓名首字母用难以擦掉的墨水标记到手术部位，这样标记会很清晰，而且在给患者术前准备及铺巾之后标记也仍然存在（图 53.1）[4]。医疗机构认证联合委员会进一步将此建议延长为一段时间，在这个时间段内来核对手术部位的医生姓名首字母、患者及手术部位正确、手术方法正确、体位正确，以及是否准备好了合适的手术器械[5]。最近的研究表明在术前准备时，用洗必泰（氯己定）擦洗 22 遍才有可能擦掉手术部位的标记[6]，并且那种用在无菌区的墨水不会增加感染的风险[7]。

抗生素

目前尚没有关于在关节镜手术中预防性使用抗生素的作用的随机对照实验研究。关节镜发生感染的概率极低，因此需要很多的研究才能确定合适的抗生素剂量[8]。但我们还是常规在使用止血带或切开皮肤的 1 小时内给予头孢唑林 2 g，或者对青霉素过敏试验阳性的患者给予 600~900 mg 的克林霉素。

麻醉

在基础膝关节镜手术中，在关节内及入路部位采用利多卡因和布比卡因混合的局部麻醉已被证明是可行的[9]。应尽量避免任何对骨的操作，因为可能会引发疼痛。对清醒患者也应尽可能不用止血带。重要的是要确认在手术过程中药物的最大安全用量，以免出现严重的并发症。考虑到最近关于应用布比卡因引起软骨溶解的发现，许多骨科医师都不太倾向这个选择[10]。

对于膝关节镜手术来说，采用镇静剂加局部麻醉或脊髓麻醉是一个合适的选择，尤其是对于那些存在医疗合并症从而限制全身麻醉的患者。有一些证据证明，局部麻醉可以减少门诊患者的入院率。相对于腰椎麻醉来说，局部麻醉更受欢迎，因为它可以降低尿潴留的发生率[11]。包括股神经炎及血肿在内的并发症已有报道，所有股神经阻滞的患者都

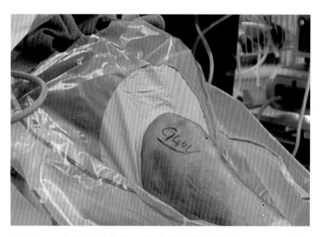

图 53.1 术者的姓名首字母应位于手术视野中，且在术前准备及铺巾后仍然可见。

应将膝关节放置于膝关节支具中，直到股四头肌的功能恢复以尽可能减小跌倒的风险[12]。

全身麻醉是膝关节镜手术最常采用的麻醉方式。它降低了某些局部和区域阻滞麻醉的时间限制，同时可以使肌肉完全放松。全身麻醉与区域阻滞麻醉联合应用可以提供有效的术中肌肉松弛及术后疼痛控制。

我们偏好的麻醉策略是在简单关节镜操作中通常采用全身麻醉。如果预期手术更复杂，同时麻醉师和患者同意，我们通常会采用全身麻醉联合区域阻滞麻醉。我们很少采用区域阻滞麻醉，因为有些情况下，区域阻滞麻醉会有神经损伤的风险，因此我们习惯在手术结束时进行充分的神经血管检查。

麻醉下体检

麻醉下肌肉松弛后，应对所有患者进行麻醉下体检。体检应该包括评估积液、活动范围、活动的声音、髌骨的移动和膝关节稳定性。以有些病例中应进行特殊检查，包括 Lachman 试验、轴移试验、拨盘试验等（图 53.2）。医生体检时，应常规与对侧进行对比。

准备

针对所有病例，即便术中可能用不到止血带，也应在大腿高位绑好止血带，并垫好棉垫（图 53.3）。要在铺巾之前确保手术床位置合适。如果术中需要 X 线透视，手术床应该先调整好，去掉所有可能妨碍透视的物体。应根据术者的方便将患者移

动到手术床的合适位置，患者一般在床的远端，如果有需要的话床的远端可以调低。

体位——腿部固定器

作者偏好在膝关节镜中使用腿部固定器。这个方式增大了膝关节活动的自由度，而且不需要助手。腿部固定器放置在手术台的远端间隙位置。这样在手术过程中，手术床的远端可以调低（图 53.4）。患者摆好体位，使托腿器放在患者髌骨上缘上方 4 指宽的位置（图 53.5）。这个位置提供了足够的空间，可给予患者内翻或外翻应力而不影响入路位置，但是在某些病例中可能需要调整（例如，后外侧角重建术可能需要更多近端的暴露）。对侧大腿下放置一个软垫，并将这条腿悬在手术床的远端（图 53.6）。也可以应用截石位腿部固定器，因为当腿部固定器充分拧紧后有一个静脉止血带的效

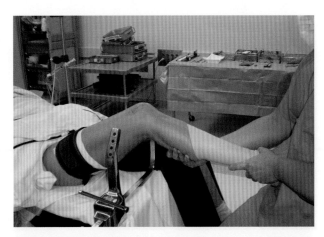

图 53.3 即便术中可能用不到止血带，也应在大腿高位绑好止血带，并垫好棉垫。

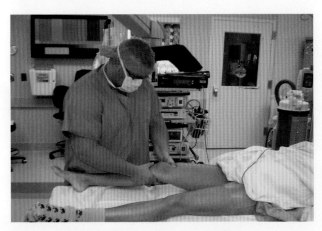

图 53.2 应常规进行麻醉下体检，并与对侧对比。

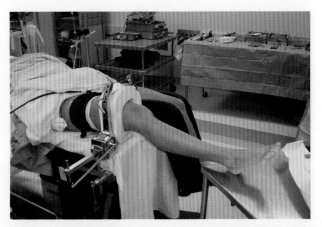

图 53.4 腿部固定器放置在手术床的远端间隙位置，这样手术床的远端可以调低。

应，我们在放置腿部固定器之前会向止血带中充气（图 53.3），放进腿部固定器后并拧紧，保持腿部在内旋位，防止将腿部锁定于自然的外旋位（图53.7）。将患者腿部压向术者外侧髋部应用外翻应力以完成内侧间室的检查（图 53.8）。将患者腿部压

向术者内侧髋部应用内翻应力以完成外侧间室的检查（图 53.9）。

体位——外侧挡板

在需要同期行腿部伸直位的开放性手术时，外侧挡板是很有用的，例如髌骨不稳的病例。应用挡板可能会限制内翻或外翻应力，并需要助手在手术过程中维持腿的位置。挡板的位置应置于膝盖上缘上方约 4 指宽的位置（图 53.10）。外翻应力试验通过将腿部压向医生大腿上外侧完成（图 53.11）。内翻应力试验通过采用 4 字体位，经常需要降低外侧挡板，同时助手施加压力来完成（图 53.12）。

术前准备及铺巾

术前备皮的两个主要选择是洗必泰及聚维酮

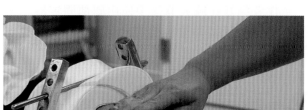
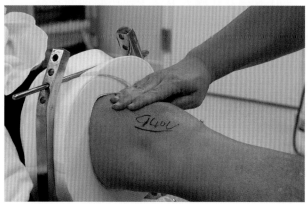

图 53.5　腿部固定器应放置在髌骨上缘上方大约 4 指宽的位置。

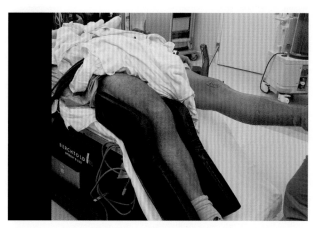

图 53.6　对侧大腿在手术过程中应用软垫保护。弹力袜及气动压力装置在长时间手术中很有帮助。

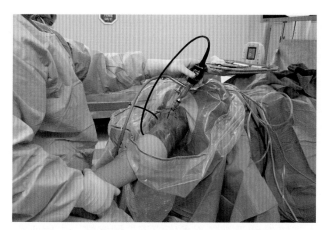

图 53.8　通过将腿压向术者外侧髋部来施加外翻应力。

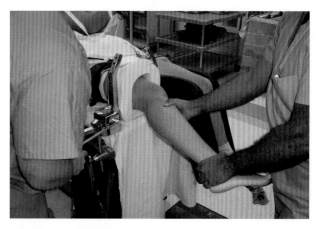

图 53.7　在上紧腿部固定器时，应将腿内旋以抵消腿部自然的外旋倾向。

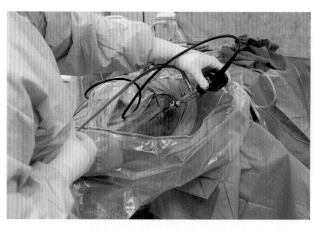

图 53.9　通过将腿压向术者内侧髋部来施加内翻应力。

碘。研究显示洗必泰和异丙醇联合应用与异丙醇、洗必泰或聚维酮碘单独应用相比，可以显著减少细菌数量。此外，洗必泰可以在皮肤和黏膜凝固，保持至少 24 小时强有力的抗微生物效果[13]。

在膝关节镜手术中有许多铺巾方法。我们更倾向于可粘贴的无菌 U 形薄膜铺巾直接贴到皮肤上。患者足部应使用防水弹力绷带包裹，同时使用带有收集袋的关节镜铺巾（图 53.13）。

器械

有许多专门为关节镜手术设计的器械。30°关节镜是膝关节镜手术的最原始工具，意思是关节镜的镜头与其长轴成 30°角（图 53.14）。30°关节镜的良好视野可以完成大部分的膝关节镜手术。70°的关节镜在经髁间凹（Gillquist 间隙）操作后侧间室，或在后交叉韧带重建术中可能会用到[14]。

进水方式的选择很重要，也取决于术者偏好。重力进水具有减少当关节内压力太高时发生的组织肿胀。灌注泵系统是作者采用的方式，因为它可以

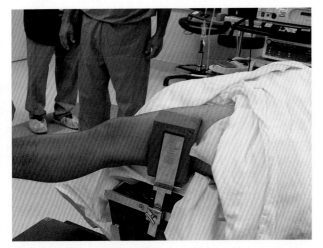

图 53.10 如果应用外侧挡板，应将其放在髌骨上缘至少 4 指宽的位置。

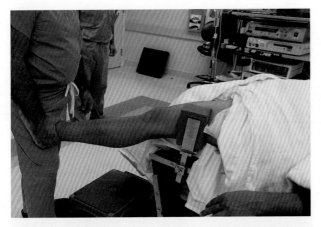

图 53.11 采用外侧挡板时，外翻应力试验通过将患者腿部压向术者大腿上外侧进行。

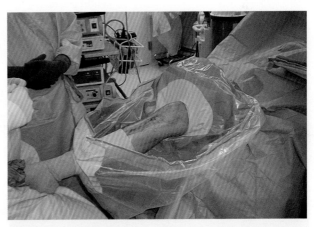

图 53.13 带有收集袋的关节镜铺巾可以减少液体的收集从而延长更换时间。

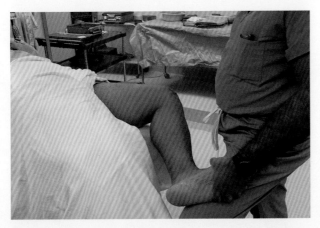

图 53.12 采用外侧挡板时，内翻应力试验通过将腿摆成 4 字体位进行。

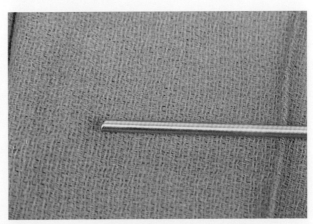

图 53.14 30°关节镜足以完成大部分膝关节镜手术。

简单地调节进水流入量及关节内压力。如果没有采用止血带，冲洗泵系统可以很好地优化手术视野。

在膝关节镜手术过程中最常用的器械是关节镜探针。关节镜探针在评估半月板损伤及判断稳定性的操作中很有效。此外，探针在评估慢性损伤及交叉韧带损伤中也很有效果，同时它也可用于取出游离体。升级版的探针可用于评估病变损伤的大小。

关节镜抓钳在游离体及半月板碎片取出过程中很有用（图53.15）。关节镜手持切除器械有多种名称。"鸭嘴"有更大的切除范围，同时可以在短时间内切除大片的组织。关节镜咬切钳是中号的切除器，并且有多种弯曲角度。最常用的是直钳或弯钳以及上弯钳（图53.16）。关节镜篮钳是一个小号的切除器，可以将边缘修剪整齐和对病变部位精细修剪（图53.17）。垂体咬骨钳对于取软组织活检以及取游离体很有用。

关节镜刨刀有多种多样的切割刀片，分不同的大小及形状，同时有多种切割窗。在大多数情况下，因为清理时有很多的组织被带入切割区域，低速震荡刨刀伴吸引装置在清理软组织时很有效。快速刨刀向同一方向转动时常用于骨面清理。清理器或"刨刀"的刀片大小常从2.5 mm到5 mm或更大。我们经常使用的是3.5 mm或4.0 mm的刀片。这些刀片都有一个大的椭圆窗口及一个光滑的切割刀片（图53.18）。清理器在滑膜切除术、半月板清理术和软骨成形术中都非常有效。关节镜研磨器或"磨头"是一个更大的有保护鞘的椭圆形坚硬刀片。它主要用于骨面清理。吸引可以通过手动操作或泵完成，我们通常选择后者。

双极射频设备在关节镜手术中的应用变得越来越多。应用包括软组织清理、固定软骨边缘、外侧松解以及半月板皱缩术（图53.19）[15]。需要注意的是，要确保有足够的水流进入关节，以降低关节内的温度。此外，此设备应慎重应用，以减少对周围健康组织的损伤。

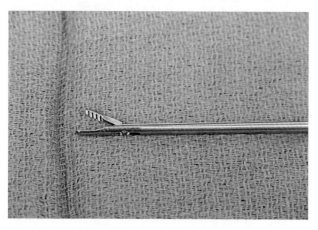

图53.15 关节镜抓持器可用于取出游离体及半月板碎片。

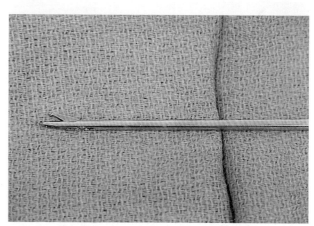

图53.17 关节镜篮钳用于在半月板切除术时做精细切除。

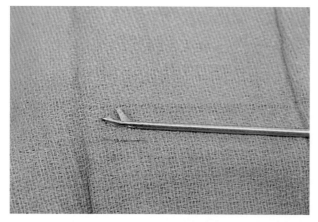

图53.16 上弯咬切钳在半月板切除时很有用，尤其是凹陷的内侧间室。

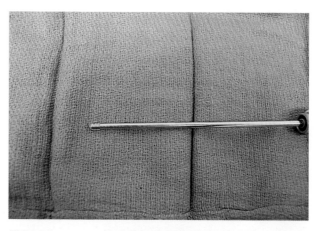

图53.18 3.5 mm的关节镜清理器适用于大部分的软组织清理术。

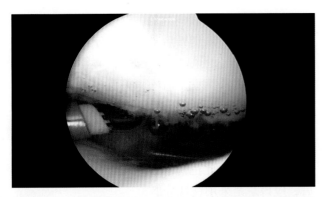

图 53.19 在髌骨软骨成形术时，双极射频设备用于固定软骨边缘。

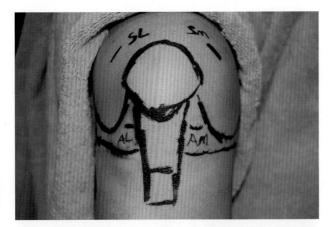

图 53.20 膝关节前方视角可见髌骨、髌韧带、股骨髁和胫骨平台轮廓。前内侧（AM）、前外侧（AL）、上内侧（SM）、上外侧（SL）入路都标记出来。

入路

合适的入路位置对任何关节镜手术都是至关重要的一步。不合适的入路位置会极大提高手术难度，并可能导致医源性损伤。如果建立的入路偏离了正常位置，随后可能会需要切开来完成手术。对解剖的透彻理解是建立合适入路位置的关键。

进水口

可根据医生的偏好建立上内或上外侧进水口。这些入路通常建立在髌骨上缘线与髌骨内缘线或外缘线交点的近端（图 53.20）。沿着 Langer 线做一个小的斜行切口，穿刺套管瞄准髌上囊，沿着与地板平行的方向，腿部处于伸直位（图 53.21）。穿刺套管不应瞄准髌股关节以免软骨损伤，也不应朝着大腿，因为这可能会将滑膜拉下，导致滑膜外液体流入并引起肿胀。额外附加进水口的优点是通过一个更大的套管来增大水流，同时能够作为额外入路。

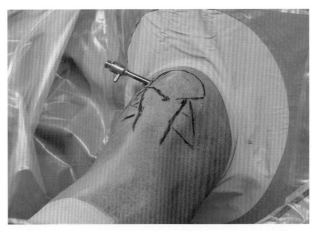

图 53.21 进水口套管放置在上内侧入路联合排水系统将积液排出。套管于膝关节紧张位时置于髌骨上凹，并沿着与天花板平行的方向放置。

在插入套管时应注意避免暴力损伤股四头肌。我们更偏好上内侧入路，会特别注意减少对股内斜肌的损伤。上外侧入路损伤股四头肌的概率更小，但是滑车外侧软骨表面更向近端延伸可能会稍微提高软骨损伤的概率。进水管道在膝关节极度弯曲时可能会堵塞，可以在开始时将套管向更近端放置来减少堵塞，或者在这个位置时将进水口转换到镜头的连接桥上。

前外侧入路

通常在通过上方进水口向关节注满生理盐水后，建立前外侧入路，或者不用进水口直接作为第一个入路。关节镜通常放置在这个入路，大部分关节镜手术可以通过这个入路完成。这个入路建立在髌韧带外侧，同时也是股骨外侧髁标注"陡降"的位置。这个位置也恰好在胫骨平台外侧，并靠近髌骨下缘水平（图 53.20）。入路放置过高或过低会导致内侧结构及后侧结构的观察极其困难。切口可以垂直也可以水平。我们更倾向于水平切口，因为它更美观，但是在做切口时应仔细对准刀片使之远离髌韧带，以免引起医源性损伤。如果选择做垂直切口，应对准刀片使之远离胫骨平台，以免引起外侧半月板前角放射性损伤。套管插入的方向应瞄准髁间窝。这样可以减少开始及后续器械插入过程中软骨损伤的风险，同时给予医生一个可以瞄准的解剖标记，减少关节囊切开术定位的困难。

前内侧入路

在大部分膝关节镜手术中，前内侧入路是最主要的器械入路。合适的入路位置对减少手术困难程度有至关重要的作用。入路位置过高，会因与股骨内侧髁接触而导致靠近内侧半月板后角困难。入路位置过低，则会导致器械轨迹位于内侧胫骨平台上方。我们通常在直视下做这个入路，力争使这个入路位置恰好位于髌韧带内侧，且恰好位于内侧半月板前角上方（图53.22）。确保入路的轨迹可以很容易接近内侧半月板后角，这是很重要的（图53.23）。

后内侧及后外侧入路

这些入路主要是滑膜切除术、取出游离体以及后交叉韧带重建术的附加入路。后内侧入路位置在后内侧关节线及股骨内侧髁的后方（图53.24）。关节镜穿过 Gillquist 间隙，位于后交叉韧带及股骨内

侧髁之间[14]。镜头朝向内侧，脊髓穿刺针用于定位正确的位置。皮肤切开后采用钝性分离以减少损伤隐静脉及隐神经的风险。

后外侧入路建立于后外侧关节线、股骨外侧髁的后方（图53.25）。此入路通过关节镜穿过内侧入路，位于前交叉韧带及股骨外侧髁之间，在直视下建立。应注意确保针尖位于外侧副韧带后方及股二头肌的前方，因此也位于腓神经的前方。皮肤切开后，应该总是采用钝性分离。

手术经验

膝关节镜最重要的部分就是准确的入路位置。入路位置与理想位置相比，放置过深或过浅都会成倍地增加手术的困难。如果入路位置错误，会出现

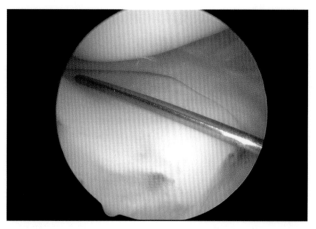

图53.22　针头用于定位前内侧入路的位置。入路应处在髌韧带的内侧以及内侧半月板前角的近端。

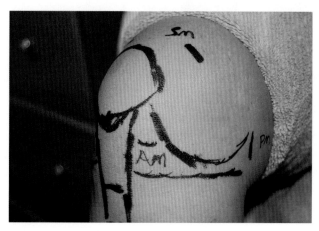

图53.24　内斜视角观察膝关节，可见髌骨、髌韧带、股骨髁以及胫骨平台轮廓。AM，前内侧入路；PM，后内侧入路；SM，上内侧入路。

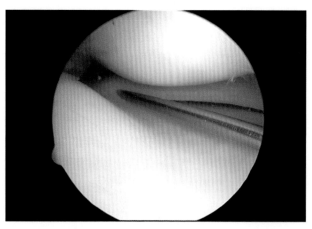

图53.23　内侧半月板后角关节镜视野。前内侧入路应处于合适的位置以便接近后角。

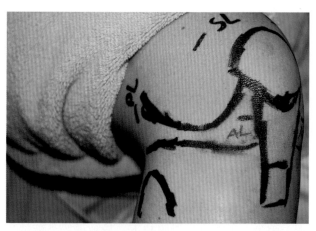

图53.25　外斜视角观察膝关节，可见髌骨、髌韧带、股骨髁、胫骨平台以及腓骨头的轮廓。AL，前外侧入路；PL，后外侧入路；SL，上外侧入路。

医源性损伤，同时也会需要建立更多的入路。合适的入路位置会减少止血带的使用时间，也更容易接近病变部位，并减少附加损伤。需谨记以上内容。这里有一些提高入路位置准确性的技巧：

（1）画出解剖位置。准确地画出解剖标志可以帮助定位，使术者更容易定位入路。画出髌骨、髌韧带、胫骨结节以及股骨髁和胫骨平台的关节线很有帮助。做入路时可应用多种参照物，例如外侧入路放置在股骨外侧髁"陡降"位置，位置恰好在胫骨平台外侧近端，同时经常位于髌骨下缘水平（图53.26）。

（2）在做内侧入路时，将膝关节放置在可以看到内侧半月板后角的位置。在直视下做内侧入路时，将膝关节放置在可以最好地看到内侧半月板后角很有帮助。在这个体位下，术者确保入路放置可以最容易地接近后角（图53.23）。

（3）在病态肥胖患者中，直视下前内侧及前外侧入路可能都需要。在严重肥胖患者中，解剖标志可能因脂肪组织而难以触诊。通常，髌骨是唯一可以触诊的解剖标志。在这种情况下，建立上内侧

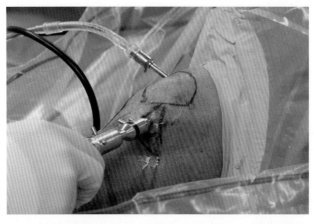

图53.26　解剖标志在膝关节镜的学习曲线中对准确找到入路位置很有用处。

或上外侧进水入路会很有帮助，将关节镜置于入路中，在直接视野下建立前外侧入路[15]。按照标准规则建立前内侧入路，但是术者应意识到，这个入路看起来比正常情况下更偏外侧，这是由于膝关节内侧存在大量的脂肪组织。在这种人群中建立精确的入路是非常重要的，因为当位置不精确时，组织过多会使器械的回旋余地很小[16]。

参考文献

[1] Garrett WE Jr, Swiontkowski MF, Weinstein JN, et al. American Board of Orthopaedic Surgery Practice of the Orthopaedic Surgeon: part-II, certification examination case mix. *J Bone Joint Surg Am*. 2006;88:660–667.

[2] Cowell HR. Wrong-site surgery. *J Bone Joint Surg Am*. 1998; 80:463.

[3] Canale ST. Wrong-site surgery: a preventable complication. *Clin Orthop Relat Res*. 2005;433:26–29.

[4] Surgeons AAoO. Information statement: wrong-site surgery 2008. http://www.aaos.org/about/papers/advistmt/1015.asp. Accessed July 19, 2009.

[5] Organizations JCoAoH. Universal protocol 2004. http://www.jointcommission.org/PatientSafety/UniversalProtocol. Accessed July 19, 2009.

[6] Mears SC, Dinah AF, Knight TA, et al. Visibility of surgical site marking after preoperative skin preparation. *Eplasty*. 2008;8:e35.

[7] Cullan DB II, Wongworawat MD. Sterility of the surgical site marking between the ink and the epidermis. *J Am Coll Surg*. 2007;205:319–321.

[8] Kurzweil PR. Antibiotic prophylaxis for arthroscopic surgery. *Arthroscopy*. 2006;22:452–454.

[9] Yoshiya S, Kurosaka M, Hirohata K, et al. Knee arthroscopy using local anesthetic. *Arthroscopy*. 1988;4:86–89.

[10] Dragoo JL, Korotkova T, Kanwar R, et al. The effect of local anesthetics administered via pain pump on chondrocyte viability. *Am J Sports Med*. 2008;36:1484–1488.

[11] Casati A, Cappelleri G, Aldegheri G, et al. Total intravenous anesthesia, spinal anesthesia or combined sciatic-femoral nerve block for outpatient knee arthroscopy. *Minerva Anestesiol*. 2004;70:493–502.

[12] Sharma S, Iorio R, Specht LM, et al. Complications of femoral nerve block for total knee arthroplasty. *Clin Orthop Relat Res*. 2009;468:135–140.

[13] Lim KS, Kam PC. Chlorhexidine—pharmacology and clinical applications. *Anaesth Intensive Care*. 2008;36:502–512.

[14] Gillquist J, Hagberg G. A new modification of the technique of arthroscopy of the knee joint. *Acta Chir Scand*. 1976;142: 123–130.

[15] Barber FA, Uribe JW, Weber SC. Current applications for arthroscopic thermal surgery. *Arthroscopy*. 2002;18:40–50.

[16] Martinez A, Hechtman KS. Arthroscopic technique for the knee in morbidly obese patients. *Arthroscopy*. 2002;18:E13.

第 5 篇　膝关节

膝关节镜下解剖

通过在诊断性关节镜操作中对膝关节不同部位进行评估，可以对膝关节镜下解剖进行最准确的描述。熟知正常解剖与解剖变异对理解病变很重要。在开始任何计划好的膝关节镜操作前，应先进行完整的系统性的膝关节评估。应持之以恒的完成精确的膝关节镜评估程序，来完整探查膝关节。我们接下来会根据膝关节镜评估描述关节镜下解剖（表 54.1）。

诊断性关节镜

通常将关节镜通过前外侧入路置入膝关节内，开始进行诊断性关节镜操作。前面的章节已经讲解过入路的建立，观察入路和器械入路都要精细并准确。强烈建议应用脊髓穿刺针指引拟建立的入路和器械的方向。如果脊髓穿刺针的头端能够触及特定的需关注的解剖区域，也就会增加器械触及那些特定区域的可能性。

镜头通过前外侧入路置入，通常进入到髌上囊的位置。应留心操作以避免对周围关节软骨的医源性损伤。关节镜及关节镜鞘有尖端，在关节内的动作要轻柔。

膝关节镜评估应系统并完整。这里讨论的步骤不是规定的步骤，只是为各位提供作者更偏好的手术技术作为指导。所应用的明确的顺序取决于医生个体，但我们强调一定要对全部间室进行彻底评估。

髌上囊

髌上囊是关节镜最先进入的位置。这是一个位于髌骨上缘并将伸肌结构与股骨前缘分开的正常解剖空间。髌上皱襞是膝关节主要结构中的正常结构（图 54.1）。在某些病例中，髌上皱襞很大，以至于几乎将髌上囊的上部分隔开。在这些病例中重要的是要将关节镜伸的足够深，以观察髌上囊最近端的部分，否则可能不会发现这些区域的游离体。也应探查髌上囊是否存在游离体、滑膜炎或瘢痕。术后或创伤后位于伸肌结构与股骨前侧间的粘连可能减少股四头肌的活动性。股骨前侧通常覆盖有血流丰富的滑膜衬垫及脂肪，在这个区域也可能观察到结节状或绒毛状滑膜炎。

表 54.1　关节镜下膝关节区域

髌上囊
髌股关节
内侧沟
外侧沟
内侧胫股间室
外侧胫股间室
髁间窝
后内侧间室
后外侧间室

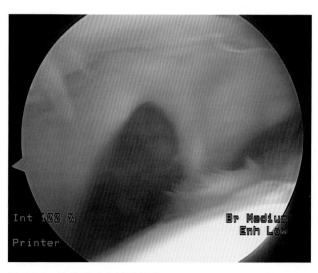

图 54.1　正常的髌上皱襞结构。

内侧沟

接下来轻柔地将关节镜从膝关节转换到膝内侧部分。当关节镜轻轻地扫过膝关节前侧部分，由于前外侧入路的位置和其他解剖因素（如骨赘）等，这很难在不能碰滑车软骨的情况下清扫镜头前方区域。在这种情况下建议将关节镜轻轻抽回，而后越过滑车的边界之前的股骨更远端前侧部分。关节镜可以直接观察到前内侧视野，并且可以证实前内侧皱襞的存在（图 54.2）。这个皱襞在许多患者中是一个正常的解剖变异，并且正常情况下是无症状的。皱襞本身是胚胎发育过程中正常的残余物。大约 40% 的膝关节拥有起源于内侧支持带的内侧皱襞并且插入到脂肪垫中。在一些病例中，前内侧皱襞可能会变成膝关节病变的来源。这些病变皱襞通常有明显的组织增厚或滑膜炎，并且可能与关节软骨损伤有关 [1, 2]。如果观察到大的前内侧皱襞，直接观察内侧沟会很困难。此时可能需要轻微弯曲膝关节，或轻微调整关节镜的位置，放置的更近端以避开皱襞。应常规进行内侧沟观察以评估游离体、边缘骨赘以及滑膜炎的存在。

髌股关节

术者经常在检查髌股关节的同时初步观察髌骨远端外侧面。关节镜可以放置到更近端来检查髌骨更近的部分。髌骨内侧面有时被髌尖挡住。这可以通过将关节镜稍微放远一点并旋转镜头来进一步观察，从而更靠近端、更靠上方的观察内侧面（图

54.3）。滑车也应该检查。通常情况下，可以在膝关节完全伸直的情况下观察滑车的最近端部分，镜头向下旋转并轻微弯曲膝关节，可暴露整个滑车（图 54.4）。

髌骨轨迹及其运动可以通过将膝关节在一定范围内屈伸，或将髌骨向内或向外移动来观察。在某些病例中髌骨运动增加被认为是膝关节内液体压力减少导致，因为肿胀的膝关节比非肿胀的膝关节有更少的髌骨运动。应常规检查髌骨的关节软骨损伤及突出的骨赘。在髌骨不稳的病例中通常有内侧支持带损伤的证据。应常规仔细检查滑车是否有发育不良或存在关节软骨损伤。在许多病例中可能在

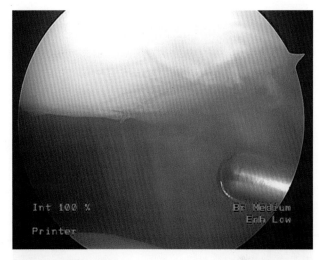

图 54.3 髌骨内侧面。

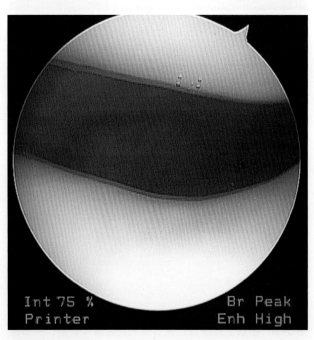

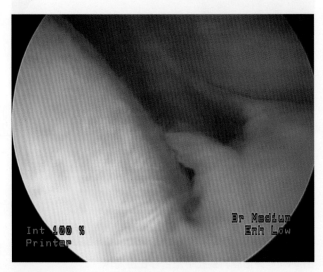

图 54.2 正常的前内侧皱襞。

图 54.4 滑车。

第 5 篇 膝关节

极近端存在很小的损伤，但由于膝关节是弯曲的，中央滑车损伤会变得更加明显（图 54.5）。关节软骨损伤应检查大小及深度，并采用标准的评分系统，如改良 Outerbridge 分类 [3] 或国际软骨研究机构（ICRS）分类 [4]。可以应用探针帮助评估关节软骨抵抗压力的力学性质，带有刻度的探针也可以当作测量尺来测量关节软骨损伤的大小，同时评估其不稳情况。

关节镜下评估也可以通过髌上入路置入关节镜完成。髌骨轨迹可以通过一定范围的屈伸运动来观察，关节镜在膝关节弯曲时进入滑车，并随着膝关节从屈曲到伸直时退出（图 54.6）。也可以通过应用 70° 镜来进一步观察髌骨轨迹（表 54.2）。

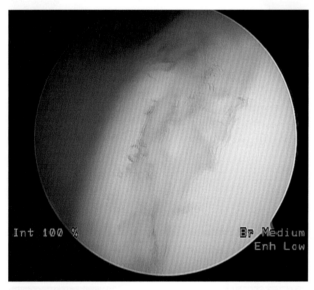

图 54.5　滑车中央关节软骨损伤。

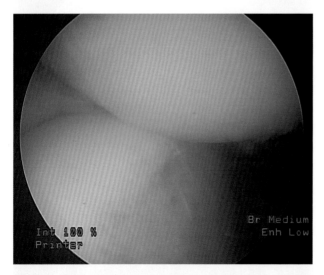

图 54.6　由髌上入路置入关节镜来观察髌骨轨迹，关节镜在膝关节弯曲时进入滑车，随着膝关节从屈曲到伸直退出。

表 54.2　Insall 修改的改良 Outerbridge 分类 [5]

I	软骨软化肿胀
II	开裂到软骨下骨面
III	关节面纤维化
IV	软骨侵蚀到软骨下以致骨面暴露

外侧沟

应用内侧沟同样的方法再次观察外侧沟，以探查是否存在滑膜炎、游离体及边缘骨赘。应该在此区域确认腘肌裂孔（图 54.7）。像挤牛奶一样轻柔挤压，评估是否有游离体在腘肌裂孔里被挤进挤出。如果很难进入外侧沟，建议将关节镜从关节中稍微抽出，从远端越过股骨关节软骨的远端。应用关节镜鞘轻柔抽吸，可以帮助吸出腘肌裂孔中的游离体。外侧半月板后角部分也可以在此区域中确认。

内侧间室

通过轻微弯曲膝关节使关节镜越过内侧半月板前角进入内侧间室，来完成内侧间室的检查。膝关节应弯曲 20°~30°，并用外翻应力施于膝关节以打开内侧间沟。通常情况下，在近端应用外侧挡板或托腿架稳定股骨。在内侧间室评估的解剖结构是内侧胫骨平台、股骨内侧髁以及内侧半月板。最开始可以应用关节镜在前端观察半月板，而后旋转镜头使其视角指向后方，并位于远端股骨的关节软骨下方。

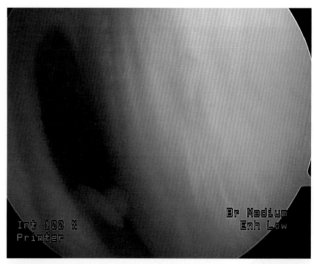

图 54.7　评估腘斜裂孔中是否存在游离体。

半月板应表现为平滑且连续的外观（图 54.8），并且应该能够观察到内侧半月板后角。不能完整看到意味着半月板形态异常或者入路开口或体位有问题。如果需要的话，应重新放置关节镜来评估整个内侧半月板后角。若观察到小的后角则可能是小的碎块移位到股骨髁的后方造成的。内侧关节间隙通常开放到 3.5~4 mm，从而有好的视野观察内侧半月板后角。有时可以通过在膝关节屈曲外翻位时轻轻外旋足部，进一步提高内侧半月板后角的观察视野。

应仔细完整地观察半月板。用探针可帮助评估关节镜下解剖，探针通常从前内侧入路置入。作者发现入路开口在相对髌韧带较近的位置可以帮助触得半月板后内侧的下表面，更靠近内侧的入路则可能触不到下表面。

用探针评估半月板。在半月板的上表面及下表面应看到向滑膜内层的光滑过渡。半月板下面不规则可能提示移位的碎块陷入内侧胫骨平台的后缘。探针也应用于评估触诊半月板时的抵抗力。半月板应该是平滑的、稳固的、奶白色的。在一些特定的病例中半月板可能显示为黄色，并且触诊半月板时，提示半月板的中央部分已经退化并不能在触诊时提供充足的抵抗力。应该辨认和触诊出是完全还是部分的半月板撕裂。

应该清晰地辨认半月板根部。通过标准的位于股骨胫骨视野位置的关节镜可能不能很好地观察到半月板根部的撕裂，这时从内侧间室轻轻抽出关节镜并置于髁间窝中则有可能清晰地看到根部。此外，半月板根部形态异常，包括不能很好观察水平部位，提示那里可能存在撕裂，可能是移位的碎块陷入股骨髁的后方。也应该仔细观察膝关节软骨，通常内侧间室关节软骨损伤位于稍稍偏后的位置，要将膝关节轻柔活动一定的运动范围，来确认是否存在这些隐藏的关节软骨损伤。同时，这些关节软骨也应该用探针仔细触诊来评估关节软骨损伤的稳定性。股骨远端可能有一个正常的沟，并且内侧半月板前角可能会卡在那里。

有时，可以通过内侧间沟的过度开放观察到内侧副韧带撕裂或扭伤。如果存在明显的内侧开放，应观察半月板是否从胫骨平台内侧分离下来。可以在外翻应力下评估半月板关节囊的连接部分，同时也可以仔细评估内侧半月板。仔细地触诊半月板可以了解其稳定性或任何撕裂的附着物。此外，应通过仔细触诊关节软骨面来判断是否有存在股骨髁部位的分离性骨软骨炎损伤或缺血性坏死。这些损伤的稳定性可以通过探针触诊来评估，通常还需仔细检查辨认损伤的边缘。

髁间窝

髁间窝部位有几个解剖学上的关键结构，包括前交叉韧带、后交叉韧带、内侧和外侧胫骨棘（图 54.9）。可以观察到半月板间韧带，内侧和外侧半月板的内侧和外侧角的前方插入点，以及连接髁间窝顶端与脂肪垫的韧带，通常是一条黏膜韧带。黏膜韧带（图 54.10）可能会非常粗大，但如果它阻碍了视野，可以将它切除掉，但它会有一些血管分布并且会出血。应简要的检查髁间窝以判断其边缘

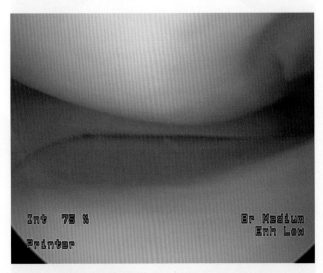

图 54.8　观察内侧间室。

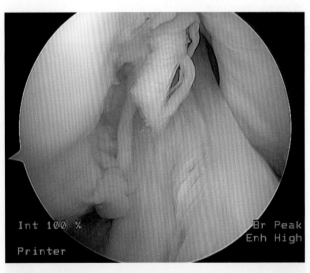

图 54.9　髁间窝。

或胫骨棘边缘是否存在骨赘。髁间窝也可能发现游离体或滑膜炎，还应检查前交叉韧带是否损伤（图54.11）。在许多病例中，可以清晰地观察到轮廓分明的后外侧束及前内侧束。对于其他患者，推荐于前交叉韧带起止点处标记以进行解剖重建。值得注意的是，在许多患者中，前内侧束向前附着于外侧半月板前角的后缘。应将膝关节活动一定范围，在屈曲时可以观察后外侧束的正常松弛状态[6]，同时也应判断是否存在滑膜炎及前交叉韧带损伤。如果担心存在潜在的韧带损伤，应采用探针触诊韧带纤维并判断相对松弛的程度。韧带可能有部分撕裂或拉伤，从而导致随后的症状性不稳。应该触诊前交叉韧带的止点位置，评估是否存在"空墙征"。这是通过观察髁间窝外侧壁及前交叉韧带正常止点的位置来完成的。可以通过将膝关节摆成"4字"姿势，膝关节弯曲90°，并给予内翻应力帮助判断。

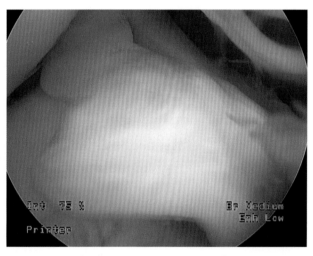

图 54.10　黏膜韧带。

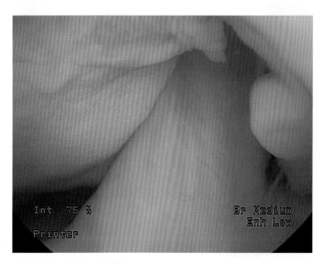

图 54.11　前交叉韧带。

有时可以通过将关节镜放入前内侧入路完成前交叉韧带起点的观察。此外，应通过观察前交叉韧带足印区最前方证实是否存在库克罗普斯（"独眼巨人"）损伤。偶尔的前交叉韧带残端的一部分可以在前端起始部位愈合，并且它在最开始检查髁间窝时看不到。髁间窝前端检查也可以显示是否有砧形骨赘，这些骨赘会限制膝关节的完全伸直。

后交叉韧带

还应该仔细检查后交叉韧带。尽管可能有一层滑膜衬覆盖着，但通常可以很好地观察到髁间窝内侧远端的起始点（图54.12）。通常可以辨认前交叉韧带的前外侧束及后内侧束。通常没有后交叉韧带损伤的直接证据，或有过后交叉韧带的损伤也很难观察到，这可能与覆盖在其上面的滑膜有关。在关节镜下可以同时辨别后交叉韧带损伤的第二征象包括前交叉韧带的假性松弛。在关节镜评估的过程中应仔细检查并触诊后交叉韧带。前抽屉试验和后抽屉试验也可以用于评估是否存在后交叉韧带松弛。

外侧间室

外侧间沟的解剖学关键结构包括关节软骨、股骨外侧髁远端、外侧胫骨平台、外侧半月板以及腘斜裂孔。再者，膝关节内翻以扩大外侧间室。通过将膝关节放置在"4"字姿势同时轻柔屈曲到大

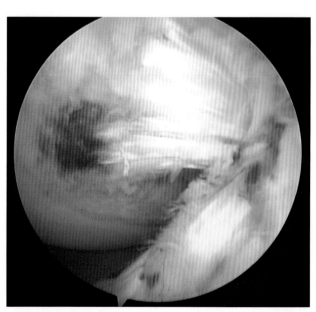

图 54.12　后交叉韧带。

约 90° 来完成。进入外侧间室通常很容易，将关节镜越过外侧半月板前端止点，然后轻柔地向外侧扫动关节镜来观察。应仔细触诊和检查半月板（图 54.13）。正常应观察到腘肌腱斜行穿过腘斜裂孔（图 54.14）。可以将探针置入内侧入路触诊半月板，应仔细触摸半月板的上表面或下表面以判断是否存在半月板撕裂。值得注意的是，外侧半月板后角相比于内侧半月板更容易移动。应立刻仔细检查腘斜裂孔邻近部位，因为撕裂可能从腘斜裂孔延伸出来。

可以通过外侧间室的开口程度评估外侧间室。在给予内翻应力时，外侧间室的开口程度比内侧间室更为多变，而且在一些病例中可以达到 4~5 mm。

应非常小心地完成半月板的触诊，尤其是外侧半月板的后方下表面。外侧胫骨平台平面凸起的特点使得游离体容易隐藏在外侧胫骨平台后方。仔细检查与触诊这个区域，可以偶然地发现陷在此区域的游离体。重要的还有关节软骨面的仔细检查与触诊。股骨外侧髁的关节软骨也应通过全范围关节运动仔细检查。值得注意的是界沟，是股骨远端的压迹，是一个正常的解剖学标志，标记外侧胫股关节的边界，不应与骨软骨嵌入型骨折混淆。

后内侧间室

后内侧间室由后内侧股骨髁后方的凹室组成。在此区域可以观察到的解剖结构包括后方关节囊、股骨内侧髁的后面以及内侧半月板的后角和后方关节囊，同时还有后交叉韧带。通常，进入后膝关节内侧间沟通过 Gillquist 操作方法完成[7, 8]，这时关节镜放置于后交叉韧带与髁间窝内侧壁之间。膝关节大约弯曲到 90° 时关节镜从前外侧入路或 Gillquist 入路进入都很容易完成，Gillquist 入路是穿过髌韧带中央做一入路[7, 8]，可将关节镜直接轻柔地放入此空间。此外，可能更简单的做法是，将膝关节屈曲到 90°，把关节镜置入前内侧入路用来观察，将一根交换棒通过 Gillquist 方法从前外侧入路经过后交叉韧带下方到后内侧间室，然后将关节镜和鞘拔出，将关节镜鞘套过交换棒，然后关节镜进入后内侧间室。由于某些膝盖的解剖结构，到达后内侧间室可能很困难，在有明显的胫骨棘骨赘的患者中尤其困难。

在后内侧间室中关节镜可以轻轻旋转以观察后侧关节囊、内侧半月板后角及股骨髁后方的各种结构。偶尔可以在后侧关节囊上看到滑膜皱襞或与后方腘窝囊肿相连的小开口（图 54.15）。正如之前的章节描述的，可以通过避免误伤的方法后建立后内侧入路，可以将器械进入后内侧间室，也可以将交换棒从后内侧入路进入后内侧间室，而后通过交换棒置入关节镜。通常从不同的入路观察后内侧间室，这会提高后交叉韧带的观察视野，特别是位于胫骨平台下方的胫骨止点。另一种替代评估后交叉韧带止点及后内侧间室的方法是，在此区域用 70° 镜代替 30° 镜来完成，可以在后内侧间室中观察到游离体及滑膜炎或半月板碎块。

后外侧间室

后外侧间室中可以识别的解剖结构为后外侧关

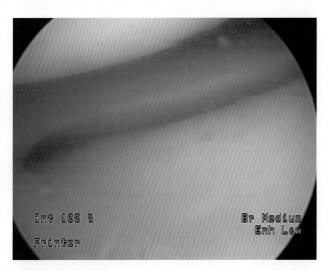

图 54.13　半月板。

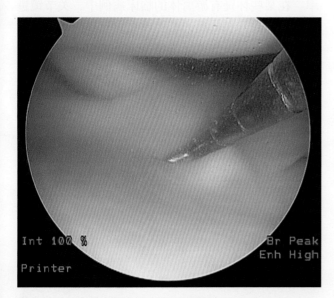

图 54.14　正常的腘斜裂孔伴随腘肌腱斜行穿过裂孔。

节囊、外侧半月板的后角、股骨外侧髁的后外侧关节囊及后侧面（图54.16）。关节镜可以通过前内侧入路或偶尔从前外侧入路进入后外侧间室。关节镜放置于前交叉韧带的后外侧束及髁间窝外侧壁的下面[9]。70°镜相比于30°镜在此部位可以提供更好的视野。通常情况下，后外侧根部止点可以同时看作外侧半月板后侧面，也可在此区域观察发现游离体、滑膜炎或半月板碎块。可以通过应用后外侧入路进行后外侧间室的器械操作，可以将关节镜置入后外侧入路来观察外侧半月板后角及后方关节囊。后内侧间室及其后间隔也可以通过关节镜进行分离，这样可以使后侧关节囊向后方飘浮，从而增加后交叉韧带与后侧神经血管之间的距离。这种技术已经被一些医生应用，通过后侧入路行后交叉韧带重建术[10]。值得注意的是，在评估后交叉韧带及外

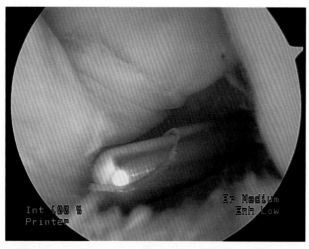

图54.15 滑膜皱襞或与后方腘窝囊肿相连的小开口。

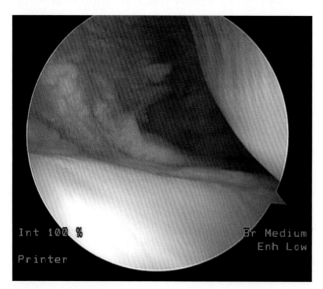

图54.16 后外侧间室。

侧半月板后角时，有时可以辨认半月板股骨韧带，包括Wrisberg韧带及Humphrey韧带。

并发症、争议及注意事项

与诊断性关节镜或关节镜下解剖评估相关的并发症包括关节软骨的医源性损伤。在膝关节周围操作关节镜或设备时应相当仔细，以避免给关节软骨过度的压力。尤其是在操作内、外侧间室以及髌股关节时，应小心避免太过用力的动作。关节软骨小区域的摩擦或部分厚度的缺损的临床意义仍然未知；但是很明确的是，这些损伤不会自愈。对于关节镜摩擦的显著效果，我们从Pubmed上搜索不到相关文献。

仔细选择关节镜入路位置对避免医源性损伤也至关重要。作者建议在建立任何关节镜入路之前应采用脊髓穿刺针穿入关节。例如，仔细观察脊髓穿刺针是否在半月板前角之上或之下。仔细的建立入路也可以避免置入的器械切断内外侧半月板前角。其他与诊断性膝关节镜相关的并发症包括在整个诊断操作过程中的内侧副韧带拉伤。内侧副韧带可能会破裂，造成突然弹响以及内侧间沟开放。通常情况下，这对于术后的临床影响相对较低，并且这些损伤随后通常不需要显著干预就会自愈，如果对此担忧可建议术后应用支具保护。

其他与诊断性关节镜相关的异常包括病变的漏诊，如游离体。这可以通过仔细检查所有膝关节间室来避免，包括后内侧及后外侧间室。有时可以通过避免使用与关节镜直接相连的出水管来提高检出率。在某些怀疑有游离体的临床病例中，关节镜进水口可以放置在分离的套管或在观察新的部位时暂时关闭进水口。关节纤维化很少见，但却是膝关节镜中毁灭性的并发症。

与诊断性的膝关节镜相关的争议主要包括预防性抗生素及静脉血栓的预防。目前对于膝关节镜中预防性抗生素使用没有明确的标准[11]。目前有证据证明预防性使用抗生素可以减少围手术期感染的风险[12]。也没有标准的护理用于预防膝关节镜后的静脉血栓疾病[13]。在大部分研究中都很少出现膝关节镜后的明显的临床血栓事件，发生率大约为0.25%[14]。然而，一部分采用多普勒超声或静脉造影的研究显示，深静脉血栓的发生率为8%~18%[15]。在诊断性的膝关节镜中应用止血带也有争议。在一些使用止血带超过60分钟的患者中

确实出现了一些增加的并发症风险[16]。作者更倾向于不用止血带，因为深静脉血栓的潜在风险，同时还有少数证据显示，应用止血带后股四头肌的活动恢复会延迟[17]。

其他与诊断性膝关节镜相关的并发症包括感染。膝关节镜后的感染率始终保持在很低的位置，它的发生率大约为15%[12]。

经验和教训

经验

（1）应用脊髓穿刺针定位关节镜入路及器械放置的位置。

（2）将关节镜移到另一个入路有时可改善视野。

（3）要意识到在膝关节屈曲及伸直时，关节囊开口及皮肤切口都会随姿势的改变而改变。

（4）髌韧带中央开口可以提高进入后侧间室的机会。

（5）膝关节后内侧及后外侧间室发病率很低。

（6）游离体经常在膝关节后内侧及后外侧间室以及外侧半月板后角下面发现。

（7）70°镜可以改善后内侧及后外侧间沟的观察视野。

（8）诊断性关节镜的康复主要包括活动范围、力量以及步态锻炼。应注意髌骨及髌韧带的发病率，因为前方脂肪垫的瘢痕会产生粘连或导致前方运动范围减少。

结论和展望

关节镜与开放性手术技术相比可以更清晰更完整地观察膝关节的解剖，同时可以减少与这些评估相关的并发症的发生率。越来越多的精密器械可以提供膝关节在三维方面更好的视野，同时可以应用光学相干断层成像术在结构层面上评估关节软骨[18]。这样可以在关节镜下用较大视野观察关节软骨和评估其生物力学参数。膝关节镜下解剖的描述性研究无疑会继续进行下去。

参考文献

[1] Hardaker WT, Whipple TL, Bassett FH. Diagnosis and treatment of the plica syndrome of the knee. *J Bone Joint Surg Am.* 1980;62(2):221–225.

[2] Ewing JW. Plica: pathologic or not? *J Am Acad Orthop Surg.* 1993;1:117–121.

[3] Outerbridge RE. The etiology of chondromalacia patellae. *J Bone Joint Surg Br.* 1961;43:752–757.

[4] Brittberg MN, Peterson L. Introduction of an articular cartilage classification. *ICRS Newsletter.* 1998;1:5–8. Available at ICRS Cartilage Evaluation Package 2000. http://www.cartilage.org/ Evaluation_Package/ICRS_Evaluation.pdf. Accessed August 6, 2002.

[5] Insall J, Falvo KA, Wise DW. Chondromalacia Patellae. A prospective study. *J Bone Joint Surg Am.* 1976;58(1):1–8.

[6] Amis AA, Dawkins GP. Functional anatomy of the ACL. *J Bone Joint Surg Br.* 1991; 73:260–267.

[7] Gillquist J, Hagberg G. New modification of the technique of arthroscopy of the knee joint. *Acta Chir Scand.* 1976;142(2): 123–130.

[8] Gillquist J, Hagberg G, Oretorp N. Arthroscopic examination of the posteromedial compartment of the knee joint. *Orthopedics.* 1979;3(1):13–18.

[9] Morin WD, Steadman JR. Arthroscopic assessment of the posterior compartments of the knee via the intercondylar notch: the arthroscopist's field of view. *Arthroscopy.* 1993;9(3):284–290.

[10] Ahn JH, Ha CW. Posterior trans-septal portal for arthroscopic surgery of the knee joint. *Arthroscopy.* 2000;16(7):774–779.

[11] Kurzweil PR. Antibiotic prophylaxis for arthroscopic surgery. *Arthroscopy.* 2006;22(4):452–454.

[12] Bert JM, Giannini D, Nace L. Antibiotic prophylaxis for arthroscopy of the knee: is it necessary? *Arthroscopy.* 2007; 23(1):4–6.

[13] Ramos J, Perrotta C, Badariotti G, et al. Interventions for preventing venous thromboembolism in adults undergoing knee arthroscopy. *Cochrane Database Syst Rev.* 2008;8(4): CD005259.

[14] Maletis GB, Reynolds S, Inacio MCS. Incidence of thromboembolism after knee arthroscopy. Paper no. 340. Presented at: the American Academy of Orthopaedic Surgeons 76th Annual Meeting; February 25–28, 2009; Las Vegas, NV.

[15] Ilahi OA, Reddy J, Ahmad I. Deep venous thrombosis after knee arthroscopy: a meta-analysis. *Arthroscopy.* 2005;21(6): 727–730.

[16] Sherman OH, Fox JM, Snyder SJ, et al. Arthroscopy—"no-problem surgery."An analysis of complications in two thousand six hundred and forty cases. *J Bone Joint Surg Am.* 1986;68(2):256–265.

[17] Kirkley A, Rampersaud R, Griffin S, et al. Tourniquet versus no tourniquet use in routine knee arthroscopy: a prospective, double-blind, randomized clinical trial. *Arthroscopy.* 2000;16(2):121–126.

[18] Zheng K, Martin SD, Rashidifard CH, et al. In vivo micron-scale arthroscopic imaging of human knee osteoarthritis with optical coherence tomography: comparison with magnetic resonance imaging and arthroscopy. *Am J Orthop (Belle Mead NJ).* 2010;39(3):122–125.

第 2 部分

半月板

半月板切除术

临床评估

病史

半月板通常在运动中损伤，但也可以由于年龄相关的退化而发生。在一些病例中，可能没有创伤，但更典型的情况是，患者主诉高屈曲扭转后出现疼痛。这种急性期发作可能涉及在前 24 小时的伴发中度水肿的膝关节交锁。疼痛及水肿反复发作后，患者会主诉膝关节力学症状，例如卡压、弹响或交锁等。疼痛一般沿着关节线分布，尤其是在高屈曲及扭转动作中。

确认膝关节不稳症状很重要，因为半月板是限制膝关节前后平移第二重要的结构，并且某些病例中，如果并发前交叉韧带损伤，半月板会撕裂得更加严重。

体格检查

主要检查患者的关节积液、股四头肌萎缩以及运动范围（ROM）降低等体征。无论是沿着内侧或外侧关节线触诊，压痛都是半月板撕裂的显著特征（图 55.1 A），统计学报道 74% 的半月板撕裂有压痛，而阳性预测值为 50%。一定要评估侧副韧带及交叉韧带以排除其他损伤。在一个前交叉韧带（ACL）损伤的膝关节中，膝关节线触痛的敏感性已显示降低到大约 50%。

用于评估半月板的特殊试验，例如 McMurray、Steinmann 以及 Apley 试验，都有助于诊断，但更倾向于使用 McMurray 试验，因为它简单、快速而且可靠。同时，在同一姿势也可做一些额外的体检。McMurray 检查时患者取仰卧位，髋关节屈曲到 90°，膝关节在外力作用下屈曲到最大程度。一只手抓住脚后跟，稳定膝关节，此时用另一只手触诊患者关节线。随着膝关节逐渐伸直，外旋应力检查内侧半月板，而内旋应力检查外侧半月板（图 55.1

B）。一个记忆的小技巧是，脚后跟指向的一般是损伤的半月板。当患者在合适的关节线位置感到疼痛并伴有"砰声"或"咔嗒声"时，考虑结果为阳性。当出现撞击声时，试验的敏感性为 98%，但是由于不是经常能够引发出声音，它的特异性只有 15%。

总之，半月板撕裂的标志为关节积液、触诊关

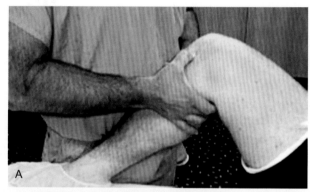

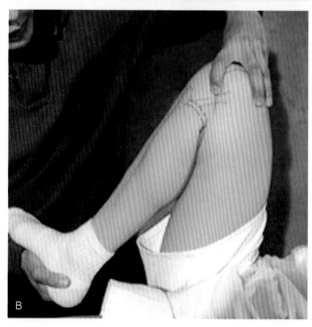

图 55.1　A. 关节线触痛，半月板撕裂最敏感的体征。B. McMurray 试验。一个记忆小技巧是，脚后跟朝向的是撕裂的半月板。当患者在合适的关节线位置感到疼痛并伴有"砰声"或"咔嗒声"时，考虑结果为阳性。

节线疼痛以及 McMurray 试验阳性。联合病史、体格检查及关节镜，诊断半月板撕裂的敏感性大约为 95%，特异性为 88%。

影像学检查

评估半月板撕裂应采用常规的前后位及侧位膝关节 X 线检查。如果预想到膝关节退化性改变，应采用站位（包括 45° 后前位）来评估关节间隙狭窄的程度。评估骨关节炎情况，对于医生与患者术前谈话时评估手术结果很有意义，因为术前一定程度的关节炎常提示术后短期或长期时间内恢复效果不会很好。

尽管在临床上并不是所有患者都要做 MRI，但它在全面评估膝关节半月板病变方面很有价值，包括半月板撕裂的初步诊断、半月板切除或修复后再次撕裂的判断以及相关损伤的诊断。MRI 可以显示撕裂的位置，同时其判断半月板撕裂的准确率超过 90%。它提供了一种准确的非侵入性的评估半月板撕裂的技术，尤其是对于那些有相关病史及体格检查的患者。治疗年轻患者时尤为重要，因为他们的撕裂往往是完全无症状的。

决策制订：适应证及禁忌证

半月板切除术适用于不能自行愈合的撕裂类型或那些不太可能修复的病例。尽管手术技术在提高，修复手术的适应证也在增加，仍有 80% 左右的撕裂需要做关节镜下部分半月板切除术（表 55.1）。

表 55.1　半月板切除术的适应证（这个表总结了半月板切除优于修复的临床情况）

半月板撕裂因素	
位置	白 - 白区域
形态	水平劈开撕裂 向外放射状撕裂 退行性桶柄样撕裂
大小	>20 mm
慢性程度	>8~12 周
患者因素	
年龄	>40 岁
前交叉韧带急性损伤的膝关节	外侧半月板后角小的瓣状撕裂
前交叉韧带慢性损伤的膝关节	所有类型的撕裂
康复锻炼	依从性差的患者

在决定是否做半月板切除或修复时的考虑因素主要为：撕裂的位置、形态、大小、长期性以及患者的内在因素。

就位置而言，撕裂在白 - 白区的半月板应切除，因为根据 Arnoczky 的理论，那里的血管分布很少，所以它们自愈的概率很低。如果撕裂在白 - 红区，则需考虑上面提到的其他因素来决定。

如果考虑撕裂形态，半月板水平劈开撕裂、向外放射状撕裂以及退行性桶柄样撕裂通常都不考虑修复。撕裂大于 20 mm 的半月板通常也会切除。

通常情况下，撕裂在 8~12 周考虑为慢性损伤。通常情况下半月板会被磨碎，或随着时间推移而退化，不再适合修复。

就患者年龄而言，在老年患者的半月板中会有更少的血管及细胞，因此愈合的潜能也会降低。老年患者经常是退行性的撕裂，因此也不能修复。对于半月板修复来说没有年龄限制，但是大部分的医生在 40~50 岁的患者中，偏好切除胜过修复。

伴有前交叉韧带损伤的患者通常有一个小的外侧半月板后角瓣状撕裂。尽管存在争议，但大部分医生倾向于简单切除。

在前交叉韧带缺损的慢性不稳的膝关节中，半月板撕裂应该切除，除非重建前交叉韧带。由于前交叉韧带缺损的膝关节动力学异常，不稳定膝关节的半月板修复术的失败概率要比稳定的或重建的膝关节高得多。

当患者对康复锻炼依从性差时，切除是更好的选择。

分类

半月板撕裂可以通过撕裂位置的血供及其血管外观分类。关节镜下半月板外周及中央面可以分为白区（相对无血管）或红区（有血管）。这个分类是基于对外周血供区域的解剖学研究（包括一幅线条画）。

红 - 红区撕裂被定义为半月板周围关节囊分离，它的愈合有最好的预后。不幸的是，撕裂有相当大的一部分发生在白 - 白区中央位置，即半月板无血管的部位，理论上讲是无法愈合的。红 - 白区（图 55.2）为半月板边缘撕裂穿过了半月板外周有血管的区域。尽管中央部位的撕裂发生在无血管区域，理论上讲，这些损伤有充足的血管通过纤维血管增殖来愈合。

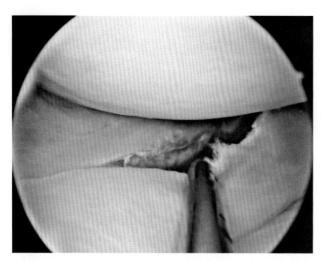

图 55.2 红-白区与纵轴垂直的撕裂。

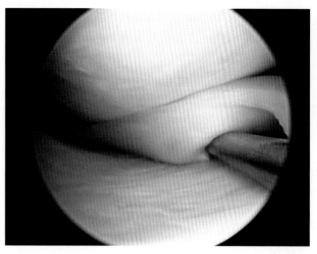

图 55.3 不稳定的与纵向垂直的撕裂。注意探查时它如何脱位到股骨髁下。

传统观点规定半月板修复受限于半月板外周的血管区域（例如红-红区及红-白区撕裂）。实验与临床证据都提示尽管给予手术缝合，并且提供了合理的部分半月板切除术，白-白区都不可能愈合。为了使修复的区域更向外延伸，诸如通过打孔术制造血管通路、滑膜刨削以及应用纤维蛋白凝块等技术都在逐渐发展起来。

半月板撕裂也可根据它们的稳定性分类（表55.2）。当撕裂超过半月板长度的一半，以及应用探钩探查出现股骨髁下脱位时，撕裂考虑为不稳定（图55.3）。这个概念对决定手术方案尤其重要，方案可分为：不做任何处理、打孔术、切除术或修复术。

稳定撕裂主要发生在半月板后侧面，并且不会脱位进入关节，可不予处理（图55.4）。

撕裂可以根据形态及其构型来分类。在这些标准下，撕裂可以是垂直的或水平的，基于撕裂线是否从浅至深（垂直）（图55.3、图55.4），或从内至外（水平）以及通常所说的"开书"或"鱼嘴"（图55.5）。此外，如果撕裂从前至后则可以描述为纵裂（图55.3、图55.4）和横裂，也可以称为放射状撕裂或"鹦鹉嘴"样撕裂（图55.6）。这4种基本构型联合起来组成了其他类型的撕裂：垂直并且

放射状的斜裂，还有桶柄样撕裂，是一种不稳定且未脱位于股骨髁下方的垂直纵向撕裂，并且完全脱位到股骨髁下（图55.3、图55.7）。最后，所有撕裂组合起来成为复杂撕裂，通常出现在退行性病变中，并且位于内侧半月板后角（图55.8）。

纵向垂直的撕裂通常发生于年轻患者，常与前交叉韧带损伤联合发生，并且更常见于内侧半月板，因为内侧半月板很少移动。斜行撕裂一般表现为位于半月板内侧及后侧1/3之间。由于半月板与关节囊间连接的张力，可能造成诸如卡压及疼痛等机械症状。

水平形状的撕裂通常以半月板中间的组织退化开始，并且朝着自由表面迁移。通常，他们延伸到关节囊连接部位并可以造成囊肿。随着囊肿长大，患者会经历疼痛与压痛。囊肿在外侧半月板中更常见，并且常常填充有凝胶样物质，成分与滑膜液体相似。据报道这些囊肿在半月板病变中占1%~10%。

复杂的撕裂主要出现在老年人中，并且经常与软骨退化有关，考虑为关节炎及退变性骨关节病的一部分。由于它们复杂的特征，碎块会不稳定，并造成机械症状。相关的组织学病变为黏液样退变、透明非细胞退变以及营养不良性钙化。

撕裂时间在决策制订过程中也是很重要的。撕裂可以是急性的，有很大的愈合概率；也可以是慢性的，伴有复杂的撕裂类型及退变，需要切除。通常情况，撕裂在发生后的8~12周考虑为慢性。

撕裂的产生机制应该明确。如果撕裂是创伤性的，通常发生在年轻活跃的患者中，并且能够早期

表 55.2 关节镜下应用探钩探查半月板稳定的标准

半月板不能被移位至髁间窝
半月板内侧边缘不能触及股骨髁中央部分
撕裂长度短于 10 mm

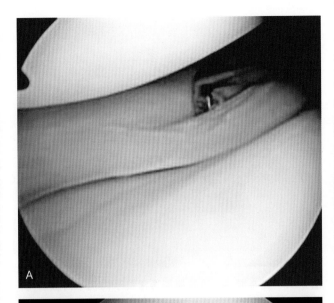

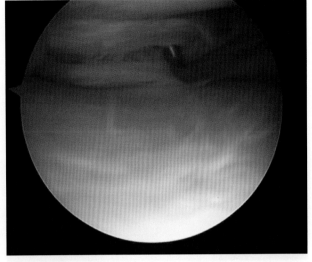

图 55.5　水平退行性撕裂。注意应用探钩时它是如何开口的。一些撕裂可以达到半月板关节囊连接部位。

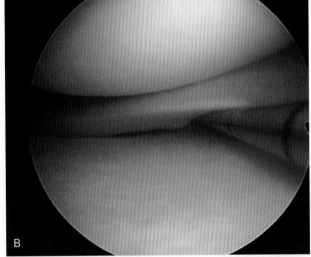

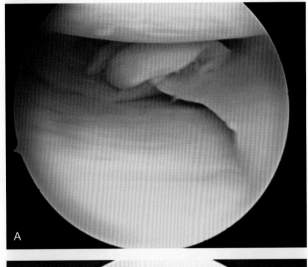

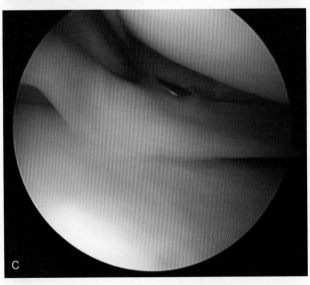

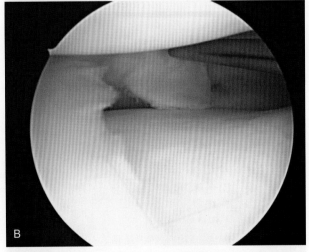

图 55.4　A. 稳定的不全的纵向垂直的撕裂。应使用探钩探查其稳定性。B. 稳定的不全的纵向垂直的撕裂。在半月板下探钩探查是评估稳定性的关键。C. 稳定的完全的纵向垂直的撕裂。探查整个半月板可以显示完全撕裂。有些纵向垂直的撕裂尽管是完全撕裂，但仍可保持稳定。

图 55.6　A. 放射状瓣状撕裂。B. 放射状撕裂，也叫作"鹦鹉嘴"样撕裂。

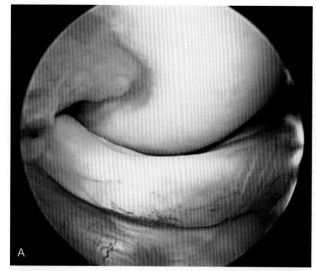

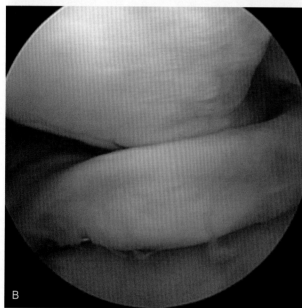

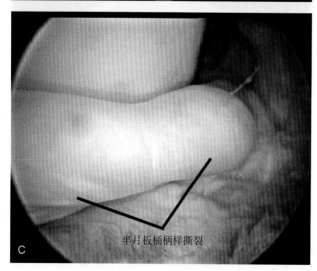

图 55.7　A. 桶柄样撕裂移位进入髁间窝。这个半月板在红－白区撕裂，注意移位碎块的血供。这种撕裂中有一些是能够修复的。B. 探查时桶柄样撕裂脱位进入髁间窝，注意股骨髁上的软骨损伤。C. 不能复位的桶柄样撕裂。

半月板桶柄样撕裂

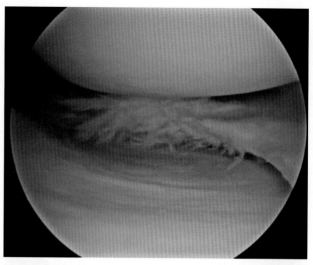

图 55.8　复杂撕裂。这些撕裂通常位于内侧半月板后角，并且与退化有关。

诊断，它们手术成功概率很高。相反，退化的、复杂性的撕裂通常发生在老年患者中，并且一般与关节炎有关，然而这种情况究竟是骨关节炎的病因还是结果目前仍然未知。

最后，撕裂可以根据它们是内侧还是外侧进行分类。Metcalf 发现 69% 的撕裂会影响内侧半月板，然而同时受影响的外侧半月板占 24%。在他的综述中，7% 的患者会同时发生内、外侧半月板的撕裂。此外，80% 的撕裂是垂直的或斜行的，并且会影响半月板的后内侧部分。

总之，最常见的半月板撕裂是：

• 慢性的、退行性的、水平的或复杂的内侧半月板撕裂（图 55.5）。它们通常隐匿地发生在老年患者中，并且需要切除。

• 急性的、创伤性的、纵向的，并且垂直的内侧半月板撕裂（图 55.2）。常见于年轻患者，并且有很大希望被修复。

治疗

保守治疗

患者应被告知有些半月板撕裂在几个月的关节保护后会变得没有症状。在这段时间内，保守治疗包括冰敷、非甾体类抗炎药、减少活动以及保护性的负重。最好的活动是高座位自行车锻炼。也应该建议患者避免蹲坐。如果患者愿意减少活动并且没有疼痛与肿胀，那么这些撕裂的保守治疗可能会成功。

关节镜手术

如果患者持续有疼痛、肿胀、交锁或卡压症状，并且想进行手术治疗，那么可以建议患者采取手术干预。

需要遵循一些手术原则来达到好的预期效果（表 55.3）。首先，应遵循希波克拉底的 "primum non nocere（拉丁语）" 原则——首先无害，即不能使情况变得更糟。如果在 1 例年轻患者身上有稳定的垂直撕裂，那么应放任不管，不予切除。其次，入路位置应足够准确以保证很好地观察整个半月板。此外，入路也应允许器械安全放入而不磨损关节面。第三，在采取切除术时，主要目的是通过去除任何会导致机械症状或疼痛的不稳定碎块以打造出一个稳定的外周边缘（图 55.9）。在半月板切除的过程中，修整半月板边缘来获得一个平滑的轮廓并避免再次撕裂很重要。应使用探钩来评估边缘的稳定性。25% 的桶柄样撕裂可能在边缘有次要的撕裂容易被漏掉。如果采取了完全的半月板切除术，应仔细留心防止半月板关节囊结合处的过度出血。最后，在半月板切除术后，或撕裂未予任何处理时，刺激愈合有助于改善效果。可以通过锉磨滑膜、打孔半月板以使血管形成、髁间窝钻孔来造成出血。髁间窝软骨下骨贯穿后可以使骨髓的间充质细胞到达这个区域。最后，加入生长因子以及细胞因子的自体血浆可以优化愈合环境。

准备及入路

患者的体位一定要保证周围的通路能够进入受损膝关节。如果术中修复需要的话，腿部术前准备及铺巾时应注意能够做后内侧及后外侧切口（图55.10）。可以使患者取仰卧位进行此操作，这样手

术床的折弯处与止血带在同一水平，并且膝关节可以屈曲到 90°。此外，可以采用托腿架，这样的话，术者可以在手术台上外展患肢，同时也可以屈曲膝关节来达到目的。

前外侧入路用于放置观察用的关节镜。入路垂直于髌韧带边缘并位于髌骨下缘。高位外侧入路可以使关节镜位于脂肪垫之上，避免将关节镜尖端插入脂肪垫而变成 "脂肪垫镜"。这样也足够位于中央来观察后侧凹。在髌上囊制造上外侧入路可以提供进水及冲洗来改善视野。

诊断性的关节镜检查通过应用 30° 镜完成，包括评估髌上囊、两侧半月板、关节软骨及交叉韧带。诊断过后，基于撕裂的类型，建立好内侧入

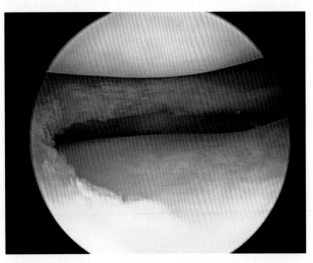

图 55.9 半月板切除术后外观。可见半月板残端稳定的边缘和平滑的形态。

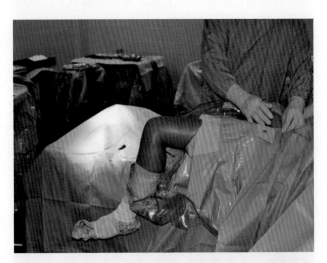

图 55.10 半月板切除术的准备。注意它可以允许周围的通路到达受损膝关节。膝关节可以在手术台上摆成 "4 字" 姿势以处理外侧半月板，同时术者应用腰部采用外翻应力来处理内侧半月板。

表 55.3 半月板切除术的手术原则

手术原则
首先无害
良好的视野和器械通路
获得稳定的外缘：去除任何不稳定的碎块和半月板
平滑的边缘：修整轮廓边缘
经常使用探钩探查
保护半月板关节囊结合部
刺激愈合：磨锉、打孔、骨髓、富含生长因子的血浆

路。应用手指帮忙定位好内侧软点。脊髓穿刺针穿刺来确认新入路的位置，针头应该能够触及半月板撕裂的区域。旋转镜头观察穿刺针，重要的是避免切到半月板或损伤内侧髁的关节面。应用 11 号手术刀制造内侧斜行入路，如果需要的话可以增加入路的大小。应用手术刀做斜行切口也可以减少关节面损伤的风险。建立好入路后，探查半月板的上方或下方确认是否有撕裂。在评估半月板稳定性时，谨记外侧半月板正常情况下是可以有移位的，最多达 10 mm。不稳定半月板撕裂的定义是应用探钩探查时，半月板长度的一半撕裂，并且脱位到股骨髁下方（表 55.1）。

尽管在手术过程中可能会用到止血带来改善视野，但是一些医生在采用诊断性关节镜检查时更倾向于放掉止血带的气，目的是为了锉磨半月板后观察其血管。内侧半月板切除时膝关节一般接近于伸直状态并外翻（图 55.11 A）。在前交叉韧带损伤的患者中，注意外侧间室会在内旋时向前脱位。内侧髁间峰会遮挡内侧半月板后角的观察视野。为了观察内侧半月板后角，助手应通过手持脚或踝使胫骨外旋（图 55.11 B）。

在非常紧张的膝关节病例中，可以像做"拉花"一样用 18 号穿刺针来针刺胫骨上的内侧韧带。当外翻应力作用于内侧副韧带时，足够的间隙会更利于处理后角。

在外侧，可通过屈曲膝关节并且使腿部摆成"4"字体位获取最好的视野。这个姿势也是保护腓神经的关键，腓神经位于股二头肌肌腱后方，在膝关节屈曲时距离关节囊最远。

切除技术

根据撕裂的类型决定切除技术。器械能否到达手术区域，会显著影响切除的成功与否。最常见的限制因素是入路位置不佳、间室紧张，或是器械的形状。总之，部分半月板切除术的原则是尽可能少地去除组织来维持半月板剩余边缘的稳定性。

处理内侧半月板

从极后方的附着点开始。为了在直视下切除，将关节镜伸进内侧间室。保持关节镜尖端朝向胫骨，在股骨髁下方旋转镜头观察，它可以照亮后侧区域并防止关节镜尖端磨损股骨髁。然后，专门设计的符合股骨髁下方曲线的半月板上弯咬钳用于处理内侧半月板后角撕裂。在置入咬钳时，应保持咬合状态直到位于股骨髁曲线后方并接近半月板撕裂部位。随后向后推进篮钳。这种方式置入篮钳比较简单，同时也可以避免引起医源性损伤。而后，推进篮钳的上齿，正好位于想要切除的部位的上表面。当想要切除的部分位于上下齿之间时，咬合上下齿，垂直切除撕裂部位。应重复切除周围区域直到撕裂小叶完全切除干净。在切除半月板前部时也可能用到侧弯篮钳。为了避免篮钳向前推开组织，助手可以采取一定的方法，方法是应用手指加压于后侧关节囊，稳定上方小叶，这样可以看到并切除它。

术区向前移，直的大篮钳可用于切除大约 1 cm 长的撕裂。然后，靠近内侧副韧带的残留碎块应用侧弯篮钳切除。当处理内侧半月板中央部分时，可以通过将关节镜转入内侧入路并将篮钳置入外侧入

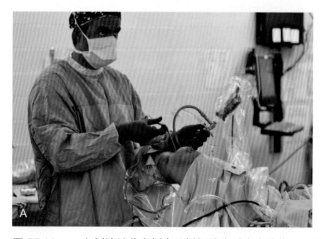
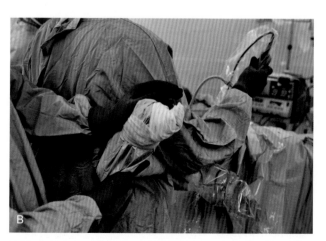

图 55.11 A. 左侧膝关节内侧半月板切除术时术者的位置。腿放置在外翻位并屈曲 10°。注意医生握住关节镜的末端，这样如果需要，医生可以用肘部稳住腿部。B. 在前交叉韧带损伤的膝关节半月板切除术中，因为以膝关节为中心向前、向内旋转，处理内侧间室比较困难，为了增加视野，助手可以通过外旋受损膝关节来减轻脱位。

路来切除。在应用手动器械切除之前，可以用一个小直径的关节内刨削器来磨平毛糙的扇形组织，并在切除区域之间形成一个轮廓良好的边缘。带有吸引器的刨削器也可以除去边缘的半附着碎块来改善视野，同时判断是否需要进一步切除。带角度的小篮钳和大篮钳也可以用于切除后1/3组织。建议仔细掌握整个过程确保进行合适的切除。

理想情况下，切除内侧半月板后部分时留2~3 mm的边缘，这些边缘会慢慢形成中间到前1/3的斜面。

当需要切除前角时，可以应用反咬钳。另外，将镜头置于内侧入路，将器械置于外侧入路。旋转式篮钳可以用于切除前角。独立的前角撕裂相当少见，大部分与桶柄样撕裂联合发生。

处理外侧半月板

镜头通过前外侧入路置入。篮钳通过内侧入路穿入切除外侧半月板中央部分。用此方法不能接近后角。然而，外侧入路可以用于放置器械而内侧入路用于放置镜头。切除右膝关节前1/3半月板可以通过内侧入路置入左旋式篮钳来完成。常常应用关节内刨削器，同时配以左旋或右旋篮钳。

切除移位的桶柄样撕裂

在内侧半月板撕裂中，向前移位的碎块（图55.7）会阻碍对内侧间室及撕裂区域后方的观察。在切除撕裂区域之前可以评估撕裂边缘来确定是否可能修复。

第一步就是通过应用关节镜下探钩或钝的镜鞘来复位碎块以增加视野。一定要应用外翻应力来完成碎块的复位。

下一步，应用关节镜剪刀剪断后角附着点。首先剪掉这个可以防止剪断前角附着点后碎块移位到后侧间室。关节镜可以放置在髁间窝，并且在那里评估切除的深度（图55.12）。

应尽可能靠近撕裂的腘窝处切除前侧附着点，留下一丝连接防止碎块飘走。

最后，抓住碎块末端并将其从关节内移出。边缘应用4 mm的刨削器打磨轮廓。应用探钩探查剩余的边缘，因为有25%的病例会出现二次撕裂。

如果边缘还有撕裂，那么需切除任何不稳定的部分。

如果想要复位位于中段的慢性移位的内侧桶柄

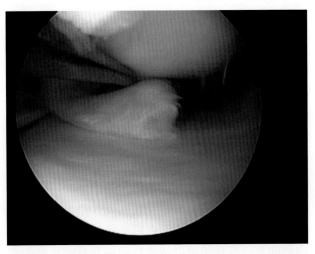

图55.12　切除桶柄样撕裂的后侧附着点。半月板仍与前角相连以防它在关节内自由活动。

样撕裂不太可能，首先要切除前侧附着点。应用抓持器抓住桶柄样撕裂碎块的末端，然后用切割刀置入相同的入路从后角附着点切断。切除是"盲切"，所以要仔细监测切割的深度来防止后侧神经血管的损伤。

这个技术与外侧移位的桶柄样撕裂的处理相似。

外侧半月板放射状撕裂切除

外侧半月板放射状撕裂可以通过从内侧入路置入器械来处理（图55.6）。可以采用直篮钳切除后缘，90°篮钳切除前缘。采用小的刨削器来打磨半月板边缘。需要将其打磨成正常外观的边缘。半月板的体部经常会有一种退化的黏液样外观，这样的组织一定要切除掉。

外侧半月板囊肿的切除

这种撕裂的处理方法与之前描述过的放射状撕裂大致相同。通常是在半月板之下应用小的刨削器进入囊肿。从外面触诊囊肿会导致一些腱鞘囊肿样囊液通过刨削器制造的通路流入关节内，刨削器上的吸引器可以用于排出囊液。如果半月板切除足够的话，则不需要从外面切除囊肿。

外侧盘状半月板切除

通常，盘状半月板的中央部分很难观察到。可以用探钩探查半月板的中央部分，可以触诊到分层或撕裂。通过内侧入路置入篮钳切除中央部分使之变为正常的外侧半月板边缘外观。重要的是要探查边缘，确保它们是附着牢固的而不是不稳定的。偶尔可见周围无附着结构的 Wrisberg 类型的半月板，而此时一定要采用缝线修复边缘。

腘窝囊肿及退行性内侧半月板撕裂

在大部分病例中，一旦切除了退化的内侧半月板，则反复发生的积液也会得到控制，同时腘窝囊肿导致的疼痛及肿胀症状也会消失。有时，如果有一个很大的有症状的囊肿，同时有一个退行性内侧半月板撕裂并伴有退行性变的内侧间室，一定要处理腘窝囊肿。关节镜下建立后内侧入路，镜头从外侧入路进入，然后推进，在后交叉韧带下方进入后内侧间室。在这里可以清楚看到腘窝囊肿重叠的瓣膜，通过后内侧入路送入刨削器，切去下方的瓣膜，建立一个囊肿的开口，然后囊液会流进关节，压力随后降低。一旦关节积液症状得到控制，腘窝囊肿也会渐渐收缩。

如果是慢性腘窝囊肿病例，刨削器可能需要通过单独的经皮穿刺进入囊肿切掉囊肿壁。关节镜通过后侧关节囊的开口进入囊肿，来监测整个囊壁切除的过程。

特别注意：前交叉韧带重建术及半月板切除术

在前交叉韧带手术过程中发现，半月板撕裂很常见，研究显示其发生率在 30%~57%。急性前交叉韧带损伤容易发生外侧半月板撕裂，而慢性前交叉韧带损伤的患者内侧半月板撕裂的发生率显著提高。这提示外侧半月板撕裂常常在前交叉韧带损伤的同时或损伤后不久就发生，而内侧半月板撕裂常在前交叉韧带已经损伤一段时间后发生。

在这些病例中，治疗方式的选择尤为重要。对特定类型的撕裂不予处理可以缩短手术的过程，仍然可以产生好的效果。稳定是关键，关节镜下稳定的概念是指撕裂不会脱位到股骨髁下方，或者撕裂短于 10 mm。在出血环境下，同时稳定膝关节，可以在术后促进愈合。考虑到这些情况，一些医生认为在前交叉韧带重建的过程中，外侧半月板放射状撕裂也能予以保留。Shelbourne 提议保留位于腘肌腱后方短的稳定的垂直撕裂及后角的撕脱。他表示在他的长期随访中，这些患者都是无症状的。在他的一系列稳定的内侧半月板外周垂直撕裂的病例中，仅给予了打孔术及相应的打磨，成功率是 94%。

基于对文献的系统性回顾，Pujol 等提出保留外侧的稳定撕裂。另一方面，他们发现文献中显示内侧半月板撕裂若不予以治疗，有 50% 的概率失败。失败的意思是指疼痛、交锁，或任何其他的半月板症状，还有影像学检查显示未愈合的证据（例如关节磁共振、常规的磁共振或关节镜检查）。因此，他们还是建议修复或是切除。在前交叉韧带重建伴不能保守治疗的外侧半月板撕裂中，更倾向于选择修复而不是切除，因为外侧半月板在膝关节稳定中有着重要作用。修复好的外侧半月板有着减少胫骨前移的潜在作用，从而保护移植物避免在不必要的应力下导致手术失败。

就时间而言，根据 Papastergiou 等的发现，前交叉韧带手术中伴随的半月板撕裂，应该在受伤后的 3 个月内进行手术。他们发现半月板撕裂需要治疗的概率会在这段时间后显著增加。在他们的研究中，创伤后的半月板撕裂在 3 个月内的发生率是 45%，6 个月后则增加到 69%。考虑到半月板撕裂的发生率随着时间而增加，他们推断早期的前交叉韧带重建术可能会减少半月板二次撕裂的风险。

康复

半月板切除术后的目标是消除肿胀、重新获得完全的运动范围，同时使股骨获得与非手术的膝关节相似的力量。

一些研究支持部分半月板切除术后的物理治疗胜过无任何治疗。那些研究测量等速膝关节伸肌腱力量，显示力量恢复的速度在物理疗法（3 周）中显著快于无治疗（7~12 周）。

尽管在术后建议患者可控的物理治疗，尤其是那些依从性差的患者，但一份系统性的文献综述显示，在关节镜下半月板切除术后，有监督的物理疗法方案，配合书面及口头的建议，不比单独的书面及口头的建议更有效。在与此相同的研究中，作者推断对于那些接受简单的关节镜下部分半月板切除术的患者，物理治疗没有必要，因为这对于他们回归到日常生活活动效果很小或没有效果。

如果患者能够忍受，半月板切除术后的康复锻炼可以比较积极，但是手术过程中及术后早期阶段的疼痛管理至关重要。关节内及入路内注射长效麻醉药物（布比卡因或罗哌卡因）、联合口服镇痛药及抗炎药可以促进早期的运动范围锻炼。应用局部麻醉药也可以有利于减少阿片类药物的使用。如果没有给患者做其他的手术，患者可以在术后即刻开始部分负重。在联合软骨治疗或前交叉韧带手术的病例中，则需要拟定个体化的康复方案。

恢复开始的前几天应致力于减少肿胀。这可以通过理疗师的帮助来完成，采用排水按摩、运动范围锻炼、电疗法和冷冻疗法。自我控制的持续被动运动设备（CPM）也可以用于帮助控制肿胀。如果只是做了简单的半月板切除术，一些医生不会建议患者做理疗。医生更愿意让患者在术后早期阶段间歇应用冷冻疗法，同时抬高患肢，如果可以忍受则可步行训练。术后 5 天应口服抗炎药和其他镇痛药，如对乙酰氨基酚，可以根据需要使用。

除了控制肿胀，也要积极做运动范围锻炼。一旦达到完全的运动范围，则可建议患者进行力量锻炼来重新恢复大腿肌肉，使之与健侧大腿一样。我们的方案是半月板切除术后 1 周检查入路是否有感染，评估运动范围，是否有静脉炎及化脓性关节炎。如果没有并发症并且运动范围也是好的，那么可以建议患者在健身房骑固定单车，恢复股四头肌及腘绳肌的力量，恢复正常生活。通常情况下，在第一阶段骑固定单车比较容易耐受，几周后可以建议患者进行特定肌肉锻炼。与另一侧膝关节对比，一旦恢复了完全的力量，则可以允许患者进行特定的体育活动。

如果出现膝关节僵硬或无力，可给予可控的物理疗法，并且开始个体化的康复方案。

并发症

膝关节镜的总体并发症发生率相当低。在 2 项分别为 118 590 例和 395 566 例的回顾性研究中，估算其并发症发生率分别为 0.8% 和 0.5%。

在 1 项前瞻性研究中调查了 10 262 例手术，Small 发现总体并发症发生率为 1.68%。此研究中最常见的并发症是关节积血（60.1%）、感染（12.1%）、血栓性疾病（6.9%）、麻醉并发症（6.4%）、器械故障（2.9%）、复杂区域性疼痛综合征 1 型（CRPS 1）（2.3%）、韧带损伤（1.2%）以及骨折或神经源性损伤（均为 0.6%）。

手术并发症通常是医源性的，并且通过仔细的手术技术可以避免。在手术过程中，一些结构可能会受损，例如内侧副韧带、神经血管结构、半月板以及软骨组织。

关节镜操作过程中可能会发生内侧副韧带损伤。托腿架或外侧挡板常常用于帮助暴露，尤其是内侧半月板后角。为了更好地暴露视野，可以应用外翻应力。如果应用外翻用力不恰当，可能会造成内侧副韧带损伤，特别是软组织柔韧比较差的内侧间室特别紧的中年或老年患者。

Small 报道在他的一系列患者中，内侧副韧带损伤的发生率为 0.003%，这些患者中 90% 是由于使用托腿架。通常的治疗是一开始应用功能支具限制伸直。

在关节镜下半月板切除术中可能发生神经损伤。Rodeo 等报道了 4 种可能的发生机制。分别是：①直接损伤；②继发于由于液体渗出导致的筋膜间室综合征；③与止血带应用相关的损伤；④由于难以理解的复杂区域性疼痛综合征 1 型（CRPS 1）所造成的功能紊乱。

支配膝关节的感觉神经分支受损可以造成麻木和（或）神经源性疼痛。这可能会在膝关节的前侧建立入路时发生。在内侧，隐神经的膝下分支是最容易受损的神经。

尽管已经提出了"安全区域"，神经走行的大范围变异仍不能绝对避免损伤。Mochida 等建议如果想要避免损伤隐神经的膝下分支，则关节镜入路位置应靠近髌骨及髌韧带。

另外一个可能会在建立入路过程中发生的并发症是医源性的半月板前角切割。这可以通过触摸前外侧入路的软点，然后在关节镜监视下建立前内侧入路来避免。建议用刀向上背向半月板切口而不是向下。

医源性的软骨损伤也会在置入器械时发生。重要的是不要使用尖的鞘管将镜头置入膝关节。入路应该切得足够大，这样才可以使用钝的鞘芯。为了避免在关节镜手术过程中损伤软骨，经常需将器械轻柔地导入髁间窝。之后，用镜头监视器械的位置，将器械导向需要的位置。

术后并发症也会发生，例如关节积液、残余痛、感染以及血栓栓塞。

术后关节积液可能是由于关节积水或关节积血引起。关节积水通常是滑膜炎造成的。这可能是由于之前存在膝关节骨关节炎，或是在康复过程中、日常生活中关节过度使用造成的。

另一方面，关节积血通常是由于向外半月板切除到达了血管区域甚至关节囊造成的。这种并发症可能会造成膝关节剧烈疼痛或运动范围减少。如果关节内压力太高，则可能需要引流。术前应用局部麻醉药或肾上腺素浸润可能会有帮助，很少需要二次关节镜来电凝出血的血管。为了避免这个并发症，一些医生不使用止血带或在关节镜手术完成前便将止血带的气放掉。这样，出血点可以控制，同时可以通过电凝装置来烧灼出血血管。此外，尽可能保存多的半月板，主要是边缘，并且避免切到关节囊，也可以防止出血。

关节积液通常情况下应用引流、休息、抬高患肢及冰敷来缓解。如果持续积液，则建议审慎的使用可的松注射。

关节镜下半月板切除术的感染概率与其他基本的关节镜手术相似。Kirchhoff 报道了选择性关节镜手术感染的发生率为 0.42%。在膝关节镜中，Sherman 等报道的发生率为 0.1%，DeLee 等报道的发生率为 0.08%，D'Angelo 等报道的发生率为 0.23%，Armstrong 等报道的发生率为 0.42%。这种严重的并发症可以通过预防性使用抗生素来避免。然而，Bert 提出常规应用抗生素并不能减少术后感染性关节炎的发生率。

半月板切除术后的感染性关节炎一旦出现，应积极治疗。最常见的感染源是金黄色葡萄球菌。治疗方案中可以包括关节镜下清创术及静脉应用抗生素。只要患者能耐受，推荐使用持续被动运动（CPM）。

血栓栓塞性疾病在膝关节镜中的总体发生率大约是 0.1%。由于手术时间短以及术后立刻活动，半月板切除术后的血栓栓塞的发生更少见。在关节镜手术中没有常规应用血栓预防药物的适应证，但是应尽量缩短手术时间及使用止血带的时间，术后也应尽可能快地恢复活动。仅在有高风险尤其是之前发生过血栓栓塞的患者中考虑使用预防药物。

经验

（1）在外上侧入路应用吸引器来改善视野。

（2）采用垂直或斜行切口，在需要时可以扩大入路。

（3）应用外旋及外翻来观察内侧半月板后角。

（4）采用"4 字"姿势来观察外侧间室。

（5）在紧张的膝关节中应用"拉花"技术来打开内侧间室。

（6）经常使用探钩。

结论和展望

关节镜技术提供了优于开放手术的优点和更好的结果，在半月板部分切除中的使用比半月板全切更好。总之，文献显示 80%~95% 的进行关节镜下部分半月板切除术的患者短期内一致得到很好的手术效果。就长期而言，结果还有争议。

尽管半月板切除术目前是最常用的手术方法，但对半月板的作用了解越来越透彻后，越来越多的人对保留半月板的技术感兴趣。此外，在不久的将来新的生物增强技术及组织工程技术也可能成为半月板病变的治疗方法。

致谢

感谢马德里储蓄银行基金会。

推荐阅读

[1] Levy IM, Torzilli PA, Warren RF. The effect of medial meniscectomy on anterior-posterior motion of the knee. *J Bone Joint Surg Am*. 1982;64(6):883–888.

[2] King D. The healing of semilunar cartilages. 1936. *Clin Orthop Relat Res*. 1990;252:4–7.

[3] Arnoczky SP, Warren RF. Microvasculature of the human meniscus. *Am J Sports Med*. 1982;10(2):90–95.

[4] Fitzgibbons RE, Shelbourne KD. "Aggressive" nontreatment of lateral meniscal tears seen during anterior cruciate ligament reconstruction. *Am J Sports Med*. 1995;23(2):156–159.

[5] Shelbourne KD, Benner RW. Correlation of joint line tenderness and meniscus pathology in patients with subacute and chronic anterior cruciate ligament injuries. *J Knee Surg*. 2009;22(3):187–190. *Am J Sports Med*. 1995;23(2): 166–169.

[6] Fabricant PD, Rosenberger PH, Jokl P, et al. Predictors of short-term recovery differ from those of long-term outcome after arthroscopic partial meniscectomy. *Arthroscopy*. 2008;24(7):769–778.

[7] Englund M, Lohmander LS. Risk factors for symptomatic knee osteoarthritis fifteen to twenty-two years after meniscectomy. *Arthritis Rheum*. 2004;50(9):2811–2819.

[8] Papastergiou SG, Koukoulias NE, Mikalef P, et al. Meniscal tears in the ACL-deficient knee: correlation between meniscal tears and the timing of ACL reconstruction. *Knee Surg Sports*

Traumatol Arthrosc. 2007;15(12):1438–1444.

[9] Shelbourne KD, Rask BP. The sequelae of salvaged nondegenerative peripheral vertical medial meniscus tears with anterior cruciate ligament reconstruction. *Arthroscopy.* 2001; 17(3):270–274.

[10] Pujol N, Beaufils P. Healing results of meniscal tears left in situ during anterior cruciate ligament reconstruction: a review of clinical studies. *Knee Surg Sports Traumatol Arthrosc.* 2009; 17(4):396–401.

[11] Goodwin P, Morrisey M. Physical therapy after arthroscopic partial meniscectomy: is it effective? *Exerc Sport Sci Rev.* 2003;2:85–90.

[12] Roos H, Laurén M, Adalberth T, et al. Knee osteoarthritis after meniscectomy: prevalence of radiographic changes after twenty-one years, compared with matched controls. *Arthritis Rheum.* 1998:41(4):687–693.

[13] Burks RT, Metcalf MH, Metcalf RW. Fifteen-year follow-up of arthroscopic partial meniscectomy. *Arthroscopy.* 1997; 13(6):673–679.

[14] Higuchi H, Kimura M, Shirakura K, et al. Factors affecting long-term results after arthroscopic partial meniscectomy. *Clin Orthop Relat Res.* 2000(377):161–168.

[15] Kirkley A, Griffin S, Whelan D. The development and validation of a quality of life-measurement tool for patients with meniscal pathology: the Western Ontario Meniscal Evaluation Tool (WOMET). *Clin J Sport Med.* 2007;17(5):349–356.

[16] Englund M. The role of the meniscus in osteoarthritis genesis. *Med Clin North Am.* 2009;93(1):37–43.

[17] Fabricant PD, Jokl P. Surgical outcomes after arthroscopic partial meniscectomy. *J Am Acad Orthop Surg.* 2007; 15(11):647–653.

[18] Fauno P, Nielsen AB. Arthroscopic partial meniscectomy: a long-term follow-up. *Arthroscopy.* 1992;8(3):345–349.

[19] Small NC. Complications in arthroscopy: the knee and other joints, committee on complications of the Arthroscopy Association of North America. *Arthroscopy.* 1986;2:253–258.

[20] Sherman OH, Fox JM, Snyder SJ, et al. Arthroscopy—"no-problem surgery". An analysis of complications in two thousand six hundred and forty cases. *J Bone Joint Surg Am.* 1986;68(2):256–265.

第56章

Matthew J. Goldstein, Nicholas A. Sgaglione

关节镜下全内半月板修复术

半月板的保留对维持关节软骨内环境稳定、关节面匹配、膝关节稳定性以及本体感受都至关重要[1]。在年轻和比较活跃的患者中，对于不稳定半月板撕裂，仍然更倾向于选择半月板修复术这种治疗方法，这对优化膝关节功能[2, 3]及延缓退行性疾病的发生有重要作用。由于半月板组织在膝关节中重要的生理学作用，建议在年轻、运动活跃的患者中采取半月板修复术[4]。那些半月板撕裂并且伴有相关病变，如前交叉韧带撕裂、需要关节软骨表面再塑或轴向力线矫正截骨术的患者，都强烈建议半月板修复术[5]。此外，根据作者对半月板病生理、愈合、生物力学的理解，以及微创修复技术的提高，半月板修复术的指征似乎有所增加。关节镜下技术应用基于新颖的缝线装置，提供了一种有潜力的、有效的，并且微创的半月板修复手段。辅助的生物学治疗，例如富血小板血浆也很有前景，可能提高了修复"不可修复的半月板撕裂"的潜能，并且提高了手术修复"生物学危险"撕裂的临床成功的可能性。

临床评估

膝关节动力学得知，股骨在胫骨上内旋时将内侧半月板向后和向关节中央挤压。如果半月板的附着点异常负荷（外围或其他情况），因为内侧半月板后角被压向关节中央，那它可能卡压在股骨与胫骨之间，结果便是关节伸直时出现的半月板撕裂。

半月板损伤的患者通常出现的临床症状是局灶性关节线疼痛、肿胀、活动到极端位置时的不适以及特异的机械症状，例如关节卡压、交锁以及关节无法伸直。体格检查应包括解剖轴、机械轴力线的评价以及积液、疼痛、运动减弱、局灶性关节线压痛、关节交锁或弹响，以及极限屈曲时的蹲位痛和轴向加压的疼痛等症状。已报道半月板病变的手动查体有 55%~85% 的敏感性和 29%~67% 的特异

性[6]。半月板病变的刺激性的查体包括 McMurray 试验、Apley 研磨试验或加压试验、Thessaly 试验、Steinmann 试验，以及 Childress（蹲坐）试验[6-8]。McMurray 试验通过对弯曲的膝关节进行伸展时予以内翻或外翻应力来完成，是一种值得信赖的诊断半月板撕裂的方法。McMurray 试验的敏感性据报道在 16%~37%，特异性在 77%~83%[6, 7]，阳性预测值是 83%。类似的，Apley 研磨或加压试验通过屈曲膝关节，旋转、加压，据报道敏感性在 13%~16%，特异性在 80%~90%，总体的准确性为 28%。在 Thessaly 试验中，患者平脚站立在地板上，然后在膝关节屈曲 20°，内旋或外旋，据报道其敏感性、特异性及总体准确性对于内侧半月板撕裂分别为 89%、97%、94%，对于外侧半月板撕裂分别为 92%、96%、96%[8]。Steinmann 试验是在屈曲膝关节时通过内旋或外旋足部来进行，而 Childress（蹲坐）试验是在患者完全蹲坐在足部时进行内旋或外旋来引出症状。回弹试验则是患者仰卧位，医生抓住患者大脚趾或前足，在从完全屈曲的膝关节逐渐回弹到伸直或过伸过程中找出一个清晰可辨的终点，不能完全伸直时则为试验阳性。

半月板的临床评估常常包括简单的 X 线检查，用于评估是否有关节结晶、骨关节炎、骨坏死、骨软骨缺损以及钙化。X 线检查应包括负重伸直前后位、外侧位、髁间窝、髌骨轮廓等。对于怀疑关节软骨磨损的病例，还应拍摄负重 45° 屈曲位前后对比视图来评估关节间隙狭窄。常规的 MRI 对于半月板撕裂的诊断不是必需的，但是能够帮助对膝关节进行更全面的评估。

治疗

半月板主要由 I 型胶原纤维（尽管 II、III、V、VI 型都已发现）组成，这些纤维呈圆周状、放

射状及贯穿（随机）方向。经典的半月板撕裂的描述和分类主要有垂直纵向、水平劈裂、放射状、斜行、瓣状或鹦鹉嘴样撕裂，以及桶柄样撕裂（图56.1）。这些纤维的超微结构解剖分布提供了硬度与抗拉力，并且观察到这些超微结构紊乱可以解释一些典型的撕裂类型。例如，圆周带连接部位的超微结构紊乱，特征性结果是垂直撕裂，然而放射连接纤维的紊乱常造成放射状撕裂（图56.2）。

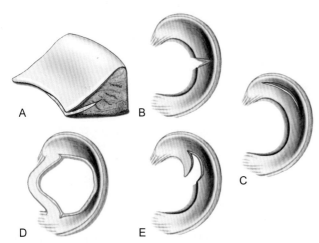

图56.1 撕裂类型。A. 水平。B. 垂直放射状。C. 垂直纵向。D. 桶柄样。E. 瓣状。

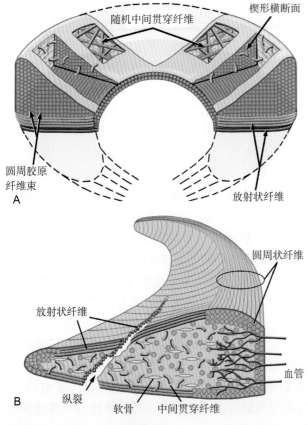

图56.2 A、B. 半月板超微结构。

Terzidis 等[9] 报道的一个病例系列，364 名年轻运动员（男 285 名，女 79 名，平均年龄 22.3 岁，范围 16~32 岁）的 378 个膝关节，半月板撕裂在内侧（69.3%）比外侧（30.7%）多发。虽然大部分撕裂只涉及半月板的内侧一半（内侧半月板 70.2%，外侧半月板 91.4%），全部撕裂中有 23.3% 延伸到半月板的外周部分。并且，74.8% 的撕裂涉及后角（22.7% 在中间体部，2.5% 在前角）。桶柄样撕裂最常见（23.1%），随后是纵裂（18.2%）、水平裂（17.4%）、斜裂（16.4%）、放射状裂（14.4%）和瓣状裂（10.5%）。

决策——修复 VS 切除

半月板修复的决策取决于撕裂的特征（例如撕裂类型、形状、位置、血管、大小、稳定性、组织的成活能力或质量）、相关的病变、手术史以及患者预期值和手术目标[10]。血管化的外周半月板中伴有极小变形的垂直纵向撕裂（77.5% 的内侧半月板撕裂和 59.4% 的外侧半月板撕裂[9]）通常被认为是适合修复的最佳解剖，因为它们的血管有愈合的潜能。变形的或磨损的斜行瓣状撕裂、放射状撕裂、水平劈裂，或无血管白 - 白区退行性复杂撕裂，习惯上都采用切除术治疗[10]。在决定做修复还是切除之前还要考虑到患者年龄、活动水平以及术后康复依从性（表 56.1）。

在相对的无症状患者（例如同时进行前交叉韧带重建手术的患者）的外侧半月板后角的长度小于 7 mm 的小的外周撕裂和不完全撕裂，可以不干预并等待它愈合。Shelbourne 和 Heinrich[11] 推断外侧半月板后角撕裂、稳定不完全的放射状瓣状撕裂、外周的或距离腘肌腱 1 cm 以内的后 1/3 撕裂，可以成功治疗并原位旷置。相反，在伴有不稳定、实质性外周纵向撕裂、机械症状或非手术治疗（改良运动、减少炎症和物理治疗）失败的患者中则需要手术干预。

半月板切除术会改变负荷的传递、接触压力，并导致胫股关节病理性松弛（尤其是在伴有前交叉韧带损伤的膝关节中）。研究显示内侧半月板后角撕裂相对于完整的半月板可以增加内侧间室 25% 和外侧间室 13% 的峰值接触压力[12]。撕裂区域修复可以将峰值接触压力恢复到基线水平，并对内侧间室接触压力、胫骨外旋以及胫骨外侧平移有明显

表 56.1　半月板切除、打磨及修复的指征

	切除术	打磨	修复术
慢性	老年患者的退行性、非临床相关性的撕裂	无	急性的有症状的撕裂
类型	斜行瓣状撕裂、放射状撕裂、退行性复杂撕裂、水平劈裂	不完全的纵向撕裂	纵向撕裂/垂直桶柄样撕裂
位置	内侧（白-白）	红-红后角，外侧半月板	外周（红-红）、中央（红-白）、内侧（白-白）
大小	无	<7~10 mm	>7~10 mm
偏移	无	稳定的不完全撕裂、<3~5 mm 的移位到髁间窝的撕裂	不稳定的撕裂、>5 mm 的移位到髁间窝的撕裂
组织成活能力	变形、磨损、不能成活的	能成活的	极小的变形、具有可修复组织结构的、能成活的
预后因素	前交叉韧带完整、没有恶性或慢性的损伤、相关感染、类风湿或胶原血管疾病	前交叉韧带完整，力线良好，没有慢性损伤	相关的前交叉韧带修复术或软骨手术，轴向力线差
患者依从性/倾向	康复或愈合是个问题	无	患者更倾向的选择

的改善。此外，最快在术后 4.5 年后，运动员的半月板切除术已显示可以导致膝关节不稳、影像学改变以及功能性活动的减少[13]。部分半月板切除术的临床结果揭示了内侧半月板切除术后内侧间室骨关节炎的影像学进展是比外侧半月板切除术后的外侧间室骨关节炎要严重的[14]。此外，当半月板边缘残留少于 50% 时，可以观察到影像学上的进展。

Fabricant 等[15]报道了 126 例关节镜下部分半月板切除术后 1 年恢复的 1 级预后前瞻性研究，发现女性性别和软骨病变的程度会显著影响膝关节疼痛、功能以及总体的状态（积液、屈曲、伸直、步态以及总体的发展）。年龄、体重指数、半月板切除的程度（从任何区域切除的半月板总量）、涉及 1 个或 2 个半月板以及半月板撕裂的程度（累及的分区总数）显示没有相关性。半月板撕裂的程度会影响整个膝关节状态，但是不会导致疼痛及功能障碍。半月板切除或受累的半月板个数是 1 个还是 2 个对恢复也没有影响。McDermott 和 Amis[16]等指出一些负面因素会影响长期预后，这些负面因素包括：切除的组织总量、切除的位置（后角要差于前角或桶柄样撕裂）、保留的圆周纤维的撕裂、外侧半月板切除（差于内侧）、持续存在的软骨损伤、受损膝关节力线外翻、前交叉韧带损伤或韧带病理性松弛，以及增加的半月板切除术后活动水平。1

项关节镜下内侧半月板部分切除术相比于外侧半月板部分切除术的回顾性对比研究进一步支持以上结论。此研究提示，35 岁以下、垂直撕裂、无软骨损伤以及半月板切除术后半月板外缘完整的患者具有更好的预后[17]。除了考虑半月板切除术的自然病程，告知患者手术风险、收益、预期的恢复和康复以及选择的治疗方法的效果也同样重要。当患者更倾向于迅速或可预见的恢复到工作或运动中时，也应告知恢复时间以及再发撕裂的风险，并在治疗的选择中起着重要作用。

时机

对于单独的半月板撕裂的理想干预时期仍有争议。Tenuta 和 Arciero 等[18]评估了 51 例患者的 54 例半月板修复术，平均在术后 11 个月行二次关节镜观察。手术的时机并不影响愈合，但当联合前交叉韧带重建术时，不愈合的半月板需要的修复时间（60 周）要比那些愈合的半月板需要的修复时间（19 周）长。Henning 等[19]报道了 8 周内修复的撕裂与那些更晚才修复的撕裂的修复效果，尽管更晚的修复可能更复杂，但两者有显著差别。Cannon 和 Vittori[5]等评估了 90 例半月板修复，其中 68 例与前交叉韧带重建术同时进行。单独的半月板撕裂在 8 周内修复（57%），比那些晚于 8 周才修复的

（47%）更容易成功。相似地，那些在受伤后 8 周内与前交叉韧带重建术联合修复半月板的愈合概率（96%）也要比受伤后晚于 8 周才修复的愈合概率（91%）高。

Scott 等 [20] 报道了 260 例半月板修复术，距最初撕裂平均 47.3 周（中位数 19 周）。他们发现那些从受伤到手术时间超过 3 周的患者和那些在撕裂后 3 周内就手术的患者之间的愈合概率没有差别。他们推断慢性症状不会改变愈合的预后。Noyes 和 Barber-Westin[4] 对 30 例年龄在 40 岁或以上的半月板修复患者进行研究，其中 20 例为慢性，10 例为急性（撕裂后 10 周内），他们的撕裂延伸到半月板中 1/3，或边缘撕裂宽度达 4 mm 或更多。损伤的慢性程度对于修复也不会有显著的影响。Noyes 和 Barber-Westin[21] 后来又评估了 71 例 19 岁或更年轻的患者的延伸到无血管区域的半月板撕裂，撕裂到修复的平均时间为 40 周（1~256 周）。其中 40 例为急性手术（1~12 周），31 例为慢性。修复的成功或失败和损伤到修复的时间长度之间没有相关性。

手术技术

半月板修复技术包括开放性、关节镜辅助以及全关节镜下方法。目前，关节镜辅助半月板修复技术是最主要的手术方式，由于它手术时间更短，同时可以减少患者致残率。

"由外到内"技术最开始由 Rodeo[22] 描述，最适合于涉及中部和前 1/3 的半月板撕裂，暂时固定和稳定那些不稳定的撕裂碎块（使用牵引和复位缝合）。18 号的脊髓穿刺针经皮肤由外而内进入关节穿过半月板撕裂部位。这种方法可以进行不同的缝合修复模式，并在后方的神经血管束前面保持一个安全空间。

Henning 等 [5, 20, 23] 推广普及了"由内而外"技术，并且有些人认为这是半月板修复方法的"金标准"，该技术是关节镜下过线、开放收紧以及在相应的关节囊下打结的结合。"由内而外"缝线技术需要在后内侧及后外侧做一个几厘米的附加切口，以便在直接视野下捕捉穿出的缝合针及缝线。这样可以在半月板的中 1/3 及后角做垂直褥式缝合，同时在附加切口使用腘窝牵开器来保护后方神经血管结构。

全关节镜下手术方法包括全内固定器的应用，此方法大部分是基于倒刺鱼钩设计来闭合并复位撕裂的碎块 [24]。缝合器垂直于撕裂放置，可以有效拉紧撕裂碎块。现有多种固定器械，在形状、大小、组成、置入以及递送技术等方面有所不同。对固定器的生物力学强度的担心及并发症包括不恰当的牵拉、延迟的吸收、断裂、残留的聚合物碎块、异物反应、周围软组织炎症以及慢性损伤都导致了医生不喜欢这些装置。

最近，全关节镜下全内缝合技术已经被引入，并逐渐普及。这些方法提供了微创、具有传统垂直褥式缝合强度的缝线 – 整体设计 [25]。大多数设备将缝线和固定锚钉整合在单根针式的递送系统。全关节镜下缝线修复装置相比于以往的固定器设计提供了一定的优点，例如编织缝合是可压缩的，硬度较低，所以考虑到邻近的关节软骨面时，它可以形成一个安全的轮廓。此外，两点固定结构在撕裂区域可调节、收紧、压缩，可以形成一个生物力学强度更佳的轮廓。此外，全内缝合技术不再需要后内侧及后外侧切口，因此成为一个真正的关节镜下微创的方法。这转变成了创伤小、疼痛的手术方法，当考虑到手术致残率时，理论上这种手术更简单、更安全。缺点包括与使用这些新生装置相关的学习曲线、缺乏长期临床结果的数据、关节囊外植入物的放置和（或）突出物、软组织炎症以及不菲的费用。

基于缝线的装置

ULTRA FasT-Fix 及 FasT-Fix 360

Smith and Nephew 内镜（Andover，MA）在 2001 年推出了 FasT-Fix 半月板修复系统，这是 1994 年推出的 T-Fix 半月板修复系统的升级版。2008 年推出的 ULTRA FasT-Fix 半月板修复系统，整合了 2 枚 5 mm 生物惰性的锚钉 [聚醚醚酮（PEEK）或生物可吸收锚钉（PLLA）]，高强度不可吸收的 0 号 Ultrabraid 缝线，预装载预打结的自滑结，通过 16.5 号插入针（27° 弯曲或 15° 反向弯曲）来递送。这个系统包括一个能劈开的鞘式插入套管、可调节深度的穿刺器、单独的推结器 / 线剪，以及金属入路插入槽。垂直褥式缝合结构和广泛的不同穿刺点是 ULTRA FasT-Fix 的两大优点（图 56.3）[24]。最新推出的新型的、增强的 FasT-Fix 360 整合了一个较硬的发射装置，包含圆周（360°）植入物放置扳机，人体工程学深度控制棘齿，带有 2-0 Ultrabraid 缝线的低切迹植入物（图 56.4）。

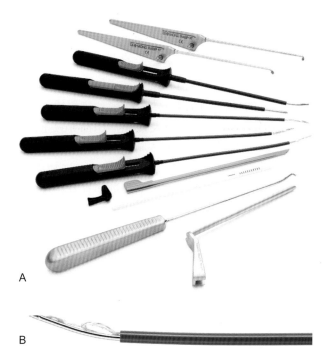

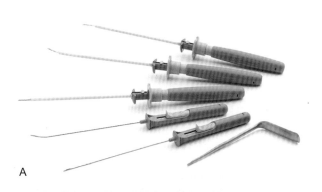

图 56.3　A. ULTRA FAST-Fix 半月板修复系统。B. ULTRA FasT-Fix 半月板修复针发射装置及植入物（致谢 Smith and Nephew Endoscopy）。

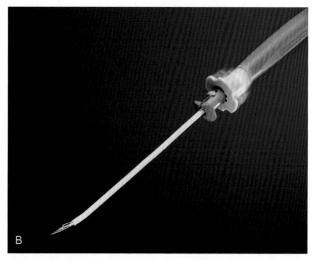

图 56.4　A. FasT-Fix 360 半月板修复系统。B. FasT-Fix 360 半月板修复针发射装置及植入物（致谢 Smith and Nephew Endoscopy）。

Meniscal Cinch

2008 年，Arthrex 公司（Naples，FL）推出了 Meniscal Cinch。这个双套管针的枪柄装置有 2 枚 PEEK 锚，彼此通过 2-0 FiberWire 连接在一个一个马蹄铁形的、开槽的人体工程学输送套管上。在第 2 个放置套管上预先安装一个滑结用来最后拉紧。这套系统提供了一个带有 2 mm 刻度的可调节外部限深器用，可在手术中测量撕裂和更好地保护植入物的放置。在放置第 2 枚锚钉之后有一个游离的缝线末尾，这样可以进一步应用推结器将滑结拉紧并埋结（图 56.5）。

MaxFire 和 MaxFire MarXmen

Biomet Sports Medicine（Warsaw，IN）于 2008 年推出了 MaxFire 半月板修复装置。这套系统在人体工程学一次性针式插入器上预装了 2 个 5 号聚酯"缝合"脱脂棉锚钉，并有滑动放置扳机装置。"缝合"锚钉之间通过专利的无结 ZipLoop 技术相互连接，该技术是一个单根的聚乙烯缝线通过自身两次相反的方向编织并且预置可收紧的缝线环。实际上，该装置有 2 个环，通过一个滑动缝线皱褶相连。缝线可以距离 5~10 mm 位置水平或垂直褥式缝合。一旦 2 枚锚钉都放置完毕，还有一股游离缝线，可以使滑结拉紧（图 56.6）。MaxFire MarX-men 是最近推出的包含手枪柄的单手 MaxFire 放置器。手枪柄设计带有一个单独的扳机，可以放置和收回针式保护套管的拇指轮，以及一个穿刺针深度指示器（图 56.7）。

CrossFix

Cayenne 医疗（Scottsdale，AZ）于 2009 年推出

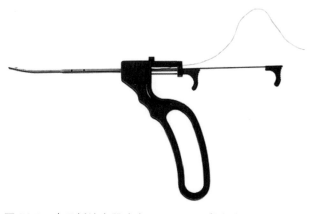

图 56.5　半月板缝合器（由 Arthrex Inc. 提供）。

了 CrossFix 半月板修复系统，这套装置只用缝线，由一枚集成双刺的 15 号穿刺针（长度为 24 mm）输送系统组成。一根 3 mm 的 10° 斜行缝线与 0 号不可吸收高强度聚乙烯缝线组装后通过使用 1 枚集成的交叉穿刺针一次性穿刺半月板来放置。预先打好的滑结将修复部位拉紧。如果需要的话，推结器或线剪可进一步拉紧修复部位。输送穿刺针有直的或 12° 上弯两种选择（图 56.8）。

Omnispan

DePuy Mitek 公司（Raynham，MA）OMNISPAN 半月板修复系统包括一次性、多用途的装载双扳机，手枪柄工具和预装 2 枚连接专利 2-0 ORTHOCORD 缝线（55%PDS）的 PEEK 锚输送针。通过使用探针和一个游离的缝线尾端完成无结修复的拉紧。拉紧后，应用关节镜剪刀剪断剩余缝线。标有刻度的输送针可以有直的、12° 或 27° 可供选择，可以进行垂直、水平和斜行修复（图 56.9）。

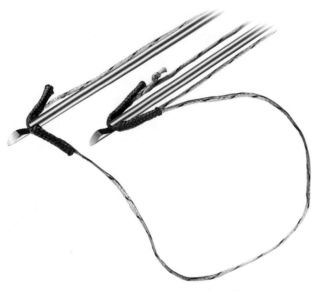

图 56.6 MaxFire 半月板修复装置和软组织锚钉（由 Biomet Sports Medicine 提供）。

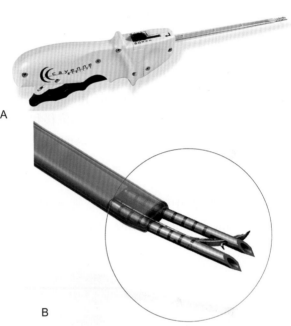

图 56.8 A. Crossfix 半月板修复机械输送装置。B. Crossfix 半月板修复集成穿刺针输送针尖（由 Cayenne Medical 提供）。

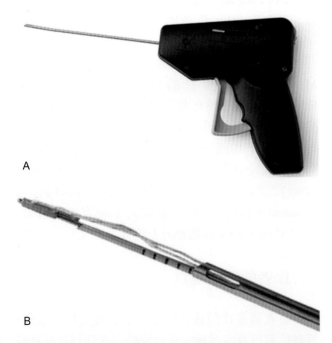

图 56.7 A. MaxFire MarXmen 机械输送装置。B. MaxFire MarXmen 针式输送针头和软组织锚钉（由 Biomet Sports Medicine 提供）。

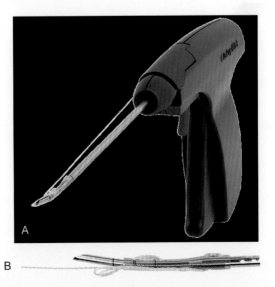

图 56.9 A. OMNISPAN 半月板修复机械输送装置。B. OMNISPAN 半月板修复针输送针头和软组织锚（由 DePuy Mitek, Inc. 提供）。

Sequent

Conmed Linvatec（Largo，FL）最近推出了 Sequent 半月板修复装置，可以联合应用 PEEK-Optima 锚和 0 号 Hi-Fi 缝线快速进行"无结"半月板修复。该装置是多个装载，允许多个独立拉紧的结构。首先，在将穿刺针插入关节内之前，将限深鞘剪切到合适尺寸并放置在针上。针穿刺半月板并使用自由轮、扳机和 720° 旋转装置，放置好植入物并拉紧缝线。用线剪剪去多余的缝线。有预先装有 4 个或 7 个植入物的直或弯针供选择（图 56.10）。

生物力学

许多体外力学研究已经得出结论，垂直褥式缝合是最强的固定方式[26-28]。当前可用的全关节镜下半月板修复系统的生物力学测试显示其位移和强度与垂直褥式缝合非常接近[26, 29]，而以前的固定器设计强度资料则显示有拔出、过载失败以及过硬等缺点。

在一个猪模型中，Barber 等[26]研究了用 2-0 Mersilene（Ethicon，Sommerville，NJ）缝线垂直和

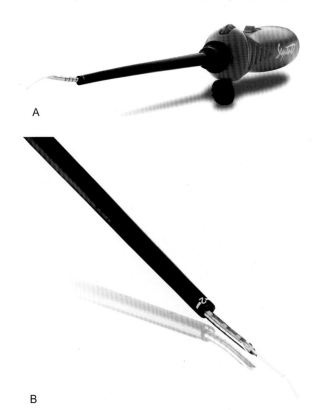

图 56.10　A. Sequent 半月板修复机械输送装置。B. Sequent 半月板修复穿刺针输送针头和软组织锚（由 Conmed Linvatec 提供）。

水平缝合、垂直和水平方向的 FasT-Fix、Arthrex 半月板镖、Arthrotek 半月板螺钉（Biomet，Warsaw，IN）以及 RapidLoc 装置失败时的负荷强度。垂直的 2-0 Mersilene 缝线仍然是强度最高的，但 FasT-fix 结果接近褥式缝合。Borden 等[25]在尸体膝关节模型中研究了水平 FasT-fix、垂直 0 Ti-Cron（Ethicon，Sommerville，NJ）缝线以及 13 mm 半月板箭（ConMed Linvatec，Largo，FL）的失败和位移的负荷以及硬度。在这 3 个参数中，水平 FasT-Fix 和垂直褥式缝合大大超过了半月板箭。水平 FasT-Fix 和垂直褥式缝合测量的参数水平相当。在牛模型中，Zantop 等[27]研究了 FasT-Fix、RapidLoc、半月板箭、水平和垂直 2-0 Ethibond 缝线的初始固定强度、硬度以及失败模式。垂直和水平的 FasT-Fix 缝线在抗拉强度中是最强的装置，并且与垂直 Ethibond 缝线没有区别。褥式缝合和 FasT-Fix 样本在缝线处失败，而 RapidLoc 在挡板处失败，半月板箭失败在倒钩的拔出。

Zantop 等[28]后来研究了 FasT-Fix、RapidLoc、水平及垂直 2-0 Ethibond 缝线的循环负荷，目的是模拟体内的负荷，进行了 1 000 次的循环负荷。在任何修复技术中都没有发现移位的差别。此外，垂直缝线、水平 FasT-Fix 及垂直 FasT-Fix 在 1 000 次循环负荷后最终失败的情况也没有差异，但水平缝线和 RapidLoc 表现为显著的较低负荷时即失败。2 种 FasT-Fix 设备明显比缝线和 RapidLoc 更坚硬。

在一项比较研究中，Chang 等[30]评估了 Meniscal Viper、垂直的 FasT-Fix 和垂直的 0 号 Ethibond 缝线的循环负荷和负荷失败的差异。研究显示垂直缝线循环负荷下拥有更少的平均位移和更大的平均刚度，但 FasT-Fix 和垂直缝线在负荷失败试验中没有发现差别（都显著优于 Meniscal Viper）。然而，在负荷失败试验中 FasT-Fix 和 Meniscal Viper 的平均强度都大于垂直褥式缝合，其中 Meniscal Viper 的差异有统计学意义。

作者的手术观点

患者通常在门诊日间手术中心接受局部麻醉、静脉镇静以及喉罩通气全身麻醉。在计划同时进行其他手术时，建议采用股神经阻滞联合普通气管内或硬膜外麻醉。可以用外侧挡板或腿部固定器施加

外翻应力来处理内侧半月板病变。如果需要同时进行前交叉韧带或关节软骨手术的话，则先处理半月板撕裂。

确认半月板撕裂，评估撕裂大小、稳定性和偏移（如何移位）、是否容易复位以及组织生存能力。应评估撕裂的长度及几何形状，来暂时地选择需要的缝线数量以及可能用到的装置长度，同时应考虑患者的体格、半月板大小、变异、撕裂与外周及关节囊的距离以及将要应用的技术。在瞄准缝针修复方向时通常应用对侧入路方法来增加安全边际（例如，通常采用缝线修复装置通过对侧外下方入路处理内侧半月板后角撕裂）。

初步评估后如果不需要前交叉韧带重建术，则采用纤维蛋白凝块技术。立即从麻醉医生那里获取无菌自体血液并离心出血小板 - 富集纤维基质凝块[31]。通过对半月板撕裂部位清理完成撕裂部位的准备，通过电动刨刀或低切迹半月板锉来打磨撕裂的边缘和外周半月板关节囊连接。可以应用 18 号脊髓穿刺针或半月板环钻来创建血管通路增加愈合概率，同时诱导血管反应（图 56.11）。准备工作完成后，接下来复位撕裂。可以通过由内向外或由外向内插入 1 枚 18 号脊髓穿刺针，或 1 根由外向内的 0 号 PDS 牵引线，暂时复位不稳定的桶柄样撕裂。当有足够的可用组织时，间隔 3~5 mm 距离，行垂直褥式缝合能达到最佳固定，进行双垂直构型修复理论上能够更好地抵抗股骨侧和胫骨侧的拉伸力和压力（图 56.12）。对于身体瘦弱患者的前部及中部 1/3 撕裂可混合使用"由外向内"的方法。术后恢复方案强调立即活动、有保护的负重和个体化的改良活动（见康复部分）。

结果

全内半月板修复并补充混合使用关节镜缝线技术在选择组患者中已报道有成功的结果。Krych 等[32] 在一项 4 级病例研究中回顾性了 18 岁及更年轻患者关节镜独立半月板修复，总体有 62% 的临床成功率。简单半月板撕裂的手术成功率是 80%，而移位性桶柄样撕裂的成功率为 68%，复杂性撕裂的成功率为 13%。半月板滑膜连接处的 3~6 mm 的边缘宽度以及增加的撕裂复杂性都被报道为成功修复的潜在危险因素。

Pujol 等[33] 在一项 4 级病例系列中，通过术后 CT 关节造影明确报道了总体的愈合率为 73.1%。

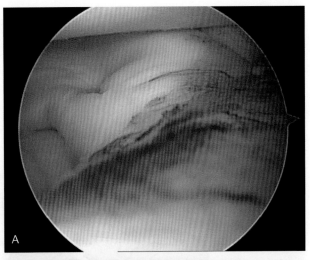
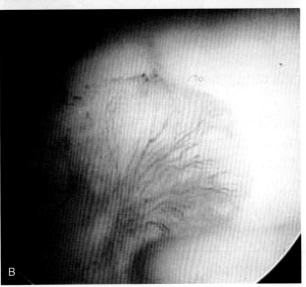

图 56.11　A、B. 修复术 6 周后二次关节镜下见高血管半月板愈合反应。

此外，Feng 等[34] 在一项 4 级病例系列研究中，术后平均 26 个月应用关节镜二次观察之前采用关节镜下混合缝线技术、"由内到外"垂直褥式和 45°缝合钩技术（缝合钩螺丝锥；Conmed Linvatec，Largo，FL）以及相关的前交叉韧带重建术的患者，报道了大的半月板桶柄样撕裂的总体愈合率为 89.6%。

在一项关于 FasT-Fix 修复系统的前瞻性 4 级连续病例研究中[35]，术后随访平均 18 个月后对 61 例纵行撕裂的红 - 红区或红 - 白区进行评估（36% 独立撕裂，64% 联合前交叉韧带重建），据报道成功修复率为 88%（由改进的 Lysholm 膝关节评分测量）。在第二次观察中没有提及软骨损伤。类似地，在一项评估 FasT-Fix 修复系统的成功率的前瞻性 4 级连续病例研究中，评估了 41 例与加速康复计划

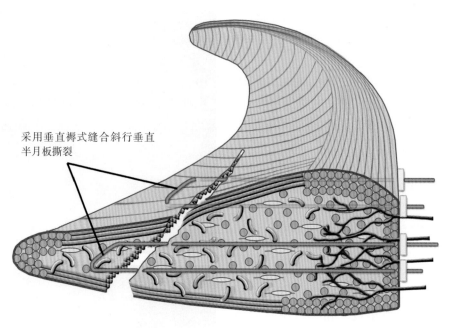

采用垂直褥式缝合斜行垂直
半月板撕裂

图 56.12　应用双垂直褥式缝合方法修复垂直纵向撕裂。

相关的修复，Barber 等 [36] 通过 Lysholm，Tegner，Cincinnati 以及国际膝关节文献委员会（IKDC）的表格活动评分评估，经过平均 30.7 个月的随访，报道了半月板修复的临床有效率为 83%。通过初步的连续病例研究评估应用 FasT-Fix 半月板修复系统的全内半月板修复术，Sgaglione 等（未发表）经过平均 72 个月的随访，采用改良的 Lysholm、Cincinnati、Tegner 以及视觉模拟量表（VAS）评分，报道了 73 例患者（52 例男，21 例女，71.2% 同时行前交叉韧带重建术）的 81 例半月板修复的临床成功率为 88%。并发症包括 1 例因疼痛需要取出移植物。

在一项评估采用 RapidLoc 修复半月板同时重建前交叉韧带的 4 级前瞻性连续病例研究中，对于 38 例半月板撕裂，Billante 等 [37] 采用 IKDC 及膝关节障碍主观视觉模拟量表（KDS-VAS）进行评估，经过平均 30.4 个月（范围 21~56 个月）的随访，报道成功率为 86.8%。在一项 4 级连续病例回顾性研究中，回顾分析 46 例患者的采用 RapidLoc 设备修复的 54 例半月板（全都与前交叉韧带重建相关），平均随访 34.8 个月（范围 24~50 个月），采用 IKDC 及 VAS 等方法评估，Quinby 等 [38] 报道了 90.7% 的成功率。

Kalliakmanis 等 [39] 在一项 3 级比较研究中，经过平均 24.5 个月的随访，对 Cooper 分类放射区域 1 区或 2 区半月板撕裂及联合的前交叉韧带重建进

行研究，报道了 FasT-Fix 的成功率为 92.4%，T-Fix（Acufex Microsurgical，Mansfield，MA）的成功率为 87%，RapidLoc 的成功率为 86.5%。IKDC 及 Lysholm 评分在术后显著提升，并且在不同装置之间没有显示出差异。此外，发现撕裂慢性程度、长度、部位及患者年龄没有影响愈合率。

并发症、争议及要点

在一项对 395 566 例关节镜（包括 375 069 例膝关节镜）的多中心研究中，Small 等 [40] 报道了关节镜总体的并发症发生率为 0.56%，而半月板修复特定的并发症发生率为 2.4%。常见的并发症包括隐神经损伤。其他研究报道了半月板手术明确的并发症发生率有一个相似的范围，从半月板切除术的 1.7% 到半月板修复术的 1.29%[41]。然而，Austin 等 [41] 报道了半月板撕裂的并发症总体发生率为 18%（内侧半月板修复为 19%，外侧半月板为 13%）。全内修复技术的许多并发症都与固定器的应用有关，并发症包括破损的植入物、残留的异物、炎症反应、固定器移位或突出以及软骨损伤（图 56.13）[41]。以基于缝线的全内修复技术的设计限制了软骨面损伤的风险，但已有植入物导致疼痛的报道。相似地，全内技术的神经血管结构损伤的风险虽然降低，但是据报道修复外侧半月板后角时针尖与血管结构已经达到 3 mm 的近距离 [42]。外侧

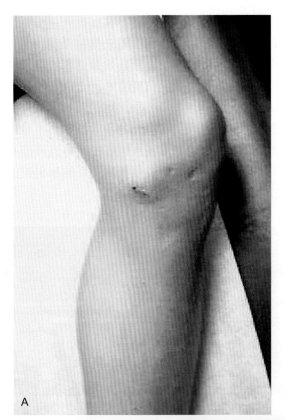

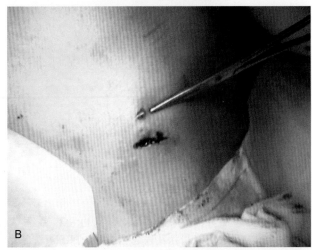

图 56.13　A. 术后 15 个月致痛内植物移除前的膝关节内侧。B. 致痛内植物移除后的膝关节内侧。

修复导致腓神经撕裂也可能发生，但是不常见[41]。在使用很多这些新生缝线设备时必须考虑到成本效益。此外，这些装置的放置不当也会导致费时拯救处理这些浪费的内植物，并会因为"废弃内植物"导致每个病例的成本增加[43]。

康复

几名作者已经成功报道了强调立刻恢复活动范围、负重以及恢复到旋转活动在内的加速康复计划。其他学者则建议一种更保守的方法，因为加速康复计划会导致更低的愈合概率[18]。作者对于单独的半月板撕裂更倾向于与前交叉韧带重建术相似的术后生活规则，并强调根据撕裂的类型及修复方法采取个体化的方法。这种特异的方法将患者的舒适程度及修复的特点都考虑进来。患者在手术室内术后即采用支具或膝关节制动器，将膝关节锁在伸直位，这样既舒服又可方便移动和转移。当患者证实自己能够足够控制自己的腿、本体感受和在不戴支具的时候很舒服时，或者在大约第 4 周，可以去除绷带。伸直位负重最初仅限于拄拐以防修复部位过度的压力以及剪切力。负重随着患者的忍受力可以逐渐增加，在第 4 周左右，如果患者的积液及疼痛表现都减弱，并且股四头肌力量也足够，则可以建议患者完全负重。术后第 1 天即刻恢复活动，范围建议在 0°~90°（如果患者同时经历了前交叉韧带重建术，则患者在家将患肢置于连续的被动活动装置，并设置在 0°~90°）。活动范围的增加，尤其是终末屈曲（为了限制屈曲或回滚压力）取决于修复特点，包括部位、大小、修复的几何特征以及强度。考虑为"存在风险"的撕裂应给予更多的保护时间，并且考虑到舒适的活动范围、适应性、强化及健身训练来逐步进展。在成功达到功能恢复的目标并且整个修复部位无症状性点状压痛的基础上，可以在 4~6 个月回归到体育活动。

展望

为了拓宽半月板修复的指征，同时可能提高并增加半月板的愈合概率及临床成功率，组织修复及再生的生物增强技术仍然是当前半月板修复技术的前景。正在进行的促进半月板愈合的早期研究有：生长因子及形态发生素包被的缝线［血小板源性生长因子（PDGF）及生长因子分化因子 -5（GDF-5）］、包含 PDGF 的 PRFM 凝胶（膜）、生物黏附多酚蛋白以及应用胶原 -GAG 作为辅助的生物支架。GDF-5 包被的缝线应用于修复肌腱部位对比于无包被的缝线在早期已经显示出生物力学强度有提高[44]。作为自体来源的带有浓缩纤维蛋白基质的生物活性生长因子的 PRFM 已经显示出良好的前景，并且在半月板无血管的白 - 白区可能会有效[31]。愈合辅助用品的增加及愈合过程中生物促进剂的应用可能会在半月板血管稀少区域提供一个更强的并且预期更好的修复结果，反过来也可能进一步拓宽半月板修复的解剖学考虑范围，并提高手术效果（图 56.14）。

结论

关节镜下全内技术修复半月板是一种安全并且有效的微创手术方法。随着半月板修复技术的不断改善，骨科医师可以期待更丰富、更简单、更快速的关节镜下缝线插入技术和输送修复系统。负荷－失败强度、硬度更高以及预期效果更好的组织锚钉也即将出现。混合的关节镜技术，无论是"由外而内"还是"由内而外"，对于关节镜下全内缝合技术仍然是一种有用的可补充的手术技术。半月板修复的生物增强技术目前正在进展中，并且可能有机会来增宽修复指征，并提供预期更好的和更快的愈合过程以及相应的临床结果。

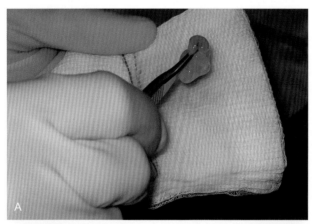

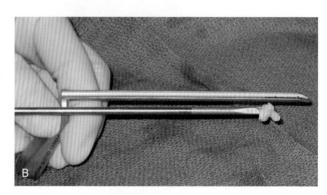

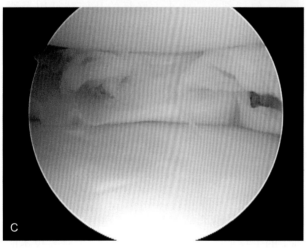

图 56.14　A. 准备好的离心后自体来源的 PRFM。B. 自体来源的 PRFM，关节镜引入及输送装置。C. PRFM 联合全内半月板修复术的关节镜下图片。

参考文献

[1] Levy IM, Torzilli PA, Warren RF. The effect of medial meniscectomy on anterior–posterior motion of the knee. *J Bone Joint Surg Am*. 1982;64(6):883–888.

[2] Faunø P, Nielsen AB. Arthroscopic partial meniscectomy: a long-term follow-up. *Arthroscopy*. 1992;8(3):345–349.

[3] Sturnieks DL, Besier TF, Mills PM, et al. Knee joint biomechanics following arthroscopic partial meniscectomy. *Orthop Res*. 2008;26(8):1075–1080.

[4] Noyes FR, Barber-Westin SD. Arthroscopic repair of meniscus tears extending into the avascular zone with or without anterior cruciate ligament reconstruction in patients 40 years of age and older. *Arthroscopy*. 2000;16(8):822–829.

[5] Cannon WD Jr, Vittori JM. The incidence of healing in arthroscopic meniscal repairs in anterior cruciate ligament-reconstructed knees versus stable knees. *Am J Sports Med*. 1992;20(2):176–181.

[6] Malanga GA, Andrus S, Nadler SF, et al. Physical examination of the knee: a review of the original test description and scientific validity of common orthopedic tests. *Arch Phys Med Rehabil*. 2003;84(4):592–603.

[7] Evans PJ, Bell GD, Frank C. Prospective evaluation of the McMurray test. *Am J Sports Med*. 1993;21(4):604–608.

[8] Karachalios T, Hantes M, Zibis AH, et al. Diagnostic accuracy of a new clinical test (the Thessaly test) for early detection of meniscal tears. *J Bone Joint Surg Am*. 2005;87(5):955–962.

[9] Terzidis IP, Christodoulou A, Ploumis A, et al. Meniscal tear characteristics in young athletes with a stable knee: arthroscopic evaluation. *Am J Sports Med*. 2006;34(7):1170–1175.

[10] Sgaglione NA, Steadman JR, Shaffer B, et al. Current concepts in meniscus surgery: resection to replacement. *Arthroscopy*. 2003;19(suppl 1):161–188.

[11] Shelbourne KD, Heinrich J. The long-term evaluation of lateral meniscus tears left in situ at the time of anterior cruciate ligament reconstruction. *Arthroscopy*. 2004;20(4):346–351.

[12] Allaire R, Muriuki M, Gilbertson L, et al. Biomechanical consequences of a tear of the posterior root of the medial meniscus. Similar to total meniscectomy. *J Bone Joint Surg Am*. 2008;90(9):1922–1931.

[13] Jørgensen U, Sonne-Holm S, Lauridsen F, et al. Long-term follow-up of meniscectomy in athletes. A prospective longitudinal study. *J Bone Joint Surg Br*. 1987;69(1):80–83.

[14] Fabricant PD, Jokl P. Surgical outcomes after arthroscopic partial meniscectomy. *J Am Acad Orthop Surg*. 2007;15(11): 647–653.

[15] Fabricant PD, Rosenberger PH, Jokl P, et al. Predictors of short-term recovery differ from those of long-term outcome after arthroscopic partial meniscectomy. *Arthroscopy*. 2008; 24(7):769–778.

[16] McDermott ID, Amis AA. The consequences of meniscectomy. *J Bone Joint Surg Br*. 2006;88(12):1549–1556.

[17] Chatain F, Adeleine P, Chambat P, et al. Société Française d'Arthroscopie. A comparative study of medial versus lateral arthroscopic partial meniscectomy on stable knees: 10-year minimum follow-up. *Arthroscopy*. 2003;19(8):842–849.

[18] Tenuta JJ, Arciero RA. Arthroscopic evaluation of meniscal repairs. Factors that effect healing. *Am J Sports Med*. 1994; 22(6):797–802.

[19] Henning CE, Lynch MA, Yearout KM, et al. Arthroscopic meniscal repair using an exogenous fibrin clot. *Clin Orthop Relat Res*. 1990;(252):64–72.

[20] Scott GA, Jolly BL, Henning CE. Combined posterior incision and arthroscopic intra-articular repair of the meniscus. An examination of factors affecting healing. *J Bone Joint Surg Am*. 1986;68(6):847–861.

[21] Noyes FR, Barber-Westin SD. Arthroscopic repair of meniscal tears extending into the avascular zone in patients younger than twenty years of age. *Am J Sports Med*. 2002;30(4):589–600.

[22] Rodeo SA. Arthroscopic meniscal repair with use of the outside-in technique. *Instr Course Lect*. 2000;49:195–206.

[23] Henning CE, Lynch MA, Yearout KM, et al. Arthroscopic meniscal repair using an exogenous fibrin clot. *Clin Orthop Relat Res*. 1990;252:64–72.

[24] Sgaglione NA. New generation meniscus fixator devices. *Sports Med Arthrosc Rev*. 2004;12(1):44–59.

[25] Borden P, Nyland J, Caborn DN, et al. Biomechanical comparison of the FasT-Fix meniscal repair suture system with vertical mattress sutures and meniscus arrows. *Am J Sports Med*. 2003;31(3):374–378.

[26] Barber FA, Herbert MA, Richards DP. Load to failure testing of new meniscal repair devices. *Arthroscopy*. 2004;20(1):45–50.

[27] Zantop T, Eggers AK, Weimann A, et al. Initial fixation strength of flexible all-inside meniscus suture anchors in comparison to conventional suture technique and rigid anchors: biomechanical evaluation of new meniscus refixation systems. *Am J Sports Med*. 2004;32(4):863–869.

[28] Zantop T, Eggers AK, Musahl V, et al. Cyclic testing of flexible all-inside meniscus suture anchors: biomechanical analysis. *Am J Sports Med*. 2005;33(3):388–394.

[29] Borden P, Nyland J, Caborn DN, et al. Biomechanical comparison of the FasT-Fix meniscal repair suture system with vertical mattress sutures and meniscus arrows. *Am J Sports Med*. 2003;31(3):374–378.

[30] Chang HC, Nyland J, Caborn DN, et al. Biomechanical evaluation of meniscal repair systems: a comparison of the Meniscal Viper Repair System, the vertical mattress FasT-Fix Device, and vertical mattress ethibond sutures. *Am J Sports Med*. 2005;33(12):1846–1852.

[31] Angel MJ, Sgaglione NA, Grande DA. Clinical applications of bioactive factors in sports medicine: current concepts and future trends. *Sports Med Arthrosc*. 2006;14(3):138–145.

[32] Krych AJ, McIntosh AL, Voll AE, et al. Arthroscopic repair of isolated meniscal tears in patients 18 years and younger. *Am J Sports Med*. 2008;36(7):1283–1289.

[33] Pujol N, Panarella L, Selmi TA, et al. Meniscal healing after meniscal repair: a CT arthrography assessment. *Am J Sports Med*. 2008;36(8):1489–1495.

[34] Feng H, Hong L, Geng XS, et al. Second-look arthroscopic evaluation of bucket-handle meniscus tear repairs with anterior cruciate ligament reconstruction: 67 consecutive cases. *Arthroscopy*. 2008;24(12):1358–1366.

[35] Kotsovolos ES, Hantes ME, Mastrokalos DS, et al. Results of all-inside meniscal repair with the FasT-Fix meniscal repair system. *Arthroscopy*. 2006;22(1):3–9.

[36] Barber FA, Schroeder FA, Oro FB, et al. FasT-Fix meniscal repair: mid-term results. *Arthroscopy*. 2008;24(12):1342–1348.

[37] Billante MJ, Diduch DR, Lunardini DJ, et al. Meniscal repair using an all-inside, rapidly absorbing, tensionable device. *Arthroscopy*. 2008;24(7):779–785.

[38] Quinby JS, Golish SR, Hart JA, et al. All-inside meniscal repair using a new flexible, tensionable device. *Am J Sports Med*. 2006;34(8):1281–1286.

[39] Kalliakmanis A, Zourntos S, Bousgas D, et al. Comparison of arthroscopic meniscal repair results using 3 different meniscal repair devices in anterior cruciate ligament reconstruction patients. *Arthroscopy*. 2008;24(7):810–816.

[40] Small N. Complications in Arthroscopy: The knee and other joints; committee on complications of the arthroscopy association of North America. *Arthroscopy*. 1986; 2: 253–258.

[41] Austin KS, Sherman OH. Complications of arthroscopic meniscal repair. *Am J Sports Med*. 1993;21(6):864–868.

[42] Cohen SB, Boyd L, Miller MD. Vascular risk associated with meniscal repair using Rapidloc versus FasT-Fix: comparison of two all-inside meniscal devices. *J Knee Surg*. 2007;20(3):235–240.

[43] Miller MD, Kline AJ, Jepsen KG."All-inside"meniscal repair devices: an experimental study in the goat model. *Am J Sports Med*. 2004;32(4):858–862.

[44] Dines JS, Weber L, Prajapati R, et al. The effect of growth differentiation factor-5-coated sutures to enhance tendon healing in a rat model. *J Shoulder Elbow Surg*. 2007;16(5 suppl): S215–S221.

第 5 篇　膝关节

"由内到外"和"由外到内"的半月板修复术

随着我们对半月板在膝关节功能中所起作用的了解的增加，保留它变得愈发重要。即使是很小的一部分半月板切除术也会显著地改变关节的生物力学情况。去除不到 1/3 的半月板就会增加超过 350% 的接触压力。关节镜下"由内而外"修复技术在 20 世纪 80 年代初开始流行，为了减少神经血管损伤的风险，"由外而内"技术也随之发展起来。全内修复方法目前也广为使用，因为它技术简单、手术时间短、神经血管结构损伤的风险低。本章提供一个关于半月板"由外而内"和"由内而外"缝合修复技术的综述。

内侧与外侧半月板彼此不是镜面对称的。内侧半月板有延伸出去的与关节囊及内侧副韧带相连的外周附件。外侧半月板只有很少的关节囊连接，在腘斜裂孔与关节囊根本不连，同时与外侧副韧带也没有接触。外侧半月板更容易活动，并且随着膝关节运动范围的变化，可以移动接近 1 cm 左右。

半月板 90% 由 I 型胶原组成，纤维主要按圆周状排列（图 57.1）。这样的方向可以吸收关节负荷时产生的环状压力。放射方向的纤维可以将圆周纤维绑在一起，增加总体结构的强度。垂直褥式缝合，模拟了放射方向纤维的排列，相比于其他缝线的方向有更好的修复强度。

在考虑撕裂的愈合潜能时，理解半月板的血管分布很重要。通常情况下认为增加的血管分布可以

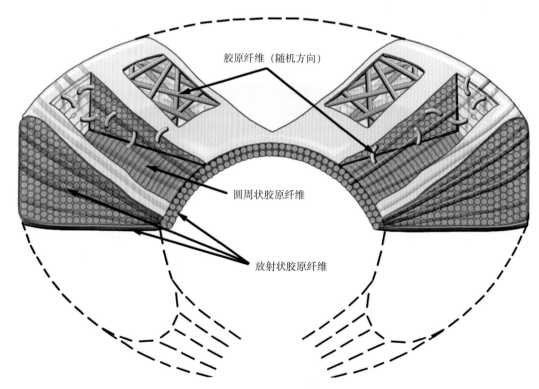

胶原纤维（随机方向）

圆周状胶原纤维

放射状胶原纤维

图 57.1　3 种类型的胶原纤维：放射状、圆周状以及随机方向。垂直褥式缝合模拟了放射状纤维的排列并且更好地将半月板主体圆周状胶原纤维聚集在一起。

有更好的愈合潜能。内侧及外侧关节上的动脉分支在关节囊附着处贯穿整个半月板。在外侧半月板，腘斜裂孔缺少外周血液供应，并且此区域本质上也是无血管的。出于临床目的，半月板可修复区域通常在外周边缘的 5 mm 之内。这就是所谓的红－红区或红－白区。

临床评估

一个完整的评估应包括病史、体格检查和影像学检查，在大部分病例中这些检查可以得到一个半月板撕裂的明确诊断。年轻患者的半月板撕裂通常由创伤导致，包括扭伤及高屈曲状态。老年患者通常可能会有半月板的退行性改变，所以撕裂时很少有剧烈创伤病史，甚至没有损伤的病史。症状通常包括膝关节疼痛、肿胀、交锁、卡压以及打软腿。在急性期患者经常跛行并且不能下蹲。

尽管现有的几个试验特别着重于半月板撕裂，但是没有一个单独的体格检查能可靠地判断撕裂的出现。最近的一个 meta 分析发现 McMurray 及 Apley 试验以及关节线压痛试验的敏感性和特异性分别为 60%~70% 之间。即便如此，还是要综合上述检查，这些特定的半月板检查才可以作为一个相当可靠的方法，来帮助检查者判断是否存在撕裂。

首先要观察膝关节的伸直状态。交锁膝关节（膝关节固定屈曲挛缩）通常由机械交锁，并且常见于桶柄样撕裂。特定的局部关节线压痛可以作为另一条线索，尤其是出现积液时。关节线压痛最好在患者放松（坐位或仰卧位时）检查，并且膝关节轻轻屈曲到接近 90°。我们常规应用 3 个刺激性检查手法，尽管做这些检查取决于患者的自我保护水平。McMurray 试验对于急性膝关节损伤可能太痛。在慢性膝关节损伤中，它可以使患者的症状再现。然而，如果膝关节疼痛及患者的自我保护使我们不能采用 McMurray 试验，可以采用 Apley 试验。患者坐位将腿悬垂在检查桌的外侧，然后通过旋转脚踝将膝关节向内外扭曲，阳性表现为关节线疼痛。最后，在大部分慢性病例中，Thessaly 试验是极其有帮助的。这个试验需要一条腿取站位，稍微弯曲。然后让患者将膝关节向前或向后扭曲。这经常会使膝关节症状再现。我们通常让患者先在健侧腿做这个试验，确保他们可以做这个试验并且是不痛的。

影像学诊断

影像学检查以 4 个标准的膝关节部位开始，包括负重前后位（AP）、隧道位（45° 后前位）、侧位及日出位。除非有软骨钙质沉着病，不然半月板是观察不到的。然而，X 线片可以提供关于膝关节力线、关节间隙的保留状况以及其他可能的膝关节疼痛的来源等有用的信息。

MRI 已经成为半月板影像学检查的金标准，但要记住，研究证明随着年龄的增加，无症状撕裂的患者数量也会增加。MRI 可以提供包括撕裂大小、位置及结构等信息。最近的一个回顾性研究显示，术前 MRI 扫描可以准确预测超过 90% 的可修复性撕裂。在常规的半月板撕裂影像学检查时我们通常不倾向于采用关节内对比造影剂。只有一个情况下我们会需要，那就是评估之前的半月板修复是否有再撕裂。

治疗

一旦患者被诊断为有症状的半月板撕裂，在评估撕裂的可修复性时应考虑几个因素。许多影响因素都可以在关节镜下判断，包括血管分布、大小、稳定性、撕裂的方向以及组织的特性。在考量半月板撕裂时，膝关节的稳定性是另一个需要考虑的影响因素。多项研究已经重复显示同时进行前交叉韧带重建术可以增加半月板修复的成功概率，然而在前交叉韧带缺损的膝关节中，半月板的愈合概率小于 30%。

保守治疗

不是所有的半月板撕裂都需要手术。正如之前讨论过的，一些研究显示无症状半月板撕裂的发生率会随着年龄的增加而增加。如果一个这样的患者发生了膝关节损伤并且进行了 MRI 检查，扫描会显示半月板撕裂。然而，没有办法从扫描图像上识别撕裂是否先前就存在。重要的是要将患者的症状、损伤机制、MRI 检查关联起来。患者的文化程度在这种情况下也很重要，因为患者会认为从 MRI 上读出的诊断是"正确的"，然后期望一个关节镜手术。我们已经成功治疗许多这种情况的患者，我们推断出症状不是从 MRI 上看到的半月板撕裂中产生的。

在手术中，不是所有的半月板撕裂都能修复或切除。部分或小的（<5 mm）撕裂若判断为稳定的，则通常不干预，特别是在半月板外周边缘部位附近的撕裂。同样，在前交叉韧带重建的过程中，若看到腘斜韧带后方的稳定撕裂，通常也不需要切除或修复。

非手术治疗半月板撕裂的策略包括短期的限制负重及制动。急性损伤的积液及疼痛症状缓解后，可以实行康复策略，包括运动范围及强度增加。我们限制患者蹲位及扭转活动直到损伤症状痊愈。

手术治疗

在考虑修复之前，为了获得成功的效果，患者有必要了解术后的限制。我们对患者和他们的家属进行了康复指导，尽管他们遵从康复策略，仍然有20%的失败概率，从而需要二次手术。还要告知需要额外的小切口及神经血管损伤的风险。此外，尽管修复半月板是最好的选择，但不是所有的撕裂都能修复，并且最终的治疗决定也是在手术过程中做的。如果这些影响因素患者不能接受，他们可能会需要一个半月板切除术，这样会有一个更可靠的短期疗效及快速的恢复。

手术技术

为了达到避免磨损关节软骨的目的，应用全身麻醉达到完全放松有助于器械到达撕裂区域。在局部麻醉下不太可能应用大的外翻应力作用于膝关节来打开内侧间室。如果患者是清醒的，在为修复做附加切口时也应考虑到患者的不适。长时间处于图57.4的体位，此体位可以打开外侧间隙，但是也很不舒服。包含肾上腺素的局部麻醉可以在入路及附加切口周围注射，但是我们一般不应用局麻下手术，因可能会需要的大剂量的关节内局部麻醉。

在大腿近端应用无菌的止血带，但是很少充气。不用止血带可以更好地评估撕裂部位的血管分布。应用重力进水管，液体泵入的高压也会阻碍撕裂部位的出血并且导致术后关节过度肿胀。

半月板准备

撕裂部位的准备就像骨折，包括清理边缘、解剖复位，并且（有时）在最终固定之前植入暂时固定物。

应用半月板锉来打磨撕裂边缘使之成为新鲜表面。在半月板破裂碎片之间，我们采用小的电动刨削器及小的吸引器帮助除去"不愈合"的组织。如果血管分布有问题，可以在撕裂部位采用18号穿刺针由外而内多次环钻钻孔。

对于不稳定撕裂，应用探针来复位并将两个碎片维持在解剖复位。探针在内侧碎片处施加对抗力，而后18号穿刺针从外而内引入，穿过撕裂部位提供最初的固定。

我们尝试将半月板固定装置或缝针插入，它们可以垂直于撕裂方向施加压力。这通常通过对侧入路置入处理撕裂的器械，而通过同侧入路观察。这条规则的例外是应用缝合器修复后角撕裂，缝合器通常通过同侧的入路插入，尽管这需要特别小心以避免损伤后方神经血管结构。

缝线修复通过穿刺针或套管针的帮助来实现，这样术者可以完成垂直褥式修复。应用的缝线数量取决于撕裂的长度及稳定性。我们倾向于每6~8 mm放置一根缝线。如果活动膝关节后，观察到修复部位存在裂口，则可能需要额外的缝线。

作者的手术观点

我们通常根据撕裂的部位，采用几种方法修复半月板。"混合"方法采用了缝线及缝合器修复。全关节镜下缝合器应用于大部分后侧面的撕裂，因为采用"由外而内"或"由内而外"技术处理这里都相当困难。对于前1/3撕裂，我们采用"由外而内"技术。对于中部1/3撕裂，我们可以采用"由外而内"或"由内而外"技术。

"由内而外"修复术

"由内而外"修复术最适合于中部或后部撕裂。在内侧面，隐神经有受损的风险。有几种我们常用的技术来避免损伤隐神经。第一是透照法。在手术室内将亮度调暗，应用关节镜头照膝关节的内侧皮肤，这时我们可以看到一个黑色条纹，这就是隐静脉。隐神经就走行于隐静脉之后。第二是通过屈曲膝关节到90°，隐神经会向后移动，远离准备的切口区域。这个3 cm或4 cm的切口就位于内侧副韧带后方并且与胫骨后内侧边缘平行。可以通过钝性分离显露关节囊和腓肠肌内侧头中间的间隙。可以插入牵开器或剥离器来保护后方的神经血管结构，即使膝关节被拉到伸直位，牵开器也可以帮忙抓取穿过的穿刺针。

手术医生不愿意对外侧半月板采用"由外而内"技术的主要原因是有损伤腓总神经的风险。可以设计附加切口来避免这个损伤，并且通常在膝关节屈曲90°时操作。切口就在外侧副韧带后方，本质上是在"软点"，在这里可以建立后外侧入路，可以辨认髂胫束及股二头肌。牵开器在股二头肌前方插入，保护位于股二头肌后方的腓神经。一旦腓肠肌外侧头从关节囊上分离出来，术者可以开始穿缝线。

在大多数手术室及手术中心通常都有特定区域的套管针。通过对侧入路置入合适的套管针，并且可以在穿缝线的时候帮助复位撕裂。在将套管针置入关节内时应小心，因为套管针的针尖相当锋利，可以固定在半月板上不滑动，但是在套管针穿过关节固定到半月板的过程中，会导致股骨髁关节软骨的医源性损伤。

我们通常采用的是2-0非可吸收缝线来修复。将选择的缝线装在双臂弯曲穿刺针或可重复使用的镍钛合金穿刺针上来完成缝合。"由内而外"修复技术通常需要一个助手来保持牵开器在原位，并在将穿刺针推出时在后外侧切口时取回穿刺针。这个阶段易发生穿刺针刺伤，所以在缝线从关节出来时应多留心。一旦取回了第一根缝线，可以轻轻移动套管针来创造期望的修复结构，然后穿过第二根缝线的头端。每一条缝线都标记好。重复此过程，因

为需要用到许多缝线来创造一个稳定的修复结构。如果可能的话，应尽量避免缝线穿到腘肌腱上。

"由外而内"修复技术

这是作者倾向的修复位于半月板前2/3撕裂的方法。尽管没有做正式的后侧切口，但它的确需要1或2个附加的入路，沿着关节线的切口。我们通常经皮肤将穿刺针穿入关节内，直至到达最好的位置。这个穿刺针经常放置在原位用来提供初始暂时的固定来使半月板复位（图57.2）。此时，做入路样的切口，然后应用血管钳来向下钝性分离到关节囊。

有几种简单的方式来完成"由外而内"修复术。此修复术有一些商业化的成套器械盒。如果不能获得成套器械盒，术者可以简单地应用18号穿刺针，1条长的缝线（无论是编织的还是没有编织过的）穿过穿刺针的内芯，缝线留下10 cm超出穿刺针的针尖。通过附加入路，穿刺针由外而内穿过撕裂的半月板。在穿过穿刺针时，探针可以用来提供对抗力并维持撕裂部位的复位。有时在穿刺针退出时，需要使用抓线器来抓住关节内打好的缝线环。第2个类似的预装缝线的穿刺针直接穿过，它直接从半月板上方穿出。这个穿刺针应瞄准好，这样它可以穿过第一个缝线的缝线环。或者，抓线器可以简单地穿过缝线环，然后抓住突出的第2个缝线，将其从入路中拉出来。第2个穿刺针应轻轻拉出，松解下缝线。拉出第1个缝线环会使第2条缝线沿着它的

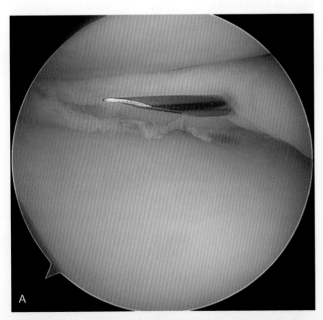
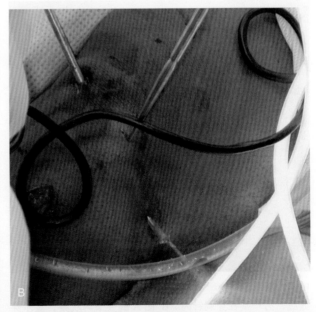

图57.2　A、B. 穿刺针从外而内穿送以提供暂时的固定，以方便半月板修复。右图显示了探针通过内侧入路固定住复位位置，同时引入穿刺针。镜头在前外侧入路中。

轨迹走行，从而创造出一个垂直褥式缝合结构（图57.3）。然后从附加入路取回缝线打结（图57.4）。通过每一个附加入路可以完成2个或3个由外而内缝合。

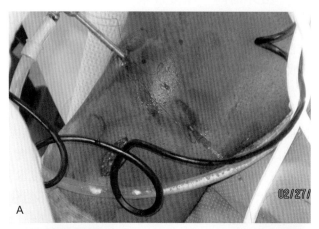

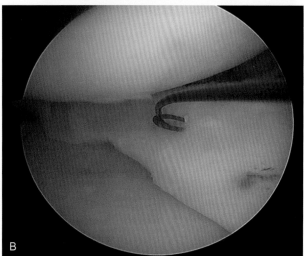

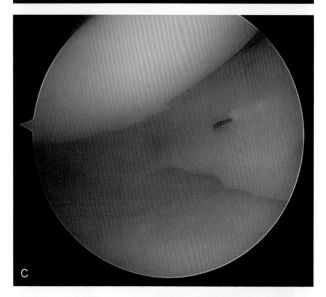

图57.3 "由外而内"修复术。A. 从内侧入路穿出的聚丙烯缝线，另一端在穿刺针内。B. 图A的关节内观察，显示穿过第2个缝线的环聚丙烯缝线从内侧入路中穿出。C. 缝线环被拉出，将缝线拉出半月板并创造斜行缝合结构。

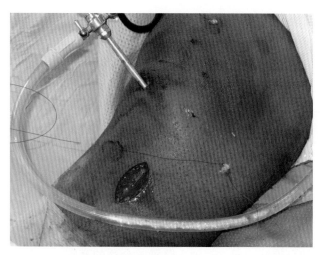

图57.4 右侧膝关节取腘绳肌肌腱切口。两条缝线的末端位于附加入路中，它们会被取出然后在关节囊上打结。关节镜头位于前外侧入路中。

并发症、争议及思考

半月板修复的早期并发症总体上主要与膝关节镜相关的不良事件有关。为了防止感染，我们常规给予术前预防性抗生素（通常情况下是1 g头孢唑林术前静脉用药）。

为了增加修复区域的血管分布，我们会促进膝关节内出血。这并不会增加术后关节积血的风险。在合适与过度出血之间有一条合适的分界线。然而，我们仍然倾向于避免使用术后引流装置。我们提前告知患者，如果术后关节积血明显，膝关节可能需要抽吸积液。

在半月板修复过程中，可以发现关节纤维化发病率很高。这是由于由内向外缝合会抓住并夹到关节囊。这也使得一些学者建议患者早期积极康复。再一次说明，应采用平衡的策略，因为太过积极主动地运动可能会导致修复部位出现裂隙。

尽管发生下肢静脉血栓并发症的风险较低，但仍然会发生，尤其是患者保持几周无负重。我们通常会询问患者有关下肢静脉血栓以及肺栓塞的家族史。如果没有家族史，则每天或每隔一天给予81 mg的阿司匹林，维持6周。如果家族史是阳性的，或者患者自己之前曾有过血栓，则应采用更正式的抗凝策略。

短期内半月板修复失败是最常见的并发症。如果它在术后前几周内发生，可能是由修复部位固定松动导致的。这可以由多种原因造成，包括固定松动、过度的物理治疗，或者不服从康复策略。如果修复失败及出现机械症状，提示患者需要二次手术。对于半月板修复后出现早期失败，虽然有时需要部分或不完全的半月板切除，但是在一些文献中显示也会有成功的远期结果。

如果遇到腓神经损伤，建议开放探查神经。如果病情关系到缝线，则术者需要判断神经是否会在修复打结时受压。隐神经损伤更有争议。因为这条神经仅仅是感觉神经，一些学者建议观察，期待神经慢慢再生。然而，立即探查神经来排除是否是由于缝线直接打结到神经部位造成损伤也是值得的。

经验和教训

如果撕裂部位的血管分布是可疑的，则应用电动刨削器来去除修复部位的瘢痕组织时，在外周破损部位可以稍微更用力一点。这样，撕裂部位就会离边缘更近一点，可以使修复部位有更多的血管。

内侧间室紧张，尤其是交锁的桶柄样半月板撕裂并不常见。这会使得复位及使用器械变得更加困难。在这种情况下，我们会常规松解内侧副韧带，从而使内侧间室多开放几毫米。这可以通过对膝关节应用外翻应力同时从外向内用一个 14 号血管套管针多次穿刺来完成。连续采用此方法直到关节间隙开放几毫米（图 57.5）。这种方法的危险是整个内侧副韧带突然爆开。但是对于任何患者，术后都是用支具固定。增加的空间可以提供更好的视野，改善复位及固定装置或缝线的插入。

对于由内而外修复的附加切口，可以通过不断调整来测量，将一根穿刺针由皮下穿出皮肤，观察穿刺针在什么部位穿出皮肤，可以帮助术者判断更正式的附加切口的最佳部位。

缝线放置好以后，我们建议在进行手术的下一步例如前交叉韧带重建之前，先将它们打好结。应该在关节镜下观察半月板撕裂时打结缝线，这可以避免每条缝线打的结过紧或过松。循环负荷研究表明所有的缝合器及打结都会有些滑动。因此，我们更倾向于拉紧修复部位时，宁愿稍微紧一点也比松一点要好。

在完成修复后，仍有最后一步，那就是确保修复部位的稳定性。我们会撤出关节镜并活动膝关节几次。然后再置入关节镜观察修复部位。如果看到任何区域出现裂口或不稳定现象，则可能需要更多的固定。通常建议如果需要进行前交叉韧带重建术，

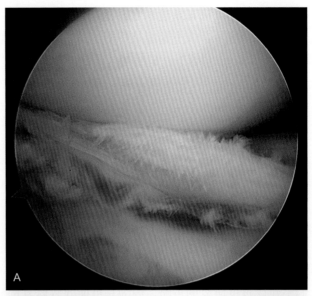

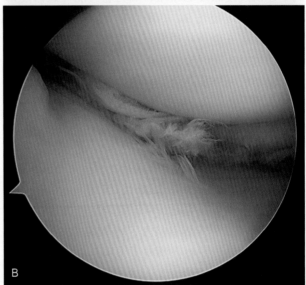

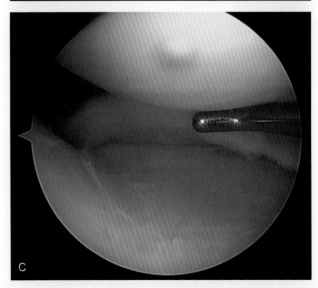

图 57.5　A. 移位的内侧半月板桶柄样撕裂。B. 由于紧张的间室半月板复位不佳并仍然是旋转位。C. 松解内侧副韧带并打开紧张的内侧间室后，半月板达到解剖复位。

第 5 篇　膝关节

则在进行前交叉韧带重建术之前完成全部的半月板修复。如果修复部位不稳定且在手术室不能承受住器械的牵拉，则它在术后早期阶段也不会幸免。

康复

患者在术后的前 2 周可以使用拐杖来维持脚趾接触负重。膝关节制动器或带铰链的支具可以将膝关节固定在伸直位，维持 4 周。患者不连续的使用拐杖可以在第 3 周开始，并应用支具使膝关节保持在伸直位行走。可以立即允许患者采取仰卧位或非负重的 0°~90° 的运动范围。1 个月时患者可以无限制的无支具行走，并鼓励使用固定自行车运动。我们不建议过度康复的策略，因为它可能导致修复部位出现裂口。超过 90° 的蹲位也要限制直到 4 个月后。患者在 6 个月时通常可以恢复到剧烈的旋转运动。如果患者同时经历了前交叉韧带重建术，则优先采用半月板修复的康复策略。

结论和展望

尽管半月板切除术的短期效果很好，但是长期的半月板组织丢失会导致退行性改变。在治疗一个有症状的半月板撕裂时，应不遗余力地保留尽可能多的半月板。尽管缝合修复已经被贴上"金标准"的标签，但最近的趋势倾向于采用全内半月板缝合器来修复撕裂。缝合修复通常需要小的附加切口。

尽管在肩关节手术中做附加切口看起来可以接受，但在膝关节手术中仍不被普遍接受。我们认为在膝关节中也应采取同样的态度，因为缝合修复方法是在成本效益及生物力学方面都是优于缝合器的。

随着修复技术的生物力学强度的提高，半月板修复术的失败似乎都是生物学的原因。联合做前交叉韧带重建术时半月板修复术高成功率的一个原因是，从暴露的骨隧道的骨髓释放出的生长因子到了关节中。这也使得其他一些学者在单独的半月板撕裂手术中通过髁间窝部位微骨折手术来刺激环境。其他的一些促进半月板愈合的生物学方法也在寻找中。我个人更倾向于使用血凝块，诸如富血小板血浆等辅助治疗的应用也有所增加。血凝块已经显示对半月板撕裂有效并且成本效益更优。

最后，我们的欧洲同事已经完成应用支架代替水平的半月板组织减少。尽管目前在美国不被 FDA 批准使用，但目前有两种支架可供使用。Menaflex 由特别处理的牛胶原组成，而 Actifit 是生物合成的聚氨酯。半月板的缺损部位采用定制形状的植入物填充，并采用关节镜下半月板修复技术缝合到剩余的正常半月板组织上。它与半月板异体移植物不同，因为不需要去除正常的半月板组织，也不需要做骨隧道，同时也避免了应用异体移植物组织的风险及争议。

在控制好正确的指征，严格按照术后康复策略进行康复时，半月板修复术是一个令患者满意并且拥有高成功率的手术。

推荐阅读

[1] Arnoczky SP, Warren RF. Microvasculature of the human meniscus. *Am J Sports Med*. 1982;10:90–95.

[2] Barber FA, Herbert MA, Schroeder FA, et al. Biomechanical testing of new meniscal repair techniques containing ultra high–molecular weight polyethylene suture. *Arthroscopy*. 2009;25(9):959–967.

[3] Barber FA, McGarry JE. Meniscal repair techniques. *Sports Med Arthrosc*. 2007;15(4):199–207.

[4] Boden SD, Davis DO, Dina TS, et al. A prospective and blinded investigation of magnetic resonance imaging of the knee: abnormal findings in asymptomatic subjects. *Clin Orthop Relat Res*. 1992;282:177–185.

[5] Chang HC, Nyland J, Caborn DN, et al. Biomechanical evaluation of meniscal repair systems: a comparison of the Meniscal Viper Repair System, the vertical mattress FasT-Fix Device, and vertical mattress ethibond sutures. *Am J Sports Med*. 2005;33(12):1846–1852.

[6] DeHaven KE. Decision-making features in the treatment of meniscal lesions. *Clin Orthop Relat Res*. 1990;252:49–54.

[7] Hegedus EJ, Cook C, Hasselblad V, et al. Physical examination tests for assessing a torn meniscus in the knee: a systematic review with meta-analysis. *J Orthop Sports Phys Ther*. 2007;37(9):541–550.

[8] Laupattarakasem W, Sumanont S, Kesprayura S, et al. Arthroscopic outside-in meniscal repair through a needle hole. *Arthroscopy*. 2004;20(6):654–657.

[9] McDevitt CA, Webber RJ. The ultrastructure and biochemistry of the meniscal cartilage. *Clin Orthop Relat Res*. 1990;252:8–18.

[10] Nguyen TB, Kurzweil PR. Avoiding and managing complications in meniscus repair. In: Meislin RJ, Halbrecht J, eds. *Complications in Knee and Shoulder Surgery, Management and Treatment Options for the Sports Medicine Orthopedist*. London: Springer; 2009.

[11] Stärke C, Kopf S, Petersen W, et al. Meniscal repair. *Arthroscopy*. 2009;25(9):1033–1044.

[12] Thoreux P, Rety F, Nourissat G, et al. Bucket-handle meniscal lesion: magnetic resonance imaging criteria for reparability. *Arthroscopy*. 2006;22(9):954–961.

第 58 章

Samuel P. Robinson, Kevin F. Bonner

半月板移植

半月板具有承重、缓冲震动、稳定关节、营养关节以及从整体上保护关节软骨等功能（图 58.1）[1-3]。随着我们对半月板功能认识的增加，对半月板损伤的治疗也从完全切除演变为尽可能保留半月板。尽管通过修复或部分切除来保留半月板从治疗策略上看确实可行，但特殊的半月板病变经常决定了治疗方法的选择。较大的半月板切除（包括大部分切除或完全切除）也比较常见，在年轻患者中也是如此。

关节接触应力随半月板切除量的增加而增加。完全内侧半月板切除术会减少关节 50%~70% 的接触面积，使内侧间室关节接触应力加倍[4]。节段性半月板切除术对接触面积和接触应力的影响与完全半月板切除术相似[5]。完全外侧半月板切除术减少 40%~50% 的接触面积，增加关节 200%~300% 的接触应力，其中部分应力来自于外侧胫骨髁的相对凸起[4]。因此，在骨关节炎和疼痛的发展方面，外侧半月板切除术比内侧半月板切除术的预后更差。由于内侧半月板也是前交叉韧带缺陷膝关节胫骨前移位的主要二级稳定器，在这种情况下，较大的后角切除常会增加胫骨移位和不稳定症状。

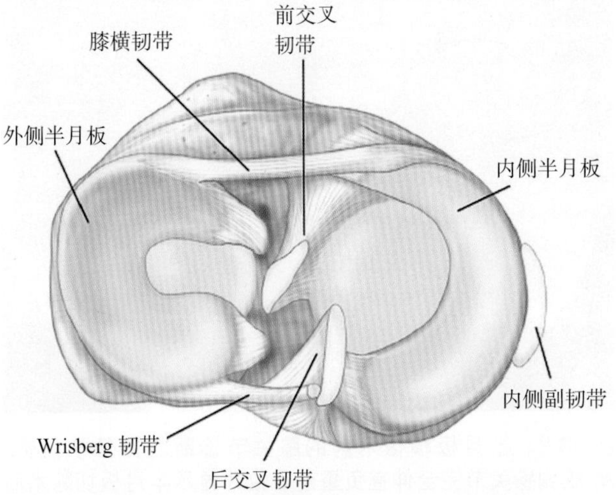

虽然许多半月板切除术后的患者状态很好，并且在很长一段时间内保持相对无症状，但由于关节接触应力增加，一些患者在半月板不足的小室中较早出现疼痛。然而，值得注意的是，退行性半月板撕裂可能是最早的临床症状，它标志着一个复杂的退行性过程已经启动，这受很多因素的影响，而不仅仅是半月板的状态。即便如此，已经有许多半月板同种异体移植物可以为一些患者缓解症状，并且可能延缓退化的进展。自 1984 年由 Milachowski 报道第一例半月板移植术后，这种技术及其指征也一直在改良与提高。目前，半月板切除术后的半月板同种异体移植术已经显示可以减少峰值压力，并改善接触力学，但是不能恢复完全的膝关节生物力学[6, 7]。尽管有这些潜在的优点，但这仍然是一个难以治疗的患者群体。医生必须仔细评估潜在的半月板移植患者，并帮助他们保持现实的结果预期。

临床评估

病史

可进行移植的患者通常小于 50 岁，半月板缺失或无功能半月板，同时由于半月板功能不全引发相关症状。应详细了解病史，包括患者具体症状、外伤史以及之前的手术。近期的关节镜图像对于判断半月板切除程度及关节软骨状况很有帮助。有症状的半月板切除患者通常会出现关节线触痛、肿胀以及活动相关的疼痛。症状有时可能很敏感，并且与气压的变化有关。

合并前交叉韧带损伤及内侧半月板不全的患者通常会抱怨膝关节完全不稳定或合并部分不稳及内侧疼痛症状。他们可能有非手术治疗的前交叉韧带

图 58.1 胫骨近端软组织附件。

损伤的病史，或者在缺乏内侧半月板的情况下，在前交叉韧带重建后出现反复的不稳定性。

体格检查

体格检查应集中于疼痛的部位、对齐方式、步态、韧带稳定性、活动范围、肌肉力量，并排除其他病理原因作为疼痛的主要来源。关节线触痛在确定症状的位置和原因时至关重要，同时排除了其他疼痛原因。半月板缺乏症引起的疼痛或压痛通常沿受累腔室呈钝性和弥漫性。McMurray 试验出现锐痛可提示复发性半月板损伤或软骨损伤。确保评估膝关节来寻找产生症状的其他原因，例如鹅足肌腱炎。评估患者的整体对齐和步态对于决定是否需要进行矫形截骨手术很重要，或者可能与其他手术联合进行。应评估韧带的稳定性，以确定原生韧带的完整性和功能及先前的重建。在考虑患者半月板移植之前，患者应该有完全对称的运动范围和足够的肌肉力量。

影像学检查

影像学检查首先为简单的 X 线检查，包括双膝负重完全伸直前后位片、负重屈曲 45° 前后位片（Rosenberg 片）、Merchant 片以及无负重弯曲侧位片（图 58.2）。这些影像学检查有助于帮助评估退行性改变及微小关节间隙狭窄的程度。如果临床怀疑力线不齐，则应采用下肢全长片评估。MRI 对于评估半月板、关节软骨及软骨下骨质的完整性非常有帮助（图 58.2）。骨扫描可以提示相关间室的活动度增加，但是骨扫描的敏感性不确定。

如果最后一次关节镜检查发生在评估前 6 个月至 1 年以上，诊断性关节镜检查有助于在定制半月板同种异体移植组织之前评估半月板和关节软骨（图 58.2）。如果以前的关节镜图像是不可用或不清楚，关节镜检查将准确地确定以前的半月板切除术的范围和关节的状态。当评估膝关节内可能的半月板移植时，关节软骨的完整性是至关重要的。小于 Outerbridge 3 级关节软骨改变的患者是半月板移植术的最佳人选，不过有时 3 级小区域的软骨改变也是可以接受的。4 级损伤病灶可以同时采用软骨重建术处理。

鉴别诊断

鉴别诊断包括复发性半月板损伤、软骨及骨软

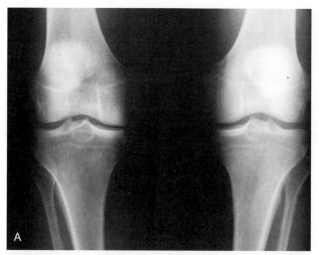

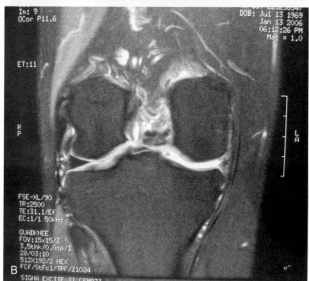

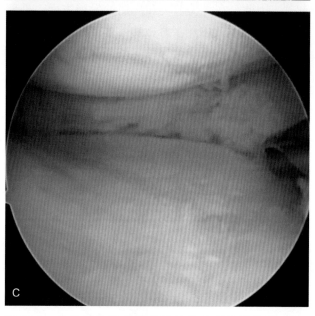

图 58.2　半月板移植术前的膝关节诊断性影像学检查。A. 双侧膝关节完全伸直负重前后位片显示半月板切除术后早期内侧间室关节间隙狭窄。B. 膝关节 MRI 显示半月板缺损。C. 半月板缺损的内侧间室的关节镜图像。

骨损伤、晚期的双极退化性骨软骨病、滑膜炎、源自髌股间室的疼痛、膝关节外鹅足肌腱炎/黏液囊炎、神经瘤以及髋关节或脊柱病变。其中的任何一种都可能是病情的主要原因，而不仅仅是半月板损伤。然而，根据我们的经验，在之前大部分半月板切除术中，半月板再次微小撕裂很少会引起严重的症状。一个完善的检查加上翔实的评估通常可以确定半月板移植术的适宜患者。注射可以帮助区分疼痛是来源于关节内还是关节外。当然，半月板移植术最有挑战性的一方面是，判断什么时候中度骨软骨病会进展到一个半月板移植术无法达到的满意临床效果。尽管软骨或骨软骨损伤可能是半月板损伤间室疼痛的主要原因，但是可能需要同时处理半月板损伤（例如半月板移植时的软骨保护）。

治疗

保守治疗

患者通常都会经历一系列的保守治疗。这包括改善运动方式、非冲击性运动及锻炼、合适的药物治疗（非甾体类抗炎药等）、注射治疗以及使用承重支具。这些治疗选择对于鉴别诊断和明确诊断有所帮助。早期非手术治疗的一个例外可能是内侧半月板缺乏症合并慢性前交叉韧带（ACL）缺乏症或ACL重建失败。联合半月板异体移植重建ACL可改善关节稳定性、ACL移植物存活情况及最终临床结果。

手术指征

同种异体半月板移植术可以作为症状典型的半月板损伤患者的一种治疗选择。手术适应证为：年龄小于50岁，无半月板或半月板功能不全，由半月板损伤导致的中至重度疼痛，但尚未进展至严重的骨软骨炎。年轻患者（20岁左右的青年人群）出现半月板切除术后关节间隙狭窄及相关中度以上的疼痛可以考虑为相对手术适应证。手术禁忌证包括年龄大于50岁（并非绝对）、骨骼尚未发育成熟、免疫缺陷、炎性关节炎、膝关节深部感染史、增生骨赘、过度肥胖、Outerbridge 3~4级关节改变（病灶软骨缺损可以同时处理）、膝关节不稳（除非同时处理）或显著的排列不齐（除非同时处理）。值得注意的是，一些学者已经成功地在一些精选的50岁以下的单间室关节炎患者中成功实施了半月板移植术联合软骨修复以及截骨术[9]。

患者的选择对临床结果的成功与否也是个决定性因素。半月板移植术可以改善关节面的接触应力，从而潜在地限制或延缓骨关节炎病变的进程。当然，如果患者退行性病变很严重，那半月板移植术对软骨保护的意义不大。目前还没有长期的数据来证明该方法可作为针对有明显半月板缺陷、无症状年轻患者的预防性治疗手段。在有进一步数据可以阐明无症状半月板切除患者可以从长期的移植术中获益之前，目前有一部分患者处于症状出现及严重的退行性关节炎改变之间的"机会窗"。

新进展的适应证包括合并内侧半月板不全及慢性前交叉韧带不稳或前交叉韧带重建术失败的患者。由于失去了内侧半月板后角，患者胫骨前移增加以及其他次要限制活动因素的松弛度增加，这些患者可能从前交叉韧带重建联合内侧半月板移植术中获得良好的改善[8]。我们的经验也显示，无论是初次还是再次使用联合手术，均可恢复慢性的前交叉韧带或内侧半月板损伤的膝关节的稳定性。

术前计划

尽管一直以为半月板同种异体移植物与受体膝关节的大小匹配有决定性意义，但大小不匹配的耐受性仍是未知的。通常推荐半月板同种异体移植物应在患者自身半月板大小的5%之内。目前已有多种匹配大小的方法，但临床上最常用的还是基于简单应用放大标记的X线及MRI检查。在前后位X线片上，半月板宽度基于内侧棘或外侧棘的高峰到胫骨平台边缘间室的距离来估算半月板的宽度。侧位X线检查基于胫骨平台的长度可以用来判断半月板长度。在调整放大后，内侧半月板及外侧半月板的效值分别为原来的0.8倍及0.7倍。Pollard[10]描述的这种技术，已经在至少95%的病例中成功匹配了半月板[11]。

半月板同种异体移植物，是根据对捐献者进行匹配和测试的美国行业协会制定的标准，在严格的无菌条件下，在12小时内的冷却时间内制造的。可以提供新鲜、冻干、冷藏，或者新鲜冷冻的半月板同种异体移植物，但是冷藏及新鲜冷冻是最常见的。新鲜的同种异体移植物逻辑上讲是很困难的，因为它们一定要在7~14天使用或获取，但其仍然维持着细胞活性。冻干的同种异体移植物的准备并不会改变组织的生物力学特性，但是这种处理方法（冻干法）会导致半月板移植物收缩。因此，这些移植物在临床中不再使用。冷藏的准备过程不会影响半月板的结构及拉力特性，但是半月板的生存能力只有10%~40%[11]。尽管表现出良好的安全性，冷藏的移植物在临床试验中还没有证实优于新鲜冷冻移植物。新鲜冷冻移植物不用保持细胞活性，在临床中更容易管理，同时是最常应用的移植物。不像骨软骨移植物，保持细胞活性对临床结果并没有明显影响。在移植术的4周内，半月板移植物重新

长入细胞后变得活跃起来[12, 13]。

作者的手术观点

外侧半月板移植物准备

将之前匹配过大小的外侧半月板及与其相连的胫骨平台在含盐或抗生素的溶液中解冻。过多的关节囊组织从供体的半月板组织上去除。在前、后方附着部之间保留骨桥的骨桥插槽技术常被使用。最常用的骨准备技术包括锁眼、榫卯及凹槽结构（图58.3）。商业上可用的半月板工作站可以

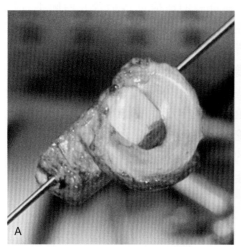
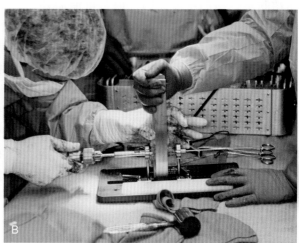
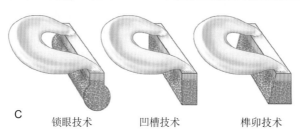

锁眼技术　　凹槽技术　　榫卯技术

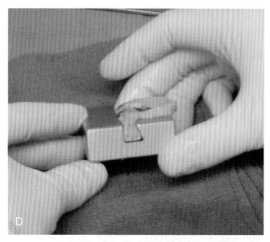
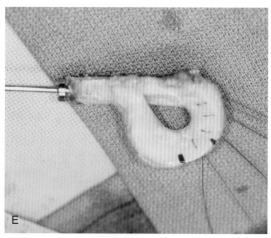

图 58.3　外侧半月板移植物准备。A. 外侧半月板移植物准备前。B. 移植物准备：锁眼（Arthrex，Naples，FL）。C. 半月板移植物骨块准备技术（锁眼、凹槽以及榫卯）。D. 术中半月板骨块准备（榫卯）。E. 移植前的外侧半月板移植物（锁眼）。

帮助将骨裁剪成多种形状，这将会与胫骨的接受部位（Arthrex，Naples，FL；Stryker，Kalamazoo，MI）相连。在做骨准备时应仔细，以免损伤半月板附着部。半月板的上表面及腘斜裂孔应标记出来。用 10 号弯曲的半月板修复穿刺针（Ethibond，Somerville，NJ）在半月板后角做垂直褥式缝合，这将会作为一个缝线通路帮助半月板复位。穿刺针完整地保留在缝线上。

外侧入路及胫骨准备

患者仰卧位，膝关节放置在手术台间隙。麻醉诱导后，可以在麻醉下进行体检。然后，将一无菌的止血带放置在患者大腿上并沿着受损大腿的外侧面放置一块挡板。对于外侧半月板移植，在不同手术过程中下肢应摆成 4 字位以牵开外侧间室。首先用关节镜确认是否有并发的损伤，然后确认患者是否符合该手术的适应证。检查内侧间室后，通常会去除外侧挡板以防阻碍后续操作。

该手术通常采用联合关节镜、外侧髌旁关节切开术和后外侧入路。将外侧入路置于髌韧带附近很有帮助，这样它就离前角及后角止点的连线很近。联合应用上咬钳、刨削器以及半月板锉对远端的外周半月板边缘或关节囊行关节镜下清创术及剥离术。通常情况下，如果出现的话，可以保持小面积的 1~2 mm 的半月板边缘组织。手术刀可以通过前外侧入路置入以帮助切除外侧半月板前角。开始时，前角及后角的附着部位要保留，因为它们可以作为接受凹槽的定位向导。通过前外侧入路应用关节镜下切割钻来制造一个小的凹槽，这个凹槽位于前角及后角结构连线上，可以提供一个接受区域的向导功能（图 58.4）。如果前外侧入路没有在一个最佳的位置，那么可以将关节镜置于前内侧入路，同时在脊髓穿刺针的帮助下建立一个新的外侧入路。

胫骨近端暴露于小的外侧髌旁关节切开术中，该关节切开术与胫骨近端槽线成一条直线（图 58.5）。商用手术器械（Arthrex，Naples，FL；Srtyker，Kalamazoo，MI）可用来创建胫骨受体位点与前、后角附件的前槽。小心推进前槽，但不是穿透胫骨后皮质。如果需要的话，术中透视可能会有帮助。受者部位准备好，确保其足够大，易于接受移植物。后外侧暴露进行由内而外缝合与半月板修复。膝关节屈曲 90°，皮肤切口位于外侧副韧带

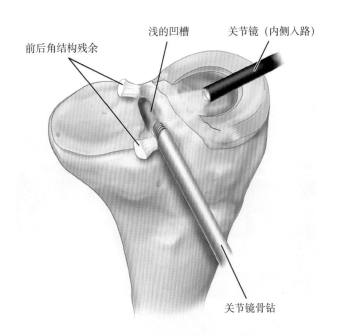

图 58.4　应用关节镜切割钻沿着半月板插入位置创造骨凹槽。

后方，2/3 的切口位于关节线的远端。建立髂胫束与股二头肌之间的间隙。将外侧副韧带和腓肠肌外侧肌腱之间进行深层剥离后暴露后外侧关节囊。从远端开始，更容易建立腓肠肌和关节囊之间的间隔。

外侧半月板的传递及固定

将先前放置于移植物后角的由内而外的通道缝合，首先通过小关节切开和后外侧包膜，以协助移植物的运送（图 58.6）。这些缝合线通过关节囊的最佳位置是基于他们在半月板的相对位置。在移植物中，可采用腘肌腱和腘肌裂孔作为正确放置定位。在膝关节位于 4 字位以保持膝关节内翻应力的同时，将形状匹配的供体移植物同时插入胫骨受者部位，同时拉出后外侧缝线以推进移植物并重建正常的插入部位。类似于半月板柄撕裂，探针或钝套管针可能有助于减少股骨外侧髁下后角损伤。使移植物和受体的前皮质相匹配，同时使膝关节通过全方位的运动来协助最后的前后定位。通过关节镜观察后角，确定正确的最终定位。通过内侧入路置入缝合套管，将关节镜置入外侧关节切开术的切口，再将半月板由内而外缝合（图 58.7）。在膝关节屈曲状态下，引入缝合线，缝合并捆于后外侧半月板切口。插槽技术可以使界面螺钉或经表面缝合固定技术来固定供体插槽内的移植骨部分，但这种固定通常与燕尾和锁孔技术不相符合。

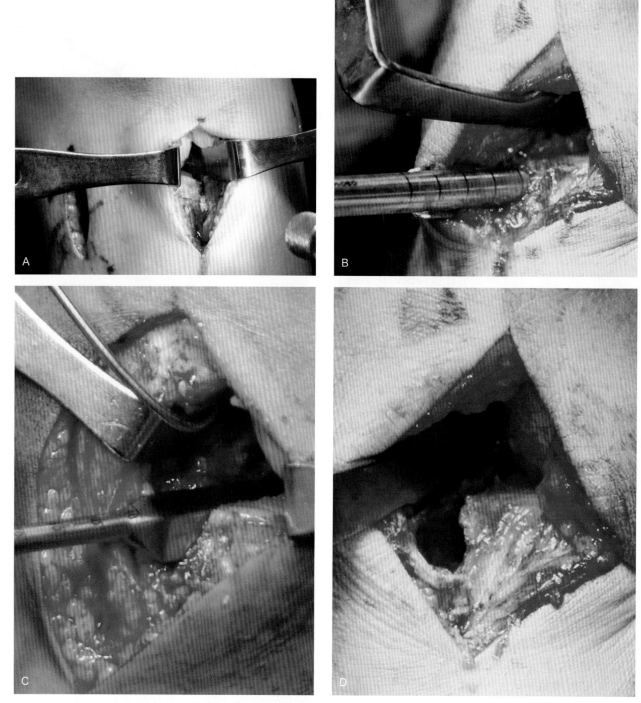

图 58.5　胫骨近端准备。A. 进行髌骨外侧关节切开术和后外侧切口为外侧半月板移植做准备。B、C. 胫骨凹槽准备所需的手术器械（开孔器和骨凿）。D. 准备好的胫骨切口（胫骨与前述有所不同）。

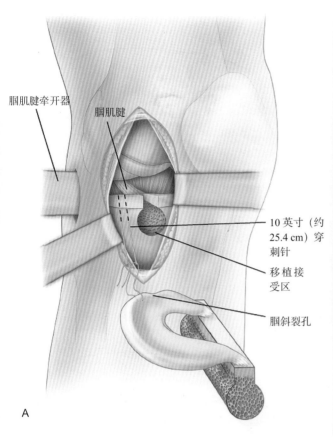

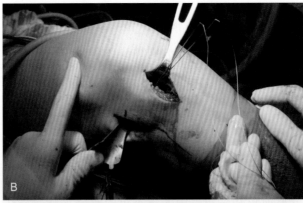

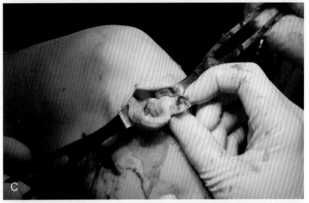

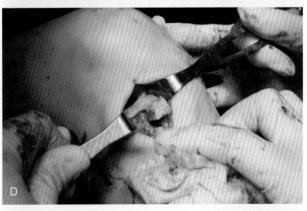

图 58.6　外侧半月板移植物穿过。A. 外侧半月板移植物穿过。B. 缝线由内而外通过后外侧关节囊置入来帮助移植物穿过。C、D. 术中摄片显示吻合的外侧半月板移植物止点。

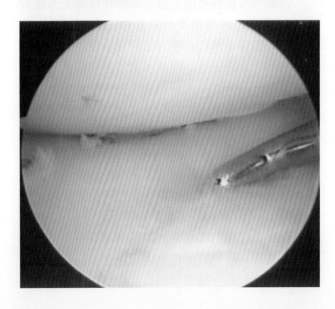

图 58.7　复位及修复的外侧半月板移植物植入的关节镜图像。

内侧半月板移植物准备

将先前大小一致的同种异体半月板移植与附着的胫骨平台在盐水/抗生素溶液中解冻。如前所述，切除外侧半月板所附着的软组织。虽然有些作者使用骨桥技术治疗内侧半月板，但由于前交叉韧带的位置和插入部位之间的距离，我们通常使用骨桥－隧道技术治疗内侧半月板。是否使用骨塞，目前仍存在争议（图58.8）。为准备无骨塞，从骨块分离前角和后角，用大量不可吸收缝线缝合各个角。我们的首选技术是使用一种骨塞准备，用一个导针穿过骨头块上的插入位点来准备，使用市面上有售的领针和取心器（Arthrex，Naples，FL）为后角准备了一个6~7 mm的骨塞（图58.9）。钻入插入部位的Beath针被取出，领针被放入孔中。取心扩孔器放置在各自大小的领针上，用于取骨塞（图58.9B）。为了匹配大小，一个7 mm的领针/取芯铰刀将产生一个6 mm的骨塞。前角的成形方式类似，但可以稍微大一点。骨塞被修剪和逐渐变细，直到每个长度6~8 mm。不可吸收缝线被放置在骨塞的孔上，通过半月板根组织快速缝合，然后放回骨塞孔。每一个塞都是采用相似的方法准备的。与外侧半月板相似，采用带有非可吸收缝线的10英寸（约25.4 cm）的穿刺针垂直地由内而外穿过缝线缝到内侧半月板后角上。这不仅可以穿过并复位半月板，也有助于固定关节囊。在上半月板的中标记后脚（图58.9D）。

内侧半月板手术入路及胫骨准备

内侧半月板移植的定位、麻醉评估和关节镜检查与前面描述的外侧半月板移植完全相同。本病例采用关节镜手术进行半月板修复，经由内侧髌旁及后内侧半入路进行。内侧髌旁入路在前后止点连线上做出。内侧髌旁入路前交叉韧带止点一致。另外，另一个附加手术切口是从后交叉韧带的止点下方进入，以进入后角止点。关节镜下如果残留半月板，可以将其修整到距离边缘1~2 mm。采用刨削器及半月板锉修整周围的关节囊及半月板床。为了观察并到达后角止点，可以在后交叉韧带股骨止点的下方做一个小的髁间窝成形术（图58.10）。这可以通过联合应用刮匙及骨刨削器来实现而避免损伤后交叉韧带。内侧胫骨骨赘也可以除去，以便有足够的空间放置后方隧道导向器及留出接下来传递骨

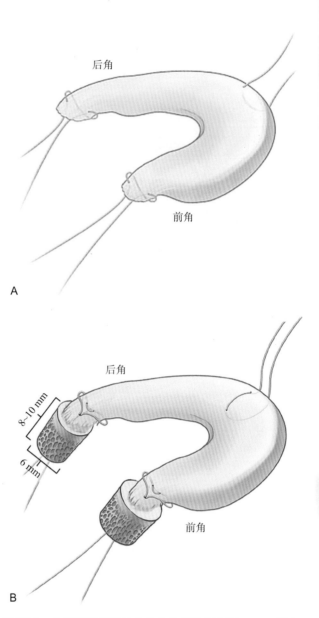

图58.8 内侧半月板移植物准备选择的示意图。A. 无骨塞。B. 有骨塞。

塞的空间。

关节镜下观察，多角度前交叉胫骨骨钻引导器将1枚引导针置于自体后角止点足印区中央（图58.11）。应用套管针钻孔器钻出一个7~8 mm的胫骨隧道，同时应用弯曲刮匙来保护引导针以避免意外操作。完成后，清理修整关节内的隧道口。做一内侧髌旁的切口来靠近前内侧胫骨近端（图58.12）。在关节切开术前完成后侧胫骨隧道很重要。在关节切开口外将1根穿梭缝线放置到后侧胫骨隧道出口。我们通常应用商业化的环形PDS缝线，另一个金属线环也可以应用。通过后内侧暴露来完成"由内而外"的内侧半月板修复术。在暴露的过程中，一定要保护好隐神经的髌骨下分支。

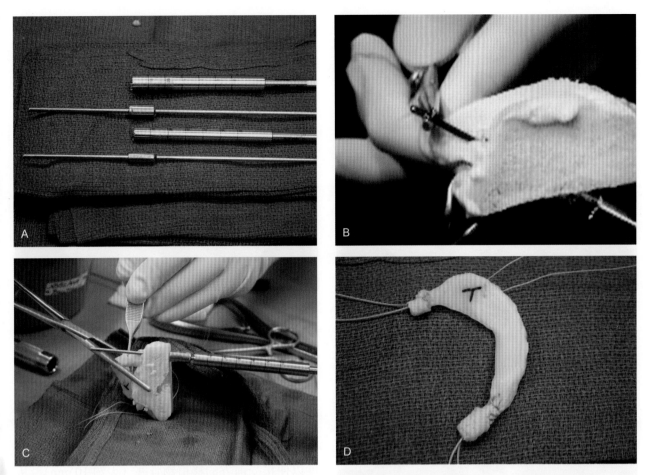

图 58.9　A. 商业化的凸缘销及钻孔器（Arthrex，Naples，FL）。B. 凸缘销上的钻孔器放入后角止点位置。C. 凸缘销上的钻孔器放入前角止点位置。D. 为移植准备好的带有骨塞的内侧半月板移植物。

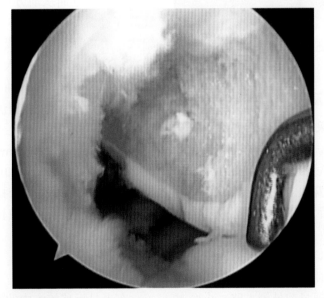

图 58.10　自体后交叉韧带下方的髁间窝成形术有助于暴露内侧半月板后角止点。

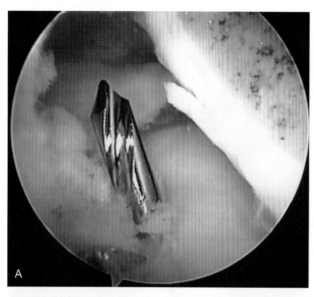

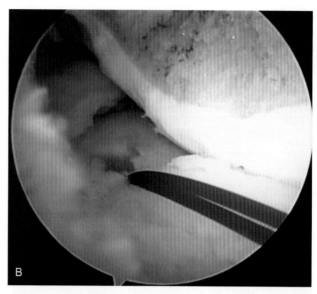

图 58.11　用于内侧半月板移植的胫骨后方附着点的准备。A. 关节镜导针置于内侧半月板后角解剖附着点的中心处。B. 将后方骨隧道中的隧道缝线于关节内切口向前拉出。

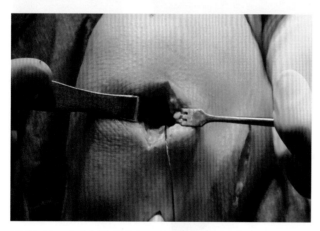

图 58.12　于内侧髌骨旁切口处暴露内侧半月板移植物。

内侧半月板的传递及固定

　　膝关节弯曲 20°，并采用合适的后方暴露及牵开器置入，施以外翻应力。传递缝线的穿刺针通过内侧关节切口置入，并通过后内侧关节囊穿入。后侧骨塞缝线通过关节切口穿入，通过之前放置穿梭缝线的后角隧道穿出。后角骨塞缝线及移植物中央部分的缝线采用之前放置的穿梭缝线进入膝关节。通过内侧髌旁关节切口，同时通过后内侧切口外拉牵引后方骨块塞缝线使半月板移植物传递入膝关节（图 58.13）。关节镜通过前外侧入路，止血钳通过关节切口置入来抓取骨塞并帮助在后交叉韧带下方向后传递骨塞。止血钳或探针可以帮助在股骨内侧髁下方传递后角。在后角去除前很难将后方骨塞完全置入。需要应用外翻应力来复位后角，同时

继续拉后内侧缝线。在继续下一步之前，后方骨塞应完全放入后方隧道。应用由内而外半月板修复技术，将移植物的后 1/2~2/3 缝合到边缘。通过髌旁关节切口，决定好前角止点位置然后将 Beath 针放置到它的中心。垂直钻一个 9 mm 的隧道至足够深度以便接受前方的移植物骨塞（大约 10 mm）。从前方胫骨皮质向隧道钻一个 2.5 mm 洞。前方骨塞上大的游离带有缝线的穿刺针可以用于经前方隧道穿梭缝线，进而从前方皮质穿出。或者，Hewston 缝线穿过器可以通过 2.5 mm 的洞穿过以穿梭骨塞缝线。抬高前方骨塞缝线并在隧道内用于传递前方骨塞，这样可以完全植入（图 58.14）。骨塞也可以通过关节切口在直视下插入。前方骨塞缝线越过前方皮质的骨桥绑到后方止点缝线上。另一种固定的选择是在前方胫骨皮质上采用韧带纽扣或内腔纽扣（Smith & Nephew，Warsaw，IN）。为前角修复的半月板移植物通过采用附加的"由内而外"缝合技术完成，"由内而外"缝合技术通过微小关节切开术的开放修复技术来完成（图 58.15）。

经验和教训

　　在半月板移植术中的实际困难是如何确认适宜的患者。有时确认半月板缺损为导致患者症状的主要原因或者半月板移植需与其他手术同时实施是十分困难的，例如软骨表面重修或前交叉韧带重建术会显著改善患者的术后症状。患者出现的症状通常

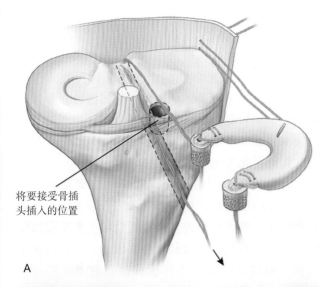

将要接受骨插
头插入的位置

A

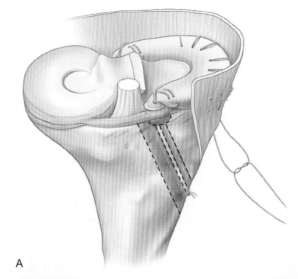

A

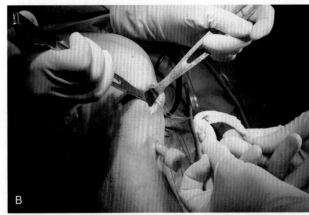

B

图 58.13　内侧半月板移植物穿过。A. 内侧半月板移植物穿过示意图。B. 准备通过内侧关节切口传递后侧骨塞及半月板。注意穿过的缝线穿过套管针到达后侧隧道上方并从前方关节切口穿出。

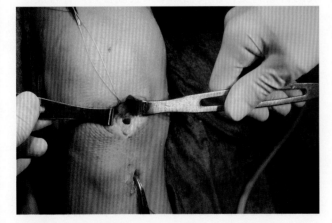

图 58.14　前角骨塞插入可接受区域之前的术中图。

不会介于症状开始与进展后的退行性症状之间。

术前规划对提升手术功效以及组织手术步骤至关重要。当与其他手术联合实施时，可能需要调

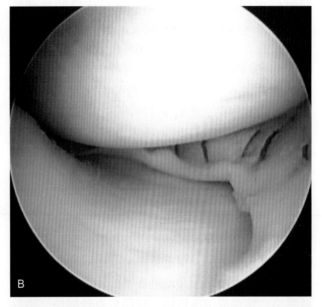

B

图 58.15　内侧半月板移植物移植完成。A. 最终内侧半月板移植物移植结构的示意图。B. 完成的内侧半月板移植物关节镜下图像。

整隧道或凹槽以避免隧道重叠。术前合适的准备患者的间室及半月板移植物也很重要。如果可能的话，在患者半月板留 1~2 mm 的血管化外周边缘很重要。在紧张的内侧间室行限制内侧副韧带松解不仅可以帮助改善视野，对促进半月板传递及设备靠近也有决定意义。然而，确保这是在关节线近端或远端（我们更倾向）进行操作的很重要，这样不会影响需要固定的由内而外缝合的关节囊。在准备内侧半月板移植物时，骨塞尺寸接近隧道至少 1 mm。后方骨塞应尽可能小，同时保持止点的骨完整性以促进骨塞穿过。对于外侧半月板移植，我们建议骨块技术采用商业化的移植物准备设备。

对于内侧半月板移植，骨塞分离或骨折可以通过缝线再接活转换成无插头技术。尽管我们更倾向于采用骨塞，但目前骨塞固定是否能明显改善半月板移植的效果还有争议。

康复

半月板移植术后的指导方针经常需要根据联合手术来调整。在独立的半月板移植术中，采用带铰链的膝关节支架将膝关节锁在伸直位，并且采用拐杖辅助的可耐受负重。带铰链的膝关节支架用6周。患者不需要股四头肌防护套就可以完全伸直膝关节，并且能够在膝关节无弯曲的步态行走时停止拄拐。在第5~6周时进行连续的被动活动。无负重的运动范围在前6周限制在0°~90°，6周后膝关节弯曲随着耐受增加可以增加。在术后第6周开始室内的束缚训练、骑自行车以及游泳。患者可以在4~6个月开始直线跑步。深蹲在6~9个月内是不允许的。术后6~12个月才可以进行绕轴旋转运动，这取决于同期手术及总体膝关节病变情况。

并发症

在开始手术前，与患者讨论此手术潜在的并发症及实际的预期结果很重要。半月板同种异体移植物移植术有产生持续及渐进症状的风险，如手术区域感染、病毒或细菌传播、神经与血管损伤、半月板损伤或挤出、移植物不愈合或不完全愈合以及关节纤维化。通常，复发的或渐进的症状都与关节软骨的进一步退化有关。

争议及注意点

半月板移植物固定到胫骨，是熟悉此手术过程的骨科医生中争论的来源。尽管此手术在技术上很少需要骨塞，但目前一些学者认为骨塞固定可以通过增强固定改善术后结果[14]。骨塞固定与软组织固定的稳定性、愈合以及固定强度之间的差异存在争论。需要深入的研究来全面评估各种固定方法的长期体内愈合、稳定性及临床结果。当然，一些学者并未常规采用骨塞技术，手术效果也不错。在我们研究的一些病例中，在后方骨塞受累时，我们将它

们转换成半月板根部软组织固定，并且在这些临床成功的病例中尚未发现差异。

另一个争议的区域包括适应证及手术时间。目前，并不建议在无症状的患者中采用此技术。然而，告知年轻患者关于早期（有时很微妙）半月板缺损及早期软骨炎的症状很重要。年轻患者关节间隙狭窄进展伴早期症状出现，若采取大部分半月板切除则可据此考虑半月板移植。

合并内侧半月板不全，或慢性前交叉韧带不稳，或先前的前交叉韧带重建术失败的患者，需要特别关注。患者由于内侧半月板后角丢失及次级保护结构的松弛增加导致胫骨前移增加，可通过前交叉韧带重建联合内侧半月板移植获取潜在的改善效果[8]。我们的经验表明，联合手术有更可靠的结果，但这还没有在随机试验中验证。

尽管半月板移植通常在伴有进展性软骨炎的间室内禁用，但一些学者已经报道了在这种人群中联合其他手术的成功结果[9]。软骨炎的程度和可能恢复此区域的能力评估、力线修整的可能性以及患者年龄和活动水平，在评估这是否是一个合理的手术选择时都是影响因素。患者的年龄越大，越不能忘记单一间室关节切开术可能提供更可靠的选择。

对这些争议的研究会继续提高我们的认识，阐明合适的手术指征，并改良半月板移植技术。需要进一步研究来判断半月板移植术在有合适的指征时操作是否会改变半月板缺损间室渐进性退行性关节炎的自然病史，以及临床结果会改善到何种程度。

结论和展望

目前在采用合适的指征时，半月板移植物移植术的成功率在75%~85%[15-17]。理想的患者是年轻患者，力线良好，膝关节稳定，由于半月板缺损出现运动相关的疼痛，但是还没有进展到显著的退行性改变。由于不良后果的产生通常与更严重的关节软骨退化有关，并且很多患者不到此时不会出现症状，因此在考虑半月板移植物移植术之前仔细评估关节软骨很重要[18, 19]。患者的选择有决定意义，同时患者的预期结果应当合理。

当半月板移植术与关节软骨表面修复术、韧带重建术和（或）重新排列手术同时进行时，可以获得良好的结果。一项研究报道了有86%的上述手

术与前交叉韧带重建和半月板移植术的患者有正常的或接近正常 IKDC 评分，平均最大关节镜下 KT 测量边 – 边差异为 1.5 mm[20]。Cole 等发现单独的半月板移植术或联合关节软骨再造手术在 2 年随访中膝关节疼痛及功能上都有改善。他们发现采用 IKDC 膝关节评分系统的 90% 的患者被分类为正常或接近正常[16]。

尽管半月板移植术存在困难，但有合适指征的患者显示了中度到高度的满意程度，这没有问题。然而，管理患者人群有困难，预期结果需合理。患者需要认识到医生不是给他们一个正常的膝关节。需要更多相关指征、技术以及半月板移植术的结果研究来改善手术的争议，并改善临床结果。

关节镜下进一步应用生物支架在半月板切除术的同时植入半月板缺损部位目前正在研究中。早期生物可吸收胶原基质移植物的临床应用已被用于急性和慢性半月板缺损。尽管在更多慢性病例中有更多的希望改善结果，但也需要进一步的研究来判断生物力学足够的半月板样组织能否像预测的一样成形、提供功能，并改善临床结果，以用来证实其应用是否合理。其他类型移植物目前也正在动物模型中研究。当然，移植现成的生物支架样移植物的学说，如果被证实是有效的，那么将很吸引人。只有通过进一步的研究才可阐明这些相似的技术是否会在我们治疗半月板缺损的患者中起到临床作用。

参考文献

[1] Fairbanks TJ. Knee joint changes after menisectomy. *J Bone Joint Surg*. 1948;30B:664–670.

[2] Levy IM, Torzilli PA, Warren RF. The effect of medial menisectomy on anterior posterior motion of the knee. *J Bone Joint Surg*. 1982;64A:883–887.

[3] Walker PS, Erkman MJ. The role of the meniscus in force transmission across the knee. *Clin Orthop*. 1975;109:184–192.

[4] Baratz ME, Fu FH, Mengato R. Meniscal tears: the effect of meniscectomy and of repair on intra-articular contact areas and stress in the human knee: a preliminary report. *Am J Sports Med*. 1986;14:270–275.

[5] Lee SJ, Aadalen KJ, Malaviya P, et al. Tibiofemoral contact mechanics after serial medial meniscectomies in the human cadaveric knee. *Am J Sports Med*. 2006;34:1334–1344.

[6] Markolf KL, Mensch JS, Amstutz HC. Stiffness and laxity of the knee—the contributions of supporting structures. *J Bone Joint Surg*. 1976;58A:583–594.

[7] Allen PR, Denham RA, Swan AV. Late degenerative changes after meniscectomy: factors affecting the knee after the operation. *J Bone Joint Surg*. 1984;66B:666–671.

[8] Sekiya JK, Giffin RJ, Irrgang JJ, et al. Clinical outcomes after combined meniscal allograft transplantation and anterior cruciate ligament reconstruction. *Am J Sports Med*. 2003;31(6):896–906.

[9] Gomoll AH, Kang RW, Chen AL, et al. Triad of cartilage restoration for unicompartmental arthritis treatment in young patients: meniscus allograft transplantation, cartilage repair and osteotomy. *J Knee Surg*. 2009;22(2):137–141.

[10] Pollard ME, Kang Q, Berg EE. Radiographic sizing for meniscal transplantation. *Arthroscopy*. 1995;11:684–687.

[11] Verkonk R, Kohn D. Harvest and conservation of meniscal allografts. *Scand J Med Sci Sports*. 1999;87:715–724.

[12] Jackson DW, Windler GE, Simon TM. Cell survival after transplantation of fresh meniscal allografts: DNA probe analysis in a goat model. *Am J Sports Med*. 1993;21:540–549.

[13] Verdonk PM, Demurie A, Almqist KF, et al. Transplantation of viable meniscal allograft. Survivorship analysis and clinical outcome of one hundred cases. *J Bone Joint Surg Am*. 2005; 87:715–724.

[14] Rodeo SA. Meniscal allografts-where do we stand? *Am J Sports Med*. 2001;29:246–261.

[15] Cole BJ, Carter TR, Rodeo SA. Allograft meniscal transplantation: background, techniques, and results. *J Bone Joint Surg*. 2002;84A:1236–1250.

[16] Cole BJ, Dennis MG, Lee S, et al. Prospective evaluation of allograft meniscus transplantation: minimum 2-year follow-up. *Am J Sports Med*. 2006;13:1–9.

[17] Kang RW, Lattermann C, Cole BJ. Allograft meniscus transplantation: background, indication, techniques, and outcomes. *J Knee Surg*. 2006;19:220–230.

[18] Shelton WR, Dukes AD. Meniscus replacement with bone anchors: a surgical technique. *Arthroscopy*. 1994;10:324–327.

[19] Garrett JC. Meniscal transplantation: review of forty-three cases with two-to-seven year follow up. *Sports Med Arthrosc Rev*. 1993;1:164–167.

[20] Sekiya JK, Ellingson CI. Meniscal allograft transplantation. *J Am Acad Orthop Surg*. 2006;14:164–174.

第 3 部分

髋股关节

髌股关节的临床诊疗策略

临床评估

髌股关节的诊断对于骨科医师来说一直是很有挑战性。因为膝关节前方的结构很复杂，谨慎的医生会留出时间来获取完整的病史以及临床评估。只有完全了解每一个患者的疾病情况，才有可能确定合适的治疗方法。

病史

诊断患者膝关节前侧疼痛最重要的事情就是明确疾病的性质。患者有膝关节不稳吗？患者主要是疼痛还是疼痛合并不稳？有时，让人迷惑的是，事实上膝关节前方不稳或受力不平衡也可以导致疼痛。医生的责任就是鉴别其中的差异并决定该怎么做。

仔细聆听患者的信息已被证实是很重要的。William Post[1] 发表了一篇关于疼痛图表的文章，通过让患者填一张膝关节的图片，特别是要标识疼痛的部位，患者通常会将临床医生引到正确的方向。采用同样的方法，如果疼痛不是主要的考虑，那么患者不能够完成疼痛图表，此时临床医生一定要帮助患者更好地表述疾病的性质，通常情况下是膝关节不稳。所以，仔细询问患者关于疾病性质的一系列的问题会很有用。特别应该询问疼痛的部位、时间（是和活动有关吗？）、诱发因素（有损伤吗？）。膝关节上方或下方的任何症状都很重要。医生也应该想到髋关节的问题也会导致疼痛放射到大腿前侧，并且有时就放射到髌骨上方或周围的区域。我们发现采用一些提示性的问题可以帮助诊断膝关节前侧疼痛，可提供一些重要的思路。例如，试着明确定义疼痛的性质（锐痛、钝痛、刺痛、局部、弥散等）会提供一些线索。

如果患者有关节不稳症状，医生一定要明确导致不稳事件的原因以及是否是真的髌骨不稳，还是由于股四头肌无力、半月板损伤、韧带缺损或其他的膝关节功能障碍导致的膝关节打软腿。

膝关节曾经做过手术的患者，应注意膝关节前侧行外侧松解或力线调整后造成内侧髌骨不稳的可能性。内侧髌骨不稳的患者经常有突然跌倒的病史，原因是髌骨非常突然的从内侧边缘向外侧滑回滑车。这可能会误导医生，因为一些患者感觉他们的髌骨向外侧移动，但是事实上是髌骨从内侧边缘向外滑动。如不能成功认识到这一点，可能会导致医生认为患者仍然是外侧髌骨不稳，并有潜在的可能导致医生再做手术将髌骨向内侧进一步移动。区别的唯一方法就是理解疾病发病的原因。准确询问病史对于帮助鉴别这些疾病非常重要。关于病史，最重要的就是听取患者的主诉。在很多情况下，仅仅通过患者表述疾病的细节以及有目的的提问，就可以让医生做出正确的诊断，这是多么奇妙的事情。昨天我处理了一例体重超重的患者，两年前膝关节扭伤，进行了大量（而且昂贵）的物理治疗并且非常疼痛。但从没有人将一根手指放到他一触即痛的半膜肌肌腱上。注射之后，他的疼痛第一次在两年之内消失了。

体格检查

关于前方膝关节最佳的体格检查应包括患者仰卧位、俯卧位、站立位及行走时的检查。

首先，注意患者的情感及身体体质。特别要注意青少年及年轻患者，过度依赖父母或受父母控制的也包括在内。

患者取仰卧位，通过膝关节屈曲和伸直来判断是否存在任何明显的髌骨轨迹向外滑移。J征象会在这时变得尤为明显。在患者的髌股关节中，对于看起来正常的髌股关节的明显的力学功能，疼痛或进行性疼痛不常见。相反，许多有膝关节不稳问题的患者都会显示出一些证明外侧髌骨轨迹或髌骨倾斜的证据。当然抱怨疼痛的患者会有一些力线不齐

（纯粹髌股关节不平衡，通常是由多结构因素导致的，进而导致髌股关节达不到最佳或合适的负荷分散）的证据，没有力线不齐的患者通常会有反复的不稳情况出现。所有的这些是引起特定缺损或不平衡的根本原因。

接下来，检查者应触诊整个膝关节前方并精确地定向检查其解剖细节。尤其是在联合前方膝关节疼痛的患者中，检查者应寻找软点并应再一次询问患者以确认任何特异性的疼痛来源。总体上，检查者及患者在疼痛来源上应"瞄准"到一个疼痛源。令人意外的是，患者经常将疼痛的来源指向之前漏诊的外周韧带，有时甚至年数很长。所以，髌骨周围的检查极其重要，尤其是那些小的神经损伤，可以推测是与异常的韧带紧张性有关，在髌股关节韧带疼痛的患者中是很常见的[2,3]。触诊每个部分，包括股外侧肌、外侧韧带、髌韧带以及之前的髌韧带区域、内侧韧带尤其是股内斜肌止点，以及股四头肌本身。这些区域中的任何一个都可以作为前方膝关节疼痛的来源。如果患者之前有过手术，应确保触诊每一个入路和切口，以确认那里是否可能存在神经或脆弱的瘢痕导致疼痛。如果可以确认疼痛的主要来源，那么这个区域应准备好并应用局部麻醉注射以观察疼痛是否因注射而消失。如果成功了，就在注射区域加入糖皮质激素，最终去除疼痛的组织可能是有效的[4]。

一旦完成了韧带的检查，医生应采用触诊帮助关节内的诊断。特别应在膝关节弯曲和伸直位触诊内侧髌骨下间隙，找出皱襞的病变证据（图 59.1）。

通常对于有症状的患者，在初诊时会明确疼痛的性质，特别是在初诊叩击时。

有些检查者喜欢通过将髌骨向外侧移动并触摸来触诊髌骨的外侧面。我对这种特别的检查方法很困惑，因为用这种方法时韧带也被拉得很紧。区分触诊时疼痛的性质很重要。

遵循此方法，患者应取仰卧位，膝关节伸直，髌骨被推向内侧，然后膝关节突然屈曲，相反的，髌骨应该向外侧移位然后膝关节突然弯曲。应用这个特别的方法，检查者可以明确是否存在迁移痛或不稳等问题，例如内侧髌骨脱位的患者所遇到的问题[5]。这样的患者的髌骨会在一个或其他方向"游荡"到远处，然后突然回到原来的位置。这个问题在内侧髌骨不稳的患者中特别突出。在这样的患者中，髌骨就在偏内侧的位置，然后由于膝关节弯曲突然回到正常位置，有时在楼梯上，由于髌骨突然从很远的内侧位置回到中间的滑车位置，从而出现尖锐紧张的疼痛及关节下陷，从而导致患者摔倒。我们发现这个方法对于区分内侧及外侧不稳很有帮助。

为了检查内侧髌骨关节韧带（MPFL）的性质，髌骨被推到外侧然后触诊内侧，接下来膝关节逐步屈曲，观察 MPFL 是否能够将髌骨拉向中央滑车。正常情况下，这发生很迅速并且会在膝关节屈曲到30°时完成。如果髌骨保持在外侧，则说明 MPFL 是损伤的。医生一定要小心不要使髌骨脱位（图 59.2）。

遵循此方法，在膝关节屈曲及伸直时，靠着滑车按压髌骨来寻找是否有捻发音或疼痛。应用这

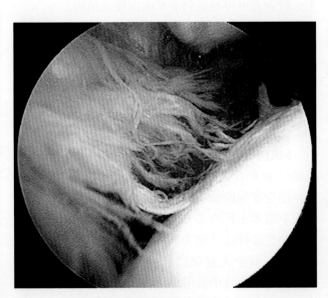

图 59.1　刺激疼痛的髌骨下皱襞。

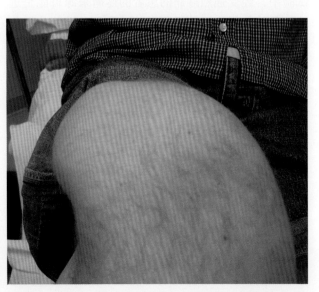

图 59.2　继发于严重的滑车发育不良的习惯性髌骨脱位。

个方法，检查者可以判断从关节按压中引出的疼痛的程度，同时疼痛的关节损伤的位置也可以判断。在远端髌股关节损伤中，疼痛可以在早期的屈曲中引出，然而对变形的近端髌骨损伤，捻发音及疼痛通常会在膝关节屈曲到 70°~110° 时按压髌骨才发现。这个区别在手术计划中变得非常重要。一定要判断如何最好地解除髌骨上特异的致痛病变。

前方膝关节的松弛也可通过观察"quadrant 象限试验"来获取。本质上讲，医生检查总体的韧带松弛程度，同时评估肘部和手指的总体关节松弛程度有助于判断患者的结缔组织。

应检查患者跟腱的弯曲度并通过俯卧位来评估髋关节的旋转及股四头肌的紧密性。俯卧位下伸直膝关节，医生也可以在这个体位触诊并判断髌骨周围的韧带组织以及伸肌松弛机制。

然后让患者步行，此时检查者观察其步态，判断是否有属于髋关节或膝关节疼痛的证据。单腿膝关节屈曲对建立股四头肌的支持很重要，但对于评估髋关节水平及足踝内旋的核心稳定性的评估更重要。很意外的是，许多患者都会显示出髋关节过度内旋时下肢支持不足的证据。确保在任何有髌股关节不稳或疼痛的患者中建立下肢支持水平，可以建议他们采用物理治疗适当改善下肢的功能并平衡运动时的髌骨轨迹。

我们习惯让患者做一个"下台阶"试验，在此实验中，患者站在小的台阶上，向一侧走下然后再换到另一侧，寻找明确的疼痛证据。在早期下台阶试验中，经受强烈疼痛的患者的疼痛来源可能是远端髌骨关节损伤。如果不做此试验，远端关节损伤经常会漏诊。在通过此试验重现疼痛的患者中，如果其他的方法治疗失败，可能需要通过胫骨前结节或前内侧结节转移到适当位置使髌骨远端减负，为了进一步评估核心稳定性，患者可从台阶上跳下，同时检查者观察髋关节水平是否存在过度的内旋，从而产生功能性的膝关节外翻及足踝水平的内旋。这样的患者需要核心稳定训练。

影像学检查

在大部分有前方膝关节疼痛或不稳的患者中，我们建议进行 4 个位置的摄片，且要高精度。除了标准的前后位检查，我们习惯采取膝关节屈曲 30° 负重后前位观察膝关节。然后是精确的侧位片，后

侧髁重叠。最后一个是轴状位。我个人倾向于膝关节屈曲 30° 的 Merchant 轴状位片。

侧位[6]及 Merchant 轴状位[7]在有前方疼痛及关节不稳的患者中是最重要的。没有 X 线透视机的帮助，要获取准确的侧位片很困难，但是我们的技术员研究了一种技术，这种技术可以在患者站在 X 线暗盒旁时触诊后侧髁。这种技术在判断核实膝关节准确的侧位片方面惊人准确，因为后侧髁会在摄片上重叠。尽管不是每一幅图像都完美，但我们发现这种技术还是很有帮助的。评估侧位片需要一些经验。检查者一定要学会确认摄片上看到的中央滑车内侧及外侧滑车髁。检查者也一定要学会在侧位片上确认髌骨的表面是倾斜的、半脱位的还是相较于正常的半脱位。

良好的 X 线技术在大部分患者中都是需要的。以我们的经验来看，膝关节 90° 屈曲轴状位的价值很有限。为了获得一个好的轴状位，检查者需要将垫板剪到合适的角度，或将 Merchant 框架调整到可以将膝关节摆成想要的屈曲的角度。

在标准 X 线上很容易看到半脱位和（或）倾斜的证据。Ronald Grelsamer[8] 指出，一个简单的视觉印象是非常有帮助的，同时也有助于理解如何解释侧位 X 线片。对于大部分骨科医师来说，髌骨非常倾斜或在滑车上向内移位都非常容易辨识。

精确的侧位片[9]确实是一个更好的髌骨移位的指标，尤其是髌骨倾斜时，因为髌骨外侧缘及髌骨嵴会重合，在临床中髌骨倾斜时会形成一条单独的线。这是一个好的客观参数。同时，在侧位 X 线片上，检查者可以观察到滑车的深度及结构。

Urch 等[10]认为，将髌骨向外侧移位，检查者可以检查轴向移位。在这种情况下，通过将髌骨向外侧移位可以完成 Merchant 轴位观察，将髌骨的移位程度作为脱位倾向性的一项指标记录下来。

断层扫描技术

MRI 在详细分析髌骨力线中很有帮助，但以我们的经验来看这并不是必要的。而较好的 X 线摄片，结合准确的临床症状和体格检查，在大部分髌股关节患者中都是必要的。在更困难的病例中，以及那些想要排除其他关节内病变的病例中，MRI 会有帮助。我个人建议选择性地做 MRI。MRI 对于判断胫骨结节及中央滑车间沟（通常所讲的 TT-TG 指标）之间的内侧－外侧距离很有帮助。当 X 线

片拍摄的不恰当或者没有彻底评估时，通常需要过度的 MRI 检查而遗漏了合适的体格检查。一些中心可开展渐进性屈膝动态断层扫描检查，甚至负重时的扫描，但费用昂贵，并不完全可行。

髌股关节 CT 已得到了很好的研究。屈膝 0°、15°、30° 以及 45° 弯曲（在扫描仪中重现正常标准力线）时的髌股关节 CT 经髌骨中央横断面图像会准确记录髌骨轨迹。CT 是判断髌股关节骨损伤（图 59.3）及滑车形态[11]最佳的方法。必须记住，这些试验都是不负重的。因此，正如 Dye 所说，CT 通常比膝关节屈曲 30° 负重时的标准侧位 X 线片的准确性要差[12]，后者在定位关节损伤及软骨下骨反应上很有帮助。正如 MRI 及 CT 一样，放射性核素扫描应该只在诊断疑难或复杂病例时采用。放射性核素扫描或 SPECT 扫描（X 线断层骨扫描）随着时间的推移，软骨下骨反应可能会被重复研究以避免进行手术干预。

信息汇总

处理髌股关节，一定要保持开放思维，并准备好将病史、体格检查以及现有的影像学检查联合起来。这些信息一定要形成一个整体而清晰的全景图。检查者应对不寻常的发现保持开放思想，因为前方膝关节疼痛及不稳的问题非常多变。临床医生可基于体格检查及病史，对疾病有一个初步印象，进而通过影像学检查寻找支持证据，而不是仅仅依赖于影像学检查来给出问题的答案。在最后分析时，好的体格检查是理解患者前方关节痛及不稳症状的关键。

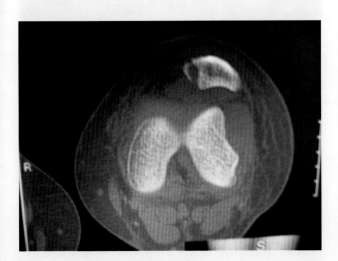

图 59.3　髌骨脱位时内侧髌骨撕脱。

治疗

在确定合适的治疗计划时，首先要判断问题主要是髌股关节疼痛还是不稳。如果问题是疼痛，检查者应确认疼痛来源是关节、滑膜，兼而有之还是髌骨周围。同样的，如果问题是不稳，一定要确认不稳症状的性质，是否可以通过增加下肢核心稳定性来修正，或者问题是否与重要结构缺失或力线不齐有关，这样将需要手术干预。

韧带疼痛

简单地，如果临床医生可以确认髌骨周围的疼痛来源是髌韧带、内侧副韧带、外侧副韧带、股外侧肌、股内侧肌还是股四头肌，那么治疗也会具有特异性。一旦确认疼痛来源，在疼痛来源的韧带注射利多卡因或布比卡因以观察疼痛是否可以消除很有帮助。然后，有条理地进行治疗。有时拉伸或局部理疗会起作用，有时激素注射是必要的，有时也会需要切除疼痛组织。

髌骨下疼痛

当体格检查已经确认患者有疼痛的髌骨下皱襞（图 59.1）或脂肪垫综合征时，早期激素注射可能会有帮助，但通常疼痛组织需要在关节镜下切除。

髌股关节疼痛

最重要的是通过体格检查确诊疼痛位置，然后确定合适的治疗方法。当存在松弛的软骨骨块时，局部软骨成形术可以使患者症状减轻[13]。如果特异性的损伤在外侧并且伴髌骨倾斜，非手术方法失败后，可选择外侧松解术。另一方面，必须注意，不要在内侧关节病变的外侧进行松解，因为这可能会适得其反，特别是患者没有潜在的倾斜问题。近端粉碎性髌骨损伤是很难治疗的。在某些情况下，使用自体骨软骨移植或其他关节面置换术是必要的[14]。对于近端病变患者应避免行前移手术，因为前移胫骨结节实际上在屈曲活动的早期增加了近端髌骨的负荷。

在更严重的情况下，更早期的外侧小关节突破裂（过度侧压综合征，图 59.4）或与远端和（或）关节病变相关的顽固性疼痛，胫骨前内侧结节转移是首选的治疗方法[15-17]。如果关节病变位于远端，且患者没有任何侧位活动异常的证据，则可能需要使用 Maquet 手术或胫骨结节滑移矢状面（胫骨结节的直前位）进行直前位的操作。

在一些广泛髌骨关节损伤的病例中，选择性的骨软骨移植术可能是最佳解决方案[14]。这很准确，尤其是当关节损伤位于近端和（或）内侧（此时前内侧胫骨结节转移术不合适）以及滑车损伤直径超过 1.5 cm。人工的（图 59.5）和同种异体的骨软骨表面重建在治疗内侧及近端关节损伤时可以有效地缓解疼痛症状，但是这种治疗的长期效果仍然未知。小的滑车损伤最好通过关节镜下微骨折关节成形术来治疗（图 59.6）。大范围的滑车破损可能需

要关节置换术。

髌股关节置换术对于那些无法实现将关节损伤的负荷转移出去，或应用骨软骨移植术来保留关节的患者应作为保留方法，因为损伤太广泛，髌股关节置换更适合于弥漫性的髌股关节损伤，尤其是包含滑车在内的损伤（图 59.7）。在这样的患者中，也可以考虑同种异体骨软骨表面重建。

在一些特殊病例中，髌骨切除术可能是合适的选择，同时半髌骨切除术（外侧面切除）已经被证明在一些患者中有效。一般而言，这种手术更建议在年轻的、不可能或不值得采用髌股关节置换的患者中采用。切除髌骨后保留伸肌装置的完整性

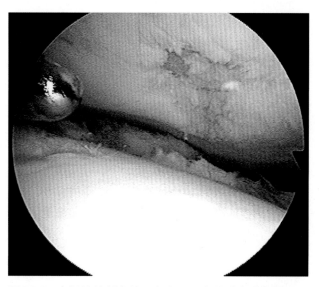

图 59.4 由慢性外侧力线不良发展而来的过度的外侧髌股关节压力经常导致最终的外侧面破损。

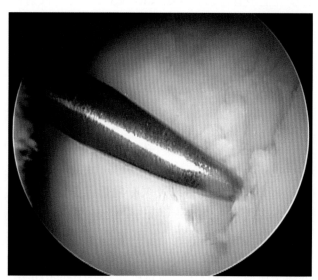

图 59.6 微骨折关节成形术是小滑车关节损伤所需要的手术。

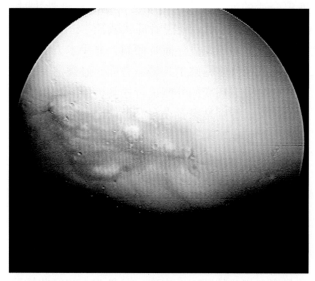

图 59.5 应用人工的 OBI 重建髌骨表面（Smith and Nephew，Andover，MA）。

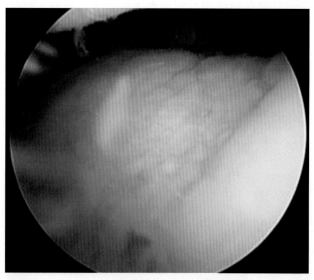

图 59.7 当滑车损伤很大并且不明确时，可能需要关节置换术，尤其是当髌骨广泛退化时。

很重要，同时如果患者之前有大量的外侧松解时，术者一定要特别小心，因为这可能弱化伸肌机制，这样在髌骨切除术后应用同种异体肌腱加固就很必要。

大的骨软骨移植物在严重缺损的髌股关节中起着有限的作用，可以缓解症状并改善功能。然而，关于长期结果的了解仍然很少。

髌股关节不稳

许多髌骨不稳的患者可以保守治疗，采用核心稳定性训练，强调髋关节外侧旋转支持及应用新设计的髌股关节绷带（图 59.8）。这种髌股关节支具更轻，比之前一代的产品更有效。髌股关节绷带同样有效，但是需要反复包扎，对皮肤来说会比较硬。髌骨不稳的保守治疗应强调恢复下肢立线及力量的同时恢复髌骨外侧支持。

急性脱位后，负压引流关节积血后采用绷带包扎，使股四头肌愈合，同时平衡下肢是控制髌骨不稳症状最合适的方法。在某些患者中固定可能需要 4~6 周。可能的话骨软骨骨块通常采用开放手术复位。

内侧髌股关节韧带在髌骨脱位后会延迟愈合，因此更可能出现反复的不稳症状。在没有显著潜在力线不齐的患者中，脱位 3~6 个月后重建或抬高愈合的内侧髌股关节韧带，同时经常联合外侧松解以减少过度的外侧紧张和（或）倾斜，会在大部分患者中恢复合适的支持。关节镜下内侧髌股关节韧带重建[18] 在那些滑车结构良好且没有外侧轨迹的患者中很有效（图 59.9）。然而，MPFL 必须在被推进或重叠之前恢复。无论采用何种方法，仅就稳定性而言，与肌腱移植物 MPFL 重建相比，内侧咬合固定的成功率通常不那么令人满意。尽管如此，利用现有的愈合的解剖结构促进内侧囊 / 支持带愈合，从而重建整个内侧复合体（不仅仅是 MPFL）。最重要的是需要平衡髌股轨迹，释放变形力，纠正不协调，如不正常的 Q 角或抬高 TT- TG 通过胫骨结节转移，并且是在做内侧重建之前。此外，对于那些没有参与复杂 MPFL 力学研究的外科医生来说，内侧包膜的覆盖或推进更安全。由于 MPFL 肌腱移植不当导致髌股关节的严重破坏（图 59.10）。对失败的内侧重建的修整要比对放置不当的 MPFL 肌腱移植的修整宽容得多。

内侧髌骨关节韧带的急性修复是存疑的[19]。并且在一般情况下，最好让韧带自愈，然后抬高或重建，因为内侧髌骨关节韧带是一条很薄的韧带，在急性破损时很难缝合。研究显示，尽管内侧髌股关节韧带细长，但在 91% 的时间内它在不断愈合（图 59.11）[20]。

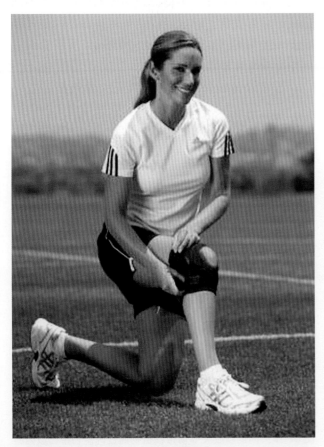

图 59.8　Trupull 便捷股关节绷带（感谢 DJ Ortho，Vista，CA 提供的图片）。新型髌股关节绷带更有效且更舒适。

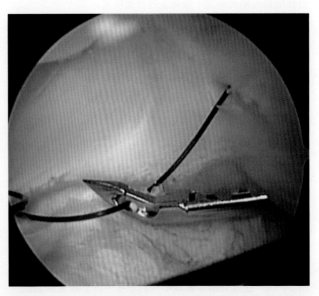

图 59.9　关节镜下内侧重建在没有滑车发育不良或髌骨力线不齐的患者中经常是有效的。

内侧髌股关节韧带移植物重建术在一些更严重的病例中，如内侧结构已经破坏得很严重，或者没有严重的伸肌机制发育不良时是很合适的。我们发明了一种将内侧髌骨关节韧带肌腱移植物缝合到深部的自体破损的内侧髌股关节韧带上的方法，将它直接穿过股内斜肌肌腱髌骨上 1/2 的止点处。然后用 2 号缝线将肌腱移植物从其经过的地方缝合到股内斜肌肌腱上，然后将其穿过并缝合到邻近的股四头肌肌腱上，在其上方固定（图 59.12）。这样可以避免在髌骨上钻孔以及与此相关的骨折风险。我们也应用了由 Schepsis 和 Farr 描述的技术，此技术应用带线锚钉固定到髌骨侧的凹槽上。在所有病例中，移植物一定要在膝关节以髌骨为中心屈曲到 30° 时

精确地固定（我们应用 Arthrex 生物肌腱固定螺钉）在内侧髌骨关节韧带股骨解剖起点上。这个点应该通过沿着内收肌肌腱到内收肌结节上仔细定位，确认内侧髁的精确位置，并精确地将移植物股骨末端放置到这两个解剖学标志中间。由 Schoettle 提出的 X 线标准及相关研究对于那些不太熟悉此区域解剖的医生很有帮助及借鉴意义[21]。在更严重的滑车发育不良和（或）远端内侧髌骨关节损伤的复杂病例中，关节表面重建[14, 22]和（或）胫骨结节前内侧移位在内侧髌股关节韧带重建的同时也很有借鉴意义。

当有更严重的外侧轨迹综合征时，则 Q 角和 TT-TG 比值会增大（胫骨结节与中外侧平面滑车沟之间的距离），胫骨结节的内侧转移通常是稳定伸肌机制的最好和最直接的选择。我们更倾向于简单的 Elmslie-Trillat 胫骨结节内旋。内旋整个近端胫骨，正如 Cameron 最开始描述的并在最近由 Paulos 综述的方法，对这类患者也有效，但手术范围更大，对腓神经有一定风险。我认为这个手术过程没有必要。胫骨结节转移是有效的，如果使用正确的适应证，集中伸肌机制和补偿滑车缺陷，保持髌骨中央跟踪和远离发育不良，缺乏外侧滑车不太可能造成严重并发症。确定胫骨结节转移需要的最佳客观测量指标是 TT-TG 指数（>20 mm，从胫骨结节到中心滑车沟异常）。

远端股骨脱位也被建议纠正股骨内部过度旋转，但我没有发现这是必要的，我更倾向于补偿性手术，以恢复平衡的中央跟踪的转子上的髌骨，这是最不冒险的方法。移动胫骨结节已被证明是非常

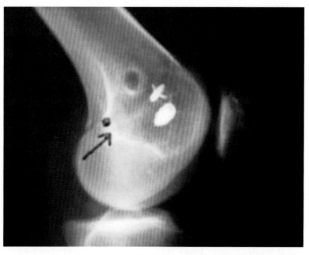

图 59.10　不恰当放置的内侧髌骨关节移植物导致患者出现了严重的髌骨破损及慢性疼痛。箭头指向为内侧髌骨关节韧带移植物后侧面固定于股骨上的合适位置。

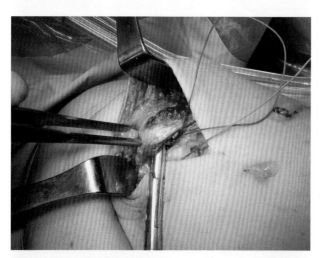

图 59.11　在没有滑车发育不良的患者中开放修复愈合的内侧韧带及股内斜肌。

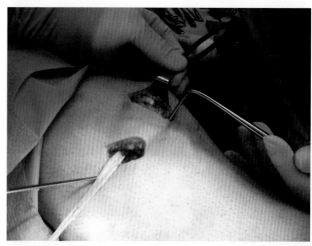

图 59.12　内侧髌股关节韧带移植物通过内侧韧带在股内斜肌下方通过，然后牢固缝合到股内斜肌下方，同时穿过股四头肌。

有效的平衡髌骨轨迹在中央滑车当对齐需要纠正。

　　当髌骨内侧关节紊乱明显时（图 59.13，脱位后非常常见），内侧胫骨结节前突转移[15-17]，可将受损关节软骨的远端撑开，同时集中伸肌机制以优化平衡轨迹。

　　在关节不稳的患者中，外侧松解不会起到任何好的作用，除了作为其他稳定手术需要的补充并缓解髌骨倾斜。外侧松解术不能将髌骨向内侧移动并且可能导致一些膝关节不稳的患者的情况更加糟糕。

　　注意那些有过度的外侧松弛或过度的内侧结节移位患者的内侧髌骨不稳症状。这些患者会有突然的摔倒，通常比开始时的已经治疗过的不稳症状更严重。在这样的患者中，修复或重建破损的外侧韧带以及尽可能地将胫骨结节向外侧移位到一个平衡的位置可能是必要的。有时建议移植物作为外侧重建术的补充也是必要的。

滑车成形术

　　滑车成形术手术通过将髌骨捕捉放入一个深的近端滑车间沟来稳定髌骨轨迹。这个手术通常都会稳定髌骨，但是，有报道发现了不能接受的疼痛发生率甚至是关节纤维化。现有的手术主要以近端滑车为中心并且不能成功地确定统一的滑车深度以进一步固定。尽管在髌骨不稳的患者中由于外侧轨迹发育不良导致（该作者认为大部分滑车发育不良是继发性的）的滑车缺损很常见，加深滑车需要严重

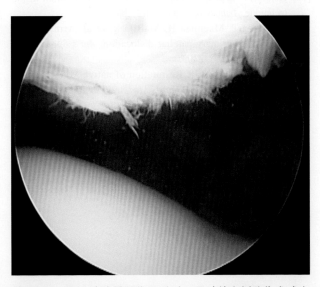

图 59.13　当远端髌骨损伤严重时，通过前内侧移位术减少其负荷可以减少术后疼痛的风险。

的、不能避免的骨软骨和关节损伤，而且由于其他手术的效果不错所以此手术很少是必要的。

作者倾向的治疗方法

　　关于治疗方法，我个人喜欢尽可能地减少治疗，依靠物理治疗及绷带，但是考虑到手术是必要的也很重要，因为许多人由于髌股关节的问题承受了很多痛苦。手术治疗对于采用客观评估及非常仔细的临床体检明确的问题是非常特异的，因为很容易被欺骗或错过一些非常重要的信息。

　　我对有详细病史记录的髌骨倾斜采用外侧松解。在髌骨不稳的患者中，有时候我会采用微创手术来稳定髌骨（关节镜或微小切口开放性内侧髌股关节韧带再拉紧 / 重叠术）但是总是批判性地观察 [抬高的 Q 角或 TT-TG 和（或）滑车发育不良是很有必要的指标。我喜欢通过 3 英寸切口的内侧胫骨结节移位术（Elmslie-Trillat 方式）] 是否作为力线不齐（高的 Q 角、J 轨迹、抬高的 TT-TG 指数）及滑车发育不良的补偿性手术。此外，当存在高位髌骨时，结节可能需要轻微抬高来改善此症状，并在接下来的膝关节弯曲时使髌骨进入滑车。良好完成的胫骨结节移位术联合牢固的固定器可以容许立即进行运动以及髌股关节接触压力的中心化 / 平衡。有时，我会通过关节镜或微小切口再加固内侧关节囊 - 韧带复合体，但是一旦髌骨轨迹通过胫骨结节移位术准确的矫正后这就不是必要的。在更严重的关节不稳的病例中，我会增加一个内侧髌骨关节韧带的肌腱移植物重建术，尤其是当这里存在一个巨大的滑车发育不良需要修补时。如果微创近端手术不能提供长期稳定效果，我会按需再做一个内侧髌股关节韧带肌腱移植物和（或）胫骨结节移位术。如果一些患者在做完稳定手术后出现反复的关节不稳，我也会严格检查内侧关节不稳，并通过增加髌骨外侧支持来改善此症状。最佳的手术需要仔细平衡髌骨轨迹，改善潜在的力线不正。我倾向于避免股骨及胫骨扭转位矫正法，因为我认为我可以不断采用低风险、补偿性的、平衡为目的的手术过程来达到更好、更优秀的结果。

要点

　　（1）给每一个患者检查髌骨周围韧带并寻找隐

藏发现，这可能会作为最终成功治疗的关键。

（2）应用标准的45°膝关节弯曲轴状位，方法总是相同的，并且采用精确的站立侧位X线片。

（3）坚持采用愈合过程，包括所有伴有前方膝关节疼痛或不稳症状患者的核心稳定训练。

（4）让内侧髌股关节韧带在髌骨脱位后先愈合，这样如果需要的话它可以被抬高或重叠。

（5）你总是要保证知道疼痛的来源。

（6）如果疼痛在关节，那么合适的话可以通过胫骨结节移位来减少疼痛负荷。

（7）如果疼痛在韧带，那么合适的话可以采用注射、松解或切除疼痛的损伤部位。

（8）手术后早期移动髌股关节。

（9）如果你要做髌股关节手术，移植物放置的解剖精准度是很重要的。

（10）如果你要做胫骨结节移位术，增加斜行切口以实现远端髌骨前方移位（为了前内侧移位）来减少髌骨关节损伤的负荷。将结节移动直到达到需要的距离。此时按需要修整高位髌骨。常常应用牢固的固定器这样才可能立刻运动。

（11）在疑难病例中应用X线断层扫描影像学检查以测量TT-TG指数并更精确地评估软骨损伤。

声明：本章作者获得了由 DJ Ortho，Vista，CA 制造的 Trupull 绷带的专利。

参考文献

[1] Post WR. Anterior knee pain: diagnosis and treatment. *J Am Acad Orthop Surg*. 2005;13(8):534–543.

[2] Fulkerson JP, Tennant R, Jaivin JS, et al. Histologic evidence of retinacular nerve injury associated with patellofemoral malalignment. *Clin Orthop Relat Res*. 1985;197:196–205.

[3] Biedert RM, Stauffer E, Friederich NF. Occurrence of free nerve endings in the soft tissue of the knee joint. A histologic investigation. *Am J Sports Med*. 1992;20(4):430–433.

[4] Kasim N, Fulkerson JP. Resection of clinically localized segments of painful retinaculum in the treatment of selected patients with anterior knee pain. *Am J Sports Med*. 2000;28(6):811–814.

[5] Fulkerson JP. A clinical test for medial patella tracking. *Tech Orthop*. 1997;12(3):144.

[6] Malghem J, Maldague B. Profile of the knee. Differential radiologic anatomy of the articular surfaces. *J Radiol*. 1986; 67(10):725–735.

[7] Merchant AC, Mercer RL, Jacobsen RH, et al. Roentgenographic analysis of patellofemoral congruence. *J Bone Joint Surg*. 1974;56(7):1391–1396.

[8] Grelsamer R. A roentgenographic analysis of patellar tilt. *J Bone Joint Surg*. 1993;75B:822–824.

[9] Grelsamer R. The lateral trochlea sign. *Clin Orthop*. 1992; 281:159–162.

[10] Urch S, Tritle B, Shelbourne D, et al. Axial linear patellar displacement. *Am J Sports Med*. 2009;37:970–973.

[11] Dejour H, Walch G, Neyret P, et al. Dysplasia of the femoral trochlea. *Rev Chir Orthop Reparatrice Appa Mot*. 1990;76(1): 45–54.

[12] Dye S. Radionuclide imaging of the PF joint in young adults with anterior knee pain. *Orthop Clin North Am*. 1986; 17:249–262.

[13] Federico DJ, Reider B. Results of isolated patellar debridement for patellofemoral pain in patients with normal patellar alignment. *Am J Sports Med*. 1997;25(5):663–669.

[14] Farr J. Patellofemoral articular cartilage treatment. Radiographic Landmarks for Femoral Tunnel Placement in Medial Patellofemoral Ligament Reconstruction. In: *AAOS Monograph Series 29*. AAOS; 2005:85–99:chap 9.

[15] Farr J, Schepsis A, Cole B, et al. Anteromedialization, review and technique. *J Knee Surg*. 2007;20:120–128.

[16] Fulkerson JP. Alternatives to patellofemoral arthroplasty [Review]. *Clin Orthop Relat Res*. 2005;436:76–80.

[17] Saleh KJ, Arendt EA, Eldridge J, et al. Symposium. Operative treatment of patellofemoral arthritis. *J Bone Joint Surg Am*. 2005;87(3):659–671.

[18] Halbrecht JL. Arthroscopic patella realignment: an all-inside technique. *Arthroscopy*. 2001;17(9):940–945.

[19] Silianpaa P, Maenpaa H, Mattila V, et al. Arthroscopic surgery for primary patellar dislocation. *Am J Sports Med*. 2008;36(12):2301–2309.

[20] Tom A, Fulkerson JP. Restoration of native MPFL support after patella dislocation. *Sports Med Arthrosc Rev*. 2007;15(2): 68–71.

[21] Schöttle PB, Schmeling A, Rosenstiel N, et al. *Am J Sports Med*. 2007;35(5):801–804. Epub 2007 Jan 31.

[22] Minas T. Autologous chondrocyte implantation for focal chondral defects of the knee. *Clin Orthop Relat Res*. 2001;(391 suppl):S349–S361.

第 60 章

Donald C. Fithian, Robert A. Teitge, Samuel Ward, Robert Afra

髌骨力线不齐的手术入路

背景

髌股关节是一个具有独特复杂结构的关节。它的运动与其他大部分关节不同，主要是由滑动而不是旋转组成。这导致关节软骨承受独特的挑战。最常见的髌股关节异常的发生主要是其关节机制的改变造成的，进而导致关节软骨受力过大或整个关节不稳。

值得指出的是，通过手术手段客观的"减少髌骨负荷"是很难实现的。髌骨的存在是为了提高膝关节伸肌系统的利用，而且髌股关节为实现膝关节功能能提供压缩负荷也是必要的。尽管由 Maquet[1] 描述的胫骨结节前移术可以在减少髌股关节压力的同时维持股四头肌产生的伸展力矩是真实的，但是此方法的限制也是众所周知的。在大部分病例中，手术将整个膝关节的力学分布进行重新调整，这样，膝关节所有的关节面及软组织的磨损速度可以保持相对一致，而且会降低磨损的速度。

力线及力线不齐的定义

由于其与髌股关节相关，对于术语"力线"有2个经常用到的解释：①髌骨位于股骨沟的位置；②髌骨及股骨沟位于身体与足部之间的位置。将力线仅看作髌骨位于股骨滑车上的位置是常见的过度简单化的概念。尽管髌骨位于滑车上的力线（例如内侧或外侧移位、高位或低位、倾斜）是很重要的，但这个评估不应该转移我们对于膝关节在空间中的姿势对髌股关节位置及其受力大小的影响的同等重要的认识。完整的病情检查需要从两方面来评估膝关节伸肌力线。

力线不齐的概念基于以下几个假设：

（1）力学系统有一个理论上的最佳力线，在这个力线上受力会有良好的平衡，并且没有任何一部分的结构会在其他结构之前磨损。

（2）偏心的力量发生作用时，会是它们产生时候的很多倍。

（3）任何之于最佳骨力线的偏离，都将增加施加于髌股关节的力量，从而导致韧带受损联合继发的半脱位或脱位以及软骨受损，例如软骨软化或关节炎。

力线不齐将异常的压力分布到方向偏离的肢体韧带及关节面上。韧带过负荷以及继发损伤的发生可能是由单纯的创伤或微小外伤慢性复发造成的。骨骼力线不齐可能是通过施加于髌股关节的压力超过软骨可承载的负荷从而导致髌骨软骨软化以及继发的关节炎产生的。即使压力不是过度的，由于小的髌骨、高位髌骨或髌骨半脱位导致接触面区域减少，也会增加每一单元区域（压力）超过关节软骨可承载的负荷，导致软骨受损（关节炎）。相似地，过度或异常的关节滑行也会使关节软骨的剪切力增加超过正常负荷，导致软骨受损。在力线不齐的下肢前方膝关节疼痛可能是由于关节囊、韧带、滑膜或软骨下骨的异常压缩、紧张或剪切力导致的。

旋转力线不齐对髌股关节空间位置的影响

最大化步态效能伴最小压力受正常肢体力线的影响。正常肢体力线在任何平面的任何偏差都会导致疼痛，这在很多情况下会发生，例如膝关节扭伤。包括股骨前倾或后倾、胫骨过度的向内或向外的前倾、膝外翻或内翻、过度内旋以及 Achilles 挛缩。膝关节扭曲后脱离正常肢体力学轴线（向内或向外）会改变髌股关节压力的方向及大小，同时也会给髌骨增加一个指向侧方的力量。这个力量被软组织抵消掉（内侧棘外侧髌股韧带以及其他关节囊韧带），也会被股骨滑车抵消，在某种程度上由它的深度、长度以及形状决定。韧带与滑车之间的这些约束力的分布主要由滑车的形状决定：滑车越深、越长并且它的内侧及外侧壁越陡峭，那么产生在软组织上的力量越小。

足前进角度（FPA）逐渐被定义为足部长轴与身体前进方向之间的角度。它的范围为10°~20°[2]。研究表明无论是先天的还是获得性的（骨折后）下肢骨扭转畸形，FPA仍保持不变[3-5]。假说提出的是髋关节的肌肉组织在步态过程中，调整这些畸形中起到了作用。例如，在有正常FPA出现股骨内旋或胫骨外旋的畸形中（图60.1 A、B），膝关节的轴线向内旋转并产生了侧方力量，作用于髌骨，因此内侧髌股韧带（MPFL）的张力及外侧髌股关节面的压力都有所增加。对步态过程中身体如何调整旋转畸形仍然没有很好的了解。重要的是，补偿的选择很有限，并且从力学方面考虑没有一个是最佳的选择。例如，在真实股骨前倾的病例中（图60.1 C、D），如果身体想要恢复到正常的股骨髋臼力线，那么膝关节（滑车）会横过中线指向内侧。在这种情况下，我们看到的是内斜步态和（或）为了达到正常FPA的代偿性足内转步态。如果身体为了达到膝关节及足部正常的矢状力线，大转子会向后方移位，将髋关节外展肌置于不利的力学位置。这种情况下，我们可能会看到负重时髋关节内侧瓦解（内收和内旋）。

骨骼力线与髌股关节病变之间的关系

在冠状面，力线不齐已经显示可以影响髌股关

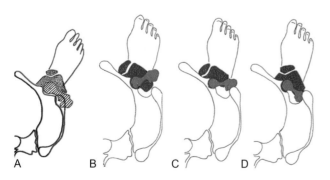

图60.1　A、B. 图片显示的是伴有过度EET的肢体。假设有正常的FPA，膝关节会指向内侧。结果，有一个代偿性的髋关节内旋，将髋关节外展肌置于不良位置，导致功能减弱并容易疲劳。C. 在单纯的股骨前倾病例中，如果身体想要恢复到正常的股骨髋臼力线，那么膝关节（和滑车）会越过中线指向内侧。D. 如果身体想要恢复到膝关节及足部正常的矢状位力线，大转子会后移，将髋关节外展肌置于不良的力学位置。

节炎的进展[6, 7]。内翻力线会增加内侧髌股关节炎进展的可能性，而外翻力线会增加外侧髌股关节炎进展的可能性。Fujikawa等[8]在一项尸体研究中发现，内侧截骨术产生的增加的内翻力线可导致髌骨与股骨接触区域的显著改变。

Larat等[9]提出增加的股骨内转（也就是股骨前倾）与髌骨软骨炎及不稳症状之间的显著的统计学关系。Janssen[10]也发现有髌骨脱位病史的患者相比于对照组有增加的股骨内转概率。他们推测股骨内转是滑车及髌骨发育不良发展的原因。Takai等[11]在患有髌股关节内侧及外侧单一间室骨关节炎的患者中测量了股骨及胫骨的扭力，他们提出髌股关节骨关节炎与增加的股骨内转（23° vs. 对照组的9°）有关，并排除了过度的股骨内转导致这些患者的髌股关节磨损。

Turner[12]研究了胫骨内转与膝关节病变的关系。他发现有髌股关节不稳的患者比正常ETT患者有更大的角度（25° vs. 对照组的19°）。Eckhoff等[13]发现在一组有前方关节疼痛患者的伸直的膝关节上要比正常对照组多出6°的胫骨外旋角度。这是否代表由于膝关节软组织松弛或不正常的肌肉牵拉导致的异常的骨骼内转或异常的股骨上的胫骨内旋目前还未知。

旋转力线不齐对髌股关节接触面及内侧髌股韧带张力的影响

股骨或胫骨的固定旋转已经显示对髌股关节接触区域及压力有显著影响。Hefzy等[14]应用尸体模型研究了胫骨旋转对髌股关节接触区域的影响。发现在所有弯曲角度中，内侧胫骨旋转会增加内侧髌股关节接触区域，而外侧胫骨旋转会增加外侧髌股关节接触区域。Lee等[15-17]更近的研究显示，在尸体模型上研究了下肢旋转畸形对髌股关节接触压力的影响。他们通过在股骨远端1/3及胫骨轴周围内外旋，模拟了多种类型的股骨与胫骨的旋转畸形。他们发现股骨内旋或外旋30°分别对外侧或内侧髌骨面产生了明显的大峰值接触压力。

Lee的发现已经在一项独立性研究中证实，此研究在整个尸体的肢体（包括股骨头及足部）通过模拟股四头肌收缩来达到稳定。当远端股骨内旋30°时，在髌股关节外侧面有增加的接触压力，而在髌股关节内侧面有减少的接触压力。当远端股骨

外旋30°时，会发现相反的效应[18]。

　　Kijowski（Teitge 等，未发表）也研究了股骨旋转截骨术对内侧髌骨韧带张力的影响。他们发现实验性的 30° 会导致股骨内旋（远端股骨内旋，模拟前倾），从而导致内侧髌股韧带张力的显著增加。很有意思且值得注意的是，力线对内侧髌股韧带张力的影响在 30° 弯曲时要比 60° 或 90° 弯曲时大得多。这些结果证实了 Lee 的发现，内侧髌股韧带的张力仅受膝关节低角度弯曲的显著影响[16]。这个研究的结果及 Lee 的研究表明，股骨内转的多变会导致压力越过髌股关节传递模式的改变，包括内侧髌股韧带的张力。伴有股骨内旋的个体负重活动时会由于外侧软骨过负荷或内侧髌股韧带张力异常从而导致疼痛。在这样的膝关节中，内侧髌股韧带会由于急性或慢性过负荷而受累。

　　滑车发育不良改变了髌骨与滑车之间的接触关系。由于接触区域与接触压力已经改变，在评估力线不齐时应评估滑车发育不良与髌骨形状。滑车发育不良主要是滑车间沟头部形状及深度的异常，与髌骨不稳、前膝疼痛以及早期髌股关节炎有关[19, 20]。Brattström[21] 和其他人[22, 23] 已经研究了反复髌骨脱位的滑车几何学，并推断浅的股骨间沟（也就是滑车发育不良）是最常见的发现（图 60.2）。这些作者大部分在欧洲，致力于研究出严格及可靠的影像学评估策略来为髌骨不稳的患者提供治疗的指导方针[24, 25]。在 1980 年，Dejour 等[23] 描述了几种在髌骨不稳患者中常见而在对照组人群中少见的 X 线片上特异的几何特征[26-29]。区分两种人群的基本的解剖特点是出现滑车发育不良——扁平的或偶尔突出的滑车间沟的上面——在反复髌骨脱位的患者中有高百分比，而在对照组中只有 2%。

　　这些研究提供了强有力的详细的证据，证明下肢异常的骨骼力线在多种髌股关节疾病的发病中是重要的影响因素。

临床评估

病史

　　膝关节伸肌机制是一个复杂且微妙的系统，如果手术医生没有明确目前主诉的病变基本原理，只会使其治疗变得更加复杂。主诉应引导病情的检查及治疗选择的讨论，这会帮助医生以患者的需要及期望为中心。例如，一例为了缓解每天疼痛而寻求

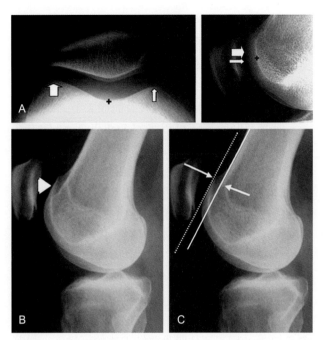

图 60.2　A. 正常的滑车。在外侧面，侧面轮廓显示了一条僵硬的弯曲白线，与滑车（+）基底一致。曲线代表了滑车嵴（箭头）没有越过滑车基底曲线。注意外侧面的准确读取，需要对齐后侧髁，见图 B 和 C。B. 交叉征是个简单而独特的图像，是滑车发育不良的定性标准。箭头提示的点是滑车基底曲线与股骨外侧髁前方轮廓交叉的部位。当然，滑车在此水平是扁平的。这个特征是诊断的基本要点。C. 尤其在滑车发育不良中特别明显的突出隆起物是一个定性特点。突出物代表了滑车基底最前点（虚线）与沿着前方股骨皮质远端 10 cm 画出的一条线（实线）之间的距离（引自 Fithian DC, Neyret P, Servien E.Patellar instability: the lyon experience. Tech Knee Surg.2007;6(2):112-123）。

帮助的患者与抱怨偶尔锐痛及打软腿的患者问题大不相同。尽管疼痛自身会导致膝关节不稳（症状），但将疼痛性的膝关节打软腿与由于髌股关节松弛导致的间断性疼痛区分开也是很重要的。早期弯曲过程中的疼痛及卡压提示髌骨下方或滑车近端的软骨损伤，整个运动范围内的疼痛提示更弥散的表现，或许是关节外的作用。如果临床医生能对症状及主诉有所了解，那就能够提出一个或更多的假设，而这些假设可以在体格检查及接下来的影像学检查中测试。单独的疼痛主诉，而没有客观地发现提示作为手术指征的明确来源（病变），则应该采用非手术治疗。

体格检查

　　由于膝关节伸肌系统与下肢功能之间复杂及微妙的相互作用，对髌股关节部位主诉的临床评估会很有挑战性。在排除其他疾病以后，可以对髌股

关节疾病采取特异性的检查。应首先评估患者站立位、行走和上下小台阶、蹲位、坐位、仰卧位、跑步时以及跳跃时的情况（图60.3）。应注意到任何后足外翻、前足内转、和（或）脚后跟束缚紧密性，因为它们会影响胫骨旋转及髌股关节力线[30]。

股骨及胫骨旋转可以采用Staheli等[31]的方法来评估，在患者仰卧位，髋关节伸直，膝关节屈曲到90°，足踝位于中立位，后足底与地板平行的舒适体位来检查。这个姿势可以评估股骨内旋及外旋的限制以及足－股角（FTA）和（或）经踝轴（TMA）。Kozic等[32]在体格检查中提出，如果俯卧位在至少45°的位置，髋关节内旋超过外旋则应怀疑股骨前倾。关于FTA和TMA的评估，Staheli等[31]报道了宽泛的正常值，FTA的平均值为10°，而TMA的平均值为20°。Souza和Powers[33]也证实了Staheli用于评估股骨前倾方法的可靠性，尽管轴状位图像更精确。我们倾向的方法是如果髋关节内旋超过外旋至少20°或者俯卧位FTA或TMA大于20°时，采用俯卧位体格检查来捕捉胫骨及股骨的扭转，并获取CT扫描来评估旋转力线。

运动时股四头肌及髌韧带不是共线的。两者之间的角度差异叫作股四头肌角，或Q角。由于这个

角度，由股四头肌产生的压力使膝关节伸直同时使髌骨移到外侧，施压于股骨滑车从而将膝关节内股四头肌的张力转移为伸展力矩。外侧指向的压力的相对大小与Q角相关。胫骨外旋、股骨内旋以及增加的膝关节外翻都导致了Q角的增加，从而导致髌股关节内外侧方向压力的增加（图60.4）[30]。然而，单独应用Q角及低估髌股关节力线的复杂性常常导致诊断及治疗的错误。此外，Q角也是高度多变，并且作为测量也是不可靠的[34, 35]。这些考虑点已经促使国际髌股关节研究小组（IPSG）建议放弃Q角的临床测量，而更倾向于影像学检查来评估髌股关节的侧面位移矢量（观察影像学下的TT-TG的位移）。

仔细地触诊内侧及外侧韧带对于定位敏感部位很有帮助。研究显示90%的伴有髌股关节疼痛症状（PFPS）的患者在外侧韧带的某个部分会有疼痛[36]。触诊疼痛的特异部位可以帮助指导进一步调查是什么样的力学过负荷，包括任何发生过的情况。在检查的过程中应将髌骨移位到边上，这样纤维可以被触诊到，它们也可以离开下面的结构，从而避免对敏感部位的干扰。

术语"髌骨轨迹"指的是在活动时膝关节弯曲

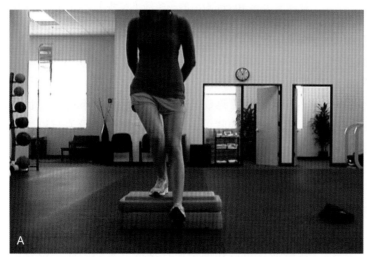
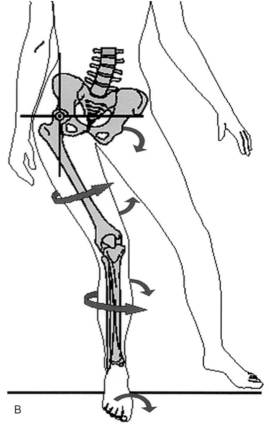

图60.3 下台阶试验是一个临床中很容易做到的用于评估核心及髋关节控制的简单试验。A. 左图的患者证实为骨盆无力、髋关节内旋及膝关节内侧塌陷。B. 示意图显示了下肢各部分对异常力线的多种潜在影响：①对侧骨盆下降；②股骨内旋；③膝关节外翻；④胫骨内旋；⑤足内转［引自Powers CM. The influence of altered low-extremity kinematics on patellofemoral joint dysfunction: a theoretical perspective. J Orthop Sports Phys Ther. 2003;33(11):639-646］。

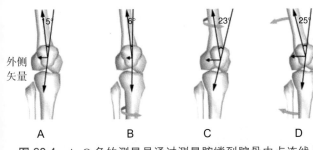

图 60.4　A. Q 角的测量是通过测量髂嵴到髌骨中点连线与近端伸直位时 TT 到髌骨中点连线的焦点所成的角来完成的。胫骨及股骨正常的力线导致股四头肌压力矢量（近端）合力及髌韧带压力矢量（远端）的抵消，导致外侧矢量作用于髌骨。B. 胫骨内旋减少了 Q 角以及作用于髌骨上的外侧矢量的大小。C. 股骨内旋增加了 Q 角以及作用于髌骨上的外侧矢量的大小。D. 膝关节外翻增加了 Q 角以及作用于髌骨上的外侧矢量的大小 [引自 Powers CM . The influence of altered lower-extremity kinematics on PFJ dysfunction: a theoretical perspective. J Orthop Sports Ther. 2003;33(11):639-646]。

与伸直时与此相关的髌骨位置的变化。很明显，尽管它很重要，但是目前没有现存的可用的髌骨轨迹的临床测量系统。"J 字征"有用处，但是对于髌股关节的病变没有特异性。它代表的是随着膝关节的弯曲髌骨不能立刻就位，以及伸肌腱帽（肌腱、韧带和髌骨）与股骨之间的旋转力矩。但是许多因素会导致异常轨迹的发生，例如滑车发育不良、高位髌骨以及内侧韧带松弛。然而，异常髌骨轨迹用于评估力线的临床应用仍然未知，因为它们与关节负荷特点的关系并不简单。

滑车间沟内正常的髌骨轨迹已被描述为平移和倾斜的，但两者都会随着膝关节弯曲角度的改变而变化 [37]。随着正常的膝关节开始弯曲，髌骨会逐渐陷入滑车，导致它在膝关节弯曲 20° 时向内侧平移大约 4 mm。随着弯曲的进展，它会跟随滑车间沟，在膝关节弯曲到 90° 时它大约在外侧 7 mm。尽管在膝关节弯曲到 90° 时它逐渐平移到外侧，它仍然会沿着 7° 的渐近线向内侧倾斜。深弯曲时，它更向内侧倾斜，同时剩余的（远端内侧）关节面朝向内侧滑车。膝关节每屈曲 1°，髌骨随之屈曲的比率大约为 0.7°。

异常的髌骨轨迹可能是由肌肉虚弱、软组织缺损、异常关节几何学或力线不齐导致的。屈曲早期内侧支持带（尤其是内侧髌股韧带）提供大部分抑制髌骨外侧移位的约束力。它们对髌骨约束力从屈曲 0° 的 50% 减少到屈曲 20° 的 30%，随后髌骨开始陷入股骨滑车中。将髌骨向外侧移位所需的最

低压力发生在屈曲 30° 时。随着进一步屈曲，髌骨陷入滑车间沟，然后滑车几何学变成限制髌骨内外移动的主要约束。在一项将滑车改造成模拟发育不良的滑车的尸体研究中，髌骨的约束力减少了 70% [38]。

髌骨移动性最好在膝关节屈曲 0° 和 30° 时评估。往往在 0° 时更好控制，因为在这个姿势时滑车不能约束髌骨，所以在将髌骨向外侧移位时很容易感受到一个"终点"。在膝关节屈曲到 30° 时，髌骨位于滑车间沟中，很容易在每一个方向量化移动的数量。正常的位移在每一个方向应该是对称的，且带着 5 英镑（2.26 kg）的负荷，不应超过 7~10 mm。另一种方法，髌骨可以分成 4 个象限且位移可以记录在 4 个象限。尤其是在重一些的患者中，应力下 X 线检查对于评估这些患者的髌骨移动性会更有帮助 [39]。如果移动髌骨使患者觉得焦虑不安，则麻醉下体检或应力下 X 线检查对于稳定术前确认病变松弛很有帮助。除非在临床或麻醉下有过度松弛的证明，否则不建议稳定手术。

影像学检查

影像学检查开始于膝关节简单的放射照相技术，包括前后位（AP）、准确的外侧位及轴状位。在这些标准的 X 线观察中，准确的外侧位目前为止在评估不稳症状时可以提供最有用的信息。轴状位对于评估髌股关节软骨间隙（关节间隙）很有帮助。

矢状平面力线

准确的外侧位意味着后侧及远端的股骨髁在图 60.2 和图 60.5 上是重叠的。髁间不超过 2 mm 的位移可以接受，因为 X 线片上任何斜行一点的倾斜都会导致读片的不正确。外侧位在膝关节屈曲约 30° 时完成，这样可以确保股四头肌被动张力可以将髌韧带拉抻到全长，因为有几个高位髌骨放射学测量都假设髌韧带是在全长的状态下。在矢状面，两个重要的需要评估的骨因素包括滑车的长度和深度，以及髌骨高度。与髌骨高度相关的滑车的长度特别重要，因为两者的关系会控制早期屈曲阶段髌骨陷入滑车间沟的时间。髌骨越高，滑车间沟越短，髌骨会越晚陷入滑车中。这使得韧带组织处于高负荷状态，并将髌骨置于半脱位及脱位的高风险中（图 60.5）。

图 60.2 阐明了正常与异常滑车之间的差异。正

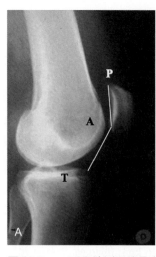
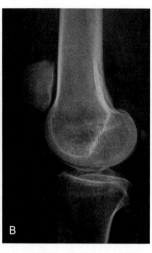

图 60.5　A. 可靠地测量髌骨高度出乎意料的困难。最可靠的测量方法之一是 Caton 和 Deschamps 指数。这是髌骨关节面下缘到胫骨平台（AT）上角之间的距离与髌骨关节表面（AP）长度之间的比例。B. 在严重的滑车发育不良或严重的高位髌骨的病例中，Bernageau 观察会很有帮助。Bernageau 观察是在膝关节完全伸直同时股四头肌收缩时采取准确的外侧位观察〔引自 Fithian DC, Neyret P, Servien E. Patellar instability: the lyon experience. Tech Knee Surg. 2007;6(2):112-123〕。

常的膝关节有突出倾斜的内侧及外侧滑车壁围绕形成的 V 形间沟。这个 V 形间沟基底的近端末端在滑车入口处与股骨前方皮质连续。在精确的外侧位中，间沟的基底轮廓是明显可见的位于远端后方的一条清楚硬化的曲线，开始于前方皮质，止于 Blumensaat 线的前方末端。在它整个路线中，这条线从未穿过前方到达那条延伸前方股骨皮质的线。相反，有反复髌骨不稳症状的患者经常有扁平的或浅的滑车间沟。这可能是滑车壁缺损或间沟没有"发掘"充分造成的。间沟异常的基底穿过前方到达前方股骨皮质，最终向前方升起为一个或两个侧壁。力学上讲，这个畸形同时导致了中间外侧约束力的减少以及髌股关节接触负荷的增加。这些力学效应就是为什么许多欧洲医生认为滑车发育不良是髌骨不稳的最基本异常以及其在独立的髌股关节炎中的重要影响因素的地位。

在外侧位，交叉征代表的是滑车基底线与滑车内外侧壁最前缘的交点。基底与前缘之间的小距离反应的是间沟的平坦部位，显然，没有滑车约束内侧或外侧髌骨移位。当间沟的最头端部分向前到前方股骨皮质时会出现滑车嵴。滑车嵴代表的髌骨必须要越过才能进入滑车间沟的隆起物。记住"滑车嵴"指的是滑车间沟的底部而不是侧边。滑车嵴内侧及外侧壁是令人满意的，因为它们可以限制中间

外侧髌骨的移位并在弯曲和伸直位时指导它们的移动。但如果滑车间沟的底部是隆起的，它会使侧壁的高度失去效果并成为膝关节弯曲时髌骨穿过的阻碍。

总结下来，在准确的外侧位 X 线上，需要两个特点来确认滑车发育不良：

（1）滑车间沟的深度或峡部，关于内侧及外侧滑车壁的高度（"交叉征"），代表的是从侧面观察看到的间沟的平坦部分（图 60.2 B）。

（2）远端股骨前方皮质的间沟基底部的滑车嵴（也叫作滑车"颈部""隆起物"或"突出物"）。

在外侧位上看到的这两个发现，交叉征和（或）滑车嵴超过 4 mm，提示有滑车发育不良。

胫骨结节的形状最好在外侧位 X 线上观察。发育不良的结节也可以观察到。胫骨结节隆起会改变髌骨弯曲的角度以及在产生膝关节力矩时改变伸肌机制的力臂[1]。这些改变可能会影响远端髌骨的压力及接触区域。

在评估完滑车发育情况后，评估矢状平面力线的下一个任务是测量髌骨高度（高位或低位）。在高位髌骨，膝关节屈曲时髌骨陷入滑车要比正常的膝关节晚。由于接触区域比正常的小，因此这会导致韧带软组织的高张力（韧带及肌肉）以及关节接触区域的高压力[40]。有趣的是与上方滑车相关的远端髌骨关节面的高度。然而，常规的外侧位膝关节 X 线标准化膝关节屈曲角度是有困难的，同时，膝关节屈曲中很小的改变，会对滑车入口部位的髌骨位置产生巨大的影响。结果就是，从实际应用来讲，测量与胫骨相关的髌骨高度，而不是股骨，在应用简单 X 线检查时更可靠。同时，常规 X 线放大使得没有常规缩放比例标记的测量变得不可能，因此通常在报道中，体现的是比率值而不是未处理过的髌骨高度值。传统上应用 X 线检查，髌骨高度已经可以采用 Insall-Salvati、Blackburne-Peel 或 Caton-Deschamps 比率来测量，因为它们都可以在标准 X 线上重复使用。Caton-Deschamps 比率可以评估髌骨下关节区域到髌骨关节面长度的距离（图 60.5 A）。考虑到精确的手术计划以及对简单的和可重复采用的在矢状平面（图 60.5 B）直接测量髌骨 - 滑车位置的未满足需求，从 MRI 检查测量髌骨高度最终将会代替传统的比率（详见"进一步指导"）。

额面力线

额面力线最好采用包括髋关节、膝关节以及踝

关节的长位（全长）标准前后位 X 线片来判断[41, 42]。为了判断力学轴线，应从股骨头的中点至踝关节的中点画一条线（图 60.6）。通常情况下，正常的力线被定义为由内侧穿过膝关节中心的力学轴线[43]。外翻力线指的是由外侧穿过膝关节中心的力学轴线，而内翻力线指的是由内侧穿过膝关节中心的力学轴线。

两个常常测量的角度是力学胫股角（股骨头的中心到膝关节的中心与膝关节中心到距骨中心所成的角）以及解剖胫股角（股骨轴线与胫骨轴线所成的角）。力学胫股角是位于股骨力学轴线与胫骨力学轴线之间角度。1.2°±2° 的角度被认为是正常的（例如，下肢力线恰好下落到膝关节中心的内侧）[43-46]。解剖胫股角是位于股骨轴线与胫骨轴线之间的角度，且通常是 5.5°±2°。几项研究发现在男性与女性之间这些角度没有差异[46-49]。

旋转（轴）平面力线

正如上文所述，在体格检查下，对旋转力线的影像学检查只在体格检查提示过度的股骨或胫骨内转时才采用。在评估下肢旋转力线时，需要进行轴

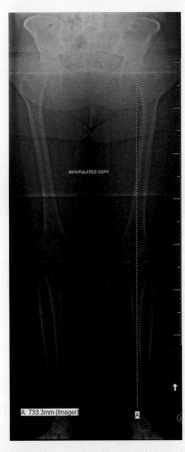

图 60.6 全长站立位力线附加力学轴线显示中立力线（仅显示左下肢及为对比而增强的力线）。

位的断层扫描（CT 或 MRI）。有兴趣的话，可测量包括股骨内转、胫骨内转、倒转或远端股骨与近端胫骨之间的关系，以及股骨 TG 和 TT 之间的关系，即所谓的 TT-TG 距离或位移。

股骨内转被定义为由股骨颈轴线与远端股骨轴线形成的角度，可通过测量角度完成。为了应用 CT 扫描评估股骨内转，在股骨头中心点沿着股骨颈基线中点画一条线。第 2 个点可以通过将股骨轴线中点定位于股骨颈基线水平，此处轴线是圆形的，这样很容易选取。基于经典的桌面方法，髁轴线被定义为位于股骨髁两个最后面的连线。另一种方法可以应用上髁的连线，然后测量两条连线的焦点所成的角度（图 60.7）。

对于评估胫骨前倾，横穿胫骨平台中心画一条线[47]。由于这条线不容易定位，一些学者会采用由胫骨平台后方皮质形成的切线（图 60.8）。也可以选择股骨髁轴线，因为它很容易定位，而且是有效的，因为术者对膝关节轴线与踝关节轴线的关系感兴趣。不同的学者为了确定他们的范围，在胫骨上方采用不同的参考线，意识到线的选择会影响测量是很重要的，因此，在决定需要修改多少时应参考合适的线的选择。然后，画一条连接内侧髁中点与外侧髁中点的线，测量由这两条线交叉形成的角度来判断是否存在胫骨内转（图 60.8）。

Strecker 等[50, 51] 报道了最大系列的在正常个体中应用 CT 扫描测量内转的病例。作者测量了 505 例股骨和 504 例胫骨。发现股骨内转的正

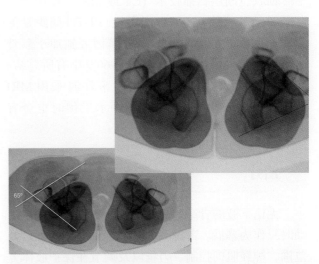

图 60.7 测量股骨内转（前倾）的 2 例临床实例。将通过股骨头的 CT 片、经过下方大转子的 CT 片、经过膝关节的 CT 片重叠起来。从股骨头中心到大转子画一条线，然后在膝关节股骨后侧髁做一条切线。

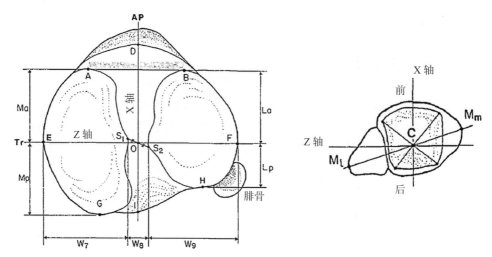

图 60.8　胫骨内转可以通过应用几种不同的近端胫骨参考线来测量。Yoshioka 应用横跨胫骨平台（EF）最宽距离的线条与连接髁（内侧髁与外侧髁）之间的线条所成的角度。Yoshioka 报道了男性平均 ETT 为 21°，女性为 27°（引自 Yoshioka Y, Siu DW, Scudamore RA, et al. Tibial anatomy and functional axes. J Orthop Res. 1989;7(1):132-137）。

常测量值在 24.1°±17.4°，正常的 ETT 测量值在 34.85°±17.4°。与性别没有相关性。Yoshioka 和 Cooke[48] 直接进行了股骨和胫骨的骨骼测量，发现应用髁轴线测量出的股骨前倾角度为 7°，标准差为 8°。在男性与女性的股骨内转中没有明显差异。然而，外侧胫骨内转平均值为 24°，男性（21°±5°）与女性（27°±11°）之间有显著差别。这些性别差异还没有被其他研究 [52, 53] 证实，并且他们的差异是不确定的。此外，无论在胫骨上方采用什么参考线来判断胫骨内转，正常范围应从采用的线条特异的文章中采用。

TT-TG 距离或位移

轴状位断层扫描技术（CT 或 MRI）被用于判断胫骨结节位移（TT-TG 间距）。TT-TG 间距是测量在股四头肌收缩时胫骨通过髌韧带施加于髌骨的外侧位移矢量。测量方法在图 60.9 中有所总结。在判断髌股关节磨损或过负荷事件时采用 MRI 要比 CT 更有帮助。这在计划手术干预时也会有帮助。

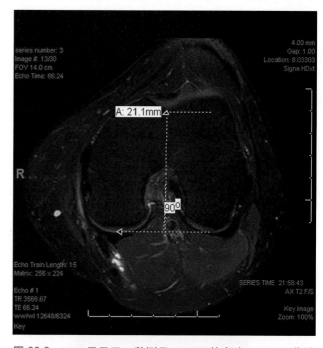

图 60.9　MRI 显示了一种测量 TT-TG 的方法。TT-TG 位移被定义为 TT 到 TG 中心的外侧距离，测量时采用与后侧髁连线平行的线。一种测量位移的方向如下：①连接股骨后侧髁。②沿着股骨间沟定点做垂线。③滚动到 TT 顶点然后将光标停留在那里。④滚动回到滑车片。⑤先画一条垂直的线并测量。这条线平行于股骨后侧髁的线。

治疗

无论下肢的骨结构是什么样的，它在功能性活动时只作为幕后。考虑到下肢可达到的活动程度及范围，神经肌肉控制、力量以及调节在保护肢体方面（负重运动受伤时）起着重要作用。任何医生都需注意到改正下肢力线需要完全熟悉伴有髌股关节功能障碍患者的躯干及肢体问题的评估结果。

非手术治疗

许多伴有髌股关节疾病的患者都有明确的可以促成动力性膝关节外翻、髋关节内收、髋关节内旋 [30, 54-56] 的近端肢体神经肌肉控制，这些都强调了下肢潜在的骨力线不齐。意识到力学过负荷是很重要的，最合理的治疗应该是通过限制活动或改良运动、减轻体重以及弯曲度及力量的训练来减少总体的负荷。总体上讲，我们应该注意运动范围、疼痛的控制、股四头肌力量调节以及近端肢体的控制（核心力量）。

手术指征、时机和技术

医生在考虑髌股关节力线不齐的手术干预时，在开始前有两件事情需要弄清楚。首先，人类没有能力将膝关节重新变回"正常"。医生没有能力使得膝关节在所有方面都变得功能最佳化。即使避免了通常的并发症，并且照着计划愈合，患者仍然要为经历的手术付出一定的代价。其次，虽然有一些手术设计用来阻止关节炎的发生，但是据我们所知，没有哪种膝关节的手术可以阻止关节炎的发展。成功的手术可以减少症状并在短期内改善功能是不言而喻的，但是为了防止关节炎而做手术是不现实的。

治疗最好基于准确的诊断和对上述部分出现的预处理因素的准确分析。在分析病变时，建立因果很重要。如果可能的话，如果确定了主要的异常，那么治疗应该直接改正这个异常。如果对于任何软组织或关节内的手术错认了潜在病因，那么注定会失败。在大多数病例中，存在许多联合出现的预处理因素。James 等[57] 在 1978 年描述了"严重力线异常综合征"，联合了股骨前倾、髌骨偏斜、膝内翻、高位髌骨、增加的 Q 角、胫骨外旋、胫骨内翻以及"代偿性"的足内转。单一普遍的手术例如外侧松解术或胫骨结节移位术不太可能治愈这种情况下出现的前方膝关节疼痛。试着探查目前所有的骨及软组织因素是至关重要的。当出现多种力线不齐的因素时，每一个问题的相关病因影响程度是很难量化的。在只有一个认定为导致病变的变量的病例中，如果可以的话，这个变量应该被改正。对于多异常的病例，我们的方法是改变最异常的急性因素或改正我们认为最能够导致此症状的因素。

多平面骨成形术在骨几何形状异常时会很有用，但是这是一个很困难并且要求很高的手术。在某些病例中，为了治疗前方膝关节疼痛而采取股骨或胫骨骨成形术是很有争议的，然而，需要理解的是，髌股关节疼痛经常是骨骼几何异常的复杂问题的表达形式。经过一个良好完成的骨旋转骨成形术后，患者不仅可能看到他们症状有所缓解，他们的步态也会有所改善，同时足内转及蹞囊炎也会消失，大腿及小腿的肌紧张也会消失，甚至姿势及腰椎疼痛也会有所改善（图 60.10）。

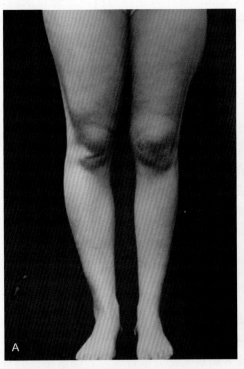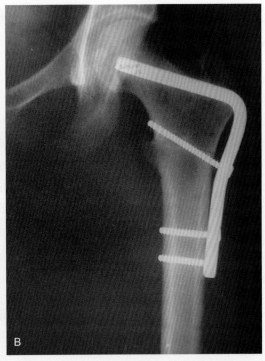

图 60.10　A. 图片显示的是伴有过度股骨前倾的患者。在患者的左侧，已经实行了近端股骨粗隆间扭转位矫正骨成形术。右侧下肢没有手术。观察左右下肢的力线差异。在右侧，髌骨指向内侧，腓肠肌很突出，出现了"假内翻"表现，而足部也向内转。B. 股骨扭转位矫正骨成形术后的 X 线片表现（引自 Teitge RA, Torga-Spak R. Failure of patellofemoral surgery: analysis of clinical cases. In: Sanchis-Alfonso V, ed Anterior Knee Pain and Patellar Instability. London, UK Springer; 2006:337-352）。

作者的手术观点

如果历史及经验曾教会我们什么，那就是治疗髌股关节疼痛及关节炎疼痛的最合理的方法开始并结束于特异的恢复过程，此过程旨在最大化肢体的控制、平衡及协调。在手术前即开始此过程很明智，即使病情的检查已经提示明显的解剖因素。当愈合过程不能成功缓解症状，并且解剖确信可以解释失败反应的原因时，则提示手术治疗。例如，严重的股骨前倾会减少足部按照正常 FPA 行走时髋关节外展的活动臂（图 60.1 B），包括力量及忍耐力，并导致错误的肢体调控。如果治疗性的运动不能成功恢复肢体调控，那么未来改善臀肌肌肉的力学优势则建议给予旋转骨成形术。

为了产生最大扭转位矫正效应及最小化的副作用，会对变形骨骼采用骨成形术（表 60.1）。在股骨、小转子近端及股骨髁远端之间标志的缺少使得我们可以选择一个医生感到很舒服并可以做出准确

表 60.1 修整与髌股关节病变相关的骨骼力线不齐的手术选择

变形骨骼	手术
前额平面	
膝外翻	股骨截骨术（髁上）
膝内翻	胫骨截骨术
矢状平面	
滑车隆起	滑车成形术
浅滑车	外侧髁截骨术
高位髌骨	远端结节移位术
滑车发育不良	Maquet 截骨术（无医学化）
水平面	
增加的股骨前倾（>25°）	近端股骨外旋截骨术（粗隆间）
胫骨外旋（>40°）	近端胫骨内旋截骨术（结节下）
增加的 TT-TG（≥20 mm）	结节内移术
减少的 TT-TG（<10 mm）	结节外移术
联合变形	
外翻 + 股骨前倾	远端股骨内翻外旋截骨术
内翻 + 股骨前倾	远端股骨外翻外旋截骨术
胫骨扭转 + 增加的 TT-TG	近端胫骨截骨术（结节上）
股骨前倾 + 胫骨扭转（严重力线不齐）	近端股骨外旋截骨术 + 近端胫骨内旋截骨术

修整的水平。我们中的高年资医师（RAT）倾向于近端股骨成形术来实现单纯的旋转修整，如果骨成形术在髁上水平完成，可以避免股四头肌方向的突然改变（图 60.10 B）。在多维变形病例中，骨成形术在股骨远端完成（表 60.1）。

胫骨过度外旋同时脚步沿着正常 FPA 路线行走时，髌骨在滑车间沟会被拉向外侧。这增加了移位或半脱位的力量以及外侧髌股关节压缩力量。如果 TT-TG 间距是正常的，应在胫骨结节下完成扭转位矫正截骨术，这样才不会使得结节内移而出现不想要的副作用（图 60.11）。

远端胫骨结节移位术是很简单的手术，并且在欧洲普遍用来修整高位髌骨，但是在美国，很少有医生觉得做这个手术是舒心的。有几条关于扭转位矫正截骨术的特别注意事项：①由于骨碎片上的剪切力而导致不合适的固定及纠正的失败；②远端界面间隙形成，导致压力升高愈合减慢，从而产生远端截骨化的骨碎片后期胫骨骨折（图 60.12 A）；③由于增加的被动股四头肌张力导致膝关节弯曲的减弱；④由于增加的股四头肌张力导致髌股关节压力增加。固定骨块来克服剪切力可以通过将 2 枚 4.5 mm 皮质螺钉放置到方头螺钉并在前方皮质孔中来完成，这样力学压力可以驱使骨块向远处移位，将骨块压靠到完整的前方胫骨皮质上（图 60.12 B）。

并发症

在大部分病例中，严格遵照骨生成原则可以促使快速的愈合。采用良好的手术技术并轻柔地处理软组织可以避免创伤并发症。多维截骨术及滑车成形术是复杂的几何问题，应由有经验的医生来完成。看起来这个区域似乎可以采用导航软件来帮助提高修整的准确性（详见"进一步指导"）。

康复

在任何可能的情况下，骨成形术良好的固定以便立刻恢复运动是很重要的，这可以避免僵硬及对运动失去调控。限制性的负重配合绷带在术后的前 6 周对大部分截骨术患者都适用，但是有控制的锻炼应随着对疼痛的耐受而开展，并尽可能快地恢复。目标是恢复伴有最佳负荷分布的功能性的下肢调控，这样骨科医师及治疗师可以朝着最终完全恢

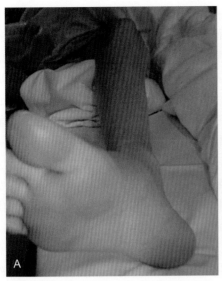
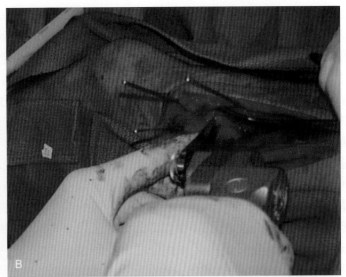
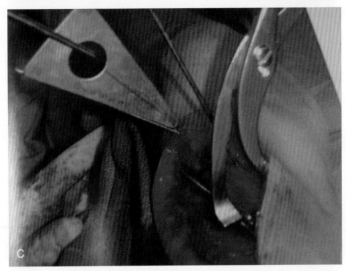

图 60.11　A. 伴有过度 ETT 的患者。B、C. 变形通过胫骨结节下方内旋截骨术修整。接骨板的刀片已经沿着固定方向被插入近端骨碎片来防止内翻或外翻、弯曲或伸直的改变。它以 30° 的后内侧方向插入胫骨外侧骨干的平面上。在截骨之前 2 根克氏针是平行放置的，通过将远端或轴位骨块上的克氏针内旋 30°，两根克氏针之间呈现 30° 的夹角。夹钳将侧边接骨板移动到外侧胫骨皮质，同时应用张力设备（引自 Teitge RA, Torga-Spak R. Failure of patellofemoral surgery: analysis of clinical cases. In : Sanchis-Alfonso V, ed Anterior Knee Pain and Patellar Instability. London, UK Springer; 2006:337-352）。

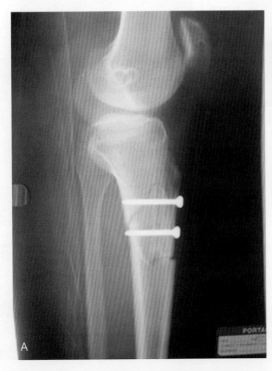
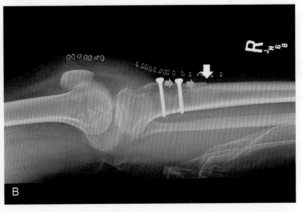

图 60.12　A. 外侧移位术后，愈合较慢的前方皮质会导致压力升高，进而导致潜在性的骨折。B. 为了防止这种情况，可于远端皮质处打钻以抵消骨块和完整皮质连接处的动态压力，从而缓解远端压力。另一种方法是，螺钉可以直接以稍远的方向或接骨板来进行坚固的固定。

复功能的相同目标一起努力。

活动性的膝关节伸直通过绷带将膝关节固定于伸直位 6 周来完成。被动的脚后跟滑动、内外侧髌骨移动的锻炼以及轻柔的四组锻炼可以在保护性愈合的阶段内防止膝关节运动及股四头肌调控能力的消失。应预料到膝关节屈曲功能的消失，但是这只是在伴有过紧的股四头肌的患者中才会出现的功能性限制。俯卧位膝关节弯曲（伴髌关节伸直）可以探查紧张的股四头肌，术前及术后都可以通过锻炼来纠正。最后，有人声称由远端化导致的被动性股四头肌紧张会提高髌股负荷，但这还没有被证实是真的。在任何病例中，像之前提到过的，手术是用来重新分布负荷的。远端化手术可以将负荷分布到髌骨更近端，经常绕过发病的远端髌骨软骨。有争议的是任何增加的髌股关节网络负荷都会导致膝关节伸直。任何需要减少潜在性的小的增加的负荷可以通过治疗性锻炼和体重管理来完成。

结论和展望

力线不齐相比于之前作为美国传统病例的报道，目前已被非常广泛地描述。高的 Q 角或 TT-TG 位移仅代表着力线不齐的一方面，并且过度简单化。仅仅聚焦于单侧型的股四头肌压力会导致把胫骨结节内移作为主要治疗方法进行武断的治疗。一项重要的研究最近显示高位髌骨与膝关节完全伸直时的高接触压力有关，同时也与髌骨外侧移动及增加的倾斜有关[40]。髌骨与股骨在三方面互相关联，因此，力线可以令人信服地测量出 6° 的自由度（与任何三个轴相关的旋转及位移）。任何异常的旋转或位移代表着潜在的力线不齐。

力线不齐被认定为通过不均匀的分布压力造成髌股关节特别区域的过负荷从而产生症状。显著过负荷的证据通常会显示在证明为生理性压力的影像学研究中。这些包括 SPECT、MRI 及骨扫描。骨扫描是一个非常好的手段，可以显示高代谢活动来定位推测的过负荷区域（图 60.13A）。MRI 同样也可以显示软组织异常区域（例如脂肪垫）（图 60.13B）的异常负荷证据。如果考虑到手术修整，应利用这些检查来寻找客观的证据。除了证实局部关节过负荷的假设是疼痛的病因外，这个方法还可以帮助外科医生研究清楚压力性区域降低负荷的基本原理。

滑车几何学上多维的修整及变形操作仍然是极具挑战性，即使对于有经验的医生来说。目前，这些问题最好留给经验非常丰富的医生。然而，导航技术目前已经可以在膝关节手术中帮助修整多维异常，并且此设备加入到常规设备中的费用也很便宜。滑车成形术的新方法有可能使普通的医生对这

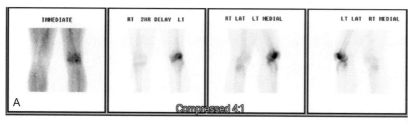

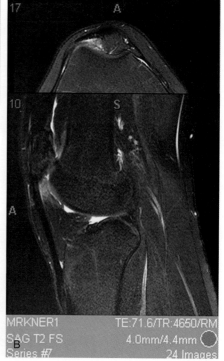

图 60.13　A. 骨扫描。B. 磁共振成像可用于鉴定骨代谢的异常或者显示异常负荷造成的软组织水肿。

些难题更容易着手。

目前，高位髌骨代表着力线不齐中最频繁发现的形式，而在治疗髌股关节疾病中却很容易忽略。

胫骨结节远端移位术是一个相当简单的手术，可以在髌股关节压力分布中产生可观的改善，但要遵循技术原则才能产生最佳的结果。

参考文献

[1] Maquet P. Advancement of the tibial tuberosity. *Clin Orthop Relat Res.* 1976;115:225–230.

[2] Losel S, Burgess-Milliron MJ, Micheli LJ, et al. A simplified technique for determining foot progression angle in children 4 to 16 years of age. *J Pediatr Orthop.* 1996;16(5):570–574.

[3] Jaarsma RL, Ongkiehong BF, Grüneberg C, et al. Compensation for rotational malalignment after intramedullary nailing for femoral shaft fractures. An analysis by plantar pressure measurements during gait. *Injury.* 2004;35(12):1270–1278.

[4] Seber S, Hazer B, Köse N, et al. Rotational profile of the lower extremity and foot progression angle: computerized tomographic examination of 50 male adults. *Arch Orthop Trauma Surg.* 2000;120(5–6):255–258.

[5] Tornetta P III, Ritz G, Kantor A. Femoral torsion after interlocked nailing of unstable femoral fractures. *J Trauma.* 1995;38(2):213–219.

[6] Cahue S, Dunlop D, Hayes K, et al. Varus-valgus alignment in the progression of patellofemoral osteoarthritis. *Arthritis Rheum.* 2004;50(7):2184–2190.

[7] Elahi S, Cahue S, Felson DT, et al. The association between varus-valgus alignment and patellofemoral osteoarthritis. *Arthritis Rheum.* 2000;43(8):1874–1880.

[8] Fujikawa K, Seedhom BB, Wright V. Biomechanics of the patello-femoral joint. Part II: a study of the effect of simulated femoro-tibial varus deformity on the congruity of the patello-femoral compartment and movement of the patella. *Eng Med.* 1983;12(1):13–21.

[9] Lerat JL, Moyen B, Galland O, et al. Morphological types of the lower limbs in femoro-patellar disequilibrium. Analysis in 3 planes. *Acta Orthop Belg.* 1989;55(3):347–355.

[10] Janssen G. Chondropathy of the patella as pre-arthrosis of the knee. Its causes and treatment, based on results after"abrasio patellae"(author's transl). *Z Orthop Ihre Grenzgeb.* 1974;112(5):1036–1044.

[11] Takai S, Sakakida K, Yamashita F, et al. Rotational alignment of the lower limb in osteoarthritis of the knee. *Int Orthop.* 1985;9(3):209–215.

[12] Turner MS. The association between tibial torsion and knee joint pathology. *Clin Orthop Relat Res.* 1994;(302):47–51.

[13] Eckhoff DG, Brown AW, Kilcoyne RF, et al. Knee version associated with anterior knee pain. *Clin Orthop Relat Res.* 1997;339:152–155.

[14] Hefzy MS, Jackson WT, Saddemi SR, et al. Effects of tibial rotations on patellar tracking and patello-femoral contact areas. *J Biomed Eng.* 1992;14(4):329–343.

[15] Lee TQ, Morris G, Csintalan RP. The influence of tibial and femoral rotation on patellofemoral contact area and pressure. *J Orthop Sports Phys Ther.* 2003;33(11):686–693.

[16] Lee TQ, Yang BY, Sandusky MD, et al. The effects of tibial rotation on the patellofemoral joint: assessment of the changes in in situ strain in the peripatellar retinaculum and the patellofemoral contact pressures and areas. *J Rehabil Res Dev.* 2001;38(5):463–469.

[17] Lee TQ, Anzel SH, Bennett KA, et al. The influence of fixed rotational deformities of the femur on the patellofemoral contact pressures in human cadaver knees. *Clin Orthop Relat Res.* 1994;11(302):69–74.

[18] Kijowski R, Plagens D, Shaeh SJ, et al. The effects of rotational deformities of the femur on contact pressure and contact area in the patellofemoral joint and on strain in the medial patellofemoral ligament. Presented at the Annual Meeting of the International Patellofemoral Study Group, Napa Valley, CA, USA; 1999.

[19] Fithian D, Neyret P, Servien E. Patellar instability: the lyon experience. *Tech Knee Surg.* 2007;6(2):112–123.

[20] Lin YF, Jan MH, Lin DH, et al. Different effects of femoral and tibial rotation on the different measurements of patella tilting: An axial computed tomography study. *J Orthop Surg.* 2008;3:5.

[21] Brattstrom H. Shape of the intercondylar groove normally and in recurrent dislocation of patella: a clinical and X-ray anatomical investigation. *Acta Orthop Scand Suppl.* 1964;68:134–148.

[22] Malghem J, Maldague B. Depth insufficiency of the proximal trochlear groove on lateral radiographs of the knee: relation to patellar dislocation. *Radiology.* 1989;170(2):507–510.

[23] Dejour H, Walch G, Nove-Josserand L, et al. Factors of patellar instability: an anatomic radiographic study. *Knee Surg Sports Traumatol Arthrosc.* 1994;2(1):19–26.

[24] Maldague B, Malghem J. Radiology of patellar instability: contribution of the lateral radiography and the 30-degree axial view with external rotation. *Acta Orthop Belg.* 1989;55(3):311–329.

[25] Raguet M. Mesure radiologique de la hauteur trochléene. *J Traumatol Sport.* 1986;3:210–213.

[26] Walch G, ed. Morphologic factors in patellar instability: clinical, radiologic, and tomographic data. In: *Journees du Genou.* 6th ed. Lyon, France; 1987:25–35.

[27] Walch G, Dejour H. Radiology in femoro-patellar pathology. *Acta Orthop Belg.* 1989;55(3):371–380.

[28] Walch G, Dejour H, eds. Radiology in pathology of the patellofemoral joint. In: *Journees du Genou.* 6th ed. Lyon, France; 1987:25–35.

[29] Dejour H, Walch G, Neyret P, et al. Dysplasia of the femoral trochlea. *Rev Chir Orthop Reparatrice Appar Mot.* 1990;76(1):45–54.

[30] Powers CM. The influence of altered lower-extremity kinematics on patellofemoral joint dysfunction: a theoretical perspective. *J Orthop Sports Phys Ther.* 2003;33(11):639–646.

[31] Staheli LT, Corbett M, Wyss C, et al. Lower-extremity rotational problems in children. Normal values to guide management. *J Bone Joint Surg Am.* 1985;67(1):39–47.

[32] Kozic S, Gulan G, Matovinovic D, et al. Femoral anteversion

第 5 篇 膝关节

related to side differences in hip rotation. Passive rotation in 1,140 children aged 8–9 years. *Acta Orthop Scand*. 1997;68(6): 533–536.

[33] Souza RB, Powers CM. Concurrent criterion-related validity and reliability of a clinical test to measure femoral anteversion. *J Orthop Sports Phys Ther*. 2009;39(8):586–592.

[34] Greene CC, Edwards TB, Wade MR, et al. Reliability of the quadriceps angle measurement. *Am J Knee Surg*. 2001;14(2): 97–103.

[35] Tomsich DA, Nitz AJ, Threlkeld AJ, et al. Patellofemoral alignment: reliability. *J Orthop Sports Phys Ther*. 1996;23(3): 200–208.

[36] Fulkerson JP. The etiology of patellofemoral pain in young, active patients: a prospective study. *Clin Orthop*. 1983; 179:129–133.

[37] Amis AA, Senavongse W, Bull AM. Patellofemoral kinematics during knee flexion-extension: an in vitro study. *J Orthop Res*. 2006;24(12):2201–2211.

[38] Senavongse W, Amis AA. The effects of articular, retinacular, or muscular deficiencies on patellofemoral joint stability. *J Bone Joint Surg Br*. 2005;87(4):577–582.

[39] Teitge RA, Faerber WW, Des Madryl P, et al. Stress radiographs of the patellofemoral joint. *J Bone Joint Surg Am*. 1996;78(2):193–203.

[40] Ward SR, Terk MR, Powers CM. Patella alta: association with patellofemoral alignment and changes in contact area during weight-bearing. *J Bone Joint Surg Am*. 2007;89(8):1749–1755.

[41] Felson DT, Cooke TD, Niu J, et al. OAI Investigators Group. Can anatomic alignment measured from a knee radiograph substitute for mechanical alignment from full limb films? *Osteoarthritis Cartilage*. 2009;17(11):1448–1452.

[42] Sled EA, Sheehy LM, Felson DT, et al. Reliability of lower limb alignment measures using an established landmark-based method with a customized computer software program. *Rheumatol Int*. 2011;31(1):71–77.

[43] Moreland JR, Bassett LW, Hanker GJ. Radiographic analysis of the axial alignment of the lower extremity. *J Bone Joint Surg Am*. 1987;69(5):745–749.

[44] Cooke TD, Li J, Scudamore RA. Radiographic assessment of bony contributions to knee deformity. *Orthop Clin North Am*. 1994;25(3):387–393.

[45] Chao EY, Neluheni EV, Hsu RW, et al. Biomechanics of malalignment. *Orthop Clin North Am*. 1994;25(3):379–386.

[46] Hsu RW, Himeno S, Coventry MB, et al. Normal axial alignment of the lower extremity and load-bearing distribution at the knee. *Clin Orthop Relat Res*. 1990;255:215–227.

[47] Yoshioka Y, Siu DW, Scudamore RA, et al. Tibial anatomy and functional axes. *J Orthop Res*. 1989;7(1):132–137.

[48] Yoshioka Y, Cooke TD. Femoral anteversion: assessment based on function axes. *J Orthop Res*. 1987;5(1):86–91.

[49] Yoshioka Y, Siu D, Cooke TD. The anatomy and functional axes of the femur. *J Bone Joint Surg Am*. 1987;69(6):873–880.

[50] Strecker W, Keppler P, Gebhard F, et al. Length and torsion of the lower limb. *J Bone Joint Surg Br*. 1997;79(6):1019–1023.

[51] Strecker W, Franzreb M, Pfeiffer T, et al. Computerized tomography measurement of torsion angle of the lower extremities. *Unfallchirurg*. 1994;97(11):609–613.

[52] Reikeras O, Hoiseth A. Torsion of the leg determined by computed tomography. *Acta Orthop Scand*. 1989;60(3):330–333.

[53] Sayli U, Bölükbasi S, Atik OS, et al. Determination of tibial torsion by computed tomography. *J Foot Ankle Surg*. 1994; 33(2):144–147.

[54] Souza RB, Powers CM. Differences in hip kinematics, muscle strength, and muscle activation between subjects with and without patellofemoral pain. *J Orthop Sports Phys Ther*. 2009; 39(1):12–19.

[55] Souza RB, Powers CM. Predictors of hip internal rotation during running: an evaluation of hip strength and femoral structure in women with and without patellofemoral pain. *Am J Sports Med*. 2009;37(3):579–587.

[56] Kulig K, Harper-Hanigan K, Souza RB, et al. Measurement of femoral torsion by ultrasound and magnetic resonance imaging: concurrent validity. *Phys Ther*. 2010;90(11):1641–1648.

[57] James SL, Bates BT, Osternig LR. Injuries to runners. *Am J Sports Med*. 1978;6(2):40–50.

第 61 章

Alex Dukas, Michael Pensak, Cory Edgar, Thomas DeBerardino

髌骨不稳的手术管理

临床评估

病史

发病的解剖学诱因和（或）创伤性时间在有多次髌骨脱位病史的患者中都是常见的[1]。病史记录应该集中于症状的开始及过程、损伤机制、刺激性的活动和任何既往的髌股关节症状。伴有滑车发育不良或严重下肢立线不齐的患者通常会是很年轻的患者，并且很少有创伤的病史。在这种患者中，曾经有过失败手术的患者很常见，因此他们需要一丝不苟的病情检查才能确保成功的结果，单一手术通常也是不够的。伴有反复脱位的患者经常会抱怨膝关节弥漫性的疼痛，并且在上下楼梯时以及从坐位姿势站起来时会加重，同时他们对于打软腿、捻发音和（或）肿胀的经历也表现出心神不定。如果治疗不成功，判断是否由于一定程度上的诊断错误、治疗方式不合适、患者依从性不够或是新的因素加重了患者的症状也是很重要的。同时，区分出由软骨损伤、过负荷或骨关节炎导致的不稳和疼痛的差异也很重要。

体格检查

体格检查应从观察双侧下肢开始，患者最好穿着短裤。应注意到渗出以及是否可以触及髌骨。患者放松时反复的屈曲、伸直膝关节，检查者将手掌中心置于髌骨将会帮助估计髌骨轨迹是否正常位于滑车中央。在膝关节由屈曲 30° 到完全伸直的外侧位时髌骨从其滑车中心半脱位的患者中应注意寻找"J字征"。

如果患者出现了急性的半脱位，应采用打击触诊法，并评估是否有渗出。负压吸引关节积液可能会看到同时包含血液和血清液的液体。脂肪小滴的出现提示关节内可能存在骨软骨碎片[2]。

Q 角被定义为患者仰卧位时髂嵴前上方到髌骨中心的连线与髌骨中心到胫骨结节中心的连线交叉形成的角度，它应该被测量。这个角度可以作为膝关节胫骨及股骨扭转的评估指标。正常的 Q 角在男性和女性分别是 14° 和 17°。超过这个度数的患者更倾向于有髌骨不稳。在做这个测量时，确保髌骨位于滑车间沟的中心具有决定性的意义，因为由缺损的内侧髌股韧带（MPFL）或内侧结构导致的轻微半脱位可以造成假性的 Q 角减小。

髌骨向内侧及外侧滑动的程度可以提供关于髌骨周围软组织结构重要的信息。髌骨的主要静态组织稳定结构是 MPFL，调节大约 53% 的髌骨张力[3]。小部分调节来源于内侧髌骨韧带。内侧髌股韧带的完整性可以通过评估外侧髌骨滑动来判断。对于这个操作，患者取仰卧位，放松，腿部伸直。然后检查者将髌骨从中线移向外侧。偏移 3/4 或更多提示高移动性的髌骨以及 MPFL 和内侧结构可能受损[2]。不能成功将髌骨向内侧方向移动超过 1/4 提示存在紧张的外侧韧带。

髌骨倾斜指的是患者取仰卧位，放松，膝关节屈曲大约 20° 时，检查者能够将髌骨外侧缘抬起并超过轴面水平。伴有紧张的外侧韧带结构的患者可能有髌骨外侧面的慢性过负荷，并且在做髌骨体格检查时可能会有沿着髌骨外侧缘触诊的敏感点[4]。

髌骨恐惧试验是尝试引出之前经受过髌骨脱位患者的相同感受。患者取仰卧位，放松，膝关节屈曲 20°~30°，检查者仔细地将髌骨向外侧移位，注意如有股四头肌收缩，提示恐惧征阳性。

如果在活动范围内施压于髌骨时感受到捻发音，则应怀疑髌骨关节炎或软骨损伤。在膝关节运动范围内施压于髌骨可能再现出相关的疼痛。软骨损伤的大致定位可以基于髌骨远端软骨表面及股骨滑车在屈曲早期时是关节相连的，同时膝关节屈曲时髌骨远端软骨表面离得更远。后抽屉试验的稳定性也应该检查，因为后交叉韧带缺损与退行性的髌骨关节炎相关[5]。外翻稳定性也应该评估，因为内侧副韧带损伤与内侧髌股韧带损伤相关[4]。

影像学检查

X 线摄片

标准的膝关节 X 线摄片应包括负重后前位（PA）观察双侧膝关节（伸直位及 45° 屈曲位），外侧位以及 Merchant 位。除去髌骨特异性的测量，所有的 X 线摄片都应该详细检查局部的关节（髌股关节和胫股关节）以及微骨折的出现。

膝关节屈曲 30° 时的外侧位片在评估滑车发育不良时最为重要，髌骨倾斜及其高度可以在此观察位时检查。髌骨高度对于异常高度的髌骨很有价值，高位髌骨已经涉及 25% 的髌骨脱位[6]。髌骨高度可以通过许多用名字命名的方法测量，Blackburne-Peel、Insall-Salvati 或 Caton-Deschamps 指数[7]（图 61.1~61.3）。Insall-Salvati 指数通过将髌韧带的长度除以髌骨对角线的长度（B/A）计算而来，正常值范围为 0.8~1.2。Blackburne-Peel 指数通过测量髌骨关节表面下端到胫骨平台（胫骨平台线）向前方投影出来的线的垂线长度，然后将这条线的长度除以髌骨关节面的长度（B/A）计算而来，正常范围为

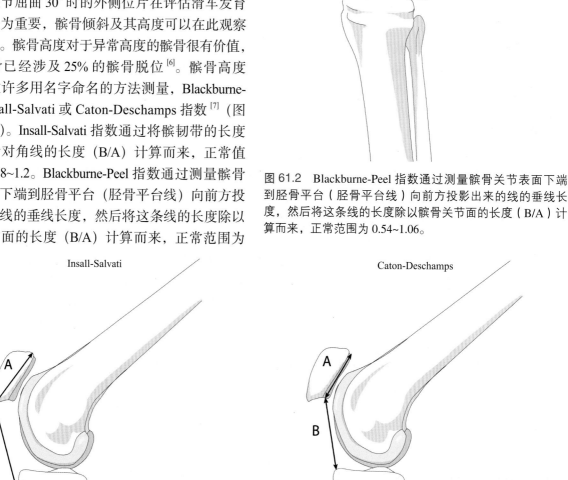

图 61.2 Blackburne-Peel 指数通过测量髌骨关节表面下端到胫骨平台（胫骨平台线）向前方投影出来的线的垂线长度，然后将这条线的长度除以髌骨关节面的长度（B/A）计算而来，正常范围为 0.54~1.06。

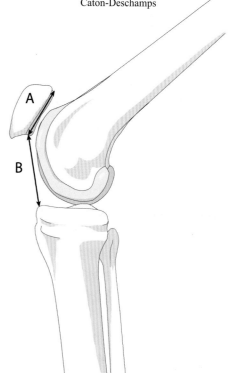

图 61.1 Insall-Salvati 指数通过将髌韧带的长度除以髌骨对角线的长度（B/A）计算而来，正常值范围为 0.8~1.2。

图 61.3 Caton-Deschamps 指数通过测量髌骨关节面下端（间隔）到指定的胫骨上方前角，然后将这个距离除以髌骨关节面的长度（B/A）计算而来，正常范围为 0.6~1.2。

0.54~1.06。Caton-Deschamps 指数通过测量髌骨关节面下端（间隔）到指定的胫骨上方前角，然后将这个距离除以髌骨关节面的长度（B/A）计算而来，正常范围为 0.6~1.2。Escala 等 [8] 报道了应用 Insall-Salvati 指数的敏感性为 78%，特异性为 68%。然而，已有研究证明 Blackburne-Peel 是最能反复利用的指数，并且最近的文献都倾向于使用这个指数 [9-11]。

已有证据显示滑车发育不良与 96% 的伴有髌骨脱位病史的患者相关 [12]。滑车发育不良的程度可以通过外侧位 X 线片上出现的滑车上隆起、双侧轮廓（假设的内侧髁）或交叉征（滑车间沟基底与股骨外侧髁轮廓交叉形成）来测定。如果看到内侧髁上嵴的重叠及外侧髌骨面的重叠，则可以作为髌骨倾斜的证据，但最有决定性的还是在轴状位上评估 [13, 14]。

膝关节 Merchant 轴位片的观察效果优于 Skyline 轴位片，因为在后者中膝关节是过度屈曲的，髌骨会完全陷入滑车间沟并会使得髌骨倾斜或半脱位的微小的变化消失 [15]。Merchant 轴位片可以用于评估髌骨倾斜、半脱位以及滑车发育不良。应用此位置可以评估外侧面 – 滑车间隙外侧的牵引刺激及变薄。在这个观察位对于不稳症状最客观的测量是髌骨倾斜，测量横穿髌骨最长线的切线与两侧股骨髁最后面的切线所成的角度 [8, 16, 17]。Escala 等 [8] 发现髌骨倾斜超过 11°，会为反复髌股关节不稳提供 92.7% 的敏感性和 63.3% 的特异性。

CT

CT 扫描对于测量胫骨结节滑车间沟间距（TT-TG）很有意义。TT-TG 间距是测量与滑车间沟相关的胫骨结节的外侧移位。Jones 等 [18] 描述了正常值为 2~9 mm。10~19 mm 为异常值，并提示需要手术修整。

MRI

MRI 在急性髌骨脱位时最有帮助，因为可以探查到软组织结构损伤、骨软骨碎片的存在，当出现后者时则需要手术干预。当出现内侧髌骨面骨挫伤及股骨外侧髁骨挫伤时也可以在 MRI 上观察到。最后，骨髓中的脂肪与血液的分离也可以在 MRI 上观察到，并可作为微小或明显骨折的另一提示。

非手术治疗

反复半脱位

慢性髌骨不稳经常可以通过非手术方法成功治疗。愈合过程中的基本目标是减轻症状、增加股四头肌力量和忍耐力，并恢复个体的最大功能。这些患者的支柱也都是股四头肌的力量训练，特别集中于股内斜肌，此肌肉在膝关节动力性稳定中起着一定作用 [19]。Stensdotter 等 [20] 提出，与开链运动相比，闭链运动可更为促进股四头肌肌肉组织的同时燃烧，并减少髌骨接触压力。髌骨绷带或支具可以作为愈合过程中的辅助治疗来限制髌骨运动。保守治疗的失败提示需要有效的手术干预以减轻症状。

急性髌骨脱位的治疗

原发性急性髌骨脱位

急性髌骨脱位的手术治疗目前已经成为骨科医师争论较多的主题。尽管目前已经证实内侧髌股韧带在髌骨脱位后普遍损伤，但是非手术治疗仍然是目前治疗的主要方法 [21]。目前证实 15%~25% 脱位过的患者会不可避免地再次脱位 [1, 22]。尽管现在有学者支持年轻患者、专业运动员或高功能性个体早期重建内侧髌股韧带，但是由 Nikku 等 [23, 24] 进行的随机对照试验发表了 2~7 年的结果，发现在功能性结果评分及半脱位（脱位）患者的概率方面两者没有显著差异。鉴于这样的证据，高年资的学者通常不会采用手术干预处理急性髌骨脱位。然而，当出现膝关节运动范围内的机械闭锁、松弛的骨软骨碎片、需要固定的骨折、顽固的髌骨半脱位或与髌骨分离的内侧韧带（内侧髌股韧带）时则强烈提示需要手术治疗。在这些情况下，通常需要膝关节诊断性的关节镜联合微创或开放性手术来处理上述病变。

建立好标准的内侧及外侧关节镜入路后，系统性地评估膝关节。应注意内侧髌骨面及股骨外侧髁是否存在任何软骨或骨软骨的损伤，因为这些部位在脱位发生时经常受到影响。松弛的软骨及骨软骨的碎片应该除去，然后详细检查保存下来的结构，可能的话应用一系列设备固定，高年资医师更倾向于使用可吸收的无头挤压螺钉来固定可修复的骨软骨损伤。大块的、难以修复的软骨空腔通常在后期处理，并且超出了本章的范围。经过对膝关节表面完整的检查后，应评估内侧髌股韧带区域。然而，作为关节外的结构，关节镜更多的是作为完全评估内侧髌股韧带损伤程度的辅助工具。

内侧重叠

由 Insall 描述的传统两个切口的重叠手术随着

以减少接触压力及术后僵硬为目的的小型微创手术的发展已经越来越不受医生的偏爱[25]。稍广泛的内侧韧带重叠术可以通过关节镜下应用经皮肤穿过的缝线来完成[26]。然而，资深学者选择微创手术作为最好的方法来观察并触诊内侧髌股韧带区域以及内侧韧带以判断修复是否可行。评估内侧髌股韧带时考虑的关键点是骨插入点是否可以保留，韧带组织的质量、力量以及修复或重叠的方向是否适当、是否有实质内的瘢痕组织形成。最重要的部分是要确保重叠术不会过度约束内侧髌股韧带，从而导致内侧髌骨面过负荷。这些要点在判断是否可以修复内侧结构或应用肌腱移植物重建它们的时候起决定性的作用，后一个选项将在单独的章节中讨论。在对髌骨脱位的膝关节进行急性手术探查时，若指征不是很明显，资深学者目前更倾向于将单独的内侧髌股韧带微创重叠术作为特别的近端重新排列手术。不采用股内斜肌抬高术，因为它是非解剖手术。

内侧髌股韧带重叠术以髌骨上方沿其中线做小的纵行切口开始。分离出股内斜肌并将此肌腱从其与内侧髌股韧带交错结合的部分抬高 3~5 mm。然后，触诊内侧髌股韧带深面。在真实的急性损伤情况（损伤 48 小时内）中，如果中间物质出现衰减或损伤，则不会出现瘢痕组织，这时用手指沿着内侧髌股韧带后侧面触诊清理。抓住内侧髌股韧带的中间部分或髌骨旁插入点区域并向外侧拉，这是一种检查韧带股骨附着点完整性的直接手段。如果应用这种方法韧带变紧，则可以确认近端的锚定点。如果出现胫骨或股骨撕脱，但是内侧髌股韧带的质量是好的，则可以采用带线锚钉解剖复位骨插入点，并修复内侧髌股韧带。如果组织质量很差，则需要内侧髌股韧带重建术。

对于首次出现过髌骨脱位后延期手术的有症状的患者，经常可以看到紧张的、延长的但是方向合适的内侧髌股韧带[4]。采用非可吸收缝线 8 字缝合内侧髌股韧带的中间部分，保持张力并活动膝关节确保膝关节不被过度约束，髌骨轨迹是正常的，并且在修复区域有合适的张力。缝线通常在膝关节屈曲到 90° 时打结。重叠缝线放置的数量及膝关节屈曲的角度可以通过微调来达到令人满意的程度，目标是恢复平衡的受力，确保髌骨在膝关节屈曲 10°~30° 的过程中可以安全并统一地进入股骨滑车中。

外侧韧带松解术

为处理髌骨不稳的单独外侧松解术由于其并发症的高发生率以及在大量研究中缺少临床改善而不受医生的喜欢[27-29]。目前，高年资医师只会做有限制的外侧松解术来处理内侧结构修复和（或）重建后剩余的髌骨倾斜。采用标准的关节镜入路。关节镜在标准的下外侧入路中，选择适用的射频设备置入下内侧入路。在与髌骨上缘并列的关节囊的近端开始，应用射频设备从近端到远端连续穿过，直到关节囊的深层组织被分离开来。在切除组织时大量应用电凝技术以维持止血，进而观察。随着松解的进行，组织开始展开，从近端到远端渐进性地深入穿过，直到可以看到确认外侧关节囊完全松解的证据。松解一般取膝关节伸直位的水平方向，松解开始于髌骨软骨外侧缘下方 5~10 mm 的位置，并延伸到置入关节镜的外侧入路。当内部的滑膜关节囊周围组织被清理为平滑、紧张的外侧关节囊组织时可以使观察视野最优。为了确保松解在远端完成，应将关节镜移动到下内侧入路，在几乎松解完成的组织及外侧入路之间可以轻松地应用由下外侧入路引入的射频设备松解剩余的组织带。

完成松解的间接结果可以通过膝关节外侧面观察，在膝关节外侧面的对面可以注意到组织带的完全缺失。完全松解的附加的间接证据可以从剩余的外侧关节囊组织带直接视野观察膝关节外侧，因为关节镜的光源是瞄准在外侧的。

高位髌骨的末梢化

在历史上，高位髌骨未被正确认为是慢性髌骨不稳的影响因素。已有研究证明在大约 25% 的伴有慢性不稳的患者中及 3% 的没有这些症状的患者中出现高位髌骨[6]。即使对高位髌骨患者采用传统的非手术治疗或单独的内侧髌股韧带重建术，患者仍有复发不稳的风险[30]。这个连接结构的原因仍在研究中，并且很可能是几种因素共同起作用。在高位髌骨中，髌骨与滑车之间的接触压力会减少。接触减少后，外侧滑车不会提供正常的可将外侧结构从股四头肌复合体拉回来的约束力。这将联合滑车发育不良，将患者置于半脱位的风险中。髌韧带的长度（特别是 50 mm 或者更长）已经证实与半脱位风险的增加有关[8]。

沿着胫骨结节外侧缘做一个约 6 cm 长的纵行切口，向下切入皮肤及皮下组织。可以看到髌韧带的近端止点。通过胫骨结节中线下方约 1.5 cm 的前方胫骨结节皮质并从结节的近端边缘 1 cm 钻两个孔（应用 4.5 mm 钻孔器）（图 61.4）。在髌韧带起始点从外向内做一个深度约为 1 cm 的近端垂直切口。这可以在早期愈合过程中提供一个骨块支撑物防止结节向近端滑动。考虑到 1 cm 厚的胫骨结节，可以应用小的矢状位的电锯来完成长度为 6 cm 的平坦水平的结节截骨术。穿过结节做一个正交与纵行切口的末梢切口来从胫骨上游离结节。结节末梢的 1 cm（多少由术者决定）应用电锯除去。这可以为切除结节骨块（1 cm）的数量在原位置留出末梢化的余地。除去的远端结节部分可以放置在位于初始近端切口及胫骨结节之间的截骨术的近端部分，作为一个力学障碍物防止近端结节移位。不需要固定器，因为它放置的位置有过度的张力以及髌韧带压力。在最后的结节固定之前，通过之前钻好的两

个结节孔放入两个 3.2 mm 的钻头，在设计好的新的末梢位置暂时固定。通过膝关节完全范围的运动确保髌骨轨迹合适，并证实可以获得完全的屈曲。一旦决定了正确的位置，两个 3.2 mm 钻头通过皮质钻入，然后用合适长度的方头螺钉在新的位置固定结节。

术后护理

术后愈合与之前提过的所有手术过程相似。在术中确保可以获得完全的运动范围后，手术后的愈合计划开始，立刻进行物理治疗。损伤后则采用闭合的带铰链的绷带，最后加上一流的包扎技术，并将膝关节锁定在伸直位。患者开始即可以带着绷带在伸直位完全负重。在第 4 周时，开始闭链股四头肌力量强化，同时，如果患者恢复了合适的股四头肌力量，则可以恢复步行。不到术后 4~6 个月，患者不可以恢复到完全的运动或体育项目中。

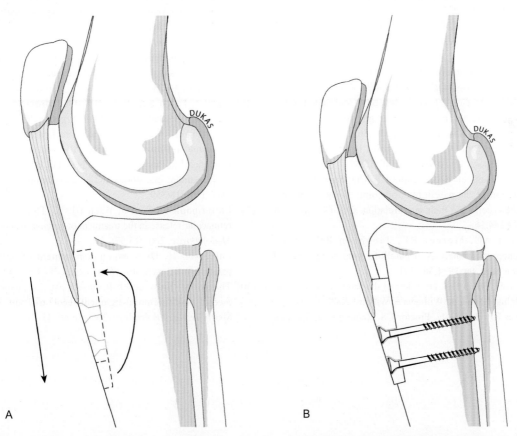

A   B

图 61.4　A. 在向远端移动胫骨结节时，先在髌韧带远端止点 1 cm 远端距离大约 1.5 cm 钻两个 4.5 mm 的孔。B. 在髌韧带止点近端做一个垂直的 1 cm 深的切口后，应用矢状电锯做出平坦的水平的长度为 6 cm 的截骨术的样式。基于之前决定的需要远端移位的数量，从游离的结节前端切除相同长度，并在近端重新安置游离的结节作为骨块障碍物防止结节近端移位。结节暂时固定，膝关节做全范围运动。最后，将一个 3.2 mm 的钻头放置在之前钻好的 4.5 mm 的孔中，然后经过皮质钻孔放置合适大小的方头螺钉。

参考文献

[1] Colvin AC, West RV. Patellar instability. *J Bone Joint Surg Am*. 2008;90:2751–2762.

[2] Boden BP, Pearsall AW, Garrett WE Jr, et al. Patellofemoral instability: evaluation and management. *J Am Acad Orthop Surg*. 1997;5:47.

[3] Conlan T, Garth WP Jr, Lemons JE. Evaluation of the medial soft-tissue restraints of the extensor mechanism of the knee. *J Bone Joint Surg Am*. 1993;75:682.

[4] Redziniak DE, Diduch DR, Mihalko WM, et al. Patellar instability. *J Bone Joint Surg Am*. 2009;91:2264.

[5] Torg JS, Barton TM, Pavlov H, et al. Natural history of the posterior cruciate ligament-deficient knee. *Clin Orthop Relat Res*. 1989;208.

[6] Dejour H, Walch G, Nove-Josserand L, et al. Factors of patellar instability: an anatomic radiographic study. *Knee Surg Sports Traumatol Arthrosc*. 1994;2:19–26.

[7] Blackburne JS, Peel TE. A new method of measuring patellar height. *J Bone Joint Surg Br*. 1977;59:241.

[8] Escala JS, Mellado JM, Olona M, et al. Objective patellar instability: MR-based quantitative assessment of potentially associated anatomical features. *Knee Surg Sports Traumatol Arthrosc*. 2006;14:264–272.

[9] Berg EE, Mason SL, Lucas MJ. Patellar height ratios. A comparison of four measurement methods. *Am J Sports Med*. 1996;24:218.

[10] Simmons E Jr, Cameron JC. Patella alta and recurrent dislocation of the patella. *Clin Orthop Relat Res*. 1992;265.

[11] Seil R, Müller B, Georg T, et al. Reliability and interobserver variability in radiological patellar height ratios. *Knee Surg Sports Traumatol Arthrosc*. 2000;8:231–236.

[12] Dejour D, Le Coultre B. Osteotomies in patello-femoral instabilities. *Sports Med Arthrosc*. 2007;15:39.

[13] Laurin CA, Dussault R, Levesque HP. The tangential x-ray investigation of the patellofemoral joint: x-ray technique, diagnostic criteria and their interpretation. *Clin Orthop Relat Res*. 1979;144:16.

[14] Merchant AC, Mercer RL, Jacobsen RH, et al. Roentgenographic analysis of patellofemoral congruence. *J Bone Joint Surg Am*. 1974;56:1391.

[15] Fulkerson JP, Buuck DA. Disorders of the patellofemoral joint. Philadelphia: Lippincott Williams & Wilkins, 2004.

[16] Grelsamer RP, Bazos AN, Proctor CS. Radiographic analysis of patellar tilt. *J Bone Joint Surg Br*. 1993;75:822.

[17] Bollier M, Fulkerson JP. The role of trochlear dysplasia in patellofemoral instability. *J Am Acad Orthop Surg*. 2011;19:8.

[18] Jones RB, Bartlett EC, Vainright JR, et al. CT determination of tibial tubercle lateralization in patients presenting with anterior knee pain. *Skeletal Radiol*. 1995;24:505–509.

[19] Larsen E, Lauridsen F. Conservative treatment of patellar dislocations: influence of evident factors on the tendency to redislocation and the therapeutic result. *Clin Orthop Relat Res*. 1982;171:131.

[20] Stensdotter AK, Hodges PW, Mellor R, et al. Quadriceps activation in closed and in open kinetic chain exercise. *Med Sci Sports Exerc*. 2003;35:2043.

[21] Mäenpää H, Lehto MU. Patellar dislocation. The long-term results of nonoperative management in 100 patients. *Am J Sports Med*. 1997;25:213.

[22] Fithian DC, Paxton EW, Stone ML, et al. Epidemiology and natural history of acute patellar dislocation. *Am J Sports Med*. 2004;32:1114.

[23] Nikku R, Nietosvaara Y, Aalto K, et al. Operative treatment of primary patellar dislocation does not improve medium-term outcome: a 7-year follow-up report and risk analysis of 127 randomized patients. *Acta Orthop*. 2005;76:699–704.

[24] Nikku R, Nietosvaara Y, Kallio PE, et al. Operative versus closed treatment of primary dislocation of the patella. Similar 2-year results in 125 randomized patients. *Acta Orthop Scand*. 1997;68:419–423.

[25] Insall J, Falvo KA, Wise DW. Chondromalacia patellae. A prospective study. *J Bone Joint Surg Am*. 1976;58:1.

[26] Halbrecht JL. Arthroscopic patella realignment: an all-inside technique. *Arthroscopy*. 2001;17:940–945.

[27] Kolowich PA, Paulos LE, Rosenberg TD, et al. Lateral release of the patella: indications and contraindications. *Am J Sports Med*. 1990;18:359.

[28] Lattermann C, Toth J, Bach BR Jr. The role of lateral retinacular release in the treatment of patellar instability. *Sports Med Arthrosc*. 2007;15:57.

[29] Fulkerson JP. Diagnosis and treatment of patients with patellofemoral pain. *Am J Sports Med*. 2002;30:447.

[30] Thaunat M, Erasmus PJ. Recurrent patellar dislocation after medial patellofemoral ligament reconstruction. *Knee Surg Sports Traumatol Arthrosc*. 2008;16:40–43.

第 62 章

Derek F. Papp, Bashir A. Zikria, Andrew J. Cosgarea

内侧髌股关节韧带重建术的指征及技术

内侧髌股韧带因作为主要的静态韧带控制结构，同时可防止外侧髌骨半脱位和（或）脱位受到了关注。据估算，内侧髌股韧带可以耐受53%~60%的导致外侧髌骨半脱位的力量[1, 2]，并且它通常与髌骨脱位同时受损[3]。后一项发现很重要，因为内侧髌股韧带在损伤后，90%的时间内是以拉长的形式愈合的[4]，进而组成了它正常的功能。内侧髌股韧带重建术重新建立了对外侧髌骨半脱位的主要软组织限制结构。

临床评估

伴有髌骨不稳的患者评估开始于完整病史的获取。检查者应判断是什么类型的活动导致的疼痛性的半脱位或脱位以及发作频率。间接机制组成了大部分的髌骨脱位。例如，1例右优势手的垒球运动员在向左侧旋转试图投球时，可能感受到膝关节"弹响"，直接打击到髌骨内侧面导致的损伤很少见。

体格检查开始于患者站立位时对胫股立线的评估。过度的外翻立线可能使患者容易患上髌骨不稳。患者仰卧位时，术者应完成一套完整的韧带检查。伴有太高"Q角"的患者会有一个升高的外侧方向的受力，同时也有很高的风险患上髌骨不稳，而那些有明显"J字征"的患者会有骨骼立线不齐。髌骨恐惧征的体格检查通过手动地在髌骨内侧缘施加一个外侧方向的压力进行检查。髌骨滑动试验通过在4个象限内量化髌骨的移位以用于评估髌骨松弛程度。检查者通过应用髌骨倾斜试验来测量外侧韧带的紧张性。其他的相关检查部分包括胫骨内转、股骨前倾以及股内侧肌弱化。确认内侧髌股韧带最敏感区域也很重要，因为这个区域通常与韧带受损的定位相关。标准的膝关节X线摄片包括前后位、外侧位（屈曲30°）、隧道位以及日出（屈曲45°）位。外侧位可以最好地显示高位髌骨及滑车发育不良，隧道位通常可以展示髁间窝松弛的组织以及分离性骨软骨炎损伤，而髌骨倾斜、半脱位的程度最好在日出位上观察。膝关节CT图像对比常规的X线摄片可以更准确地展示半脱位及倾斜的程度。特殊的骨挫伤（包括内侧髌骨面及股骨外侧髁的挫伤）常常在遭受髌骨脱位的患者中发现。这个特点很容易被MRI检出，同时MRI也可以确认关节软骨损伤的程度。术者可以采用CT或MRI来测量胫骨结节和滑车间沟之间的距离，用于显示骨骼立线不齐。

指征及治疗

内侧髌股韧带重建术的指征是伴有内侧软组织缺损的患者反复发生的不稳。文献已经显示非手术治疗急性髌骨脱位可以提供良好甚至非常好的结果[5]。初次髌骨脱位通常采用非手术治疗，如果髌骨仍然出现脱位，则有必要行闭合复位。通过集中于疼痛管理、软组织肿胀控制、核心及股四头肌力量训练以及本体感受的愈合过程，患者可以恢复得很迅速（1~2周内），从而远离拐杖及膝关节固定器。当患者的力量及敏捷度可以允许进一步的功能时，可以恢复到正常的活动。

一些临床情况需要急性手术干预。例如，有大块游离体的、并发关节内异常（例如半月板损伤）的、经过早期手术治疗并从中获益但仍有顽固半脱位的患者。髌骨脱位经常会导致骨软骨游离体，在遭受机械症状的患者中应怀疑此诊断。游离体经常可以在MRI上观察到，甚至在初次损伤时所做的常规X线片上也可以看到。无症状的、微小的游离体需观察治疗，大的骨块可能导致机械症状的则需要去除。

当需要手术干预时，医生应该考虑同时进行内侧髌股韧带修复。急性修复提供了一个修复静态限制结构的机会，而这个结构在大部分病例中都会受损。直接修复会有一些挑战，医生们应该注意。例如，不太可能总是能确认内侧髌股韧带损伤及修复的特殊部位。尽管内侧髌股韧带从其起点和止点的撕脱损伤可以采用带线锚钉治疗，但是修整中间结构的损伤会很困难。在合适的位置采用重叠组织并判断正确的张力也是至关重要的。组织过大的张力会由于过负荷导致关节接触压力的病变增加或韧带的损伤[6]。

在反复不稳的病例中，以骨骼立线不齐为主要异常的患者，最好采用单独的或同时的胫骨结节截骨术来治疗。医生要为患者解释清楚导致髌骨反复脱位的因素，并了解到单独的内侧髌股韧带重建术并不能为所有的病例中提供合适的治疗。从实际的角度出发，术者一定要检查主要的病理生理学改变是否是骨骼立线不齐或软组织缺损。在软组织手术

过程中如果不能成功处理骨骼异常，也会导致手术失败。过度的 Q 角会增加外侧受力，使髌骨容易脱位。如果角度超过 20°，医生也应该考虑内移胫骨结节。应用术前 CT 和 MRI 结果，医生可以测量胫骨结节与滑车间沟之间的距离；测量结果超过 15 mm 提示胫骨结节过度外移，应促使术者增加一个远端立线重排手术[7]。高度的软骨缺损也会使患者出现疼痛及进行性的关节炎。基于不同的损伤位置，患者可能从截骨术中获益从而减少受力负荷。尽管 MRI 经常可以显示关节软骨的损伤，但术中的关节镜检查仍是准确判断损伤程度的最好方法，在这时术者可以决定进行之前的截骨术。伴有过度的骨骼立线不齐并有反复的症状性的半脱位或脱位的患者是内侧髌股韧带重建术最好的人选（图 62.1）。

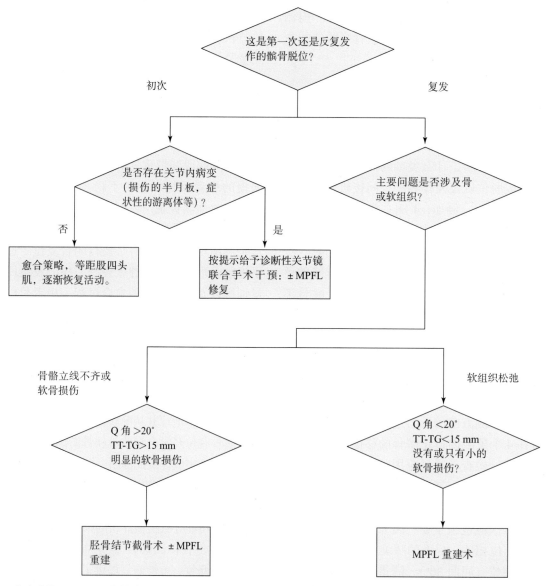

图 62.1 治疗决策。TT，胫骨结节；TG，滑车间沟；MPFL，内侧髌骨韧带。

手术技术

许多重建内侧髌股韧带的方法已经被描述过，但是文献中并没有提示哪一种要优于其他方法[8-13]。手术技术由于移植物的来源及固定的方法有所区别。有很多移植物的选择，包括半腱肌[11]、股薄肌[14]、阔筋膜[9]、长收肌[15]、大收肌[8,16]、股四头肌[13,15]、同种异体移植物[17]，甚至是人造组织[10]。目前介绍过的髌骨固定方法包括隧道[15,16,18]、带线锚钉[9]以及最近的对接技术[19]。对于股骨侧固定，作者已经描述了采用缝线将移植物附着到软组织上[13]、锚钉[10]、通过骨髓道的挤压钉固定[18]、软组织悬带[8]以及干扰螺钉[14]。

作者的手术观点

在术前等候区，确认患者，标记受损膝关节，并预防性输抗生素。患者取仰卧位，在大腿上绑好止血带。对于手术过程中诊断性的关节镜检查部分，应采用垂直挡板，之后可以拿走。普通麻醉或局部麻醉可以根据规定流程或术者的喜好来施行。

麻醉下检查可以为术者提供一个更好的采用髌骨移位试验描述病变位移程度的机会（图 62.2）。患者膝关节完全伸直，术者施加一个外侧方向的压力，这个过程偶尔会造成真实的脱位。然后应用髌骨倾斜试验测量外侧韧带的紧张程度（图 62.3），如果认为外侧韧带过度紧张可以采取外侧松解术。

标准的上外侧、下内侧、下外侧入路用于关节镜检查。游离体经常隐藏在髌上凹、内侧及外侧凹，以及后内侧及后外侧间室之间。应注意到任何

关节软骨损伤，尤其是那些因无负荷而受益的高级别的损伤。如果观察到，应基于术者的喜好采用清创术、微骨折术或修复术来处理软骨损伤。是否开始单独的内侧髌股韧带重建术或远端骨骼立线重排术，还是采取联合手术，要基于影像学的发现、体格检查以及关节镜下的发现。

然后，标记出胫骨结节、内收肌结节、股骨内侧髁以及髌骨的内侧缘（图 62.4）。腿部先驱血，然

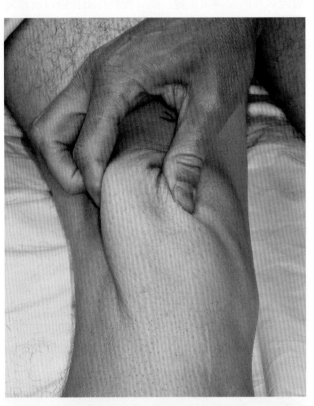

图 62.3 在麻醉下通过评估髌骨外侧倾斜的程度来判断外侧韧带的紧张程度，并与另一侧肢体对比。

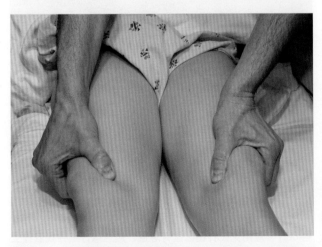

图 62.2 在诊断性的关节镜检查之前，术者应该在麻醉下检查患侧肢体及正常肢体。髌骨的移位通常采用髌骨滑动试验检查，此试验在 4 个象限内测量。

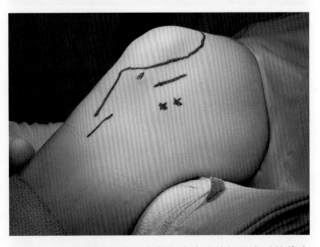

图 62.4 在做切口之前，术者应该确认并标记合适的体表标志，包括胫骨结节、内收肌结节、股骨内侧髁以及髌骨内侧缘。在鹅足的止点做获取移植物的切口。

后给止血带充气。我们更倾向于采用自体筋膜移植物来重建内侧髌股韧带，因为移植物的近端在手术区域内，并且因为自体筋膜移植物的强度要强于自体的内侧髌股韧带[1, 20]。在鹅足的止点做一个斜行的 3~4 cm 的切口，仔细地暴露出缝匠肌筋膜。通过切除掉筋膜上方的附着物暴露出肌腱筋膜。应用标准的肌腱获取技术，从股薄肌中获取单独的半腱肌肌腱。我们通常应用单股的半腱肌移植物。另一种方法，可以采用单股或双股的股薄肌肌腱。然后我们在闭合创口前修复缝匠肌筋膜止点。应采用重剪或其他器械来去除任何残存在移植物上的肌肉或其他软组织（图 62.5 A），然后应用隧道测深器测量肌腱（图 62.5 B）。直径小于 5 mm 的移植物可以折叠以提供充足的力量。然后将 2 号 FiberLoop 缝线（Arthrex，Inc.，Naples，FL）编织到移植物的末端，用于将移植物拉出股骨隧道。

在内侧髌股韧带表面、髌骨及股骨内侧髁中央做一个 3~4 cm 的纵行切口。确认好位于股内斜肌上缘附近的自体内侧髌股韧带。暴露出内侧髌股韧

带的上缘及下缘（图 62.6）。

髌骨隧道的准备开始于对内侧髌股韧带止点的确认。髌骨隧道正确的起点是髌骨上 1/2，在这里，术者可以应用咬骨钳清理。在内侧髌股韧带止点区域的中点，从内向外钻入一根 2.0 mm 的带孔克氏针。术者一定不能侵犯关节面或髌骨前方皮质，这将会导致继发的骨折损伤。沿着髌骨内侧缘通过关节囊做一个小的关节切开术，可以伸入一个手指来帮助引导克氏针的放入并确认关节软骨没有被侵犯（图 62.7）。我们应用 X 线透视确认克氏针的位置。然后应用之前测量过的正确的带套管的钻头钻一个深度约为 15 mm 的孔（图 62.8）。然后将第二带孔克氏针置入盲隧道，并基于盲髌骨隧道的基础钻孔使其偏离第一个隧道。缝线末端穿过 2 mm 克氏针

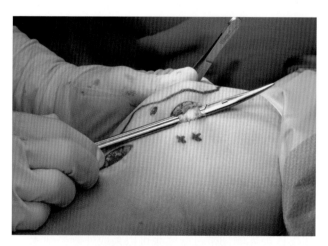

图 62.6　在内侧髌股韧带表面、髌骨及股骨内侧髁中央做一个纵行切口。确认好位于股内斜肌上缘附近的自体内侧髌股韧带。确认内侧髌股韧带的上缘及下缘。

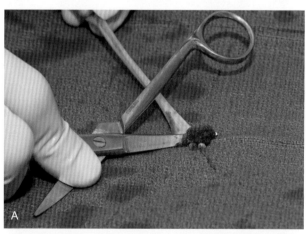

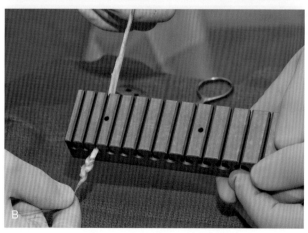

图 62.5　用剪刀或手术刀将半腱肌自体移植物上多余的软组织或肌肉清除掉。A. 术者应计划使用 9~10 cm 的移植物。B. 测量移植物的直径，这样可以钻出合适大小的隧道。

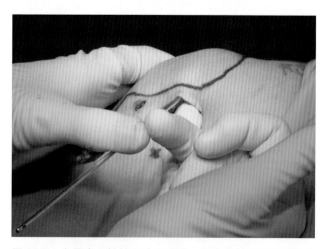

图 62.7　应用克氏针钻出髌骨隧道，应注意仔细寻找髌骨上半部分正确的起点。在钻孔时，一定要小心避免侵犯关节面或前方皮质。小的关节切开术可以在关节面上方提供一根手指的空间来帮助引导克氏针的放置，并防止侵犯关节软骨。

的孔，再将移植物拉入盲隧道（图 62.9 A、B）。髌骨末端的移植物固定是通过上外侧关节镜入路直接将结打在髌骨上来完成的（图 62.9 C）。

　　然后，准备股骨隧道。克氏针就放置在股骨内侧髁的前方以及内收肌结节的远端（图 62.10）。我们应用 X 线透视来确认正确的位置。移植物深深地

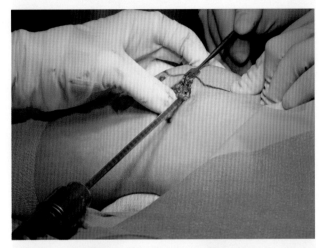

图 62.8　比移植物尺寸大 0.5 mm 的带套管的钻头用于带着克氏针钻孔，制造一个大约 15 mm 深的单口隧道。

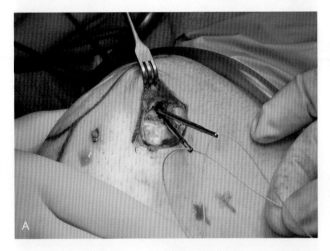

图 62.9　A. 髌骨固定的对接技术是应用 2 根单独的克氏针穿过髌骨隧道的盲端。B. 然后，术者通过上外侧关节镜入路牵拉克氏针的缝线使移植物与单口隧道对接。C. 最后给缝线打结并将结直接打在骨面上。

穿过软组织隧道到达内侧韧带及关节囊的表面。为了测试是否等长，移植物的游离端缠绕克氏针，然后屈曲膝关节（图 62.11）。移植物不应该放置得太近，因为这样做会增加移植物的张力，并同时增加髌股关节接触压力。如果等长做得不是很好，应调整克氏针的位置。然后应用比移植物直径大 0.5 mm 的带套管的钻头将克氏针钻入，钻孔深度为 25 mm（图 62.12）。接着切除剩余的移植物，这样 15~20 mm 的长度会适合股骨隧道。克氏针轻微地指向前侧及近端，这样它存在于外侧股骨的安全区域，可以远离腓总神经。将缝线末端穿过针孔之后，穿过克氏针将移植物置入隧道中（图 62.13）。

　　一方面，术者抓着患者的脚踝使膝关节在一定范围内活动，另一方面，给位于大腿外侧的移植物缝线施加一定的张力。这样，术者可以判断正确的移植物张力并确认髌骨没有过度限制。不让移植物张力过大的重要性不能不被重视。移植物固定过紧会导致髌股关节软骨压力的增加，并使患者将来更容易患关节炎。然后术者重复髌骨滑动试验，这提供了另一个检查移植物张力的机会。大腿完全伸直

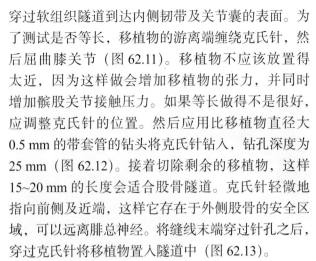

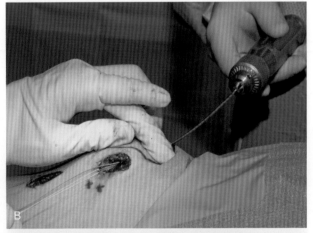

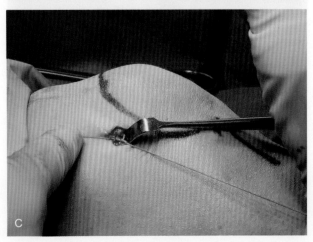

时，将髌骨推向外侧并与未损伤侧的肢体比较位移的数值。髌骨外侧位移应该比对侧稍大一点，这样可以防止移植物过度紧张。股骨侧的固定通过采用 7 mm 的可吸收带套管的股骨干扰螺钉完成，并可以通过将移植物缝合到附近的软组织来增强固定（图 62.14）。然后，逐层闭合创口（图 62.15）。我

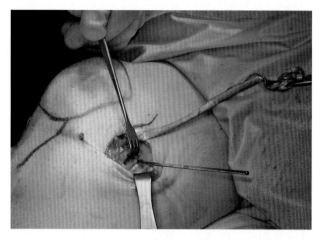

图 62.10　通过将克氏针穿过恰好位于股骨内侧髁前方来确认股骨隧道合适的起点。

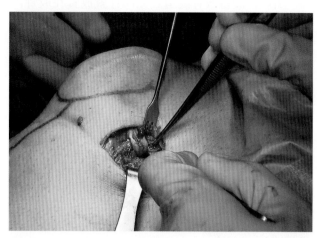

图 62.13　移植物被拉入隧道中。

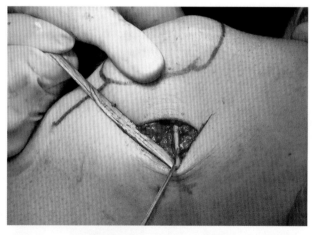

图 62.11　将克氏针包裹在移植物上并仔细地活动膝关节，术者可以测试合适的移植物张力及等长点。

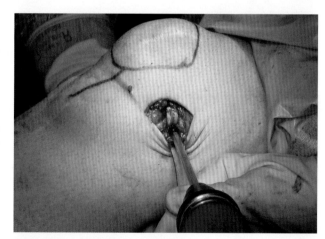

图 62.14　应用干扰螺钉完成股骨侧的固定。

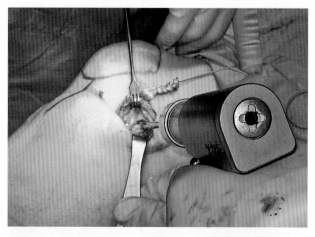

图 62.12　应用比移植物直径大 0.5 mm 的带套管的钻头将克氏针钻入并钻出股骨隧道。

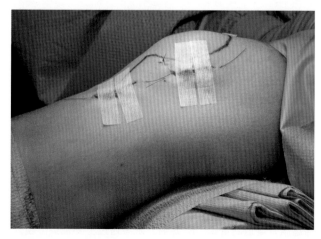

图 62.15　皮下缝合创口可以使伤口较为美观。

们常规采用冷冻疗法来控制疼痛并改善肿胀，接着应用压力性的绷带，给患者带上带铰链的运动范围的绷带，并将其锁定于伸直位。

并发症、争议及要点

术后僵硬仍然是目前内侧髌股韧带重建术的最常见并发症。为了避免这个并发症，术者一定要确保患者接受了合适的疼痛药物并在术后尽快开始全范围活动锻炼。物理疗法应该集中于立刻的股四头肌活动、运动范围以及渐进性的负重。术者也要认识到技术失误，例如隧道位置不当或移植物张力过紧，都会导致运动丧失以及髌股关节炎过早发生。移植物不当地放置在近端或应用太短的移植物（因而增加移植物张力）都会导致髌股关节软骨压力的增加。若同时发生，这些情况可以使得髌股关节压力增加超过 50%[6]。其他并发症包括髌骨骨折[18]、移植物失效、复发性不稳以及移植物疼痛[14]。

特别要点是在儿童患者中的股骨端固定，因为钻取股骨隧道会使得开放性的远端骨骺遭遇生长受阻的风险。术者可以应用标准的髌骨固定方法，但是额外的股骨端固定也是必要的。移植物的股骨末端可以应用大收肌的末端或内侧副韧带的近端包裹，同时应通过之前提到过的方法获取正常的移植物张力。

经验和教训

（1）X 线透视在定位正确的股骨及髌骨隧道时很有帮助。

（2）不应侵犯髌骨关节面或前方皮质，侵犯前方皮质容易导致髌骨骨折。

（3）位于髌骨隧道附近的关节囊窗口可以使手指能够靠近关节面。通过手指在髌骨下方滑动，术者可以更好地控制克氏针的放置。

（4）在准备移植物时，最末端的缝线穿过是与之前的缝线垂直的。这个过程可以快速地"射出"移植物，使它更容易穿入隧道中。

（5）内收肌结节以及位于内收肌结节远端 1 cm 的股骨内侧髁需要区分开来。移植物放置过近会增加髌股关节的压力。

（6）应特别注意需避免移植物过度紧张。过度紧张的移植物会导致髌股关节软骨的压力升高，从而导致关节炎。移植物宁愿比自体的内侧髌股韧带稍微松一点。

康复

术后即刻，理疗师会教患者股四头肌固定、直腿抬高以及触及脚尖的负重的正确方法。门诊患者的康复在 1 周后开始。治疗师解开绷带，患者开始在能够耐受的运动范围内锻炼。大部分患者在 1 周时可以完全负重，在 4 周时可以弯曲 120°，在 8 周时可以恢复完全的运动范围。他们大约在 6 周时可以不使用绷带。经过术后开始的特别运动训练，慢跑大约在 12 周时恢复。4~5 个月后，大部分运动员能够恢复到常规的运动中。

结论和展望

大部分关于内侧髌股韧带重建术的研究报道了良好到非常好的结果。一项应用半腱肌自体移植物并通过隧道及纽扣钢板完成股骨侧髌骨固定的研究显示，术前 Kujala 平均分数为 30.5 分，而术后到了 95.2 分[18]。所有患者的髌骨恐惧征都有所缓解，超过 3/4 的患者恢复到了损伤前的运动水平[18]。在另一项研究中，采用内收肌肌腱自体移植物、股四头肌肌腱自体移植物以及骨 - 髌韧带移植物，作者报道 Kujala 评分从术前的 53.3 分提高到术后的 90.7 分。他们估计良好到很好的结果占 85.3%~91.1%，取决于应用了何种器械[16]。

我们对内侧髌股韧带重建术的长期结果或随机对照研究没有了解。大部分研究都受到小样本、缺少对照组、回顾性的设计以及临床结果测量方法不统一的限制[3, 14]。Colvin 和 West[5] 发现，尽管 Ⅰ 级证据显示非手术治疗方法治疗急性髌骨脱位有效，但是大部分描述治疗慢性髌骨不稳的手术方法的研究都只能提供 Ⅳ 级证据。尽管在本章中描述产生了成功和可重复的结果，但我们不能肯定地提倡这就是内侧髌股韧带重建术最好的方法。我们仍需要随机对照研究、长期随访以及不断的生物力学分析来优化将来的治疗方法。

参考文献

[1] Conlan T, Garth WP Jr, Lemons JE. Evaluation of the medial soft-tissue restraints of the extensor mechanism of the knee. *J Bone Joint Surg Am*. 1993;75:682–693.

[2] Desio SM, Burks RT, Bachus KN. Soft tissue restraints to lateral patellar translation in the human knee. *Am J Sports Med*. 1998;26:59–65.

[3] Smith TO, Walker J, Russell N. Outcomes of medial patellofemoral ligament reconstruction for patellar instability: a systematic review. *Knee Surg Sports Traumatol Arthrosc*. 2007; 15:1301–1314.

[4] Fulkerson JP. Mini-medial patellofemoral ligament advancement. *Tech Knee Surg*. 2008;7:2–4.

[5] Colvin AC, West RV. Patellar instability. *J Bone Joint Surg Am*. 2008;90:2751–2762.

[6] Elias JJ, Cosgarea AJ. Technical errors during medial patellofemoral ligament reconstruction could overload medial patellofemoral cartilage. A computational analysis. *Am J Sports Med*. 2006;34:1478–1485.

[7] Schoettle PB, Zanetti M, Seifert B, et al. The tibial tuberosity-trochlear groove distance; a comparative study between CT and MRI scanning. *Knee*. 2006;13:26–31.

[8] Deie M, Ochi M, Sumen Y, et al. A long-term follow-up study after medial patellofemoral ligament reconstruction using the transferred semitendinosus tendon for patellar dislocation. *Knee Surg Sports Traumatol Arthrosc*. 2005;13: 522–528.

[9] Drez D Jr, Edwards TB, Williams CS. Results of medial patellofemoral ligament reconstruction in the treatment of patellar dislocation. *Arthroscopy*. 2001;17:298–306.

[10] Nomura E, Horiuchi Y, Kihara M. A mid-term follow-up of medial patellofemoral ligament reconstruction using an artificial ligament for recurrent patellar dislocation. *Knee*. 2000; 7:211–215.

[11] Nomura E, Inoue M. Hybrid medial patellofemoral ligament reconstruction using the semitendinous tendon for recurrent patellar dislocation: minimum 3 years' follow-up. *Arthroscopy*. 2006,22.787–793.

[12] Burks RT, Luker MG. Medial patellofemoral ligament reconstruction. *Tech Orthop*. 1997;12:185–191.

[13] Steensen RN, Dopirak RM, Maurus PB. A simple technique for reconstruction of the medial patellofemoral ligament using a quadriceps tendon graft. *Arthroscopy*. 2005;21:365–370.

[14] Cosgarea AJ. Medial patellofemoral ligament reconstruction and repair for patellar instability. In: Cole BJ, Sekiya JK, eds. *Surgical Techniques of the Shoulder, Elbow, and Knee in Sports Medicine*. Philadelphia, PA: Saunders (Elsevier); 2008: 733–747.

[15] Teitge RA, Torga-Spak R. Medial patellofemoral ligament reconstruction. *Orthopedics*. 2004;27:1037–1040.

[16] Steiner TM, Torga-Spak R, Teitge RA. Medial patellofemoral ligament reconstruction in patients with lateral patellar instability and trochlear dysplasia. *Am J Sports Med*. 2006;34: 1254–1261.

[17] Anbari A, Cole BJ. Medial patellofemoral ligament reconstruction: a novel approach. *J Knee Surg*. 2008;21:241–245.

[18] Mikashima Y, Kimura M, Kobayashi Y, et al. Clinical results of isolated reconstruction of the medial patellofemoral ligament for recurrent dislocation and subluxation of the patella. *Acta Orthop Belg*. 2006;72:65–71.

[19] Ahmad CS, Brown GD, Stein BS. The docking technique for medial patellofemoral ligament reconstruction: surgical technique and clinical outcome. *AMJ Sports Med*. 2009;37:2021–2027.

[20] Amis AA, Dowson D, Wright V. Elbow joint force predictions for some strenuous isometric actions. *J Biomech*. 1980;13: 765–775.

第 4 部分

关节软骨

关节软骨病变的临床方法

膝关节软骨病变在临床非常多见，由于病因和症状明显不同，治疗方法也不相同。大多数患者偶然发现软骨缺损，观察是他们最好的治疗方法。其他有明显疼痛和活动障碍的患者则需要手术干预。关节软骨损伤的治疗方式由很多因素决定，包括损伤的特定原因、位置、慢性进程、大小、伴随症状，以及患者的年龄、活动量、身体要求和康复能力。因此，深入了解关节软骨的结构、功能、损伤模式以及进行一个全面的临床评估，对软骨损伤的成功治疗是必要的。

关节软骨的结构、功能和新陈代谢

关节软骨是一种位于关节面端部复杂的、高度组织化的生物内衬。膝关节软骨位于髌骨、滑车、股骨髁和胫骨平台不同厚度的表面。它的主要功能是提供平滑、坚固耐用、几乎无摩擦的接触面，并使负荷均匀分布于关节表面。

关节软骨由不同的组织学区带组成（图 63.1），表面的 10%~20% 称为切线区，由扁平的软骨细胞和胶原纤维组成，平行排列于关节表面。中间的 40%~60% 也称过渡区，圆形的软骨细胞零星分散于斜向的胶原纤维中。最深的 30% 组成基底区，功能更多的密集的软骨细胞柱状排列，蛋白多糖含量最高。胶原纤维穿过潮线穿出基底区，潮线将深层和底层钙化软骨、软骨下骨及松质骨分隔开。

软骨的功能是其复杂的形态和生物活性的反映。这些缺乏血管、淋巴管的组织由软骨细胞、胶原、细胞外基质蛋白多糖组成。软骨细胞起源于未分化的骨髓间充质干细胞，占关节软骨体积的 1%~10%，软骨细胞通过基质的合成和降解对局部组织、生长因子和细胞因子的作用、机械负载、老化和损伤做出应答，并维持其平衡。软骨干重的另外 60% 由胶原组成，其中 90% 是高度交联的 II 型

纤维，其余为 IX 型和 XI 型纤维。这些胶原部分构成软骨的外形，并为软骨提供拉伸性能。

软骨承受压缩的能力应该归功于蛋白多糖，它占软骨干重的剩余 35%。蛋白多糖由核心结构蛋白和蛋白多聚糖组成，由软骨细胞产生，只存在于透明软骨中。一个蛋白多聚糖单元最多可以链接 60 个硫酸角质素和 100 个硫酸软骨素黏多糖。这些硫酸二糖给蛋白多聚糖分子提供一个大的负电荷，链状蛋白多聚糖是有极性的，并且它们的 N 末端的球状结构域具有吸附或聚集性，通过连接蛋白质结合透明质酸链。胶原基质内散布的带负电荷的蛋白多糖增加组织渗透压，从而吸引水分子。水分占关节软骨湿重的 75%~80%。蛋白多糖和水维持渗透压平衡的相互作用，允许组织承受可见的压缩高压。

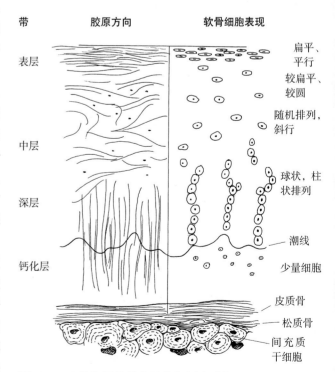

图 63.1　关节软骨的基本结构解剖（引自 Browne JE, Branch TP. 关节软骨损伤的手术治疗方案. Jam Acad Orthop Surg.2000; 8:180-189, 经过同意转载）。

高度交联的 II 型纤维防止组织的肿胀。核心蛋白聚糖、二聚糖和纤调蛋白组成更小的蛋白多糖单位使基质更稳定，对生理压力增大产生应答，而这些更小的、稳定的蛋白多糖的浓度也越大[1]。

细胞表面结合蛋白称为整联蛋白，把软骨细胞和细胞外基质连接起来，允许细胞受机械力传导到基质的刺激。细胞的新陈代谢，包括基质分泌和退化，在很大程度上通过自我进行调控。关节软骨缺乏血管和淋巴管，因此维持体内平衡所需的氧气和营养成分不能自己产生，需要依靠关节滑液的渗透。由于局部氧分压较低，葡萄糖通过糖酵解无氧代谢作为软骨细胞供能的主要来源。代谢产物积聚在组织液内，从渗透性胶原蛋白多糖基质中释放出来，对压缩负荷产生应答。当压缩力撤退后，基质内会重新产生营养丰富的液体。而且，软骨细胞的新陈代谢在静压力面上停滞，但是，对动力负荷产生的流体静压力改变做出反应，新陈代谢就会上调。因此，机械性刺激对于维持软骨细胞的健康是至关重要的。

软骨的损伤和愈合反应

直接的血液供应的缺乏也阻碍了关节软骨在损伤后的愈合反应能力。潮线允许起源于软骨下骨的修复细胞穿过，如果损伤不侵犯潮线就很少产生自发修复。关节软骨浅层损伤仅在微观层面上可以观察到，它往往是一个钝挫伤给予的压缩载荷超过组织耐受的结果。局部细胞发生凋亡，短期活跃的新陈代谢和酶反应导致胶原降解和蛋白多糖的损失，坏死区域不会随着时间的推移而修复[2]。反复

的微创伤也可能导致关节软骨浅层损伤。长期增强的压力使软骨变薄，作为代偿，钙化软骨层会增厚，因为软骨层缺乏神经，所以直到有足够的微损伤累积到使潜在的软骨下骨暴露，才能感受到疼痛信号。

一个全层的关节软骨损伤可以局限于软骨本身（距骨骨折），也可以延伸到下面的软骨下骨（骨软骨骨折）。软骨骨折与关节软骨浅层损伤一样，会导致软骨细胞坏死和凋亡。在损伤区域周围，存活细胞试图通过增殖成集群，上调胶原蛋白并增加基质生成，以修复组织。然而这种反应是短暂的，不能修复软骨破裂[3]。随着时间的延长，软骨损伤的面积会更大，从而导致逐渐加重的有症状的关节退行性改变。

关节软骨损伤的分类

Outerbridge 在 1961 年提出的髌骨病变分级，是关节软骨损伤最常用的分类方法[4]。从大体外观上描述了四个等级的渐进损伤的大小和深度。许多人采用改良 Outerbridge 分类（图 63.2），II 级为浅层裂缝，III 级为全层裂隙，IV 级为软骨下骨裸露。

为促进合作研究工作，国际软骨修复学会（ICRS）于 1997 年成立[5]，提出了更新的分类方法，ICRS 为关节软骨损伤的标测和分类，剥脱性骨软骨炎（OCD）的分类和软骨修复的评估体系建立了具体的制度。关节软骨损伤分类包括 5 个等级，OCD 的分类为 4 个等级（表 63.1）。

不管采用哪种分类方法，当描述软骨损伤和确

表 63.1　关节软骨损伤分类表

分级	Outerbridge	改良 Outerbridge	ICRS- 软骨损伤	ICRS-OCD 损伤
0	正常	正常	正常	
I	表面软化和膨胀	表面软化和膨胀	基本正常：浅表性损伤，软凹陷和（或）浅表的裂纹和裂隙	稳定，连续：完整的软骨覆盖软化区
II	裂缝，直径 <1/2	部分层厚的裂隙	不规则：病变向下延伸小于软骨深度的 50%	局部不连续，探针下稳定
III	裂缝，直径 >1/2	全层裂隙	严重不规则；缺损延伸大于软骨深度的 50%，下至钙化层，下至但不穿过软骨下骨，包括起疱	完全不连续，"原地死亡"，没有移位
IV	侵蚀到骨	侵蚀到骨	重度不规则	碎片移位，底部松动或空的缺损；深度 >10 mm 是 B 亚群

注：部分引自 Williams RJ. Cartilage Repair Strategies. Totowa, NJ: Humana Press; 2007: 41。

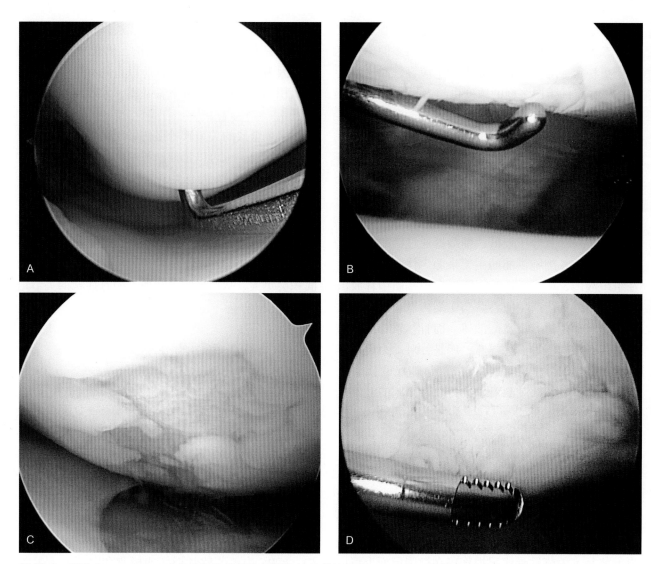

图 63.2　用改良 Outerbridge 分级法评价关节软骨损伤的关节镜图像。A. I 级：软化。B. II 级：部分层厚的裂隙。C. III 级：全层裂隙和纤维化。D. IV 级：中心有软骨下骨裸露的改变，周围为弥漫的 III 级关节软骨。

定治疗计划时，负重组织的深度、尺寸、形状、位置、特征和形态学都是需要注意的重要因素。

发病率

区别附带出现的病变和真正的症状根源是关节软骨病变评估的一大挑战。对超过 30 000 例施行膝关节镜手术患者的回顾性研究发现，关节软骨损伤的发病率为 63%，最常累及髌骨和股骨内侧髁，41% 的患者为 Outerbridge III 级软骨损伤，19.2% 的患者为 Outerbridge IV 级软骨损伤[6]。在过去的 20 年里，MRI 取得了巨大的发展，现在可以非常详细地检查关节软骨。我们的目标是能够通过病史、体格检查和 MRI 评估，检查出临床相关的需要治疗的软骨损伤。

病史

病史随着关节软骨损伤的病因而变化，必须考虑到慢性症状。创伤性的软骨损伤的病史有明确的发病机制，如直接打击、扭转和脱位，可感受或听到"噼啪"声，患者常主诉突发疼痛。一项对 76 例患者的回顾性研究发现，67% 的患者受过急性创伤，95% 的患者表现有疼痛症状，76% 出现肿胀，18% 有交锁[7]。肿胀和机械性的症状是由软骨游离体所致的交锁、卡压、打软腿、弯曲造成，可能很难与半月板或韧带的损伤区别。关节软骨损伤也可能与其他关节内的病变同时存在，使得临床表现更加复杂。

在确定一个单独的软骨损伤时，患者往往主诉某一特定部位，或特定活动时疼痛尤其明显。例如，深蹲或过屈引发的疼痛提示股骨髁后部损伤，过伸则会刺激髌骨或滑车的病变。

由退行性或感染性关节炎导致的软骨损伤，患者会有更多确切的或不确切的症状表现，酸痛、间断性肿胀可能是这些患者的唯一主诉，需要详细询问病史，以及其他关联关节和全身系统的症状（疲劳、体重减轻、全身性关节痛和皮疹）。软骨损伤也可能起源于缺血性坏死，危险因素包括使用糖皮质激素、饮酒、HIV 和病毒感染、减压病、戈谢病，以及其他有待发现的疾病。

膝关节软骨损伤必须评估个体患者的全身状况，许多因素需要考虑到，包括年龄、职业、合并症状、用药情况、手术史、社会习惯、工伤赔偿及未决诉讼。如果患者的关节之前接受过手术，就要试图获得之前的手术记录和相关的影像学资料。活动水平尤其是活动度的变化是至关重要的。患者一般会改变活动类型或强度，这样能够适应或缓解与膝关节软骨损伤有关的不适。使用经过验证的活动评定量表，如最大活动度评分，有助于在治疗过程中测量基线活性和功能并跟踪进度，同样这些评估还有助于了解患者的期望和指导治疗方案。

体格检查

应进行例行的膝关节体格检查，需要测算身高、体重和体重指数（BMI），如果 BMI>30kg/m^2，则软骨损伤的治疗效果会较差[8]。由于疼痛 / 机械堵塞或肢体畸形引起的步态改变需要检查，这最终可能需要与软骨损伤一并治疗解决。慢性、退行性或感染性关节软骨疾病可能会出现肌肉萎缩，测量两侧大腿和小腿周径时应该注意。在评估渗出和估计渗出量时，需要进行流动波的触诊或冲击触诊。创伤性积液的情况下，例如髌骨脱位、关节积血或出现脂肪滴多提示有骨软骨损伤。

膝关节运动应评估活动范围、对称性，哪些活动度时损伤疼痛会加重（如之前提到的过伸或过曲），任何被动伸展、过伸或弯曲活动减少都要用测角器量化并与健侧对比。膝关节活动范围内有爆裂音时，要单独评估前面、内侧和外侧间隙，并判断是否与疼痛有关。如果考虑软骨转移，活检时选取合适的部位和病理区域是很有必要的。

触诊髌骨面、股骨髁远端和关节线来确定散在的疼痛点，对怀疑软骨损伤的部位加压可以引出疼痛。Wilson 征首次描述了典型的 OCD 位于股骨内

侧髁的外侧，疼痛在膝关节内旋和伸展时明显，外旋时减轻。

应该评估膝关节韧带的完整性，了解合并损伤，帮助确定治疗方案。常规检查 Lachman 试验，前、后抽屉试验，后缀、轴移试验，反轴移试验，俯卧位外旋 30° 和 70° 时行拨号试验等更多详细的规范的刺激试验。

还应包括膝关节功能测验，通常检测患者的步态，单腿下蹲，受控制的走下 8 英寸台阶，与健侧比较单腿跳跃的能力，可能会发现更多细微的功能变化，尤其是肌肉力量减弱和本体感觉失调。

影像学检查

标准 X 线片不能显示软骨缺损，但却能显示 OCD 的损伤、缺血性坏死、进行性骨关节炎或错乱排列。膝关节屈曲 45° 负重前后位摄片提供一个凹型的图像，可以显示股骨内侧髁的横截面，来观察典型的 OCD 损伤。Merchant 和 Laurin 认为可以详细检查髌骨滑车关节，髌骨脱位时，它可以诊断关节面的负荷过大，或髌骨内侧面和滑车表面的典型损伤。当体格检查或膝关节正侧位 X 片怀疑下肢力线紊乱时，需拍摄髋关节至踝关节的双下肢全长片。

历史上，MRI 最常被用来评估髌股关节的软骨，过去 20 年 MRI 技术的巨大改进，引起软骨特异序列的发展，它还可以详细显示胫股关节面。信号特性取决于胶原蛋白、蛋白多糖和水。在正常软骨内，胶原在不同薄层（浅和深）的定位提供特有的灰度分层。健康的关节软骨具有骨骼为低信号，越靠近关节面信号越高的特征。

用 T1 rho 序列评估蛋白多糖含量，T1 rho 值越大，蛋白多糖含量越低。通常定量 T2 映像，有助于评估胶原蛋白方向，也利于微骨折术或其他软骨刺激手术术后缺损填补疗效的评估。蛋白多糖含量即抗压强度，可以用新的软骨磁共振延迟增强扫描技术来评估，静脉注射带负电荷的钆后得到延迟 T1 rho 加权图像，该技术对评估软骨修复技术的疗效特别有用，如自体软骨移植。脂肪抑制像来显示骨髓水肿，经常发现于邻近的创伤性软骨损伤或慢性病变，这些地方的软骨缺损改变了下方骨质的受压模式。

快速自旋回波序列最利于显像关节本身的层

次。仔细观察软骨体积，包括厚度和表面积。在骨与软骨交界处水含量最低，成像若为高信号，提示即将有分层。慢性软骨损伤可能在骨与软骨界面出现软骨下骨的凹陷或波动。

评估原位 OCD 损伤下方若存在液体，则提示有松动和不稳定性。评估供区软骨下骨有无硬化或塌陷的慢性迹象。当考虑 OCD 治愈的可能性时，要考虑到骨骺成熟。当有一个良好的成像（损伤 <2 cm、无解剖成像、无积液）和骨骺保持开放时，认为是一个较好的结果[9]。陈旧且未愈合的 OCD 损伤通常表现出软骨下骨凹陷和局部软骨增厚。

MRI 可以显示宽松的软骨组织，并要进行形态学评估（图 63.3）。潮线（Tidemark）的位置在松散的碎片里或在供区，对评估修复的可行性十分重要。软骨下骨硬化，无论在碎片一侧还是供区，都表明慢性的重构以及愈后不良。

决策

总体而言，全面评估关节软骨损伤才能决定其治疗方案。临床医生需要权衡患者的特定病情，以及疾病进程中预期的自然病史症状，这些都是难以预料的。治疗的目的、保守治疗或手术治疗，都是为了缓解疼痛和恢复功能。

能否保守治疗是第一个重大决策点，适应证、手术技术和治疗效果将在以后的章节中详细讨论。总之，患者首次主诉膝关节病变，没有受到创伤，没有明显的机械症状或膝关节交锁，将首先采取保守治疗。

对开始治疗的患者进行教育，包括相关部位的解剖和功能、损伤的病理性质、预期的自然病程、治疗的目标和可用的干预措施。强调运用一个多模式综合方法来治疗膝关节的症状和改善功能。非手术干预措施包括减少活动量、物理治疗、冷疗、使用支具、非甾体类抗炎药、关节内注射类固醇或透明质酸。进行频繁的重新评估来衡量疗效或优化治疗方案。进行 3~6 个月的保守治疗后，仍有持续疼痛或机械症状逐渐加重的患者，则需考虑手术治疗。

当考虑手术方案时，目标是缓解症状，同时尽量减少发病率，最大限度地提高花费效益和远期疗效。关节软骨损伤的成功治疗需要填补软骨缺损，并恢复与周围组织的协调性，才能证明软骨耐用并经得起时间的考验。表 63.2 简要概述了美国的一线治疗方案及其相关参数。

简单地说，当选择手术治疗时，我们首先考虑损伤的大小和患者的要求。小于 2 cm 的局灶性损伤[2]对于功能要求低的患者主要采取关节清理和（或）微骨折术。功能要求高的患者（体力劳动者或希望恢复竞技体育活动者）考虑合成的填充物或镶嵌移植（自体骨软骨移植）。大于 2 cm 的损伤[2]仅对确切的低活动需求患者施行关节清理术，其余

表 63.2　对于软骨损伤手术治疗的一线治疗方案

治疗	修复组织	填补	耐久性
灌洗	没有	没有	不好
软骨成形术 / 清理	没有	没有	不好
微骨折	纤维软骨	可变的	2 年以上
合成的骨关节塞	正常骨、同等软骨	可变的	不清楚
镶嵌式成形术 /OATS	透明软骨	几乎完全	5 年以上，更久不清楚

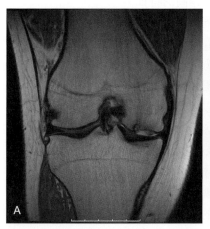
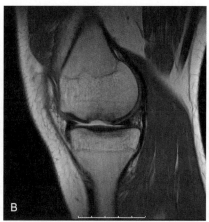
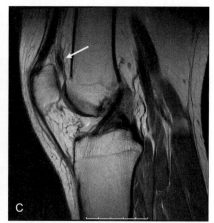

图 63.3　冠状面（A）和矢状面（B、C）MRI 影像显示和股骨内侧髁上骨软骨损伤导致软骨下骨和软骨缺乏区域的凹陷，在髌上囊有灭活骨和附着软骨（白色箭头）的碎片。

患者需行合成物填充、镶嵌移植，甚至同种异体骨软骨移植手术。同种异体或同种自体骨软骨移植是我们镶嵌修复的治疗选择。在大于 5 cm 的损伤[2]中，由于供区提供组织数量的限制和取自体移植物后供区发病的影响，最好选择同种异体软骨移植手术。

结论

膝关节软骨损伤病变十分常见。临床医生面临的挑战是，如果软骨不规则，会引起疼痛或残疾。临床上对于关节软骨损伤的患者，要详细询问病史，进行下肢全面的体格检查并合理使用 X 线和 MRI 检查。在已知软骨的结构和功能，且并没有内在的愈合能力时需要综合患者的具体情况。非手术治疗通常可以实现缓解疼痛和恢复功能的治疗目标。外伤性的软骨损伤，有机械症状或保守治疗无法解决的病变，应考虑手术治疗，我们在接下来的章节中将详细介绍。

参考文献

[1] Visser NA, de Koning MH, Lammi MJ, et al. Increase of decorin content in articular cartilage following running. *Connect Tissue Res*. 1998;37:295–302.

[2] Mankin HJ. The response of articular cartilage to mechanical injury. *J Bone Joint Surg Am*. 1982;64:460–466.

[3] Lotz M. Cytokines in cartilage injury and repair. *Clin Orthop Relat Res*. 2001;391(suppl):S108–S115.

[4] Outerbridge RE. The etiology of chondromalacia patellae. *J Bone Joint Surg Br*. 1961;43B:752–757.

[5] Brittberg M, Winalski CS. Evaluation of cartilage injuries and repair. *J Bone Joint Surg Am*. 2003;85(suppl 2):58–69.

[6] Curl WW, Krome J, Gordon ES, et al. Cartilage injuries: a review of 31,516 knee arthroscopies. *Arthroscopy*. 1997;13:456–460.

[7] Johnson-Nurse C, Dandy DJ. Fracture separation of articular cartilage in the adult knee. *J Bone Joint Surg Br*. 1985;67:42–43.

[8] Mithoefer K, Williams RJ III, Warren RF, et al. The microfracture technique for the treatment of articular cartilage lesions of the knee. A prospective cohort study. *J Bone Joint Surg Am*. 2005;87(9):1911–1920.

[9] Hefti F, Beguiristain J, Krauspe R, et al. Osteochondritis dissecans: a multicenter study of the European Pediatric Orthopedic Society. *J Pediatr Orthop B*. 1999;8(4):231–245.

第 64 章

Alberto Gobbi, Massimo Berruto, Giuseppe Filardo, Elizaveta Kon, Georgios Karnatzikos

膝关节剥脱性骨软骨炎和关节软骨骨折

剥脱性骨软骨炎 (OCD) 是一个或多个骨化中心的疾病，特点为连续的退变或无菌性坏死和再钙化。OCD 病变涉及骨和软骨，但似乎首先侵袭软骨下骨，然后影响关节软骨。

Ambrosio Pare 首先描述了该病变。1888 年，Franz Konig 将其命名为 OCD[1]，称其为膝关节软骨下的炎性过程，导致一部分松散的软骨碎片从股骨髁掉落。X 线摄片检查发现 OCD 的发病率为 0.02%~0.03%，关节镜检查达 1.2%[2]。Linden 报道了 OCD 在瑞典的发病率[3] 为 100 000 人中约 15~21 人。多发于 10~15 岁，男女比例 2:1，其中双侧发病占 15%~30%[4]。

病因

OCD 的发病机制仍然存在争议：这些年提出了各种学说，但没有一种学说明显优于其他。学说可以分为三大类：基因、血管和创伤学说。

基因学说认为，变异或小群的骨骺发育不良，因此可能具有相似的遗传模式。

已经发现 OCD 可能伴有一系列的遗传性疾病，包括侏儒症、胫骨内翻、Perthes 病、Stickler 综合征[5-9]，而且 OCD 有发生于其他关节的家族倾向。

由于有血管性事件的发生，一些学者提出了血管病因学说[10-12]。例如栓塞、血栓形成或静脉停滞，这些会引起继发性的骨坏死。然而有些学者反驳血管学说[13]，他们证实股骨骨骺不存在丰富的血管末梢。

创伤学说是迄今为止最久远和最完善的[14-16]，它根据先前的创伤病史为基础，主要影响男性，以及在身体其他部位再现类似病变的概率。

根据 20 世纪 60 年代 Fairbank 描述[17]、Smillie 证实[18] 的反复微创伤理论，OCD 由增生的胫骨棘与股骨内侧髁接触引起，尽管该学说最完善，但却不能解释 OCD 发生于膝关节不同部位。目前，反复的微创伤和可能的血管功能不全，以及其他遗传因素还有待研究。

OCD 分类

根据以下内容，OCD 有许多分类方法：
(1) 发病年龄。
(2) 影像学定位。
(3) 病理解剖。
(4) 关节镜评价。

发病年龄

Smillie 区分了 2 种形式的 OCD[18]，认为青少年和成人具有不同的病因。青少年的 OCD 被认为与骨骺发育干扰有关，然而在成年人中认为是由于一个更直接的创伤引起的。其他学者认为区别基于患者在症状发作时的骨龄[19]：青少年的 OCD 一般在 10~16 岁导致患者的软骨开放性生长。而成年人的 OCD，骨骺已经闭合。

影像学定位

OCD 的位置可以根据标准膝关节射线投影的形态来确定[19]，在前后位影像上，它通常位于内侧髁的中心，然而在侧位片上，它通常位于前面或中间片段 (图 64.1)。

解剖病理分类

解剖病理分类由 Conway 提出，随后由 Guhl 修正[20]，这种分类在过去对解决治疗的类型非常有用，考虑到损伤的解剖特征，并细分为 5 种分级。

I 级：损伤在 X 线片、CT 或 MRI 上非常明显，存在一道僵化线，软骨完整，而且只在某些病例的某一时间段，可见软骨轻微软化。

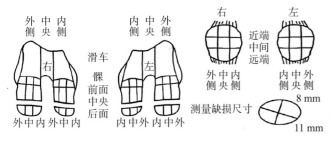

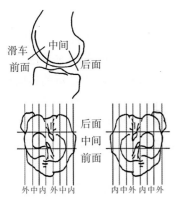

图 64.1　ICRS 分级系统。

Ⅱ和Ⅲ级：软骨不完整，有裂缝存在及原位或部分分离的碎片。

Ⅳ级：全层裂隙，但关节正常。

Ⅴ级：碎片移位，有退行性软骨损伤。

关节镜下分类

最近，国际软骨修复委员学会（ICRS）[21] 委员会确定了关节镜下 OCD 的 4 种分级。

Ⅰ级：稳定的损伤，伴随完整关节软骨覆盖的连续但软化的区域。

Ⅱ级：病变局部关节软骨不连续，但探钩探测时稳定。

Ⅲ级：不稳定的病变，但碎片不移位，"死在原地"。

Ⅳ级：空洞的缺损，碎片移位（游离体）。

临床评估

儿童和青少年会有模糊的抱怨，缺乏特异性，并有局限性的不适，膝前疼痛伴有可变的间歇性肿胀，膝关节交锁、研磨或卡压；活动后疼痛加重，休息时缓解[22]。然而有些患者可能没有症状，当发现这些类似的症状时，应高度怀疑。40%~60% 受过创伤的患者会出现临床症状[15, 23]。其他可能表现出 Wilsons 征[24]，它通过弯曲膝盖至 90°，然后慢慢内旋腿，将其外展。当膝关节弯曲至 30° 时，患者会主诉疼痛，在外旋时疼痛减轻。疼痛的产生是由于胫骨棘撞击股骨内侧髁。这项试验是不可靠的，目前证明只有 70% 的准确性[2, 25]。

X 线评估

一个怀疑有 OCD 的影像学检查应该从 X 线片开始。标准的 X 线片需要有膝关节前后位、侧位、切口位、髌骨轴位摄片。膝关节切口位尤其重要，因为它显示了发生 OCD 的常见部位，它提高了检测的百分率。OCD 在 X 线片上典型的发现是一片软骨下骨边界清楚的区域，被新月形、僵化透亮的 OCD 碎片的轮廓分隔开[14, 25]。对儿童和青少年患者，要求拍摄健侧的 X 线片，避免与骺板混淆。然而，X 线片不能为我们形象地展现覆盖软骨的稳定性和形态，因此，额外的诊断程序对于我们治疗这些损伤是必要的。

CT 扫描

随着 MRI 的出现，CT 开始过时。因为 MRI 能给出病变实体的更详细的影像。CT 平扫有助于确定缺损的大小和游离体，但如今很少作为一种治疗方案来使用。

骨扫描

先前骨扫描已用于特定关节病变的定位，并追踪青少年患者的康复进展。这种成像模式无法提供软骨形态的信息，并已被 MRI 取代。有些学者建议青少年患者行全身骨扫描（但没有被广泛接受，由于需要时间来观察开放静脉通路和引入放射性同位素的风险）。

磁共振成像

与其他诊断方法相比，MRI 已被证实在提供重要的信息上更优越。它通常能显示病变的外形尺寸，以及软骨和软骨下骨的状态。最适合评估 OCD 损伤的 MRI 方案是快速自旋回波、质子加权和 T2 加权像[25]。钆 MRI 造影准确率 100%，使用梯度回波技术确定关节软骨的状态[26]。

治疗

关节镜的出现彻底颠覆了 OCD 的治疗方法，

第 5 篇　膝关节

使用标准的关节镜入路和技术，使得手术医生可以肉眼观察到先前标准诊断程序遗漏的损伤。开放手术技术没有落伍，仍然用于需要清晰暴露和直视的损伤。治疗方案的选择很大程度取决于患者年龄、损伤大小和稳定性。不稳定的损伤必须手术治疗。

非手术治疗

非手术治疗仍然用于 OCD 的某些人群。非手术治疗的目标是促进损伤在原位愈合，防止损伤位移。骨骼不成熟的患者通常有较好的预后。保守治疗 >1 cm 的负重面的损伤，会导致失败的结果[15, 20, 27, 28]。非手术治疗的核心是停止体育活动和改变生活方式。这要维持 3~6 个月，在最初的 6~8 周进行非负重和日常活动范围的锻炼。6 个月结束时，如果影像学上没有任何愈合的迹象，则需要考虑手术治疗[29, 30]。文献报道非手术治疗的愈合率为 50%~94%[4, 19, 29]。

手术治疗

切除碎片

由于青少年和成年患者的远期疗效不佳，先前认为是损伤最常见的治疗方案，这种看法已经过时[31-34]。新增的清理术和病灶刮除术已经在青少年患者中显示出改善的结果[31, 35]。

关节镜下钻孔

钻孔被认为是 OCD 的第一个手术治疗方法之一，无论是关节镜下还是切开，都是 OCD 最常见的治疗方法之一。这项技术背后的基本原理是 OCD 被当作骨折不愈合来治疗。穿透软骨下骨将促使一连串的炎性愈合反应，为后续的血管再生创造渠道[27]。它开始于经保守治疗失败的青少年患者。钻孔可以顺钻或反钻，前者尝试集中钻头并钻取超过病变的恰当深度，技术上更具有挑战性。后者更容易操作，但破坏了关节软骨的连续性。Anderson 等[36]发现骨骼不成熟的患者有 90% 的愈合可能，然而骨骼发育成熟的患者只有 50% 的愈合可能。这项技术通常用于治疗 ICRS 分类中 I 级损伤的患者。

碎片切开复位

可以用大量的设备来复位和稳定 OCD 的碎片，例如克氏针、可变螺距螺钉、空心拉力螺钉、生物可吸收针、大头钉和螺钉。这些应该用于 <2 cm 的损伤。Anderson 和 Pagnani[33]报道大的损伤长期进展是较差的，早期有关节炎发作。

如果损伤适合原位固定，底层的软骨下骨应进行全面评估，并对其稳定性进行评价。因为基底部通常有丰富的瘢痕组织，所以损伤很少能锚定到基底部，在复位和固定前就应该清除这些瘢痕组织。在复位前钻孔或微骨折可以用来刺激愈合的潜力。在复位碎片不匹配时，可以采用骨移植。移植骨可以来自胫骨近端或股骨的髁间窝。

可以使用大量的固定材料，它们各有优缺点。直到目前为止，内植物的选择仍然有很多争论。克氏针能实现多点固定，使医源性碎片骨折的风险较低。缺点是它们没有压缩力还容易松动，最终需要去除。生物材料的出现彻底改变了固定碎片的方法。放入的内植物可以提供压缩力并被身体吸收，这是个新的观念，但它并不是没有问题。术后并发症包括炎症反应和渗出，内植物根本不被人体吸收，再次形成游离体[37, 38]。

骨软骨移植

无论自体还是异体骨软骨移植治疗 OCD 的缺损，都具有修复透明软骨，提供生物力学上更强大、更有弹性组织的优点。自体骨软骨移植用于 <2 cm 的缺损，它只需要单步操作，可以通过关节镜或小切口进行。需要从滑车嵴内侧凹槽的非负重面获取圆柱形塞子状的软骨，从该部位获取单个或多个塞状软骨后移植到缺损处。自体骨软骨移植是一个技术要求很高的操作，任何关节面的不匹配都会导致接触压力和剪切力的增加。Wu 等[39]发现软骨塞如果有 1 mm 的突起就会导致接触压力和剪切力增加，而 0.25 mm 的凹槽可以降低 50% 的压力。这项技术还受到供区能提供的移植物数量的限制，形成"拆东墙补西墙"的局面。

新近出现的同种异体骨软骨移植技术，目的是治疗较大的损伤（缺损直径 >2 cm），无论是通过压入填塞技术还是表壳移植技术都可以实现。优点是移植物的尺寸灵活，能够使用单个软骨塞填补一个缺损，不会造成供区损伤。缺点包括储存和处理移植物导致其生存能力降低、免疫抗原反应、疾病传播，以及异体移植物的可行性（很多国家禁止使用异体移植物）。

第一代和第二代自体软骨细胞移植

损伤面积 >2~3 cm²，现在可以考虑的技术是自体软骨细胞的移植，Peterson 等[40]报道，对用自体软骨细胞移植治疗 OCD 的患者进行 2~10 年的随访，超过 90% 的患者临床疗效显著，他们表示自体软骨细胞移植能产生一个综合的组织修复和成功的临床疗效。

根据 Peterson 的经验，他是自体软骨细胞移植技术的先驱，OCD 伴随股骨内侧髁的孤立损伤，这种方法治疗这些损伤已经获得了最佳的疗效。

他最初的经验，Peterson 将移植的软骨细胞置于悬浮液中。然后，他通过完善技术来治疗深度 >10 mm，涉及明显软骨下骨缺损的 OCD。根据他的"三明治技术"，用骨松质填充软骨下骨缺损，并用骨膜瓣关闭，移植的软骨细胞悬浮在第一层骨膜瓣之上，然后用第二层骨膜瓣封闭。

近期引入的生物工程组织和软骨细胞在支架上生长，代表着填补缺损的另一种可能。然而，当损伤位于深部，有必要重建底层的骨板，然后将支架固定上去来重建软骨。

第二代自体软骨细胞移植：我们的经验

自 1987 年被引进，以细胞为基础的方法已经获得了越来越多的认可，最近的研究强调这种治疗长期持久的性质，由于产生透明样软骨是机械和功能稳定的，并与邻近关节面融为一体。然而，这些好的结果必须与标准自体软骨细胞移植方法观察到的问题数量权衡。第一代自体软骨细胞移植具有一些局限性，与手术的复杂性和发病率有关。这项技术需要一个大关节暴露，有关节僵硬和关节纤维化的高危风险。而且，频繁出现的骨膜肥大，经常需要翻修手术。与手术操作有关的这些问题，我们必须增加细胞培养和移植过程的技术问题，例如维持软骨细胞的表型，细胞在缺陷的三维（3D）空间非均匀分布和细胞在悬浮液中的损失。

考虑到所有这些因素，建立了新一代的软骨移植技术。所谓的基质辅助或第二代自体软骨细胞移植技术使用了新的组织工程技术，在 3D 的培养基内制作软骨样组织，并尝试解决所有与细胞培养和手术技术相关的障碍。实际上，这一概念是基于使用可生物降解聚合物作为活细胞体外生长的临时支架，随后移植到缺损部位。已公布的结果显示，基质辅助软骨细胞移植技术比得上甚至优于传统的自体软骨细胞移植技术，并且简化了操作程序，在生物学和外科学的观点上有显著优势。

我们治疗 OCD 的经验是：通过植入一个生物

工程组织作为支架，完全基于透明质酸苄基内酯（HYAFF11，Fidia Advanced Biopolymers Laboratories，Padova，Italy）。它由空隙大小可变的、20 μm 厚的纤维网组成，已被证明是允许细胞与细胞接触，颗粒聚集以及细胞外基质沉积的最佳物理支持物（图 64.2）。

取自患者的细胞不断增殖，然后种植到支架上来创造组织工程的产品 Hyalograft C。种植到支架上，细胞可以再分化，即使长时间的单层培养体外扩增仍能保留软骨细胞表型。在动物模型体内移植也证明了细胞支架构建体的功效。这种自体软骨细胞培养的 3D 支架可以提高自体细胞的生物学性能，并能克服一些自体软骨细胞移植手术技术的困难。Hyalograft C 构造物可以通过直接压装到病变部位植入，从而避免缝合到周围的软骨，同时避免一个骨膜瓣的需求，因此也能避免骨膜肥大的可能性（图 64.3、图 64.4）。而且，该方案的特色是可以在关节

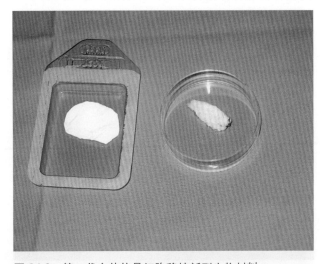

图 64.2　第二代自体软骨细胞移植新型生物材料。

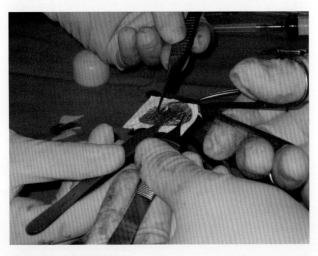

图 64.3　支架的制备。

镜手术下完成，减少患者的发病率，手术和康复时间，降低了与开放性手术相关的并发症（图64.5）。

自2001年以来，我们应用这种组织工程方法治疗OCD，对超过50例患者植入生物工程软骨组织，我们认为手术治疗的目的永远应该是尽可能尝试解剖重建关节面。实际上，Linden[3]对股骨髁OCD的患者的一项长期回顾性研究（平均随访33年）发现，这种骨软骨关节病变的自然病程是一个早期的退变过程。成年人OCD患者X线显像骨关节炎比原发性膝关节骨关节炎早10年。对OCD损伤患者使用自体生物工程组织Hyalograft C，显示出只促进软骨生长，不产生骨质再生的问题。由于这个原因，如果是很深的损伤，我们采用一种两步骤的技术。必要时为了恢复完整的骨软骨结构，更接近解剖的关节面，第二代自体软骨细胞移植之前要进行自体骨移植。关节镜手术的第一步包括从患侧胫骨获取骨移植物来填补骨缺损，在相同的手术

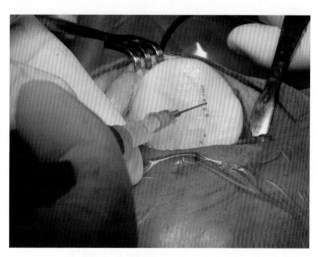

图64.4 切开下Hyaff支架植入。

过程中，从髁间凹获取健康软骨，用作自体软骨细胞培养扩增。第二步操作在4~6个月之后进行，在实现自体骨移植整合之后，包括由Marcacci等描述的第二代关节镜下自体软骨细胞移植手术技术[41]。

我们已经回顾了至少随访3年的患者。一共38例膝关节OCD患者经过治疗和平均4年的随访评估，平均年龄为21.2岁（15~46岁），84%的患者至少在业余水平积极进行体育运动，42%的患者之前接受过手术。最常见的缺损位于股骨内侧髁（76%），平均尺寸为2.9 cm²（1.5~4 cm²），使用的Hyalograft C补丁平均大小为2.8 cm²（1~4 cm²），62%的病例需要增加进行骨移植的步骤，以恢复关节面。根据国际膝关节评分委员会（ICRS-IKDC 2000）和Tegner评分来评估结果，没有发生与Hyalograft C植入相关的并发症，治疗和随访过程中未发现严重不良反应。

ICRS和Tegner评分显示出总体满意的临床结果，根据平均4年的随访，股骨髁OCD患者的ICRS-IKDC 2000评分从41.4分提高到74.9分，髌骨OCD的患者表现出较低但仍然显著的改善：平均分从47分提高到68分，Tegner评分由术前的1.5分转变为最近一次随访时的5分，有明显改善，尽管它仍然低于先前体育活动时的6分。

5例患者进行了第二次关节镜探查，结果根据ICRS标准分级，2例正常，3例接近正常。

MRI检查在移植物的解剖定位上显示出良好的表现，黏多糖类（GAGs）与正常软骨浓度相似（图64.6、图64.7）。在少数病例中观察到软骨下骨在手

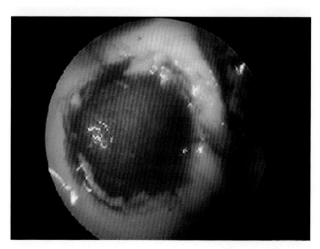

图64.5 关节镜下植入。

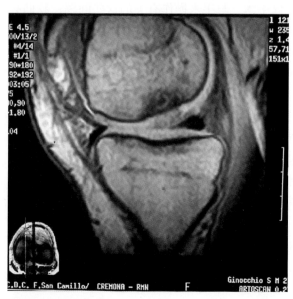

图64.6 术前MRI。

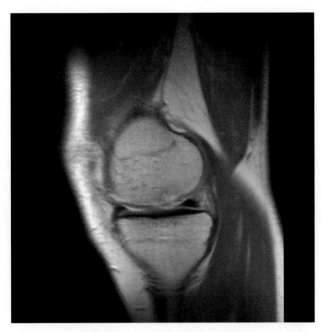

图 64.7　第二代自体软骨细胞移植：术后 3 年复查 MRI 的结果。

术时没有填满，术后持续性的不规则（图 64.7）。

新型的骨软骨无细胞支架：初步经验

各种生物可降解聚合物用于第二代自体软骨细胞移植技术，例如透明质酸、胶原、纤维蛋白胶、海藻酸、琼胶糖和不同的合成聚合物，近些年已经被提出用于治疗关节软骨损伤。然而，它们用于软骨损伤的治疗中获得的成果仍有争议，而且骨软骨损伤的治疗有更多问题，因为组织损伤也延伸到软骨下骨，包括两种以不同内在愈合能力为特征的不同组织类型。OCD 的病例通常需要一个更复杂的手术：在深的损伤，缺损的全层需要被替换以恢复关节面。对于整个骨软骨单元的修复，几位学者都强调需要双相支架重现引导这两种组织生长的不同的生物和功能要求[42]。而且，无论是从一个手术还是商业的角度来看，用于骨软骨缺损修复的一个理想的移植物将是一个现成的产品，能够在直接移植到缺损部位后进行原位软骨和骨再生诱导。创建一个无细胞移植物的可能性是足够"智能的"，使关节有适当的诱因开始有序诱导，持久的组织再生能力仍在许多动物实验的调查研究中。遵循这个原理，我们研究了一种新的双分结合、复层、仿生支架，它可以在它的所有组件中模仿骨软骨结构。该支架包括 I 型胶原和纳米羟基磷灰石，已被设计用于软骨和骨软骨缺陷的治疗。骨软骨纳米结构仿生支架材料（Fin-Ceramica Faenza S.p.A., Faenza,

Italy）开发具有多孔的三维复合材料的三层结构，模仿整个骨软骨的解剖。软骨层包括 I 型胶原，具有平滑的表面。中间层包括 I 型胶原（60%）和透明质酸（40%）的组合，然而底层包括 I 型胶原（30%）和透明质酸（70%）丰富的混合，再生软骨下骨层。支架结构设想的目的是将成骨限制在结构的最深部分，而不涉及任何表面层，这里是软骨样结缔组织形成的过程中应该开始的地方。我们在体外和动物实验（马和羊的动物模型）测试这种新型生物材料，得到了软骨和骨组织形成的良好效果。梯度仿生支架的植入物引起两面透明样软骨重建，使结构化的骨组织固定到相邻健康组织的界面，即使没有其他生物活性剂添加。当植入载有自体软骨的支架或单独的支架时，我们观察到同样宏观的、组织学的、放射显像的结果。该支架被证明具有诱导原位再生的能力，可能由间充质前体细胞驻留在软骨下骨的过程介导，在材料内吸收，分化为成骨和成软骨细胞体系。

因此，我们在临床实践中应用这种创新性的支架，作为骨软骨重建的无细胞方法。我们进行了一项临床试验研究，通过新开发的仿生支架用于治疗膝关节软骨和骨软骨病变，为了评估在外科手术过程中的安全性和可行性，在没有任何其他固定方式时测试设备的固有稳定性。对于移植附着物的术后早期评价，有创检查方法是不恰当的，MRI 是术后监测骨软骨损伤和修复组织被广为接受的强大工具。因此，我们使用 MRI 确定所有患者术后早期4~5 周和 25~26 周的附着率[43]。用 MRI 评价短期随访，结果证实没有任何其他的固定装置，该支架也有一个很好的稳定性。在 12 个月后进一步 MRI 评价，86.2% 的患者软骨缺损得到完全填充，关节面的一致性与术前有相同的百分比。此外，2 年随访的临床评价证实了良好的初步结果，我们甚至在巨大骨软骨缺损患者中观察到满意的结果，这是令人鼓舞的临床效果[44]。生物材料的植入物用于原位软骨和骨再生，代表了一种修复关节面的创新的、有前途的方法，特别是在骨软骨缺损的情况下。通过这种手术方式治疗 OCD 的潜在优点是非常吸引人的。移植物的性质是专门修剪后使其结构、生物相容性和生物力学性能与关节相吻合。这种可再生和持久的修复，意味着更多的优点，例如只需要进行一期手术、减少费用和手术操作简单。

未来趋势：间充质干细胞的作用

软骨修复的近期研究方向正朝向执行一期手术的可能性。几个团队正在分析使用间充质干细胞与软骨的潜力和生长因子的可能性，这样就避免了软骨活检和随后的软骨细胞培养的第一次手术[45-47]。间充质干细胞有自我更新能力，多向分化潜能，其特征在于种植行为和分化成脂肪细胞、成骨和软骨细胞的潜能。因此，一旦间充质干细胞是在适当的微环境中培养，它们可以分化为软骨细胞并形成软骨[48-50]。在这方面，使用骨髓浓缩细胞，它含有多能间充质干细胞和生长因子，可以作为软骨组织再生的一种可能替代。

我们对一组 15 个非专业运动员施行的 15 例 IV 级大型软骨病变的膝关节手术，随访 2 年，并进行前瞻性研究，测量了每例患者最大的总病变区域为 22 cm² （平均大小 9.2 cm²） （表 64.1）。所有患者都一期植入胶原 I / III 基质包被的骨浓缩细胞 (ChondroGide®-Geistlich Wolhusen, CH) [51]。骨髓是从同侧髂嵴使用专用的吸液试剂盒，再使用市售的系统离心获得的 (BMAC Harvest Smart PreP2 System, Harvest Technologies, Plymouth, MA)。为了浓缩骨髓细胞的基线值到 4~6 倍，我们遵循制造商推荐的方法。使用巴曲酶 (Plateltex®act-Plateltex SRO Bratislava, SK)，将骨髓浓缩物活化为黏性凝块，将其注入准备好的软骨缺损。患者遵循相同的特定的康复程序至少 6 个月。所有患者表现出评估得分的显著改善。术前平均值为疼痛

表 64.1　MSC 植入治疗膝关节软骨损伤的位置和尺寸

患者 / 患侧	损伤的位置和尺寸 (mm×mm)	尺寸 (cm²)	CFU (MSC/ml)	伴行手术
1/ 右	MFC 50 × 20	10	4 700	ACLR
2/ 右	髌骨 40 × 20	8	2 600	髌骨轨迹重整 (Fulkerson)
3/ 左	滑车 25 × 20	5	4 600	开放楔形截骨
4/ 右	滑车 20 × 12	2.4	4 550	无
5/ 左	髌骨 45 × 15	6.75	4 600	开放楔形截骨
6/ 左	MTP 20 × 10	3	4 650	无
7/ 左	MFC 20 × 30 MTP 13 × 10	7.3	3 650	开放楔形截骨
8/ 右	髌骨 40 × 20	8	5 700	ACLR
9/ 右	滑车 30 × 25 髌骨 25 × 25 MFC 25 × 20	18.75	5 700	髌骨轨迹重整 (Fulkerson)
10/ 左	髌骨 12 × 8 髌骨 20 × 15	3.95	2 640	外侧松解
11/ 左	滑车 40 × 30 MCF 18 × 23	16.15	3 100	无
12/ 左	MTP 20 × 30 MFC 40 × 30 滑车 20 × 20	22	2 435	开放楔形截骨
13/ 左	MTP 20 × 30 MFC 40 × 30 滑车 20 × 20	15.5	2 808	开放楔形截骨
14/ 左	髌骨 40 × 25	10	4 900	ACLR （同种异体移植物）
15/ 右	LFC 11 × 11	1.5	2 000	ACLR

注：MSC，间充质干细胞；CFU，每个患者 MSC 的集落形成单位 (MSC/ml)；MFC，股骨内侧髁；MTP，胫骨平台内侧；LFC，股骨外侧髁；ACLR，前交叉韧带重建。

视觉模拟评分（VAS）5 分，国际膝关节评分委员会膝关节功能主观评分 41.7 分，膝关节损伤和骨关节炎评分（KOOS）：疼痛 =66.6 分，症状 =68.3 分，日常生活活动 =70 分，Sorts=41.8 分，生活质量 =37.2 分，功能评分 65 分和 Tegner 评分 2.07 分。在末次随访平均评分分别为：VAS 0.8 分，国际膝关节评分委员会膝关节功能主观评分 75.5 分；KOOS 评分：疼痛 =89.8 分，症状 =83.6 分，日常生活 =89.6 分，SP=58.9 分，生活质量 =68 分，功能评分 87.9 分和 Tegner 评分 4.1。无不良反应或术后并发症报道。MRI 显示病灶被良好覆盖。4 例患者同意第二次关节镜探查，但只有 3 例进行了活检。良好的组织学检查结果报告了所有标本分析，它们呈现出了很多透明样的特点[51]。

良好的临床结果显示，在全层的、大的关节软骨损伤修复中使用 BMAC 可能是治疗膝关节软骨缺损的有希望的选择，然而还需要增加样本量和长期的前瞻性随机对照研究来证实这些初步结果。

结论

OCD 的诊断和治疗仍然是骨科的一大挑战。没有任何一项单一的技术被认为是适合于这个非常棘手的情况。最近的新的生物材料技术已显示出良好的中期结果，但仍需要随访超过 10 年。

参考文献

[1] König F. Ueber freie Körper in den Gelenken. *Deutsche Zeitschr Chir*. 1888;27:90–109.

[2] Schenck RC Jr, Goodnight JM. Osteochondritis dissecans. *J Bone Joint Surg Am*. 1996;78:439–478.

[3] Lindén B. The incidence of osteochondritis dissecans in the condyles of the femur. *Acta Orthop Scand*. 1976 Dec;47(6):664–667.

[4] Hefti F, Beguiristain J, Krauspe R, et al. Osteochondritis dissecans: a multicenter study of the European Pediatric Orthopedic Society. *J Pediatric Orthop B*. 1999;8:231–245.

[5] Ribbing S. The hereditary multiple epiphyseal disturbance and its consequences for the aetiogenesis of local malacias-particularly the osteochondritis dissecans. *Acta Orthop Scand*. 1955;24:286–299.

[6] Gardiner TB. Osteochondritis dissecans in three members of one family. *J Bone Joint Surg Br*. 1955;37:139–141.

[7] Mubarak SJ, Carroll NC. Familial osteochondritis of the knee. *Clin Orthop*. 1979;140:131–136.

[8] Stougart J. Familial occurrence of osteochondritis dissecans. *J Bone Joint Surg Br*. 1964;46:542–543.

[9] Stougart J. The hereditary factor in osteochondritis dissecans. *J Bone Joint Surg Br*. 1961;43:256–258.

[10] Campbell CJ, Ranawat CS. Osteochondritis dissecans: the question of etiology. *J Trauma*. 1966;6:201–221.

[11] Chiroff RT, Cooke CP. Osteochondritis dissecans: a histologic and microradiographic analysis of surgical excised lesions. *J Trauma*. 1975;15:689–696.

[12] Green WT, Banks HH. Osteochondritis dissecans in children. *J Bone Joint Surg Am*. 1953;35:26–47.

[13] Rogers WM, Gladstone H. Vascular foramina and arterial supply of the distal end of the femur. *J Bone Joint Surg Am*. 1950;32:867–874.

[14] Fisher AG. A study of loose bodies composed of cartilage and bone occurring in joints. With special reference to their aethiology and pathology. *Br J Surg*. 1921;8:493–523.

[15] Garret JC. Osteochondritis dissecans. *Clin Sports Med*. 1991;10:569–593.

[16] Wolbach SB, Allison N. Osteochondritis dissecans. *Arch Surg*. 1928;16:67–82.

[17] Fairbank HA. Osteochondritis dissecans. *Br J Surg*. 1933;21:67–82.

[18] Smillie IS. Treatment of osteochondritis dissecans. *J Bone Joint Surg Br*. 1957;29:248–260.

[19] Cahill BR. Osteochondritis dissecans of the knee: treatment of juvenile and adult forms. *J Am Acad Orthop Surg*. 1995;3:237–247.

[20] Guhl JF. Arthroscopic treatment of osteochondritis dissecans. *Clin Orthop Relat Res*. 1982;167:65–74.

[21] I.C.R.S. Meeting. 2000; Gothenburg, Sweden.

[22] Caffey J, Madell SH, Royer C, et al. Ossification of the distal femoral epiphysis. *J Bone Joint Surg Am*. 1958;40:647–654.

[23] Garrett JC, Kress KJ, Mudano M. Osteochondritis dissecans of the lateral femoral condyle in the adult. *Arthroscopy*. 1992;8:474–481.

[24] Wilson JN. A diagnostic sign in osteochondritis dissecans of the knee. *J Bone Joint Surg Am*. 1967;49A:477–480.

[25] Schwarz C, Bilazina ME, Sisto DJ. The results of operative treatment of osteochondritis dissecans of the patella. *Am J Sports Med*. 1988;16:522–529.

[26] Aglietti P, Buzzi R, Bassi PB, et al. Arthroscopic drilling in juvenile osteochondritis dissecans of the medial femoral condyle. *Arthroscopy*. 1994;10:286–291.

[27] Cain EL, Clancy WG. Treatment algorithm for osteochondral injuries of the knee. *Clin Sports Med*. 2001;20:321–342.

[28] Kocher MS, Micheli LJ, Yaniv M, et al. Functional and radiographic outcomes of juvenile osteochondritis dissecans of the knee treated with transarticular drilling. *Am J Sports Med*. 2001;29:562–566.

[29] Wall E, Von Stein D. Juvenile osteochondritis dissecans. *Orthop Clin North Am*. 2003;34:341–353.

[30] Robertson W, Kelly BT, Green DW. Osteochondritis dissecans of the knee in children. *Curr Opin Pediatr*. 2003;15:38–44.

[31] Frederico DJ, Lynch J, Jokl P. Osteochondritis dissecans of the knee: a historical review of etiology and treatment.

Arthroscopy. 1990;6:190–197.

[32] Wright RW, Mclean M, Matava MJ, et al. Osteochondritis dissecans of the knee: long term results of excision of the fragment. *Clin Orthop Relat Res.* 2004;424:239–243.

[33] Anderson AF, Pagnani M. Osteochondritis dissecans of the femoral condyles: long term results of excision of the fragment. *Am J Sports Med.* 1997;25:830–834.

[34] Twyman RS, Desai K, Aichroth PM. Osteochondritis dissecans of the knee: a long term study. *J Bone Joint Surg Br.* 1991; 73:461–464.

[35] Aglietti P, Ciardullo A, Giron F, et al. Results of arthroscopic excision of the fragments in the treatment of osteochondritis dissecans of the knee. *Arthroscopy.* 2001;17:741–746.

[36] Anderson AF, Richards D, Pagani MJ, et al. Antegrade drilling for osteochondritis dissecans of the knee. *Arthroscopy.* 1997; 13:319–324.

[37] Bradford G, Svendsen R. Synovitis of the knee after intra articular fixation with biofix: report of two cases. *Acta Orthop Scand.* 1992;63:680–681.

[38] Freidrichs MG, Greis PE, Burks RT. Pitfalls associated with fixation of osteochondritis dissecans fragments using bioabsorbable screws. *Arthroscopy.* 2001;17:542–545.

[39] Wu JZ, Herzog W, Hasler EM. Inadequate placement of osteochondral plugs may induce abnormal stress strain distributions in articular cartilage-finite element stimulations. *Med Eng Phys.* 2002;24:85–97.

[40] Peterson L, Minas T, Brittberg M, et al. Treatment of osteochondritis dissecans of the knee with autologous chondrocyte transplantation: results at two to ten years. *J Bone Joint Surg Am.* 2003;85:17–24.

[41] Marcacci M, Zaffagnini S, Kon E, et al. Arthroscopic autologous chondrocyte transplantation: technical note. *Knee Surg Sports Traumatol Arthrosc.* 2002;10(3):154–159.

[42] Mano JF, Silva GA, Azevedo HS, et al. Natural origin biodegradable systems in tissue engineering and regenerative medicine: present status and some moving trends. *J R Soc Interface* 2007, 4:999–1030.

[43] Kon E, Delcogliano M, Filardo G, et al. A novel nano-composite multi-layered biomaterial for treatment of osteochondral lesions: technique note and an early stability pilot clinical trial. *Injury.* 2010 Jul;41(7):693–701.

[44] Kon E, Delcogliano M, Filardo G, et al. Novel nano-composite multilayered biomaterial for osteochondral regeneration: a pilot clinical trial. *Am J Sports Med.* 2011 Jun;39(6):1180–1190.

[45] Mackay AM, Beck SC, Murphy JM, et al. Chondrogenic differentiation of cultured human mesenchymal stem cells from marrow. *Tissue Eng.* 1998 Winter;4(4):415–428.

[46] Fortier LA, Mohammed HO, Lust G, et al. Insulin-like growth factor-I enhances cell-based repair of articular cartilage. *J Bone Joint Surg Br.* 2002 ;84(2):276–288.

[47] Nixon AJ, Wilke MM, Nydam DV. Enhanced early chondrogenesis in articular defects following arthroscopic mesenchymal stem cell implantation in an equine model. *J Orthop Res.* 2007 Jul; 25(7): 913–225.

[48] Nakamura Y, Sudo K, Kanno M, et al. Mesenchymal progenitors able to differentiate into osteogenic, chondrogenic, and/or adipogenic cells in vitro are present in most primary fibroplast like cell populations. *Stem Cells.* 2007 Jul; 25(7): 1610–1617.

[49] Wakitani S, Yokoyama M, Miwa H, et al. Influence of fetal calf serum on differentiation of mesenchymal stem cells to chondrocytes during expansion. *J Biosci Bioeng.* 2008 Jul; 106(1): 46–50.

[50] Grigolo B, Lisignoli G, Desando G, et al. Osteoarthritis treated with mesenchymal stem cells on hyaluronan-based scaffold in rabbit. *Tissue Eng Part C Methods.* 2009 Dec;15(4):647–658.

[51] Gobbi A, Karnatzikos G, Scotti C, et al. One-step cartilage repair with bone marrow aspirate concentrated cells and collagen matrix in full- thickness knee cartilage lesions: results at 2-year follow-up. *Cartilage.* 2011;2(3):286–299.

第 65 章

膝关节软骨损伤

Onur Hapa, F. Alan Barber

引言

关节软骨损伤是常见的运动相关损伤，经常在关节镜手术中观察到。在超过 31 000 例关节镜手术中，63% 的患者发现有关节软骨损伤。股骨内侧髁和髌骨表面是最常见的受伤部位[1]。虽然这些关节软骨病变似乎有局限性，而且范围有限，但它们不代表膝关节在将来没有损害。

运动员关节软骨损伤给治疗提出了一些挑战。运动员不仅希望尽快恢复运动，而且希望通过正常的治疗过程能达到期望值，因此有时也会提出不切实际的期望。此外，越来越多的患者由于持续更长时间的体育活动，因而老年患者也列入持续的运动关节软骨损伤的人群中。

膝关节软骨具有复杂的结构，并在正常的运动活动中发挥重要作用。它使负荷均匀分布于关节面并提供平坦、光滑、低摩擦的接触面。缺乏血管应答并且相对缺乏未分化的细胞群来修复损伤，使关节软骨损伤变成一个问题，并限制其愈合能力。局部的全层缺损和挫伤可以出现明显的症状，这些损伤有进展的可能，是尤其需要注意的问题。参与体育运动的自然环境使之加剧，在此期间，膝关节反复受到负荷，而且与地面或其他人的暴力接触潜在存在。

关节软骨是一种光滑、弹性、细胞较少的结构，提供较低的摩擦系数。它具有承受显著重复压缩载荷的能力。关节软骨具有大量的细胞外基质，主要由 II 型胶原（占软骨干重的 60%）组成[2]。胶原纤维构成软骨的外形，并为软骨提供张力特性，水分占关节软骨细胞外基质的 75%~80%。细胞成分（软骨细胞）的合成和蛋白多糖的降解就是该结构的新陈代谢过程。

关节软骨损伤可能发生于前交叉韧带（ACL）撕裂的剪切力或关节面的钝性外伤。这将导致关节软骨细胞损伤或凋亡。虽然这可以在关节软骨损伤后的退变发展中发挥作用，这种损伤可能不会在一开始明显表现出来。在 ACL 撕裂的 MRI 影像上经常可以看到软骨损伤和软骨下骨水肿（挫伤）的区域。

这种损伤的范围和影响早期可能不被重视，也可能是 ACL 重建术后退行性病变出现较晚的一个解释。如果关节软骨损伤，缺损可能会发展。于是，增加的接触压力被分布在关节软骨缺陷和任何暴露的软骨下骨的边缘。病变的扩张将导致压力超载和缺陷、退变。随着病变的进展，暴露的骨骼接触对面的关节软骨，导致双极损伤，最终导致骨对骨的损伤。

关节软骨损伤治疗的目标是清除任何产生问题的组织，如果需要用耐久的组织替换它，就不但要填补缺损，而且与相邻关节软骨良好结合，不随着时间进展而退变。治疗关节软骨损伤的一大难题就是它缺少血供和内源性的新细胞，导致其自我愈合非常有限。在修复过程中可能会产生纤维组织、退化透明组织、纤维软骨或骨[3]。产生的这些组织的类型能够决定获得长期的临床成功。影响修复质量的因素包括患者年龄、损伤大小、损伤深度、相关的韧带不稳、半月板缺失、角度错乱排列和治疗时剧烈的伤害。

临床评估

病史

软骨损伤可通过损伤的各种机制引起，旋转扭曲摔倒、膝关节直接撞击、ACL 撕裂或者髌骨脱位。外伤性关节积血可与软骨损伤有关。有时患者无法回忆起其特殊的创伤事件，仅仅主诉负重时疼痛。

疼痛通常局限于膝关节腔内，患者主诉运动后加重的持续性钝性酸痛,当患者尝试入睡时,疼痛可能是最明显的。负荷运动,例如跑步、爬楼梯、从椅子上坐起来和下蹲会加重症状。久坐例如在汽车内、电影院或乘飞机可能会加重髌骨损伤的疼痛。除了疼痛,患者可能还会主诉肿胀、关节内捻发音、打软腿、卡压或膝关节交锁。这往往是由活动诱导的,但在不同患者之间有很大区别。

体格检查

关节线压痛、积液,有时会有股四头肌萎缩,取决于评估前患者的活动量。评估下肢力线寻找内翻或外翻畸形、过伸或屈曲挛缩是非常重要的。对于髌骨或滑车的病变可以经常观察到髌骨下捻发音、髌骨磨损、髌骨滑过敏感。应该评估髌骨轨迹、Q 角、外侧支持带的紧密性。需要考虑到相关的损伤,且还应评估半月板的体征和膝关节不稳。

影像学检查

一个标准的影像学评估包括站立位双腿全长前后片,观察角度变化,比较关节间隙高度。如果此处没有异常,屈曲 45° 位后前负重显像识别细微的关节间隙变窄,可获得全长片无法显示的图像。获得屈曲 45° 位非负重侧视图,在这里后侧股骨髁重叠,通过双侧髌骨的轴向视图,帮助评估髌骨力线。还应常规拍摄一个膝关节屈曲时前后位片来描绘股骨髁间窝的轮廓。

MRI 能帮助勾勒出关节软骨面,在 X 线片检查正常的患者,可以证实局部的全层损伤。一层液体或水肿围着关节软骨病变,表明它是分开的。两种最广泛使用的成像技术是 T1 加权脂肪抑制三维(3D)梯度回波技术和 T2 加权快速自旋回波技术。软件的进步和更新的静脉或关节内增强 MRI 技术,能提高关节软骨的评估。三维脉冲序列技术正用于关节软骨缺损的术前评估,以确定缺损大小和软骨量。使用定量 MRI 来检测关节软骨的超微结构和生物化学的变化,这也是一项发展中的评估软骨修复的技术。这些技术评估包括蛋白多糖含量(钠成像、延迟钆增强成像、T1 mapping)或软骨修复组织内的胶原(T2 mapping)。另外,高场强(3.0T)因其具有更高的平面分辨率也被使用,需要有一个1.5T 或更大强度的磁场来评估术前与术后的关节软骨。

分类

评估关节软骨病变一致性的方法是非常重要的,用来促进不同医疗机构之间的交流、评估预后以及制定一个合适的治疗方案。评估方法需要考虑损伤的大小和深度,以及它的位置,任何软骨下骨损伤和相关的膝关节病损,例如 ACL 或半月板撕裂。

Outerbridge 分型法最常用于关节软骨损伤的分类[4]。在该方法中,关节软骨 I 级损伤指表面性软化或水疱状隆起;II 级为纤维化或表浅的裂缝直径小于 1 cm;III 级为直径大于 1 cm 的深部裂隙,延伸到软骨下骨,但没有骨骼暴露;IV 级则为软骨下骨暴露(图 65.1)。改良的国际软骨修复协会(ICRS)软骨损伤分类系统[5]最近被提出(图

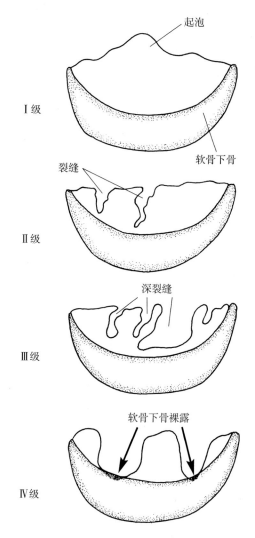

图 65.1 关节软骨损伤 Outerbridge 分级法(引自 Browne JE, Branch TP.Surgical alternative for treatment of articular cartilage lesions. J. Am Acad Orthop Surg. 2000;8:180-189)。

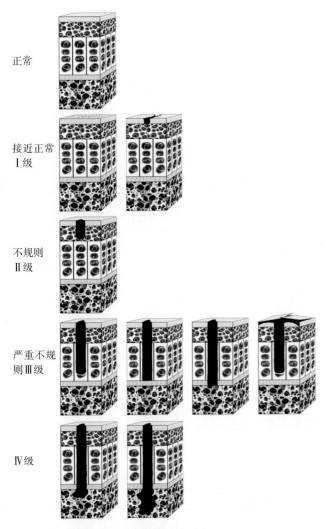

正常

接近正常
Ⅰ级

不规则
Ⅱ级

严重不规
则Ⅲ级

Ⅳ级

图 65.2 软骨损伤 ICRS 分级法 [引自 Brittberg M, Winalski CS. Evaluation of cartilage injuries andrepair. J *Bone Joint Surg Am.* 2003;85(suppl 2):58-69]。

65.2）。该方法以软骨损伤的深度和数量为基础，ICRS 1 级损伤为浅表的软压痕或表面裂缝、裂纹；ICRS 2 级损伤涉及不到一半的软骨的深度；ICRS 3 级损伤涉及超过一半的软骨深度，但不涉及软骨下骨；ICRS 4 级损伤延伸到包括软骨下骨。

决策

关节软骨的治疗方法取决于大小和病变的深度。仅当软骨下骨有活性时，与病变相关的移动片段的复位才存在可能性。有些Ⅵ级损伤伴有骨质缺失。如果缺损的深度大于 8 mm，骨髓刺激技术和自体软骨细胞移植是不合适的选择，无论是作为自体或同种异体移植过程的一部分或作为自体软骨细胞移植之前的独立初始步骤，都应该进行缺损部位的植骨。图 65.3 概括了基于这些因素的治疗选择。

剥脱性骨软骨炎

剥脱性骨软骨炎（OCD）是用于描述关节软骨与下面的软骨下骨段分开的术语。分为少年（骨骺开放）和成人（骨骺闭合）两种形式。其病因目前还不清楚。更常见于青春期男性，近年来其发病率逐渐增加，平均发病年龄逐渐降低。OCD 最常见于股骨内侧髁的后外侧。它通常表现为模糊的、非特异性的症状。需要比较 X 线片，包括切口位，用于诊断。然而，与正常解剖的骨化变异区分是困难的。MRI 有助于这两种情况之间的区分，并有助于估计损伤尺寸、软骨的形态，以及"OCD 损伤的稳定性"来确定治疗方案。治疗方案包括非手术治疗（制动、等长肌肉强化、全范围关节运动锻炼和非负重 8~12 周）和手术治疗。病变的稳定性是选择治疗方案时最重要的考虑因素。大小、负重表面和受影响的股骨髁也是决定预后的重要因素。手术治疗的选择包括在 OCD 碎片原地钻孔或固定后有效地减少碎片，无论用克氏针、加压螺钉、骨钉、可吸收生物螺钉或胶原蛋白凝胶。在存在一些缺乏活性的碎片或多分散的片段时，是不适合进行固定的，用于修复软骨局灶性缺损的技术，可以使用例如微骨折、骨软骨移植、自体细胞软骨移植和新鲜的骨软骨移植术。

治疗

非手术治疗

关节镜下不难发现 Outerbridge Ⅰ级或Ⅱ级软骨损伤，它们不需要干预。无症状的较小的Ⅲ级损伤可以保守观察和治疗，尤其是运动员参加低强度的运动。一旦解决急性滑膜炎，伴有疼痛的小的Ⅲ级损伤可以变得无症状。长期的研究表明，直径 <1 cm、孤立的软骨损伤未经治疗后具有优秀或良好的预后，并且可以不处理[6]。只要这些地方不产生症状，就应该推迟干预。

非手术治疗包括非甾体类抗炎药、物理疗法、改变活动和可以用的支具。支具的选择包括髌骨稳定支具用于髌股关节不稳，负荷转移矫形鞋或膝关节支具用于外翻膝或 X 线片观察到但不导致活动改变的内翻膝。关节内注射透明质酸或类固醇可能是有用的。

在"休息"膝关节时，评估运动员比赛时所打

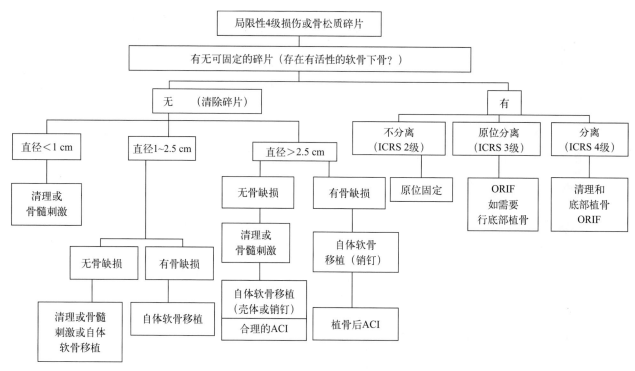

图 65.3　关节软骨治疗决策。ACI，自体软骨细胞移植；ICRS，国际软骨修复协会；ORIF，切开复位内固定。

的位置，可以给予他们继续运动的机会。锻炼计划或技巧的改变也被证明是有益的。运动员的非手术治疗往往是根据他们的位置和运动的周期循环。给赛季中期的运动员做手术可能是一个艰难的选择，往往是最好等到赛季结束再进行手术。虽然不太理想，这样的选择对膝关节预后未来的影响，以及各种治疗方案的潜在后果，都应该与运动员及他们的家属深入讨论。

手术适应证

关节软骨损伤的手术适应证包括经适当的保守治疗失败、显著的、有症状的Ⅲ级和Ⅳ级损伤，游离体形成，保守治疗无效的有症状的 OCD 损伤。手术的目的是缓解症状，包括疼痛、肿胀、卡压、交锁和打软腿，稳定不规则的关节软骨的区域有希望防止进一步退化，固定移动的和松散的 OCD 损伤，以及去除关节软骨和骨的任何不稳定的或松散的碎片。

不稳定的 OCD 碎片伴随有活性的软骨下骨，新鲜的创伤碎片伴随有活性的骨骼能够首先被修复好（固定到骨床上）。关节软骨损伤伴有松散的骨软骨碎片（尤其是直径 >2 cm）需要立即干预治疗，来评估活性碎片重新附着的可能性。如果不做处理，这些病例保守治疗成功的机会很低，还会有

逐渐累积损伤的风险。

手术技术

清理术

Outerbridge Ⅲ级和Ⅳ级损伤清理术是一项主要的适当的治疗方法，适用于较小的损伤，尤其是年长的、运动需求低的患者，以及相关症状很少的损伤（图 65.4）。最好的手术结果似乎是在年轻的症状持续时间不到 1 年的患者，有明确的外伤病史、未经过手术治疗、几乎没有力线不齐，以及 BMI 指数较低的患者[7]。清理术应该只是去除不稳定的软骨碎片造成的机械症状，或者可能由于活动或创伤，有分离风险的碎片。机械清创不能刺激关节软骨修复，还有破坏相邻部位透明软骨的风险[8]。经过其他的创伤，这些部位可能会发展成骨关节炎。

机械清理使用电动刨削刀，使用的刀片多种多样，从侵袭性强的敞开式的刀片到小的开窗的刀片（晶须刀片），后者不太可能钻入正常的关节软骨。刨削之前，要小心地探测损伤的关节软骨，评估软化和破碎的程度。只有支离破碎的区域（Outerbridge Ⅲ级）应该被清除，边缘不稳定的Ⅳ级损伤也应该被清除。有时，刨削刀头可能无法完全清理关节软骨的活瓣，这就需要尖凿。

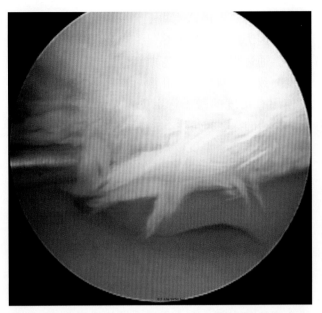

图 65.4 Outerbridge Ⅲ 级和Ⅳ级损伤清理术适合于较小的病灶、需求低的患者，以及症状很少偶然观察到的损伤。

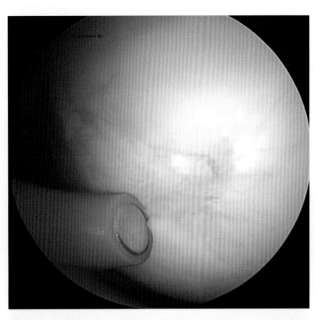

图 65.5 单极热探头用于治疗股骨内侧髁 Outerbridge Ⅲ 级损伤。

一旦观察到病变的范围和位置，置入刨削器并使其与受损的关节软骨接触。刨削刀头施加小的压力与适量的吸引是完成该操作所必需的。来回反复的清扫动作可用于去除突出的碎片。刨削器的刨削面在其一侧打开是有益的，使它的开放面与关节软骨面成 90° 角。吸力会将碎片吸入转动的刨削器刀头并切断它们。可能需要其他入路（尤其是髌骨）以解决所有的受损区域，并不会挖掘到过度的组织。一旦实现基底部稳定，清理术就完成了。

在过去一直主张对Ⅲ级损伤采用热处理，但是热处理的倡导者建议的用热处理封闭软骨已经不受推荐（图 65.5），扫描电子显微镜可以看到提供一个更光滑的表面，还可以阻止病变部位的扩大（图 65.6），如果选择了热处理，它应当用于该区域的机械清理结束之后。相邻外观完好的关节软骨和软骨下骨受到热损伤的顾虑已被提出。关节软骨热治疗会使软骨立即死亡。此外，热应用的范畴可能是值得注意的。双极型器械穿透 78%~92%，比单极系统更深，当利用画笔模式时能到达软骨下骨[9]。虽然关于该技术的长期安全性及有效性的担忧导致其使用量显著减少，但有些数据表明它比刨削清理术更有效[10]。

康复

手术后立即开始并允许渐进负重，根据需要使用拐杖。可以采用一个积极的锻炼计划，视关节软骨损伤的程度而定。如果肿胀已经消退，在力量和

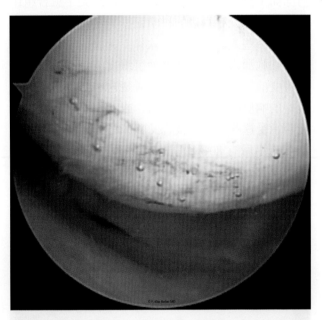

图 65.6 Ⅲ级软骨损伤行热处理封闭软骨，提供了一个更光滑的表面，并且可以防止病变的扩展。

疼痛允许的情况下，高强度的活动可以尽早在术后 3~4 周开始。然而，如果全层关节软骨缺损或存在于负重面的广泛的Ⅲ级损伤，高强度的活动例如跑步就应该避免。

骨髓刺激技术（钻孔、微骨折、磨削）

软骨下骨髓刺激技术已经应用了多年，最初该技术包括穿透软骨下骨与多个钻孔（Pridie）[11] 以及后来的磨削成形技术。最近发现利用各种角度的

凿子比更笨重的钻孔技术（微骨折）更简单。这些技术可促进血管组织增生，导致纤维软骨瘢痕的发育，并随着时间推移而恶化。钻孔的最初报告由 Pridie[11] 完成，他观察到治疗区域变为由纤维瘢痕覆盖，并引起临床症状改善。后来 Johnson[12] 提倡一种变化的关节镜技术，称为磨削成形术。该技术主要用于膝关节表面大量的骨关节炎。它要求在受损区域的整个表面磨削 1~2 mm 骨骼，随后 8 周内不能负重。大多数患者是有退行性关节炎改变的老年人，这种技术的一些报道显示，临床疗效差。即使它被普及，该技术只有很少的提倡者并且是有争议的。

对较小的局限区域的常见选择有通过钻头或凿子穿透软骨下骨（图 65.7）[13]。这种技术产生一个治疗性的血管应答，导致缺损部位出现纤维软骨瘢痕。任何软骨皮瓣都被去除，钙化软骨层被轻轻地清除而不损伤下面的软骨下骨。虽然关于愈合组织的确切起源没有直接的科学证据，这种瘢痕形成的过程被一些人认为是来自软骨下骨髓的未分化的间充质细胞涌入。认识到这种组织反应是不可预知的和可变的。另外，目前还不清楚这些修复组织能否很好的响应压缩和剪切负荷，或者随着时间变化它能否承受这些应力。报告的临床结果表明，在治疗平均 7 年后有 80% 的患者为"改良"状态[13]。但是，没有进行对照研究。

各种角度的凿子被用于使用这种技术[13]来穿

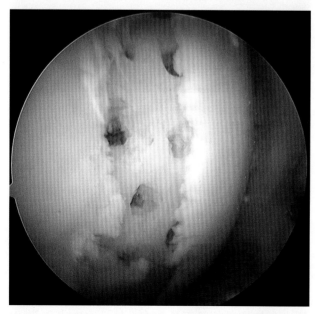

图 65.7 对于较小的、更局限的区域，一般选择用钻头或凿子穿透软骨下骨。

透软骨下骨。据说这些凿子优于钻孔，致软骨下骨穿透。因为产生较少的热量，它被认为对骨的破坏较小，通过提供股骨髁弯曲部分更好的通道，穿透深度一致，并且创建的孔洞与软骨下骨板垂直。尽管使用有角度的凿子肯定更容易到达越靠后的病变，穿透的深度和角度不能确定有任何区别。并且，考虑到关节镜下温度较低的水环境，使用凿子和小的光滑钻之间产生的热量不能确定有明显差异。

技术

骨髓刺激技术需要病变基底部的准备，通过使用刮匙或全半径刨削器刀头去除关节软骨中任何剩余的碎片。损伤边缘松散的碎片也应去除，还应建立充分附着着健康软骨的垂直壁。不应该穿透软骨下骨板，但钙化软骨层在它上面，可用刮匙去除。在整个病变基底部，多个贯通孔被放置于 3~4 mm 的间隔（图 65.8）。

骨髓刺激技术的适应证包括 4 级退变性的区域或局部创伤性的全层损伤。这种技术的禁忌证为损伤区域伴有软骨下骨骨质流失，膝关节错位和不配合的患者。

骨髓刺激技术令人满意的预后因素是年龄 30 岁以下、非负重、股骨髁位置、损伤面积小于 2 cm^2、BMI 小于 25 kg/m^2[14]、症状持续时间小于 12 个月、没有经过手术治疗、MRI 上随后缺损填充的程度[15]。在高需求的运动员中，微骨折的疗效可能会变差。

康复

微骨折手术最初描述的术后治疗包括，每天 8 小时持续被动运动（CPM），8 周内不负重。术后 1~2 周后开始固定自行车训练项目。术后第 8 周允许完全负重，接着是逐步加强的康复计划。髌股关节损伤的康复计划是更有强度的。有关报道表明允许耐受下负重和不使用 CPM 后，微骨折的预后结果相当。

自体骨软骨移植

自体骨软骨移植是从非关节面的部分转移一个圆柱形的软骨栓，这包括正常的关节软骨与有活性的软骨细胞，以及底部附着的有活性的软骨下骨，然后放入全层的关节软骨缺损中。几种不同的设备系统可用来完成此转移，包括 COR（DePuy Mitek，Raynham，MA）、OATS（Arthrex，Naples，FL）和镶嵌式成形术（Smith & Nephew Endoscopy，

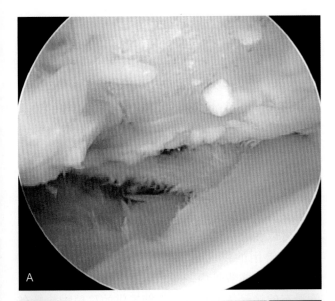

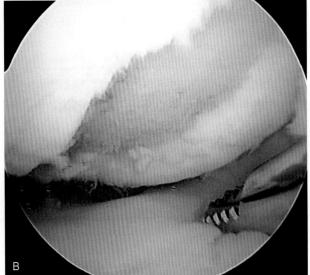

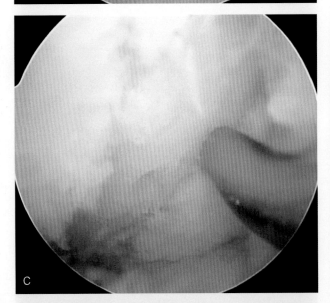

图 65.8　软骨骨折伴急性 ACL 损伤股骨内侧髁微骨折术。A. 初期的软骨损伤。B. 对损伤边缘和钙化软骨层进行清理。C. 用斜角锥在损伤基底区行微骨折术。

Andover，MA）。

局灶性的全层损伤、股骨髁的外伤性缺损是这种技术的主要适应证（图 65.9）。病变应该在单侧，直径 1~2.5 cm，并在稳定的正常对齐的关节中。广义的骨关节炎改变或多部位的损伤是该手术的禁忌证。

自体骨软骨移植术的优点是它提供了使用潜在的关节镜技术和容易制备的三维自体材料获得非炎性愈合，可以治疗骨质丢失的病灶。这种单步执行操作比同种异体移植或软骨克隆技术成本更低，并且可以在门诊进行。它的缺点包括受自体软骨栓数量的限制，可以从单个膝关节获得，使治疗直径大于 2.5 cm 的病变变得困难，技术上的挑战本质为关节镜技术，去除修复的正常关节材料的要求，重建软骨面与股骨髁的凸面一致是困难的。

比较自体骨软骨移植与磨削成形术、微骨折和软骨下骨钻孔对 1~9 cm^2 关节损伤的疗效，发现穿透软骨下骨的手术方式的疗效随着时间的推移逐渐降低。骨髓刺激技术有效率为 48%~62%，而骨软骨移植 5 年随访有效率为 86%~90%[16]。

最近的一项研究报告表明髌股置换有显著的临床改善效果，但他们报道说软骨栓不能充分结合，与受区原来的软骨之间存在"接触面的裂纹"，然而软骨栓的骨部分很容易与邻近骨结合[17]。另一项研究报道自体软骨细胞移植患者较自体骨软骨移植患者恢复慢。组织学上，自体软骨细胞移植组患者

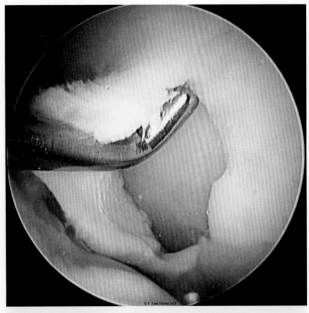

图 65.9　局灶性症状、全层、股骨髁创伤性缺损是软骨骨移植的主要适应证。

第 5 篇　膝关节

纤维软骨愈合而自体骨软骨移植的患者保留透明关节软骨组织，但受区与植入的移植组织之间有持久的间隙[18]。

7年的随访报道发现自体骨软骨移植有临床改善的效果，然而第2~7年有体育活动下降的趋势。较小的缺损尺寸和更少的移植物提供更好的临床效果[19]。另一项研究比较自体骨软骨移植与微骨折表明，在竞争激烈的运动员患者中，自体骨软骨移植比微骨折有更好的临床、组织学和影像学上的愈合[20]。

技术

该技术需要对损伤仔细评估和准备，以确定所需移植物的数目。应该清除缺损底部的关节软骨皮瓣，用刮匙成形缺损的边缘，营造健康关节软骨的垂直壁（图65.10）。各种尺寸的软骨栓可以选择，但6 mm直径大小的软骨栓具有优势，它比大的移植物与股骨髁轮廓更符合，在供区产生较小的损伤，对其本身伤害更小。考虑到10 mm直径的损伤有移植的指征，获取10 mm的移植物违背了使用这种移植技术的目的。

一旦确定所使用的移植物的大小和数量，使用DePuy Mitek系统，直接在关节镜可视化下，用适当大小的COR钻头穿透缺损的受区，保持钻头垂直于关节面。钻头前伸出的锯齿阻止钻孔离开，并通过创建一个启动器孔考虑精确的受区位置。在钻孔过程中，用麻花钻的凹面去除骨骼，同时减少摩擦和热量。

钻头用带刻度的激光标记，从钻的侧面上看到5~20 mm的变化，直到达到适当的深度。所选择的线路要与相邻关节软骨的水平比较。在软骨下骨质流失的情况下，深度应往下钻以恢复关节面的轮廓和高度。这是通过调整激光标记，到达想要的关节软骨深度来实现的。所有受区的孔可以同时钻取或在自体移植物插入后依次钻取（图65.11）。一旦达到所需深度，就撤去钻头，并用刨削器刀头去除碎片。应当注意保持受区之间有2~3 mm的骨桥，以避免受区聚合。

可以在关节镜下或开放手术下，从供区获取软骨栓。常用的供区为髁间窝外侧（图65.12），股骨外侧滑车或股骨内侧滑车界线上缘。髁间窝和内侧滑车的接触压力较低，但能提供的移植物数量有限。发现外侧滑车的接触压力较高，但在后方接触压力减小。

一旦确定要获取的软骨栓的数量，受区也准备完毕，软骨采集器上插入一次性的切割器。应该完全清除髌下脂肪垫，以提高可视化和避免软组织滞留。COR采集器递送导杆预装有切削工具作为单个单元。垂直杆应该插入采集器/切割器组件，在它插入关节腔之前。垂直杆将起到充填器的作用，作为插入到膝关节的组件，最大限度地减少软组织捕获和体液损失。采集器递送导杆/切割器/垂直杆组件被放置在供区，为获取移植物做准备。垂直杆是用来确认切割器的垂直位置，然后取出。关节

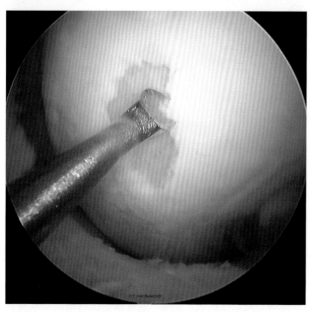

图65.10　应清除缺损基底部的关节软骨瓣，并用刮匙在损伤边缘成形，建立健康软骨垂直壁。

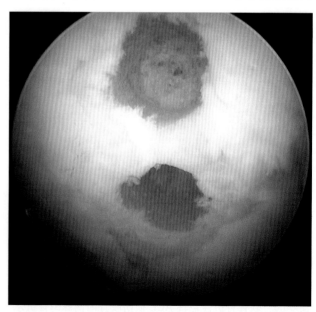

图65.11　钻过孔的受区应立即放置于邻近正常软骨的垂直关节壁。

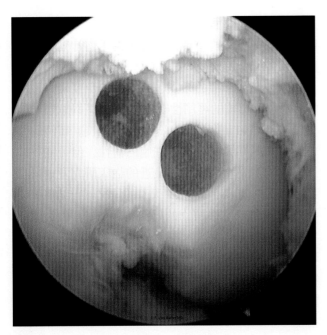

图 65.12　髁间窝外上侧是一块常见的供区。

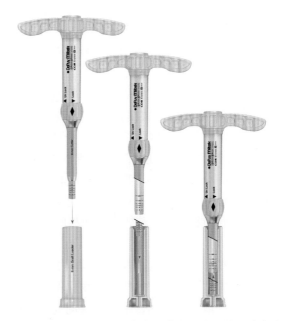

图 65.13　获得的移植物装载在采集器上或不施加外力在关节软骨表面来完成传送装置。

镜可以旋转，从多个角度查看并确认对齐。

使用锤子并继续保持采集器在所有平面上都垂直于关节软骨，根据采集器一侧的激光标刻，采集器递送导杆/切割器穿刺到所需深度。COR 系统的一个独特之处在于采集器的切割面上有铰齿，铰齿在采集器管的远端切断骨松质，并创建一个精确和一致的切割深度。采集器的 T 形把手顺时针旋转至少两整圈，在骨栓的远端画线并创建精确的收获深度。通过轻轻扭转 T 形把手，软骨栓就被割下，然后取出软骨栓。应当小心以避免拴牢供区的孔洞。

考虑潜在的有害影响，所谓的"影响区域"是很重要的，由于缺损没有支持壁，这反过来又可能导致缺陷的增加，周围骨质和边缘关节软骨塌陷。这些移植物不宜大，较好的是得到两个较小的移植物而不是一个大的。

一旦获得移植物，采集器递送导杆/切割器被放置在一个坚固的表面。采集器递送导杆/切割器插入移植物装载器，直至它与装载器的底部接触时下推。获取的移植物从软骨栓的松质骨侧推开，向上经过切割器/递送导杆，从切割机段出来（图65.13）。负载噪声通常伴随着这种转移，这种转移尤其对关节软骨表面无压力。这是有意义的，因为在手术获取和转移骨软骨栓期间冲击负荷的影响，必须考虑并保持在最低限度。持续的钝挫伤导致关节软骨细胞死亡。当采集器从切割器分离，移植物栓保持在采集器内，直到它可以植入。这种转移系

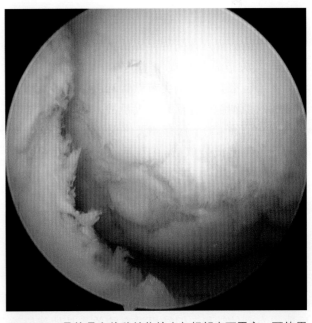

图 65.14　骨软骨自体移植物栓应与相邻表面平齐。可使用捣棒修整高度与相邻关节软骨平面匹配。

统消除了移植物关节面的负荷，也消除了在该步骤中软骨细胞损伤的风险。

一旦采集器管从递送装置中除去，移植软骨栓可以在透明塑料的插入管中观察。然后将获取的软骨栓插入缺损。保持垂直的插入方向并注意关节软骨轮廓的任何变化（图 65.14）。

塑料柱栓放置在采集器的传递系统上，载有负荷的采集器透明塑料递送导杆系统插入膝关节内。

这可能需要稍微扩大入路，以允许递送导杆系统的通道。递送系统光整的那一端保持垂直于受区出口，自体移植的关节软骨与相邻的关节软骨对齐，植入时轻轻拍打，直到它与关节软骨齐平。该系统需要最少量的压力，使该转移造成最少的软骨损伤。

如果修复关节软骨缺损需要多个移植物，采集器/递送导杆和切割器重新组装，重复该过程直到缺陷被完全填充。钻孔之间应保留 2~3 mm 的骨桥，以允许一个安全的移植物压配。自体移植物骨软骨栓不应该站立位放置，在它嵌入之后，用捣棒调整高度直到与相邻的关节软骨表面相匹配。

康复

自体移植术后方案包括早期运动，3 周内不负重。通过压力适合设计，这些移植物保留在合适的地方。治愈一般非常迅速，术后第 3 周允许开始逐步负重，持续直到 6 周。6 周后允许完全负重。在这点上，可以启动一个渐进的康复计划。

同种异体骨软骨移植

复合的新鲜尸体同种异体移植物的移植也可以解决全层关节软骨缺损。这类移植物具有各种形状和大小，都有完整的关节软骨和软骨下骨。优化移植的软骨细胞的存活是一大挑战。移植物不能冷冻，但是，在 4℃ 下保存 4 天将保留软骨细胞以及软骨下骨细胞成分 100% 的存活率。建议在获取移植物后 1 周内植入，但是这创造了一个潜在的抗原暴露和病毒传播的风险 [21]。

正如自体骨软骨移植，移植的适应证显示为股骨髁局灶性外伤缺损（仅是大的），以及大的骨软骨病变，例如剥脱性骨软骨炎、骨坏死、大的骨折和其他技术都失败后的补救程序，也可以处理髌骨或胫骨的全层软骨损伤。虽然在髌骨关节部位使用后取得有利的结果，但结果没有膝关节其他部位效果好。

同种异体移植重建被推荐用于直径 >3 cm 的损伤，伴有 1 cm 及以上深度的大量骨缺损 [21]。禁忌证包括关节不稳、广义的骨关节炎改变和多发部位的缺损。相对禁忌证包括半月板功能不全、轴向力线不齐、炎性疾病和痛风性关节炎。同种异体骨软骨移植提供了良好的长期结果，适用于更大的缺损，不产生供区并发症，并且适用于任何形状和大小的缺损 [22]。另外，可以更精确匹配关节软骨的轮廓。同种异体移植技术是典型的开放手术，不能用

关节镜操作。尽管这只需要一次手术，但获得一个匹配良好的股骨髁供体需要仔细的术前计划，还取决于供体的可用性。

同种异体移植的缺点包括潜在的免疫应答或疾病传播、移植物的可用性有限、比自体移植康复慢、费用明显增加、疼痛增加导致住院延长。新鲜的移植物长期储存会减少软骨细胞的活性，但可能要验证移植物的安全性。一项最近的临床研究发现，在移植物长期储存（平均 24 天）的情况下，结果证明与之前使用新鲜移植物的研究相一致，平均随访 3 年，有 84% 的满意率 [23]。新鲜移植材料的短期失败取决于软骨细胞活力，这可以通过获取和存储移植物的方法来解决，而移植物长期存活取决于植入物的机械稳定性、精确的部位匹配和移植物与移植床搭配 [22]。

技术

同种异体移植物植入过程，从确定正确的尺寸开始。应先获得膝关节 MRI，发送到组织库以帮助定型适当的供体移植物。一旦获得合适的新鲜移植物，就要排定手术。关节镜的操作通常也在之前完成，任何相关的病变先得到修正。

常用的两种类型的移植物：销棒移植物（图65.15）和表壳移植物。使用销棒栓类似于自体骨

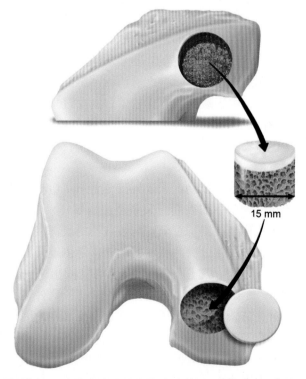

图 65.15　同种异体移植物骨栓移植用于植入到股骨部的缺损。

软骨移植，最好用于股骨髁上直径达到 3.5 cm 的界限清楚的病变。圆形的取芯设备建立一个包绕损伤的受区，然后准备好的供体软骨栓按压嵌入这个孔洞。表壳移植适用于形状或轮廓不规则的病变，例如那些位于髌骨、滑车或胫骨的病变。

表壳移植在技术上更具挑战性，并且需要固定。要识别缺损并且用直线围绕它的轮廓绘制。首选有规则的几何形状，因为当用手工切割移植物时它更容易再生。与其他移植技术一样，使用手术刀或刮匙建立与病变相邻的正常关节软骨垂直壁。一旦准备好受区，使用一些现成的纸从后面表中创建一个模板，这可能来自一个缝合包或无菌纸板。切割这个模板以匹配缺损，然后将模板放置在同种异体移植物上。用笔标记同种异体移植物，然后做出切口。表壳移植应保留 5 mm 软骨下骨，移植物最好要比起初需要的稍微大一点。移植物仔细修整到精确尺寸，使用数个试模直到达到最佳匹配。移植物的关节软骨应该与相邻正常关节软骨衔接平齐或略凹。可生物降解吸收针可用于将表壳移植固定在合适的部位。

康复

同种异体骨软骨移植术后方案始于关于期望值的全面的术前沟通。在术后早期，患者应强调股四头肌的激活和实现全面伸展。指导下的物理治疗方案应包括使用持续被动运动机，以及销棒移植非负重 6~12 周，表壳移植非负重 8~16 周。这些活动度取决于移植物的大小和位置。股骨髁移植后完全活动可开始于 6 个月，胫骨平台移植后完全活动可开始于 12 个月。在这两种情况下，活动进程取决于影像学证明已愈合。

自体软骨细胞移植

自体软骨细胞移植（ACI）旨在解决主要在股骨髁负重面上的外伤引起的局灶性损伤，试图用透明样组织替换全层关节软骨缺损。它适用于局限性的、年轻患者中直径至少 2 cm 有症状的全层关节软骨损伤，伴有对线良好、稳定，而且为非关节炎的关节。骨缺损 >8 mm 的病变直到行缺损骨移植并完全愈合时方才适合行细胞移植。多发病变是一个禁忌。任何力线不齐或韧带不稳应在 ACI 时修正。ACI 不作为骨关节炎的治疗方式，包括两侧骨对骨的损伤和相对的 3 级软骨损伤。

2~9 年的随访结果显示，ACI 治疗股骨孤立性软骨损伤的成功率为 92%，伴有髌骨软骨损伤的成功率为 65%，伴有 OCD 损伤的成功率为 89%[24]。关于这些结果，研究者的关注之一是，报道的成功可能部分是由于软骨损伤的自然病程，或者清理术作为过程的一部分，而不是软骨细胞移植导致了改善[25]。当 ACI 与自体骨软骨移植相比较时，尽管 ACI 的患者恢复缓慢，但临床报道结果混杂[18]。

ACI 可以提供临床改善的结果，甚至在之前失败的软骨治疗后，如骨髓刺激或清创术[26]。一项最近的前瞻性研究表明，当 ACI 治疗的患者与微骨折术治疗患者比较时，未发现术后 5 年组织学或临床评分的差异[27]。不同的多中心、前瞻性研究报道发现，ACI 与微骨折术相比，有更好的结构和组织学愈合（更多软骨样细胞、纤维少、更高的蛋白多糖含量的组织），但两组的临床结果没有不同[28]。通过 5 年的随访，第二代 ACI 技术与微骨折的患者相比，展示更好的临床改善和运动恢复[27]。

再次手术中最常发现骨膜补片肥大，它也是最常见的早期并发症，并可能导致机械症状。过度增生的组织清理术也不利于随后的随访结果[30]。

技术

ACI 技术需要关节镜下获取 200~300 mg 有活性的自体关节软骨，作为一个单独的初始步骤。使用一个圆凿或环形刮匙采取 5~10 mm 关节软骨全层段，不侵犯软骨下骨以减少纤维血管反应。收割部位包括外上或内侧股骨髁或外上髁间窝。将收割的关节软骨置于充满培养液的特殊无菌容器中，然后送至实验室，收获的细胞在那里进行培养和诱导，增加数量与体积。这一过程至少需要 3 周，当完成后，每 0.4 ml 制备好的培养基中，自体软骨细胞悬浮液包含 1 200 万个细胞。

在无性繁殖后，使用内侧或外侧髌旁关节切开，在该操作后，植入软骨细胞（图 65.16）。与其他软骨修复过程一样，做好邻近损伤的正常关节软骨垂直壁清理的准备，应注意不穿透软骨下骨和防止出血后进入缺损。重要的是，一个垂直的关节软骨壁完全包绕病变，提供一个可以缝合骨膜的边缘。如果这不可能实现，可以用小的缝合锚将那些部分补片缝合到边缘。在进行下一步操作前必须控制出血。缺损要精确测量，使用一些一次性无菌纸从背面制作模板。

取胫骨内侧边缘切口，并暴露骨膜。胫骨近端内侧、鹅足和内侧副韧带附着处的远端，都是获取

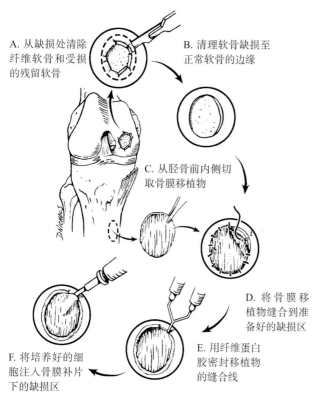

A. 从缺损处清除纤维软骨和受损的残留软骨

B. 清理软骨缺损至正常软骨的边缘

C. 从胫骨前内侧切取骨膜移植物

D. 将骨膜移植物缝合到准备好的缺损区

E. 用纤维蛋白胶密封移植物的缝合线

F. 将培养好的细胞注入骨膜补片下的缺损区

图 65.16　A～F. 自体软骨细胞技术。

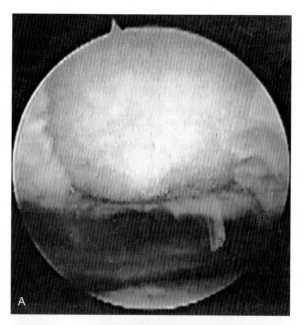

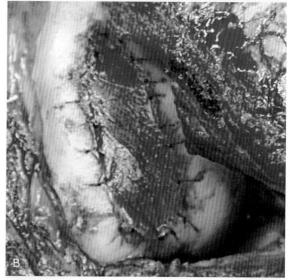

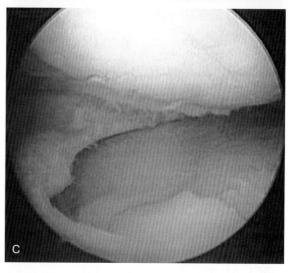

骨膜移植物的最佳部位。胫骨后皮质处骨膜较厚。在采集之前要剔除骨膜上覆盖的脂肪和筋膜，留下白色发亮的骨膜。因为骨膜在采集后往往会收缩，所以采集骨膜时要比建立的模板每个边缘增大 2 mm。骨膜补丁应保持湿润并在外表面放置标记，从而与内部新生组织层区分，它应该缝合朝向骨表面，然后释放止血带并进行止血。

使用带 6-0 可吸收缝线的 P1 针穿过软骨缺损，新生组织层向下并修剪到合适大小。骨膜移植物应绷紧没有褶皱。除了损伤的顶部，软骨细胞将从这里注入，应进行周围的水密封。线结应打在骨膜侧而非关节软骨表面，剪线时留下短的尾巴。补丁下方注射生理盐水可测试水密封状态。一旦确认形成防水密封，从补丁顶部的剩余缺损处，抽吸去除生理盐水，边缘用纤维蛋白胶密封。

细胞通过几次吸引和注射在液体中重悬之后，自体软骨细胞悬液应该小心的远离非无菌瓶。导管附着于含有细胞的注射器，通过补片顶部的开口插入，细胞缓慢注入病变。随后用额外的缝线关闭开口，并用纤维蛋白胶密封。闭合伤口后固定膝关节 8 小时使细胞黏附到病变基底部（图 65.17）。

康复

康复计划：缓慢恢复患者的全面活动，6 周内

图 65.17　A. 股骨内侧髁全层软骨缺损。B. 骨膜覆盖自体软骨细胞移植后。C. 手术后 18 个月的关节镜下复查影像。

每天使用 CPM 机 6~8 小时以上，6 周内不负重或轻微负重。进行髌股关节活动避免粘连，6 周实现完全活动度和完全负重的目标。6~12 周开始和逐渐进行强化练习。最初 12 周内避免主动伸膝练习，8 个月时允许恢复完全活动。

发展方向

人工合成材料

人工合成材料是一种潜在的简单、经济、生物修复局部软骨缺损的替代物。它使得对疾病传播的担忧最小，一个单步骤移植可以在关节镜或小切口下完成。这些合成材料的属性包括软骨传导性、骨传导性、固定强度来承受低摩擦下负重的能力、耐磨的表面和良好的生物相容性。从生物力学的角度来看，大多数合成材料具有足够的强度，但面临的挑战是，克服有利于宿主组织向内生长和可替换的组织界面的缺乏。其他问题还包括磨屑和微动，这可能导致植入物松动。在欧洲临床应用聚乙烯醇水凝胶。这些植入物在不同直径下可用，并且使用骨软骨压嵌技术可以植入。与生物相容的聚氨酯和聚乙烯水凝胶制成的其他合成材料正在研究中。

切碎的软骨正在作为一个潜在的修复技术进行研究。自体软骨细胞获取、切碎、再装上一个可生物降解的支架用于插入软骨缺损。软骨自体移植物移植系统（CAIS，DePuy Mitek，Raynham，MA）均匀分布获取的软骨碎片于三维聚乙交酯 / 聚己内酯支架，用聚二氧六环酮（PDS）网丝加固。用可吸收 PDS 钉固定到缺损处。两个 13 mm × 5 mm 的移植物至少需要 200 mg 关节软骨。纤维蛋白胶用于将移植物固定在支架上，然后修整过大的植入物并用钉固定。DeNovo ET 移植（Zimmer Inc.，Warsaw and ISTO Technologies Inc.，St Louis，MO）是另一种软骨移植，包含 1 mm 青少年的同种异体软骨立方体，它们在没有酶消化或生物处理下切碎（图 65.18），且不做骨髓刺激。纤维蛋白胶黏合剂用于缚住软骨碎片，并在缺损处形成第二个纤维蛋白黏合层。

第二代 ACI

原来的 ACI 方法依赖于一个缝合骨膜盖（PACI），来保持软骨细胞的位置。第二代自体软骨细胞技术是胶原薄膜覆盖的 ACI（或 CACI，区别

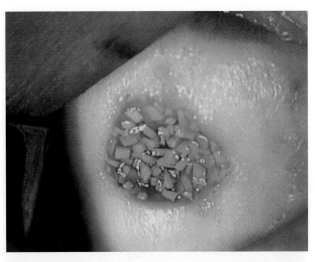

图 65.18 切碎的关节软骨在缺损中的术中照片（引自 McCormick F, Yanke A, Provencher MT, et al. Minced articular cartilage. Basic science, surgical technique, and clinical application. *Sports Med Arthrosc Rev.* 2008;16:219, fig. 4）。

于骨膜覆盖的方式）。在这种技术中，植入的软骨细胞覆盖双分子层胶原膜而不是骨膜补丁。这似乎减少了移植物肥大，获得了比骨膜覆盖方式更好的结果，并减少了再次手术的需要。基质诱导的自体软骨细胞移植技术使用猪的胶原膜作为底物用于软骨细胞移植。与传统的 ACI 技术一样，第一步手术步骤需要从非负重区获取关节软骨。这些软骨细胞大约培养 4 周，然后接种到充当细胞载体的猪的 Ⅲ / Ⅳ 型基质膜上。在第二步手术步骤中，清除和清理缺损区域。基质植入时细胞朝向软骨下骨，并使用纤维蛋白胶固定到缺损处。尽管报道称年龄小于 35 岁的患者有更好的预后，但两种技术的对比研究已经得出可比较的结果[31]。

Hyalograft C（Fidia Advanced Biopolymers Laboratories，Padova，Italy）是另一种第二代 ACI 技术。它使用基于透明质酸的支架，以透明质酸苄酯为基础，由纤维组成，允许软骨细胞保留其表型。类似于其他基于细胞的修复程序，需要获取 150~200 mg 的软骨组织，并处理 6 周。在第二步手术步骤中，要清除病变，并为移植物植入创建一个整齐边界的圆形区域。使用压嵌技术插入移植物，纤维蛋白胶可以用来增强较大损伤的固定（图 65.19）。尽管报道传统的切开组有更多并发症，例如移植物过度增生、分层和二期手术[32]，但 5 年随访结果显示，传统的 PACI 与透明质酸支架技术没有差异。与微骨折术相比，透明质酸支架技术也表现出更持久良好的临床效果和更好的运动活力恢复[29]。

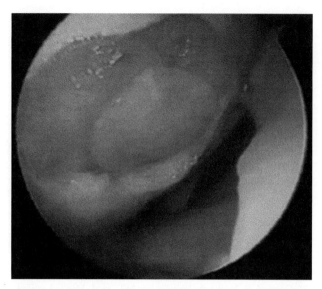

图65.19 Hyalograft C（一种第二代ACI技术）采用软骨细胞浸渍基于透明质酸的支架。类似于其他基于细胞的修复技术，获取150~200 mg的软骨组织并处理6周（引自Kerker JT, Leo AJ, Sgaglione NA. Cartilage repair: synthetics and scaffolds. *Sports Med Arthrosc Rev.* 2008;16:213, fig. 2）。

生物种子C技术将体外培养的自体软骨细胞，使用纤维蛋白胶装载在polyglactin/poly-p-diaxanon羊毛状支架上。移植物可以通过关节镜下或微创关节切开术植入。移植物的边角通过经骨缝合固定。类似于传统的ACI，并发症包括移植物过度增生、分层和组织再生不充分[33]。

纤维蛋白是一种用于伤口愈合的正常支架，BioCart II是一种纤维蛋白–透明质酸基质（ProChon BioTech Ltd，Ness Ziona，Israel），通过同源的人纤维蛋白原和重组透明质酸共聚作用生产，并随后被冷冻干燥以产生海绵状三维结构。类似于常规的ACI技术，获取并培养150 mg软骨组织。在术前，它被注入纤维蛋白–透明质酸基质中3~4天。使用人血清和成纤维细胞生长因子作为营养补充剂。获取软骨细胞后3~4周，移植物的植入由微创关节切开术执行，通过压装和应用纤维蛋白胶，将植入物固定在缺损处。

其他使用不同结构进行移植的技术已被引入，能保持体外培养自体软骨细胞。Cartipatch（TBF Banque de tissues，France）是一种由琼脂糖和海藻酸盐组成的内植物，在水凝胶的自体软骨细胞悬液中。Novocart 3D（TETEC Tissue Engineering Technologies AG，Reutlingen，Germany）将软骨细胞放置在一个基于胶原的双相支架上，有致密的保护层防止滑膜细胞浸润，并提高植入物的生物力学特性。自体软骨细胞在胶原蛋白胶中培养（Tissue-col，Baxter International Inc.）以及自体软骨细胞在端胶原溶液中培养（3% I 型胶原；Koken，Tokyo，Japan）3周，用于植入的不透明果冻状凝胶，同样也应用于临床。

最新开发产品

VeriCart（Histogenics Corporation，Waltham，WA）是一个蜂巢状细胞胶原支架，它用稀释的患者骨髓穿刺液再水化，注入软骨缺损部位。一旦植入后据说能吸引软骨细胞和干细胞进入支架形成新生软骨。Neocart（Histogenics Corporation，Waltham，WA）具有不同的处理方法。在初始步骤，获取自体软骨细胞，这些收获的自体软骨细胞的至少处理7天，以增加体外培养的软骨细胞的材料性质。在第二步手术中，在微创关节切开术下，用生物黏附将软骨组织植入并固定（图65.20）。这两种方法之间的区别在于，它希望体外培养的软骨细胞会产生较多的基质分子，制造一个更加成熟或透明样的组织。

结论

由于关节软骨的愈合能力有限，膝关节全层软骨损伤具有独特的挑战。手术治疗的选择包括骨髓刺激术、自体移植、同种异体移植和基于细胞培养的修复方法。已经研制出各种技术来促进这些治疗，但仍缺乏具有合适对照组和足够说服力的一级前瞻性研究。最终目标是用正常关节软骨或组织修复受损区域，它们将具有关节软骨的大部分机械性能，并证明持久耐用。随着新的软骨修复技术的引进，应小心审慎地评估其效果。合成的生物相容性支架和基于细胞的修复方法拥有巨大的前景，并能激发想象。但是，仍应该谨慎行事，直到有严格的、可复制的临床资料支持它们使用。

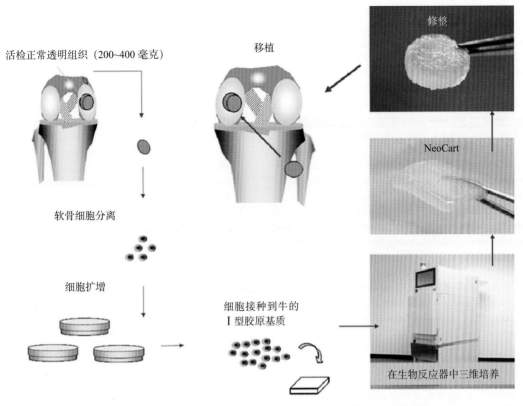

图 65.20 随着 NeoCart 的过程，获取的自体软骨细胞处理至少 7 天以提高培养的软骨细胞的材料性质。在第二次手术中，使用微型关节切开器植入软骨组织，并用生物黏合剂固定（引自 Hettrichcm, Crawford D, Rodeo SA. Cartilage repair: third-generation cell based technologies. *Sports Med Arthrosc Rev.* 2008;16:232, fig. 1）。

参考文献

[1] Curl WW, Krome J, Gordon ES, et al. Cartilage injuries: a review of 31,516 knee arthroscopies. *Arthroscopy.* 1997;13: 456–460.

[2] Buckwalter JA, Mankin HJ. Articular cartilage: tissue design and chondrocyte-matrix interactions. *Instr Course Lect.* 1998;47:477–486.

[3] Nehrer S, Spector M, Minas T. Histologic analysis of tissue after failed cartilage repair procedures. *Clin Orthop Relat Res.* 1999;365:149–162.

[4] Outerbridge RE. The etiology of chondromalacia patellae. *J Bone Joint Surg Br.* 1961;43B:752–757.

[5] Brittberg M, Winalski CS. Evaluation of cartilage injuries and repair. *J Bone Joint Surg Am.* 2003;85A(suppl 2):58–69.

[6] Messner K, Maletius W. The long-term prognosis for severe damage to weight-bearing cartilage in the knee: a 14-year clinical and radiographic follow-up in 28 young athletes. *Acta Orthop Scand.* 1996;67:165–168.

[7] Harwin SF. Arthroscopic debridement for osteoarthritis of the knee: predictors of patient satisfaction. *Arthroscopy.* 1999; 15:142–146.

[8] Kim HK, Moran ME, Salter RB. The potential for regeneration of articular cartilage in defects created by chondral shaving and subchondral abrasion. An experimental investigation in rabbits. *J Bone Joint Surg Am.* 1991;73:1301–1315.

[9] Lu Y, Edwards RB III, Cole BJ, et al. Thermal chondroplasty

with radiofrequency energy. An in vitro comparison of bipolar and monopolar radiofrequency devices. *Am J Sports Med.* 2001;29:42–49.

[10] Spahn G, Kahl E, Muckley T, et al. Arthroscopic knee chondroplasty using a bipolar radiofrequency-based device compared to mechanical shaver: results of a prospective, randomized, controlled study. *Knee Surg Sports Traumatol Arthrosc.* 2008;16:565–673.

[11] Pridie KH. A method of resurfacing osteoarthritic knee joints. *J Bone Joint Surg Br.* 1959;41:618–619.

[12] Johnson LL. Arthroscopic abrasion arthroplasty historical and pathologic perspective: present status. *Arthroscopy.* 1986;2:54–69.

[13] Steadman JR, Briggs KK, Rodrigo JJ, et al. Outcomes of microfracture for traumatic chondral defects of the knee: average 11-year follow-up. *Arthroscopy.* 2003;19:477–484.

[14] Asik M, Ciftci F, Sen C, et al. The microfracture technique for the treatment of full-thickness articular cartilage lesions of the knee: midterm results. *Arthroscopy.* 2008;24:1214–1220.

[15] Mithoefer K, Williams RJ III, Warren RF, et al. High-impact athletics after knee articular cartilage repair: a prospective evaluation of the microfracture technique. *Am J Sports Med.* 2006;34:1413–1418.

[16] Hangody L, Kish G, Karpati Z, et al. Mosaicplasty for the treatment of articular cartilage defects: application in clinical

practice. *Orthopedics.* 1998;21:751–756.

[17] Nho SJ, Foo LF, Green DM, et al. Magnetic resonance imaging and clinical evaluation of patellar resurfacing with press-fit osteochondral autograft plugs. *Am J Sports Med.* 2008; 36:1101–1109.

[18] Horas U, Pelinkovic D, Herr G, et al. Autologous chondrocyte implantation and osteochondral cylinder transplantation in cartilage repair of the knee joint. A prospective, comparative trial. *J Bone Joint Surg Am.* 2003;85A:185–192.

[19] Marcacci M, Kon E, Delcogliano M, et al. Arthroscopic autologous osteochondral grafting for cartilage defects of the knee: prospective study results at a minimum 7-year follow-up. *Am J Sports Med.* 2007;35:2014–2021.

[20] Gudas R, Stankevicius E, Monastyreckiene E, et al. Osteochondral autologous transplantation versus microfracture for the treatment of articular cartilage defects in the knee joint in athletes. *Knee Surg Sports Traumatol Arthrosc.* 2006; 14: 834–442.

[21] Shasha N, Aubin PP, Cheah HK, et al. Long-term clinical experience with fresh osteochondral allografts for articular knee defects in high demand patients. *Cell Tissue Bank.* 2002; 3:175–182.

[22] Gross AE, Kim W, Las Heras F, et al. Fresh osteochondral allografts for posttraumatic knee defects: long-term followup. *Clin Orthop Relat Res.* 2008;465:1863–1870.

[23] McCulloch PC, Kang RW, Sobhy MH, et al. Prospective evaluation of prolonged fresh osteochondral allograft transplantation of the femoral condyle: minimum 2-year follow-up. *Am J Sports Med.* 2007;35:411–420.

[24] Peterson L, Minas T, Brittberg M, et al. Two- to 9-year outcome after autologous chondrocyte transplantation of the knee. *Clin Orthop Relat Res.* 2000:212–234.

[25] Newman AP. Articular cartilage repair. *Am J Sports Med.* 1998; 26:309–324.

[26] Zaslav K, Cole B, Brewster R, et al. A prospective study of autologous chondrocyte implantation in patients with failed prior treatment for articular cartilage defect of the knee: results of the Study of the Treatment of Articular Repair (STAR) clinical trial. *Am J Sports Med.* 2009;37:42–55.

[27] Knutsen G, Drogset JO, Engebretsen L, et al. A randomized trial comparing autologous chondrocyte implantation with microfracture. Findings at five years. *J Bone Joint Surg Am.* 2007;89:2105–2012.

[28] Saris DB, Vanlauwe J, Victor J, et al. Characterized chondrocyte implantation results in better structural repair when treating symptomatic cartilage defects of the knee in a randomized controlled trial versus microfracture. *Am J Sports Med.* 2008;36:235–246.

[29] Kon E, Gobbi A, Filardo G, et al. Arthroscopic second-generation autologous chondrocyte implantation compared with microfracture for chondral lesions of the knee: prospective nonrandomized study at 5 years. *Am J Sports Med.* 2009; 37:33–41.

[30] Henderson I, Gui J, Lavigne P. Autologous chondrocyte implantation: natural history of postimplantation periosteal hypertrophy and effects of repair-site debridement on outcome. *Arthroscopy.* 2006;22:1318–1324.

[31] Bartlett W, Skinner JA, Gooding CR, et al. Autologous chondrocyte implantation versus matrix-induced autologous chondrocyte implantation for osteochondral defects of the knee: a prospective, randomised study. *J Bone Joint Surg Br.* 2005; 87:640–645.

[32] Ferruzzi A, Buda R, Faldini C, et al. Autologous chondrocyte implantation in the knee joint: open compared with arthroscopic technique. Comparison at a minimum follow-up of five years. *J Bone Joint Surg Am.* 2008;90 (suppl 4):90–101.

[33] Niemeyer P, Pestka JM, Kreuz PC, et al. Characteristic complications after autologous chondrocyte implantation for cartilage defects of the knee joint. *Am J Sports Med.* 2008;36: 2091–2099.

第66章

Brian J. Cole, Robert C. Grumet, Nicole A. Friel

翻修方法和复杂的关节软骨手术

由于缺乏多能干细胞和较差的血供，造成愈合能力有限，外伤性和退行性关节软骨损伤的治疗是一项挑战。这些软骨损伤的手术治疗可能会因为损伤而更加复杂，它包括大且（或）深、多重损伤，或患者有相关的病理基础，这可能导致过早手术失败。这些合并症可能包括韧带不稳定、对线不良和半月板功能缺失。翻修或复杂的关节软骨损伤患者合适的治疗，需要对不同患者具体分析，逐步探讨，关注损伤的具体情况，以及患者对术后疗效的期望值。

临床评估

病史

由于多变的临床表现，软骨损伤往往难以诊断。多数情况下，软骨急性损伤由直接创伤致关节软骨撞击引起，或涉及与轴向载荷相关的扭转或剪切运动。这种伤害机制通常导致周围软组织和囊韧带结构的损伤。例如，髁的损伤可能由急性或慢性的前交叉韧带（ACL）的缺陷造成。同样的，滑车或髌骨软骨病变可能由髌骨不稳造成。

一份详细的病史应该包括患者疼痛、肿胀、不稳或机械症状的探讨。患者最通常主诉疼痛。疼痛通常描述位于相关间室，髁部损伤的疼痛位于患膝内侧或外侧关节线，滑车或髌骨损伤疼痛位于前面。某些位置或活动可能加重软骨损伤，例如负重活动加重股骨髁损伤，爬楼或下蹲加重髌骨关节损伤。疼痛部位通常伴有积液，活动时会注意到。膝关节其他软组织结构的伴随损伤需要仔细询问，尤其关于膝关节稳定性或半月板的症状。半月板损伤的疼痛往往很难与关节软骨损伤的疼痛辨别。在这种情况下，先前的半月板切除史可帮助引导骨科医师判断半月板缺乏引起持续疼痛和残疾的可能性。

需与患者回顾在此之前的治疗。需要讨论已做的膝关节手术，包括手术的类型、手术施行的时间、术后康复的类型、术后初始症状与缓解，是后来复发还是根本没有缓解。非手术治疗例如口服药、注射、支具、物理疗法和生活方式调整，都应该作为患者治疗经过的重要部分讨论。

体格检查

患者体型和步态的观察是体格检查的一个重要方面。应该注意减痛步态、外翻或内翻外冲步态对线不良的证据。下肢的检查应包括查清先前的手术切口，以及评估股四头肌的周长。随着膝关节屈曲时前外侧关节线的髌上囊肿胀往往可以鉴别积液。

膝关节的触诊可在相关间室引出疼痛，患者髁部的软骨损伤通常有同侧膝关节的关节线压痛，半月板损伤也表现为关节线疼痛，但这种疼痛往往比软骨损伤引起的疼痛更靠后。髌股关节病变通常与前面的疼痛和爆裂音有关。应该评估髌骨倾斜和滑脱，以评估外侧副韧带的稳定性和潜在的髌骨不稳。

应该评估双侧膝关节的活动范围，患者能够完全伸直到几度的过伸状态。应该注意患肢任何屈曲挛缩的迹象，因为它与术后康复的不良有关。

相关的病理检测对于翻修和复杂关节软骨修复的成功是关键的。持续不稳、对线不良或半月板缺失，经常导致关节软骨修复早期失败和较差的预后。ACL、后交叉韧带（PCL）、内侧副韧带（MCL）以及外侧副韧带（LCL）的稳定性，应该作为所有膝关节检查的常规部分，尤其是在确定的半月板缺乏中旋转分量加重。

影像学检查

软骨损伤的标准X线片检查应包括双侧膝关节、负重前后位片、非负重弯曲45°侧位片和髌股关节轴位片（Merchant）。额外的观察内容包括弯曲45°前后位来确定细微的关节间隙变窄，这在伸直时可能被忽略，以及双下肢全长片来评估力学轴线。在髌骨不稳的情况下，CT扫描可能有助于进一步评估髌股关节和相应的胫骨结节到滑车沟（TT-TG）距离[1, 2]。MRI有助于显示软骨损伤的大小、深度和位置，软骨下骨的质量或多骨骨折的存在，韧带、半月板和其他软组织的相关病理。

既往治疗过程的资料

已接受过膝关节治疗的患者，应询问有关软骨病变和治疗经过的细节。资料包括手术报告、术中照片，以及术前术后的诊疗记录，这在决定患者的最适当治疗方案时都很重要。

治疗

目标

在期望值上应该始终告诉患者，尤其是复杂或翻修手术，可能不能完全去除患者疼痛和（或）完全地恢复功能水平。总的来说，软骨修复的治疗目标是缓解症状、改善关节连贯性、消除不稳定性和保护软骨的修复。

治疗决策

根据损伤的位置、大小、深度、结构和影响，治疗软骨损伤有几个选择。另外，每个患者应该被当作一个个案，基于年龄、活动度、对既往治疗方法的反应和合并症，例如对线不良、不稳定和半月板缺乏进行判断，这些对决策过程有很大影响。

非手术治疗

尽管软骨损伤具有复杂性，但术前应充分探讨所有的非手术选择。非手术治疗的适应证包括无症状的损伤和小的、偶然的损伤。几种方式可用于治疗这些损伤。口服氨基葡萄糖和软骨素补充剂可减少膝关节疼痛。对乙酰氨基酚、非甾体类抗炎药（NSAID）（包括选择性环氧合酶-2抑制剂）和关节内类固醇透明质酸注射也都用于减轻症状。物理疗法是另一种可使患者康复的方法，根据功能活动目标，除了传统的远端强化，还必须包括一个全面的近端核心强化方案。

手术治疗

关节软骨损伤的手术处理可以分为3大类。姑息性手术包括关节镜清理术和灌洗，以缓解患者的症状，软骨再生潜力很少。修复性的操作包括骨髓刺激技术，它创建一个多能性纤维蛋白凝块，最终导致纤维软骨的替换。最后，重建性的手术操作，试图通过使用培养的软骨细胞或骨软骨移植物，恢复关节软骨的自然透明表面。这些操作可以被认为是从微创到更大创伤的用于治疗局灶性软骨缺损的策略的一部分。手术的目的是恢复患者的功能，并尽可能使用最小的侵入性方法来改善患者的症状。在翻修或复杂的关节软骨手术的情况下，很多患者接受过简单的微骨折或清理手术，手术医生可能需要考虑更积极的治疗，以实现他们的目标。

损伤和患者的具体因素是预示手术类型的重要决定因素。损伤的具体因素包括大小、深度、几何结构和骨的质量。患者的具体因素包括患者的生理年龄、活动度和先前的既往手术。

在翻修和复杂关节软骨修复的情况下，最重要的问题大概是对于失败的原因有一个准确的认识。患者经常会有合并症，例如力线不良、不稳定或半月板缺失，这些要么不能保护之前的软骨修复，要么导致替代组织的过早退化。另外，上次手术后患者的期望值，必须作为不满意或失败的潜在原因进行讨论。还应该讨论重返运动的时间、返回后间隔症状可否缓解、症状的特征或性质的改变、患者今后的活动水平和目标。适当计划必要的矫正手术，彻底的术前检查应包括站立位下肢力线片，常常需要诊断性关节镜检查来评估软骨病变的完整性和潜在的伴随病变，例如半月板或韧带的缺损。

适应证

翻修或复杂的关节软骨修复的适应证是有症状的局灶性软骨缺损，经过保守治疗或以前的姑息、修复性手术技术未能改善。其他适应证包括存在合并症，例如对线不良和韧带或半月板缺损，这些都会导致手术治疗的早期失败，可以适当地同时或以分阶段处理。对于任何内翻或外翻力线的患者，都应该考虑截骨。在站立前后位力线片上，他们的力学轴线通过受影响的间室（图66.1）。在保护关节软骨的情况下，应该有计划地通过截骨来将力学轴线纠正到中立位（图66.1）。然而，在疼痛和关节病的情况下，应计划轻微矫正超过中立位力线。或者在有前或后交叉韧带损伤的情况下，考虑矢状面截骨来改善关节运动，并减少胫骨位移。最后，对任何髌股关节损伤的患者，应考虑胫骨结节截骨。根据患者膝关节不稳定、轨迹（TT-TG 间距）或关节病的病史，测量内移的前置化程度。

时机

在复杂或翻修关节软骨手术的情况下，患者可能需要截骨、半月板移植和（或）韧带重建，努力保持关节功能和保护软骨修复过程。这些手术的理想时机，无论是同时手术还是分阶段进行，都是术前计划的重要组成部分，也会影响患者对恢复时间的期望值，以及多次手术的可能性。

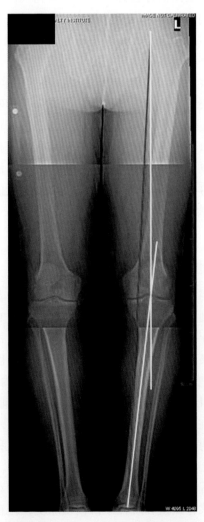

图 66.1　内翻畸形患者站立位全长力线 X 线片。力线近似从股骨头中心到距骨中心的一条线（红色）。力线通过内侧到内侧胫骨棘与内翻畸形有关。恢复到中立位力线的矫正角度，即髋关节中心到膝关节中点和踝关节中心到膝关节中点之间的角度（黄色）。

软骨或半月板缺损和对线不良

在内侧或外侧胫股间室的局灶性软骨缺损或半月板缺陷，有内翻或外翻力线，应该同时或分期治疗。通常，年轻、活动量大的患者应该与高位胫骨截骨或远端股骨截骨（DFO）同时治疗，同时行软骨手术（图 66.2）。通过一段时间的观察，年龄大、

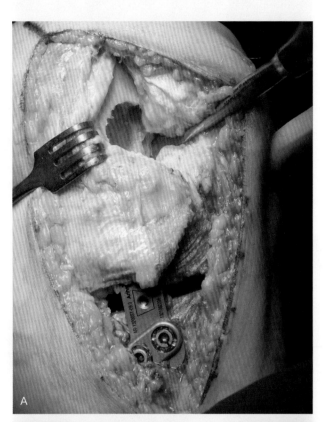

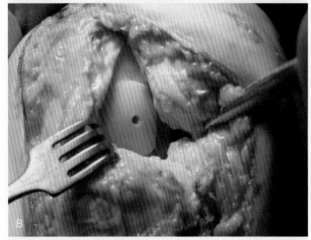

图 66.2　软骨修复和重组。该患者为 36 岁男性，有股骨内侧髁（MFC）缺损多次手术史。初步评价显示一个 20 mm × 20 mm 的缺损和内翻畸形。最终行 MFC 异体骨软骨移植和 HTO 术。A. 胫骨高位截骨完毕器械就位，股骨髁上同种异体骨软骨移植的槽已准备好。B. 放置好的同种异体骨软骨移植物。

活动量小的患者，会首先从截骨术中获益。这些患者可从截骨术获得令人满意的症状缓解，从而不需要额外的软骨手术。先前失败的髌股关节损伤患者，往往与软骨手术同时行胫骨结节远端校正力线手术，以减少髌股关节的接触压力（图 66.3）。

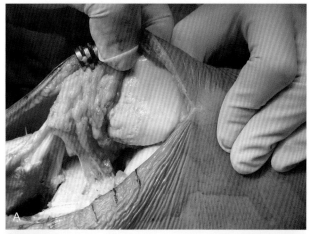

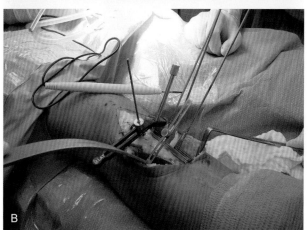

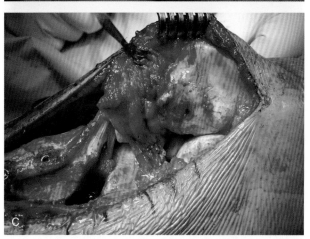

图 66.3 软骨修复和重组。该患者为 22 岁男性，1 年前髌骨脱位手术史。当时行游离体去除和软骨损伤清理术。患者有持续性症状（疼痛、肿胀和不稳）。A. 髌骨下极软骨损伤。B. 接受了 T3 胫骨结节截骨术系统（Arthrex，Inc.）的胫骨结节截骨术。C. 进行伴随的髌骨 ACI 术。

软骨或半月板缺损和韧带缺损

软骨损伤或半月板缺失和由于 ACL 缺损致关节不稳的患者，要设法行 ACL 重建和软骨修复或半月板移植，试图恢复膝关节运动，并减少关节面的剪切力。在先前失败的 ACL 重建手术后，软骨损伤很常见。需要翻修伴有大量骨隧道扩增的 ACL 重建患者，应该设法行分阶段的植骨，然后当移植物隧道成熟时做 ACL 重建。我们通常使用骨 - 髌腱 - 骨或跟腱移植行修正治疗，来减少患者的并发症，并在执行结合手术时，提供多功能的移植固定技术。

韧带缺损合并对线不良和软骨损伤

最困难的治疗也许是年轻患者的局灶性软骨损伤，影响到侧室对线不良和伴半月板缺失。这些患者往往需要多个手术以努力恢复关节功能。手术的理想顺序是具体分析考虑患者的期望值、治疗目标和症状（不稳定与疼痛）。主要症状为疼痛的患者，可能首要的治疗为矫正截骨，以减少受影响侧室的负载。主要症状为膝关节不稳定的患者，首要治疗为韧带重建。这些患者将来的治疗程序应根据其症状和恢复到他们期望的活动水平的能力。那些既有疼痛又有膝关节不稳的患者，应以分阶段的方式进行标准治疗。对于 ACL 重建的患者，在术后 4~6 个月时，首先行力线和软骨表面重修手术。

其他情况

已明确有 ACL 缺损和对线不良的患者，可能需要单独的 ACL 重建，单独的截骨或 ACL 重建加截骨治疗。决策还要根据患者的症状、目标和期望值。如果单独行高位胫骨结节截骨，骨科医师可以考虑内侧开楔形双平面截骨来治疗力线内翻畸形，然而 ACL 缺损可以通过截骨削减胫骨坡辅助治疗。或者，在 PCL 缺损伴有力线不良的患者，可能要行前部的开放楔形截骨，来帮助胫后肌位移增加胫骨坡。

最后，也许是最常见的情况是，患者有已知的局灶性软骨缺损和既往半月板切除史，现在有持续性的关节线疼痛。正如之前所讨论的，它常常难以辨别疼痛是来源于软骨病变，还是半月板组织的缺损。这些患者随后进行半月板移植和软骨修复手术治疗。他们通常被给予早期初级的软骨手术，例如骨髓刺激或清理，常使用同种异体骨软骨移植修补。除此之外，将半月板移植作为补救程序（图 66.4）。

技术

前面采用骨髓刺激技术、骨软骨移植或自体软骨细胞移植来处理的软骨损伤，通常也适合用自体软骨细胞移植或同种异体骨软骨移植来修复。髌骨或滑车的损伤除软骨手术之外可能需要使用 T3 胫骨结节系统（Arthrex，Inc.，Naples，FL）来行胫骨结节的远端力线调整手术。这些步骤已经在前面的章节中讨论过，在这一章不再赘述。

截骨术

完成胫骨高位截骨术（HTO），是通过内侧切口，该切口起于关节线下方 1 cm 并向远侧延伸 5 cm，位于髁间棘和胫骨内侧缘之间。取邻近鹅足的纵向切口，后继续倾斜沿股薄肌腱顶部边缘到达 MCL 的水平，这是抬起的而不是切开的。在脂肪垫和髌腱附着处之间的交界，用直角牵开器暴露并保护。在透视引导下，斜跨胫骨，开始要略微远离胫骨结节的起点，在胫骨结节起点横跨中间的胫骨，在腓骨近端水平关节线下方 1 cm 打入导针。然后置入第二根导针，除非要求矢状面的矫正，否则它都应与第一根导针和胫骨斜坡平行。使用摆锯完成切割，注意不要侵犯后方和侧方的皮质。截骨术包括了后方皮质，可以用骨凿完成。采用楔形骨凿进行截骨部位的逐步开放，放置一个金属板（Arthrex HTO Plate，Arthrex，Inc.）在期望矫正的水平。植骨通常用于填补截骨

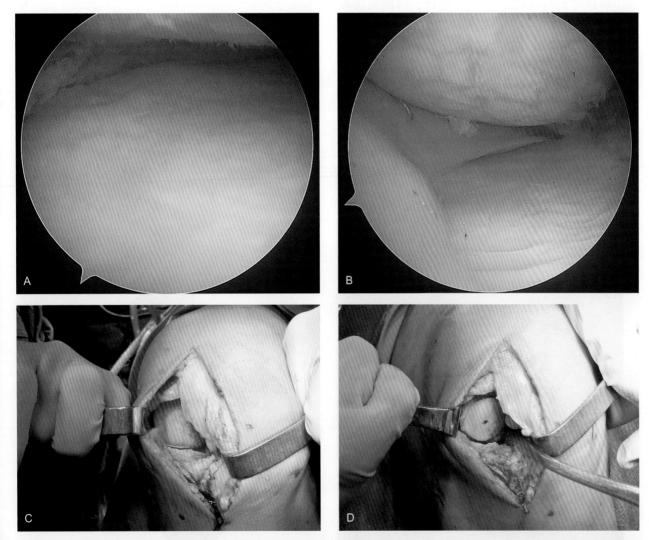

图 66.4 A. 36 岁爱好运动的女性患者，有内侧半月板切除和软骨损伤清理手术史的关节镜下影像。患者由于半月板缺乏和局灶性软骨缺损而有持续性症状。B. 半月板移植术后关节镜下影线，股骨髁上软骨损伤的面积被重新估量。C. 开放入路显示局灶性软骨损伤的范围。D. 行同种异体骨软骨移植联合半月板移植。

后的空隙，以髂嵴、皮质环形移植物或脱钙的骨基质补充剂的形式。

DFO 用于矫正内翻力线不齐（图 66.5）。与 HTO 相似，联合使用 DFO 与软骨手术，是一种试图中和力线并且保关节的手术。DFO 入路是通过近关节外侧切口，从股骨外上髁远端延伸大约 10 cm。在透视引导下，一根导针斜倾放置，穿过股骨远端到 MCL 起点的水平。使用摆锯和灵活的骨凿组合进行截骨。在进行截骨时，必须小心保护后方的血管神经结构。放置一个适当大小的股骨定位板（Arthrex DFO Plate，Arthrex，Inc.）和楔子，来实现术前模板校正（图 66.5）。

伴有先前失败的髌股关节软骨缺损者，可进行髌骨远端调整手术（AMZ）。有侧向倾斜并造成髌骨外侧负荷过多，髌骨远端和外侧软骨损伤的患者，应该考虑行 AMZ。患者有近极、内侧或底面的髌骨损伤，以及患者有双极的损伤，应小心执行远端调整手术。具有正常 Q 角的患者，轻度内移的更垂直定向的截骨，正常的 TT-TG 距离可以帮助减少髌股关节接触的压力。使用 T3 胫骨结节截骨术系统（Arthrex 公司）是容易的，这将客观确定截骨切口的倾斜角度。

外侧平台移植

适用于外侧胫骨平台有外伤性软骨和骨缺损病史的患者，因为胫骨平台骨折可能会受益于联合半月板移植的外侧平台同种异体骨软骨移植。该过程是通过一个外侧髌旁关节切开进行的。根据膝关节单髁置换中用于割除胫骨平台的指南，习惯割除外侧平台。该指南允许适当的冠状面和矢状面切除到达患侧胫骨棘水平（图 66.6）。必须小心保护自然的胫骨坡度。同种异体移植物的胫骨平台要制作出弧度，以重现正常的关节间隙，同时注意评估屈伸运动的空间，类似于单髁置换（图 66.6）。使用不带头的生物加压螺钉（Arthrex Inc.）围绕其周围，将移植物固定在适当的位置。剩余的滑膜组织行标准的半月板修复术。

作者的手术观点

我们对既往失败或复杂的关节软骨损失的首选治疗是，为患者提供阶梯式的治疗方法，如前面提到的全面的术前规划。单独的股骨髁软骨损伤，没有额外伴随病变（力线不良、不稳定和半月板缺

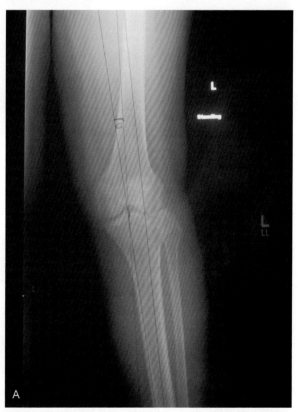
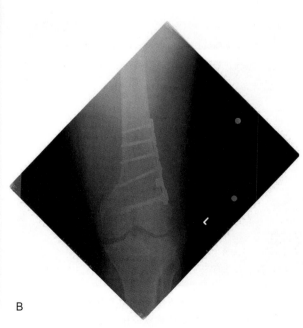

图 66.5　A. 外侧胫骨平台骨折病史，有外翻畸形结果的患者术前 X 线片。B. 已行股骨远端截骨来恢复中立位力线。

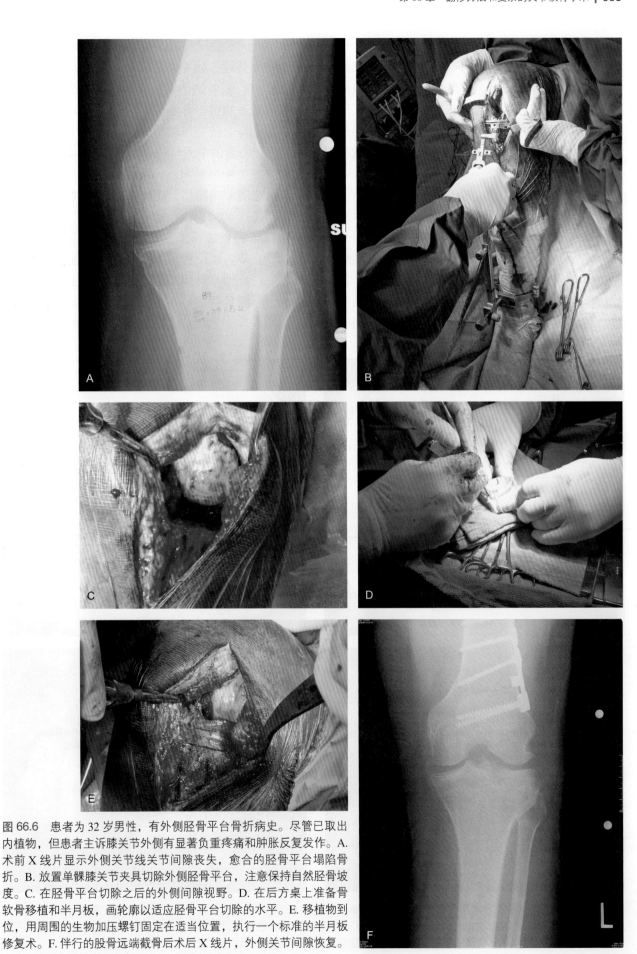

图 66.6　患者为 32 岁男性，有外侧胫骨平台骨折病史。尽管已取出内植物，但患者主诉膝关节外侧有显著负重疼痛和肿胀反复发作。A. 术前 X 线片显示外侧关节线关节间隙丧失，愈合的胫骨平台塌陷骨折。B. 放置单髁膝关节夹具切除外侧胫骨平台，注意保持自然胫骨坡度。C. 在胫骨平台切除之后的外侧间隙视野。D. 在后方桌上准备骨软骨移植和半月板，画轮廓以适应胫骨平台切除的水平。E. 移植物到位，用周围的生物加压螺钉固定在适当位置，执行一个标准的半月板修复术。F. 伴行的股骨远端截骨后术后 X 线片，外侧关节间隙恢复。

乏），在以前的骨髓刺激技术如清理术与 ACI 治疗（图 66.7）失败后，通常行同种异体骨软骨移植治疗。在初次治疗失败后，对那些存在于髌骨或滑车部位的损伤，基于客观考量行胫骨结节 AMZ 治疗联合 ACI 治疗。另外，伴随病变如不稳定、半月板缺乏或对线不良的患者，应以分阶段的方式或与软骨处理联合计划并处理。

并发症、争论及注意事项

复杂软骨手术的并发症类似于软骨损伤初级处理的经验，包括感染、出血和深部静脉血栓。复杂的软骨重建中最常见的也许是术后僵硬。当执行伴随的手术时，这更加显而易见，可以通过早期全关节运动[3]，术后早期口服类固醇药物或可行的关节镜检查来处理，如果未见改善，可在麻醉下温和操作松解。行截骨的患者，必须适当劝告术中骨折、关节内置入螺钉、骨不连、钢板螺钉断裂、血肿和骨筋膜室综合征的风险。随着开放楔形截骨术的普及，纠正力线的手术与过去的闭合楔形截骨术相比，理论上发生神经失用症的风险更低[4]。对 ACI 技术修复的患者，当使用骨膜补片时，必须警告移植物肥大和高达 40% 再次手术率的可能性[5]。目前认为，使用更新的合成补丁，移植物肥大的问题更少[6]。最后，必须告诫同种异体骨软骨移植的患者移植物移动的可能性。当用固定维持移植物时，这种并发症通常不太见到。另外，已经描述移植物有吸收和塌陷的风险。然而，通过与冷冻的移植物比较，使

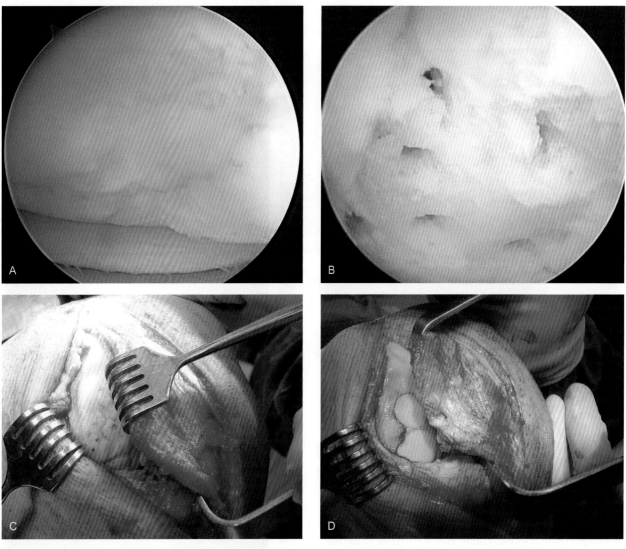

图 66.7　ACI 治疗失败后行同种异体骨软骨移植翻修。该患者为 38 岁男性，股骨外侧髁 4 级损伤，测量结果 16 mm × 28 mm，有 ACI 治疗史。患者术后症状有改善，但 18 个月时复发。A. 患者返回手术室，行清理和骨髓刺激术。B~D. 该手术使患者的一些症状改善，但复发促使了同种异体骨软骨移植术的施行，提供了更好的症状缓解（C、D）。

用新鲜的骨软骨移植物的风险已经最小[7]。

围绕复杂软骨修复的争论包括考虑软骨损伤的理想手术。符合前面关于治疗的概述的原则，应该首先执行最简单、最可预测和侵入性最小的手术来缓解患者的症状，并恢复功能。在复杂软骨修复过程中，病情或患者的顽固症状越困难，就需要更大、更具有侵入性的手术。可惜的是，通过给定的修补程序，很难预测临床疗效和患者满意度。另外，患者的年龄往往是软骨恢复的争议焦点。我们主张患者的实际年龄并不重要，重要的是他们的生理年龄以及他们所期望的活动度，当预测一项软骨手术能恢复功能和减轻症状的能力时，这些是必须考虑的。

特别注意事项包括前面讨论的那些。也许最重要的注意事项是选择适当的手术时机，尤其是当需要行几种手术时。通常，应该同时或者可以通过分阶段的方法治疗合并症。通常情况下，单个手术可以减轻许多症状，并避免了额外手术的需要。例如，有显著内翻力线不良的患者，除股骨内侧髁局灶性软骨缺损和半月板缺乏之外，HTO 可实现对间室减压，缓解症状并恢复足够的功能。

经验和教训

当接诊一例既往软骨修复失败的患者时，要避免线性思维。每个患者都必须具体情况具体分析，特别注意患者和如前所诉的损伤的具体因素。常常考虑软骨失败的潜在原因，并评估伴随的病变，例如对线不良、不稳定和半月板缺乏。

术前规划应该不仅包括软骨损伤，而且要对下方骨质进行完整性评估。局灶性软骨损伤伴有下方骨质流失，需要骨填充手术。大的骨质缺损主要通过植骨进行治疗，或者同期在胶原膜下完成 ACI 治疗。或者也可以采用骨软骨移植填充下方的骨缺损。

需要同时行半月板移植和 ACL 重建的患者是另一种需要仔细考虑的情况。当进行半月板移植，并使用骨隧道穿过和稳定移植的半月板时，必须注意 ACL 胫骨隧道和半月板移植骨髓道不能相通。或者，根据资深学者描述的一种桥接槽技术，通过挤压螺钉固定或通过经骨缝线，可以用于代替骨隧道以固定移植的半月板[8-10]。为了有助于可视化，后方的骨和半月板植入物应该在 ACL 移植物前方

通过并固定。

由于隧道、移植物通道和移植物隧道不匹配造成的复杂的相互影响，HTO 伴 ACL 重建可能是一个技术上具有挑战性的手术。该病变的阶梯式治疗方法包括先用关节镜进行关节内的准备。在此之后是胫骨隧道制备。为避免或最少的与所计划的截骨部位交通，胫骨隧道应当比一个典型的 ACL 隧道短。在胫骨内侧进行近端到更远端的 HTO 起点。或者，反钻（Arthrex Inc.）技术可以进行全内 ACL 重建技术，使胫骨隧道对截骨部位的干扰最小化。然后制备股骨隧道，注意加深股骨窝，以避免由于缩短胫骨隧道造成移植物和隧道明显的不匹配。接下来执行 HTO，锁定钢板和植骨如前所述。ACL 移植物通过后，股骨塞开槽以弥补移植物和隧道不匹配。股骨栓和胫骨栓随后以所需的方法牢固固定。

膝关节 HTO 其他要点包括髌腱在胫骨结节处充分暴露，以确保适当的切除水平。透视是必不可少的，来确保截骨、硬件和所需校正水平的合适位置。需要大的校正来提高固定稳定性的患者，应该考虑更多横截面的截骨。

康复

采用的康复方案根据施行的手术而变化。通常，术后患者要放置一个铰链式的膝关节支具。术后 4~6 周，在所有行关节内软骨手术的患者中，都要用一个连续的被动运动机进行康复锻炼。股骨髁损伤和截骨的患者 4~6 周内应避免完全负重，并使用专门的术后铰链式卸荷支具（TROM Adjustor，DJ Orthopedics，LLC，Vista，CA）。髌股关节病变的患者将膝关节支具伸直位锁定，置于负重位，除非行胫骨结节截骨，同时患者经历一个受保护的负重阶段，防止胫骨应力性骨折。早期康复的目标是恢复活动范围、髌骨滑动、股四头肌原位运动、定肌收缩运动和近端核心强化训练。术后 6~12 周，集中于功能强化训练计划。大约术后 3 个月开始，患者通过渐进的跑步锻炼增加肌肉耐力，增加闭链式强化和增强式训练。

结论

在软骨修复翻修中，手术策略经常不同，或者同时行其他手术，当与初次手术方法比较时，患者

的治疗效果难以预料。Zaslav 等 [5] 在一个多中心前瞻性队列研究中，评估在先前的软骨修复过程后接受 ACI 治疗的 154 例患者的疗效。作者报道了 76% 的成功率，先前骨髓刺激手术史的患者与那些清理术的患者相比，两者之间没有差异。在术后平均 48 个月后，与术前相比，疗效评价有统计学显著改善。当与初级的手术方法相比，术后无症状期持续时间有统计学显著改善，平均长达 31 个月。最后，有一个高达 49% 的再手术率，其中 40% 与 ACI 治疗过程有关，包括由于使用骨膜补丁导致的移植物肥大。

在先前初级的软骨修复（清理、固定和骨髓刺激）失败后，同种异体骨软骨移植也已在文献中描述。McCulloch 等 [11] 评估了 25 例行股骨髁新鲜骨软骨移植患者的疗效。96% 的患者有既往手术史（清理、固定、ACI 治疗或骨髓刺激），56% 的患者有伴随手术（截骨术，半月板移植或韧带重建术）。单独骨软骨移植与多重手术方法的患者相比没有显著的疗效差异。患者总体满意度为 84%，并认为他们的膝关节功能大约相当于健侧功能的 79%。最近，LaPrade 等 [7] 前瞻性地评估了 23 例骨软骨移植患者，平均随访 3 年。同样的，23 例患者中 20 例既往有手术史。在辛辛那提和国际膝关节文献委员会（IKDC）的研究结果中疗效评估有显著改善。

Rue 等 [12] 评估半月板移植联合关节软骨修复手术的患者。30 例患者在半月板移植联合软骨修复（52% ACI，48% OCA）后至少前瞻性随访 2 年。总的来说，报道称 76% 的患者完全或大部分满意他们的疗效，通过 IKDC 评价，48% 的患者正常或接近正常的功能恢复。最终，关节软骨病变、对线不良和半月板缺失的患者并不常见。然而，Gomoll 等 [13] 评估了 7 例患者，平均 2 年左右出现由于关节软骨缺失、半月板缺损和对线不良造成早期单髁关节炎。作者报道称，7 例患者中 6 例能够恢复到早先不受限制的活动水平。观察到除了 KOOS 疼痛（$P=0.053$）、KOOS 症状（$P=0.225$）和 SF-12（$P=0.462$）以外，统计学上疗效评价有显著改善。

对于年轻的患者，为了保持关节功能、缓解症状和使患者恢复到他们所需的活动水平，复杂的关节软骨翻修仍是一个挑战。这些患者要行阶梯式的方法，细心考虑失败原因（伴随病变）、患者和病变的具体因素，以及最重要的患者的期望，通过处理这些难点，帮助和指导患者。以往的文献可以用来引导探讨患者期望的疗效。然而，因为有许多混杂变量（如附加的手术），可能会产生积极的或消极的影响，当回答这些患者的预后时应该非常谨慎。

参考文献

[1] Ando T, Hirose H, Inoue M, et al. A new method using computed tomographic scan to measure the rectus femoris-patellar tendon Q-angle comparison with conventional method. *Clin Orthop Relat Res.* 1993;289:213–219.

[2] Inoue M, Shino K, Hirose H, et al. Subluxation of the patella. Computed tomography analysis of patellofemoral congruence. *J Bone Joint Surg Am.* 1998;70(9):1331–1337.

[3] Rue JP, Ferry AT, Lewis PB, et al. Oral corticosteroid use for loss of flexion after primary anterior cruciate ligament reconstruction. *Arthroscopy.* 2008;24(5):554–559.

[4] Miller BS, Downie B, McDonough EB, et al. Complications after medial opening wedge high tibial osteotomy. *Arthroscopy.* 2009;25(6):639–646.

[5] Zaslav K, Cole B, Brewster R, et al. A prospective study of autologous chondrocyte implantation in patients with failed prior treatment for articular cartilage defect of the knee: results of the Study of the Treatment of Articular Repair (STAR) clinical trial. *Am J Sports Med.* 2009;37(1):42–55.

[6] Gomoll AH, Probst C, Farr J, et al. Use of a type I/III bilayer collagen membrane decreases reoperation rates for symptomatic hypertrophy after autologous chondrocyte implantation. *Am J Sports Med.* 2009;37(1):S20–S23.

[7] LaPrade RF, Botker J, Herzog M, et al. Refrigerated osteoarticular allografts to treat articular cartilage defects of the femoral condyles. A prospective outcomes study. *J Bone Joint Surg Am.* 2009;91(4):805–811.

[8] Cole BJ, Fox JA, Lee SJ, et al. Bone bridge in slot technique for meniscal transplantation. *Op Tech Sports Med.* 2003;11(2):144–155.

[9] Farr J, Cole BJ. Meniscus transplantation: bone bridge in slot technique. *Op Tech Sports Med.* 2002;10(3):150–156.

[10] Alford W, Cole B. Failed ACL reconstruction and meniscus deficiency. Background, indications, and techniques for revision ACL reconstruction with allograft meniscus transplantation. *Sports Med Arthrosc Rev.* 2005;13(2):93–102.

[11] McCulloch PC, Kang RW, Sobhy MH, et al. Prospective evaluation of prolonged fresh osteochondral allograft transplantation of the femoral condyle: minimum 2-year follow-up. *Am J Sports Med.* 2007;35(3):411–420.

[12] Rue JP, Yanke AB, Busam ML, et al. Prospective evaluation of concurrent meniscus transplantation and articular cartilage repair: minimum 2-year follow-up. *Am J Sports Med.* 2008; 36(9):1770–1778.

[13] Gomoll AH, Kang RW, Chen AL, et al. Triad of cartilage restoration for unicompartmental arthritis treatment in young patients: meniscus allograft transplantation, cartilage repair and osteotomy. *J Knee Surg.* 2009;22(2):137–141.

退行性膝关节炎的关节镜治疗

关节镜治疗膝关节骨关节炎（OA）仍存在显著争议。本章将回顾单用关节镜治疗膝关节骨关节炎和联合其他关节镜手术治疗膝关节骨关节炎的适应证。

历史回顾

Burman 等[1] 在 1934 年第一次报道用关节镜下清理术治疗膝关节 OA。作者回顾了最早的 30 例病例，使用膝关节镜诊断"可能的半月板损伤，膝关节关节炎或可疑肿瘤[1-3]"。在关节炎病例组，他们发现"关节镜手术后，关节有显著的令人惊喜的改善"。作者指出"关节镜检查只有微小的风险，但在某些病例中实际上已经有了有益的治疗效果，原因可能是由于关节镜手术中必须，彻底冲洗和扩张"。1941 年[1]，Magnuson 引入"关节清理术"的术语来描述膝关节的一种手术，该手术中"为了减轻 OA 的症状，所有能探查到的滑膜、骨赘、病变的软骨和正常软组织都被清除"。这被作为开放性手术执行，他报道 62 例患者中 60 例出现"症状完全康复"[4]。

在第二次世界大战后，关节镜被冷落，在大部分病例中，都做了 Magnuson 的开放手术，包括完全滑膜切除术、骨赘切除术、前后交叉韧带切除（如有撕裂）以及髌骨切除术，报道 66% 的患者有症状改善。这种手术由 Haggart[5] 在 1947 年和 Isserlin[6] 在 1950 年报道后，被广泛接受作为膝关节炎的首选治疗方法。直至 20 世纪 70 年代初关节镜手术复苏前，这些开放的清理手术一直都是膝关节炎的首选治疗。

软骨修复

1743 年，William Hunter[7] 指出，"从希波克拉底时代到今天，人们普遍认为软骨溃烂是一件麻烦的事情，而且一旦破坏就不能修复"。1849 年，Leidy[8] 印证了这一原则，"软骨碎片的断裂从不会愈合，并且关节软骨缺乏再生能力，断裂缺口延伸到关节，充满坚韧的纤维组织[9]"。

1851 年，Redfern[10] 描述了人为造成狗的关节软骨创伤后的组织学变化，并指出这种创伤"通过纤维组织向内生长而获得良好愈合"，他认为这愈合是由关节软骨细胞的细胞间质产生的。然而，Mankin 在 1952 年指出，浅表的软骨撕裂伤"如果是小的病变，既不会治愈也不会发展成更严重的病变"。因此，在多个动物研究的基础上，这些浅表裂伤，通常进展有限并不会导致有临床症状的骨性关节炎[11]。他进一步指出，深部裂伤可能在受伤多年后依然清晰可见[12-14]。当软骨下骨因此而破坏，骨间血管释放骨基质生长因子，导致纤维蛋白凝块形成。炎症介导新的细胞进入软骨缺损，这些细胞增殖并开始基质修复[15]。关节软骨基质具有特别的生化特性。它是一个超度含水的组织，估计水含量范围高达 80%。它包含 I 型胶原蛋白，包含 2 个 α1 链和 1 个 α2 链。软骨胶原包含 3 个 α1（II型）链。此外，II 型胶原的 α1（II型）链与那些 I 型胶原的结构不同。当纤维组织再生试图形成正常透明软骨时[11-14, 16-22]，就形成了这些 I 型胶原。此外，成熟的修复组织具有相当低的蛋白聚糖浓度，而且蛋白聚糖和在关节软骨中发现的大型复杂分子并不相似。因此这些修复细胞并不能产生正常关节软骨的特有的具有独特成分、结构、生化特性的组织[15, 18, 23]。损伤后或在 OA 的进展过程中，有些软骨细胞既不增殖，也不通过基质迁移进入组织损伤部位。进行修复的组织基质，通常是由主要含有 I 型胶原的未分化细胞产生，因此不能恢复正常的关节软骨属性。这些修复细胞不能产生在类似关节软骨内的形成坚强紧密结构的分子，它们产生其他类型的分子，这种分子可以干扰软骨基质的聚集。这种异常的基质具有不同的成分和结构，因此，使形成组织的材料性质变差[24-26]。这些改变损害了软骨在高应力机械环境中的存活和功能，并可能导致进一步的软骨退变和OA。胶原交联的破坏导致软骨失去其固有的抗拉刚度、强度和抗剪刚度，而这种蛋白聚糖的减少和含水量的增加，损害了其抗压强度和渗透性能[27-29]。

多种治疗方法已被尝试来刺激修复或改善膝关节的关节面。在关节镜下，这些治疗方法包括骨髓刺激手术、清理和削除纤维软骨，以及关节腔冲洗。其他关节镜下生物制剂治疗关节软骨包括自体或同种异体骨软骨移植，其他作者将对此进行说明。

骨髓刺激技术

1959年，Pridie首先提出钻透硬化骨可刺激修复性软骨形成的概念（图67.1）。62例患者中有74%认为手术很成功，并表示他们将"在类似的情况下进行同样的手术[30]"。为了再次确认Pridie的结果，Akeson手术切除犬股骨头的关节软骨并行软骨下骨钻孔。他指出在1年的恢复时间后，"过度负荷破坏初始的修复组织，或阻止修复组织的形成"。该结果还表明，在术后1年，修复软骨中的蛋白聚糖的浓度低于正常软骨的一半[31]。Mitchell和Shepard发现，在兔膝关节软骨下骨行多个小钻孔，可刺激关节面的大面积修复。他们发现修复组织从钻孔中生长，并遍布于暴露的骨面。然而，透明软骨外观的大面积修复组织，在1年内开始纤维化并恶化。这些实验率先表明，软骨下骨钻孔或磨削可以刺激纤维软骨组织修复大面积的关节面，但是恢复的修复组织中缺乏以前发表的研究中发现的在正常透明软骨中发现的蛋白多糖浓聚[32, 33]。

1981年，Johnson在4级病损的硬化软骨上使用电动工具磨削关节成形。此方法本质上是Pridie手术方法的扩展，只是在关节磨削成形中，削除软骨下骨表面层，大约1~3 mm厚，以暴露骨内血管（图67.2）。理论上，产生的出血性渗出物形成纤维蛋白凝块，在硬化骨上面生成纤维修复组织（图67.3）。在一些患者中，这种纤维软骨组织持续长达4年。但在Johnson的研究组中，8个活检标本中只有1个在关节镜下复查和活检时显示具有透明软骨的典型的Ⅱ型胶原，其他标本都是Ⅰ型和Ⅲ型胶原。在我们的医疗机构的一组行关节磨削成形的患者中，通过5年随访检查，15例已经转换为全膝关节置换（TKA），并在行TKA时进行活检。所有患者的活检标本中有纤维软骨和Ⅰ型胶原（图67.4）。我们的一组126例的患者中，使用关节磨削成形或单独关节镜下清理来治疗单髁膝关节病，在5年的随访检查时，51%关节磨削成形的患者有良好的结果，66%单独关节镜下清理的患者有良好的结果。然而，所有这些患者术前内侧关节间隙完全消

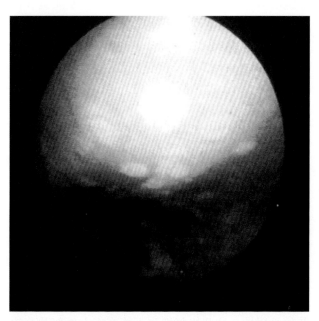

图67.1 患者行Pridie手术后的图像显示，在股骨内侧髁钻孔中有纤维软骨形成。

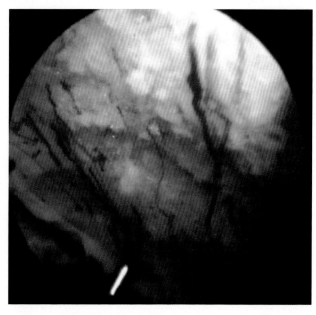

图67.2 磨削成形术显示骨出血。

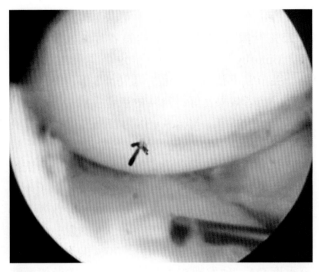

图 67.3 患者磨削成形术后 4 年的关节镜下影像显示纤维软骨表面再覆盖。

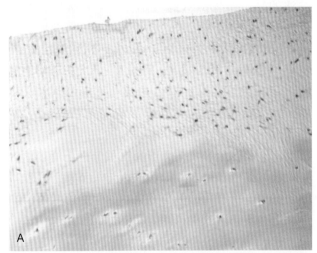

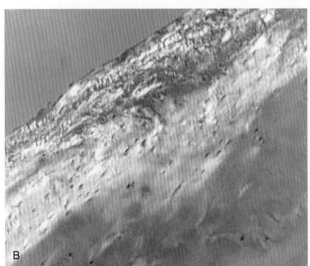

图 67.4 电子显微镜下再生纤维软骨的图像（A）与同一切面的偏振光下图像（B）显示，与下方的透明软骨细胞相比，纤维软骨表面相对紊乱（致谢 Dr. Steven Arnoczky, Laboratory for Comparative Orthopedic Research, Michigan State University, East Lansing, MI）。

失。我们的研究组的结果与年龄、是否存在既往手术史、体重、单髁病变的程度、存在或不存在术后关节间隙增宽，以及残留的内翻或外翻畸形程度无关 [35]。Coventry 和 Bowman[36] 注意到上段胫骨外翻截骨后，几例患者在载荷减轻的内侧间室中出现透明性软骨生成（图 67.5）。在上段胫骨截骨后 12~18 个月，Fujisawa 等在关节镜下证实这一发现 [37]，这说明修复软骨的再生可继发于单独骨载荷减轻而无须额外手术。

微骨折

Blevens 等 [38] 介绍了一种"微骨折"技术，他们在关节镜下使用关节镜锥子，打了多个孔直到软骨下骨。他们报道了 1985—1990 年的 266 例患者，使用一个类似 Outerbridge 分类的评分系统，随访 3.7 年 [39, 40]。微骨折技术的适应证是：在膝关节负重面，全层的、边界清楚的软骨缺损，伴有软骨下骨暴露（即 4 级损伤）。软骨表面清理之后，使用锥子在软骨下骨凿 3~4 mm 深的孔，并且孔的距离大约 4~5 mm（图 67.6）。当凿孔完成后，应当看到血液从微骨折孔洞中流出。术后康复计划是治疗过软骨缺损的患者在无高负荷应力下运动。80 例患者进行了二次关节镜检查。"多数"软骨缺损，软骨

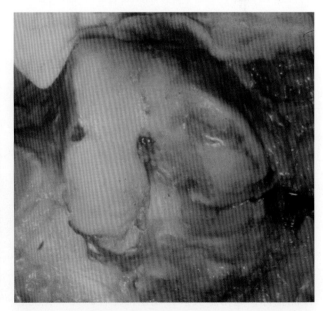

图 67.5 患者行胫骨上端外翻截骨术后显示股骨内侧髁纤维软骨形成的照片（致谢 Dr. Mark Coventry, Dept. of Orthopedics, Mayo Clinic, Rochester, MN）。

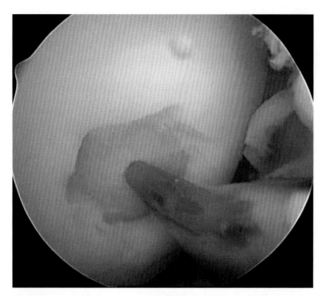

图 67.6　使用锥子开始行股骨髁微骨折术的术中照片。

下骨覆盖着"不同质量"的软骨，并且用术语"透明状"来描述这种纤维软骨表面。没有任何证据表明，第二次关节镜检查存在透明软骨。作者们确信，在这些表面看到的唯一再生组织类型是纤维软骨修复组织。此外，作者们还认为"这些假定的纤维软骨修复组织的生化成分和耐用性还不能确定"。显然没有证据证明透明软骨是由骨髓刺激再生的。

关节镜下清理术

1981 年，Sprague 最初报道了关节镜下清理术作为 OA 的治疗选择。他在关节镜下清理了 330 例诊断为"在膝关节的两个或更多间室存在退行性关节炎"的患膝。施行半月板切除术、所有表面软骨成形术、游离体和"碎片"清除。术后 1 年随访时，74% 的患者表示"膝关节比手术前改善且功能更好"。然而，临床上或影像学上关节炎的程度与成功率并不相关[41]。在 20 世纪 80 年代早期到中期，一些学者的报道，随访长达 11 年，发现关节镜下清理术的疗效与患者年龄、影像学或关节镜下关节炎的程度无关[42, 43]。20 世纪 90 年代早期，通过 8 年随访，Gross[44] 和 Ogilvie-Harris[45] 认为，OA 的严重程度是关节镜清理术成功的最佳预测指标，通常膝关节力线正常伴轻微关节炎的患者预后最好。然而，尚不明确刨削损伤的关节软骨肯定能缓解疼痛。O'Donoghue[46] 报道，兔膝关节软骨成形术没有刺激软骨修复，也没有导致关节恶化。Bentley[47, 48] 报道，在关节切开术中行软骨成形

术会产生不可预知的结果，1 年以上的随访中，只有 25% 行髌骨软骨成形术的患者疗效满意。1990 年，Timoney 回顾性分析了 109 例退行性膝关节炎行关节镜下清理的患者，随访 4.2 年，发现只有 45% 的患者效果良好，21% 的患者症状加重随后行 TKA[49]。1996 年，Moseley 作为首先提出膝关节炎关节镜下清理不优于安慰剂的作者之一，他将 10 例膝关节炎患者随机分为安慰剂组、关节镜灌洗组和关节镜下清理组。6 个月随访后发现，除了 1 例安慰剂患者，其他患者 6 个月时疼痛评分改善，并对他们的手术满意[50]。2002 年在 VA 医院，他以更大的患者群组重复了这项研究。70% 的患者有中度至重度 OA。他发现在关节镜下清理、关节镜灌洗和膝关节安慰手术 3 组之间，没有显著差异。值得关注的是，那些 MRI 检查阳性、半月板撕裂的患者排除在他的研究之外。他得出结论：关节镜对膝关节炎没有明显作用[51]。Steadman 等[52] 最近报道，使用 WOMAC 和 Lysholm 评分系统，关节炎关节镜下清理术 2 年时有 71% 的成功率。Wai 等[53] 和 Hawker 等[54] 报道，关节镜下清理术后高达 9.2% 的患者 1 年后行 TKA，18.4% 的患者 3 年后行 TKA，表明部分患者的关节炎在关节镜下清理术后有短暂性的改善。多位作者认为，关节镜下清理和刨削有助于缓解膝关节炎的症状，但目前尚不清楚为什么这些患者改善，同样不清楚为什么他们保持改善能长达术后 5 年[33, 34, 45, 47, 48, 55-60]。

力线和关节镜下清理术

1985 年，Salisbury 等首次报道了术前成角畸形与膝关节镜清理结果的相关性。有内翻畸形的患者中，32% 的患者在 1 年内症状有所改善。术前规定正常的膝关节力线是胫股外翻力线的 1°~7°[61]。Harwin 等[47] 和 Baumgartner 等[62] 认为，异常的内翻或外翻成角，是预测关节镜清理术后失败的具有明显统计学意义的一个指标。Ogilvie-Harris 和 Fitsialos 也报道了类似的结果[45]。那些有内翻或明显外翻畸形的伴内侧或外侧间隙病变的患者，分别比那些术后力线正常或力线轻微外翻的患者效果更差。

关节镜检查、影像学和退行性关节炎

1987 年，Lysholm 报道了在 X 线和关节镜检

查下的退行性关节病两者之间的关联性。关节镜下软骨损伤根据 Outerbridge[39] 分级，影像学评估根据 Ahlback 分类[63]。在一组患者中，胫骨和股骨都有 Outerbridge 2 级改变，伴间隙狭窄，与 X 线片 Ahlback 1 级改变一致。在第二组患者中，有 Outerbridge 3 级和 4 级改变，关节间隙完全性闭塞，与 Ahlback 2 级改变一致。关节镜下评估发现，在内侧间室有 Outerbridge 2 级和 3 级改变以及 X 线片 Ahlback 2 级和 3 级改变的患者中，外侧间室的累及更常见[64]。

关节镜检查和灌洗

1978 年，Bird 和 Ring 报道了 14 例行膝关节镜灌洗手术的患者。13 例（93%）患者 1 周后症状改善。但是 4 周后，只有 7 例（50%）患者有轻度至中度的改善[65]。1988 年，Jackson 报道了超过 207 例"内侧或外侧间室胫股关节炎"患者，与行灌洗与关节镜清理对比，并做了 2 年随访。作者发现软骨和半月板组织清理术能获得"68% 的改善"。单独灌洗只能获得 45% 的症状改善[66]。1991 年，Livesley 将 37 例膝关节炎的患者行关节镜灌洗和物理治疗，与对照组 24 例单独行物理治疗的患者对比。那些通过关节灌洗治疗的患者较对照组有更大程度的改善，并且改善持续时间更长。物理治疗组最初体验有改善，但在研究结束时，他们已经回到治疗前的状态[55]。1992 年，Ike 将标准保守治疗（非甾体类抗炎药、类固醇注射、物理治疗和镇痛药）处理的患者与那些在诊所使用局麻、接受潮式关节灌洗的患者对比。1 L 生理盐水在分多次注射到关节内并吸出，然后患者回到家中。在这项 12 周的前瞻性研究结束时，潮式灌洗组中 62% 的患者和用药治疗组中 36% 的患者在功能和症状上获得改善[67]。1993 年，Chang 报道了两组患者，一组接受关节镜手术及清理，另一组接受针刺关节灌洗。1 年后，发现 44% 接受关节镜手术的患者有改善，58% 接受关节灌洗的患者有改善。与闭合针刺灌洗对比，有内侧或外侧半月板撕裂的患者，关节镜手术后有更多改善的可能性。27 例中只有 2 例的结果评估显示，关节镜检查与灌洗组之间有统计学显著差异。作者的结论是，除非存在半月板撕裂，通过关节镜手术去除异常的软组织，通常不能比单纯关节灌洗更能够改善疼痛以及与非终末期关节炎有关的膝关节功能障碍[68]。对于关节镜灌洗后的

症状缓解，已经假定了多种解释，例如去除软骨碎片、结晶和炎症因子。炎症暂时改善的迹象可支持灌洗去除炎症因子的假说，尽管目前还没有明确的和客观的知道这些炎症因子是什么[69-72]。

结论

对于年轻和年老的退行性膝关节炎患者，希望改善症状但又不想冒 TKA 病残的风险，关节镜清理已被认为是一项有价值的手术。关节镜清理的有效率在 50%~67%，取决于多种因素，包括患者年龄、关节炎的程度、活动度和随访程度。关节镜灌洗的有效率在 45%~51%，有效的持续时间并不像关节镜清理那么长。此外，至少 2 项研究比较了单独行关节镜清理与磨削关节成形联合关节镜清理，结果十分明显，磨削关节成形和 Pridie 手术在治疗膝关节退行性关节炎时，没有比单纯清理更有好处[35, 59]。关节镜检查联合胫骨上端截骨与单纯行胫骨上端截骨相比，似乎没有任何优势，结果是相似的。此外，胫骨上端截骨联合磨削关节成形，与单独行胫骨上端截骨的一系列类似的患者，效果是相同的[73]。因此，关节镜手术联合胫骨上端截骨的价值似乎是有限的。此外，Fujisawa 等[37] 和 Keene 等[74] 提到，在决定是否行胫骨上端截骨中，关节镜的预测价值是很小的。他们总结说，从预测上来讲，胫骨截骨前关节镜评估与截骨术后的临床疗效比较没有相关性。

从 2002 年 Moseley[51] 的研究发表后，医疗保险和医疗补助服务中心已不允许医保患者进行关节镜清理术。这是由于 Moseley 的结论为：对于老年关节炎的患者，关节镜清理术的有效率并不比其他"假"手术高。2008 年，当 Kirkley 等[75] 发表一项类似的研究时，再次确认了该观点。在这个 2 年的患者组中，他们将有 2~4 级改变行关节镜灌洗的 86 例患者，与一部分行物理治疗、非甾体类抗炎药的类固醇注射和透明质酸治疗的患者对比。他们排除了有半月板损伤或机械症状的患者，并使用 WOMAC 和 SF-36 评分系统，得出以下结论：关节镜清理术对膝关节炎并没有作用。最近，Bin 报道了平均 63 岁，有 4 级内侧间室关节炎的 68 例患者。在该组中，使用 VAS 和 Lysholm 评分系统，90% 的患者术后有改善，然而 5% 的患者在术后 4 年后需要行 TKA，25% 的患者平均 6.3 年后需要进一步手术[76]。

第 5 篇　膝关节

关节镜清理术后与改善相关的 3 个临床影响因素是：术前内侧关节线压痛和表明内侧半月板撕裂的 Steinman 试验阳性，以及关节镜检查时见到不稳定的半月板组织[77]。已被报道的关节镜清理术后改善结果的影响因素有：由游离体导致的术前机械症状，移位的关节软骨损伤和半月板撕裂[78]。与此相反，大多数已发表的文章中关于关节镜清理术后不良结果的影响因素是：显著的力线不良、活动范围受限、既往手术史、严重的 OA[79]。2008 年 12 月 6 日出版的被美国骨科医师学会（AAOS）理事会采用的标题为"膝关节炎的治疗"的指南[80]，认为对有机械症状的关节炎关节，包括交锁、卡压、打软腿，关节镜下去除游离体、软骨瓣和（或）不稳定的半月板组织，行关节镜清理，能够改善症状，具有明确的适应证。

总而言之，当患者表明有机械异常的术前症状时，关节镜对膝关节退行性关节炎的治疗是有用的。它具有极低的病残率。然而，基于该系列文献的回顾发现，关节镜清理术与胫骨上端截骨或骨髓刺激手术相比，价值最小。

参考文献

[1] Burman MS, Finkelstein H, Mayer L. Arthroscopy of the knee joint. *J Bone Joint Surg*. 1934;16:255–261.

[2] Burman MS. Arthroscopy for the direct visualization of joints. An experimental cadaver study. *J Bone Joint Surg*. 1931; 13:669–673.

[3] Finkelstein H, Mayer L. The arthroscope, a new method of examining joints. *J Bone Joint Surg*. 1931;13:583–589.

[4] Maguson PB. Joint debridement: surgical treatment of degenerative arthritis. *Surg Gynecol Obstet*. 1941;73:1–7.

[5] Haggart GE. Surgical treatment of degenerative arthritis of the knee joint. *J Bone Joint Surg Br*. 1947;22:717–723.

[6] Isserlin LB. Joint debridement for osteoarthritis of the knee. *J Bone Joint Surg Br*. 1950;32:302–309.

[7] Hunter W. On the structure and diseases of articulating cartilage. *Philos Trans R Soc Lond B Biol Sci*. 1743;9:267–273.

[8] Leidy J. On the intimate structure and history of articular cartilage. *Am J Med Sci*. 1849;17:277–282.

[9] Jackson RW. The role of arthroscopy in the management of the arthritic knee. *Clin Orthop*. 1974;101:28–36.

[10] Redfern P. On the healing of wounds and articular cartilage. *Monthly J Med Sci*. 1851;13:201–207.

[11] Mankin HJ. Localization of tritiated thymidine in articular cartilage of rabbits: II. Repair in immature cartilage. *J Bone Joint Surg Am*. 1962;33:638–649.

[12] Mankin HJ. Reaction of articular cartilage to injury and osteoarthritis: Part I. *N Engl J Med*. 1974;291:1285–1297.

[13] Mankin HJ. Reaction of articular cartilage to injury and osteoarthritis: part II. *N Engl J Med*. 1974;291:1335–1344.

[14] Mankin HJ. Response of articular cartilage to mechanical injury. *J Bone Joint Surg Am*. 1982;64:460–472.

[15] Buckwalter JA, Rosenberg LC, Hunziker EB. Articular cartilage: composition, structure, response to injury and methods of facilitating repair. In: Ewing JW, ed. *Articular Cartilage and Knee Joint Function: Basic Science in Arthroscopy*. New York, NY: Raven Press; 1990:19.

[16] Buckwalter JA. Articular cartilage. *Instruct Course Lect*. 1983; 32:349–357.

[17] Buckwalter JA. Cartilage. In: Dulvecco R, ed. *Encyclopedia of Human Biology*. Vol 2. San Diego, CA: Academic Press; 1991:201.

[18] Buckwalter JA, Cruess R. Healing of musculoskeletal tissues.
In: Rockwood CA, Green DP, Bucholz RW, eds. *Fractures in Adults*. 3rd ed. Philadelphia, PA: JB Lippincott; 1991:181.

[19] Buckwalter JA, Woo SL. Articular cartilage: composition and structure. In: Woo SL, Buckwalter JA, eds. *Injury and Repair of the Musculoskeletal Soft Tissues*. Park Ridge, IL: American Academy of Orthopaedic Surgeons; 1988:405.

[20] Buckwalter JA, Woo SL. Articular cartilage: injury and repair. In: Woo LS, Buckwalter JA, eds. *Injury and Repair of the Musculoskeletal Soft Tissues*. Park Ridge, IL: American Academy of Orthopaedic Surgeons; 1988:465.

[21] Muir H, Bullough P, Marodas A. The distribution of collagen in human articular cartilage with some of its physiologic implications. *J Bone Joint Surg Br*. 1970;52:554–562.

[22] Poole CA, Flint MH, Bearumont BW. Morphological and functional interrelationships of articular cartilage matrices. *J Anat*. 1984;138:113–119.

[23] Mow VC, Rosenwasser MP. Articular cartilage: biomechanics. In: Woo SL, Buckwalter JA, eds. *Injury and Repair of the Musculoskeletal Soft Tissues*, Park Ridge, IL: American Academy of Orthopaedic Surgeons; 1988:427.

[24] Donohue JM, Buss D, Oeyema TR, et al. The effects of indirect blunt trauma on adult canine articular cartilage. *J Bone Joint Surg Am*. 1983;65:948–956.

[25] Radin EL, Martin RB, Burr DB, et al. Effects of mechanical loading on the tissue of the rabbit knee. *J Orthop Res*. 1984; 2:221–227.

[26] Repo RU, Finlay JV. Survival of articular cartilage after controlled impact. *J Bone Joint Surg Am*. 1977;59:1068–1074.

[27] Armstrong CG, Mow VC. Variations in the intrinsic mechanical properties of human articular cartilage with age: degeneration of water content. *J Bone Joint Surg Am*. 1982;64:88–96.

[28] Mansour JM, Mow VC. The permeability of articular cartilage under compressive strain and high pressures. *J Bone Joint Surg Am*. 1976;58:509–517.

[29] Woo SL-Y, Mow VC, Lai WM. Biomechanical properties for articular cartilage. In: Skalik R, Chein S, eds. *Handbook of Bioengineering*. New York, NY: McGraw-Hill; 1987:41.

[30] Pridie AH. The method of resurfacing osteoarthritic knee joints. *J Bone Joint Surg Br*. 1959;41:618–623.

[31] Akeson WH. Experiment cup arthroplasty of the canine hip.

J Bone Joint Surg Am. 1969;51:149–156.

[32] Mitchell N, Shepard N. Resurfacing of adult rabbit articular cartilage by multiple perforations of the subchondral bone. *J Bone Joint Surg Am.* 1976;58:230–239.

[33] Mitchell N, Shepard N. Effects of patellar shaving in the rabbit. *J Orthop Res.* 1987;5:388–396.

[34] Johnson LO. Arthroscopic abrasion arthroplasty. Historical and pathological perspective: present status. *Arthroscopy.* 1986; 2:54–63.

[35] Bert JM, Maschka K. The arthroscopic treatment of unicompartmental gonarthrosis: a five-year follow-up study of abrasion arthroplasty plus arthroscopic debridement and arthroscopic debridement alone. *Arthroscopy.* 1989;5:25–34.

[36] Coventry MB, Bowman PW. Long-term results of upper tibial osteotomy for degenerative arthritis of the knee. *Acta Orthop Belg.* 1982;48:139–156.

[37] Fujisawa Y, Masuhara K, Shiomi S. The effect of high tibial osteotomy in osteoarthritis of the knee: an arthroscopic study in 54 knee joints. *Orthop Clin North Am.* 1979;10:585–591.

[38] Blevens FT, Steadman R, Rodrigo J. Treatment of articular cartilage defects in athletes: an analysis of functional outcome and lesion appearance. *J Orthop.* 1998;21(7):761–767.

[39] Outerbridge RE. The etilology of chondromalacia of patellae. *J Bone Joint Surg Br.* 1961;43:752–760.

[40] Rodrigo J, Stedman JR, Silliman JE, et al. Improvement of full thickness chondral defect healing in the human knee after debridement and microfracture using continuous passive motion. *Am J Knee Surg.* 1994;4:109–116.

[41] Sprague NF III. Arthroscopic debridement for degenerative knee joint disease. *Clin Orthop.* 1981;160:118–125.

[42] Jackson RW, Silver R, Marans R. The arthroscopic treatment of degenerative joint disease. *J Arthrosc.* 1986;2:11–19.

[43] Shahriaree H, O'Connor RF, Nottage W. Seven years follow-up arthroscopic debridement of degenerative knee. *Filed View.* 1982;1:1–7.

[44] Gross DE. The arthroscopic treatment of degenerative joint disease in the knee. *J Orthop.* 1991;14:1317–1326.

[45] Ogilvie-Harris DJ, Fitsialos DP. Arthroscopic management of the degenerative knee. *Arthroscopy.* 1991;7:151–159.

[46] O'Donoghue DH. Treatment of chondral damage to the patella. *Am J Sports Med.* 1981;9:12–21.

[47] Bentley G. The surgical treatment of chondromalacia of the patellae. *J Bone Joint Surg Br.* 1978;60:74.

[48] Bentley G. The surgical treatment of chondromalacia of the patellae. *J Bone Joint Surg Am.* 1980;52:221–229.

[49] Timoney JM, Kneisl JS, Barrack RL, et al. Arthroscopy in the osteoarthritic knee. *Orthop Rev.* 1990;19(4):371–379.

[50] Moseley B. Arthroscopic treatment of osteoarthritis of the knee: a prospective randomized placebo controlled trial. *Am J Sports Med.* 1996;24(1):28–36.

[51] Moseley B, O'Malley K, Petersen N, et al. A controlled trial of arthroscopic surgery for osteoarthritis of the knee. *N Engl J Med.* 2002;347:81–88.

[52] Steadman R, Ramappa A, Maxwell B, et al. An arthroscopic treatment regimen for osteoarthritis of the knee. *Arthroscopy.* 2007;23(9):948–955.

[53] Wai E, Kreder J, Williams J. Arthroscopic debridement of the knee for osteoarthritis in patients fifty years of age or older:

utilization and outcomes in the Province of Ontario. *J Bone Joint Surg Am.* 2002;84:17–22.

[54] Hawker G, Guan J, Judge A, et al. Knee arthroscopy in England and Ontario: patterns of use, changes over time and relationship to total knee replacement. *J Bone Joint Surg Am.* 2008;90:2337–2345.

[55] Livesley PJ, Doherty M, Needoff M, et al. Arthroscopic lavage of osteoarthritic knees. *J Bone Joint Surg Br.* 1991;73: 922–926.

[56] Harwin SF, Stein A, Stern R, et al. Arthroscopic debridement of the osteoarthritic knee: a step toward patient selection. *Arthroscopy.* 1991;1:7–15.

[57] Harwin S. Arthroscopic debridement for osteoarthritis of the knee: predictors of patient satisfaction. *Arthroscopy.* 1999; 15:142–146.

[58] McGinley B, Cushner F, Scott W. Debridement arthroscopy. 10 year follow-up. *Clin Orthop Relat Res.* 1999;367:190–194.

[59] Rand JA. Role of arthroscopy in osteoarthritis of the knee. *Arthroscopy.* 1991;7:358–363.

[60] Yang S, Nisonson B. Arthroscopic surgery of the knee in the geriatric patient. *Clin Orthop Relat Res.* 1995;316:50–58.

[61] Salisbury RB, Nottage WM, Gardner D. The effect of alignment on results in arthroscopic debridement of the degenerative knee. *Clin Orthop.* 1985;198:268–275.

[62] Baumgartner M, Cannon W, Vittori J, et al. Arthroscopic debridement of the arthritic knee. *Clin Orthop Relat Res.* 1990; 253:197–202.

[63] Ahlback S. Osteoarthrosis of the knee. A radiographic investigation (thesis). Stockholm, Swedan: Karolinska Institute; 1968:11–15.

[64] Lysholm J, Hamberg P, Gilquist J. The correlation between osteoarthritis as seen on radiographs and arthroscopy. *Arthroscopy.* 1987;3:161–169.

[65] Bird HA, Ring EF. Therapeutic value of arthroscopy. *Ann Rheum Dis.* 1978;37:78–83.

[66] Jackson RW, Marans HJ, Silver RS. The arthroscopic treatment of degenerative arthritis of the knee. *J Bone Joint Am.* 1988; 33:42–51.

[67] Ike RW, Arnold WJ, Rothschild EW, et al. Tidal Irrigation versus conservative medical management in patients with osteoarthritis of the knee: a prospective randomized study. *J Rheumatol.* 1992;19(5):772–781.

[68] Chang RW. A randomized controlled trial of arthroscopic surgery vs. closed-needle joint lavage for patients with osteoarthritis of the knee. *Arthritis Rheum.* 1993;36:289–295.

[69] Byers PH. Complement as a mediator of inflammation in acute gouty arthritis. *J Ala Clin Med.* 1973;81:761–768.

[70] Dieppe PT, Muskinson BC, Willoughby DA. The inflammatory component of osteoarthritis. In: Nuki ED, ed. *An Etiopathogenesis of Osteoarthritis.* London, UK: Pitman Medical; 1980:117.

[71] Goldenberg DL, Egan MS, Cohen AS. Inflammatory synovitis in degenerative joint disease. *J Rheumatol.* 1982;9: 205–214.

[72] Halverson PB, McCarty DJ. Identification of hydroxyapatite crystals in synovial fluid. *Arthritis Rheum.* 1979;22:389–395.

[73] Fanelli GC, Rogers VP. High tibial valgus osteotomy combined with arthroscopic abrasion arthroplasty. *Contemp*

Orthop. 1989;19:547–556.

[74] Keene J, Dyravy J. High tibial osteotomy in the treatment of osteoarthritis of the knee: the role of preoperative arthroscopy. *J Bone Joint Surg Am*. 1983;65:36–44.

[75] Kirkley A, Birmingham T, Litchfield R. A randomized trial of arthroscopic surgery for osteoarthritis of the knee. *N Engl J Med*. 2008;359:1097–1107.

[76] Bin S, Lee S, Kim C, et al. Results of arthroscopic medial meniscectomy in patients with grade IV osteoarthritis of the medial compartment. *Arthroscopy*. 2008;24(3):264–268.

[77] Dervin G, Stiell I, Rody K, et al. Effect of arthroscopic debridement for osteoarthritis of the knee on health related quality of life. *J Bone Joint Surg*. 2008;85A(1):10–17.

[78] Fond J, Rodin R, Ahmad S, et al. Arthroscopic debridement for the treatment of osteoarthritis of the knee: 2 and 5 year results. *Arthroscopy*. 2002;18(8):829–834.

[79] Hunt S, Jazrawi L, Sherman O. Arthroscopic management of osteoarthritis of the knee. *J Am Acad Orthop Surg*. 2002; 10:356–363.

[80] Richmond J, Hunter D, Irrgang J, et al. AAOS Clinical Practice Guideline Summary: Treatment of Osteoarthritis of the Knee (Nonarthroplasty). *J Am Acad Orthop Surg*. 2009; 17:591–600.

第 68 章

Christian Sybrowsky, Annunziato Amendola

弥漫性膝关节炎的综合治疗：截骨矫正和假体表面重建

渐进性或过早发生骨关节炎的活跃患者的治疗对于医生来说，仍然是临床挑战。因为很多患者到了老年也会继续参加一些费力并且要求严格的运动，所以反复或创伤性软骨损伤的概率同样会增加。结果，越来越多的膝关节活动受限的患者，对于使膝关节保持尽可能大的活动抱有强烈的意愿。目前对于骨关节炎的治疗，范围可以从简单的运动治疗、药物治疗到更进一步的诸如全膝关节置换（TKA）这一类的手术方法。虽然 TKA 一直都是一个成功的治疗老年患者骨关节炎的手术，但是许多由于天生的生理因素导致骨关节炎病的年轻患者，因为术后的活动限制和手术相关风险告知的考虑，会犹豫是否接受这项手术方案。

临床评估

关节炎的评估和治疗应包括综合评价，包括多种临床性和患者特异性的因素。病史、年龄、体重指数、目前的功能级别，以及患者期望值和目标，都必须在治疗时考虑到。外伤、手术史和影像学的表现也将指导治疗方案，比如慢性软骨缺损的位置、大小，以及退行性骨关节病的程度，这些因素可以排除一些治疗方案。如果骨疾病发展到需要制订一个比如胫骨高位截骨术（HTO）这样的方案，弥漫性病变就是禁忌证，同时骨的质量也必须加以考虑，因为对于骨质疏松的患者，想要稳定地固定骨头有较大的风险，当然还要考虑到其他影响骨密度和质量的疾病。同时也必须考虑到其他可能引起失败的风险因素，包括吸烟、皮质类固醇激素依赖性疾病、慢性疾病、免疫抑制剂等。

非手术治疗

保守治疗膝关节骨性关节炎的方法包括多种模式和药物治疗。在考虑手术干预之前，许多患者会先被进行保守治疗作为减缓疾病进程的手段。通常情况下，考虑到最大化的效益会使用多种模式治疗。这些治疗方法是可缓解症状以及改变膝关节环境来试图限制病程的发展。保守治疗方案可能包括非甾体类抗炎药（NSAIDs）、环加氧酶-2（COX-2）抑制剂、类固醇注射、透明质酸、护具等矫形器，理疗及其他运动疗法，还有减肥。

减肥

两项随机对照试验表明，即使只是适度减少体重（总体重下降 5%~10%），也可以同时改善膝关节炎患者的疼痛和活动功能[1, 2]。虽然这些研究没有具体从生理上评估这些"年轻的"活跃患者，但是他们支持把膳食减肥这个理念作为治疗这个疾病的重要一环。最近，美国医师协会（AAOS）发布了一项治疗膝骨关节炎疾病的临床实践指南，强烈推荐（A 级）对于体重指数 >25 kg/m^2 的患者，应鼓励其减去至少 5% 的体重[3]。

物理疗法和运动疗法

一些随机试验显示，定期、低强度的有氧运动可以作为一种有效的方式来减少膝关节炎的疼痛和活动障碍[4, 5]。有针对性的物理治疗和以家庭经济情况为基础的运动疗法可以加强肌肉力量和柔韧性，也得到一些研究[6-8]的支持。然而运动疗法的效果，可能随着时间的推移而降低[9, 10]。该 AAOS 临床实践指南强烈建议（A 级）低强度的运动项目和有针对性的治疗建议[3]。

对乙酰氨基酚和 NSAIDs

因为相对的安全性和有效性，对乙酰氨基酚通常作为治疗关节炎的止痛处方。对乙酰氨基酚过量导致的肝毒性作用与剂量超过每天 4 000 mg 有关。

NSAIDs 也作为处方药被广泛用于治疗退行性关节病。NSAIDs 抑制了环氧合酶，环氧合酶会导致前列腺素合成减少。而前列腺素介导的炎症反应，在本类药物中起到抗炎作用。然而，一些前列腺素也会增加胃黏膜分泌和减少胃酸释放，NSAIDs 药物使用能够造成重大的胃肠毒性和出血的风险。一些研究表明，胃肠道毒性发生率占目前患者的 25% 以上，治疗胃肠道副作用的费用占关节炎护理的总成本的 30% 以上[11]。选择性 COX-2 抑制剂已经被开发并联合使用 NSAIDs 以降低胃肠道毒性和出血[12]。COX-2 抑制剂具有较少的 GI 副作用并能减少胃溃疡[13, 14]。局部的 NSAIDs 也已用于在一些患者中，以避免全身毒性，但这些可能与口服 NSAIDs 的效果相比，只有几个星期的有效时间，并可能有包括皮疹、烧伤和瘙痒[15]的副作用。一些 NSAIDs 可以刺激胶原蛋白的合成，来帮助软组织愈合[16]。但是，NSAIDs 和 COX-2 抑制剂也已经显示减少骨向内生长并可能延迟骨裂的愈合[17]。该 AAOS 临床实践指南支持（B 级）在对症治疗骨关节炎[3]中使用这些药物。

护膝和矫形器

护膝和足矫形器通常被运用于那些希望保持一种积极的生活方式，并推迟手术治疗[18]的早期骨关节炎患者。适合用护膝的患者包括早期退行性疾病，特别是内侧间室骨关节炎，局灶性创伤后关节炎和半月板缺损导致的间室性疾病。护膝的设计可以从简单的氯丁橡胶套到定制的可拆卸护具，其最终目标是减少受影响的间室的机械负荷，从而减少痛觉和增加肢体功能。可拆卸式护具和传统护具不同是因为添加了一个内部的外翻角度（内侧间室病变）或内翻角（外侧间室病变），它可以从理论上将负重轴偏向症状较轻的另一侧[19]。可拆卸式护具已被证明对被动纠正冠状面倾斜小于 10° 且没有过度韧带松弛的畸形有效。一些研究报道，通过定量减少冠状面受压的时间和间室的负重的 75% 以上[22]，患者疼痛症状可改善[20, 21]。通过稳定的护膝保护来降低膝部肌肉收缩也有助于缓解部分患者的疼痛[23]。

横向楔形矫形器（楔形鞋和横向楔形鞋垫）也被证明是有益于有症状的内侧间室的疾病[19]。患者很可能因为减少了外翻时间和内侧间室负荷[24]，从而缓解了疼痛，功能得到改善。然而，一项最近的

系统评价表明，从这些矫形器获得的效果是有限的[25]，而且 AAOS 临床实践指南不建议其使用[3]。

类固醇注射

关节内注射皮质类固醇通常是用于膝关节炎的消炎止痛。虽然有水溶性制剂，但是治疗骨关节炎最常用的制剂，仍然是一般不容易溶解并在注入的部位保留晶体的药效持久的制剂。甲泼尼龙和氟羟强的松龙（去炎松）是最常用的预备制剂[26]。副作用一般比较轻微，可包括注射后耀斑、面部潮红、皮肤或脂肪萎缩。一个最近的双盲随机对照试验表明，在试验干预下每次重复 3 个月至 2 年来比较氟羟强的松龙与生理盐水注射在膝关节后的效果。研究结果证明在类固醇注射组的患者，临床评分和运动范围都有提高，且没有关节狭窄的进展[27]。关节内注射皮质类固醇受近期 AAOS 临床实践支持（B级），可以作为骨关节炎的治疗指南[3]。

透明质酸

关节内黏弹性物质注射指的就是在膝关节内注射透明质酸（HA）。HA 具有黏性和弹性，是由滑膜产生并且是关节滑膜液体的主要组成部分，具有消炎、合成代谢、镇痛和软骨保护效果[28]。在最近的一项 meta 分析中比较 HA 注射与安慰剂的随机对照试验，HA 有疼痛显著改善和改善功能的效果，虽然效果与年龄和关节退变程度成反比[29]。有几种 HA 制剂可以使用，包括从禽类和细菌为原料制成的[28]。HA 的材料性质可以受分子量的影响，而且交联的分子可以增加平均分子量。Hylan G-F 20 是在美国唯一可注射的具有交联的透明质酸。在一项研究中表明，Hylan G-F 20 可以延迟全膝关节置换 2 年多的时间[30]。副作用包括过敏、皮肤过敏反应和红斑（伪败血症）[31]。该 AAOS 临床实践指南不再提出建议或反对其使用，因为已有明确结论[3]。

关节镜

关节镜在膝骨关节炎治疗中的作用仍有争议[18]。50% 或更多的接受关节镜手术的关节炎患者反映症状得到缓解[32]。然而，其他研究表明，仅 44% 的患者在 2 年的随访中一直保持降低的疼痛评分[33]，而且有高达 18% 的患者在 3 年内进行了 TKA 手术[34]。尽管有这些发现，关节镜清理术仍然是骨关

节炎患者常规的一个手术方案，但是因为在这些研究中患者人群的异质性，这些文献很难得到一个普遍的认可 [18]。

　　然而，几个最近的随机试验挑战了关节镜清理术在骨关节炎治疗中的地位。在一项比较了关节镜清洗、清创或姑息手术的随机对照试验中，Moseley 等 [32] 评估了 180 例接受关节镜治疗后平均 2 年的退伍男性骨关节炎患者。纵观 2 年的随访时间，在这 3 个对照组里，疼痛评分未发现统计学上的显著改变，作者由此得出结论：关节镜的效果在同样的患者群中不比安慰剂效果更好。随后在一个针对中度至重度的骨关节炎平民患者的研究中，Kirkley 等 [35] 随机对照比较了 188 例患者，其中有接受手术清创医疗 / 物理治疗或者接受隔离医学 / 物理治疗的 2 组患者。在 2 年后续随访中，Western Ontario 和 McMaster 大学的骨关节炎指数（WOMAC）和简表 36（SF-36）的得分未发现任何差异。作者的结论是关节镜清理术没有比最优化的药物 / 物理治疗更好。

　　然而这些随机研究在很大程度上排除了患者的大型半月板撕裂或机械症状，这表明了一些亚群的患者，特别是那些因半月板退变导致的机械症状，将受益于关节镜。例如，在 68 例关于 Outerbridge IV 级骨关节炎和内侧半月板撕裂的研究中，在清创后 52 个月，仍有高达 82% 的患者报告疼痛缓解，在关节镜 [36] 术后长达 75 个月的随访中，有 75% 的患者无须进一步手术。其他作者已经表明了晚期关节炎患者可能从这种通过侵略性地使用关节镜进行细胞溶解，以增加关节的体积，从而减少关节反作用力 [37] 的方法中受益。尽管有这些研究结果，但是其他研究已经证明了，很难预测哪些患者可能会受益于关节镜清理 [33, 38]。Dervin 等 [33] 评估了 126 例初次治疗失败的原发性骨关节炎患者。不稳定软骨瓣和半月板撕裂在适合关节镜的时间内得到处理。只有 44% 的患者在 2 年内维持下降的 WOMAC 分数。然而，对于术前存在内侧关节线压痛的患者，在处理半月板撕裂的同时进行关节清理，似乎预示着更好的结果。尽管这样，作者们的结论是，医生无法可靠地根据术前的临床表现预测哪些患者将受益于这项手术。

　　关节镜在生理上的年轻骨关节炎病患中的作用也不十分清楚。治疗膝关节炎的 AAOS 临床实践指南不建议对原发性的骨关节炎患者常规使用关节镜 [3]。然而，有推论表明这一建议并不适用于那些首诊是伴随关节炎发生的半月板撕裂、游离体，或其他的机械症状的病例。不针对这些具体的研究亚群，临床判断和适当选择患者对于手术的决策至关重要。有机械症状和一些较轻的疾病的年轻患者是最有可能从关节镜检查中受益的。但是，重要的是，要坦率地做一个术后预期的讨论，并且告诫患者任何手术的效果都可能是有限的。

截骨

　　HTO 和股骨远端截骨（DFO）被用于校正下肢力线不齐和减轻单侧间室膝关节病 [39, 40] 已有 50 年历史。下肢力线不齐已证明是骨关节炎病程进展的重要因素 [41]。Coventry [42] 最初定义 HTO 的适应证并建议最佳手术条件是处于相对活跃期、有稳定的膝盖结构、良好的活动范围、局部（髌）骨关节炎和年龄小于 65 岁。伴随着手术的发展，当代 HTO 适应证扩大了涵盖范围，包括冠状面和矢状排列不齐、早期关节炎改变和单侧间室负重超载、前后和内翻 / 外翻不稳定、因后外侧不稳定造成的侧移或者过伸、韧带缺损 [43-47]。截骨术也常用于肢体调整、半月板移植、关节表面翻修 [48-51]。在慢性软骨损伤，半月板切除术后改变，或慢性前交叉韧带（ACL）损伤造成的原发和继发性骨关节炎中，内侧间室是最常见的发生畸形的部位。外侧间室也会被波及，通常会合并一个外翻畸形，特别是在外侧半月板缺损的情况下，作为外侧间室，高度依赖半月板完整性以避免负重过载和发生继发性骨关节炎。内翻畸形常继发于胫骨内翻，而且它的最佳解决方法就是 HTO。膝外翻畸形通常是继发于股骨远端的畸形，因此 DFO 往往是比较合适的。

　　相对于常常需要避免特定活动的关节成形术，经历了截骨术的患者通常都可以继续维持他们需要的活动水平。因此，截骨术适合那些孤立的（单间室）关节炎和冠状 / 矢状排列不齐且希望继续参与高强度活动的患者。截骨术作为辅助治疗也可以对局灶性软骨病变产生效果。由于截骨术往往会将负重轴线从一个负重较大的间室移动到另一侧间室，所以选好患者是极为重要的，这样才能实现令人满意的结果。全膝骨关节炎或炎性疾病的患者可能不会从负重轴的移位中受益。此外，如果先前已经经历了半月板切除术，也将是一个轴移位到另一侧间室的相对截骨禁忌。

截骨术既可行开放式手术也可行闭合式手术。闭合技术涉及去除骨的骨赘，因此需要高的精确度来得到理想的修正。开放截骨术只需要一个单一的切口，因此在技术上更容易执行。此外，开放的胫骨近端截骨仅要求单一的胫骨切开和避免二次腓骨近端截骨时伴随的腓总神经和后外侧角损伤[52-54]的风险。此外，开放的截骨技术允许同时在冠状面和矢状面进行修正，通过完整的近端胫腓关节铰链来减小后胫骨坡度[55]。后胫骨坡度的改变还可以通过在后部和前侧分散截骨来实现，从而改变静止时胫骨相对于股骨的位置。在一般情况下，斜坡越靠后面，静止位置将更靠前，虽然交叉韧带完好的膝盖可能不太会有这些改变[56, 57]。Giffin 等[57]指出可以通过增加胫骨后坡度来增加胫骨前移，但并没有表现出改变交叉韧带的结构。他们的结论是，在 HTO 无意中改变胫骨坡度的不会改变膝关节的稳定性或交叉韧带的受力点。这些发现已经被最近的尸体研究证明，胫骨坡的大变化可以影响胫股关节的静止位置，但没有出现对前交叉韧带的周围结构造成不利影响[56]。矢状方向截骨对表现为过伸或内翻症状的患者特别重要[45]。

术前模板

影像学评估始于标准膝关节放射学图像，包括负重 AP、横向、屈曲 30° 时的前后隧道视角、merchant 髌骨位。骨科医师应评估膝关节炎、骨折和内固定残留等。侧位片对于评估胫骨坡度很重要。下肢全长片（骨盆至脚踝）也很重要，它能测量穿过间室的力线来显示出间室过度负重的表现和症状（图 68.1）。该 HTO 也可以从这些 X 线片[58]来计算。力线被评估，并且要进行校正，然后通过把这条线转换到横向于侧面的胫骨棘来计算，这点代表大约 62% 的从内侧关节线所引用的关节表面。

手术技术

对于内侧 HTO，在前胫骨棘和胫骨后内侧边界之间做一个内侧切口。经皮肤和皮下组织到骨头来进行解剖。进行骨膜下剥离，如果有必要，抬高

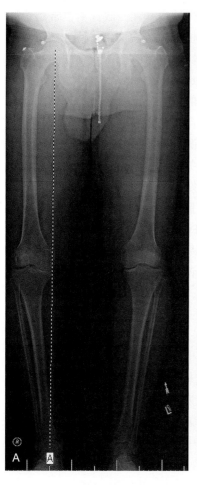

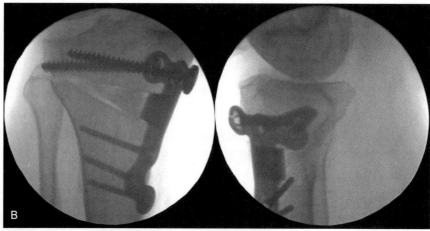

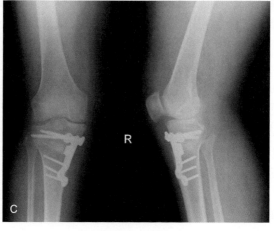

图 68.1 一例 43 岁的男性患者，右侧关节内侧痛。A. 术前 X 线片显示约 14° 内翻畸形和内侧关节退行性疾病。B. 矫正内翻畸形的内侧开放截骨的术中透视影像，回填人工骨。C. 术后 12 周截骨部位的 X 线表现。

内侧副韧带和鹅足。导丝被从内侧横向插入胫骨近端，经透视下引导。导丝从胫骨结节的上角到大约低于外侧关节线 1 cm 的地方倾斜导入。这一部位允许避开髌韧带来截骨，但仍不足以尽量减少关节内牵拉的风险。用摆锯创建浅皮层切口，随后在透视引导下通过柔性和刚性骨凿来加深截骨。留下一个横向的铰链很重要。在腿下放置一个软垫，可在必要时通过向前关闭截骨来伸展膝关节。然后利用一个打开的楔形板来达到预定的截骨程度，并固定。将楔形板放得更向前或向后可以修改胫骨坡度来匹配手术前模板。骨皮质和骨松质（从股骨头移植获得）或合成移植骨被用来填补截骨部位。然后逐层缝合皮肤。

横向闭合式截骨 HTO 采用了在腓骨头前的前外侧切口。在腓骨头进行解剖，用包含外侧副韧带和股二头肌附件的袖套骨膜下剥离。腓骨处切口在腓骨颈的水平且沿头颈部切下。通过拉高骨膜来实现暴露胫骨近端。近端截骨平行于关节线，在一个大约离开关节远端 2 cm 的点上。然后做一个斜远端截骨来闭合截骨。钢板或螺钉可以被用于越过截骨部位，并提供固定。

通过固原段的外侧切口来行股骨远端开放截骨。远端从外侧髁开始向近端延伸，在髂胫束表面行纵形切口。通过髂胫束下到股外侧切开，向前方回缩以暴露股骨远端干骺端。导丝被倾斜置于穿过约 20° 于关节表面的干骺端，然后经 X 线透视证实。通过使用摆据切开外侧皮层来进行斜行截骨切割，然后用串行骨凿完成截骨。再次提醒，留下内侧铰链是很重要的。然后使用横向的钢板和移植骨来截骨到准确的程度然后固定。

经内侧纵切口延续到股骨内侧进行股骨内侧闭合式截骨，其缩回前方以暴露远端股骨内侧。骨膜下剥离暴露股骨。根据术前模板用导钉插入近端和远端。在冠状面上做并行切口以避免股骨远端在屈曲伸展对齐时改变。去除骨赘并关闭截骨，固定一般是用刮板或其他固定物去实现。

康复

对于胫骨和股骨都进行截骨的患者，重要的是在开始负重前让骨愈合。第 1 周使用一个铰链膝护具，在横卧下允许渐进性膝关节活动达到 90°。逐渐增加至 50% 负重，X 线片在术后 6 周拍摄，看是否有截骨后骨愈合的证据。局部渐进负重继续进行，直至在大约 12 周实现完全负重。物理疗法和股四头肌加强练习同时进行。间隔 X 线摄片确认截骨术后愈合。

结果

截骨术对于生理上年轻的早期骨关节炎患者仍存在争议。在这个患者人群，截骨术的存活时间一般不像单髁置换和 TKA 那样容易预测。此外，TKA 之前截骨的转变或是修改会提出几个技术挑战，包括对线不齐、不稳定、假体固定、伸膝外翻装置[59-61]。尽管存在这些问题，但是截骨术可以是一个在许多患者人群里成功的手术，数位作者报道了截骨术的优异成绩。HTO 的生存期通过发展到需要 TKA 的时间来衡量，已报道 10 年生存期高达 98%[62]，并且 20 年生存期有 70%[63]。DFO 的存活据报道，10 年的高达 82%，但 15 年的降到 45%[64]。截骨不应被看作为关节退变最终的解决方案，而是以延缓在年轻患者关节置换术为目的，有时能超过 20 年[18]。

与截骨相关的并发症包括：骨不连、钢板断裂、骨折、感染、突出 / 产生症状的钢板、腓总神经麻痹、间室综合征、血管损伤、血栓栓塞疾病以及其他症状。在 HTO 中胫骨近端术中骨折已经报道高达 18%[65]。像我们手术技术所描述的那样，根据导针靠远端放置可以减少这种并发症。关节内骨折的情况下，需要解剖复位和稳定固定。

小结

对力线不齐的年轻、活跃的患者的修正，可以提高功能和减轻单室膝关节疾病患者的疼痛。此外，截骨矫正是一个关键的辅助局灶性骨软骨病变的治疗手段，比如半月板移植等，其中有受影响的超载侧室。HTO 和 DFO 都被证明是校正冠状和（或）矢状对线不齐有效的方法，并能有效减缓骨关节炎的进展随之骨关节炎进展会减缓。合理选择患者、细致的术前计划和精确的手术技术才能保证手术的成功。

单髁及髌股关节置换术

简介

单髁置换术（UKA）已经使用了几十年，但由于材料学的发展和几个长期研究的文献陆续发表，使得适应证得以扩大，增加了以该手术治疗单侧间室退行性疾病的人群。UKA 可能涉及单髁疾病的假体置换（内侧或外侧间室）或髌股关节疾病，并且在治疗一些年轻患者的关节炎时，使用 UKA 有一些优势。一般情况下，UKA 保留胫股骨结节，使得翻修手术更加容易。此外，当与 TKA[66] 相比较时，UKA 能使活动范围更自然和符合生理特性。此外，UKA 能减少术中出血，缩短住院时间，并且较 TKA 相比可降低成本[67]。

选择合适的患者是 UKA 成功最重要的因素。UKA 传统的适应证包括骨关节炎或创伤后关节炎伴随单侧间室疼痛、相对久坐不动的职业、小的冠状面力线不齐（内翻 / 外翻小于 10° 的畸形）、术前活动范围至少 90° 且没有屈曲挛缩，以及完整的前后交叉韧带[67, 68]。UKA 的其他适应证包括年轻、不愿意因单髁负重过载而接受截骨术，但可接受其他可靠手术的患者。有单侧的和影像学证明的髌股退行性疾病的患者可以从髌股关节置换术中受益。UKA 禁忌证包括炎性关节炎、无法定位的膝关节疼痛、屈曲挛缩、韧带不稳定、参与高强度运动。与此相反，一些学者建议 ACL 缺损对于内侧间室 UKA 而言不是一个严格的禁忌证[68]。然而事实不是如此，对于外侧间室 UKA，因为这一侧间室有更多的内在动力结构，并依赖于一个完整的 ACL 以避免意外的滑动。

手术技术

该手术方法在很大程度上依赖于所选择的植入物。传统和微创方法已被描述过，并且同样的，选择取决于首选的植入物制造商的建议和骨科医师的偏好。

对于内侧间室单髁关节置换术，从内侧向中线做一个切口。进行内侧髌旁关节切开术，暴露间室。内侧拉钩保护内侧深副韧带的纤维，然后霍曼拉钩或类似的拉钩被用在髁间窝，保护髁间窝内容物并侧向牵开髌骨。然后使用一个髓外夹具用于制备胫骨切口，将没有超过 4~5 mm 骨去除。这种切口必须与胫骨干垂直横向延伸到 ACL 插入处。然后把股骨模具和咬骨钳应用到股骨，参考胫骨切口。一旦所有相应的骨头都被移除且螺纹孔已钻好，模具就可以被放置。应检查膝关节屈曲和伸直时力线、轨迹和稳定性是否良好。然后，骨表面准备放置骨水泥，并且组件被凝结到位。必须小心从假体的周围去除多余的骨水泥。然后逐层缝合切口（图 68.2）。

这些原则与外侧单髁置换术类似，虽然为了到达外侧间室使用了稍长切口和髌骨外侧切开。

对于髌股关节成形术，如果有提示，许多外科医生会先使用关节镜来处理并发症并提供一个外侧的松解。皮肤切口可以是在髌骨中线的纵向切口，或结合内侧关节镜入口处的内侧切口。逐层切开至内侧支持带，然后切开髌骨前内侧进入关节。将牵开器置于股骨外侧髁上方来暴露滑车，此时，髌骨处于横向的位置。将髌骨外翻到手术切口来暴露髌骨关节面。确认滑车前后轴线（Whiteside 线）和通髁线（Whiteside 线的垂线）。根据所选的植入系统选用特定的滑车对齐和切割 / 研磨工具。适当截骨，如果尺寸合适，放置磨具。然后将髌骨外翻，根据所选的内植物修整关节面。假体就位后，检查膝关节活动范围和髌骨轨迹，必要时调整假体。假体黏合到位后，逐层关闭皮肤（图 68.3）。

康复

术后康复与全膝关节置换术类似，强调活动范围同时允许完全负重。物理治疗的步态训练和股四头肌力量训练可以随着患者负重训练逐步进行。

结果

目前通过从 UKA 到 TKA 术来衡量一个单髁 UKA 的存活率，根据已经报道的最新研究，患者术后 15 年有高达 90%~94%[69, 70] 的存活率。在小于 60 岁的患者中，有 90% 的患者在长达术后 6 年显示良好或优异的临床疼痛评分和功能[71]。在一项针对体力活动的患者群的单髁 UKA 研究中，11 年的术后整体生存率为 92%[72]。单侧髌股关节置换术则有一个相对温和的结果，一些研究报告表明，在术后 5 年，有 80% 的患者结果良好[73]，10 年生存率高达 84%，并且术后 20 年有 69% 的生存率[74]。目前正在进行一项对比单侧髌股关节置换术和 TKA 术的随机临床试验。

UKA 的并发症包括假体的磨损、松动、骨性关节炎的进展、力线不齐、感染、机械弹响等[68]。UKA 并发症的出现往往需要全膝关节置换翻修术来解决。

小结

UKA 对保守治疗无效的有单髁疾病的患者是一项有用的手术。虽然可能限制一些运动，但单髁

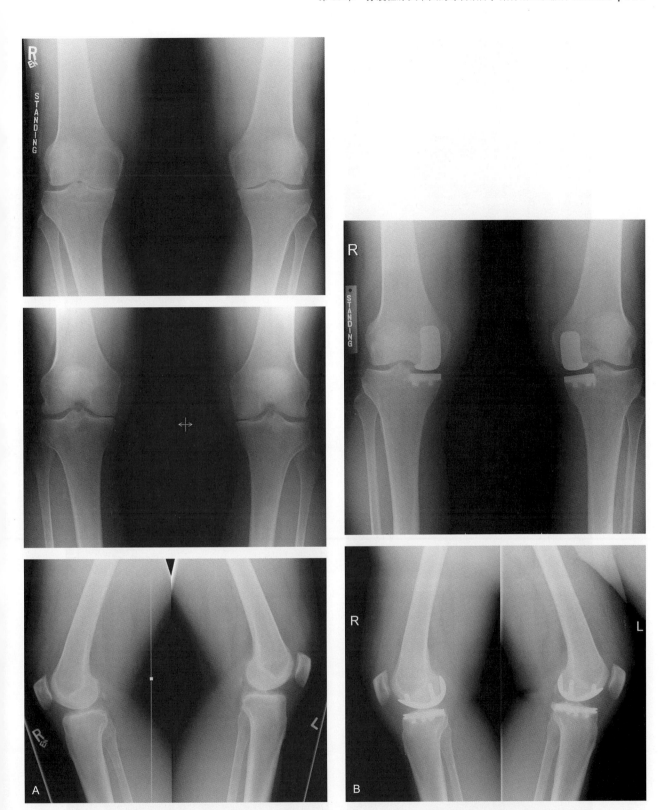

图 68.2　A. 一例双膝关节内侧疼痛的 56 岁男性患者的屈曲 30° 时负重前后位及侧位片。B. 双膝内侧单髁置换术后 X 线片。

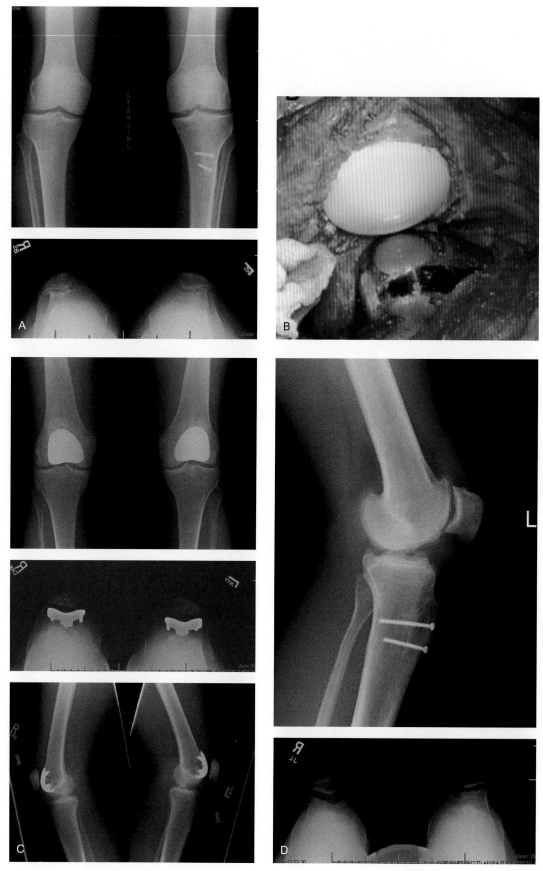

图68.3 A. 术前 X 线片显示出双侧髌股关节退行性病变。患者近期曾有单侧胫骨结节转位术。B. 手术为一个嵌体型的髌股关节置换术。C. 术后 X 线片。D. 从一个顽固的左侧髌股关节疼痛和退行性病变的患者术前 X 线片中看到，该患者此前也做了一个单侧胫骨结节转位术。

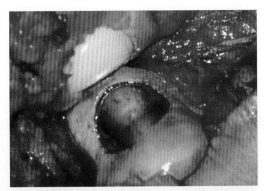

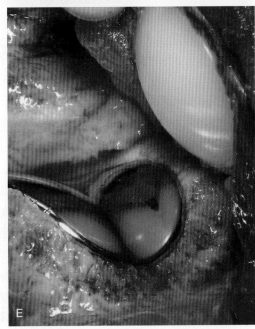

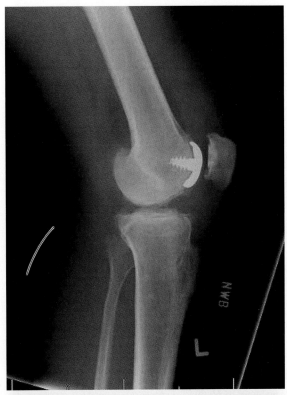

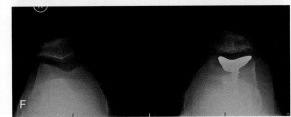

图 68.3（续） E. 手术为一个镶嵌型髌股关节表面置换。F. 术后 X 线片。

成形术展现了优异的短期和长期结果及存活率。患者的选择和正确的手术技术是最重要的，可避免并发症和早期失败。

全膝关节置换术

TKA 已使用多年，为不同程度的创伤性或退行性骨关节炎的患者提供疼痛缓解和功能改善。假体安装技术的显著进步和更先进的假体材料已使假体长期生存优异并保持临床功能。然而，尽管这些在老年患者中有令人鼓舞的结果，但 TKA 还是仅作为最后的保留手段，尤其是对于生理上年轻需保持运动的患者[18]。年龄不到 60 岁被视为全膝置换术的禁忌证。然而，由于许多患者继续参与高要求和严格的体能运动会加速老化，TKA 的适应证正在扩大到年轻的群体。

虽然有令人信服的证据表明，相对不活动的 TKA 患者比活动的 TKA 患者显示出更少的磨损，衡量磨损的同时，对保持 TKA 术后的患者一个健康美满的生活方式很重要。因此，适当水平以下的活动对于 TKA 术后仍然是一个极大的争论话题。在对 160 例 TKA 患者的回顾性研究中，Bradbury 等[75]发现，不到一半的患者经常在手术前参加体育运动，这组患者只有 65% 在 TKA 术后返回体育运动。这些活动大多是低氧运动，如保龄球。这组人中只有 20% 回到高强度的运动中，如网球。Healy 等[76]观察了膝关节调查协会的 58 例成员，决定为 TKA 术后的患者推荐一些适当的运动。Kuster[77]扩大并对这些建议提供科学指导，强调一些保守活动方法如高度关节负重屈曲。对这些建议的已总结在表 68.1。一些研究发现高达 16% 的 TKA 患者不听从医生的建议，相反参加"不推荐"的活动[78]。其他研究表明"高强度活动"与"低氧运动"的 TKA 术后患者[79]的失败率没有区

表 68.1　TKA 推荐活动

建议	允许有经验者采用	不推荐	无结论
低氧运动	场地自行车	壁球	击剑
固定自行车	划独木舟	攀岩	轮滑
保龄球	徒步旅行	足球	高山滑雪
高尔夫球	划船	网球单打	举重
跳舞	越野滑雪	排球	
骑马	网球	体操	
门球	举重机	长曲棍球	
步行	溜冰	曲棍球	
		篮球	
		慢跑	
		手球	

别。在活动水平和植入假体的磨损之间的正确平衡必须关注患者的特异性。患者必须明白，某些活动有加速磨损的理论上的风险，这对于年龄上年轻或生理学年轻的全膝关节置换术术后的患者很重要。

TKA 的手术注意事项在本章的讨论范围之外。然而在膝关节的退行性疾病活动期患者的处理办法中，TKA 必须是临床医疗手段的一部分。当其他选项都失败了，TKA 可以为提高这类患者人群的生活质量提供一种可靠的方法。

结论和展望

弥漫性关节炎的活动期患者的治疗，对于想要帮助患者实现疼痛控制的同时保持高水平活动的临床医生而言，是具有挑战性的问题。非手术方式在贯穿此病症的治疗方法中具有临床应用性，并可以结合许多手术方案同时使用。此外，随着我们对骨性关节炎的基本机制的理解的加深，药物治疗的新途径可能不仅能预防，也可治疗导致加速关节退变的生物进程。

仅仅使用关节镜检查，在治疗弥漫性关节炎中效果有限，但可以成为其他手术的辅助方案。它在遇到截骨和 UKA 时治疗一些伴随关节炎的病变有一席之地。它也被用于某些 TKA 术后。截骨术是极为重要的修复力线和减轻关节负荷的手术。类似于关节镜，截骨也可以是在局灶性软骨病变治疗中有用的辅助手段。目前截骨的适应证扩大到包括韧带缺损，而且好几种关于截骨／韧带重建术的技术已被提到。

用于单髁和髌股关节成形术的适应证也扩大到包括在有单侧间室疾病和交叉韧带缺损下的副十字韧带重建。髌股关节置换术可结合结节截骨术最大化地使髌骨对齐。联合进行单髁和髌股关节成形术也已有描述。TKA 也是治疗弥漫性关节炎的有效辅助手段。尽管许多年轻的患者因为术前的风险告知，不愿意接受 TKA 手术，但 TKA 对于那些已经别无他法的患者确实是可靠的、可以减轻疼痛和改善生活质量的手术。

参考文献

[1] Christensen R, Astrup A, Bliddal H. Weight loss: the treatment of choice for knee osteoarthritis? A randomized trial. *Osteoarthritis Cartilage*. 2005;13(1):20–27.

[2] Messier SP, Loeser RF, Miller GD, et al. Exercise and dietary weight loss in overweight and obese older adults with knee osteoarthritis: the Arthritis, Diet, and Activity Promotion Trial. *Arthritis Rheum*. 2004;50(5):1501–1510.

[3] Richmond J, Hunter D, Irrgang J, et al. Treatment of osteoarthritis of the knee (nonarthroplasty). *J Am Acad Orthop Surg*. 2009;17:591–600.

[4] Zhang W, Moskowitz RW, Nuki G, et al. OARSI recommendations for the management of hip and knee osteoarthritis, part II: OARSI evidence-based, expert consensus guidelines. *Osteoarthritis Cartilage*. 2008;16(2):137–162.

[5] Zhang W, Nuki G, Moakoqir RW, et al. OARSI recommendations for the management of hip and knee osteoarthritis: part III: Changes in evidence following systematic cumulative update of research published through January 2009. *Osteoarthritis Cartilage*. 2010;18(4):476–499.

[6] Bennell K, Hinman R. Exercise as a treatment for osteoarthritis. *Curr Opin Rheumatol*. 2005;17(5):634–640.

[7] Kon E, Filardo G, Drobnic M, et al. Non-surgical management of early knee osteoarthritis. *Knee Surg Sports Traumatol Arthrosc*. 2012;20(3):436–449.

[8] McCarthy CJ, Mills PM, Pullen R, et al. Supplementation of a home-based exercise programme with a class-based programme for people with osteoarthritis of the knees: a randomised controlled trial and health economic analysis. *Health Technol Assess*. 2004;8(46):iii–iv, 1–61.

[9] Pisters MF, Veenhof C, Schellevis FG, et al. Long-term effectiveness of exercise therapy in patients with osteoarthritis of the hip or knee: a randomized controlled trial comparing two different physical therapy interventions. *Osteoarthritis Cartilage*. 2010;18(8):1019–1026.

[10] van Baar ME, Dekker J, Barnaart LF, et al. Effectiveness of exercise in patients with osteoarthritis of hip or knee: nine

months' follow up. *Ann Rheum Dis*. 2001;60(12):1123–1130.

[11] Bloom BS. Direct medical costs of disease and gastrointestinal side effects during treatment for arthritis. *Am J Med*. 1988; 84(2A):20–24.

[12] Lane JM. Anti-inflammatory medications: selective COX-2 inhibitors. *J Am Acad Orthop Surg*. 2002;10(2):75–78.

[13] Rostom A, Muir K, Dube C, et al. Prevention of NSAID-related upper gastrointestinal toxicity: a meta-analysis of traditional NSAIDs with gastroprotection and COX-2 inhibitors. *Drug Healthc Patient Saf*. 2009;1:47–71.

[14] Silverstein FE, Faich G, Goldstein JL, et al. Gastrointestinal toxicity with celecoxib vs nonsteroidal anti-inflammatory drugs for osteoarthritis and rheumatoid arthritis: the CLASS study: a randomized controlled trial. Celecoxib Long-term Arthritis Safety Study. *JAMA*. 2000;284(10):1247–1255.

[15] Mason L, Moore RA, Edwards JE, et al. Topical NSAIDs for chronic musculoskeletal pain: systematic review and meta-analysis. *BMC Musculoskeletal Disord*. 2004;5:28.

[16] Dahners LE, Mullis BH. Effects of nonsteroidal anti-inflammatory drugs on bone formation and soft-tissue healing. *J Am Acad Orthop Surg*. 2004;12(3):139–143.

[17] Goodman SB, Jiranek W, Petrow E, et al. The effects of medications on bone. *J Am Acad Orthop Surg*. 2007;15(8): 450–460.

[18] Feeley BT, Gallo RA, Sherman S, et al. Management of osteoarthritis of the knee in the active patient. *J Am Acad Orthop Surg*. 2010;18(7):406–416.

[19] Krohn K. Footwear alterations and bracing as treatments for knee osteoarthritis. *Curr Opin Rheumatol*. 2005;17(5):653–656.

[20] Dennis DA, Komistek RD, Nadaud MC, et al. Evaluation of off-loading braces for treatment of unicompartmental knee arthrosis. *J Arthroplasty*. 2006;21(4)(suppl 1):2–8.

[21] Giori NJ. Load-shifting brace treatment for osteoarthritis of the knee: a minimum 2 1/2-year follow-up study. *J Rehabil Res Dev*. 2004;41(2):187–194.

[22] Pollo FE, Otis JC, Backus SI, et al. Reduction of medial compartment loads with valgus bracing of the osteoarthritic knee. *Am J Sports Med*. 2002;30(3):414–421.

[23] Ramsey DK, Briem K, Axe MJ, et al. A mechanical theory for the effectiveness of bracing for medial compartment osteoarthritis of the knee. *J Bone Joint Surg*. 2007;89(11): 2398–2407.

[24] Crenshaw SJ, Pollo FE, Calton EF. Effects of lateral-wedged insoles on kinetics at the knee. *Clin Orthop Relat Res*. 2000; 375:185–192.

[25] Brouwer RW, Jakma TS, Verhagen AP, et al. Braces and orthoses for treating osteoarthritis of the knee. *Cochrane Database Syst Rev*. 2005;1:CD004020.

[26] Cole BJ, Schumacher HR. Injectable corticosteroids in modern practice. *J Am Acad Orthop Surg*. 2005;13(1):37–46.

[27] Raynauld JP, Buckland-Wright C, Ward R, et al. Safety and efficacy of long-term intraarticular steroid injections in osteoarthritis of the knee: a randomized, double-blind, placebo-controlled trial. *Arthritis Rheum*. 2003;48(2):370–377.

[28] Watterson JR, Esdaile JM. Viscosupplementation: therapeutic mechanisms and clinical potential in osteoarthritis of the knee. *J Am Acad Orthop Surg*. 2000;8(5):277–284.

[29] Wang CT, Lin J, Chang CJ, et al. Therapeutic effects of hyaluronic acid on osteoarthritis of the knee. A meta-analysis of randomized controlled trials. *J Bone Joint Surg Am*. 2004;86A(3):538–545.

[30] Waddell DD, Bricker DC. Total knee replacement delayed with Hylan G-F 20 use in patients with grade IV osteoarthritis. *J Manag Care Pharm*. 2007;13(2):113–121.

[31] Goomer RS, Leslie K, Maris T, et al. Native hyaluronan produces less hypersensitivity than cross-linked hyaluronan. *Clin Orthop Relat Res*. 2005;434:239–245.

[32] Moseley JB, O'Malley K, Petersen NJ, et al. A controlled trial of arthroscopic surgery for osteoarthritis of the knee. *N Engl J Med*. 2002;347(2):81–88.

[33] Dervin GF, Stiell IG, Rody K, et al. Effect of arthroscopic débridement for osteoarthritis of the knee on health-related quality of life. *J Bone Joint Surg Am*. 2003;85A(1):10–19.

[34] Wai EK, Kreder HJ, Williams JI, et al. Arthroscopic débridement of the knee for osteoarthritis in patients fifty years of age or older: utilization and outcomes in the Province of Ontario. *J Bone Joint Surg Am*. 2002;84A(1):17–22.

[35] Kirkley A, Birmingham TB, Litchfield RB, et al. A randomized trial of arthroscopic surgery for osteoarthritis of the knee. *N Engl J Med*. 2008;359(11):1097–1107.

[36] Bin SI, Lee SH, Kim CW, et al. Results of arthroscopic medial meniscectomy in patients with grade IV osteoarthritis of the medial compartment. *Arthroscopy*. 2008;24(3):264–268.

[37] Steadman JR, Ramappa AJ, Maxwell RB, et al. An arthroscopic treatment regimen for osteoarthritis of the knee. *Arthroscopy*. 2007;23(9):948–955.

[38] Aaron RK, Skolnick AH, Reinert SE, et al. Arthroscopic débridement for osteoarthritis of the knee. *J Bone Joint Surg Am*. 2006;88(5):936–943.

[39] Jackson JP, Waugh W. Tibial osteotomy for osteoarthritis of the knee. *Proc R Soc Med*. 1960;53(10):888.

[40] Jackson JP, Waugh W. Tibial osteotomy for osteoarthritis of the knee. *J Bone Joint Surg Br*. 1961;43B:746–751.

[41] Sharma L, Song J, Felson DT, et al. The role of knee alignment in disease progression and functional decline in knee osteoarthritis. *JAMA*. 2011;286(2):188–195.

[42] Coventry MB. Upper tibial osteotomy for osteoarthritis. *J Bone Joint Surg Am*. 1985;67(7):1136–1140.

[43] Dejour H, Bonnin M. Tibial translation after anterior cruciate ligament rupture. Two radiological tests compared. *J Bone Joint Surg Br*. 1994;76(5):745–749.

[44] Dejour H, Neyret P, Boileau P, et al. Anterior cruciate reconstruction combined with valgus tibial osteotomy. *Clin Orthop Relat Res*. 1994;299:220–228.

[45] Naudie DD, Amendola A, Fowler PJ. Opening wedge high tibial osteotomy for symptomatic hyperextension-varus thrust. *Am J Sports Med*. 2004;32(1):60–70.

[46] Noyes FR, Barber-Westin SD, Hewett TE. High tibial osteotomy and ligament reconstruction for varus angulated anterior cruciate ligament-deficient knees. *Am J Sports Med*. 2000;28(3):282–296.

[47] Phisitkul P, Wolf BR, Amendola A. Role of high tibial and distal femoral osteotomies in the treatment of lateral-posterolateral and medial instabilities of the knee. *Sports Med Arthrosc*. 2006;14(2):96–104.

[48] Amendola A. Knee osteotomy and meniscal transplantation: indications, technical considerations, and results. *Sports Med*

Arthrosc. 2007;15(1):32–38.

[49] Gross AE, Shasha N, Aubin P. Long-term followup of the use of fresh osteochondral allografts for posttraumatic knee defects. *Clin Orthop Relat Res.* 2005;435:79–87.

[50] Jamali AA, Emmerson BC, Chung C, et al. Fresh osteochondral allografts: results in the patellofemoral joint. *Clin Orthop Relat Res.* 2005;437:176–185.

[51] McCulloch PC, Kang RW, Sobhy MH, et al. Prospective evaluation of prolonged fresh osteochondral allograft transplantation of the femoral condyle: minimum 2-year follow-up. *Am J Sports Med.* 2007;35(3):411–420.

[52] Chun YM, Kim SJ, Kim HS. Evaluation of the mechanical properties of posterolateral structures and supporting posterolateral instability of the knee. *J Orthop Res.* 2008; 26(10):1371–1376.

[53] Laprade RF, Engebretsen L, Johensan S, et al. The effect of a proximal tibial medial opening wedge osteotomy on posterolateral knee instability: a biomechanical study. *Am J Sports Med.* 2008;36(5):956–960.

[54] Tunggal JA, Higgins GA, Waddell JP, et al. Complications of closing wedge high tibial osteotomy. *Int Orthop.* 2010;34(2): 255–261.

[55] Amendola A, Rorabeck CH, Bourne RB, et al. Total knee arthroplasty following high tibial osteotomy for osteoarthritis. *J Arthroplasty.* 1989;4(suppl):S11–S17.

[56] Fening SD, Kovacic J, Kambic H, et al. The effects of modified posterior tibial slope on anterior cruciate ligament strain and knee kinematics: a human cadaveric study. *J Knee Surg.* 2008;21(3):205–211.

[57] Giffin JR, Vogrin TM, Zantop T, et al. Effects of increasing tibial slope on the biomechanics of the knee. *Am J Sports Med.* 2004;32(2):376–382.

[58] Dugdale TW, Noyes FR, Styer D. Preoperative planning for high tibial osteotomy. The effect of lateral tibiofemoral separation and tibiofemoral length. *Clin Orthop Relat Res.* 1992;274:248–264.

[59] Katz MM, Hungerford DS, Krackow KA, et al. Results of total knee arthroplasty after failed proximal tibial osteotomy for osteoarthritis. *J Bone Joint Surg Am.* 1987;69(2):225–233.

[60] Nelson CL, Saleh KJ, Kassim RA, et al. Total knee arthroplasty after varus osteotomy of the distal part of the femur. *J Bone Joint Surg Am.* 2003;85A(6):1062–1065.

[61] Parvizi J, Hanssen AD, Spangehl MJ, et al. Total knee arthroplasty following proximal tibial osteotomy: risk factors for failure. *J Bone Joint Surg Am.* 2004;86A(3):474–479.

[62] Akizuki S, Shibakawa A, Takizawa T, et al. The long-term outcome of high tibial osteotomy: a ten- to 20-year follow-up. *J Bone Joint Surg Br.* 2008;90(5):592–596.

[63] Tang WC, Henderson IJ. High tibial osteotomy: long term

survival analysis and patients' perspective. *Knee.* 2005; 12(6):410–413.

[64] Backstein D, Morag G, Hanna S, et al. Long-term follow-up of distal femoral varus osteotomy of the knee. *J Arthroplasty.* 2007;22(4)(suppl 1):2–6.

[65] Spahn G. Complications in high tibial (medial opening wedge) osteotomy. *Arch Orthop Trauma Surg.* 2004;124(10):649–653.

[66] Laurencin CT, Zelicof SB, Scott RD, et al. Unicompartmental versus total knee arthroplasty in the same patient. A comparative study. *Clin Orthop Relat Res.* 1991;273:151–156.

[67] Bert JM. Unicompartmental knee replacement. *Orthop Clin North Am.* 2005;36(4):513–522.

[68] Borus T, Thornhill T. Unicompartmental knee arthroplasty. *J Am Acad Orthop Surg.* 2008;16(1):9–18.

[69] Newman J, Pydisetty RV, Ackroyd C. Unicompartmental or total knee replacement: the 15-year results of a prospective randomised controlled trial. *J Bone Joint Surg Br.* 2009;91(1): 52–57.

[70] Price AJ, Waite JC, Svard U. Long-term clinical results of the medial Oxford unicompartmental knee arthroplasty. *Clin Orthop Relat Res.* 2005;435:171–180.

[71] Schai PA, Suh JT, Thronhill TS, et al. Unicompartmental knee arthroplasty in middle-aged patients: a 2- to 6-year follow-up evaluation. *J Arthroplasty.* 1998;13(4):365–372.

[72] Pennington DW, Swienckowski JJ, Lutes WB, et al. Unicompartmental knee arthroplasty in patients sixty years of age or younger. *J Bone Joint Surg Am.* 2003;85A(10): 1968–1973.

[73] Ackroyd CE, Newman JH, Evans R, et al. The Avon patellofemoral arthroplasty: five-year survivorship and functional results. *J Bone Joint Surg Br.* 2007;89(3):310–315.

[74] van Jonbergen HP, Werkman DM, Barnaart LF, et al. Long-term outcomes of patellofemoral arthroplasty. *J Arthroplasty.* 2010;25(7):1066–1071.

[75] Bradbury N, Borton D, Spoo G, et al. Participation in sports after total knee replacement. *Am J Sports Med.* 1998; 26(4):530–535.

[76] Healy WL, Iorio R, Lemos MJ. Athletic activity after joint replacement. *Am J Sports Med.* 2001;29(3):377–388.

[77] Kuster MS. Exercise recommendations after total joint replacement: a review of the current literature and proposal of scientifically based guidelines. *Sports Med.* 2002;32(7):433–445.

[78] Dahm DL, Barnes SA, Harrington JR, et al. Patient-reported activity level after total knee arthroplasty. *J Arthroplasty.* 2008;23(3):401–407.

[79] Mont MA, Marker DR, Syler TM, et al. Knee arthroplasties have similar results in high- and low-activity patients. *Clin Orthop Relat Res.* 2007;460:165–173.

第 5 部分

膝关节韧带

第 69 章

Chlodwig Kirchhoff, Peter U. Brucker, Andreas B. Imhoff

前交叉韧带重建隧道定位的概念更新

前交叉韧带（ACL）撕裂是如今矫形外科领域[1, 2]最常见的膝关节损伤之一。ACL 至少包含有功能的两束[3-5]，其独特的稳定作用表现在：前内侧（AM）束主要维持前方稳定，后外侧（PL）束主要维持旋转稳定。ACL 完全撕裂通常会导致前后和旋转稳定性降低，可以通过 Lachman 试验[6-8]和轴移试验[9, 10]这两种体格检查检测出来。

ACL 重建的标准手术方法在过去几十年中不断发展。ACL 损伤的治疗进展包括广泛的损伤检查、提供更多解剖重建的技术改进、对不同移植物成功率以及不同康复和训练方法疗效的考虑。

单束前交叉韧带重建是过去几十年中常规进行的手术方式，现在逐步改进成一种在股骨和胫骨两束广泛伸展的解剖足迹更中心的位置建立隧道的解剖重建方法，以维持足够的前部和旋转稳定性。最近的尝试都集中在使用各种双束技术重建前内侧束和后外侧束，来提高 ACL 的手术重建的疗效。这些双束技术的引入更符合 ACL 复杂的解剖结构。

不考虑单束或双束 ACL 重建技术，ACL 重建成功最关键的因素是股骨和胫骨隧道正确定位。事实上，不正确的隧道位置可能导致扩展和（或）弯曲损耗造成不恰当的移植物张力，从而引起由于移植物伸长或再撕裂导致早期移植物失效。由于膝关节运动力学的改变，不正确的隧道定位可能会导致早期软骨增生退变和骨关节炎。成功的 ACL 重建的基本条件是移植物固定在隧道内[11]。现在有各种解剖和解剖外固定技术。解剖和解剖外固定技术的组合就像混合技术一样。这些固定技术各有优缺点。

解剖外和关节外的固定技术可能会导致如移植物和隧道间的运动[12]、雨刷效应[13]和（或）缝线拉出[14]等典型潜在问题[11]。

由于 ACL 的各种撕裂类型已经明确[15]，不同的撕裂类型可能需要不同的重建技术，尤其是可以

用自体腘绳肌腱进行移植后。这点很重要，因为自体肌腱可以根据他们的协同作用[16]来保护 ACL 移植物。因此，该研究结论就是不同的隧道定位和自体腘绳肌腱移植概念的实现。

临床评估

体格检查

关节的临床评估在病理诊断阶段和手术技术评估方面很重要。ACL 重建的评估通常是基于客观的临床体检，许多试验都致力于客观地明确 ACL 损伤，每种都有其特异性和敏感性。在此情况下，Lachman 试验和轴移试验是诊断 ACL 损伤最重要的临床检查。Lachman 试验：患者仰卧，屈膝约 20°，检查者一只手固定股骨远端，另一只手向前移动胫骨。如果胫骨像抽屉一样向前移动，可诊断为 ACL 撕裂[6]。在某些情况下，ACL 损伤后 4~6 周，由于 ACL[17]残端周围的瘢痕组织，Lachman 试验或多或少会呈阴性。

轴移试验是另一种来确定 ACL 撕裂或膝关节潜在不稳的体格检查。测试的名字来自轴（轴线）、偏移（错位），这个试验是由 Macintosh[10]小组的医生在 1972 年首次描述的。做这个试验时，患者放松，取仰卧位，检查者一只手抓住患者脚后跟，慢慢将小腿向内旋转，另外一只手在胫骨平台处施以外翻应力。如果 ACL 撕裂，胫骨平台向前滑出，处于半脱位，当膝关节屈曲至 30°~40° 时，胫骨平台会弹回正常位置。通常，这种"咔嚓"的感觉或者可见的反弹是由髂胫束从股骨外上髁前方滑向后方引起的。如果检查者有这种感觉，这个试验就是阳性的，这个是对 ACL[18]撕裂有高特异性的试验。如果内侧副韧带不稳定或髂胫束撕裂，这个试验就会出现假阳性[9, 10]。

抽屉试验也用于检查 ACL 的完整性。患者仰

卧位，屈膝 90°、屈髋 45°，检查者双手握住胫骨近端，拇指穿过前关节线，检查者的大腿将患者的脚固定在中间位置，并告诉患者放松肌肉。一旦患者放松，检查者试图向前拉动胫骨。通过检查两侧和比较本侧偏移的程度来确定是否有膝关节不稳。然而总的来说，这种测试并不如上述测试敏感。

影像学检查

术前检查

磁共振成像（MRI）检查已被确立为诊断急性或慢性膝关节肌肉骨骼病变的金标准。前后交叉韧带位于关节囊内、滑膜外。急性的 ACL 撕裂多伴有关节内积血[19]。膝关节常规 MRI 检查时，膝关节常处于 10°~15° 外旋位置，图像层厚 3 mm。膝关节半月板病变、韧带损伤、骨挫伤等都能从 MRI 上看出，并能指导不同的治疗。在这种情况下，对骨挫伤的检查是有用的、是最常累积的，在 ACL 断裂后外侧间室更加明显、持续至少 4 个月[20, 21]。ACL 撕裂的患者在 MRI 上表现的股骨外侧髁出现一条深沟（>1.5 mm）比 ACL 正常的患者（1.2 mm）要大。当不能用 MRI 清楚地观察 ACL 时，外髁深沟征被用作判断前交叉韧带撕裂的间接征象[22]。

术后评估

隧道位置不对会导致不好的结果，因此，术前进行精确的隧道定位分析是非常必要的。两个平面的 X 线检查是评估股骨和胫骨隧道在前后和侧方位置的标准方法。如果使用骨－腱－骨移植物，隧道内的骨块和金属内植物，诸如界面螺钉或横销是可见的。然而，像腘绳肌腱等软组织肌腱移植物，隧道和移植位置的评估更加困难，有时往往无法评估。

MRI 增强可以对肌腱移植物和它们的相对解剖标志位置进行精确的评估。股骨和胫骨隧道的判定几乎不容易出错。可以在三维上评估肌腱移植物和周围的骨组织、后交叉韧带（PCL）的关系。移植物和顶部撞击（髁间窝撞击）和外侧股骨髁撞击（侧方撞击）或（和）PCL 撞击，可以分别在矢状位、斜冠状位或水平位分别进行诊断。这意味着这些患者可以在移植物失效发生前早期再次手术（例如通过髁间窝成形）。此外，可吸收的固定装置的位置可以被检测到，这些是使用 X 线检查无法检测到的。

手术时机和技术

ACL 断裂的治疗取决于患者的不同因素，如年龄、职业、体育活动、合并症以及依从性。最开始开展的是单束 ACL 重建技术，然后进行改进，在股骨和胫骨广泛铺开的解剖足印更居中的位置定位隧道。

最近对 ACL 重建术预后改善的尝试集中在使用各种双束技术重建 AM 束和 PL 束。这些双束技术的引入为了能够更好地恢复原来 ACL 复杂的解剖结构。双束技术的优点包括加强了膝关节的稳定性，尤其是对于胫骨的内旋，因为隧道较小减少了骨缺损，而且隧道孔径固定可以防止隧道扩大。然而，这种新颖的技术有一些缺点，例如手术医生要有更高的手术技术，由于需要 4 枚可吸收螺钉费用会较高，翻修技术难度可能较高。

此外，最近的关注点一直集中在有症状的 ACL 部分撕裂，以对 AM 束或 PL 束进行选择和个性化增强。独立地进行单、双束重建，或 AM 束（PL 束）增强重建技术，股骨隧道通过前内侧口钻取，这种方法使股骨隧道的位置更加可靠。

单束重建技术

手术准备、入路定位和诊断性关节镜手术一样，ACL 足印准备在 ACL 单束重建和双束重建时是相同的。然而，单束 ACL 重建不需要附加的第二前内入路。移植物获取和制备与双束重建也类似，虽然只取半腱肌而保留股薄肌腱，但之后将半腱肌折成三股或四股制备就足够了。只要半腱肌肌腱长度 >32 cm，双束重建 ACL 就只要取半腱肌肌腱就可以了。

单束重建技术的股骨和胫骨隧道的建立

在单束 ACL 重建时，隧道定位于 ACL 足印的解剖中心，这和双束重建时胫骨和股骨侧 AM 和 PL 隧道的解剖定位是不同的。

更详细地说，从前内入路，屈膝 130°，在股骨髁间窝稍靠后 2 点钟（左膝）或 10 点钟（右膝）位置放置一个 5 mm 的偏移导向器（Arthrex，Naples，FL），钻通，开槽。用同样的方式制备双束 ACL 重建术时的 AM 隧道。

对于胫骨隧道，胫骨导向器的尖端放置后交

叉韧带前面的胫骨 ACL 残端，在胫骨 AM 束和 PL 束止点的解剖中心之间。在钻通胫骨隧道前，用关节镜碰撞测试来评估胫骨隧道孔是否在正确的位置上。

双束重建技术

根据股骨和胫骨止点的大小来决定行单束或双束 ACL 重建技术。在双束重建时，用标准手术器材取自体腘绳肌腱（半腱肌和股薄肌），作为 ACL 的移植物。初步关节镜探查对区分 ACL 完全撕裂还是部分撕裂是有必要的，因为在 ACL 部分撕裂时，只需要行 ACL 增强技术（通过使未撕裂束保持原位来进行 AM 或 PL 增强）。

2006 年，本研究小组发表了 ACL 双束解剖重建[23]关节镜隧道固定技术。此后，我们改进了这种 ACL 双束重建技术，股骨侧使用前内侧入路技术代替经胫骨技术钻取前面提及的 AM 隧道。

前内侧束和后外侧束股骨隧道的建立

首先，为前内侧束建立的股骨隧道是通过前内侧入路建立的，然而在大多数情况下，会用一个 4 mm 的偏移导向器（Arthrex）。详细来说，导向器放置在髁间凹稍后 1 点半（左膝）或 10 点半（右膝）位置（冠状面）。然后，在屈曲 130° 导针定位，用与移植物相应大小的钻头钻到至少 25 mm 深。为了防止隧道破裂，AM 隧道后部和髁间凹后壁皮质之间至少保留 1 mm。用开槽装置（Arthrex）在隧道前上缘开一个用于生物可吸收界面螺钉固定的骨槽。

然而，需要附加前内侧入路用于钻取股骨侧 PL 束隧道。因此，改进的 5 mm 偏移导向器（图 69.1）放置在已经建立的股骨 AM 束隧道孔前下位置，左侧 2 点半或右侧 9 点半位置用来建立 PL 束隧道（图 69.2）。为了保护腓神经和股骨外侧髁的软骨表面避免医源性损伤，在屈膝 90° 时进行 PL 隧道的建立。然后，用和移植物大小相当的钻头钻至 25 mm 深，使两个股骨隧道之间大约有 1 mm 骨桥的距离。

由于用于股骨隧道建立的前内侧入路是分开的，两个股骨隧道的分开使骨桥有额外的稳定性。开槽可以减少拧入螺钉时峰值扭矩来减少拧入失败和螺钉断裂。一条 FiberWire 和一条 2 号 TigerWire

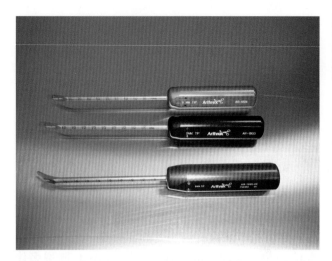

图 69.1 改进的用于钻取股骨 PL 隧道的成角 5 mm 偏移导向器（红色手柄，位于最前面的一把）及传统的用于钻取股骨 AM 隧道的 5 mm（红色手柄）、6 mm（绿色手柄）偏移导向器（在后侧）（Arthrex, Naples, FL）。

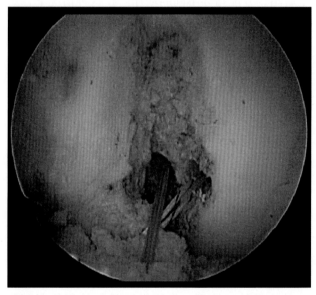

图 69.2 膝关节屈曲 90° 标准的前内侧入路关节内 AM（纤维线）束和 PL（钢丝线）束定位的关节镜影像。

（Arthrex）通过标准的前内侧入路和辅助的前内侧入路分别经股骨侧 AM 束和 PL 束隧道拉出。

前内侧束和后外侧束的胫骨隧道的建立

胫骨侧，先行 PL 束隧道钻取，后行 AM 束隧道钻取。腘绳肌腱供体位点的前内斜横行切口经常用于制作两个胫骨隧道。胫骨隧道的 AM 束直径通常在 6~7 mm，PL 束为 4~5 mm。PL 束隧道钻取时，当隧道直径为 4~5 mm 时，导向器的尖端放置在 ACL 胫骨 PL 束足迹，后交叉韧带前缘稍前 3 mm 处，而对于 PL 束隧道钻取的起点位于内侧副韧带

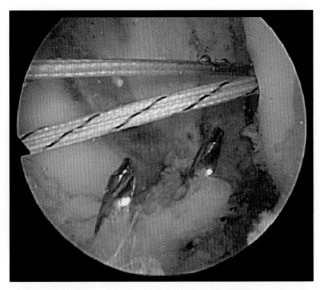

图 69.3　胫骨 AM 束和 PL 束隧道的关节镜影像。

浅层胫骨止点的下方。与此相反，AM 束隧道定位在更前方和更中央（图 69.3）。将 PL 束的导针固定在原位，胫骨导向器尖端放置在胫骨 ACL 足迹 AM 束止点、与 PL 束胫骨隧道保持足够距离的位置。然后进行关节镜撞击测试来防止髁间窝撞击。

当 2 枚导针正确定位后，按照相应移植物的大小分别钻取两个隧道。详细来说，胫骨 PL 束隧道更加倾斜（与矢状平面成角 45°），而胫骨 AM 束隧道更加平行于矢状位（与矢状面成角 20°）。这两个胫骨隧道位置都与 ACL 解剖足迹位置十分接近。然而，为了保持足够骨桥，至少 2~2.5 cm 的远端骨桥应该保留。

关节镜抓线器将 FiberWire 和 2 号 TigerWire 从相应的胫骨隧道中逆行拔出。

并发症、争议及注意事项

除了由于隧道位置不对导致的移植物再断裂和伸直受限，ACL 重建术后常见的并发症是隧道加宽。最近的研究促进了机械和生物因素相结合的理论。把隧道增宽的唯一原因归结到一种或几种固定方法是不对的，因为隧道增宽在所有固定方法中都会出现。隧道加宽通常发生在术后第 6~8 周[24-26]。机械原因可能在隧道的扩张中起重要作用。在这种情况下，除了隧道钻取技术，蹦极效应和雨刷效应也可能是其原因。由 L'Insalata 等[13]描述雨刷效应，归咎于股骨隧道移植物远端解剖外固定。目前的研究结果倾向于把移植物固定方式作为

隧道增宽的主要原因。使用这种远端固定的皮质纽扣钢板，移植物在股骨隧道纵向上会有微移动。因为这种内固定比螺钉更有弹性，这种被描述为"蹦极效应"的纵向移动，至少会部分影响股骨隧道增宽[12, 27, 28]。经过这些研究，一种和关节线一致的固定技术的想法变得越来越流行，并有希望避免隧道增宽。事实上，Simonian 等[29]的研究发现隧道孔固定技术能显著减少隧道增宽。当使用界面螺钉固定时，隧道需要有足够的直径。如果直径过小，由于太大的螺钉挤压，骨隧道壁的压力可能会使得隧道增宽[30]。相反，如果隧道直径过大可能导致固定强度不足和滑液渗入。除了机械性因素，生物原因可能增加隧道增宽程度或导致移植失败。一些研究表明，滑液的成分会在 ACL 断裂和韧带重建后发生改变[31-33]。促炎症的酶和各种递质（TNF-α，IL-6 和 IL-1）会在 ACL 重建数周后增加[33]。由于他们对破骨细胞的影响，骨质会减少[34]。Zysk 等[33]发现 ACL 撕裂 7 天后 IL-6 和 TNF-α 浓度增加，术后放射学发现骨隧道增宽后 38 天浓度也增加。

总之，机械和生物因素在隧道增宽中起着重要作用，可能会导致移植物功能不全和不稳定。与固定板、纽扣钢板和横销远端固定相比，骨隧道孔周围关节面的固定更加有利。

损伤后侧血管和神经束是指由于钻取隧道时膝关节屈曲角度不够引起的一种非常少见的并发症，如果因为导针位置怀疑有上述这种损伤，应放开止血带，用多普勒超声对足背动脉和胫后动脉进行观察评估，必要时可行血管造影术和血管探查。

如果术后出现由于移植物或者 ACL 胫骨残端肥大引起的髁间窝撞击导致伸直受限，需要修整移植物和（或）ACL 残端。此外，如果胫骨隧道建立在较前部的位置，可以先拔出螺钉，在移植物前部重新插入胫骨螺钉，可以使移植束位于螺钉后部，可能将 AM 束后移。隧道建立在靠内侧或靠外侧，也可以用这种方式一定程度上进行调整。假如发生上侧或侧方的髁间窝撞击，需要对髁间窝顶部或者侧壁行髁间窝成形。

康复

ACL 手术重建技术和早期康复锻炼在过去 25 年中有了快速的发展。然而，对准确地评价运动员是否恢复到最后阶段，能完全恢复体育活动的标准

仍存在争议 [35]。回顾过去几年的康复方案，它们可以分为急性期、亚急性期或恢复性活动 [36]。这些方案通常比较重视急性期和亚急性期康复，对承重能力增加、活动度（ROM）增加有相对严格的指导方案，并在早期康复中引入特殊的锻炼方法。这种方案和监督治疗能显著提高术后早期的疗效 [37]。ACL 重建术后的后期康复和恢复训练活动如果是没有经过根据训练制订的指导方案，可能会导致下肢神经肌肉控制不足、强度和支撑力减退。这些不足可能会增加再次受伤的风险或限制最高水平的发挥 [38-40]。"减少剧烈运动"对那些希望立即返回到高水平体育运动的运动员来说是一个潜在的"敏感事件"。

在过去的几年中，我们制订并改善了自己的术后康复方案，术后第 1 天起抬高患肢持续冰敷，并进行加压和理疗锻炼来减轻肿胀。术后第 2 天起，对屈伸动作没有限制，但不允许完全负重。具体来说，至少于术后 2 周后，根据个体疼痛水平和肿胀情况，承受 20 kg 的负重。术后 7 周后，开始神经肌肉锻炼，术后 8 周左右，我们建议跑步机锻炼、自行车锻炼或爬行训练。术后 3 个月，可以开始进行冲击性活动（如慢跑）。个人运动训练通常可在 6 个月后开始。但是，有身体接触或旋转的运动（如足球、滑雪、武术）应该到 8~9 个月后才可以开始。

参考文献

[1] Gianotti SM, Marshall SW, Hume PA, et al. Incidence of anterior cruciate ligament injury and other knee ligament injuries: a national population-based study. *J Sci Med Sport.* 2009;12(6):622–627.

[2] Parkkari J, Pasanen K, Mattila VM, et al. The risk for a cruciate ligament injury of the knee in adolescents and young adults: a population-based cohort study of 46 500 people with a 9 year follow-up. *Br J Sports Med.* 2008;42(6):422–426.

[3] Petersen W, Zantop T. Anatomy of the anterior cruciate ligament with regard to its two bundles. *Clin Orthop Relat Res.* 2007;454:35–47.

[4] Zantop T, Herbort M, Raschke MJ, et al. The role of the anteromedial and posterolateral bundles of the anterior cruciate ligament in anterior tibial translation and internal rotation. *Am J Sports Med.* 2007;35(2):223–227.

[5] Zantop T, Wellmann M, Fu FH, et al. Tunnel positioning of anteromedial and posterolateral bundles in anatomic anterior cruciate ligament reconstruction: anatomic and radiographic findings. *Am J Sports Med.* 2008;36(1):65–72.

[6] Benjaminse A, Gokeler A, van der Schans CP. Clinical diagnosis of an anterior cruciate ligament rupture: a meta-analysis. *J Orthop Sports Phys Ther.* 2006;36(5):267–288.

[7] Ferretti M, Ekdahl M, Shen W, et al. Osseous landmarks of the femoral attachment of the anterior cruciate ligament: an anatomic study. *Arthroscopy.* 2007;23(11):1218–1225.

[8] Prins M. The Lachman test is the most sensitive and the pivot shift the most specific test for the diagnosis of ACL rupture. *Aust J Physiother.* 2006;52(1):66.

[9] Anderson AF, Rennirt GW, Standeffer WC Jr. Clinical analysis of the pivot shift tests: description of the pivot drawer test. *Am J Knee Surg.* 2000;13(1):19–23.

[10] Galway HR, MacIntosh DL. The lateral pivot shift: a symptom and sign of anterior cruciate ligament insufficiency. *Clin Orthop Relat Res.* 1980;147:45–50.

[11] Harner CD, Giffin JR, Dunteman RC, et al. Evaluation and treatment of recurrent instability after anterior cruciate ligament reconstruction. *Instr Course Lect.* 2001;50:463–474.

[12] Höher J, Livesay GA, Ma CB, et al. Hamstring graft motion in the femoral bone tunnel when using titanium button/polyester tape fixation. *Knee Surg Sports Traumatol Arthrosc.* 1999;7(4):215–219.

[13] L 'Insalata JC, Klatt B, Fu FH, et al. Tunnel expansion following anterior cruciate ligament reconstruction: a comparison of hamstring and patellar tendon autografts. *Knee Surg Sports Traumatol Arthrosc.* 1997;5(4):234–238.

[14] Scheffler SU, Südkamp NP, Göckenjan A, et al. Biomechanical comparison of hamstring and patellar tendon graft anterior cruciate ligament reconstruction techniques: the impact of fixation level and fixation method under cyclic loading. *Arthroscopy.* 2002;18(3):304–315.

[15] Zantop T, Brucker PU, Vidal A, et al. Intraarticular rupture pattern of the ACL. *Clin Orthop Relat Res.* 2007;454:48–53.

[16] Solomonow M, Baratta R, Zhou BH, et al. The synergistic action of the anterior cruciate ligament and thigh muscles in maintaining joint stability. *Am J Sports Med.* 1987;15(3):207–213.

[17] Strobel MJ, Schulz MS, Petersen WJ, et al. Combined anterior cruciate ligament, posterior cruciate ligament, and posterolateral corner reconstruction with autogenous hamstring grafts in chronic instabilities. *Arthroscopy.* 2006;22(2):182–192.

[18] Scholten RJ, Opstelten W, van der Plas CG, et al. Accuracy of physical diagnostic tests for assessing ruptures of the anterior cruciate ligament: a meta-analysis. *J Fam Pract.* 2003;52(9):689–694.

[19] Johnson DL, Warner JJ. Diagnosis for anterior cruciate ligament surgery. *Clin Sports Med.* 1993;12(4):671–684.

[20] Bretlau T, Tuxøe J, Larsen L, et al. Bone bruise in the acutely injured knee. *Knee Surg Sports Traumatol Arthrosc.* 2002;10(2):96–101.

[21] Viskontas DG, Giuffre BM, Duggal N, et al. Bone bruises associated with ACL rupture: correlation with injury mechanism. *Am J Sports Med.* 2008;36(5):927–933.

[22] Cobby MJ, Schweitzer ME, Resnick D. The deep lateral femoral notch: an indirect sign of a torn anterior cruciate ligament. *Radiology.* 1992;184(3):855–858.

[23] Brucker PU, Lorenz S, Imhoff AB. Aperture fixation in arthroscopic anterior cruciate ligament double-bundle reconstruction. *Arthroscopy.* 2006;22(11):1250.e1–6.

[24] Clatworthy MG, Annear P, Bulow JU, et al. Tunnel widening in anterior cruciate ligament reconstruction: a prospective evaluation of hamstring and patella tendon grafts. *Knee Surg Sports Traumatol Arthrosc.* 1999;7(3):138–145.

[25] Fink C, Zapp M, Benedetto KP, et al. Tibial tunnel enlargement following anterior cruciate ligament reconstruction with patellar tendon autograft. *Arthroscopy.* 2001;17(2):138–143.

[26] Peyrache MD, Djian P, Christel P, et al. Tibial tunnel enlargement after anterior cruciate ligament reconstruction by autogenous bone-patellar tendon-bone graft. *Knee Surg Traumatol Arthrosc.* 1996;4(1):2–8.

[27] Segawa H, Omori G, Tomita S, et al. Bone tunnel enlargement after anterior cruciate ligament reconstruction using hamstring tendons. *Knee Surg Sports Traumatol Arthrosc.* 2001;9(4):206–210.

[28] Webster KE, Feller JA, Hameister KA. Bone tunnel enlargement following anterior cruciate ligament reconstruction: a randomised comparison of hamstring and patellar tendon grafts with 2-year follow-up. *Knee Surg Sports Traumatol Arthrosc.* 2001;9(2):86–91.

[29] Simonian PT, Monson JT, Larson RV. Biodegradable interference screw augmentation reduces tunnel expansion after ACL reconstruction. *Am J Knee Surg.* 2001;14(2):104–108.

[30] Buelow JU, Siebold R, Ellermann A. A prospective evaluation of tunnel enlargement in anterior cruciate ligament reconstruction with hamstrings: extracortical versus anatomical fixation. *Knee Surg Sports Traumatol Arthrosc.* 2002;10(2):80–85.

[31] Cameron ML, Fu FH, Paessler HH, et al. Synovial fluid cytokine concentrations as possible prognostic indicators in the ACL-deficient knee. *Knee Surg Sports Traumatol Arthrosc.* 1994;2(1):38–44.

[32] Cameron M, Buchgraber A, Passler H, et al. The natural history of the anterior cruciate ligament-deficient knee. Changes in synovial fluid cytokine and keratan sulfate concentrations. *Am J Sports Med.* 1997;25(6):751–754.

[33] Zysk SP, Fraunberger P, Veihelmann A, et al. Tunnel enlargement and changes in synovial fluid cytokine profile following anterior cruciate ligament reconstruction with patellar tendon and hamstring tendon autografts. *Knee Surg Sports Traumatol Arthrosc.* 2004;12(2):98–103.

[34] Jacobs JJ, Roebuck KA, Archibeck M, et al. Osteolysis: basic science. *Clin Orthop Relat Res.* 2001;393:71–77.

[35] Myer GD, Paterno MV, Ford KR, et al. Neuromuscular training techniques to target deficits before return to sport after anterior cruciate ligament reconstruction. *J Strength Cond Res.* 2008;22(3):987–1014.

[36] Wilk KE, Reinold MM, Hooks TR. Recent advances in the rehabilitation of isolated and combined anterior cruciate ligament injuries. *Orthop Clin North Am.* 2003;34(1):107–137.

[37] Howe JG, Johnson RJ, Kaplan MJ, et al. Anterior cruciate ligament reconstruction using quadriceps patellar tendon graft. Part I. Long-term follow up. *Am J Sports Med.* 1991;19(5):447–457.

[38] Ageberg E, Zätterström R, Moritz U, et al. Influence of supervised and nonsupervised training on postural control after an acute anterior cruciate ligament rupture: a three-year longitudinal prospective study. *J Orthop Sports Phys Ther.* 2001;31(11):632–644.

[39] DeVita P, Hortobagyi T, Barrier J. Gait biomechanics are not normal after anterior cruciate ligament reconstruction and accelerated rehabilitation. *Med Sci Sports Exerc.* 1998;30(10):1481–1488.

[40] Hewett TE, Paterno MV, Myer GD. Strategies for enhancing proprioception and neuromuscular control of the knee. *Clin Orthop Relat Res.* 2002;402(402):76–94.

第 5 篇　膝关节

第70章

Mark E. Steiner, Aaron Gardiner

双隧道单束重建前交叉韧带

要 点

- 对前交叉韧带解剖足印的理解对前交叉韧带重建手术具有关键作用。
- 单束前交叉韧带重建的隧道应位于原来前交叉韧带的解剖足印处。
- 经胫骨钻孔技术难以精确地将隧道定位于解剖足印中心，因为这种方法往往容易导致股骨隧道垂直或非常短并损害胫骨隧道。
- 解剖单束双隧道前交叉韧带重建和常规的钻孔技术相比，可能能够提高膝关节稳定性，而不增加手术难度和潜在的双束技术的并发症。

在过去几十年中，ACL 重建技术无论是在移植选择还是在手术技术方面都有进展。经胫骨钻孔髌腱自体移植被许多人认为是"金标准"技术。经胫骨技术取代以前的"由外向内"的钻孔技术，当然也使得股骨隧道的定位更加简便。然而，这种简便是以股骨隧道定位显著约束为代价的。在过去的几年里，在前交叉韧带重建方面出现了两大技术革新。第一是使用内侧入路钻孔技术建立股骨隧道，这和经胫骨技术相比，使骨科医师在隧道定位方面有了更大的灵活性。第二是对 ACL 解剖更深入的理解，这导致了单束技术的改进和双束技术的发展，可以更好地恢复 ACL 的解剖结构。

使用各种移植物，包括自体髌腱、自体腘绳肌腱、自体股四头肌腱以及各种异体移植物，都可以取得良好的疗效。手术技术的选择比移植物的选择更关键，包括隧道的定位、移植物的张力和固定技术。在耐受范围内不限制活动范围和负重的加速康复方法是所有重建技术的康复标准。

尽管在恢复大多数患者运动方面取得全面成功，当前的 ACL 重建技术仍有几个方面值得关注。首先，10%~30% 的患者术后有不稳定的残留症状[1, 2]。患者 Lachman 试验稳定，但轴移试验阳

性，活动时有不稳定症状。第二，报道发现[3]年轻运动员患者有相对较高的再损伤率，他们有超过 25% 的再手术率。第三，尽管成功的 ACL 重建和稳定的膝关节能够允许膝关节旋转活动，但许多患者在以后会发生退行性改变[4]。第四，现代研究分析表明，临床表现为稳定的膝关节仍有运动学上的异常[5-7]。当然，尽管有深入的研究和多年的发展，如今 ACL 重建技术仍有发展的空间。

最近的研究考虑到膝关节的稳定性，对于传统经胫骨钻孔技术的关注度上升。Howell[8] 在 2001 年发现，传统的经胫骨钻孔技术常常导致移植物垂直导致运动范围减小并仍残留向前松弛症状。同样，Woo 在 2002 年的尸体研究[9] 发现，经胫骨钻孔技术进行单束重建无法恢复到正常的稳定状态。

后来的生物力学研究表明，经胫骨技术的残留松弛症状可以通过双束移植物重建避免。其生物力学原理是，传统的经胫骨单束移植可能修复向前松弛症状，在 Lachman 试验中呈阴性，但仍可能有残留的松弛导致轴移试验阳性和由于旋转负荷引起的膝关节不稳[10-12]。

一些双束重建和单束重建比较的限制是，这些研究中所用的传统经胫骨钻孔技术进行单束移植并未最优化把隧道定位在解剖足印的中心。最近，资深学者（M.E.S）的尸体研究表明，与经胫骨钻孔移植相比，在解剖足印中心独立制备的隧道中进行单束移植物移植可以提高稳定性，可以提供和双束移植相当的稳定性[13, 14]。

单束解剖重建的一个前提是，经胫骨钻孔的限制使单束移植物不能恢复功能稳定性。单束移植物解剖定位是比增加膝关节移植物数目来增加膝关节稳定性更好的一种方法。为了将单束移植物定位在解剖足印中心，需要分别对胫骨和股骨钻取隧道[15]。本章将回顾单束 ACL 重建技术，包括患者筛选、手术技术和康复。

临床评估

多数 ACL 损伤的患者会有急性外伤史。患者经常会在受伤时听到"啪"的一声。通常，这是在减速和旋转动作时的一种非接触的损伤。患者通常无法继续活动，24 小时内会有关节积血，并尽快就医。陈旧性 ACL 撕裂的患者常常主诉反复发生膝关节不稳，特别是折返或旋转活动时。

检查时通常会发现膝关节积液。受伤后立即检查，或慢性病例中不会出现这种情况。Lachman 试验时会发现前移没有稳定终点。这种试验要在两个膝关节上进行对比。与对侧正常膝关节相比，ACL 撕裂膝关节的轴移测试有较大的移位，但肌肉痉挛可能会影响测试结果。

应该进行全面的膝关节检查，因为许多相关的损伤可能存在。对副韧带、后外侧角、后交叉韧带（PCL）和半月板的评估是十分重要的。特别是面对慢性或翻修病例时，需要进行双下肢力线评估，因为未诊断的力线不良是重建失败的潜在危险因素。

对于疑似 ACL 损伤的患者应首先用一系列 X 线检查进行评价。虽然这些一般是正常的，但它们在排除有关节积血的急性损伤是否有骨折时是十分有用的。有时可以看到 Segond 骨折，即胫骨外侧平台的小骨块撕脱，与 ACL 损伤有关。一般来说，急性膝关节损伤时，前后位（AP）、侧位和髌骨轴位检查就已足够了。慢性 ACL 撕裂或翻修情况下，骨科医师应警惕双下肢力线不良，如果怀疑力线不良，应该拍摄双下肢全长站立位片。

CT 平扫在急性 ACL 损伤病例中作用不大，但它在翻修病例中准确鉴别隧道位置和可能的隧道增宽是非常有用的。

MRI 是诊断 ACL 损伤最有用的影像学检查方法。撕裂的 ACL 通常由纤维的中断和韧带水平对齐异常被诊断出来。合并伤，包括半月板撕裂、软骨损伤和韧带损伤，也可以被识别。80% 以上患者有骨挫伤，通常在外侧间室。如果没有发现骨挫伤，可能会怀疑损伤是慢性的，或者有其他损伤的可能。

治疗、手术适应证和时机

ACL 撕裂的治疗对每例患者都应该是个体化的。在一般情况下，ACL 重建允许患者恢复体育运动，允许患者回到需要折返和旋转运动的活动中去。对于一些患者，特别是老年患者，不需参加这些活动，首选的治疗方法可能是非手术治疗。当然，非手术治疗，包括物理治疗，允许逐渐恢复活动，适合年龄偏大、低需求的患者。如果患者在他们完成康复计划后的正常活动时膝关节不稳，可以行 ACL 重建。ACL 重建的决定应该个体化，应在医生和患者深入讨论有关风险、获益和预期的术后疗效后做出决定。

手术治疗应提供给那些渴望回到折返或旋转体育活动中的所有患者。ACL 撕裂是一种让运动员结束赛季的损伤，如果让一名运动员带着不稳定的膝关节重返赛场会导致患者冒着半月板和软骨损伤的巨大风险，交叉韧带重建可以避免这些风险。

ACL 重建的时机受到关注，在运动医学文献中有一些对受伤后何时进行 ACL 重建比较安全但观点不一致的报道。个体化评估膝关节损伤和认识到患者间的巨大差异是很重要的。在 ACL 重建之前，膝关节积液和肿胀应该基本改善，关节活动度（特别是伸直功能）也应得到恢复。股四头肌收缩有力是能完全伸直的关键，部分这种损伤的患者有严重的股四头肌无力。患者撕裂的韧带非常少会出现撞击，但需要行关节镜下清理来改善伸直。在极少数情况下，持续被动运动（CPM）的仪器可以对屈曲受限和髌旁纤维化限制屈曲的患者起到作用。如果患者在手术前恢复比较慢，可能要延迟数周进行重建以保证膝关节周围软组织的恢复。

作者的手术观点

我们首选的技术是一种单独钻取胫骨和股骨隧道的单束解剖重建技术。根据临床情况，无论是自体移植物（腘绳肌腱或髌腱）还是同种异体移植物（通常是胫前肌腱）都可以使用。根据患者的选择选取移植物，但对极不稳定的膝关节或需要较强股四头肌剧烈运动的年轻运动员选择髌腱移植。需要尽早恢复日常活动，对膝关节需求较少的患者选择异体肌腱。腘绳肌腱移植通常用于竞技体育或者业余运动员，他们愿意选择自体移植，但是取自体髌腱移植造成的伤残可能不能很好恢复。无论选择何种移植物，都可以使用相同的解剖单束重建技术。

使用床位可以延伸的标准手术台。不使用大腿固定器，因为它常常会妨碍前内侧入路钻隧道时膝关节的充分屈曲。相反，我们用 3 个滚轴来支持患肢在 90° 位置或完全屈曲（图 70.1）。1 个垂直的滚轴放置在大腿外侧，使得手术操作时方便进入内侧间室，防止髋部在膝关节弯曲时外展。2 个柱子放置在床上，作为搁脚板保持 2 个在手术过程中最常需要屈曲的角度（90° 和 >125°）。这种装置可以使膝关节在没有任何帮助的条件下保持在任一位置，这可以释放手术医生和助手的双手。无论是否有这些装备，如果行前内侧入路钻取隧道，关键是膝关节能够充分屈曲。

关节镜下大部分撕裂的 ACL 纤维用刨刀去除，留下一些纤维进行精确识别足印。密切注意髁间窝的边界和其与计划移植的 ACL 移植物的位置关系。遇到一些特殊的解剖结构时，可能需要从髁间窝的外壁和上壁去除一些骨质。不同患者之间骨质去除的量差异很大，这一步对防止移植物撞击很重

要。原来的 ACL 磨成沙漏形，这有助于避免碰撞，然而重建使用的移植物是圆柱形的。评估可能发生撞击的最佳方式是观察膝关节伸直时髁间窝和胫骨解剖足印中心的位置关系。要注意的是，由于 ACL 断裂引起的胫骨隧道前移可能会使撞击的概率增大，这可以通过调整移植物张力来解决。

单束解剖重建技术的关键在于精确识别 ACL 足印的中心。基于解剖的重建位置是将胫骨隧道定位在 PCL 切迹前 15 mm 处 [15, 16]（图 70.2），隧道应该向前向内在一半隧道宽度偏置，因为移植物在隧道中趋于向后和向外偏。用于确定关节内胫骨隧道定位的第二种方法是确定胫骨髁间嵴 [17]。原来 ACL 胫骨止点是在胫骨髁间嵴后缘的前面。在临床实践中，胫骨隧道在胫骨髁间嵴的前半部分处进入关节。每个患者的胫骨足迹不同，但差不多都在 PCL 前 15 mm（图 70.3）。

从外部看，胫骨隧道的起点可以置于相对靠近胫骨结节的位置。因为股骨隧道钻取不依赖胫骨隧道的位置，没有必要把该隧道放置在胫骨内侧。这就避免了对内侧副韧带（MCL）的损伤，并且允许更长的隧道。应该在至少能钻取 30~40 mm 长度的角度建立隧道。

胫骨足印确认后，导针放置在瞄准器中。扩隧道之前，导针的位置要根据原来足印的位置仔细评估。如果隧道的中心需要移动几毫米，导针放置在原位并用一个比最终隧道大小小一点的导针扩隧

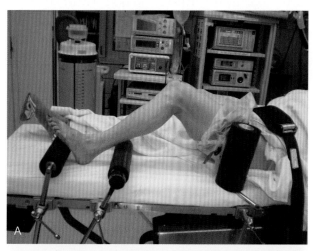

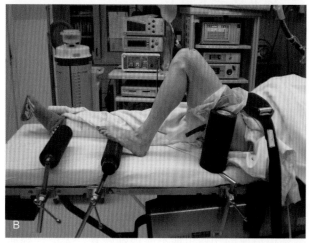

图 70.1 手术设备如图所示。保留手术台的床脚并放置了 3 根滚轴。2 根滚轴使脚处于 90°（A）或 125° 弯曲（B）。第 3 个滚轴垂直放置在大腿外侧，以防止髋部在膝关节屈曲时外展。

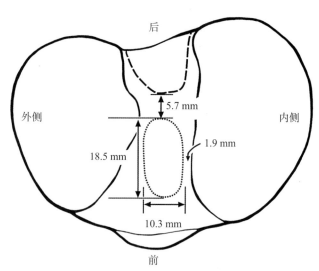

图 70.2 图为 ACL 椭圆形胫骨止点。ACL 后部纤维距 PCL 前缘 5.7 mm。足印中心在 PCL 前缘 15 mm 处。该图最终版本已归 The American Journal of Sports Medicine, Vol 35 tissue 10, Oct. 2007 by SAGE Publications ltd./SAGE Publications, Inc., © 2007 版权所有。

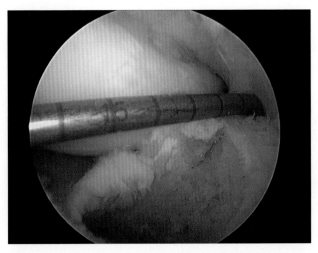

图 70.3　外侧入路观察关节镜下已完成的胫骨隧道。关节镜探头放置在 PCL 前缘，显示隧道放置在 PCL 前缘约 15 mm 处。

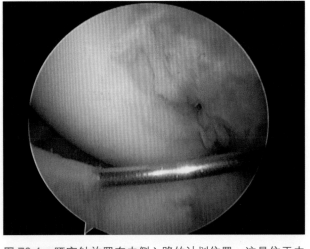

图 70.4　腰穿针放置在内侧入路的计划位置，这是位于内侧半月板的正上方，进入髁间窝不损伤股骨内侧髁的安全位置。

道。这步操作后，导针可以在隧道扩到最终大小前重新调整到最初的隧道位置，使隧道的中心位于适当的位置。用磨头修整隧道后外侧角，以避免尖锐的骨隧道边缘接触移植物。在胫骨前侧的隧道口清除软组织，因为这些软组织会影响移植物通过。

　　为了安全正确地钻取股骨隧道，必须建立一个充足的关节镜内侧切口。为了到达解剖足印，这个切口应该在内侧半月板上侧并足够接近中线以避免碰到股骨内侧髁的关节面（图 70.4）。如果在上述过程前已经建立了一个不太理想的切口，应该建立一个辅助的内侧切口。

　　股骨附着少量 ACL 纤维可作为定位隧道的指导。在慢性损伤或者翻修时，这些纤维大多数时候是不存在的。在 ACL 纤维前侧有一个小裂缝，但通常并不容易观察到。

　　另一个准备步骤是去除影响视野的脂肪垫。与经胫骨钻孔技术相比，内侧入路钻取隧道要去掉稍微多一点的脂肪垫，因为膝关节屈曲角度较大会使钻取隧道时有更多的脂肪垫进入髁间窝内。

　　膝关节屈曲 90° 确认股骨足印的位置。这是一种解剖研究中描述的可以重复找到股骨足印的方法[15-18]（图 70.5）。然后，髁间窝的后缘是从髁间窝顶部的最高点到髁间窝外侧壁关节软骨面的最低点。这两点之间的中点是 ACL 股骨止点的中心（图 70.6）。

　　一个 7 mm 偏移导向器通过前内侧切口放置后持导针开始钻取。膝关节屈曲 90° 时导针在定位点钻入几毫米（图 70.7）。此时，导针的前端不易滑

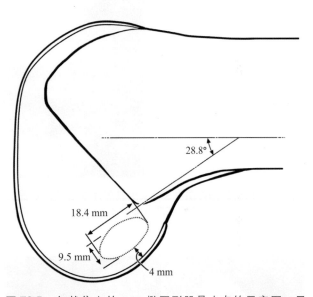

图 70.5　矢状位上的 ACL 椭圆形股骨止点的示意图。足印大约 18.4 mm 长，9.5 mm 宽，与股骨中轴大约成 28.8°。这些数据的最终版本已经归 The American Journal of Sports Medicine, Vol 35/ Issue 10, Oct. 2007 by SAGE Publications Ltd./SAGE Publications, Inc., © 2007 版权所有。

离起点。然后，膝关节屈曲到超过 125°，导针继续推进至穿过股骨外侧皮质和大腿外侧皮肤（图 70.8）。重要的是，进行该步骤期间膝关节要充分弯曲到超过 125°，以确保隧道有足够的长度，并保证导针在钻出股骨外侧时，导针和腓总神经之间有足够的距离[19]。有时，医生在此过程中退一步观察角度是非常有用的。至少应该钻取 30 mm 长的隧道。有些情况下，特别是针对体型较小的腿时是不可能的。有时可以钻取比这短几毫米的隧道，因为股骨侧常用 23 mm 的界面螺钉，钻头偶尔会将股骨远

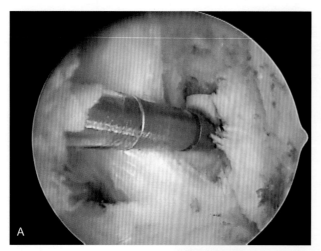
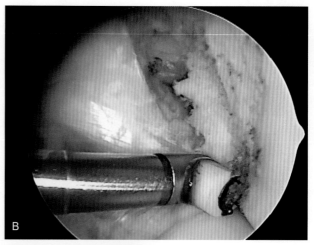
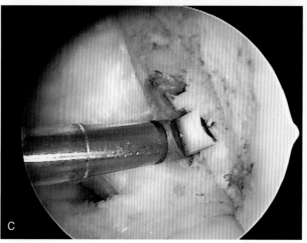

图 70.6　股骨足印在图中 3 个关节镜照片中描述。A. 探头放置在足印上缘。B. 探头放置在足印下缘。C. 探头放置在股骨足印的中心。所有的照片都是左膝屈曲大约 90° 外侧入路时所拍摄的。

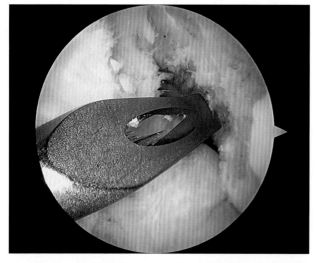
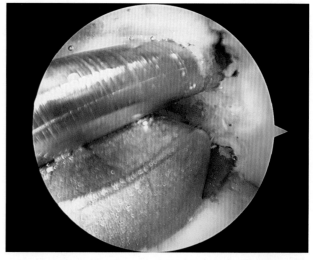

图 70.7　钻取股骨隧道的导针放置在髁间窝顶点和外侧壁关节面的最低点之间的中点。导针在膝关节屈曲 90° 进入膝关节并钻入几毫米，然后膝关节屈曲至 125°。

图 70.8　膝关节屈曲 125° 时钻取股骨隧道的导针向里钻入。在这个屈曲角度，导向器转至股骨髁下方，看不到髁间窝。

端皮质钻透。这不会改变重建的力量，但手术医生必须要在穿入移植物之前了解情况，因为移植物可能会被拉入大腿外侧的软组织中。

　　用带孔导针将缝线（通常是 5 号缝线）通过内侧切口进入股骨隧道，穿出大腿外侧。用关节镜抓线器将缝线末端的环从胫骨隧道拉出。这根线是用来将移植物从胫骨和股骨隧道拉出（图 70.9）的。关节镜下观察移植物通过关节进入股骨隧道，拉入前对移植物在特定的长度做标示，对移植物充分进入股骨隧道有帮助。

　　固定之前，屈伸膝关节来检查移植物是否有撞击。在这个阶段比固定后更容易取出撞击骨块。然而，在精确隧道建立和适当髁间窝准备后很少发生严重的撞击。

　　生物可吸收螺钉可以用于股骨和胫骨侧的移植

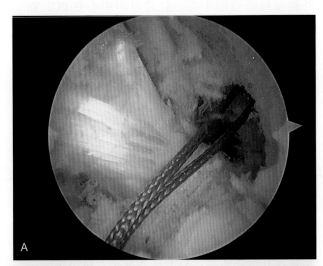

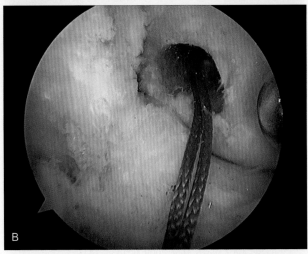

图 70.9　这些关节镜照片展示了缝线从股骨隧道穿出后完整的股骨隧道，然后缝线通过胫骨隧道拉出。A. 股骨隧道外侧入路视角。B. 股骨隧道内侧入路视角。此时，膝关节已可通过移植物。

物固定。先行股骨侧移植物固定。使用和隧道相同直径的 23 mm 长的螺钉。软的镍钛合金导丝通过内侧切口放入股骨隧道。膝关节弯曲到和钻隧道时相同的位置，这可以避免螺钉进入岔路。在螺钉拧入内侧入路时应该小心，以避免损坏股骨内侧髁。另外，当对软组织移植物使用这种方法时，应该注意避免螺钉周围移植物转动。导丝应该在螺钉拧紧之前被拔出，以避免导线夹在里面。

　　股骨侧固定后，导丝从胫骨前经胫骨隧道放入关节腔。关节镜从关节腔内拔出并使膝关节完全伸直。由于解剖中心定位的移植物通常会和原来的 ACL 一样在伸直位拉伸，在屈曲位调节移植物张力时不要过分屈曲膝关节非常重要。解剖位置放置移植物对恢复生理松弛十分有效，这避免了对移植物的压伸。螺钉固定时移植物拉紧到大约 15 磅（6.8 kg）。需使用长 30 mm、直径比隧道大 1 mm 的螺钉。如果使用软组织移植物，拉紧韧带以确保移植物所有组成部分有同等张力是很重要的[20]。关节腔和所有切口需彻底冲洗，常规缝合。

并发症、争议及注意事项

　　可用于 ACL 重建的各种移植物的选择在过去几年中存在一些争议。解剖单束重建不需要考虑移植物的选择。此时，缺少证明一种移植物比另一种移植物有明显优势的结论性数据。

　　我们固定股骨和胫骨侧都使用界面螺钉。如今有各种各样的 ACL 移植物固定装置，他们都可以在单束解剖重建时使用。然而，许多横销固定装置使用时需要经胫骨的技术，骨科医师应注意这种缺点。许多设备制造商最近推出了一种可以用于独立的隧道钻取的新器械。

　　第二个考虑为使用皮质悬吊系统固定股骨侧。和经胫骨技术相比，独立的钻取技术可能会使股骨隧道变短，特别是当钻取过程中没有屈曲到最大的角度时。使用悬吊固定隧道时较短，可能会使股骨隧道内的移植物相对较短。如果过短，理论上会影响腱骨愈合。如果医生使用悬吊固定方法，应该意识到上述这种可能，并准备好替代的固定方法。

　　考虑到胫骨隧道的并发症，单束解剖重建技术在技术上非常相似，稍微比经胫骨技术更安全和更容易些。在起点的选择上有更多的灵活性，无须为股骨隧道的钻取调整隧道位置。起始点可以靠近胫骨结节，钻取角度可以陡些，从而防止伤害到内侧副韧带，并可以有较长地用于固定的骨隧道。此外，隧道可以建立在解剖足印位置，移植物位置较低可以减少撞击的风险。

股骨隧道的钻取在技术上更有难度，关键是钻取时膝关节屈曲角度足够大。屈曲角度较小会导致隧道较短，并会使导针离股骨后侧的腓总神经较近[19]。股骨隧道钻取时的视野较小也是不小的挑战，所以切除脂肪垫是有必要的。当膝关节屈曲超过 125° 时，通常的标识物发生改变，导针被放置在髁间窝较前处。为了定位在正常的标识物上，导针在膝关节屈曲 90° 时先钻入骨质几毫米，然后在膝关节屈曲超过 125° 时再钻取隧道。

通过内侧切口钻取隧道也有一些潜在的并发症。半月板有发生医源性损伤的风险，正确定位的切口可以使器械刚好从半月板上方通过。此外，股骨内侧髁的关节表面在放入钻头时也比较危险。前内侧切口定位时和使钻头放入髁间窝时要比较小心，以避免关节损伤。

翻修病例特别适合使用解剖单束技术，该方法可以建立和以前隧道不一样的新隧道，尤其是当原来的股骨隧道是通过经胫骨技术指导定位时，独立股骨钻孔技术可以使新的隧道和原来的隧道分开，然后可以和原来重建时一样来固定。严重的隧道增宽是不可能发生的，翻修分为两阶段，在重建韧带之前会进行骨移植来恢复骨质。

康复

ACL 重建可以进行门诊手术。患者术后可以扶拐负重。膝关节固定或铰链支具不经常使用，重点放在活动度锻炼和直抬腿锻炼。患者通过标准的 ACL 康复计划逐渐进步。简单的慢跑术后在大约 3

个月开始，一般允许在术后 6 个月重返赛场。

经验和教训

（1）在钻取股骨隧道时有足够的屈曲角度是这个过程安全和成功的关键。铺单之前应该检查屈曲度，拆掉床尾使用下肢固定器可能会限制膝关节的屈曲。

（2）合适的定位内侧切口是十分有必要的。应注意切口建立和放入器械时不要损伤内侧半月板或股骨内侧髁。如果由于其他原因，如半月板修复，在该步骤前已经建立了内侧切口，应该建立一个辅助的内侧切口。

（3）使用标识物看到解剖足印。股骨足印中心位于髁间窝顶点和髁间嵴后缘前 7 mm 处、髁间窝外侧壁最低点的中心。胫骨足印中心在 PCL 前缘大约 15 mm 处。

（4）检查是否有骨撞击，并相应地调整骨质准备和移植物定位。圆柱形的移植物进行沙漏形的 ACL 重建需要一些调整来防止发生撞击。

结论和展望

最近对原来 ACL 解剖结构的研究可以使单束 ACL 重建技术改进。将单束移植物放置在原来 ACL 足印中心的单束重建技术和经胫骨重建技术相比，机械力学上有改善。解剖学放置移植物可以恢复膝关节松弛状态，对平移和旋转力做出反应。需要随后的研究和长期随访来确定解剖学单束重建和常规的单束重建相比是否可以改善临床疗效。另外，单束解剖重建和双束重建之间类似的研究比较将有助于确定重建的临床疗效是否会受到增加的第二束所影响。

参考文献

[1] Biau DJ, Tournoux C, Katsahian S, et al. ACL reconstruction: a meta-analysis of functional scores. *Clin Orthop Relat Res*. 2007;458:180–187.

[2] Freedman KB, D'Amato MJ, Nedeff DD, et al. Arthroscopic anterior cruciate ligament reconstruction: a metaanalysis comparing patellar tendon and hamstring tendon autografts. *Am J Sports Med*. 2003;31:2–11.

[3] van Dijck RA, Saris DB, Willems JW, et al. Additional surgery after anterior cruciate ligament reconstruction: can we improve technical aspects of the initial procedure? *Arthroscopy*. 2008; 24:88–95.

[4] Øiestad BE, Engebretsen L, Storheim K, et al. Knee osteoarthritis after anterior cruciate ligament injury: a systemic review. *Am J Sports Med*. 2009;37:1434–1443.

[5] Georgoulis AD, Papadonikolakis A, Papageorgio CD, et al. Three-dimensional tibiofemoral kinematics of the anterior cruciate ligament-deficient and reconstructed knee during walking. *Am J Sports Med*. 2003;31:75–79.

[6] Ristanis S, Stergiou N, Patras K, et al. Excessive tibial rotation during high-demand activities is not restored by anterior cruciate ligament reconstruction. *Arthroscopy*. 2005;21:1323–1329.

[7] Tashman S, Collon D, Anderson K, et al. Abnormal rotational knee motion during running after anterior cruciate ligament reconstruction. *Am J Sports Med*. 2004;32:975–983.

[8] Howell SM, Gittins ME, Gottlieb JE, et al. The relationship between the angle of the tibial tunnel in the coronal plane and loss of flexion and anterior laxity after anterior cruciate ligament reconstruction. *Am J Sports Med*. 2001;29:567–574.

[9] Woo SL, Kanamori A, Zeminski J, et al. The effectiveness of reconstruction of the anterior cruciate ligament with hamstrings and patellar tendon. A cadaveric study comparing anterior tibial and rotational loads. *J Bone Joint Surg Am*. 2002;84A:907–914.

[10] Mae T, Shino K, Miyama T, et al. Single-versus two-femoral socket anterior cruciate ligament reconstruction technique: biomechanical analysis using a robotic simulator. *Arthroscopy*. 2001;17:708–716.

[11] Yagi M, Wong EK, Kanamori A, et al. Biomechanical analysis of an anatomic anterior cruciate ligament reconstruction. *Am J Sports Med*. 2002;20:660–666.

[12] Yamamoto Y, Wei-Hsiu H, Woo SL, et al. Knee stability and graft function after anterior cruciate ligament reconstruction: a comparison of a lateral and an anatomical femoral tunnel placement. *Am J Sports Med*. 2004;32:1825–1832.

[13] Steiner ME, Battaglia TC, Heming JF, et al. Independent drilling outperforms conventional transtibial drilling in anterior cruciate ligament reconstruction. *Am J Sports Med*. 2000;37:1912–1919.

[14] Ho JY, Gardiner A, Shah V, et al. Equal kinematics between central anatomic single bundle and double bundle anterior cruciate ligament reconstructions. *Arthroscopy*. 2000;25:464–472.

[15] Heming JF, Rand J, Steiner ME. Anatomical limitations of transtibial drilling in anterior cruciate ligament reconstruction. *Am J Sports Med*. 2007;35:1708–1715.

[16] Colombet P, Robinson J, Christel P, et al. Morphology of anterior cruciate ligament attachments for anatomic reconstruction: a cadaveric dissection and radiographic study. *Arthroscopy*. 2006;22:984–992.

[17] Girgis FG, Marshall JL, Monajem A. The cruciate ligaments of the knee joint. Anatomical, functional and experimental analysis. *Clin Orthop Relat Res*. 1975;106:216–231.

[18] Amis AA, Jakob RP. Anterior cruciate ligament graft positioning, tensioning and twisting. *Knee Surg Sports Traumatol Arthrosc*. 1998;6(suppl 1):s2–s12.

[19] Nakamura M, Deie M, Shibuya H, et al. Potential risks of femoral tunnel drilling through the far anteromedial portal: a cadaveric study. *Arthroscopy*. 2009;25:481–487.

[20] Hamner DL, Brown H, Steiner ME, et al. Hamstring tendon grafts for reconstruction of the anterior cruciate ligament: biomechanical evaluation of the use of multiple strands and tensioning techniques. *J Bone Joint Surg Am*. 1999;81:549–557.

第 5 篇　膝关节

第 71 章

James R. Romanowski, Verena M. Schreiber, Freddie H. Fu

双束前交叉韧带重建

前交叉韧带（ACL）损伤仍然是骨科医师遇到的最常见问题之一。年发生率大约为 1/3 000，每年大约有 100 000 例 ACL 重建手术[1, 2]。对于这些韧带撕裂的处理方法各不相同，但不外乎非手术方式和各种手术重建方法。在研究 ACL 的各个方面均投入了大量的资源，包括解剖学、生物力学、关节内和关节外重建方法，以及人工韧带替代物和自体、异体移植物的优化。不难想象，这么多相关的研究后，对 ACL 的理解加深使得对于这些损伤的治疗有了进展。

骨科手术的基础是解剖。没有对相应结构和相关功能清晰的认识，对重建手术后功能的恢复不利。1938 年首次提出，ACL 包括两束：前内侧（AM）束和后外侧（PL）束[3]（图 71.1）。偶尔会出现解剖变异的第三束或中间束（IM）。这是根据每束在胫骨的止点位置命名的。这些单独的止点有重要的功能，前后向稳定（AM 束）和旋转稳定（PL 束）[4]。

手术的主要目标是恢复功能。每位患者都有独特的 ACL 足印，因此，关注解剖标志来正确识别每条 ACL 束的起源和止点是十分重要的。正是这种独特性使得隧道不能定位到一个特定的"点"或设定一个几毫米隧道参考位置。此外，还有隧道匹配错误的风险，即胫骨 PL 隧道匹配到股骨 AM 隧道。大多数重建撕裂或不正常的 ACL 手术是单束重建。单束重建技术在稳定性和恢复活动方面效果比较显著，但长期的结果显示有一些缺点，61%~67% 的患者的国际膝关节文献委员会评分（IKDC）达到正常值[5]。

由于对 ACL 理解的进展，优化各项步骤可以继续改善患者的预后。

临床评估

像所有患者的主诉一样，有必要进行全面的病史问诊和体格检查。

病史

ACL 撕裂的患者通常有以下两种情况中的一个，旋转或切线活动期间非接触式损伤，或创伤性损伤。确定损伤的机制十分重要，因为它可能会诊断出其他疾病，特别是内翻或外翻负荷对内侧副韧带、外侧副韧带、后外侧角和半月板的继发损伤。不论使用何种重建技术，忽略其他结构损伤会导致重建的高失败率[6]。通常情况下，患者会描述有"啪"的一声，并且有膝关节积液。有些患者会在就医之前尝试活动，会发现膝关节有持续的不稳定。对于那些有 ACL 撕裂但没有感觉膝关节不稳的患者，这可能是手术决策过程中的重要因素。

年龄也是一个重要的考虑因素。在青春期前和青少年患者中，关键要评估骨骺线，手术会增加他们年纪大以后关节退变的风险，因此可能不会考虑手术。

生活方式也应该纳入考虑，久坐的患者和优秀

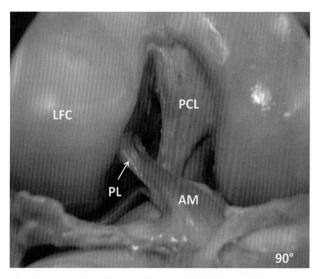

图 71.1 图为右膝关节前交叉韧带的 AM 束和 PL 束。LFC，股骨外侧髁；PCL，后交叉韧带。

运动员的功能要求不同。手术前应该考虑到患者感染的可能，这会带来手术风险。

体格检查

大多数患者都是在诊室进行检查的，但是在受伤时立即进行检查可以提供有价值的信息，因为那时没有肿胀或者肿胀较轻。要求患者穿短裤，这样可以直接观察双下肢，通过检查比较双侧情况。先检查患者并记录是否有关节积血、皮肤擦伤或肌肉萎缩。需要检查下肢力线，严重的成角畸形需要纠正。要进行活动度测量，因为在任何手术之前活动度都要达到最佳。对骨性标志、关节线和髌骨的检查有助于鉴别相关的半月板、韧带、髌股关节损伤。进行特殊的 ACL 撕裂测试，包括 Lachman 试验、前抽屉试验和轴移试验。虽然轴移试验敏感性较高，但比较难进行，因为患者会有自我保护，特别是在急性期时。还要进行 McMurray 试验，0° 和30° 时的内翻、外翻应力试验，Dial 试验，反向轴移试验和后抽屉试验。

客观测试也是评估的一部分，包括 KT-2000 关节动度测量。移动度超过 3 mm 考虑 ACL 功能障碍或者撕裂。

影像学检查

X 线检查对于 ACL 损伤患者的处理仍然是一个重要部分，有助于确定胫骨棘撕脱骨折或排除相关骨折、评估下肢力线和评估骨骺线。标准的 X 线片包括负重位全长片、45° 前后位片、非负重位侧位片和 Merchant 轴位片。对于患者来说，体检提示下肢力线不齐，需要行全长片进一步评估。是否需要 MRI 检查是值得商榷的，但患者往往自己查过相关知识，在我们的实践中，MRI 适用于进一步检查相关伤害。

CT 平扫在初次 ACL 重建时是没有必要的，但在翻修病例的术前检查中有必要。

决策

在决定是否手术时，膝关节反复不稳定会否导致日常生活或运动功能受限仍然起到重要作用。

治疗

非手术治疗

久坐或要求较低的能减少活动的患者可能会选择保守治疗。

手术治疗

持续不稳定或者有其他与 ACL 撕裂或功能障碍相关症状的患者通常行手术治疗。这些患者包括工作需求较高、高水平运动员以及那些由于韧带受损影响日常生活的患者。年龄也应该纳入考虑，儿童和青少年有骨骺存在，老年人可能有退行性关节炎。有骨骺存在的患者应该避免进行双束重建，因为该技术应用在胫骨更大的隧道区域中，理论上会增加生长停滞的风险。多韧带损伤、年纪较大的骨关节炎、败血症、不能按术后康复的患者也应该避免双束重建。

时机

ACL 损伤后进行手术重建的适当时机仍存在争议[8]。虽然没有达成共识，人们普遍认为患者术前应恢复运动范围（0°~120°），股四头肌恢复控制，以避免术后关节纤维化[9]。早期重建（<3 周）与关节纤维化显著增加有关，一些文献报道多达 37% 的患者出现活动度降低，而在延迟手术的患者中只有 5%[10, 11]。延迟手术会对关节软骨有损害，每延迟 1 个月会出现 1% 的损害[8]。此外，在伤后超过12 个月的患者中出现继发半月板撕裂和退行性关节炎的风险较高[12]。我们目前的做法是在术前成功康复之后进行亚急性重建（>3 周）。

技术

麻醉

在手术之前，术者标示好英文缩写和手术部位。临床医生、麻醉医生、患者经过讨论制订一个合适的麻醉方案。通常情况下，股神经和坐骨神经周围神经阻滞是由一个经验丰富的麻醉医生利用超声引导进行的。这些临时神经阻滞与浅镇静结合使用，可以提供充足的术中疼痛控制，有利于减少术后麻醉剂的使用。

麻醉准备和测试

患者被带到手术间，躺在手术台上。经过充分的麻醉和镇痛后，进行麻醉下检查。具体的检查包括 Lachman 试验、轴移试验、前抽屉试验、后抽屉试验、内翻或外翻应力试验、Dial 试验和运动度测试。手术台的尾端在允许范围内最大程度屈曲。非手术的脚放置在一个脚架上，使脚保持膝关节和髋关节屈曲至80°~90°的舒适位置，并且将脚固定在脚架上。大腿根部用软垫保护后绑好止血带。所有神经血管和骨性凸起都受到缓冲和保护。固定手术的腿在髋关节稍弯（10°~20°），以便之后股骨隧道建立时增加膝关节的屈曲。手术的膝关节应该具有从0°到至少120°的活动范围（图71.2）。

体表标志和切口

关节镜下前交叉韧带重建成功和减少创伤的关键是适当的皮肤切口。通过合适的入路，可以避免进行髁间窝成形，所有的隧道都可以通过仔细的入路定位来建立。要识别和标记解剖标志，包括髌骨下极、髌腱内侧和外侧边界、内侧关节线、胫骨结节、胫骨的前侧和后内侧边界。根据所选择的半月板修复技术可能要增加切口。大腿抬高并用止血带驱血。

在膝关节屈曲90°时，在髌骨下极髌腱起点的外侧建立前外侧入路（LP）。用11号刀片建立垂直切口。然后用关节镜套管针进入关节腔，分开内侧脂肪垫。这个切口主要用于暴露胫骨的ACL足印。

再次在膝关节屈曲90°时，建立内侧入路（CMP）。一个18号腰穿针头会用来确定从内侧入路进入的器械的轨迹和可视的途径。针通常顺着正常的ACL方向。皮肤切口应紧贴髌腱内侧缘，稍高于内侧半月板的前角。这个位置可以最大限度地看到髁间窝和股骨的足印。它也为第三个切口——附加的内侧入路（AMP）提供了足够的操作空间。用11号刀片建立一个垂直的皮肤切口，小心地从内侧半月板底部切开。在AMP建立前，往往有必要清理脂肪垫和改善关节镜视野来优化入路的建立（图71.3）。附加的内侧切口也许是所有切口中最关键的，因为这个通道必须捕获股骨ACL的AM和PL的起点，同时避免损伤股骨内侧髁软骨表面。如果切口放置得太内侧，股骨AM隧道入口的角度可能过于锐利，股骨外侧髁的后壁有破裂的风险。

胫骨隧道的皮肤切口然后就可建立。在胫骨的前侧和后内侧中间，用10号刀片切一个垂直的切口，起始于胫骨结节的水平并向远端延伸大约4 cm。锐性剥离底部的骨膜，用骨剥轻轻剥离内侧和外侧。特别注意要为之后的重建和AM、PL胫骨隧道最终的覆盖留下一小块组织。

关节镜诊断

关节镜放置在LP中，可以检查髌股关节、内侧和外侧间室。重建ACL前进行必要的半月板和

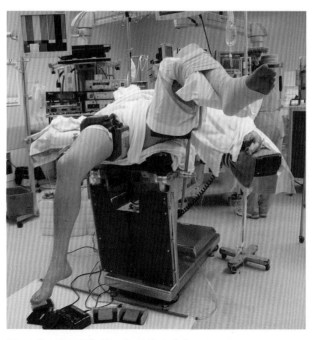

图71.2 使用脚架放置好的患者体位。

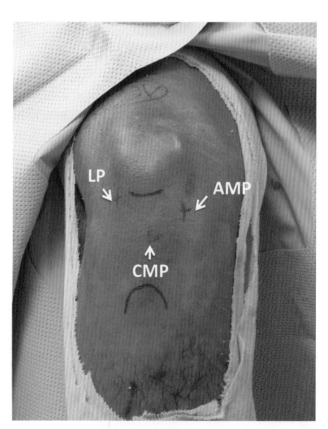

图71.3 LP、CMP和附加内侧入路（AMP）的建立。

软骨病变处理。当手术医生进行了半月板修复和软骨清创后，接下来应将注意力放到 ACL 上。

确认撕裂

ACL 解剖重建原则的根本，是仔细辨认 AM 束和 PL 束，不但要识别撕裂的类型，而且要识别股骨和胫骨的足印。这通常是操作中最耗时的部分，因为它是解剖单束和双束重建中最关键的步骤。撕裂可分为股骨、中间和胫骨撕裂。此外，ACL 功能障碍可以被分类为完全撕裂或 AM 束和 PL 束单束或双束的拉伸。仔细进行分离偶尔会发现单束的损伤，这可以加强重建或者单单重建损伤的 AM 束或 PL 束。在进行 ACL 检查和清创的时候，有必要把在关节镜放在 CMP 来观察 ACL 的股骨止点。如果尚未执行，那么可以用 18 号腰穿针和 11 号刀片建立 AMP。这个入路的建立可以允许进一步清创，更容易识别髁间窝内的解剖标志。通过 AMP 放置关节镜刨刀进行功能障碍 ACL 残端的清创，然而，应避免对与髁间窝有接触的骨折进行清创，以保留骨性标志。关节镜等离子刀用来完成股骨清创，留下一部分 AM 和 PL 组织保留本体感受功能[13]。束的识别在亚急性时比慢性时更容易，因为瘢痕和再吸收较少。对于慢性病例或当各个束无法找到时，骨性标志的识别成为解剖重建的关键。外侧髁中间的嵴代表在股骨外侧髁内侧面的股骨 ACL 足迹上缘。分叉的嵴通常垂直于髁间嵴，分开 AM 和 PL 的起点（图 71.4）。对于长期的

ACL 撕裂，按照 Wolff 规则，股骨髁间窝内 ACL 应力的损失可能导致嵴骨质的缺损[14]。在这种情况下，有必要通过一个通用公式来确定隧道位置。膝关节屈曲到 90°，PL 隧道下降到髁间窝的下 1/3，5~7 mm 靠近关节面。然后 AM 隧道参照 PL 起点，占据髁间窝的空间近端。

单束和双束重建

一旦确定了胫骨和股骨的足印，就必须测量尺寸。这一步非常关键，因为这决定了患者的解剖结构是否可以允许双束重建，或者需要单束重建。为了帮助骨科医师决定用单束重建还是双束重建，我们建立了一个 ACL 解剖单束或双束重建的流程图[7]（图 71.6）。无论如何，髁间窝准备、患者独特的 ACL 止点和移植物的识别对解剖重建有重要的意义。匹兹堡大学对于解剖双束重建的经验是股骨髁间窝长度（近端至远端）<14 mm 时，排除 4 个通道结构，需要进行单束重建。考虑到隧道之间必须要有 2 mm 的骨桥，这有限的足印将面临一个隧道收敛的技术性难题。另外，各个隧道需要更小，导致移植物直径较小。股骨隧道足印的尺寸（长度和宽度）是在 CMP 可视下通过 LP 测量的。如果股骨足印测量 <14 mm 或髁间窝测量 <12 mm，优先单束重建。在 LP 可视下通过 CMP 对胫骨足迹进行测量（图 71.5）。对于单束重建，股骨隧道放置在 1~2 cm 分叉嵴处，因为 AM 束占了总股骨足印的约 60%。胫骨隧道定位在胫骨足印前后的中点。

一旦股骨和胫骨的尺寸测量好了，就可以确定移植物的大小。通常，股骨足印比胫骨足印小 1~2 mm，因此，用较小的值来避免隧道收敛和移植物过大。PL 束的直径一般为 5~7 mm，AM 束

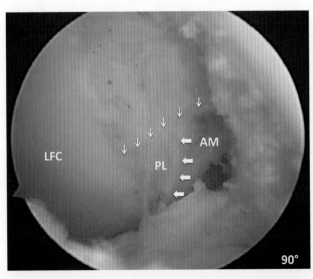

图 71.4　膝关节屈曲 90° 时通过 CMP 观察的外侧股骨髁内侧面。粗箭头指的是分叉的嵴，细箭头指的是外侧髁中间的嵴。LFC，股骨外侧髁。

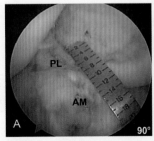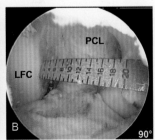

图 71.5　A. 通过 LP 观察胫骨止点，测量长度为 18 mm。B. 通过 CMP 观察髁间窝凹口，测量长度为 19 mm。两者都是在膝关节屈曲 90° 时测量的，可以进行双束重建。LFC，股骨外侧髁；PCL，后交叉韧带。

策略

单束或双束 ACL 解剖重建流程图如下（图 71.6）：

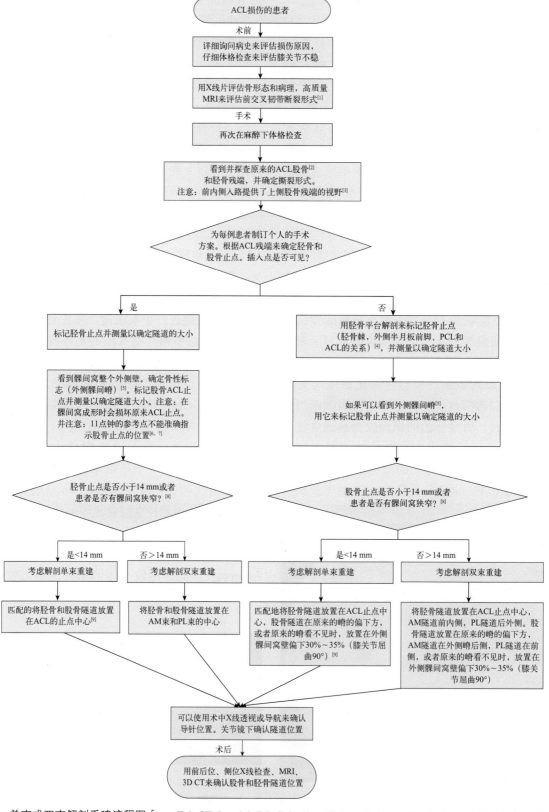

图 71.6　单束或双束解剖重建流程图［van Eck CF, Lesniak BP, Schreiber VM, et al. Anatomic single- and double-bundle anterior cruciate ligament reconstruction flowchart. Arthroscopy. 2010;26(2):258-268 经过同意转载］。

通常为 6~8 mm。例如，18 mm 的股骨足印长度可以很容易地容纳 8 mm AM 束和 6 mm PL 束，包括 2 mm 的骨桥。

移植物选择

移植物的选择是经过患者和医生之间讨论后决定的。自体肌腱和异体肌腱都可以考虑。自体肌腱包括骨 - 髌腱 - 骨（BPTB）、股四头肌腱和腘绳肌腱。例如在匹兹堡用于移植的异体肌腱是 BPTB、跟腱、阔筋膜张肌、胫骨前肌腱和腘绳肌腱，异体肌腱和自体肌腱相比明显增加了肝炎、艾滋病和其他与捐献者有关的传染病的风险。相反，自体肌腱会增加供区组织的损伤和短期内较慢的恢复[14]。

另一个需要考虑的问题是在年轻、运动较多的人群中有较高的失败率[15, 16]。在这部分人群中，这个增加 3 倍的失败率应该加以讨论。根据我们的经验，早期异体肌腱移植失败可能是过早恢复运动，因为异体肌腱愈合需要更长的时间。因此，我们的康复方案是相当保守的，我们建议患者满 9~12 个月的随访后再恢复运动。我们在实践中认识到这些问题，并积极地提供自体替代移植物，包括股四头肌腱和腘绳肌腱，以及同种异体肌腱例如胫前肌腱，以重建 ACL。

隧道准备

股骨髁的 PL 隧道首先建立。关节镜放置在 CMP 入路，用锥子在 PL 股骨外侧髁起点的中间建立 1 个导向孔。膝盖弯曲到至少 110°，用 3.2 mm 的导针通过 AMP 入路放置在导向孔内。5 mm 的空心钻通过导针钻孔。深度至少钻取 30 mm，以保证至少 25 mm 和隧道接触的移植物长度以及允许 Endobutton 翻袢的距离（Smith and Nephew, Andover, MA）。对于 Endobutton CL 方法，用 4.5 mm 的钻头通过隧道钻透外侧皮质。测量深度并选择适当的移植物。有时候，深度会比直接接触隧道的移植物和留给翻袢的距离短，有必要使用 Endobutton Direct（Smith and Nephew）或替代固定物，比如螺钉或界面螺钉以提供固定。隧道应扩到和之前测量的足印直径相匹配。隧道建立好后，着重注意胫骨足印，之后再建立 AM 隧道。

关节镜放置在 LP 入路，ACL 导向器通过 CMP 入路放置在 PL 足印处。成角 45° 放置于足印中心是根据患者的解剖结构确定的，而不是和 PCL 的距离。1 枚 3.2 mm 的导针通过一个 3 cm 的切口放置在胫骨近端，胫骨结节内侧 2~3 cm。第 2 枚导针放置在胫骨 AM 足印处，成角 55°。有必要在隧道之间保留有 2 mm 的骨桥。透视可用于查看导针放置的位置。2 个胫骨隧道扩到比所测量的移植物稍小的尺寸，然后用扩张器扩到近似于移植物的隧道尺寸大小。PL 隧道通常是 6 mm，AM 隧道通常是 8 mm。

建立好胫骨隧道后，着重注意建立股骨 AM 隧道。这是最后一个建立的隧道，因为最佳隧道位置可能是经胫骨建立的。在 10% 的病例中，股骨 AM 隧道可以通过胫骨 AM 隧道建立，约 60% 可以通过胫骨的 PL 隧道建立，超过 90% 可以在 CMP 入路建立。然后，3.2 mm 的导针放置在 AM 足印中心来显示钻头的大小。我们选择的是 Endobutton 技术，然后手术医生可以选择合适的固定方式。

所有 4 个隧道建立后，重点转移到移植物的通过上。2 枚单独的带缝线套环的 Beath 导针经 AM 入路分别进入各自的股骨 PL 和 AM 隧道。用抓线器分别将缝线环穿过适当的胫骨 AM 和 PL 隧道。AM 环应该是比较浅的，或者和 PL 环相比较是靠上的。然后将 PL 移植物拉入隧道，接着将 AM 移植物拉入。股骨侧先用 Endobutton 翻袢进行固定，然后让韧带保持张力将膝关节屈曲、伸直。胫骨 PL 隧道内的移植物在膝关节完全伸直时固定。胫骨 AM 束移植物在膝关节屈曲 45° 时固定（图 71.7）。

愈合

判断创伤愈合的标准方法根据医生的偏好选择（图 71.8）。

并发症

正如任何手术一样，患者面临潜在的手术部位感染、关节粘连、深静脉血栓或肺栓塞，或与麻醉相关的其他并发症，包括心肺功能不全、卒中、与局部阻滞相关的永久性神经损伤或者与血管穿透有关的血管后遗症。考虑到移植物会有额外的风险，包括移植物排异、艾滋病和肝炎以及其他严重感

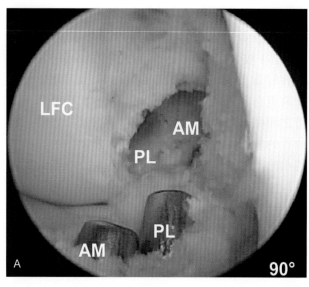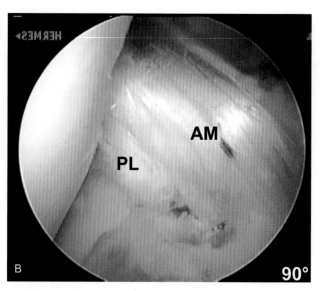

图 71.7　A. 从 CMP 入路观察的 4 个隧道。B. 从 LP 入路观察重建后的 AM 束和 PL 束。LFC，股骨外侧髁。

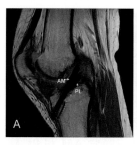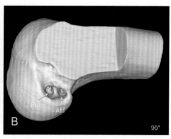

图 71.8　A. 双束 ACL 重建冠状位 MRI 表现（包括 AM 和 PL 束）。B. 相应的 CT 三维重建。

染。幸运的是，这些事件比较罕见，但仍需要以知情同意书的形式进行适当告知。

争议

双束重建也不是没有争议。这个手术最重要的争议是，这是一个概念。通过识别患者的解剖结构，理解 ACL 和单个束的功能，手术可以个体化，患者的预后可以最优化。不是每位患者都适合双束重建，要根据解剖原则。钟点方位仍然对重建过程有不利的地方，因为不是每个人都是在 11 点钟方向，时间方位也会随着入口位置和观察角度而改变。此外，从 PCL 测量的标准距离常常会由于胫骨隧道进到 PL 束止点处而导致生物力学的不匹配。解剖的足印位置是可靠的，在 ACL 重建开始时进行仔细解剖可以减少手术中的猜测，建立正确的隧道位置。

不准确的 ACL 隧道位置可能会导致髁间窝撞击和运动范围限制。解剖单束和双束重建 ACL 是不会产生撞击的，因此减少了重建 ACL 的后遗症

之一 [17]。

当比较单束与双束 ACL 重建前交叉韧带来恢复膝关节运动和韧带力量时，双束重建更接近原来 ACL 韧带的力量 [18]。

双束重建技术也会有不好的疗效。但就短期结果而言，应鼓励和允许这种手术技术继续发展。

双束前交叉韧带重建不仅需要适当的足印识别，也需要 AM 和 PL 移植物适当的张力。原有的 ACL 张力模式已经建立 [19]。与每束固定有关的理想屈膝角度的研究仍然比较缺乏，但早期尸体的数据表明，正常的膝关节运动通过 45/15 和 20/20（AM/PL）方案恢复 [20]。

经验和教训

正如所有的手术一样，都有一个学习曲线存在。通过了解潜在的误区，学习曲线可能会加速并且避免一些问题。

患者体位

在手术过程中，患者的体位是会影响手术的特定部分。医生应该要能够把膝关节从完全伸直到至少屈曲 130°。屈曲程度不够会影响股骨隧道的位置，并且可能会医源性损伤股骨髁的表面。

入口位置

通过对股骨止点每一束认识的增加，发现从传统的 CMP 进行精确的隧道建立变得越来越困难，

甚至是不可能的。附属 CMP 的增加为单、双束方法提供改良的轨迹，以进行更多的解剖重建。AMP 应在直视下定位，并且先用 18 号腰穿针定位，以确保有足够的空间放置导针和钻头，避免插入时碰到股骨内侧髁。

此外，利用 LP 进行胫骨足迹可视化和胫骨隧道的建立，进一步细化每个入口的作用，并优化其使用。用适当可视化的另一好处就是不需要进行髁间窝成形。

扩隧道

因为髁间窝有各种尺寸和形状，并且不仅仅有 ACL，所以，建立股骨隧道即使有最佳的入路，还是比较有挑战性的。可弯曲钻头的应用可以改善隧道的位置，当手术医生遇到困难隧道的情况下，应熟练地掌握该项技术。

固定

对于股骨侧和胫骨侧的移植物固定的方法有很多。关节内界面螺钉固定可能改变解剖足印的覆盖。这些固定方法应被考虑到，允许移植物填充足印。此外，用来救急的备用方法如螺钉垫圈固定移植的安全性也是一个问题。

恢复活动

解剖重建的一个潜在缺陷是，很多患者恢复运动较早，很快就感觉良好。这种认为膝关节正在迅速恢复的看法其实是错误的，应该提醒患者注意过早恢复运动导致移植失败的风险。组织的生物学愈合不太可能因为任何技巧被加速。

康复

双束前交叉韧带重建术后康复是最优疗效的一个潜在因素。根据一个五阶段方案，总持续时间通常接近 9 个月。每一个阶段内的目标必须在下一个阶段进行前达到。

第一阶段（0~6 周）手术当天开始，集中在控制炎症、关节积液、关节活动范围来允许移植物长入。手术当天允许在膝关节上用支具固定在伸直位的情况下，扶拐进行负重耐受性锻炼。持续被动运动（CPM）可在前 2 周进行，起初角度设定为 0°~45°，每次 2 小时，每天 2 次。角度每天增加 10°，至耐受到最大 120°。患者解除固定，因为股四头肌需要通过股四头肌等长收缩、脚后跟向后滑动和直抬腿练习恢复。股四头肌等长收缩从 60° 进行到 90°。完全伸膝预计术后 1 周。大多数患者需要拐杖 4 周，因为伸膝功能进展，一旦伸膝恢复，支具就可拿掉。

第二阶段（6~8 周）集中在步态训练，包括引入闭合动力链练习。鼓励患者锻炼膝关节活动范围。治疗方式包括腘绳肌收缩、靠墙滑动和拉伸。在可控环境下进行影响较低的练习，包括高位马步和固定自行车练习。

第三阶段（8 周至 6 个月）继续着重于步态训练、本体感受、鼓励全活动度动作，并开始闭链锻炼恢复力量。增加额外的低影响活动，如跑步机上行走和简单的锻炼，但避免慢跑，直到股四头肌肌力已经恢复到 90% 以上。

第四阶段（6~9 个月）继续对灵活性、力量和耐力进行锻炼。这一阶段可以进行全速跑步，患者感觉舒适时可以进行体育训练。

第五阶段（>9 个月）重点是特殊的恢复体育比赛和功能活动的锻炼。对强度、柔韧性和活动的范围仍然有要求。股四头肌强度是能够返回到竞技体育的一个重要的标准（>90%）。客观测量，如 KT-2000 关节动度试验（MEDmetric Corporation，San Diego，CA）提供了更加科学的结果衡量方法，以及活动范围、平衡的记录。功能性的支具可以提前准备，但是否有益处还有待验证。

结论和展望

解剖学上的 ACL 重建仍然是一个概念，其原则可以应用于单束和双束重建。基于对原有 ACL 的基础解剖学、生物力学和运动学的认识，双束重建方法一直是引起骨科医师强烈兴趣的产物。对这些原则的思考将允许对每位患者根据其独特的足印位置进行解剖复位，随后再优化 ACL 功能不良患者的预后。

参考文献

[1] Miyasaka KC, Daniel DM, Stone ML, et al. The incidence of knee ligament injuries in the general population. *Am J Knee Surg*. 1991;4:3–8.

[2] Brown CH Jr, Carson EW. Revision anterior cruciate ligament surgery. *Clin Sports Med*. 1999;18:109–171.

[3] Palmer I. On the injuries to the ligaments of the knee joint. *Clin Orthop Relat Res*. 2007;454:17–22.

[4] Chhabra A, Starman JS, Ferretti M, et al. Anatomic, radiographic, biomechanical, and kinematic evaluation of the anterior cruciate ligament and its two functional bundles. *J Bone Joint Surg Am*. 2006;88(suppl 4):2–10.

[5] Biau DJ, Tournoux C, Katsahian S, et al. ACL reconstruction: a meta-analysis of functional scores. *Clin Orthop Relat Res*. 2007;458:180–187.

[6] Zantop T, Schumacher T, Schanz S, et al. Double-bundle reconstruction cannot restore intact knee kinematics in the ACL/LCL-deficient knee. *Arch Orthop Trauma Surg*. 2010; 130(8):1019–1026.

[7] van Eck CF, Lesniak BP, Schreiber VM, et al. Anatomic single- and double-bundle anterior cruciate ligament reconstruction flowchart. *Arthroscopy*. 2010;26(2):258–268.

[8] Granan LP, Bahr R, Lie SA, et al. Timing of anterior cruciate ligament reconstructive surgery and risk of cartilage lesions and meniscal tears: a cohort study based on the Norwegian National Knee Ligament Registry. *Am J Sports Med*. 2009;37(5):955–961.

[9] Sterett WI, Hutton KS, Briggs KK, et al. Decreased range of motion following acute versus chronic anterior cruciate ligament reconstruction. *Orthopedics*. 2003;26:151–154.

[10] Shelbourne KD, Wilckens JH, Mollabashy A, et al. Arthrofibrosis in acute anterior cruciate ligament reconstruction: the effect of timing of reconstruction and rehabilitation. *Am J Sports Med*. 1991;19:332–336.

[11] Harner CD, Irrgang JJ, Paul J, et al. Loss of motion after anterior cruciate ligament reconstruction. *Am J Sports Med*. 1992;20:499–506.

[12] Church S, Keating JF. Reconstruction of the anterior cruciate ligament: timing of surgery and the incidence of meniscal tears and degenerative change. *J Bone Joint Surg Br*. 2005; 87(12):1639–1642.

[13] Adachi N, Ochi M, Uchio Y, et al. Mechanoreceptors in the anterior cruciate ligament contribute to the joint position sense. *Acta Orthop Scand*. 2002;73(3):330–334.

[14] Andersson SM, Nilsson BE. Changes in bone mineral content following ligamentous knee injuries. *Med Sci Sports*. 1979; 11(4):351–353.

[15] Prodromos CC, Joyce BT, Shi K, et al. A metal-analysis of stability of autografts compared to allografts after anterior cruciate ligament reconstructions. *Knee Surg Sports Truamatol Arthrosc*. 2007;15:851–856.

[16] Malinin TI, Levitt RL, Bashore C, et al. A study of retrieved allografts used to replace anterior cruciate ligaments. *Arthroscopy*. 2002;18:163–170.

[17] Iriuchishima T, Tajima G, Ingham SJ, et al. Impingement pressure in the anatomical and nonanatomical anterior cruciate ligament reconstruction: a cadaver study. *Am J Sports Med*. 2010;38(8):1611–1617.

[18] Seon JK, Gadikota HR, Wu JL, et al. Comparison of single- and double-bundle anterior cruciate ligament reconstructions in restoration of knee kinematics and anterior cruciate ligament forces. *Am J Sports Med*. 2010;38(7):1359–1367.

[19] Markolf KL, Gorek JF, Kabo JM, et al. Direct measurement of resultant forces in the anterior cruciate ligament. An in vitro study performed with a new experimental technique. *J Bone Joint Surg Am*. 1990;72(4):557–567.

[20] Murray PJ, Alexander JW, Gold JE, et al. Anatomic double-bundle anterior cruciate ligament reconstruction: kinematics and knee flexion angle-graft tension relation. *Arthroscopy*. 2010;26(2):202–213.

第 72 章

James H. Lubowitz

前交叉韧带全内重建术：Graft-Link

首先向早期的手术专家对前交叉韧带（ACL）全内重建术或对"Graft-Link"技术所做出的贡献表达敬意。

在过去，对 ACL 撕裂的手术治疗，包括从开放性修补到开放性重建（伴或不伴增强术），到"双切口"技术，再到关节镜或内镜下的"单切口"技术，以及本章中所叙述的 ACL 全内重建术。ACL 全内重建术首次于 1995 年由 Morgan 等提出 [1, 2]。但缺点是 Morgan 技术具有相当大的技术难度 [3] 或者用 Morgan 自己的话来说，技术要求限制了它的普及 [4]。具体的技术性困难涉及通过高位前内侧（AM）入路建立胫骨插槽，这是一种对于大多数练习关节镜的骨科医师来说都不太熟悉的技术。

本章作者于 2006 年提出了解决方法，使用更为熟知的经胫骨方法进行 ACL 全内重建 [5]。不过，ACL 全内重建术仍不断地在发展。在 2011 年，Lubowitz、Ahmad 和 Anderson 发表了"ACL 全内重建 Graft-Link 技术：第二代无切口的 ACL 重建术"为题的文章。

对于这一发展的原因是多种的，但一个主要的原因在于对 ACL 解剖结构更好的认识，以及手术器械和韧带固定物的进步。

正如 Lubowitz 等 [6] 对解剖结构所描述的那样："已为人所知的是，使用经胫骨技术进行建立 ACL 股骨端插槽是一种对于造成解剖学不匹配的后胫骨隧道和高位前内侧股骨隧道的危险因素 [7-11]"。因此，一些术者转而使用 AM 技术建立 ACL 股骨侧隧道 [8, 10, 12-21]，但此技术具有潜在的缺陷 [8, 12, 12, 16-23]。因此，2011 年时，尽管 AM 入路技术更为符合解剖学结构（以及可被用为 ACL 全内重建 Graft-Link 技术的替代），我们仍把它推荐作为一种可选择的使用"由外向内"技术建立 ACL 股骨侧插槽的方法 [7, 9, 18, 24-27]。

ACL 全内重建术优点

使用"由外向内"技术建立 ACL 股骨侧插槽已不作为首选，因为它需要进行外侧、远端股骨侧的肌肉分离，这会造成更大的损伤 [7, 8, 24, 27]。然而，新技术，特别是可转变为逆行钻的小口径定位器 [18, 25]，可进行无切口"由外向内"技术建立 ACL 股骨侧插槽。"由外向内"技术建立 ACL 股骨侧插槽的优势有：可在所熟练的膝关节 90° 屈曲位进行操作（不像 AM 入路技术）；无强制需求独立股骨插槽的解剖学位置（不像经胫骨技术那样建立股骨插槽）；此技术可达到更长的插槽（相对于 AM 入路技术来说）[18]。另外，"由外向内"钻孔技术允许在建立插槽前使用标准的、"由外向内"股骨定位器和导针套管进行股骨骨间距的测量。预检是"由外向内"技术的安全特性，因为过短的距离就需要更短的韧带长度容纳在股骨插槽内 [28]。

除了逆行钻针之外，两类额外技术的发展简化了 ACL 全内重建。第一类是皮质悬挂固定纽扣设备的发展。第一代皮质悬挂固定纽扣具有固定长度韧带环，而二代的韧带环可根据长度进行调整，这样可在纽扣翻动并固定在皮质上后，韧带环拉紧，拉动韧带进入插槽，从而使插槽内充满韧带组织。此外，第一代皮质悬挂固定纽扣仅设计为股骨固定所用，而第二代可调节韧带环纽扣也可用于胫骨端固定（如股骨固定一样）。最后，第二代可调节韧带环纽扣还为当韧带环拉紧时韧带张力增加的情况特制。因而，ACL 术者第一次即可在韧带固定后加大韧带张力。

第二类技术进步是对套管的使用简化了 ACL 全内重建术。肩和髋关节镜术者对使用套管保证入路和预防软组织盘绕于结构中的重要性有很深的认识。首先，我们推荐在 AM 入路设备中使用套管以防软组织嵌入。其次，我们推荐一种特制的定位销型套管，它可在 ACL 插槽建立后转变为套管，保证有用来建立 AI 插槽的窄直径定位针活动的通道，并保证缝合通路以及随后的韧带通路 [6]。

临床评估

在对于患者病史、体格检查、影像学检查、分型以及所制定的治疗原则上，ACL 全内 Graft-Link 技术并没有独特的方面。因而，本章节所关注的重点在于随后所讲解的手术技巧。当然，对于任何新的手术方法，对患者的宣教和适当的关于风险、效果、选择手术和非手术治疗的知情同意仍异常重要。

治疗

关于保守和手术治疗 ACL 撕裂的指征以及手术时机，ACL 全内 Graft-Link 技术并不特别。因而，本章节所关注的重点在于随后所讲解的手术技巧。

手术技术

无隧道、使用 Graft-Link 行 AI 插槽的 ACL 重建术需要学习新的韧带准备方法、插槽建立方法以及韧带固定技术。韧带的准备在选择韧带源时确保韧带长度短于插槽长度加关节内韧带距离的总和，这样韧带就不会在最后韧带拉紧期间从插槽中弹出，在学习 Graft-Link 技术时，需要考虑无切口的术后美观效果。股骨和胫骨插槽使用第二代逆行钻定位器建立。股骨和胫骨端固定使用第二代皮质悬挂器，拉力缝合进行拉紧，可调节韧带环。

特殊设备

韧带准备台和高强度缝合器

高强度缝合（Fiberwire，Arthrex Inc.，Naples，FL）保证韧带在环中。

该环是由一个 ACL 股骨 tightrope 可调节韧带环和一个 ACL 胫骨反向 tightrope 可调节韧带环联合而成（图 72.1、图 72.2）。

韧带准备台有利于将韧带缝合于特定长度（大致 65 mm）。在缝合后，韧带进行预拉，最终韧带长度可达到大致 75 mm（图 72.3）。

Flipcutter

Flipcutter（Arthrex）是第二代逆行钻。Flipcutter 定位针通过翻转导销柄上的开关转变为逆行钻。接着，在通过顺时针钻孔和逆行压力建立插槽后，

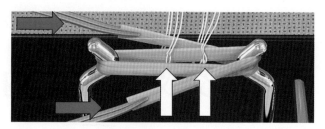

图 72.1　首先，韧带通过 ACL 股骨和胫骨 tightrope 联合维持（白色箭头）。韧带游离末端由止血钳抓持（红色箭头），接着将韧带准备台缠绕在弯勾上，韧带长度大致 65 mm（在拉紧之前）（引自 Lubowitz JH, Ahmad C, Anderson K. AI ACL Graft-Link technique: second-generation, no-incision ACL reconstruction. Arthroscopy. 2011 ;26:717-727 ）。

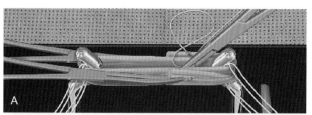
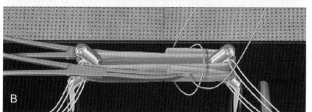
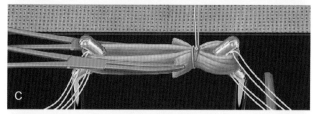
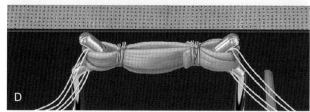

图 72.2　Graft-Link 缝合技术。A. 韧带通过 ACL 股骨和胫骨 tightrope 联合维持（白色缝合套环在韧带环的左右侧远端）。韧带游离末端由止血钳抓持，缠绕在韧带准备台上的弯勾（银色）上。高强度缝合（2 号线）穿过环状韧带的每束中心。B. 缝合线游离末端交叉并缠绕于韧带周围。C. 第一个缠绕缝合进行打结。D. 于第一个结旁边以相同方式进行第二个缝合（均为所示的打结和剪线）。另外两个缝合置于韧带的另一端（韧带左侧远端）。最终所示的韧带是左侧为韧带 – ACL 股骨 tightrope 联合，右侧为韧带 – ACL 胫骨 tightrope – 逆向张力联合（引自 Lubowitz JH, Ahmad C, Anderson K. All-inside anterior cruciate ligament Graft-Link technique: second-generation, no-incision anterior cruciate ligament reconstruction. Arthroscopy. 2011;26:717-727 ）。

Flipcutter 转变为定位器并移出。

Flipcutter 直径为 3.5 mm，允许通过入路大小的"刺入式切口"建立股骨（图 72.4、图 72.5）和胫骨（图 72.6、图 72.7）插槽以保证美观创口的 AI 技术。

Flipcutter 定位器套管

Flipcutter 通过特制的带刻度尖端的定位针管进

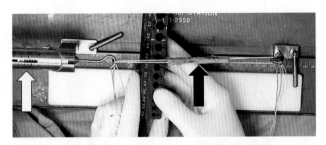

图 72.3　最终的韧带附着于弹性负荷拉力器上（白色箭头）。拉力设置为大约 40 牛（白色箭头）。韧带（黑色箭头）在拉紧后通常最终长度为 75 mm。所示的移植物为韧带分别与 ACL 股骨 tightrope 于拉力勾上（左侧）和 ACL 胫骨 tightrope 逆向张力于韧带准备台的固定勾上（右侧）形成联合物。术者持有韧带直径大小的测量为 0.5 mm 大小增量的块（引自 Lubowitz JH, Ahmad C, Anderson K. All-inside anterior cruciate ligament Graft-Link technique: second-generation, no-incision anterior cruciate ligament reconstruction. Arthroscopy. 2011;26:717-727.)。

行打钻。钻套的尖端是呈阶梯状的，伴有 7 mm 长的窄尖端。套管的尖端刺入股骨外侧远端皮质至 Flipcutter 上，接着刺入胫骨前内侧近端干骺端。当尖端达到 7 mm 标记处时，在尖端进一步进入可触及抵抗，这是因为在建立逆行插槽期间，Flipcutter 在它停在金属导销套尖端上之前抽出。此外，定位针管上的激光标记保证了对 7 mm 长头部的观测。7 mm 的针管保护和保留了 7 mm 皮质桥（形成在股骨和胫骨韧带位点上建立的插槽，而不是完全隧道）。皮质的保留对于使用第二代可调节环进行皮质悬挂固定术是必要的（图 72.4~72.7）。

在移出 Flipcutter 后，针管应置于原处，作为随后韧带的通道，便于韧带穿梭缝合的简单和可重复通道的建立，因为针管也可作为套管（图 72.8）。

通道入路套管

在 AM 关节镜入路中使用可屈曲的有机硅套管可便于 ACL 全内重建术，防止软组织的嵌入。内外凸缘伴盖子维持套管位置，并使比正常更大的入路中的液体漏出最小化，该入路为 AM 入路，通常

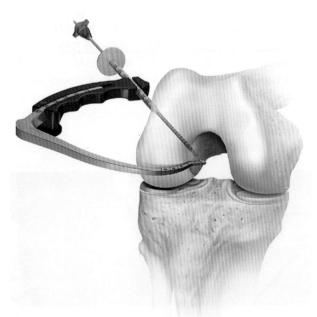

图 72.4　右膝。二代逆向钻针（Flipcutter）和带有标记勾的 ACL 股骨定位器。定位器图示于前外侧入路位置处。注：定位针管有一个 7 mm 大的阶梯状顶端，可防止针进入骨皮质。翻转 Flipcutter 手柄上的开关（顶端）可将定位器转变为逆行钻（引自 Lubowitz JH, Ahmad C, Anderson K. All-inside anterior cruciate ligament Graft-Link technique: second-generation, no-incision anterior cruciate ligament reconstruction. Arthroscopy. 2011;26:717-727)。

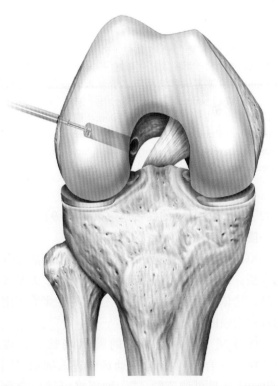

图 72.5　右膝。第二代逆向钻（Flipcutter）建立 ACL 股骨端插槽。注：定位针管有一个 7 mm 大的阶梯状顶端，可防止针进入骨皮质。一旦插槽建立，翻转 Flipcutter 手柄上的一个开关可将逆行钻转变为定位针（引自 Lubowitz JH, Ahmad C, Anderson K. All-inside anterior cruciate ligament Graft-Link technique: second-generation, no-incision anterior cruciate ligament reconstruction. Arthroscopy. 2011;26: 717-727)。

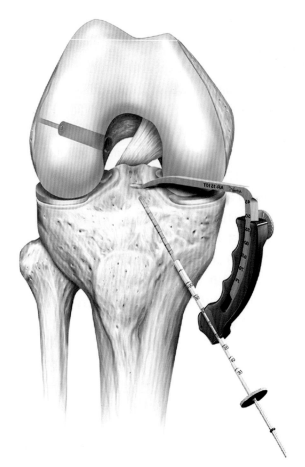

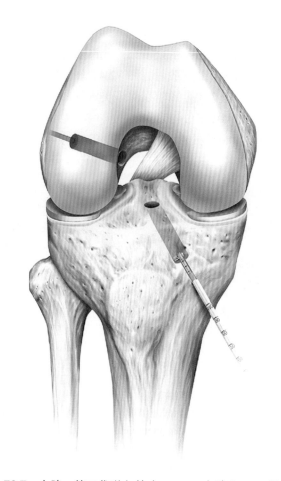

图 72.6 右膝。第二代逆向钻（Flipcutter）和 ACL 胫骨端带标记勾的定位器，定位器位于 AM 入路位置。套管内 7 mm 台阶装定位针管可防止针刺入骨皮质。一旦插槽建立，翻转 Flipcutter 手柄上的一个开关可将逆行钻转变为定位针（引自 Lubowitz JH, Ahmad C, Anderson K. All-inside anterior cruciate ligament Graft-Link technique: second-generation, no-incision anterior cruciate ligament reconstruction. Arthroscopy. 2011;26:717-727）。

图 72.7 右膝。第二代逆向钻（Flipcutter）建立 ACL 胫骨端插槽。定位器如图所示位于 AM 入路位置。套管内 7 mm 台阶装定位针管可防止针刺入骨皮质。一旦插槽建立，翻转 Flipcutter 手柄上的一个开关可将逆行钻转变为定位针（引自 Lubowitz JH, Ahmad C, Anderson K. All-inside anterior cruciate ligament Graft-Link technique: second-generation, no-incision anterior cruciate ligament reconstruction. Arthroscopy. 2011;26:717-727）。

作为 ACL 全内技术的韧带通道（图 72.9）。

使用 ACL tightrope 的股骨固定

ACL tightrope 是第二代可调节韧带环状悬挂固定设备。这一可调节韧带环具有 4 个点，无结锁定机制，这依赖于多点摩擦力以建立对在张力下滑动的自身增强的抗力。

该环减少了承受拉力的游离端数目，或者说"拉力缝合"。该缝合拉动韧带进入插槽。因为 tightrope 环是可调节的，"一种规格可适应全部要求"，减少了器械数目和消除了第一代对所选择的环的长度计算。

第二代可调节环技术对韧带插槽内的恢复保证了最优潜力，因为韧带胶原在韧带环拉紧时被完全拉入插槽内。

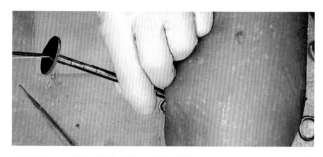

图 72.8 右膝。逆向钻取股骨插槽，取出 Flipcutter。定位器如图所示位于 AM 入路位置。注意 Flipcutter 定位针管已刺入骨皮质，并维持在此（术者戴手套的手）。Fiberstick 缝合线置入套管内（左侧）。该 Fiberstick 进入关节，通过 AM 关节镜入路取回。穿过 Fiberstick 的股骨韧带保留，以待最后 ACL 股骨韧带通道取回（引自 Lubowitz JH, Ahmad C, Anderson K. All-inside anterior cruciate ligament Graft-Link technique: second-generation, no-incision anterior cruciate ligament reconstruction. Arthroscopy. 2011;26:717-727）。

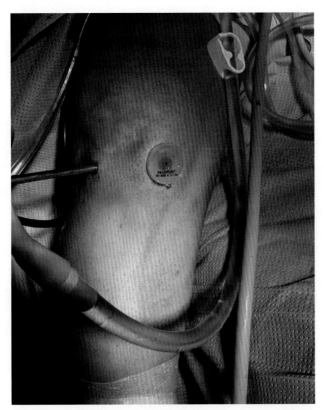

图 72.9　右膝。于 AM 关节镜入路中弯曲的有机硅套管（PassPort，蓝色）防止了软组织嵌入。内侧（不可见）和外侧（如图示）凸缘伴盖子维持套管位置，并使比正常更大入路中的液体漏出最小，该入路为 AM 入路，通常作为 ACL 全内技术的韧带通道。关节镜（银色）在前外侧入路中（引自 Lubowitz JH, Ahmad C, Anderson K. All-inside anterior cruciate ligament Graft-Link technique: second-generation, no-incision anterior cruciate ligament reconstruction. Arthroscopy. 2011 ;26:717-727)。

ACL tightrope 的反向拉力

ACL tightrope 的反向拉力（ACLTR-RT）是第二代可调节韧带环状悬挂固定术。胫骨 tightrope 类似于股骨端的 tightrope，但伴有相反的拉力缝合。在胫骨 tightrope 使用各自拉力缝合的游离端进行反向拉紧后，游离末端能够在胫骨纽扣上使用关节镜推结器进行打结，在拉力缝合被剪除时，作为备用固定和对移植物有保护作用。图 72.10 显示了 ACL tightrope 和 ACLTR-RT。

韧带长度

AI 形成插槽而非完全的骨隧道。因此在拉紧韧带时，不会在插槽内触底。因而，GL 必须小于股骨端 SL 加关节内韧带长度加胫骨端 SL 总和的原则在过去 5 年间没有改变 [5]。这防止了韧带插槽内触底进而防止了韧带过紧。GL 不大于 75 mm 长

度，在拉紧后作为常规指示标志，并且这一长度可根据患者的尺寸进行调节（图 72.3）。

韧带的选择

单个半腱肌

对于自体韧带，我们推荐后方腘绳肌取腱术 [29]。该技术具有创伤小的特点，符合无创概念。我们推荐股薄肌作为备用，因为上述所用的 GL，其韧带通常为三股。如果半腱肌在三股时太短或直径不足（约 <7.5 mm），股薄肌可作为次要取腱。

同种异体韧带

对于异体韧带的使用指征继续发展。对于合适的指征，同种异体韧带也可被准备为 graft-link，正如美容手术所提出的概念：无切口、无并发症。

韧带准备

韧带的选择和 GL 的测量如上所述那样进行。ACL 韧带准备台的两个立柱放置适当，以便于 GL 达到预计的长度，在韧带变为 3 股环置于立柱并钳住时，立柱设置为 65 mm 长度（图 72.1、图 72.2），以便于在预拉后达到最终 75 mm 的 GL（图 72.3）。

韧带是使用传统 2 号高强度缝合线棒球状缝合入环的（图 72.2）。2 条缝合线位于韧带胫骨端，2 条位于股骨侧。每次缝合必须穿过每一股韧带，并且缝合游离端在韧带束上十字交叉缠绕一次，使在打结时造成一个自身增强的缝合套索。

移植韧带链结

在打紧和缝合韧带环之前，必须将其像链锁一样形成链结（图 72.1）。我们建立 Graft-Link 样物体，类似于锁链中的链结，将其中每个环在末端股骨 ACL tightrope 和胫骨端的 ACLTR-RT 连接起来（图 72.1~72.3）。

插槽直径

插槽直径应该合适，确保韧带的生物学结合。然而，如果韧带过大，韧带可能表现为在纽扣翻转后于插槽中受压这一术中问题。紧急救助的方法包括使用隧道扩张器或增大隧道，如果可看见可调节环，关节镜下切断环，这可保证使用穿行缝合线将纽扣从大腿上取出。最后一种方法为，可考虑通过延长股骨远端侧的切口开放纽扣移除。一旦纽扣移

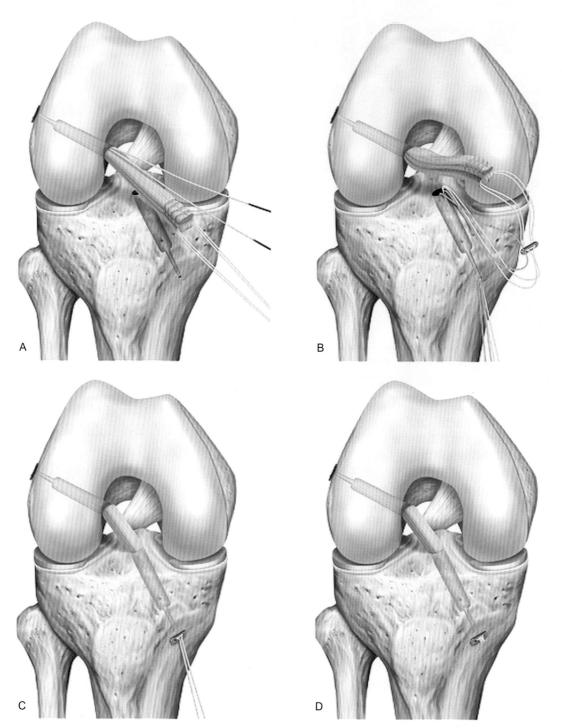

图 72.10　右膝，ACL tightrope 和 ACLTR-RT。在 4 张图中，外侧股骨皮质悬挂纽扣进行了翻转。A. 所示韧带通过 AM 入路进入关节。所示韧带环胫骨侧连接于 ACLTR-RT（右侧，白色缝线）。出现在韧带上方来自股骨插槽的是 ACL 股骨 tightrope 的拉力缝合线（白色伴有深蓝色末端）。拉力缝合线拉紧 tightrope 的可调节韧带环，使韧带完全进入股骨插槽。B. 所示韧带通过 AM 入路进入关节。穿过缝合线和"拉力缝合线"的胫骨端 ACLTR-RT 进入胫骨插槽。C. 出现的来自胫骨近端 AM 干骺端（右侧底部）的是 ACLTR-RT "拉力缝合线"（白色）。拉力缝合线拉紧 tightrope 的可调节韧带环，拉紧了胫骨插槽内位于所示已翻转在干骺端上的皮质纽扣上（银色）的韧带。D. 全内、graft-link、双股 tightrope ACL。胫骨端 ACLTR-RT "拉力缝合线"已被打结并切断线头（引自 Lubowitz JH, Ahmad C, Anderson K. All-inside anterior cruciate ligament Graft-Link technique: second-generation, no-incision anterior cruciate ligament reconstruction. Arthroscopy. 2011;26:717-727）。

除，韧带可被观察到，并可进行修复，或者插槽重新钻至更大型号，但是推荐进行预防性措施。因此不要把插槽直径定得过小。插槽直径为如图所示的 0.5 mm 大小增量的方块（图 72.3）。

股骨插槽的建立

进行软组织切口成形术。我们进行了最小的骨成形术，以及如果狭窄的话通常仅仅为缺口孔。

精确鉴别位于股骨和胫骨端的解剖学 ACL 足迹中心很有必要 [7-11, 14-18, 27, 30-37]。我们使用射频技术通过 AM 入路标记 ACL 足印中心，以及通过两条入路观察标记点。

接着我们转接镜头至 AM 关节镜入路。AM 入路视野可对分析 ACL 股骨侧足印解剖提供良好角度。我们评估和调整之前的标记以确保对足印中心的精确识别。

接着，Flipcutter 的 ACL 股骨侧标记勾锁入 Flipcutter 定位环大约在一个 100°~110° 的角度。Flipcutter 定位针管接近于大约 1 cm 皮肤前方到髂胫束的后方边界以及外侧股骨髁近端 2.5 cm 的水平。刺入皮肤和髂胫束，使用钝性套针将用于 Flipcutter 的套管定位针管硬推至骨。通过激光标记标明股骨骨内距。调节定位至最优骨内距（32 mm 距离有利于 23 mm 股骨插槽伴 7 mm 骨皮质桥）。Flipcutter 向前钻入膝关节。松开 Flipcutter 手柄，旋转手柄将定位针尖端进入逆行钻的位置。

接下来，使用木槌敲击带有刻度的 7 mm 阶梯式尖端的 Flipcutter 套管定位器，并使之向前进入直至感受到阻力，此时尖端触到股骨外侧远端皮质，激光标记指示 7 mm。

在合适角度稳住定位器，且不能移出直至完成股骨准备工作。

持续向前钻，在逆向作用力下，股骨插槽被逆行钻至钻刀触碰到定位针管尖端，并停止向前打钻。Flipcutter 向后拉入膝关节中，并向后翻转至定位针模式，然后移出。套管式定位针管不移出。

通过套管式定位针管向内置入 Fiberstick（Arthrex Inc.，Naples，FL），关节镜置于前外侧入路后方，可通过 AM 入路观察到 Fiberstick，接着穿入 Fiberstick 的股骨侧韧带，在进行胫骨手术期间使用小夹子使其暂时停靠。这一穿入缝合线的股骨韧带在胫骨准备完成后松开进入韧带通道。股骨

插槽的建立如图 72.4、图 72.5、图 72.8 所示。

胫骨插槽的建立

在关节镜处于前外侧入路中时，Flipcutter 的 ACL 胫骨标记勾锁定于 Flipcutter 定位环，处于大约 55°~60° 的角度。定位点和角度有利于最大化胫骨骨内距，从而韧带在拉紧期间不会反弹。至少 37 mm 的距离有利于形成 30 mm 深的插槽伴 7 mm 的骨皮质桥。距离的准备应先于在 Flipcutter 定位针管上使用激光标记打钻。作为保护性措施，如果距离不够，应在打钻前调整定位器。

使用 Flipcutter，并根据上述股骨插槽建立的步骤进行胫骨插槽的建立。胫骨插槽的建立如图 72.6、图 72.7 所示。

标记韧带

最初需要测量并标记在 Graft-Link 移植物上的距离是股骨骨内距。这一距离应标记于可调节韧带环上，在术者持住纽扣处于"预翻转"位时，从皮质悬挂纽扣的尖端开始测量。在韧带通道建立期间，当可调节韧带环上的标记达到股骨插槽口时，这对于术者来说，纽扣已处于翻转位置。

随后需要测量并标记在 Graft-Link 移植物上的距离是股骨插槽内韧带长度。目标是最大化插槽内的韧带量，但要确保韧带在拉紧期间不会反弹。在股骨插槽中的韧带常规为 25 mm。这一距离标记于韧带上，从韧带股骨末端开始测量。在韧带通道期间，当标记达到股骨插槽口时，对术者来说，表示股骨端韧带拉紧完全。这也可在胫骨端重复进行。

韧带通道

套管（PassPort，Arthrex，图 72.9）可防止软组织嵌入，而且是很有必要的，因为需通过 AM 关节镜入路传送韧带。可以取得股骨和胫骨移植物穿出的缝线。一个技术要点是要同时从 AM 关节镜入路取得股骨和胫骨移植物穿出的缝合线，防止缝合线缠结或软组织嵌入。要进一步确保缝合线不打结，滑动的开放式环状缝合回收器（Crabclaw，Arthrex）在接下来要通过套管从关节内到关节外分别测量股骨和胫骨缝线的长度（图 72.11）。当缝线完全不缠结时，我们通过 AM 入路穿梭股骨 tightrope 缝合，通过 AM 入路送入韧带，固定韧带至股骨端，接着进行胫骨端缝合，以及固定韧带至

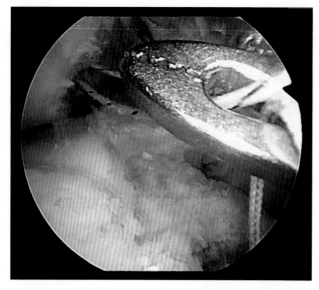

图 72.11　右膝。前外侧入路关节视野显示了开环缝合回收器（Crabclaw，银色）观察胫骨 Fiberstick 韧带穿缝合环（蓝色）和股骨韧带穿缝合环（白色伴黑色条纹，Tigerwire）。技术要点是术者必须同时从 AM 入路中取回股骨和胫骨韧带穿梭缝线，如图所示，从而在接下来韧带通道期间避免软组织嵌入。接着，开环缝合线回收器通过套管从关节内到关节外分别测量股骨和胫骨缝线的长度。这样双重确保缝线不会缠结（引自 Lubowitz JH, Ahmad C, Anderson K. All-inside anterior cruciate ligament Graft-Link technique: second-generation, no-incision anterior cruciate ligament reconstruction. Arthroscopy. 2011;26:717-727）。

胫骨端（图 72.10）。

韧带直径达到 9.5 mm 都能通过 AM 入路，并通过 10 mm 直径的 PassPort 套管。对于更大直径的韧带，套管应在韧带通道建立前移出。

韧带固定

首先我们进行翻转，然后填充。

我们首选通过股骨外侧末端的切口对股骨侧韧带进行穿梭缝合，并拉动股骨可调节韧带环通过 AM 入路进入股骨插槽，直至关节镜视野下韧带环上标记点到达插槽口，这表明纽扣已经退出股骨皮质近端，然后开始翻转。

一旦纽扣翻转，我们用力拉动韧带确保稳固的股骨固定。接着我们对股骨"拉力缝合"的每个游离末端进行前后拉动，拉紧韧带进入插槽至韧带达到插槽口。

更高级的方法是部分完成韧带的股骨侧操作，接着通过胫骨端，这样插槽内韧带深度在拉紧期间可"精确调节"。

翻转然后填充的技术于胫骨侧重复进行。切记

胫骨 ACLTR-RT 拉力缝线游离端在最后要于胫骨纽扣上进行打结。这些步骤如图 72.10 所示。

韧带拉紧

股骨和胫骨侧拉力缝合线拉紧韧带至所准备的长度以避免反弹。过长的韧带从插槽底弹出是不可接受的。

转换膝关节角度，用手或使用胫骨端的拉力器通过拉动股骨或胫骨拉力缝合线，获得额外的拉力。在拉紧时进行反向 Lachman 检查。

美化切口

使用 3-0 缝线，并使用美容手术关闭 2 个 4 mm 的关节镜入路和 2 个 4 mm 的 Flipcutter 刺入切口。如果使用的是自体韧带，后方腘绳肌取腱口为 1 cm 长，隐藏于膝关节后方，使用 3-0 尼龙线关闭。

单束和双束的对比

ACL 全内 Graft-Link 技术用途很广。此技术如上所述可用于解剖性单束 ACL 重建，并可进行改良用于双束重建。我们推测使用四纽扣固定可比第一代"全内 ×2"重建术使用套管型界面螺钉更简便[21]。此外，AI 技术是骨保留技术，四纽扣 Graft-Link 技术更是如此，基于以上优点 Graft-Link 可能是最优的，简单来说，即为可重复的 ACL 双束改良技术[6]。

作者的手术观点

对于年纪更大的患者，我们偏向于使用异体韧带进行 ACL 全内重建以确保无切口技术。腘绳肌自体韧带更适于年轻患者。

由外向内股骨 Flipcutter 允许插槽建立于熟知的 90° 膝关节屈曲位，并达到可靠的 7 mm 的皮质骨桥，这利于皮质悬挂纽扣固定。由外向内胫骨 Flipcutter 与之类似。这项技术简单并可重复。

Tightrope 可调节固定环皮质悬挂固定纽扣，允许韧带固定后的韧带拉紧。

并发症、争议及注意事项

通过进行上文所述的手术步骤，可避免 ACL 全内 Graft-Link 技术所特有的并发症。然而，所有新技术都有一个学习曲线。学习 ACL 全内重建术

的阶段性方法有如下的特别注意事项。

在有争议的方面，最重要的是ACL全内Graft-Link技术的疗效。根据作者的经验，我们得到优秀的ACL全内Graft-Link技术2年的临床效果。此外，患者对使用无切口技术的显著美容效果感到满意。还有，有基于证据上的疼痛明显小于那些接受内镜ACL重建术的患者（Lubowitz, Smith, Schwartzberg, 准备发表）。据说，许多患者似乎比那些接受标准ACL重建患者恢复得更快。然而，目前还需要一些至少进行2年随访研究的随机对照试验来证明ACL全内Graft-Link技术的可靠性。这些实验如上述一样正准备发表。

争议存在于ACL的孔圈固定和悬挂固定的生物力学对比，对于应用纽扣而不是螺钉可保证更大的ACL解剖学足印覆盖范围，且不存在使用于孔圈上螺钉固定的内植物移位。作者的首选技术方法是使用悬挂固定纽扣钢板来进行解剖性ACL重建术[6, 33]。

另一个当前的争论在于ACL的解剖学重建术，包括双束重建。无隧道、双束ACL重建的"AI×2"技术已有所描述[21, 38]，并会在随后的章节进行介绍。本章作者首选方法为解剖学单束重建，但对于双束ACL，作者相信减少螺钉而倾向使用tightrope纽扣的Graft-Link"全内×2"技术是一种如上述那样更加简便和可重复性高的技术方法。

对于ACL全内重建的特别注意事项是其学习曲线。学习一种新技术常常是具有挑战性的。ACL重建术需要对许多手术具有经验。ACL全内重建技术需经过阶段性学习。

根据经验，我们提出了应对ACL全内重建学习曲线挑战的阶段性学习方法。首先，一个手术者应当精通使用"由外向内"的Flipcutter或AM入路技术，单独进行经胫骨约束，进行解剖学股骨插槽的建立。这些技术通过胫骨隧道的位置是独立且无限制的。其次，对股骨tightrope固定的掌握也是必要的。第三步则为掌握Graft-Link韧带准备时的细微差别。然后，胫骨Flipcutter对于已掌握股骨端Flipcutter使用的术者来说学习较为容易。一旦掌握这些，术者便可转为胫骨AI插槽技术来代替隧道。最终可大胆地尝试进行双束AI重建。总之，Graft-Link全内ACL技术能极度减小创伤，并能在解剖学上进行股骨插槽的建立。对于Flipcutter、tightrope和Graft-Link韧带准备需要一定的学习周期。推荐以上阶段性学习方法以转行ACL全内技术，鼓励建立插槽减少骨隧道的使用。这一阶段性学习是由本书主骗Don Johnson（个人间的交流，2008）推荐给本章作者的。

经验和教训

ACL全内重建的经验

（1）第一个经验是韧带准备长度必须足够短，以保证牵拉过程中不从股骨或胫骨插槽内反弹。插槽是末端为盲端，保留着皮质，不是隧道。然而韧带又必须有足够长度以到达隧道内充足的韧带组织。因而，GL应当比两个SL加关节内长度（IAD）的总和短5~10 mm。即，GL<SL =IAD。

（2）在对折前270 mm或更短些的GL将导致Graft-Link短于75 mm。

（3）经验二：细致的韧带和Graft-Link的准备，可确保稳定的手术。

（4）有必要认真地回顾每一步骤以预防ACL全内重建期间软组织嵌入或韧带移植物的纠缠。

（5）Flipcutters是为向前钻而设计的。

（6）对在Flipcutter根基部纽扣的按压可翻转和伸直Flipcutter的尖端。

（7）Flipcutter全内技术于熟练的90°膝关节屈曲位进行，并在AM入路关节镜下获取股骨足迹的最佳视野。与此相反，膝关节高度屈曲则在使用AM入路进行ACL股骨插槽建立期间是必需的。

（8）在钻针移出后保持Flipcutter套管处于原位。向韧带移植物穿入缝合线，接着移出套管。

（9）解剖学隧道的位置是极其重要的。

（10）ACL全内插槽（不像隧道）不允许外流。用一个大直径的吸引刨刀移除建槽的碎片。

（11）韧带通过AM入路进入。

（12）ACL全内重建术需要新的技能和设备。阶段性学习方法已在本文中有所描述。

ACL全内重建的教训

（1）浅窄的插槽是不够的，因为在韧带拉紧前要翻转tightrope固定纽扣。

（2）过长的韧带也是不可以的，因为这样的韧带可能会在韧带拉紧前从插槽中弹出。

（3）穿过韧带的缝合线可能打结缠绕或者出现软组织嵌入。最好通过AM入路的PassPort套管取

第5篇 膝关节

回缝合线，接着使用 CrabClaw 取线器拉动各自的缝合线以确保无打结和嵌入。

康复

ACL 全内 Graft-Link 的康复过程无特别之处。标准的 ACL 渐进康复指南为本章作者首选。

结论和展望

我们介绍了解剖学单束 ACL 全内 Graft-Link 技术，通过使用二代 Flipcutter 定位针作为逆向钻和使用二代 ACL 可调节韧带环长皮质悬挂固定器：股骨 tightrope 和胫骨 ACLTR-RT。本技术通过仅有 4 mm 的切口而实现极小的创伤。移植韧带的选择为无切口的异体韧带或者以股薄肌作为备用，行后方半腱肌取腱。韧带连接于股骨和胫骨可调节 tightrope 韧带环上，并使用包裹缝合对每股韧带缝合 4 次以在预拉后达 75 mm 长的 GL。本技术可为双束 ACL 重建进行改良后使用[6]。

目前还需随机对照的研究以确定与标准 ACL 重建术进行临床疗效对比，目前仍在实践中，并取得了不错的结果。

在未来，异体韧带风险和自体韧带取腱的并发症可能会随着对工程组织学韧带的使用而被消除。

尽管未来仍存在不确定性因素，但我们所知道的是，对于运动医学，尤其是 ACL 重建术，已经逐渐达到了越来越微创的效果。正因如此，从开放，到两切口，再到单切口，最后再到无切口的 ACL 全内 Graft-Link 的过程展现了一个自然向上发展的进程。

参考文献

[1] Morgan CD, Kalman VH, Grawl D. Isometry testing for anterior cruciate ligament reconstruction revisited. *Arthroscopy*. 1995;11:647–659.

[2] Morgan CD. The all-inside ACL reconstruction. In: *Operative Technique Manual*. Naples, FL: Arthrex Inc.; 1995.

[3] Stahelin A, Weiler A. All-inside anterior cruciate ligament reconstruction using a semitendinosus tendon and soft threaded biodegradable interference screw fixation. *Arthroscopy*. 1997; 13:773–779.

[4] Morgan CD, Stein DA, Leitman EH, et al. Anatomic tibial graft fixation using a retrograde bio-interference screw for endoscopic anterior cruciate ligament reconstruction. *Arthroscopy*. 2002; 18:E38.

[5] Lubowitz J. No-tunnel anterior cruciate ligament reconstruction: the transtibial all-inside technique. *Arthroscopy*. 2006;22:900. e1–900.e11.

[6] Lubowitz J, Ahmad C, Anderson K. All-inside anterior cruciate ligament Graft-Link technique: second-generation, no-incision anterior cruciate ligament reconstruction. *Arthroscopy*. 2011; 26:717–727.

[7] Abebe ES, Moorman CT III, Dziedzic TS, et al. Femoral tunnel placement during anterior cruciate ligament reconstruction: an in vivo imaging analysis comparing transtibial and 2-incision tibial tunnel-independent techniques. *Am J Sports Med*. 2009; 37(10):1904–1911.

[8] Bedi A, Musahl V, Steuber V, et al. Transtibial versus anteromedial portal reaming in anterior cruciate ligament reconstruction: an anatomic and biomechanical evaluation of surgical technique. *Arthroscopy*. 2011;27(3):380–390.

[9] Marchant BG, Noyes FR, Barber-Westin SD, et al. Prevalence of nonanatomical graft placement in a series of failed anterior cruciate ligament reconstructions. *Am J Sports Med*. 2010; 38(10):1987–1996.

[10] Steiner M. Independent drilling of tibial and femoral tunnels

in anterior cruciate ligament reconstruction. *J Knee Surg*. 2009;22:171–176.

[11] Zantop T, Kubo S, Petersen W, et al. Current techniques in anatomic anterior cruciate ligament reconstruction. *Arthroscopy*. 2007;23:938–947.

[12] Baer G, Fu F, Shen W, et al. Effect of knee flexion angle on tunnel length and articular cartilage damage during anatomic double-bundle anterior cruciate ligament reconstruction. *Arthroscopy*. 2008;24S:e31.

[13] Basdekis G, Abisafi C, Christel P. Influence of knee flexion angle on femoral tunnel characteristics when drilled through the anteromedial portal during anterior cruciate ligament reconstruction. *Arthroscopy*. 2008;24:459–464.

[14] Bottoni CR. Anterior cruciate ligament femoral tunnel creation by use of anteromedial portal. *Arthroscopy*. 2008;24:1319.

[15] Bottoni CR, Rooney CR, Harpstrite JK, et al. Ensuring accurate femoral guide pin placement in anterior cruciate ligament reconstruction. *Am J Orthop*. 1998;28:764–766.

[16] Harner C, Honkamp N, Ranawat A. Anteromedial portal technique for creating the anterior cruciate ligament femoral tunnel. *Arthroscopy*. 2008;24:113–115.

[17] Lubowitz J. Anteromedial portal technique for the anterior cruciate ligament femoral socket: pitfalls and solutions. *Arthroscopy*. 2009;25:95–101.

[18] Lubowitz JH, Konicek J. Anterior cruciate ligament femoral tunnel length: cadaveric analysis comparing anteromedial portal versus outside-in technique. *Arthroscopy*. 2010;26(10): 1357–1362.

[19] Neven E, D'Hooghe P, Bellemans J. Double-bundle anterior cruciate ligament reconstruction: a cadaveric study on the posterolateral tunnel position and safety of the lateral structures. *Arthroscopy*. 2008;24:436–440.

[20] Smith P. An alternative method for "all-inside" anterior cruciate ligament reconstruction. *Arthroscopy*. 2006;22:451.

[21] Smith P, Schwartzberg R, Lubowitz J. All-inside, double-bundle, anterior cruciate ligament reconstruction: a no tunnel, 2-socket, retroconstruction technique. *Arthroscopy*. 2008; 24:1184–1189.

[22] Golish S, Baumfeld J, Schoderbek R, et al. The effect of femoral tunnel starting position on tunnel length in anterior cruciate ligament reconstruction: a cadaveric study. *Arthroscopy*. 2007;23:1187–1192.

[23] Nakamura M, Deie M, Shibuya H, et al. Potential risks of femoral tunnel drilling through the far anteromedial portal: a cadaveric study. *Arthroscopy*. 2009;25:481–487.

[24] Harner C, Marks P, Fu F, et al. Anterior cruciate ligament reconstruction: endoscopic versus two-incision technique. *Arthroscopy*. 1994;10:502–512.

[25] Kim S, Kurosawa H, Sakuraba K, et al. Development and application of an inside-to-out drill bit for anterior cruciate ligament reconstruction. *Arthroscopy*. 2005;21:1012.e1–1012.e4.

[26] Puddu G, Cerullo G. My technique in femoral tunnel preparation: the "Retro-Drill" technique. *Tech Orthop*. 2005; 20:224–227.

[27] Yu J, Garrett W. Femoral tunnel placement in anterior cruciate ligament reconstruction. *Oper Tech Sports Med*. 2009;14: 45–49.

[28] Zantop T, Ferretti M, Bell K, et al. Effect of tunnel-graft length on the biomechanics of anterior cruciate ligament-reconstructed knees: intra-articular study in a goat model. *Am J Sports Med*. 2008;36:2158–2166.

[29] Prodromos CC, Han YS, Keller BL, et al. Posterior mini-incision technique for hamstring anterior cruciate ligament reconstruction graft harvest. *Arthroscopy*. 2005;21:130–137.

[30] Colombet P, Robinson J, Christel P, et al. Morphology of anterior cruciate ligament attachments for anatomic reconstruction: a cadaveric dissection and radiographic study. *Arthroscopy*. 2006;22:984–992.

[31] Ho J, Gardiner A, Shah V, et al. Equal kinematics between central anatomic single-bundle and double-bundle anterior cruciate ligament reconstructions. *Arthroscopy*. 2009;25: 464–472.

[32] Kaz R, Starman JS, Fu FH. Anatomic double-bundle anterior cruciate ligament reconstruction revision surgery. *Arthroscopy*. 2007;23:1250.e1–1250.e3.

[33] Lubowitz J, Poehling G. Watch your footprint: anatomic ACL reconstruction. *Arthroscopy*. 2009;25:1059–1060.

[34] Petersen W, Zantop T. Anatomy of the anterior cruciate ligament with regard to its two bundles. *Clin Orthop Relat Res*. 2007;454:35–47.

[35] Pombo M, Shen W, Fu F. Anatomic double-bundle anterior cruciate ligament reconstruction: where are we today? *Arthroscopy*. 2008;24:1168–1177.

[36] Siebold R, Ellert T, Metz S, et al. Tibial insertions of the anteromedial and posterolateral bundles of the anterior cruciate ligament: morphometry, arthroscopic landmarks, and orientation model for bone tunnel placement. *Arthroscopy*. 2008; 24:154–161.

[37] Siebold R, Ellert T, Metz S, et al. Femoral insertions of the anteromedial and posterolateral bundles of the anterior cruciate ligament: morphometry and arthroscopic orientation models for double-bundle bone tunnel placement—a cadaver study. 2008;24(5):585–592.

[38] Smith P, Lubowitz J. No-tunnel double-bundle anterior cruciate ligament retroconstruction: the all-inside X 2 technique. *Oper Tech Sports Med*. 2009;17:62–68.

第 5 篇　膝关节

双束前交叉韧带全内重建术

全内前交叉韧带（ACL）重建术指的是一种通过不可见的骨槽代替全隧道进行固定移植韧带于胫骨上的技术，这相对于传统 ACL 重建术是一个重要的改变。此技术也被称为"无隧道"技术 [1, 2]。此技术的优势包括更少的术后疼痛、创伤小、更容易的术后康复，尤其是在重返活动上以及更少的术后定期理疗。

本技术是通过应用专门的 RetroCutter（Arthrex）来建立胫骨端骨槽。股骨骨槽通常通过前内侧（AM）入路建立，但应用专门的 FlipCutter（Arthrex），通过外侧入路亦能很容易建立。在股骨端固定的选择通常是灵活的，可使用常用于胫骨端的 RetroScrew（Arthrex）圈固定。最初用于单束 ACL 重建术的全内方法用在双束 ACL 重建术上也很容易，可通过本章所介绍的"全内 × 2"技术 [2]。全内技术对于改良的 ACL 重建术是一种很有效的方法，是一种值得 ACL 术者掌握的独特有效的手术方法，尤其是创伤非常小的特点可实现许多术后优势。

临床评估

详尽的病史和体格检查是不可替代的。经典的急性无接触减速或扭转受伤伴或不伴"啪"的一声和关节肿胀且膝关节伸直受限的病史在被确诊前即可判断为 ACL 撕裂，尤其是对于那些年轻的女子篮球或足球运动员。患者主诉慢性移位不稳，通常涉及那些可造成关节肿胀的运动。

从体检角度来说，Lachman 试验在急性损伤患者中操作容易，对于 ACL 撕裂很灵敏。然而，对于诊断膝关节旋转不稳的轴移试验是很重要的，这是手术进行重建的首要指征。对于急性损伤，患者更能够耐受 Losee 试验。

X 线片对于排除任何骨性病变是一种很重要的，并且是最简便最有效的影像学辅助方法。早期 MRI 检查有助于评估明显的骨挫伤，可确定是否需要保护性负重，也有助于诊断内外侧韧带损伤。半月板的完整性也可用 MRI 评估，尽管 MRI 在此方面仍不够完美。对于慢性损伤，MRI 没有 X 线检查那么重要。

治疗方案

ACL 重建术的治疗方案是根据患者重要的症状所决定的。首先最重要的是，如果患者能够进行常规的旋转性活动，可进行重建。如果患者表现为即使不是运动时而是日常生活中的移位不稳，手术也是很适合的，尤其是伴有半月板损伤时。手术的合理性在于可预防日后的关节不稳，并因而改善患者关节功能性和预防关节异常的剪切力，从而保护半月板和关节面。在 X 线片上未表现为进展性的关节退变时，对于 ACL 重建术通常无年龄限制。患者必须坚持术后的康复训练。并且，需要接受在重返运动前所需的支具保护，以最小化 ACL 韧带上的应力，直至有充足的肌肉力量和达到韧带重建所需的时间。

如果患者对于轴移滑行检查仅有很小的松弛，并且不参与具有切入或扭转的体育运动的话，强调膝髌关节佩戴功能性 ACL 支具进行活动的保守治疗有时效果也不错。通常，在这种情况下，存在着部分的 ACL 撕裂，但这并不是那种对于相关损伤进行肌肉增强的常见康复方法。

对于手术时期，并没有对那些不同损伤患者设定期限，然而作者决定手术与否通常是根据体检症状，包括膝关节完全伸直具有很好的股四头肌收缩、轻微的积水以及屈曲能超过 120°。对于急性 ACL 撕裂的治疗，康复开始时在理疗师的帮助下使膝关节适合手术是很有裨益的。

手术技术——单束 *vs.* 双束 ACL 重建

单束重建经胫骨钻取股骨骨槽能加大潜在的隧道不匹配和"纵向移植物"位置，这样就降低了对轴移的最佳控制。另外需要考虑的是，长期随访研究表明，在 ACL 重建术后具有相当高的关节炎进展的发生率[3]。

多篇解剖学研究显示了 ACL 清晰的前内侧（AM）和后外侧（PL）束的存在，并且生物力学研究表明这些主要束支的不同拉力形式[4, 5]。试验表明，相对于单束重建，双束重建更好地恢复了 ACL 生物力学，尤其是在旋转稳定性上[6]。对于双束方法需要回答的问题在于，它是否能够同时改善整体关节稳定性和最小化日后的关节炎进展，以证明这种增加了复杂性的手术是值得的。两组移植韧带的稳定性有可能被其整体强度增强，主要由于增加了腱骨愈合的表面积[7]。理论上，对于固有的两束的不同拉力形式来说，有可能是与双束韧带分担了应力负荷，同时优化了膝关节运动学和移植韧带愈合或融合的过程。迄今为止，短期临床研究文献显示在 KT-1000 试验上双束相对于单束来说具有轻微改善的表现，但在患者疗效上并非如此[8, 9]。另一个变数是单束重建最近的改变，受到双束重建时使用中心胫骨隧道将股骨骨槽移动于股骨上更加偏外侧以尝试和获得 AM 束和 PL 束起止点的启发，这可能改善单束重建的疗效。对于双束对比单束试验能否呈现真实客观、评估稳定的一个问题就是缺乏一套合理的稳定性测量的设备。然而，双束 ACL 重建术作为一项技术自有其优点，它通过恢复更加正常的膝关节解剖和运动学，从而可能达到更加好的治疗效果。

双束 ACL 重建已通过多种途径介绍。最常见的方法是通过 2 个胫骨隧道伴 2 个股骨骨槽进行，股骨骨槽有时可经胫骨建立。另一些人选择通过常用于股骨或胫骨的固定器分离移植韧带以"操作"单束 ACL 重建，使之变为双束韧带。全内双束技术是通过 2 个股骨骨槽和 2 个胫骨骨槽进行的独特方法，并具有几个潜在优势，包括患者相对容易康复、从技术角度术者容易完成手术、生物学上移植物可能更容易愈合和融入。

全内技术的合理性及优势

使用全内技术治疗的优势主要在于它是一种极小创伤的"无隧道"技术，因为骨槽可通过使用 RetroCutter 从关节内部扩孔在胫骨端进行建立[1, 2]。相应地，只需胫骨端很小的切口足以放置 3 mm 的 RetroCutter 定位针，就能减少胫骨近端敏感的骨膜发生剥离，从而使术后不适最小化。来自 Ⅰ 级 RCT 研究进行全胫骨隧道和全内胫骨骨槽进行异体韧带 ACL 重建的术后疼痛对比的初步数据显示，术后第 1 天至 2 年的随访，与内镜组相比，全内组明显能够减轻疼痛以及获得更小的 VAS 评分。术后第 1 周的平均 Percocet 用量，全内组为 27.9，内镜组为 33.2（Lubowitz，Smith and Schwartzberg，研究未发表）。另一个优势为，接受单束或双束全内 ACL 重建的患者似乎术后恢复活动更快，并且需要的定期理疗更少。

从术者观点来看，使用 RetroCutter 建立胫骨骨槽，可保证胫骨端最佳固定而无须对位置进行任何猜测，相比之下，任何需要瞄准导向器的内外隧道技术在视觉上可能更不精确，这一点在胫骨足迹很小的时候十分重要。更重要的是，胫骨逆行开槽可通过 CT 分析显示，从而比"由外向内"顺行全隧道对骨的破坏更少，因而使 2 个胫骨骨槽对比 2 个全隧道之间的合并或骨折的风险最小化[10]。这一风险在使用开孔 RetroScrew 固定器进行 PL 束时显得更小，可从胫骨 AM 骨槽开始，并进一步对胫骨 PL 骨槽进行支撑。同时，逆向骨槽有更平稳的壁以增强固定的稳定性，有可能增强移植韧带的修复和结合。最后，对全内单束 ACL 重建的 1 年 X 线片随访中，即使使用异体韧带，也没有显示出隧道扩张，这可能是由于相对于传统完全隧道而言，使用骨槽可造成更少的滑膜液流出，尤其是在股骨端进行 RetroScrew 开孔固定时也有助于封闭关节[11]。

另一个手术医生方面的优点在于使用全内方法涉及通过 AM 入路钻取股骨骨槽，避免了经胫骨股骨打钻所带来的固有问题[12, 13]。这有助于优化股骨骨槽位置，尤其对于双束重建很重要。此外，可以很容易地用"双切口""由外向内"钻股骨骨槽完成同样的手术来证明全内技术的多能性。具体来说，如果手术医生首选此特别方法，新的 FlipCutter 设备作为一种在放置扩孔器后可转变的定位针，能简便地通过指向定位从股骨外侧皮质进入凹槽区，以建立 AM 或者 PL 股骨骨槽。同时，FlipCutter 有胫骨定位作用，所以它也可被用来钻取胫骨骨槽，与 RetroCutter 相类似。

另外，全内技术在韧带选材、股骨和胫骨固定方式、韧带拉伸上无特定规定，手术医生可根据个人喜好选择最佳方式进行。因此，全内双束技术对医生来说能适用于多种途径，然而其最重要的优势在于给患者带来的创伤极小。

生物学上，具有理论可能性的是相对于全隧道来说，全内骨槽尤其是胫骨端在术后可能滞留更多潜在的生长因子，以帮助韧带长入。打个比方，类似于一种"盆花"，意思是移植韧带包围在盲端骨槽中。另外，全内技术能够保留骨质，这是膝关节手术中的先天优势。

全内双束韧带选择

全内双束 ACL 重建术对于移植韧带的选择很灵活。一种是由 Franz 和 Ulbrich 首先提出的，通过腘窝小切口进行自体腘绳肌取腱[14]。这是一种极小创伤、具有美容效果的方法。全内 ACL 重建术的一个优势是所需移植韧带不必很长，所以如果半腱肌取腱长度大概 280 mm，仍能够用来做双束双股韧带。如果半腱肌没有那么长，那么通过腘窝小切口可很容易地进行股薄肌取腱。通常半腱肌编织成直径 6~7 mm 的双股用作 AM 束，而股薄肌编织成直径 5~6 mm 用作 PL 束。

作者对于对抗性运动的取腱选择稍微不同。对于 AM 束，使用中 1/3 的髌腱带胫骨侧骨取腱，将髌腱从髌骨剥离。骨块为 8 mm×20 mm 大小，腱宽 10~11 mm。双束自体半腱肌作为 PL 束，通常直径为 6~7 mm。

也可使用异体韧带。2 条软组织韧带通常为 6~7 mm 双股，或者 1 条异体髌腱和 1 个软组织异体韧带联合使用。作者也做过"混合型"重建术，通常利用 1 条异体髌腱作为 AM 束，而自体半腱肌作为 PL 束，尤其是那些翻修病例。

全内双束重建固定的选择

在股骨端固定的选择较为灵活，依赖于韧带的品种以及术者的偏好。当作者使用自体腘绳肌或软组织异体韧带时更倾向于使用 TightRope（Arthrex）的悬挂股骨固定。TightRope 设备包括 1 块 12 mm×3 mm 的纽扣钢板、1 条附着于上的 2 号 FiberWire（Arthrex）穿梭缝合线以及 1 条特殊的白

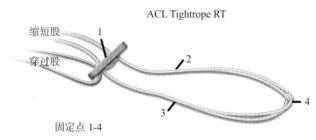

图 73.1　用于股骨端 AM 和 PL 移植韧带悬挂固定的 ACL TightRope RT 的原理，本图显示环中 4 个固定点。

色 2 号 FiberWire 缩短缝合线。特殊缩短的缝合线实际上是 1 条连续的 2 号 FiberWire 缝合线自体拼接成的 1 个环，可与韧带周围拉紧形成"指套"固定以供固定的 4 支点，即当拉紧缩短、缝合线吊起被股骨皮质端纽扣钢板固定于骨槽内的韧带时（图 73.1）。作者选择 RT 或者反向张力 TightRope 伴缩短缝合线位于纽扣钢板翻转的股骨端关节外，与常规 TightRope 呈相反方向，缩短缝合线向关节内拉动。固定强度相当结实，既然通过 AM 入路横向钻取的 AM 和尤其是 PL 的骨槽的长度都缩短了，那么纽扣钢板固定就更接近于移植韧带的末端。因此，当在悬挂端最终远离关节间隙、远离韧带末端时，所说的"橡皮筋"效应也应减少。股骨骨槽内的移植韧带的长度与 AM 束不相关，而骨内长度通常大概为 40~50 mm。然而，PL 骨内长度由于它的位置能短至大概 30~35 mm，这反过来限制了骨槽钻取的深度，并且仍可为 TightRope 纽扣钢板固定保留外侧皮质。因此，作者总确保股骨端骨槽至少有 15 mm 的移植韧带，有试验证据显示这对于双束强度很充分[15]。如果 PL 骨槽太短不足以容纳 TightRope 固定，就可能造成骨槽内韧带不足，作者就会使用可吸收界面螺钉进行固定。选择使用界面螺钉固定股骨端软组织移植韧带 AM 束和 PL 束是可以考虑的。对于对抗性强的运动员，可吸收界面螺钉可用以固定股骨端 AM 束的髌腱骨块，以及 Tightrope 固定 PL 束的半腱肌。

在胫骨端，选择 Retroscrew 开孔固定，但应配合张力性设备于纽扣钛板上绑韧带缝合线进行悬挂固定。

手术技巧

"全内 ×2"

该步骤名为"全内 ×2"，反映出此方法本质

上是进行 PL 束全内单束重建，然后重复相同步骤进行 AM 束重建。所以一旦术者掌握了全内单束重建，尤其是对 RetroCutter 的使用，那么"全内 ×2"技术可合理运用到双束重建。

大致上，两束的股骨骨槽首先通过 AM 入路于高度屈曲位钻取。接着，PL 胫骨骨槽使用 RetroCutter 建立。PL 束通过并固定于股骨上，然后在完全伸直位使用 RetroScrew 于开孔处固定在胫骨上。然后 AM 束通过股骨，于大致 30° 屈曲位使用 RetroScrew 固定于胫骨端。

值得注意的是，穿行和固定 PL 术的部分最近首次显示出较建立双胫骨骨槽然后穿行并固定 PL 束的方法在生物力学上有更为精妙之处[16]。这证明了过去多年使用"全内 ×2"方法的临床效果。

对于手术器械，我们选择使用足固定器保持手术台平整。这对于屈曲膝关节至少 120° 的 AM 入路钻取股骨骨槽，随后稳定地重复此位置来说很重要。外侧大腿支持功能的使用不仅作为支点评估和治疗内侧半月板病变，治疗期间也可用以在膝关节屈曲下支持大腿。不使用常维持在 40 mm H₂O 的止血带。

接下来是 1 例对抗性运动员使用带有胫骨侧骨块并剥除了髌骨的自体髌腱，重建 AM 束的例子（图 73.2）。通过腘窝小切口取自体半腱肌肌腱用作 PL 束（图 73.3）。

步骤 1——股骨端准备

在恰当地处理半月板以及其他相关关节软骨病变后，注意力应集中于股骨骨槽的准备工作上。通常不进行槽口整形，除非出现狭窄。对于急性病例，撕裂的 ACL 纤维被清除，留下股骨和胫骨侧本体组织的足迹，注意解剖学骨槽建立。对于慢性

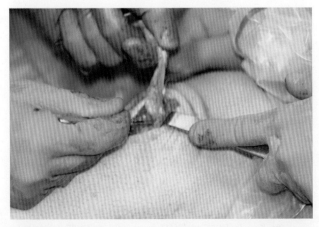

图 73.2　取自体髌腱用于 AM 束支，仅带有胫骨端骨块并将韧带从髌骨上剥离以获取充足长度。

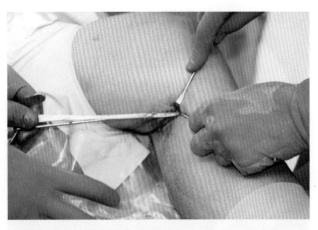

图 73.3　使用腘窝小切口取自体半腱肌用于 PL 束支。

病例治疗，没有好的软组织标记点，骨槽定位常更加困难，尤其是位于股骨侧，这要根据术者对 AM 束和 PL 束附着点的解剖感觉。通常在股骨端有一些外侧髁间嵴的残留或"残留嵴"，而两束支应该位于此骨性标志的后方，大约于外侧股骨髁关节面后方 2 mm 处。

步骤 2——PL 股骨骨槽的建立

2 个股骨插槽通过 AM 入路在膝关节屈曲至少 120° 位首先钻取。作者首选进行 PL 插槽以确保 PL 和 AM 插槽有充足的空间，因为根据作者以往经验，每当首先进行 AM 插槽时，总有这样的趋势——太偏外侧或末端，以致 PL 插槽被挤向过于远端至股骨外侧髁关节面。作者并未发现有必要使用所谓的附加内侧入路进行 PL 骨槽建立，但当然这也是个很合理的方法。我的考虑是短的 PL 骨槽利于操作进行，开始路径越横向于股骨，PL 骨槽就会越短。建立 PL 骨槽的一种方法是使用 5 mm 的经入路定位器（Arthrex）定位于后外侧股骨髁关节面，通过 1 枚特制的测量定位针（Arthrex）钻取，在高度屈曲位越过股骨至外侧股骨皮质以测量骨内距离，以确保骨槽内移植韧带尽可能达到最大（图 73.4）。具体来说，通过骨内距离减去 11 mm 来精确 TightRope 环长加移植韧带半径长（通常 PL 束为 3 mm）。重点是保留外侧股骨皮质以确保悬挂纽扣钢板固定。接下来使用适当大小的扩孔器进行扩孔，要根据移植韧带直径，以达到骨槽内韧带的理想深度（这通常小于所测的最大骨槽深度），保留外侧股骨皮质。遗留 1 条 2 号 FiberWire 缝合线与 PL 骨槽的开孔处，以便随后拉动移植韧带。

另外，术者可使用带有 Beath 针的低型扩孔器

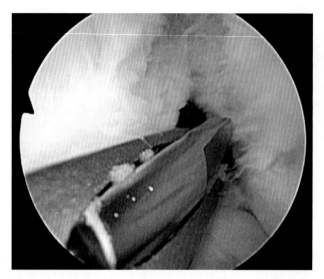

图 73.4 放置 5 mm 经入路定位器，使用特制的测量定位针建立 PL 股骨骨槽。

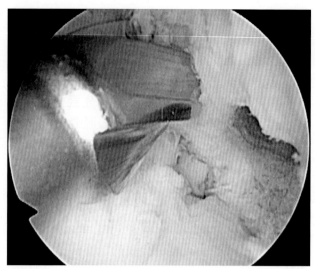

图 73.5 放置 8 mm 钻孔器伴 Beath 针建立 AM 骨槽，距离 PL 骨槽有大约 2 mm 骨桥。

建立 PL 骨槽，这样使用 Beath 针可对中心进行标记，可视下扩张骨槽与韧带直径进行匹配。移除钻孔器和 Beath 针，然后再保持高度屈曲位，于 Beath 针孔处钻动测量定位针，穿过股骨以及它特殊尖端至股骨外侧皮质以测量骨内距离，接着扩展韧带直径至上面所述的所需深度。

要点：如果术者没有进行充分高度屈曲，在外侧的出口点将会太低，接着骨槽深度在扩孔后会太短。定位针的出口点在外侧应在外上髁上方得到有最佳 PL 骨槽长度，以使最终骨槽内的韧带长度最大化。

步骤 3——AM 股骨骨槽建立

目标是 PL 和 AM 骨槽之间留有 2 mm 的骨桥。达到此目标的可靠方法是使用大小适中的经入路定位器与 PL 骨槽近端面，根据韧带半径确立 AM 韧带中心位置。例如，如果 AM 韧带直径为 8 mm，即半径为 4 mm，根据这一示例，要使用 6 mm 的经入路定位器于 PL 骨槽 AM 测量定位针，这样在使用 6 mm 钻孔器扩张后，离 PL 骨槽处会有 2 mm 骨桥。另一建立 AM 骨槽方法是使用带有 Beath 针的低切迹钻孔器定位于所希望的位置，标记中心点，沿导针钻（如果使用 TightRope 固定 AM 术，转而用特殊测量针！）。在我确保已于股骨上钻取骨桥前，总会通过移动股骨针上的钻孔器检查骨桥（图 73.5）。如果使用 TightRope 固定 AM 束，接下来的步骤与 PL 骨槽处类似，测量骨内距离，接着简单测量骨槽内可能容纳移植韧带的最大量，然后扩张至所需深度。再次于 AM 骨槽开口处留 1 条 2 号 FiberWire 缝合线（图 73.6）。

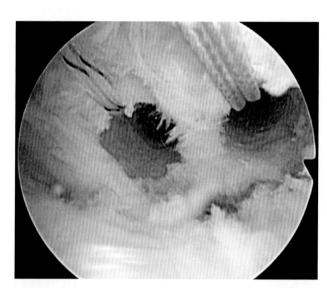

图 73.6 在 90° 屈曲位可见最终的 PL 和 AM 股骨骨槽伴 PL 骨槽处蓝色 FiberWire、AM 骨槽处条纹 TigerWire 以及大约 2 mm 骨桥。

步骤 4——胫骨端 PL 骨槽建立

通常选择大的 PL 移植韧带 1 mm 的 RetroCutter，除了那些对抗性运动员患者，髌腱宽 10~11 mm，对于 PL 和 AM 骨槽则都使用 8 mm RetroCutter。逆向拧动 Constant 定位器（Arthrex），接着通过 AM 入路定位 PCL 前右侧，中间线轻度偏外侧。差不多有一个沟可将 RetroCutter 置于外侧嵴，此处仅位于半月板后外侧角附着处的前方（图 73.7）。膝关节屈曲 90°，使用 Constant 定位套在 3 mm 皮肤切口前方标记皮肤。

要点：如果不是使用 Constant 定位器向前定位于胫骨结节内侧的话，胫骨 PL 骨槽的钻取角度会造成后面很难放置 RetroScrew 进行胫骨上韧带固定，因为 RetroScrew 必须匹配凹槽内的中线才能在 RetroScrewdriver（Arthrex）上推移（图 73.8）。

适合扩张的胫骨骨内长度为在定位针抵住骨时的读数，在进行此扩张前术者需明白使用 RetroCutter 扩张多深而不侵及胫骨皮质。通常，较为合适的长度为 60~70 mm，这样便会有充足的空间。RetroCutter 定位针（Arthrex）通过胫骨打钻，抓持 RetroCutter 于关节处卸下 Constant 定位器，保持钻头向前。一旦 RetroCutter 无障碍旋转，说明操作恰好。拉回胫骨骨槽内前向的钻头，接着切出多于韧带所需的 10 mm 深，以保证韧带拉紧，以及确保移植韧带不会在使用针上黑色索环测量骨槽深度时触底反弹（图 73.9）。保持钻头向前，带

回 RetroCutter 进入关节直至 RetroCutter 定位针使 Constant 定位器钻头反向，这样 RetroCutter 可从 Constant 定位器上拧回定位针，接着从关节中移出，将针留置原位。PL 骨槽呈圆形，位于 ACL 足迹后方，于中心稍偏外（图 73.10）。

接下来，将一根镍钛合金线穿过可测量的 RetroCutter 定位针，并在 RetroCutter 定位针移出时从 AM 入路中取回。特制的 RetroScrewdriver 越过镍钛合金线以"扩张"RetroScrewdriver 的通路，方便在随后必须通过已在胫骨骨槽中的韧带时保护 RetroScrew 开孔（图 73.11）。在此扩张步骤后，使用镍钛合金线穿过 1 条中部带环结 2 号 FiberWire 缝合线，从 AM 入路通过胫骨前侧小切口，而把环留在 AM 入路稍偏外面（图 73.12）。这种缝合有两

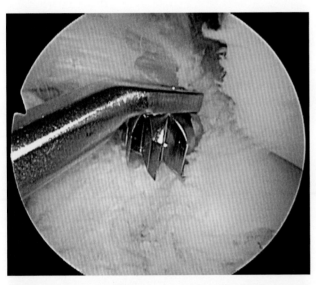

图 73.7 RetroCutter 置于 PCL 和外侧半月板后角的 ACL 后侧足印的附着处的前固有沟中。

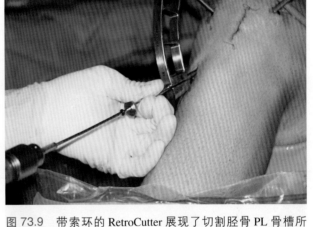

图 73.9 带索环的 RetroCutter 展现了切割胫骨 PL 骨槽所需的深度（每条线 5 mm）。

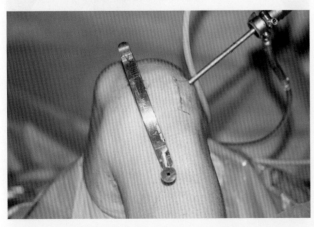

图 73.8 RetroCutter 定位器的必要定位可建立胫骨 PL 骨槽，开始于胫骨内侧前方，靠近中线，有利于随后对 PL 束进行 RetroScrew 固定。

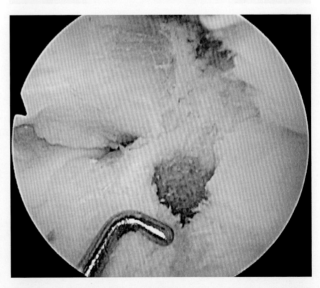

图 73.10 最终的胫骨 PL 骨槽位于 ACL 足迹后方，中线略偏外侧。

个重要目的：首先保证了胫骨 PL 骨槽内韧带穿梭，然后可用来将镍钛合金线从胫骨骨槽内韧带之前穿回，这样允许随后的韧带前方 RetroScrewdriver 通道使用开孔 RetroScrew 进行固定。

步骤 5——PL 移植韧带准备

准备双束自体腘绳肌或软组织异体韧带，上带有 TightRope RT 环伴缝合有 2 号 FiberLoop（Arthrex）的韧带游离末端，在股骨固定。对于强对抗的运动员来说，如上述那样制备半腱肌，带有 TightRope RT 环编织为双束，通常直径为 6~7 mm 用作 PL 束（图 73.13）。

韧带长度相当关键，可确保移植韧带不会在盲端骨槽内"触底反弹"。韧带长度 = 股骨骨槽韧带 + 关节内距离 + 胫骨骨槽深度 −10 mm，可适合韧带张力拉紧。如上文对 TightRope 固定所述那样，股骨骨槽内最大韧带长度是骨内长度 −TightRope 的 11 mm + 基于数目的韧带半径，通常选择所需股骨骨槽内韧带长度大于 15 mm。关节内长度使用特殊关节内测量设备进行测量（图 73.14）。股骨骨槽内 PL 韧带长度常为 15~20 mm，而 PL 束支的关节内长度通常为 18~20 mm，胫骨骨槽内韧带长度常为 30 mm。因此，准备的 PL 韧带通常在一开始为 65 mm 长。

要点：使用亚甲基蓝在 Tightrope RT 环上从纽扣钢板最末端处描记骨内距离，用作当纽扣钢板在股骨外侧皮质处翻转时的定位。同时，在股骨骨槽内所需韧带的上标记数目有助于确认最终韧带吊起的位置（图 73.15）。

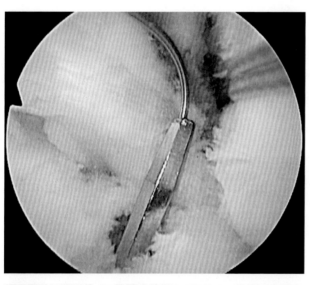

图 73.11 于胫骨 PL 骨槽内使用 RetroScrewdriver，在线上进行扩张，为后面 RetroScrew 固定所需通道拓宽路径。

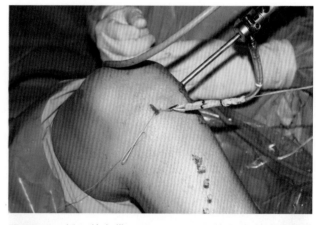

图 73.13 插入前方带 TightRope RT 环的自体半腱肌用作 PL 束。

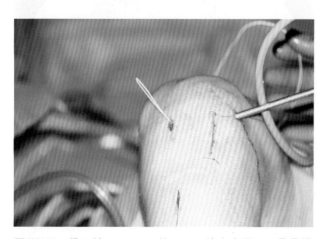

图 73.12 带环结 FiberWire 从 AM 入路出来用于胫骨骨槽内韧带的第一次穿梭，然后为 RetroScrewdriver 通道拉动骨槽内线。

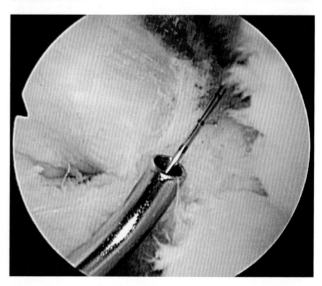

图 73.14 PL 关节内距离的测量工具用来测量韧带长度，每条线为 2 mm。

步骤 6——PL 韧带通道和固定

来自 PL 股骨骨槽开口处的 2 号 FiberWire 缝合环从 AM 入路取出，用作通过 TightRope RT 蓝色穿行缝合线的 PL 韧带（图 73.16）。在膝关节高度屈曲位（图 73.17）和 TightRope 环上用作骨内距离的标记进入骨槽，当 TightRope 纽扣钢板牢固固定于外侧皮质翻转伴随特有的"砰砰声"的感觉时，

拉动固定纽扣钢板接近股骨骨槽。

要点：为了很容易地确认纽扣钢板的翻转，可于 AM 入路置关节镜并关节屈曲以进行观察股骨骨槽，可看到纽扣钢板退出小针孔，此为恰当的翻转（图 73.18）。接着，交替将缩短的缝合线拉出皮肤，"悬挂"起韧带进入股骨骨槽（图 73.19）至所扩张的股骨深度（图 73.20）。

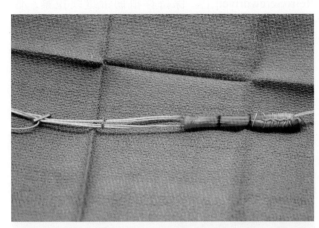

图 73.15　准备 PL 束从纽扣远端开始标记股骨骨内距离，以表明纽扣钢板在股骨外侧皮质何时翻转。注意标示股骨骨槽内移植韧带预期长度和关节内的距离。

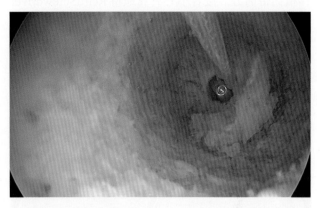

图 73.18　仅在 TightRope RT 纽扣钢板移出股骨外侧皮质时，在 AM 入路内关节镜可确保合适的翻转。

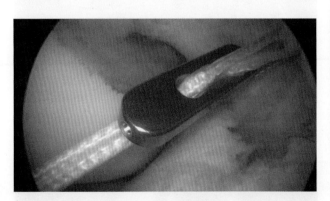

图 73.16　此处通过穿行缝合线拉动用于 PL 束的 TightRope RT 纽扣钢板进入股骨骨槽以骨皮质固定。

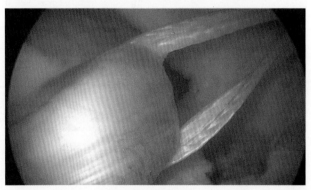

图 73.19　通过缩短缝合线"悬挂"起 PL 韧带进入股骨骨槽。

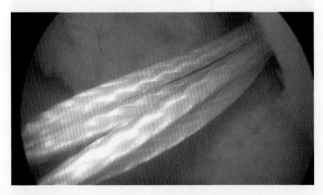

图 73.17　仅当 TightRope RT 纽扣钢板于股骨外侧皮质处翻转时可见缩短的缝合线。

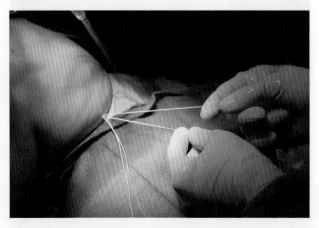

图 73.20　此为外部视野，通过交替拉起缩短缝合线至所需深度，"悬挂"起 PL 移植韧带至股骨骨槽内。

特制的带环结 2 号 FiberWire 缝合线穿梭于移植韧带缝合末端，缝合线留在 AM 入路外以拉动胫骨骨槽内移植韧带末端。握住拉紧胫骨端韧带缝合线，循环转动膝关节数次以拉紧韧带。

使用开孔 RetroScrew 固定韧带于胫骨端。首先，镍钛合金线打结于 2 号 FiberWire 缝合线的剩余部分并遗留在 AM 入路外，穿梭回胫前切口外、移植韧带前方。接着小心翼翼地将 RetroScrewdriver 越过韧带前的这条线进入关节，若之前建立胫骨骨槽后的"扩张"步骤进行恰当的话，会使此步骤的进行变得更加容易（图 73.21）。然后移出线，2 号 FiberStick（Arthrex）穿过 RetroScrewdriver 进

入关节并通过置于 AM 入路内的鞋拔状套管取回（图 73.22）。接着该线穿过一通常直径为 7 mm 的可吸收 RetroScrew，在其末端打一桑葚样结确保稳固（图 73.23）。接着该缝线通过鞋拔状套管进入关节，与止血钳一起置于 RetroScrewdriver 上，然后根据激光标记拉紧缝线以确保 RetroScrew 完全落于 RetroScrewdriver 上。接着拉紧缝线使锚钉栓于 RetroScrewdriver 上。保持移植韧带缝线拉紧，通过 AM 入路带入捣棒于 RetroScrew 上施加向下力量。膝关节稍微屈曲下使用 RetroScrew，接着当逆时针方向拉紧 RetroScrew 并降低至胫骨 PL 骨槽的开口处行稳固固定时，膝关节完全伸直（或高度伸直）（图 73.24）。从 RetroScrewdriver 上解开缝线，并如同移除改锥一样移除缝线。明显可以观察到在

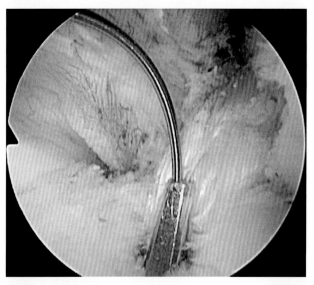

图 73.21　RetroScrewdriver 越过 PL 束前方的线，之前的"扩张"步骤会使该步骤更加容易。

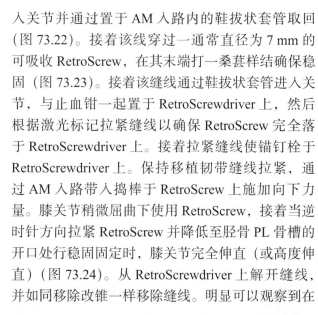

图 73.23　2 号线穿过 RetroScrew 打成桑葚样结系在螺钉顶端，然后通过鞋拔状套管进入关节。

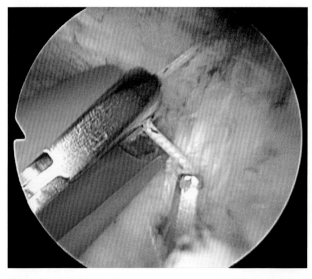

图 73.22　2 号线穿过 RetroScrewdriver，通过带有抓持器的鞋拔状套管取回，以缝合线穿过 RetroScrew。

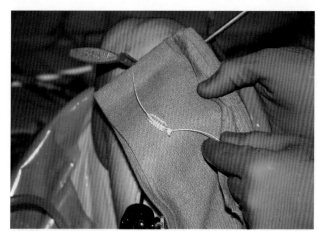

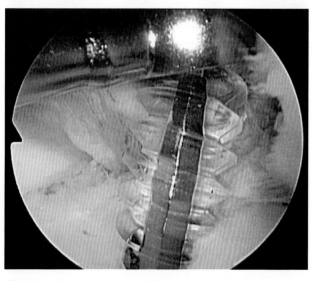

图 73.24　在膝关节转为完全伸直时，使用捣棒下推 RetroScrew 以稳固 PL 束。

膝屈曲位时 PL 束支呈轻微松懈状，但在完全伸直时可展现出所需要的紧张状（图 73.25）。

步骤 7——AM 胫骨骨槽建立

使用相同的 RetroCutter，根据 PL 束支位置建立 AM 胫骨骨槽。RetroCutter 置于离 PL 胫骨 RetroScrew 有 2 mm 骨桥大小的前内侧，并使该 RetroScrew 于原位进一步支撑骨并减少骨槽合并的可能（图 73.26）。前方的空间仍在本体 ACL 足迹内以定位 RetroCutter，这样可轻易通过伸膝使用该位置的 RetroCutter，排除槽口撞击（图 73.27）。同样较为适合的是，在通过 AM 束后当使用 RetroScrew 固定于开孔处时，可有效地向后推动移植韧带以进

一步避免任何槽口撞击。

在使用 Constant 定位器安置 RetroCutter 的位置上，于前内侧标记皮肤，于此处再次做一个 3 mm 切口置入套管至骨以稳定定位器，然后测量胫骨骨内距离。与 PL 方法类似，进行逆行建立 AM 胫骨骨槽，保留胫骨皮质，但骨槽深度常短于 30~35 mm。圆形 AM 骨槽仍在前方 ACL 足迹范围内，离 PL 骨槽的 RetroCutter 有 2 mm 骨桥距离（图 73.28）。接下来进行相同的步骤，镍钛合金线通过套管式 RetroCutter 定位针，接着使用 RetroScrewdriver 进行"扩张"，然后通过 AM 入路穿入系有环的 2 号 FiberWire 缝线。

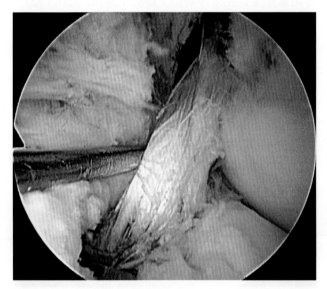

图 73.25　完整的 PL 束使用 TightRope RT 悬挂固定于股骨端，RetroScrew 开孔固定于胫骨端。

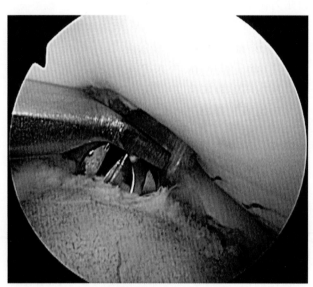

图 73.27　于 ACL 足迹前使用 RetroCutter 建立 AM 胫骨骨槽能完全伸直膝关节表明无槽口撞击的趋势。

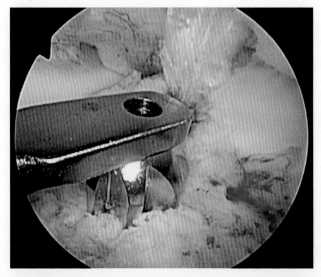

图 73.26　安放 RetroCutter 建立 AM 胫骨骨槽的位置仍在 ACL 足迹前方内，离 PL 开孔 RetroScrew 大约 2 mm 骨桥。

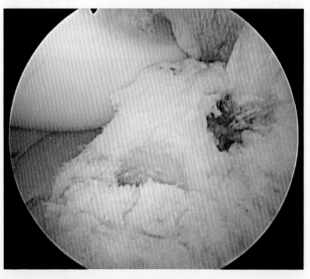

图 73.28　最终的 AM 胫骨骨槽仍在前方 ACL 足迹范围内，离 PL 开孔 RetroScrew 有 2 mm 骨桥距离。

步骤 8——AM 韧带准备

取髌腱用作 AM 束，编织为 10~11 mm 宽、20 mm 长，伴一直径 8 mm 的胫骨骨块。如前所述，将肌腱从髌骨上剥离，无骨附着，并且游离末端使用 2 号 FiberLoop 进行缝合。FiberWire 线穿过钻孔，其位于骨块中间区域（图 73.29）。正如 PL 束支一样，需要测量 AM 韧带全长。对于对抗性运动员的移植物，股骨侧 AM 骨槽长度要匹配 20 mm 的髌骨骨块。AM 的关节内长度通常测量为 25~30 mm。AM 胫骨骨槽深度通常浅于 30~35 mm。另外，对于胫骨骨槽内韧带长度中通常有 10 mm 从胫骨骨槽深度中扣除，这样可确保韧带不会触底反弹，并能进行张力拉紧。通常韧带全长为 75 mm。

如果软组织韧带用作 AM 束支并行 TightRope 固定，接着如前所述的公式，即股骨骨内距离 −11 mm TightRope 环大小 + 韧带半径，测量股骨骨槽内韧带最大长度。然后于股骨凿出所预想的深度，通常骨槽内 AM 韧带长度为 25~30 mm。将移植韧带折叠于 TightRope RT 环上，并使用 2 号 FiberLoop 缝线缝合两个游离末端。通过上述步骤，AM 韧带长度通常达到 75~85 mm，并能够用于早期剪裁。

步骤 9——AM 韧带通道和固定

置入 AM 韧带，并从股骨骨槽内取出 2 号 FiberWire 缝线环至 AM 入路外，通过缝线将骨块塞入股骨插槽。如 PL 束支那样，使用 2 号 FiberWire 环状缝合线穿梭缝合移植韧带的缝合末端，从 AM 入路置于胫骨骨槽。首选使用可吸收生物复合材料界面螺钉（Arthrex）固定移植韧带于股骨上，敲击后常为 7 mm×23 mm 长度（图 73.30）。接着，

镍钛合金线伴环状缝线末端于韧带前穿出，用于 RetroScrewdriver 通道的胫骨切口。来回活动膝关节，然后与膝关节 30° 屈曲下 7 mm 用 RetroScrew 生物学材料固定 AM 韧带于开孔上一样，进行 RetroScrew 固定（图 73.31）。如果软组织韧带用作 AM 束，那么股骨插槽的 2 号 FiberWire 缝线环从 AM 入路中拉出，穿 TightRope RT 缝线越过关节，向侧方翻转纽扣钢板进行股骨固定。接着使用缩短缝合线"悬挂"起韧带进入骨槽，如同 PL 束那样。作为"备用"固定，两组韧带的 2 号 FiberLoop 缝线一起系于前方胫骨皮质，或分别系于各自的双孔纽扣钛板，以增强约 20% 的固定强度[17]。AM 束显示出屈曲位更好的等距紧张度，完全伸展位下接近于紧张（图 73.32）。

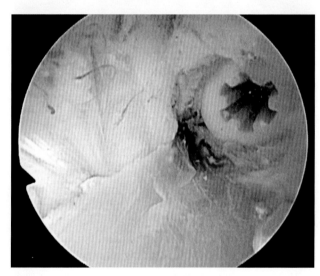

图 73.30 生物复合材料开口界面螺钉于股骨上进行 AM 束的骨锁定。

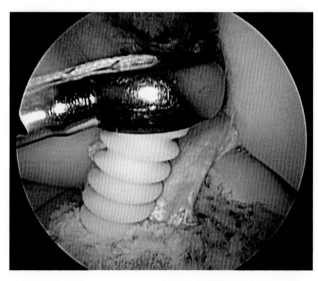

图 73.31 大约 30° 屈曲下，生物复合材料 RetroScrew 固定 AM 韧带于胫骨。

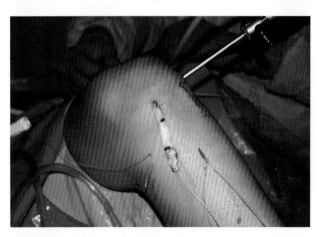

图 73.29 带有胫骨侧骨块的自体髌腱用作 AM 束，可于韧带通道前看见。可见关节内距离的标记。

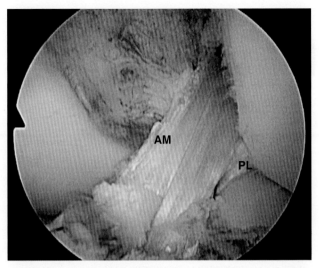

图 73.32　最终双束移植物由 AM 自体髌腱和 PL 自体双股半腱肌韧带移植物组成。

康复

　　于康复治疗期间进行持续被动活动，并鼓励早期活动。通常，患者于术后面见理疗师，首先进行穿着改变和强调全膝伸直下股四头肌群练习，伴主动膝关节屈曲。拄拐负重直至患者经过常规理疗 10~14 天、有良好的腿部肌肉控制力和令人满意的步态。功能性 ACL 支具适合首次术后的额外保护。提倡闭链运动练习，如腿部推举、高位马步、俯卧弯腿等，以进行重量练习。手术后 3 个月左右，首选自行车进行心血管锻炼，也提倡进行慢跑。加入本体感觉和敏捷性训练，随后进行特定运动训练，诸如篮球的跳跃训练，通常术后 6 个月重返运动。

参考文献

[1] Lubowitz J. No-tunnel anterior cruciate ligament reconstruction: the transtibial all-inside technique. *Arthroscopy*. 2006;22:900. e1–900.e11.

[2] Smith P, Schwartzberg R, Lubowitz J. All-inside, double-bundle, anterior cruciate ligament reconstruction. *Arthroscopy*. 2008;24:1184–1189.

[3] Pinczewski LA, Lyman J, Salmon LJ, et al. A 10-year comparison of anterior cruciate ligament reconstructions with hamstring tendon and patellar tendon autograft. *Am J Sports Med*. 2007;35:564–574.

[4] Chhabra A, Starman JS, Ferretti M, et al. Anatomic, radiographic, biomechanical, and kinematic evaluation of the anterior cruciate ligament and its two functional bundles. *J Bone Joint Surg Am*. 2006;88(suppl 4):2–10.

[5] Zantop T, Herbort M, Raschke MJ, et al. The role of the anteromedial and posterolateral bundles of the anterior cruciate ligament in anterior tibial translation and internal rotation. *Am J Sports Med*. 2007;35:223–227.

[6] Yagi M, Wong EK, Kanamori A, et al. Biomechanical analysis of an anatomic anterior cruciate ligament reconstruction. *Am J Sports Med*. 2002;30:660–666.

[7] Lu Y, Markel MD, Nemke B, et al. Comparison of single-versus double-tunnel tendon-to-bone healing in an ovine model: a biomechanical and histological analysis. *Am J Sports Med*. 2009;37:512–517.

[8] Muneta T, Koga H, Morito T, et al. A retrospective study of the midterm outcome of two-bundle anterior cruciate ligament reconstruction using quadrupled semitendinosus in comparison with one-bundle reconstruction. *Arthroscopy*. 2006;22:252–258.

[9] Siebold R, Dehler C, Ellert T. Prospective randomized comparison of double-bundle versus single-bundle anterior cruciate ligament reconstruction. *Arthroscopy*. 2008;24: 137–145.

[10] McAdams T, Biswal S, Stevens K, et al. Tibial aperture bone disruption after retrograde versus antegrade tibial tunnel drilling: a cadaveric study. *Knee Surg Sports Traumatol Arthrosc*. 2008;16:818–822.

[11] Morgan CD, Stein DA, Leitman EH, et al. Anatomic tibial graft fixation using a retrograde bio-interference screw for endoscopic anterior cruciate ligament reconstruction. *Arthroscopy*. 2002; 18:E38.

[12] Bottoni CR. Anterior cruciate ligament femoral tunnel creation by use of anteromedial portal. *Arthroscopy*. 2008;24:1319.

[13] Harner CD, Honkamp NJ, Ranawat AS. Anteromedial portal technique for creating the anterior cruciate ligament femoral tunnel. *Arthroscopy*. 2008;24:113–115.

[14] Franz W, Ulbrich J. A new technique for harvesting the semitendinosus tendon for cruciate ligament reconstruction. *Arthroskopie*. 2004;17:104–107.

[15] Zantop T, Ferretti M, Bell KM, et al. Effect of tunnel-graft length on the biomechanics of anterior cruciate ligament-reconstructed knees: intra-articular study in a goat model. *Am J Sports Med*. 2008;36:2158–2166.

[16] Walsh MP, Wijdicks CA, Armitage BM, et al. The 1:1 versus the 2:2 tunnel-drilling technique: optimization of fixation strength and stiffness in an all-inside double-bundle anterior cruciate ligament reconstruction—a biomechanical study. *Am J Sports Med*. 2009;37:1539–1547.

[17] Walsh MP, Wijdicks CA, Parker JB, et al. A comparison between a retrograde interference screw, suture button, and combined fixation on the tibial side in an all-inside anterior cruciate ligament reconstruction: a biomechanical study in a porcine model. *Am J Sports Med*. 2009;37:160–167.

第 5 篇　膝关节

第74章

Matthew V. Smith, Jon K. Sekiya

关节镜下后交叉韧带重建术：经胫骨和 Inlay 技术

后交叉韧带（PCL）损伤与前交叉韧带（ACL）损伤相比相对较少。不像 ACL，PCL 具有可修复潜能[1, 2]，但并不是都能够达到正常膝关节运动学的需求[3-5]。除此之外，对于孤立性 PCL 损伤的保守治疗也能取得不错的疗效[6, 7]。因此对于大多数孤立性 PCL 损伤推荐进行保守治疗。但是，对于有慢性 PCL 损伤可能持续伴有疼痛和行动受限的患者[8]，对于孤立性 PCL 损伤的手术指征仍存在争议。另一争议存在于对治疗 PCL 损伤膝关节的恰当手术方法。在本章节，我们将讨论对于 PCL 损伤膝关节的评估和治疗，尤其是经胫骨单束 PCL 增强技术和关节镜下 Inlay 技术。

临床评估

尽管 ACL 损伤通常发生于非对抗性减速损伤，PCL 损伤通常发生于膝关节受到直接外力击打或者过伸损伤。直接暴力常发生于车祸，膝关节屈曲下胫骨近端直接撞击仪表盘。PCL 损伤也发生于运动期间，此时足背屈下胫骨近端撞击地面[6]。由于 PCL 发生时伴内外翻或扭转暴力，这些损伤常伴发副韧带损伤。因为 PCL 没有 ACL 损伤那么频繁，PCL 损伤常在膝关节损伤后的评估中被忽视。不幸的是，这些损伤是很隐匿的，患者不确定损伤如何或者何时发生。尽管如此，尽量确定损伤机制对于帮助正确诊断是很重要的。

除了明确损伤机制，确定损伤时间也是很重要的，因为急性 PCL 撕裂与慢性撕裂可能需要的治疗方法各不相同。同样重要的是，要了解患者是否有过往膝关节受伤史，这可解释任何的韧带松弛。年龄和平时运动能力对于选择治疗方式是相当重要的因素，尤其对于那些 PCL 部分撕裂的患者。此外，对于熟知患者的职业需求也是有必要的。在考虑慢性 PCL 损伤患者的手术治疗方法时，检查疼痛或不稳是否是主要主诉非常重要。慢性 PCL 损伤伴发着相当高发生率的内侧部分或髌股关节软骨损伤以及半月板撕裂[9]。对于疼痛和退行性膝关节进行 PCL 重建可能达不到预期疗效。

体格检查

先检查受伤膝关节的肿胀和淤斑情况。关节积液可能由于急性 PCL 损伤造成。于关节内侧或外侧的肿胀、淤斑需要重点考虑副韧带或者关节囊的损伤。正如其他下肢损伤一样，对伤侧肢体的神经血管情况的详细评估和清晰记录是很重要的，尤其是多发膝关节韧带损伤[10]。据报道，在后外侧角（PLC）损伤中腓神经损伤在 13%~16%[11, 12]。

在评估肢体神经血管情况之后，要进行详尽的韧带检查。对于 PCL 损伤的患者，胫骨后方凹陷在 Lachman 检查时减少了前方作用力的作用，可能会给检查者 Lachman 试验阳性的印象，即使 ACL 是完整的。在进行 Lachman 试验之前，一定要保证胫骨近端从股骨髁前方到内侧大约 1 cm 的距离。前抽屉试验的结果和股四头肌主动收缩试验（股四头肌收缩造成胫骨前移）有助于阐明损伤形式。内外翻松弛以及旋转不稳的评估也是对膝关节 PCL 评价的重要部分，因为相关韧带损伤是很普遍的[13]。旋转不稳可能由于 PLC 损伤。PLC 损伤可显示为在 PCL 重建术后韧带应力的增加[14]。PLC 通常使用 Dial 试验评估。有孤立性 PLC 损伤的患者可表现出相对于对侧，外旋增加 10°~15°（膝关节 30° 屈曲下）。PCL 和 PLC 都损伤的膝关节也表现出 90° 屈曲下外旋的增加。最后，对于亚急性或慢性损伤的患者，评估整体静态和动态的肢体力线是很重要的。慢性未知量的 PLC 损伤可能导致动态的外翻作用力，这应该在任一韧带重建术前进行截骨术治疗。

PCL 损伤通过后抽屉试验进行分级，膝关节

90°屈曲下，胫骨相对股骨向后方平移距离。后抽屉试验对于简便 PCL 损伤是最精确的检查[15]（图 74.1）。这可通过临床和影像学进行评价。1 度损伤表现为后方胫骨平移少于 5 mm。后方胫骨平移在 5~10 mm 之间为 2 度损伤。大于 10 mm 的后方胫骨平移则为 3 度损伤。3 度 PCL 损伤的患者，仔细评估 PLC 非常重要，因有生物力学研究显示在 PCL 损伤的膝关节如果要得到 3 度胫骨后方平移需要行 PLC 切除[16-18]。临床上，如果胫骨近端直接移动到与股骨内侧髁齐平且不更远，则可能是 2 度 PCL 损伤。如果胫骨近端落在股骨内侧髁后方，则可能为 3 度损伤。

影像学检查

对损伤膝关节的影像学评估首选 X 线。必要的视角包括前后位（AP）、侧位、斜位片。胫骨附着点的撕脱骨折应该在这些视角中表现清晰。Notch 位、

Merchant 位以及负重 45°屈曲后前位 X 线片通过额外视野，提供对慢性 PCL 损伤的重要信息。对于慢性 PCL 损伤患者，站立全长力线 X 线片有助于发现力线不正常。伴 TELOS 或 20 磅（9.07 kg）的后作用力于 70°~90°屈曲膝关节上的应力 X 线片可提供通过对侧膝关节对比损伤程度的客观检查（图 74.2）。负重侧位片通过对比双膝能评估是否可行应力 X 线片。

MRI 是一种可选择的影像学方式，可评估膝关节软组织的完整性。MRI 对于鉴别急性 PCL 损伤尤其有用[19]（图 74.3）。它还能帮助诊断伴发的韧带损伤、半月板损伤和软骨损伤。慢性 PCL 损伤可能在 MRI 上不太清晰，因为随着时间推移软组织可能逐渐恢复[1]。因此，重视临床检查结果以确定损伤形式是很重要的。另外，对于 MRI 来说，动态超声对于诊断伴发的 PLC 损伤也很有效[20]。在 MRI 不能清晰显示损伤时，它可能尤其有助于亚急性或慢性 PLC 损伤的诊断。

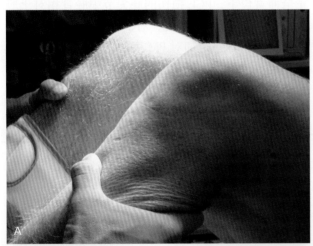
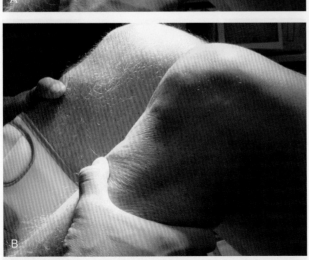

图 74.1 图为 1 例 PCL 损伤患者，在进行后抽屉检查时，表现出在胫骨前作用力下胫骨不能回到正常位置（A）以及胫骨后方凹陷（B）。

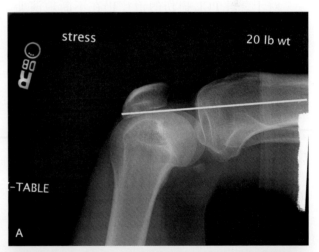
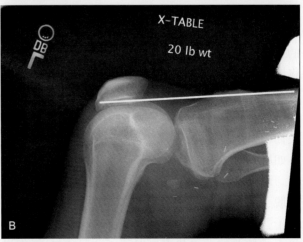

图 74.2 X 线片显示了膝关节屈曲 90°伴 20 磅（9.07 kg）的后方作用力下胫骨相对股骨的位置。A. 患者正常的膝关节。B. PCL 损伤的膝关节。

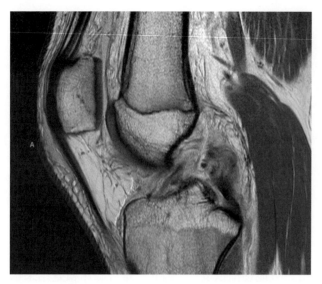

图 74.3　MRI（T1 加权）显示了 PCL 的完全断裂。

治疗

对于急性 PCL 损伤的治疗仍在不断地演变。传统上，提倡对孤立性急性 PCL 损伤进行保守治疗。保守治疗包括完全伸直位支具固定至少 2 周，以减少恢复期间相对股骨的胫骨后方凹陷[21, 22]。在康复期间，重点进行股四头肌力量训练，因为具有良好的股四头肌力量的患者能获得更好的功能疗效[7]。此外，在康复阶段，鼓励进行腘绳肌力量训练以最小化膝关节后方直接作用力。尽管保守治疗的短期疗效是不错的，但此良好的疗效会随着时间推移而衰减[6-8]。Keller 等[8] 报道过在平均损伤后 6 年，90% 的 PCL 损伤患者主诉活动时膝关节疼痛，以及 43% 主诉步行时的各种问题。这导致了一些学者提倡进行早期的手术干预，尤其是那些高度 PCL 损伤的患者，因为手术疗效通常有高达 90% 的患者满意度[13, 23-25]。当前的手术干预并不能始终将后方松弛改善至正常[28]。另一方面，急性和亚急性（<3 个月）PCL 损伤的手术干预的疗效好于那些慢性损伤接受手术的患者[23]。对 PCL 和其他相关韧带损伤的多向不稳定的患者进行保守治疗，并不如那些孤立性 PCL 损伤患者的疗效那么好[29]。

对于急性 PCL 损伤来说，对有 PCL 胫骨止点撕脱、多发韧带损伤和膝关节脱位的患者具有手术干预指征，除非有手术禁忌证，如较差的身体状态或较差的功能状态。对于孤立性 PCL 损伤进行手术干预目前仍存争议。在实验性保守治疗后仍存在持续的不稳或疼痛症状的患者可进行手术治

疗。对 PCL 损伤的手术方法包括 PCL 修补术、增强术以及重建术。最初的 PCL 单独修补术，由于疗效比较普通，通常已经不再使用[30]。在 PCL 增强术时对 PCL 残根穿缝合线并将之与移植韧带一起拉入股骨隧道可能是有作用的[31]。使用自体或异体韧带经胫骨单束 PCL 增强术可改善部分 PCL 撕裂（PCL 是完整的但较松弛）的稳定性[32]。这对于急性损伤格外有效，此时 PCL 仍具有复原的潜力。对完全撕裂可使用经胫骨或 Inlay 技术进行单束或双束移植韧带 PCL 重建。

单束 *vs* 双束 PCL 重建术

PCL 包含 2 条主要束支，前外侧（AL）和后内侧（PM）[33]。AL 束支相较于 PM 束支起自股骨内侧髁的外侧面的更前方。而在胫骨平台上 AL 的附着点相较于 PM 束支更偏外侧。在膝屈曲时，AL 束支呈紧张状态，而 PM 束支在伸直时呈紧张状态。在膝完全伸直位下，PCL 损伤的膝关节中胫骨相对于股骨有些许移位[34, 35]。因此，对于 PCL 重建，重建 AL 束是重点部分。附加对 PM 束的重建在生物力学测试中显示可改善关节稳定性，可通过减少后方胫骨平移和增强旋转控制力达到目的，尤其对于 PCL 损伤的膝关节[18]。由于 PLC 损伤通常与 PCL 损伤相伴发生，通过双束重建对旋转控制的改善可比单束重建更加提高膝关节运动学能力（图 74.4）。然而，证据表明当 PLC 完整时，双束 PCL 可能过度限制膝关节[18]。附加的 PM 束也可增加 AL 束支张力，尤其是当 PM 未建立于股骨上的正确位置时[36]。当前并没

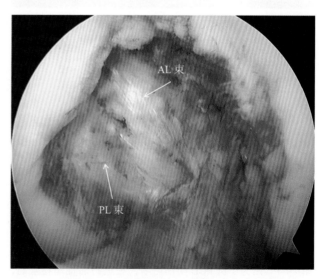

图 74.4　关节镜下图像显示了双束重建术后 AL 束和 PL 束的位置。

有临床研究对两种技术的改善疗效进行对比[25, 37-39]。

经胫骨 *vs* Inlay 技术的 PCL 重建

传统上，经胫骨和开放 Inlay 技术已用于 PCL 重建。当与开放 Inlay 技术相比时，经胫骨技术具有以下优点：患者体位容易摆放，所用工具和 ACL 重建术差不多。那些接受血管修补和在膝关节后方有广泛瘢痕的患者适用经胫骨技术。经胫骨技术的缺陷在于移植韧带从胫骨隧道出来朝向股骨隧道时所呈现的锐角的影响（急转弯）。这一角度在 45°~75°。生物力学显示这一锐角可造成韧带延长、韧带变细以及韧带移植后的早期失败[40, 41]。钻取越为纵向的胫骨隧道，越能够减少角度。开放 Inlay 技术解决了这一问题，并可保护韧带，防止其随着时间而延长。然而，开放 Inlay 技术需要更大规模的解剖，面临着定位困难。一些术者在改良外侧位进行此项技术，以保证关节镜评估和通过外旋腿部进行股骨隧道打钻。其他则根据技术所需重置患者于仰卧和俯卧位之间。值得注意的是，无研究证明胫骨对比开放 Inlay 技术之间的临床疗效有差异[24, 42]。

最近，关节镜下 Inlay 技术也得以开发[43, 44]。关节镜下胫骨 Inlay 技术具有开放 Inlay 技术的优点但减少了患者体位的困难。就像经胫骨技术那样，关节镜下行 Inlay 的 PCL 重建术可以使有过血管修补或膝关节后方有广泛瘢痕的患者受益[43]。最近的一篇临床研究显示，关节镜下 Inlay 双束 PCL 重建在防止后方胫骨平移方面要好于关节镜下单束经胫骨和 Inlay 单束 PCL 重建[45]。然而，这份研究并未显示这些技术之间在 Lysholm 评分方面的差异。此外，尸体生物力学研究关节镜下对比开放手术下的 Inlay 技术，在失败的平均负荷、X 线片上后方脱位、移植后韧带延长和移植后韧带的性质改变上，显示了不相上下的表现[44, 46-48]。

作者的手术观点

资深作者（J.K.S.）对急性损伤膝关节的首选方法主要根据 PCL 的损伤分级选择。急性孤立性 1 度或 2 度的 PCL 损伤的患者的治疗方法为于完全伸直位固定 2 周，接着的康复计划重点为对股四头肌力量的训练。如果患者在固定后有持续的 2 度松弛和不稳症状，我们则考虑早期经胫骨 PCL 的 AL 束使用异体胫前肌或自体腘绳肌进行增强，此时 PCL 仍有复原可能。PCL 增强术也可用于急性多发

韧带膝关节损伤患者，以及相当数量的 PCL 组织尚存的患者。对于急性孤立性 3 度 PCL 损伤，我们考虑进行伸直位固定后再做康复训练。然而，我们对于这些患者更可能会进行手术治疗。一旦决定急性手术干预，我们在有充足 PCL 组织存在的情况下进行经胫骨 PCL 增强术；对于急性 PCL 损伤而无充足 PCL 组织残留的患者或慢性 PCL 损伤无明显退行性病变的患者，则选择关节镜下 Inlay 双束使用异体跟腱或自体股四头肌肌腱进行重建；对于急性 3 度 PCL 损伤，我们要仔细评估 PLC 损伤，在进行 PCL 重建的同时进行早期修复（2 周内）。

手术技术

经胫骨 PCL 重建

麻醉下在进行任何重建术之前，要对患者进行完整的膝关节检查。患者仰卧位下行经胫骨技术。手术台上置沙袋以支撑脚，这样膝关节可屈曲至 70° 和 80°。提高大腿外侧后至最高处，"凸点"可嵌入大腿和腿后之间（图 74.5）。我们偏向于消毒整个腿部和脚，这样足背和胫后动脉搏动可触及。使用 Ioban（3M）密封的防渗袜覆盖脚趾。我们在 PCL 重建时通常不使用止血带。韧带选择包括自体或异体腘绳肌、自体或异体骨髌韧带骨、异体胫前肌以及股四头肌肌腱。进行经胫骨单束 PCL 增强术时偏好使用异体胫前肌。

通过标准视野 AL 入路进行详尽的关节镜评

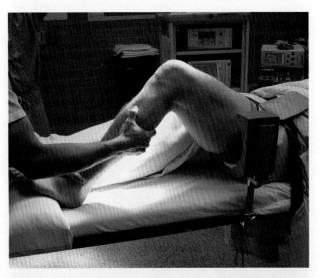

图 74.5　图片显示了腿后相邻于大腿近端的最大高度。注意位于可透视平桌上的沙袋位置。足置于沙袋上，膝关节可屈曲至 80°。

估。前内侧操作入路同时建立。仔细评估 ACL 的完整性，ACL 可能因为胫骨后凹陷出现松弛。在检查 ACL 完整性前减少胫骨向前移位的情况很重要，同样重要的是评估 PCL 残根的连续性。在对内外侧部分进行关节镜评估时，有必要分别评估内翻和外翻应力量。大于 10 mm 显示副韧带损伤（图 74.6）。如果术前体格检查不明确，这一所谓的适时症状可对相关损伤的治疗指南提供重要信息。

在进行诊断性关节镜评估后，在胫骨前内侧嵴于鹅足腱上方以及 MCL 浅支前方做一切口。使用 70° 关节镜，在直接关节镜视野下建立一辅助 PM 入路。在此入路中置入一关节镜 - 螺纹套管以便于形成手术过程中的器械通道（图 74.7）。对于经胫骨单束 PCL 增强术，胫骨足迹处的 PCL 纤维尽可能地保留。PCL 钻针定位器通过前内侧入路置入。定位器穿过槽口，置于胫骨 PCL 足迹上以重建 AL 束支位置。注意避免在放置 PCL 钻定位器时对 ACL 的医源性损伤。透视显像有助于确定定位器位于胫骨上位置（图 74.8）。PCL 定位器设置在 60° 以建立更为垂直的隧道，这样可减少韧带出胫骨隧道时的角度。定位针在重复的透视下通过 PCL 定位器，这样的话，针不会向后前进至胫骨皮质。根据韧带大小选择合适的套管扩张器，在重复透视指引下套于定位针以避免在扩张时推进定位针。

于股骨内侧髁前方，在髌骨上缘水平做一内侧小切口（图 74.9）。股内侧及远端部分向前提起。

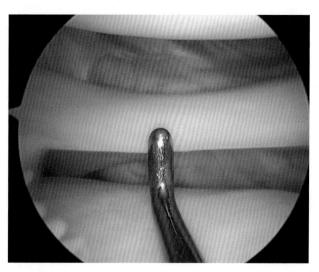

图 74.6　关节镜下图像显示了 "drive thru" 征伴大于 10 mm 的开放暴露。这是副韧带损伤的征象。

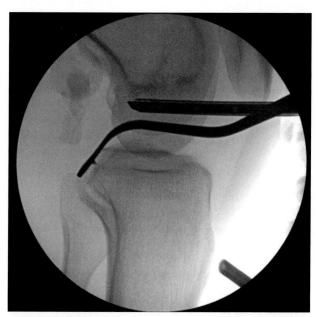

图 74.8　透视显示 PCL 钻定位器置于胫骨 PCL 足迹处。

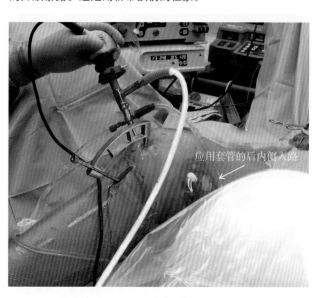

图 74.7　此图片显示 PM 入路中的螺纹关节镜套管。

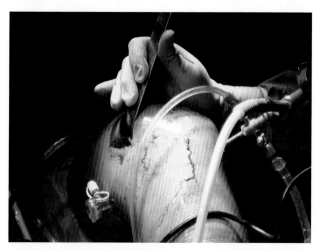

图 74.9　图片显示内侧切口用于暴露股骨内侧髁，便于由外向内进行股骨隧道打钻。

使用 PCL 股骨目标定位钻从外至内置入定位针，这样可在 12 点半方向进入关节，且至股骨内侧髁外侧面上的关节边缘大概 5.5 mm 处[49]。另外，定位针通过前内侧入路由内向外于 12 点半方向置入。当然，这可能在它进入股骨时建立更为锐利的角度，使得其通过过程和拉紧韧带难度更大[50]。一旦定位针置于正确位置后，使用合适大小的套管扩张器钻取股骨隧道。

一旦打通隧道，扩大前内侧入路以保证韧带能送入关节内。1 条 2 号强度编织缝合线通过胫骨隧道，并使用抓持器从前内侧入路中拿出。这一缝线用于拉动韧带进入胫骨隧道，屈伸活动膝关节有利于将韧带拉入位。接着拉动韧带股骨部分处的缝线进入股骨隧道。首先在股骨侧使用纽扣钢板或韧带缝线在一根栓柱上打结固定。将膝关节 90° 屈曲并向前拉胫骨，拉紧韧带，通过在栓柱上打结，或使用软组织界面螺钉，或者两者共用，将韧带固定于经胫骨端。

关节镜胫骨 Inlay 双束 PCL 重建术

关节镜下胫骨 Inlay 双束 PCL 重建术的检查，患者体位以及方式与经胫骨 PCL 重建术相同。建立前内侧、AL 和辅助后内侧入路。膝关节屈曲 80°~90°。螺纹关节镜套管置入辅助 PM 入路。进行详尽的关节镜下膝关节检查。射频探针置入前内侧入路将股骨内侧髁外侧面上的软组织清除，接着该探针通过辅助 PM 入路彻底地进出胫骨 PCL 足迹。通过透视确定该位置，胫骨前内侧嵴上做小切口，此处钻尖触及皮肤（图 74.10）。于胫骨推入一

13 mm 的 FlipCutter 直至能触及后方胫骨皮质（图 74.11）。FlipCutter 的尖端柔缓地向前推进通过后方皮质，在透视指引和直接关节镜视野下推进大约 5 mm 距离。取出 FlipCutter，通过 PM 入路置入探针以平行于胫骨足迹翻转刀片（图 74.12）。通过手动刀片式手柄轻柔地通过周围的软组织建立圆形通路。钻插入 FlipCutter 末端，通过使用透视定位转

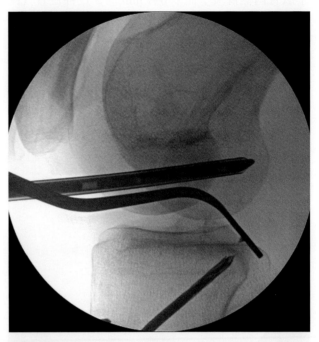

图 74.11　侧方透视显示钻针通路至皮质边缘毗邻 PCL 足迹。通过手来建立通过皮质的钻通路以避免向后扎入神经血管束。

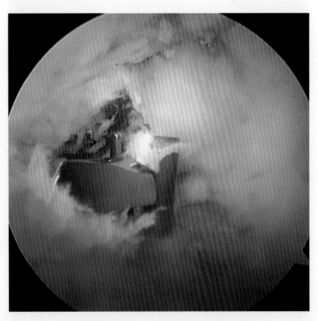

图 74.12　关节镜图片显示在直接视野下通过转动刀片已将 FlipCutter 推入关节，这样可与胫骨 PCL 足迹平行。

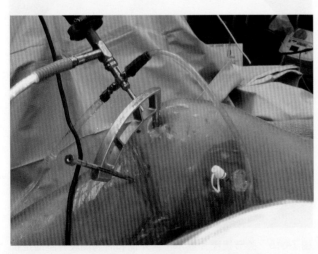

图 74.10　照片显示 PCL 钻定位器。在胫骨前内侧嵴上方的切口定位器的"子弹"尖端触及皮肤。

动 FlipCutter 和向末端拉动对 12 mm 深的隧道进行拓宽（图 74.13）。FlipCutter 推回关节使刀片重回其轴线将之移出关节。在扩孔后，直接观察隧道确认足够容纳韧带（图 74.14）。

使用由外向内技术进行股骨隧道的钻取，这和经胫骨单束技术类似。AL 束隧道的钻取与之前所介绍的经胫骨单束 PCL 增强术类似。PM 隧道置于股骨内侧髁关节面下 6~7 mm 的 3 点钟位置（图 74.15）。AL 和 PM 隧道应相互分开。注意尽量在近端进行隧道建立以避免损伤软骨下骨，因为这可能导致缺血性坏死。

准备异体跟腱，于胫骨端建立一 12 mm 的圆形骨块。使用 2 号 FiberWire（Athrex，Naples，FL）将肌腱缝合毗邻于骨块，然后拉动缝线末端通过骨块中心。分离跟腱为两支，AL 束应为较厚的部分。使用 2 号 FiberWire 缝合游离末端，便于韧带通过股骨隧道和韧带的张力拉紧（图 74.16）。一旦胫骨和股骨隧道完成，扩大前内侧入路以便于韧带进入关节。穿行缝合线推入胫骨隧道，并从前内侧切口取回。通过胫骨隧道拉出韧带胫骨末端缝线。胫骨骨块落于 12 mm 深的胫骨足迹处。膝关节的屈曲和伸直有助于韧带的落入，通过侧位透视可见骨块，它应完好地落于胫骨后侧（图 74.17）。胫骨端

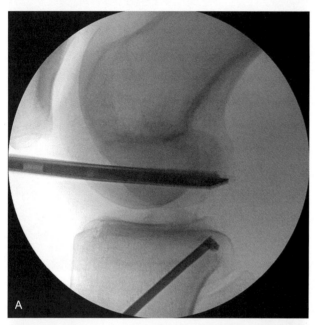

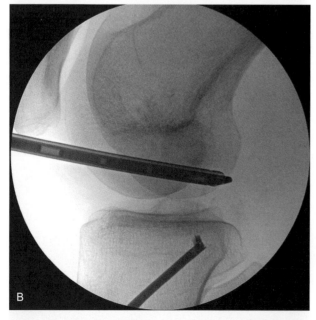

图 74.13　A. 侧位透视显示 FlipCutter 刀片转动以及开始扩张胫骨 PCL 止点处的隧道。B. 在透视引导下向远端拉动 FlipCutter 共 12 mm。

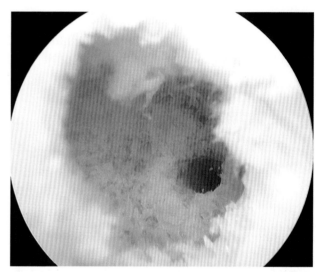

图 74.14　关节镜图片显示使用 FlipCutter 扩大的盲端隧道。

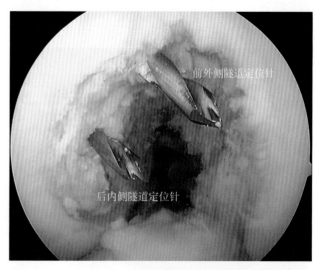

图 74.15　关节镜图片显示了前外侧和后内侧股骨隧道定位针由外向内的位置。

缝线于塑料纽扣上打结，此时保持缝线上稳定的张力。韧带末端的缝线通入股骨隧道，伴着较大的分支进入 AL 隧道。股骨隧道内的韧带分支在 90° 屈曲位是紧张的，并使用软组织界面螺钉固定。通过近端后方缝线的打结进行加强固定。

注意事项

多发性韧带损伤对于患者和医生一样都是一个挑战。膝关节多发韧带损伤可能自发表现出减轻或难以识别的膝关节脱位。由于腘动脉附着于膝关

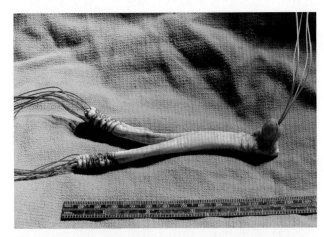

图 74.16　所准备韧带的照片，两个游离末端缝合韧带通路，骨块塑形以适于经 FlipCutter 扩张的胫骨隧道。主要缝合线要穿过骨块中心，这些缝线用于穿过韧带进入胫骨隧道。

节近端的内收肌管以及膝关节远端的比目鱼肌腱弓上，所以膝关节脱位可能会发生血管损伤。尽管过去提倡急性膝关节脱位后的血管造影，但最近的报道显示踝肱指数大于 0.9 的患者不会发生动脉损伤[51]。然而，应 24 小时观测这些患者的脉搏。

对于膝关节多发韧带损伤在手术干预时间上存在争议。一些学者提倡早期干预，尤其是对于有 PLC 或 PM 角损伤的患者，这样的修补术可作为一种治疗选择。另一些学者则提出早期康复治疗以改善活动度和肿胀，延迟重建术以减少术后僵硬风险。目前还没有明确的证据表明哪种方法更为有效。因此，手术医生和患者应当权衡利弊，共同决定患者的最佳治疗方式。

孤立性 PCL 损伤重返竞争性运动是可期许的，然而，很多人并不能回到原有的运动水平[7]。这对于多发韧带损伤的患者更为困难。为了重返运动，患者需要表现出稳定的韧带检查。他们需要至少到达对侧腿的 90% 的股四头肌和腘绳肌肌力，需要无跛行完成跳跃和敏捷性训练项目。最后，能够完成这些活动而没有积液出现。这需要在手术干预后 9~12 个月完成。

并发症

就像膝关节其他重建性手术一样，治疗 PCL 损伤的并发症也会出现。感染是任何手术的一个风

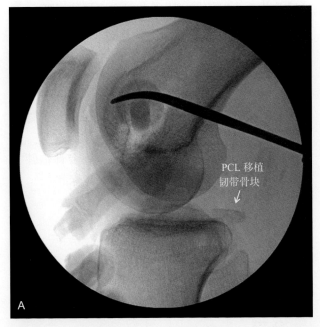
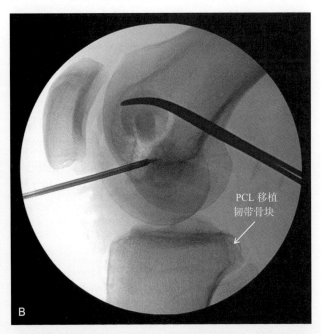

图 74.17　A. 侧位透视片显示 PCL 韧带从槽口通过膝关节后方。B. 然后拉动韧带进入 FlipCutter 扩后的隧道。韧带在前方纽扣上打结前必须进入隧道。

险，而在韧带重建方面尤其是个麻烦事。同样在保守和手术治疗 PCL 损伤时僵硬是很常见的。认真配合理疗师的患者常常能避免这一并发症。然而，僵硬在恰当的康复训练中仍可出现。患者常常在 PCL 重建术后难以重获屈曲。我们认为如果患者在 6~8 周不能获得大于 90° 的屈曲，即可进行关节镜下瘢痕清理。最后，尽管 PCL 重建术后可见良好的疗效，但仍有不少人出现松弛[23, 24, 26, 27]。

此外，神经血管损伤，尤其是腘动脉和胫神经，是 PCL 重建术中的另一个注意点。神经血管束离 PCL 胫骨止点后方约 1 cm 距离[52]，这对于所有重建手术都是个风险。腓总神经在治疗 PCL 合并 PLC 损伤中的 PLC 时常常面临损伤风险。

康复

术后康复可直接保护所重建的 PCL。不鼓励进行可造成胫骨后方平移的作用力。因此，我们通常在术后使用全伸直位铰链膝关节支具固定。患者可直接进行股四头肌训练、支腿抬高以及活动髌骨运动。患者也可进行被动活动以重获仰卧位屈曲，这样可减少膝关节屈曲时胫骨上后方作用力。目标是在 3 个月左右重获完全屈曲。在 1 个月后，患者可在最小阻力固定自行车。在 4 个月时开始闭链训练，开始增强股四头肌和腘绳肌力量，此时促进膝周肌肉的联合收缩。6 个月时可轻度慢跑。在 9~12 个月，患者具有充分肌力能达到无限制活动的能力，并逐渐回到专项运动[53]。

结论和展望

孤立性 PCL 损伤相对来说不太常见。它们常伴发其他韧带损伤。在进行治疗前进行细致的膝关节检查是很重要的。孤立性 1 度和 2 度 PCL 损伤进行保守治疗在短期内可获得不错的疗效。持续 PCL 松弛可造成长期髌骨关节和膝内侧部分退行性改变。手术干预指征包括 PCL 胫骨止点撕脱骨折，多为 3 度损伤，以及多发韧带联合损伤。经胫骨和开放性胫骨 Inlay 的 PCL 重建术的临床疗效相当，但生物力学证据表明经胫骨 PCL 重建术可在"急转弯"出现韧带细化和延长的损害。开放性胫骨 Inlay 的 PCL 重建由于更多的解剖和患者体位问题而更具有挑战性。关节镜下胫骨 Inlay 的 PCL 重建术在生物力学上与开放性 Inlay 技术相当，而在患者体位问题上更为简单。我们对于 2 度损伤伴固定后持续疼痛和不稳或 3 度损伤伴有充足 PCL 组织以供复原的患者，首选经胫骨单束 PCL 增强术。对于 3 度损伤而没有充分 PCL 组织或慢性 PCL 损伤且无进展性关节炎的患者，首选关节镜下胫骨 Inlay 双束 PCL 重建术。目前还需要进行前瞻性随机研究，对比手术与保守治疗 PCL 损伤的长期临床疗效。还需要一些研究对比不同重建技术的效果。

经验和教训

（1）对于 PCL 损伤的膝关节，要仔细检查是否有其他韧带损伤。

（2）辅助 PM 入路中关节镜套管可轻松建立胫骨上 PCL 止点所需的器械通路。

（3）当通过胫骨定位针进行经胫骨或关节镜 Inlay 技术时，可将关节镜探针置于辅助 PM 入路拉扯后关节囊，以使针进入关节时有更好的视野。

（4）建立胫骨隧道期间，屈膝 90° 增加神经血管束到胫骨隧道的距离。

（5）当经过前内侧入路、韧带进入关节时，切除脂肪垫和套管的应用可使送入韧带更轻松。

（6）膝关节屈曲和伸展可帮助韧带落于胫骨隧道中。

（7）在韧带固定于胫骨和股骨端后，评估膝关节活动都以确保可以完全屈曲和伸直为标准。

参考文献

[1] Shelbourne KD, Jennings RW, Vahey TN. Magnetic resonance imaging of posterior cruciate ligament injuries: assessment of healing. *Am J Knee Surg*. 1999;12:209–213.

[2] Mariani PP, Margheritini F, Christel P, et al. Evaluation of posterior cruciate ligament healing: a study using magnetic resonance imaging and stress radiography. *Arthroscopy*. 2005;

21(11):1354–1361.

[3] MacDonald P, Miniaci A, Fowler P, et al. A biomechanical analysis of joint contact forces in the posterior cruciate deficient knee. *Knee Surg Sports Traumatol Arthrosc*. 1996;3(4): 252–255.

[4] Gill TJ, DeFrate LE, Wang C, et al. The biomechanical effect

of posterior cruciate ligament reconstruction on knee joint function. Kinematic response to simulated muscle loads. *Am J Sports Med*. 2003;31(4):530–536.

[5] Gill TJ, DeFrate LE, Wang C, et al. The effect of posterior cruciate ligament reconstruction on patellofemoral contact pressures in the knee joint under simulated muscle loads. *Am J Sports Med*. 2004;32(1):109–115.

[6] Fowler PJ, Messieh SS. Isolated posterior cruciate ligament injuries in athletes. *Am J Sports Med*. 1987;15(6):553–557.

[7] Parolie JM, Bergfeld JA. Long-term results of nonoperative treatment of isolated posterior cruciate ligament injuries in the athlete. *Am J Sports Med*. 1986;14(1):35–38.

[8] Keller PM, Shelbourne KD, McCarroll JR, et al. Nonoperatively treated isolated posterior cruciate ligament injuries. *Am J Sports Med*. 1993;21(1):132–136.

[9] Geissler WB, Whipple TL. Intraarticular abnormalities in association with posterior cruciate ligament injuries. *Am J Sports Med*. 2004;32:109–115.

[10] Wascher DC, Dvirnak PC, DeCoster TA. Knee dislocation: initial assessment and implications for treatment. *J Orthop Trauma*. 1997;11:525–529.

[11] DeLee JC, Riley MB, Rockwood CA Jr. Acute posterolateral rotary instability of the knee. *Am J Sports Med*. 1983;11:199–207.

[12] LaPrade RF, Terry GC. Injuries to the posterolateral aspect of the knee. Association of anatomic injury patterns with clinical instability. *Am J Sports Med*. 1997;25:433–438.

[13] Cooper DE, Stewart D. Posterior cruciate ligament reconstruction using single-bundle patella tendon graft with tibial inlay fixation: 2- to 10-year follow-up. *Am J Sports Med*. 2004;32(2):346–360.

[14] Harner CD, Vogrin TM, Hoher J, et al. Biomechanical analysis of a posterior cruciate ligament reconstruction: deficiency of the posterolateral structures as a cause of graft failure. *Am J Sports Med*. 2000;28:32–39.

[15] Covey CD, Sapega AA. Injuries of the posterior cruciate ligament. *J Bone Joint Surg Am*. 1993;75:1376–1386.

[16] Sekiya JK, Whiddon DR, Zehms CT, et al. A clinically relevant assessment of posterior cruciate ligament and posterolateral corner injuries. Evaluation of isolated and combined deficiency. *J Bone Joint Surg Am*. 2008;90(8):1621–1627.

[17] Schulz MS, Steenlage ES, Russe K, et al. Distribution of posterior tibial displacement in knees with posterior cruciate ligament tears. *J Bone Joint Surg Am*. 2007;89(2):332–338.

[18] Whiddon DR, Zehms CT, Miller MD, et al. Double compared with single-bundle open inlay posterior cruciate ligament reconstruction in a cadaver model. *J Bone Joint Surg Am*. 2008;90(9):1820–1829.

[19] Gross ML, Grover JS, Bassett LW, et al. Magnetic resonance imaging of the posterior cruciate ligament. Clinical use to improve diagnostic accuracy. *Am J Sports Med*. 1992;20(6):732–737.

[20] Sekiya JK, Swaringen JC, Wojtys EM, et al. Diagnostic ultrasound evaluation of posterolateral corner knee injuries. *Arthroscopy*. 2010 Apr;26(4):494–499.

[21] Swaringen J, Sekiya JK, Wojtys EM, et al. A new diagnostic sonography stress test for posterior lateral corner knee injuries: a clinical comparison with magnetic resonance imaging

verified by surgery. Submitted to *Am J Sports Med*.

[22] Dowd GS. Reconstruction of the posterior cruciate ligament. Indications and results. *J Bone Joint Surg Br*. 2004;86:480–491.

[23] Harner CD, Hoher J. Evaluation and treatment of posterior cruciate ligament injuries. *Am J Sports Med*. 1998;26:471–482.

[24] Sekiya JK, West RV, Ong BC, et al. Clinical outcomes after isolated arthroscopic single-bundle posterior cruciate ligament reconstruction. *Arthroscopy*. 2005;21(9):1042–1050.

[25] MacGillivray JD, Stein BE, Park M, et al. Comparison of tibial inlay versus transtibial techniques for isolated posterior cruciate ligament reconstruction: minimum 2-year follow-up. *Arthroscopy*. 2006;22(3):320–328.

[26] Garofalo R, Jolles BM, Moretti B, et al. Double-bundle transtibial posterior cruciate ligament reconstruction with a tendon-patellar bone-semitendinosus tendon autograft: clinical results with a minimum of 2 years' follow-up. *Arthroscopy*. 2006;22(12):1331–1338.

[27] Lipscomb AB Jr, Anderson AF, Norwig ED, et al. Isolated posterior cruciate ligament reconstruction. Long-term results. *Am J Sports Med*. 1993;21(4):490–496.

[28] Mariani PP, Adriani E, Santori N, et al. Arthroscopic posterior cruciate ligament reconstruction with bone-tendon-bone patellar graft. *Knee Surg Sports Traumatol Arthrosc*. 1997;5(4):239–244.

[29] Shelbourne KD, Muthukaruppan Y. Subjective results of nonoperatively treated, acute, isolated posterior cruciate ligament injuries. *Arthroscopy*. 2005;21(4):457–461.

[30] Torg JS, Barton TM, Pavlov H, et al. Natural history of the posterior cruciate ligament-deficient knee. *Clin Orthop Relat Res*. 1989;246:208–216.

[31] Richter M, Kiefer H, Hehl G, et al. Primary repair for posterior cruciate ligament injuries. An eight-year followup of fifty-three patients. *Am J Sports Med*. 1996;24(3):298–305.

[32] Jung YB, Jung HJ, Tae SK, et al. Tensioning of remnant posterior cruciate ligament and reconstruction of anterolateral bundle in chronic posterior cruciate ligament injury. *Arthroscopy*. 2006;22(3):329–338.

[33] Ahn JH, Yang HS, Jeong WK, et al. Arthroscopic transtibial posterior cruciate ligament reconstruction with preservation of posterior cruciate ligament fibers: clinical results of minimum 2-year follow-up. *Am J Sports Med*. 2006;34(2):194–204.

[34] Harner CD, Xerogeanes JW, Livesay GA, et al. The human posterior cruciate ligament complex: an interdisciplinary study. Ligament morphology and biomechanical evaluation. *Am J Sports Med*. 1995;23:736–745.

[35] Butler DL, Noyes FR, Grood ES. Ligamentous restraints to anteriorposterior drawer in the human knee. A biomechanical study. *J Bone Joint Surg*. 1980;62A:259–270.

[36] Fox RJ, Harner CD, Sakane M, et al. Determination of in situ forces in the human posterior cruciate ligament using robotic technology: a cadaveric study. *Am J Sports Med*. 1998;26:395–401.

[37] Shearn JT, Grood ES, Noyes FR, et al. Two-bundle posterior cruciate ligament reconstruction: how bundle tension depends on femoral placement. *J Bone Joint Surg Am*. 2004;86A(6):1262–1270.

[38] Hatayama K, Higuchi H, Kimura M, et al. A comparison of

arthroscopic single- and double-bundle posterior cruciate ligament reconstruction: review of 20 cases. *Am J Orthop.* 2006;35(12):568–571.

[39] Houe T, Jørgensen U. Arthroscopic posterior cruciate ligament reconstruction: one- vs. two-tunnel technique. *Scand J Med Sci Sports.* 2004;14(2):107–111.

[40] Wang CJ, Weng LH, Hsu CC, et al. Arthroscopic single- versus double-bundle posterior cruciate ligament reconstructions using hamstring autograft. *Injury.* 2004;35(12):1293–1299.

[41] Bergfeld JA, McAllister DR, Parker RD, et al. A biomechanical comparison of posterior cruciate ligament reconstruction techniques. *Am J Sports Med.* 2001;29(2):129–136.

[42] Markolf KL, Zemanovic JR, McAllister DR. Cyclic loading of posterior cruciate ligament replacements fixed with tibial tunnel and tibial inlay methods. *J Bone Joint Surg Am.* 2002; 84A(4):518–524.

[43] Seon JK, Song EK. Reconstruction of isolated posterior cruciate ligament injuries: a clinical comparison of the transtibial and tibial inlay techniques. *Arthroscopy.* 2006;22: 27–32.

[44] Mariani PP, Margheritini F. Full arthroscopic inlay reconstruction of posterior cruciate ligament. *Knee Surg Sports Traumatol Arthrosc.* 2006;14(11):1038–1044.

[45] Campbell RB, Jordan SS, Sekiya JK. Arthroscopic tibial inlay for posterior cruciate ligament reconstruction. *Arthroscopy.* 2007;23(12):1356.e1–1356.e4.

[46] Kim SJ, Kim TE, Jo SB, et al. Comparison of the clinical results of three posterior cruciate ligament reconstruction techniques. *J Bone Joint Surg Am.* 2009;91(11):2543–2549.

[47] Campbell RB, Torrie A, Hecker A, et al. Comparison of tibial graft fixation between simulated arthroscopic and open inlay techniques for posterior cruciate ligament reconstruction. *Am J Sports Med.* 2007;35(10):1731–1738.

[48] Jordan SS, Campbell RB, Sekiya JK. Posterior cruciate ligament reconstruction using a new arthroscopic tibial inlay double-bundle technique [Review]. *Sports Med Arthrosc.* 2007; 15(4):176–183.

[49] Zehms CT, Whiddon DR, Miller MD, et al. Comparison of a double bundle arthroscopic inlay and open inlay posterior cruciate ligament reconstruction using clinically relevant tools: a cadaveric study. *Arthroscopy.* 2008;24(4):472–480.

[50] McAllister DR, Miller MD, Sekiya JK, et al. Posterior cruciate ligament biomechanics and options for surgical treatment. *Instr Course Lect.* 2009;58:377–388.

[51] Handy MH, Blessey PB, Kline AJ, et al. The graft/tunnel angles in posterior cruciate ligament reconstruction: a cadaveric comparison of two techniques for femoral tunnel placement. *Arthroscopy.* 2005;21(6):711–714.

[52] Mills WJ, Barei DP, McNair P. The value of the ankle-brachial index for diagnosing arterial injury after knee dislocation: a prospective study. *J Trauma.* 2004;56(6):1261–1265.

[53] Cosgarea AJ, Jay PR. Posterior cruciate ligament injuries: evaluation and management [Review]. *J Am Acad Orthop Surg.* 2001;9(5):297–307.

第 75 章

Yaw Boachie-Adjei, Mark D. Miller

应用胫骨 Inlay 技术的后交叉韧带重建术

PCL 损伤的临床评估

病史

患者可能诉有"仪表盘损伤"的机制，即患者屈膝或外小腿撞击到一个固定面上（比如仪表盘）。另一个损伤机制是膝关节过屈，通常在运动员膝着地时伴足部跖屈时出现。这可能为股四头肌负荷过重机制。这些损伤可伴或不伴有"砰砰"声。

体格检查

积液：常存在急性关节血肿，但通常不像前交叉韧带（ACL）损伤所见的积液那么显著。

活动度：这通常继发于积液、疼痛以及不稳定性出现活动度减少。

股四头肌张力：这需要注意，因为慢性撕裂的患者可能出现张力降低。这也可能与胫骨后方半脱位有关。

后抽屉试验 / 胫骨台：这是诊断 PCL 损伤的金标准。仔细评价胫前点与股骨内侧髁的关系，可确立 PCL 损伤分级（图 75.1）。

• 正常：膝关节屈曲 90°，胫骨落于股骨髁前方 1 cm 处。

• Ⅰ度：与对侧正常膝关节对比，相对后方平移出现 0.5 cm 差异。

• Ⅱ度：胫骨和股骨髁前面不在同一水平（相对后方平移 >1 cm）。

• Ⅲ度：胫骨向后平移 1 cm 至股骨髁前侧。Ⅲ度不稳通常表现为联合的 PCL-后外侧角（PLC）损伤。

股四头肌主动收缩试验：该试验于患者膝关节屈曲 90° 进行，此时稳定住脚和大腿。患者随后收缩股四头肌，检查者同时评估膝关节的前胫骨平移。阳性表示 PCL 损伤。

外旋不对称试验：患者仰卧位，抓住脚跟，屈

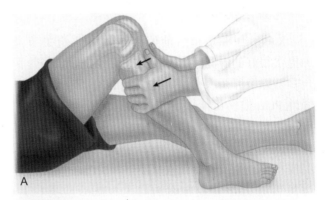

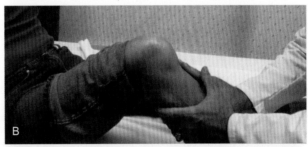

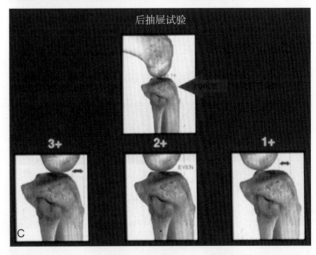

图 75.1　A~C. 后抽屉试验（引自 Miller MD, Cole BJ, Cosgarea A, et al. Operative Techniques: Sports Knee Surgery. Philadelphia, PA: Saunders Elsevier; 2008）。

曲膝关节（先至 30°，接着 90°），并外旋足部。如果胫骨外旋不对称超过 15°，则可能有 PCL 和（或）PLC 损伤，需要进行处理。该试验在膝关节

屈曲30°（单独评价 PLC）和90°（评价 PCL 和 PLC）时进行。如果两个位置均表现为不对称，可能为 PCL-PLC 联合损伤。要进行全面的韧带检查以排除其他损伤（图75.2）。

Lachman 试验：这对评估 ACL 损伤很重要。

内外翻应力试验：应进行该试验以排除内外侧副韧带损伤。需要格外注意是否存在完全伸直位的开角。

影像学检查

X 线：屈曲负重后前位 X 线片可评价关节炎和提供很好的髁间窝影像。检查骨性撕脱、胫骨平台骨折以及腓骨头骨折，这些为 PLC 损伤的征象。慢性 PCL 损伤可能伴发内侧间室关节炎。侧位片可观察胫骨和股骨间关系（A/P 平移、旋转）。髌骨轴位片可评估髌股关节炎，这也可能与慢性 PCL 损伤有关。全长片可观察从髋到踝关节的位置，考虑是否有力学力线方面的问题。Telos 应力位片：每个胫骨应用15 daN 的应力，用健侧（图75.3 A）与患侧对比（图75.3 B）。这是区别 PCL 损伤膝关节中 PCL 损伤不同类型和后方膝关节松弛评分的标准而准确的方法。

MRI：这是另一种很有用的工具，可帮助评价相关受伤情况。膝关节其他软组织、软骨、骨损伤可极大程度影响 PCL 损伤的治疗方法。这有助于显示其他韧带、伸肌损伤，以及半月板和关节损伤（图75.4）。

决策

历史上，对撕裂的 PCL 的自然病程一直争论

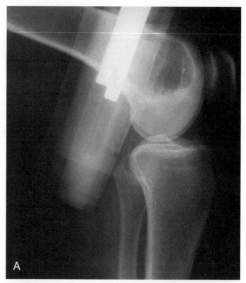
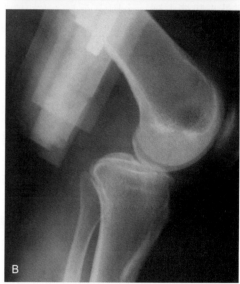

图75.3 Telos 应力位片。A. 健侧。B. 患侧（引自 Miller MD, Cole BJ, Cosgarea A, et al. Operative Techniques: Sports Knee Surgery. Philadelphia, PA: Saunders Elsevier; 2008）。

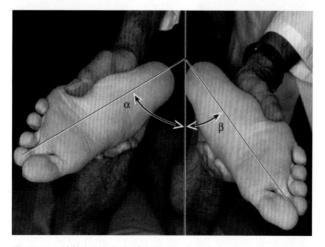

图75.2 外旋不对称（引自 Miller MD, Cole BJ, Cosgarea A, et al. Operative Techniques: Sports Knee Surgery. Philadelphia, PA: Saunders Elsevier; 2008）。

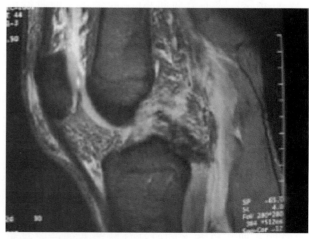

图75.4 MRI 评估相关损伤。

不休。传统上大多数学者推荐保守治疗孤立性 PCL 损伤。许多人声称未治疗患者有较小的症状进展。的确，许多患者尽管有 PCL 缺失而无症状出现，但已显示髌股关节和内侧间室的关节软骨退化可能加速。疼痛、隐痛以及积液可能为次要症状，但直到 PCL 损伤后数年才会出现。韧带松弛不断恶化与任何症状的严重度不相干。

PCL 损伤分类：基于损伤的时长和严重性。

(1) 时长

- 急性：损伤 <3 周。
- 慢性：损伤 >3 周。

(2) 严重度

- Ⅰ / Ⅱ / Ⅲ度：这可根据后抽屉试验评估胫骨位置获得。

治疗

保守治疗

保守治疗指征包括老年慢性损伤而主动活动减少的患者。对于孤立性Ⅰ度或Ⅱ度损伤，由于过屈机制造成的 PCL 撕裂，通常撕裂的是较大的前外侧束，而后内侧束是完整的，这一损伤类型保留了次级限制力。保守治疗也适用于此类患者。

保守治疗方案包括早期支具佩戴，然后进行股四头肌力量训练。保护膝关节避免向后平移是很重要的。运动员通常通过支具限制进行保护，直至股四头肌拉力重新达到原有的 90%。

手术治疗

手术治疗指征包括如下内容。

- 急性损伤。
- 孤立性Ⅲ度损伤。
- 主动活动力强的年轻患者（尤其那些有症状的Ⅱ度损伤）。
- "生理上"的年轻患者。
- 有症状的慢性Ⅱ度或Ⅲ度损伤，并且保守治疗失败的患者（包括老年患者）。
- PCL 伴以下任何一种损伤：
  - PLC 损伤（次级稳定系统缺失造成后方移位）。
  - ACL 损伤。
  - Ⅲ度 MCL 损伤。
  - 骨撕脱损伤。

治疗时机

PCL 重建的时间依赖于伴发的病变和骨损伤。存在 PLC 损伤时，急性治疗（<3 周）不推荐，因为损伤造成明显的软组织肿胀。如果存在骨性损伤，可短期内进行固定，数周后再进行 PLC 重建。

手术技术

体位

开放性胫骨 Inlay 方法采用侧卧体位（图 75.5、图 75.6）。对侧正常腿应用衬垫包裹（图 75.6 A）。使用足踝塑形支架托起手术患肢（图 75.5）。患者侧卧位，手术腿托起（图 75.6 B）。

止血带尽量靠大腿近端放置，无菌消毒患肢并放止血带，然后评估腘窝情况（图 75.6 C）。旋转髋关节，偏心放置足于足托，这样放置腿部，可进行关节镜手术（图 75.6D）。

作者的手术观点

步骤 1——移植韧带准备

本步骤基于韧带选择和技术要求。异体骨－髌韧带－骨（BPTB）用于单束或双束 PCL 重建（图 75.7 上方）。异体跟腱用于单束或双束 PCL 重建

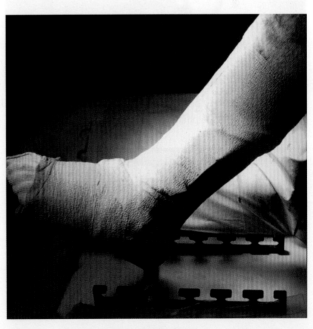

图 75.5　旋后位进行经胫骨隧道建立（引自 Miller MD, Cole BJ, Cosgarea A, et al. Operative Techniques: Sports Knee Surgery. Philadelphia, PA: Saunders Elsevier; 2008）。

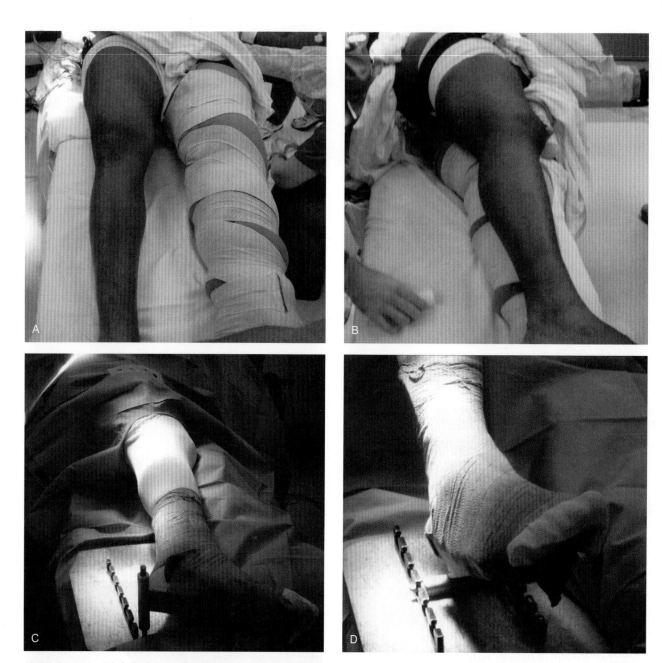

图 75.6　A~D. 侧卧位进行开放胫骨 Inlay 手术（引自 Miller MD, Cole BJ, Cosgarea A, et al. Operative Techniques: Sports Knee Surgery. Philadelphia, PA: Saunders Elsevier; 2008 ）。

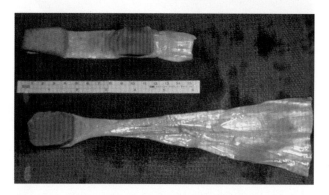

图 75.7　异体 BPTB 用于单双束 PCL 重建（引自 Miller MD, Cole BJ, Cosgarea A, et al. Operative Techniques: Sports Knee Surgery. Philadelphia, PA: Saunders Elsevier; 2008 ）。

（图 75.7）。

自体股四头肌肌腱可用于双束重建。自体 BPTB 仅可用于单束重建（图 75.8）。腘绳肌通常不单独用作移植韧带，但可作为 PCL 重建中的其中 1 束。

步骤 2——清理和股骨隧道位置

清理 PCL 残端。后内侧束和（或）半月板股骨韧带在此步骤中可保留。

如果准备 1 个隧道，它应于 1 点钟位置（右膝），在关节缘后方 6~8 mm 处（图 75.9）。

若准备 2 个隧道，前外侧隧道应如上所述建立，且后内侧隧道置于它的后下方（图 75.10）。该隧道应约在 9 点半位置，离关节面有 10 mm 距离。

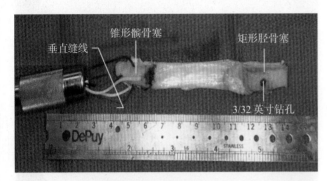

图 75.8　异体髌韧带（引自 Miller MD, Cole BJ, Cosgarea A, et al. Operative Techniques: Sports Knee Surgery. Philadelphia, PA: Saunders Elsevier）。

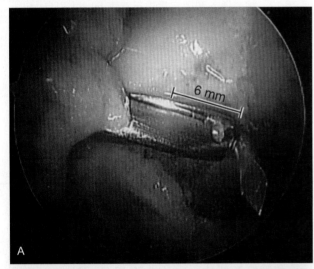

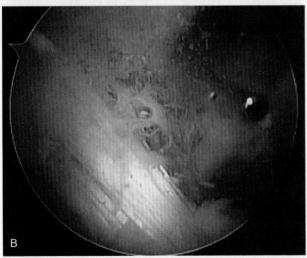

图 75.9　A、B. 建立隧道于 1 点钟位置（右膝），在关节缘后方 6~8 mm 处（引自 Miller MD, Cole BJ, Cosgarea A, et al. Operative Techniques: Sports Knee Surgery. Philadelphia, PA: Saunders Elsevier; 2008）。

由内向外或由外向内钻取隧道。由内向外隧道的钻取是通过下外侧入路在膝关节高度屈曲下进行的。使用定位器通过定位导丝进行双束 PCL 重建。

由外向内隧道的钻取通过股骨前内侧皮质，深入股内侧斜肌（VMO）。VMO 纤维会被分开或可经股内侧肌下方的关节囊入路。一旦定位导丝位置确定，使用合适大小的钻头钻隧道。股骨隧道后方部分于开口处进行锉磨以防韧带磨损。

步骤 3——暴露

进行胫骨 Inlay 术时，使用直接后方通路至胫后。于腘窝行横向切口并带下皮下组织。于腓肠肌筋膜处行曲棍状切口，向末端延伸至内侧。

钝性分离腓肠肌内头和半膜肌之间的间隔，这样腓肠肌内头可向外侧牵拉。向外侧牵拉腓肠肌，这样可暴露腘肌肌腹（图 75.11）。

分裂腘肌，暴露 PCL 残端。于中线处进行后方关节切开，触及股骨髁后面。于胫后沟使用骨凿、刮匙或钻孔器建槽以使 PCL 韧带胫骨部分可嵌入（图 75.11）。

镶嵌位置落于后部隆起之间。隆起可被触及，内侧隆起更为明显。镶嵌槽口应在这些隆起之间，或偏向于内侧隆起。用电刀清理，接着使用钻孔器通过骨皮质至胫骨后部。

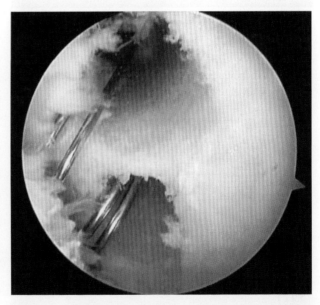

图 75.10　如果建立两个隧道，后内侧隧道置于前外侧隧道的后下方。约在 9 点半位置，距离关节面 10 mm（引自 Miller MD, Cole BJ, Cosgarea A, et al. Operative Techniques: Sports Knee Surgery. Philadelphia, PA: Saunders Elsevier; 2008）。

第 5 篇　膝关节

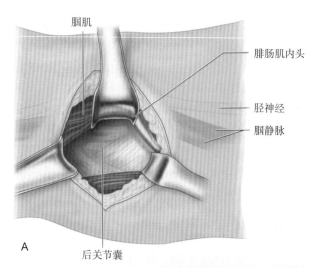

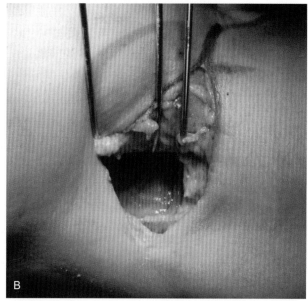

图 75.11 A、B. 向外侧牵拉腓肠肌，暴露腘肌肌腹。于胫骨后沟使用骨凿、刮匙、钻孔器建槽以使 PCL 韧带胫骨部分嵌入（引自 Miller MD, Cole BJ, Cosgarea A, et al. Operative Techniques: Sports Knee Surgery. Philadelphia, PA: Saunders Elsevier; 2008）。

使用电刀槽口向上延伸以进行后方关节切开。确保通过关节切开你能轻松深入示指至后槽。环状 18 号定位导丝通过股骨隧道，从后方关节切口取回，便于形成韧带通路。

步骤 4——韧带重建

韧带从胫骨通过至股骨。如果进行的是双束重建，那么后内侧束先通过，然后通过前外侧束（图 75.12）。

韧带首先于胫骨端固定。骨块从后向前使用生物皮质钉固定（图 75.13A）。当前我们使用 2 枚空心螺钉，并附有垫圈（如果有空间的话），这能保

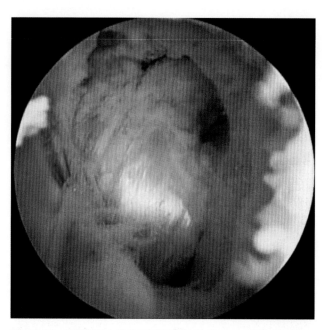

图 75.12 韧带通入和固定后进行双束 Inlay（引自 Miller MD, Cole BJ, Cosgarea A, et al. Operative Techniques: Sports Knee Surgery. Philadelphia, PA: Saunders Elsevier; 2008）。

证韧带打钻前通过定位导丝稳固至使用螺钉。间接测量定位器在放置前测量螺钉长度。

韧带进入股骨隧道，使用界面螺钉固定，使用纽扣、螺钉和垫圈，或使用订书针加强（图 75.13 B）。

活动膝关节数次，然后置于屈曲 90° 位。拉紧来自股骨骨块的缝合线，此时前抽屉应力置于膝关节，使用 1 枚 9 mm × 20 mm 界面螺钉稳固韧带。

使用胫骨 Inlay 技术 PCL 重建，最终图片如前后位和侧位 X 线片所示（图 75.13 C、D）。

康复

术后短期阶段

患者使用伸直支具固定，可耐受下床活动。仰卧位进行早期被动活动。

物理治疗

常规理疗尽量于术后 2~3 天进行。早期治疗包括积液控制以及活动和负重的进展。

术后早期鼓励进行股四头肌训练，而不赞成进行腘绳肌训练。早期强调股四头肌训练，而腘绳肌训练推后到术后 3 个月。

大多数术者推迟跑步至术后 4~6 个月（长于 ACL 重建）。重返运动通常在术后 6~9 个月。

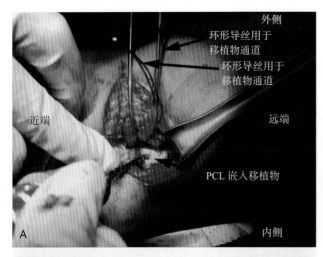

外侧
环形导丝用于
移植物通道
环形导丝用于
移植物通道

近端

远端

PCL 嵌入移植物

内侧

A

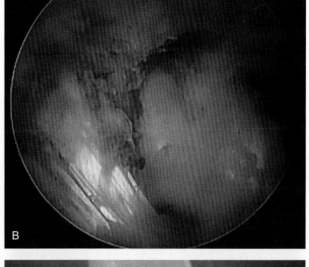

B

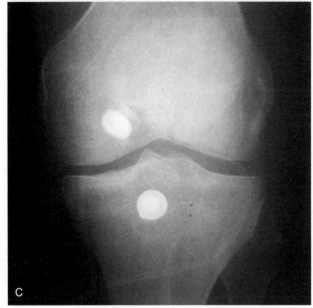

C

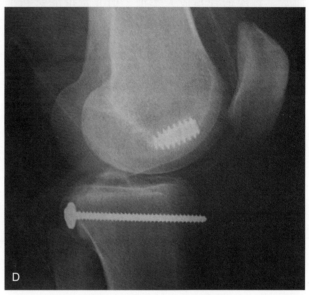

D

图 75.13　A. 在胫骨 Inlay 技术中，骨块使用生物皮钉从后向前固定。B. 韧带穿入股骨隧道，使用界面螺钉固定，使用纽扣、螺钉和垫圈，或使用订书针加强。C、D. 使用胫骨 Inlay 技术 PCL 重建最终图片如前后位（C）和侧位（D）X 线片所示（引自 Miller MD, Cole BJ, Cosgarea A, et al. Operative Techniques: Sports Knee Surgery. Philadelphia, PA: Saunders Elsevier; 2008）。

并发症、争议及注意事项

并发症

最严重的并发症是神经血管损伤。在进行胫骨 Inlay 技术时，对腘肌肌腹解剖熟知是很重要的。迟发松弛是最常见的并发症，但认为在胫骨 Inlay 重建下发生率较在胫骨隧道重建下低。活动度缺失，如果术后 6 周时持续活动度低，麻醉下粘连松解和处理可能是有必要的。复发性不稳（涉及不容易鉴别的 PLC 损伤时最常发生）。

争议

首要争议为韧带的选择，且这趋向于地区化、

机构化、术者个人化。异体或自体 BPTB（仅用于单束重建）、异体跟腱（单束或双束重建）、自体股四头肌（单束重建），以及自体腘绳肌（通常用作双束重建中的一束）都是可选择的。

使用哪种技术方法？胫骨 Inlay 还是经胫骨（胫骨）隧道？胫骨 Inlay 技术的主张者提议在进行胫骨隧道时可发生"急转弯"，这一韧带从胫骨隧道出来转向股骨隧道的方法可能会被本技术淘汰。

如果韧带上的骨块置于胫骨隧道最近端部分，胫骨隧道倡导者则认为转弯可被最小化。

1 个还是 2 个股骨隧道？一些学者建议 2 个股骨隧道可能在生物力学上更好，单束缺乏临床研究的证明。

由内向外还是由外向内打钻？由内向外股骨隧道趋于股骨侧出口更为近端，因此可建立更大的韧带弯曲度。

对 PCL 重建术后使用支具仍存争议。术后短期内是应当使用的，在以后重返活动时也应使用。

激进或保守康复治疗？早期强调仰卧 ROM 活动，在术后 6 周开始鼓励进行主动活动。

重返比赛的标准是什么？这根据术者的自身理解而定。

注意事项

儿童 PCL 损伤尽管不常见，但也确实会发生。通常，首次治疗与成人类似，但儿童可能对 PCL 损伤膝关节耐受程度不如成年人。

进行 PCL 胫骨 Inlay 重建以彻底避免损伤骨骺是可行的。这一技术与成人相同，但使用的四股腘绳肌在后前位螺钉和软组织垫圈下呈环，并于骨骺下方通入股骨隧道。图 75.14 显示了保留儿童骨骺的 PCL 重建的 AP 位和 LAT 位 X 线片。

经验和教训

经验

（1）密切注意衬垫对侧腿，尤其是侧卧位时作为"下方"腿时。

（2）对于双束重建，确保隧道没有交叉。

（3）在打钻前使用探针或标记器测量定位针位置。

（4）对于自体 BPTB，使用有凹槽的钻头和大

小测定器以在随后髌骨中位置保留骨韧带。

（5）对于胫骨 Inlay 步骤，该方法的重点是向外侧移动腓肠肌内头。使用 Steinmann 针从后向前打钻并折弯，牵扯住该肌肉（图 75.11）。

（6）通道过程中把韧带挂起来，这有助于将其向前拉起，然后直接送入股骨隧道。

（7）在韧带置入后固定前，活动膝关节多次以去除任何残端松弛。

（8）固定前张力拉紧韧带。

（9）来回活动膝关节数次，然后置于屈曲90°。拉紧股骨上骨块的缝合线，此时于膝关节上给予前抽屉作用力，并使用 9 mm × 20 mm 界面螺钉固定韧带。

（10）确认所有固定器材的位置［关节镜下和（或）透视下］。

（11）加强所有固定。

（12）强调仰卧伸直位活动。

教训

（1）胫骨 Inlay 技术的禁忌证是过往有血管手术史，尤其是远端血管修补术后。

（2）进展性 DJD：这是膝关节韧带重建的相对禁忌证。

（3）多发韧带不稳（包括 PLC）：此损伤可改变 PCL 重建术的时间和手术方法。因而必须要有计划地进行。

（4）ACL 损伤：此损伤可改变 PCL 重建术的时间和手术方法。因而必须要有计划地进行。

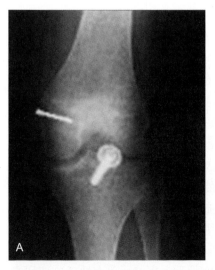
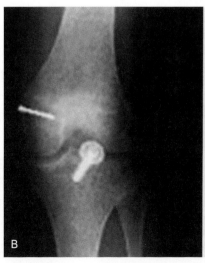
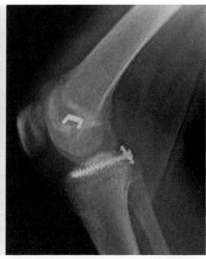

图 75.14　儿童保留骨骺的 PCL 重建术。A. AP 位 X 线片。B. 侧位 X 线片（引自 Miller MD, Cole BJ, Cosgarea A, et al. Operative Techniques: Sports Knee Surgery. Philadelphia, PA: Saunders Elsevier; 2008）。

（5）伸肌腱损伤：这通常是更为严重的损伤，需要首先进行处理。

（6）对于 Inlay 技术，确保完全移开腓肠肌内头以保护腘窝部神经血管结构。

（7）未能套住和拉紧移植韧带。

（8）不充分的固定。

（9）未能于康复早期重获活动度，导致较差的疗效。

（10）未能诊断出 PLC 损伤。

结论和展望

PCL 损伤不太常见，但如果进行不正确的治疗，可能导致膝关节不稳定和其他不能忍受的后遗症。PCL 损伤的早期诊断很重要，可让患者达到最佳疗效。可进行手术和保守治疗。严谨的诊断有助于 PCL 重建术的计划和执行。本文作者相信胫骨 Inlay 技术可达到最符合解剖学的 PCL 重建，尤其对于慢性 PCL 松弛的患者来说。

推荐阅读

[1] Berg EE. Posterior cruciate ligament tibial inlay reconstruction. *Arthroscopy*. 1995;11:69–76.

[2] Bergfeld JA, Graham SM, Parker RD, et al. A biomechanical comparison of posterior cruciate ligament reconstruction using single- and double-bundle tibial inlay techniques. *Am J Sports Med*. 2005;33:976–981.

[3] Hocher J, Scheffler S, Weiler A. Graft choice and graft fixation in PCL reconstruction. *Knee Surg Sports Traumatol Arthrosc*. 2003;11:297–306.

[4] Johnson DH, Fanelli GC, Miller MD. PCL 2002: indications, double-bundle versus inlay technique and revision surgery. *Arthroscopy*. 2002;18(9)(suppl 2):40–52.

[5] Margheritini F, Mauro CS, Rihn JA, et al. Biomechanical comparison of tibial inlay versus transtibial techniques for posterior cruciate ligament reconstruction. *Am J Sports Med*. 2004;32:587–593.

[6] Markoff KL, Zemanovic JR, McAllister DR. Cyclic loading of posterior cruciate ligament replacements fixed with tibial tunnel and tibial inlay methods. *J Bone Joint Surg Am*. 2002;84:518–524.

[7] Miller MD, Kline AJ, Gonzales J, et al. Vascular risk associated with a posterior approach for posterior cruciate ligament reconstruction using the tibial inlay technique. *J Knee Surg*. 2002;15:137–140.

第 5 篇　膝关节

开放楔形胫骨截骨术

适应证

胫骨高位截骨（HTO）作为胫股内侧骨关节炎和下肢内翻畸形的一种治疗方案已经获得了广泛认可。这是在对主观症状仔细评估、体格检查后发现力线不良和关节炎的影像学证据并结合步态分析后决定的。仔细选择患者最为关键，医生不应该夸大或担保 HTO 的疗效，因为关节炎最终都会进展。手术的目的是让年轻的患者晚些时日进行关节置换。

作者更倾向于开放式楔形截骨技术，因为它避免了闭合楔形截骨术需要的外侧解剖和腓骨截骨。该手术对膝关节内侧副韧带（MCL）慢性损伤，需要进行内侧副韧带远端前移或重建的患者比较有利。需要后外侧重建的膝关节可以选择开放式楔形截骨术，以避免近侧腓骨截骨，因为外侧副韧带（FCL）需要固定到近侧腓骨。开放式楔形截骨对高位髌骨或减少下肢的长度是有利的，而进行闭合楔形截骨会对其不利。

开放式楔形截骨的主要缺点是：需要适当结构的皮质自体或异体肌腱来恢复前内侧和后内侧皮质，增加固定强度，促进骨愈合。一个更大的开放切口（>10 mm）的自体骨移植有助于实现截骨部位的稳定，减少拄拐时间，并减少由于内翻畸形引发的延迟愈合的风险。

HTO 最突出的指征是针对 50 岁以下、有下肢内翻畸形（负重线 WBL< 胫骨宽度的 50%）、有胫股关节内侧疼痛、并希望保持一种积极生活方式的患者。患者在内侧胫股间室有轻至中度关节炎症状的保留关节软骨。HTO 是 2~3 度内翻膝在内侧半月板移植、关节软骨修复和韧带重建之前获得正常肢体平衡的方法（图 76.1）[1, 2]。韧带缺陷最常累及前交叉韧带（ACL）和后外侧结构，包括外侧副韧带、腘肌肌肉－腱－韧带单元和后外侧囊。对内翻的矫正有助于减少韧带重建失败的风险 [3, 4]。

禁忌证

HTO 的禁忌证是膝关节胫骨和股骨表面都有超过 15 mm × 15 mm 区域的骨质破坏。有的年轻患者破坏的骨质面积更大，部分膝关节置换不可取。然而一般来说，关节软骨应大部分存在内侧关节表面。50~60 岁患者的治疗方案较难抉择。随着单间室膝关节置换的增加，内侧间室有较大面积骨质破坏的患者进行 HTO 术后仍可能有症状，单髁置换后疗效较好。

由于骨缺损导致的胫骨平台内侧较大的凹陷也是 HTO 的一个禁忌。膝关节 X 线片（站立位 45°前后位 X 线片）看到内侧室没有剩余的关节软骨也是禁忌证。其他禁忌证包括：屈膝受限（>10°）、胫骨外侧半脱位（>10 mm）、前外侧半月板切除术后、外侧股胫关节损伤。

开放式楔形截骨的绝对禁忌证是使用尼古丁产品。相对禁忌证为肥胖（体重指数 >30 kg/m²），因为内侧间室无法减轻负重。另一个相对禁忌证是由于内侧胫骨平台凹陷导致冠状位上胫骨平台内侧倾斜增加。这一发现表明，这不会显著给内侧间室减压，并且大部分的负重限制在内侧室。显著地髌股关节症状也是 HTO 的禁忌证。内科禁忌证包括糖尿病、类风湿关节炎、自身免疫性疾病和营养不良。

临床评估

患者完成问卷调查，根据 Cincinnati 膝关节评分系统 [5] 或其他有效膝关节评价手段来评估症状、功能限制、体育和职业活动水平以及对整个膝关节状态的感知。

对内翻膝所有异常的检查包括对以下情况的评估：①髌股关节，尤其由于胫骨外侧旋转和胫骨后外侧半脱位导致伸膝结构不良；②内翻研磨时内侧

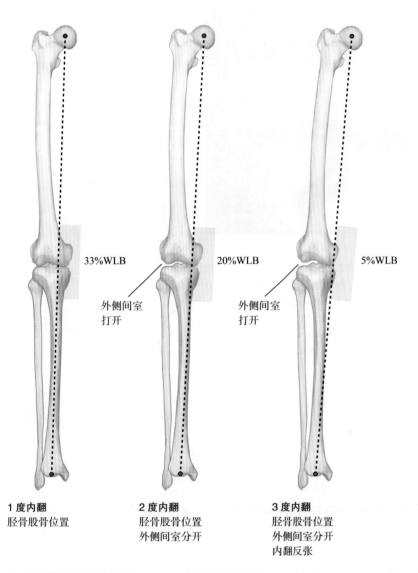

1 度内翻
胫骨股骨位置

2 度内翻
胫骨股骨位置
外侧间室分开

3 度内翻
胫骨股骨位置
外侧间室分开
内翻反张

图 76.1　1 度、2 度、3 度内翻膝角度的示意图。WLB，负重线（引自 Noyes FR, Barber-Westin SO. Primary, double, and triple varus knee syndromes: diagnosis, osteotomy techniques, and clinical outcomes. In: Noyes FR, ed. Noyes Knee Disorders: Surgery, Rehabilitation, Clinical Outcomes. Philadelphia, PA: Saunders; 2009:821-895 ）。

胫股有捻发音，表明关节软骨损伤；③疼痛和由于拉力过大导致的外侧软组织炎症；④在行走和慢跑时步态异常（过伸或内翻过度）[6]；⑤与对侧膝关节相比有异常的膝关节运动限制和半脱位 [7]。

在膝关节屈曲 90° 后抽屉试验时，后内侧胫骨突然下降。做该试验首先是确定胫骨没有向后半脱位，提示部分或完全后交叉韧带（PCL）撕裂。然后进行 Lachman 试验和轴移试验。外侧副韧带在膝关节屈曲 0° 和 30° 时确定是否损伤。和对侧膝关节相比，内侧关节间隙可能会增大，这是假性松弛，因为这种增加实际上是内侧胫股关节变窄所致。内侧和外侧胫股间室真正距离是之后通过关节镜检查由间隙试验（图 76.2）确定的。

胫股旋转拨号试验 [8] 用于评估胫骨后侧半脱位的程度。在仰卧位和站立位进行的内翻应力测试和反向轴移试验也包括在胫骨外侧半脱位的评估中。

双侧、前后位全长片显示从股骨头到双下肢踝关节（膝弯曲 3°~5°），可作为下肢力线的影像学评估 [9]。如果观察到外侧胫股关节分离，有必要减去外侧间室切口，从而真正对准胫股力线，避免过度矫正导致外翻。其他的 X 线片包括膝关节屈曲 30° 侧位片、膝关节屈曲 45° 负重前后位片和髌股关节轴位片。最后，双膝可能需要进行内侧或外侧应力位 X 线片。在侧位片上测量右侧和左侧髌骨的高度，以确定是否有异常的下位髌骨或者高位髌骨存在 [1]。

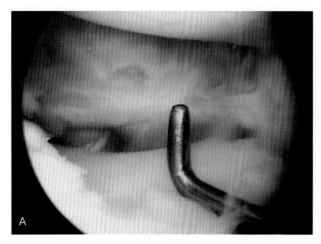

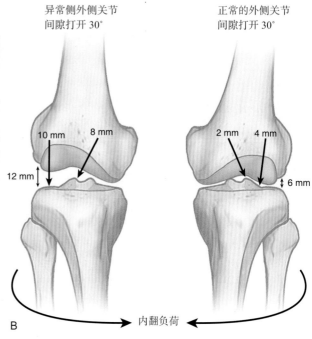

图 76.2　A、B. 关节镜下间隙试验来测定外侧关节间隙打开的程度（引自 Noyes FR, Barber-Westin SD. Primary, double, and triple varus knee syndromes: diagnosis, osteotomy techniques, and clinical outcomes. In: Noyes FR, ed. Noyes Knee Disorders: Surgery, Rehabilitation, Clinical Outcomes. Philadelphia, PA: Saunders; 2009:821-895 ）。

术前计划

HTO 的术前计划包括精确的测量来确定纠正胫股关节力量的角度，而不是改变冠状面上胫骨倾斜角度和胫股关节倾斜角度（表 76.1）[1, 9, 10]。

如果医生不能认识到增加内翻角度后外侧胫股关节分离导致松弛或外侧软组织不足的结果，在冠状平面上可能会出现矫正不足或过度矫正的可能。有两种方法可用于在术前 X 线片上决定楔形角度，已在别处详细描述（图 76.3、图 76.4）[9]。在 X 线侧位片上测量取得胫骨倾角[10, 11]。

有一些患者在十字韧带手术或其他情况讨论之前，由于之前做过截骨手术、胫骨骨折或生长畸形导致明显的胫骨斜坡异常需要矫正。根据经验，胫骨倾角高于正常标准 2 倍（例如胫骨倾角为 15° 或更大），通常需要矫正。

需要记住的原则是，内侧开口的楔形前侧缺口应该是后内侧缺口的 1/2，以保持正常的胫骨斜坡[11]。每 1 mm 缺口的改变，大约会产生 2° 的胫骨倾角（图 76.5）。这是基于前内侧胫骨皮质、胫骨宽度和测量缺口时的前后距离的角度。后内侧胫骨皮质开口的距离是由三角法则（表 76.2）确定的，或在手术时决定。手术医生应当决定开放式楔形截骨沿着前内侧皮质来维持胫骨斜坡的合适缺口宽度，以及基于它沿着前内侧皮质位置的胫骨平台下合适的宽度

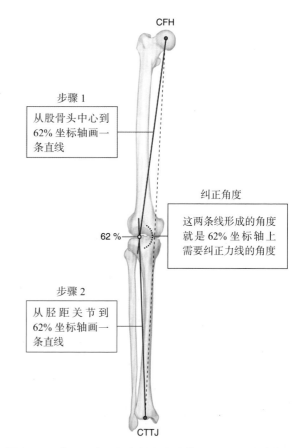

图 76.3　利用下肢正位全长片来计算 HTO 修正角度方法的描述示意图。本例中是从股骨头（CFH）中心和胫距关节（CTTJ）中心到 62% 坐标轴的直线（引自 Noyes FR, Barber-Westin SD.Primary, double, and triple varus knee syndromes: diagnosis, osteotomy techniques, and clinical outcomes. In: Noyes FR, ed. Noyes Knee Disorders: Surgery, Rehabilitation, Clinical Outcomes. Philadelphia, PA: Saunders; 2009:821-895 ）。

表 76.1 术前计划

确定在不需要改变胫骨斜坡来达到胫股力量的重新分布需要矫正的角度
考虑到由于后外侧结构不足导致外侧胫股关节异常分离
测量双侧站立位，包括髋－膝－踝的 WBL X 线片：
—WBL 是由股骨和胫骨长度以及成角畸形决定的
在侧位片上测量胫骨倾角
增加的胫骨倾角会增加胫前移，潜在地增加 ACL 拉力负荷
降低的胫骨倾角会增加胫后移，潜在地增加 PCL 拉力负荷
不要改变正常的胫骨倾角，除非它有明显异常：
—胫骨倾角大于正常标准差的 2 倍
不要改变在 ACL 不足或 PCL 不足的膝关节中正常的胫骨倾角
保持正常的胫骨倾角：内侧开放式楔形开口的前侧缺口应为后内侧缺口的 1/2
前侧缺口每改变 1 mm= 胫骨倾角改变 2°
后内侧胫骨皮质开口的计算基于三角法则来进行冠状位力线纠正
膝关节韧带不足进行 HTO 手术的时机
1 度膝内翻：
—和 HTO 手术同时或较晚行交叉韧带重建（无异常的外侧关节间隙存在）
2 度膝内翻：
—先行 HTO
—存在外翻时可缩短后外侧结构
—如果需要，HTO 术后进行交叉韧带，后外侧结构重建
3 度膝内翻：
—先行 HTO，后行交叉韧带和后外侧结构重建
开放式楔形截骨的优势：
—避免外侧切开，腓骨截骨
—修正角度 >12°，避免胫骨短缩
—慢性内侧副韧带断裂进行向远端移位固定或重建
—在之后的后外侧重建中，避免了腓骨近端截骨，使外侧副韧带移植物安全地固定到近端腓骨

注：引自 Noyes FR, Barber-Westin SD. Primary, double, and triple varus knee syndromes: diagnosis, osteotomy techniques, and clinical outcomes. In: Noyes FR, ed. Noyes Knee Disorders: Surgery, Rehabilitation, Clinical Outcomes. Philadelphia, PA: Saunders; 2009:821-895。

（表 76.3）。楔形开口一般是在平台下 3~4 mm。

HTO 和韧带重建手术时机是基于在别处讨论的几个因素（图 76.6）[1]。作者选择先行 HTO，截骨后足够愈合后，进行韧带重建。ACL[12]、PCL[13] 和后外侧韧带[14] 重建优先选择的移植物和手术技术会另外描述。

手术技术：开放式楔形胫骨截骨

所有膝关节韧带半脱位测试都是在麻醉下进行的，包括患肢和对侧肢体。进行彻底的关节镜检查，记录关节软骨表面异常和半月板情况。间隙试验是在关节镜检查过程中完成的。膝关节外侧胫股间隙旁边有超过 12 mm 的开口时，通常需要分阶段进行外侧重建。相关的半月板撕裂如果可以修复的话，可以修复[15] 或者部分切除。对组织、炎性滑膜和限制膝关节伸直的髁间窝骨赘进行适当的清创。

如之前所描述的步骤进行术前计算。在大腿近端绑止血带，下肢消毒铺巾以便观察下肢是否对

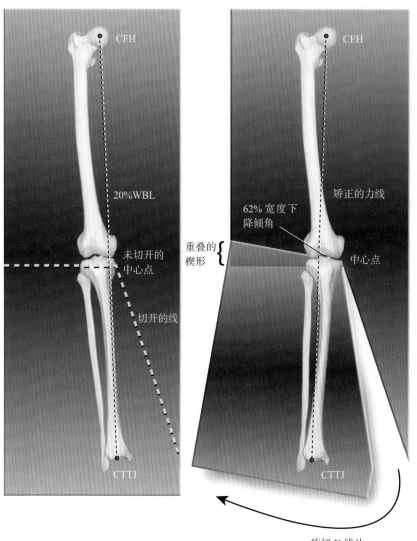

图76.4 另一种利用下肢正位全长片来计算HTO修正角度方法的描述示意图。旋切X线片使得股骨头（CFH）中心、62%坐标中心和胫距关节（CTTJ）中心在同一直线上。所得X线片重叠的楔形角度就是需要矫正的角度。本例是为闭合楔形截骨测量。相同的方法可以用于开放式楔形截骨，用来获得需要矫正的胫骨内侧楔形开口（引自Noyes FR, Barber-Westin SD. Primary, double, and triple varus knee syndromes: diagnosis, osteotomy techniques, and clinical outcomes. In: Noyes FR, ed. Noyes Knee Disorders: Surgery, Rehabilitation, Clinical Outcomes. Philadelphia, PA: Saunders; 2009:821-895）。

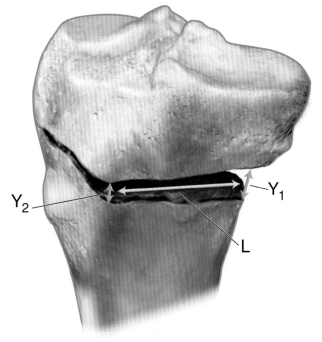

图76.5 前内侧胫骨皮质的楔形开口角度可以用沿着楔形截骨开口的三条线来计算。Y_2，后侧缺口；Y_1，Y_2前侧的缺口；L，Y_1和Y_2之间的距离（引自Noyes FR, Barber-Westin SD. Primary, double, and triple varus knee syndromes: diagnosis, osteotomy techniques, and clinical outcomes. In: Noyes FR, ed. Noyes Knee Disorders: Surgery, Rehabilitation, Clinical Outcomes. Philadelphia, PA: Saunders; 2009:821-895）。

表 76.2　基于胫骨宽度和矫正角度的楔形截骨开口长度

TW[a]	矫正的角度								
	5	6	7	8	9	10	11	12	13
50	4.37	5.25	6.15	7.00	8.00	8.80	9.70	10.85	11.55
55	4.81	5.78	6.77	7.70	8.80	9.68	10.67	11.94	12.71
60	5.25	6.30	7.38	8.40	9.60	10.56	11.64	13.02	13.86
65	5.69	6.83	8.00	9.10	10.40	11.44	12.61	14.11	15.02
70	6.12	7.35	8.61	9.80	11.20	12.32	13.58	15.19	16.17
75	6.56	7.88	9.23	10.50	12.00	13.20	14.55	16.28	17.33
80	7.00	8.40	9.84	11.20	12.80	14.08	15.52	17.36	18.48
85	7.44	8.93	10.46	11.90	13.60	14.96	16.49	18.45	19.64
90	7.87	9.45	11.07	12.60	14.40	15.84	17.46	19.53	20.79
95	8.31	9.98	11.69	13.30	15.20	16.72	18.43	20.62	21.95
100	8.75	10.50	12.30	14.00	16.00	17.60	19.40	21.70	23.10

注：[a] TW，截骨部位冠状位胫骨宽度。引自 Noyes FR, Goeble SX, West J. Opening wedge tibial osteotomy: the 3-triangle method to correct axial alignment and tibial slope. Am J Sports Med. 2005;33:378-387。

表 76.3　基于胫骨宽度的 Y_2 缺口的开口高度（X_1）[a]

接骨处的开口距离（Y_1, mm）	L (mm)	截骨处胫骨宽度（X_1, mm）				
		50	55	60	65	70
8	0	8.0	8.0	8.0	8.0	8.0
	20	5.7	5.9	6.1	6.3	6.4
	25	5.2	5.4	5.6	5.8	6.0
	30	4.6	4.9	5.2	5.4	5.6
	35	4.0	4.4	4.7	5.0	5.2
	40	3.5	3.9	4.2	4.5	4.8
	45	2.9	3.4	3.8	4.1	4.4
10	0	10.0	10.0	10.0	10.0	10.0
	20	7.2	7.4	7.6	7.8	8.0
	25	6.5	6.8	7.1	7.3	7.5
	30	5.8	6.1	6.5	6.7	7.0
	35	5.1	5.5	5.9	6.2	6.5
	40	4.3	4.9	5.3	5.6	6.0
	45	3.6	4.2	4.7	5.1	5.5
12	0	12.0	12.0	12.0	12.0	12.0
	20	8.6	8.9	9.2	9.4	9.6
	25	7.8	8.1	8.5	8.7	9.0
	30	6.9	7.4	7.8	8.1	8.4
	35	6.1	6.6	7.1	7.4	7.8
	40	5.2	5.8	6.3	6.8	7.2
	45	4.4	5.1	5.6	6.1	6.5

注：[a] 通过测量胫骨宽度、楔形开口最内侧点的高度（Y_1）和测量点（L）之间垂线的距离，可以知道钢板在第二测量点（Y_2）的垂直高度。根据在截骨部位 45° 角的前内侧胫骨皮质计算。引自 Noyes FR, Goeble SX, West J. Opening wedge tibial osteotomy: the 3-triangle method to correct axial alignment and tibial slope. Am J Sports Med. 2005;33:378-387。

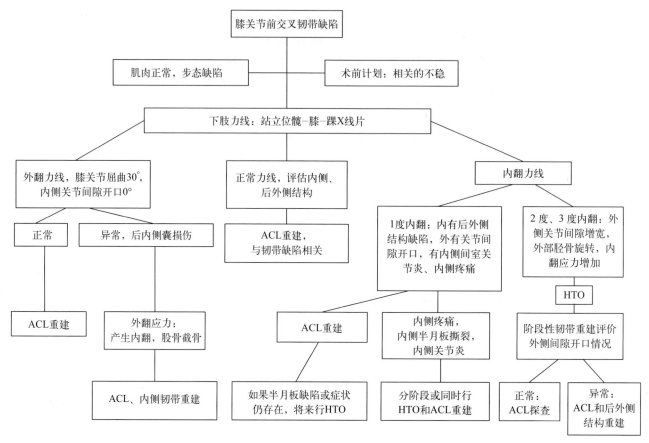

图76.6　HTO 和膝关节韧带重建的时机（引自 Noyes FR, Barber-Westin SD. Primary, double, and triple varus knee syndromes: diagnosis, osteotomy techniques, and clinical outcomes. In: Noyes FR, ed. Noyes Knee Disorders: Surgery, Rehabilitation, Clinical Outcomes. Philadelphia, PA: Saunders; 2009:821-895 ）。

齐。如果取自体髂峰移植（作者的选择），那么对同侧髂前上棘消毒铺巾来取得髂骨的外侧皮质。

　　开放式楔形截骨技术总结在表76.4，并已在别处详细描述[1]。在髂前上棘处做一4 cm的切口并切至骨膜来取髂骨（图76.7）。在大多数患者中，移植物长 40 mm、宽 10 mm、深 30 mm。但在体型较小的患者中，移植物宽度可能较小，深约 8 mm。截骨较大的患者可能需要 45~50 mm 长的移植物。内侧髂骨皮质不切开，肌肉附着处不受到影响，从而降低术后疼痛，并且不需要髂峰缺口隔板。

　　手术技术演示于图76.8。在胫骨结节和后内侧胫骨皮质中间做一个 5 cm 的垂直切口，从关节线下方 1 cm 开始。解剖分离时，用 1 根克氏针置于前内侧关节胫骨的上方，并且标记沿着前内侧皮质截骨期望点的距离。第 2 根克氏针放置在后内侧胫骨关节的间隙中，并且标记同样的距离来帮助测量胫骨斜坡。连接 2 个标记来提供垂直于胫骨斜坡的截骨线。

　　导向系统（Arthrex 开放式楔形截骨系统，

Arthrex Inc.，Naples，Florida），可以方便来放置导丝。前侧和后侧导针放置在与胫骨干成 15°角位置，术中通过透视或计算机导航验证。

　　手术医生确认内侧截骨线（从前向后）是与基于 X 线片和事先用克氏针测量的前内侧皮质关节线的胫骨斜坡相符的。测量与关节线垂直切口的距离来确认每枚导针与胫骨关节面的距离。测量后侧导针（内侧至外侧皮层）长度，并用以下的三角法则[11]来确定胫骨宽度和截骨开口距离，以获得所需修正的角度。

　　先使用摆锯进行内侧和前侧皮质截骨，接着用 3/4 和 1/2 英寸（1 英寸≈2.54 cm）薄的骨刀放置在相同的方向，即导针的前面，并通过透视验证。外侧皮质截骨至 Gerdy 结节，使后外侧胫骨皮质铰合。1/2 英寸薄的骨刀用于后侧皮层，骨刀从胫骨后侧皮质露出 2~3 mm。截骨截取 10 mm 以内的后外侧皮层。

　　将带刻度的开口楔形物轻轻插入截骨部位以实现所需的角度矫正，开口内侧间隙铰接于完整的后

表 76.4　开放式楔形截骨技术

获取髂前上棘自体骨：仔细解剖，取出外侧皮质，避免损伤内侧皮质或肌肉附着处
一获取长 40 mm、宽 10 mm、深 30 mm 的骨块来制作 3 个三角形的骨移植物
HTO 切口：在胫骨结节和后内侧胫骨皮质中间做一个 5 cm 的垂直切口，从关节线下方 1 cm 开始
在胫骨止点处部分分离股薄肌和半腱肌肌腱，然后暴露 SMCL 和胫骨后缘
在 SMCL 前侧和后内侧胫骨边缘做骨膜切口，细致分离 SMCL 纤维下的骨膜。保护 SMCL 下方的下内侧膝状体动脉
然后进行胫骨骨膜下分离来保护神经血管结构，没有必要进行广泛分离
一直要使用外科医生的头灯
当截骨 ≤ 5 mm 时，使用多个横向切口可有效延长 SMCL
横向切断 SMCL 远端附着处，仔细地移到了胫骨边缘，保护起来，并在截骨后重新固定。优先选择维持 SMCL 长度，而不是在截骨部位切断 SMCL
在关节间隙前后方向放置克氏针以确定胫骨坡度和内侧矢状位截骨平面
前侧和后侧导针放置与胫骨干稍微有点倾角（约 15°），X 线片确认位置并沿内侧皮质标记截骨线
确保导针至少远离外侧关节线 20 mm 以防止外侧胫骨平台骨折
先使用摆锯进行内侧和前侧皮质截骨，接着用 3/4 英尺的骨刀放置在相同的方向，即导针的前面，并通过透视验证。在胫骨结节对侧皮质截骨
使用 1/2 英寸的骨刀进行后侧皮质截骨，截骨至在胫骨后侧可以看到和摸到骨刀边缘
后外侧皮质截骨 7~10 mm，并用 X 线片确认
用细的支撑物穿过截骨部位。一开始要慢一点以防止外侧皮质骨折，如果有较大的阻力，用导针在外侧皮质钻孔。注意不要在外侧胫骨平台和关节处产生骨折。如果有阻力，进行外侧皮质截骨（总是保留）
用 X 线重建需要修正的下肢力线。通过在膝关节屈曲 5° 时在足部施加轴向的力使胫股内外侧间隙闭合
计算机导航比 X 线有更明显的优势
截骨的前侧缺口应该是后侧缺口的 1/2 来维持胫骨坡度。必要时用胫前螺钉和后侧楔形物来维持截骨缺口，通过 X 线片确认
应用锁定钢板固定，并用 X 线片确认，确认最终冠状位和矢状位力线
浅层外侧副韧带纤维缝合在远侧并固定在钢板或者锚钉上以保持张力，鹅足肌腱和缝匠肌筋膜类似
有膝关节 SMCL 慢性缺陷的可能需要重建
如果 SMCL 向远侧移动或重建，切开、复位、重建内侧半月板附着处

注：引自 Noyes FR, Barber-Westin SD. Primary, double, and triple varus knee syndromes: diagnosis, osteotomy techniques, and clinical outcomes. In: Noyes FR, ed. Noyes Knee Disorders: Surgery, Rehabilitation, Clinical Outcomes. Philadelphia, PA: Saunders; 2009:821-895。

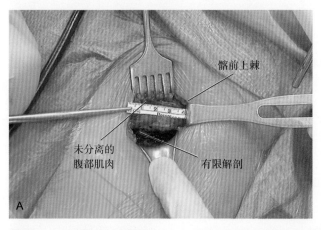
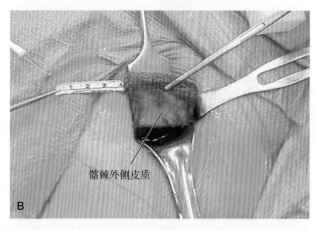

图 76.7　A. 在髂前上棘处做一 4 cm 的切口来获取髂骨移植物。移植物包括前嵴和髂骨外侧皮层，内部结构不取。B. 通常的髂骨移植物的尺寸是长 40 mm、宽 10~12 mm、深 30 mm（引自 Noyes FR, Barber-Westin SD. Primary, double, and triple varus knee syndromes: diagnosis, osteotomy techniques, and clinical outcomes. In: Noyes FR, ed. Noyes Knee Disorders: Surgery, Rehabilitation, Clinical Outcomes. Philadelphia, PA: Saunders; 2009:821-895）。

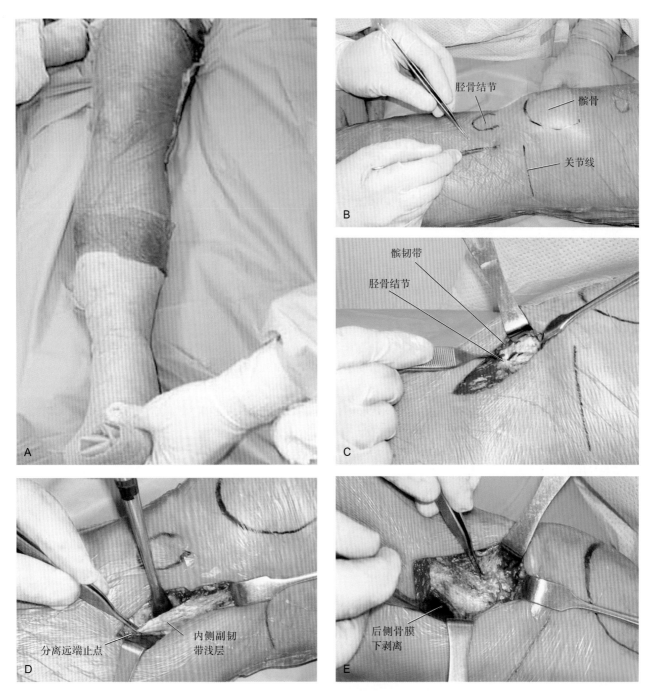

图 76.8　A. 首先对内翻的下肢进行铺单，然后对需要去骨移植物的右髂嵴铺单。B. 切口定位，胫骨内侧前 1/3。C. 在髌腱下方初步暴露。D. 骨膜下剥离 SMCL，远端止点切断。E. 后侧骨膜下暴露以保护神经血管结构。

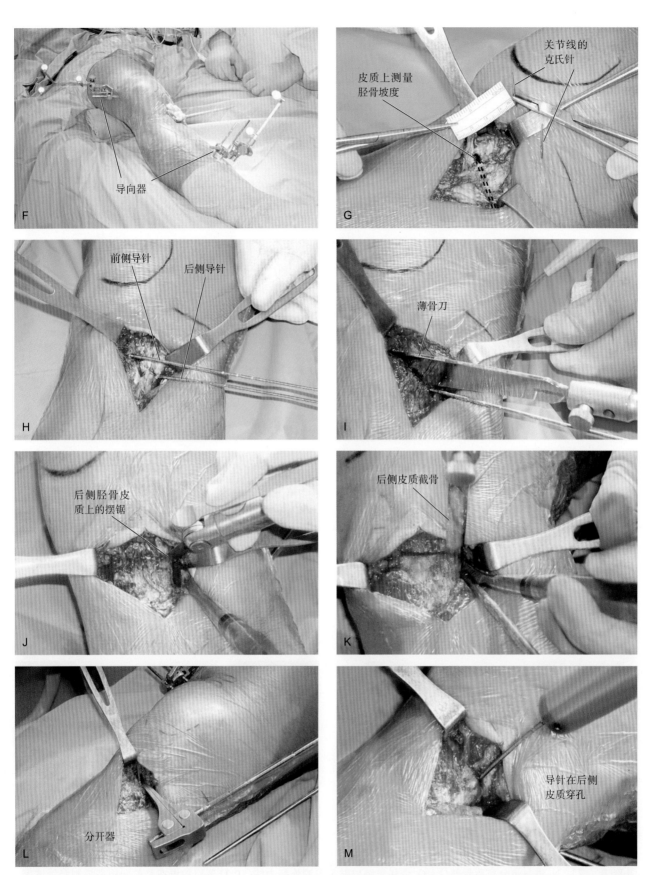

图 76.8（续） F. 放置股骨和胫骨导向器。G. 导针放置到前侧和后侧来标记关节线以便绘制计划的截骨部位。H. X 线透视下放置两个导向器。I. 薄的骨刀在 X 线透视下放置。不同宽度的骨刀用来完成 8 mm 内侧外侧皮质截骨。J. 直视下用薄电锯进行后侧皮质截骨。K. 完成 8 mm 以内的后外侧皮层截骨。L. 缓慢地分离截骨部位。M. 由于截骨间隙未能在缓慢的分离中增加，用导针在胫骨后外侧皮质穿孔来减弱力量。

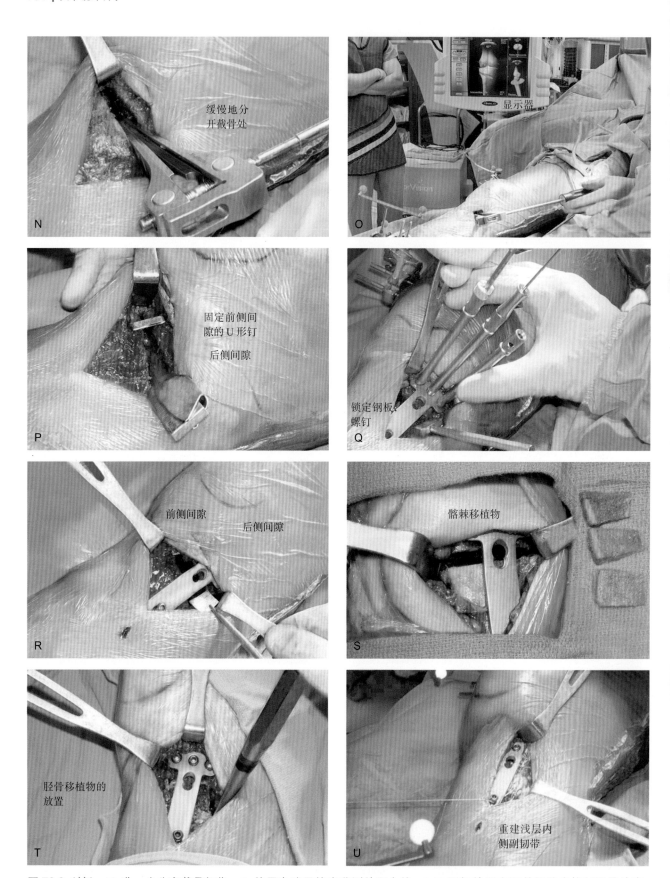

图 76.8（续） N. 进一步分离截骨部位。O. 使用电脑导航来监测外翻力线。P. U 形钉放置在胫前间隙来控制胫骨坡度。Q. 初步固定截骨部位，维护矫正的截骨值。R. 前侧和后侧截骨间隙确认。S. 近端髂嵴皮质自体移植。T. 前、中、后髂嵴自体移植物放置。U. SMCL 前缘固定在胫骨钢板上（引自 Noyes FR, Barber-Westin SD.Primary, double, and triple varus knee syndromes: diagnosis, osteotomy techniques, and clinical outcomes. In: Noyes FR, ed. Noyes Knee Disorders: Surgery, Rehabilitation, Clinical Outcomes. Philadelphia, PA: Saunders; 2009:821-895 ）。

外侧皮质上。该支撑物完全插入整个截骨部位，以防止延伸到外侧胫骨平台骨折。

截骨部位的前侧间隙应为后侧间隙的一半，以保持胫骨坡度[11]。由于前内侧胫骨皮质的倾角，测量胫骨平台沿着前内侧皮质的宽度和浅表内侧副韧带（SMCL）前面的宽度总是比后内侧间隙小。

医生通过透视或计算机导航技术确认需要的肢体力线已经获得。获得预期的 50%~62% 范围的力线向外侧胫股间室移动，是获得内侧胫股间室短期和长期疼痛减轻的关键。计算机辅助导航技术的发展，增加了获得所需胫骨力线的准确度，明显有助于坡度修正。透视和计算机导航技术都要求确定准确的解剖标志和精确度，以获得精确的测量。另外，有必要施加足部轴向负荷来保持内侧和外侧胫股在膝关节屈曲 5° 时闭合。

选择 1 块合适的钢板固定。作者只使用锁定板（图 76.9）。根据直接测量的截骨部位前后宽度来制

作 3 个三角形的骨松质植骨段。3 个移植物紧密地塞入截骨部位后部、中间和前部来填补空隙，提供附加的稳定性，特别是在矢状面。透视用于确认最后的力线和胫骨坡度。

浅层外侧副韧带纤维缝合在远端并固定在钢板或者锚钉上以保持张力。鹅足肌腱和缝匠肌筋膜是近似的。常规方法关闭伤口。术后在手术室立即探查血管神经，密切观察下肢软组织肿胀。

康复

术前需告知患者术后的康复方案（表 76.5），以便他们了解康复后能得到什么[16]。该监督性的康复计划补充了每天在家进行的练习。术后康复医师通常在诊室检查患者以促进其以安全有效的方式进行康复锻炼。按要求进行治疗，这样的过程和方式可获得成功的治疗结果。

截骨和康复的总体目标是：控制关节疼痛、肿胀和关节积血；恢复膝关节正常的屈伸功能；恢复下床活动的正常步态和神经肌肉稳定性；恢复活动所需的下肢肌力、本体感觉、平衡和协调；基于关节外科和患者目标所需的最佳功能。

手术后立即棉垫包裹下肢，并在后侧放置额外的棉垫，然后用弹力绷带和棉绷带包扎，术后用铰链支具支撑，两侧穿足踝弹力鞋。冰袋用棉垫包裹后隔着几层敷料放在伤口处。最初 24 小时用足部或者小腿的静脉泵来促进静脉回流。一般使用阿司匹林、低分子肝素或华法林（Bristol-Myers Squibb Company, Plainsboro, JN），但后两者很少用于高危患者。在术后第 1 周，患者步行时间短，在家中要抬高患肢，不要恢复日常活动。

预防深静脉血栓形成，包括双下肢穿间歇弹力鞋、直接膝关节活动练习、弹力袜、每小时进行踝泵锻炼、服用阿司匹林（每天 600 mg，服用 10 天）。如果患者诉异常腓肠肌压痛、Homan 试验阳性、水肿加重，需进行超声检查。

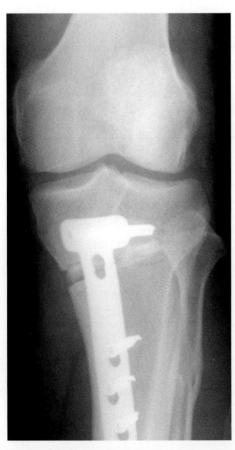

图 76.9　术后 X 线片显示楔形开口内移植骨，锁定钢板固定。胫骨外侧皮质在截骨部位完好。全长站立位 X 线片确认想要的矫正（引自 Noyes FR, Heckmann T, Barber-Westin SD. Rehabilitation after tibial and femoral osteotomy.In:Noyes FR, ed. Noyes Knee Disorders:Surgery, Rehabilitation, Clinical Outcomes. Philadelphia, PA:Saunders;2009:905-914）。

并发症的预防和处理

HTO 术后内侧胫骨平台过多的骨缺损和凹陷禁止两侧平台同时负重，导致在冠状面上膝关节不稳定。由于重心和膝关节中心的关系导致胫骨股骨从一个平台至另一个平台移位或不稳，引起膝关节不

表 76.5 胫骨或股骨高位截骨术后的康复

支具	术后周数					术后月数		
	1~2	3~4	5~6	7~8	9~12	4	5	6
术后长腿支具	×	×	×	×	×			
不需要						(×)	(×)	(×)
最小的活动范围目标								
0°~110°	×							
0°~130°		×						
0°~135°			×					
负重								
不触地	×	×						
1/4~1/2 体重			×					
完全负重（缺口部位愈合）				×	(×)			
髌骨运动	×	×	×	×				
物理治疗								
EMS	×	×	×	×				
疼痛 / 肿胀处理（冷冻疗法）	×	×	×	×	×	×	×	×
拉伸								
腘绳肌，腓肠肌，髂胫束，股四头肌	×	×	×	×	×	×	×	×
加强训练								
股四头肌等长收缩，直腿抬高，主动伸膝锻炼	×	×	×	×	×			
闭链锻炼：步态训练，抬脚趾，靠墙腾空坐，高位马步	(×)	×	×	×	×			
膝关节屈曲，腘绳肌屈曲（90°）			×	×	×	×	×	×
膝关节伸直（90°~30°）				×	×	×	×	×
髋关节外展、内收，臀部复合训练				×	×	×	×	×
腿部压力（70°~10°）			×	×	×	×	×	×
平衡 / 本体感觉训练								
重量转移，迷你蹦床，BAPS，BBS，增强式训练				×	×	×	×	×
条件反射								
UBC		×	×	×				
固定自行车			×	×	×	×	×	×
水中锻炼			×	×	×	×	×	×
游泳（踢腿）					×	×	×	×
步行					×	×	×	×
爬梯机					×	×	×	×
滑雪机					×	×	×	×
娱乐活动								×

注：BAPS，生物力学踝关节平台系统（Camp, Jackson, MI）；BBS，生物敏捷平衡系统（Biodex Medical Systems, Inc., Shirley, NY）；UBC，上身循环（Biodex Medical Systems, Inc., Shirley, NY）。引自 Noyes FR, Heckmann, T, Barber-Westin SD. Rehabilitation after tibial and femoral osteotomy. In: Noyes FR, ed. Noyes Knee Disorders: Surgery, Rehabilitation, Clinical Outcomes. Philadelphia, PA: Saunders; 2009:905-914。

稳定。当骨量丢失使得两个平台不能同时接触是截骨术的禁忌。术前应当进行胫骨平台骨缺损影像学评价，尤其要评价平台的斜率，以确定是否会发生 HTO 后两个隔室负重。

已经有报道 HTO 术后下肢力线矫正不足或矫正过度。手术时轴向力线的损失可能是由于几个因素引起。包括没有使用内固定或内固定使用不当，导致远端碎片陷入平台的骨松质。之后引起的内翻可能是由于内侧骨软骨复合物逐渐丢失，或后外侧结构的拉伸。

术前需要仔细计划，避免矫正不足，一开始使用站立位全长 X 线片进行机械或解剖学轴线的计算。在手术过程中，通过使用 X 线透视或电脑导航对术前的测量进行足够的矫正。即使术中已经有理想的位置，在术后拍摄站立位 X 线片时可能会改变。力线应该在术后 4 周不完全负重条件下进行验证。

HTO 已有报道延迟愈合或不愈合。在开放式楔形截骨中，通过使用髂骨自体骨移植创造了一个稳定的结构（在截骨前面、中间和后面的部分），适当的钢板内固定保护胫骨外侧支撑（皮质）来维持术后压力和扭转载荷。总之，即使三角形松质同种异体移植物（也有钢板的设计）的引入导致了它们使用量的增加，同种异体移植或其他骨替代材料用于开放式楔形截骨的疗效尚未确定。

在手术过程中可以使用的不同设计的钢板。锁定截骨板和螺钉联合自体骨移植和完整的外侧皮质支撑提供即刻稳定，不会有矫正丢失。结合锁定螺钉的钢板可提供额外的稳定性并且是必需的，万一胫骨外侧皮质受到破坏，可以来保持轴向压力或扭转负荷的情况下的维持稳定。截骨时胫骨外侧皮质固定的一个替代的固定方法是在缺口处增加横向的两孔板。

如果 X 线片示截骨已经愈合，康复计划允许在第 4 周进行脚趾着地负重，然后在未来 4 周允许完全负重。如果整体力线可以，可以通过电刺激治疗延迟愈合。

腓总神经麻痹可能有以下几个原因：最常见的是手术后绷带绑得太紧；内固定的使用减少了术后固定的需要；神经也可能在手术过程中被直接损伤。

术后可拍侧位片检查髌骨垂直高度有没有降低。括号中的这些情况如存在则为低位髌骨的早期迹象（手术后无法进行较强的股四头肌收缩、髌骨活动减少、髌腱张力减少、髌骨不能邻近取代股四头肌收缩、与对侧相比远端髌骨位置不对）。坚强的内固定也应有助于减轻关节纤维化的发生和低位髌骨的产生。

提出即刻的膝关节活动计划和运动方案来降低 HTO 术后股四头肌无力、膝关节活动受限的发病率，包括直抬腿锻炼、多角度锻炼和肌肉电刺激。此外，分阶段的治疗方案从术后早期屈曲和伸直运动受限时开始。

文献中描述的取髂骨植骨的并发症不是都可以通过这一章中介绍的手术技术避免。例如，手术仅限于取 10 mm 的髂前上棘。在不影响内部肌肉附着处的情况下细致地进行外侧髂嵴骨膜下分离。内侧髂嵴皮质从不被切开，肌肉附着处保持完整。这种微创技术避免了报道中较大暴露引起的并发症，例如那些用于脊柱融合的情况。

作者的临床研究

有一项连续 59 例内侧开放性楔形胫骨近端截骨术的前瞻性研究[10]。术后随访平均 20 个月后（范围 6~60 个月），医生各自检查评估术前术后 X 线片、胫骨坡度和髌骨的高度以及术后骨性愈合情况。术后 4 周和 8 周后拍摄 X 线片，然后根据要求拍摄 X 线片直到骨愈合。骨折延迟愈合定义为开放式楔形截骨术后 3 个月出现缺乏桥接的表现，存在透亮区。普遍进行膝关节韧带重建。

52 例（95%）患者在 X 线上见到截骨部位愈合，一般平均为术后 3 个月。3 例（5%）患者愈合延迟（没有固定物丢失不需矫正）。这 3 例患者的楔形截骨开口大小介于 11~16 mm。在其中 2 例患者中应用了骨刺激剂，术后 6~8 个月愈合。另外 1 例没有采取干预措施，术后 10 个月愈合。

术后早期的固定失败发生在 1 例患者身上，此患者术后立即完全负重。术后 10 天修正好截骨，并最终愈合。没有低位髌骨综合征相关的髌腱短缩的实例。平均术后 8 周（范围 4~11 周）完全负重。

在术前（9°±4°，范围 2°~16°）和术后（10°±3°，范围 3°~21°）平均胫骨坡度测量上没有显著差异。目前没有深部感染、需要介入的膝关节运动不良、深静脉血栓、神经或血管损伤、骨折，或与骨移植相关的并发症发生。

在作者的医疗中心也发表了对 2 度和 3 度膝内翻畸形综合征的患者进行闭合楔形 HTO 的研究成

果报道[2, 17]。在一项研究中[2]，18 例（44%）患者日常生活中有中度到重度疼痛，而在随访中，只有 7 例（17%）术后有这样的疼痛。总体而言，29 例患者（71%）提高了他们的疼痛评分，28 例患者（68%）肿胀好转评分提高，症状好转 85%。27 例（66%）都能够无症状地恢复到低强度的运动中。

如果 HTO 手术顺利，手术效果满意时，年轻患者中有一些作者报道 10 年生存率有 85%~92%[18-20]。日常活动，如散步和爬楼梯功能受限和相关症状在 HTO 术前的大多数患者中都有。大多数研究报道患者术后疼痛缓解和功能限制减少，患者的满意度很高。在作者的研究中，88% 的患者表示他们会再次接受手术，78% 恢复轻度体育活动，78% 在膝关节评分的总分上有显著的改善。

参考文献

[1] Noyes FR, Barber-Westin SD. Primary, double, and triple varus knee syndromes: diagnosis, osteotomy techniques, and clinical outcomes. In: Noyes FR, ed. *Noyes Knee Disorders: Surgery, Rehabilitation, Clinical Outcomes*. Philadelphia, PA: Saunders; 2009:821–895.

[2] Noyes FR, Barber-Westin SD, Hewett TE. High tibial osteotomy and ligament reconstruction for varus angulated anterior cruciate ligament-deficient knees. *Am J Sports Med*. 2000;28(3):282–296.

[3] Noyes FR, Barber-Westin SD. Posterior cruciate ligament revision reconstruction, part 1: causes of surgical failure in 52 consecutive operations. *Am J Sports Med*. 2005;33(5):646–654.

[4] Noyes FR, Barber-Westin SD. Revision anterior cruciate surgery with use of bone-patellar tendon-bone autogenous grafts. *J Bone Joint Surg Am*. 2001;83A(8):1131–1143.

[5] Barber-Westin SD, Noyes FR, McCloskey JW. Rigorous statistical reliability, validity, and responsiveness testing of the Cincinnati knee rating system in 350 subjects with uninjured, injured, or anterior cruciate ligament-reconstructed knees. *Am J Sports Med*. 1999;27(4):402–416.

[6] Noyes FR, Dunworth LA, Andriacchi TP, et al. Knee hyperextension gait abnormalities in unstable knees. Recognition and preoperative gait retraining. *Am J Sports Med*. 1996;24(1):35–45.

[7] Noyes FR, Grood ES, Torzilli PA. Current concepts review. The definitions of terms for motion and position of the knee and injuries of the ligaments. *J Bone Joint Surg Am*. 1989; 71(3):465–472.

[8] Noyes FR, Stowers SF, Grood ES, et al. Posterior subluxations of the medial and lateral tibiofemoral compartments. An in vitro ligament sectioning study in cadaveric knees. *Am J Sports Med*. 1993;21(3):407–414.

[9] Dugdale TW, Noyes FR, Styer D. Preoperative planning for high tibial osteotomy: the effect of lateral tibiofemoral separation and tibiofemoral length. *Clin Orthop Relat Res*. 1992;274:248–264.

[10] Noyes FR, Mayfield W, Barber-Westin SD, et al. Opening wedge high tibial osteotomy: an operative technique and rehabilitation program to decrease complications and promote early union and function. *Am J Sports Med*. 2006;34(8):1262–1273.

[11] Noyes FR, Goebel SX, West J. Opening wedge tibial osteotomy: the 3-triangle method to correct axial alignment and tibial slope. *Am J Sports Med*. 2005;33(3):378–387.

[12] Noyes FR, Barber-Westin SD. Anterior cruciate ligament primary and revision reconstruction: diagnosis, operative techniques, and clinical outcomes. In: Noyes FR, ed. *Noyes Knee Disorders: Surgery, Rehabilitation, Clinical Outcomes*. Philadelphia, PA: Saunders; 2009:140–228.

[13] Noyes FR, Barber-Westin SD. Posterior cruciate ligament: diagnosis, operative techniques, and clinical outcomes. In: Noyes FR, ed. *Noyes Knee Disorders: Surgery, Rehabilitation, Clinical Outcomes*. Philadelphia, PA: Saunders; 2009:503–576.

[14] Noyes FR, Barber-Westin SD. Posterolateral ligament injuries: diagnosis, operative techniques, and clinical outcomes. In: Noyes FR, ed. *Noyes Knee Disorders: Surgery, Rehabilitation, Clinical Outcomes*. Philadelphia, PA: Saunders; 2009:577–630.

[15] Rubman MH, Noyes FR, Barber-Westin SD. Technical considerations in the management of complex meniscus tears. *Clin Sports Med*. 1996;15(3):511–530.

[16] Noyes FR, Heckmann TP, Barber-Westin SD. Rehabilitation after tibial and femoral osteotomy. In: Noyes FR, ed. *Noyes Knee Disorders: Surgery, Rehabilitation, Clinical Outcomes*. Philadelphia, PA: Saunders; 2009:905–914.

[17] Noyes FR, Barber SD, Simon R. High tibial osteotomy and ligament reconstruction in varus angulated, anterior cruciate ligament-deficient knees. A two- to seven-year follow-up study. *Am J Sports Med*. 1993;21(1):2–12.

[18] Flecher X, Parratte S, Aubaniac JM, et al. A 12–28-year followup study of closing wedge high tibial osteotomy. *Clin Orthop Relat Res*. 2006;452:91–96.

[19] Hernigou P, Ma W. Open wedge tibial osteotomy with acrylic bone cement as bone substitute. *Knee*. 2001;8(2): 103–110.

[20] Koshino T, Yoshida T, Ara Y, et al. Fifteen to twenty-eight years' follow-up results of high tibial valgus osteotomy for osteoarthritic knee. *Knee*. 2004;11(6):439–444.

第 77 章

Mark McCarthy, Lawrence Camarda, Jill Monson, Robert F. LaPrade

膝关节韧带联合损伤：前交叉韧带 / 后外侧角及内侧副韧带 / 后交叉韧带的诊断、治疗及康复

目前膝关节多发韧带损伤是骨科医师面临的挑战之一。体格检查可以发现特定的韧带结构损伤，而影像学检查可以评估较复杂的情况。根据最新的分类系统对患者的韧带损伤进行分类，同时结合每个患者的具体情况，从而确定采取手术治疗还是保守治疗。手术治疗本身是一项需要精细操作的具有挑战性的治疗方式。最后，骨科医师与患者必须准备一个长期的康复训练过程并且处理可能出现的各种并发症。本章主要阐述前交叉韧带 / 后外侧角及内侧副韧带 / 后交叉韧带损伤的诊断和治疗。

前交叉韧带 / 后外侧角损伤

引言

后外侧角损伤的诊断和治疗是具有挑战性的。当面对临床上急性的膝关节损伤时，在患者的整个病程中注意观察患者是否有后外侧的损伤是至关重要的。众所周知，前交叉韧带的损伤是很常见的。然而，前交叉韧带撕裂作为多发韧带损伤中的一部分出现也是很常见的 [1, 2]。本章的这部分内容主要为了提醒临床工作者对病史以及体格检查的重视，当发生前交叉韧带撕裂可能伴随潜在的后外侧角损伤时，对于影像学的检查以及治疗方式的选择也应该予以重视。

临床评估

病史

大部分后外侧角损伤的出现伴随在其他已经确定的韧带损伤中，最常见的模式为前交叉韧带合并后外侧角损伤 [2]。发生的机制通常为过伸内翻导致的损伤（膝关节前内侧的受力打击）。患者经常描述的是感觉每天活动时的不稳定，特别是当患膝处于伸

展位时。此外，一个完整的病史还应该包括关于腓总神经感觉功能与运动功能的询问检查，因为有文献报道 15% 的后外侧角损伤伴随腓总神经损伤的出现 [2]。所有患者描述的麻木、刺痛，或者踝关节背屈无力伴或不伴大蹲趾外展都应该真实地记录下来。

体格检查

在膝关节是否有积液、压痛的触诊检查后，应该评估膝关节的稳定性。一个最简单的方法为外旋过伸试验 [3]。患者取仰卧位，检查者通过患者的大蹲趾举起患者的下肢，另一只手按住大腿，使膝关节过伸来进行评估。如果是过度反屈或过伸，通常提示为严重的多发韧带损伤，通常涉及前交叉韧带，但也经常同时存在十字韧带损伤伴或不伴后外侧角结构的破坏。在一项 134 例后外侧角损伤患者的研究中，有 10 例患者外旋过伸试验阳性。所有这 10 例患者都有前交叉韧带与后外侧角的联合损伤 [3]。在该研究中还发现 30% 前交叉韧带合并后外侧角损伤的患者有外旋过伸试验阳性。检查者可通过观察患肢足跟高度的增加，与健侧做对比。

为了更准确地检查后外侧角，内翻应力试验也是有帮助的，膝关节屈曲分别在 0° 和 30°。对于确定因外伤导致运动异常最精准的方法最好是采取 0° 的内翻应力试验，即通过稳定大腿在检查台上，然后握紧踝关节或者足部使膝关节内翻。当采取 30° 的内翻应力试验时，患肢可以移到检查台的一侧，大腿靠在检查台上，然后使膝关节内翻（图 77.1）。对侧膝关节也应该检查是否有生理性内翻松弛。检查者的手指应该放在关节一侧评估关节打开的角度。损伤通过侧边分隔的大小分为 1、2、3 级，以毫米计算，低等级通常表示后外侧结构的部分损伤，高等级通常表示后外侧结构的完全撕裂。为了更精确分型，一项体外试验将有后外侧结构的损伤分为

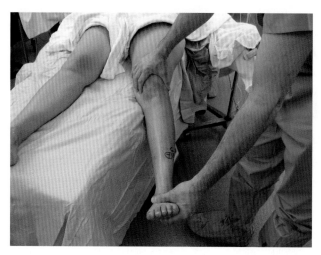

图 77.1　膝关节屈曲 30° 的内翻应力试验：注意保持大腿的稳定。

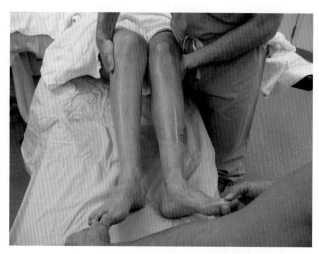

图 77.2　弯曲 30° 的胫骨外旋试验：观察到有外旋的发生往往表明严重的 PLC 损伤及多发韧带损伤的可能性。

单纯的后外侧结构损伤以及后外侧结构联合前后交叉韧带损伤。在单纯外侧副韧带损伤模型中，施加内翻压力时关节间隙平均为 2.7 mm。对于 3 级的后外侧结构损伤，这个间隙提高到了 4.0 mm[4]。0° 的内翻应力试验阳性往往提示除了重度的后外侧结构损伤外，还有前后交叉韧带的损伤，因为前后交叉韧带在膝关节完全外展时会受膝关节不稳定的影响。

为了评估前交叉韧带的完整性，可以在膝关节屈曲 15° 到 25° 时进行 Lachman 试验。前交叉韧带撕裂以与对侧膝关节相比发生位移的程度分为轻、中、重度。同时有后外侧结构损伤时，Lachman 试验更加明显，不仅表现为反复发生的位移，同时还有膝关节相对不稳定。在轴移试验中，如果有较大的半脱位通常提示可能存在前交叉韧带撕裂合并外侧的膝关节结构损伤。此时，临床医生给下肢施加一个轴向外翻的力。在膝关节从 20° 屈曲到 30° 的过程中，髂胫束的稳定作用会使膝关节半脱位得到减轻。

抽屉试验能帮助确定膝关节后外侧旋转的程度。在抽屉试验中，膝关节不仅弯曲到 90°，而且外旋接近 15°，能更好地排除腘窝复合损伤。与对侧膝关节对比，后外侧旋转的增加常见于腘窝复合损伤。反向的轴移试验实际上是一个动态的后外侧抽屉试验，也应该进行该项检查作为后外侧抽屉试验的一个补充。在该项试验中，先屈曲膝关节接近 45°，随着膝关节伸展的同时施加一个使膝关节外翻的力。如果该试验阳性，膝关节屈曲时可以表现为半脱位，而且在屈曲 30° 左右时会因为髂胫束的作用得到减轻。

患者取俯卧或者仰卧位，膝关节分别弯曲在 30° 和 90° 进行胫骨外旋试验（Dial test）[5]。当固定大腿时，小腿在上述两个位置时都是外旋的（图 77.2）。膝关节屈曲 30° 时，外旋与对侧膝关节相比增加至少 15° 提示重度的后外侧损伤。如果只是单纯的后外侧结构损伤，膝关节屈曲 90° 时，外旋角度的增加应该减少到 5° 左右。如果外旋角度在膝关节屈曲 90° 时仍然处于 15°，则可能提示后外侧与后交叉韧带的联合损伤。

影像学检查

影像学检查对于确定损伤的类型，帮助确定术前的计划都是很有必要的。一些非特异的 X 线表现通常能提示后外侧角损伤，包括 Segond 骨折，或者从胫骨平台中 1/3 到关节囊侧的撕脱性骨折。此外，X 线片能观察到弧形骨折、腓骨头的撕脱、后外侧结构的茎突附着处，而在 MRI 图像的冠状位和矢状位能观察到相关韧带附着处的撕脱性骨折[6]。膝关节 30° 的内翻应力 X 线检查能更精确地评估膝关节一侧间隙的宽度（图 77.3）。膝关节一侧间隙增宽超过 4 mm 被发现与 3 级的后外侧角损伤相关[4]。尽管 X 线是一个合适的初始影像学检查方式，但是急性损伤更适合通过 MRI 检查。

MRI 已经被用于鉴别特定的后外侧结构以及检查这些结构的损伤。MRI 已经是临床医生检查以及诊断的关键方法。在急性的膝关节损伤中，确诊后外侧结构的损伤是很困难的，甚至是不可能的，因为患者的监护状态以及患者同时有其他相关的损伤。此时手术的方案是有争论的，不仅是因为前交叉韧带与后外侧角联合损伤的高发生

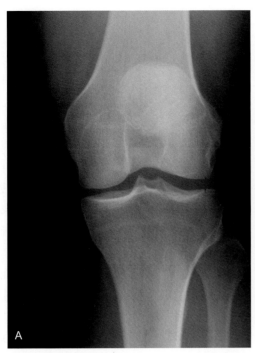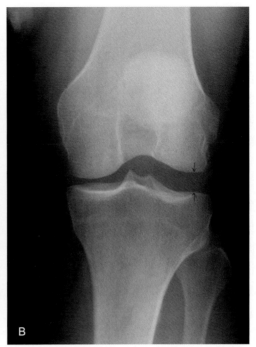

图 77.3　A、B. PLC 损伤的左膝正位片：在左侧，没有受力时关节间隙没有差别，而右侧内翻应力使外侧关节间隙增宽，表明有 PLC 结构的损伤。

率，也因为如果不关注后外侧结构会导致前交叉韧带的重建失败[7]。

决策

一旦诊断成立，随后的治疗方式都基于那些一般原则。手术或非手术的选择主要取决于损伤的严重程度。1 级和 2 级的损伤主要采取非手术治疗。

如果符合手术治疗的指征，手术干预的时机则主要取决于受伤的时间。如果受伤时间小于 3 周（急性损伤），可能的话推荐后外侧结构进行一期修复。当受伤发生的时间超过 2 个月（慢性损伤）时，则应该进行解剖学重建。在前十字韧带与后外侧角联合损伤中，同时重建前十字韧带能得到更好的功能结果。如果慢性的后外侧角损伤合并一个膝关节内翻导致的力线不良，患者应该先做一个胫骨高位截骨外翻纠正，而不是后外侧角重建。

分级

后外侧角损伤分为 1、2、3 级。1 级的损伤为后外侧角最低程度的损伤，不会增加异常的关节活动。2 级的损伤有部分撕裂以及中等程度的异常关节活动。3 级的后外侧角损伤为后外侧结构的完全破坏以及有明显的关节异常活动[8]。为了更精确地量化韧带松弛，有些作者使用"1+、2+、3+"来描述后外侧角的不稳定性以及关节内翻间隙[9]。这些损伤类型的治疗将在下一部分讨论。

治疗

保守治疗

非手术治疗主要用于 1 级以及 2 级后外侧角损伤的初始治疗。有研究发现上述治疗方案效果良好。在一项研究中，有 7 例诊断为"1+"级内翻不稳的患者采取非手术治疗。其中 6 例患者随访中表现为完全稳定，其中 1 例石膏固定的患者随访中仍然有持续的"1+"级内翻不稳[10]。另一项研究中，11 例 2 级后外侧角损伤的患者采取非手术治疗，经过平均 8 年的随访分析发现预后良好[11]。

非手术治疗中，患者膝关节完全伸展固定于一个膝关节装置中 3~4 周不能活动。让患者佩戴膝关节装置锻炼股四头肌以及直腿抬高。此外，这一阶段中禁止患肢负重，随后在能够承受的范围内开始活动以及负重练习。一旦患者不再跛行，就可以不用拐杖了。6~10 周内患者不允许任何活动腘绳肌腱的运动。闭合的股四头肌锻炼是允许的。值得注意的是这仅仅是保守派治疗后外侧角结构的方式。以防伴随的前交叉韧带松弛发生，建议进行韧带的重建以获得更好的稳定性。

当治疗运动员发生的 1 级或 2 级损伤应注意其特殊情况。对于这些运动员，使用可调节支具能使他们尽快回到比赛。这种情况下，患者除了洗澡外要一直穿戴支具。大多数情况下，运动员能在 2~3 周内回到比赛。内翻应力下 X 线检查对于那些外侧副韧带部分撕裂不能伸直下肢的患者也是必需的。

手术治疗

急性损伤的手术治疗

2 周内的急性后外侧角损伤应该进行一期修复。一旦损伤超过 3 周，膝关节后外侧会形成可收缩的瘢痕组织，会导致缝合欠佳[5]。

膝关节后外侧结构通过外侧的曲棍样（图 77.4）或者直线型或者曲线型切口充分暴露[12]。主要的结构如股二头肌（图 77.5）、髂胫束、外侧副韧带、腘腓韧带，以及腘肌腱都应该识别出来。腓总神经应该被分离松解（图 77.6）。修复受损的结构应该从深部到浅层。应该通过直接的缝合、缝合铆钉、锁定螺钉对软组织进行复位。如果损伤严重阻碍了直接的修复，可以用相关的结构如腘绳肌肌腱、部分股二头肌肌腱或者髂胫束修补，或以外侧副韧带或者后外侧角重建[5]。

慢性损伤的手术治疗

慢性的膝关节后外侧角损伤最好行外科手术重建，因为大量关节囊周围的瘢痕形成以及个体结构的继发性改变使直接的手术修复变得困难[2, 5]。

膝内翻畸形应该被识别及纠正，可以预防外侧结构的负荷过重以及减少随着时间的外伸和重建失败。作者推荐拍摄双下肢负重位全长 X 线片，通过与健侧对比评估患侧整体对线情况。如果存在内翻畸形，应该优先选择后外侧角的重建。胫骨近端开放楔形截骨术优于胫骨近端闭合楔形截骨，因为这样可以避免膝关节后外侧瘢痕的形成，而且开放楔形截骨术能增加后外侧损伤后膝关节的稳定性。后续临床效果以及稳定性功能都应该评估，如果有必要的话，截骨术 6 个月后应该行二期的后外侧角重建[13]。

前交叉韧带及后外侧角手术重建的目标包括重建膝关节前后向、侧向以及旋转稳定性，恢复患者术前的活动程度，预防关节的退变。已经有文献阐述了数种后外侧角的重建方式，尽管一致认为后外侧角重建对于其慢性损伤有良好的临床疗效，但缺乏后外侧角重建术后长期疗效的数据。后外侧角重建可分为两种主要类别：解剖复位及非解剖复位技术。这两种技术的主要区别在于解剖复位倾向于恢复后外侧角 [FCL、PFL、腘肌腱（PLT）] 正常的解剖机构，而非解剖复位技术，历史上最初始的技术试图通过紧缩特定的结构来稳定后外侧角。后外侧角重建的解剖复位需要使用各类的移植物，包括同

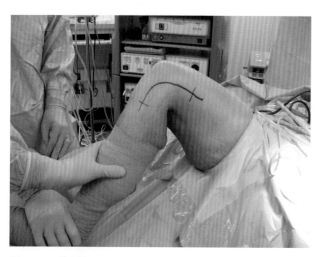

图 77.4 外侧切口。

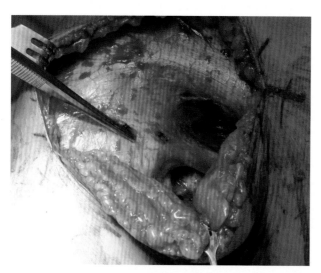

图 77.5 镊子指向腓骨头上的股二头肌止点。

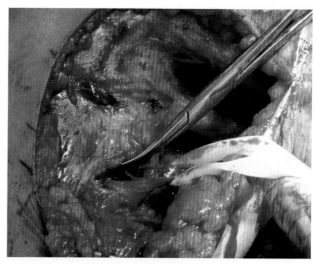

图 77.6 分离腓总神经，予 Penrose 引流保护。

种异体的前或后侧胫骨肌腱、跟腱、半肌腱。自体骨 – 髌腱 – 骨、腘绳肌，或股二头肌腱中央束也可以使用。

作者的手术观点

作者建议进行双膝应力下影像学检查以评估任何可能存在的外侧关节间隙增宽。患者仰卧位麻醉下检查患侧膝关节。此外，可以使用关节镜检查证实前后交叉韧带损伤以及检测 drive through 征。一旦证实有 3 级的后外侧不稳，患者仰卧，屈膝 70°，做外侧的曲线切口。表层的髂胫束应该仔细分离从而显露其后的组织，股二头肌的长短头。通过钝性分离显露腓总神经并对其进行松解，这有助于安全的显露后外侧角的深部结构。

近端腓骨头方向侧边 1 cm，一个小的水平切口（1.5 cm）通过先前的股二头肌长头腱可以看到外侧副韧带二头肌腱囊（图 77.7）。缝合后外侧角在这个囊壁上的剩余部分，适当的牵引连接外侧副韧带于股骨及腓骨头上。2 mm 的导针从外侧副韧带附着点钻孔向后内侧穿出腓骨上腘腓韧带附着点的位置，与胫腓关节临近。通过这个导针挖出一个 7 mm 的通道。第二个导针前后方向从内侧的 Gerdy 结节远端进入，从后方的胫骨腘沟穿出。在这个过程中，作者推荐使用一个大号的牵开器保护神经血管束。然后通过这个导针扩开一个 9 mm 的通道。随后在髂胫束做一个水平切口，就能分辨出腓侧副韧带、腘肌腱的股骨附着处（图 77.8）。2 个平行的导针钻孔穿过腘肌腱以及腓侧副韧带的股骨

附着处。从股骨末端内侧部分穿出到内上髁和收肌结节。导针通向这个位置时不会碰到前交叉韧带或者后交叉韧带的移植隧道。此时，使用 2 个 9 mm 的套筒在股骨上扩宽通道，深度为 25 mm。

一旦后外侧角通道建立，就可进行前交叉韧带的重建了。建立了前交叉韧带的通道后，可以通过锁定螺钉进行前交叉韧带在股骨端的固定。此时，作者倾向于在胫骨隧道端将前交叉韧带拉紧并于永久固定前重建并固定后外侧角。

后外侧角的重建中，会使用同种异体跟腱，经由纵向劈开跟骨及附带跟腱备制。超过 22 mm 的异体跟腱应该移植到前外侧的胫骨隧道出口处作为远端的主要固定。每个股骨端的骨塞应该适合 9 mm×20 mm 的股骨隧道，移植的肌腱大小应该要能通过一个 7 mm 的隧道。此时，2 根缝线穿过那两个骨塞。骨塞中的缝线穿过针孔然后使每个移植的肌腱牵拉到各自的股骨隧道中。每个骨塞使用 7 mm×20 mm 的空心钉固定在股骨隧道中。

此时，移植的肌腱从髂胫束及股二头肌长头的深层到浅层固定在股骨端后外侧角的附着处。移植物自外侧向后内侧穿过腓骨头。膝关节屈曲 30°，旋转中立位，施加一个轻度的使膝关节外翻的力量减少外侧的间隙，使用一个 7 mm 的可吸收空心钉固定腓骨隧道的移植物。

第二个移植的肌腱用来重建腘肌腱，从股骨的附着点通过腘肌裂孔到达胫骨外侧平台后外侧和胫骨隧道。此时，通过胫骨隧道从后往前牵拉两个移植的肌腱。两个移植肌腱收紧的同时给予一个前方

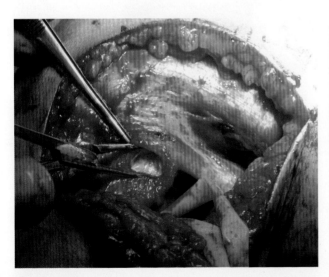

图 77.7　股二头肌 /PLC 囊上小切口：暴露 PLC 止点（左膝外侧方向）。

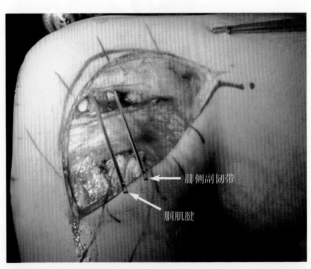

图 77.8　导针置于腘肌腱及 PLC 的股骨远端止点，这两个止点证实距离 18 mm（左膝外侧方向）。

的拉力使下肢在中立位时保持 60° 屈曲。移植的肌腱使用一个 9 mm 的可吸收空心钉及一个小骨块固定在胫骨（图 77.9）。最后给予重建后的前交叉韧带一个前方的拉力，并以一枚 7 mm × 25 mm 的挤压螺钉固定[14]。

并发症、争议及思考

手术治疗 ACL 和 PLC 损伤并非没有并发症。除了 ACL 手术的相关并发症外，与 PLC 手术最相关的并发症是潜在的腓总神经损伤，特别是在固定及腓骨头钻孔时。为此，在 PLC 的手术中，我们要仔细分离解剖结构，保护神经。其他的并发症有腓骨头骨折、血管损伤、感染、血肿、深静脉血栓、筋膜室综合征，文献报道这些并发症都有一定发生比例。

经验和教训

最常见的错误是不能正确找到 PCL 和腘肌腱的附着点。为此，作者建议做一个穿过股二头肌的水平小切口以便直接观察到外侧副韧带。穿过剩余的 FCL 结构的缝线轻柔地牵引确认 FCL 在股骨及

胫骨侧的位置。

收紧 ACL 和 PLC 在股骨端的隧道可能是导致 ACL 在大多数韧带重建中失败的原因。为此，作者建议在打 PLC 在股骨上的隧道时深度不要超过 25 mm，使之前后成角。一旦 ACL 和 PLC 股骨隧道打好后，通过关节镜直接观察股骨端的 ACL 隧道是否有干扰。

在接下来的肌腱移植物固定过程中要减少发生膝外翻畸形。在后外侧的肌腱移植物固定之后就应该固定股骨端的 ACL 移植物。胫骨端的 ACL 移植物应该最后固定，这样可以减少胫骨外旋[15]。

康复

PLC 的重建极大地改变了既往单纯重建 ACL 的康复模式。当涉及 PLC 的重建时，康复中许多预防措施是必要的，特别是最开始的 6 周要避免关节活动及负重锻炼。在术后早期应注意内翻、外旋、后外侧的直接作用力，以保持重建的稳定性。在术后的前 6 周，除了关节活动锻炼外，需佩戴一个膝关节可调节支具来维持非负重状态。

当重新开始负重锻炼时，应该由有经验的理疗

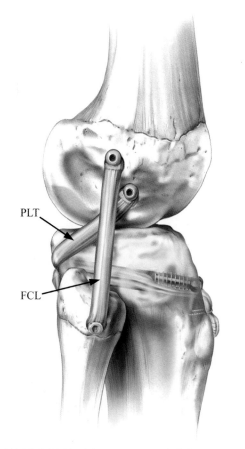
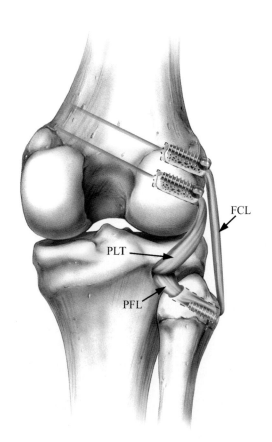

图 77.9　后外侧重建图解（经 AJSM 2003 允许）。PLT，腘肌腱；FCL，腓侧副韧带；PFL，腘腓韧带。

师来监督其步态，避免过伸、内翻，因为患者经常有股四头肌力量减弱。在 PLC 重建术后的患者前 4 个月，建议避免外旋、屈膝小于 70° 的下蹲，对抗腘绳肌运动，减少因膝关节弯曲导致的 PLC 受力增加。一般来说，患者可在术后 4~6 个月开始慢跑，6~9 个月通过下肢功能测试获得许可后，可以恢复侧方及旋转的活动。尽管这会增加患者关节纤维化的机会，但这对多个肌腱移植物固定后，所需要的更长愈合时间也是至关重要的。

结论和展望

在过去 15 年里，多项研究增加了对 PLC 解剖及生物力学功能的认知。这些研究阐明了外侧副韧带、腘腓韧带、腘肌腱的主要作用是抵抗膝关节的外旋、内翻以及胫骨的后移。为此，后外侧角的手术治疗应该恢复后外侧角的完整，或者恢复后外侧角的这三种主要的功能。此外，需要对后外侧角重建手术治疗的长期随访评估其治疗效果进行更多的研究。

PCL/MCL 损伤

引言

内侧膝关节结构的损伤可能单纯由使膝关节外翻的力导致。然而，MCL 损伤经常发生在前方或者 PCL 的撕裂当中。在一项研究中发现，3 级的 MCL 损伤中接近 80% 有合并伴随的韧带损伤[16]。章节的这部分内容主要是 MCL 与 PCL 联合损伤的诊断、治疗及康复。

临床评估

病史

不论急性还是慢性的病程，MCL 与 PCL 联合损伤的患者经常有使膝关节外翻的力量作用导致的损伤病史。在膝关节旋转时，可能会有后内侧结构和（或）PCL 同时损伤。患者主诉膝关节负重外翻时不稳定。此外，在 PCL 不稳定的患者中，也会有部分伸膝不稳定的主诉。一部分患者可能有患肢的渗出和疼痛。然而，也有报道部分可能有完全的内侧间室结构完全破坏的患者，没有疼痛或渗出以及任何活动困难[17]。

体格检查

膝关节查体仍然是 MCL 和 PCL 损伤的标志性检查。从视诊开始，临床医师可以在 MCL 股骨

或者内侧副韧带的附着位置表面观察到渗出或者瘀斑，可以确定病变部位在内侧股骨上髁的近端和后部的凹陷处。这对通过触诊确定 MCL 损伤也有帮助。了解膝关节内侧的解剖、适当的触诊，对于评估涉及的结构损伤是很重要的。深部的 MCL 结构由股骨及胫骨侧的半月板组成。内侧关节囊的增厚主要是前内侧的[18]。半月板的股骨侧部分在内侧髁表面，半月板的胫骨侧在胫骨平台中部的表面，触诊这些位置时能帮助诊断损伤涉及的部分。

膝关节分别在 0° 及 30° 做外翻应力试验能进一步诊断损伤的情况。当 MCL 损伤联合 PCL 撕裂时，在膝关节弯曲 0° 和 30° 的外翻应力试验中会有关节内侧间隙的增宽。如果 PCL 是完整的，那么膝关节间隙在弯曲 0° 的试验应该是稳定的，只有在弯曲 30° 时有关节间隙的增宽。

影像学检查

很显然，X 线片对诊断膝关节内侧结构的完整性没有太大的帮助。然而，近期的一项研究表明，只要仔细测量、分析 X 线片，膝关节主要结构的精确解剖标志能够被高度、可重复地估计出来[19]。X 线片结合已知的 MCL 解剖结构，包括后斜韧带、内侧髌股韧带，能帮助决定手术方案是重建还是修复，同时也能帮助术中及术后的评估（图 77.10）。MRI 能进一步帮助评估膝关节特殊结构的完整性。

决策

接下来这部分描述的是，选择手术治疗还是非手术治疗取决于损伤的分级和合并损伤的情况。完整的病史、体格检查、进一步的影像学检查，能帮助确诊每位患者的损伤模式。根据这些结果，从指南中选择合适的治疗方式，使患者获得最好的效果。

分类

膝关节内侧的损伤标准取决于损伤的严重程度。分为 1、2、3 级[17]。1 级损伤是指位于受伤区域的压痛，通常是轻微的纤维断裂。由于韧带受累更广泛，2 级损伤具有更广泛的压痛，但不会导致膝关节不稳。体检发现膝关节不稳表明 sMCL 的 3 级撕裂或完全破裂。

治疗

保守治疗

虽然膝关节内侧损伤很常见，但治疗方式的选择仍然存在争议。保守治疗通常作为单纯急性 1 级或 2 级以及大多数 3 级损伤的第一步治疗。保守

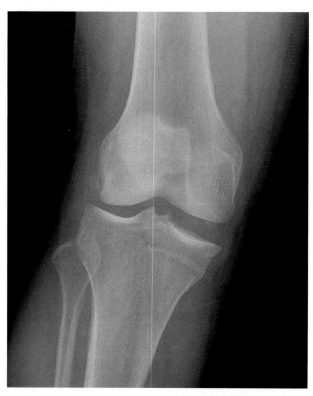

图 77.10 外翻应力 X 线片：内侧间隙增宽，表明有膝关节内侧结构的损伤（右膝）。

治疗对 1 级和 2 级的内侧膝关节损伤效果良好[20, 21]。尽管有部分残余的结构松弛，但临床疗效通常还是较好的。一般来说，3 级损伤往往预示着较差的结果：持续存在的内侧结构不稳、继发的 ACL 功能缺失、肌肉萎缩无力、患肢创伤后的骨关节炎[20]。只要不伴有 ACL 损伤，内侧副韧带浅层（sMCL）损伤治疗结果通常较好[21]。

1 级和 2 级的内侧膝关节损伤最好选择保守治疗，并需要一个膝关节功能康复方案。作者推荐的保守治疗方案包括止痛、消肿、佩戴 6 周膝关节支具以防止外翻应力。立即进行膝关节活动范围练习、早期负重，循序渐进的力量训练已经证实能够有效地促进恢复，患者有很高的概率可以重新运动[22]。

手术治疗

急性损伤的手术治疗

单纯急性 3 级 MCL 损伤的治疗仍然存在争议。文献报道近端的 MCL 撕裂较远端的撕裂愈合更快但有小部分的松弛，对于那些屈曲 30° 及伸展位时外翻不稳的特殊情况应考虑急诊手术治疗。Stener-type 病变（韧带断端嵌入胫骨关节内导致无法愈合）、胫骨平台撕脱性骨折、膝关节外翻脱位导致的完全性韧带破裂，应该考虑手术治疗。大多数情

形下，患者应该一开始就进行功能康复锻炼，如果 2~3 周都没有开始愈合应该考虑手术治疗。

如果手术中发现有多发的膝关节韧带损伤，应该在损伤的 2 周内同时行前后交叉韧带重建术，这样可以减少瘢痕组织的形成，从而减少对残余肌腱以及原位修复的影响。诊断性的关节镜检查有助于确定半月板的损伤以及 MCL 损伤的深度。

手术切口的选择取决于需修复的结构所在的位置。在膝关节的前内侧做一个 10 cm 的直切口，从前方经内上髁到鹅足囊区域，尽可能地保护隐神经的髌下分支。继续解剖缝匠肌筋膜，分离缝匠肌和股薄肌，通过这个间隙，就能识别 sMCL 在股骨和胫骨的附着点，以及后斜韧带。此时，所有的内侧结构都能从最深处开始被评估和修复或重建[23]。其次是半月板损伤，都应该在直视下由内而外地缝合、修复。胫骨和股骨端韧带这样深部的 MCL 结构撕裂，应该进行缝合修复或者由一个带线铆钉固定。如果后内侧的关节囊和（或）后斜韧带撕裂，损伤在胫骨或股骨的附着点，需要用不可吸收缝线或者带线铆钉修复。如果发现有后斜韧带（POL）撕裂[23]，应该在膝关节伸展位行折叠或者重建。不能在膝关节屈曲的时候对 POL 进行加固，因为这会导致屈曲挛缩。关节囊半膜肌的张力应该被触诊评估，任何松弛都应该通过间断的可吸收线缝合处理。此时，MCL 损伤的治疗方式选择应该由术中发现来决定。空心钉和垫片可用于减少和固定一个近端的大的撕脱部分。使用带线铆钉修复浅层和深层的 MCL 在胫骨端的完全性撕脱。恢复正常的 MCL 张力及解剖关系、保护远端的 MCL 嵌入部分，对于取得一个好的疗效是很重要的。此外，急性修复中部的撕裂通常因为残存的肌腱质量太差而难以进行。在这种情况下，应该通过自体或者异体的肌腱移植来重建解剖结构。

慢性损伤的手术治疗

对于伴有不稳、疼痛以及膝关节内侧间隙增宽症状的慢性膝关节内侧损伤患者，手术治疗是有指征的。因为完全的膝关节内侧结构损伤通常难以愈合。因为慢性撕裂的特征就是止点韧带的挛缩、瘢痕组织的形成、潜在的愈合能力丧失，所以应该使用自体或者异体韧带来进行重建。然而，接下来需要解决的问题是：急性炎症，为了减少膝关节纤维化而进行膝关节活动导致的肿胀。

在进行最初的手术治疗后应该行关节镜检查确

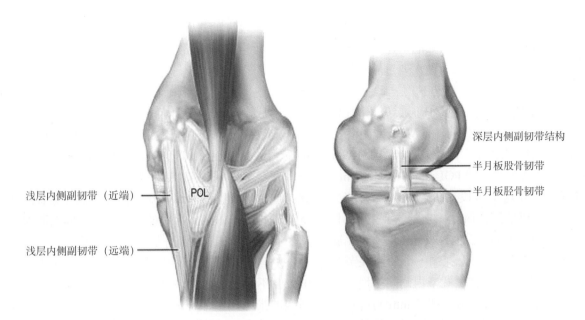

浅层内侧副韧带（近端）

POL

浅层内侧副韧带（远端）

深层内侧副韧带结构

半月板股骨韧带

半月板胫骨韧带

图 77.11　膝关节内侧结构图解。

认及治疗关节内的病变，比如软骨或者半月板的撕裂。膝关节内侧损伤不同的手术技术有肌腱转移、肌腱紧缩技术、自体或异体韧带重建[24-26]。然而，在慢性的损伤中，sMCL 和 POL 需要完全的重建，因为大量的关节囊周的瘢痕形成。

作者的手术观点

一旦确诊 sMCL 和 POL 的撕裂，那就应该行手术重建。对于完全的膝关节内侧损伤，作者倾向于 sMCL 和 POL 的解剖重建技术（图 77.11）。该技术包括重建膝关节内侧的 2 个主要结构，通过使用独立的 2 个移植物 4 条重建隧道进行。一个大的膝关节内侧切口或者 3 个小的膝关节切口暴露 sMCL 和 POL 胫骨和股骨的止点。3 个小切口技术，第一个切口为膝关节内侧垂直大收肌肌腱远端的 6 mm 切口，靠近关节线近端 1 cm。钝性分离暴露 sMCL 和 POL 股骨端附着点。一旦这些附着点暴露后，上面覆盖的软组织应该被仔细的锐性分离。从关节线远端 2 cm 沿着前内侧向胫骨近端做一个 5 cm 的切口。这个切口是为了暴露胫骨端的 sMCL 附着处。此时，通过缝匠肌筋膜的切口暴露股薄肌、半腱肌。切断半腱肌作为移植的肌腱。或者使用异体肌腱。移植的肌腱分成 2 部分，1 个 16 cm，另一个 12 cm，分别用于 sMCL 和 POL 的重建（图 77.12）。每个移植肌腱使用 2 号不可吸收缝线固定在 7 mm 的隧道中。

第三个 5 cm 的切口位于后内侧的胫骨近端边

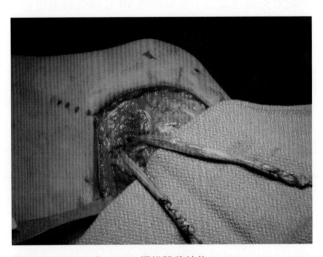

图 77.12　POL 和 sMCL 腘绳肌移植物。

界，用于暴露 POL 的胫骨附着处。这个切口位于膝关节后方 2 cm 后胫骨嵴方向关节线近端 1 cm 处。通过细致分离，暴露隐神经缝匠肌的分支，通过切开缝匠肌前方的筋膜收缩缝匠肌肌腱远端来保护该分支。此时，POL 的中间部分附着处被识别，作一个平行于半膜肌肌腱的前臂后缘的小切口来暴露这个附着点。在暴露 sMCL 和 POL 的附着点后应该开始准备重建的隧道。两枚导针钻孔，分别通过 sMCL 和 POL 的股骨附着处中点。然后扩宽隧道至 7 mm，深度分别为 30 mm 和 25 mm。此时，第三枚导针在关节线远端 6 cm 处钻孔通过 sMCL 的远端附着点，出口位于下肢的前外侧的侧边部分。隧道扩宽到 7 mm，深度 30 mm。然后，前外侧钻孔通过 POL 中间部分在胫骨端的附着处，出口位于中间的胫骨小结节远端。隧道扩宽到 7 mm，深度 30 mm。所有隧道打好后开始 PCL 的重建。对于慢性的 PCL 损伤，作者更喜欢通过两束通过股骨的移植韧带重建 PCL。一旦 PCL 隧道扩宽，股骨端固定，膝关节内侧的重建就完成了。通过导针钻孔使半腱肌 16 cm 的部分通过股骨端的 MCL 隧道然后用一个 7 mm 的空心钉固定。同样的，半腱肌 12 cm 的移植肌腱部分通过股骨的 POL 隧道用一个 7 mm 的空心钉固定。在这个阶段后，通过对中间部分移植肌腱的牵拉评估两个肌腱固定的效果。此时，sMCL 重建的移植物通过了远端的 sMCL 隧道。膝关节屈曲 20°，旋转中立位，施加一个使膝关节内翻的力，减少任何潜在的使膝关节内侧间隙增宽的可能，然后移植物能安全地由一个 7 mm 的可吸收螺钉固定。一旦确认了位置合适，sMCL 胫骨近端的附着点通过缝合半膜肌前部 MCL 移植物重建。

POL 移植物通过其胫骨隧道。移植物通过 7 mm 的可吸收螺钉安全固定，膝关节伸展，旋转中立位，且施加一个使膝关节内翻的力减少内侧间隙。最终，PCL 移植物的胫骨端被固定。

并发症、争议及思考

MCL 手术最常见的并发症是隐神经的损伤和术后关节纤维化的形成。为此，作者建议术中需仔细分离，特别是在暴露 POL 胫骨端的附着点时，切开缝匠肌前方的筋膜收缩缝匠肌肌腱远端。急性的内侧膝关节手术中，关节纤维化形成达到 25%~30%，对移植物的良好固定可以允许膝关节的早期活动，这可以减少关节纤维化的发生。膝关节活动越早越好，2 周时要达到 0°~90°，4 周时要达到 1°~110° 的活动范围。其他的并发症有感染、出血、深静脉血栓等。

经验和教训

作者建议 sMCL 和 POL 的股骨隧道时应建立在矢状位上。这样做能确保与 PCL 的重建隧道分开，避免两个隧道冲突导致的韧带固定失败。

应该先固定 PCL 的移植物，然后再固定 sMCL 和 POL 的移植物。这能确保关节在内侧结构固定之前减少了，这可能导致内侧残余结构的松弛。

康复

膝关节内侧结构及 PCL 术后的康复训练是一个长期、艰巨的过程，要求患者、医生、理疗师的密切配合。在患者手术前就应该告知患者，恢复到正常的活动至少是在重建术后的 6 个月甚至 9 个月时。

术后 1 周要避免任何活动。一旦允许开始活动，应该使用俯卧位进行活动，避免 PCL 移植物的受力。从术后 2 周开始，患者要佩戴支具 6 个月，避免 PCL 重建韧带的受力。术后 6 周患者要保持绝对不负重。术后一开始就应该指导患者佩戴支具进行简单的肌肉力量的锻炼，包括收缩股四头肌、直腿抬高、髋关节伸展及外展练习。

一旦开始膝关节活动范围训练，可以伸展到 0°，但不要过伸，避免新鲜的 PCL 重建后受到不适当的张力。术后最开始的 6 周，屈曲锻炼应该取俯卧位，在健侧肢体的帮助下进行，以避免胫骨的后移，这也会增加 PCL 移植物的压力。最开始的 2 周，屈曲不应该超过 90°，逐步过渡到完全的膝关节活动范围锻炼。重建术后 4 个月，进行无阻力/重复的腿部练习。允许闭链运动后，下蹲不应该超过 70°，通过减少后移避免 PCL 压力增加。

在内侧膝关节重建术后 6 个月内，应避免胫骨内旋或外旋，应教育患者避免患肢的旋转运动（切入、挥舞棒球或者高尔夫等）。假如患肢的力量和活动度都恢复了，慢跑运动可以在术后 5~6 个月重新开始。需要注意的是，恢复是指外翻和向后施加应力下的 X 线片都在正常范围内。如果患者进行这些康复练习都没有问题，医生可以在患者术后 6~9 个月时建议其恢复正常活动。

结论和展望

不伴有前侧或 PCL 结构损伤的膝关节内侧撕裂，保守治疗通常是成功的。如果采用手术治疗，就应该进行解剖重建。早期的膝关节活动锻炼是降低关节纤维化风险、恢复膝关节活动度的关键。

本章总结

这章主要介绍了特殊的多发膝关节韧带损伤的治疗。在评估每个膝关节损伤的患者时，要对损伤是否涉及多个膝关节结构提出质疑，以免漏诊。选择合适的检查及治疗，要根据每个患者的症状、体格检查以及影像学表现，确定最适合患者的治疗方式。

参考文献

[1] LaPrade RF, Wentorf FA, Fritts H, et al. A prospective magnetic resonance imaging study of the incidence of posterolateral and multiple ligament injuries in acute knee injuries presenting with a hemarthrosis. *Arthroscopy*. 2007;23:1341–1347.

[2] LaPrade RF, Terry GC. Injuries to the posterolateral aspect of the knee. Association of anatomic injury patterns with clinical instability. *Am J Sports Med*. 1997;25:433–438.

[3] LaPrade RF, Ly TV, Griffith C. The external rotation recurvatum test revisited: reevaluation of the sagittal plane tibiofemoral relationship. *Am J Sports Med*. 2008;36:709–712.

[4] LaPrade RF, Heikes C, Bakker AJ, et al. The reproducibility and repeatability of varus stress radiographs in the assessment of isolated fibular collateral ligament and grade-III posterolateral knee injuries. An in vitro biomechanical study. *J Bone Joint Surg Am*. 2008;90:2069–2076.

[5] LaPrade RF, Wentorf F. Diagnosis and treatment of posterolateral knee injuries. *Clin Orthop Relat Res*. 2002;402:110–121.

[6] LaPrade RF, Gilbert TJ, Bollom TS, et al. The magnetic resonance imaging appearance of individual structures of the posterolateral knee. A prospective study of normal knees and knees with surgically verified grade III injuries. *Am J Sports Med*. 2000;28:191–199.

[7] O'Brien SJ, Warren RF, Pavlov H, et al. Reconstruction of the chronically insufficient anterior cruciate ligament with the central third of the patellar ligament. *J Bone Joint Surg Am*. 1991;73:278–286.

[8] Noyes FR, Grood ES, Torzilli PA. Current concepts review. The definitions of terms for motion and position of the knee and injuries of the ligaments. *J Bone Joint Surg Am*. 1989;71:465–472.

[9] Terry GC, LaPrade RF. The biceps femoris muscle complex at the knee. Its anatomy and injury patterns associated with acute anterolateral-anteromedial rotatory instability. *Am J Sports Med*. 1996;24:2–8.

[10] Krukhaug Y, Molster A, Rodt A, et al. Lateral ligament injuries of the knee. *Knee Surg Sports Traumatol Arthrosc*. 1998;6:21–25.

[11] Kannus P. Nonoperative treatment of grade II and III sprains of the lateral ligament compartment of the knee. *Am J Sports Med*. 1989;17:83–88.

[12] Terry GC, LaPrade RF. The posterolateral aspect of the knee. Anatomy and surgical approach. *Am J Sports Med*. 1996;24:732–739.

[13] Laprade RF, Engebretsen L, Johansen S, et al. The effect of a proximal tibial medial opening wedge osteotomy on posterolateral knee instability: a biomechanical study. *Am J Sports Med*. 2008;36:956–960.

[14] LaPrade RF, Johansen S, Wentorf FA, et al. An analysis of an anatomical posterolateral knee reconstruction: an in vitro biomechanical study and development of a surgical technique. *Am J Sports Med*. 2004;32:1405–1414.

[15] Wentorf FA, LaPrade RF, Lewis JL, et al. The influence of the integrity of posterolateral structures on tibiofemoral orientation when an anterior cruciate ligament graft is tensioned. *Am J Sports Med*. 2002;30:796–799.

[16] Fetto JF, Marshall JL. Medial collateral ligament injuries of the knee: a rationale for treatment. *Clin Orthop Relat Res*. 1978;132:206–218.

[17] Hughston JC, Andrews JR, Cross MJ, et al. Classification of knee ligament instabilities. Part I. The medial compartment and cruciate ligaments. *J Bone Joint Surg Am*. 1976;58:159–172.

[18] LaPrade RF, Engebretsen AH, Ly TV, et al. The anatomy of the medial part of the knee. *J Bone Joint Surg Am*. 2007;89:2000–2010.

[19] Wijdicks CA, Griffith CJ, Laprade RF, et al. Radiographic identification of the primary medial knee structures. *J Bone Joint Surg Am*. 2009;91:521–529.

[20] Kannus P. Long-term results of conservatively treated medial collateral ligament injuries of the knee joint. *Clin Orthop Relat Res*. 1988;226:103–112.

[21] Indelicato PA. Non-operative treatment of complete tears of the medial collateral ligament of the knee. *J Bone Joint Surg Am*. 1983;65:323–329.

[22] Reider B, Sathy MR, Talkington J, et al. Treatment of isolated medial collateral ligament injuries in athletes with early functional rehabilitation. A five-year follow-up study. *Am J Sports Med*. 1994;22:470–477.

[23] Hughston JC, Eilers AF. The role of the posterior oblique ligament in repairs of acute medial (collateral) ligament tears of the knee. *J Bone Joint Surg Am*. 1973;55:923–940.

[24] Adachi N, Ochi M, Deie M, et al. New hamstring fixation technique for medial collateral ligament or posterolateral corner reconstruction using the mosaicplasty system. *Arthroscopy*. 2006;22:571.e1–571.e3.

[25] Borden PS, Kantaras AT, Caborn DN. Medial collateral ligament reconstruction with allograft using a double-bundle technique. *Arthroscopy*. 2002;18:E19.

[26] Fanelli GC, Harris JD. Surgical treatment of acute medial collateral ligament and posteromedial corner injuries of the knee. *Sports Med Arthrosc*. 2006;14:78–83.

第 78 章

Gregory C. Fanelli, John D. Beck, John T. Riehl, Mark E. McKenna, Craig J. Edson

膝关节脱位

膝关节脱位发生于胫股关节的完全破坏，这是真正的骨科急症。及时的诊断有助于避免严重并发症。在所有入院患者中，膝关节脱位的发生率约为 1/100 000[1]。具体的研究报告中该发生率从低[2, 3]到高[4]都有。以往的关于发病率的研究主要依据 X 线或者医院的临床诊断，而这些研究结果往往低于真正的发病率，因为许多膝关节损伤会自发的减少。因此，任何多发的膝关节韧带损伤都应该与膝关节脱位一样紧急处理，因为在影像学检查之前，膝关节脱位可能会自发减少。

大部分膝关节脱位涉及膝关节中间韧带的损伤，包括前后交叉韧带伴或不伴侧副韧带的损伤。关节囊的损伤会进一步增加膝关节的不稳。除了韧带和关节囊，半月板和软骨也会有损伤。高能量的损伤机制：骨折、筋膜室综合征、身体其他部分的创伤也并不少见[2, 5-9]。

膝关节多发的韧带损伤通常伴随着血管神经损伤。在这些损伤中，血管损伤的发生率约为 16%~64%[3, 6, 7, 10, 11]。在复位前后都应该进行详细的血管神经检查。任何可能或者证实存在的动脉损伤都应该及时关注处理，因为这可能是导致截肢的危险因素之一[10-15]。

制动等保守治疗可作为膝关节多发韧带损伤治疗的选择之一[16, 17]。随着关节镜下韧带重建技术的提高，保守治疗仅适用于不稳定的或者对功能要求不高的患者。

膝关节的解剖与生物力学

膝关节运动面主要为矢状面，同时也有胫骨股骨的旋转运动。正常的活动范围为 0°伸展（或者极小角度的过伸）到屈曲接近 140°。内旋和外旋通常为 10°，在膝关节完全伸展时外旋会导致"拧紧"机制。这使得膝关节在完全伸展时锁定，减少

股四头肌在站立时的做功。膝关节的稳定机制由股骨髁和胫骨平台间的骨关节组成。内外侧的半月板增加了膝关节的接触面积，增加了膝关节的静态稳定性。

膝关节的骨性解剖由胫骨近端、股骨远端以及髌骨组成。胫骨平台有近 10°的后倾。平台的内侧有轻微的凹陷，而平台的外侧表面更圆。尽管胫骨平台相对于股骨远端较为平整，但在膝关节内，由于半月板的帮助能使胫股关节保持适合。胫骨嵴分开了内外侧平台，同时也作为半月板和交叉韧带的附着点。

股骨远端分为股骨内、外侧髁。股骨远端内、外侧髁并不对称，形成一个梯形形状[18]。内侧髁位于更远端，而外侧髁更靠前。内、外侧髁由滑车分开，构成了髌股关节。

髌骨是人体最大的籽骨，伸膝时作为一个支点，同时有膝关节前方的保护作用。

膝关节韧带解剖

稳定膝关节的 4 个主要韧带分别为前交叉韧带、后交叉韧带、内侧副韧带、外侧副韧带。此外，后内侧角、后外侧角对于膝关节的稳定也很重要。这两个结构的损伤如果没有发现或及时处理，在修复或重建 4 个主要的韧带时会导致压力过大引起相反的效果。

前交叉韧带主要的作用是为了抵抗胫骨相对于股骨的前移。此外，它也作为膝关节完全伸展时内翻或外翻的辅助稳定。前交叉韧带起源于股骨外侧髁的后内侧，经前方及远端止于胫骨嵴的前外侧[19]。

前交叉韧带有两束。后外侧束起伸展时的紧张作用，而前内侧束起弯曲时的紧张作用[20]。通常长 35~40 mm，宽 10~12 mm[21]。这是一个关节内的结构，但有其自己的滑膜。其血供来自膝关节中动脉，由胫神经的分支，膝关节后侧神经支配[22]。

后交叉韧带的作用是为了抵抗胫骨的后移及约束胫骨的外旋。后交叉韧带广泛起源于股骨内侧髁，止于胫骨平台后侧中部。这是一个关节内的结构，但也被其自己的滑膜包绕。PCL 的后内侧束在伸展时是收紧的，而前外侧束在屈曲时是收紧的[23]。这些韧带束由后方的股骨间半月板补充。PCL 的平均长度为 38 mm，宽 13 mm[23-25]。PCL 的血供来自膝关节中间动脉，神经支配来自腘窝神经丛、胫神经和闭孔神经的分支[26]。

MCL 和 PMC 是最主要的限制膝关节外翻的结构。膝关节中间部分可以从前往后分成 3 部分。前 1/3 由伸肌支持带覆盖的关节囊韧带组成。中 1/3 包括表面的和深部的 MCL。PMC 为后 1/3，包括 POL、内侧半月板后角以及半膜肌的止点[27]。膝关节内侧的解剖由 Warren 和 Marshall 分层描述。最表层为缝匠肌的筋膜。第 2 层由 MCL 的表面构成。MCL 深部及关节囊内侧构成了第 3 层[28]。

MCL 表层是限制膝关节屈曲 30° 外翻时的主要结构。起源于股骨内侧髁，经鹅足之后、内收肌结节前，止于胫骨前内侧接近关节线之下 5 cm[29]。POL、半膜肌、腘肌腱限制膝关节完全伸展时的外翻，同时也提供前内侧旋转时膝关节的稳定性[30]。

膝关节外侧也是分层的。股二头肌和髂胫束构成了表层结构[31]。腓总神经位于股二头肌腱深部、股骨远端股骨髁的水平。中层由前方的髌韧带和后方的髌骨韧带构成。

深层即第三层，由 LCL、腘肌腱、腘腓韧带、腓肠豆腓侧韧带、弓状韧带及关节囊外侧部分构成。LCL 是限制膝关节屈曲 30° 内翻时主要的结构。LaPrade 等的解剖学研究表明，LCL 起源于股骨外侧髁近端 1.4 mm 后方 3.1 mm。止点位于腓骨小头，腓骨前方的上缘远端 28.4 mm 后方 8.2 mm[32]。第三层的剩余结构构成了 PLC。PLC 提供限制胫骨后移及外旋、内翻成角的静态支持。腘肌腱附着于股骨 LCL 前方，止于胫骨近端后内侧。

神经血管的解剖

腘窝的神经血管束在膝关节脱位的任何过程中都有损伤的风险。这个区域血管神经束损伤的风险由其解剖因素决定。

腘窝的内上界为半膜肌，外上界为股二头肌，下界为腓肠肌的两个头。腘窝内的腘动脉和腘静脉以关节囊后方的薄层脂肪分隔。腘窝从内到外分别为腘动脉、腘静脉、胫后神经。膝关节完全伸展时，腘筋膜收紧，触诊腘动脉困难。触诊该处的动脉搏动时最好的位置是膝关节轻度弯曲。腘动脉近端从收肌腱裂孔穿出包绕在其纤维束中。腘动脉远端也是固定的穿入另一个肌束，比目鱼肌深部。这两个位置固定使腘动脉在膝关节脱位时容易损伤。上动脉、下动脉以及膝关节中间动脉都是腘动脉的分支，当血管损伤时，就难以提供足够的侧支循环。

坐骨神经从半腱肌和股二头肌的长头腱深部穿入腘窝，分为胫神经和腓总神经。腓总神经沿着股二头肌较低的边缘走行绕过腓骨途径腓肠肌的外侧头表面。胫神经在腘窝中部继续下行分出肌支支配跖肌和腓肠肌。腓总神经远端走行环绕腓骨头支配下肢的前方和外侧组成部分。根据发病率的研究表明，当发生膝关节脱位时，腓总神经比胫神经更易受到损伤[14, 17, 33]。

膝关节脱位的分类

膝关节脱位有很多分级系统。最常见的是以胫骨近端相对股骨远端位移的方向来描述这个损伤。然而，这个分类系统没有考虑到膝关节脱位自发缓解的情况，以及许多重要的情况，如膝关节多发韧带损伤。损伤的机制、有无开放性切口、位移的程度、血管神经结构的情况，以及损伤的其他方面可以用来帮助描述膝关节脱位。实际上，上述所有的特点能帮助对膝关节多发韧带损伤进行分类，并且能帮助确定最好的治疗方式。

膝关节脱位的分类取决于胫骨相对于股骨远端的位置。前脱位主要发生在膝关节过伸超过 30° 时，这也是最常见的脱位。后脱位发生率占膝关节脱位的 25%，通常由一个后方的直接暴力作用于胫骨近端[10]。也有外侧、内侧、旋转脱位的报道。脱位的方向能考虑到与之相关的损伤从而通过物理治疗方式治疗。例如，腘动脉内层的撕裂在前脱位的时候最常见，而膝关节后脱位更容易发生腘动脉移位。

高能量的脱位经常发生于机动车撞击以及高处坠落。低能量的损伤通常发生在体育活动中[34]。极低能量的脱位发生在过度肥胖的人群当中，看起来较小的创伤也有可能导致严重的韧带损伤[6, 35]。

Schenck 描述了膝关节脱位的解剖学分类，基

表 78.1　改良的膝关节脱位 Schenck 分类

类型	损伤描述
KD Ⅰ	脱位、一根交叉韧带完整（通常是 PCL 完整）
KD Ⅱ	双交叉韧带撕裂，侧副韧带完整
KD Ⅲ L	双交叉韧带撕裂，LCL-PLC 撕裂（MCL 完整）
KD Ⅲ M	双交叉韧带撕裂，MCL 撕裂（LCL-PLC 完整）
KD Ⅳ	双交叉韧带和双侧副韧带撕裂
KD Ⅴ	伴有特殊骨折的脱位
C	伴有血管损伤
N	伴有神经损伤

于膝关节特定的结构损伤，详见表 78.1[36]。脱位依据韧带损伤的模式分类，C 指循环的损伤，N 指神经损伤。这已经被部分作者用来指导治疗和预测疗效了。

损伤机制

膝关节脱位可以发生在高能量、低能量、极低能量的损伤中。脱位的方向与损伤的模式取决于膝关节在损伤时的位置，以及作用于膝关节力量的方向。机动车撞伤、高处坠落、农业损伤和工业损伤构成了大部分的高能量膝关节脱位。低能量的膝关节脱位经常发生于运动相关的损伤中，联合血管神经损伤的概率较小。极低能量的脱位发生在过度肥胖的患者中，看起来比较小的创伤就能导致膝关节的脱位，通常伴随血管神经的损伤[35]。

前脱位通常由膝关节过伸导致。Kennedy[2] 在一个 12 个样本的尸体研究中提出，膝关节受到一个过伸的作用力时，前后交叉韧带破裂后伴随着前部的关节囊撕裂。膝关节过伸平均 30° 时，会导致胫骨的前脱位。当过伸达到 50° 时，腘动脉会受到牵拉。

后脱位由后方的直接作用力作用于胫骨近端导致，通常与膝关节固有结构导致伸展机制损伤有关[2]。在高能机动车撞伤导致的挡泥板损伤是其中一个可能的机制。在低能量的损伤中，胫骨结节着地、踝关节跖屈，也会发生膝关节后脱位。

外侧或内侧的脱位通常由重度的内翻或外翻压力导致。旋转的力量可以导致旋转类型的脱位。Quinlan 和 Sharrard[9] 描述了膝关节后外侧脱位的机制，是在膝关节弯曲非负重状态下，重度外展内旋的暴力作用于膝关节导致。

相关损伤

如前所述，大部分的膝关节脱位涉及中轴结构的撕裂，伴随着一侧或者双侧副韧带损伤。额外的关节内病变如软骨或者半月板的损伤并不常见。关节囊的损伤阻碍了在受伤后最开始几天关节镜下前后交叉韧带的重建，同时受伤 48 小时内膝关节也会变得肿胀。

肿胀和（或）血管损伤会导致筋膜室综合征，特别是在有骨折的情况下。身体其他地方的损伤也一样。血管和神经损伤接下来将会详述。

多发伤的膝关节韧带损伤的初步评估

总则

膝关节脱位最开始的处理，要求综合的、系统的、尽可能精确和高效的诊断和治疗。遭受了高能量创伤的个体需要标准化创伤后生命支持，评估紧急手术的指征：血管破坏、开放性伤口、筋膜室综合征，或者是关节的无法复位[37]。第二步的检查包括综合的体格检查及适当的辅助检查来制订治疗计划。

患者有明显的畸形或者内、外翻畸形，可以直接诊断有膝关节脱位。此外，关节出血、膝关节皮肤的擦伤和挫伤、骨擦感、关节松弛都应该引起检查者的重视，可能提示有潜在的膝关节脱位存在[38]。这些检查能发现 34%~50% 的膝关节脱位程度较轻的急诊患者[13, 17]。此外，任何存在 2 个或以上的韧带损伤的患者都应该被当成潜在膝关节脱位来处理[2, 6, 39, 40]。精确和及时的膝关节脱位诊断在于发现潜在的血管损伤，因为延迟的血管损伤发病率极高[10, 41]。

体格检查

完成最初的标准化创伤后生命支持之后，合理的急诊评估应该彻底、高效。病史采集包括损伤的机制、损伤时下肢的位置、来急诊之前对下肢的处理。病史能帮助提供脱位的方向、损伤的能量大小等线索。体格检查从视诊开始，评估下肢休息时的位置以及是否有畸形。远端血供的测定是很重要的，通过触诊或者超声评估足背动脉、胫后动脉搏动、毛细血管再灌注、皮肤颜色以及皮肤温度。血管损伤比较重的表现有活动性出血、肢体远端缺血、血肿扩大、腘窝的血管杂音，有这些表现需要请血管外科急会诊。在确定膝关节脱位有不对称的或者消失的足背动脉搏动时，需要立即复位来恢复远端血供 [13]。如果动脉搏动是对称的，就应该先进行膝关节正侧位 X 线检查，而不是进行复位处理，除非有浅凹征表现出来。膝关节前内侧皮肤浅凹形成是由于膝关节的后外侧脱位，股骨内侧髁通过前内侧的关节囊脱出。这些脱位的闭合复位有较高的皮肤坏死发生率，所以闭合复位不应该在有浅凹征的患者中使用 [42]。

根据脱位的方向，通过胫骨近端的牵引来复位。复位之后，应该重新做一个血管神经的检查并记录。复位后的检查应该包括皮肤视诊、淤斑、开放性伤口、皮肤凹陷，所有的这些表现都提示着潜在的病变。在膝关节内侧和外侧没有包裹弥漫性肿胀提示关节囊的破坏，应该怀疑有膝关节脱位的自发复位，即使 X 线显示正常 [38]。

完整的神经检查在初始的评估中是很重要的，在闭合复位的前后都应该进行。腓浅神经、腓深神经、胫神经分支的感觉和运动功能都应该检查评估并记录。在最初的 48 小时内应该进行连续的神经检查，且在 1 周及 2 周时重复运动功能的检查，通常会有急性降低，因为膝关节脱位后会导致疼痛 [33]。在连续的检测中，持续的神经功能退变提示有可能发生的间隔室综合征 [43]。

在急性期，疼痛和肿胀会限制评估患者韧带损伤的精确程度。检查应该细致温柔，避免医源性损伤。在 Lachman 试验中，检查者大腿置于损伤的膝关节下面观察是否有相关的疼痛减轻来评估前方的止点情况。最敏感的检测 ACL 和 PCL 松弛的试验就是膝关节屈曲 20° 的 Lachman 试验，膝关节屈曲 90° 的后抽屉试验。侧副韧带应该在膝关节屈曲 30° 以及完全伸展时的内翻或者外翻应力试验。完全伸展时的松弛往往提示有侧副韧带的损伤，一个或者更多的前后交叉韧带损伤以及关节囊的损伤。更详细的韧带检查通常要求清醒状态下镇静或者全身麻醉。

在麻醉下，完全的检查就能进行了，因为排除了其他因素如肌肉的保护作用的干扰。PCL 的评估包括与健侧肢体相比胫骨的分离、后抽屉试验、反向轴移试验。Lachman、轴移试验、前抽屉试验用来检查 ACL 的完整性。后外侧及后内侧角可以通过后外侧及后内侧的抽屉试验来检测。胫骨外旋试验能用来鉴别 PCL 和 PLC 的损伤。此外，直腿抬高试验能评估 PLC、PMC、PCL 以及前关节囊的缺

损。最后，在膝关节过伸、中立及屈曲 30° 时进行内翻和外翻应力试验。

影像学检查

对任何怀疑有膝关节脱位的患者都应该检查膝关节正侧位。

最初的 X 线检查能确定脱位的方向，帮助制订复位计划，同时也能确定是否有骨质的损伤。通常来说，肿胀的膝关节在 X 线上有胫骨关节增宽标志着有膝关节脱位的自发复位。Segond 骨折、腓骨头撕脱性骨折、胫骨结节撕脱性骨折提示有韧带的损伤。腓骨头骨折表明有 LCL、胭腓韧带、股二头肌附着点的破坏。Segond 骨折是外侧胫骨平台的撕脱性骨折，与 ACL 的撕脱相关 [37]。在处理之后应该再进行 X 线检查，证实复位的效果以及评估是否残余有半脱位。

动脉造影是评估膝关节脱位后血管损伤的金标准。然后，血管造影用作膝关节脱位的常规检查还存在着问题。任何有血管损伤迹象的患者包括脉搏减弱、消失、患肢颜色或温度改变，臂 – 踝指数小于 0.90 都应该行血管造影检查。患者有明确的血管损伤征象（活动性出血，复位后的肢体远端缺血，血肿扩大，胭窝的播散）需要紧急的血管外科会诊。此种情况下，血管造影应该在手术室进行，因为血管造影会延迟平均 3 小时修复 [44]。近年来，MR 造影术（MRA）也作为评估急性期血管损伤的选择之一。MRA 比标准的血管造影侵袭性更小，能避免动脉穿刺的相关并发症，包括肾衰竭、过敏反应以及医源性的血管损伤。MRA 的潜在好处在于更好地确定其他情况 [45, 46]。膝关节脱位后 MRA 检查的早期随访提示效果良好 [47]，但缺少与标准的 X 线血管造影检查对比的数据。

膝关节脱位紧急处理之后的 MRI 能指导手术治疗。MRI 在急性期能确定是否有韧带的损伤及损伤的程度、撕裂与内部撕裂以及伴随的半月板和关节软骨损伤。MRI 是评估膝关节软组织损伤的金标准。很多研究评估了 MRI 在此期的敏感性及特异性。2008 年，Bui 等回顾性分析了 20 例膝关节脱位患者的 MRI 检查结果，与术中发现对比。有 2 例假阴性的解释都涉及半月板的损伤。20 例患者当中有 4 例假阳性报告，为完全的韧带撕裂但结果是部分撕裂或者无撕裂。这些数据在手术治疗后 26~223 天收集 [48]。Twaddle 等 [49] 发现，在预测膝

关节脱位后的软组织损伤程度时，MRI 的精确率为 85%~100%。此外，腓总神经的异常也能在 MRI 上发现。2002 年，Potter 等[47]回顾性分析了 21 例膝关节脱位患者 MRI 结果与手术检查的关联。在这个研究中，有 10 例 MRI 发现有神经损伤的患者在手术中证实存在。随着 MRI 和 MRA 技术的提高，准确性和精确度的提高有可能使 MRI 和 MRA 取代血管造影成为金标准。

血管损伤

因为腘动脉的解剖位置，使其在膝关节脱位时容易受到损伤。腘动脉的近端在收肌管内，远端在比目鱼肌裂孔中[50]。这种解剖约束，与膝关节的侧支循环一起，导致了膝关节脱位后较高的血管损伤概率，文献报道从 16%~64%[3, 7]。血管损伤在前脱位与后脱位的发生率较高，分别为 39% 和 44%[10]。血管损伤的情况取决于损伤发生的机制，包括横切、挫伤、内膜的损伤、没有丧失连贯性的内侧损伤，以及血栓的形成[51]。后脱位通常导致腘动脉完全的横断，而前脱位则产生一个对动脉牵拉的损伤，导致血管内膜广泛的损伤[10]。起初认为动脉损伤较少发生在低速的膝关节脱位中。近来研究发现，在肥胖患者中动脉损伤的发生率约为 58%。这些患者在血管修复后仍有 17% 有截肢风险[35, 52-54]。随着美国肥胖率的流行并且检查困难，这类患者的评估必须仔细，确保膝关节脱位的潜在动脉损伤没有漏诊。

不管脱位的方向、损伤的能量类型或损伤的速度，血管的损伤都应该被考虑并评估。血管损伤的延迟诊断修复有一个极高的发病率。Green 和 Allen[10]报道如果血管修复在 8 小时内，有 11% 的截肢发生率，超过 8 小时截肢的比率将会上升到 86%。这些数据也被下肢评估项目结果证实。研究发现患者膝关节脱位后截肢平均热缺血的时间为 7.25 小时，而不需要截肢平均时间 4.7 小时。热缺血时间的延迟是决定截肢的关键因素[41]，说明血管损伤的精确诊断是膝关节脱位治疗成功的必要因素。

血管损伤的诊断应该包括详细的病史、体格检查、合适的辅助检查。病史的重点应该包括缺血症状的出现，以及出现之前的处理（疼痛、感觉异常、乏力、皮肤苍白以及下肢温度下降）。体格检查应该包括动脉搏动的评估，可以通过触诊或者多普勒超声与对侧肢体对比，内容包括活动性出血、

肢体远端缺血、血肿的扩大、腘窝的播散或者震颤。

任何没有明显血管损伤的患者，应该行 ABI 检查。远端血流的灌注情况、活动以及感觉功能都应该被评估和记录。任何异常情况或者不对称的情况都与血管损伤相关，应该进一步检查。明显的血管损伤及下肢严重缺血都应该立即请血管外科会诊并修复。

正常的动脉搏动，足部皮肤温暖，毛细血管充盈良好也有可能有动脉损伤[43]。因此，血管损伤可能在最初时被忽略。膝关节的侧支循环从股动脉及腘动脉的关节分支能在刚开始时保持下肢的血供，此时远端的动脉搏动可能良好[55]。此外，血管内膜的损伤，体格检查无法检测，因为动脉搏动是正常的，但可能因为血栓的形成进展成完全的动脉闭塞。血管损伤的漏诊，血管修复的延迟、忽视导致截肢的发生率明显的增高。因此，很多作者建议在膝关节脱位的患者中进行血管造影检查。常规的血管造影受到争议，应根据临床表现及踝臂指数（ABI）有选择地进行血管造影[56-59]。支持者强调应该进行常规的血管造影检查，因为血管损伤漏诊的发生率高（图 78.1）。他们也记录闭合复位后正常的动脉搏动、多普勒信号、毛细血管再灌注，因为不能排除迟发的血管损伤[2]。

完全依赖体格检查是有争议的。Miranda 等在一项前瞻性研究中用 X 线动脉造影来评估那些症状比较明确的潜在血管损伤的患者，而那些没有明确体征的患者采用体格检查。报道显示那些有明显临床症状的患者有 94% 的阳性率，而那些没有明确症状的患者血管损伤的阴性率 100%[60]。得出的结论是当体格检查阴性时没必要再进行血管造影。在一项 meta 分析中，Barnes 等[57]发现膝关节脱位患

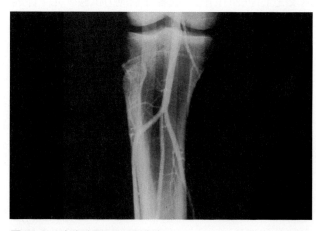

图 78.1 动脉造影显示腘动脉。

者体格检查有异常的足背动脉搏动,对于诊断血管损伤是不敏感的。在这项研究中,对于预测血管损伤异常的足背动脉搏动,敏感性79%、特异性91%、PPV75%、NPV93%。

更多最近的文献建议膝关节脱位的患者选择性的进行血管造影检查。常规血管造影的不足之处在于检查之后血管再生延迟、有潜在的并发症及较高的费用。更多的研究表明选择性的血管造影应该在有异常体征或 ABI ≤ 0.9 的患者中进行。Mills 前瞻性地研究了 38 例膝关节脱位患者,所有 ABI<0.9 的患者(通过多普勒及标准的血压袖带检查)必须做血管造影检查,而那些 ABI>0.9 的患者应该动态观察及延迟进行动脉检查。所有 ABI<0.9 有血管损伤的患者需要血管外科会诊。剩下的 27 例患者数种体格检查及多普勒超声都没有异常,也没有血管并发症。ABI<0.9 的敏感性和特异性为 100%。得出的结论是,ABI 是一个直接的、可信赖的、非侵袭性的诊断血管损伤的工具[61]。其他几个回顾性分析文献证实选择性的血管造影在诊断要求外科修复的血管损伤中是有效的[62-65]。对于检测血流量受限的动脉损伤,ABI<0.9 的敏感性是 95%~100%,特异性是 99%[66]。

多普勒超声也被认为是更安全、更便宜、侵袭性较小的评估腘窝血管情况的方式。超声展示了检查下肢血管创伤的精确度为98%[67]。支持者强调超声的好处为非侵袭性、较高的精确度;而反对者认为超声取决于操作者的水平以及不能解释的膝关节脱位周围解剖结构的扭曲[60]。

下肢有缺血表现的患者治疗方式争议较小。这些患者要求紧急的血管外科会诊以及在手术室行动脉造影。因为从动脉造影到修复的时间有平均 3 小时的延迟[44]。下肢的评估项目研究证实,这些数据总结出那些有明显血管损伤症状的患者应该先行手术治疗而不是血管造影[41]。许多作者认为血管造影能提供部分额外的信息,因为在腘窝的缺损位置是不变的[10]。

膝关节脱位有下肢缺血的患者的治疗方式为通过隐静脉移植进行紧急的血管重建。如果有间隔室压力增加或者热缺血时间接近 6 小时,应该进行筋膜切开来预防再灌注导致的间隔室综合征[13]。

那些有异常或者不对称的动脉搏动,但没有明确的下肢缺血体征的患者应该进行血管造影检查,因为在检查中,可能发现这些体征导致血管状况的改变。

总之,如果有明显的血管损伤以及下肢缺血征象,紧急的血管修复是必要的。如果有血管损伤的临床表现但没有下肢缺血的表现,应该选择性地进行血管造影检查。如果没有血管损伤的临床表现,就不应该使用血管造影,而应该使用非侵袭性的检查[68]。

神经损伤

膝关节脱位的神经损伤的发生率为 10%~42%,腓总神经的损伤要多于胫神经的损伤[33]。腓总神经麻痹在膝关节后外侧脱位中最常见[1, 2]。神经损伤的程度范围从神经的牵拉延迟(机能性麻痹)到更重一点的神经轴突的破坏但神经内膜完整(轴索断裂),再到完全的神经破坏或易位[33]。这些损伤导致不好的预后,完全损伤的患者只有 30%~37% 能获得部分运动功能的恢复。2005 年,Niall 等评估了创伤性膝关节脱位导致的腓总神经损伤的 55 例患者。在这个研究中,所有的患者都有神经麻痹及 PCL、PLC 的破坏,而 41% 的患者有 PCL 加 PLC 的腓总神经麻痹。这些患者中,21% 有完全的运动功能恢复,而 29% 有部分运动功能的恢复。50% 的患者运动和感觉功能都没有恢复[69, 70]。虽然神经损伤较普遍,但尚未有治疗这些损伤的一致定论。

腓总神经的解剖决定了其损伤的倾向。膝关节移动时,腓总神经距离腓骨头只有 0.5 cm[45]。此外,神经根上的组织厚度较轴突的组织低,保护受到的牵拉力较少(图 78.2)[71]。

膝关节脱位后神经的评估包括主观感觉异常、感觉异常敏感,以及感觉改变,同时也要客观评估腓浅神经、腓深神经、胫神经的感觉和运动功能。在最初的 48 小时内连续评估神经的情况,在损伤 1

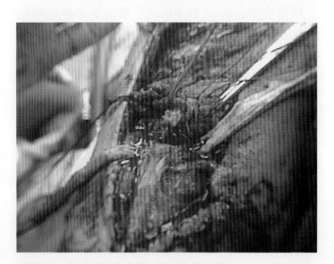

图 78.2 膝关节脱位患者的腓总神经损伤。

周和 2 周重复评估都是必要的，因为运动功能通常在脱位的急性期降低。此外，神经功能退变的进展提示这可能有间隔室综合征的发生。Naill 等发现所有腓总神经功能恢复的患者腓骨头远端均有 Tinel 征阳性信号，3 个月内有早期恢复的客观征象。

术中的腓总神经暴露通常是连续的，但经常发现有广泛的损伤。

研究表明，完全的神经麻痹通常预示着不好的结果[72, 73]。一项研究发现，预后与神经连续性相关，神经连续 7 cm 或者更小的损伤通常预后较好[69]。

在神经损伤的 2~3 周内，EMG 能对神经轴突的功能提供有用的信息。EMG 随着轴突的破坏而有特定的改变，包括纤颤点位、正向的尖波、自发或者邻近神经的刺激活动减少。神经再生最早发现在腓神经的表面分支支配的腓侧肌群。一项研究发现了这个肌群恢复得最好，超过前部的任何肌肉[69]。EMG 也能排除神经的破坏，如果有任何自发的神经点位产生。在亚急性窗口期，神经损伤可以由肌肉麻痹但没有去神经化来诊断[33]。连续的 EMG 检查能评估神经再生（多相的动作点位和肌肉动作点位波幅的增大）。EMG 在急性期没有作用。

目前膝关节脱位后神经损伤的治疗方式有保守治疗、神经松解术、原位修复或者神经移植。研究发现膝关节脱位后不完全腓总神经损伤的患者有很高的概率完全恢复，而完全损伤的患者恢复的概率为 37%[33]。原位修复的结果较少。Kim 和 Kliine[74] 报道了 82% 的腓总神经损伤直接修复，重新获得了 3 级肌力。神经移植展示了损伤的范围与恢复概率之间的关联，但数据较少。Wood[75] 报道如果神经移植小于 6 cm，将会获得 4 级的肌力恢复。另一项研究中，Sedel 和 Nizard[76] 报道如果神经移植长度超过 7 cm，只有 38% 的患者获得了 3 级的肌力恢复。Kim 和 Kliine 观察到移植神经长度小于 6 cm，有 75% 的患者可以获得 3 级的肌力恢复。如果移植物长度为 6~12 cm，恢复降低到 35%，如果移植物超过 12 cm，恢复率将只有 14%[74]。

基于当前的文献，以下治疗计划被提议用来治疗腓总神经损伤[77-80]。保守治疗可以作为所有不完全的腓总神经损伤的治疗方式。如果在韧带重建时确定有神经的破坏或者部分神经束的损伤，神经重建应该在第 1 次手术后 3 个月时考虑。应该避免急性修复，除非能进行没有张力的原位修复。如果在最初的探查中没有发现神经损伤或者看起来正常，

电生理的检查应该在损伤后 4~6 周获得一个基线。如果胫骨前方缺乏收缩 3 个月，应该重复 EMG 检查并且对患者做外科治疗的评估。如果外科介入推迟超过 6 个月，会使神经移植的效果减弱[74-76, 79]。胫骨后移应该进行晚期的重建来恢复背屈功能。

治疗

保守治疗

适应证

膝关节脱位的保守治疗在特定情况下也是可以的。保守治疗适合不能耐受手术的危重患者、受伤同时有软组织污染以及长期卧床的老年患者。Shelbourne 等[34] 发现，对于长期卧床的老年患者的膝关节脱位进行保守治疗恢复膝关节的功能水平是合理的。在过去 40 年里，手术与保守治疗一直存在争议，这两种治疗方式都有文献支持[1, 2, 14, 72, 73, 81-84]。在这期间，手术方式得到了提高，包括关节镜下韧带重建，提高了对韧带解剖及膝关节周围的生物力学结构的理解。这些证据支持了从手术重建向手术固定的趋势[85, 86]。关节镜下重建提高了韧带的稳定性，同时也提高了术后的膝关节功能。

方法

长腿支架、管型石膏或支柱固定在伸展位，可以作为最基本的保守治疗方法。如果石膏或者支架不能提供足够的稳定性来使膝关节复位，那就应该使用膝关节外固定支架或者锁定支架。膝关节支具对危重患者常有帮助，可以对受伤的肢体进行简单的评估。外固定架放置的位置远离污染伤口，能提供对软组织损伤更好的保护。不管选择何种保守治疗的方法，都应该进行连续的 X 线检查，证实膝关节在复位过程中。

手术治疗

早期的文献报道膝关节脱位的保守治疗效果尚可。然而，以下这些数据表明手术治疗对于膝关节脱位的稳定远期疗效更好。Almekinders 和 Logan 回顾性分析 1963—1988 年间膝关节脱位的患者手术治疗与保守治疗的对比，得出的结论是保守治疗与手术治疗是相似的。尽管疗效相似，但是保守治疗后的膝关节与手术治疗相比很不稳定[81]。在那个时候经典的手术方式是切开修复韧带。Sisto 和 Warren[72] 对比发现，4 例保守治疗膝关节脱位的患者与 16 例

直接缝合撕裂韧带的患者疗效相似。Frassica 等也评估了 17 例膝关节脱位患者中的 13 例在损伤的 5 天内直接修复韧带。总结出早期直接修复撕裂的韧带比晚期修复效果好。这项研究支持了膝关节脱位早期的手术治疗。他们发现韧带稳定的膝关节长期效果较好[87]。近来，Richter 等发表了相似的报道对比手术治疗与保守治疗各自的效果，Lysholm 评分分别为 78.3 分和 64.8 分。基于这些患者疗效的提高，作者总结手术治疗效果优于保守治疗[88]。此外，Plancher 和 Siliski[17] 报道了手术治疗之后的患者休息时疼痛较轻、膝关节活动更好、运动功能恢复。

最近 10 年中，关节镜下 ACL/PCL 重建技术已经很精确。一些进步使该技术变得可能：①同种异体移植组织更好获得、灭菌和保存；②关节镜器械的进步；③更好的移植物固定技术；④手术技术的提高；⑤膝关节韧带解剖及生物力学机制的理解增加。有文献报道 ACL/PCL 的联合损伤重建，直接的韧带修复有较好的疗效。Shapiro 和 Freedman 主要使用异体 Achilles 肌腱或者髌骨肌腱重建了 7 例 ACL/PCL 损伤。结果 3 例疗效优，3 例良以及 1 例重建失败。此外，KT-1000 平均两侧增加了 3.3 mm，有极少的内翻 / 外翻不稳或者后侧的松弛。所有 7 例患者都能回到学校或者工作岗位[86]。

Fanelli 等报道了 20 例 ACL/PCL 关节镜下韧带重建。这项研究中包括了 1 例 ACL/PCL 撕裂、10 例 ACL/PCL 后外侧角损伤、7 例 ACL/PCL/MCL 撕裂、2 例 ACL/PCL/MCL/ 后外侧角缺陷。Achilles 异体肌腱及髌骨自体肌腱用在 PCL 重建中，自体和异体髌骨肌腱用在 ACL 重建中[85]。

术后 Lysholm、Tegner、HSS 膝关节韧带等级评分有显著的提高。75% 的患者 Lachman 试验正常、85% 轴移试验消失、45% 后抽屉试验正常、55% 的患者有 1 级的后方松弛。所有的 20 例膝关节功能稳定，患者恢复到理想的活动水平。作者总结重建术能使膝关节重新变得稳定。这项研究中的另一部分，治疗相关的 MCL 或后外侧角损伤，既往没有文献提及有任何一致性，有必要说明对这些损伤或多发韧带损伤，ACL/PCL 重建并不是最优的选择。

Noyes 和 Barber-Westin 评估随访 5 年的 ACL/PCL 撕裂重建术后合并 MCL 或者 LCL/PCL 重建的患者。7 例急性膝关节脱位的患者中有 4 例有慢性的膝关节不稳定继发再次的脱位。5 例回复到受伤前的活动水平。4 例慢性膝关节损伤患者中有 3 例

日常活动没有症状。11 例患者中 10 例在 20° 时测量膝关节前后移位左右差别小于 3 mm，在 70° 时是 9 例。作者得出的结论是双侧交叉韧带重建能恢复膝关节的功能[89]。Wong 等回顾性分析对比单个交叉韧带重建与两个交叉韧带重建得出了相似的结论。活动范围没有明显差别，但是两组前后的平移以及 IKDC 评分结果显示两个交叉韧带重建较好[90]。

作者的手术观点

适应证

在多发的膝关节韧带损伤中，韧带修复、韧带重建等是身体健康没有其他并发症患者急性期的治疗方式。对于慢性损伤，手术重建适用于持续的膝关节不稳但没有严重关节病变的患者。

手术时机

急性包括膝关节交叉韧带的多发韧带损伤的手术时机取决于下肢的血管情况、交叉韧带损伤的严重程度、不稳定的分级，以及复位后的稳定性。延迟或者术后 2~3 周分期的重建能减少关节纤维化的发生[85, 91]。

急性的前后交叉韧带合并内侧损伤的手术时机取决于内侧损伤的分类。一些内侧损伤通过使用支架也会在 4~6 周愈合，胫股关节各个位置也会复位。其他类型的内侧损伤要求手术干预。A 型和 B 型的内侧损伤可以进行单次的修复、重建，通过关节镜下联合前后交叉韧带重建。C 型的内侧损伤联合前后交叉韧带损伤通常需要分期重建。内侧后中的修复重建应该在受伤后的 1 周内，接下来应该在 3~6 周之后行关节镜下前后交叉韧带的联合重建[29, 85, 91-95]。

急性的前后交叉韧带外侧损伤的手术时机取决于外侧的分型[96]。A 型和 B 型的后外侧的不稳定关节镜下前后交叉韧带的联合重建与外侧修复及重建，应该在膝关节受伤后 2~3 周内进行。C 型的侧方后外侧不稳定联合前后交叉韧带损伤通常需要分期重建。后外侧的修复重建应该在受伤后的第 1 周内，关节镜下前后交叉韧带的重建应该在 3~6 周之后。

开放性的多发膝关节韧带损伤、膝关节脱位应该分期进行治疗，确保移植的韧带在清洁的组织内。侧方结构、关节囊等结构在清创后修复或者重建，合并的前后交叉韧带损伤应该在伤口愈合之后再重建。需要注意的是，所有类型的延迟重建都应

该确保膝关节的复位。

手术时机应该根据患者的个体差异决定。多个系统的损伤通常是由高能量的膝关节脱位导致的，这可能使手术延迟。时机的选择应该依据下肢血管的情况、复位的稳定性、皮肤情况、开放性或者闭合性损伤，以及骨科或者其他系统的损伤。尽管有作者报道重建延迟超过 4 周的疗效不可预测[97-100]，以及术后功能恢复较差，对于膝关节多发韧带损伤[85, 101, 102]的延迟重建也有疗效好的报道。

慢性的交叉韧带多发膝关节韧带损伤，通常表现为进行性的功能不稳定，以及可能会有一定程度的创伤后关节炎。治疗方式的选择需要对所有结构损伤加以确定。包括韧带损伤、半月板损伤、骨质对线不良、关节面损伤、步态异常。可以考虑的手术方式包括胫骨近端或股骨远端截骨、韧带重建、半月板移植、软骨移植。

移植物的选择

单束的后交叉韧带重建倾向于选择 Achilles 异体肌腱，双束的后交叉韧带重建选择 Achilles 肌腱和胫前韧带。Achilles 肌腱或者其他的异体肌腱进行前交叉韧带的重建。通过异体的肌腱移植联合原位或者后外侧关节囊移位来进行 PLC 的移植。MCL 以及后内侧重建为原位修复和（或）后内侧关节囊通过异体肌腱移植来加强，如果需要的话。

手术技术

前后交叉韧带的联合重建

膝关节多发韧带损伤的重建原则是确定损伤的类型及处理所有的异常状态、精准的隧道位置、解剖结构上移植物的植入点、使用强韧的移植物、移植物安全的固定，以及详细的术后康复训练[103-108]。

准备好移植肌腱组织，操作器械从外侧入路进入，关节镜从内侧入路进入，另一个操作器械从内侧中间入路进入。关节囊外的关节外后内侧安全切口用来保护血管神经结构，以及确保胫骨隧道位置的精确性。

首先是切口的准备，包括前后交叉韧带的清理；去除骨质；修整内侧壁、股骨外侧髁、髁间嵴。弯曲的后交叉韧带结构是用来从胫骨后方抬高关节囊的（图 78.3）。

前后交叉韧带的导针从内侧中间入路进入来创

建后交叉韧带的胫骨隧道。导针的顶点位于后交叉韧带的解剖止点位置。导针的前端与胫骨近端前内侧的表面接触在胫骨边界后内侧及胫骨嵴前方靠近胫骨结节 1 cm 处的中点。这会给移植物方向提供一个在胫骨后方使之转换为 2 个非常平滑的 45° 角，而不会有急性的 90° 角，那将会导致移植物的压力性坏死（图 78.4）。通过关节囊外关节外后内侧安全切口，术者手指确认导针的尖端在胫骨后方。术中应该进行膝关节正侧位的 X 线检查。通过后内侧的安全切口，术者的手指确定导丝的位置。这是双重安全检查。

合适型号的筒状钻孔器用来建立胫骨隧道。通过关节囊外关节外后内侧切口，术者手指监测导针的位置。首先钻孔达后侧胫骨皮质，钻孔后退出钻孔器，胫骨隧道就完成了。这给胫骨隧道的安全完成提供了额外的保障。

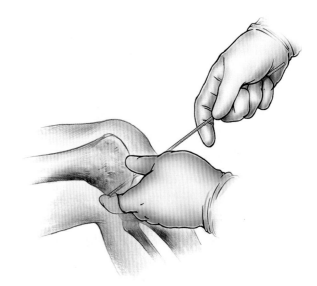

图 78.3 后内侧的安全切口保护血管神经组织，精确探查后交叉韧带的胫骨隧道位置，使手术更便于操作。

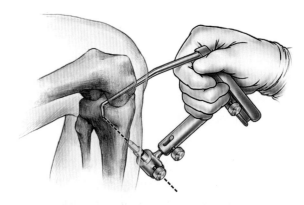

图 78.4 前后交叉韧带定位钻孔来创建后交叉韧带经胫骨的隧道。

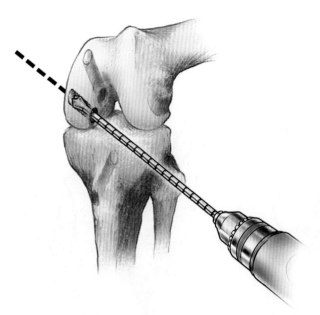

图 78.5　创建后交叉韧带双束在股骨上的隧道，通过由内向外的钻孔技术。

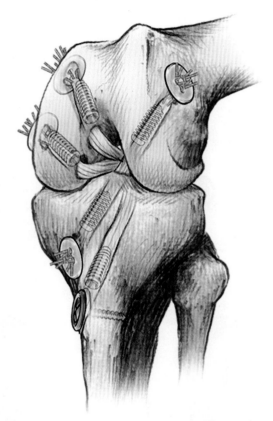

图 78.6　完成后的 PCL、ACL 重建。注意每条韧带及备用韧带的固定。

　　后交叉韧带的单束或者双束的股骨隧道应该由内而外建立（图 78.5）。合适大小的双束移植物通过由低位前外侧髌骨关节镜入路创建的后交叉韧带前外侧束股骨隧道植入。双束移植物置于股骨前外侧后交叉韧带止点足印上。合适大小的导针钻孔通过瞄准器，通过骨然后从一个小的皮肤切口穿出。移除双束的瞄准器，钻孔器从内侧向前外侧后交叉韧带股骨隧道钻出。当术者选择双束双股骨隧道后交叉韧带重建时，重复同样的操作建立后交叉韧带后内束。在钻孔前必须确定两个股骨隧道之间的距离要足够，接近 5 mm。

　　创建前交叉韧带隧道使用单个切口技术。胫骨隧道从外开始在胫骨结节近端 1 cm 处胫骨前内侧表面通过前交叉韧带足印的中心。股骨隧道位于靠近股骨外侧髁内侧壁的顶点及靠近前交叉韧带的止点。前交叉韧带移植物定位好之后，股骨侧在胫骨端固定后拉紧前交叉韧带移植物后固定（图 78.6）。

后外侧重建

　　后外侧重建的其中一种手术是使用半腱肌自体移植或同种异体移植、同种异体跟腱移植，或其他软组织异体肌腱材料的 8 字形游离移植技术 [92, 93, 103]。联合关节囊修复和（或）后外侧关节囊置换手术，模仿腓侧副韧带及 LCL 的功能，收紧后外侧关节囊使后方组织自发的加强 PLC。当胫腓关节近端破坏或过伸外旋反张畸形，就应该行双侧（腓骨头，

胫骨近端）的后外侧重建（图 78.7）。

　　膝关节伸展，做一个外侧的弧形切口，从股骨外侧髁到 Gerdy 结节和腓骨头之间。分离腓总神经并保护，暴露腓骨头。在腓骨头最大直径处建立一个前后方向的隧道，通过一根导针创建隧道，然后用一个直径 7 mm 的筒状钻孔器钻孔。然后游离的移植肌腱通过腓骨头钻的孔。做一个髂胫束上的切口，肌纤维覆盖股骨外侧髁。移植物通过髂胫束的内侧，下肢的移植物交叉形成一个 8 字形。外侧关节囊腓侧副韧带的后方做一纵行切口。移植物通过髂胫束的内侧锚钉固定在股骨外上髁区域相应的腓侧副韧带及腘肌腱的解剖止点。后外侧关节囊提前切开移位缝合在 8 字形移植物组织的支柱上，减少后外侧多余的关节囊。肢体前方与后方，8 字形移植物缝合来加强、紧缩结构。最后移植物收紧的位置为膝关节屈曲接近 30°~40°。

后内侧重建

　　后内侧及内侧重建切口为内侧的曲棍球状切口 [29, 92-94]。暴露表层的内侧副韧带，在其后方边界处后面做一纵行切口。暴露后内侧关节囊与内侧半

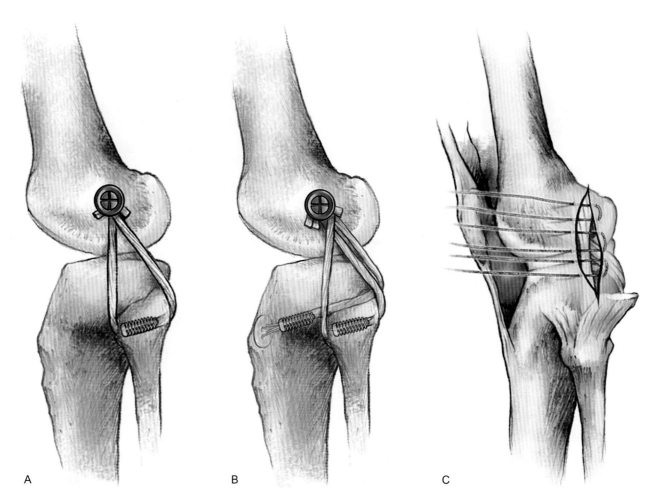

图 78.7　后外侧重建的 8 字技术。A. 双尾技术。B. 后外侧关节囊修复或者移位也是有必要的。C. 联合 8 字技术、双尾技术。

月板间的间隙。后内侧关节囊移向前表层。内侧半月板修复到新关节囊的位置，位移的关节囊缝合在 MCL 上。选择自体或者异体组织进行表层的 MCL 重建。移植物通过螺钉及韧带垫圈或缝合锚钉固定于表层的 MCL 在股骨和胫骨的止点上。后内侧关节囊进一步缝合在重建后新的 MCL 上。最后移植物的收紧位置为膝关节屈曲接近 30°~40°（图 78.8）。

移植物的拉紧和固定

　　后外侧复合体和（或）内侧结构重建后，先进行前交叉韧带重建，再进行后交叉韧带重建。前后交叉韧带的重建需要使用机械张力器（图 78.9）。膝关节屈曲 70°~90°，循环张力器使用 20 磅（约 9.07 kg）的张力来恢复正常的胫骨长度，胫骨端的后交叉韧带移植物固定，可采用螺钉和垫圈或可吸收干扰螺钉。膝关节屈曲 70°~90°，循环张力器使用 20 磅的张力于前交叉韧带移植物上，最后用生物可吸收螺钉和韧带固定纽扣或垫圈增加固定前交叉韧带。

康复

　　术后 1~5 周，患肢非负重伸直位固定于长腿支架中。术后 6~10 周，支架解除锁定，渐进地开始膝关节活动范围锻炼，负重从体重的 20% 开始，每周增加直到 10 周时能完全负重。术后 10 周，长腿支架停止使用，开始使用后交叉韧带功能支架。术后 11~24 周，继续活动范围的锻炼，开始渐进性的力量训练。术后 25~36 周康复训练包括敏捷性训练和继续力量锻炼。在术后 37~52 周恢复正常的活动，力量、活动度、本体感受能力为活动水平提供了支持。在术后康复过程中，不建议持续的被动活动[109]。

经验和教训

　　下面列举了手术技术成功的因素。
（1）发现并处理所有异常状态（特别是后外侧

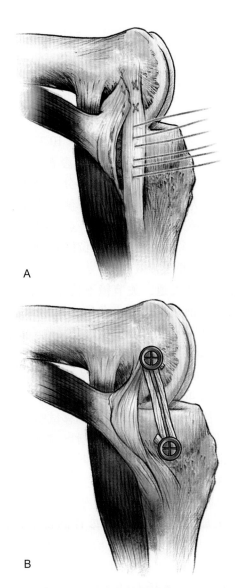

A

B

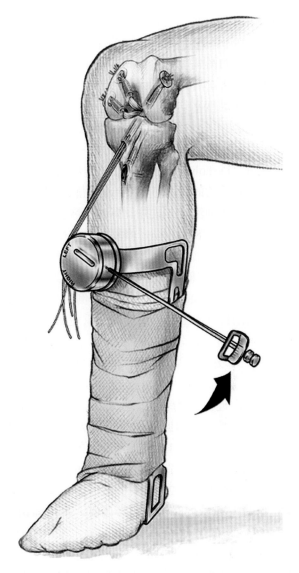

图 78.8 A. 后内侧重建后内侧关节囊位移。B. sMCL 的游离移植。

图 78.9 使用 Biomet 机械张力收紧来对前后交叉韧带收紧。

和后内侧的不稳定）。

（2）精准的隧道定位。

（3）移植物的解剖位置。

（4）坚固的移植物。

（5）减少移植物的折弯。

（6）在膝关节屈曲 70°~90° 时做张力调整。

（7）移植物张力：Biomet 机械张力收紧装置。

（8）主要的和备用的固定。

（9）合适的康复训练。

并发症

多发膝关节韧带损伤的并发症可以在术前、术中、术后发生。潜在的并发症和损伤与未意识到

的血管神经损伤和是否及时治疗有关。术中的并发症包括医源性的血管神经损伤、重建时医源性的胫骨平台骨折，以及对不稳定现象没有意识到或治疗失败。术后的并发症包括股骨内侧髁坏死，膝关节活动度丧失，以及术后膝关节前部疼痛。关节僵硬也是一个常见的术后并发症，膝关节活动范围从 0~18% 需要处理和（或）粘连松解[99, 110-112]。

结果

已经明确的是，对膝关节脱位及相关的损伤的早期及精确的诊断及治疗，能提高膝关节功能及降低发病率。最近的文献主要评估了膝关节脱位后的韧带重建疗效。2008 年，Plancher 等回顾性分析了

50 例膝关节脱位的患者，平均随访 8.3 年。31 例手术治疗，19 例保守治疗。21% 的保守治疗患者需要大腿截肢，11% 需要融合术。剩下的 13 例患者膝关节活动度从 4°~108°。手术组没有需要截肢及融合的患者，活动度平均 1.4°~144.5°。保守治疗患者日常活动能力相关疼痛超过 2 倍、静息痛、2~3 级关节炎，以及主观的膝关节不稳定。手术治疗患者的 HSS 评分、Lysholm 评分、休息时的疼痛、膝关节屈曲、恢复活动的程度与保守治疗的患者相比有更好的疗效。两种治疗方式并没有改变恢复工作的比例，经统计均为 80%。韧带修复的失败率比韧带重建的失败率高 2 倍。此外，韧带修复的患者有 36% 有超过 3 mm 的双侧差别，而韧带重建组为 11%[17]。

2008 年，Ibrahim 等报道了 20 例膝关节脱位的患者使用自体肌腱移植关节镜下重建 ACL、PCL 以及侧副韧带。平均随访时间为 43 个月。Lysholm 平均分为 91 分，日常活动平均分为 90 分，膝关节术后运动功能评分平均为 86 分。IKDC 等级正常为 0 级，接近正常为 9 级，不正常为 9 级，极度不正常为 2 级。平均伸展功能损失为 0°~2°，平均屈曲功能损失为 10°~15°。所有患者的 Tegner 活动评分均下降。术后关节僵硬是最常见的并发症[110]。Duran 等回顾性分析 24 例膝关节脱位后关节镜下 ACL 和 PCL 重建同时侧副韧带修复，平均随访 25 个月，45.8% 的患者恢复到正常运动水平。所有的患者双侧差别不超过 5 mm。Lysholm 评分从术前 41.8 分提高到术后 87 分，活动范围从 87.5 分提高到 125 分[113]。

有作者建议膝关节脱位的患者分两步重建。2007 年，Bin 等报道了 15 例膝关节脱位后多发膝关节韧带损伤的患者分 2 步的重建方法，平均随访 88.9 个月。侧副韧带在 2 周内修复或者重建。一旦获得了完全的活动范围就应该评估前后交叉韧带。前交叉韧带在 1 级以上不稳定时就应该重建，后交叉韧带在 1 级以上松弛时应该重建。在这项研究中，3 例患者需要前交叉韧带重建，7 例需要后交叉韧带重建。33% 的患者不需要重建。Lysholm 和 Tegner 评分分别为 87.6 分和 3.9 分。最后有 3 例患者 IKDC 评分完全正常，8 例接近正常，4 例不正常。所有患者获得了完全的关节活动度。他们认为分 2 步手术治疗的方式手术时间减少，关节纤维化等并发症发生率低。得出的结论是 2 步手术法在急性膝关节脱位后获得的活动度及稳定性效果较好[112]。

也有其他研究评估膝关节脱位后原位修复损伤韧带。2007 年，Owens 等回顾性分析了 28 例膝关节脱位患者原位修复所有韧带联合早期的康复锻炼，平均随访 48 个月。随访结束后平均 Lysholm 评分为 89.0 分。Tegner 活动评分平均下降 1.25 分。伸展平均减少 1.9°，屈曲平均减少 10.2°，平均活动度为 119.3°。膝关节是稳定的。患者在受伤 14 天内进行手术 Lysholm 评分为 91.2 分，超过 2 周手术的患者评分为 83.6 分。所有的单侧膝关节脱位的患者都能回到原来的工作，只有一点点或者没有活动水平的改变。得出结论是，原位修复韧带与之前的文献中早期的重建疗效相当[111]。

我们已经报道，关节镜下使用这章描述的重建技术联合前后交叉韧带及后交叉韧带后外侧角重建的疗效[85, 91, 101, 114]。一项研究回顾了 2~10 年中 35 例关节镜下前后交叉韧带联合重建的疗效。所有膝关节术前都有 3 级前后交叉韧带松弛。术后体格检查提示 46% 的患者后抽屉试验正常或膝关节有胫骨移位，94% Lachman 及轴移试验正常。24% 的患者膝关节术后恢复了稳定性，76% 比正常要紧。在腓侧副韧带手术治疗的患者中，88% 的患者膝关节 30° 的内翻应力试验正常，100% 的膝关节 30° 外翻应力试验正常，而支架治疗的患者 87.5% 正常。术后 KT1000 关节动度计测量平均双侧膝关节差别为 2.7 mm（PCL 检查）、2.6 mm（修正后）、1.0 mm（修正前），术后较术前有了明显的提高（$P=0.001$）。术后 Lysholm、Tegner 及 HSS 膝关节韧带评分分别为 91.2 分、5.3 分和 86.8 分，较术前明显提高（$P=0.001$）。得出的结论是联合 ACL/PCL 不稳定的患者应该行关节镜下重建及合适的侧副韧带手术，能取得较好的结果。

第二项研究对 41 例慢性患者关节镜下联合后交叉韧带及后外侧角重建，2~10 年随访。术后体格检查发现 70% 的患者后抽屉试验 / 胫骨移位正常。27% 的患者后外侧稳定性恢复到术前水平，71% 比正常膝关节要紧。40 例患者 30° 内翻应力试验正常。术后 KT1000 关节动度计测量平均双侧差别为 1.8 mm（PCL 检查）、2.11 mm（修正后）、0.63 mm（修正前）。术后 PCL 检查及修正后的测量的提高有统计学意义（$P=0.001$）。术后 Lysholm、Tegner 和 HSS 膝关节韧带评分平均值分别为 91.7 分、4.92 分、88.7 分，较术前的提高有统计学意义（$P=0.001$）。表明慢性合并 PCL/ 后外侧角不稳定时，应该行关节镜下使用新鲜冰冻的跟腱联合肱二头肌腱移植及后外侧关节囊位移来进行 PCL 重建[115]。

上述文献展示了手术治疗膝关节脱位的多发韧带损伤有较好的稳定性、活动度及主观功能疗效。然而，大部分患者达不到受伤前的活动水平。急性期就进行手术的患者比延期治疗的患者疗效要好。总的来说，与手术治疗相比，保守治疗疗效更差，无论是 ROM、主观评分、休息时的疼痛，还是恢复运动的程度。

膝关节多发韧带损伤的患者中，PCL 重建双束与单束疗效的比较将在下面 Fanelli 的研究[116]中分析。90 例关节镜下经胫骨的 PCL 重建手术，45 例单束重建，45 例双束重建，移植物为新鲜冰冻的跟腱异体移植肌腱，前外侧束及胫前后内侧束使用相同来源的移植组织。术后疗效通过 Telos 应力 X 线、KT1000、Lysholm、Tegner 及 HSS 膝关节韧带评分来评估。这项 3 级回顾性研究周期为术后 15~72 个月。

术后 KT 1000 关节动度计双侧差在单束组中平均为 1.91 mm（PCL 检查，90°）、2.11 mm（校正后，70°）、1.11 mm（30°）；双束组中平均为 2.46 mm（PCL 检查，90°）、2.94 mm（校正后，70°）、0.44 mm（30°）（各自的 P 值分别为 P=0.289 694、0.231 154、0.315 546）。术后在膝关节屈曲 90° 时行应力 X 线检查双侧差，使用 Telos 装置调整 32 磅（14.5 kg）的力于后侧直接作用于胫骨近端，检查结果为单束组 2.56 mm，双束组 2.36 mm（P=0.895 792）。术后单束组的 Lysholm、Tegner 和 HSS 膝关节韧带评分平均值分别为 90.3

分、5.0 分和 89.2 分，双束组分别为 87.6 分、4.6 分和 83.3 分（P=0.006 327、0.308 564 和 0.282 588）。所有客观的参数都提示在急性或者慢性的病例中，单束与双束的 PCL 重建临床疗效的差别没有统计学意义。

使用异体组织进行单束或者双束的 PCL 重建，通过应力 X 线、关节动度计以及膝关节韧带分级评分系统评估其在基于 PCL 上的多发膝关节韧带损伤的患者中能提供较好的疗效。

结论和展望

多发膝关节韧带损伤是比较严重的损伤，有可能涉及血管神经损伤及骨折。文献报道由体格检查、关节动度计检查、应力 X 线以及膝关节韧带分级评分系统评估手术治疗有较好的疗效。机械牵拉装置对交叉韧带的张力调整是有帮助的。部分低等级的 MCL 复合损伤应该接受支具固定治疗，而高等级的内侧结构损伤需要修复或重建。横向后外侧的损伤通过手术修复 - 重建能取得较好的疗效。急性的多发膝关节韧带损伤的手术时机选择取决于韧带损伤的情况、血管情况、皮肤情况、不稳定的程度以及患者的一般健康状况。这类复杂的手术中使用异体肌腱组织。延迟到 2~3 周重建能减少关节纤维化的发生率，对于造成不稳定的各部分能更好定位。目前来说，在多发膝关节韧带损伤中，双束的 PCL 重建的疗效并不优于单束的 PCL 重建。对于这种严重的膝关节损伤治疗的持续提升需要进一步的研究。

参考文献

[1] Shields L, Mital M, Cave EF. Complete dislocation of the knee: experience at the Massachusetts General Hospital. *J Trauma*. 1969;9:192–215.

[2] Kennedy JC. Complete dislocation of the knee joint. *J Bone Joint Surg Am*. 1963;45A:889–904.

[3] Hoover NW. Injuries of the popliteal artery associated with fractures and dislocations. *Surg Clin North Am*. 1961;41:1099–1112.

[4] Schenck RC Jr. The dislocated knee. *Instr Course Lect*. 1994;43:127–136.

[5] Hegyes MS, Richardson MW, Miller MD. Knee dislocation. Complications of nonoperative and operative management. *Clin Sports Med*. 2000;19(3):519–543.

[6] Wascher DC, Dvirnak PC, DeCoster TA. Knee dislocation: initial assessment and implications for treatment. *J Orthop Trauma*. 1997;11(7):525–529.

[7] Myers MH, Harvey JP. Traumatic dislocation of the knee joint. *J Bone Joint Surg Am*. 1971;53A:16–29.

[8] Lill H, Hepp P, Rose T, et al. Fresh meniscal allograft transplantation and autologous ACL/PCL reconstruction in a patient with complex knee trauma following knee dislocation—a case report. *Scand J Med Sci Sports*. 2004;14:112–115.

[9] Quinlan AG, Sharrard WJ. Postero-lateral dislocation of the knee with capsular interposition. *J Bone Joint Surg Br*. 1958;40B(4):660–663.

[10] Green NE, Allen BL. Vascular injuries associated with dislocation of the knee. *J Bone Joint Surg*. 1977;59A:236–239.

[11] Jones RE, Smith EC, Bone GE. Vascular and orthopedic complications of knee dislocation. *Surg Gynecol Obstet*. 1979;149:554–558.

第 5 篇　膝关节

[12] Welling RE, Kakkasseril J, Cranley JJ. Complete dislocations of the knee with popliteal vascular injury. *J Trauma*. 1981; 21(6):450–453.

[13] Seroyer ST, Musahl V, Harner CD. Management of the acute knee dislocation: the Pittsburgh experience. *Injury*. 2008;39(7):710–718.

[14] Meyers MH, Moore TM, Harvey JP Jr. Traumatic dislocation of the knee joint. *J Bone Joint Surg Am*. 1975;57(3):430–433.

[15] Wright DG, Covey DC, Born CT, et al. Open dislocation of the knee. *J Orthop Trauma*. 1995;9(2):135–140.

[16] Conwell HE, Alldredge RH. Complete dislocations of the knee joint. *Surg Gynecol Obstet*. 1937;64:94–101.

[17] Plancher KD, Siliski J. Long-term functional results and complications in patients with knee dislocations. *J Knee Surg*. 2008;21(4):261–268.

[18] Crist BD, Gregory JKR, Murtha YM. Treatment of acute distal femur fractures. *Orthopedics*. 2008;31(7):681–690.

[19] Dodds JA, Arnoczky SP. Anatomy of the anterior cruciate ligament: a blueprint for repair and reconstruction. *Arthroscopy*. 1994;10(2):132–139.

[20] Arnoczky SP. Anatomy of the anterior cruciate ligament. *Clin Orthop Relat Res*. 1983;172:19–25.

[21] Norwood LA, Cross MJ. Anterior cruciate ligament: functional anatomy of its bundles in rotatory instabilities. *Am J Sports Med*. 1979;7:23–26.

[22] Kennedy JC, Weinberg HW, Wilson AS. The anatomy and functions of the anterior cruciate ligament. *J Bone Joint Surg*. 1974;56:223–235.

[23] Girgis FG, Marshall JL, Monajem A. The cruciate ligaments of the knee joint. Anatomical, functional and experimental analysis. *Clin Orthop Relat Res*. 1975;106:216–231.

[24] Harner CD, Xerogeans JW, Livesay GA, et al. The human posterior cruciate ligament complex: an interdisciplinary study. Ligament morphology and biomechanical evaluation. *Am J Sports Med*. 1995;23(6):736–745.

[25] Johnson CJ, Bach BR. Current concepts review. Posterior cruciate ligament. *Am J Knee Surg*. 1990;3:143–153.

[26] Kennedy JC, Alexander IJ, Hayes KC. Nerve supply of the human knee and its functional importance. *Am J Sports Med*. 1982;10:329–335.

[27] Cole BJ, Sekiya JK. *Surgical Techniques of the Shoulder, Elbow, and Knee in Sports Medicine*. Philadelphia, PA: Saunders; 2008.

[28] Warren LF, Marshall JL. The supporting structures and layers on the medial side of the knee: an anatomical analysis. *J Bone joint Surg Am*. 1979;61A:56–62.

[29] Fanelli GC, Harris JD. Surgical treatment of acute medial collateral ligament and posteromedial corner injuries of the knee. *Sports Med Arthrosc*. 2006;14(2):78–83.

[30] Robinson JR, Sanchez-Ballester J, Bull AM, et al. The posteromedial corner revisited. An anatomical description of the passive restraining structures of the medial aspect of the human knee. *J Bone Joint Surg Br*. 2004;86:647–681.

[31] Seebacher JR, Ingilis AE, Marshall JL, et al. The structure of the posterolateral aspect of the knee. *J Bone Joint Surg Am*. 1932;64(4):536–541.

[32] LaPrade RF, Ly TV, Wentorf FA, et al. The posterolateral attachments of the knee. *Am J Sports Med*. 2003;31(6):854–860.

[33] Goitz RJ, Tomaino MM. Management of peroneal nerve injuries associated with knee dislocations. *Am J Orthop*. 2003;32(1):14–16.

[34] Shelbourne KD, Porter DA, Clingman JA, et al. Low velocity knee dislocation. *Orthop Rev*. 1991;20:995–1004.

[35] Hagino RT, Decaprio JD, Valentine RJ, et al. Spontaneous popliteal vascular injury in the morbidly obese. *J Vasc Surg*. 1998;28(3):458–463.

[36] Wascher DC. High-velocity knee dislocation with vascular injury. Treatment principles. *Clin Sports Med*. 2000;19(3):457–477.

[37] Helgeson MD, Lehman RA Jr. Murphy: initial evaluation of the acute and chronic multiple ligament injured knee. *J Knee Surg*. 2005;18(3):213–219.

[38] Robertson A, Nutton RW, Keating JF. Dislocation of the knee. *J Bone Joint Surg Br*. 2006;88(6):706–711.

[39] Brautigan B, Johnson DL. The epidemiology of knee dislocations. *Clin Sports Med*. 2000;19:387–397.

[40] Henshaw RM, Shapiro MS, Oppenheim WL. Delayed reduction of traumatic knee dislocation. A case report and literature review. *Clin Orthop*. 1996;330:152–156.

[41] Patterson BM, Agel J, Swiontkowski MF, et al. LEAP Study Group. Knee dislocations with vascular injury: outcomes in the Lower Extremity Assessment Project (LEAP) Study. *J Trauma*. 2007;63(4):855–858.

[42] Hill JA, Rana NA. Complications of posterolateral dislocation of the knee: case report and literature review. *Clin Orthop Relat Res*. 1981;154:212–215.

[43] Rihn JA, Groff YJ, Harner CD, et al. The acutely dislocated knee: evaluation and management. *J Am Acad Orthop Surg*. 2004;12(5):334–346.

[44] Treiman GS, Yellin AE, Weaver FA, et al. Examination of the patient with a knee dislocation. The case for selective arteriography. *Arch Surg*. 1992;127:1056–1063.

[45] Bok AP, Peter JC. Carotid and vertebral artery occlusion after blunt cervical injury: the role of MR angiography in early diagnosis. *J Trauma*. 1996;40:968–972.

[46] Friedman D, Flanders A, Thomas C, et al. Vertebral artery injury after acute cervical spine trauma: rate of occurrence as detected by MR angiography and assessment of clinical consequences. *AJR Am J Roentgenol*. 1995;164:443–447.

[47] Potter HG, Weinstein M, Allen AA. Magnetic resonance imaging of the multiple-ligament injured knee. *J Orthop Trauma*. 2002;16:330–339.

[48] Bui KL, Ilaslan H, Parker RD, et al. Knee dislocations: a magnetic resonance imaging study correlated with clinical and operative findings. *Skeletal Radiol*. 2008;37(7):653–661.

[49] Twaddle BC, Hunter JC, Chapman JR, et al. MRI in acute knee dislocations: a prospective study of clinical, MRI, and surgical findings. *J Bone Joint Surg Br*. 1996;78:573–579.

[50] McDonough EB Jr, Wojtys EM. Multiligamentous injuries of the knee and associated vascular injuries. *Am J Sports Med*. 2009;37(1):156–159.

[51] Reckling FW, Peltier LF. Acute knee dislocations and their complications. *Clin Orthop Relat Res*. 2004;422:135–141.

[52] Axar FM, Brandt JC, Phillips BB, et al. Ultra-low velocity knee dislocation. *J Orthop Trauma*. 2000;14:153–154.

[53] Marin EL, Bifulco SS, Fast A. Obesity. A risk factor for knee dislocation. *Am J Phys Med Rehabil*. 1990;69:132–134.

[54] Najem M, Kambal A, Hussain TS. Popliteal artery

reconstruction secondary to minor trauma in a 19-year-old morbidly obese woman. *Obes Surg.* 2004;14:1435–1436.

[55] Papadopoulos AX, Panagopoulos A, Kouzelis A, et al. Delayed diagnosis of a popliteal artery rupture after a posteromedial tibial plateau fracture-dislocation. *J Knee Surg.* 2006;19(2):125–127.

[56] Alberty RE, Goodfried G, Boyden AM. Popliteal artery injury with fractural dislocation of the knee. *Am J Surg.* 1981;142:36–40.

[57] Barnes CJ, Pietrobon R, Higgins LD. Does the pulse examination in patients with traumatic knee dislocation predict a surgical arterial injury? A meta-analysis. *J Trauma.* 2002;53:1109–1114.

[58] Cone JC. Vascular injury associated with fracture-dislocations of the lower extremity. *Clin Orthop Relat Res.* 1989;243:30–35.

[59] McCoy GF, Hannon DG, Barr RJ, et al. Vascular injury associated with low-velocity dislocations of the knee. *J Bone Joint Surg.* 1987;69B:285–287.

[60] Miranda FE, Dennis JW, Veldenz HC, et al. Confirmation of the safety and accuracy of physical examination in the evaluation of knee dislocation for injury of the popliteal artery: a prospective study. *J Trauma.* 2002;52:247–252.

[61] Mills WJ, Barei DP, McNair P. The value of the ankle-brachial index for diagnosing arterial injury after knee dislocation: a prospective study. *J Trauma.* 2004;56(6):1261–1265.

[62] Abou-Sayed H, Berger DL. Blunt lower-extremity trauma and popliteal artery injuries: revisiting the case for selective arteriography. *Arch Surg.* 2002; 137:585–589.

[63] Kendall RW, Taylor DC, Salvian AJ, et al. The role of arteriography in assessing vascular injuries associated with dislocations of the knee. *J Trauma.* 1993;35:875–878.

[64] Martinez D, Sweatman K, Thompson EC. Popliteal artery injury associated with knee dislocations. *Am Surg.* 2001;67:165–167.

[65] Stannard JP, Sheils TM, Lopez-Ben RR, et al. Vascular injuries in knee dislocations: the role of physical examination in determining the need for arteriography. *J Bone Joint Surg Am.* 2004;86:910–915.

[66] Johansen K, Lynch K, Paun M, et al. Non-invasive vascular tests reliably exclude occult arterial trauma in injured extremities. *J Trauma.* 1991;31:515–522.

[67] Bynoe RP, Miles WS, Bell RM, et al. Noninvasive diagnosis of vascular trauma by duplex ultrasonography. *J Vasc Surg.* 1991;14:346–352.

[68] Schenck RC Jr, Hunter RE, Ostrum RF, et al. Knee dislocations. *Instr Course Lect.* 1999;48:515–522.

[69] Niall DM, Nutton RW, Keating JF. Palsy of the common peroneal nerve after traumatic dislocation of the knee. *J Bone Joint Surg Br.* 2005;87(5):664–667.

[70] Berry H, Richardson PM. Common peroneal nerve palsy: a clinical electrophysiological review. *J Neurol Neurosurg Psychiatry.* 1976;39:1162–1171.

[71] Haftek J. Stretch injury of peripheral nerve. *J Bone Joint Surg Br.* 1970;52:354–365.

[72] Sisto DJ, Warren RF. Complete knee dislocation: a follow-up study of operative treatment. *Clin Orthop Relat Res.* 1985; 198:94–101.

[73] Taylor AR, Arden GP, Rainey HA. Traumatic dislocation of the knee: a report of forty-three cases with special reference to conservative treatment. *J Bone Joint Surg.* 1972;54B:96–102.

[74] Kim DH, Kliine DG. Management and results of peroneal nerve lesions. *Neurosurgery.* 1996;39:312–320.

[75] Wood MB. Peroneal nerve repair: surgical results. *Clin Orthop.* 1991;267:206–210.

[76] Sedel L, Nizard RS. Nerve grafting for traction injuries of the common peroneal nerve: a report of 17 cases. *J Bone Joint Surg Br.* 1993;75:772–774.

[77] McMahon MS, Craig SM. Interfascicular reconstruction of the peroneal nerve after knee ligament injury. *Ann Plast Surg.* 1994;32:642–664.

[78] Kline DG. Surgical repair of peripheral nerve injury. *Muscle Nerve.* 1990;13:843–852.

[79] Tomaino M, Day C, Papageorgiou C, et al. Peroneal nerve palsy following knee dislocation: pathoanatomy and implications for treatment. *Knee Surg Sports Traumatol Arthrosc.* 2000;8:163–165.

[80] Kline DG, Tiel R, Kim D, et al. Lower extremity nerve injuries. In: Omer GE Jr, Spinner M, Van Beck AL, eds. *Management of Peripheral Nerve Problems.* 2nd ed. Philadelphia, PA: Saunders; 1998:420–427.

[81] Almekinders LC, Logan TC. Results following treatment of traumatic dislocation of the knee. *Clin Orthop Relat Res.* 1991;284:203–207.

[82] Meyers MH, Harvey JP Jr. Traumatic dislocation of the knee joint: a study of eighteen cases. *J Bone Joint Surg.* 1971;53A:16–29.

[83] Reckling FW, Peltier LF. Acute knee dislocations and their complications. *J Trauma.* 1969;9:181–191.

[84] Myles JW. Seven cases of traumatic dislocation of the knee. *Proc R Soc Med.* 1967;60:279–281.

[85] Fanelli GC, Gianotti BF, Edson CJ. Arthroscopically assisted combined anterior and posterior cruciate ligament reconstruction. *Arthroscopy.* 1996;12(1):5–14.

[86] Shapiro MS, Freedman EL. Allograft reconstruction of the anterior and posterior cruciate ligaments after traumatic knee dislocation. *Am J Sports Med.* 1995;23(5):580–587.

[87] Frassica FJ, Sim FH, Staeheli JW, et al. Dislocation of the knee. *Clin Orthop Relat Res.* 1991;263:200–205.

[88] Richter M, Bosch U, Wippermann B, et al. Comparison of surgical repair or reconstruction of the cruciate ligaments versus nonsurgical treatment in patients with traumatic knee dislocation. *Am J Sports Med.* 2002;30(5):718–727.

[89] Noyes FR, Barber-Westin SD. Reconstruction of the anterior and posterior cruciate ligaments after knee dislocation. *Am J Sports Med.* 1997;25(6):769–778.

[90] Wong CH, Tan JL, Chang HC, et al. Knee dislocations-a retrospective study comparing operative versus closed immobilization treatment outcomes. *Knee Surg Sports Traumatol Arthrosc.* 2004;14(2):112–115.

[91] Fanelli GC, Edson CJ. Arthroscopically assisted combined ACL/PCL reconstruction. 2–10 year follow-up. *Arthroscopy.* 2002;18(7):703–714.

[92] Fanelli GC, Orcutt DR, Edson CJ. The multiple-ligament injured knee: evaluation, treatment, and results. *Arthroscopy.* 2005;21(4):471–486.

[93] Fanelli GC, Edson CJ, Orcutt DR, et al. Treatment of combined anterior cruciate-posterior cruciate ligament-medial-lateral side knee injuries. *J Knee Surg.* 2005;18(3):240–248.

[94] Fanelli GC, Harris JD. Late MCL (medial collateral ligament) reconstruction. *Tech Knee Surg*. 2007;6(2):99–105.

[95] Miyamoto RG, Bosco JA, Sherman OH. Treatment of medial collateral ligament injuries. *J Am Acad Orthop Surg*. 2009;17(3):152–161.

[96] Fanelli GC, Feldmann DD. Management of combined anterior cruciate ligament/posterior cruciate ligament/posterolateral complex injuries of the knee. *Oper Tech Sports Med*. 1999;7(3): 143–149.

[97] Shelbourne KD, Haro MS, Gray T. Knee dislocation with lateral side injury: results of an en masse surgical repair technique of the lateral side. *Am J Sports Med*. 2007;35(7):1105–1116.

[98] Kurtz CA, Sekiya JK. Treatment of acute and chronic anterior cruciate ligament-posterior cruciate ligament-lateral side knee injuries. *J Knee Surg*. 2005; 18(3):228–239.

[99] Chhabra A, Cha PS, Rihn JA, et al. Surgical management of knee dislocations. Surgical technique. *J Bone Joint Surg Am*. 2005;87(pt 1)(suppl 1):1–21.

[100] Liow RY, McNicholas MJ, Keating JF, et al. Ligament repair and reconstruction in traumatic dislocation of the knee. *J Bone Joint Surg Br*. 2003;85(6):845–851.

[101] Fanelli GC, Gianotti BF, Edson CJ. Arthroscopically assisted combined posterior cruciate ligament/posterior lateral complex reconstruction. *Arthroscopy*. 1996;12(5):521–530.

[102] Tzurbakis M, Diamantopoulos A, Xenakis T, et al. Surgical treatment of multiple knee ligament injuries in 44 patients: 2–8 years follow-up results. *Knee Surg Sports Traumatol Arthrosc*. 2006;14(8):739–749.

[103] Fanelli GC, Edson CJ, Reinheimer KN, et al. Posterior cruciate ligament and posterolateral corner reconstruction. *Sports Med Arthrosc Rev*. 2007;15(4):168–175.

[104] Gregory C. Fanelli, ed. *Posterior Cruciate Ligament Injuries: A Practical Guide to Management*. New York, NY: Springer-Verlag; 2001.

[105] Gregory C. Fanelli, ed. *The Multiple Ligament Injured Knee.*

A Practical Guide to Management. New York, NY: Springer-Verlag; 2004.

[106] Fanelli GC. *Rationale and Surgical Technique for PCL and Multiple Knee Ligament Reconstruction*. 2nd ed. Warsaw, Indiana: Biomet Sports Medicine; 2008.

[107] Giannoulias CS, Freedman KB. Knee dislocations: management of the multiligament-injured knee. *Am J Orthop*. 2004;33(11):553–559.

[108] Harner CD, Waltrip RL, Bennett CH, et al. Surgical management of knee dislocations. *J Bone Joint Surg Am*. 2004;86A(2):262–273.

[109] Fanelli GC. Posterior cruciate ligament rehabilitation: how slow should we go? *Arthroscopy*. 2008;24(2):234–235.

[110] Ibrahim SA, Ahmad FH, Salah M, et al. Surgical management of traumatic knee dislocation. *Arthroscopy*. 2008;24(2):178–187.

[111] Owens BD, Neault M, Benson E, et al. Primary repair of knee dislocations: results in 25 patients (28 knees) at a mean follow-up of four years. *J Orthop Trauma*. 2007;21(2):92–96.

[112] Bin SI, Nam TS. Surgical outcome of 2-stage management of multiple knee ligament injuries after knee dislocation. *Arthroscopy*. 2007;23(10):1066–1072.

[113] Duran X, Yang Y, Xiao G, et al. Clinical effect of arthroscopically assisted repair and reconstruction for dislocation of the knee with multiple ligament injuries [Chinese]. *Zhongguo Xiu Fu Chong Jian Wai Ke Za Zhi*. 2008;22(6):673–675.

[114] Fanelli GC, Gianotti BF, Edson CJ. The posterior cruciate ligament arthroscopic evaluation and treatment. *Arthroscopy*. 1994;10(6):673–688.

[115] Fanelli GC, Edson CJ. Arthroscopically assisted combined PCL-posterolateral reconstruction. 2–10 year follow-up. *Arthroscopy*. 2004;20:339–345.

[116] Fanelli GC, Beck JD, Edson CJ. Single compared to double bundle PCL reconstruction using allograft tissue. *J Knee Surg*. 2012;25(1):59–64.

第 79 章

Daniel R. Stephenson, Darren L. Johnson

前、后交叉韧带的翻修重建

前交叉韧带（ACL）损伤是在美国最常见的运动损伤之一。事实上，估计每年大约有超过 20 万的 ACL 损伤[1]。因此 ACL 重建是最常见的骨科手术之一。PCL 损伤则被认为不常见，据报道在膝关节急性损伤中占 1%~30%。PCL 损伤的创伤患者要多于运动员，但仍然会导致膝关节的不稳定和后期的退行性关节炎得不到治疗。考虑到在美国，ACL 重建术估计有 85% 是由每年做不到 10 台 ACL 手术的医生完成的[2]。尽管如此，ACL 重建术仍然被认为是一个恢复膝关节稳定和运动的很好的手术方法。在损伤数量和手术量都很高的情况下，还是有相当高比例的手术失败需要进行翻修。另一方面，后交叉韧带损伤很少见、很少被认识到、很少通过手术治疗，因此很少被重建。

任何手术的失败都有各种各样的原因，ACL 和 PCL 重建也不例外。为了成功的制订翻修重建手术的策略，医生必须确定失败的原因。翻修手术的目的是两根交叉韧带能够保持膝关节的稳定和功能，恢复膝关节的正常力学。为了恢复膝关节力学，我们的理念是韧带必须解剖重建，就像医生在治疗骨折时一样。在过去的几十年，越来越多的研究着重于交叉韧带的三维细节和止点的解剖。现在，ACL 已知具有两个功能束：前内侧（AM）束和后外侧（PL）束。同样，PCL 也被认为具有两个功能性束：前外侧（AL）束和后内侧（PM）束。关于交叉韧带的股骨起源和胫骨足迹的确切位置的详细研究正在转变这些韧带的手术重建方法[3, 4]。

如何评估失败仍然有争议。一些临床失败是患者的失败，但可能不是临床医生。手术后不能恢复相同水平的精英运动员可能会认为失败，而医生可能会觉得运动学和稳定性是可以接受的。患有 ACL 或 PCL 损伤（如疼痛、僵硬或复发性不稳定）后存在主观抱怨，这些需要进一步调查问题的根源。客观地说，这些抱怨可能会有松弛、退行性关节病和运动范围的减少。

本章将讨论 ACL 和 PCL 重建失败的评估和治疗。我们的理念是，恢复 ACL 和 PCL 的真实解剖位置对恢复膝盖的功能至关重要。我们在大多数 ACL 翻修中使用解剖双束技术来实现这一点。在翻修 PCL 重建的手术中，复发率和再次手术率均较低。因此，关于翻修 PCL 手术知之甚少。关于移植物选择和单束或双束重建的决定通常单独地基于所涉及的膝盖的病态以及患者自己独特的解剖结构。

ACL 翻修重建

病因学

总体上将失败归为以下几类：①再发的病理性松弛或不稳（包括创伤再次撕裂）；②关节僵硬；③持续性疼痛；④伸肌机制障碍。有多种原因导致失败。为了更好地了解失败的手术，必须从了解导致独特问题的病因机制开始。基于这些了解，可以开始确定潜在的原因，并且为特异性患者设计一个治疗框架[5]。

当测试再发不稳定时，发现失败有 4 个主要的原因。最有可能的失败原因是技术错误，大多是非解剖位的骨隧道[6]。Battaglia 等估算约 70%~80% 失败原因是非解剖的骨隧道。有各种各样骨隧道位置错误，其中最常见的是垂直隧道（图 79.1）。这时往往由于在胫骨单隧道 ACL 手术中，胫骨隧道太靠后，而股骨隧道偏向髁间窝中心。这样的结果容易导致旋转不稳多于后方不稳。在体检中，根据阴性时 Lachman 试验或前抽屉试验结果[7, 8]，这类患者可能有阳性的轴移结果。我们发现这种错误在胫骨隧道技术相对于通过股骨的前内侧或双切口技术的 ACL 重建中很常见。隧道位置的错误也因为入口位置的视野不充分。并不是所有的患者都需要一个很大的凹槽成形，但解剖骨性标记的视野必须很充分。

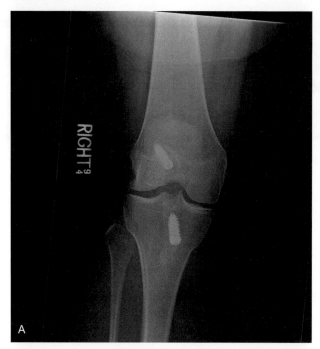

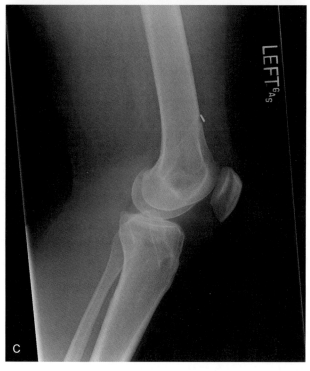

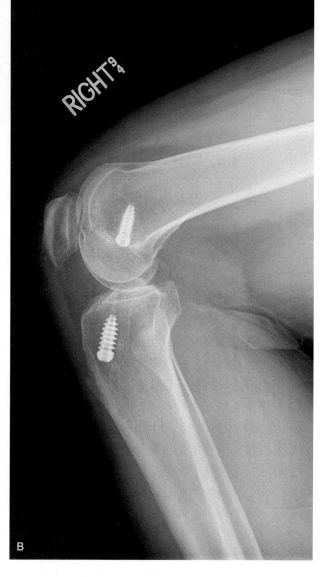

图 79.1　前后位和侧位 X 线片显示 ACL 的垂直重建。A、B. 用界面螺钉。C. 用软组织移植物和带袢肽板。注意带袢肽板距离关节线非常远。

第 2 个重建不稳的原因通常是没有处理好其他损伤，例如半月板、内侧副韧带、后斜韧带，以及包括膝后窝股骨韧带和股骨副韧带的后外侧角损伤。据估算约 15% 的失败是因为没有认识到或治疗伴随损伤[9]。这会导致移植韧带非生理性的张力，最后磨损断裂，短期手术失败。第 3 个原因是固定失败。这类是最直接的失败，或者是移植物张力的失败，这些很少见，但可能会发生。移植物隧道不匹配和挤压螺钉排异是最常见的技术错误。最

后是创伤性断裂，这是最难预防的，经常是因为错误的时机或位置。对此的告诫是避免如在下坡滑雪中的紧绷状态。这是对进一步损伤的保护。对大多数运动员来说，使用支具对预防或者 ACL 再次损伤没有用。

接下来最主要检查僵硬度或者是活动度的减少。ACL 重建术后最难处理的问题是伸展度的减少。患者无法完全伸展膝关节，经常抱怨疼痛和功能不全。术后第 1 个月康复运动幅度的争议是明确的。

屈曲的困难通常很少见，而且更能被忍耐。屈曲不足趋向于能得到更多的解决办法。除了这些问题，还有其他一些原因影响活动度。当然，"独眼巨人"病变是不需要关心的。如果运动员在2周以内没能完全伸展，说明在胫骨棘和髁间窝入口处形成了瘢痕组织，阻碍了膝关节伸展。这在膝关节清理术中很容易解决。非解剖位的隧道也可能会导致活动度的减少。"被俘膝"的症状通常是由于股骨隧道太靠前，因此重建了一个短缩的ACL韧带。第3个引起活动度减少的原因大多是关节纤维化。在髌骨移动度减低的情况下，这些患者通常丧失了超过10°甚至25°的关节活动度。没有意识到这个情况，以及肿胀和炎症反应会导致髌下骨化和髌骨骨赘。这对区分原发性的还是医源性的关节纤维化和二次关节纤维化是很重要的[10]。原发性的关节纤维化是一个排除性诊断，其他的病因都被否定了。着重于康复训练，重获髌骨移动度和被动伸展的管理。二次关节纤维化通常可通过合适的手术时间、合适的手术技术和充足的早期康复来避免。初次手术通常应该在损伤后3周，此时水肿和炎症都得到了控制。在损伤炎症急性期的手术可能会加快愈合进程，导致增加纤维化瘢痕的形成。导致活动度降低的少数原因有同时伴有其他韧带手术、复杂性局部疼痛症、较差的康复依从性和长期的低移动度。

第3个ACL重建手术失败的原因是伸肌机制功能紊乱。有很多各种各样的原因会影响伸肌机制。最具毁灭性的是髌骨骨折。这经常被认为是涉及BTB和股四头肌自体移植术的技术错误。另外一个ACL重建后的问题是膝前痛，通常和BTB自体移植术有关。这种并发症通常可以通过术后立即进行积极的康复训练来避免。康复流程应该注重回复髌骨移动度，包括髌骨滑动和髌骨倾斜对称的维持。最后，可能是由于股四头肌无力，特别是内侧股肌无力导致髌骨轨迹不正和在康复前2周出现问题。幸运的是，这个问题在治疗方法中能确保恢复。

第4个也是最后一个失败的原因是继发的关节疾病。这种情况在第1年或者以后的时间里出现。软骨的损伤通常需要一个二次手术干预来帮助修复软骨面，这点超出了本章的范围。几项研究表明，ACL不稳膝的患者在损伤后5~10年，超过50%，有膝关节炎的影像证据，而且更多的患者没能被设计在研究中。在当下有解剖ACL技术的前提下，自然史没有很好地被特别研究。Neuman等[11]发现损伤后15年，在影像中的膝关节炎有16%的发生率，到30年的时候会下降到14%。更多的参考是是否有半月板的损伤，这个在重建术后10年发生率接近44%[12]。移植物的选择没有表现出与膝关节炎的发展有相关性[13]。当经过几年的步行后，患者也可能有单髁关节炎或三间室关节炎。这部分患者群有独特的基于年龄的挑战，治疗方法从保守治疗到单髁甚至全膝置换。

术前评估和计划

详细的病史和体格检查很重要，从和患者讨论最初的损伤、手术、康复开始。当和患者讨论这些时，需要着重辨别以下几点：长期性的问题是什么？是否有创伤证据？在ACL重建术后是否有再发症状？去判断患者能否成功恢复到ACL依赖性运动一级是很重要的，如果能，需要多久？通常此时会开始聚焦于所看到的是否是技术错误、生物学问题，或者纯粹是运气不好。当然对于讨论患者是否有必要做手术以及对于他们想要恢复的活动状态也是很重要的。患者的抱怨点在于疼痛还是不稳定，还是两者都有？这有助于评估重建是否是一个正确的治疗方式，疼痛的患者也许不是通过重建手术就能解决问题。关于不稳定性，我们发现膝不稳定的患者经常表现出"双拳"征。这是当他们用两只手捏拳头，感觉膝关节就像两个拳头旋转相抵。这通常暗示了旋转不稳定或者在术中明显的膝关节轴移。尝试获得之前的手术记录和术中图片来确定术前计划，这很重要。多中心的ACL重建研究小组最近报道，在术中发现仅有10%的患者有正常的关节软骨或半月板[14]。基于这个信息，手术医生可以开始有效地计划重建手术的治疗方案。这包括器械、潜在风险（固定、移植、骨缺损）、医生对手术的预期以及患者的疗效。

体格检查

对于ACL重建术，进行一个完备的体格检查是很重要的。初次观察能帮助医生看到之前的切口、力线、异常步态，可评估内翻膝和外翻膝。需要评估活动度和屈伸机制功能紊乱来应对在手术中可能遇到的潜在困难。活动度最好在患者俯卧位时评估，髌骨移动检测最好在无肢体外力的情况下。进一步说，不仅需要评估ACL的稳定性，还要观察MCL、PLC、后内侧角和半月板的松弛情况。认识到可能存在伴随损伤时需评估是否需要额外的手术。完成这些之后，可以和患者解释其损伤。同时，在手术室麻醉下进行体检也是要重视的，一些需要处理的其他损伤也许就能被发现。比如，轴移试验有助于确定膝关节的旋转稳定性，这会影响术中的操作，而对大多数患者来说，这一试验无法在诊室中很好地进行。

影像学检查

对先前的 ACL 重建术后的膝关节活动情况评估还包括一个基本的影像学检查。常规需要正位、侧位、屈曲 45° 前后负重位摄片。这将有助于确定大多数需要注意的问题，包括评估隧道的定位、器械的位置和类型、关节退变的程度、隧道裂解和切口的形状[15]。从 X 线片上可以获得很多有用的信息，这也有助于判断是否需要进一步的影像学检查。如果高度怀疑其他病理性改变或有明显的隧道扩大，需要通过 CT 或者 MRI 来明确情况。当出现明显的隧道裂解时，CT 对于确定骨质丢失的程度是很有帮助的。还有一些新技术，如 3D 成像技术，对判断骨隧道位置和裂解最有效。当怀疑有遗漏的或新发的膝关节半月板、关节软骨或其他韧带损伤时，MRI 检查往往更有价值。MRI 不应该被用来诊断 ACL 手术失败，但可以用来确定临床诊断。基于 X 线片、MRI 和 CT 的情况，通常可以确定在解剖上是否可以放置移植物或者是否需要分期手术。有时候如果担心因为下肢畸形力线导致移植失败，可以拍一个站立位的全长片。一旦所有合适的检查都做了，并且进行了分析鉴别，可以开始准备手术了。

分期

手术有时候有些局限性会影响一期 ACL 重建。尽管有了一个彻底的术前诊断检查，还是应该在术前谈话中告知患者这种可能，术中根据实际情况可能需要分期手术。如果患者出现以下任何一种情况，则需要行分期手术：无法建立解剖位的隧道，或无法得到稳定的移植韧带的固定，这会在术后立即出现无限制的活动度或明显的下肢畸形。同样，由于存在广泛的骨溶解，无法得到稳定的解剖固定，因此需要首先进行骨移植。并且，如果患者有明显的关节纤维化性僵硬，需要先进行粘连松解。另一方面，分期手术存在重复麻醉的风险和运动恢复的延期（通常是恢复到一级运动将延长 9~12 个月）。

设备

在计划重建手术时，必须要有合适的器械，并做好生理和精神上的准备。需要准备备用的器械，除了普通的移植物取出套装、环锯、刮匙、骨凿、扩孔钻，还应确保有合适的改锥。与此同时使用各种设备处理非解剖隧道也是很有用的。扩张器、半号的扩孔钻、单凹槽的橡子钻孔器和软组织固定设备如纽扣钢板都是必需的。当患者的骨质情况很差，半号的扩张器能在不增加骨质流失的情况下扩张隧道，并且能帮助骨移植物的压配。也可能需要一些替代技术如出顶端的重建或双切口技术。如果明确了需要骨移植，需准备骨填充工具和异体骨。异体骨的使用基于缺损的大小，一些缺损可以用骨松质的碎片填充，而其他的可能需要用同种异体股骨头填充。对于骨质差的患者，可能还需要用螺钉或者骑缝钉来加固在股骨侧面的固定，同时避开未来隧道布局的道路。

移植物的选择

移植物的选择和准备应包含在术前计划内。移植物选择因人而异，要基于之前重建手术的情况。对于年轻运动员，更想要继续运动事业，移植物的选择倾向于自体组织。当患者有止点凹槽很小、骨质有限、膝关节复合韧带损伤，或是一个骨生长未成熟的患者，解剖位的双束 ACL 重建是不被允许的。如果想进行解剖位的双束重建，我们更倾向于用 BTB 自体移植重建 AM 束或者取股薄肌或者半腱肌重建 PL 束。对于那些低要求的非专业运动员，且超过了 25 岁或者之前自体移植失败的患者，我们倾向于用带跟骨块的跟腱异体移植来重建 ACL。这种方式是一个大型的移植，可以应用于双束重建，而且对于患者、医院或者手术中心来说都限制了费用。这个骨块对于移植过程中出现的骨缺损是很有用的。

手术步骤

因为诊室内的体检过程不够可靠，无法确定病理性松弛的程度，因此我们通常在麻醉下体检后开始手术。进行 Lachman 试验和轴移试验。这能让我们了解前后和旋转的不稳定性。如果 Lachman 试验阴性而轴移试验阳性，则倾向于加强 AM 移植和 PL 束而不是进行全部重建（图 79.2）。我们也会在

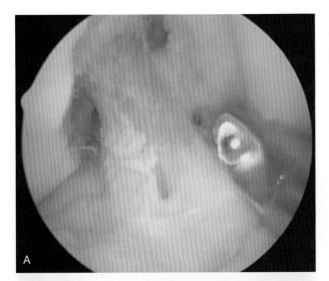

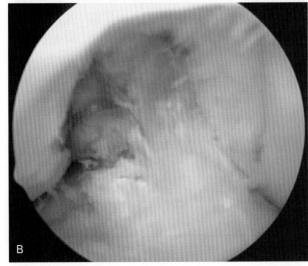

图 79.2　关节镜视野。A. 完整的垂直移植韧带。B. 随后增强的 PL 束。

膝关节屈曲 0° 和 30° 的时候进行膝内、外翻压力的拨号试验。这将有助于确定是否会有再发的不稳定以及是否需要重建。

　　根据麻醉下的体检，患者被放置在合适的位置（患者的臀线对准手术床的末端折弯处）。用非无菌的驱血带绑在大腿根部，将患肢放于关节镜腿固定架上。腿固定架固定下肢需满足膝关节能屈曲至 130°（图 79.3），另一条腿置于外展屈曲外旋位。

　　当开始膝关节镜探查时，不用过分强调入路位置。预设的入路也许不是最理想的，可开设一些新的入路以满足手术需要。我们取一个"高而紧"的外侧入路，邻近髌骨下缘。然后再用 1 根腰穿针在直视下取一个"低而紧"的内侧入路，同样靠近髌韧带。腰穿针的位置应该和 ACL 在胫骨平台的附着处一致。这有利于术中操作空间和视野。我们发现

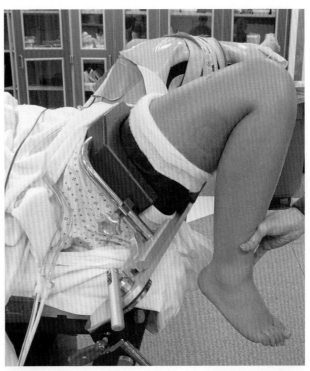

图 79.3　患者体位摆放，在关节镜腿部固定架中，腿部处于过屈位屈曲。

在外侧高位的入路能提供一个很好的胫骨足印和相应标志的视角。除了对之前的植入物有个明确的评估，关节镜探查还能帮助评估关节软骨、半月板和相关的损伤。DT 征（关节分离间隙超过 10 mm）能判断双侧副韧带的损伤。根据分离间隙是高于还是低于半月板，可判断损伤是基于股骨还是胫骨[16]。可能需要清除脂肪垫来充分暴露胫骨平台上的足印。

　　由关节镜探查得出结论，可以在股骨上正常骨插入的位置行骨槽成形术，然后进行选点的骨槽成形术。如果确定移植彻底失败，从外侧髁的内侧壁清除移植物。要试图确定股骨原来的 ACL 的解剖标志和之前的隧道。如果有螺钉在隧道内，需评估是否需要去除，还是在不处理螺钉的情况下能够建立新的解剖隧道。如果螺钉要被移除，必须判断是否能从内侧入口或 AAM 入口取出。这同时能确定是否需要骨移植。如果能将移植物留于原处，就不需要骨移植了（图 79.4）。如果有一个很大的缺损产生，通常可以取跟骨块的一部分来填补。在直视下，用腰穿针尽可能地靠近内侧半月板上缘来确定 AAM 入路（图 79.5）。然后做一水平切口，减少器械进出带来的损伤。

　　我们将镜头移到中间入路来获得最好的外侧髁内侧面视野。膝关节屈曲至 90° 来保证股骨隧道最

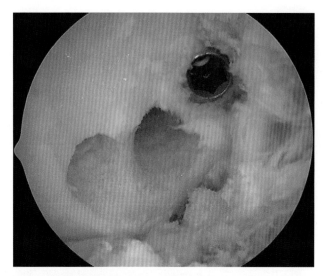

图 79.4　股骨隧道关节镜下视野，双束 ACL 重建。注意上次非解剖 ACL 重建残留的螺钉。

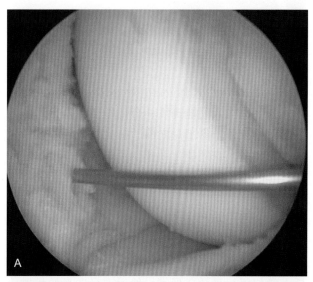

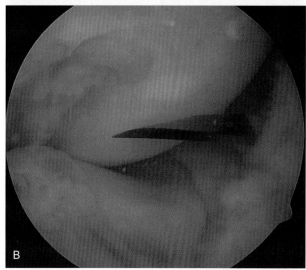

图 79.5　关节镜下视野。A. 使用脊髓穿刺针建立 AAM 入路。注意远处外侧入路靠近股骨髁。B. 水平切开来置入器械。

好的视野。微骨折钻从 AMM 进入，然后标记前内侧束和后内侧束间的解剖位置（单束重建）或者前内侧束和后外侧束的起点（双束重建）[17]。对于大多数的翻修案例，通常尝试使用双束重建。当患者的解剖结构不允许双束重建时，也可以采用单束重建（比如股骨髁过小）。

确定起点后，膝关节屈曲至 110°，导针定位到后外侧束的起点处。然后用单槽扩钻器扩至 5 mm 或 6 mm，移去导针。用单槽扩孔器来降低软骨损伤的风险。隧道的前侧和下方边缘用刨削进行打磨，并去除隧道内的骨屑。膝关节屈曲至 130°，并在 AM 束起点处插入导针。根据移植物的大小，将孔径扩至 7~9 mm。然后移除导针和扩孔器，再次用关节镜刨削打磨边缘，去除碎骨屑。过屈的膝关节能让隧道方向更好，增加隧道长度，降低后侧壁骨爆裂的风险（图 79.6）。同时能为 AM 束和 PL 束做出深度接近 32 mm 和 34 mm 的隧道。一个深度小于 25 mm 的骨隧道通常是因为屈曲度的限制或者 AAM 入路做得不够靠内。先前的隧道会干扰新隧道或者重叠，尽量尝试分开扩钻隧道。这个隧道通常包含 AM 束，如果 AM 的隧道很难获取，可采用双切口技术。

建立股骨隧道后，开始建立胫骨隧道。首先，将镜头回到外侧入路。这能获得 ACL 在胫骨上的足印视野（图 79.7）。通常，胫骨的位置会影响双束翻修的隧道，因此必须去除，然后清除隧道里的软组织。从中间入路用胫骨导向器做斜向 60° 的 AM 隧道，这个隧道从胫骨皮质开始，相对于标准

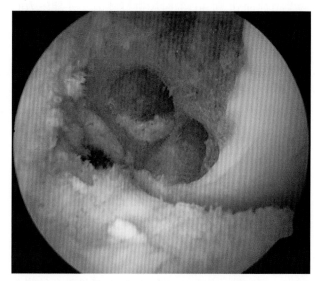

图 79.6　关节镜视野，磨锉后的股骨 AM 和 PL 束。

胫骨隧道更旁边一些。将导向针头置于胫骨上，相对于原隧道靠前一些。这个隧道应该保持一个合理的轨道，使得钻孔针头能够进入股骨。有时 PL 胫骨隧道需要将导向器转到 AAM 入路使其更接近内侧来降低难度。导向器的角度应该被设置为 45°。在胫骨皮质的起点应该在 AM 隧道的内侧，仅仅在 MCL 的前方。胫骨导针应该进入关节紧靠在 AM 隧道的后外侧方（图 79.8）。然后针头可以再一次插入股骨来稳定。一旦确认并获取了合理的针位，AM 隧道就可根据需要使用扩孔器或者导管钻进行扩张。PL 隧道也采取相似的方式。如果隧道汇聚在关节水平，这通常是可以被接受的，而且也不会

危害到移植物、张力和固定。如果最初进行的是双束重建，那么术中影像对解剖隧道位置的评估很有帮助，能加快术者的学习曲线。

此时开始准备移植物通道。镜头回到内侧入路，用带线针头穿过 AMM 入路。膝关节屈曲至 110°，非打结端的线穿过 PL 股骨隧道。打结末端慢慢地拉入关节，用垂体咬骨钳通过 PL 胫骨隧道，然后拉出隧道。AM 束重复这个步骤，确保 AM 束环穿过了 PL 环。股骨隧道位置也是在此时确认的，针头应该退出皮肤离髂胫束大约 2~3 cm（图 79.9）。随后把移植物拉入相应的隧道，从 PL 束开始。股骨端应该固定 PL 束优先于 AM 束。PL 束通常用 15 mm 的纽扣钢板固定，然而 AM 束要根据移植物确定固定方式。如果 AM 束是软组织移植物，应采用纽扣钢板。如果有骨块，我们更倾向于使用桶形挤压螺钉。当移植物固定在股骨端，单独、循环评估他们的等长运动和张力，这对软组织型的移植物都是很重要的。

据 Gabriel 等[18] 所述，胫骨固定装置通常在 PL 伸展状态下植入，AM 束的固定在屈膝 45° 的时候。胫骨端的移植物通常用骑缝钉或者垫片螺钉套件。最后通过关节镜视野来确保移植物有合适的张力，并且没有撞击（图 79.10）。

康复

在 ACL 翻修重建后，康复应该是更加保守的。但通常能够遵循和初次重建一样的方案。在术后 8 周以内，需要戴支具固定，允许在伸直位负重走路。在日常生活中，为了有一个更稳定的膝，一个

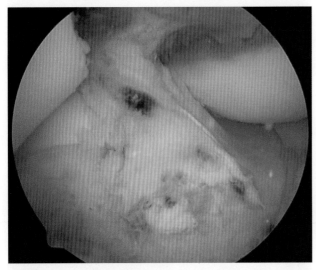

图 79.7 从一个"高和紧"的外侧入路显示 ACL 胫骨足印区的解剖。注意足印区和外侧半月板前角的关系。

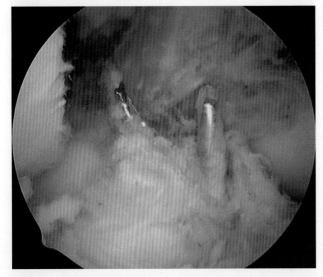

图 79.8 关节镜视野，磨钻之前 AM 束的导针（前）和 PL 束的导针（后）。

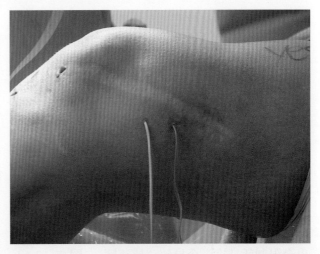

图 79.9 AM 束（近端）和 PL 束（远端）在外侧皮肤的穿出点。注意这两个点平行于地面。

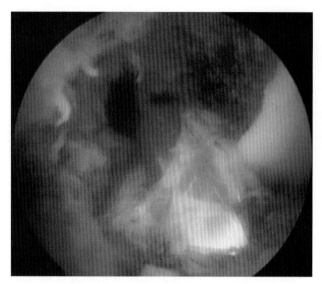

图 79.10 拉紧和固定好之后的双束 ACL 韧带。

保守的方案似乎更有利于翻修重建。

在第 1 个月，患者走路时必须保持支具是伸直位锁住的，但其他时候是不锁的。关注点需要在保持完全的伸直位，然后在第 1 个 6~8 周开始进行活动范围训练。在这段结束时，患者应该有完全范围的活动度。在翻修手术中，要有充足的时间给予恢复，同时确保有足够的力量来保护移植物。大约在 9~12 个月的时候通常能恢复正常活动，这取决于运动或活动的等级，并需要事先进行功能评估。在术后 1 年随访中，我们通常能获得术后影像（正位片和伸展侧位片）（图 79.11）。

PCL 翻修

病因

PCL 损伤相对少见，因此关于它的治疗也很少有研究。类似于 ACL 损伤，PCL 同样需要明确失败的原因。同时辨别引起并发症的原因是疼痛还是不稳定。失败的潜在因素是继发的不稳、病理性松弛、活动度的减退、关节纤维化和长期疼痛。长期的或者周期性的松弛通常是由于手术失误引起的，例如错误的隧道位置、不恰当的张力、未诊断出的或未经合理治疗的二次损伤。在 52 例 PCL 重建失败的患者中，40% 是因为未经治疗的 PCL 损伤、33% 是因为重建隧道位置错误、31% 是未经治疗的足内翻畸形[19]。就像 ACL 手术，隧道位置错误也会限制活动度，会导致"捕获膝"（图 79.12 A）。二次手术失败也存在固定、生物愈合恢复、激进的

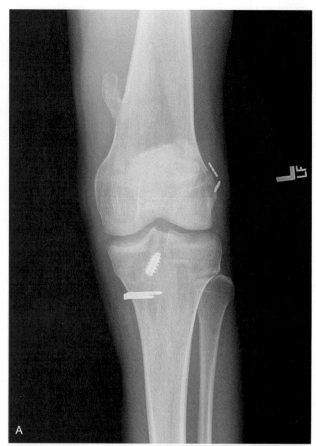

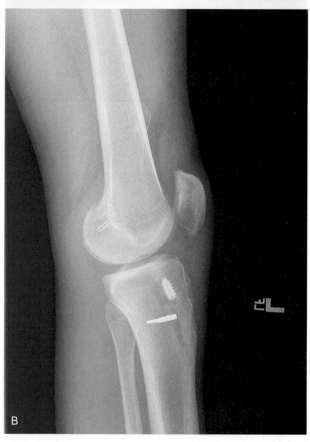

图 79.11 A、B. 术后 1 年随访 X 线片（前后位和侧位）显示固定螺钉和隧道的位置。

康复和患者较差的依从性问题。

术前计划

像 ACL 重建一样，术前计划需要包含病史和体格检查。需要尽量发现一些之前遗漏的伴随病理表现。同时必须再次查看之前所有的病历、手术记录和影像。体格检查需要评估先前的切口、活动度、步态分析、副韧带功能及神经血管评估。特殊检查诸如后抽屉试验、椅子试验和轴移试验。当后

抽屉试验后移的胫骨超过 10 mm，就能高度怀疑PCL 损伤[20]。

影像学检查应该包括 AP、Merchaant 位、日出位和 Rosenberg 位。需要评估先前的硬件、隧道大小、位置、半脱位情况、胫骨移位情况（图79.12 B、C）。与 ACL 损伤类似，继发的关节疾病通常在内侧间室[21]。如果担心力线，可拍摄下肢全长片。MRI 可以用来评估半月板、软骨和侧副韧带的损伤。

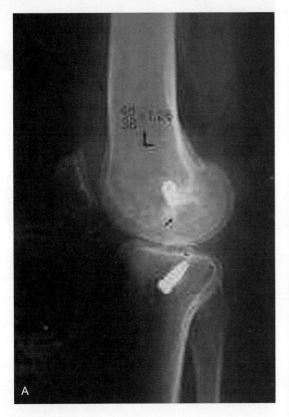

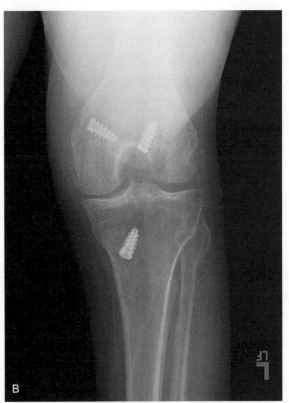

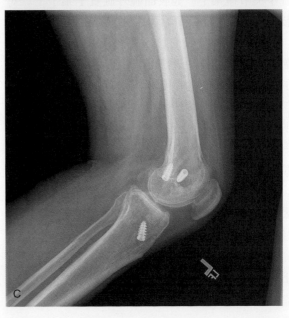

图 79.12　A. PCL 重建后的侧位片，显示股骨和胫骨的隧道位置都相对偏中间。在这位患者身上，其实有过膝关节卡压现象。B. 另外一例 PCL 重建患者的前后位片。C. 侧位片，显示股骨和胫骨的隧道位置都偏中间。

当确定合适的手术患者时，必须考虑 PCL 重建的适应证和禁忌证。翻修的适应证是，患者有顽固性疼痛伴或不伴膝关节不稳。手术的绝对禁忌证是存在感染和严重的骨关节退行性改变。在这之间可能有些患者有些相对的手术禁忌证。包括典型的活动度降低和一个固定的后抽屉试验。同时还需要考虑患者的可靠性和依从性，因为没有依从性必然带来更差的预后，何况翻修手术通常没有初次手术的效果好。

PCL 翻修术的设备大体上和 ACL 设备，只有少许差异。我们用 2 个 8.5 mm 的套管、1 个 70°的镜头，1 根带钩导线（用于移植物通过）。PCL 翻修移植物的选择稍有不同。在 PCL 重建中倾向于使用异体肌腱，通常是带骨跟腱。这在股骨端固定时就需要很长的带骨面的移植物。我们倾向于在股骨端使用生物型钉，在胫骨端使用一些其他固定设备。其他选择包括一些软组织移植物，如半腱肌异体移植物。

手术步骤

通常从麻醉下体检开始，因为门诊体检通常不可靠。常用的有 Lachman 试验、后抽屉试验和轴移试验。这对判断 AP 位在对抗下的旋转不稳定是很有价值的。我们还会在膝关节 0°和 30°时给予内外翻的压力，来检验膝关节的稳定性。这有助于判断损伤是否会影响二次稳定。

根据在麻醉下的体检结果，将患者臀部对准手术床末端折弯处。在大腿根部绑上止血带，然后将腿置于关节镜架上。健肢曲髋外旋置于架子上。对患肢进行术前准备，开始手术。

进行关节镜探查时，不用过度强调入路位置。之前的入路可能不是理想的，因此我们需要新的入路，以便进行后续的手术步骤。首先做一个"高而紧"的外侧入口，紧邻髌骨，但位于或刚好位于下极的远端（与 ACL 重建不同）。接着做一个"低而紧"的内侧入路，在腰穿针的直接引导下，同样紧贴髌韧带。这个针应该平 ACL，靠在内侧半月板上方。这能给我们操作提供充足的视野和空间。不仅需要评估之前的移植物，同时也有助于查看软骨、半月板及损伤。此时同样需要去除部分髌下脂肪垫。

在 PCL 重建中，在 PCL 嵌入的下方的内侧壁的下方钻孔。这能让镜头和移植物到达膝关节的后方。必须去除足够的骨和老的移植物，使新移植物

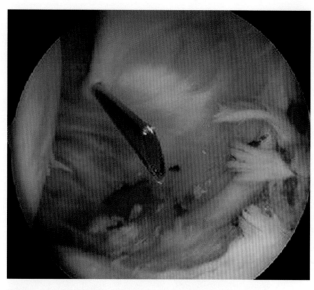

图 79.13　用脊髓穿刺针建立 PM 入路。

能通过。如果旧移植物干扰了翻修手术，充足的扩孔也有助于找到旧的移植物。在骨槽成形术完成后，30°的镜头更换为 70°镜。用这个镜头后，开始胫骨准备（图 79.13）。通常通过股骨内侧髁后方视角来做 PM 入路。用 1 根腰穿针，在关节镜下尝试到达上极和后方位置。这个入路需要一个 8.5 mm 套管，能让器械比较容易到达膝关节间隙后侧。

胫骨的准备从找准方位开始，先找到 PCL 的嵌入点，看起来就在内侧半月板根部的后方，然后仔细清除半月板根部和胫骨 PCL 嵌入点之间的组织[22]。在这类翻修中，挑战在于看到的都是被之前手术改变了的解剖结构（图 79.14）。一旦胫骨足印的骨暴露，可用 PCL 胫骨导向器建立胫骨隧道。胫骨导向器尽可能垂直，从而减少移植物从胫骨到股骨端的旋转角度。一旦导向器就位，针头靠近骨皮质后开始钻孔，然后在直视下进入关节腔。用垂体钳夹住针头，从 PM 入路固定钻针。如果对钻孔位置不确定，可通过术中透视来明确。接着扩孔至移植物的直径。这个操作后应该能看得到隧道出现脂肪粒。隧道前端边缘用刨削打磨平整，然后塞住胫骨隧道。

准备股骨隧道，开设一个附加的外侧入路，就在外侧入路的下方。在直视下，用腰穿针确定入路来保证合理的股骨隧道开槽角度。在前外侧辅助入路置入 1 个 2 号螺纹套管，Steinman 针从 PCL 股骨起点钻孔进入。在内侧髁外侧壁上用合理的大小的扩钻扩孔，打磨隧道边缘。有一点必须评估的是，是否有之前手术的硬组织在里面，或者说是否

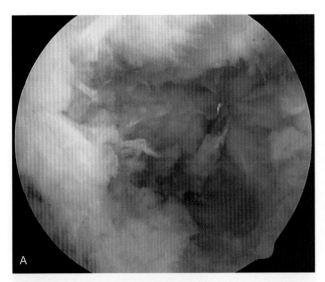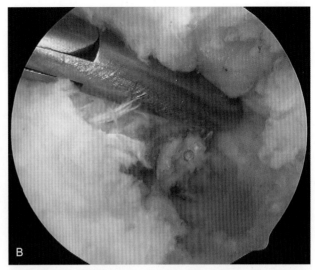

图 79.14　A. 导针进到胫骨后侧。注意标准的解剖视野很差，像内侧半月板后角这样。B. 用垂体钳抓住导针并保护后侧的神经血管结构。

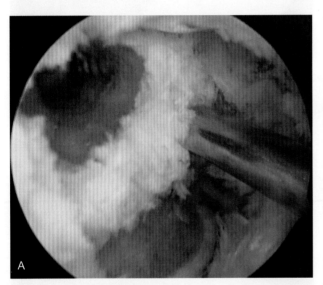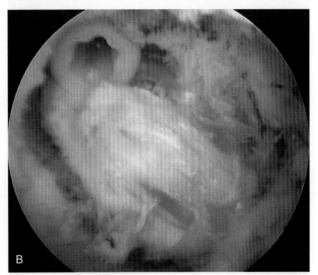

图 79.15　A. 可以看到新的股骨隧道，在原先中间隧道的前方。B. 还可以看到原先隧道里的界面螺钉。在这种情况下，可以将移植韧带穿过并用生物界面螺钉固定，而不用取出原先的螺钉。

能将其放到合适的位置（图 79.15）。

　　为了使移植物通过，将一根带钩导线插入 AAL 入口，将其送入胫骨隧道的关节入口。然后垂体钳穿过胫骨隧道抓住带线环，从隧道里拉出来。如果很难用垂体钳夹住线，就使用钝性套筒从 PM 入口进入推线。移植物缝合线穿过线圈，从 AAL 入口中拉出来。将移植物小心地拉入关节内，我们经常会把它拉过套筒，有助于改善关节活动（正如 Mariani 和他的同事所描述的）[23]。

　　移植物缝合线从 AAL 入口拉出后，穿入过针。然后穿过股骨隧道，缓慢拉出。移植物用 1 枚挤压钉固定在股骨端。为了确定固定胫骨端移植物，需

要屈膝 90° 后胫骨自然下垂，通过镜下观察（图 79.16）。移植物用螺钉或者垫片固定。

术后管理

　　在 PCL 固定术后，患者 6 周内不能负重，支具固定在 30°。最初建议活动度在 15°~60° 之间，术后 1~2 周开始，争取在 1 个月内使活动度达到 0°~90°。1 个月以后，活动度增大到可以忍受的程度。患者禁止在术后 12 周内有任何负重活动，支具一直要使用 3 个月。通常在 1 年的时候拍摄 AP 位和侧位片来评估内植物、关节炎进展和隧道溶解的情况（图 79.17）。

结论

必需注意，随着初次手术数量的上升，翻修手术也在相应增加。而且，翻修手术是区别于初次手术的。必须分析移植物失败的原因，严格制订翻修计划。一定要考虑到备用的手术器械或替代性的手术技术，来确保完成一台成功的翻修手术。

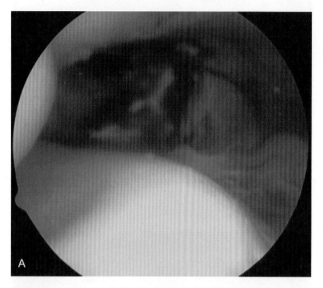
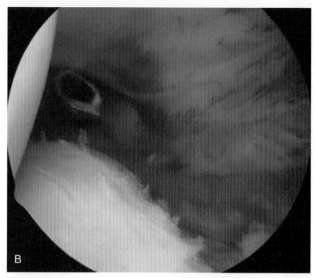

图 79.16　Gillquist 的观点，胫骨后移的同时行后抽屉试验。A. 移植物固定前。B. 移植物固定后。

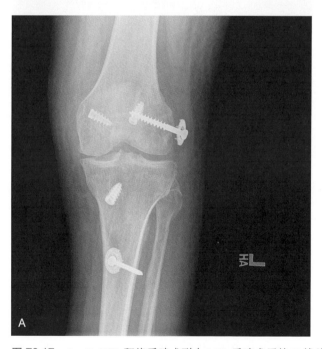
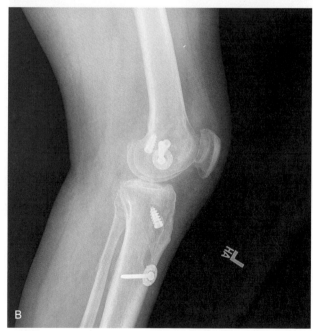

图 79.17　A、B. PCL 翻修重建术联合 LCL 重建术后的 X 线片（前后位和侧位）。

参考文献

[1] Miyasaka K, Daniel D, Stone M. The incidence of knee ligament injuries in the general population. *Am J Knee Surg.* 1991;4:43–48.

[2] Fu F, Christel P, Miller MD, et al. Graft selection for anterior cruciate ligament reconstruction. *Instr Course Lect.* 2009;58:

337–354.

[3] Fu FH, Jordan SS. The lateral intercondylar ridge—a key to anatomic anterior cruciate ligament reconstruction. *J Bone Joint Surg Am.* 2007;89:2103–2104.

[4] Harner CD, Baek GH, Vogrin TM, et al. Quantitative analysis

of human cruciate ligament insertions. *Arthroscopy*. 1999;15: 741–749.

[5] Diamantopoulos AP, Lorbach O, Paessler HH. Anterior cruciate ligament revision reconstruction: results in 107 patients. *Am J Sports Med*. 2008;36:851–860.

[6] Battaglia MJ II, Cordasco FA, Hannafin JA, et al. Results of revision anterior cruciate ligament surgery. *Am J Sports Med*. 2007;35:2057–2066.

[7] Bach BR Jr. Revision anterior cruciate ligament surgery. *Arthroscopy*. 2003;19(suppl 1):14–29.

[8] Stevenson WW III, Johnson DL. "Vertical grafts": a common reason for functional failure after ACL reconstruction. *Orthopedics*. 2007;30:206–209.

[9] Getelman MH, Friedman MJ. Revision anterior cruciate ligament reconstruction surgery. *J Am Acad Orthop Surg*. 1999; 7:189–198.

[10] Johnson DL, Fu FH. Anterior cruciate ligament reconstruction: why do failures occur? *Instr Course Lect*. 1995;44:391–406.

[11] Neuman P, Englund M, Kostogiannis I, et al. Prevalence of tibiofemoral osteoarthritis 15 years after nonoperative treatment of anterior cruciate ligament injury: a prospective cohort study. *Am J Sports Med*. 2008;36:1717–1725.

[12] Hart AJ, Buscombe J, Malone A, et al. Assessment of osteoarthritis after reconstruction of the anterior cruciate ligament: a study using single-photon emission computed tomography at ten years. *J Bone Joint Surg Br*. 2005;87:1483–1487.

[13] Liden M, Sernert N, Rostgard-Christensen L, et al. Osteoarthritic changes after anterior cruciate ligament reconstruction using bone-patellar tendon-bone or hamstring tendon autografts: a retrospective, 7-year radiographic and clinical follow-up study. *Arthroscopy*. 2008;24:899–908.

[14] Cheatham SA, Johnson DL. Anatomic revision ACL reconstruction. *Sports Med Arthrosc*. 2010;18:33–39.

[15] Shulte K, Majewski M, Irrgang J. Radiographic tunnel changes following arthroscopic ACL reconstruction: autograft vs. allograft. *Arthroscopy*. 1995;11:372–373.

[16] Stephenson DR, Rueff D, Johnson DL. MRI and arthroscopic analysis of collateral knee ligament injuries in combined knee ligament injuries. *Orthopedics*. 2010;33:187–189.

[17] Edwards A, Bull AM, Amis AA. The attachments of the anteromedial and posterolateral fibre bundles of the anterior cruciate ligament. Part 2: femoral attachment. *Knee Surg Sports Traumatol Arthrosc*. 2008;16:29–36.

[18] Gabriel MT, Wong EK, Woo SL, et al. Distribution of in situ forces in the anterior cruciate ligament in response to rotatory loads. *J Orthop Res*. 2004;22:85–89.

[19] Noyes FR, Barber-Westin SD. Posterior cruciate ligament revision reconstruction, part 1: causes of surgical failure in 52 consecutive operations. *Am J Sports Med*. 2005;33:646–654.

[20] Johnson DH, Fanelli GC, Miller MD. PCL 2002: indications, double-bundle versus inlay technique and revision surgery. *Arthroscopy*. 2002;18:40–52.

[21] Clancy WG Jr, Shelbourne KD, Zoellner GB, et al. Treatment of knee joint instability secondary to rupture of the posterior cruciate ligament. Report of a new procedure. *J Bone Joint Surg Am*. 1983;65:310–322.

[22] Kantaras AT, Johnson DL. The medial meniscal root as a landmark for tibial tunnel position in posterior cruciate ligament reconstruction. *Arthroscopy*. 2002;18:99–101.

[23] Mariani PP, Adriani E, Maresca G. Arthroscopic-assisted posterior cruciate ligament reconstruction using patellar tendon autograft: a technique for graft passage. *Arthroscopy*. 1996;12:510–512.

第 80 章

Craig Finlayson, Adam Nasreddine, Mininder S. Kocher

儿童患者的前交叉韧带重建术

在骨骼发育未成熟的运动员中，膝盖是最容易损伤的部位 [1]。前交叉韧带的撕裂概率呈现上涨的趋势。而针对这些损伤的治疗方式仍然存在争议。非手术治疗会导致功能性不稳定和膝关节切向和旋转运动的困难。此外，病态的剪切力则与随着时间出现的膝半月板和软骨损伤相关。在儿童和青少年中的前交叉韧带重建术有造成医源性生长板损伤的风险。本章回顾了青少年前交叉韧带的历史研究、儿童的临床表现和诊断结果、治疗方式的选择以及治疗的效果。

历史研究

前交叉韧带是膝关节重要的关节内稳定装置。和成人一样，儿童和青少年的前交叉韧带损伤通常是非接触性的膝外翻损伤。在 1980 年以前，这一损伤被认为在儿童运动员中很罕见。随着影像诊断技术的进步和临床洞察力的提高，医生能够研究生长板开放的患者的中段前交叉韧带损伤 [2-4]。

儿童的非手术治疗结果始终较差 [5, 6]。Aichroth 报道了 20 例在 1980—1990 年之间接受保守治疗的儿童。最后一次随访时，15 例出现半月板撕裂、3 例发现骨软骨骨折，还有 10 例发展为骨关节炎。从 1980—1985 年间，McCarroll 随访了 16 例生长板开放且中段前交叉韧带撕裂但未进行重建治疗的年龄小于 14 岁的患者。其中 6 例经关节镜检查发现了半月板撕裂，只有 7 例能够重新运动，所有的病例均出现了复发性的打软腿、渗出和疼痛。

在儿童中进行韧带一期修复的尝试均获得了较差的结果 [7]。Engebretsen 对 8 例中段前交叉撕裂且接受了一期修复的青少年进行了为期 3~8 年的随访调查。结果仅有 3 例术后膝功能良好，另外 5 例出现了膝关节的不稳定。一期修复的失败促使了多种稳定膝关节方法的发展。手术方式包括：经骨骺型、部分经骨骺型以及骨骺保护技术。

胫骨棘骨折和部分前交叉撕裂

了解骨骼发育未成熟的患者中可能出现的各种类型的损伤非常重要。前交叉韧带部分撕裂和胫骨棘撕脱性骨折在儿童群体中很常见 [8]。有报道指出接受关节镜下还原和胫骨棘骨折内固定有极佳的功能性恢复结果，但长期的随访也显示部分存在残留的松弛，表面存在相关的前交叉韧带内侧损伤 [2]。许多部分撕裂可以选择非手术治疗 [9]。一项基于对关节镜确诊的部分前交叉韧带撕裂的回顾性研究显示，非手术治疗的失败与撕裂程度大于 50%、后外侧束撕裂、骨龄较大以及轴移的出现相关。

临床评估

病史和体格检查

重要的病史问题如下：

（1）受伤是怎么发生的？

1）受伤时是否与其他运动员有接触碰撞？

2）受伤时脚的位置固定吗？以及是否有旋转或扭转？

（2）伤后还能够继续比赛吗？

（3）伤后立刻出现明显的肿胀吗？

（4）以前膝关节有受过伤吗？

对于青少年运动员前交叉韧带撕裂的理解明显有了改变。胫骨棘骨折过去被认为是小儿的前交叉韧带撕裂。现在在参与剪切和接触性运动的儿童运动员中更多地被诊断出前交叉韧带中部撕裂。典型的描述是年轻运动员的减速性扭伤。大约 2/3 的前交叉撕裂发生于非接触性情况下 [10]。患者通常会主诉为突发性的不能重新上场。预期会出现由于关节内出血所致的大范围膝关节肿胀。对于先前曾有部分前交叉韧带撕裂的运动员的描述则没有这么剧烈。

体格检查的结果则取决于损伤的时间。在损伤当时，膝关节的稳定性可以在运动场边检查出来。在肿胀和炎症反应发生之前，前抽屉试验和轴移试验是阳性的。当患者被送到急救中心或诊所进行评估时，膝关节通常是肿胀的，此时很难进行准确的体格检查。儿童患者出现创伤性关节血肿病例中报道存在前交叉韧带撕裂的比例是 10%~65% 之间。因此，儿童出现关节血肿时应高度怀疑存在前交叉韧带撕裂[11, 12]。膝关节血肿的鉴别诊断包括髌骨脱位、半月板损伤、骨软骨骨折、胫骨棘骨折以及股骨和胫骨的骨骺骨折。

必须对膝关节进行彻底的检查以排除伴随损伤的可能。伴随损伤包括半月板撕裂、后交叉韧带和（或）侧韧带撕裂、骨软骨骨折、远端股骨或近端胫骨的骨骺骨折。考虑到骨骼发育未成熟患者中广泛性韧带松弛的高发生率，与对侧膝关节的直接比较也是需要的。前抽屉试验和轴移试验被用于测试前交叉功能的缺陷。

影像学检查

膝关节的磁共振检查是评估的重要部分，特别是在儿童中。磁共振在区分部分撕裂、撕脱伤，以及中段前交叉韧带撕裂中非常有效。在急性损伤中的次要发现包括关节内血肿以及后外侧胫骨平台和前外侧股骨髁的骨挫伤。磁共振在确诊前交叉韧带撕裂、排除伴随损伤以及协助设定术前计划方面非常有效（图 80.1）。

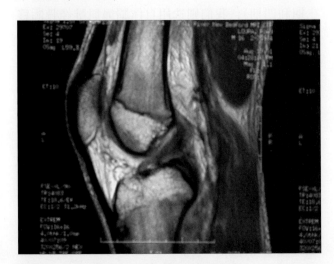

图 80.1　磁共振显示的中段前交叉韧带撕裂。

手术指征和时机

骨骼未发育成熟患者的前交叉韧带重建术的指征包括功能不稳的完全性前交叉韧带撕裂、保守治疗无效的部分前交叉韧带撕裂、伴随可修复性的半月板和软骨损伤的前交叉韧带撕裂。由于术后膝关节僵硬的高发生率，孤立性前交叉韧带撕裂并不建议做紧急的前交叉韧带重建[13]。手术干预通常会延迟到伤后至少 3 周之后，直到膝关节达到足够的活动范围且关节渗出最少。患者在重建术后必须足够成熟，以度过漫长的康复过程。

治疗

手术方式取决于患者生理年龄和剩余的生长量。对于青春期前的患者，损伤胫骨和股骨生长板会造成明显的生长抑制的风险，以至于需要进行肢体延长术或截骨术。动物实验证实经骨骺型重建术有造成生长停滞的风险[14, 15]。有记录表明前交叉韧带重建术后出现大量的生长抑制现象[16]。以 X 线片和发育表现来确定生理年龄。Greulich 和 Pyle[17]的从左腕到寰椎的定位 X 线片提供了一个有效的鉴别骨龄的方法。生理年龄则基于唐纳分期系统（图 80.2 和表 80.1）[18]。

针对青春前期的中段前交叉韧带撕裂患者（唐纳一或二期）的手术非常困难。因为仍然需要大量的生长，医源性生长停滞的后果非常严重。不幸的是，运动方式的改变比如避免剪切运动在这个年龄群体很困难，而且非重建治疗会伴随半月板和软骨的损伤[19-22]。

手术技术包括骨骺保护型、经骨骺型、部分经骨骺型重建术。理论上来说关节外重建提供了一个恢复稳定性和避免生长干扰的方法。我们使用改良的 Macintosh 前交叉韧带重建术来进行关节外和关节内两部分的骨骺保护型重建手术，在随后的章节中会详细介绍。

我们检查了 44 例接受了这种关节内外前交叉韧带重建的患者平均 5.3 年的随访结果。其中 2 例分别于术后 4.7 年和 8.3 年出现重建失败，且没有生长干扰的出现。平均的 IKDC 膝关节主观评分和 lysholm 评分分别是 96.7 分和 95.7 分[26]。

已有文献介绍了传统的经骨骺型骨隧道重建的手术方式[23, 24]。Liddle 介绍了 17 例接受经骨骺

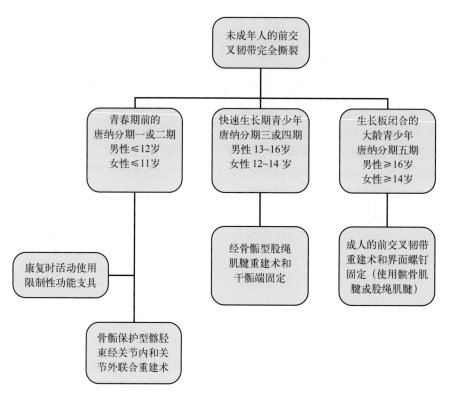

图 80.2 未成年人完全性前交叉韧带撕裂的治疗方法。

表 80.1 依据第二性征特点的唐纳分期

唐纳分期	男性	女性
唐纳一期 生长发育	5~6 cm/ 年 睾丸 <4mL 或 <2.5 cm 无阴毛	5~6 cm/ 年 乳房未发育 无阴毛
唐纳二期 生长发育	5~6 cm/ 年 睾丸 4ml 或 2.5~3.2 cm 阴茎根部微量阴毛出现	7~8 cm/ 年 乳房芽出现 阴唇微量阴毛出现
唐纳三期 生长发育	7~8 cm/ 年 睾丸 12ml 或 3.6 cm 耻骨阴毛出现 声音改变 肌肉增强	8 cm/ 年 胸部拔高 阴阜阴毛出现 腋毛出现 皮肤粉刺
唐纳四期 生长发育	10 cm/ 年 睾丸 4.1~4.5 cm 体毛成熟 腋毛出现 皮肤粉刺	7 cm/ 年 乳晕增大 阴毛成熟
唐纳五期 生长发育	不再生长 睾丸成熟 体毛成熟 胡子成熟 体格成熟	不再生长 成人的乳房轮廓 阴毛成熟
其他	生长最快速度：13.5 岁	肾上腺功能出现： 6~8 岁 月经初潮：12.7 岁 生长最快速度：11.5 岁

型自体股四绳肌腱移植重建的结果。对其中 8 例唐纳一期和 9 例唐纳二期进行了平均为 44 个月的随访调查。到最后一次随访时，平均 lysholm 评分是 97.5 分。有 1 例因为其他损伤的出现而失败。1 例发现有 5° 的外翻畸形。

Anderson 引入了替代性的骺上型骨隧道的骨保护技术 [24]（图 80.3）。12 例患者接受了 X 线透视下的经骺上型技术。在 4.1 年的平均随访时间内，IKDC 评分均值是 96.4 分，且没有移植失败或生长停滞出现。对于仍处于快速生长期的青少年（唐纳三期和四期），我们则选用自体腘绳肌腱经骨骺移植重建。一项 61 例接受了前交叉重建的骨骼发育未成熟的青春期的青少年的回顾研究显示，2 例分别在术后 14 个月和 21 个月因为移植失败接受了翻修手术。剩下的 59 例平均 IKDC 主观评分为 89.5 分，平均 Lysholm 评分 91.2 分 [25]。

手术技术

应用髂胫束的前交叉重建术

对于青春前期且唐纳分期为一、二期的患者，建议行骨骺保护型技术 [26]。通常为男性骨龄小于 14 岁，女性小于 13 岁。患者取仰卧位，麻醉后进

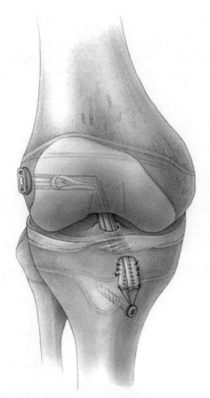

图 80.3　经髂上隧道型骨骺保护型重建术。

行检查来确认唐纳分期和前交叉断裂。术肢预先铺单，从脚一直到大腿绑止血带处。止血带尽可能靠近关节放置是很重要的，以防需要反向切口来帮助切除最近的髂胫束。胫骨上植入的髂胫束可在 Gerdy 结节处触及。切口要从膝关节外侧线和髂胫束上缘间斜行进入。为了防止收紧髂胫束，止血带不像常规手术那样加压。然后开始切开并放置自动牵开器，一直朝下切开直到髂胫束位置。对于年轻且体型较瘦的患者来说，髂胫束位置可能非常表浅。确定髂胫束的前缘和后缘（图 80.4A）。髂胫束后缘和外侧腘绳肌腱相融合，因而向后缘切除过多有损伤腓神经的风险。使用峨眉凿沿着髂胫束分离表面的皮下组织。

从 Gerdy 结节上 2 cm 处用 15 号刀片做个切口。用弯血管钳于切口逐层分离，然后沿着髂胫束深面向后直到触及肌间隔。血管钳穿过髂胫束后缘分离肌间膜上缘。然后，随着肌纤维的走向开始后侧分离肌腱。此时可以看见附着在下面的组织，然后进行松解。随后用半月板刀沿着近端肌纤维延长两个平行切口。切口继续尽可能向近端延展至移植物最大长度，弯半月板刀用于从近端截取移植物（图 80.4B）。如果应用半月板刀不容易去腱，则考虑止血带附近做一反向切口。

移植物被卷成管形并用 5 号缝线在肌腱近端锁边缝合。然后从关节囊下股骨外侧髁处分离下来。此处的关节囊较为薄弱，必须尽量确保关节囊的稳定性以防止随后关节镜探查时液体溢出。移植肌腱放在 Gredy 结节远端左侧并在皮肤下关节镜部分处折叠。

此时开始将患肢抬高，止血带加压。建好前外侧的入口并置入关节镜。在关节镜视野下建立前内侧入口。开始进行关节镜的探查和伴随损伤的治疗。做一个有限的髁间窝成形来扩大视野，然后确认处在股骨远端过顶的位置。应该避免过度切开，以防止在髁间窝成形过程中对股骨远端软骨膜环的损伤。典型的前交叉股骨附着点到股骨生长板的距离是 3~5 mm。因为没有股骨隧道，保留原来 ACL 的位置有助于保持移植物在过顶位置的稳定，就像一个吊索一样。

现在需将髂胫束移入过顶位置。从前内侧入口将全长钳伸入到过顶的位置。然后用血管钳沿着后外侧股骨穿过关节囊进入到髂胫束截断的位置（图 80.4C）。随后将血管钳撑开膨大后给移植物提供一个通道。将移植物空余端的缝合线套到止血钳上，拉出止血钳后，移植物就穿入关节内了（图 80.4D）。

提前准备好移植物远端嵌入物。在胫骨近端前内侧额外做一个 3 cm 的切口。切口必须远离胫骨生长板，且位于胫骨结节隆起的内侧。通过术中透视确认干骺端的切口位置。切口转向下深入到骨膜。在关节镜的视野下，锉刀沿着骨膜穿入到靠近关节腔的位置。锉刀需要在内侧半月板韧带下端进入关节内。通过使用锉刀，可以在胫骨骨骺做一凹槽，使得在韧带下方形成一个移植物的通道，然后拉动移植物使肌腱处于更好的解剖位置。从远端切口递入移植物，然后用钳子在内侧半月板韧带下方拉伸肌腱移植物（图 80.4E）。

移植物的固定顺序是从近端至远端。在膝关节屈曲 90° 时，此时移植物的张力合适，将移植物的近端缝合到股骨外侧髁的骨膜上。这样就完成了关节外的重建部分，有利于限制胫骨的旋转运动。在远端的位置，在胫骨骨膜上做一个切口。骨膜瓣均匀地向周围打开来适应移植物的直径。注意避免过度地向外侧深入，因为这会导致胫骨结节隆起的损伤。凹槽的位置可以用透视再次确认。用钻在胫骨上做一个凹槽。然后将膝关节屈曲 20°~30°，使移植肌腱保持低张状态。用 5 号缝线穿过外侧

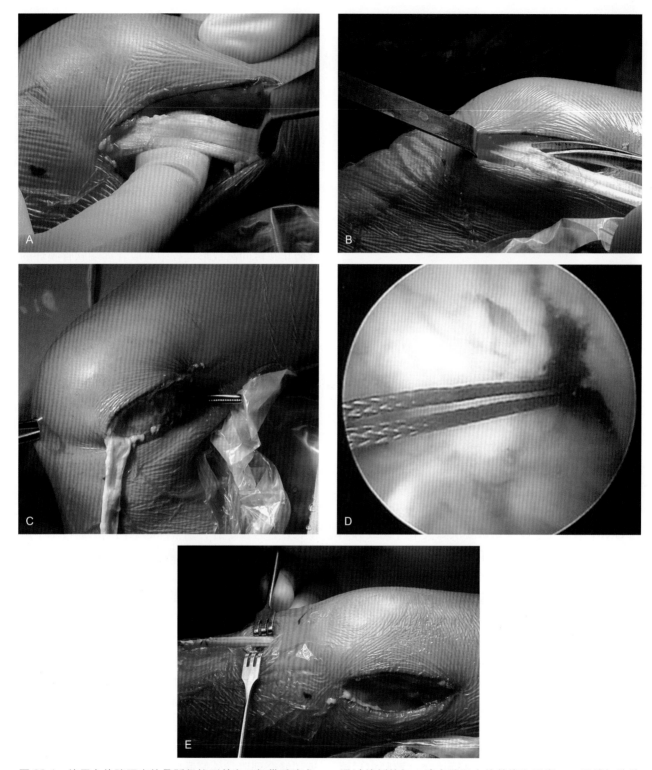

图 80.4 使用自体髂胫束的骨骺保护型前交叉韧带重建术。A. 通过外侧的切口确定髂胫束的前缘和后缘。B. 近端切除髂胫束并从外侧髁分离下来。C. 关节镜下将全长钳置入过顶位然后推动穿过后侧关节囊。D. 移植肌腱推入过顶位。E. 从前交叉韧带下方牵拉移植肌腱送到远端切口。

骨膜，移植肌腱，然后到达内侧骨膜。在股骨近端和胫骨远端至少要缝合 3 根线来固定（图 80.5）。如有需要，胫骨的固定可能要用到标杆来辅助。伤口用可吸收线分层缝合。应用无菌包扎膝关节并使用冷冻疗法装置。冷冻装置上再包以带铰链的膝保护装置。

术后限制膝关节活动范围在 0°~30° 之间，持续 2 周。在这 2 周里持续性使用被动活动装置。2~6

周之间膝关节活动范围可以逐渐增加到 90°，6 周之后则不再限制。术后 6 周建议膝关节完全伸直的负重着地。患者可能会在 6 周时需要戴简单的护膝。3 个月后可以开始慢跑，而 6 个月后可以回到剪切运动中。在回到运动后的 1~2 年内，参加高危活动时需要佩戴前交叉韧带保护装置。6 个月后拍片检查，评估是否出现生长停滞（图 80.6）。每年进行 1 次临床随访评估下肢长度不等或成角畸形是否存在，至少进行 2 年。临床检查表明是否要做额外的影像检查。

应用腘绳肌腱的改良经骨骺型前交叉重建术

改良的经骨骺型前交叉韧带重建术适用于仍处于快速生长期的青少年。这些患者中，男性通常处于有色腋毛和阴毛的唐纳三期。这一期的女性患者通常处于月经初潮后。对该期男性来说，骨龄通常介于 14 岁与骨骼完全成熟之间；女性则是介于 13 岁与完全成熟之间。对于接近骨骼成熟的青少年（唐纳五期），如果愿意的话，可以像成人一样，接受传统的用隧道和骨块塞的标准重建术。

经骨重建 ACL 术中引起韧带恢复受限的相关因素包括于股骨远端骨骺 / 胫骨结节粗隆处置入金属材料，骨块脱出隧道，以及过度非解剖重建。

患者仰卧位，这有助于在消毒铺巾与准备前触及腘绳肌止点。与大腿近端放止血带。麻醉后进行体格检查，如果轴移试验阳性，则可进行自体肌腱取腱，如果对诊断存疑，则进行关节镜探查。

腿部消毒铺巾，排出下肢血，止血带充气。患肢置于 4 字位。在通常情况下，内侧腘绳肌的上缘位于关节镜下 3 cm。腘绳肌下界距胫骨结节内 3 cm（图 80.7）。先做一个纵行的切口，向下到达缝匠肌筋膜。钝性分离缝匠肌筋膜和皮下组织。在缝匠肌筋膜下可触及股薄肌和半腱肌。小心切开

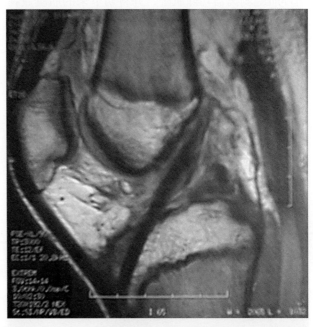

图 80.6　MRI 下的骨骺保护型重建术后图像。

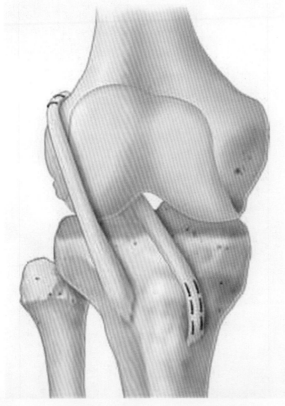

图 80.5　联合关节内外骨骺保护型前交叉韧带重建术。

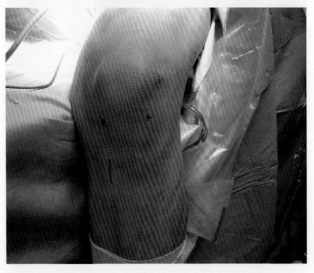

图 80.7　应用股绳肌腱的经骨骺前交叉重建术的切口。

薄薄的一层缝匠肌筋膜。用直角钳或解剖剪来分离股绳肌腱的上缘和下缘。随后股薄肌和半腱肌分别于腱周使用静脉环分离（图80.8）。止血钳深入夹住肌腱远端，有助于将其从缝匠肌筋膜上分离下来。然后，将股薄肌腱远端从胫骨止点处切断分离下来。要注意夹住肌腱以防肌腱向远端回缩。然后用5号缝线编织缝合游离肌腱的末端。同样方法继续处理半腱肌（图80.9）。再次于肌腱远端夹持住，分离所有附着在肌腱上的组织。在分离半腱肌和腓肠肌内侧头之间的附着组织时要格外注意。这些附着物含有许多纤维且存在进入肌腱剥离器的风险，这会导致过早地切断将要移植的肌腱。然后，再用闭环肌腱剥离器切除肌腱，并将切下来的肌腱放在手术操作台上做准备（图80.10）。

从肌腱近端处切除多余的肌肉，进行编织缝合。然后在纽扣钢板上折叠肌腱使之变成4倍长的肌腱，保持张力，表面铺上湿海绵。此时开始测量肌腱的直径。

建立标准的前内侧和前外侧切口进行关节镜探查。仔细地探查膝半月板，因为在这个人群中需要同时做半月板修复的可能性很高。用刨刀清理凹槽

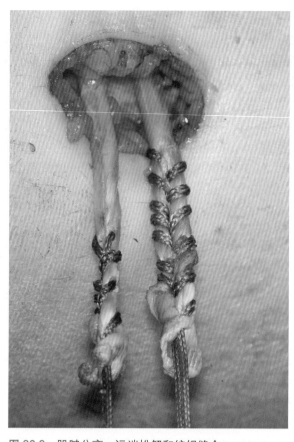

图80.9　肌腱分离，远端松解和编织缝合。

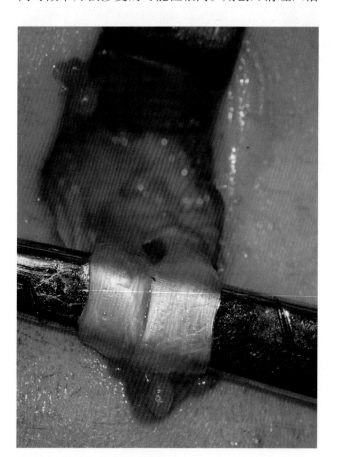

图80.8　确认股薄肌和半腱肌。

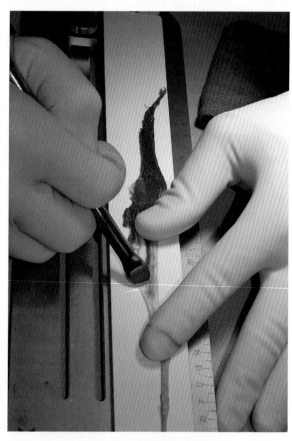

图80.10　切除多余的肌腱为移植做准备。

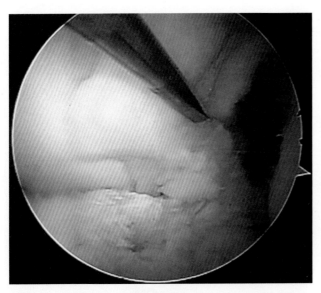

图 80.11 清除前交叉韧带残余部分，然后可见过顶位置。

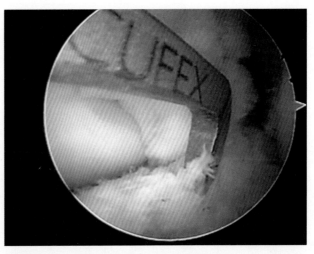

图 80.12 使用胫骨导引器来建立胫骨隧道。

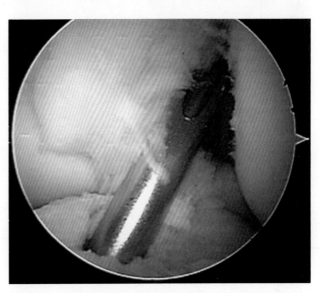

图 80.13 使用经胫骨的股骨导引器建立股骨隧道。另外，还可以选择从内侧口进入建立股骨隧道。

内的软组织。如有需要可以做局部的髁间窝成形来扩大视野或避免侵犯关键部位（图 80.11）。胫骨导引器设置在 55°，在患肢悬挂在手术台边缘的情况下，从前内侧口置入胫骨导引器。为了避开胫骨结节骨骺，胫骨上的导丝进点应从切除腘绳肌腱的切口内侧穿过。导丝通常在矢状面上与膝关节成20° 夹角。导丝顶部的入口在后交叉韧带前方 5 mm处。这个入口与外侧半月板前角的后部一致，并更靠近关节内。然后，根据切下肌腱的宽度钻孔建立胫骨隧道（图 80.12、图 80.13）。

在大腿下放置垫子保持膝关节成 90°。从胫骨隧道放置长导针一直到达股骨过顶部。然后在近端股骨处钻孔，用 4.5 mm 钻头穿过外侧骨皮质。从膝关节撤出导针和钻头，用测深器测量隧道全长。股骨隧道的深度取决于隧道全长减去纽扣钢板的长度。需要额外增加 8 mm，方便放入纽扣钢板。例如，如果隧道全长是 60 mm，而使用纽扣钢板的标准长度是 15 mm，需要的股骨隧道深度将是45 mm。另外要留出 8 mm 放置纽扣钢板，所以需要钻孔的深度是 53 mm。

导针再经胫骨放入股骨隧道中。然后用与移植肌腱宽度一致的股骨钻钻按照计算好的股骨隧道深度来扩展隧道。用刨刀去除多余的骨块。如果有任何关于隧道的不确定，可以从胫骨隧道置入关节镜来探查股骨隧道的情况。

将环状的 5 号缝线缠在导针的末端然后牵拉穿过膝关节作为导引线。在视野下将环穿过远端切口，使其两边从股骨隧道和皮肤近端穿出。然后，纽扣钢板上的 2 条缝线从环状的 5 号线穿过，接着牵拉该环从股骨和胫骨隧道穿过（图 80.14）。在股骨皮质处翻转纽扣钢板，然后向远端牵拉肌腱固定（图80.15）。重新置入关节镜观察 ACL 移植肌腱的情况。如果在膝关节伸直时有证据表明出现移植肌腱的撞击，则需要额外做髁间窝成形来扩大间隙来防止。胫骨隧道的长度也需要测量。将关节镜视野深入胫骨隧道可以看见胫骨生长板。包含干骺端的胫骨隧道全长测量，可以将关节镜视野移动到胫骨生长板层面，从而可在隧道内测量全长。如果隧道全长不超过 25 mm，则不需要使用界面螺钉固定。可以使用空心钉，带齿垫圈或门型钉来代替（图 80.16）。

如果胫骨隧道长度不够的话，肌腱可以用可吸收界面螺钉固定在胫骨侧（图 80.17）。移植肌腱始

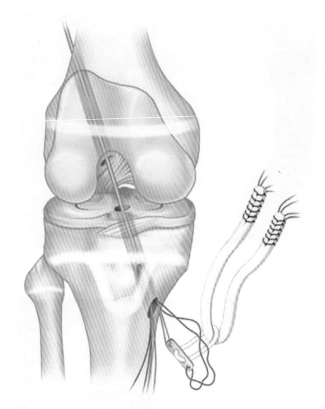

图 80.14　纽扣钢板上的导线穿过胫骨和股骨隧道。

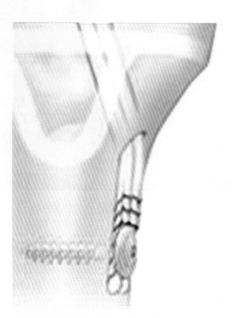

图 80.16　可选用的螺丝胫骨固定方法。

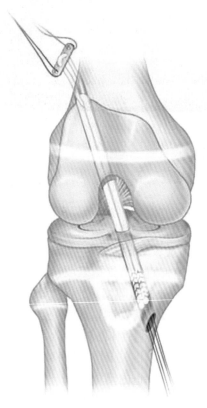

图 80.15　移植肌腱通过隧道，钢板在股骨皮质处翻转。

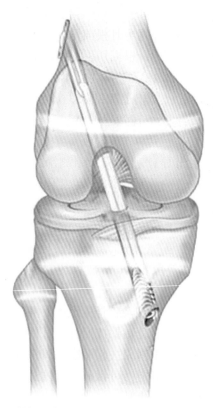

图 80.17　移植肌腱远端使用可吸收的界面螺钉固定。

终保持张力且膝关节保持在屈曲 20°~30° 间。通常来说，螺钉的尺寸和胫骨隧道的直径相符。然后将纽扣钢板上的缝线剪断，从股骨内取出。冲洗伤口后用可吸收线逐层关闭伤口。

最后，膝关节予以无菌敷料和冷冻疗法装置及膝关节保护装置。术后 6 周内膝关节活动限制在 0°~90° 之间。膝关节伸直负重着地维持 2 周。术后立即可以使用家用被动锻炼机进行 0°~30° 间的活动锻炼，并在 2 周内逐渐增加到 90°。6 周以后，康复和临床随访的过程与骨骺保护型重建技术的方法一致（图 80.18~80.20）。

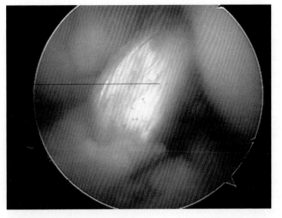

图 80.18　前交叉韧带重建。

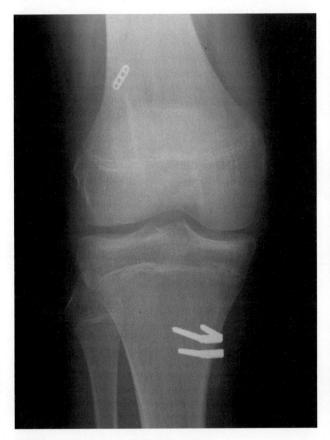

图 80.19　术后 1 个月的膝关节 X 线片。

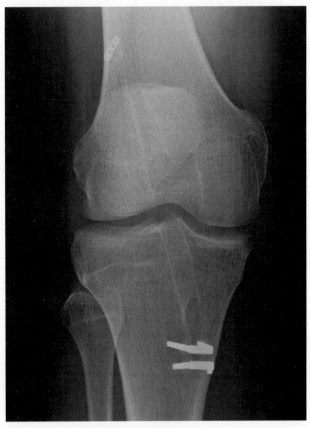

图 80.20　术后 4 年的膝关节 X 线片。

参考文献

[1] Smith AD, Tao SS. Knee injuries in young athletes. *Clin Sports Med.* 1995;14:629–650.

[2] Kocher MS, Foreman ES, Micheli LJ. Laxity and functional outcome after arthroscopic reduction and internal fixation of displaced tibial spine fractures in children. *Arthroscopy.* 2003; 19:1085–1090.

[3] Kocher MS, Micheli LJ, Gerbino P, et al. Tibial eminence fractures in children: prevalence of meniscal entrapment. *Am J Sports Med.* 2003;31:404–407.

[4] Rang M, Pring ME, Wenger DR. *Rang's Children's Fractures.* Lippincott Williams & Wilkins; 2006.

[5] Aichroth PM, Patel DV, Zorrilla P. The natural history and treatment of rupture of the anterior cruciate ligament in children and adolescents. A prospective review. *J Bone Joint Surg Br.* 2002;84:38–41.

[6] McCarroll JR, Rettig AC, Shelbourne KD. Anterior cruciate ligament injuries in the young athlete with open physes. *Am J Sports Med.* 1988;16:44–47.

[7] Engebretsen L, Svenningsen S, Benum P. Poor results of anterior cruciate ligament repair in adolescence. *Acta Orthop Scand.* 1988;59:684–686.

[8] Stanitski CL, Harvell JC, Fu F. Observations on acute knee hemarthrosis in children and adolescents. *J Pediatr Orthop.* 1993;13:506–510.

[9] Kocher MS, Micheli LJ, Zurakowski D, et al. Partial tears of the anterior cruciate ligament in children and adolescents. *Am J Sports Med.* 2002;30:697–703.

[10] Noyes FR, Bassett RW, Grood ES, et al. Arthroscopy in acute traumatic hemarthrosis of the knee. Incidence of anterior cruciate tears and other injuries. *J Bone Joint Surg Am.* 1980; 62:687–695, 757.

[11] Eiskjaer S, Larsen ST, Schmidt MB. The significance of hemarthrosis of the knee in children. *Arch Orthop Trauma Surg.* 1988;107:96–98.

[12] Vahasarja V, Kinnuen P, Serlo W. Arthroscopy of the acute traumatic knee in children. Prospective study of 138 cases. *Acta Orthop Scand.* 1993;64:580–582.

[13] Shelbourne KD, Wilckens JH, Mollabashy A, et al. Arthrofibrosis in acute anterior cruciate ligament reconstruction. The effect of timing of reconstruction and rehabilitation. *Am J Sports Med.* 1991;19:332–336.

[14] Guzzanti V, Falciglia F, Gigante A, et al. The effect of intra-articular ACL reconstruction on the growth plates of rabbits. *J Bone Joint Surg Br.* 1994;76:960–963.

[15] Houle JB, Letts M, Yang J. Effects of a tensioned tendon graft in a bone tunnel across the rabbit physis. *Clin Orthop Relat Res.* 2001;391:275–281.

[16] Kocher MS, Saxon HS, Hovis WD, et al. Management and complications of anterior cruciate ligament injuries in skeletally immature patients: survey of the Herodicus Society and The ACL Study Group. *J Pediatr Orthop.* 2002; 22:452–457.

[17] Greulich WW, Pule SI. *Radiographic Atlas of Skeletal Development of the Hand and Wrist.* Stanford, CA: Stanford University Press; 1959.

[18] Tanner JM, Whitehouse RH. Clinical longitudinal standards for height, weight, height velocity, weight velocity, and stages of puberty. *Arch Dis Child.* 1976;51:170–179.

[19] Andersson C, Odensten M, Good L, et al. Surgical or non-surgical treatment of acute rupture of the anterior cruciate ligament. A randomized study with long-term follow-up. *J Bone Joint Surg Am.* 1989;71:965–974.

[20] Giove TP, Miller SJ III, Kent BE, et al. Non-operative treatment of the torn anterior cruciate ligament. *J Bone Joint Surg Am.* 1983;65:184–192.

[21] McDaniel WJ Jr, Dameron TB Jr. The untreated anterior cruciate ligament rupture. *Clin Orthop Relat Res.* 1983;172: 158–163.

[22] McDaniel WJ Jr, Dameron TB Jr. Untreated ruptures of the anterior cruciate ligament. A follow-up study. *J Bone Joint Surg Am.* 1980;62:696–705.

[23] Liddle AD, Imbuldeniya AM, Hunt DM, et al. Transphyseal reconstruction of the anterior cruciate ligament in prepubescent children. Transepiphyseal replacement of the anterior cruciate ligament using quadruple hamstring grafts in skeletally immature patients. *J Bone Joint Surg Br.* 2008;90:1317–1322.

[24] Anderson AF. Transepiphyseal replacement of the anterior cruciate ligament in skeletally immature patients. A preliminary report. *J Bone Joint Surg Am.* 2003;85A:1255–1263.

[25] Kocher MS, Smith JT, Zoric BJ, et al. Transphyseal anterior cruciate ligament reconstruction in skeletally immature pubescent adolescents. *J Bone Joint Surg Am.* 2007;89:2632–2639.

[26] Kocher MS, Garg S, Micheli LJ. Physeal sparing reconstruction of the anterior cruciate ligament in skeletally immature prepubescent children and adolescents. *J Bone Joint Surg Am.* 2005;87:2371–2379.

第 6 部分

其 他

关节纤维化的关节镜治疗

引言

膝关节活动度的丧失包括的范围很广泛，无论是轻度的伸直受限，还是重度的活动受限都包括在内。以往观点认为，"关节纤维化"这个术语是被用来描述膝关节屈曲和（或）伸直上任何方面的活动度丧失。通常来说，前交叉韧带重建术后的伸直受限，比如"独眼征"（即膝关节前部纤维化）或"髁间窝撞击征"，一度被错误地认为是"关节纤维化"。

在本章中，我们将膝关节纤维化定义为：一种弥漫性、增生性瘢痕组织的形成，会导致膝关节屈曲和伸直活动度进行性受限。相关的瘢痕组织会形成关节内、外纤维化。关节纤维化的关键特征是膝关节弧度的退行性变。相反，局灶性病变的关节活动度丧失只会导致某个特定点的受限，而后就处于一个稳定的状态。

标准的膝关节活动

据报道，对于男性和女性标准的膝关节活动度为：最大伸直度分别为 5°、6°，最大屈曲度分别为 140°、143°[1]。在需要跪和蹲的文化环境里，如日本、印度或中东地区，膝关节的被动屈曲度可达 165°。而大多日常生活中要求膝关节活动达到的功能性弧度为 10°~125°。

两种重要膝关节活动都需要过度伸展。首先，它允许了拧紧机制发生在正常的胫股运动中。其次，它能使膝关节闭锁，从而使股四头肌在始动阶段放松。5° 或更大的伸展角度的损失可能会引起髌股疼痛或跛行[2]。随着膝关节屈曲程度的增加，就需要更大的股四头肌肌力来稳定膝关节[3]。而更大的股四头肌肌力会导致胫股关节和髌股关节产生更大的压缩力。

坐姿和爬楼梯需要膝关节至少屈曲 125°，超过 125° 的屈曲度丧失可能会使蹲和跪的动作变得艰难。总体来说，对屈曲度的丧失比对伸展度丧失的容忍

度要高一些。然而，从事奔跑和跳跃的运动员可能不能接受任何屈曲度的丧失，甚至是 10° 以下的。

病理生理学

关节纤维化的发病机制尚不清楚，其病因很可能是多因素的。尽管这种情况很罕见，但已有报道显示最早的关节纤维化在没有刺激因素的条件下，病情仍有发展。而大多数的关节纤维化病例都是继发的，在膝外伤、骨科术后或长期制动后发生。

在任何创伤后，通常都存在正常的炎性愈合反应。关节纤维化可由过度炎症反应引起。膝关节纤维化的镜下组织检查证实了致密的纤维或纤维血管组织与炎性反应密切相关[4, 5]。ACL 损伤后髌下脂肪垫的免疫组织化学分析证实了成纤维细胞因子、血小板源生长因子、转化生长因子 β 的表达增加，这可能促进动脉纤维化反应[6]。

其他研究发现：在膝关节纤维化患者的髌下脂肪垫中，含肌动蛋白的肌成纤维细胞是 α 平滑肌中的 10 倍[7]。肌成纤维细胞——高分化的成纤维细胞——在创伤愈合与病理学状态（例如 Dupuytren 骨折，踝部旋转骨折伴下胫腓韧带断裂）中的组织收缩时起重要作用。Alman 等演示了成纤维细胞在伴有周期性、重复性扭转的 Dupuytren 骨折中的异常增殖，或许可以解释在增强力量的治疗中，骨关节活动度反而降低的现象[8]。高水平的 Ⅵ 型胶原在瘢痕形成和肺部纤维化中的表达也出现上调，这一现象也被证实其与关节纤维化的进程有关联[9]。

发病率

调查显示，创伤或手术后的膝关节活动度丧失的比例范围为 2%~35%。由于对关节纤维化的定义还在不断修改，患者选择标准以及活动度丧失的界值也在不断变化，要确定真实的关节纤维化发病率就更加困难了。在确诊关节纤维化之前，有很多限制膝关节运

动的潜在因素必须被排除在外，包括机械阻碍（关节面不一致，半月板桶柄状撕裂导致的移位、游离体）、积液、股四头肌的抑制作用或是神经缺陷。

危险因素

有许多与膝关节活动度丧失有关的危险因素。一般而言，受伤或手术的程度与膝关节僵硬的风险紧密相关。活动度丧失也常由长时间的制动、感染或复杂的局部疼痛综合征引起。

最近的研究表明，某些患者可能具有发生关节纤维化的遗传易感倾向。Stutek 等演示了在不同人类白细胞抗原位点与早期关节纤维化的发展之间的关联[10]。

临床评估

病史

关节纤维化的早期症状是关节僵硬，晨间常常更加严重。如前所述，早期患者常见的主诉是尝试过家庭康复功能锻炼或正规理疗，膝关节的活动度依然进行性丧失。患者经常感到明显的疼痛，疼痛使关节纤维化和复杂的局部疼痛症状难以区分。患者也会主诉活动后膝盖红肿加剧，这些症状通常还伴随患者自觉无力。活动受限、疼痛、股四头肌无力三者共同发生会明显抑制日常活动。

体格检查

膝盖呈现广泛性的肿胀，触诊柔软、发热，可能存在积液。由于组织炎症与增厚而引起肿胀，使视诊与体表标志的触诊变得困难（图 81.1）。与术后通常观察到的情况相比，可以看出皮肤切口的延时愈合或挛缩。膝关节经常保持在一个轻微屈曲的位置。股四头肌变得萎缩、无力，患者会为了避免疼痛，采用弯着膝盖的步态行走。

膝关节主动、被动活动范围受限。在被动活动中，由于炎症和增厚的组织，膝关节会存在类似弹簧样的端点。髌骨活动度也降低，反映了瘢痕组织形成的弥散特性。

影像学检查

关节纤维化可以依据病史和体格检查进行诊断。X 线片上可以表现为软组织的钙化，但这通常在受损后 6 周才会显示。如果发生了髌下挛缩综合征（IPCS），X 线片能帮助确定髌骨感染。如果在前交叉韧带重建后发生关节僵硬，X 线片能帮助定位骨隧道的位置。而 MRI 在排除活动度丧失的其他病因中能起到作用，如游离体、"独眼征"（即膝关节前部纤维化）、脂肪垫的瘢痕形成或移植物撞击。MRI 的一个特别优势是在评估关节软骨面方面的能力，可以和患者讨论长期预后效果时提供有价值的信息。

分类

关节纤维化有多种分类系统。第一种分类是由 Sprague 等提出，是基于病理解剖学形成的[11]（表 81.1）。

Shelbourne 等最近引进了基于相对健侧的活动度丧失的分类系统[12]（表 81.2）。Paulos 等将 IPCS 描述为关节纤维化极端情况下的子集[4]。IPCS 以膝关节屈曲、伸直受限、髌骨压迫为特征，最终发展成下位髌骨。

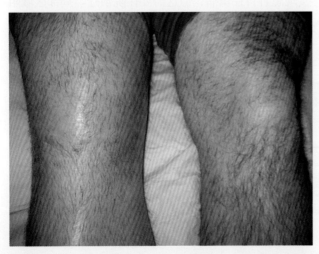

图 81.1　膝关节纤维化的广泛肿胀使视诊与体表标志的触诊变得困难。

表 81.1　Sprague 等[11] 的关节纤维化分类系统

分组	关节镜下的病理解剖学表现
1	横越髌上囊的粘连形成离散谱带或单一束带
2	髌上囊与髌旁通路完全闭锁
3	第 2 组合并囊外浸润（从髌旁近端至股骨前区的组织带）

表 81.2　Shelbourne 等[12] 的关节纤维化分类系统

分型	与健侧相比，患侧的活动度丧失范围
1 型	患侧屈曲正常，伸展丧失 <10°
2 型	患侧屈曲正常，伸展丧失 >10°
3 型	患侧屈曲丧失 >25°，伸展丧失 >10°
4 型	患侧屈曲丧失 >30°，伸展丧失 >10°，伴有下位髌骨

我们已经发现，分类并不是决定性的，因为很多患者并不会被单纯地纳入一个组别。更重要的是，要精确确定在屈伸活动中的活动度及髌骨的活动度丧失程度，这些将影响治疗决策。

决策

图 81.2 为作者的决策流程。

治疗

预防

由于严重关节纤维化的治疗很具有挑战性，因此早期的认知与干预很关键。骨科医师和理疗师都必须考虑到，会有一定比例的膝关节活动度丧失的患者进展为关节纤维化。如果发现膝关节损伤后需要进行手术治疗，一般我们会建议患者选择择期手术，使活动范围逐渐恢复，使软组织愈合。关于手术前的非手术治疗的宣教，也应在考虑范围之内，在下文会进行详述。

在无明显手术指征或无须择期手术的情况下，对患者的密切监控能做到早期发现与早期干预。如前面临床评估阶段所言，比预期出现更严重的红肿、疼痛、活动受限情况的患者更容易发展成关节纤维化。Millett 等推荐一个 2 周的计划去完成完全的伸展，达到 120° 屈曲[13]。

非手术治疗

关节纤维化在早期发现时，膝关节正在经历一个活跃的炎症过程。在这个阶段的关键是避免进一步的刺激。在理疗中尝试使用过大的力量试图去恢复活动度或是紧绷反而将会使炎症反应加剧，从而导致进一步的活动度丧失。患者应避免过强的活动，例如在一个无痛的范围内主动进行屈伸和髌骨活动，这是有益的。患者还可以在不导致更多刺激的情况下，进行股四头肌等长收缩和直腿抬高的练习，从而维持股四头肌的力量。治疗手段应包括冰敷、患肢抬高以及口服非甾体类抗炎药或短期口服皮质类固醇。关于关节镜术后纤维化的膝关节治疗，少有文献提及运用关节内皮质类固醇注射的治疗。然而，从某些关于全膝关节成形术后僵直的研究来推断，可能将有文献会发表关节内应用非甾体类药物注射是有益的[14, 15]。通常不同形式的理疗也是有帮助的，比如电刺激与超声。

随着炎症过程逐渐消退，更积极的理疗方式可以帮助提升屈曲、伸直的活动度和髌骨的移动度。使用连续被动运动（CPM）装置对屈曲的恢复有益，对伸展却没有帮助。伸展度可以通过延伸板、连续伸展与悬挂牵引来锻炼，患者需要小心以免再次引发炎症过程。如果治疗过程中疼痛、肿胀、炎症加重，必须减少恢复运动。

手术适应证、时机与技术

通常关节纤维化的手术适应证为：外伤或手术后 4 个月或更久，在理疗后无法取得进展或长期的活动范围受限。手术干预的禁忌证通常为：处于活跃的炎症反应中、感染、慢性疼痛综合征时。

全麻或局麻无论是单独使用还是联合使用，应根据经患者情况而定。术后可使用留置的硬膜外导管来实现患者自控镇痛，但这需要住院治疗。局部区域阻

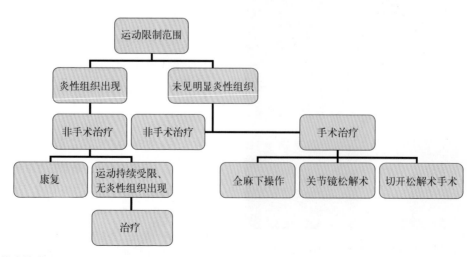

图 81.2 作者的决策流程。

滞也可在术后即时提供，疼痛控制的效果极好。

　　手术的第 1 步是在麻醉下进行整体评估。评估自主屈曲、被动伸展、髌骨移动范围，可帮助预判瘢痕组织形成的部位。髌上囊的粘连与髌骨移动一样会限制膝盖活动。膝关节屈曲度丧失通常由中间与侧向的通路或前部间隙的瘢痕引起。前部间隙包括了髌下脂肪垫和胫骨前凹陷内的组织。膝关节伸展度丧失可能是因为髁间窝中的瘢痕组织形成或后侧囊腔挛缩。表 81.3 列举了其他一些可引起屈伸度丧失的常见原因 [13]：

　　手术需要在麻醉下进行，应在关节镜下或开放手术下协同操作。对膝关节的暴力操作可能会导致骨折、髌骨或股四头肌腱的破裂或是关节内组织损伤。在长期的膝关节僵直后，关节软骨可能会因麻醉下治疗时形成的接触应力出现损伤，或有长期的粘连组织撕脱。

　　关节镜治疗已成为治疗与开放性手术有关的、有较高发病率的关节纤维化疾病的首要途径。在建立标准外下和内下入路之前，使用 120~180 ml 液体扩张关节囊，重建关节间隙 [16]。关节囊扩张可帮助关节镜器械的置入、压迫血管、安全扩张关节囊的剩余部分，包括那些关节镜很难到达的区域如后方。

　　Millett 等描述了一个系统性的治疗膝关节纤维化的关节镜方法 [13, 17]。第 1 步是重建髌上囊，通常延伸至髌骨近端 3~4 cm（图 81.3）。第 2 步是重建内侧和

表 81.3　活动度丧失的原因

伸展度丧失	屈曲度丧失
错位的或非同轴的移植（胫骨前端隧道或股骨前端隧道）	髌上粘连
槽口撞击	髌骨压迫
前交叉韧带结节	内侧沟和外侧沟粘连或纤维化
髌下挛缩症候群	不恰当的移植部位
半月板修复后获得性关节囊	髌下挛缩症候群
后侧关节囊瘢痕挛缩	反射交感性营养不良
腘绳肌紧缩术	囊腔或内侧副韧带钙化
内侧副韧带钙化	术后感染
术后感染	股四头肌挛缩或肌肉炎症
反射交感性营养不良	

注：引自 Millett PJ, Wickiewicz TL, Warren RF. Motion loss after ligament injuries to the knee: Part II: Prevention and treatment. Am J Sports Med. 2001;29(6):822–828. 经 SAGE Publications 允许。

外侧关节囊。通常会使用电凝、关节镜刨刀或半月板 punch 来松解股骨与关节囊直接的瘢痕组织。

　　松解应从靠近半月板前角外围边缘前端延续至胫骨皮质前端远侧约 1 cm（图 81.4）。

　　接下来要评估内侧和外侧的韧带结构。如果韧

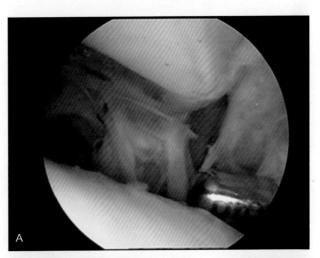

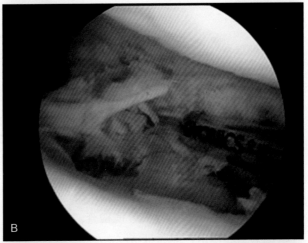

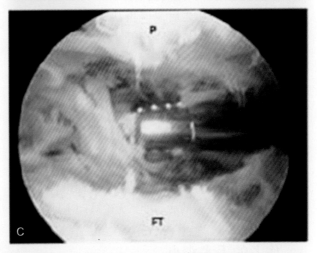

图 81.3　髌上粘连。A、B. 关节囊和股骨之间的粘连被关节刨刀清除，从而重建髌上囊。C. 髌上囊通常延伸至髌骨近端 3~4 cm。

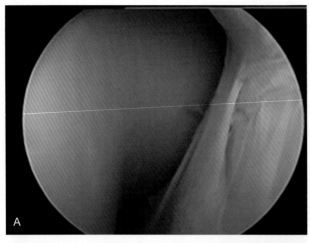
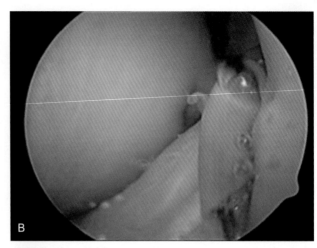

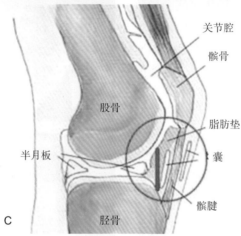

图 81.4　松解前方间隙。A. 髌下脂肪垫的纤维化及前方间隙内的瘢痕组织。B. 使用电凝松解前方间隙，开始沿内侧半月板前角外围边缘前端延续至胫前肌末端约 1 cm。C.图为前方间隙的松解线。

带的紧缩引起了髌股关节的压缩或髌骨活动受限，可以做选择性的松解（图 81.5）。其次是检查髁间窝，如有撞击症状，应行关节镜检查。瘢痕组织或骨赘也会引起撞击，应当被清除。

　　评估完髁间窝之后，应再次评估膝关节活动度。如果用了止血带，应松开来允许股四头肌移动。如果伸展受限还在继续，必须处理后侧囊腔。后内侧的囊腔可以在关节镜下松解[18]，具体方法和开放式手术描述的多种方式一样[19]。

　　在关节镜的治疗过程中要注意止血。尤其在实施外侧减压时，可以考虑在关节镜下放置一根引流管。术后用被动活动仪器来帮助患者维持在手术中恢复的活动范围。这种治疗最核心的地方是要使患者可以达到最大限度的膝关节的活动度，无论被动还是主动。

作者的手术观点

　　尽管软组织可能已有炎症红肿，我们仍然建议

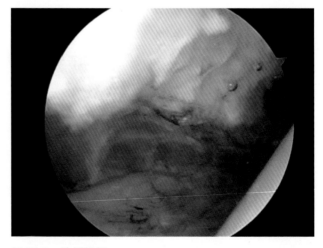

图 81.5　外侧松解。

患者在家进行一些主动温和的一定范围内的膝关节运动和髌骨活动。股四头肌的加强训练也应包括在内。我们会告知患者在这段时间，过强的训练来提高活动度会适得其反。冰敷、抬高患肢、消炎药是治疗过程中必不可少的。我们会与患者商量，关节

内注射皮质类固醇可能会有帮助，尤其是对于早期关节纤维化的膝关节。然而，如果患者不想接受注射治疗，我们也不强制治疗。

当发热和肿胀开始消退，常规理疗便可以开始了。我们建议治疗周期为每周 2 次，中间间断至少 2 天，这样能让软组织有时间恢复。在间隔期间，患者可以进行主动的一定范围内的锻炼，从而维持运动量。在增强治疗中重要的是需要密切关注炎症的复发。如果炎症复发，必须等到炎症消退才可以使用高强度运动来恢复活动度。

只要患者通过锻炼能够改善活动度，就可以继续非手术治疗。关节纤维化的手术指征是非手术治疗失败或者持续的活动受限超过 4 个月。在我们的经验中，大多数患者是可以在关节镜下治疗的。

一旦出现手术指征，我们建议在全麻下进行并配合局部麻醉。如果是门诊手术，股骨和坐骨神经的神经阻滞可以有效控制术后疼痛。如果患者需要住院治疗，可以留置一根硬膜外导管。

术中患者取仰卧位，髋关节可以伸展。首先在麻醉下检查，在关节镜松解术前不做其他操作。麻醉下检查后，放置止血带，膝关节放置在关节镜腿架上。关节镜下探查的步骤如 Millett 等的描述。我们使用关节镜电刀松解髌上囊和沟中的粘连。使用电凝重建前方间隙，这样分离瘢痕组织可以防止半月板前角的损伤，随后用关节镜刨刀在组织分离后，清除多余的瘢痕组织。

膝关节从腿架中移出，松开止血带，可再次检查活动度。此时可进行一些轻柔的操作，依据以往经验来说那个时候应进行完全的松解。然而，尽管关节前部得到充分松解，仍有可能无法达到完全正常的伸展。如果出现这种情况，后部的囊腔也必须进行松解。这应该引起重视，然而，我们这方面的经验很少，而且关节前部松解的必要性（尤其是清除在凹槽和前部间隙的形成的瘢痕组织）需要在针对松解后部囊腔之前就被意识到。如果需要进行一个后部关节囊切开术，我们倾向贯穿内侧与外侧切口来手术。止血带加压后，膝关节放置为 90° 的屈曲位。另一边的切口以及与达到后部关节囊腔的通路，同样被用于为半月板修复。一旦这些都建立好了，在关节中线的后部肌肉组织与关节囊腔之间就可以用钝性分离来完成这个平面，从而使后部肌肉 / 神经系统结构和后部关节囊腔之间从内向外成为一个连续的平面。然后，当关节囊保护关节后部软

组织时，关节囊腔就会分离。很重要的一点就是，无论释放得有多彻底，术后不可能完全恢复关节活动度。

术后计划包括每周 2 次的正规理疗，理疗包括主动活动至运动止点、非强迫性被动活动拉伸。患者宣教应要求在这期间做小强度的家庭运动项目。我们并不会例行公事推荐使用关节恢复器，我们会提供非甾体类药物和镇痛药。当对关节后部进行松解时，动态或静态的夹板固定将帮助维持伸展度。

并发症、争议及注意事项

前交叉韧带重建术后的活动度丧失

有相当数量的文献分析了关节纤维化和前交叉韧带重建术之间的关系。尽管未被证实，但以现有的知识推测，先天性关节纤维化背后的病理生理机制与术后的关节僵硬可能有所不同。前者是一个炎性过程导致的关节囊变厚，并且在没有明显原因（如手术）的情况下，出现进行性的活动度丧失。

前交叉韧带重建术的活动度丧失的危险因素包括手术的时机、技术因素（移植物选择、移植物张力、隧道放置）、附加的操作以及术后康复计划。虽然随着手术技术和术后康复水平的提高，但报道的前交叉韧带重建术后的膝关节活动度丧失的发病率并没有得到显著改善。

补救手术

如果关节镜粘连松解术后膝关节活动度依然受限，则需要行开放性手术治疗，需要在关节前后部同时打开关节囊腔，这一操作常与高发病率相关。除此之外，当治疗一些慢性膝关节僵硬如开放状态下行股四头肌成形术以及在行髌骨的胫骨结节近端的胫骨结节切开术时，可考虑使用一些特定的手术技术。所有治疗失败之后，可使用关节融合术作为补救措施。

经验和教训

（1）关节纤维化是一个炎症过程，但明确的病因至今未知。

（2）典型特征为进行性的活动度丧失。

（3）早期认知和干预非常重要。

（4）已有炎症表现时，应防止其进一步恶化。

（5）在关节镜松解术前不要做操作。

（6）系统地进行关节镜下松解术。

康复

基本的康复计划已在之前的段落中描述了。

结论和展望

关节纤维化导致的进行性活动度丧失可能导致较差的结果，医生和理疗师的早期发现和预防尤为关键。一旦早期确诊患者关节活动度丧失，保守治疗手段通常可以见效。当炎症过程持续发生时，过于积极的操作反而会适得其反。在开始更激进的治疗手段之前，抗炎药可有效减轻炎症。当物理治疗失效或持续活动受限时，则需要手术治疗。在关节粘连松解术之前不应做任何操作，因为这有损伤关节软骨的风险。关节镜治疗是针对开放手术后高发病率的一线治疗方式，接着应系统地进行瘢痕松解术，不能清除所有的粘连区域意味着治疗失败，这将导致持续的膝关节活动度受限。术后康复计划应重视早期治疗，密切观察炎症反应过程。在未来，对于关节纤维化中分子通路更加深入的研究或许能提前确诊关节纤维化高风险患者，并进行干预处理。

参考文献

[1] DeCarlo MS, Sell K. Normative data for range of motion and single leg hop in high school athletes. *J Sport Rehabil.* 1997;6:246–255.

[2] Sachs RA, Daniel DM, Stone ML, et al. Patellofemoral problems after anterior cruciate ligament reconstruction. *Am J Sports Med.* 1989;17:760–765.

[3] Perry J, Antonelli D, Ford W. Analysis of knee-joint forces during flexed-knee stance. *J Bone Joint Surg Am.* 1975;57:961–967.

[4] Paulos LE, Rosenberg TD, Drawbert J, et al. Infrapatellar contracture syndrome: an unrecognized cause of knee stiffness with patella entrapment and patella infera. *Am J Sports Med.* 1987;15:331–341.

[5] Cosgarea AJ, DeHaven KE, Lovelock JE. The surgical treatment of arthrofibrosis of the knee. *Am J Sports Med.* 1994; 22:184–191.

[6] Murakami S, Muneta T, Furuya K, et al. Immunohistologic analysis of synovium in infrapatellar fat pad after anterior cruciate ligament injury. *Am J Sports Med.* 1995;23:763–768.

[7] Unterhauser FN, Bosch U, Zeichen J, et al. Alpha-smooth muscle actin containing contractile fibroblastic cells in human knee arthrofibrosis tissue. *Arch Orthop Trauma Surg.* 2004; 124:585–591.

[8] Alman BA, Greel DA, Ruby LK, et al. Regulation of proliferation and platelet-derived growth factor expression in palmar fibromatosis (Dupuytren contracture) by mechanical strain. *J Orthop Res.* 1996;14:722–728.

[9] Zeichen J, van Griensven M, Albers I, et al. Immunohistochemical localization of collagen VI in arthrofibrosis. *Arch Orthop Trauma Surg.* 1999;119:315–318.

[10] Skutek M, Elsner HA, Slateva K, et al. Screening for arthrofibrosis after anterior cruciate ligament reconstruction: analysis of association with human leukocyte antigen. *Arthroscopy.* 2004;20:469–473.

[11] Sprague NF III, O'Connor RL, Fox JM. Arthroscopic treatment of postoperative knee fibroarthrosis. *Clin Orthop Relat Res.* 1982;166:165–172.

[12] Shelbourne KD, Patel DV, Martini DJ. Classification and management of arthrofibrosis of the knee after anterior cruciate ligament reconstruction. *Am J Sports Med.* 1996;24:857–862.

[13] Millett PJ, Wickiewicz TL, Warren RF. Motion loss after ligament injuries to the knee: part II: prevention and treatment. *Am J Sports Med.* 2001;29:822–828.

[14] Sharma V, Maheshwari AV, Tsailas PG, et al. The results of knee manipulation for stiffness after total knee arthroplasty with or without an intra-articular steroid injection. *Indian J Orthop.* 2008;42:314–318.

[15] Bong MR, Di Cesare PE. Stiffness after total knee arthroplasty. *J Am Acad Orthop Surg.* 2004;12:164–171.

[16] Millett PJ, Steadman JR. The role of capsular distention in the arthroscopic management of arthrofibrosis of the knee: a technical consideration. *Arthroscopy.* 2001;17:e31–e32.

[17] Kim DH, Gill TJ, Millett PJ. Arthroscopic treatment of the arthrofibrotic knee. *Arthroscopy.* 2004;20:187–194.

[18] LaPrade RF, Pedtke AC, Roethle ST. Arthroscopic posteromedial capsular release for knee flexion contractures. *Knee Surg Sports Traumatol Arthrosc.* 2008;16:469–475.

[19] Steadman JR, Burns TP, Peloza J. Surgical treatment of arthrofibrosis of the knee. *J Orthop Tech.* 1993;1:119–127.

滑膜病变的关节镜治疗

膝关节滑膜病变是人体内最大且范围最广的滑膜病变。膝关节滑膜是在关节囊深层并且通常有许多胚胎学的内陷，这些内陷被称作为皱襞。滑膜起始于髌骨上极，在股四头肌下面形成了一个囊。在膝关节的内侧和外侧滑膜均处于关节囊的内面，唯一例外的是在半月板的附着处是由此处关节囊组成。在膝关节外侧，此处滑膜被腘肌分割在关节囊外。在膝关节前方，滑膜覆盖了髌骨肌腱的深面，同时附着在髌骨关节边缘。在髌骨下方，滑膜位于髌下脂肪垫的深面，且可以在脂肪垫的两边看见水平的翼状褶皱；再往下，这些褶皱融合延伸为一条单独的条带，称作髌骨褶皱（黏膜阔韧带）。在髌骨的两边，滑膜向下延伸到达股肌的腱膜，然后继续向下可到达股肌。滑膜继续沿着关节囊从股骨到胫骨向远处延伸。它会在交叉韧带前方反折，因而被认为是在滑液腔的外侧。机体的良性和恶性病变过程均可影响到滑膜。而对于大部分需要手术治疗的滑膜病变，关节镜下滑膜切除术是安全有效的方法。

良性病变

滑膜皱襞综合征

通常，约 70% 的患者在膝关节屈曲状态下直接创伤时可发现内侧皱襞呈现高敏感性。内侧滑膜由于使用过多也比较容易损伤，而外侧滑膜则很少出现症状[1]。该综合征的临床表现与内侧半月板撕裂和髌骨肌腱炎以及其他的膝关节病变类似。屈膝下内侧膝关节也会出现高度敏感性。因此，在作出该诊断结果的时候应当排除其他类似的病变。在 2007 年，研究表明 MRI 对于检查膝关节滑膜是正常还是病变状态的价值较低。在一系列消炎药、非甾体类药物和理疗治疗失败后，可以考虑进行关节镜下滑膜切除。关节镜探查下通常可见炎症的或肥大的内侧滑膜。术后可以立即开始理疗，有一项研究表明对于精选的患者行滑膜切除的效果很好，且成功率超过 80%。

色素绒毛结节性滑膜炎

色素绒毛结节性滑膜炎（PVNS）是缓慢进展的以滑膜内出现炎症和含铁血黄素沉积为特征的局部侵犯的良性肿瘤。该病通常是单关节的过程，最常累及膝关节，发病率为每百万人中有 1.8 人。PVNS 被分为两类：弥漫性 PVNS（即 DPVNS）和局限性 PVNS（即 LPVNS）。在膝关节，弥漫性的 PVNS 比局限性的更为常见。分叶状带蒂的局限性PVNS 通常出现在膝关节前间室，且大部分发生于半月板囊结合处。由于膝关节前角区域的滑膜最常受损，此类患者的临床症状通常和半月板病变类似。然而也有报道指出存在其他部位的滑膜病变，包括髌上脂肪垫、髁间窝、髌上囊、外侧和内侧隐窝以及外侧半月板前角。由于其局限发展的特征，症状通常包括疼痛、关节绞锁以及膝关节不稳[2]。此外，虽然这些症状很常见，但不是所有患者都会出现膝关节肿胀和疼痛。

与之相比，弥漫性 PVNS 则是潜在的缓慢发作的疼痛伴随肿胀和僵硬。不超过 30% 的患者膝关节 X 线片可能会显示非特征性的软组织肿胀或关节积液表现，但这些表现不够特异性，不足以做出明确的诊断。抽取滑液发现灰褐色血性液体表明可能存在很多种膝关节病变，且对诊断 PVNS 的敏感性和特异性均不高。

CT 检查可能会发现软组织较骨骼肌大面积高密度影，且在长期站立的患者中可见骨质吸收和软骨下囊肿。MRI 是最有效的诊断方法。含铁血黄素中的铁在短 T2 弛豫时间自旋回波序列和增敏性 T2 梯度回波序列图像上均为低密度信号表现，但是在梯度回波序列上尤其明显，因而该序列对于含

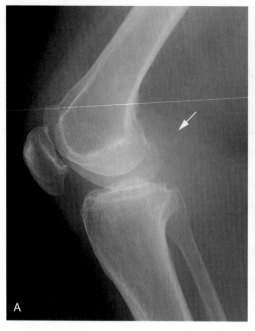
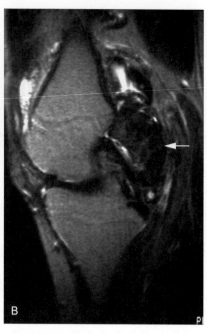

图 82.1　A. 弥漫性 PVNS 在 X 线片上可见膝关节后侧软组织高密度影（箭头所示）。B. 弥漫性在 PVNS 患者在 MRI T2 图像可见膝关节后侧与后交叉韧带间凹槽处低信号影（白色箭头所示）（图片由 Jeffery Brody 提供）。

铁血黄素存在的诊断更加敏感（图 82.1）。高密度影区域可在 T1 图像上（脂肪沉积或出血表现）和 T2 图像上（关节积液或滑膜炎）出现。MRI 在测定损伤范围方面也很有效，特别是对于一些关节镜很难探查的部位。手术是对局限性和弥漫性 PVNS 的最后治疗方式。糖皮质激素可以提供短暂的镇痛效果。在大部分病例中，LPVSN 切除后复发很少见。DPVNS 滑膜全切术的复发率低于 9%[3]。诊断为 PVNS 的患者向恶性转化和远处转移的报道非常少[4]。在这些恶性化的病例中，死亡率是 50%。关节镜下滑膜切除术提供了特别好的治疗 PVNS 的方法，特别是对于局限性的 PVNS。关节镜技术已经证实有更好的术后功能结果和更低的术后膝僵硬发生率，然而，不合理使用该技术会导致令人难以接受的复发率。关节镜能够为损伤部位提供良好的手术视野，特别是在开放性手术中难以到达的一些部位，比如膝关节后侧。对于 DPVNS 采用完全滑膜切除相较部分切除而言，有着持续的低复发率，但是技术要求更具挑战性。由于 DPVNS 多涉及后侧膝关节，该手术必须要建立后内侧入口（PM）和后外侧入口才能方便手术操作。对于弥漫性 PVNS 的关节镜切除术来说有切除不完全的风险，同时理论上也有造成向入口和关节内播散的可能。然而，与传统的开放性切除相比，关节镜方法住院时间更短，术后康复周期更短。FLandry 的一项研究表明，开放性切除术的术后僵硬发生率可达 24%，且需要进一步处理。尚无关节镜和开放性切除的联合疗法的报道，因而其效果仍然未知。关节镜和开放性切除术均有由于侵犯软骨下骨而导致预后较差的报道。放射治疗已经开始作为手术治疗的替代治疗方式，但是放疗切除术的结果还未知。

软骨瘤／骨软骨瘤

滑膜软骨瘤是良性的、罕见的滑膜化生所致的关节内软骨体或骨软骨体的形成。这一疾病通常累及单关节且大多在中年男性中出现的，其中一半出现于膝关节。滑膜软骨瘤要么是原发性，要么是继发性的病变。原发性软骨瘤没有明确的关节病变，而继发性滑膜软骨瘤多有预先存在的疾病（如骨软骨炎、关节炎、剥脱性骨软骨炎等）。通常，患者会出现膝关节疼痛和肿胀，伴或不伴机械性症状。由于缺乏钙化的表现，X 线片没法显示关节内游离体。CT 检查也仅仅能发现钙化的游离体。MRI 有效与否取决于滑膜增生的数量和结节内钙化数量。软骨结节在 T1 图像上呈中密度影，T2 上呈高密度影。关节内增强扫描增加了检测损伤的灵敏度。患者出现疼痛性关节内积液或机械性症状是手术治疗的指征（图 82.2）。关节镜下游离体和滑膜切除术是治疗该病安全而有效的方法[5]。关节镜和开放手术切除的术后复发率是相同的（0~31%），但开放切除有更高的康复周期延长和关节活动范围减少的概率。术后当复发和恶性转化率较低时，预后通常很好。骨软骨炎仍然是重要的长期并发症，有时候需要做人工关节置换。

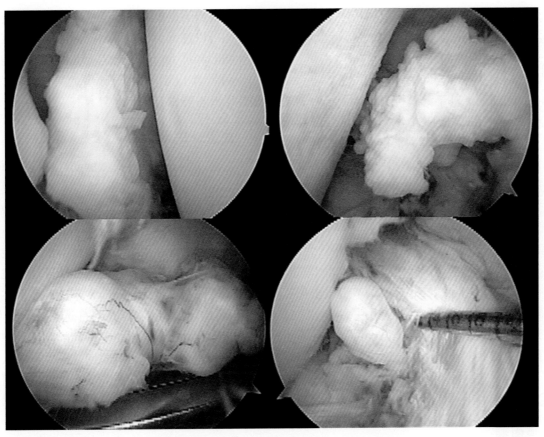

图 82.2　在膝关节各个间室可见骨软骨游离体（图片由 Michael Hulstyn 提供）。

树枝状脂肪瘤

树枝状脂肪瘤是罕见的关节内损伤，以滑膜组织被成熟脂肪细胞广泛性替代而产生明显的绒毛状改变为特征[6]。这一过程通常称作为滑膜的绒毛脂肪瘤性增生。宏观上说，它是由黄色脂肪组织构成的表现为广泛性绒毛化的团块状组织。树枝状脂肪瘤通常发生在髌上囊处，多在 50~70 岁的人群中发病，男女发病率无明显差异，该病并不常见，目前只有 100 例的报道。有报道发现一例罕见的小儿病例[7]。患者通常表现为关节积液、髌上囊增大、膝关节活动范围减少、僵硬和偶发的机械性症状。该病可能在存在退化性关节病的患者中（如 RA 或外伤），复发或进展。X 线片可见髌上囊存在软组织肿胀。MRI 可见 T1、T2 加权图像上信号强度类似脂肪的树枝状脂肪瘤性增生和关节积液。其他一些不常见的表现如团块状滑膜下脂肪沉积、滑膜下囊肿和退行性改变。已证实向关节腔内注射糖皮质激素或同位素可以暂时缓解症状（比如 Y-90）。根治性治疗是有着低复发率的滑膜全切术。关节镜下滑膜切除已证实有非常成功的结果。

滑膜血管瘤

这是主要发生在膝关节的由于复发性疼痛性单关节内的关节积血所造成的良性的血管瘤。该病在儿童和青年中更多见，且目前报道的数量小于 200 例。患者通常在 20 岁左右出现膝关节疼痛、活动受限和无明显外伤下的膝关节僵硬。40% 的患者可能会伴随皮肤的血管瘤。可触及松软的易压扁的肿块。膝关节的血管瘤分为滑膜型、关节旁型或由二者共同构成的中间型。中间型通常是播散的，无法切除。X 线片可以显示软组织包块、钙化的静脉石和有着骨骺增大的类似血友病性的关节病。MRI 对于发现关节内分叶状团块更具特异性。该团块在 T1 图像上为中等信号强度，在 T2 图像上则表现为高信号区域（血管腔内血流汇集处）和低信号区域（纤维组织或血管）。更重要的是，MRI 可以确定损伤的区域和范围，这有助于术前计划的制定[8]。手术切除是根治性治疗的方法。术前，损伤组织的栓塞可以有效地减小血流。术中使用电凝切除可以有效地减少术中出血[9]，但是没有研究表明使用标准的旋转刮刀切除与电凝切除相比是否预后更好。

对于局部的血管瘤，部分关节镜切除术就是很有效的。而对于弥漫性血管瘤，则需要进行全切术。

腘窝（Baker）囊肿

Lindgren 描述了基于瓣膜机制而存在于后侧关节囊褶皱处与腓肠肌内侧头滑液囊之间的持续性单向流动[10]，导致反复性的囊内渗出或腘窝囊肿。显著的腘窝囊肿一般采用保守治疗。然而，由于复发性的囊肿与关节内的病变显著相关，可以在最初的关节镜探查同时做囊肿的处理，而简单的开放性切开术则复发率很高[11]。囊肿的处理包括去除裂隙状的瓣膜，该瓣膜相当于膝关节和囊肿之间的大门。现有的治疗方法包括前内侧入路关节镜切除[11]、膝关节后侧囊入口的切除术[12]，以及关节镜下全关节内缝合瓣膜样结构技术[13]。无论选用哪种方法，都必须处理任何的关节内的病变，以确保复发性渗出的概率最低。

恶性病变

滑膜肉瘤

这一恶性病变占每年新诊断为软组织肿瘤的约 10 000 例患者的 5%~10% 之间（在容易发生的肉瘤里排第 4 位）。该病大多涉及中位数年龄在 26.5 岁的青年人群体，其中约 30% 年龄小于 30 岁[14]。男性比女性更易发病。由于滑膜肉瘤通常发展缓慢，发病时症状通常是不明显的。最常见的症状是膝关节肿胀或者是无痛或疼痛性肿块。膝关节活动范围可能会减少。总的来说，该肿瘤是一个分界清、粉色的肉质性、异质性的肿块。有时可以发现高度钙化的钙化灶，这说明该肿瘤组织侵袭性低且预后良好。组织学来说，这些肿瘤有着大的多角形细胞（上皮样细胞），这些细胞被梭形细胞所包绕并可以分泌透明质酸。超过 90% 的患者有滑膜肉瘤特异性的移位突变。总之，一次性根治治疗伴放疗和化疗联合治疗的 5 年生存率是 36%~76%，10 年生存率是 20%~63%[15]。MRI 是首选的影像手段，因为 50% 的滑膜肉瘤患者 X 线看上去是正常的。然而仍有 30% 的患者在 X 线上可见钙化表现。多数的滑膜肉瘤较大（>8 cm）且在 T1 加权像上显示不均匀的中等信号强度和 T2 加权像上的高信号。尚无证据表明化疗可以显著改善患者的生存率。因此，化疗仍是有争议性的。手术切除是该病的基础

治疗，且切除点要距肿瘤 1~3 cm[16]。没有迹象表明该肿瘤可以进行关节镜下的摘除。手术应该包括根治性切除和扩大切除，有需要截肢术的可能性（约 20% 的患者），这取决于肿瘤的具体位置。术后，多数患者需要放射治疗。

血管外皮细胞瘤

这是发生于下肢的典型的间叶细胞起源的恶性肿瘤。它们通常发生于成年人，男女之间发病率无明显差异。该病相当罕见，占所有软组织肿瘤的比例不到 1%。组织学上来说，这些肿瘤是外皮细胞构成的，在血管芽周围绕以巢状不规则增生而密集的外皮细胞。组织学的诊断有赖于肿瘤细胞的架构模式。该肿瘤表现为血运非常丰富的非对称性大血管腔。MRI 是影像学检查的首选，因为 X 线的表现通常不具有特异性。该病的治疗则基于肿瘤的分级。基于肿瘤侵犯的范围不同，手术可能从局部切除到截肢术。组织学分级高度恶性的该肿瘤通常要进行化疗，但化疗的直接疗效还未知。手术切除后通常会予以放疗以减少局部复发。

血清反应阳性的关节炎

类风湿性关节炎

美国大约有 130 万人患有类风湿关节炎（RA）。该病最容易发生在各个种族的 35~50 岁的人群间，女性占明显优势性的 75%。该病相关的炎症反应会导致膝关节疼痛和僵硬。该病的进一步发展会导致关节内出血和积液形成，最终造成进展性的关节退变。MRI 检查可在 T1 图像上间低 / 中等信号强度影，T2 上可见高信号影（活化型）。软骨的磨损和缺失在 MRI 上都会显示增强。RA 的确诊需要至少满足美国风湿病协会标准 7 条中的 4 条，包括：① 至少持续 1 小时的关节晨僵；② 持续至少 6 周的累及 3 个或以上关节的关节炎；③ 持续至少 6 周的手指关节炎；④ 双侧肢体的关节炎持续至少 6 周；⑤ 皮下出现类风湿结节；⑥ 血清检查类风湿因子阳性；⑦ X 线证实 RA 表现。组织学上可见绒毛状的淋巴小结和富血管的滑膜。大多数 RA 患者可用全新的缓解病情类抗风湿药治疗且效果极佳。对于已经出现关节内完全破坏的老年患者来说，关节置换仍然是最佳的治疗方式。然而，对于那些使用缓解病情类抗风湿药物效果较差的年轻患者，关节镜下滑膜切除

术就可以有效减少关节内的破坏[17]。理论上讲，滑膜切除术有效去除了作为细胞因子和趋化因子主要来源的滑膜。在过去，开放性滑膜切除术是去除滑膜的首选方法。然而，考虑到关节镜技术的进步，RA 患者皮肤的薄弱和开放手术易感染的倾向，关节镜下滑膜全切术是可行的替代性方法，但对技术要求较高[18]。研究已经证实接受关节镜下滑膜切除术患者与接受开放性切除术的患者相比失血更少、住院时间更短、恢复更快[19]。

血清反应阴性的关节炎

血清反应阴性的关节炎是一组多系统受累的与临床常见的免疫病理机制相关的肌肉骨骼综合征。该病组包括 reiter 综合征、银屑病性关节炎、强直性脊柱炎以及幼年特发性关节炎。与阳性反应的关节炎不同，该病种男性更易受累。发病年龄是多变的，但是多倾向于十几岁或小二十几岁。该病通常是家族遗传性的 HLA 基因缺陷，包括但并不限于HLA-B27。每 100 000 人中约有 3.5 人患有该病。在病程中患者早期会出现肌痛，随后出现非对称性膝关节僵硬、腰疼、休息和减少活动后症状反而加重。除了肌肉骨骼系统的症状，患者还会出现眼科疾病、尿道炎、全身症状以及爆发性腹泻后频繁的轻度腹部不适。疾病早期 X 线通常无明显异常，随着疾病进展，X 线可见非对称性少关节受累表现，关节旁骨质疏松，在骶髂关节炎和强直性脊柱炎患者中还可以发现特异性的脊柱表现。与血清反应阳性的关节炎类似，药物治疗和物理治疗是该病的主要治疗方式。然而，对于成长期的儿童来说，很少需要关节置换且手术治疗也仅限于预防性的治疗。研究已经证实关节镜下滑膜切除术可以维持膝关节的活动范围，且与开放性切除术相比可以更早的活动，住院时间更短[20]。

血友病

血友病是以凝血因子Ⅳ或Ⅷ缺乏为特征的出血性疾病。血友病是最常见且最易致肌肉骨骼系统功能障碍的疾病，会引起关节病、关节囊纤维化和关节挛缩。关节镜下滑膜切除已证实可以减少该关节病发生、减轻疼痛、改善膝关节活动范围，且降低了凝血因子替代治疗的需要[21,22]。然而，骨畸形、骨赘形成、关节间隙狭窄和关节破坏使该术式对技术要求很高。采用关节镜下滑膜切除术的主要指征是至少 6 个月的保守治疗无效的复发性关节出血。围手术期的主要考虑是通过最大化凝血因子替代治疗的效果来减少不必要的出血。最低的控制出血的Ⅳ和Ⅷ因子的循环浓度是 20%~40% 之间。由于手术的压力、炎症变化的出现和术中出血的潜在风险，手术时建议的循环浓度是 200%~400% 之间。与血液科的协调合作在控制术前凝血因子水平、术中必要的凝血因子检查以及术后凝血因子水平的随访和控制等方面都很重要。如果术中出血过多，患者将需要根据凝血因子水平附加额外的大剂量凝血因子替代治疗，且必须提前做好准备。建议术后使用引流和加压包扎。术后所有患者均需要至少住院 3 天进行监控和凝血因子替代治疗，同时进行理疗。术后引流持续到引流量稳定且凝血因子水平恢复并稳定在 100% 水平为止。患者可在帮助下在可承受范围内负重，且需要膝关节保护装置来维持末端伸直。部分医生建议使用冷冻治疗来减轻肿胀和疼痛，且持续使用连续被动运动装置（CPM）来协助早期关节活动。手术的效果通常与 X 线和关节镜所示的关节破坏程度紧密相关。

关节镜下滑膜切除术

关节镜下膝关节滑膜的切除与开放性切除相比的优势包括：术后膝关节僵硬减少、更完全的切除、住院时间缩短、更好的膝关节各个层面视野、疼痛更轻、关节积血更少、无须切开股四头肌、更容易保护半月板，以及如果需要，翻修更容易。主要的劣势在于该手术在操作上对技术要求很高[23]。

设备

通常，大部分手术需要 30° 的关节镜，而 70° 镜在探查膝关节后侧时非常有效且在手术中应当是可选用的。膝关节通过重力牵引系统拉伸，按照我们的经验给予泵初始低压设置即可保证手术全程视野清晰。下肢排空血流后在大腿近端使用止血带对保证视野也是很重要的。刮刀的选择在一定程度上取决于患者的解剖情况，但通常来说 5 mm 全半径滑膜切除刀在切除膝关节前侧滑膜时就很有效，并且该尺寸的刀是大部分区域切除的主要工具。3.5 mm 全半径滑膜切除刀和 4.5 mm 滑膜切除弯刀通常应用在一些空间狭窄的区域，如半月板下面、膝关节后侧或膝关节较小的患者。

术前准备

通用的关节镜下滑膜切除术的手术指征是保守治疗无效的，至少持续 6 个月的由于膝关节疼痛和肿胀所致的功能障碍的患者。滑膜疾病的确诊很重要，特别是患有 PVNS 的患者术前必须组织学确诊。知情同意书内容应当包含术中膝关节后侧关节镜操作时可能出现的包括后侧神经血管束损伤的所有风险。我们建议对患者实施全麻或椎管内麻醉。此外，可使用股神经阻滞来减轻术后疼痛。

手术技术

基本的关节镜下滑膜切除需要使用 6 个入路：前外侧、外侧髌骨上缘、前内侧、内侧髌骨上缘、后内侧、后外侧，来探查和切除所有区域的滑膜（图 82.3）。滑膜一直切除到在它下面可见光滑的滑膜表面。

术前需要彻底地询问病史和进行体格检查，包括下肢神经血管状态的记录。术中，在全麻诱导后，麻醉状态下体格检查来评估膝关节活动范围和稳定性。随后，将术肢放置在大腿夹具上，屈曲手术台，使术肢可以自由悬挂在手术台边缘。健侧腿放置在腿支持器里。还有另一种手术方式，该方法使患肢后外侧向上，健侧大腿卧于平整的手术台上。然后进行无菌的消毒和铺单。切口附近给予适当的抗生素大约 30 分钟。用 Eschmarch 法或重力驱血法排空下肢血流后，止血带加压充气。

建立标准的膝前外侧入路放置 30° 关节镜进入髌上囊，然后开始依次常规探查髌上囊、内外侧沟、滑车沟、髌骨底面包含半月板、髁间窝和交叉韧带的内外侧室（图 82.4）。探查的同时处理伴随的半月板和软骨损伤。建立前内侧入路来辅助关节镜探查和放置探针进入膝关节（图 82.5）。从前内侧路置入抓钳来获取主要病变区域的滑膜组织的样本。镜头仍然置于前外侧口的髌上囊内，在髌骨角约上 1 cm 和外 1 cm 处做外侧髌骨上缘入路，然后在相对应的另一侧做内侧髌骨上缘入路（图 82.6）。从这些入路插入全半径为 5.5 mm 或 4.5 mm 的滑膜切除刀，然后切除髌上囊和髌上沟的滑膜。通过这 2 个入路也可以到达肥厚的脂肪垫的任意部位。为了深入内外侧沟的下部，需要对调观测设备的位置，在外侧髌骨上缘入路和内侧髌骨上缘入路间移动镜头，并将

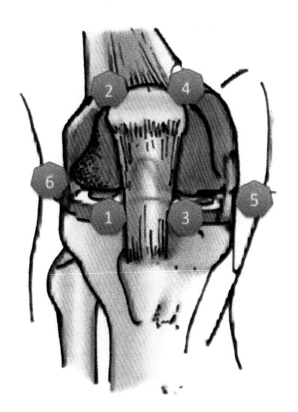

图 82.3　关节镜下滑膜切除术中的 6 个入路位置（图片由 Robert Villareal 提供）。

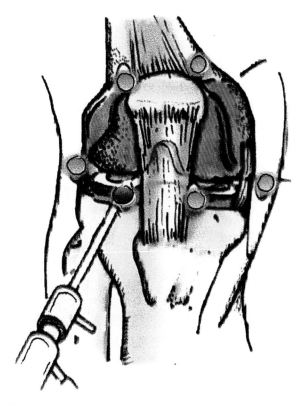

图 82.4　前外侧入路置入 30° 关节镜进行探查（图片由 Robert Villareal 提供）。

刮刀换到前内侧口和前外侧口。然后，在前内侧口和外侧口的三角区域间切除膝关节前面的滑膜。更向下的沟的末端处滑膜也可以通过这 2 个入路探查到并切除。接下来，通过前内侧或前外侧入路置入 3.5 mm 刀或 4.5 mm 弯刀，在相应对侧入路关节镜视野下切除半月板周围的滑膜。关节镜下切除相比开放性手术切除半月板下端病变更容易且不易损伤半月板组织。随后选用 70° 镜开始膝关节后侧的切除。屈曲膝关节，维持在 70°~90° 之间，通过扩大髁间窝和向后分离后侧神经血管束来协助进入膝关节后侧区域。采用改良 Gliquist 方法在前外侧入路置入关节镜，向后交叉韧带下方前进，然后开始建立后内侧入路。用脊髓穿刺针从膝关节内侧角进入膝关节后侧并向前进针（图 82.7）。在关节内关节镜的视野下，该区域很容易触及。调暗手术灯和透视都可以协助脊髓穿刺针的进针定位。接下来用 11 号刀片建立后内侧入路，将钝金属的或可拆卸的套管从入路置入关节内。通常我们会使用交换棒来置入套管，因为我们认为它可以使套管置入更精确的位置（图 82.8）。所有在该解剖区域进入膝关节的设备或套管的通道必须稍微向前以避开后侧的神经血管束。后内侧入路建立完成后，开始用 4.5 mm 刨刀系统地从外围向后侧室中心切除该区域滑膜（图 82.9）。使用吸引器时要格外注意防止关节囊卷入刨刀里，从而增加了对重要的后侧组织造成意外性损伤的风险。后外侧区域的滑膜切除也采用类似的方式，不过需要将关节镜移到前内侧口处（图 82.10）。在膝关节屈曲 90° 时，腓总神经通常会滑到后方的

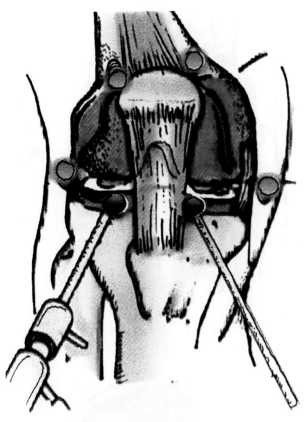

图 82.5　前内侧入路作为各种器械的入口（图片由 Robert Villareal 提供）。

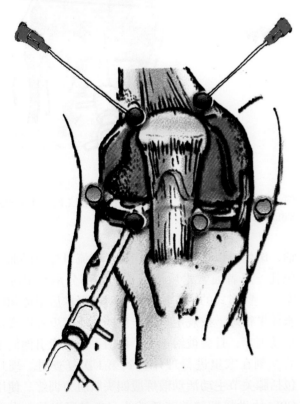

图 82.6　建立内侧髌骨上缘和外侧髌骨上缘入路（图片由 Robert Villareal 提供）。

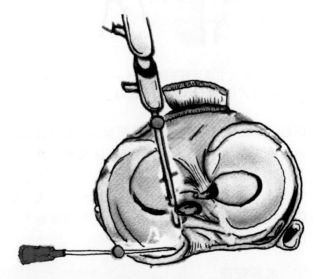

图 82.7　向前深入的脊髓穿刺针用来确立后内侧口位置（图片由 Robert Villareal 提供）。

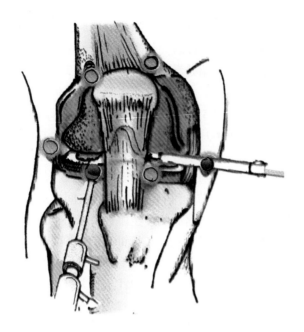

图 82.8　建立后内侧入路。通过 switching stick 置入 5.5 mm 的套管（图片由 Robert Villareal 提供）。

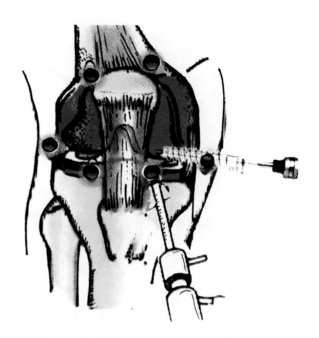

图 82.10　70° 关节镜置入前内侧入路，建立后外侧入路（图片由 Robert Villareal 提供）。

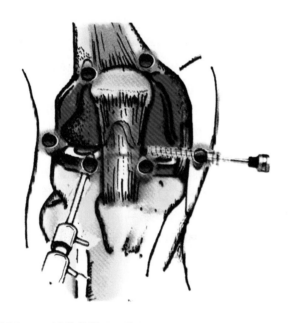

图 82.9　70° 关节镜视野下使用 4.5 mm 刨刀切除后内侧室的滑膜（图片由 Robert Villareal 提供）。

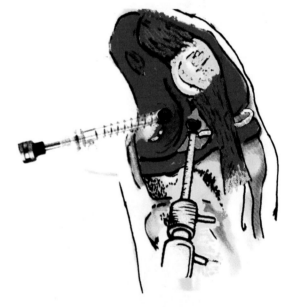

图 82.11　用 4.5 mm 刨刀切除后外侧滑膜（图片由 Robert Villareal 提供）。

区域，隐藏在二头肌腱内。脊髓穿刺针从股骨髁后 1 cm 和关节线上 1 cm 处进针，该区域通常处于二头肌腱的前方。与后内侧口类似，在用 11 号刀切开后，后外侧口也通过交换棒置入套管使之扩大。最后，后外侧滑膜的切除与后内侧的切除方法也类似（图 82.11）。

术后管理

引流至少使用 1 天，但如果术中出血不多的话，医生可以选择不放置引流。引流口外施以加压包扎。患者通常术后当天拄拐并部分承重出院回家。一些形式的冷冻治疗可能对减轻术后不适和肿胀效果很好。按规定口服止痛药。所有患者均安排早期理疗，且会被给予一个说明手册来指引他们术后立刻在家里进行理疗直到第 1 次复查时。理疗包括膝关节主动活动锻炼股四头肌肌力训练。使用 CPM 协助早期膝关节活动练习也是可以的。大多数患者在术后 4 周可以开始尝试正常活动。

并发症

通常，关节镜下滑膜切除术的并发症与其他关节镜手术相同。特别重要的并发症是，在通过后外侧和后内侧入路时疏忽所造成的对后侧神经血管束损伤、隐静脉或隐神经损伤、腓总神经损伤，这些损伤通常是灾难性的。其他特异性的并发症包括复发性或未完全切除的滑膜病变需要额外手术、反射性交感神经失养症、需要处理的术后僵硬、关节镜下支持带溶解和关节内出血。

参考文献

[1] Shetty VD, Vowler SL, Krishnamurthy S, et al. Clinical diagnosis of medial plica syndrome of the knee: a prospective study. *J Knee Surg*. 2007;20(4):277–280.

[2] Dines JS, Bernadino TM, Wells JL, et al. Long-term follow-up of surgically treated pigmented villonodular synnovitis of the knee. *Arthroscopy*. 2007;23;9:930–937.

[3] Flandry FC, Hughston JC, Jacobson KE, et al. Surgical treatment of diffuse pigmented villonodular synovitis of the knee. *Clin Orthop Relat Res*. 1994;300:183–192.

[4] Bertoni F, Unni K, Beabout JW, et al. Malignant giant cell tumor of the tendon sheaths and joints (malignant pigmented vilonodular synovitis). *Am J Surg Pathol*. 1997;21:153–163.

[5] Samson L, Mazurkiewicz S, Treder M, et al. Outcome in the arthroscopic treatment of synovial condromatosis of the knee. *Orthop raumatol Rehabil*. 2005;7(4):391–396.

[6] Davies AP, Blewitt N. Lipoma arborescens of the knee. *Knee*. 2005;12:394–396.

[7] Bansal M, Changulani M, Shukla R, et al. Synovial lipomatosis of the knee in an adolescent girl. *Orthopedics*. 2008;31(2):185.

[8] Winzenberg T, Ma D, Taplin P, et al. Synovial haemangioma of the knee. *Clin Rheumatol*. 2006;25:753–755.

[9] Barakat MJ, Hirehal K, Hopkins JR, et al. Synovial hemangioma of the knee—Case report. *J Knee Surg*. 2007;20: 296–298.

[10] Lindgren PG. Gastrocnemio-semimembranosus bursa and its relation to the knee joint. III. Pressure measurements in joint and bursa. *Acta Radiol Diagn (Stockh)*. 1978;19:377–388.

[11] Takahashi M, Nagano A. Arthroscopic treatment of popliteal cysts and visualization of its cavity through the posterior portal of the knee. *Arthroscopy*. 2005:21:638.e1–638.e4.

[12] Sansone V, DePonti A. Arthroscopic treatment of popliteal cyst and associated intra-articular knee disorders in adults. *Arthroscopy*. 1999;15:368–372.

[13] Calvisi V, Lupparelli S, Giuliani P. Arthroscopic all-inside suture of symptomatic baker's cysts: a technical option for surgical treatment in adults. *Knee Surg Sports Traumatol Arthrosc*. 2007;15:1452–1460.

[14] Zeitouni N, Cheney RT, Oseroff AR. Unusual cutaneous malignancies. In: Williams CJ, Krikorian JG, Green MR, Raghavan D, eds. *Textbook of Uncommon Cancers*. 2nd ed. New York, NY: John Wiley & Sons; 1999.

[15] Eilber FC, Dry SM. Diagnosis and management of synovial sarcoma. *J Surg Oncol*. 2008;15;97(4):314–320.

[16] Zagard G, Ballo M, Pisters P, et al. Prognostic factors for patients with localized soft tissue sarcoma treated with conservation surgery and radiation therapy. *Cancer*. 2003; 97(10):2530–2543.

[17] Ogawa H, Itokazu I, Ito Y, et al. The therapeutic outcome of minimally invasive synovectomy assisted with arthroscopy in the rheumatoid knee. *Mod Rheumatol*. 2006;16:360–363.

[18] Kim S, Jung K, Kwun D, et al. Arthroscopic synovectomy of the knee joint in rheumatoid arthritis: surgical steps for complete synovectomy. *Arhroscopy*. 2006;22(4)461.e1–461.e4.

[19] Monabang CZ, De Maeseneer M, Shahabpour M, et al. MR imaging findings in patients with a surgically significant mediopatellar plica. *JBR-BTR*. Sep-Oct 2007;90(5):384-387.

[20] Maston A, Witonski D, Pieszynski I, et al. Early clinical results of open and arthroscopic synovectomy in knee inflammation. *Orthop Traumatol Rehabil*. 2007;9(5):520–526.

[21] Dell'Era L, Facchini R, Corona F. Knee synovectomy in children with juvenile idiopathic arthritis. *J Pedi Orthop B*. 2008;17:128–130.

[22] Verma N, Valentino A, Chawla A. Arthroscopic synovectomy in haemophilia: indications, technique and results. *Haemophilia*. 2007;13(suppl 3):38–44.

[23] Yoon KH, Bae DK, Kim HS, et al. Arthroscopic synovectomy in haemophilic arthropathy of the knee. *Int Orthop*. 2005;29: 296–300.

第 5 篇　膝关节

第 83 章

Orrin Sherman, David Hergan, David Thut

膝关节镜手术并发症

关节镜技术的应用大大减少了膝关节手术的相关并发症。事实上，关节镜半月板切除术已经变得非常普遍，患者和手术医生都认为其几乎没有风险。然而，近年发表的多篇文章表明这种观点过于乐观。北美关节镜协会（AANA）于 1985 年发表了一项调查结果，报告指出总体并发症发生率为 0.3%[1]。1986 年，Sherman 等[2] 在对 2 640 例患者的回顾性分析中报道了 8.2% 的并发症发生率，这些患者接受了不涉及韧带重建的常规膝关节镜手术。Small 发表的报道指出，截至 1988 年，通过汇总由 21 位经验丰富的关节镜医生在 19 个月内完成的由北美关节镜协会并发症委员会汇编的病例，膝关节镜手术并发症发生率为 1.8%[3]。Reigstad 和 Grimsgaard[4] 的研究发现，在 1999—2001 年，876 例单纯膝关节镜检查术的并发症发生率为 5%，需要干预的并发症发生率为 0.68%。当考虑所有的膝关节镜手术时，并发症的发生率明显升高。本章目的在于概述常见的膝关节镜手术中最典型与最常见的并发症，并对这些并发症的预防、识别和治疗提供指导。

感染

膝关节镜术后感染较为罕见。据报道，深层感染率低于 0.3%[1-4]，而表面伤口愈合问题更为常见。据报道，ACL 重建的感染率高达 1.74%，文献报道的平均发生率为 0.52%[5, 6]。大多数感染认为是术中感染，且常见于发生在胫骨隧道部位的感染，这表明感染的浅表伤口可能与关节腔相通[7, 8]。关节内感染的快速诊断和治疗非常重要，因为软骨中的糖胺聚糖在 8 小时内便开始丢失，并可进展为软骨丢失和退行性改变、全层软骨缺损，直至骨髓炎[5, 8-11]。及时治疗可以根除术后感染。大部分膝关节术后感染患者表现为急性期（<2 周）或亚急性期（<2 月）[12]。但需注意，术后感染的症状可以与术后的变化相混淆。事实上，Schollin-Borg 等[5] 报道，60% 的患者在第一次就诊时并没有意识到感染。感染典型的表现是膝关节急性肿胀疼痛，活动范围受限[12]。进行性搏动痛、活动性疼痛、迅速增多的积液、破溃渗液、局部红斑、发热伴间歇性发热也是常见症状。在理疗中逐渐增加的疼痛是感染先兆[8, 13]。如果怀疑关节感染，应抽吸膝关节液，并行细胞计数、革兰染色和培养。液体中葡萄糖、蛋白质和 LDH 分析也可能有所帮助。各试验的敏感性和特异性见表 83.1。由于大多数测试的特异性相对较低，因此应该将数据视为一个整体。培养中最常见的微生物是金黄色葡萄球菌，占阳性培养的 48.5%。第二常见的是表皮葡萄球菌，39.5% 的阳性培养中存在表皮葡萄球菌。革兰阴性菌占 7%，厌氧菌占 11.5%[6]。同种异体移植术后感染应引起重视，尤其是在培养菌不典型时[15]。

治疗韧带重建后感染的首要目标是保护关节表面[16]。已证实使用辅助入路进行广泛滑膜切除的关节镜下关节清创术可以减少关节内的细菌负荷[7]。虽然一些学者主张移植物切除和早期再植，但大多数外科医生更倾向于尽可能挽救移植物[13, 17]。Mouzopoulos 等[12] 在其系统综述中提出了韧带重建后的治疗方案。只有当移植物不稳定、浸透了浓稠的脓性渗出物，或培养物显示有感染葡萄球菌和抗生素治疗明显延迟时，才应摘除移植物。应使用经验性静脉注射广谱抗生素治疗。关节镜下滑膜切除术应使用 10~15 L 液体，如果有可疑，应增加辅助入路。如果移植物上有渗出物，应将其清除。如果有必要的话，开放伤口，使用连续冲洗。根据需要，每 2~3 天进行一次关节镜检查。应根据培养结果缩小肠外抗生素的治疗范围，并持续 6 周。口服抗生素应再服用 1 个月。经过精心治疗，可以保留移植物，并且取得良好的预后[18]。

表 83.1　关节感染患者血清和关节穿刺液实验室分析的敏感性及特异性 [14]

实验室分析	实验室诊断	敏感性（%）	特异性（%）
关节穿刺液	白细胞 >100 000/L	29	99
关节穿刺液	白细胞 >50 000/L	62	92
关节穿刺液	白细胞 >25 000/L	77	73
关节穿刺液	多形核细胞 ≥ 90%	73	79
关节穿刺液	关节液葡萄糖 <1.5 mmol/ml	51	85
关节穿刺液	蛋白 >3.0 g/dl	48	46
关节穿刺液	LDH>250 U/L	100	51
血清	白细胞 >10 000/L	90	36
血清	红细胞沉降率 >30 mm/h	95	29
血清	C 反应蛋白	53	77

术中移植物污染

研究表明，13% 的单纯 ACL 重建术后未发现感染的临床证据，但存在自体移植物污染的培养证据 [19, 20]。虽然很少见，但由于破坏了无菌操作而造成的术中移植物污染是可能的。Izquierdo 等 [21] 对运动医学专家进行了调查，发现 196 名受访者中有 25% 经历了 57 例术中移植物污染。其中 75% 的病例，移植物被清洗并植入，无术后感染报道。最常见的清洁技术是将移植物浸泡在氯己定溶液中，文章认为这遵循了护理学的标准。氯己定浸泡的功效也得到了医学论文的支持 [22, 23]。在报道 3 个 ACL 移植物污染的经验时，Pasque 注意到，当手术团队出现人员流动时，感染风险似乎更高。他指出移植物在浸泡氯己定和三次抗生素后植入，术后没有感染 [24]。作者注意到，氯己定具有潜在的软骨毒性，因此随后的抗生素浸泡具有完成移植物消毒和冲洗的双重作用。但是，不建议单独使用抗生素浸泡 [25]。

关节纤维化

局部关节纤维化

髌下挛缩综合征是髌下脂肪垫的病理性纤维增生。它有 3 个阶段：关节周围炎症、水肿和股四头肌无力。6 周后，髌骨活动受限，髌骨下倾，膝关节呈屈曲步态。8 个月后，髌骨移动度增加，但低位髌骨持续，髌骨股骨关节退行性病变开始 [26, 27]。

前间隙瘢痕形成导致髌韧带紧缩、疼痛和伸展功能丧失 [28]。脂肪垫本身在发病机制中可能起关键作用，此综合征与急性手术、自体髌腱移植和多次手术治疗有关 [27]。在手术过程中尽量减少脂肪垫的损伤，并在术后早期开始积极的康复可以预防其发生。治疗的重点在于物理疗法缓解炎症，并进行髌骨被动活动。非甾体类抗炎药和口服皮质类固醇也可能有用。在慢性病例中，MRI 可以看到从脂肪垫到胫骨前段的瘢痕低信号区（图 83.1）。通常患者 Hoffa 检查呈阳性，其定义为在膝关节伸展时髌腱附近受压，膝关节前疼痛。高视野入路下关节镜清

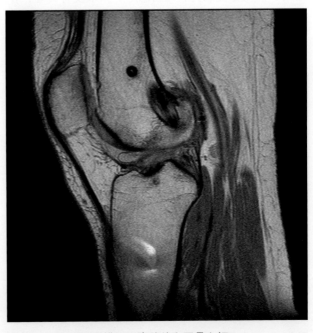

图 83.1　瘢痕组织横亘于脂肪垫和胫骨之间。

创术效果良好（图 83.2）[28]。

广泛关节纤维化

外伤或手术后瘢痕过度形成似乎有遗传倾向。Skutek 等[29] 报道了某些 HLA 分型有高风险过度形成瘢痕。研究表明脂肪垫能够释放促炎细胞因子，可以促进关节的炎症反应[27, 30 -32]。考虑到其与脂肪垫损伤的关系，作者建议在手术时尽量减少脂肪垫的损伤可能有助于减少广泛关节纤维化的风险[26, 33]。多发韧带损伤与关节纤维化之间有明显的联系。MCL 和 ACL 同时受伤是一个特殊的问题。支撑 MCL 并使其在重建 ACL 之前愈合，可以将风险降到最低。对于 3 级 MCL 损伤，关节线以上的撕裂会增加关节纤维化的风险[34]。在修复 MCL 时，外科医生必须注意不要把 MCL 绑得太靠近关节线。

除了在手术时小心仔细，尽量减少对关节、脂肪垫的损伤和术后关节血肿发生，外科医生还可以通过鼓励积极的康复来减少关节纤维化的风险。应特别注意尽早恢复完整的伸展功能。一些作者建议使用支具来帮助伸展，但是最近的系统回顾发现支具没有任何好处[35]。有证据表明急性 ACL 重建与关节纤维化风险增加有关。目前的共识似乎是，手术应该推迟，直到膝关节肿胀和炎症减轻，并恢复完全伸展[33, 36-38]。

运动功能丧失的早期治疗包括精心定制的康复训练。如果有明显的关节炎症迹象，切忌过度用力压迫膝关节以致膝关节炎症无法稳定。如果没有炎症，积极的阶段性物理治疗的方案是必要的，尤其是当膝关节能完全伸展。作者对麻醉下操作的有效性持不同意见[35, 39 -41]。对于关节轻度纤维化伴有屈曲问题的患者，似乎一致认为物理治疗效果最好。如果保守治疗失败，则主张关节镜治疗（图 83.3）。Millett 和他的同事[35] 概述了一个 9 点关节镜手术，确保仔细评估所有可能导致问题的关节区域。如果关节镜治疗失败，积极的开放性手术抢救治疗也有良好的预后[42]。

深静脉血栓形成和静脉血栓栓塞

采用单纯临床诊断标准的关节镜手术后深静脉血栓形成（DVT）发生率为 0.6%，而 MR 静脉造影诊断深静脉血栓形成的发生率则高达 41%[43, 44]。大多数膝关节镜检查后血栓出现在膝关节以下，膝关节镜检查后出现致死性 PE 的报道几乎没有[45-49]。两篇专门寻找与 DVT 风险增加相关的手术和患者因素的论文显示，只有止血带时间超过 60 分钟和既往 DVT 病史是重要的影响因素[50, 51]。

Ramos 等[49] 在 Cochrane 数据库综述中发现，与对照组相比，低分子量肝素治疗 DVT 的相对风险为 0.16。与此相对应的是，轻微并发症如关节出血和胃出血的相对风险为 2.04。数据中唯一的一位 PE 患者在治疗组。他们的结论是，"没有强有力的证据表明血栓预防在预防血栓栓塞事件中是有效的。"

在 2008 年第八次 ACCP 抗血栓和溶栓治疗会议之后，美国胸科医师学会发布了他们关于血栓预防的建议。在查阅文献后，他们得出结论，与主要的骨科手术相比，在关节镜手术中 DVT 的风险似乎较低。他们指出，3 项研究的结果显示，使用低分子肝素可降低无症状 DVT 的发生率，但不良出

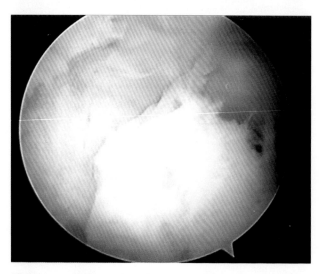

图 83.2 关节镜下观察到前间室中的瘢痕组织。

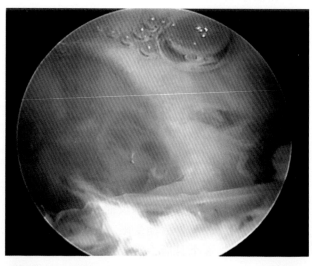

图 83.3 关节镜下观察到髌上囊粘连。

血事件增加。他们认为应该鼓励患者在手术后尽快活动。同时建议，对于没有血栓栓塞危险因素的患者，除了早期活动外，不需要常规血栓预防。然而，如果患者存在表 83.2 中所列的任何危险因素，或者如果手术异常漫长或复杂，他们建议使用低分子肝素进行预防[52]。

血管并发症

与关节镜检查相关的血管损伤非常罕见。Small 的两份报告[3, 53]显示，9 791 例膝关节镜检查没有血管损伤。Sherman 等[2]报道了 2 640 例患者均无血管并发症。DeLee[1]报道了 118 590 例关节镜手术中有 9 例穿刺动脉损伤。其中 6 例腘动脉损伤，4 例截肢。腘动脉损伤通常与半月板后角修复和 PCL 重建有关[54, 55]。然而，有 2 篇关于腘窝损伤与 ACL 重建相关的报道[56, 57]。膝关节屈曲时，腘动脉位于 PCL 中点后 29.13 mm 处，距胫骨插入处仅 9.69 mm[58]。

表 83.2　静脉血栓栓塞的风险因素（Geerts 等[52]）

外科手术
创伤（主要外伤或下肢损伤）
无法活动，下肢轻瘫
肿瘤（活跃或隐匿）
肿瘤治疗（激素、化学疗法、血管生成抑制因子、放射疗法）
静脉压迫（肿瘤、血肿、动脉畸形）
静脉血栓栓塞历史
年龄增加
妊娠和产后
含雌激素的口服避孕药或其他激素
替代疗法
选择性雌激素受体调节剂
红细胞生成刺激剂
急性疾病
炎症性肠病
肾病综合征
骨髓增生性疾病
阵发性睡眠性血红蛋白尿症
肥胖
中心静脉置管
遗传性或获得性血栓形成倾向

在 1 000 例膝关节中，动脉与 PCL 的距离在大角度弯曲时比小角度要远[59]。也有人指出，当腿外旋时，动脉靠近外侧半月板的后角[60]。腘动脉穿刺损伤可引起假性动脉瘤。其中大约 30% 是无症状的。一般在手术后 2~3 周出现明显症状，包括腘窝肿块、跛行、静脉淤积、神经变化、缺血和血栓事件。据报道截肢率超过 20%。血管成像和快速转诊血管外科是必不可少的[57, 61]。

由于腘动脉与腓肠肌的距离很近，腓肠肌重建时必须小心。当克氏针从胫骨后端退出时，需要用引导器捕捉，以避免过度穿刺[55]。对于膝关节高度屈曲的前交叉韧带重建和后交叉韧带重建，外科医生最好同时进行后切口手术，以减少对后方结构的损伤风险。在创建后侧入路时必须小心，因为脊髓针和套管对腘动脉都有危险[62]。在内侧和外侧半月板后角切除术后均有报道出现腘动脉损伤[60, 63]。

像在 ACL 移植物固定中使用双皮质螺钉固定，将腘动脉置于关节线以下是有损伤风险的[56]。通过在胫骨后皮层钻孔时瞄准腓骨，可以将这种风险降到最低。在适当的运动轨迹下，腘动脉和腘静脉距离钻孔位置平均 11.4 mm，而在个别标本中，距离仅为 3.5 mm[64]。

腘动脉在半月板修复过程中也有危险。当使用"由内而外"技术时，应放置牵引器以捕捉针头，并将针头置于直接可见的位置[65]。针应远离后正中线。对于所有的内部半月板修复系统，外科医生必须小心避免过度穿刺，尤其是外侧半月板的后角，它最接近腘动脉[66]。应该使用深度限制器，因为研究表明，一些设备会刺入动脉 3 mm 以内[67]。

膝下内侧动脉损伤与胫骨隧道入口区域的腘绳肌腱收缩和内侧骨膜剥离有关[68, 69]。在半月板切除术中，内侧和外侧膝下动脉、下行膝动脉和腓肠动脉均有损伤[68, 70-72]。识别到这些会引起大出血和血肿的损伤时，可以结扎动脉。全内缝合半月板修复技术导致隐静脉损伤，进而形成持续性血肿的报道较多[73]。

神经系统并发症

膝关节镜检查术后很少见神经系统并发症。大量文献认为其发病率在 0.01%~0.6%[1, 3, 53, 74, 75]。有报道称在常规膝关节镜检查术后，外侧半月板切除术中会牵拉和直接损伤腓总神经[76, 77]。在外侧半月板修复过程中，腓总神经损伤最常与针刺损伤或缝合线夹闭有关[53, 78-81]。在使用"由内而外"半月板修复技术时，应在外侧副韧带后方的关节线上切开后外侧入路。膝关节屈曲90°后，在股二头肌腱和髂胫束之间进行解剖分离，以便在腓肠肌外侧头下后外侧关节囊上放置牵引器。针可以在直接可见的情况下被收回并绑住[82]。关于修复后神经功能下降，据报道松解缝合线可以使神经功能完全恢复[81, 83]。两项研究表明，在双束 ACL 重建过程中钻取股后外侧隧道，腓神经损伤的风险较小。膝关节屈曲角度越高，如 110°~120°，腓神经损伤风险越小[84, 85]。

ACL 重建术最危险的神经结构是隐静脉髌下支的上、下主干[86]。神经撕裂引起切口外侧和远端麻木和感觉异常，甚至会导致疼痛性神经瘤[87]。这可能导致膝关节前疼痛和可能的复杂性区域疼痛综合征（CRPS）。当从腘绳肌腱和髌腱止点处做皮肤切口、肌腱剥离和胫骨隧道钻孔时，神经处于危险之中。水平切口或两个间隔的垂直切口可以降低髌骨跟腱止点受伤的风险[88, 89]。传统的纵向切口，如果是在膝关节完全屈曲的情况下进行的，在远端移动分支时，损伤分支的可能性较小[86]。如果在手术时可以识别出分支，就应该努力保护它们。肌腱止点时也可能发生损伤[90]。神经位于股薄肌腱表面。采用传统的垂直切口获取腘绳肌腱，68% 的患者表现出表皮感觉障碍，平均表面积为 48 cm^2。通过沿肌腱路径做斜切口，只有 24% 的患者出现感觉障碍，面积小于 8.4 cm^2[91]。有人建议，取肌腱时应使膝关节弯曲、髋关节外旋，以尽可能减少神经紧张度[92]。对有症状的髌下支损伤的处理包括使用填充物、物理治疗和直接皮肤脱敏。持续性的积极运动可以减少 CRPS 发生的风险。

隐神经在由内到外半月板修复过程中也有损伤风险。应通过内侧副韧带后方关节线上方的切口在后关节囊上放置牵引器。膝关节屈曲90°，保持髌下支与关节线间距 1 cm，切开缝匠肌筋膜，利用好筋膜与关节囊之间的间隙。应注意避开隐神经的缝匠肌分支，因为它经常在这个切口中[93]。透视可以帮助识别与神经一起走行的隐静脉的位置[94]。"由内到外"修复技术的器械可以在直接观察下送入关节腔[82, 87]。

胫神经在修复内侧和外侧半月板后角时受损风险很小。将牵引器放置在如前所述的位置，在远离腘窝中心的地方直接操作"由内到外"修复针，可将风险降至最低。由于胫神经位于膝关节后腘动脉附近，因此 PCL 重建过程中减少血管并发症的技术也能保护胫神经。

现代基于全内缝合线的半月板修复装置似乎可以降低神经损伤的风险[95, 96]。应遵循制造商的说明，以避免后侧穿出。移植物应远离膝关节后方的中心部位。临床报道成功的半月板修复术后，通过相关设备没有检查到任何神经并发症[97-101]。

泵 / 止血带 / 筋膜室综合征

在关节镜检查中，液体在压力下通过重力输入或注射泵注入膝关节。输液泵可以控制流体压力和流量，有助于维持止血。在正常情况下，泵的使用与间室压力的显著增加无关[102, 103]。并发症与液体渗出有关。据报道，泵压在 150~300 mmHg[104] 之间时，液体进入会导致股神经麻痹。压力低至 30 mmHg 时液体渗出可导致腿部筋膜室综合征[105]。当压力传感器失效时，Romero 等[106] 报道了阴囊和腹膜渗出。研究表明，由于液体压力的升高，液体会通过髌上囊的缺口流进大腿，并通过半膜肌和腓肠肌之间的黏液囊的缺损流进小腿[107]。在关节囊撕裂伴有胫骨平台骨折或联合韧带重建和胫骨高位截骨的患者中，这种风险更高[108, 109]。如果腿部没有筋膜缺损，在猪身上已经证明，渗出的液体从间室迅速消散，不太可能造成持续的肌肉损伤[110, 111]。手术医生应该意识到并密切注意液体渗出的可能性。如果注意到间室紧张，在决定筋膜切开术前可能需要短暂的观察等待。

止血带是膝关节镜检查中另一种常见的维持止血的方法。虽然一般认为止血带是安全的，但使用止血带会导致肌肉和神经功能可逆性下降[112-115]。筋膜室综合征也被归因于止血带的使用[116, 117]。弯曲和宽口止血带有更好的耐受性[74]。建议手术医生遵循专家共识的建议，将止血带的使用时间限制在 2 小时以内[77]。

复杂区域疼痛综合征

Schutzer 和 Gossling[118] 对反射性交感神经营养障碍（RSD）给出了一个全面的定义，RSD 是一种肢体对损伤的过度反应，表现为剧烈的长期疼痛、血管收缩紊乱、功能恢复迟缓和营养改变。对于这种情况，人们使用了多种术语，但是国际疼痛研究协会推荐使用 CRPS 类型 I 和 II[119]。CRPS 可以是一种多系统紊乱，但通常局限于一个肢体。确切的病因尚不清楚，但多项调查证实它是由自主神经系统紊乱介导的[120, 121]。症状为一种伤害性刺激（通常是轻微的）引起过度反应，伴有交感神经紊乱，表现为体温变化、皮肤变色和肿胀[122, 123]以及皮肤、指甲和骨骼的营养变化（图 83.4）。运动变化可表现为自发性运动受损、震颤和肌张力障碍姿态[124]。

对膝关节的启动性刺激范围可以从简单的创伤性打击一直到外科手术。膝关节镜手术似乎是一个常见的急性诱因[124, 125-127]。因此，仅为诊断目的或仅为评估疼痛而进行的膝关节镜手术，可能是 CRPS 的病因，也可能使先前未诊断的 CRPS 进一步恶化[128]。半月板修复过程中隐神经的损伤和膝关节镜检查中腿部体位对副韧带的轻微损伤都被认为是膝关节 CRPS 的启动因子[123]。膝关节 CRPS 的一个特别常见的触发因素似乎是病理性和（或）外伤性髌股关节的损伤，一些作者认为这种损伤总是与膝关节的 CRPS 有关[126, 129]。

膝关节镜术后发生 CRPS 的患者不足 1%，但确切的发生率尚不清楚。CRPS 发生在儿童和成人

中，但似乎更多见于儿童的下肢和成人的上肢[130]。在膝关节，成人的发病率更高，主要为女性[126, 131]。虽然严重 CRPS 的发生率相当低，但一些作者提出，膝关节僵硬作为长期的镜后后遗症可能是由于轻度 CRPS 导致[132]。CRPS 传统上分为 3 个阶段，描述了 0 个月开始到 12 个月之后的临床特征（表 83.3）。膝关节 CRPS 的经典临床表现和疾病进展往往缺失，使得 CRPS 难以诊断[126]。

表 83.3　CRPS 不同阶段的临床表现

第一阶段（持续时间 1~3 个月）	指甲和头发生长加快，四肢疼痛，严重灼烧痛 / 疼痛，皮肤干燥变色，热或冷引起肿胀
第二阶段（持续 3~6 个月）	头发生长减少，皮肤纹理 / 颜色明显改变，肌肉和关节僵硬
第三阶段（可见的不可逆变化）	肌肉和肌腱收缩，肢体活动受限，整个肢体疼痛，肌肉萎缩

CRPS 主要是临床诊断和排除诊断。应检查全血细胞计数、红细胞沉降率、钙水平、空腹血糖和甲状腺水平，排除全身疼痛的原因。CRPS 的一个显著症状是疼痛与损伤的比例失调，但临床诊断可包括多种症状和体征，表现程度也不尽相同。疼痛呈现出典型的非解剖学分布，包括烧灼感和对寒冷的耐受降低。任何通过阻断交感神经系统来缓解 CRPS 症状的测试都被认为是有诊断意义的。

CRPS 往往难以有效治疗。CRPS 在下肢的症状往往比上肢更难干预[133]。由于疼痛涉及许多生理和心理因素，应该对每个患者都要实施多学科的治疗方法。然而，对于下肢 CRPS 最有效的治疗目前还没有共识。Ghai 和 Dureja[134]提出了治疗 CRPS 患者的 5 个重要目标：①进行全面的诊断评价；②及时积极进行治疗干预；③评估患者的临床和心理状态；④始终给予支持；⑤争取最大限度地缓解疼痛和改善功能。

物理治疗在 CRPS 的治疗中至关重要，是治疗的第一道防线。应避免过激的治疗，温和的物理治疗是有效的，应针对水肿控制、防止挛缩并重建自主运动控制进行治疗。对于膝关节，应做温和的髌骨移动，渐进式的活动范围锻炼。心理支持和咨询对康复也是有效的[131]。避免疼痛刺激、长时间夹板固定、冷冻疗法和抗阻训练都很重要[120, 123]。

治疗 CRPS 的药物包括单纯镇痛药、非甾体类

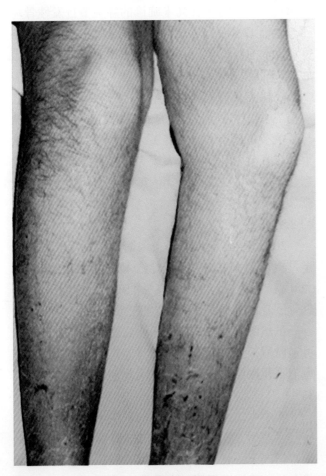

图 83.4　CRPS 相关的皮肤营养性改变。

抗炎药、类固醇、麻醉剂、抗神经病药（加巴喷丁）、钙代谢调节剂（双磷酸盐、降钙素）、丙醇和硝苯地平 [135]。疼痛控制是必不可少的治疗方案，往往需要多种药物组合。因此，疼痛管理专科医师的早期评估是必要的，因为文献指出早期治疗有更好的预后 [120, 136]。

如果非侵入性方法对 CRPS 患者无效，交感神经阻滞将成为其治疗的主要手段。Cooper 和 DeLee[126] 建议，如果在 6 周的无创治疗后，症状继续进展，可以求助于交感神经阻滞。腰椎交感神经阻滞可以在门诊进行，并与物理治疗和其他方式相结合 [128]。布比卡因与口服药物联合使用的硬膜外阻滞可以避免反复发作，也有助于康复 [137]。虽然有关于脊柱刺激器和脊柱泵的相关报道很少，但是这些已经被用于膝关节 CRPS 患者 [138]，并且有一些证据表明，这种治疗改善了 CRPS Ⅰ型患者的健康状况 [139, 140]。当腰交感神经阻滞暂时，疼痛得到缓解，但症状仍旧复发时，交感神经切除术是一种较激进的治疗选择。交感神经切除术的治疗结果多变，可能发生其他并发症。因此，它只适用于别无他法的重症患者。

大多数学者认为，在实施膝关节 CRPS 的早期诊断和治疗后的 6~12 个月内，可获得总体良好的结果 [129, 136]。然而，慢性综合征非常难以控制，容易导致活动受限和髌股疼痛。髌骨下端与胫骨股骨力学的变化最终可导致软骨退变 [123]。

虽然强烈反对在有 CRPS 的情况下进行手术，但如果有必要，在术前尝试解决大部分（如果做不到全部）膝关节疼痛是至关重要的。推荐患者进行术前物理治疗和持续的硬膜外麻醉，进而在围手术期进行交感神经阻滞数天。

继发性骨坏死

继发性骨坏死见于关节镜术后的膝关节，如半月板切除术 [141, 142]、软骨清创术 [143] 和前交叉韧带重建术 [144]。继发性骨坏死也与其他因素有关，如系统性红斑狼疮、皮质类固醇治疗、酒精中毒和肾移植。然而，由于本文的内容限制，我们将只关注膝关节镜下骨坏死。膝关节自发性骨坏死主要发生在 60 岁以上的女性，与之不同的是，术后膝关节骨坏死对男女的影响是一样的，平均年龄为 58 岁 [145]。目前文献报道的膝关节镜下半月板切除术后继发性骨坏死有 47 例。最常见的受累部位是股骨内侧髁

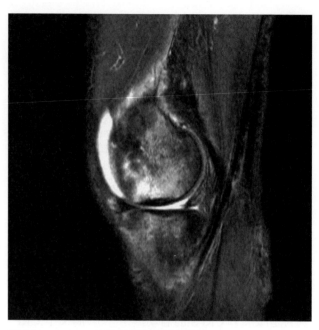

图 83.5　MRI 下股骨内侧髁出现骨坏死。

（82%），其次是股骨外侧髁（8.5%）和胫骨外侧和内侧平台（2.1%）（图 83.5）。Pape 指出，在文献报道的术后骨坏死病灶中，可能高达 59% 的骨坏死病灶实际上是一种尚未确诊的膝关节自发性骨坏死。要确诊术后骨坏死，必须满足以下两个先决条件：①术前影像学无骨坏死；②膝关节镜检查与术后 MRI 可疑骨髓水肿时间联系紧密 [146]。

在接受关节镜检查的半月板撕裂或软骨病变老年患者中，术后骨坏死的发生率似乎较高。虽然与膝关节镜检查的次数有关，但其总体发生率仍然很低。术后骨坏死患者表现为突然发作的膝关节疼痛、轻度积液、关节压痛。诊断必须区别于半月板撕裂或再撕裂。症状通常滞后于 MRI 骨水肿变化约 2.2 个月 [142]。

20 世纪 90 年代中期，多篇文献发现，关节镜半月板切除术中使用激光导致术后骨坏死的发生率尤其高 [142, 147, 148]。术后骨坏死的确切病因尚不清楚。软骨下骨血管中断是主要的理论原因。

虽然继发性膝关节骨坏死病变有可能进展到不可逆阶段，但进展也可以随时停止。然而，病变痊愈似乎仅限于早期骨坏死，因此建议分期治疗（表 83.4） [149-151]。

非手术治疗包括负重保护、使用抗炎药物和镇痛药，然后是第二次术后 MRI 随访评估骨髓水肿。正常情况下，骨髓水肿进行性发展，当它发展后症状恶化，建议进行第二次手术治疗。

表 83.4 Soucacos 等对特发性骨坏死的分类及治疗[151]

阶段	发现	影像学诊断	附加影像	症状出现后的时间间隔	进一步发展	治疗建议
I	早期	MRI/骨扫描	骨扫描/MRI	1~2 个月	有可能但潜在；可逆性	保守治疗
II	扁平髁	MRI	骨扫描/X 线片	2~4 个月	有可能但潜在；可逆性	取决于坏死大小
III	新月征	X 线片	—	3~6 个月	不可逆性	手术治疗
IV	软骨下骨和软骨的塌陷	X 线片	—	9~12 个月	不可逆性	手术治疗

前交叉韧带重建术

运动损失

ACL 重建术后运动损失发生率为 2%，其中 11% 为单纯 ACL 重建术，急性韧带修复或重建时运动损失发生率高达 35%[38, 152, 153]。虽然屈曲损失最小，运动员在跳跃和跑步的能力方面受到不利影响，但由于股四头肌的持续活动，少量的伸展损失更加难以忍受[154]。Shelbourne 和 Gray[155] 报道在 ACL 重建后 10 年的随访中，出现了伸膝受限与半月板或软骨病理相关的复合变性。ACL 重建的目的是在保持全膝关节运动的同时恢复膝关节的稳定性。运动损失的原因通常是由于隧道定位或移植物张力的技术问题或局限性/广泛性关节纤维化。这里只讨论技术问题。

隧道错位

通常采用单束技术，目的是将股骨和胫骨隧道放置在允许移植物与膝关节运动等距的位置，同时不撞击切口顶部、股骨外侧髁或 PCL。移植物等距性受股骨隧道影响最大（图 83.6）[156]。理想位置切口的 10 点钟或 2 点钟（膝关节弯曲 90°）是股骨的后壁。这就是 Hefzy 等所描述的最宽的区域。胫骨隧道定位对移植物等距的影响较小，但同样重要。Hutchinson 和 Bae[157] 认为 PCL 是最容易预测的前交叉韧带位置的标志，大多数胫骨钻孔指南参考了它。目标误差的情况如表 83.5 所示。

移植物张力和膝关节僵直

Melby 等[158] 的一项尸体研究表明，过度拉伸的移植物可能导致运动损失。其他研究表明，过度紧张的移植物并没有影响[159-162]。Arneja 等[163] 在系统综述中未能在文献中找到任何具体拉紧的建议。似乎只要隧道合适，移植物张力不大可能影响膝关

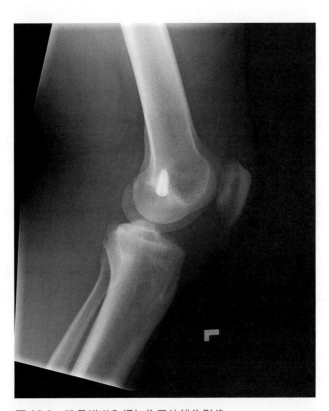

图 83.6 股骨隧道和螺钉位置的错位影像。

节僵直。因为大多数移植物都是不等长的，然而，将移植物固定在过度屈曲的角度会限制移植物的伸展，因为移植物在膝关节伸展时过紧。在轻微屈曲时固定移植物似乎是最安全的方法[33, 35, 154]。

Cyclops 病变

多个学者描述了胫骨隧道前外侧纤维增生性瘢痕病变[164-167]。这种结节病变会引起疼痛和弹响，并会阻碍膝盖的充分伸展。组织学和电镜检查显示，反复的微小损伤会暴露移植物内的胶原蛋白，从而导致新生血管形成和增生[168, 169]。避免胫骨隧道过前和后侧撞击切口被认为是重要的预防措施。确保膝关节充分伸展有助于阻止结节的形成[170]。

表 83.5　ACL 移植物错位影响

骨隧道	异位	结果
股骨	后侧	伸展时移植物过紧，有僵直风险，且限制伸展
股骨	前侧	屈曲时移植物过紧，导致关节僵直和早期失败
股骨	过高	高切迹移植物会使旋转功能受限
胫骨	后侧	移植物垂直会限制旋转和平移功能
胫骨	前侧	切口顶端撞击，导致伸直受限并使手术失败
胫骨	外侧	切口外侧壁撞击导致磨损
胫骨	内侧	屈曲时与 PCL 撞击导致移植物出现拉伸

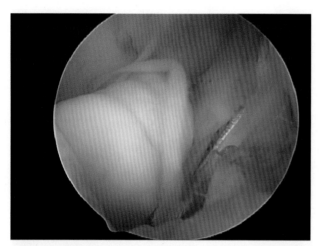

图 83.7　关节镜下显示 ACL 移植物前方的"独眼"畸形损伤。

临床上，患者常在 4 个月内发病，但据报道也存在重建 4 年后延迟出现症状的病例[171]。MRI 扫描常可见病变。治疗包括关节镜下病变切除和顶部成形术（如有撞击），可预期完全恢复伸展功能并缓解症状（图 83.7）。

髌骨骨折

髌腱摘除术后，髌骨内留下有骨折危险的骨缺损。虽然在手术中髌骨骨折是可能的，特别是深部锯切或用力使用骨刀，但幸运的是，髌骨骨折很罕见。回顾性研究报告术后骨折发生率在 0.1%~2.3%[146, 172-175]。虽然创伤性星状骨折也有描述，但骨折本质上是横向的，通常由肌肉负荷引起（图 83.8）[176, 177]，平均在术后 8 周出现。术者应尽量减少髌骨前骨皮质向上的应力，尤其是横切口[178]。使用 7 mm 而不是 9 mm 锯可能更好。骨块不应大于所需，且应小于髌骨长度的 2/3[172]。研究表明，填充缺损可以使髌骨强度恢复正常，因此作者建议对髌骨缺损进行

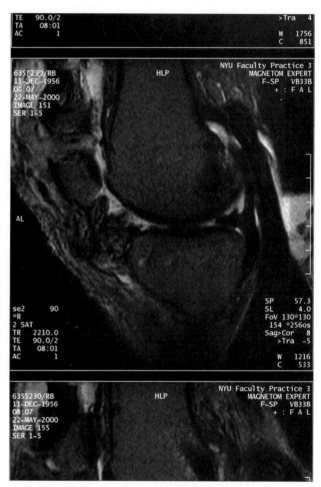

图 83.8　MRI 矢状位显示髌骨横向骨折。

骨移植以促进愈合[177, 179-181]。如果发生移位性髌骨骨折，需要进行手术干预，以便继续进行膝关节复原。尽管这是种明显的并发症[174]，但是其预后良好。

术中问题

前交叉韧带重建术是一项技术要求很高的手

术，需要成功完成许多步骤才能获得最佳的效果。以下是一些常见的术中陷阱。

骨–腱–骨

（1）后壁爆裂：股骨隧道定位目标是在隧道后面有 1~2 mm 的骨头。这一骨缘使得挤压螺钉固定在股骨隧道。如果在螺钉放置过程中发生隧道爆裂，最好将螺钉取出并对隧道进行评估。如果只是隧道入口断裂，则可以更换导线，隧道再钻深几毫米，以便进行充分固定[181]。如果骨折范围更广，可以调整使用缝合钮或交叉针结构。

（2）骨塞不足或骨折：有时骨塞收获太小，或在移植物制备过程中可能发生骨折。如果伤重不能使用，可将锁定缝合线置入肌腱，在胫骨关节孔处使用软组织固定。或者可以在胫骨隧道入口使用桩或钉。完整的骨塞最适合用于股骨。如果骨塞完好但比隧道小很多，可以在胫骨隧道内放置骨移植片，以提高压合度[182]。

（3）移植物隧道失配：当胫骨隧道太短，导致移植物伸出隧道入口，影响干扰固定时，移植物隧道失配问题最为严重。在钻入导针时，最好注意隧道的长度，避免这种并发症。简单地说，外科医生应该假设整个股骨骨塞在隧道中。胫骨骨塞和移植肌腱的总长度决定胫骨隧道的长度。我们假设平均有 3 cm 的关节内肌腱。因此，肌腱长度减去 3 cm 就是所需的胫骨隧道长度。使用胫骨钻孔导轨上的分度弹丸，在钻入导针[180]之前，手术医生应确保足够的隧道长度。

如果已经钻孔后发现隧道太短，一种选择是逆转移植物上的胫骨骨塞以缩短移植物的总长度（Barber，2000）。可以在胫骨前切一个槽，放入骨塞，然后用螺钉或骨钉固定。最后取下移植物，切下胫骨骨塞。将缝线穿过移植物后，可以重新插入移植物，用软组织挤压螺钉、胫骨柱或钉以固定胫骨侧。最后，如果失配不太严重，可以取下移植物，钻深股骨孔，使移植物在股骨中进入更深。

（4）其他：当装入股骨挤压螺钉有困难时，有报道螺钉将移植物从股骨骨塞剪断的例子。这种并发症最好的预防方法是确保股骨螺钉有足够的起始孔径，在螺钉插入时使用护套，并确保螺钉与孔共线。如果移植物被剪掉，通常可以将移植物取出并翻转。可编织缝线固定胫骨的移植物和软组织。也可以采用双切口技术，在股骨侧使用软组织固定[183]。

（5）腘绳肌：腘绳肌 ACL 重建最常见的困难

是移植物不足。用肌腱剥离器切断肌腱会导致肌腱太短。通常在足够近的地方切断肌腱，以至于胫骨侧仍然有足够的移植物用于近孔径挤压固定。然而，不幸的是，外科医生只能选择使用三股移植物或添加同种异体移植物来恢复移植物的大小。

与髌腱移植相比，股骨后壁爆裂对腘绳肌腱的影响较小。悬吊固定，如缝合扣或十字针，更易操作，最好做到随时备用。这些固定形式不一定需要完整的后壁。

胫骨固定的腘绳肌腱移植物可能是质量较差，特别是在女性中。有研究表明，在女性患者中，前皮质上的固定钉与挤压螺钉相比，KT 评分更好[184]。推入式缝合锚钉也可以用于胫骨前侧固定。

外侧松解

据报道，关节镜下侧向松解术（LR）是一种产生许多并发症的手术。单纯 LR 的适应证在过去 20 年里不断发展。其中一些并发症是由于患者选择错误造成的。在一项 21 个多中心的 446 例外侧支持带松解术的回顾性研究中，Small[185] 发现松解手术的总并发症为 7.2%。使用止血带且术后 24 小时或更长时间使用引流管的患者其并发症发生率更高[185]。

关节血肿是外侧支持带松解术后最常见的并发症。虽然关节血肿通常不会导致长期的不良后果，但在短期内会导致严重的功能障碍。运动障碍、关节纤维化，甚至髌骨卡压综合征或 CRPS 都可能由严重的关节血肿引发。关节镜下 LR 术后关节出血发生率为 15%~42%[186, 187]。注意止血，尤其要避免损伤到上外侧膝关节血管（图 83.9）。

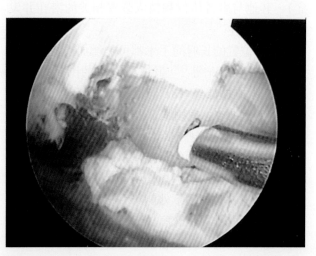

图 83.9　关节镜下显示外侧松解。

外侧松解不完全或术后瘢痕形成可导致症状持续甚至加重。一个典型的临床案例报道在不完全松解后，患者只有几个月的疼痛改善。LR 术前和术后的关节镜检查以确保在 30° 屈曲时髌骨位于滑车处。与完全松解至胫骨结节相比，如果髌骨－胫骨韧带不能完全松解，髌骨内移能力明显下降[188]。体检时出现韧带下侧的疼痛对诊断有意义。

多项研究表明，对髌骨不稳定的患者行 LR 治疗通常是不成功的[189]。LR 会导致复发性髌骨脱位[190]，术后 4 年髌骨不稳定患者满意度显著下降[191]。最近的一项系统综述显示，与髌骨内侧皱襞相比，外侧支持带松解术对复发性髌骨不稳定症状的远期疗效明显较差[192]。

髌骨内侧半脱位或不稳定也是 LR 术后并发症[193]。如果进行 LR 时没有肢体过度移位，或者过度松解直至分离到股外斜肌，就会导致这种结果[191]。髌骨内侧半脱位可由外侧支持带松解引起，特别是术前未发现的髌骨内侧半脱位或髌骨运动度过大。Shellock 等[194]在一组 40 例 LR 术后症状持续的患者中发现 63% 的患者在手术中发现髌骨内侧半脱位。医源性髌骨内侧不稳定的治疗包括支具及最终修复或重建外侧支持带。

股外侧肌的过度松解也可能导致永久性股四头肌功能不全。患者表现为膝关节前方疼痛，膝关节无力。

半月板切除术与半月板修复术

除了关节镜下半月板切除术和半月板修复术相关的神经血管并发症（见神经并发症和血管并发症），其他与患者体位和植入装置相关的潜在并发症也值得关注。

任何位置的长时间手术都可能增加神经病变的风险[195]。Warner 等[196]报道最常见的围手术期病变神经为腓总神经（81%）、坐骨神经（15%）和股骨神经（4%）。使用腿部支架来固定非手术患肢的位置也可能使这些神经处于危险中[197]。腓神经损伤可由包裹腓骨颈的直接压迫引起，也可由长时间内翻应力引发的牵引损伤引起。虽然少见，但也有文献报道在关节镜下外侧半月板切除术中由于牵拉损伤导致的腓神经麻痹[76]。支具固定非手术患肢时，髋关节的过度伸展会使股骨神经处于拉伸损伤的危险中[81]。

某些风险与使用全包围腿部支架有关。当支架过紧时，就会产生静脉止血带的作用[198]。使用支架固定的腿最常见的并发症是内侧副韧带断裂[199]。甚至较大的外翻应力在很少的情况下会导致股骨骨折[199]。有报道称不恰当放置全包围腿部支架时，会出现股外侧皮神经的损伤[74]。

患者特有的因素，如非常瘦的体型和围手术期吸烟，也会导致这些神经疾病的发生风险升高[196]。尤其是下肢处于危险位置时，必须注意填充骨的突起部分并应避免手术时间过长。

全内缝合半月板修复术于 1991 年推出，旨在消除额外的切口，同时减少技术难度、手术时间和对神经血管结构的风险[200]。所有的修复的设备锚定部位都需要一个完整的半月板边缘。因此，对于半月板包膜分离不建议使用全内修复装置[96]。半月板前角撕裂也是一种相对禁忌证，首选用其他替代技术修复[96]。第三代全内缝合半月板修复术试图生产一种更坚硬、更简单的设备，以改善压缩，并制作成箭头、螺钉、直钉、飞镖，或是订书钉的样式。这些设备中最流行的是 Meniscal Arrow（Linvatec，Largo，FL），因为它易于插入且手术早期成功率高。然而，随着长期数据的出现，修复失败率高达 42%[201, 202]。这些装置是由聚乳酸制成的，当装置溶解时，症状会在 2~3 年后复发。多种并发症逐步显现，包括暂时性滑膜炎、设备失效、设备迁移、囊肿形成和软骨损伤[73, 203-207]。如果坚硬的第三代器械在溶解前放置得太紧、太松或移位过多，就会发生明显的软骨损伤，通常是邻近的股骨髁磨损[202]。随着第四代修复设备的发展，灵活性和小型化的早期设计中可以将并发症风险最小化[208]。然而，由于缝合锚钉造成的半月板缺损，以及它如何影响愈合的问题仍然存在。

关节镜下软骨修复术

自体骨软骨移植

当植入体积较大的骨塞或植入较多骨塞时，自体骨软骨移植会出现更多并发症[209]。增加骨软骨塞的数量会导致纤维软骨所需生长的骨塞之间的面积增加。增加骨塞的数量和大小导致更大的供区发病率，以及匹配缺陷轮廓上出现更大的困难。自体骨软骨移植治疗骨缺损的理想大小为 1~4 cm。

研究证明在取得移植物后，供区会出现膝关节持续疼痛和 / 或弹响[210]。目前没有证据表明获取移植物会导致进一步的退行性变化。然而，Simonian 等进行的生物力学研究[211]表明供区有较高的负荷。另一个潜在的并发症是供区出血，导致术后关节血肿疼痛[212]。

自体骨软骨移植重建关节在技术上具有一定的挑战性。移植物的获取和插入应垂直于关节表面。一个错误的角度会产生一个台阶，从而影响最终的结果。Koh 等[213]发现插入冲洗后的骨塞可使接触压力正常化。然而，多出 0.5mm 骨塞将使接触压力增加 40%，而埋头的骨塞将接触压力增加约 10%。Hangody 和 Fules 等[214]及 Chow 等[212]分别发现 17% 和 22% 的关节不协调是其他的潜在并发症。移植物松动和移植物迁移也是其他潜在的并发症。将移植物与关节表面平齐放置，可以使移植物快速融合，并限制移植物的微动[215]。Duchow 等[216]的猪模型研究表明，10 mm 移植物比 15 mm 移植物具有更好的骨软骨自体移植物稳定性，直径为 8 mm 的移植骨优于直径为 11 mm 的移植骨。

最后，骨软骨塞的骨整合也是值得关注的。当骨塞被吸收时，有报告称出现关于骨塞崩解和囊性病变。目前，尚不清楚如何防止移植物的软骨下吸收（图 83.10）。

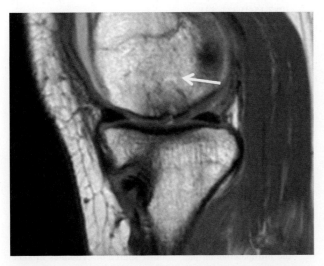

图 83.10　MRI 矢状位显示股骨内骨软骨移植物的囊性变。

微骨折

在动物实验的基础上，完全去除软骨缺损底部的钙化软骨层对于优化微骨折结果至关重要[217]。然而，为了保存软骨下板，必须注意不要清创太深，因为这是保持骨髓凝块的地方。另一种破坏软骨下板的潜在方式是微骨折孔的愈合。这些孔应该尽可能地靠近在一起，但不要太近，以至于它们彼此破裂并损坏它们之间的软骨下板。

有些患者在微骨折手术后有短暂的疼痛，尤其是髌股关节微骨折后。通常，当一个患者开始全身的运动和负重时，他们会在髌骨下产生一种不安的感觉，这种感觉通常在几周内自动消失。复发性渗出也可能发生，特别是当患者在股骨髁上进行微骨折并开始承受重量之后。术后 6~8 周渗出，数周内消失。第二次关节镜检查对于这种类型的渗出几乎没有必要[218]。

结论

虽然膝关节镜手术风险相对较低，但确实会发生并发症。关节镜的一般并发症包括与患者体位或止血带使用有关的神经损伤，以及与输液泵有关的筋膜间室综合征。如同膝关节的其他外科手术一样，术后并发症包括感染、静脉血栓和关节纤维化。与具体的关节镜手术技术相关的并发症也存在，并且随着关节镜手术的复杂性增加，并发症的发生率和并发症本身的复杂性也增加。关节镜下重建前交叉韧带和后交叉韧带可能伴有许多并发症，这些并发症与隧道放置、移植物收获、移植物张力和神经血管损伤有关。关节镜下进行的软骨修复程序在技术上可能要求很高，并且可能导致严重并发症。尽管在最有经验的关节镜外科医师的手中仍旧会发生并发症，但是在尝试某些关节镜手术之前，应该达到一定的关节镜专业水平。不管技术专长如何，即使是低复杂度的膝关节镜手术也可能导致毁灭性的并发症。CRPS、关节纤维化和继发性骨坏死有时会在无特定原因下发生。虽然膝关节镜检查并发症相对少见，但其确有发生，认识如何避免这些并发症，以及发生时如何处理是很重要的。

参考文献

[1] DeLee JC. Complications of arthroscopy and arthroscopic surgery: results of a national survey. Committee on Complications of Arthroscopy Association of North America. *Arthroscopy*. 1985;1(4):214–220.

[2] Sherman OH, Fox JM, Snyder SJ, et al. Arthroscopy—"no-problem surgery." An analysis of complications in two thousand six hundred and forty cases. *J Bone Joint Surg Am*. 1986;68(2):256–265.

[3] Small NC. Complications in arthroscopic surgery performed by experienced arthroscopists. *Arthroscopy*. 1988;4(3):215–221.

[4] Reigstad O, Grimsgaard C. Complications in knee arthroscopy. *Knee Surg Sports Traumatol Arthrosc*. 2006;14(5):473–477.

[5] Schollin-Borg M, Michaelsson K, Rahme H. Presentation, outcome, and cause of septic arthritis after anterior cruciate ligament reconstruction: a case control study. *Arthroscopy*. 2003;19(9):941–947.

[6] Zalavras CG, Patzakis MJ. Infections in anterior cruciate ligament surgery. In: Prodromos CC, ed. *The Anterior Cruciate Ligament: Reconstruction and Basic Science*. Philadelphia, PA: Saunders Elsevier; 2008:551–560.

[7] Binnet MS, Basarir K. Risk and outcome of infection after different arthroscopic anterior cruciate ligament reconstruction techniques. *Arthroscopy*. 2007;23(8):862–868.

[8] Judd D, Bottoni C, Kim D, et al. Infections following arthroscopic anterior cruciate ligament reconstruction. *Arthroscopy*. 2006;22(4):375–384.

[9] Smith RL, Schurman DJ, Kajiyama G, et al. The effect of antibiotics on the destruction of cartilage in experimental infectious arthritis. *J Bone Joint Surg Am*. 1987;69(7):1063–1068.

[10] Van Tongel A, Stuyck J, Bellemans J, et al. Septic arthritis after arthroscopic anterior cruciate ligament reconstruction: a retrospective analysis of incidence, management and outcome. *Am J Sports Med*. 2007;35(7):1059–1063.

[11] Wind WM, McGrath BE, Mindell ER. Infection following knee arthroscopy. *Arthroscopy*. 2001;17(8):878–883.

[12] Mouzopoulos G, Fotopoulos VC, Tzurbakis M. Septic knee arthritis following ACL reconstruction: a systematic review. *Knee Surg Sports Traumatol Arthrosc*. 2009;17(9):1033–1042.

[13] Burks RT, Friederichs MG, Fink B, et al. Treatment of postoperative anterior cruciate ligament infections with graft removal and early reimplantation. *Am J Sports Med*. 2003;31(3):414–418.

[14] Margaretten ME, Kohlwes J, Moore D, et al. Does this adult patient have septic arthritis? *JAMA*. 2007;297(13):1478–1488.

[15] Centers for Disease Control and Prevention. Septic arthritis following anterior cruciate ligament reconstruction using tendon allografts—Florida and Louisiana, 2000. *MMWR Morb Mortal Wkly Rep*. 2001;50(48):1081–1083.

[16] McAllister DR, Parker RD, Cooper AE, et al. Outcomes of postoperative septic arthritis after anterior cruciate ligament reconstruction. *Am J Sports Med*. 1999;27(5):562–570.

[17] Matava MJ, Evans TA, Wright RW, et al. Septic arthritis of the knee following anterior cruciate ligament reconstruction: results of a survey of sports medicine fellowship directors. *Arthroscopy*. 1998;14(7):717–725.

[18] Wang C, Ao Y, Wang J, et al. Septic arthritis after arthroscopic anterior cruciate ligament reconstruction: a retrospective analysis of incidence, presentation, treatment, and cause. *Arthroscopy*. 2009;25(3):243–249.

[19] Gavriilidis I, Pakos EE, Wipfler B, et al. Intra-operative hamstring tendon graft contamination in anterior cruciate ligament reconstruction. *Knee Surg Sports Traumatol Arthrosc*. 2009;17(9):1043–1047.

[20] Hantes ME, Dimitroulias AP. Anterior knee problems after anterior cruciate ligament reconstruction. In: Prodromos CC, ed. *The Anterior Cruciate Ligament: Reconstruction and Basic Science*. Philadelphia, PA: Saunder Elsevier; 2008:607–614.

[21] Izquierdo R Jr, Cadet ER, Bauer R, et al. A survey of sports medicine specialists investigating the preferred management of contaminated anterior cruciate ligament grafts. *Arthroscopy*. 2005;21(11):1348–1353.

[22] Goebel ME, Drez D Jr, Heck SB, et al. Contaminated rabbit patellar tendon grafts. In vivo analysis of disinfecting methods. *Am J Sports Med*. 1994;22(3):387–391.

[23] Molina ME, Nonweiller DE, Evans JA, et al. Contaminated anterior cruciate ligament grafts: the efficacy of 3 sterilization agents. *Arthroscopy*. 2000;16(4):373–378.

[24] Pasque CB, Geib TM. Intraoperative anterior cruciate ligament graft contamination. *Arthroscopy*. 2007;23(3):329–331.

[25] Cooper DE, Arnoczky SP, Warren RF. Contaminated patellar tendon grafts: incidence of positive cultures and efficacy of an antibiotic solution soak—an in vitro study. *Arthroscopy*. 1991;7(3):272–274.

[26] Paulos LE, Rosenberg TD, Drawbert J, et al. Infrapatellar contracture syndrome. An unrecognized cause of knee stiffness with patella entrapment and patella infera. *Am J Sports Med*. 1987;15(4):331–341.

[27] Paulos LE, Wnorowski DC, Greenwald AE. Infrapatellar contracture syndrome. Diagnosis, treatment, and long-term followup. *Am J Sports Med*. 1994;22(4):440–449.

[28] Steadman JR, Dragoo JL, Hines SL, et al. Arthroscopic release for symptomatic scarring of the anterior interval of the knee. *Am J Sports Med*. 2008;36(9):1763–1769.

[29] Skutek M, Elsner HA, Slateva K, et al. Screening for arthrofibrosis after anterior cruciate ligament reconstruction: analysis of association with human leukocyte antigen. *Arthroscopy*. 2004;20(5):469–473.

[30] Murakami S, Muneta T, Ezura Y, et al. Quantitative analysis of synovial fibrosis in the infrapatellar fat pad before and after anterior cruciate ligament reconstruction. *Am J Sports Med*. 1997;25(1):29–34.

[31] Ushiyama T, Chano T, Inoue K, et al. Cytokine production in the infrapatellar fat pad: another source of cytokines in knee synovial fluids. *Ann Rheum Dis*. 2003;62(2):108–112.

[32] Wahl SM. Transforming growth factor beta: the good, the bad, and the ugly. *J Exp Med*. 1994;180(5):1587–1590.

[33] Karistinos A, Paulos LE. Stiffness: prevention and treatment. In: Prodromos CC, ed. *The Anterior Cruciate Ligament: Reconstruction and Basic Science*. Philadelphia, PA: Saunders Elsevier; 2008:565–571.

[34] Robins AJ, Newman AP, Burks RT. Postoperative return of motion in anterior cruciate ligament and medial collateral ligament injuries. The effect of medial collateral ligament rupture location. *Am J Sports Med*. 1993;21(1):20–25.

[35] Millett PJ, Wickiewicz TL, Warren RF. Motion loss after ligament injuries to the knee. Part II: prevention and treatment. *Am J Sports Med*. 2001;29(6):822–828.

[36] Meighan AA, Keating JF, Will E. Outcome after reconstruction of the anterior cruciate ligament in athletic patients. A comparison of early versus delayed surgery. *J Bone Joint Surg Br*. 2003;85(4):521–524.

[37] Shelbourne KD, Wilckens JH, Mollabashy A, et al. Arthrofibrosis in acute anterior cruciate ligament reconstruction. The effect of timing of reconstruction and rehabilitation. *Am J Sports Med*. 1991;19(4):332–336.

[38] Strum GM, Friedman MJ, Fox JM, et al. Acute anterior cruciate ligament reconstruction. Analysis of complications. *Clin Orthop Relat Res*. 1990;253:184–189.

[39] DeHaven KE, Cosgarea AJ, Sebastianelli WJ. Arthrofibrosis of the knee following ligament surgery. In: Ferlic DC, ed. *Instructional Course Lectures*. Vol 52. Rosemont, IL: American Academy of Orthopaedic Surgeons; 2003:369–381.

[40] Dodds JA, Keene JS, Graf BK, et al. Results of knee manipulations after anterior cruciate ligament reconstructions. *Am J Sports Med*. 1991;19(3):283–287.

[41] Noyes FR, Wojtys EM, Marshall MT. The early diagnosis and treatment of developmental patella infera syndrome. *Clin Orthop Relat Res*. 1991;265:241–252.

[42] Millett PJ, Williams RJ 3rd, Wickiewicz TL. Open debridement and soft tissue release as a salvage procedure for the severely arthrofibrotic knee. *Am J Sports Med*. 1999;27(5):552–561.

[43] Dahl OE, Gudmundsen TE, Haukeland L. Late occurring clinical deep vein thrombosis in joint-operated patients. *Acta Orthop Scand*. 2000;71(1):47–50.

[44] Marlovits S, Striessnig G, Schuster R, et al. Extended-duration thromboprophylaxis with enoxaparin after arthroscopic surgery of the anterior cruciate ligament: a prospective, randomized, placebo-controlled study. *Arthroscopy*. 2007;23(7):696–702.

[45] Bushnell BD, Anz AW, Bert JM. Venous thromboembolism in lower extremity arthroscopy. *Arthroscopy*. 2008;24(5):604–611.

[46] Eynon AM, James S, Leach P. Thromboembolic events after arthroscopic knee surgery. *Arthroscopy*. 2004;20(suppl 2):23–24.

[47] Janssen RP, Sala HA. Fatal pulmonary embolism after anterior cruciate ligament reconstruction. *Am J Sports Med*. 2007;35(6):1000–1002.

[48] Navarro-Sanz A, Fernandez-Ortega JF. Fatal pulmonary embolism after knee arthroscopy. *Am J Sports Med*. 2004; 32(2):525–528.

[49] Ramos J, Perrotta C, Badariotti G, et al. Interventions for preventing venous thromboembolism in adults undergoing knee arthroscopy. *Cochrane Database Syst Rev*. 2008;(4): CD005259.

[50] Delis KT, Hunt N, Strachan RK, et al. Incidence, natural history and risk factors of deep vein thrombosis in elective knee arthroscopy. *Thromb Haemost*. 2001;86(3):817–821.

[51] Demers C, Marcoux S, Ginsberg JS, et al. Incidence of venographically proved deep vein thrombosis after knee arthroscopy. *Arch Intern Med*. 1998;158(1):47–50.

[52] Geerts WH, Bergqvist D, Pineo GF, et al. Prevention of venous thromboembolism: American College of Chest Physicians Evidence-Based Clinical Practice Guidelines (8th Edition). *Chest*. 2008;133(6)(suppl):381S–453S.

[53] Small NC. Complications in arthroscopic surgery of the knee and shoulder. *Orthopedics*. 1993;16(9):985–988.

[54] Jeffries JT, Gainor BJ, Allen WC, et al. Injury to the popliteal artery as a complication of arthroscopic surgery. A report of two cases. *J Bone Joint Surg Am*. 1987;69(5):783–785.

[55] Makino A, Costa-Paz M, Aponte-Tinao L, et al. Popliteal artery laceration during arthroscopic posterior cruciate ligament reconstruction. *Arthroscopy*. 2005;21(11):1396.

[56] Janssen RP, Scheltinga MR, Sala HA. Pseudoaneurysm of the popliteal artery after anterior cruciate ligament reconstruction with bicortical tibial screw fixation. *Arthroscopy*. 2004;20(1): E4–E6.

[57] Kanko M, Buluc L, Yavuz S, et al. Very rare aetiology of giant popliteal pseudoaneurysm: anterior cruciate ligament surgery. *Postgrad Med J*. 2008;84(989):158–159.

[58] Cosgarea AJ, Kramer DE, Bahk MS, et al. Proximity of the popliteal artery to the PCL during simulated knee arthroscopy: implications for establishing the posterior trans-septal portal. *J Knee Surg*. 2006;19(3):181–185.

[59] Matava MJ, Sethi NS, Totty WG. Proximity of the posterior cruciate ligament insertion to the popliteal artery as a function of the knee flexion angle: implications for posterior cruciate ligament reconstruction. *Arthroscopy*. 2000;16(8):796–804.

[60] Bernard M, Grothues-Spork M, Georgoulis A, et al. Neural and vascular complications of arthroscopic meniscal surgery. *Knee Surg Sports Traumatol Arthrosc*. 1994;2(1):14–18.

[61] Gouny P, Bertrand P, Duedal V, et al. Limb salvage and popliteal aneurysms: advantages of preventive surgery. *Eur J Vasc Endovasc Surg*. 2000;19(5):496–500.

[62] Kramer DE, Bahk MS, Cascio BM, et al. Posterior knee arthroscopy: anatomy, technique, application. *J Bone Joint Surg Am*. 2006;88(suppl 4):110–121.

[63] Potter D, Morris-Jones W. Popliteal artery injury complicating arthroscopic meniscectomy. *Arthroscopy*. 1995;11(6):723–726.

[64] Post WR, King SS. Neurovascular risk of bicortical tibial drilling for screw and spiked washer fixation of soft-tissue anterior cruciate ligament graft. *Arthroscopy*. 2001;17(3):244–247.

[65] Kale AA, Vangsness CT Jr. Technical pitfalls of meniscal surgery. *Clin Sports Med*. 1999;18(4):883–896.

[66] Miller MD, Kline AJ, Gonzales J, et al. Pitfalls associated with FasT-Fix meniscal repair. *Arthroscopy*. 2002;18(8): 939–943.

[67] Cohen SB, Boyd L, Miller MD. Vascular risk associated with meniscal repair using Rapidloc versus FasT-Fix: comparison of two all-inside meniscal devices. *J Knee Surg*. 2007;20(3): 235–240.

[68] Evans JD, de Boer MT, Mayor P, et al. Pseudoaneurysm of the medial inferior genicular artery following anterior cruciate ligament reconstruction. *Ann R Coll Surg Engl*. 2000;82(3): 182–184.

[69] Milankov M, Miljkovic N, Stankovic M. Pseudoaneurysm of the medial inferior genicular artery following anterior cruciate ligament reconstruction with hamstring tendon autograft. *Knee*. 2006;13(2):170–171.

[70] Carlin RE, Papenhausen M, Farber MA, et al. Sural artery pseudoaneurysms after knee arthroscopy: treatment with

transcatheter embolization. *J Vasc Surg*. 2001;33(1):170–173.

[71] Puig J, Perendreu J, Fortuno JR, et al. Transarterial embolization of an inferior genicular artery pseudoaneurysm with arteriovenous fistula after arthroscopy. *Korean J Radiol*. 2007;8(2):173–175.

[72] Tozzi A, Ferri E, Serrao E, et al. Pseudoaneurysm of the descending genicular artery after arthroscopic meniscectomy: report of a case. *J Trauma*. 1996;41(2):340–341.

[73] Hechtman KS, Uribe JW. Cystic hematoma formation following use of a biodegradable arrow for meniscal repair. *Arthroscopy*. 1999;15(2):207–210.

[74] Kim TK, Savino RM, McFarland EG, et al. Neurovascular complications of knee arthroscopy. *Am J Sports Med*. 2002;30(4):619–629.

[75] Small NC. Complications in arthroscopy: the knee and other joints. Committee on Complications of the Arthroscopy Association of North America. *Arthroscopy*. 1986;2(4):253–258.

[76] Johnson DS, Sharma DP, Bangash IH. Common peroneal nerve palsy following knee arthroscopy. *Arthroscopy*. 1999;15(7):773–774.

[77] Rodeo SA, Forster RA, Weiland AJ. Neurological complications due to arthroscopy. *J Bone Joint Surg Am*. 1993;75(6):917–926.

[78] Deutsch A, Wyzykowski RJ, Victoroff BN. Evaluation of the anatomy of the common peroneal nerve. Defining nerve-at-risk in arthroscopically assisted lateral meniscus repair. *Am J Sports Med*. 1999;27(1):10–15.

[79] Jurist KA, Greene PW 3rd, Shirkhoda A. Peroneal nerve dysfunction as a complication of lateral meniscus repair: a case report and anatomic dissection. *Arthroscopy*. 1989;5(2):141–147.

[80] Krivic A, Stanec S, Zic R, et al. Lesion of the common peroneal nerve during arthroscopy. *Arthroscopy*. 2003;19(9):1015–1018.

[81] Miller DB Jr. Arthroscopic meniscus repair. *Am J Sports Med*. 1988;16(4):315–320.

[82] Greis PE, Holmstrom MC, Bardana DD, et al. Meniscal injury: II. Management. *J Am Acad Orthop Surg*. 2002;10(3):177–187.

[83] Anderson AW, LaPrade RF. Common peroneal nerve neuropraxia after arthroscopic inside-out lateral meniscus repair. *J Knee Surg*. 2009;22(1):27–29.

[84] Hall MP, Ryzewicz M, Walsh PJ, et al. Risk of iatrogenic injury to the peroneal nerve during posterolateral femoral tunnel placement in double-bundle anterior cruciate ligament reconstruction. *Am J Sports Med*. 2009;37(1):109–113.

[85] Nakamura M, Deie M, Shibuya H, et al. Potential risks of femoral tunnel drilling through the far anteromedial portal: a cadaveric study. *Arthroscopy*. 2009;25(5):481–487.

[86] Tifford CD, Spero L, Luke T, et al. The relationship of the infrapatellar branches of the saphenous nerve to arthroscopy portals and incisions for anterior cruciate ligament surgery. An anatomic study. *Am J Sports Med*. 2000;28(4):562–567.

[87] Mochida H, Kikuchi S. Injury to infrapatellar branch of saphenous nerve in arthroscopic knee surgery. *Clin Orthop Relat Res*. 1995;320:88–94.

[88] Kartus J, Ejerhed L, Eriksson BI, et al. The localization of the infrapatellar nerves in the anterior knee region with special emphasis on central third patellar tendon harvest: a dissection study on cadaver and amputated specimens. *Arthroscopy*. 1999;15(6):577–586.

[89] Mishra AK, Fanton GS, Dillingham MF, et al. Patellar tendon graft harvesting using horizontal incisions for anterior cruciate ligament reconstruction. *Arthroscopy*. 1995;11(6):749–752.

[90] Jameson S, Emmerson K. Altered sensation over the lower leg following hamstring graft anterior cruciate ligament reconstruction with transverse femoral fixation. *Knee*. 2007;14(4):314–320.

[91] Luo H, Yu JK, Ao YF, et al. Relationship between different skin incisions and the injury of the infrapatellar branch of the saphenous nerve during anterior cruciate ligament reconstruction. *Chin Med J (Engl)*. 2007;120(13):1127–1130.

[92] Bertram C, Porsch M, Hackenbroch MH, et al. Saphenous neuralgia after arthroscopically assisted anterior cruciate ligament reconstruction with a semitendinosus and gracilis tendon graft. *Arthroscopy*. 2000;16(7):763–766.

[93] Dunaway DJ, Steensen RN, Wiand W, et al. The sartorial branch of the saphenous nerve: its anatomy at the joint line of the knee. *Arthroscopy*. 2005;21(5):547–551.

[94] Kelly M, Macnicol MF. Identification of the saphenous nerve at arthroscopy. *Arthroscopy*. 2003;19(5):E46.

[95] Barber FA, McGarry JE. Meniscal repair techniques. *Sports Med Arthrosc*. 2007;15(4):199–207.

[96] Turman KA, Diduch DR. Meniscal repair: indications and techniques. *J Knee Surg*. 2008;21(2):154–162.

[97] Albrecht-Olsen P, Kristensen G, Burgaard P, et al. The arrow versus horizontal suture in arthroscopic meniscus repair. A prospective randomized study with arthroscopic evaluation. *Knee Surg Sports Traumatol Arthrosc*. 1999;7(5):268–273.

[98] Barber FA, Schroeder FA, Oro FB, et al. FasT-Fix meniscal repair: mid-term results. *Arthroscopy*. 2008;24(12):1342–1348.

[99] Haas AL, Schepsis AA, Hornstein J, et al. Meniscal repair using the FasT-Fix all-inside meniscal repair device. *Arthroscopy*. 2005;21(2):167–175.

[100] Hurel C, Mertens F, Verdonk R. Biofix resorbable meniscus arrow for meniscal ruptures: results of a 1-year follow-up. *Knee Surg Sports Traumatol Arthrosc*. 2000;8(1):46–52.

[101] Steenbrugge F, Verdonk R, Hurel C, et al. Arthroscopic meniscus repair: inside-out technique vs. Biofix meniscus arrow. *Knee Surg Sports Traumatol Arthrosc*. 2004;12(1):43–49.

[102] Amendola A, Faber K, Willits K, et al. Compartment pressure monitoring during anterior cruciate ligament reconstruction. *Arthroscopy*. 1999;15(6):607–612.

[103] Jerosch J, Castro WH, Geske B. Intracompartmental pressure in the lower extremity after arthroscopic surgery. *Acta Orthop Belg*. 1991;57(2):97–101.

[104] DiStefano VJ, Kalman VR, O'Malley JS. Femoral nerve palsy after arthroscopic surgery with an infusion pump irrigation system. A report of three cases. *Am J Orthop*. 1996;25(2):145–148.

[105] Bomberg BC, Hurley PE, Clark CA, et al. Complications associated with the use of an infusion pump during knee arthroscopy. *Arthroscopy*. 1992;8(2):224–228.

[106] Romero J, Smit CM, Zanetti M. Massive intraperitoneal and extraperitoneal accumulation of irrigation fluid as a complication during knee arthroscopy. *Arthroscopy*. 1998;14(4):401–404.

[107] Noyes FR, Spievack ES. Extraarticular fluid dissection in tissues during arthroscopy. A report of clinical cases and a study of intraarticular and thigh pressures in cadavers. *Am*

J Sports Med. 1982;10(6):346–351.

[108] Belanger M, Fadale P. Compartment syndrome of the leg after arthroscopic examination of a tibial plateau fracture. Case report and review of the literature. *Arthroscopy*. 1997;13(5):646–651.

[109] Marti CB, Jakob RP. Accumulation of irrigation fluid in the calf as a complication during high tibial osteotomy combined with simultaneous arthroscopic anterior cruciate ligament reconstruction. *Arthroscopy*. 1999;15(8):864–866.

[110] Ekman EF, Poehling GG. An experimental assessment of the risk of compartment syndrome during knee arthroscopy. *Arthroscopy*. 1996;12(2):193–199.

[111] Peek RD, Haynes DW. Compartment syndrome as a complication of arthroscopy. A case report and a study of interstitial pressures. *Am J Sports Med*. 1984;12(6):464–468.

[112] Benzon HT, Toleikis JR, Meagher LL, et al. Changes in venous blood lactate, venous blood gases, and somatosensory evoked potentials after tourniquet application. *Anesthesiology*. 1988;69(5):677–682.

[113] Fowler TJ, Danta G, Gilliatt RW. Recovery of nerve conduction after a pneumatic tourniquet: observations on the hind-limb of the baboon. *J Neurol Neurosurg Psychiatry*. 1972;35(5):638–647.

[114] Jacobson MD, Pedowitz RA, Oyama BK, et al. Muscle functional deficits after tourniquet ischemia. *Am J Sports Med*. 1994;22(3):372–377.

[115] Kornbluth ID, Freedman MK, Sher L, et al. Femoral, saphenous nerve palsy after tourniquet use: a case report. *Arch Phys Med Rehabil*. 2003;84(6):909–911.

[116] Hirvensalo E, Tuominen H, Lapinsuo M, et al. Compartment syndrome of the lower limb caused by a tourniquet: a report of two cases. *J Orthop Trauma*. 1992;6(4):469–472.

[117] Luk KD, Pun WK. Unrecognised compartment syndrome in a patient with tourniquet palsy. *J Bone Joint Surg Br*. 1987;69(1):97–99.

[118] Schutzer SF, Gossling HR. The treatment of reflex sympathetic dystrophy syndrome. *J Bone Joint Surg Am*. 1984;66(4):625–629.

[119] Justins D. Reflex sympathetic dystrophy. Has been renamed complex regional pain syndrome. *BMJ*. 1995;311(7008):812.

[120] Hogan CJ, Hurwitz SR. Treatment of complex regional pain syndrome of the lower extremity. *J Am Acad Orthop Surg*. 2002;10(4):281–289.

[121] Miller RL. Reflex sympathetic dystrophy. *Orthop Nurs*. 2003;22(2):91–99; quiz 100–101.

[122] Bach BR Jr, Wojtys EM, Lindenfeld TN. Reflex sympathetic dystrophy, patella infera contracture syndrome, and loss of motion following anterior cruciate ligament surgery. *Instr Course Lect*. 1997;46:251–260.

[123] Lindenfeld TN, Bach BR Jr, Wojtys EM. Reflex sympathetic dystrophy and pain dysfunction in the lower extremity. *Instr Course Lect*. 1997;46:261–268.

[124] Dowd GS, Hussein R, Khanduja V, et al. Complex regional pain syndrome with special emphasis on the knee. *J Bone Joint Surg Br*. 2007;89(3):285–290.

[125] Cooper C. A review of the autonomic nervous system and exploration of diagnoses associated with reflex sympathetic dystrophy. *J Hand Ther*. 1994;7(4):245–250.

[126] Cooper DE, DeLee JC. Reflex sympathetic dystrophy of the knee. *J Am Acad Orthop Surg*. 1994;2(2):79–86.

[127] Poehling GG, Pollock FE Jr, Koman LA. Reflex sympathetic dystrophy of the knee after sensory nerve injury. *Arthroscopy*. 1988;4(1):31–35.

[128] O'Brien SJ, Ngeow J, Gibney MA, et al. Reflex sympathetic dystrophy of the knee. Causes, diagnosis, and treatment. *Am J Sports Med*. 1995;23(6):655–659.

[129] Katz MM, Hungerford DS. Reflex sympathetic dystrophy affecting the knee. *J Bone Joint Surg Br*. 1987;69(5):797–803.

[130] Wilder RT, Berde CB, Wolohan M, et al. Reflex sympathetic dystrophy in children. Clinical characteristics and follow-up of seventy patients. *J Bone Joint Surg Am*. 1992;74(6):910–919.

[131] Tietjen R. Reflex sympathetic dystrophy of the knee. *Clin Orthop Relat Res*. 1986;209:234–243.

[132] Atkins RM. Complex regional pain syndrome. *J Bone Joint Surg Br*. 2003;85(8):1100–1106.

[133] Poplawski ZJ, Wiley AM, Murray JF. Post-traumatic dystrophy of the extremities. *J Bone Joint Surg Am*. 1983;65(5):642–655.

[134] Ghai B, Dureja GP. Complex regional pain syndrome: a review. *J Postgrad Med*. 2004;50(4):300–307.

[135] Hamamci N, Dursun E, Ural C, et al. Calcitonin treatment in reflex sympathetic dystrophy: a preliminary study. *Br J Clin Pract*. 1996;50(7):373–375.

[136] Ogilvie-Harris DJ, Roscoe M. Reflex sympathetic dystrophy of the knee. *J Bone Joint Surg Br*. 1987;69(5):804–806.

[137] Galer BS, Harle J, Rowbotham MC. Response to intravenous lidocaine infusion predicts subsequent response to oral mexiletine: a prospective study. *J Pain Symptom Manage*. 1996;12(3):161–167.

[138] Goodman RR, Brisman R. Treatment of lower extremity reflex sympathetic dystrophy with continuous intrathecal morphine infusion. *Appl Neurophysiol*. 1987;50(1–6):425–426.

[139] Forouzanfar T, Kemler MA, Weber WEJ, et al. Spinal cord stimulation in complex regional pain syndrome: cervical and lumbar devices are comparably effective. *Br J Anaesth*. 2004;92(3):348–353.

[140] Kemler MA, De Vet HCW, Barendse GAM, et al. The effect of spinal cord stimulation in patients with chronic reflex sympathetic dystrophy: two years' follow-up of the randomized controlled trial. *Ann Neurol*. 2004;55(1):13–18.

[141] Faletti C, Robba T, de Petro P. Postmeniscectomy osteonecrosis. *Arthroscopy*. 2002;18(1):91–94.

[142] Muscolo DL, Costa-Paz M, Makino A, et al. Osteonecrosis of the knee following arthroscopic meniscectomy in patients over 50-years old. *Arthroscopy*. 1996;12(3):273–279.

[143] Herber S, Runkel M, Pitton MB, et al. Indirect MR-arthrography in the follow up of autologous osteochondral transplantation [in German]. *Rofo*. 2003;175(2):226–233.

[144] Athanasian EA, Wickiewicz TL, Warren RF. Osteonecrosis of the femoral condyle after arthroscopic reconstruction of a cruciate ligament. Report of two cases. *J Bone Joint Surg Am*. 1995;77(9):1418–1422.

[145] Pape D, Seil R, Anagnostakos K, et al. Postarthroscopic osteonecrosis of the knee. *Arthroscopy*. 2007;23(4):428–438.

[146] Papageorgiou CD, Kostopoulos VK, Moebius UG, et al. Patellar fractures associated with medial-third bone-patellar tendon-bone autograft ACL reconstruction. *Knee Surg Sports*

Traumatol Arthrosc. 2001;9(3):151–154.

[147] Brahme SK, Fox JM, Ferkel RD, et al. Osteonecrosis of the knee after arthroscopic surgery: diagnosis with MR imaging. *Radiology*. 1991;178(3):851–853.

[148] Fink B, Schneider T, Braunstein S, et al. Holmium: YAG laser-induced aseptic bone necroses of the femoral condyle. *Arthroscopy*. 1996;12(2):217–223.

[149] Johnson TC, Evans JA, Gilley JA, et al. Osteonecrosis of the knee after arthroscopic surgery for meniscal tears and chondral lesions. *Arthroscopy*. 2000;16(3):254–261.

[150] Santori N, Condello V, Adriani E, et al. Osteonecrosis after arthroscopic medial meniscectomy. *Arthroscopy*. 1995;11(2):220–224.

[151] Soucacos PN, Xenakis TH, Beris AE, et al. Idiopathic osteonecrosis of the medial femoral condyle. Classification and treatment. *Clin Orthop Relat Res*. 1997;341:82–89.

[152] Harner CD, Irrgang JJ, Paul J, et al. Loss of motion after anterior cruciate ligament reconstruction. *Am J Sports Med*. 1992;20(5):499–506.

[153] Shelbourne KD, Patel DV. Prevention of complications after autogenous bone-patellar tendon-bone ACL reconstruction. In: Pritchard DJ, ed. *Instructional Course Lectures*. Vol 45. Rosemont, IL: American Academy of Orthopaedic Surgeons; 1996:253–262.

[154] Millett PJ, Wickiewicz TL, Warren RF. Motion loss after ligament injuries to the knee. Part I: causes. *Am J Sports Med*. 2001;29(5):664–675.

[155] Shelbourne KD, Gray T. Minimum 10-year results after anterior cruciate ligament reconstruction: how the loss of normal knee motion compounds other factors related to the development of osteoarthritis after surgery. *Am J Sports Med*. 2009;37(3):471–480.

[156] Hefzy MS, Grood ES, Noyes FR. Factors affecting the region of most isometric femoral attachments. Part II: the anterior cruciate ligament. *Am J Sports Med*. 1989;17(2): 208–216.

[157] Hutchinson MR, Bae TS. Reproducibility of anatomic tibial landmarks for anterior cruciate ligament reconstructions. *Am J Sports Med*. 2001;29(6):777–780.

[158] Melby A 3rd, Noble JS, Askew MJ, et al. The effects of graft tensioning on the laxity and kinematics of the anterior cruciate ligament reconstructed knee. *Arthroscopy*. 1991;7(3):257–266.

[159] Kim SG, Kurosawa H, Sakuraba K, et al. The effect of initial graft tension on postoperative clinical outcome in anterior cruciate ligament reconstruction with semitendinosus tendon. *Arch Orthop Trauma Surg*. 2006;126(4):260–264.

[160] Nicholas SJ, D'Amato MJ, Mullaney MJ, et al. A prospectively randomized double-blind study on the effect of initial graft tension on knee stability after anterior cruciate ligament reconstruction. *Am J Sports Med*. 2004;32(8):1881–1886.

[161] Van Kampen A, Wymenga AB, van der Heide HJ, et al. The effect of different graft tensioning in anterior cruciate ligament reconstruction: a prospective randomized study. *Arthroscopy*. 1998;14(8):845–850.

[162] Yoshiya S, Kurosaka M, Ouchi K, et al. Graft tension and knee stability after anterior cruciate ligament reconstruction. *Clin Orthop Relat Res*. 2002;394:154–160.

[163] Arneja S, McConkey MO, Mulpuri K, et al. Graft tensioning in anterior cruciate ligament reconstruction: a systematic review of randomized controlled trials. *Arthroscopy*. 2009;25(2):200–207.

[164] Fullerton LR Jr, Andrews JR. Mechanical block to extension following augmentation of the anterior cruciate ligament. A case report. *Am J Sports Med*. 1984;12(2):166–168.

[165] Jackson DW, Schaefer RK. Cyclops syndrome: loss of extension following intra-articular anterior cruciate ligament reconstruction. *Arthroscopy*. 1990;6(3):171–178.

[166] Marzo JM, Bowen MK, Warren RF, et al. Intraarticular fibrous nodule as a cause of loss of extension following anterior cruciate ligament reconstruction. *Arthroscopy*. 1992; 8(1):10–18.

[167] Recht MP, Piraino DW, Cohen MA, et al. Localized anterior arthrofibrosis (cyclops lesion) after reconstruction of the anterior cruciate ligament: MR imaging findings. *AJR Am J Roentgenol*. 1995;165(2):383–385.

[168] Delcogliano A, Franzese S, Branca A, et al. Light and scan electron microscopic analysis of cyclops syndrome: etiopathogenic hypothesis and technical solutions. *Knee Surg Sports Traumatol Arthrosc*. 1996;4(4):194–199.

[169] Delince P, Krallis P, Descamps PY, et al. Different aspects of the cyclops lesion following anterior cruciate ligament reconstruction: a multifactorial etiopathogenesis. *Arthroscopy*. 1998;14(8):869–876.

[170] Shelbourne KD, Trumper RV. Preventing anterior knee pain after anterior cruciate ligament reconstruction. *Am J Sports Med*. 1997;25(1):41–47.

[171] Balcarek P, Sawallich T, Losch A, et al. Delayed cyclops syndrome: symptomatic extension block four years after anterior cruciate ligament reconstruction. *Acta Orthop Belg*. 2008;74(2):261–265.

[172] Christen B, Jakob RP. Fractures associated with patellar ligament grafts in cruciate ligament surgery. *J Bone Joint Surg Br*. 1992;74(4):617–619.

[173] Lee GH, McCulloch P, Cole BJ, et al. The incidence of acute patellar tendon harvest complications for anterior cruciate ligament reconstruction. *Arthroscopy*. 2008;24(2):162–166.

[174] Stein DA, Hunt SA, Rosen JE, et al. The incidence and outcome of patella fractures after anterior cruciate ligament reconstruction. *Arthroscopy*. 2002;18(6):578–583.

[175] Viola R, Vianello R. Three cases of patella fracture in 1,320 anterior cruciate ligament reconstructions with bone-patellar tendon-bone autograft. *Arthroscopy*. 1999;15(1):93–97.

[176] Sharkey NA, Donahue SW, Smith TS, et al. Patellar strain and patellofemoral contact after bone-patellar tendon-bone harvest for anterior cruciate ligament reconstruction. *Arch Phys Med Rehabil*. 1997;78(3):256–263.

[177] Steen H, Tseng KF, Goldstein SA, et al. Harvest of patellar tendon (bone-tendon-bone) autograft for ACL reconstruction significantly alters surface strain in the human patella. *J Biomech Eng*. 1999;121(2):229–233.

[178] Mithofer K, Gill TJ. Fracture complications after anterior cruciate ligament reconstruction. In: Prodromos CC, ed. *The Anterior Cruciate Ligament: Reconstruction and Basic Science*. Philadelphia, PA: Saunders Elsevier; 2008:598–606.

[179] Daluga D, Johnson C, Bach BR Jr. Primary bone grafting following graft procurement for anterior cruciate ligament insufficiency. *Arthroscopy*. 1990;6(3):205–208.

[180] Fineberg MS, Zarins B, Sherman OH. Practical considerations in anterior cruciate ligament replacement surgery. *Arthroscopy*. 2000;16(7):715–724.

[181] Malek MM, Kunkle KL, Knable KR. Intraoperative complications of arthroscopically assisted ACL reconstruction using patellar tendon autograft. In: Pritchard DJ, ed. *Instructional Course Lectures.* Vol 45. Rosemont, IL: American Academy of Orthopaedic Surgeons; 1996:297–302.

[182] Sgaglione NA, Douglas JA. Allograft bone augmentation in anterior cruciate ligament reconstruction. *Arthroscopy.* 2004;20(suppl 2):171–177.

[183] Arciero RA. Endoscopic anterior cruciate ligament reconstruction: complication of graft rupture and a method of salvage. *Am J Knee Surg.* 1996;9(1):27–31.

[184] Hill PF, Russell VJ, Salmon LJ, et al. The influence of supplementary tibial fixation on laxity measurements after anterior cruciate ligament reconstruction with hamstring tendons in female patients. *Am J Sports Med.* 2005;33(1):94–101.

[185] Small NC. An analysis of complications in lateral retinacular release procedures. *Arthroscopy.* 1989;5(4):282–286.

[186] Schneider T, Fink B, Abel R, et al. Hemarthrosis as a major complication after arthroscopic subcutaneous lateral retinacular release: a prospective study. *Am J Knee Surg.* 1998;11(2):95–100.

[187] Sherman OH, Fox JM, Sperling H, et al. Patellar instability: treatment by arthroscopic electrosurgical lateral release. *Arthroscopy.* 1987;3(3):152–160.

[188] Marumoto JM, Jordan C, Akins R. A biomechanical comparison of lateral retinacular releases. *Am J Sports Med.* 1995;23(2):151–155.

[189] Colvin AC, West RV. Patellar instability. *J Bone Joint Surg Am.* 2008;90(12):2751–2762.

[190] Kolowich PA, Paulos LE, Rosenberg TD, et al. Lateral release of the patella: indications and contraindications. *Am J Sports Med.* 1990;18(4):359–365.

[191] Lattermann C, Toth J, Bach BR Jr. The role of lateral retinacular release in the treatment of patellar instability. *Sports Med Arthrosc.* 2007;15(2):57–60.

[192] Ricchetti ET, Mehta S, Sennett BJ, et al. Comparison of lateral release versus lateral release with medial soft-tissue realignment for the treatment of recurrent patellar instability: a systematic review. *Arthroscopy.* 2007;23(5): 463–468.

[193] Hughston JC, Deese M. Medial subluxation of the patella as a complication of lateral retinacular release. *Am J Sports Med.* 1988;16(4):383–388.

[194] Shellock FG, Mink JH, Deutsch A, et al. Evaluation of patients with persistent symptoms after lateral retinacular release by kinematic magnetic resonance imaging of the patellofemoral joint. *Arthroscopy.* 1990;6(3): 226–234.

[195] Alvine FG, Schurrer ME. Postoperative ulnar-nerve palsy. Are there predisposing factors? *J Bone Joint Surg Am.* 1987;69(2):255–259.

[196] Warner MA, Martin JT, Schroeder DR, et al. Lower-extremity motor neuropathy associated with surgery performed on patients in a lithotomy position. *Anesthesiology.* 1994;81(1):6–12.

[197] Sawyer RJ, Richmond MN, Hickey JD, et al. Peripheral nerve injuries associated with anaesthesia. *Anaesthesia.* 2000;55(10):980–991.

[198] Sperber A, Jogestrand T, Wredmark T. Knee arthroscopy and venous blood flow in the lower leg. *Acta Orthop Scand.* 1996;67(6):553–556.

[199] Cautilli R Jr. Introduction to the basics of arthroscopy of the knee. *Clin Sports Med.* 1997;16(1):1–16.

[200] Morgan CD. The "all-inside" meniscus repair. *Arthroscopy.* 1991;7(1):120–125.

[201] Gifstad T, Grontvedt T, Drogset JO. Meniscal repair with biofix arrows: results after 4.7 years' follow-up. *Am J Sports Med.* 2007;35(1):71–74.

[202] Kurzweil PR, Tifford CD, Ignacio EM. Unsatisfactory clinical results of meniscal repair using the meniscus arrow. *Arthroscopy.* 2005;21(8):905.

[203] Anderson K, Marx RG, Hannafin J, et al. Chondral injury following meniscal repair with a biodegradable implant. *Arthroscopy.* 2000;16(7):749–753.

[204] Hutchinson MR, Ash SA. Failure of a biodegradable meniscal arrow. A case report. *Am J Sports Med.* 1999;27(1): 101–103.

[205] Menche DS, Phillips GI, Pitman MI, et al. Inflammatory foreign-body reaction to an arthroscopic bioabsorbable meniscal arrow repair. *Arthroscopy.* 1999;15(7):770–772.

[206] Sgaglione NA, Steadman JR, Shaffer B, et al. Current concepts in meniscus surgery: resection to replacement. *Arthroscopy.* 2003;19(suppl 1):161–188.

[207] Song EK, Lee KB, Yoon TR. Aseptic synovitis after meniscal repair using the biodegradable meniscus arrow. *Arthroscopy.* 2001;17(1):77–80.

[208] Hospodar SJ, Schmitz MR, Golish SR, et al. FasT-Fix versus inside-out suture meniscal repair in the goat model. *Am J Sports Med.* 2009;37(2):330–333.

[209] Marcacci M, Kon E, Delcogliano M, et al. Arthroscopic autologous osteochondral grafting for cartilage defects of the knee: prospective study results at a minimum 7-year follow-up. *Am J Sports Med.* 2007;35(12):2014–2021.

[210] Jakob RP, Franz T, Gautier E, et al. Autologous osteochondral grafting in the knee: indication, results, and reflections. *Clin Orthop Relat Res.* 2002;401:170–184.

[211] Simonian PT, Sussmann PS, Wickiewicz TL, et al. Contact pressures at osteochondral donor sites in the knee. *Am J Sports Med.* 1998;26(4):491–494.

[212] Chow JC, Hantes ME, Houle JB, et al. Arthroscopic autogenous osteochondral transplantation for treating knee cartilage defects: a 2- to 5-year follow-up study. *Arthroscopy.* 2004;20(7):681–690.

[213] Koh JL, Wirsing K, Lautenschlager E, et al. The effect of graft height mismatch on contact pressure following osteochondral grafting: a biomechanical study. *Am J Sports Med.* 2004;32(2):317–320.

[214] Hangody L, Fules P. Autologous osteochondral mosaicplasty for the treatment of full-thickness defects of weight-bearing joints: ten years of experimental and clinical experience. *J Bone Joint Surg Am.* 2003;85A(suppl 2):25–32.

[215] Pearce SG, Hurtig MB, Clarnette R, et al. An investigation of 2 techniques for optimizing joint surface congruency using multiple cylindrical osteochondral autografts. *Arthroscopy.* 2001;17(1):50–55.

[216] Duchow J, Hess T, Kohn D. Primary stability of press-fit-implanted osteochondral grafts. Influence of graft size, repeated insertion, and harvesting technique. *Am J Sports Med.* 2000;28(1):24–27.

[217] Frisbie DD, Oxford JT, Southwood L, et al. Early events in cartilage repair after subchondral bone microfracture. *Clin Orthop Relat Res.* 2003;407:215–227.

[218] Barber FA. Flipped patellar tendon autograft anterior cruciate reconstruction. *Arthroscopy.* 2000;16(5):483–490.

第 5 篇　膝关节

第 84 章

Roberto Rossi, Davide Edoardo Bonasia, Filippo Castoldi

膝关节周围骨折的关节镜治疗

在过去十几年中，膝关节镜以及膝关节镜辅助技术治疗膝关节周围骨折越来越普及。然而，仅有少数类型的骨折可以通过关节镜治疗（胫骨平台骨折、髁间棘撕脱性骨折及关节软骨损伤），对于一些病例，如髌骨骨折、股骨髁骨折及复杂胫骨平台骨折来说，开放性手术始终是金标准。膝关节镜下治疗关节软骨缺损在前述章节已提及，本章主要介绍膝关节镜下治疗胫骨平台骨折及髁间棘撕脱性骨折。

胫骨平台骨折

临床评估

胫骨平台骨折仅占全身骨折的 1%[1]，通常由作用于膝关节周围的内/外翻应力直接创伤或对下肢的过度轴向负荷造成的。主要发生在机动车辆事故（如撞击伤和摩托车交通事故）、运动（如滑雪和激烈的接触性运动）和高处跌落伤。

骨折的正确分型对于制定治疗方案及评估预后至关重要。我们通常采用 Schatzker 分型。与其他分型（Hohl、Moore、Honkonen、Jarvinen、AO 等）相比，Schatzker 分型更方便可行，且与骨折的严重程度、治疗方案和预后密切相关[2]。Ⅰ型为外侧平台劈裂骨折，无关节面塌陷。Ⅱ型是外侧平台劈裂合并关节面塌陷骨折。Ⅲ型为外侧平台中央单纯塌陷骨折。Ⅳ型是内侧平台骨折。Ⅴ型双侧胫骨平台骨折，不累及干骺端。Ⅵ型是单侧或双侧的胫骨平台骨折并累及干骺端。

在临床上，需要明确患者受伤机制，并排除脱位，体检应重点关注患者神经血管功能以及可能的合并症。膝盖通常出现肿胀以及疼痛，在术前需在麻醉下进行膝关节移位处理。

为了正确评估骨折类型，需行前后位片和侧位片以及膝关节 CT 扫描。MRI 不是常规需要的检查，但当怀疑伴随相关韧带损伤时则需行 MRI 检查，尽

管韧带重建通常要延迟至骨折愈合之后进行。

治疗

骨折的治疗取决于几个因素，包括：①骨折的形状；②是否伴有软组织损伤；③患者的年龄和活动水平；④骨的质量。对于 Schatzker Ⅰ~Ⅲ 型骨折（图 84.1），当位移大于 5 mm 且非关节炎性时，需行关节镜下复位和内固定术（ARIF）（表 84.1）。然而，在一些 Schatzker Ⅱ 型骨折中，如果骨质差或呈粉碎性楔形骨折，推荐使用开放性复位内固定（ORIF）。关节镜治疗 Schatzker Ⅳ 型骨折（内侧平台骨折块和累及髁间嵴的骨折块）已阐述。这些骨折通常由高能量创伤导致并伴有软组织损伤（皮肤、韧带和关节囊），治疗难度较大。因此，我们建议对这些病例行 ORIF 术，以避免关节镜冲洗液流入软组织中。

许多开放和关节镜辅助技术已被报道过。所有这些治疗技术都可直视下行骨折复位，并可通过微创的手段准确评估并治疗伴随的关节内病变。它们有一个共同的操作即通过使用骨穿刺将凹陷的碎块（Schatzker Ⅱ 型至Ⅳ型）从受累的平台下方整体抬高。但它们在固定类型和填充骨折下的干骺端空隙的方式各不相同。最近的研究建议使用 PMMA（聚甲基丙烯酸甲酯）或骨替代物，如碳酸磷灰石或磷酸钙水泥，而不是自体髂骨，以减少供体部位并发症发生率和允许早期负重。然而，骨替代物的缺点是高成本以及较少的骨诱导和骨传导性能，并且丙烯酸骨水泥有热坏死的风险。

作者首选的技术方案

为了克服使用骨移植物或替代物的必要性，我们提出了另一种关节镜辅助技术用于治疗 Schatzker Ⅱ 型和Ⅲ型骨折[1, 3]。患者通常为仰卧位，蛛网膜下腔麻醉时，止血带绑在大腿近端，麻醉下评估膝关

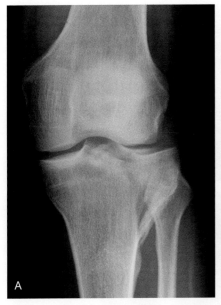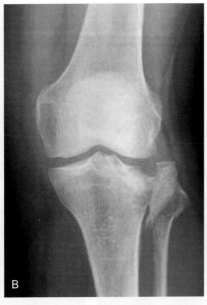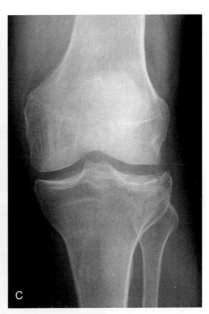

图 84.1　ARIF 治疗的胫骨平台骨折 Schatzker 分型。A. Ⅰ型。B. Ⅱ型。C. Ⅲ型。

表 84.1　胫骨近端骨折适应证

骨折类型（Schatzker 分型）	治疗
Ⅰ型（单纯外侧平台劈裂骨折无关节面下沉）	ARIF 或经皮拉力螺钉固定
Ⅱ型（外侧平台劈裂合并凹陷骨折）	ARIF 或经皮拉力螺钉固定 ORIF 和钢板固定（骨质量较差或者楔形骨块高度粉碎）
Ⅲ型（单纯外侧平台中央压缩骨折）	ARIF 或经皮拉力螺钉固定
Ⅳ型（内髁骨折伴胫骨棘骨折）	ORIF 和钢板固定 vs ARIF 和经皮拉力螺钉固定（如低能量外伤、仅累及内侧平台，楔形或凹陷性骨块）
Ⅴ型（双髁骨折，不累及干骺端）	ORIF 和双钢板固定 vs 外固定
Ⅵ型（单髁或双髁并伴有干骺端骨折）	ORIF 和双钢板固定 vs 外固定

节稳定性，使用重力流入，通过经典的前内侧和前外侧入口进行关节镜检查，排除关节僵硬并移除所有骨软骨碎片后，评估骨折塌陷的程度和软组织损伤，在胫骨的内侧面上做一个 3 cm 的纵向皮肤切口，起自距关节表面 10 cm 的位置并向远端延伸。在内侧胫骨上做一个骨皮质窗（10 mm×20 mm），用带锯齿的中空骨钻进行钻孔（直径 10 mm）（图 84.2~84.4）。

在透视（正位和侧位）下，环锯边缘置于外侧平台骨折下方 2 cm 处（图 84.5），然后将骨钻孔器（直径 9 mm）置入环锯内，并且用锤子将松质骨块（基底部直径 9 mm，高度约 100 mm）嵌入骨折下方以获得间接复位（图 84.2）。如果关节表面严重压缩，则可以重复该手术步骤，从同一骨窗进入但环锯朝另一方向操作。在关节镜下评估关节面的解

剖复位情况（图 84.6）。当达到满意的复位时，在关节面下方 1 cm 处（图 84.2）用 2 个或 3 个空心螺钉（6.5 mm）从外侧至内侧经皮插入，将骨折固定。撤出环锯及骨钻，复原胫骨皮质。这种技术不能使用髂骨或骨替代物。

在 Schatzker Ⅰ型骨折（楔形骨折，无关节表面塌陷），不需要将骨折关节面整体抬高，在关节镜下，通过体外操作后通常可减少劈裂骨折，如在远侧移位的楔形骨块上的施加压力，对膝关节施加内翻应力（通过关节囊牵拉韧带）并使用 K 线作为操纵杆。一旦骨折减小且关节表面恢复，则如前所述，用经皮螺钉进行固定。

并发症、争议及注意事项

该技术的优点包括：①保留骨折的外侧胫骨柱

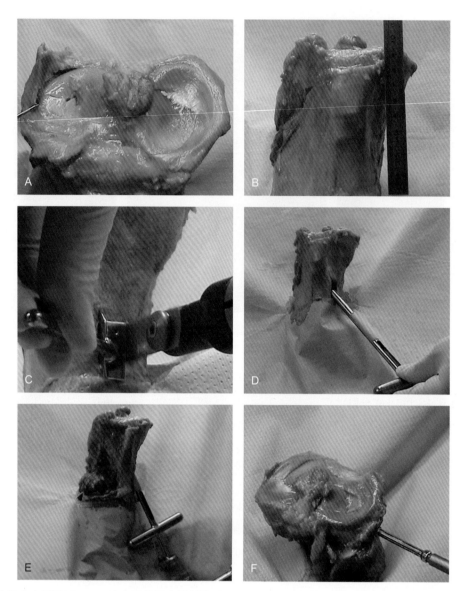

图 84.2　在人体标本中展示了 ARIF 治疗胫骨平台骨折的过程（A），在胫骨前内侧，关节面下 10 cm 的位置（B），骨皮质开窗（C），空心环锯置入骨皮质窗（D）定位于侧方平台下 2 cm，将骨撬经环锯置入并将骨折复位（E），经侧方内侧方向置入 2~3 枚空心螺钉（F）。

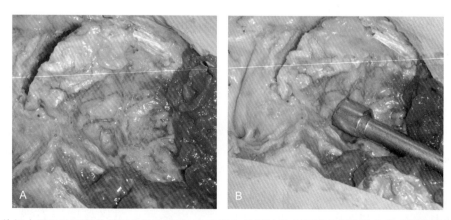

图 84.3　这一人体标本展示了胫骨外侧平台的血管（A）在置入骨撬过程中可能会损伤这些位于侧柱的血管（B），而中柱没有。

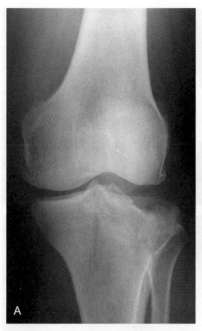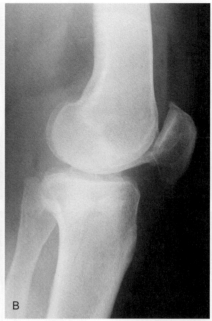

图 84.4　Schatzker Ⅱ型骨折前后位片（A）和侧位片（B）。

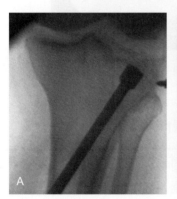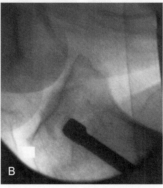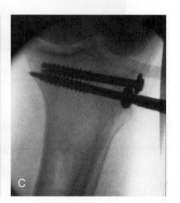

图 84.5　与图 84.4 为同一个患者，用骨撬从内侧向外侧复位过程，图为前后位片（A）和侧位片（B）以及空心螺钉固定后（C）。

免受进一步的手术损伤（即皮质窗开口和骨松质动员）；②保留外侧平台血供（图 84.3）；③使用隧道的斜面效应（即从内侧向外侧倾斜，而不是垂直地位于凹陷的平台之下）；④避免骨或骨替代物增加。

文献中报道的任何 ARIF 技术的短期和中期结果与 ORIF[1] 相当。然而，如前所述，ARIF 允许直接可视化的骨折复位以及精确评估和治疗相关的关节内病变，并使用微创手术。

Cassard 等 [4] 治疗了 26 例 ARIF，未使用骨移植物，包括 Schatzker Ⅰ～Ⅳ型骨折，平均 KSS 评分为疼痛 94.1 分和功能 94.7 分。Gill 等 [5] 于关节镜下治疗 29 例患者，使用珊瑚羟基磷灰石作为骨替代物，同样囊括 Schatzker Ⅰ～Ⅳ型骨折，平均术后 Rasmussen 评分为 27.5 分。Hung 等 [6] 关节

镜手术操作 31 例，使用髂嵴自体移植，HSS 评分 81%，优良 13%，公平 6%。Roche 等 [7] 在一个 Ovpatient 系列中使用手术骨水泥以允许立即承重，研究表明 10 例患者中有 9 例没有二次驱替。

在我们的 46 例患者中 [1]，经 5 年随访后，膝关节评估：优 37 例（80%），良 6 例（13%），中等 3 例（7%）；功能评估：优 38 例（83%），良 5 例（11%），中等 3 例（6%）；HSS 评分：优 41 例（89%），良 5 例（11%）。研究包括 Schatzker Ⅱ型和Ⅲ型骨折，未使用骨或骨替代物。

与胫骨平台骨折相关的最常见并发症包括：①不愈合；②丧失矫正和畸形，伴随膝关节不对齐；③创伤后膝关节炎；④感染；⑤血栓栓塞；⑥关节僵硬；⑦筋膜室综合征。

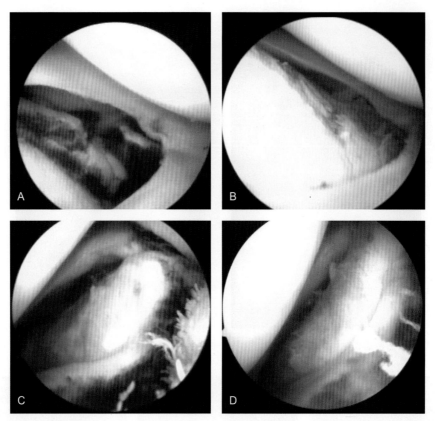

图 84.6　关节镜下评估，图为复位术前（A）、术后（B），与图 84.4 和图 84.5 为同一患者。C、D 图为另一患者复位前（C）后（D）。

在这些骨折中使用关节镜检查可能引起一些关于筋膜室综合征的争议。在文献中没有证据支持关节镜检查下筋膜室综合征的风险增加。然而，我们建议在关节镜期间使用重力流入，如果手术时间延长，我们建议打开皮质窗口，以允许盐水漏出膝盖。

要点和误区

如前所述，我们建议使用重力流入关节镜，以减少筋膜室综合征的风险，并经前内侧皮质窗口，用骨钻孔提升外侧胫骨平台压迫片段。如果在关节镜下关节表面没有减小，则可以重复缩减过程，将切割器和骨穿孔器沿另一方向穿过同一窗口。

如果在关节镜下验证关节内过矫正，则进行大于 90° 的与外翻应力相关的轻度屈膝，以允许股骨髁将突出碎片推回到胫骨中，并恢复关节表面。

康复治疗

允许术后在护膝保护下在 0~90° 内主动运动，4 周后取下支架，8 周后允许部分负重，3 个月后允许全部负重，不需要 CPM（连续被动运动）。

胫骨髁间嵴撕脱性骨折

临床评估

前胫骨骨折是儿童中罕见的损伤，据报道每年发生率为 3/100 000[8]，在成人中更少见。创伤机制与前交叉韧带（ACL）撕裂（主要是外翻应力和外胫骨旋转或过度伸展）类似。这些骨折主要与机动车事故相关，由自行车和运动损伤引起。

Meyers 和 McKeever[9] 将胫骨髁间嵴撕脱性骨折分为 3 种类型：Ⅰ 型为髁间隆起稍向前抬高；Ⅱ 型为骨折向后铰接，向前升高，并且显示为喙状；Ⅲ 型为骨折中的片段与其骨床完全分离（图 84.7 和图 84.8）。Zaricznyj[10] 添加了 Ⅳ 型，其中骨折块为粉碎性。

临床上需明确创伤机制，体检应主要集中于评估膝关节稳定性（Lachman、Pivot 转移、前抽屉、内翻和外翻压力测试）和可能的相关病变。

普通前后位、侧位及经骨折线的 X 线片通常足以评估骨折类型。如果在 X 线片上的位移程度不清楚并且需评估内侧髁间嵴后部的完整性，可行 CT 扫描。如果疑似相关病变或在闭合复位后复位不满意，则行 MRI。在这种情况下，MRI 可以显示横向

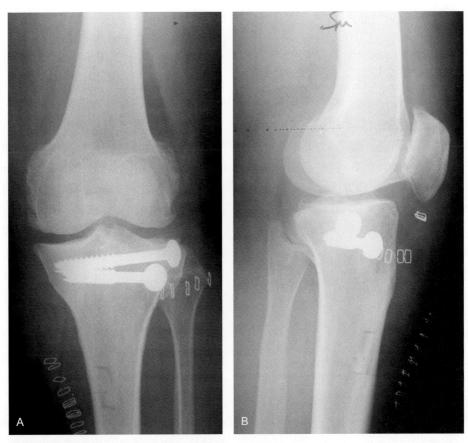

图 84.7　术后前后位片（A）和侧位片（B），与图 84.4~84.6 为同一患者。

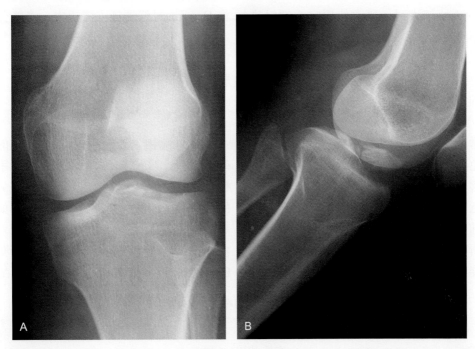

图 84.8　胫骨髁间嵴骨折（Meyers and McKeever Ⅲ型骨折），图为前后位片（A）和侧位片（B）。

半月板横韧带或半月板前角的插入。

治疗

Ⅰ型骨折不需要复位，支具固定 4~6 周。我们建议充分伸展（并非过伸），以减少伸展不足的风险（在这种类型的骨折发生率较高）。然而，一些研究建议在 20°~30° 的膝屈曲固定，以减少 ACL 张力。

Ⅱ型骨折的治疗是有争议的。目前已提出保守和外科治疗（ARIF 和 ORIF）的方法。我们的治疗方案包括：①血肿引流；②联合关节腔内注射局麻药；③闭合复位，使膝盖完全伸展；④在充分伸展（非过伸）的支具中固定。

对Ⅲ型、Ⅳ型骨折以及骨折不愈合的病例行外科治疗，可进行 ARIF 或 ORIF（表 84.2）。

Eilert[11] 于 1978 年首次报道了胫骨髁间嵴撕脱性骨折的关节镜下复位术，现已成为关节镜下治疗胫骨髁间嵴撕脱性骨折的常规操作，至今也已经提出了许多技术。所有患者均行准确的骨折部位清创，ACL 完整性评估和仔细复位。差异主要在于所采用的固定装置，包括：①空心螺钉[12]；②缝合锚钉[13]；③金属张力带线[14]；④ K 线[15]；⑤ pullout 缝合器[16]。

作者的首选技术

当撕脱骨折块较大时，通常使用空心螺钉进行坚强内固定。当骨折块较小或是粉碎性（Ⅳ型骨折）时，我们采用 pullout 技术（采用编织缝合线）。在儿童中，我们建议使用螺钉或 pullout 缝合线在骨骺内固定。相关报道显示，经骨骺固定技术（不使用螺钉）不会对生长产生影响，因为在骨骺端的钻孔非常小。然而，我们建议经骨骺的内固定方式，以避免破坏骨质。

患者通常位于仰卧或蛛网膜下腔麻醉，止血带放置在大腿近端，麻醉下评估髌骨稳定性。通过经典的前内和前外侧入路进行关节镜检查，排除关节僵硬并清除所有骨软骨碎片，进行完整的诊断检查以评估任何伴随病变。骨折部位需清除所有的纤维

或软组织嵌入。小心地修复胫骨髁间嵴，检查 ACL 的完整性，同时检查撕脱骨块的尺寸及完整性。如果骨折块宽度足够并且没有粉碎，则可行螺钉固定，将两根 1.1 mm 导丝从前内侧入路插入骨折块和近侧胫骨。在这一操作过程中，髌骨外侧入路可以使关节镜视野更加清晰。然后用前后位片和侧位片评估复位情况及导丝位置，在儿童患者中，对骨骺端应予以保护。用空心钉钻出直径 2 mm 孔以引导导丝，并插入两个 3.0 mm 带部分螺纹骨松质拉力螺钉（图 84.9）。固定完成后，评价膝关节松弛度。

如果撕脱骨块对于螺钉固定而言太小或为粉碎性的，则选择 pullout 缝合（图 84.10）。采用钩状过线器传递带两根 2 号线（Ethibond，Ethicon，Somerville，NJ）的 ACL，也可使用可吸收单丝缝线（PDS，Ethicon，Somerville，NJ）。然后将缝合线的末端通过前外侧入路拉出。在胫骨前内侧做一 2 cm 纵向皮肤切口。将点对点的 ACL 导向器通过前内侧入路引入，并用两个 2.5 mm 的 K 线在骨折的胫骨床的外侧和内侧钻孔并引入。2.5 mm 的隧道应位于更前方位置，以避免胫骨髁间嵴的继发性前移位，以及随之产生的撞击和伸展不足。在儿童患者中，隧道应该偏向更近端和水平位置，为了保留生长板，必须在透视下确认 K 线的位置。然后将 Hewson 过线器插入隧道中，将缝合线从胫骨前端拉出。保持缝线张力，关节镜评估复位情况，用 Lachman 试验评估膝关节稳定性，然后将缝合线在胫骨前内侧打结。

并发症、争议和特殊注意事项

在文献中，对于这种少见的病变的治疗尚缺乏确切数据。然而，开放手术和关节镜手术治疗该疾病的相关报道并无区别[17]。尽管报道的结果是良好的，但对于这种病变，无论治疗方法如何，都有很高的并发症发生率。

有学者报道了不同数量的骨折后韧带松弛。Baxter 和 Wiley[18] 报道，51% 的患者在最后一次随

表 84.2　胫骨髁间嵴骨折的适应证

骨折类型（Meyers and McKeever 分型）	治疗
Ⅰ型：骨折前缘轻度抬高	支具固定 4~6 周
Ⅱ型：鸟嘴状骨折，后方铰链侧完整	复位且支具固定 4~6 周，ARIF 或 ORIF（复位不良）
Ⅲ型：完全移位	ARIF（所有技术均可）或 ORIF
Ⅳ型：(Zaricznyj) 完全移位并伴有骨折块粉碎	ARIF（pullout 缝合技术）或 ORIF

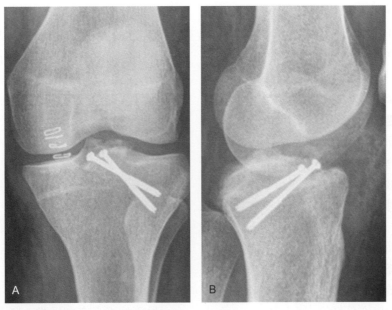

图 84.9　胫骨髁间嵴骨折采用 ARIF 治疗及空心螺钉固定，图为前后位片（A）和侧位片（B）。

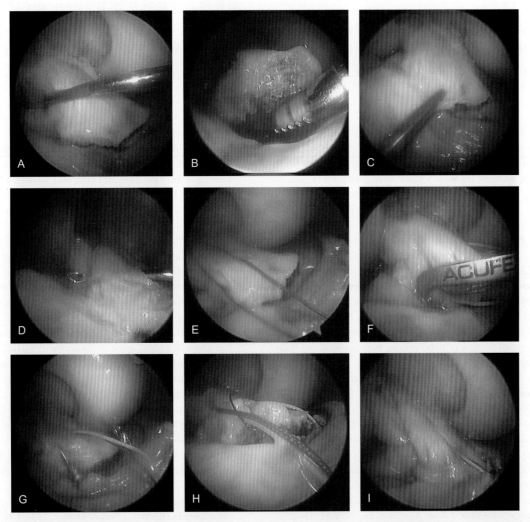

图 84.10　关节镜下 pullout 技术治疗胫骨髁间嵴骨折。A. 评估 ACL 完整性。B. 骨折块周围清创。C. 评估复位情况。D、E. 用钩状过线器引入第一根编制状的缝合线（E）在 ACL 远端纤维处。F、G. 用 ACL 重建引导器钻两个骨隧道（G），经骨窗内侧向外侧。H. 用 Hewson 过线器将缝线从胫骨前端拉出。I. 如果复位良好，则将缝线在胫骨前内侧打结。

访时前抽屉试验阳性，所有患者的过伸活动损失范围为 4°~15°；64% 的患者可感觉到膝关节术前术后的差别。Grönkvist 等 [19] 指出，在骨骼生长过程中，年龄较小的儿童可对任何前方不稳进行一定程度的补偿，特别是一些年龄较大的儿童，如果未能实现满意的闭合复位，建议进行手术修复。

Willis 等 [20] 的研究纳入 50 例胫骨隆凸骨折患者，他们认为尽管大多数儿童（64% 进行临床评估，74% 进行 KT-1000 关节检查）在长期随访中有 ACL 松弛的客观证据，只有 10% 的患者称有疼痛感，无不稳定存在。在长期稳定性和治疗方法（开放或闭合复位）之间没有发现相关性。他们得出结论，大多数前胫骨隆凸骨折应该保守治疗，不可复位的骨折才应手术治疗。他们还指出，关节镜检查可能有助于确保骨折块充分复位。

要点和误区

以防出现关节镜下复位不满意或者假体置入困难的情况出现，我们建议建立垂直的前内侧入路，以便于关节镜手术与小切口手术之间的转换。这就可以将前内入路包含在髌骨中线的 4 cm 的手术切口中。

旁正中切口更有利于螺钉固定以及取出缝合线过程中有更好的视野。当使用 pullout 缝合技术时，我们建议将胫骨隧道的位置更加向前，为了避免胫骨髁间嵴再次前移造成撞击及伸展不足。

康复

在膝关节镜术后 30 天内，我们允许在支具保护下膝关节部分负重（支具固定为伸直位）。在手术 30 天后，允许完全负重，并且膝关节可以屈曲。在手术 60 天后，可以不使用支具。

结论和展望

尽管技术上存在困难，膝关节镜下治疗膝关节胫骨平台骨折以及髁间嵴骨折在过去 20 余年得到不断发展。在处理病变上，ARIF 和 ORIF 也是相当的。然而，膝关节镜技术实现了允许我们使用最小的伤口直视骨折复位或者关节内软组织损伤的评估以及治疗。

参考文献

[1] Rossi R, Bonasia DE, Blonna D, et al. Prospective follow-up of a simple arthroscopic-assisted technique for lateral tibial plateau fractures: results at 5 years. *Knee.* 2008;15:378–383.

[2] Bonasia DE, Rossi R, Bardelli A. Tibial plateau fractures. A review of classifications. *Minerva Ortopedica e Traumatologica.* 2005;56:457–463.

[3] Rossi R, Castoldi F, Blonna D, et al. Arthroscopic treatment of lateral tibial plateau fractures: a simple technique. *Arthroscopy.* 2006;22:678.e1–678.e6.

[4] Cassard X, Beaufils P, Blin JL, et al. Osteosynthesis under arthroscopic control of separated tibial plateau fractures. 26 case reports. *Rev Chir Orthop Reparatrice Appar Mot.* 1999;85:257–266.

[5] Gill TJ, Moezzi DM, Oates KM, et al. Arthroscopic reduction and internal fixation of tibial plateau fractures in skiing. *Clin Orthop Relat Res.* 2001;383:243–249.

[6] Hung SS, Chao E, Chan Y, et al. Arthroscopically assisted osteosynthesis for tibial plateau fractures. *J Trauma.* 2003;54:356–363.

[7] Roche O, Aubrion JH, Sirveaux F, et al. Use of surgical cement in tibial plateau fractures in the elderly. *J Bone Joint Surg Br.* 2001;83B(suppl 2):242.

[8] Skak SV, Jenson TT, Paulsen TD, et al. Epidemiology of knee injuries in children. *Acta Orthop Scand.* 1987;58:78–81.

[9] Meyers MH, McKeever FM. Fracture of the intercondylar eminence of the tibia. *J Bone Joint Surg Am.* 1959;41:209–222.

[10] Zaricznyj B. Avulsion fracture of the tibial eminence: treatment by open reduction and pinning. *J Bone Joint Surg Am.* 1977;59:1111–1114.

[11] Eilert RE. Arthroscopy and arthrography in children and adolescent. In: *AAOS Symposium on Arthroscopy and Arthrography of the Knee.* St Louis, MO: Mosby; 1978:12.

[12] Van Loon T, Marti RK. A fracture of the intercondylar eminence of the tibia treated by arthroscopic fixation. *Arthroscopy.* 1991;7:385–388.

[13] Vega JR, Irribarra LA, Baar AK, et al. Arthroscopic fixation of displaced tibial eminence fractures: a new growth plate-sparing method. *Arthroscopy.* 2008;24:1239–1243.

[14] Osti L, Merlo F, Liu SH, et al. A simple modified arthroscopic procedure for fixation of displaced tibial eminence fractures. *Arthroscopy.* 2000;16:379–382.

[15] Medler RG, Jansson KA. Arthroscopic treatment of the fractures of the tibial spine. *Arthroscopy.* 1994;10:292–295.

[16] Kogan MG, Marks P, Amendola A. Technique for arthroscopic suture fixation of displaced tibial intercondylar eminence fractures. *Arthroscopy.* 1997;13:301–306.

[17] Rademakers MV, Kerkhoffs GM, Kager J, et al. Tibial spine fractures: a long-term follow-up study of open reduction and internal fixation. *J Orthop Trauma.* 2009;23:203–207.

[18] Baxter MP, Wiley JJ. Fractures of the tibial spine in children. An evaluation of knee stability. *J Bone Joint Surg Br.* 1988;70:228–230.

[19] Grönkvist H, Hirsch G, Johansson L. Fracture of the anterior tibial spine in children. *J Pediatr Orthop.* 1984;4:465–468.

[20] Willis RB, Blokker C, Stoll TM, et al. Long-term follow-up of anterior tibial eminence fractures. *J Pediatr Orthop.* 1993;13:361–364.

第 6 篇

足与踝

Foot and Ankle

踝关节的局部解剖与关节镜下解剖

1918 年，日本大学的 K.Takagi 医生初次使用关节镜手段来进行治疗。考虑到当时技术有限，膝关节是当时关节镜外科医生关注的焦点。Burman 于 1931 年在纽约报道了他将关节镜用于 100 例膝关节、25 例肩关节、15 例肘关节、6 例腕关节，以及 3 例踝关节[1]。他认为踝关节"不适合用关节镜操作"。踝关节间隙的狭窄以及套管的直径过大（4 mm）被看作是限制踝关节镜发展的因素。而后，K.Takagi 的学生 M.Watanabe 发展了新的关节镜并且把关节镜应用于除膝关节以外的关节。1977 年，M.Watanabe 的学生 Hiroshi Ikeuchi 医生在一系列病例中报道了他应用踝关节镜检查并明确关节内病理诊断的一例患者[2]。根据 Guhl 的著作描述[2]，Hiroshi Ikeuchi 医生的这一报道更加激发了 Guhl 和其他医生对于踝关节镜研究的兴趣。最近，许多学者包括 Ewing、Ferkel 和 Guhl 普及了踝关节镜[2-5]。尽管它仍是关节镜手术中正在发展的一个分支，使用合适的技巧将踝关节镜应用于其适应证已经呈现出非常好的治疗效果，并且并发症发生率也很低。

如果拥有扎实的理论基础，并且十分熟悉踝关节的解剖和围绕踝关节周围的结构，可以大大降低使用踝关节镜造成的相关并发症。Feiwell 和 Frey[6]及 Sitler 等详细地描述了踝关节周围结构的关系及放置踝关节镜时可能损伤的结构。这些报道和其他一些研究均有效地帮助了踝关节的可视化发展，从而扩大了踝关节镜的应用指征。

这一章回顾了正常的局部解剖、重要的结构以及踝关节的镜下解剖。

局部解剖

踝关节包括胫骨远端、腓骨远端和距骨。骨性结构连接十分紧密，如果不损伤骨性结构和软组织，进入踝关节是相当困难的。因此，在不损伤结构的前提下想要使用踝关节镜来获得全可视化的环境以及在关节内进行镜下操作极具挑战性。

内踝大约沿着关节线向远端延伸 1 cm。胫后肌腱沿着后踝后半部分走行，在它的后方可发现胫神经、胫后动脉和姆长屈肌腱，这些结构十分重要，需要保护。在内踝的前方有隐神经的最远端细小分支通过，它恰好位于大隐静脉的后内侧。这些分支向远端可延伸至第一跖趾关节并最终与腓浅神经的最内支相吻合。踝关节的"软肋"位于胫前肌腱和内踝间。这是踝关节前内侧入路的安全区，然而，入口必须尽可能贴近内踝，从而避开隐神经、血管和内踝[3]（图 85.1）。

在前方，皮下组织很薄，可容易地摸到前间室的结构。从内到外分别是胫前肌腱、姆长伸肌腱、胫前动静脉、腓深神经、趾长伸肌腱。先前许多文献已经描述过前正中入路可以提供宽广的前方可视化效果[4, 7, 8]。最近的报道[6, 9]指出了这个入路方式对损伤前方的结构有一定的风险。另外，使用前内侧和前外侧入路均可达到全可视化效果，因此没必要使用前正中入路（图 85.2）。

在踝关节的前外侧半可发现腓浅神经，在许多病例中跖屈内翻时可明显地发现它位于皮下。因为

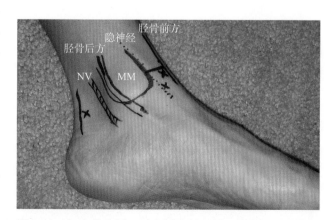

图 85.1　包含前内侧、副内侧和后内侧入路的踝关节内侧面。MM，内踝；NV，神经血管束。

该神经的损伤是采取前外侧入路最常见的并发症，所以详细地讨论它的解剖十分重要[2, 4]。虽然像之前描述的一样，大多数情况下解剖存在变异，但是在 91% 的标本中此神经在腓骨尖近端约 10.5 cm 开始走行于皮下[10]。在这个水平上，它最常见在腓骨前缘走行。从那点往下，它分为内侧终支和足背中间皮下支。在 92% 的标本中，神经分叉位于腓骨尖近端 6.5 cm[11]。内侧终支穿过踝关节中线直到前中 1/3，与姆长伸肌腱毗邻。在更远端，它分为 3 个终末束来支配足背内侧半。最外侧的足背中间皮下支在第四、第五趾长伸肌腱的水平跨过踝关节走行于皮下，并延伸至第三跖骨间（图 85.3）。在行前外侧入路时最容易损伤这支神经束。在更远端，它可能有一部分与腓肠神经的背侧支相吻合。腓浅神经内侧和中间支支配足背大部分皮肤的感觉。腓深神经支配足背的第一、二趾间区域。

外踝较内踝向后侧和远侧延伸更多，外踝尖端位于踝关节中线远端平均 2 cm 及内踝后侧 1 cm。在腓骨的后侧腓骨肌腱蜿蜒下行，腓肠神经可走行于腓骨的更后侧。腓肠神经大致位于腓骨尖远端平均 1~1.5 cm，以及腓骨尖后侧 1.5~2 cm。它走行于小隐静脉的前外侧，小隐静脉与该神经紧密相邻。

正如先前所提到的，在第五跖骨结节的水平，它分为内侧终支和外侧终支，外侧终支与腓浅神经的足背中间皮下支相吻合（图 85.3）。

在患者俯卧位时可更好地评估踝关节后方的局部解剖。在踝关节水平，跟腱位于中线稍外侧。在跟腱的内、外侧和前侧踝关节中线可触及和辨别踝关节的中线。跟骨的上界可作为参考点，背伸踝关节可有助于触及距骨的后侧突。内侧和外侧入口都位于胫距关节的水平（图 85.4）。后外侧入口紧邻于跟腱外侧界（图 85.5），腓肠神经大约位于入口前侧平均 3.2 mm[5]。在内侧，入口紧邻跟腱（图 85.6），神经血管束位于入口前侧相对较安全的距离（大约 9.7 mm）[5]（图 85.7）。

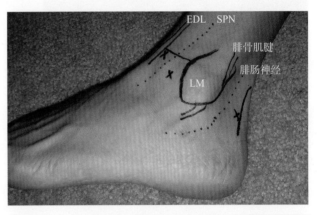

图 85.3　包含前外侧、副外侧和后外侧入口的踝关节外侧面。EDL，趾长伸肌；SPN，腓浅神经；LM，外踝；N，神经。

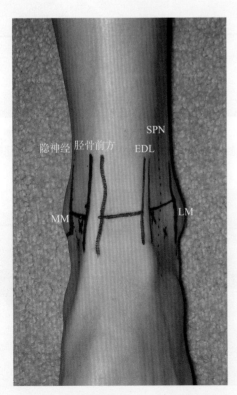

图 85.2　包含副内侧、前内侧、前外侧和副外侧入口的踝关节前面。SPN，腓浅神经；MM，内踝；LM，外踝；EDL，趾长伸肌。

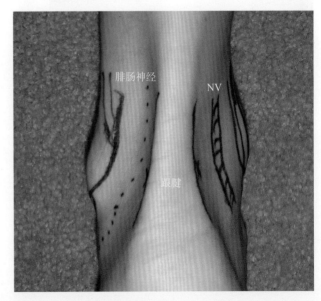

图 85.4　包含后内侧和后外侧入口的踝关节后侧与邻近易损伤结构的关系。NV，神经血管束。

我们推荐在操作前辨认并使用标记笔画出相关的结构，从而更好地鉴别它们的位置并且降低损伤的概率。另外，钝性切口和减少使用同一入路的次数也可降低损伤的概率。

踝关节镜的技术和仪器使用已在第 61 章讨论。

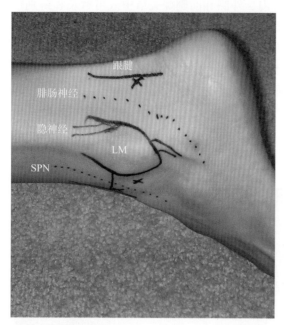

图 85.5　俯卧位踝关节的外侧面和包含后外侧、副外侧和前外侧入路的后足关节镜的定位。LM，外踝；SPN，腓浅神经。

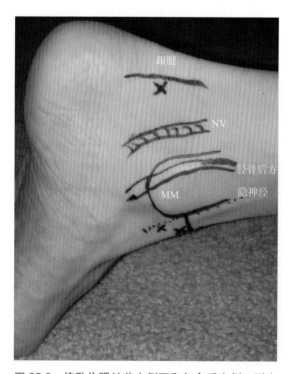

图 85.6　俯卧位踝关节内侧面和包含后内侧、副内侧和前内侧入路的后足关节镜的定位。NV，神经血管束；MM，内踝。

关节内解剖

Ferkel[4] 描述了关节内解剖的 21 个观察点。这个方法代表了多种检查踝关节的方法中的一种。不管术者使用哪种方法来进行关节镜，我们都推荐系统的检查方法以免错过踝关节的一些结构和病理表现。在前后位平面上距骨顶呈现凸起，在内外侧平面上呈现出凹陷的结构。这个特殊的形态以及踝关节固有的稳定性，使得其较其他关节更富挑战性。

本章介绍了使用 2.7 mm 的踝关节镜和非侵入性踝关节牵引方法和技术（图 85.8）。使用跟骨牵

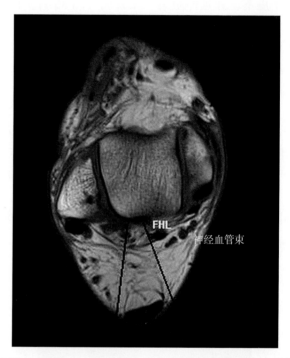

图 85.7　踝关节 MRI 轴位观显示后足关节镜的后侧入路相对于跟腱和血管神经束的位置和方向。FHL，姆长屈肌腱。

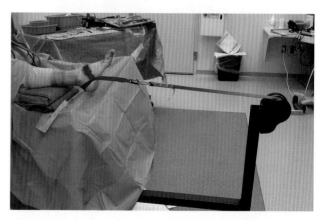

图 85.8　操作踝关节镜时使用踝关节绑带对踝关节行非侵入性牵引。

引针来进行有创性牵引，如有必要也可以使用（图85.9、图 85.10）。一旦发现并且定位病理表现后，应该更换成 4 mm 踝关节镜以及放松牵引，尤其是放松前方关节囊。Dowy 和他的同事 [12] 总结出使用 30磅（13.6 kg）非侵入性的牵引不超过 60 分钟是一种安全的方法且可以避免跨越踝关节的神经损伤。

我们喜欢首先采用前内侧和前外侧入路，随后的入路取决于病理表现所在之处。正如其他学者之前推荐一样 [7, 13]，内侧和外侧入口可各自对内侧和外侧结构提供良好的可视化效果。总的来说，踝关节镜从病理位置相反处入口插入，操作工具从病灶的同侧入口进入。

前内侧入路

通过前内侧入路，最先可看到踝关节的前外侧部分。距骨的前部和其上方的胫骨、其外侧的腓骨

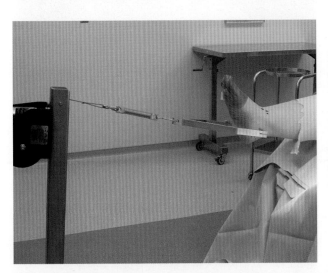

图 85.9　操作踝关节镜时建立侵入性踝关节牵引。

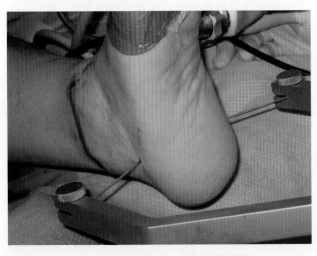

图 85.10　使用跟骨针来进行侵入性踝关节牵引。

都可以观察到（图 85.11）。在这个区域可以看见下胫腓前韧带的关节内部分（图 85.12）。这些韧带的纤维束从胫骨远端关节内部分呈 45° 斜行走向。急性或慢性的下胫腓前韧带撕裂可通过此入口来评估（图 85.13、图 85.14）。在更往前侧，关节囊与距骨颈紧密连接（图 85.15）。如果没有施加合适的关节内张力，这个区域很难来进行操作评估，因为软组织本身的膨胀度有限。在更内侧，可以观察到距骨颈。这个区域可以观察是否存在距骨颈与前踝的撞击（图 85.16）。胫骨远端前缘可造成对距骨颈背侧的撞击，从而引起它毛糙不平。通过前内侧最常见入路可以观察到胫骨远端前缘是否存在骨刺或增生（图 85.17）。骨赘的上部可与关节囊组织紧密连接。

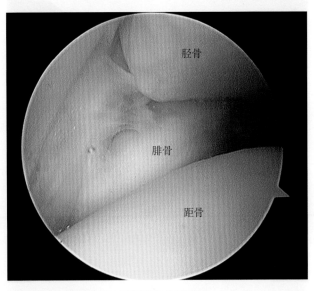

图 85.11　从前内侧入路观察下胫腓联合。

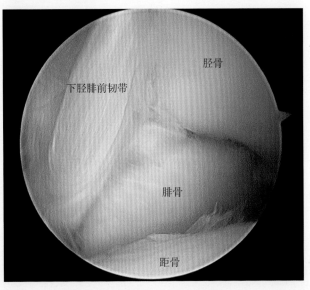

图 85.12　从前内侧入路观察到距腓前韧带。

第 6 篇　足与踝

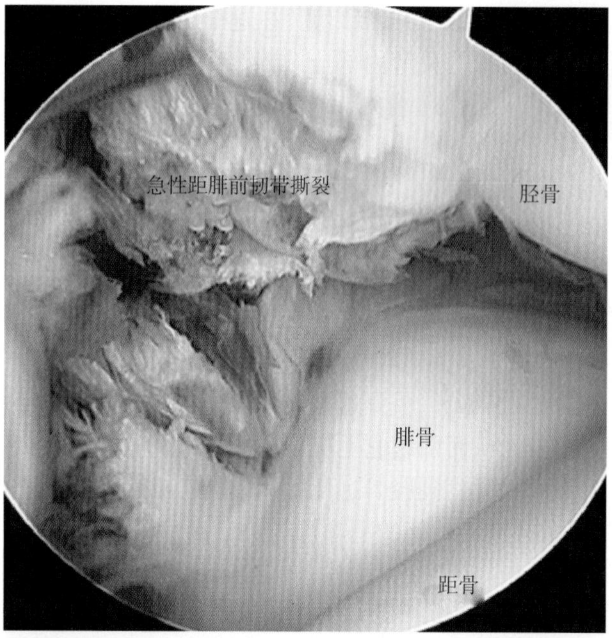

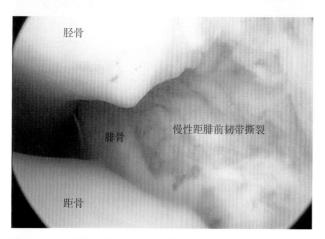

图 85.13　从前内侧入路精确观察到距腓前韧带的撕裂。

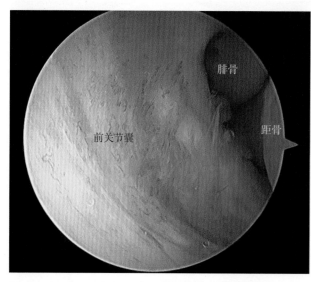

图 85.14　从前内侧入路观察到慢性撕裂造成的距腓前韧带缺损。

图 85.15　从前内侧入路观察到距骨前关节囊的止点。

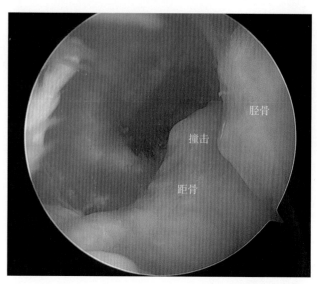

图 85.16　从前内侧入路观察到踝关节前内侧胫骨远端和距骨颈的撞击。

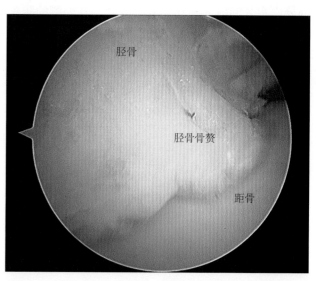

图 85.17　从前内侧入路观察到胫骨远端尖的骨赘。

这部分关节囊必须被劈开才能清除骨赘。

接着，术者可进一步往后侧评估下胫腓联合和胫腓骨之间的关系。可以在胫腓骨之间插入一根探针来评估下胫腓联合是否增宽（图 85.18、图 85.19）。在出现创伤后的一些病例中，可以见到软组织与下胫腓联合最上缘的撞击（图 85.18、图 85.19）。Wolin 等[14]将这个描述为踝关节的新月形病变。在这个后方水平，下胫腓后韧带的关节内部分通常可以看见（图 85.20）。距骨的最后缘、胫骨远端和后关节囊均可以看到（图 85.21）。继续从外到内，胫距关节后方的内侧半也可看到，一般可排除此处的骨软骨损伤（图 85.22）。大多数创伤后的骨软骨病变位于距骨穹窿内侧中后 2/3 区域（图 85.23）。可以检查

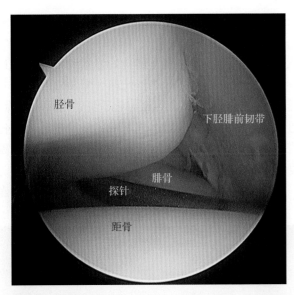

图 85.18　从前内侧入路，使用探针评估胫腓联合。

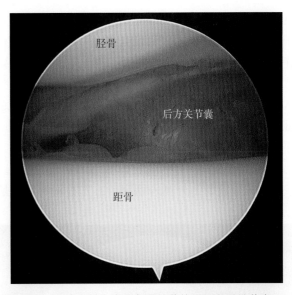

图 85.21　从前内侧入路观察踝关节的后面和后关节囊。

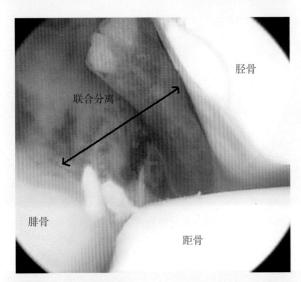

图 85.19　从前内侧入路观察到下胫腓联合分离。

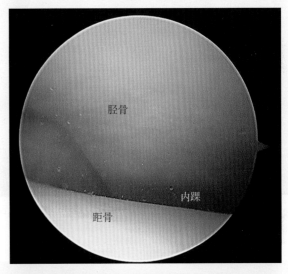

图 85.22　从前内侧入路观察到胫距关节后面内侧半。

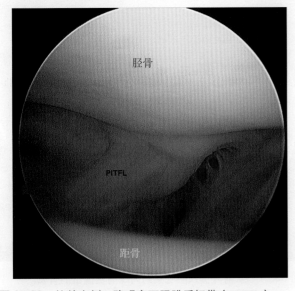

图 85.20　从前内侧入路观察下胫腓后韧带（PITFL）。

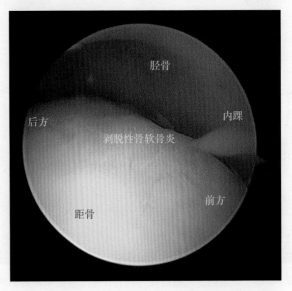

图 85.23　从前内侧入路观察到距骨内侧的中间有骨软骨缺损。

距骨体的内侧区域，并尽可能向远端检查内侧踝穴（图 85.24）。在内侧踝穴远侧大部分可以检查是否有游离体，并可评估三角韧带深层的情况（图 85.25）。最后，往前侧移动关节镜查看内踝的最前缘（图 85.26）。正如描述前侧撞击一样，一些距骨与内踝之间的病变在通过强制踝背伸后可以看见（图 85.27）。

前外侧入路

踝关节镜行前外侧入路时，首先看到的区域是胫距关节的前内侧面（图 85.28）和距骨前关节囊的止点（图 85.29）。距骨骨赘（图 85.30）和距骨增生凸起病变可从该入路获得最佳的显示和评估，并且一般通过这个入路来行清创处理（图 85.31~85.34）。同样，通过这个入路还可很好地看清楚内踝的前缘。通常沿内踝和内侧胫骨远端非常容易发现是否有骨赘，以及通过内踝的前缘皮质作为参考点来确定需要清理的骨赘数量（图 85.35、图 85.36）。

可以通过这个入路评估踝关节后侧半关节面

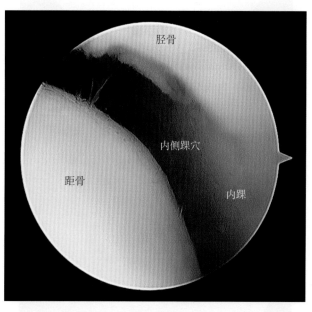

图 85.24 从前内侧入路观察到距骨内侧壁和内侧踝穴的中间面。

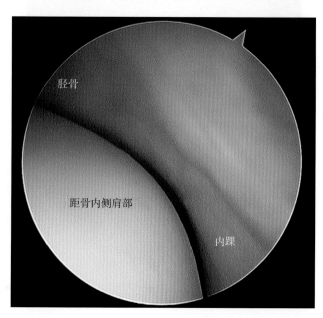

图 85.26 从前内侧入路观察到内踝最前面和距骨内侧肩部。

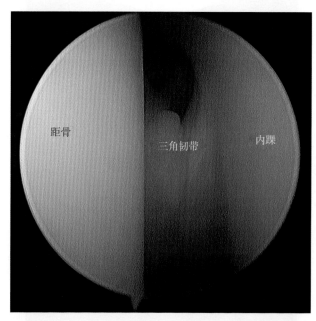

图 85.25 从前内侧入路观察到具有完整三角韧带深层的内侧踝穴最远部。

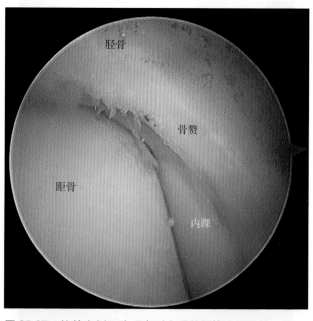

图 85.27 从前内侧入路观察到内踝前侧撞击的骨赘。

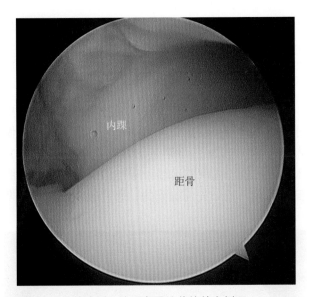

图 85.28　从前外侧入路观察踝关节的前内侧面。

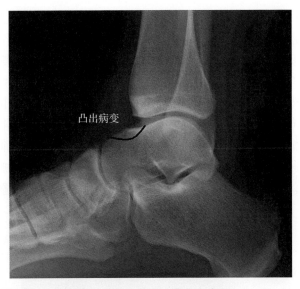

图 85.31　踝关节的侧位片显示距骨凸出病变。

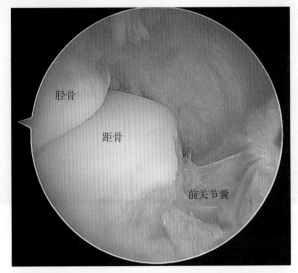

图 85.29　从前外侧入路观察距骨前关节囊的止点。

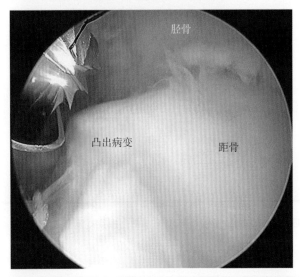

图 85.32　从前外侧入路观察到距骨凸出病变。

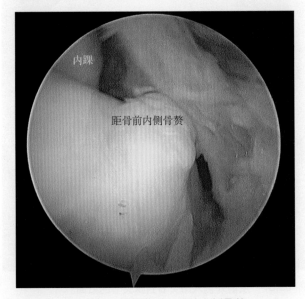

图 85.30　从前外侧入路观察到距骨前内侧骨赘。

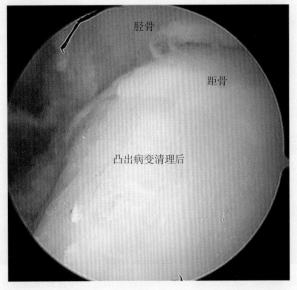

图 85.33　从前外侧入路观察到距骨凸出病变清理后的情况。

第 6 篇　足与踝

（图 85.37）。内侧距骨穿窿剥脱性骨软骨炎可通过这个入路来查看，但需通过前内侧入路来进行操作和清理（图 85.38）。当踝关节镜探及踝关节最外侧面时，同时可以辨认出下胫腓后韧带。有时可以清晰地看到这条韧带的明显纤维束从前往后斜行走向。有时也可看到滑膜皱襞，这代表关节内下胫腓横韧带的印记（图 85.39）。再往前可以看到下胫腓联合，尤其可以看到外侧踝穴的远侧部分，这里被认为是游离体出现和创伤后软组织撞击的病理源

头。最后，可通过该入路来检查下胫腓前韧带的最下束（图 85.40）。

辅助前入路

在某些病例中，需要创建一些辅助的入路来更好地查看内外侧踝穴的最远端部分。辅助的前内侧入路可以暴露出三角韧带的最远侧束（图 85.41）。入口大约位于内踝的远端和前侧 1 cm 处，在胫前肌腱的内侧。正如先前提到的，通过这个入路可以发

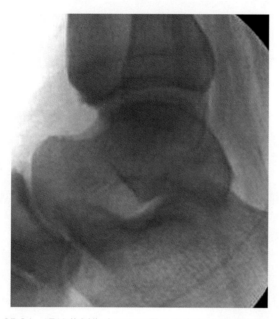

图 85.34　踝关节侧位片显示距骨凸出病变清理后情况。

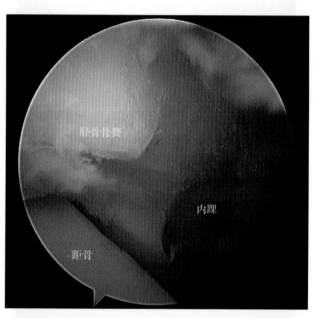

图 85.36　从前外侧入路将内踝的前方皮质视为胫骨远端撞击骨赘清理足够的参考点。

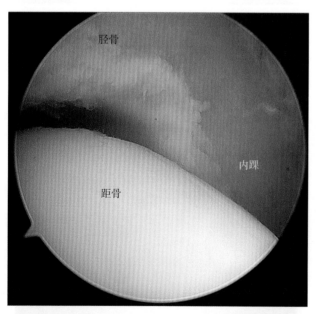

图 85.35　从前外侧入路观察到距骨的前面和骨赘清理后的内踝。

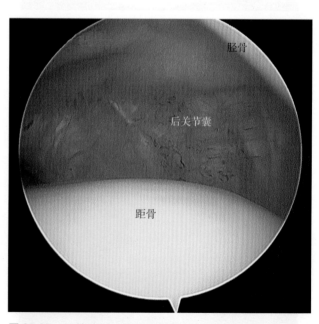

图 85.37　从前外侧入路可看到踝关节的后面。

现并清除嵌入滑膜组织的游离体或创伤后的小骨片。

辅助前外侧入路可使得操作工具更容易进入外侧踝穴（图 85.42）。它位于内外踝尖端水平，并在其前侧 1 cm。另外，通过这个入路也可发现下胫腓前后韧带，尽管它们的完整性可以通过动态的观察来评估而不需要关节镜检查。

后外侧入路

通过后外侧入路，可以检查外侧踝穴的后面

（图 85.43），然后可以在内侧探查到姆长屈肌腱将其作为内侧边界来保护后内侧的血管神经束（图 85.44）。通常在下胫腓横韧带下方经过清理掉部分后关节囊后十分容易进入踝关节（图 85.45）。下胫腓横韧带的纤维束位于关节内但是在滑膜外，它是下胫腓后韧带的最下束部分。通过这个入路可以查看并处理胫距关节的后外侧和后内侧面（图 85.46、图 85.47）。

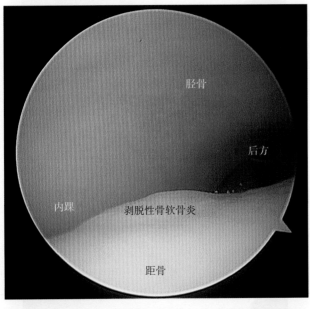

图 85.38 从前外侧入路观察到包含骨软骨病变距骨内侧的中间面。

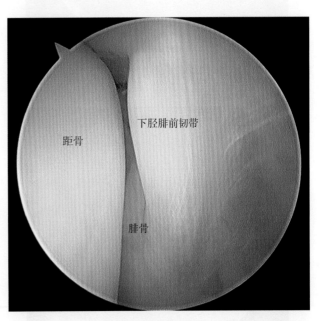

图 85.40 从前外侧入路观察到距腓前韧带纤维完整的外踝最前方。

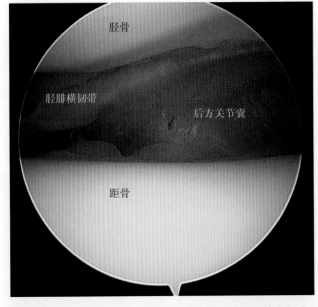

图 85.39 从前外侧入路观察到下胫腓横韧带的关节内部分。

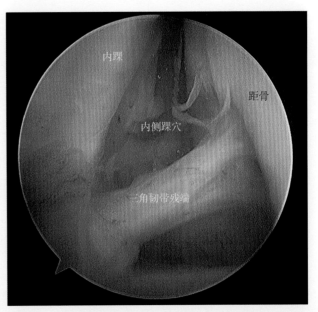

图 85.41 从辅助前外侧入路观察到深层三角韧带损伤的内侧踝穴最远端，仅有剩余变细的韧带残留。

第 6 篇 足与踝

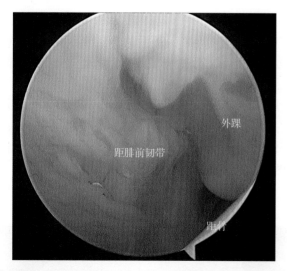

图 85.42　前外侧辅助入路提供了对外侧踝穴远侧更好的工作区域。

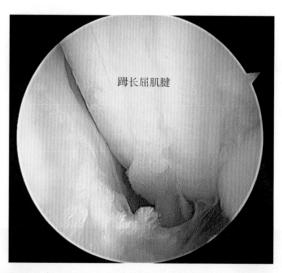

图 85.45　从后外侧入路观察到踇长屈肌腱。

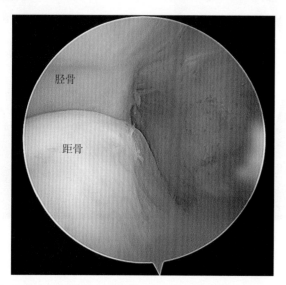

图 85.43　从后外侧入路观察到外侧踝穴的后面。

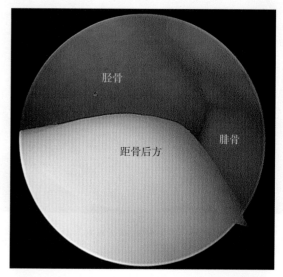

图 85.46　从后外侧入路，观察到胫距关节的后外侧。

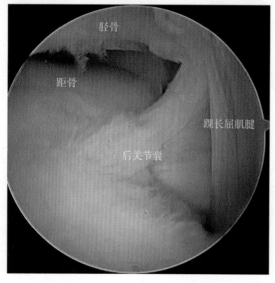

图 85.44　从后外侧入路，部分后关节囊清理后可允许关节镜进入，观察到胫距关节的后侧。

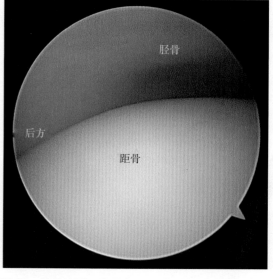

图 85.47　从后外侧入路观察到胫距关节的后内侧。

后内侧入路

由于易损伤胫神经跟骨支，许多学者[6, 9, 15]不推荐使用后内侧入路。Sitler 等学者[3] 总结到如果在患者俯卧位紧邻跟腱内侧界实施该入路就不易损伤胫神经和胫神经跟骨支。我们相信通过后内侧入路可安全地处理后侧的病变。在进入踝关节前，可在后侧关节囊前方和跟腱前滑囊后方建立一个空间。在这个空间中，有可能出现距后三角骨，其内侧为跨长屈肌腱腱鞘（图 85.48）。考虑到距后三角骨位于关节内，尽管切除的时候会侵犯后关节囊，但通过这一入路，碎骨片可以被清除（图 85.49）。这一入路可以评估距骨和胫骨远端最内侧及最后侧面，并且最终评估内侧踝穴的最后侧面从而排除是否有游离体（图 85.50）。

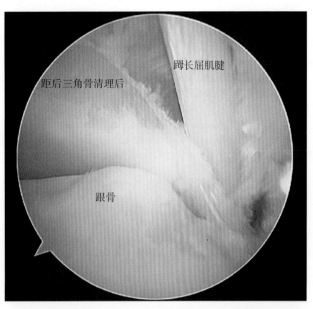

图 85.49　从后内侧入路观察到距后三角骨清理后的跨长屈肌腱。

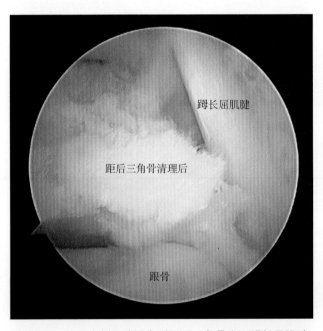

图 85.48　从后内侧入路观察到距后三角骨靠近跨长屈肌腱。

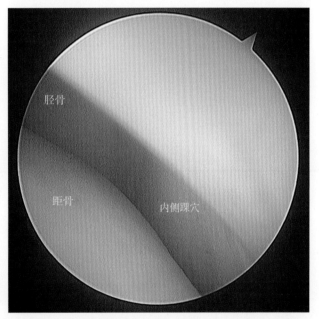

图 85.50　从后内侧入路观察到内侧踝穴的后侧面。

参考文献

[1] Burman MS. Arthroscopy or the direct visualization of joints. *J Bone Joint Surg Am*. 1931;13:669–695.

[2] Guhl JF. Ankle Arthroscopy. Thorofare, NJ: SLACK Inc; 1988:1–6.

[3] Ewing JW, Tasto JA, Tippett JW. Arthroscopic surgery of the ankle. *Instr Course Lect*. 1995;44:325–340.

[4] Ferkel RD. Arthroscopic Surgery: The Foot and Ankle. Philadelphia, PA: Lippincott-Raven; 1996:85–103.

[5] Sitler DF, Amendola A, Bailey CS, et al. Posterior Ankle Arthroscopy: An Anatomic Study. Presented at: 68th American Academy of Orthopaedic Surgery; March 4, 2001; San Francisco, CA. *J Bone Joint Surg Am*. May 2000.

[6] Feiwell LA, Frey C. Anatomic study of arthroscopic portal sites of the ankle. *Foot Ankle*. 1993;14:142–147.

[7] Drez D Jr, Guhl JF, Gollehon DL. Ankle arthroscopy: technique and indications. *Clin Sports Med*. 1982;1:35–45.

[8] Ferkel RD, Heath DD, Guhl JF. Neurological complications of ankle arthroscopy. *Arthroscopy*. 1996;12:200–208.

[9] Voto SJ, Ewing JW, Fleissner PR Jr, et al. Ankle arthroscopy: neurovascular and arthroscopic anatomy of standard and trans-Achilles tendon portal placement. *Arthroscopy.* 1989;5:41–46.

[10] Sarrafian SK. Anatomy of the foot and ankle: descriptive, topographic, functional. Philadelphia, PA: Lippincott; 1993: 356–374.

[11] Horwitz MT. Normal anatomy and variations of the peripheral nerves of the leg and foot. *Arch Surg.* 1938;36:626.

[12] Dowdy PA, Watson BV, Amendola A, et al. Noninvasive ankle distraction: relationship between force, magnitude of distraction, and nerve conduction abnormalities. *Arthroscopy.* 1996;12:64–69.

[13] Carson WG, Andrews JR. Arthroscopy of the ankle. *Arthroscopy.* 1987;6:503–512.

[14] Wolin I, Glassman F, Sideman S. Internal derangement of talofibular components of the ankle. *Surg Gynecol Obstet.* 1950;91:193–200.

[15] Stetson WB, Ferkel RD. Ankle arthroscopy: I. Technique and complications. *J Am Acad Orthop Surg.* 1996;4:17–23.

第 86 章

James P. Tasto, Amar Arora, John H. Brady

踝关节镜：安装和并发症

随着技术的更新，踝关节镜手术变得更加安全，疗效也更容易预测，其适应证在过去的几十年也已经拓宽了许多。许多踝关节手术曾经需要广泛开放入路，以至于接下来的康复需要很长的时间，而现在，通过踝关节镜手术可进行更高效的治疗。在许多病例中，踝关节镜有助于降低发病率，更好地保护软组织结构，以及更快地让患者恢复功能。然而，我们仍需担心踝关节镜的各种并发症。本章主要介绍前踝关节镜的准备和潜在的并发症。希望医生能彻底地了解手术潜在的陷阱，从而避免其发生。

前踝关节镜准备

前踝关节镜检被认为是大部分足与踝关节镜治疗的主要方法。它是最常规的关节镜手段，众多医生也将其视为最常用手段。这个手段的成功仍然取决于仔细的术前计划、患者体位、入路定位及设备管理。前踝关节镜最常见的适应证为距骨软骨病变、软组织撞击病变、前方骨赘撞击、取出游离体及踝关节镜下融合。这些情况的具体细节和治疗手段在别的章节讨论。

踝关节镜常在全身麻醉下进行。这主要是考虑到患者的舒适度以及在麻醉下软组织松弛则容易被牵拉开。患者仰卧位，将患者固定，上大腿或小腿止血带。止血带可根据医生的需要来使用。然后将手术侧肢体用支撑架固定。将大腿置于轻微屈曲的位置，将手术台略弯曲并且伸直膝关节以避免手术台影响到后方设备操作（图 86.1）。另外，一侧下肢必须垫好并且必须屈曲髋关节来阻止股神经损伤。然后，根据器械制造商的具体规格来使用牵引装置。目前，有许多非侵入的踝关节牵引装置可以通过皮带附着在足部并固定于操作台，并通过杠杆来控制牵引的松紧度。这也使得踝关节镜能在很小

的阻碍下进入踝关节（图 86.2）。安全范围内非侵入牵引的最高牵引重量为 25 磅（11.3 kg）。

在踝关节镜准备过程中应特别注意踝关节镜内液体的流速和压力。现代流速管理关节镜泵可使术者仔细地监测软组织波动情况，它与泵压力设定相关，可进行相应的调整。液体的流出可通过使用刨

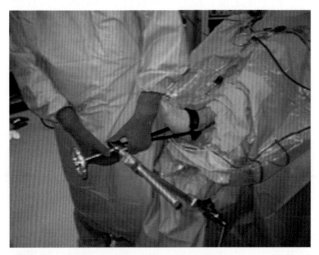

图 86.1　前踝关节镜操作的正确患者体位示范。注意双侧髋和膝关节轻度的弯曲。

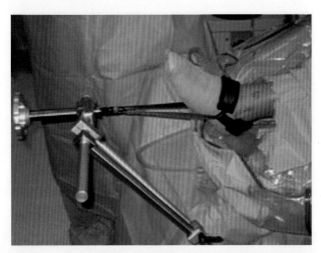

图 86.2　将牵引装置固定在手术台的末端，行前踝关节镜时它可改善关节的可见度。

刮和吸引或者使用插管来控制。另外一些学者常规使用后外侧入路来控制液体的流出。不管术者采用何种技巧，术者必须动态地监测液体流动情况，并且根据临床观察来进行调整从而确定软组织是安全的。

提前计划好使用合适的关节镜设备也有助于前踝关节镜的操作。30° 2.7 mm 直径的关节镜联合使用抓紧器、刮匙、篮钳是有必要的（图 86.3）。将更小的 2.0 mm 关节镜应用于踝关节有点过于小巧。它们可能容易弯曲或受到阻挡，并通常不能提供必需的液体流入。然而，如果踝关节过小过紧，它们可作为备用。相反，如果设备过大并可能不可避免地引起关节面的医源性损伤。使用 3.5 mm 还是 2.0 mm 的关节镜刨削需要根据术者的喜好或者关节的紧张度来确定。

在手术之前，应仔细地检查肢体情况。大致画出骨性标志，包括内外侧踝尖和关节中线。然后，仔细地画出前侧和后侧的神经血管及腱性结构。最后，如有必要标记预期的入口：前内、前外、后外侧（图 86.4）。

在关节线水平的胫前肌腱内侧建立前内侧入口。应用 18 号的腰椎穿刺针穿入关节中心，注入 10ml 的生理盐水。是否正确地放置骨穿针主要是取决于是否将内侧和外侧的关节囊膨胀以及是否有水从骨穿针返回来（图 86.5）。尽管这个区域没有主要的神经血管结构，但是这个入口必须尽可能地靠近肌腱内侧。当确定合适的入口位置后，使用 11 号手术刀在皮肤表面做一纵行 5 mm 切口。使用弯钳从皮肤穿过钝性分离至软组织下方到关节囊。然

后放置套针和套管，从而建立前内侧入路并且插入关节镜。

关节镜从关节内侧插入至外侧从而确立前外侧入路。损伤腓浅神经或者分支是前踝关节镜的主要风险（图 86.6）。通过术前标记腓浅神经的走行，以及对关节进行透照辅助确定神经及其分支的走向。将足稍微跖屈和内收，腓浅神经最终走向第四

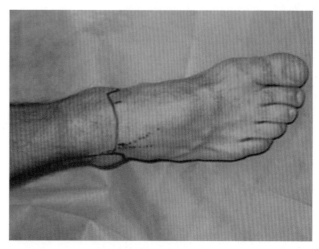

图 86.4 在仔细标记踝关节的重要解剖后，内侧入口位置刚好位于胫骨前肌内侧，外侧入口邻近第三腓骨肌腱。

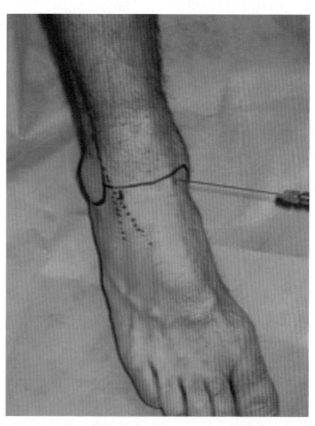

图 86.5 在辨认合适的标志后，从内侧入口位置穿入 18 号脊穿针，使踝关节膨胀扩张。

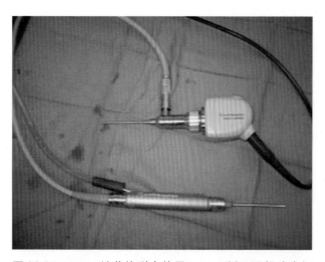

图 86.3 2.7 mm 关节镜联合使用 2.0 mm 刨刀可帮助降低踝关节镜操作过程中对关节面的医源性损伤风险。

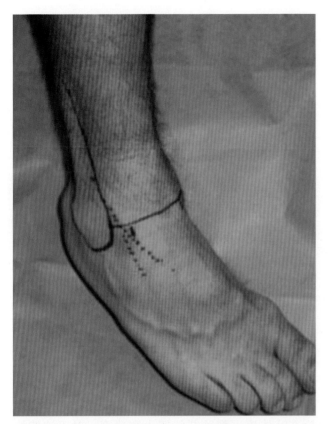

图 86.6　前外侧入路应位于第三腓骨肌腱外侧 2~4 mm。这会降低对腓浅神经的医源性损伤。

趾。通过在第三腓骨肌的外侧钝性分离后建立这个入口。

后踝关节镜的准备

后踝关节镜是评估和处理后踝关节和其相关结构病变的有效工具。最常见的适应证为距骨后三角骨与踇长屈肌腱的后踝撞击、Haguland 畸形纠正及距下关节融合。最好在俯卧位通过胫骨远端叩击来进行足部的评估。牵引不一定非常必要，它取决于可视化所需达到的程度。当在关节囊外进行操作时，大口径的关节镜十分有效，因为当使用 4.5 mm 关节镜刨削时可提供必要的液体流入流出。当使用前踝关节镜时，泵压力必须保持低至 40~50 mmHg，从而避免过多的液体溢出。

跟腱的内外侧边界是后踝关节镜入路定位的主要标志。通常将入口定位于腓骨尖近端 1 cm 水平，并且紧贴跟腱进入关节。一些解剖学研究已经表明精确的入口位置是偏离胫神经 6~7 mm 及偏离腓肠神经 3~4 mm[1]。使用后踝关节镜时应该高度注意这些结构。

踝关节镜并发症

如果想阻止各种踝关节镜潜在并发症，必须对足踝的局部解剖彻底理解。踝关节镜的总体并发症发生率为 17%[2-6, 15]。概括地说，踝关节镜的并发症可被分为手术并发症和术后并发症（表 86.1）。最容易避免的一个并发症是术前诊断错误。如需进行踝关节镜处理，术者必须充分了解关节内和关节外的病因。单纯的无不稳定的踝关节外侧疼痛、距下关节病变、隐秘性踝关节骨折、肌腱病、肌腱撕裂都可使患者表现出症状。单纯的踝关节镜在这些病变中可能不是最佳处理选择。详细的体格检查、适当的影像检查、分类注射及详细的病史可有助于鉴别诊断，从而有利于指导踝关节镜应用。关节镜不能取代详细的病史和体格检查所起的作用。

表 86.1　踝关节镜并发症

手术并发症
诊断错误
神经血管损伤
肌腱损伤
韧带损伤
关节软骨损伤
射频相关损伤
设备损坏
筋膜室缺血或筋膜室综合征
液体管理相关并发症
过度软组织剥离
剥脱性软骨炎病变的清理不足
踝关节镜融合术的技术错误
术后并发症
止血带并发症
伤口并发症 / 切口疼痛 / 瘘管形成
感染——表浅和深部
关节血肿
术后渗出
局部疼痛综合征
术后骨折 / 应力骨折
关节僵硬 / 关节纤维化
深静脉血栓

神经相关的并发症占据了已报道的关节镜并发症中的大部分。腓浅神经是最常见可能损伤的，尤其是在建立前外侧入路时。这条神经及其分支走行于踝关节前外侧的浅表区域，在确定入路之前必须辨认此神经。腓浅神经可分为跨越踝关节内背侧皮支及腓骨近端的中间背侧皮支。中间背侧皮支跨越踝关节后，向前走行于伸肌腱前侧并延伸至第三、第四跖骨间。然后，这条神经分为远背侧终支。内背侧皮支往前走行于趾伸肌腱的前方，随后走行于踇长伸肌腱外侧并最终分为背侧终支。Ferkel 等学者 [3] 报道了腓浅神经相关的并发症，占据了神经相关并发症的 56%。腓肠神经、隐神经及腓深神经均有损伤的风险，运用合适的技术来建立关节镜入口对于避免神经相关并发症是十分必要的。运用钝性分离手段操作可有助于避免潜在的神经相关并发症。在大部分报道的病例中，神经相关并发症可在 6 个月内解决 [3]。

正确的定位入口对于避免潜在的血管并发症也是必要的。胫前动脉的假性动脉瘤尽管十分罕见，但也在文献中发现了 5 例 [3, 7, 9, 10, 12, 14]。在建立标准入口时，这条动脉的解剖变异会导致损伤的概率升高。据文献报道解剖变异的概率大约在 1.5%~2%。总的来说，钝性分离的技术来建立踝关节镜入路有助于安全地降低神经血管损伤的并发症。使用这项技术时，仅仅在入口处最浅表的皮肤和真皮层做一垂直切口。接着使用蚊式钳贯穿深层组织，运用直的套管针插入关节。在建立入口前，注射 8~10 ml 生理盐水至关节有助于辨认相对的解剖结构和减少神经血管结构的医源性损伤。另外，除了某些需要的病例外，避免前中和后内的入口，可降低血管损伤的可能性。

感染是潜在毁灭性的并发症，使用已有的踝关节镜手术技巧能够降低这个并发症。Ferkel 等报道，在所有类型的并发症中，感染占 18%（n=10）。Barber 等 [2] 报道了踝关节镜总的并发症率为 17%，其中感染占 33%（n=3）。文献报道了深部感染的概率为 0.1%~10%。有许多危险因素可导致浅表和深部的感染。反复操作造成的浅表皮下组织的损伤，关节镜使用次数增多，以及其他合并疾病均是潜在的致病因素。另外，瘘管形成也是踝关节镜可造成的潜在并发症（图 86.7）。许多理论已经说明这一并发症的原因包括踝关节镜操作过程中过度的软组织剥离、替代缝合的胶带封闭关节镜入口、入口直

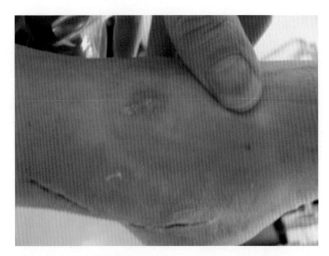

图 86.7 踝关节镜后瘘管形成。

接的距离过小、踝关节镜术后早期活动。已有足够的证据表明术前预防性应用抗生素可有助于降低深部或浅层的感染。

液体管理是踝关节镜中极其重要的一部分。术者可以使用重力辅助或者水泵系统来帮助液体输出。我们倾向于使用水泵系统来辅助，这样便可检查液体流入踝关节的压力和速度。对于液体相关的并发症，轻则有持续的踝关节肿胀，重则有足部或下肢的筋膜室综合征。文献中很少有报道踝关节镜术后的筋膜室综合征。Imade 等 [8] 报道了 1 例踝关节镜治疗 Maisonneuve 骨折术后发生了筋膜室综合征。踝关节镜操作过程中过多的液体渗出可能是筋膜室综合征进展的潜在危险因素 [11, 13]。除了筋膜室综合征的潜在危险因素外，术者应该知道踝关节镜术后有可能发生下肢深静脉血栓。这个并发症已有文献报道，必须要观察围手术期的进展。踝关节镜术后应该仔细观察监测下肢的情况。术后的关节肿胀十分常见，应早期抬高患肢并加压处理，使用冰块可有助于术后快速消肿 [15]。

使用牵引也可增加并发症发生的概率（图 86.8）。侵入性牵引可导致由于克氏针固定的骨质或造成术后胫腓骨应力性骨折 [15]。Ferkel 已经报道了使用侵入性牵引可产生牵引针导致的短暂疼痛 [15]。非侵入性牵引理论上增加了神经血管受压的概率，尤其是使用前踝绑带固定时。目前已有更新的牵引技术出现，从而避免了侵入性和非侵入性牵引的应用。这些技术取决于踝关节的背伸和跖屈，从而使得关节镜进入不同的间室 [16]。在一些情况下使用非牵引技术可能会降低牵引导致的潜在并发症，然而

还是能够成功地使用踝关节镜进行手术。

　　关节镜目前配备了各种各样的射频设备。射频设备可以处理踝关节的多种病变，包括滑膜炎、软骨病变、关节纤维化及关节不稳定。尽管射频应用于踝关节所报道的并发症不多，但是仍需要长期的研究来验证它的有效性和安全性。潜在的并发症包括关节软骨损伤、持续的疼痛及可能导致烧伤（图 86.9）。

　　手术中技术差错可能会导致踝关节镜的疗效欠佳。关节镜操作中螺钉放置不当及踝关节融合中软骨切除不够会导致融合率低下。剥脱性骨软骨炎病变范围切除不够也常发生，这常常发生于处理后内侧病变时。多用些时间及使用多种设备稳定地切除病变或者更换入路操作可明显降低该问题的发生。骨赘切除不够，尤其是胫距关节的前侧切除不够可导致踝关节镜术后持续的疼痛。直视下切除骨赘或另加用关节镜都可使术者确定导致疼痛的骨赘被移除。其他报道的并发症包括设备损坏、韧带（肌腱）损伤、医源性关节破坏、切口疼痛及术后局部疼痛综合征。仔细的术前计划、掌握一定的技术知识及丰富的手术经验可减少踝关节镜技术性并发症的发生。

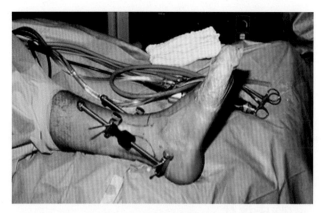

图 86.8　踝关节镜操作过程中使用踝关节侵入性牵引。

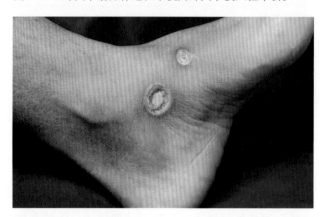

图 86.9　踝关节镜联合使用射频设备术后对侧踝关节的远侧热力烧伤。

参考文献

[1] Amendola A, Lee KB, Saltzman CL, et al. Technique and early experience with posterior arthroscopic subtalar arthrodesis. *Foot Ankle Int*. 2007;28:298–302.

[2] Barber FA, Click J, Britt BT. Complications of ankle arthroscopy. *Foot Ankle*. 1990;10:263.

[3] Darwish A, Ehsan O, Marynissen H, et al. Pseudoaneurysm of the anterior tibial artery after ankle arthroscopy. *Arthroscopy*. 2004;20(6):63–64.

[4] Ferkel RD, Heath DD, Guhl JF. Neurological complications of ankle arthroscopy. *Arthroscopy*. 1996;12(2):200–208.

[5] Ferkel RD, Scranton PE. Current concepts review: arthroscopy of the ankle and foot. *J Bone Joint Surg Am*. 1993;75:1233.

[6] Ferkel RD, Karzel RP, Del Pizzo W. Arthroscopic treatment of anterolateral impingement of the ankle. *Am J Sports Med*. 1991; 19:440–446.

[7] Jang EC, Kwak BK, Song KW, et al. Pseudoaneurysm of the anterior tibial artery after ankle arthroscopy treated with ultrasound-guided compression therapy: a case report. *J Bone Joint Surg Am*. 2008;90:2235–2239.

[8] Imade S, Takao M, Miyamoto W, et al. Leg anterior compartment syndrome following ankle arthroscopy after Maisonneuve fracture. *Arthroscopy*. 2009;25(2):215–218.

[9] Kotwal RS, Acharya A, O-Doherty D. Anterior tibial artery pseudoaneurysm in a patient with hemophilia: a complication of ankle arthroscopy. *J Foot Ankle Surg*. 2007;46:314–316.

[10] Mariani PP, Mancini L, Giorgini TL. Pseudoaneurysm as a complication of ankle arthroscopy. *Arthroscopy*. 2001;17: 400–402.

[11] Meyer RS, White KK, Smith JM, et al. Intramuscular and blood pressures in legs positioned in the hemilithotomy position: clarification of risk factors for well-leg acute compartment syndrome. *J Bone Joint Surg Am*. 2002;84A:1829–1835.

[12] O'Farrell D, Dudeney S, McNally S, et al. Pseudoaneurysm formation after ankle arthroscopy. *Foot Ankle Int*. 1997;18:578–579.

[13] Olson SA, Glasgow RR. Acute compartment syndrome in lower extremity musculoskeletal trauma. *J Am Acad Orthop Surg*. 2005;13(7):436–444.

[14] Salgado CJ, Mukherjee D, Quist MA, et al. Anterior tibial artery pseudoaneurysm after ankle arthroscopy. *Cardiovasc Surg*. 1998;6:604–606.

[15] Stetson WB, Ferkel RD. Ankle arthroscopy: I. Technique and complications. *J Am Acad Orthop Surg*. 1996;4:17–23.

[16] Van Dijk CN, van Bergen CJ. Advancements in ankle arthroscopy. *J Am Acad Orthop Surg*. 2008;16(11):635–646.

第 6 篇　足与踝

距下关节镜

临床评估

病史

距下关节疼痛患者常常表现出后足外侧和后踝疼痛，因为大部分病变发生于后关节面。后足内侧疼痛很少与距下关节有关。内侧距下关节骨桥连接及距下关节的腱鞘囊肿导致了后内侧软组织结构比如跗骨窦或跗长屈肌腱的撞击。

患者在不平坦的路面（如草地）步行或跑步时会加剧疼痛。减少运动可能加剧外侧固有的疼痛，因为距下关节处于最大外翻状态，它会造成后关节面的前侧和外侧撞击。一些运动如足球、体操和舞蹈可能包含了非负重的运动，这会加剧距下关节的病变。在爬楼或爬梯时疼痛可能加剧，这时是踝关节和距下关节的极度活动导致的。

在有距下关节问题的运动员中通常都有创伤或内翻损伤的病史。内翻损伤的机制是距下关节处于内翻的位置，这时关节的对称性对关节稳定性影响最小，因而韧带的限制提供了关节的大部分稳定性。在这些情况下，韧带不能承受过度的拉力，从而导致关节内韧带的撕裂，最终导致软组织撞击病变。

体格检查

踝关节和距下关节周围病变的诊断十分困难，因为非常多的结构连接紧密。成功的关节镜治疗取决于对患者疼痛原因的精确判断。对下肢、踝关节和足部的体格检查应该一起进行，因为踝关节和后足周围的大部分软组织纵向走行，并被支持带和骨性平滑面重新定向。皮肤表面的检查、感觉及动脉检查均可经过观察和轻微地触摸来完成，尽可能不要加剧关节内疼痛。神经源性疼痛如腓浅神经失用或发生于踝关节损伤后复杂局部疼痛综合征在体检时需要被排除。

体检时应检查踝关节活动、后足和足趾的外在肌肌力。主动运动抵抗提示症状加重，这有助于进一步定位疼痛及反映邻近结构的问题，如肌腱炎或腓侧上方支持带处腓骨肌不稳定。

踝关节、距下关节及跗横关节的被动检查能反映出一些活动受限的问题，如距下关节骨桥。

踝关节和足部的触诊是精确定位痛性结构的关键。对骨骼肌肉解剖的彻底了解有助于检查者来辨认皮下导致疼痛的特殊结构。要仔细地辨认出踝关节前外侧凹陷处、外侧踝穴、距下关节前侧和外侧关节对线是否存在问题，然而，所有这些关节周围的解剖毗邻均十分紧密。距下关节和踝关节的撞击是十分常见的病变，撞击试验阳性可有助于确定疼痛部位。每个关节都有独特的运动方式，从开放的位置到闭合的位置。压力使得各关节从开放的位置变化至闭合的位置，从而产生撞击。软组织撞击的部位包括后内踝、后踝、距下关节后关节面外侧、后关节面的前关节线（跗骨窦）、踝关节前外侧凹陷及外侧踝穴、踝关节前内侧凹陷及踝穴。

距下关节后关节面的前侧及外侧的撞击试验可十分明显地确定病变位置。距下关节前侧撞击是将距下关节处于跖屈内翻开放的位置。跗骨窦轻度和中度压力使得多余的软组织转移至关节线。关节压力保持恒定，使得后足外翻的同时踝关节相应跖屈，从而关闭了距下关节。如果患者的疼痛加剧，则可明确诊断。偶尔撞击可能更轻，反复的轻微撞击可使得疼痛缓慢加剧。撞击的时候可听到捻发音，随患者疼痛加重。

跗长屈肌腱狭窄是一种发生距下关节后内侧水平的病变，这里的胫距后韧带附着在距骨后三角突起处。这一纤维骨性隧道是低位走行的跗长屈肌腱肌腹变得狭窄的区域，在这个部位跗长屈肌腱随着踝关节和跖趾关节背伸时移动受限。在这一水平其他可能疼痛的原因包括距骨后内侧结节骨折后的关节面不平整、不稳定或不规则距骨后三角或距下关节内侧骨桥。检查蹬长屈肌腱狭窄需要使踝关节位于中立位，将第一跖骨头支撑住来模拟足部放平站立。第一跖趾关节可单独进行背伸。在一些狭窄的病例中，背伸的幅度受到严重限制，在 10° 或以下。背伸受限随着踝关节的跖屈可得到解决，这和骨赘导致蹬趾背伸强直不同。可扪及蹬长屈肌腱受到明显张力，如果无张力时进行牵拉会诱发更大的疼痛。踝关节后内侧软组织撞击可与蹬长屈肌腱的症状区别开，因为肌腱的张力可保护踝关节后内侧踝穴以及保持踝关节中立位，开放踝关节后侧。

在患者取坐位并放松时检查踝关节和距下关节的不稳定。稳定性检查应该适度慢慢地进行，而不是突然进行。检查者应告知患者检查的目的。突然用力去检查常常会惊扰到患者，并可能诱发患者不必要的疼痛和恐惧感。患者肌肉的收缩会影响进一步的诊断。通过体格检查难以区分踝关节外侧不稳定和距下关节不稳定。踝关节稳定时可诊断距下关节不稳定，但是在踝关节不稳定的情况下却难以诊断距下关节不稳定，因为不稳定的踝关节活动度比不稳定的距下关节活动度明显增大。另外，测试这两个关节所施加的压力是相近的，因此踝关节不稳定容易掩盖距下关节的不稳定。测试踝关节外侧稳定性的两种经典测试方法包括前抽屉实验和距骨倾斜实验。然而，实际上诱发不稳定出现的最佳方法是联合使用这些应力重现内翻踝关节损伤。试验时用一只手握住胫骨远端，中指可以触及踝关节腓骨与距骨间的外侧踝穴，将踝关节置于跖屈的位置施加前外侧旋转及内翻应力。施加应力后，如果存在不稳定，外侧踝穴会增宽。将健侧与患侧进行对比，会发觉触摸外侧踝穴的深度比健侧要深，并预示着距腓前韧带的缺陷。通常这个应力会诱发疼痛和（或）恐惧。使用内翻力倾斜距骨可判断跟腓韧带是否有明显损伤。在稳定的踝关节中，当距骨倾斜时，内翻幅度加大预示着距下关节的不稳定。在距下关节外侧间隙增大的这些病例中，可能会有跟腓韧带和跟距骨间韧带的缺陷。

影像学检查

足踝的 X 线检查对于评估距骨和跟骨的正常形态和对线十分重要。后足的对线可呈现出是否有畸形存在，如平足距下关节的外侧松弛。X 线片或

CT 检查也可呈现出关节退变、距骨周围骨折、骨质不规则如有症状的距骨三角、距后三角骨、距下关节骨桥和骨质异常如距骨外侧突附属关节面，这些都会引起跗骨窦内距下关节的撞击（图 87.1）。

MRI 检查有助于诊断距下关节的渗出，这在 X 线片上是不容易看到的。骨髓水肿表明存在骨性撞击如副关节面、不稳定三角骨或距下关节内侧骨桥。蹬长屈肌腱腱鞘炎可表现为距骨后方腱鞘周围增加的液体信号影（图 87.2）。MRI 也可以评估腓骨肌腱病变，从而有利于进行术前计划。磁共振也可辨认隐秘性的肿块如腱鞘囊肿或其他肿瘤，它也有助于辨认软骨下囊肿或软骨病变。

动态超声检查有助于评估关节周围疼痛原因，如腓骨肌腱病变或关节不稳定。

CT 扫描也有助于诊断和术前计划，它可检查出骨性异常如隐秘性距骨周围骨折和其他关节周围骨性不规则，它们可以运用关节镜进行清理。改进的软件可进行三维表面渲染的 CT 扫描断层，从而增加术前计划的精确性（图 87.3）。

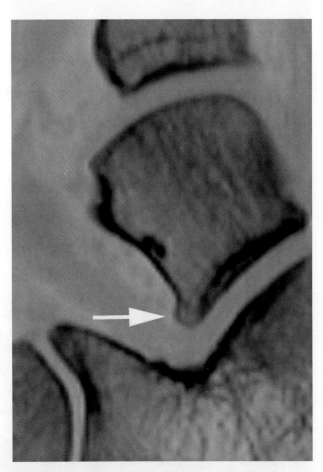

图 87.1　箭头所指为距骨外侧突的小的副关节面，造成了跗骨窦的前侧撞击。

最后，关节内造影有助于对某些病变比如游离体病变提高诊断的精确性。然而，造影剂渗出也可导致对距骨周围软组织病变的掩盖，例如踇长屈肌腱腱鞘炎。

治疗

距下关节疼痛的非手术治疗包括短期的制动、冰敷及抗炎治疗例如非甾体类抗炎止痛药和封闭治

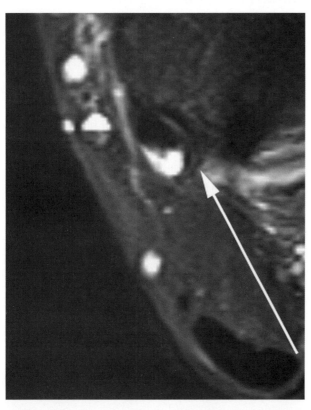

图 87.2 MRI 轴位 T2 加权像显示踇长屈肌腱腱鞘有液体存在。箭头指向了附着在距骨三角突的纤维带，它构成了踇长屈肌腱腱鞘的入口。箭头也表明通过后外侧入口的直线可松解附着在距骨上的纤维带。

疗，它们都可以减轻距下关节的滑膜炎。然而，大部分病变存在着机械影响因素，依靠非手术治疗不能长期解决症状，因此主要依靠距下关节镜来清理。平足引起的对位不良也是距下关节疼痛的潜在原因。使用前足定制支具或手术重新对位来进行旋后畸形的纠正是有必要的。

手术适应证

大部分存在距下关节病变相关症状的患者都有内翻性外伤或踝关节、距骨或跟骨的骨折。因此，某些患者可接受手术或者非手术治疗，并时常在经过一段时间的非手术治疗后仍表现出距下关节疼痛。持续的疼痛需要对距下关节进行适当的检查和诊断。手术适应证包括滑膜炎、关节纤维化、软骨病变以及跗骨窦内、腓骨下或距骨后方的骨性撞击[1-15]。另外，通过 X 线检查并不能观察到早期退变性疾病[4, 15, 16]。需要考虑诊断性距下关节镜在某些疾病的作用，尤其是复合踝关节症状时，如不稳定和撞击[3-5, 11, 15]。在大部分报道中，治疗都关注于跗骨窦或距下关节后关节面的前方空间，它们是距下关节疼痛最常见的部位。由于韧带撕裂和（或）滑膜炎导致的这一区域软组织撞击也是常见的诊断，距骨外侧突的前面有解剖变异时可能导致这个部位由副关节面导致的撞击[17]。仰卧位外侧入路暴露距下关节是最快的，主要包括前外侧和外侧入口（图 87.4）。在距骨后方区域包括距骨本身、踝关节下方及距下关节。使用后外侧和外侧入路可查看后方关节周围疼痛的原因，包括距后三角骨、踇长屈肌腱狭窄（腱鞘炎）及不同类型的后方软组织撞击，但是采用俯卧位进行后方关节镜入路更易显露和处理病变，从而更直接地评估和处理踝关节、距

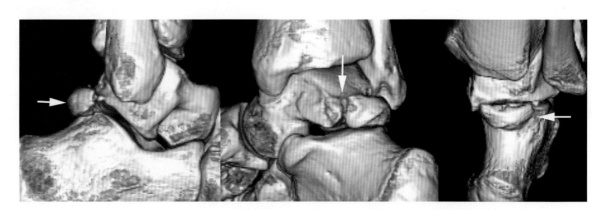

图 87.3 一系列三维 CT 重建显示距后三角骨的详细解剖。这有助于术前计划在俯卧位关节镜切除病变。

下关节的后方病变（图 87.5）[13, 15]。直接使用距下关节镜治疗骨折如跟骨骨折，是一项还在不断发展并很具前景的技术 [18-20]。

　　游离体是肩关节、肘关节、膝关节和踝关节应用关节镜手术的广泛适应证。然而，它们在距下关节并不十分常见。正常距下关节在未进行外部牵引时，关节之间很紧密基本没有空间形成游离体。不太稳定的距下关节可有游离体在关节内出现。关节周围游离骨片或骨突更可能是引起距下关节撞击的原因。使用距下关节清除游离体的报道相对较少见 [4, 5, 15]。一系列研究中的 2 项研究报道了 41 例接

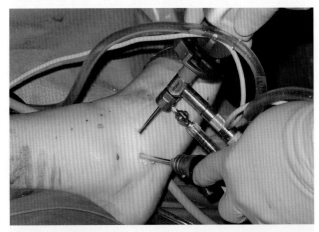

图 87.4　仰卧位从前外侧入路和外侧入路操作距下关节镜，可很容易接近距下关节后关节面前方和外侧的病变区域。外侧入路也可用于观察腓骨肌腱。

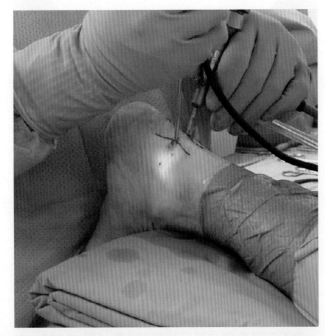

图 87.5　俯卧位从跟腱两侧的旁正中入路进入操作关节镜，可直接接触到后踝和距下关节。

受距下关节镜治疗的患者中有 1 例患者距下关节出现了游离体。但是这些病例报道中没有描述游离体所在的具体位置。第 3 个研究报道了 18 例患者中有 3 例患者有游离体。这项研究说明了游离体沿着后关节面的边缘位于距下关节后侧凹陷处。没有一项研究报道了患者有关节卡住或绞锁的病史，所以诊断倾向于关节周围的问题。

　　痛性距后三角骨常出现于芭蕾舞者、运动员和一些非运动员的距下关节、踝关节中，以及踇长屈肌腱在后内侧踝关节和距下关节纤维骨道入口处 [21-23]。距后三角骨导致的踇长屈肌腱狭窄可通过切除距后三角骨来治疗，它有效地缓解了三角韧带浅层的胫距后束紧张度，而这恰恰是建立后内侧距下关节的近端踇长屈肌腱通道的组成部分 [12]。已有报道使用外侧距下关节镜技术来切除距后三角骨并松解踇长屈肌腱通道，但是最近的报道指出运用俯卧位关节镜技术，使用后内侧和后外侧入路来治疗，其效果十分显著且安全 [1, 12, 15]。通过解剖研究也证实了该入路具有更好的可视化效果，并能直接处理后方的病变 [24]。这项技术已被经验丰富的术者证明其安全有效，由于入路邻近后内侧的神经血管束，因此需要操作人员十分熟悉此区域的局部解剖和具有娴熟的技术（图 87.2）。然而，使用外侧关节镜入路来处理后侧病变时同样要求有扎实的解剖知识和谨慎的操作。

手术时机

　　在大部分内翻外伤后，传统的非手术治疗和康复时间至少需要 3~4 个月。康复的时间通常会持续 6 个月或以上。一些病例表现为慢性症状，患者也已经接受了许多治疗甚至手术。对于持续的疼痛，需要通过体检、影像检查及诊断性注射来清楚地明确解剖致病因素。当解剖相关的诊断明确后，可考虑使用距下关节镜治疗。没有明确的解剖诊断，也可考虑使用诊断性距下关节镜检查。然而，需要告知关节已有退变的患者关节镜治疗可能效果不好 [3, 14]。

手术技术

半仰卧位

　　在半仰卧位使用距下关节镜操作时，最好在同侧臀部和踝关节下方垫个垫子，这可以允许足部被

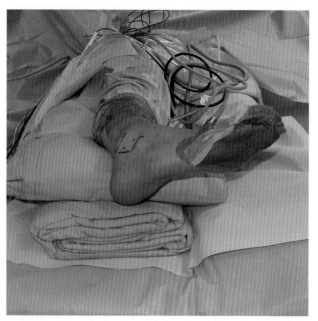

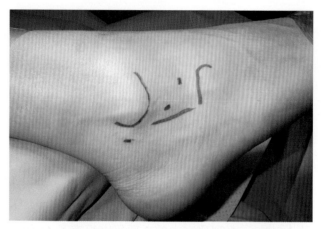

图 87.7　前外侧和外侧入路未靠近腓肠神经或腓浅神经，后外侧入路即使直接位于腓骨肌腱的后方，在某些患者中也非常靠近腓肠神经的上方。

图 87.6　仰卧位操作距下关节镜，在患侧踝关节和同侧臀部下方放置垫枕从而可被动内翻足部，并在前方打开距下关节。同样的体位也可以操作使用前踝关节镜，并能允许使用踝关节镜和距下关节镜直接进入后侧入路。

动地内翻，从而开放跗骨窦和距下关节（图 87.6）。通过在关节内侧直接注入利多卡因进入跗骨窦。某些患者有大的跗骨窦脂肪垫，这有助于理想的入路定位。在跗骨窦表面取前外侧入路，它起于距骨外侧突和跟骨前突远侧的中点。跗骨窦的薄弱点恰好位于脂肪垫之下，在这里通过后关节面的前方进入关节间隙，并且也十分容易进入跗骨管内侧。在皮肤的深面，它从跗骨窦下方脂肪垫穿过固定在跟骨前突基底部的伸肌下支持带中间根部。在所有入口都应使用钝性分离的技术，使用细小的直钳可以在皮下组织建立一直的通道。入口进入后不能太靠近伸肌下支持带的内侧，因为这会限制关节镜来观察关节的外侧面。放置关节镜后可评估关节前方。

　　直接外侧入路定位于距骨外侧面的前缘，腓骨肌腱的背侧，然后一直通到跗骨窦跟骨侧的距面（图 87.7）。这个入路偶尔可以很方便地观察到腓骨肌腱。在这个入路外侧放置关节镜可观察到关节前侧间隙和后外侧凹陷。在一些距下关节不稳定的患者中该入路可以很清晰地观察到关节面。前方病变如软组织撞击和距骨外侧突的撞击可通过这两个入路来处理（图 87.8）。从外侧入路来放置关节镜可清晰地看到刨削，并处理前内侧软组织与外侧跟距骨间韧带的撞击（图 87.9）。另外，可以使用刮匙去除距骨外侧突出的副关节面（图 87.10）。跟距骨间韧

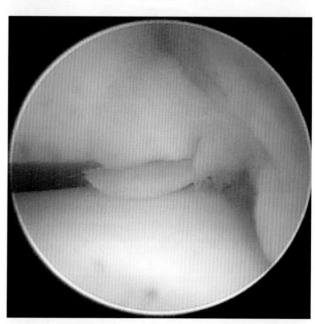

图 87.8　后关节面的前内侧面存在软组织撞击，恰好覆盖在骨间韧带的上方。当进行内翻动作时，炎性的软组织被卡在关节内。

带的完整性可通过直视和跟骨前抽屉实验诊断是否有缺陷（图 87.11）。如果距下关节中关节面可以在关节镜下看到，则预示覆盖在关节面外侧的跟距骨间韧带缺损。当能做全部内翻时，则表明前方撞击减轻；如果可以看到前方关节间隙，则表明关节镜在这个位置有充分的空间。为此，大块骨突导致的撞击病变常不能看到，除非进行清理后才能看到。

　　将关节镜置于前外侧入口可看到外侧撞击的病变和跟腓韧带，在外侧入口使用刨削或钩针时可一直看到外侧踝穴至后外侧凹陷处（图 87.12）。在跗骨窦上施加一定压力来检查外侧撞击，可见舌状

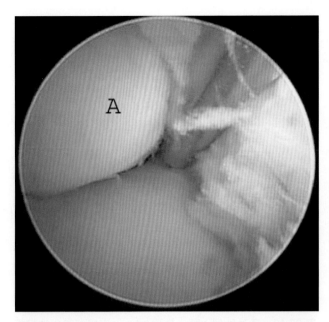

图 87.9　关节镜进入外侧入路，并从前外侧入路通过刨刀清理掉撞击病变。距骨外侧的副关节面（A）也造成了这一区域的撞击。

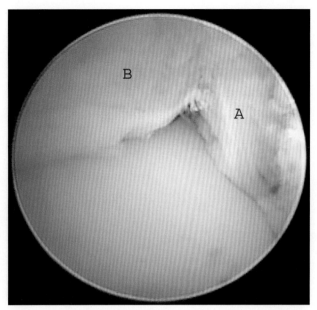

图 87.11　软组织撞击和副关节面（B）清理后，可清晰地看见包含完整纤维束的骨间韧带。距下关节的中关节面位于韧带的内侧。A，距跟骨间韧带。

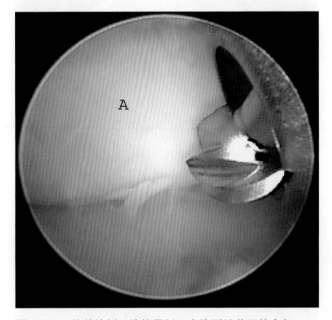

图 87.10　从前外侧入路使用刨刀去除副关节面的突起。A，距骨外侧的副关节面。

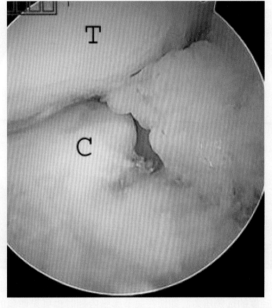

图 87.12　外侧撞击病变的病例，从前外侧入路可见到慢性撞击纤维化的改变。舌状的组织在足外翻时可在距骨（T）和跟骨（C）之间卡压导致疼痛。

组织伸入关节，即使在内翻位置也可以看到（图87.13、图87.14）。将关节镜置于前外侧入路，将刨刀和钩针置于外侧入路可进行外侧撞击的组织和病变清理（图87.15）。在后关节面的前外侧边缘开始进行清理，然后向后延伸至跟腓韧带内侧，可用探针来测试跟腓韧带。跟腓韧带是清理的外侧边界（图87.16）。跟距骨间韧带和跟腓韧带功能丧失可使用内翻应力来打开外侧关节。在这种情况下进行

牵引可以清楚地看到后关节面。

使用外侧和后外侧入路能观察到后侧凹陷和距骨后侧。许多学者都已经描述了后外侧入路的使用情况，并一致同意该入路对腓肠神经和小隐静脉都有损伤的风险。将入口放置在跟腱与腓骨之间最可能损伤腓肠神经。将入口置于腓骨肌腱后缘可降低损伤神经的概率，但是不能完全消除损伤的风险，

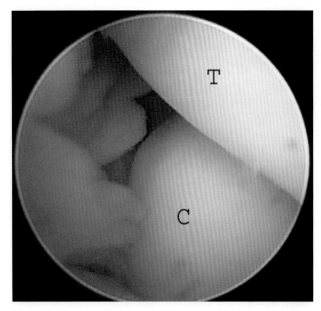

图 87.13　另外 1 例患者内翻时关节开放，从前外侧入路可见外侧撞击。T，距骨。C，跟骨。

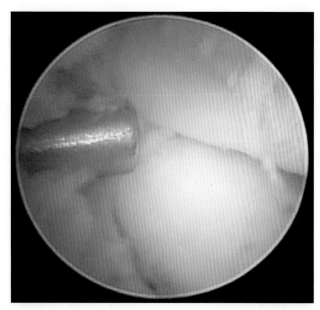

图 87.15　通过外侧入路，使用 3.5 mm 直径刨刀尖端来移除撞击病变。

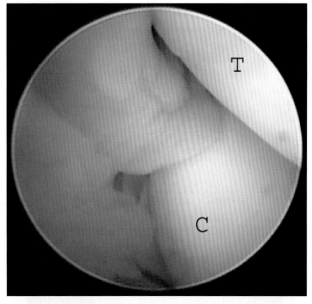

图 87.14　与图 87.13 中同一个关节可见到撞击病变的上方有轻度的远侧压力。即便在关节膨胀内翻时也可见明显的舌状软组织病变伸入关节。T，距骨。C，跟骨。

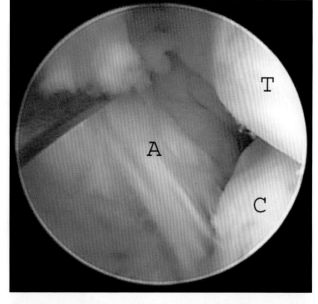

图 87.16　清理后，可清晰地见到跟腓韧带（A）、距骨（T）、跟骨（C），后关节面的外侧现在没有撞击。

因为神经和血管的解剖走向可存在变异（图 87.7）。俯卧位使用后外侧入路更安全，并且在半侧卧位可非常容易地通过跟腱外缘直接进入后距下关节的前方操作。在该体位下，于腓骨肌腱后方的后外侧入路和邻近跟腱的后外侧入路可进行一些处理，如距后三角骨和游离体的移除。

俯卧位

俯卧位进入踝关节后方并使用距下关节镜可获

得最佳的视野，并且可处理后方病变。在跟腱旁、后方筋膜室的筋膜上定位入路。后外侧和后内侧入路开始于跟腱邻近处，接着用止血钳往中央和跟腱后方延伸。通过直钳分离出一条缝隙直到深层的后筋膜室筋膜中线。关节镜最初可进入后内侧或后外侧入路，进入后方的深筋膜室后，在任一入路，关节镜都可以进入踝关节和距下关节后方的后外侧凹陷处（图 87.17）。使用这个方案后，很容易保护后内侧的神经、血管结构。首先可清理踝关节、距下关节和距后三角骨中的一些软组织。清理按照从外到内、从前往后的顺序进行。一旦观察到踝关节后内侧面、距下关节和距后三角骨,刨削器可以紧贴后踝关节线的内侧来处理病变。一旦辨认了踇长屈肌腱,可通过被动背伸踇趾来松弛附着于距后三角骨的内侧韧带,这有利于安全地进行刨削操作(图87.18)。一旦松解了附着的软组织,骨赘可以通过

弯钳、刨刀和咬骨钳来清除。当游离骨赘后,可以通过扩大后内侧入路来清除。在踇长屈肌腱狭窄的病例中,可通过关节镜磨钻来清除或修剪不规则及大块的距后三角骨。在对距后三角骨行截骨操作时一定要十分谨慎,即便使用带曲面的骨刀也应十分小心。因为距下关节的斜面决定了从后侧截骨的角度,所以最佳的避免损伤距骨体和距下关节的截骨角度几乎不可能达到,甚至在最大背伸位也无法达到(图87.19)。应该采用侧位 X 线检查,这通常可避免使用截骨刀的操作。关节镜磨钻十分有效,并且可避免这个潜在的并发症。

作者的手术观点

在俯卧位可处理踝关节和距下关节的任何后侧病变。仰卧半侧卧位在某些病例中是有优势的,它

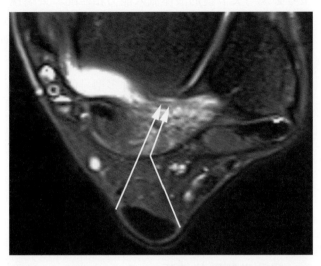

图 87.17 轴位 MRI,箭头示俯卧位时操作设备进入的方向。双侧的入路起于跟腱的前侧并穿入深层后侧间室中线处。然后将设备朝向踝关节的后外侧凹,可从这里开始探查和清理并移向内侧,将踇长屈肌腱作为内侧边界。

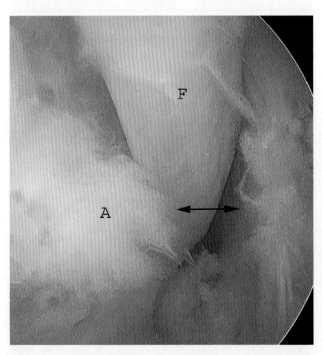

图 87.18 从距骨三角突(A)松解踇长屈肌腱支持带的病例。箭头所示为纤维管道的近端边缘的先前位置。可看见踇长屈肌腱(F)在距骨后侧自由移动,远端肌肉在无进一步狭窄的情况下有足够的空间移动。

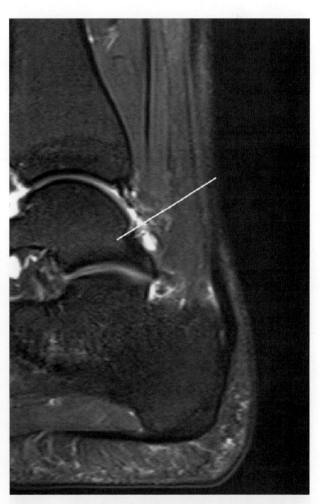

图 87.19 矢状位 MRI 显示使用截骨来移除距后三角骨或巨大距后三角突起有一定难度。线条指从后侧入路将设备插入的方向。即使是在最大背伸位的情况下,这条线也不能修改,旨在避免过度地切入距下关节。

主要是在需要合并使用前踝关节镜或其他前侧手术来处理距下关节前侧问题和距下关节外侧撞击十分有效。30°和70° 2.7 mm关节镜都应准备好（图87.20）。作者倾向于使用的设备见图87.21。使用踝关节和距下关节镜处理时都可以加用牵引，它有助于评估撞击相关的病变，但应除外关节融合和骨软骨病变，处理这种病变不需要进行牵引，并且还可能妨碍操作。通过被动内翻而不在跖屈位进行牵引可以最有效地打开前方关节间隙。考虑探查或处理腓骨肌腱病变时可以增加腓骨肌腱镜检。在前方和后方病变都需要处理的患者中，最好将患者从俯卧位变换为仰卧位，从而有利于对前方和后方做最佳处理。在俯卧位中，从后外侧入路将关节镜置于距下关节的外侧面进行前侧撞击的清理是可能的。70°关节镜操作起来相对简单。

在俯卧位，可以使用更大的4.0 mm关节镜，

但是2.7 mm关节镜在大部分情况下操作感更好。使用3.5 mm的尖端锋利的刨削刀可较好地进行关节前方的清理。有一些病例需要小至2.0 mm的刨削刀，尤其是在距下关节外侧区域，这里跟骨软骨下骨可发生损伤，并且这个区域的空间受到了完整跟腓韧带的限制。当使用小镜子而同时使用的刨削刀太大会将关节内的液体吸引出来，因此刨削刀的型号必须与关节镜的液体流入能力相匹配。尖端锐利的刨削刀尤其有助于踝关节和距下关节的清理，它可直接接近病变，切除区域范围小，从而操作更精确（图87.22）。由于吸引不是持续地而是间断地进行使关节镜视野清晰，所以许多型号的磨钻都可以应用于任何一种关节镜。

并发症、争议及注意事项

在仰卧位和俯卧位下操作距下关节镜的并发症十分少见，但还是需要考虑其邻近的神经血管结构。神经血管损伤是距下关节镜最常见的并发症。

仰卧半侧卧位技巧

在腓骨肌腱后的后外侧入路已报道1例患者有小隐静脉损伤。皮肤缝合和伤口加压可控制出血[5]。1例摘除距后三角骨后的患者出现了跗骨管

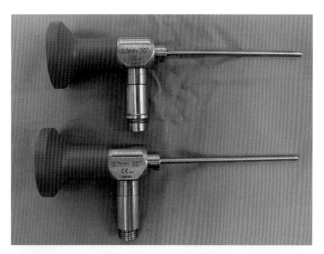

图87.20 30°和70° 2.7 mm关节镜足够处理大部分距下关节镜操作。在青年患者中可能需要更小的关节镜。如果愿意，可使用4.0 mm的关节镜。

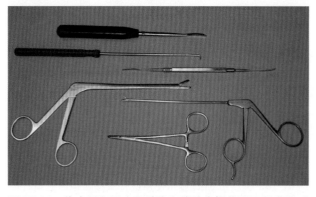

图87.21 作者倾向于在仰卧位和俯卧位操作距下关节镜时使用设备。通常除了动力刨刀外，需要使用弯曲的撑开器、探针、咬骨钳、直咬骨钳和直止血钳。

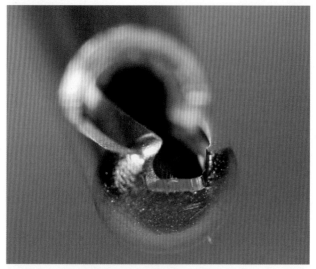

图87.22 作者喜好的3.5 mm刨刀尖端特写。当刨刀朝向前方时，尖端的切割装置可清理软组织。这种刨刀的使用在仰卧位和俯卧位距下关节镜很常见。开口总长度很短，这就允许了精确的清理，并降低了损伤不准备移除的毗邻软组织的风险。3.5 mm刨刀装备在标准大刨刀的头部，但是不会吸取太多的水分，以至于2.7 mm关节镜仍然可以被使用进行液体流入。

综合征并发症，通过二期松解跗骨管治愈[14]。在已报道的一系列患者中有 3 例患者出现了短暂神经炎，1 例患者表浅感染后出现了窦道并通过非手术治疗和抗生素治疗后好转。

俯卧位技巧

1 例患者出现了短暂性的后足内侧麻木，仅继续观察，未进行治疗[12]。另外一项研究中有 5 例患者在入口处出现了短暂性的皮肤麻木，1 例患者入口处出现了短暂性的僵硬，仅通过临床观察即可[15]。

在俯卧位使用踝关节镜和距下关节镜以及后内侧入路的使用都存在着争议，尽管后内侧入路未报道有并发症发生。当然，后内侧入路不能在患者取仰卧或半侧卧位时来建立，但是据两大权威医学中心报道证实了俯卧位在后内侧入路操作很安全可靠。对于所有的新技术，术者应该吸取其他学者的操作经验并通过解剖标本训练来使自己获得更丰富的经验。

康复

距下关节镜术后的康复可尽早开始。与传统开放手术相比，关节镜手术切口小，创面愈合快，并可以加快负重、活动及康复理疗的过程。内部切开和骨性操作的程度可能会增加术后出血、恢复主动活动所需的时间；非限制负重活动时间可能会改变，但通常在术后数天至 1 周开始。例如在一些清除大的距后三角骨的患者中，可能需要延长入路的切口，这种情况下应略延迟活动的时间。虽然骨折愈合需要限制负重，但是骨折经关节镜手术治疗后可适当早期活动。尽管与开放手术相比，伤口皮肤愈合快而早，但是也应告诫患者，术后会出现数月的肿胀和本体感觉丧失，这些指标的恢复才能保证运动的恢复。

结论和展望

距下关节镜所获得的知识和经验有利于我们在评估和处理距下关节病变时精确判断。如 Parisien 在他最初关于前外侧入路关节镜治疗距下关节的主张中就已经预测到，先前默认的诊断 "跗骨窦综合征"

现已经被特殊的解剖诊断所代替[3-5, 11, 14, 25]。同样，踝关节和距下关节的后侧和后内侧病变现已通过俯卧位后踝和距下关节镜治疗获得良好的效果[13, 14]。总的来说，踝关节和距下关节的联系紧密，无论在正常还是损伤的状态，都应有一个综合的入路可以将这两个关节作为一个复合体来评估，而不是将其分为两个完全分离的解剖部位。

未来距下关节镜对于骨折的急性处理会有更广泛的应用，并会进一步发展[18, , 1, 20]。距下关节镜独特的操作和足踝部创伤手术将会进一步融合。距下关节镜可能延伸至一些内翻性损伤的早期治疗，从而减少损伤如软组织撞击导致的慢性疼痛所致的功能障碍。这取决于发展更细致的研究来找到可靠的方法以确定哪一种损伤最容易导致慢性疼痛。之前已经发表了关节镜辅助治疗踝关节和距下关节不稳定的文献，并且这将成为将来更常见的治疗手段[26]。

经验和教训

经验

（1）使用动态检查技术来评估撞击和不稳定。

（2）反复撞击实验来评估关节清理情况。

（3）在撞击的患者中不采用牵引或采用间断牵引技术。

（4）使用尖端尖锐的刨削刀来加快末端病变的清理。

（5）将踝关节置于俯卧位来行关节镜处理，如此可使得踝关节和姆趾完全背伸。

教训

（1）考虑到解剖变异应避免在腓肠神经附近使用后外侧入路。

（2）避免使前外侧入路太靠内侧，从而阻碍了观察关节外侧。

（3）在存在撞击的患者中应考虑到距骨外侧的副关节面存在解剖变异，这会影响到骨性清理的量。

（4）俯卧位后关节镜入路可进入深部后筋膜室的中间。

（5）俯卧位关节镜应该从踝关节后外侧开始，然后以姆长屈肌腱作为内侧标记往内侧探查。

参考文献

[1] Amendola A, Lee KB, Saltzman CL, et al. Technique and early experience with posterior arthroscopic subtalar arthrodesis. *Foot Ankle Int.* 2007;28(3):298–302.

[2] Elgafy H, Ebraheim NA. Subtalar arthroscopy for persistent subfibular pain after calcaneal fractures. *Foot Ankle Int.* 1999; 20(7):422–427.

[3] Frey C, Feder KS, Di Giovanni C. Arthroscopic evaluation of the subtalar joint: does sinus tarsi syndrome exist? *Foot Ankle Int.* 1999;20(3):185–191.

[4] Goldberger MI, Conti SF. Clinical outcome after subtalar arthroscopy. *Foot Ankle Int.* 1998;19(7):462–465.

[5] Jerosch J. Subtalar arthroscopy-indications and surgical technique. *Knee Surg Sports Traumatol Arthrosc.* 1998;6(2): 122–128.

[6] Lee KB, Bai LB, Song EK, et al. Subtalar arthroscopy for sinus Tarsi syndrome: arthroscopic findings and clinical outcomes of 33 consecutive cases. *Arthroscopy.* 2008;24(10):1130–1134.

[7] Lee KB, Chung JY, Song EK, et al. Arthroscopic release for painful subtalar stiffness after intra-articular fractures of the calcaneum. *J Bone Joint Surg Br.* 2008;90(11):1457–1461.

[8] Lui TH. Arthroscopic subtalar release of post-traumatic subtalar stiffness. *Arthroscopy.* 2006;22(12):1364.e1–1364.e4.

[9] Niek van Dijk C. Anterior and posterior ankle impingement. *Foot Ankle Clin.* 2006;11(3):663–683.

[10] Oloff LM, Schulhofer SD, Bocko AP. Subtalar joint arthroscopy for sinus tarsi syndrome: a review of 29 cases. *J Foot Ankle Surg.* 2001;40(3):152–157.

[11] Parisien JS. Arthroscopy of the posterior subtalar joint: a preliminary report. *Foot Ankle.* 1986;6(5):219–224.

[12] Scholten PE, Sierevelt IN, van Dijk CN. Hindfoot endoscopy for posterior ankle impingement. *J Bone Joint Surg Am.* 2008;90(12):2665–2672.

[13] van Dijk CN, Scholten PE, Krips R. A 2-portal endoscopic approach for diagnosis and treatment of posterior ankle pathology. *Arthroscopy.* 2000;16(8):871–876.

[14] Williams MM, Ferkel RD. Subtalar arthroscopy: indications, technique, and results. *Arthroscopy.* 1998;14(4):373–381.

[15] Willits K, Sonneveld H, Amendola A, et al. Outcome of posterior ankle arthroscopy for hindfoot impingement. *Arthroscopy.* 2008;24(2):196–202.

[16] Lee KB, Bai LB, Park JG, et al. Efficacy of MRI versus arthroscopy for evaluation of sinus tarsi syndrome. *Foot Ankle Int.* 2008;29(11):1111–1116.

[17] Martus JE, Femino JE, Caird MS, et al. Accessory anterolateral facet of the pediatric talus. An anatomic study. *J Bone Joint Surg Am.* 2008;90(11):2452–2459.

[18] Gavlik JM, Rammelt S, Zwipp H. Percutaneous, arthroscopically-assisted osteosynthesis of calcaneus fractures. *Arch Orthop Trauma Surg.* 2002;122(8):424–428.

[19] Gavlik JM, Rammelt S, Zwipp H. The use of subtalar arthroscopy in open reduction and internal fixation of intra-articular calcaneal fractures. *Injury.* 2002;33(1):63–71.

[20] Rammelt S, Gavlik JM, Barthel S, et al. The value of subtalar arthroscopy in the management of intra-articular calcaneus fractures. *Foot Ankle Int.* 2002;23(10):906–916.

[21] Hamilton WG. Stenosing tenosynovitis of the flexor hallucis longus tendon and posterior impingement upon the os trigonum in ballet dancers. *Foot Ankle.* 1982;3(2):74–80.

[22] Kolettis GJ, Micheli LJ, Klein JD. Release of the flexor hallucis longus tendon in ballet dancers. *J Bone Joint Surg Am.* 1996;78(9):1386–1390.

[23] Sammarco GJ, Cooper PS. Flexor hallucis longus tendon injury in dancers and nondancers. *Foot Ankle Int.* 1998;19(6): 356–362.

[24] Phisitkul P, Tochigi Y, Saltzman CL, et al. Arthroscopic visualization of the posterior subtalar joint in the prone position: a cadaver study. *Arthroscopy.* 2006;22(5):511–515.

[25] Parisien JS, Vangsness T. Arthroscopy of the subtalar joint: an experimental approach. *Arthroscopy.* 1985;1(1):53–57.

[26] Lui TH. Arthroscopic-assisted lateral ligamentous reconstruction in combined ankle and subtalar instability. *Arthroscopy.* 2007; 23(5):554.e1–554.e5.

第 88 章

C. Niek van Dijk, Gino M. M. J. Kerkhoffs, Peter A. J. de Leeuw, Maayke N. van Sterkenburg

关节周围镜检

1931 年，Burman[1] 发现由于踝关节典型的解剖特点，决定了关节镜并不适用于踝关节。Tagaki 及随后 Watanabe[2] 均对关节镜手术做了相当大的贡献，Watanabe 在 1972 年发表了 28 例患者行关节镜手术的临床研究。自从 20 世纪 70 年代开始，大量的文献随之发表。在过去的 30 年，踝关节镜成为处理关节前方和后方病变及肌腱病变的重要手段。关节镜手术具有以下优点：可对结构进行直视、对软骨评估更准确、更低的术后并发症率、更快的功能康复、早期可恢复运动和门诊随访[3-5]。目前诊断性关节镜的价值十分有限[6, 7]。后踝关节的问题对诊断和治疗带来了挑战，因为它们在后足结构中位置很深且结构稍复杂，这使得关节镜很难直接接近该部位进行操作。过去通常让患者在仰卧位来暴露后足，采用三入路技术，即前内侧、前外侧和后外侧入路[8-10]。传统的后内侧入路与胫神经、胫后动脉、局部肌腱的损伤有关[11]。将患者置于俯卧位进行两入路的关节镜入路于 2000 年被提出[12]，这项技术操作可接触到后踝间室、距下关节及关节外结构[12-15]。本章提供了关于后踝关节镜和肌腱关节镜最新的知识，并具体介绍了其广泛的适应证。

标准双入路 – 后足入路

引言

通过标准双入路 – 后足入路可处理后踝病变。后内侧和外侧后足入路已经被证实在解剖上安全可靠[16, 17]，并且在临床上通过该入路可接触到踝关节后侧、距下关节包括关节外后足结构[12]。后足关节镜与开放手术相比的优势在于总体并发症更低以及恢复速度更快。随着这项技术于 2000 年的引进[12]，更多的病变可得到治疗。这些将会在后续的章节讨论。首先，后足关节镜的标准技术包括它的优缺点都将会被讨论[12, 18]。每个适应证各自的优缺点在相应的亚章节都会提及。

手术技术

后足关节镜可在门诊全麻、腰麻或局部麻醉下进行。术前先标记好患侧，将患者置于俯卧位。常规不需要预防性使用抗生素。在膝关节上方绑住止血带并将压力调至 300 mmHg。将踝关节放置在稍稍超过手术台边缘一点，并在下肢下方垫一个小的三角形支撑物，从而允许踝关节的自由活动。常规生理盐水或林格氏液通过重力来对关节进行灌洗。常规使用 4.0 mm 30° 关节镜，牵引不需要一直使用，但是必要时可使用软组织牵张器。

将入路位置定位正确需要考虑多个解剖标志点，标志点包括足底、外踝、跟腱内外侧边界。作者偏向于在皮肤上画好解剖参考标志，随后将踝关节置于与足底平行中立位（90°），分别在从外踝尖画至跟腱并一直画到跟腱内侧。

后外侧入路恰巧位于跟腱外侧边界与跟腱后方直线交界部位近端前侧 5 mm。后内侧入路位于后外侧入路相同的水平，但是位于跟腱的内侧（图 88.1）。

首先在皮肤上垂直做一小切口作为后外侧入路，使用蚊氏钳钝性穿过皮下组织。足部现在处于轻微地跖屈位置。将钳子往前朝着第一趾间区域伸入。当钳子的尖端碰到骨质后，换用 4.5 mm 的关节镜套管联合直的套管针朝同一个方向插入。套管针位于关节外距骨后突的水平，接着更换为 4.0 mm 30° 关节镜向外侧插入。此时，关节镜仍然位于关节外的关节囊下脂肪组织中。

其次，在皮肤上垂直做一小切口作为后内侧入路，使用蚊氏钳进入该入路并朝着与关节镜轴呈 90° 方向进入，直至钳子接触到骨面。踝关节仍然处于轻度跖屈的位置，关节镜仍然位于后外侧入路朝着第一趾间区域的方向。以关节镜轴为导向将蚊

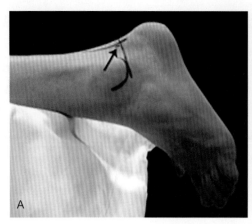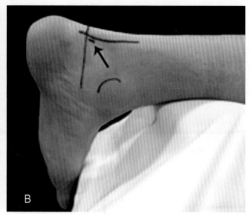

图 88.1　A. 后外侧入路。B. 后内侧入路（箭头所示）。

氏钳往前延伸。当钳子碰到关节镜鞘后，钳子顺着关节镜鞘滑动直到接触到骨面。一旦关节镜和钳子两者都触及骨面，将蚊氏钳不动，但将关节镜稍往后拉并倾斜到关节镜视野内能看到钳子。覆盖关节的软组织层由脂肪组织和深筋膜。在外侧，可以辨认深筋膜特殊的部分，又称为 Rouviere 韧带。

将钳子朝着前方及轻度跖屈方向往外侧进入。这个操作在距骨后突外侧的深筋膜上做了切口，随后打开脂肪组织和距下关节囊。接着把蚊氏钳更换为 5 mm 圆顶刨削刀（图 88.2）。反复刨削后，距下关节囊和软组织被移除。刨削的刀片应朝着骨面，这部分操作基本在看不见的情况下进行。把刨削刀收回，将关节镜往前从深筋膜的开口进入来观察距下关节的后外侧面。一旦辨认关节后，可将深筋膜的开口扩大来获得更大的操作空间。在踝关节的水平上，可辨认出后外侧突和距腓后韧带。在距腓后韧带的近侧，可辨认出踝间韧带或后踝间韧带，在更近侧，可评估胫腓韧带的深层（又称为下胫腓横韧带）。

距骨后突的顶部没有 Rouviere 韧带连接和小腿筋膜附着，在这里可辨认踇长屈肌腱。踇长屈肌腱是一个重要的安全标志，因为血管神经束恰好在此肌腱的内侧，踇长屈肌腱的外侧可认为是安全区域（图 88.3）。

定义好安全操作区域后，便能处理病变。实施人为地跟骨牵引来打开踝关节的后侧间室，将操作设备插入。我们倾向于应用软组织牵张器[19]。当病变明确时，我们会行滑膜和（或）关节囊清理。清理后可以清晰地看见整个距骨顶和胫骨远端关节面。清理可疑的距骨软骨缺损，钻孔并进行微骨折。

在下述部分，不同的适应证会一一详细解释。

经验和教训

在虚拟的水平线交叉处近侧和外侧建立后外侧入路，它与足底垂直，位置在踝关节中立位时外踝尖与跟腱之间。

后内侧入路与后外侧入路在同一水平，恰好位于跟腱内侧。

使用从后外侧入路插入并朝向第一、二趾间区域的关节镜轴作为设备插入后内侧入路往前延伸的导向。

在后内侧入路更换操作器械需要一步步仔细操作防止对神经血管结构造成医源性损伤。关节镜进入关节的方向因此十分重要。最初，设备进入的方向必须在踝关节轻度跖屈时朝向第一趾间区域。随后从后内侧入路插入的操作器械需要呈和关节镜轴垂直的方向直到两者接触。关节镜轴应该常规作为操作设备从后内侧入路进入直到接触骨面的导向。为了精确定位，关节镜视野（30°角）应该朝向外侧。

距骨后突的近端外侧的深筋膜可非常厚，这一局部的增厚称为 Rouviere 韧带。这条韧带需要通过关节镜钻或关节镜剪切断部分，从而可以进入距下关节和（或）踝关节。

应该在踇长屈肌腱的外侧来进行操作，从而避免损伤其内侧的神经血管束。

后踝关节镜是一项先进的关节镜技术，建议不熟悉关节镜技术的医生在尸体上操作练习[20]。

后踝撞击

引言

造成后踝撞击的病理生理机制可分为过度使用

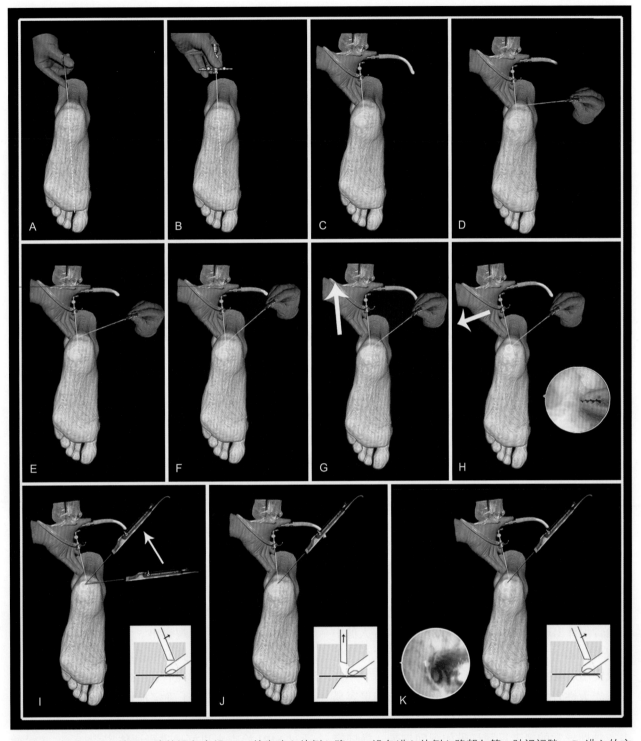

图 88.2　标准后足入路两入路的设备介绍。A. 首先建立外侧入路。B. 设备进入外侧入路朝向第一趾间间隙。C. 进入的方向总是位于外侧。D. 从内侧入路垂直插入设备，直到它碰到了关节镜轴。E、F. 关节镜被作为从内侧入路进入的设备往前延伸的向导。G、H. 当设备碰及骨质时，轻微地抬高关节镜（G）并且向外侧倾斜直到设备出现在视野中（H）。I~K. 操作设备每次进入内侧入路时均采用同样的方法。

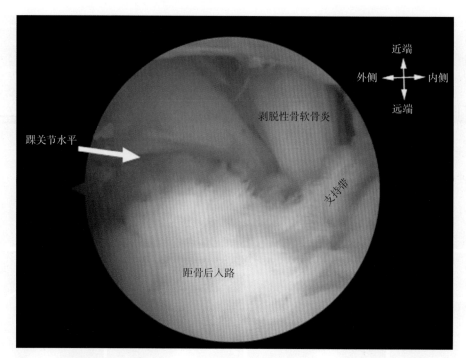

图 88.3 建立标准双入路 – 后足入路后的整体观。

和创伤两种机制。

过度使用的患者主要包括芭蕾舞者、下坡跑步运动员及足球运动员[21-23]。在这些不同类型的运动中，过度跖屈非常常见，导致了跟骨和胫骨后方之间的解剖结构压缩。

过度跖屈创伤和旋后创伤能导致这些结构的损伤并最终导致慢性后踝撞击综合征。这两种机制需要进行鉴别，因为过度使用导致的创伤看起来有更好的预后[24]，且患者经关节镜治疗后更满意治疗效果[25]。先天性解剖结构异常例如距骨后突凸出、距后三角骨或二分距骨会加速综合征的出现[26]。距后三角骨预计出现的概率为 1.7%~7%，在 1.4% 人群中有双侧距后三角骨[27-29]。这些先天性的异常合并创伤或使用过度慢性损伤加速了综合征的出现[23, 30-32]。

先天性骨性异常的患者后足软组织结构更容易损伤。跖屈后，骨性异常在跟骨与胫骨远端后侧撞击。骨性异常的患者后踝韧带如踝间韧带、横韧带和（或）距腓后韧带在这些踝关节运动中容易损伤。因此后踝撞击综合征最常合并软性和骨性撞击。然而，单纯软组织踝关节撞击也可出现，例如单纯踝间韧带的损伤[33]及单纯骨性撞击如游离体的出现。

病史和体格检查

后踝撞击综合征定义为疼痛综合征。在强制跖屈时疼痛主要出现在后足。观察后踝撞击可采取一项特殊的测试来评估，即强制被动过度跖屈试验。让患者取坐位并膝关节屈曲 90° 来进行强制过度跖屈试验。必须反复快速进行被动过度跖屈运动。试验可以在足部轻微地外旋或内旋下进行。如果患者有明显的疼痛，则试验为阳性。阴性则排除后踝撞击综合征。试验阳性后可使用利多卡因做诊断性注射，疼痛消失后则更加明确诊断。

影像学检查

后踝撞击的患者正位片一般未见异常征象。骨赘、钙化、游离体、软骨瘤病及跟骨后上界增生肥大均可通过侧位片来观察出。为了鉴别距骨后突的肥大和巨厚三角骨，我们推荐将足部摆在外翻外旋 25° 角拍摄侧位片来诊断（图 88.4）。尤其在创伤后的患者，螺旋 CT 对于确定损伤的程度及钙化或骨片的具体位置非常重要。软组织病变和后踝韧带可通过 MRI 检查来更好地进行评估[34, 35]。

治疗

后足结构位置很深造成直接进入很难。以往后足都是在仰卧位通过三个入路来暴露处理（前内侧、前外侧、后外侧）[36]。传统的后内侧入路与胫神经、胫后动脉和局部肌腱的潜在损伤有关[37]。我们描述了俯卧位通过标准双入路 – 后足入路来治疗最常见的后踝撞击病变，先前已经详细地讨论过。

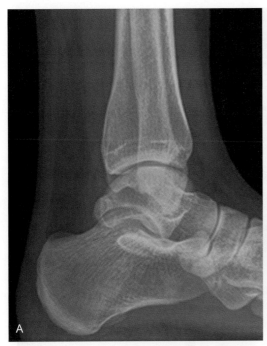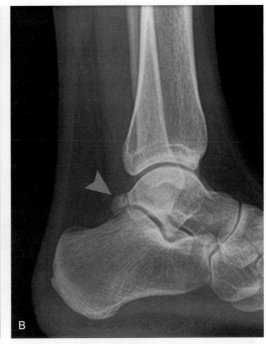

图 88.4　A. 右踝关节的常规侧位片。B. 后侧撞击，可见距后三角骨。

在标准的关节镜后足入路中，首先应定位好踇长屈肌腱，因为这是整个手术中的安全标志，它决定了安全区域的内侧界。现在可以观察后足具体的病变了。

通过术前 CT 扫描可以帮助确定游离体的位置，并将其移除。常规观察后踝韧带即踝间韧带、下胫腓横韧带及距腓后韧带。从远到近，距腓后韧带、踝间韧带、下胫腓横韧带可依次进行辨认。区分出踝间韧带和下胫腓横韧带有点困难。踝关节背伸使两束韧带均有紧张，背伸时主要会在韧带的外侧产生一个间隙。考虑到万一韧带有肿胀、部分断裂或纤维化，这些韧带可以部分移除或清理掉。

具体的软组织撞击如滑膜炎、软骨瘤病和（或）大量的瘢痕可通过刨削刀来清除。

去除引起症状的距后三角骨（图 88.5）、距骨后突骨折骨不连或引起症状的距骨后侧大块突起，包含部分分离距腓后韧带以及松解屈肌支持带和跟距骨间韧带，它们都附着在距骨后侧突。通过关节镜磨钻来进行分离。

在表现出症状的距骨后侧大块突起患者中，应使用骨凿将骨突与距骨分离，并使用关节镜抓钳将骨突清除。

康复

患者手术当天即可出院，负重应在能忍受的程度下进行。应该引导患者在不步行的时候抬高患肢来防止水肿。术后 3 天去除换药敷料并允许患者洗浴。应鼓励患者做主动练习至少 3 次 / 天，每次持续 10 分钟。如果患者和医生均对手术满意，则不需要患者再次就诊。如果患者术后足部活动度有限，应该去求助于理疗师。

经验和教训

踝关节背伸后在踝间韧带和下胫腓横韧带的外侧产生一个间隙，从这能够观察出两条韧带的区别。

通过骨凿去除过度肥大的距骨后突的时候，应小心不能让骨凿太靠前方。只能使用骨凿将后突的后下部去除掉，剩余的部分可通过刨削来去除。如果最初将骨凿太靠前方，则很难避免在距下关节的水平去除了过度骨质。

踝关节后间室的骨软骨缺损

引言

骨软骨缺损是包含软骨和软骨下骨的病变。骨软骨缺损发生在急性踝关节外侧韧带断裂患者距骨顶的概率为 4%~7%[6, 38]。骨软骨缺损通常位于距骨的后内侧（58%）或前外侧（42%）[39]。内侧病变通常很深并呈茶杯状；外侧病变很浅并呈薄片

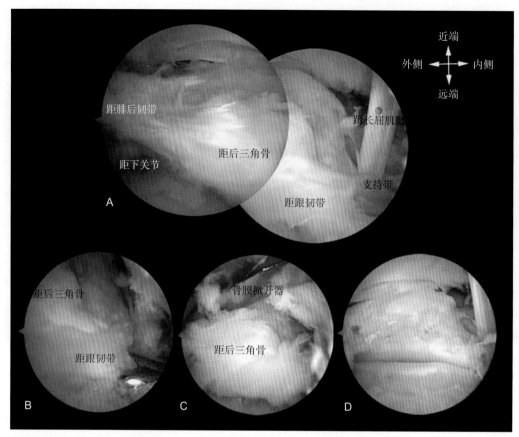

图 88.5　A. 在辨认跨长屈肌腱后的后足镜下观，可见一距后三角骨。B. 通过钳子松解距腓后和距跟韧带。C. 通过骨膜掀开器松解距后三角骨，并通过抓持器移除距后三角骨。D. 移除距后三角骨之后的镜下观。

状[40]。骨软骨缺损治疗不当会最终导致踝关节的骨关节炎[40]。

　　骨软骨缺损的病因常常是因为踝关节的创伤引起，有报道称93%的外侧病变和61%的内侧病变[39]均由创伤导致。在外侧病变中，创伤机制通常是内翻合并背伸的损伤；在内侧病变中，机制往往是内翻跖屈及旋转导致[41]。在非创伤的骨软骨缺损中，可能的原因有遗传因素、代谢因素、血管因素、内分泌因素或退变合并形态异常因素[41, 42]。

病史和体格检查

　　具有慢性病变的患者在活动中或活动后常常有持续的或间歇的踝关节深部疼痛，有时候伴随着肿胀和活动受限。通常通过体检很少发现有明显异常。患侧踝关节可能具有正常范围的活动并且无肿胀，也扪及不到敏感部位。

影像学检查

　　常规摄片包括踝关节负重前后位和侧位片。X线片可显示出游离骨片的区域。

　　最初，损伤可能太小而不能通过常规X线观察出来。踮脚站立踝穴位可能可以显示出后侧的骨软骨缺损[43]。进一步的诊断评估则需要CT和MRI，它们具有相似的准确性[43]。作者倾向于多层螺旋CT扫描，因为更有助于术前计划的制定。

治疗

　　对于症状不明显的患者，在手术干预之前6个月应尝试接受保守治疗。这些病变的保守治疗措施包括休息和（或）限制活动，联合使用或不使用非甾体抗炎药。另外，通过支具来制动也可以作为保守治疗的手段[42, 44]。目标就是降低已破坏的软骨压力，从而解决水肿防止坏死发生。保守治疗的另外一个目标就是使分离的骨片与其本身骨质有个自然愈合连接的过程。

　　对于有症状的骨软骨缺损并影响日常活动的患者可考虑手术干预。引发症状的病变主要是经过病变清理和骨髓刺激来治疗，具体过程包括清理掉不稳定的软骨包含潜在坏死骨[39]。打开缺损下方的囊肿并刮除。最常出现的硬化钙化区域可通过微骨折钻孔并深入至有血供的软骨下骨。潜在的骨间血管受到破坏释放出生长因子，并导致缺损区域纤维蛋白凝块的生成。随后激发了局部新生血管生成和骨髓细胞进入骨软骨缺损区域，并生成了纤维软骨组织[45]。在囊肿缺损 ≥ 15 mm 时，我们考虑将跟骨骨质植入缺损部位[46]。

对于骨软骨缺损具有完整软骨和大的软骨下骨囊肿时，进行初次治疗必要时可进行逆行钻孔联合骨松质植入[47]。当首次治疗失败后，自体软骨移植是治疗距骨缺损的选择[48, 49]。自体骨软骨移植是从膝关节负重很少的区域取一块或多块骨软骨植入缺损部位[49]。尽管大部分报告报道的效果良好，考虑到这项技术涉及缺损部位所在的位置关系，通常需要使用内踝截骨入路[50-52]。自体软骨移植是体内培养好的自体软骨进行移植，在分离的软骨膨胀后通过骨膜组织覆盖。尽管一些研究者已经报道了非常好的疗效[48, 53]，但是它也有缺点，包括需要二次手术、费用昂贵和已报道供体并发症发生[51, 53]。如果在急性或亚急性病变的情况下植入的骨片 ≥ 15 mm，我们推荐使用 12 根拉力螺钉进行固定。在青少年患者中，在 6 个月的保守治疗失败后，才考虑对骨软骨缺损病变行植骨固定。

手术技术

大部分骨软骨缺损病变不会超过 15 mm。这些病变通过清理后钻孔治疗。治疗取决于病变的位置，因此术前应该确定好病变区域，最理想的是进行 CT 扫描，非侵入的软组织牵引装置非常有帮助[19]。没有这样的牵引装置很难评估到位于胫骨远端关节面的病变。

在确定踇长屈肌腱外侧的后方工作区域后，必须通过钩子来倾斜踝间韧带从而让关节镜进入胫距关节。现在便可处理病变，通过探针或钩针来确定病变的程度。通过刨削骨刀或小的闭杯式刮匙来清理病变。将所有坏死骨和潜在不稳定的软骨去除十分重要[54]。进行完全的病变清理后，硬化区域可以 3 mm 为间隔进行多次钻孔。钻孔可通过使用 2 mm 钻头、微骨折尖锥或 1.4 mm 克氏针来完成。克氏针的优点在于它的灵活性，然而钻头在钻孔时踝关节位置改变会导致可能破坏更多的骨质。通过微骨折尖锥来进行微骨折操作时，使得在拐角处操作变得可能，并导致骨小梁的断裂而不是骨质的破

坏[55]，但是任何操作中产生的游离碎片必须仔细地清除[56]。可以放松止血带来检查是否有足够的渗血（图 88.6）。

康复

应鼓励患者进行主动跖屈和背伸。在能忍受的程度下进行部分负重。本书资深作者的实践经验表明，拥有大小 1 cm 以内的中央或后侧病变的患者在术后 2~4 周可进行全部负重。拥有更大程度病变的患者 6 周之内仅能部分负重。在平地上跑步需在 12 周以后才能进行[42]。大约在术后 15.1 周后恢复运动[57]。完全恢复正常和体育活动通常可能在术后 4~6 个月[58]。

经验和教训

骨软骨缺损病变通过微骨折尖锥进行软骨下骨凿孔时很容易产生一些游离骨碎片。在尖锥拔出时它们会与原本的骨块分离。如果这些骨碎片未被清除，它们便会成为游离体[56]。

我们建议在胫骨远端关节面骨软骨病变使用非侵入的软组织牵引装置。

跟骨后滑囊炎

引言

跟骨后滑囊引发症状的炎症由位于跟腱前方和跟骨后方突起反复撞击导致。1928 年，瑞典骨科医生 Haglund[59] 描述了一名后足疼痛的患者，疼痛是由于跟骨后上方突出并穿着具有坚硬足跟鞋子而导致。

Haglund 综合征、Haglund 疾病、Haglund 畸形、跟骨后侧撞击和跟骨后滑囊炎，尽管它们是不同的病变，但是这些名称常常被交换使用[60-66]。为了避免混淆，我们使用"跟骨后滑囊炎"这一名称，它是疼痛和针对性治疗的根源。

病史和体格检查

患者经过一天费力的活动后或休息一会后开始准备步行时会抱怨跟腱后方疼痛。应避免穿坚硬鞋跟的鞋子。体格检查发现在跟骨后上突出的水平跟腱的内外侧均有肿胀。在跟腱的内外侧触摸这一区域时会加重疼痛。

跟骨后滑囊炎可伴随有跟腱止点炎。在发生跟

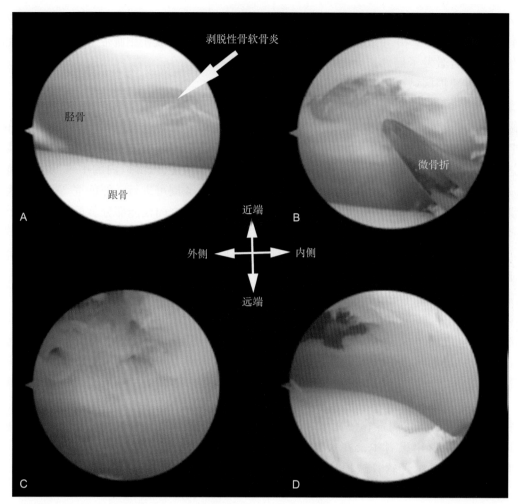

图 88.6　胫骨远端关节面后侧骨软骨缺损的清理和微骨折。A. 骨软骨缺损。B. 通过刮匙清理后，插入微骨折探针。C. 骨软骨缺损经过微骨折后。D. 放松止血带，可见软骨下骨出血。

腱止点炎的患者中，在骨与跟腱连接处会有疼痛，并在运动后变得更剧烈。触摸到的最敏感疼痛部位常常位于止点的中央部分。

影像学检查

骨科医师需要和放射科医师仔细沟通，从而决定最佳的影像学诊断手段[67]。

通常从常规负重正侧位片开始。总的来说，软组织病变最终可通过 MRI 检查来观察到。然而，在侧位负重片上经常可显示跟骨后上方凹陷区域，对于诊断跟骨后滑囊炎的患者具有很高的诊断价值，它可让患者获得高性价比和更快的治疗[68]。当病变不确定时，MRI 或超声检查仍可使用。

治疗

已报道了多种保守治疗手段来处理慢性跟骨后滑囊炎，包括避免穿硬跟的鞋子、支具制动、非

甾体类抗炎药、改变活动方式、跟骨垫、冲击波治疗、理疗、单纯注射皮质醇至跟骨后区域。当这些措施均失败了，可考虑使用关节镜跟骨成形术。让患者在全麻或局部麻醉位于俯卧位进行手术治疗。将患肢用箭头做好标记以免对健侧进行了手术。将足部放置于手术台边缘，在患肢下方放置一个支撑枕头来稍稍抬高患肢。足部通过重力作用稍稍跖屈。手术前可标记出一些重要的解剖结构，包括跟腱的内外侧边界和跟骨（图 88.7）。

首先标记恰好位于跟骨上方水平跟腱外侧的外侧边界。在皮肤表面做一小切口作为入路。用直套管针穿透皮下组织。使用 4.0 mm 30° 关节镜通过 4.5 mm 关节镜鞘进入该入路。

液体通过重力灌洗入路。70° 关节镜也可使用，但不是很有必要。在直视下，从跟骨上面水平跟腱内侧穿入脊穿针确定内侧入路。通过做一垂直的切口准备好内侧入路，将 5.5 mm 刨刀插入并同时使

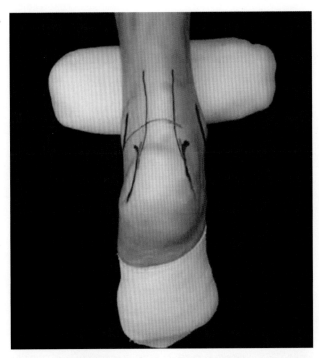

图 88.7　在跟骨后上方并恰好在跟腱的外侧和内侧精确地建立内镜跟骨成形术的入路。

用关节镜观察情况。首先移除炎性的跟骨后滑囊来获得更好的视野。现在可观察到跟骨的上关节面，去除它表面的纤维层和骨膜组织。在切除滑囊和剥除跟骨上关节面的骨膜时，刨削刀面应朝向骨面来避免损伤跟腱（图 88.8）。

当足部完全背伸时，可观察到跟骨后上缘和跟腱的撞击。随后将足部跖屈，并移除跟骨后上缘。该骨质非常柔软，可通过锋利的全弧面刀片来切除。可以在这些入路交互使用关节镜和刨削刀，从而完全地移除骨突。在后内侧和外侧边界移除足够的骨质非常重要。需要使用刨削刀在后缘上方向跟骨内侧壁外侧边缘方向来打磨边缘。

刨削刀使用全程应使钝面朝向跟腱，使得跟腱得到保护。将足部完全跖屈，可观察到跟腱的止点。刨削刀放置在跟骨的跟腱止点处来进行打磨平滑跟骨这一部分。最终，移除碎片并平滑可能粗糙的边缘。通过 X 线可以观察足够的骨质是否被切除。当有足够经验时，并不需要 X 线来观察。另外

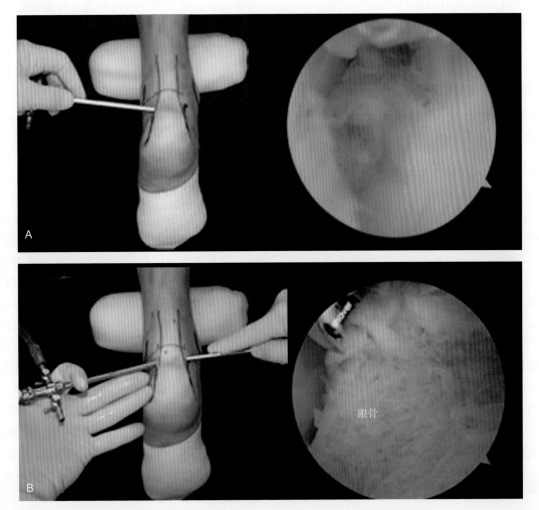

图 88.8　A. 当关节镜进入外侧入路后，可见到炎性滑囊。B. 从内侧入路刨刮到跟骨后上侧。

如果对解剖和手术十分熟悉，在跟骨后区域可以不使用 4.5 mm 关节镜轴进入入路。

为了防止窦道形成，手术最后可将皮肤切口用 3.0 的尼龙缝线关闭。切口和周围皮肤注射 10 ml 0.5% 布比卡因（吗啡）溶液，最后用无菌敷料包扎。

康复

术后，患者可在能忍受的程度下进行负重并应在不负重的时候抬高患肢。术后 3 天去除敷料，然后患者可进行淋浴。应鼓励患者进行至少 3 次 / 天，每次 10 分钟的主动关节活动度训练，并允许患者在能忍受的情况下穿正常的鞋子。术后 2 周拆线。常规拍摄侧位片以确定足够的骨质已被切除。如果患者和医生都很满意疗效，则不需要患者门诊随访。患者活动度有限时可求助于理疗师。

经验和教训

切除滑囊、纤维层和跟骨上方骨膜时，全弧形切除器应常规朝向骨面从而阻止跟腱的损伤。

在操作过程中应常规变换入路来确定是否足够的骨质被清理掉，无经验的医生也可使用 X 线来确定。

踝关节周围肌腱内镜

在过去的 30 年，关节镜已经成为治疗踝关节内病变最受推荐的技术。然而，踝关节外的疾病往往需要开放手术。开放踝关节手术会发生一些严重的并发症。开放手术导致后踝撞击并发症发生率从 15%~24% 不等。这些并发症的发生率促进了关节外内镜技术的发展。内镜技术具有微创的优点，例如伤口感染概率小、出血更少、创面更小和并发症更少。术后的治疗也是有必要的，手术是建立在门诊的基础上。为了熟悉足踝手术中不同的内镜技术，每年手术医生都会组织国际课程在尸体上进行训练[69, 70]。Van Dijk 等是第一个描述使用内镜来处理肌腱的。内镜可用来处理和诊断跟腱、胫后肌腱、腓骨肌腱和姆长屈肌腱的病变。这些内镜手段和它们的适应证在本章会详细讨论。

跟腱内镜

引言

肌腱疼痛、肿胀和损伤应该贴上"腱病"的标签，并且包括肌腱周围炎和肌腱变性的组织病理改变[71]。对于跟腱使用过度导致损伤最常见的临床诊断是跟腱周围腱病和（或）跟腱腱病（55%~65%），并伴随着止点疾病如跟骨后滑囊炎和止点腱病（20%~25%）。

跟腱的解剖与其他止于足部的肌腱不同。它缺乏滑膜鞘，但是有腱膜。腱膜具有弹性套和允许肌腱在周围组织自由活动的作用。腱膜血运丰富，并可为跟腱提供血供。跟腱的中部血运最少，因此新陈代谢水平低。这也是非止点性的疼痛或不适总是位于这个位置的原因。跟腱和腱旁组织的神经支配是由其附着的肌肉和腓肠神经发出的。

跟腱体部腱病和腱旁组织病变的区别容易混淆，并常常在慢性阶段同时存在。目前，腱膜、跟腱本身还是两者都会导致疼痛没有一致的答案。许多研究描述了 34% 患者有跟腱的退变但未表现出症状[72-75]。跟腱本身退变是否是疼痛的主要原因是有疑问的。因此，作者关注使用内镜处理慢性跟腱周围病变，而不处理跟腱本身（可能有病变）。

病史和体格检查

主要症状常常包括止点近端 2~6 cm 痛性肿胀以及休息一段时间后突然起来活动的僵硬感。疼痛常常在跟腱内侧最为明显[76]。

跟腱体部腱病可表现为 3 种形式：肌腱弥漫性增厚、机械性全部完整的肌腱局部退变和肌腱不完整有部分撕裂的肌腱局部退变。在跟腱周围病变中，有周围组织的局部增厚。在临床上，肌腱病变和肌腱周围病变可以区分开，但是它们常常同时存在。Maffuli 和他同事[77, 78]描述了皇家伦敦医院测试，具有单纯跟腱体部的腱病患者测试为阳性：对跟腱这部分的最初扪及很敏感，但在踝关节最大背伸时很少表现出疼痛或无痛。跟腱周围病变可以是急性的或者是慢性的。急性单纯跟腱周围病变呈现出该特征：当跟腱尝试在其炎性表面滑动时，可在腱鞘周围组织发出捻发音。在临床检查时可发现红斑、局部皮温升高和触及肌腱结节或缺损。在慢性跟腱周围腱病中，运动所致疼痛仍然是主要的症状，然而捻发音和肿胀消失了。肿胀的区域存在于肌腱病变中，它不随踝关节背伸和跖屈而改变[77, 79, 80]。另外，应注意跟腱有症状患者中踝关节不稳定和下肢（尤其是足部）的对线不良情况。

鉴别诊断包括部分跟腱断裂、止点末端病、比目鱼肌异常和跟腱完全断裂。所有这些在病史和体格检查方面都有明显相似的地方。在临床实践中，过度使用导致的损伤通常有超过一种的病理生理变化，然而在大部分情况下，完整的病史和体格检查应该能提供正确的诊断。

影像学检查

在跟腱腱病的急性阶段，超声可检查出肌腱周围液体存在。在其更慢性的阶段，腱鞘周围组织粘连在超声可表现为低回声边界不明显的腱旁组织增厚。肌腱纤维的不连续、病灶内低回声区域和局部跟腱肿胀增厚是术中已证实跟腱内病变的患者超声检查的最显著特征。超声成像已被公认为性价比高并且为评估跟腱病变准确的手段。

虽然 MRI 昂贵且耗时，但是它能从多平面获得图片，这是一个明显的进步，尤其对于术前计划十分重要。跟腱本身可能在 T1 加权像和跟腱信号中央加强像上表现为梭形的肿胀。在跟腱腱旁组织腱病的急性阶段，MRI 在短时间反转恢复序列，在 T2 像上显示了跟腱周围高信号。在慢性阶段，腱鞘表现为增厚。

治疗

在考虑手术之前应让患者尝试 6~12 个月的保守治疗。第一步可能是通过休息或者改变训练方式来去除引发急性发作的因素。足和踝部的对位不良可以通过足部矫形支具治疗，并通过适合的理疗师来治疗减少的柔韧性和肌肉力量。还可以对鞋子进行改良、放置垫子。我们推荐开展一项奇特的运动项目来进行治疗作为首选治疗手段，它同时结合冰敷和服用非甾体类抗炎药一起治疗[81-85]。冲击波治疗、夜间夹板和支具制动都是可供选择的保守治疗方式。

需要手术治疗的患者大约占了 25%[77, 86, 87]。跟腱内镜的目的是减轻腱膜的粘连、去除病变的腱周组织，并根据实际情况松解跖肌腱。

这一手术可在门诊开展。局麻、硬膜外麻醉、腰麻和全麻均可采用。患者置于俯卧位，在患者大腿上绑一止血带，在足部下方垫一长枕。因为术者操作时需要能将足部完全跖屈或者背伸，将足部恰好放置在手术台边缘。

作者最常使用的是 2.7 mm 30° 的关节镜。这个直径小而且短的关节镜与标准 4 mm 关节镜相比可以获得非常好的图像。然而，它不能像 4 mm 镜子那样释放相同的液体入量。液体冲洗十分重要，尤其是在操作一把更大直径的刨刀时（如在关节镜跟骨成形时）。当使用 4 mm 镜子的时候，液体通过重力实现的灌洗速度通常足够了。而在使用 2.7 mm 的镜子时，有时候需要使用加压袋或水泵装置。

远侧入路位于跟腱的外侧缘，位于病变处远侧 2~3 cm。近端入路位于跟腱的内侧，位于病变处上方 2~4 cm。在此情况下，可看到并在跟腱的全部表面进行操作，操作范围大概能覆盖 10 cm。

首先准备好远侧的入路。完成皮肤切口后，用蚊式钳进行皮下分离，然后使用直 2.7 mm 套针朝向近内侧插入。使用套针可接触到腱旁组织，并在看不见的情况下通过反复活动将其从跟腱表面松解分离。随后，在入路插入关节镜（图 88.9）。为了最小化医源性损伤的风险，关节镜需要维持在跟腱上。此时，术者应注意关节镜是否位于正确的层面即腱膜与跟腱之间。如果不是，可以仔细辨认所在层面并松解相关组织。

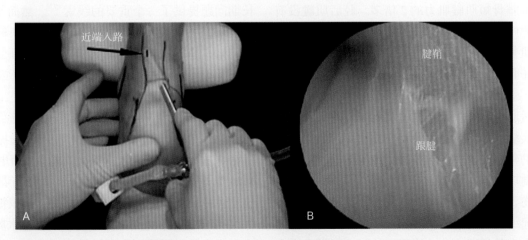

图 88.9　A. 在看不见的情况下松解跟腱腱膜。B. 当处于正确分层时的镜下观。

在直视下通过脊穿针进入近侧入路，随后将蚊式钳和探针插入。在一局部腱旁组织炎症的病例中，跖肌腱、跟腱、腱周组织都十分紧张。在跟腱的前内侧边界可辨认跖肌腱，在跟腱结节的水平切断它。使用 2.7 mm 全弧度切除器，新生血管和剩余的病理组织可被移除，改变入路很有帮助。在手术快结束时，应尽可能移动关节镜在整个跟腱有症状的区域反复观察。

手术完成后，入路用 3.0 的尼龙线缝合，伤口用敷料加压包扎。

康复

术后 2~3 天去除加压敷料，并鼓励患者主动练习关节活动。在能忍受的程度下全部负重。在不行走时，足部最初应抬高处理。

经验和教训

皮肤切口必须垂直从而防止不小心误切至跟腱导致医源性（部分）断裂。

为了防止医源性损伤，在看不见的情况下，松解腱膜的时候应保持套针位于跟腱上方。

应确保远离走行于跟腱中部近端背外侧的腓肠神经。

胫后肌腱内镜

引言

踝关节内无病变时，踝关节后内侧疼痛最常见于胫后肌腱功能障碍。

胫后肌腱功能失效导致了跗中关节不稳定，它是成人初期平足畸形最常见原因。肌腱的相对肌力是它拮抗腓骨短肌腱肌力的 2 倍多。胫后肌腱没有作用，跗中关节便没有稳定性，并会导致腓肠肌 - 比目鱼肌复合体在步态推进时的作用力作用于中足而不在跖骨头。胫后肌腱完全障碍最终会导致平足畸形。

胫后肌腱功能失常可被分为两组：有某种系统性炎性疾病（如类风湿关节炎）导致的胫后肌腱功能障碍的年轻患者；最常见的慢性肌腱过度使用导致的肌腱功能障碍老年患者[88]。

创伤、手术、骨折、粘连及胫骨后缘的不规则都会引起踝关节内侧的症状。

在大多数情况下，功能障碍的胫后肌腱常常由于痛性肌腱腱鞘炎导致。腱鞘炎也是类风湿关节炎的关节外表现，后足发生腱鞘炎是导致关节不稳定的显著原因。类风湿患者的腱鞘炎最终导致肌腱断裂[89]。

尽管准确的病因尚不明确，但是通过临床和影像学表现也对它进行了分类。

病史和体格检查

胫后肌腱功能不全的早期，患者表现出踝关节内侧沿肌腱走行的疼痛，另外还有足底内侧的疲劳和疼痛。当腱鞘炎出现时，肿胀很常见[90, 91]。典型的特点是在鞋内侧发现有异常的磨损。步行时疼痛加重，参加活动变得很困难。

仔细的临床检查很重要，双侧足都应检查。后足外翻成角常伴随前足的外展畸形，即"多趾征"[91]。从患足后方往前看时多趾征阳性：在显著的前足外展时，3 个或多个足趾可在跟骨的外侧见到，在正常的情况下只能见到 1~2 个足趾。

让患者取坐位，通过要求患者进行内翻足抵抗检查来评估肌腱的肌力和疼痛的位置。

需排除关节内病变如后内侧撞击综合征、距下关节病变、踝关节背侧关节囊钙化、游离体或骨软骨缺损。胫后神经受压也会导致常见的踝管综合征。临床检查足以将这些疾病和单纯的胫后肌腱功能不全区分开。

影像学检查

进行最初的病史收集和体格检查后，诊断可通过放射检查来确认或排除。常规的 X 线片可能会显示对位对线的异常，如足弓的塌陷或骨性改变（如骨性不规则和副舟骨肥厚），这为胫后肌腱存在的长期问题提供了一个重要的线索[92]。然而，软组织结构的病理改变更容易用超声或 MRI 来辨别。众所周知，超声检查性价比高并且对于判断胫后肌腱功能不全十分准确[93]。肌腱的增厚和（或）腱鞘周围软组织，低回声质地，纤维状病变，彩超提示血管增多、变薄、裂开或断裂都可能是有用的线索[92]。在我们的实践中，MRI 是可选择的检查方法，相较于超声影像图片，骨科医师更能解读 MRI 影像图片，因此对于术前计划更有帮助。它也是评估胫后肌腱功能不全和相关软组织损伤的金标准[92]，主要的优点是可以观察到骨性水肿。MRI 表现为在肌腱周围可发现液体或滑膜炎，并可发现肌腱肥大，肌腱内部撕裂可显示信号增强、纵向撕裂和肌腱全部撕裂[92]。

治疗

最初，可应用保守治疗，如休息联合非甾体类抗炎药和使用石膏支具制动。是否应用类固醇注射现在没有统一共识，以往有报道过肌腱断裂的病例[94]。

如果保守治疗 3~6 个月没有解决症状，则需要手术治疗[95]。这可以通过开放或关节镜治疗。通过开放手术切除炎性滑膜，但是保留肌腱的血供。术后治疗包括石膏支具固定 3 周，但不利的是也有可能会有新的粘连形成。然后可以穿着控制踝关节活动的功能支具，维持 3 周并同时进行理疗。

当炎性滑膜可通过关节镜完全接触时可行关节镜滑膜切除术[96]。许多研究已经报道了关节镜滑膜切除术的成功开展，它们具有微创手术相关的优点[97-99]。

该手术可在门诊局麻、区域麻醉或全身麻醉下进行。患者取仰卧位，在大腿绑一止血带。麻醉前，让患者主动内翻足，这样便可扪及胫后肌腱并确定标记好操作入路。沿着肌腱的走行便可接触到肌腱的任何部位。

我们倾向于在肌腱远侧 2~3 cm 和内踝后缘近侧 2~3 cm 做 2 个入路。首先做远侧入路：在皮肤上做一切口，通过包含套针的关节镜轴穿过腱鞘。

插入 2.7 mm 30° 关节镜，腱鞘内注入生理盐水。液体灌入可通过重力作用。

在直视下，通过脊穿针穿入近侧入路，随后在做一切口直通腱鞘，逆向刀片、刨削刀系统、直探针和剪刀均可以使用。对类风湿关节炎患者的滑膜切除可使用 3.5 mm 的刨削刀。通过旋转关节镜可查看完整的腱鞘情况。

通过在远端入路观察胫后肌腱舟骨结节止点至内踝尖上方 6 cm 之间，可完整地观察到肌腱并实施滑膜切除术。

当观察腱鞘、内踝后缘和后踝关节囊时应特别细心。胫后肌腱和趾长屈肌腱之间的腱鞘相对很薄：应反复检查是否评估的肌腱是正确的。这可以通过被动牵拉足趾来帮助判断。如果进入了趾长伸肌腱鞘，可以观察到肌腱在上下滑动。

当关节镜处于胫后肌腱腱鞘中，神经血管束是安全的。

当观察到胫后肌腱断裂时（图 88.10），关节镜行滑膜切除并通过微小开放入路修复胫后肌腱断裂处。根据使用关节镜判断肌腱病变的定位和断裂程度予以加强的同时，也显著减小了切口。手术最后，缝合入路，避免窦道形成。

康复

术后处理包括加压绷带和部分负重 2~3 天。应鼓励患者从第 1 天开始进行主动活动运动。

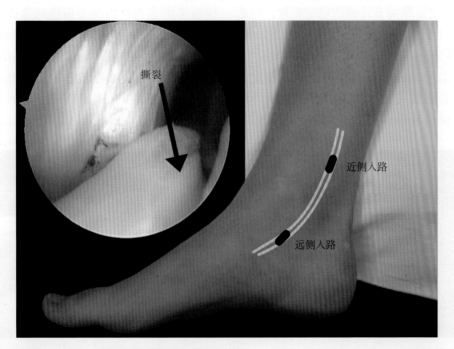

图 88.10　关节镜从远侧入路进入。使用探针滑到纵向撕裂部位。

经验和教训

（1）在建立入路之前辨认胫后肌腱的位置十分重要。让患者主动内翻足，辨认肌腱并在皮肤上标记入路的位置。

（2）在进入趾长屈肌腱鞘的情况下，当你被动伸展足趾你可以很容易地辨认肌腱上下移动。

（3）胫后肌腱和趾长屈肌腱之间的腱鞘很薄，应该反复检查来确认是在观察正确的肌腱。

（4）在胫后肌腱腱鞘中操作，不会有损伤神经血管束的危险。

（5）不熟悉关节镜手术的医生应在尸体操作中来训练自己。

腓骨肌腱病变

引言

腓骨肌位于下肢的外侧间室中，也称为腓侧间室。腓骨肌受到腓浅神经的支配，腓侧和内侧跗管内动脉都有单独的血供系统为肌肉提供血供[99, 100]。从近端至腓骨尖，腓骨短肌相对较扁平，位于腓骨长肌腱的背内侧。在腓骨尖的远端，腓骨短肌逐渐变圆，转向前跨过腓骨长肌腱。腓骨的后外侧部分形成了 2 条腓骨肌的滑动沟槽。滑动沟槽由带骨膜的纤维软骨覆盖骨性沟槽组成[101]。在后外侧，肌腱由腓骨上支持带固定其位置[102, 103]。

由于腓骨肌腱是踝关节外侧的稳定装置，因此在慢性踝关节不稳中这些肌腱受到更多的张力影响，从而导致肥厚性腱病、腱鞘炎及最终的肌腱撕裂[103]。

在 1803 年，Monteggi[104] 首次描述了一例女性芭蕾舞者的腓骨肌腱脱位。如果腓骨上支持带断裂，这些肌腱便会脱位，通常是由于足部的内翻（背伸）创伤伴有肌腱收缩或肌腱的先天缺如（薄弱）引起的[102]。非凹陷的腓骨滑槽使得肌腱的脱位发生。另外一个原因是位于腓骨滑槽外侧的软骨缘增加了滑槽的总深度[105]。万一软骨缘缺如或者平坦，肌腱更有可能脱位[106]。

病史和体格检查

腓骨肌腱腱病常常与踝关节外侧扭伤共同存在。因此在踝关节外侧疼痛的患者中诊断腓骨肌腱病变十分困难[107]。应用前抽屉试验和内翻应力试验是检查踝关节韧带松弛度的常规。在急性病例中，详细的病史应该包含明确的损伤机制。类风湿关节炎、银屑病、甲状旁腺机能亢进、糖尿病神经病变、跟骨骨折、氟喹诺酮的使用和局部类固醇注射等相关情况是否存在是十分重要的，因为这些情况会导致腓骨肌腱功能障碍[108]。鉴别诊断包括疲劳骨折或腓骨骨折，踝关节后侧撞击和外侧韧带复合体的病变。创伤后或术后的粘连和腓骨后缘（腓侧沟槽）不规则也可引起踝关节外侧区域的症状。

在腓骨肌腱脱位的患者中，患者主要表现为外侧不稳定和踝关节外侧间断的或剧烈的感觉过敏。在体检过程中，主动背伸和外翻踝关节时肌腱可半脱位并诱发疼痛[109]（图 88.11）。

影像学检查

如果根据 Ottawa 踝关节准则没有发现异常，应该考虑是否在内翻型损伤的急性期中应用诊断。然而，当怀疑腓骨肌腱病变时，应该应用额外的影像学诊断。另外，如果后外侧踝关节疼痛在初次损伤后持续存在，可考虑影像学诊断。可行常规的负重前后位和侧位片来排除撕脱骨折、骨刺、钙化或小骨片。

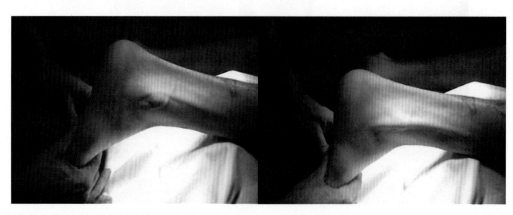

图 88.11　在背伸和外翻时，腓骨肌腱处于半脱位状态。

腓骨肌腱脱位是一项临床诊断；然而，它常常伴随肌腱的断裂。一些研究发现，MRI 和超声检查可能有助于诊断腓骨短肌腱或长肌腱的（部分）撕裂[110]。这两种检查诊断都十分精确。然而，超声性价比更高[111]。

治疗

首先应尝试进行保守治疗。这包括纠正活动方式、足部穿戴改变、临时固定和皮质类固醇注射。另外，足跟外侧楔形垫也可减轻腓骨肌腱的压力，从而促进腓骨肌愈合[108]。

在保守治疗无效的情况下可进行手术。使用肌腱内镜来处理腓骨肌腱病变时，应将患者置于外侧卧位。另外也可选择让患者仰卧位将足部外翻外旋。可在下肢下方放置一枕垫从而能使踝关节自由移动。在麻醉前，要求患者外翻足部，从而可以看清楚腓骨肌腱。将其走行在皮肤上标记出来并标记内镜入路。手术可在局部麻醉、区域麻醉、硬膜外麻醉或全麻下进行。驱血后将患肢大腿止血带充气。

首先在外踝后缘的 2~2.5 cm 取远端入路。在皮肤上做切口然后使用带有直套管针的关节镜轴穿入腱鞘，在这之后插入 2.7 mm 30° 关节镜。

观察从后方腓骨尖大约 6 cm 的近端开始，这里有很薄的肌间膜将肌腱间室分为 2 个独立间室。在更远端，肌腱位于 1 个间室中。直视下通过插入脊穿针在外踝后缘的近端 2~2.5 cm 取第二个入路，该入路直接位于肌腱上方。通过远端入路，可完全观察到腓骨长短肌腱（图 88.12）。

通过在肌腱之间旋转关节镜，可观察到整个间室。当需要切除腱鞘的滑膜时，通常建议在上述入路的远端或近端再做第 3 个入路。

当看到肌腱断裂时，可行内镜滑膜切除并通过微小开放入路来修复断裂处。

对于复发性腓骨肌腱脱位的患者，可通过内镜加深腓侧肌腱凹槽。但是由于工作区域受限，它是一个耗时的手段。在腱鞘内行凹槽加深操作有肌腱医源性损伤的风险。因此，我们推荐使用后足两入路技术来建立入路，另外在后外侧入路近端 4 cm 再行一入路[112]。

康复

术后康复包括弹力绷带和术后 2~3 天部分负重。完全负重应在能忍受的程度下进行，我们推荐

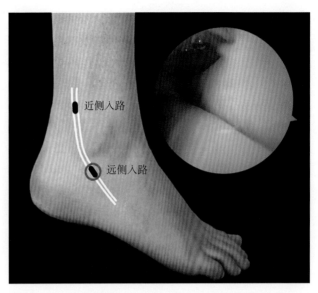

图 88.12　当关节镜进入远侧入路后可观察到腓骨肌腱。

术后马上进行主动活动锻炼。

经验和教训

（1）在建立入路前辨认腓骨肌腱的位置十分重要。让患者主动外翻足，辨认肌腱，在皮肤上标记入路。

（2）术前在患侧踝关节下方放置支撑垫，从而可使踝关节自由移动。

（3）慢性外侧踝关节不稳和外踝后踝关节疼痛的患者应怀疑是否有肌腱断裂。内镜操作时应更仔细地注意病变情况。

踇长屈肌腱腱鞘炎

引言

踇长屈肌腱腱鞘炎是公认的引起后内侧踝关节疼痛的原因。在芭蕾舞者中，这个病变被描述为"芭蕾舞者肌腱炎"[113]。运动员反复做推离踮脚的动作时，有发展成为踇长屈肌腱腱鞘炎的风险[114]。

踇长屈肌腱腱鞘炎和距后三角骨综合征引起的后踝撞击是有区别的病变；然而，由于它们紧密的解剖位置，它们常常共存[22, 115, 116]。如果保守治疗无效，可行距后三角骨切除、肌腱清理和屈肌支持带松解、距骨后突水平的腱鞘松解等手术。另外，通过内镜也可评估后足的关节外结构，如距后三角骨和踇长屈肌腱等结构[12]。

病史和体格检查

患者主要抱怨踝关节后内侧的疼痛，在踝关

活动和踇趾背伸的时候加剧，但是休息的时候疼痛减轻。在内踝后方距下关节水平可扪及肌腱。让患者踝关节跖屈 10°~20° 时，弯曲大踇趾可更容易扪及肌腱在滑槽滑动。这一方法也能鉴别踇长屈肌腱和胫后肌腱的病变。检查者可用手指触及踇长屈肌腱的上下滑动。

在后外侧踝关节疼痛的患者中，需要通过过度跖屈试验来排除后踝撞击综合征。被动过度跖屈试验阳性则表现为患者有明显的后踝关节疼痛。阴性则排除后踝撞击综合征。试验阳性后可行诊断性赛罗卡因（AstraZeneca, Zoetermeer, The Netherlands）注射至后踝间室，疼痛消失则可明确诊断。

影像学检查

在收集病史和体格检查后，诊断可通过不同的影像学技术来明确或排除。为了防止病史和体格检查无法发现异常，可使用额外的诊断方法搜寻线索、排除病变。

在无创伤病史的患者中，如在跖屈大踇趾并在滑槽水平触摸肌腱时有单纯后内侧踝关节疼痛，则不需要额外的检查。在保守治疗无效的情况下，可在不考虑病变的情况下进行干预。MRI 能有效排除肌腱断裂。

治疗

非手术治疗选择包括休息、改变活动方式、冰敷、非甾体类抗炎药和理疗治疗（例如牵拉锻炼）[22, 115]。在滑槽水平的肌腱周围行类固醇注射可作为下一步的治疗方式。操作过程中需要小心，勿造成神经血管束的医源性损伤，仔细观察肌腱病变。通常，保守治疗不能完全解决疼痛不适。另外，高度活跃的芭蕾舞者对运动要求高，通常不能忍受自己数月不活动。对这些病例，可对肌腱松解和切除后侧骨性或软组织撞击病变。

如前所述，作者在此介绍后足内镜入路。手术在全麻或腰麻下在门诊进行。实施标准的两入路后足入路（如上所述），进入操作安全区域。在切除距骨后突下方软组织后，可见踇长屈肌腱。在踇长屈肌腱单纯腱鞘炎的患者中，可通过关节镜磨钻将

屈肌支持带与距骨后突或距后三角骨之间进行分离松解。随后，向远端一直打开腱鞘直至距骨后突的水平。现在可使用内镜进入腱鞘，可以仔细地观察肌腱，如有必要可进行进一步松解（图 88.13）。

将怀疑断裂的部分肌腱进行清理。可观察肌腱的近侧和肌腹的远侧，如存在发红、增厚或出现结节可进行清理，移除粘连和过量的瘢痕组织。

手术快结束时，通过电凝止血。为了防止窦道形成，将皮肤通过 3.0 尼龙线进行缝合。在切口和周围的皮肤注入 0.5% 的布比卡因或吗啡溶液。用无菌敷料加压包扎伤口。常规无须给予预防性抗生素。

康复

手术当天便可出院，在能忍受的程度下进行负重。在未步行时应引导患者抬高患肢进行消肿治疗。敷料在术后 3 天可移除，患者可进行淋浴。应鼓励患者每天至少进行 3 次 10 分钟的主动关节活动练习。患者关节活动度有限可求助于理疗师进行康复治疗。

经验和教训

（1）在踇长屈肌腱腱病的患者中使用关节镜磨钻来将距骨后突上的屈肌支持带分离从而达到松解腱鞘的目的。

（2）在单纯踇长屈肌腱腱病的患者中应充分松解腱鞘一直到载距突。

（3）应小心地用骨凿移除肥大的距骨后突。

（4）仅仅移除后突的后下部，并使用骨刀刨削来去除剩余的部分，从而避免在距下关节水平去除过多的骨质。

（5）建议不熟悉内镜操作的手术医生在尸体标本上训练操作技术[69, 70]。

展望

未来的方向包括关节镜下关节融合技术的细化。适应证包括了距下、距舟、跟骰关节；将来可在关节镜下行双关节融合和三关节融合。距下关节假体将会得到发展，在关节镜控制下进行放置将成为可能。

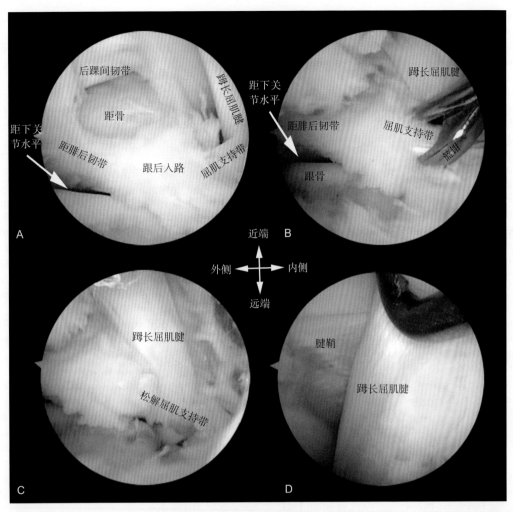

图 88.13 松解踇长屈肌腱。A. 工作区域的整体观。B. 切断屈肌支持带。C. 切断支持带。D. 将关节镜插入腱鞘观察。

参考文献

[1] Burman MS. Arthroscopy of direct visualization of joints: an experimental cadaver study. *J Bone Joint Surg Am*. 1931; 13:669–695.

[2] Watanabe M. Selfoc-Arthroscope (Watanabe No. 24 Arthroscope). *Monograph*. Tokyo, Japan: Teishin Hospital; 1972.

[3] Guhl JF. Operative arthroscopy. *Am J Sports Med*. 1979;7: 328–335.

[4] Myerson MS, Quill G. Ankle arthrodesis. A comparison of an arthroscopic and an open method of treatment. *Clin Orthop Relat Res*. 1991;268:84–95.

[5] Scranton PE Jr, McDermott JE. Anterior tibiotalar spurs: a comparison of open versus arthroscopic debridement. *Foot Ankle*. 1992;13:125–129.

[6] van Dijk CN, Scholte D. Arthroscopy of the ankle joint. *Arthroscopy*. 1997;13:90–96.

[7] van Dijk CN, Verhagen RA, Tol JL. Arthroscopy for problems after ankle fracture. *J Bone Joint Surg Br*. 1997;79:280–284.

[8] Andrews JR, Previte WJ, Carson WG. Arthroscopy of the ankle: technique and normal anatomy. *Foot Ankle*. 1985;6: 29–33.

[9] Ferkel RD, Scranton PE Jr. Arthroscopy of the ankle and foot. *J Bone Joint Surg Am*. 1993;75:1233–1242.

[10] Guhl JF. *Foot and Ankle Arthroscopy*. New York, NY: Slack; 1993.

[11] Ferkel RD, Small HN, Gittins JE. Complications in foot and ankle arthroscopy. *Clin Orthop Relat Res*. 2001;381:89–104.

[12] van Dijk CN, Scholten PE, Krips R. A 2-portal endoscopic approach for diagnosis and treatment of posterior ankle pathology. *Arthroscopy*. 2000;16:871–876.

[13] Beimers L, de Leeuw PA, van Dijk CN. A 3-portal approach for arthroscopic subtalar arthrodesis. *Knee Surg Sports Traumatol Arthrosc*. 2009;17(7):830–834.

[14] Scholten PE, Sierevelt IN, van Dijk CN. Hindfoot endoscopy for posterior ankle impingement. *J Bone Joint Surg Am*. 2008;90:2665–2672.

[15] van Dijk CN. Hindfoot endoscopy. *Foot Ankle Clin*. 2006;11: 391–414, vii.

[16] Lijoi F, Lughi M, Baccarani G. Posterior arthroscopic approach to the ankle: an anatomic study. *Arthroscopy*. 2003;19:62–67.

[17] Sitler DF, Amendola A, Bailey CS, et al. Posterior ankle

arthroscopy: an anatomic study. *J Bone Joint Surg Am.* 2002; 84A:763–769.

[18] van Dijk CN, de Leeuw PA, Scholten PE. Hindfoot endoscopy for posterior ankle impingement. Surgical technique. *J Bone Joint Surg Am.* 2009;91(suppl 2):287–298.

[19] van Dijk CN, Verhagen RA, Tol HJ. Technical note: resterilizable noninvasive ankle distraction device. *Arthroscopy.* 2001;17:E12.

[20] Amsterdam Foot & Ankle Platform. http://www.ankleplatform .com/page.php?id=97. 2009.

[21] Hamilton WG, Geppert MJ, Thompson FM. Pain in the posterior aspect of the ankle in dancers. Differential diagnosis and operative treatment. *J Bone Joint Surg Am.* 1996;78: 1491–1500.

[22] Hedrick MR, McBryde AM. Posterior ankle impingement. *Foot Ankle Int.* 1994;15:2–8.

[23] van Dijk CN, Lim LS, Poortman A, et al. Degenerative joint disease in female ballet dancers. *Am J Sports Med.* 1995; 23:295–300.

[24] Stibbe AB, van Dijk CN, Marti RK. The os trigonum syndrome. *Acta Orthop Scand.* 1994;(suppl 262):59–60.

[25] Scholten PE, Sierevelt IN, van Dijk CN. Hindfoot endoscopy for posterior ankle impingement. *J Bone Joint Surg Am.* 2008;90:2665–2672.

[26] Weinstein SL, Bonfiglio M. Unusual accessory (bipartite) talus simulating fracture. A case report. *J Bone Joint Surg Am.* 1975;57:1161–1163.

[27] Bizarro AH. On sesamoid and supernumerary bones of the limbs. *J Anat.* 1921;55(pt 4):256–268.

[28] Lapidus PW. A note on the fracture of os trigonum. Report of a case. *Bull Hosp Joint Dis.* 1972;33:150–154.

[29] Sarrafian SK. Anatomy of the Foot and Ankle: Descriptive, Topographic, Functional. Philadelphia, PA: Lippincott; 1983.

[30] Brodsky AE, Khalil MA. Talar compression syndrome. *Am J Sports Med.* 1986;14:472–476.

[31] Hamilton WG. Stenosing tenosynovitis of the flexor hallucis longus tendon and posterior impingement upon the os trigonum in ballet dancers. *Foot Ankle.* 1982;3:74–80.

[32] Howse AJ. Posterior block of the ankle joint in dancers. *Foot Ankle.* 1982;3:81–84.

[33] Golano P, Mariani PP, Rodriguez-Niedenfuhr M, et al. Arthroscopic anatomy of the posterior ankle ligaments. *Arthroscopy.* 2002;18:353–358.

[34] Boonthathip M, Chen L, Trudell DJ, et al. Tibiofibular syndesmotic ligaments: MR arthrography in cadavers with anatomic correlation. *Radiology.* 2010;254:827–836.

[35] Oh CS, Won HS, Hur MS, et al. Anatomic variations and MRI of the intermalleolar ligament. *AJR Am J Roentgenol.* 2006;186:943–947.

[36] Ferkel RD, Heath DD, Guhl JF. Neurological complications of ankle arthroscopy. *Arthroscopy.* 1996;12:200–208.

[37] Ferkel RD, Fischer SP. Progress in ankle arthroscopy. *Clin Orthop Relat Res.* 1989;240:210–220.

[38] Bosien WR, Staples OS, Russell SW. Residual disability following acute ankle sprainsuy. *J Bone Joint Surg Am.* 1955;37A: 1237–1243.

[39] Verhagen RA, Struijs PA, Bossuyt PM, et al. Systematic review of treatment strategies for osteochondral defects of the talar dome. *Foot Ankle Clin.* 2003;8:233–239.

[40] Canale ST, Belding RH. Osteochondral lesions of the talus. *J Bone Joint Surg Am.* 1980;62:97–102.

[41] Berndt AL, Harty M. Transchondral fractures (osteochondritis dissecans) of the talus. *J Bone Joint Surg Am.* 1959;41A: 988–1020.

[42] Zengerink M, Szerb I, Hangody L, et al. Current concepts: treatment of osteochondral ankle defects. *Foot Ankle Clin.* 2006;11:331–359, vi.

[43] Verhagen RA, Maas M, Dijkgraaf MG, et al. Prospective study on diagnostic strategies in osteochondral lesions of the talus. Is MRI superior to helical CT? *J Bone Joint Surg Br.* 2005;87:41–46.

[44] Schuman L, Struijs PA, van Dijk CN. Arthroscopic treatment for osteochondral defects of the talus. Results at follow-up at 2 to 11 years. *J Bone Joint Surg Br.* 2002;84:364–368.

[45] O'Driscoll SW. The healing and regeneration of articular cartilage. *J Bone Joint Surg Am.* 1998;80:1795–1812.

[46] Giannini S, Buda R, Faldini C, et al. Surgical treatment of osteochondral lesions of the talus in young active patients. *J Bone Joint Surg Am.* 2005;87(suppl 2):28–41.

[47] Taranow WS, Bisignani GA, Towers JD, et al. Retrograde drilling of osteochondral lesions of the medial talar dome. *Foot Ankle Int.* 1999;20:474–480.

[48] Baums MH, Heidrich G, Schultz W, et al. Autologous chondrocyte transplantation for treating cartilage defects of the talus. *J Bone Joint Surg Am.* 2006;88:303–308.

[49] Hangody L, Fules P. Autologous osteochondral mosaicplasty for the treatment of full-thickness defects of weight-bearing joints: ten years of experimental and clinical experience. *J Bone Joint Surg Am.* 2003;85A(suppl 2):25–32.

[50] Baltzer AW, Arnold JP. Bone-cartilage transplantation from the ipsilateral knee for chondral lesions of the talus. *Arthroscopy.* 2005;21:159–166.

[51] Giannini S, Vannini F. Operative treatment of osteochondral lesions of the talar dome: current concepts review. *Foot Ankle Int.* 2004;25:168–175.

[52] Reddy S, Pedowitz DI, Parekh SG, et al. The morbidity associated with osteochondral harvest from asymptomatic knees for the treatment of osteochondral lesions of the talus. *Am J Sports Med.* 2007;35:80–85.

[53] Whittaker JP, Smith G, Makwana N, et al. Early results of autologous chondrocyte implantation in the talus. *J Bone Joint Surg Br.* 2005;87:179–183.

[54] Takao M, Ochi M, Naito K, et al. Arthroscopic drilling for chondral, subchondral, and combined chondral-subchondral lesions of the talar dome. *Arthroscopy.* 2003;19:524–530.

[55] Steadman JR, Rodkey WG, Rodrigo JJ. Microfracture: surgical technique and rehabilitation to treat chondral defects. *Clin Orthop Relat Res.* 2001;391S:S362–S369.

[56] van Bergen CJ, de Leeuw PA, van Dijk CN. Potential pitfall in the microfracturing technique during the arthroscopic treatment of an osteochondral lesion. *Knee Surg Sports Traumatol Arthrosc.* 2008;17(2):184–187.

[57] Saxena A, Eakin C. Articular talar injuries in athletes: results of microfracture and autogenous bone graft. *Am J Sports Med.* 2007;35:1680–1687.

[58] Chuckpaiwong B, Berkson EM, Theodore GH. Microfracture for osteochondral lesions of the ankle: outcome analysis and outcome predictors of 105 cases. *Arthroscopy.* 2008;24:106–112.

[59] Haglund P. Beitrag zur Klinik der Achillessehne. *Zeitschr Orthop Chir.* 1928;49:49–58.

[60] Brunner J, Anderson J, O'Malley M, et al. Physician and patient based outcomes following surgical resection of Haglund's deformity. *Acta Orthop Belg.* 2005;71:718–723.

[61] Harris CA, Peduto AJ. Achilles tendon imaging. *Australas Radiol.* 2006;50:513–525.

[62] Jerosch J, Schunck J, Sokkar SH. Endoscopic calcaneoplasty (ECP) as a surgical treatment of Haglund's syndrome. *Knee Surg Sports Traumatol Arthrosc.* 2007;15:927–934.

[63] Leitze Z, Sella EJ, Aversa JM. Endoscopic decompression of the retrocalcaneal space. *J Bone Joint Surg Am.* 2003;85A: 1488–1496.

[64] Lohrer H, Nauck T, Dorn NV, et al. Comparison of endoscopic and open resection for Haglund tuberosity in a cadaver study. *Foot Ankle Int.* 2006;27:445–450.

[65] Ly JQ, Bui-Mansfield LT. Anatomy of and abnormalities associated with Kager's fat Pad. *AJR Am J Roentgenol.* 2004;182:147–154.

[66] Ortmann FW, McBryde AM. Endoscopic bony and soft-tissue decompression of the retrocalcaneal space for the treatment of Haglund deformity and retrocalcaneal bursitis. *Foot Ankle Int.* 2007;28:149–153.

[67] van Dijk CN, de Leeuw PA. Imaging from an orthopaedic point of view. What the orthopaedic surgeon expects from the radiologist? *Eur J Radiol.* 2007;62:2–5.

[68] van Sterkenburg MN, Muller B, Maas M, et al. Appearance of the weight-bearing lateral radiograph in retrocalcaneal bursitis. *Acta Orthop.* 2010; 81:387–390.

[69] Arthroscopy Association of North America. Master courses: Foot/Ankle. http://www.aana.org/cme/MastersCourses/descriptions.aspx#Foot/Ankle. Accessed March 9, 2009.

[70] Amsterdam Foot & Ankle Platform. http://www.ankleplatform.com/page.php?id=854. Accessed March 9, 2009.

[71] Maffulli N, Khan KM, Puddu G. Overuse tendon conditions: time to change a confusing terminology. *Arthroscopy.* 1998; 14:840–843.

[72] Emerson C, Morrissey D, Perry M, et al. Ultrasonographically detected changes in Achilles tendons and self reported symptoms in elite gymnasts compared with controls—An observational study. *Man Ther.* 2009;15(1):37–42.

[73] Haims AH, Schweitzer ME, Patel RS, et al. MR imaging of the Achilles tendon: overlap of findings in symptomatic and asymptomatic individuals. *Skeletal Radiol.* 2000;29:640–645.

[74] Kannus P, Jozsa L. Histopathological changes preceding spontaneous rupture of a tendon. A controlled study of 891 patients. *J Bone Joint Surg Am.* 1991;73:1507–1525.

[75] Khan KM, Forster BB, Robinson J, et al. Are ultrasound and magnetic resonance imaging of value in assessment of Achilles tendon disorders? A two year prospective study. *Br J Sports Med.* 2003;37:149–153.

[76] Segesser B, Goesele A, Renggli P. The Achilles tendon in sports. *Orthopade.* 1995;24:252–267.

[77] Maffulli N, Walley G, Sayana MK, et al. Eccentric calf muscle training in athletic patients with Achilles tendinopathy. *Disabil Rehabil.* 2008;30(20–22):1677–1684.

[78] Maffulli N, Kenward MG, Testa V, et al. Clinical diagnosis of Achilles tendinopathy with tendinosis. *Clin J Sport Med.* 2003;13:11–15.

[79] Steenstra F, van Dijk CN. Achilles tendoscopy. *Foot Ankle Clin.* 2006;11:429–438, viii.

[80] Williams JG. Achilles tendon lesions in sport. *Sports Med.* 1993;16:216–220.

[81] Magnussen RA, Dunn WR, Thomson AB. Nonoperative treatment of midportion Achilles tendinopathy: a systematic review. *Clin J Sport Med.* 2009;19:54–64.

[82] Mafi N, Lorentzon R, Alfredson H. Superior short-term results with eccentric calf muscle training compared to concentric training in a randomized prospective multicenter study on patients with chronic Achilles tendinosis. *Knee Surg Sports Traumatol Arthrosc.* 2001;9:42–47.

[83] Norregaard J, Larsen CC, Bieler T, et al. Eccentric exercise in treatment of Achilles tendinopathy. *Scand J Med Sci Sports.* 2007;17:133–138.

[84] Ohberg L, Lorentzon R, Alfredson H. Eccentric training in patients with chronic Achilles tendinosis: normalised tendon structure and decreased thickness at follow up. *Br J Sports Med.* 2004;38:8–11.

[85] Silbernagel KG, Thomee R, Thomee P, et al. Eccentric overload training for patients with chronic Achilles tendon pain-a randomised controlled study with reliability testing of the evaluation methods. *Scand J Med Sci Sports.* 2001;11: 197–206.

[86] Kvist M. Achilles tendon injuries in athletes. *Ann Chir Gynaecol.* 1991;80:188–201.

[87] Maffulli N. Augmented repair of acute Achilles tendon ruptures using gastrocnemius-soleus fascia. *Int Orthop.* 2005;29:134.

[88] Myerson MS. Adult acquired flatfoot deformity: treatment of dysfunction of the posterior tibial tendon. *Instr Course Lect.* 1997;46:393–405.

[89] Michelson J, Easley M, Wigley FM, et al. Posterior tibial tendon dysfunction in rheumatoid arthritis. *Foot Ankle Int.* 1995;16:156–161.

[90] Bulstra GH, Olsthoorn PG, van Dijk CN. Tendoscopy of the posterior tibial tendon. *Foot Ankle Clin.* 2006;11:421–427, viii.

[91] Trnka HJ. Dysfunction of the tendon of tibialis posterior. *J Bone Joint Surg Br.* 2004;86:939–946.

[92] Kong A, Van Der Vliet A. Imaging of tibialis posterior dysfunction. *Br J Radiol.* 2008;81:826–836.

[93] Miller SD, Van HM, Boruta PM, et al. Ultrasound in the diagnosis of posterior tibial tendon pathology. *Foot Ankle Int.* 1996;17:555–558.

[94] Porter DA, Baxter DE, Clanton TO, et al. Posterior tibial tendon tears in young competitive athletes: two case reports. *Foot Ankle Int.* 1998;19:627–630.

[95] Lui TH. Endoscopic assisted posterior tibial tendon reconstruction for stage 2 posterior tibial tendon insufficiency. *Knee Surg Sports Traumatol Arthrosc.* 2007;15:1228–1234.

[96] Paus AC. Arthroscopic synovectomy. When, which diseases and which joints. *Z Rheumatol.* 1996;55:394–400.

[97] van Dijk CN, Kort N, Scholten PE. Tendoscopy of the posterior tibial tendon. *Arthroscopy.* 1997;13:692–698.

[98] van Dijk CN, Scholten PE, Kort N. Tendoscopy (tendon sheath endoscopy) for overuse tendon injuries. *Oper Techn Sports Med.* 1997;5:170–178.

[99] van Dijk CN, Kort N. Tendoscopy of the peroneal tendons. *Arthroscopy.* 1998;14:471–478.

[100] Sobel M, Geppert MJ, Hannafin JA, et al. Microvascular anatomy of the peroneal tendons. *Foot Ankle*. 1992;13: 469–472.

[101] Benjamin M, Qin S, Ralphs JR. Fibrocartilage associated with human tendons and their pulleys. *J Anat*. 1995;187(pt 3):625–633.

[102] Kumai T, Benjamin M. The histological structure of the malleolar groove of the fibula in man: its direct bearing on the displacement of peroneal tendons and their surgical repair. *J Anat*. 2003;203:257–262.

[103] Scholten PE, van Dijk CN. Tendoscopy of the peroneal tendons. *Foot Ankle Clin*. 2006;11:415–420, vii.

[104] Monteggi GB. *Instituzini Chirurgiche*. Italy: Milan; 1803.

[105] Edwards ME. The relations of the peroneal tendons to the fibula, calcaneus and cuboideum. *Am J Anat*. 1928;42: 213–253.

[106] Eckert WR, Davis EA Jr. Acute rupture of the peroneal retinaculum. *J Bone Joint Surg Am*. 1976;58:670–672.

[107] Molloy R, Tisdel C. Failed treatment of peroneal tendon injuries. *Foot Ankle Clin*. 2003;8:115–129, ix.

[108] Heckman DS, Reddy S, Pedowitz D, et al. Operative treatment for peroneal tendon disorders. *J Bone Joint Surg Am*. 2008;90:404–418.

[109] Safran MR, O'Malley D Jr, Fu FH. Peroneal tendon subluxation in athletes: new exam technique, case reports, and review. *Med Sci Sports Exerc*. 1999;31:S487–S492.

[110] Rosenberg ZS, Bencardino J, Astion D, et al. MRI features of chronic injuries of the superior peroneal retinaculum. *AJR Am J Roentgenol*. 2003;181:1551–1557.

[111] Rockett MS, Waitches G, Sudakoff G, et al. Use of ultrasonography versus magnetic resonance imaging for tendon abnormalities around the ankle. *Foot Ankle Int*. 1998;19:604–612.

[112] de Leeuw PAJ, Golano P, van Dijk CN. A 3-portal endoscopic groove deepening technique for recurrent peroneal tendon dislocation. *Tech Foot Ankle Surg*. 2008;7:250–256.

[113] Hamilton WG. Tendonitis about the ankle joint in classical ballet dancers. *Am J Sports Med*. 1977;5:84–88.

[114] Leach RE, DiIorio E, Harney RA. Pathologic hindfoot conditions in the athlete. *Clin Orthop Relat Res*. 1983;177:116–121.

[115] Sammarco GJ, Cooper PS. Flexor hallucis longus tendon injury in dancers and nondancers. *Foot Ankle Int*. 1998;19: 356–362.

[116] van Dijk CN. Hindfoot endoscopy for posterior ankle pain. *Instr Course Lect*. 2006;55:545–554.

软组织和骨性撞击

软组织踝关节撞击

踝关节内异常软组织是造成疼痛和机械性症状的主要原因，这一概念到 1950 年已经不是骨科研究的主题了。在 1950 年，Wolin 和相关研究者发表了一篇关于踝关节软组织撞击病变的文章，这里面提到了"新月形"病变，因为它们触摸起来类似于膝关节半月板组织[1]。他们报道了 9 例内翻性踝关节扭伤导致的慢性踝关节疼痛患者，通过开放手术发现了这些患者外侧踝穴存在撞击病变，通过移除异常软组织后症状明显改善。尽管患者常抱怨踝关节不稳定，但是他们没有关节松弛的客观征象，并且通过切除滑膜相关病变后不稳定症状消失了。作者提到是刺激因素导致组织断裂和内翻损伤出血。尽管大多数患者逐渐从这些损伤中恢复，但是具有滑膜撞击病变的患者常常有慢性滑膜炎，即踝关节前外侧踝穴组织的增厚和纤维化。日本研究者对踝关节进行了一些最早的关节镜评估，他们可能是最早描述通过关节镜检查相似病变的。

1987 年，McCarroll 等[2] 报道了 4 例足球运动员在反复扭伤后出现了慢性踝关节症状，并且通过保守治疗不能改善。关节镜检查显示了每例患者均有异常纤维组织带，在进行病变切除和合理康复后每例患者都恢复了足球竞技水平。Martin 等[3] 报道了 16 例主要由内翻扭伤导致慢性踝关节疼痛的患者，他们均接受了踝关节镜检，并发现所有患者在镜下均表现有肥厚的滑膜组织，75% 的患者病变切除后效果优良。Ferkel 和 Fischer[4] 报道了 100 例接受踝关节镜的患者，其中 24 例有慢性前外侧撞击症状。疼痛和不稳定是常见的症状，但是应力位片不能反映出主观韧带松弛。X 线片对于诊断滑膜病变没有帮助，但是作者建议 MRI 有助于显示异常的前外侧软组织。在随访研究中，Ferkel 等[5] 报道了 31 例内翻扭伤后的慢性前外侧踝关节疼痛患者。

没有 1 例患者有客观的证据证明关节松弛，术前 MRI 可靠地显示了在前外侧踝穴有异常的滑膜软组织增厚。在进行关节镜检查时这些患者表现出具有"增生性滑膜炎和纤维瘢痕组织"，有时与距骨关节软骨软化有关。对 26 例患者行关节镜异常组织切除后效果优良。骨科文献中许多其他研究支持在无相关关节退变的患者中使用关节镜切除踝关节软组织撞击病变[6-11]。

Bassett[12] 描述了 1 例特殊的由距骨邻近的下胫腓前韧带远束造成的前踝软组织撞击。撞击综合征的解剖和临床表现已有其他学者进行过研究[13]。

我们大体将这些问题归为滑膜撞击病变而不是新月形病变，因为有大量的病变形式或表现为从局部炎性滑膜炎"透明样变"转变为清晰的硬组织团块。另外，我们已经发现撞击病变可发生在踝关节的任一部分，包括外侧踝穴、内侧踝穴、关节前方或关节后方。

病史

具有踝关节软组织撞击的患者向医生告知在踝关节韧带损伤后有持续的踝关节症状，并按照踝关节扭伤的标准处理后不能缓解。在扭伤后马上进行评估，并予以保守治疗，如休息、冰敷、抬高患肢、加压、非甾体类抗炎药口服和一段时间内佩戴行走支具并且非负重下制动。大部分患者按医生指导进行活动度练习、加强功能锻炼，并慢慢恢复负重功能锻炼可逐渐康复。而且，其他有更严重损伤、参与高强度工作或体育锻炼的患者在理疗师的指引下进行运动和康复会恢复得更好。

一小部分患者可能会告知骨科医师有持续的疼痛，尽管经过长达 12 周的康复，踝关节症状仍然存在。总的来说，疼痛症状可在内侧或外侧有良好的定位，但可能更弥散地分布在前方，并偶尔出现在后侧。尝试开始活动时可能会发生持续或间歇的肿胀。

体格检查

软组织撞击患者踝关节的体格检查不是特异性的。临床医生应该首先观察踝关节局部或广泛的肿胀、淤斑的位置，这可能直接检查到特殊的解剖位置。应评估和比较患侧和对侧的踝关节及距下关节活动度，以观察是否有轻微或明显的受限。检查僵硬性后足外翻或内翻畸形的后足力线十分重要，因为出现对线不良可能使患者容易反复扭伤并可能影响非手术干预（比如使用矫形装置）的使用；或影响在非手术治疗无法减轻症状时考虑的手术方案。

检查者接下来评估触觉敏感的特殊区域，并将这些区域和患者疼痛的位置相关联。具体的检查应该尝试去确定是否存在触觉敏感，例如关节线上方的敏感则可能与软组织撞击相关；而位于踝关节骨性结构触觉敏感则与可能存在异常的骨性结构（如骨赘）有关。软组织撞击病变可与可扪及的软组织凸起有关，检查者的手指在被动或主动关节活动时可扪及摩擦感。

一些对于其他结构的体格检查有助于从鉴别诊断上排除其他诊断。尤其是检查者应该评估前踝周围的肌腱以确认无肌腱慢性滑膜炎或肌腱撕裂的证据。对于主诉后踝疼痛的患者，检查者必须仔细触摸和评估胫后肌腱、趾长屈肌腱、踇长屈肌腱、腓骨肌腱、腓肠肌的肌力。检查这些肌腱应该包含触摸是否有痛觉敏感，以及在主动和被动活动时触摸单一的肌腱来评估是否存在捻发音、摩擦感或肌力变弱。

神经血管结构也必须仔细评估。仔细地触摸血管搏动情况和检查足踝部运动。

影像学检查

患者有踝关节疼痛应常规行踝关节正侧位摄片和踝穴位摄片。另外，患者有潜在足部疼痛应行足部负重前后位、侧位及斜位摄片。踝关节站立位摄片可有助于评估踝关节退变的程度和后足关节的对线。

踝关节和距下关节 CT 能有效地评估距骨顶骨软骨缺损或骨赘。然而，这项检查对软组织异常的查验没有帮助。

早期使用 MRI 来评估踝关节软组织撞击病变可得出关于敏感性、特殊性和诊断精确性方面模棱两可或争议性的结果[14, 15]。更多最近关于骨科和影像学方面的文献建议，随着设备的改进和图像质量的提高，对这些病变的识别变得更容易，MRI 能够高精度水平地诊断这些病变[16-18]。它也是检查其他导致踝关节疼痛软组织因素（如腱鞘炎或肌腱撕裂）的最合适的检查方法。另外，通过 MRI 可看到踝关节和距下关节的骨质来评估软骨或骨软骨病变，损伤（如后踝撞击）导致的距骨或胫骨的骨髓水肿也只能通过 MRI 检查出来。

软组织撞击病变的处理

大部分急性踝关节扭伤的患者在经过标准的非手术治疗后最终可恢复。某些患者在损伤后可能会有大量的瘢痕存留，也有一些患者踝关节反复损伤后未进行韧带损伤相关的足够治疗，直到炎性组织吸收。

非手术治疗的时间可持续 12 周。在此期间，如上所述的保守治疗通常可减轻疼痛，并允许逐渐负重、活动度锻炼和肌肉力量锻炼。

对持续踝关节不适的患者行关节内类固醇注射对于其诊断和治疗均有帮助。当联合局部麻醉和踝关节内注射时，患者的软组织撞击病变应该至少有临时的症状缓解。类固醇可控制关节内的炎症，并可进一步恢复而不用手术。如果患者拒绝通过局部封闭来临时缓解，医生应该确认患者的疼痛是否来自于踝关节。一些患者的疼痛可能在距下关节和踝关节之间，存在着连锁关系，可能会给诊断性注射造成困难。如果任一注射都不能造成疼痛缓解，医生必须考虑踝关节持续疼痛的原因来源于踝关节的毗邻软组织结构或踝关节疼痛来源于完全不同的因素，如神经因素导致的踝关节疼痛。

手术治疗适用于软组织撞击导致的症状体征经非手术治疗不能缓解的患者。让患者仰卧于手术台，并屈髋屈膝，在下肢下方放置支撑支架来行踝关节镜手术（图 89.1）。下肢支撑支架应该有一个长的大腿支撑部件和一个短的部件延伸向后方超过膝关节褶皱处，从而可进行牵引，牵引力量施加在大腿的大片区域而不是集中在腘窝的小片区域，因为这样可能会导致静脉回流不畅，增加深静脉血栓形成。

在进行常规备皮消毒铺巾后，安置无创的牵引装置并进行轻柔的牵引（图 89.2）。作者推荐对每例患者足踝部均行前内侧、前外侧和后外侧入口

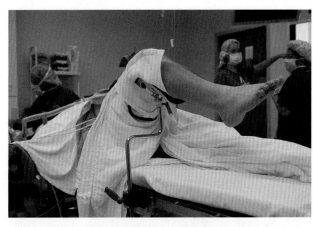

图 89.1 踝关节镜的位置：患者仰卧于手术台上，髋部和膝关节屈曲，并在下肢下方放置长的坚实的大腿支撑支架，固定在腘窝处稍远端。

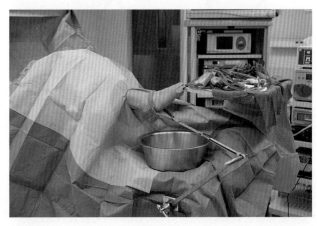

图 89.2 在常规备皮和消毒铺巾后，将非侵入性牵引装置附着在足上。牵引装置是完全无菌的并允许下肢维持在跖屈的位置，这可使关节镜容易进入前侧和后侧入路，并且术中可以自由移动。

（图 89.3）。液体从后方流入，关节镜最初从前内侧入口进入，操作设备从前外侧入口进入。每个踝关节应该经过手术医生反复有序的检查。作者使用关节镜进入前内侧入路从内踝尖查看三角韧带，然后再查看前内侧踝穴一直到距骨顶。然后，将踝关节镜朝向后外侧的方向，这样可看到并处理整个距骨顶和胫骨远端。在这里也可评估关节的后侧并轻微地抽吸后方软组织，这可能有助于观察到一些隐藏在后方的游离体。然后将关节镜向外侧转向以观察"三根分叉部"胫骨远端、腓骨远端和距骨外侧穹窿。在分叉处的前缘可观察到垂直走向的下胫腓前韧带下束。Bassett 提出这一结构的肥大可能会导致前外侧撞击，并可能与邻近的距骨顶软骨软化有关。然后将关节镜朝向前外侧踝穴来观察距腓前韧带和外踝尖。将关节镜退回并跨越关节前方，可评

估胫骨远端和距骨颈。通过减小牵引和将踝关节背伸可将前关节囊放松，从而增加前方的间隙，最终可能加大此处的暴露程度。

使用操作设备时关节镜应位于前外侧入路，探针和其他设备位于前内侧入路，并进行相似完整的逆向评估。最后，可将关节镜放置在后外侧入路，从而可进一步观察后踝间室。

撞击病变最常见的位置为前外侧踝穴和下胫腓的远端（图 89.4）。异常组织如果是柔性的，可通过刨削刀来移除。硬组织可通过使用组织钳或可通过同时进行烧灼和止血的射频装置来移除（图 89.5）。前外侧撞击可由下胫腓前韧带的下束造成。此病变最初由 Bassett 发现，在踝关节背伸时肥厚的韧带可造成对距骨的撞击。患者可觉察到踝关节不适，体格检查可显示在距骨顶前外侧局部触觉敏感，在背伸和外翻踝关节时更加严重。邻近的距骨软骨病变也支持韧带过度肥厚的诊断。切除可见的韧带关节内部分不会破坏下胫腓联合的稳定，并可清晰观察到对病变进行的手术操作过程。

软组织撞击也可能位于内侧（图 89.6）。内侧踝穴区域软组织硬化伴滑膜肥厚可诊断为内侧滑膜撞击。病变可通过刨削刀、夹钳和（或）射频探针去除（图 89.7）。

患者在拆线前以小腿后侧石膏支具固定或以短腿行走支具固定 1 周。去除制动装置后让患者在能忍受的程度下增加负重。可指导患者依靠自身努力进行运动锻炼来增加活动度和肌肉力量，或者推荐理疗师对患者康复进行指导。软组织撞击术后的康复可在 6~8 周完全恢复正常活动，包括体育运动。

踝关节骨性撞击

骨赘是起源于关节边缘反应增生的赘生物，它可见于关节软骨损伤或与关节软骨无关的关节损伤，即骨性撞击病变。在踝关节中这些撞击病变最常出现在胫骨前缘，并可能与邻近距骨颈的骨性病变有关。撞击发生于踝关节用力背伸时。骨赘也可出现在胫骨后缘，它与跖屈时后侧骨性撞击有关。在大部分情况下，它们与过度使用或反复关节损伤有关，但是对于这些病变的病因一直未被明确阐述。早期的研究提出反复牵拉损伤、前踝反复跖屈损伤刺激了胫骨前缘骨赘的形成[19, 20]。这一机制提示关节囊在骨质上的牵拉是刺激机制。然而，先

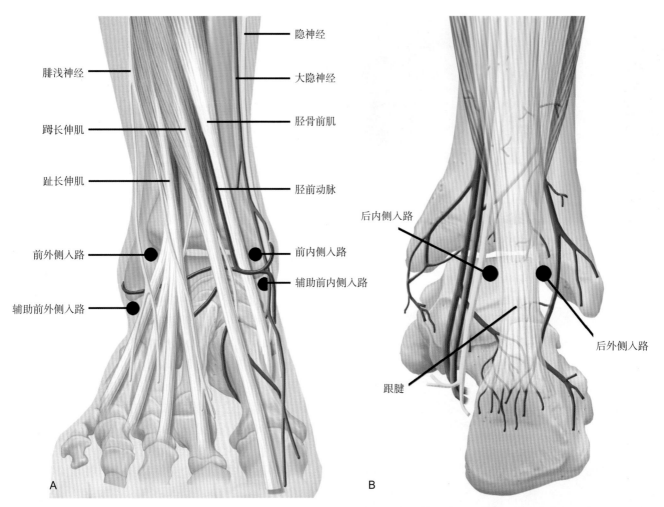

腓浅神经

蹬长伸肌

趾长伸肌

前外侧入路

辅助前外侧入路

隐神经

大隐神经

胫骨前肌

胫前动脉

前内侧入路

辅助前内侧入路

后内侧入路

后外侧入路

跟腱

A　　　　　　　　　　B

图 89.3　A. 踝关节镜相关的前方解剖。前内侧入路在关节线的水平紧邻胫前肌腱的内侧界。该入路的良好位置可通过将一根针穿入关节来确定，并确认它可在不损伤胫骨或距骨关节面的情况下穿过关节。可把针上下进行调整从而使得针安全穿过，然后将设备穿过。副内侧入路可能位于距离前内侧入路 1 cm 或超过 1 cm 的位置，可在术中放置一根皮下注射针，在其引导下建立。B. 踝关节镜相关的后方解剖。后外侧入路在前方入路远端 1~2 cm 水平，并紧邻跟腱的外侧界。这个位置位于更远侧，可允许用针慢慢地穿入关节，与距骨弧形穹窿顶相适应。

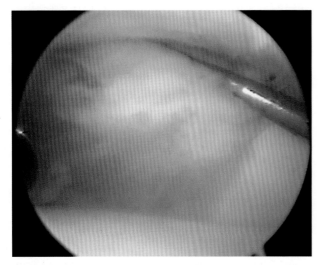

图 89.4　来源于下胫腓的软组织撞击病变。

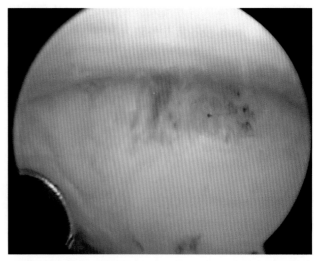

图 89.5　在切除下胫腓联合的软组织撞击病变后的镜下观。

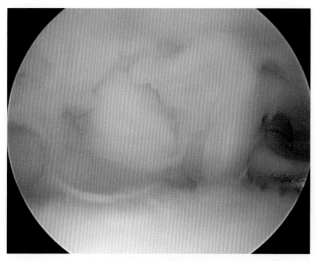

图 89.6 内侧软组织撞击病变切除前。

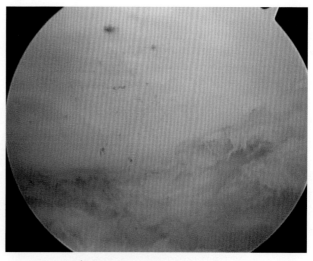

图 89.7 内侧软组织病变切除后。

前已提到骨赘实际上延伸至胫骨关节囊的远端[21]。这一发现提示骨赘是在反复创伤后反应增生所形成的，而不是关节囊牵拉损伤所造成的。在另外一项研究中，作者检查了 28 例距骨标本中骨质长出的部位，并与距骨头进行了对比，发现距骨前方内侧缘骨赘在关节内形成真正的骨赘。相反，距骨前方更外侧缘有骨质在关节囊外侧向外生长，并且看上去是关节囊受到牵拉损伤反应增生的[22]。最近由 van Dijk 提出胫骨骨赘最常在胫骨的内侧形成，并常包括内踝的前面。他提出踝关节反复内翻损伤后导致的这些关节面的接触是始发因素[23]。这一机制可能也暗示踝关节不稳定伴反复内翻性扭伤会增加胫骨前缘骨赘发生的概率。

Scranton 和 McDermott[24] 将胫骨前缘骨赘分为 4 类（图 89.8）。Ⅰ级病变的骨性撞击包括 3 mm 以内的骨刺。Ⅱ级病变包括 3 mm 以上的骨刺，但没有距骨骨刺。Ⅲ级病变既包括胫骨前缘骨赘，也包括距骨颈骨赘。Ⅳ级病变包括那些既有骨刺又伴有 X 线片显示退行性改变的患者。有研究者已经发现切除骨赘基本上可让患者踝关节疼痛的症状减轻，尤其是在骨赘不与显著的退行性关节炎同时存在时。Tol 等[21, 23, 25] 在一项包含 57 例前踝撞击患者的前瞻性研究中达成了一致的结论。他们发现所有无骨关节炎的患者在切除骨赘并平均随访 6.5 年后的效果优良。那些关节间隙变窄伴有骨赘撞击的患者中有 53% 的患者效果优良。

Van Dijk 指出尽管某些患者在踝关节背伸时侧位片显示胫骨前缘骨赘紧邻距骨颈的骨赘，但实际上这些骨赘很少接触。他发现骨赘更常出现在胫骨前缘的内侧，有时骨赘从内踝一直延续至内侧踝穴[25]。另外，他提到常规的侧位片可能低估了骨赘的大小或不能显示骨赘。因此，van Dijk[26] 提出一个更容易看清骨赘的斜侧位片（图 89.9）。在室内很容易开展摄片，它是评估踝关节疼痛的常规前后位、侧位、踝穴位摄片的有价值的补充。

骨赘也可能出现在后踝，这与距骨后突凸出或距后三角骨在用力跖屈时和胫骨后缘撞击有关。尽管骨赘也可能出现在一些其他类型的运动员中，或与工作环境有关[27]，但是有一些类型的运动员，包括足球运动员和芭蕾舞者，更容易出现后踝撞击。

病史

踝关节骨赘的患者主诉为疼痛，并可能有关节活动受限。疼痛常常位于骨赘所在的区域。然而，同时存在的退行性关节炎可能导致患者有更多不定区域的疼痛。骨赘可能随着时间生长导致更多症状，骨赘最终或会断裂，从而在关节内产生游离体。出现这种情况后，患者可能会出现关节绞锁的情况，或由于游离体间歇性地撞击关节导致患者感觉踝关节不稳定。然而，这些患者没有表现出关节松弛的客观迹象。

体格检查

和其他踝关节体格检查一样，整个下肢都应进行检查，包括皮肤的条件、整个肢体的对线、关节活动、稳定性和髋膝踝的对线。另外，应该检查踝关节跖屈背伸的活动度及距下关节的活动。应检查每个踝关节是否有僵硬性的后足内外翻畸形。对踝

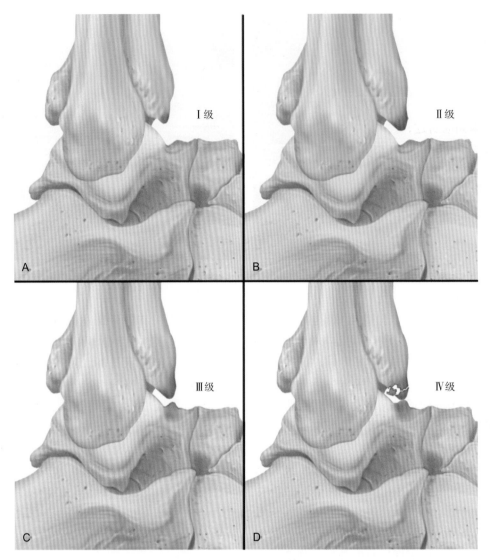

图 89.8　Scranton 和 McDermott 的胫骨前缘骨赘分型。A. Ⅰ级：胫骨前方 3 mm 及以内的骨刺。B. Ⅱ级：3 mm 以上的骨刺，但没有距骨骨刺。C. Ⅲ级：既包括胫骨前缘骨赘，也包括距骨颈骨赘。D. Ⅳ级：胫骨前缘和距骨骨刺合并广泛的踝关节退变。

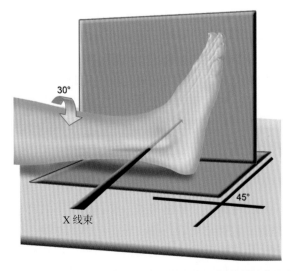

图 89.9　由 van Dijk 技术行斜侧位片来观察胫骨前缘骨赘延伸至内踝的情况。

关节的稳定性（尤其是对内翻前抽屉应力下的稳定性）应进行评估。当怀疑有骨赘时，可进行具体的触诊。内踝的骨赘常常在皮下可扪及。用力背伸踝关节时出现不适是前踝骨赘造成的，而用力跖屈时出现不适则是后踝骨赘造成的。

影像学检查

如前所提到，每例患者都应拍摄前后位、侧位和踝穴位片。怀疑患者踝关节前方骨赘时应进行 van Dijk[26] 所提到的斜侧位摄片。尽管 CT 扫描能精确地显现病变的位置和骨赘发展的程度，但是这项检查没什么必要，并且会给患者带来较多的辐射。MRI 也能显示骨赘，但是它与 X 线片和 CT 扫描相比主要的优点是可显示软组织。MRI 有助于排除其他踝关节疼痛的潜在原因，从而可排除一些鉴别诊断中的潜在病变[28-31]。

手术技术

手术技术如前所述，让患者仰卧于手术台并且屈髋，在膝关节下方放置支撑垫。施加非侵入性的踝关节牵引，并常规行前内、前外和后外入口。有组织地反复对关节进行检查。如果通过关节镜检查发现了胫骨前方骨赘，并也有可能存在相关的距骨颈骨赘，减轻牵引力和背伸踝关节放松前关节囊可能有助于更好地暴露胫骨远端和距骨颈。

大块的胫骨前缘骨赘并可能合并距骨颈骨赘时，可能造成关节镜最初查看关节很困难，尤其是合并有显著的踝关节前方滑膜炎时。关节间隙可能很难清楚地显现。最佳入路是通过前内侧入口插入关节镜，然后在后外侧入口建立液体流入系统，接着在前外侧入口插入刨削刀直至它碰到关节镜轴。刨削刀沿着关节镜轴往下移动直到可以看到它的尖端，接着清理肥厚的滑膜。在初次看到刨削刀时注意刨削刀指向关节间隙而不是往前方移动，这一点尤其重要，防止穿破前方关节囊对前方的神经血管结构造成医源性的损伤。一旦关节暴露后，正确地将骨赘暴露也很重要。前关节囊必须从骨赘的前面剥离。这可以通过使用刨削刀来切除，同样必须将刨削刀对着骨赘而不是前关节囊，或者可使用双极或单极射频来完成这个步骤（图 89.10）。这个方法的优点是同时完成了组织切除和止血。完整的骨赘应该从最外侧暴露至最内侧。如上所述，内侧可一直达到内踝尖。在踝关节背伸和跖屈时，常可以看到由于侵蚀造成的距骨顶关节软骨表面的凹陷磨损。

当骨赘暴露后，可使用 2 种技术来将其切除。首先可以使用动力刨削刀逐渐地切除骨赘（图 89.11）。4 mm 直径的圆磨钻最适合用于这个操作。其次，将骨刀插入关节并用其将胫骨前方的骨赘分离，并用游离体钳夹器将其移除。

切除的量应大约能使胫骨恢复正常的轮廓，并通过踝关节镜观察清理踝关节活动时胫骨前缘与距骨的接触部分。总的来说，切除直到胫骨前缘剩下正常厚度的关节软骨（图 89.12）。如果对是否切得足够有疑问，则可通过透视来进行判断。

必须暴露距骨颈并确认所有距骨颈的骨赘都被清除。这可以通过圆的磨钻或上述的骨刀来操作。

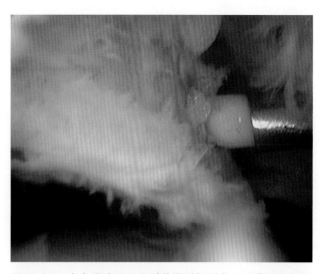

图 89.10　术中照片显示通过使用射频剥离上关节面的前关节囊暴露胫骨前缘骨赘的方法。

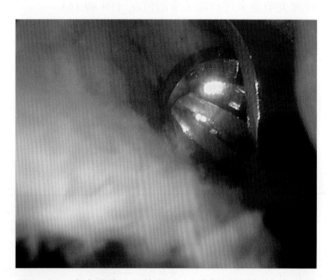

图 89.11　术中照片显示使用 4 mm 直径圆形刨削刀切除胫骨前缘骨赘。

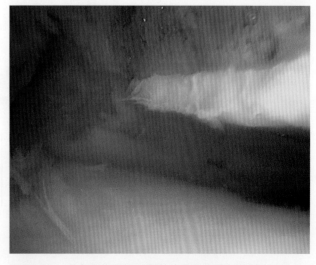

图 89.12　术中照片显示胫骨前缘骨赘切除后的情况。

后踝骨赘的切除更具挑战性。有 3 种技术来接触到这些骨赘。首先，表现出足够松弛的关节，关节镜可从前方的入口进入关节的后方足够看清胫骨后缘的骨赘。然后可从后外侧入口插入动力刨削刀，通过前方关节镜的观察移除骨赘。

第 2 种技术是直接后侧入路直到关节内 [32, 33]。这一入路首先由 van Dijk 提出并让患者俯卧于手术台上，通过两个入口操作，一个是内侧入口，另一个是跟腱外侧缘腓骨尖水平的入口（图 89.13）。通过后外侧入口插入关节镜并将其方向朝向第一趾蹼。刨刀通过后内侧入口与关节镜垂直的方向插入，直至刨刀尖端与关节镜相接触（图 89.14）。然后将刨刀往前拉至关节镜的尖端直到可以看清并在蹞长屈肌腱的外侧建立一个间隙（图 89.15）。切除后踝关节囊来评估踝关节的情况（图 89.16）。

这一入路非常有助于接触处理胫骨后缘的骨赘、距骨后突凸出或导致后踝撞击的距后三角骨。骨赘或距骨后突的切除可在直视下使用 4 mm 直径圆形刨削刀切除。

这一入路带来的不便是要求患者俯卧于手术台上。如果首先要求对关节前方进行手术，然后再转换成俯卧位，需要重新备皮和消毒铺巾。另外一种选择是由 Allegra 提出的利用后内侧双入口来观察关节后方 [34]。第一个入口位置与 van Dijk 提出的

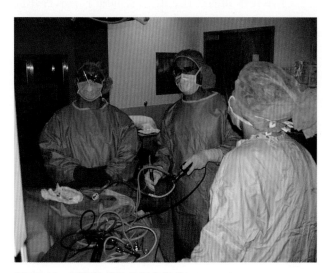

图 89.13　后踝关节镜的操作体位。

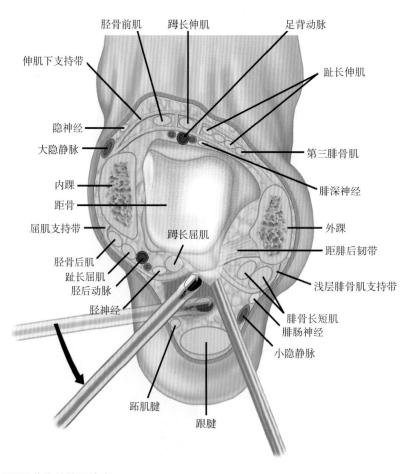

图 89.14　van Dijk 后踝关节镜的放置技术。

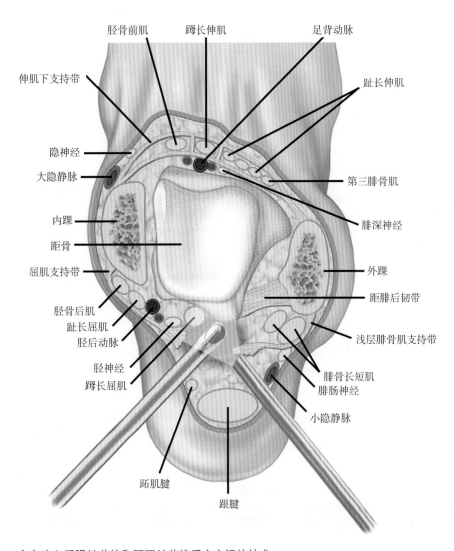

图 89.15　van Dijk 安全建立后踝关节镜和距下关节镜后方空间的技术。

入口相近，第二个入口大约在第一个入口的近端 3 cm。这个入口的优点是可以让患者仰卧于手术台上，因此，无须让患者在关节镜前方处理完成后重新摆体位。

康复

缝合入口后在小腿后侧以短腿支具固定。术后 7~10 天去除支具，然后在能忍受的程度下进行负重，并开始进行关节活动度和肌力的训练。通过理疗师的帮助可能有助于患者更快地回到工作和体育运动中去。大约术后 6 周有望恢复体育锻炼。

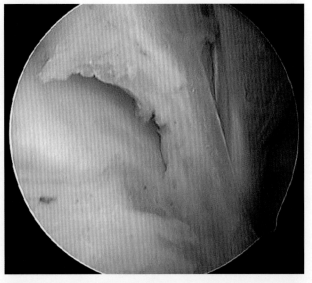

图 89.16　后踝关节镜的术中照片显示在切除后侧关节囊后暴露踝关节，并且在照片的右侧可见到鉧长屈肌腱。

参考文献

[1] Wolin I, Glassman F, Sideman S, et al. Internal derangement of the talofibular component of the ankle. *Surg Gynecol Obstet.* 1950;91:193–200.

[2] McCarroll JR, Schrader JW, Shelbourne KD, et al. Meniscoid lesions of the ankle in soccer players. *Am J Sports Med.* 1987; 15:255–257.

[3] Martin DF, Curl WW, Baker CL. Arthroscopic treatment of chronic synovitis of the ankle. *Arthroscopy.* 1989;5:110–114.

[4] Ferkel RD, Fischer SP. Progress in ankle arthroscopy. *Clin Orthop Relat Res.* 1989;240:210–220.

[5] Ferkel RD, Karzel RP, Del Pizzo W, et al. Arthroscopic treatment of anterolateral impingement of the ankle. *Am J Sports Med.* 1991;19:440–446.

[6] Meislin RJ, Rose DJ, Parisien JS, et al. Arthroscopic treatment of synovial impingement of the ankle. *Am J Sports Med.* 1993; 21:186–189.

[7] DeBerardino TM, Arciero RA, Taylor DC. Arthroscopic treatment of soft tissue impingement of the ankle in athletes. *Arthroscopy.* 1997;13:492–498.

[8] Kim SH, Ha KI. Arthroscopic treatment of impingement of the anterolateral soft tissues of the ankle. *J Bone Joint Surg Br.* 2000;82B:1019–1021.

[9] Gulish HA, Sullivan RJ, Aronow M. Arthroscopic treatment of soft tissue impingement lesions of the ankle in adolescents. *Foot Ankle Int.* 2005;26:204–207.

[10] Urguden M, Soyuncu Y, Ozdemir H, et al. Arthroscopic treatment of anterolateral soft tissue impingement of the ankle: evaluation of factors affecting outcome. *Arthroscopy.* 2005; 21:317–322.

[11] Koczy B, Pyda M, Stoltny T, et al. Arthroscopy for anterolateral soft tissue impingement of the ankle joint. *Ortop Traumatol Rehabil.* 2009;11:339–345.

[12] Basset FH III, Gates HS III, Billys BJ, et al. Talar impingement by the anteroinferior tibiofibular ligament. A cause of chronic pain in the ankle after inversion sprain. *J Bone Joint Surg Am.* 1990;72A:55–59.

[13] Van den Bekerom MP, Raven EE. The distal fascicle of the anterior inferior tibiofibular ligament as a cause of tibiotalar impingement syndrome: a current concepts review. *Knee Surg Sports Traumatol Arthrosc.* 2007;15:465–471.

[14] Rubin DA, Tishkoff NW, Britton CA, et al. Anterolateral soft tissue impingement in the ankle: diagnosis using MR imaging. *AJR Am J Roentgenol.* 1997;169:829–835.

[15] Liu SH, Nuccion SL, Finerman G. Diagnosis of anterolateral ankle impingement: comparison between magnetic resonance imaging and clinical examination. *Am J Sports Med.* 1997;25: 389–393.

[16] Robinson P, White LM, Salonen D, et al. Anteromedial impingement of the ankle. Using MR arthrography to assess the anteromedial recess. *AJR Am J Roentgenol.* 2002;178:601–604.

[17] Lee JW, Suh JS, Huh YM, et al. Soft tissue impingement syndrome of the ankle: diagnostic efficacy of MRI and clinical results after arthroscopic treatment. *Foot Ankle Int.* 2004; 25:896–902.

[18] Ferkel RD, Tyorkin M, Applegate GR, et al. MRI evaluation of anterolateral soft tissue impingement of the ankle. *Foot Ankle Int.* 2010;31:655–661.

[19] Morris LH. Athlete's ankle. *J Bone Joint Surg Am.* 1943;25:220.

[20] McMurray TP. Footballer's ankle. *J Bone Joint Surg Br.* 1950; 32B:68–69.

[21] Tol JL, van Dijk CN. Etiology of the anterior ankle impingement syndrome: a descriptive anatomical study. *Foot Ankle Int.* 2004; 25:382–386.

[22] Hayeri MR, Trudell DJ, Resnick D. Anterior ankle impingement and talar bony outgrowths: osteophyte or enthesophyte? Paleopathologic and cadaveric study with imaging correlation. *AJR Am J Roentgenol.* 2009;193:W334–W338.

[23] Tol JL, Slim E, van Soest AJ, et al. The relationship of the kicking action in soccer and anterior ankle impingement syndrome. A biomechanical analysis. *Am J Sports Med.* 2002;30:45–50.

[24] Scranton PE Jr, McDermott JE. Anterior tibiotalar spurs. A comparison of open versus arthroscopic debridement. *Foot Ankle.* 1992;13:125–129.

[25] Tol JL, Verhagen RA, Krips R, et al. The anterior ankle impingement syndrome. Diagnostic value of oblique radiographs. *Foot Ankle Int.* 2004;25:63–68.

[26] van Dijk CN , Wessel RN, Tol JL, et al. Oblique radiograph for the detection of bone spurs in anterior ankle impingement. *Skeletal Radiol.* 2002;31:214–221.

[27] Maquirriain J. Posterior ankle impingement syndrome. *J Am Acad Orthop Surg.* 2005;13:365–371.

[28] Karasick D, Schweitzer ME. The os trigonum syndrome. Imaging features. *AJR Am J Roentgenol.* 1996;166:125–129.

[29] Bureau NJ, Cardinal E, Hobden R, et al. Posterior ankle impingement syndrome. MR imaging findings in seven patients. *Radiology.* 2000;215:497–503.

[30] Peace KA, Hillier C, Hulme A, et al. MRI features of posterior ankle impingement syndrome in ballet dancers. A review of 25 cases. *Clin Radiol.* 2004;59:1025–1033.

[31] Willits K, Sonneveld H, Amendola A, et al. Outcome of posterior ankle arthroscopy for hindfoot impingement. *Arthroscopy.* 2008;24:196–202.

[32] Van Dijk CN. Anterior and posterior ankle impingement. *Foot Ankle Clin.* 2006;11:663–683.

[33] van Dijk CN, Scholten PE, Krips R. A 2-portal endoscopic approach for diagnosis and treatment of posterior ankle pathology. *Arthroscopy.* 2000;16:871–876.

[34] Allegra F, Maffulli N. Double posteromedial portals for posterior ankle arthroscopy in supine position. *Clin Orthop Relat Res.* 2010;468:996–1001.

第 90 章

Terence Y.P. Chin, Steve Mussett, Richard Ferkel, Mark Glazebrook, Johnny Tak-Choy Lau

距骨顶骨软骨病变：自体软骨细胞移植

距骨骨软骨病变是指关节面和距骨顶下方软骨下骨的缺损。某些情况下，骨软骨缺损下方有相关的骨囊肿形成。尽管许多病例是在踝关节扭伤后发生的，但这种情况发生的病因仍然不确定。在无创伤病史的病例中，主要的血管损害被认为是病因。骨软骨缺损的患者踝关节疼痛、肿胀，并伴有机械性弹响或交锁的症状[1, 2]。

骨软骨缺损常常出现在距骨顶前外侧或后内侧面。创伤导致了90% 前外侧和70% 后内侧距骨软骨缺损[3]。Loren 和 Ferkel[4] 发现了创伤导致距骨软骨病变合并急性踝关节骨折的概率为61%。另外，Hintermann 等[5] 在处理的 288 例急性踝关节骨折中发现有 79% 的软骨病变。Stufkens、Hintermann 和其同事最近进行了一项如上所述的对于 288 例踝关节骨折前瞻性研究的长期随访。109 例患者（47%）接受了平均 12.9 年的随访。他们在关节镜下发现了踝关节骨折后的最初软骨损伤是创伤后病变发展或骨关节炎发展的预兆。他们发现距骨的前方和外侧以及内踝的病变与不好的临床结果高度相关[6]。骨软骨缺损双侧同时病变的发生率为10%[7]。

Berndt 和 Harty[8] 对骨软骨缺损的 X 线分类仍然被广泛使用。然而，CT 或 MRI 对于病变的分级和指导治疗十分重要[9, 10]。骨软骨缺损的影像学分级在先前的章节已经详细讨论。

治疗

骨软骨缺损的治疗取决于该病变是急性还是慢性、影像学分级、病变的大小和患者症状的严重性。本章将集中讨论慢性骨软骨缺损的治疗。引发症状的严重病变合并显著的分离或移位需要手术治疗。总的来说，引发症状的骨软骨缺损非手术治疗有效率为 25%~45%[1, 11]。

治疗的目的是减轻疼痛、恢复踝关节功能，并防止踝关节进一步退变。理想地来说，这可通过恢复透明关节软骨来覆盖软骨下骨获得。如果下肢对线不良或踝关节不稳定，这些情况也应进行处理，尤其是计划行软骨修复术时。

治疗慢性骨软骨缺损的手术选择如下。

- 骨髓刺激：打磨、钻孔或微骨折。
- 软骨修复：骨软骨自体骨移植系统（OATS）、骨软骨同种异体移植或软骨细胞移植如自体软骨移植（ACI）。

游离和不可修复的骨软骨病变需要移除。骨髓刺激技术产生了非透明纤维软骨（主要是 I 型胶原），它的力学属性不如天然透明软骨，并且可能不如天然透明软骨耐用[12]。目前治疗方式的目标是修复透明或透明样软骨（主要由 II 型胶原组成），方法包括骨软骨自体骨移植系统、骨软骨同种异体移植或软骨细胞移植。骨软骨自体骨移植系统利用膝关节小块区域的透明软骨来填补。尽管骨软骨自体骨移植治疗的中期效果良好，但是供体的病变、技术难度、大范围病变的移植软骨的尺寸不足、压紧时造成的骨软骨坏死、肩关节软骨移植困难、膝关节与踝关节软骨不匹配及缺损覆盖不足[13-16] 都是大家一直关心的问题。骨软骨同种异体骨移植已被用来治疗骨软骨病变，在许多病例使用中都取得了不错的效果[17-19]。与自体骨软骨移植（从膝关节非负重区域取软骨移植）相比，距骨软骨同种异体骨移植优点是不仅仅可以有大片软骨区域，而且软骨的解剖也更具一致性。通过 CT 扫描，可确定精确的同种异体骨移植来匹配受体的缺损。然而，同种异体骨移植的缺点包括疾病的传播、新鲜同种异体骨移植的缺乏及恢复时间长。

自体软骨移植综述

自体软骨移植技术和技巧领域发展十分迅速。

这一话题的综述超出了本章的范畴，读者可参考相关文献来获取更多信息[20, 21]。目前具有三代软骨细胞移植技术来修复骨软骨缺损：

- 第一代：软骨细胞移植包括在自体骨膜瓣下（经典软骨细胞移植）的自体软骨细胞移植。

- 第二代：软骨细胞移植包括在组织工程胶原覆盖下（如 Chondro-Gide and Bio-Gide，Geistlich Biomaterials，Wolhusen，Switzerland）自体软骨细胞移植，或更常见的是在组织工程支架种植自体软骨细胞来进行移植。后者包括基质诱导的自体软骨移植和透明质酸支架。

- 第三代：软骨细胞移植主要包括在体内建立活性环境并移植入三维软骨[21]。第三代技术的特点包括使用同种异体的幼稚细胞、新型的软骨诱导或软骨引导支架和专门的技术来建立软骨组织体内基质的环境，从而加强材料属性[22]。这些例子包括"Denovo"工程组织移植（Zimmer，Warsaw，MO）和 Neocart（Histogenics，Waltham，MA）[22]。

目前，仅有第一代软骨细胞移植技术在美国用来修复骨软骨病变[23]。第二代技术在欧洲和澳大利亚被广泛使用，但是目前还未获得 FDA 批准。第三代技术在美国还处于人体临床试验的早期阶段。其他的技术尚未获得 FDA 的批准进入市场[22]。

第一代软骨细胞移植技术

第一代软骨细胞移植技术包括先前的已经培养和扩增的自体软骨细胞移植。植入的软骨细胞通过骨膜瓣来覆盖以确保移植在缺损处。已有报道 9~11 年的随访过程中通过软骨细胞移植治疗膝关节的骨软骨病变效果满意[26]。膝关节软骨细胞移植使得这项技术在踝关节和其他关节的使用增加。

软骨细胞移植治疗骨软骨病变分两个阶段进行。第一阶段包括在关节镜下从同侧膝关节（股骨髁边缘或髁间窝）或踝关节取 200~300 mg 的软骨。在踝关节中，已有描述从距骨顶前缘或胫骨远端获得软骨，清创时从骨软骨病变的边缘或移除的游离骨软骨病变获得软骨[27-29]。然后，将这些软骨标本送去实验室进行软骨细胞分离和培养增殖。行踝关节镜来评估骨软骨病变的大小和深度，并评估对于大块软骨下骨缺损是否还需要植骨。另外，同时也对关节镜不能达到而需要进行截骨处理的相关病变进行治疗。

软骨细胞分离和培养的细节超出了本章范围，建议读者按所列参考文献阅读了解更多信息[13, 30, 31]。简而言之，将获得的软骨切碎，用抗生素溶液清洗，用酶进行消化，过滤并离心获得软骨细胞。将软骨细胞培养得到由 5×10^6 个细胞组成的细胞悬液，整个过程需要 3~4 周。

一旦软骨细胞已准备好移植，可进行第二个阶段。在大部分情况下，需要分别进行外踝截骨或内踝截骨以到达外侧和内侧骨软骨病变部位[27, 29, 30, 32]。清理骨软骨病变来稳定病变周围的软骨和基底部的软骨下骨。从胫骨干骺端远端取相同尺寸或稍大于缺损部位的骨膜瓣缝合至缺损部位，并通过 5-0 的多聚缝线将新生层朝向软骨下骨间断缝合。然后使用纤维蛋白胶来将骨膜瓣的周围封闭，留下一个间隙允许软骨细胞进入。最初将正常生理盐水通过这个间隙注入来确认封闭完好，然后将封闭移除。接着将培养好的细胞注射在骨膜瓣的下方，并将间隙用纤维蛋白胶封闭。然后，进行内踝或外踝截骨，按标准方法进行内固定[27, 29, 30, 32-34]。

在某些情况下，在骨软骨病变下方有大的囊腔。这个空腔需要通过骨松质填充并在软骨细胞移植前重塑软骨下骨。一些作者将自体软骨细胞直接注射在移植骨上方，并将骨膜瓣缝合在缺损上方[29, 30]。然而，大部分学者使用"三明治技术"，旨在将植入的软骨细胞从原始的骨松质分离，从而防止软骨细胞不必要的出血及污染多能造血干细胞[27, 32-34]（图 90.1）。在对囊肿进行清创和钻孔后，将自体骨松质植入在软骨下骨的水平。骨膜瓣新生层与植骨反向，从而保证可于骨软骨病变处以缝线和纤维蛋白胶缝合封闭。而后将第二个骨膜瓣的新生层朝向第一个骨膜瓣（远离关节面），缝合并使用纤维蛋白胶封闭。两个骨膜瓣的间隙是一个可注入软骨细胞的单独间室。注入的软骨细胞因而成为两个骨膜瓣之间的"三明治"。解剖复位截骨端内植物固定。

第一代软骨细胞移植的证据

搜索 1994 年（Brittberg 等报道了首例人体软骨细胞移植）至 2009 年 8 月 PubMed 中的相关文献。搜索条目包括下述组合："踝关节""距骨""骨软骨""剥脱性骨软骨炎"和"软骨细胞移植"，显示了 6 项关于软骨细胞移植治疗距骨软骨病变的研究[27, 29, 30, 32-34]。所有的研究都是证据等级 4 级的前

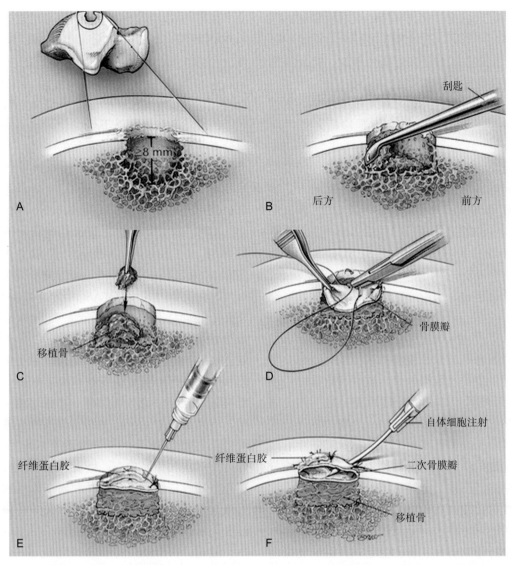

图 90.1　三明治手术操作步骤。A. 骨软骨病变合并囊肿，范围≥8 mm。B. 使用刮匙去除骨软骨病变和其下方的囊肿。C. 从髂嵴或胫骨取得植骨并将其打压至软骨下骨。D. 在软骨下骨平面插入骨膜瓣覆盖骨缺损，并将新生层朝向关节。将骨膜瓣水平缝合锚定至软骨上。E. 在骨膜瓣和植骨间注入蛋白胶来封闭关节的髓腔，松绑止血带来检查是否有出血穿透覆盖的骨膜。F. 将第二个骨膜瓣缝合至软骨边缘，并将新生层朝向缺损，使用蛋白胶封闭缝线间的间隙。在防水测试完成后，在两层骨膜之间注入软骨细胞（Richard D. Ferkel，MD 版权所有）。

瞻性病例研究，仅有少许受试者（最多的研究受试者为 14 例），均为短至中期随访（2~5 年）。超过 80% 的患者症状得到了改善，并且患者满意度很高。大量的第一代软骨细胞移植在先前骨髓刺激手术失效时进行。

Peterson 等[34] 是首批对软骨细胞移植治疗膝关节骨软骨病变的研究者，他们已经发表了相关治疗骨软骨病变的早期经验。他们在 14 例患者身上使用了"软骨细胞移植 ± 三明治"术[34]。平均骨软骨病变尺寸为 1.7 cm²（0.3~3.5 cm²）。4 例患者同时进行了外侧韧带重建。Peterson 在另外一篇文章中单独报道了该项研究更详细的结果[35]。平均随访

32.4 个月，80% 的患者恢复良好。7 例患者需要行反复关节镜处理过度肥大的骨膜，有 1 例患者植骨后软骨分离。

在等级为 4 级证据的前瞻性研究中，Whittaker 等[33] 利用软骨细胞移植治疗了 10 例骨软骨病变患者。2 例使用了"三明治"植骨术。骨软骨病变的平均面积为 1.95 cm²（1~4 cm²）。其中 6 例之前有过关节镜或开放手术史。平均随访 23 个月（12~54 个月），平均 Mazur 踝关节评分从术前 51 分改善至术后 71 分（P<0.000 5）。10 例中有 9 例患者对效果满意或极其满意。对 9 例患者平均软骨细胞移植术后 13 个月行第二次关节镜检查。所有骨软骨病

变均已被稳定地填充，但与周围的天然软骨相比略柔软，且稍有不规则。对 5 例患者行全层活检后显示，2 例患者某些区域存在透明样软骨，并有 3 例患者主要存在的是纤维软骨。

Giannini 等[30]对等级为 4 级证据的一系列病例研究中的 8 例使用了软骨细胞移植来作为主要治疗手段。平均骨软骨病变的尺寸为 3.3 cm^2（2.2~4.3 cm^2），并随访了 26 个月。1 例患者需要对软骨下骨囊腔进行植骨，并直接在骨松质植入骨块表明注入软骨细胞，然后用骨膜瓣覆盖（"非三明治"技术）。1 例患者需要行胫骨截骨来纠正对线不良。所有患者对手术均满意，后足 AOFAS 评分从32.1 分改善至 91 分。8 例患者行反复关节镜检查，显示缺损处有包含 II 型胶原的透明软骨类软骨完整填补。

Koulalis 等[29]对 8 例具有平均 1.84 cm^2（1~6.25 cm^2）病变大小的患者行软骨细胞移植术。从同侧踝关节的非关节距骨顶前缘取得软骨。软骨下骨通过使用"非三明治"技术以自体骨松质填充。在平均 17.6个月（8~26 个月）的随访中，Finsen 踝关节评分从平均术前 3.4 分改善至术后 0.6 分，所有患者治疗均获得了优良的结果。对 3 例患者行二次关节镜分离关节囊粘连。二次关节镜对植骨部位的观察显示骨软骨病变部位覆盖有软骨类组织。在 3 例二次关节镜的患者中对 1 例进行了组织活检，发现覆盖的组织主要是纤维软骨和软骨化生组织，通过免疫组化染色可见到 I 型胶原。Baums 等[27]在此基础上增加了 4 例患者并进行了更长时间的随访。他们报

道了在平均 63 个月（48~84 个月）的随访中，患者AOFAS 评分（43.5~88.4 分）、Hanover 踝关节等级评分（40.4~85.5 分）均有统计学上的改善，12 例患者中有 11 例疗效优良。最近一次随访中行 MRI检查，7 例患者表现有平整的关节面，植骨已经与周围的天然软骨、软骨下骨整合。剩下的患者植骨部分有些不规整，部分裂隙存在。

在 2009 年，Nam 等[32]（前瞻性等级为 4 级证据的研究）报道了他们处理 11 例患者的经验。所有患者之前的手术治疗均效果不好。这 11 例患者中，6 例经过"三明治"技术处理软骨下囊腔（平均深度 11.5 mm，9~15 mm）。骨软骨病变的平均尺寸为 2.7 cm^2（1.8~4.2 cm^2），平均随访 38 个月（24~60 个月），AOFAS 评分（47.4~84.3 分），Tegner 活动评分（1.3~4.0 分）和 Finsen 所有种类评分都有明显统计学改善。11 例中有 9 例患者疗效优良。9 例患者随访的 MRI 检查显示关节面平整的程度不一样，但是很好地填充了缺损（图 90.2）。所有患者软骨下骨虽然都有一些压缩和一小部分缺损，但是都恢复了。除 1 例患者外所有患者骨髓水肿的问题都解决了。10 例患者平均术后 14.2 个月均行了二次关节镜检查，所有骨关节软骨病变全部填充了软骨样组织，在植骨和周围天然软骨存在着界线（图 90.3）。2 例患者行二次关节镜检查有骨膜过度生长。

最近，Ferkel 和同事已经完成了一项对 32 例进行软骨细胞移植的患者的初步研究，并进行了长期随访。其中有 16 例男性和 16 例女性，平均年龄

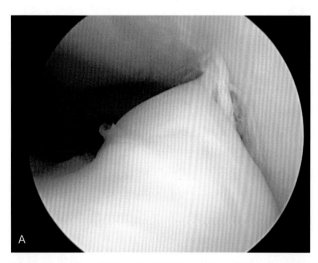
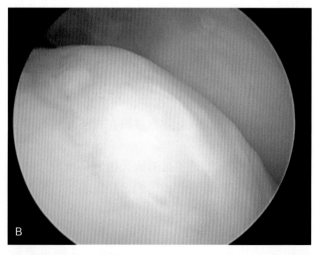

图 90.2　1 例 23 岁的女性花样滑冰老师在骨髓刺激失败后接受了软骨细胞移植的关节镜下所见。A. 软骨细胞移植前的游离骨软骨瓣。B. 软骨细胞移植后 9 个月行二次关节镜检查（引自 Nam EK，Ferkel RD，Applegate GR:Autologous chondrocyte implantation of the ankle. A 2 to 5 Year Follow-up. Am J Sports Med 2009;37:274-284）。

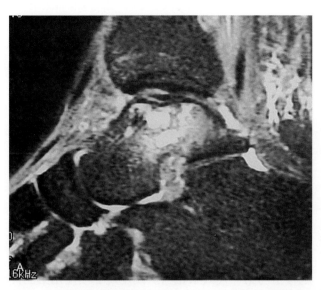
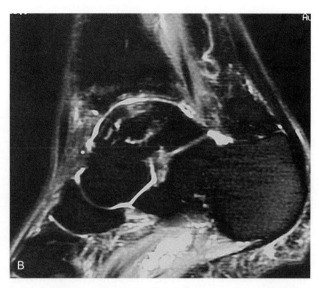

图 90.3　软骨移植患者的 MRI 评估。A. 术前左踝关节的矢状面 T2 加权像，可见软骨下骨塌陷和囊肿形成及典型骨髓水肿。B."三明治"术后 28 个月的左踝关节的矢状面 T2 加权像显示关节面"良好填充"，并且骨质替换了软骨下囊肿（引自 Nam EK, Ferkel RD, Applegate GR: Autologous chondrocyte implantation of the ankle. A 2 to 5 Year Follow-up.Am J Sports Med 2009;37:274-284 ）。

为 34 岁。24 例患者有内侧病变，8 例患者有外侧病变，平均尺寸为 198 mm²。23 例患者接受了仅针对距骨的软骨细胞移植，而 9 例患者使用了"三明治"技术来进行软骨细胞移植。平均随访时间为 66 个月。术前患者使用简化的症状评估踝关节，其中 25 例评价为功能不良，3 例评价为中等。在最后的随访中，8 例患者评价为优秀，12 例评价为良好，5 例评价为中等，1 例评价为不良。功能不良的患者在进行软骨移植 4 年后由于在软骨细胞移植前已存在的退行性关节炎进行了踝关节融合。患者的整体 Tegner 活动水平从 1.6 分改善到了 4.4 分，Finsen 评分显示有明显的改善。AOFAS 评分从 50.2 分改善到了 86.4 分，并与 Finsen 显著相关。11 例先前报道的患者中有 9 例在 Tegner、Finsen 和 AOFAS 评分（个人沟通）中继续有所改善。

第二代软骨细胞移植

　　传统第一代软骨细胞移植是将软骨细胞注入骨膜瓣和软骨下骨封闭的间隙中来完成的。在基础科学的水平上，许多关于软骨细胞在生物力学环境中代谢和分化的生物学问题一直未被解决。注入的软骨细胞并未表现出会像天然透明软骨一样继续对细胞外基质产生正常的软骨细胞[25]。产生的透明样软骨包括排列紊乱的胶原纤维，它们不能复制透明软骨中有组织的解剖排列。此外，关于在骨膜瓣之间

获得防水封闭的困难度一直是大家所关心的，因为有潜在的细胞外渗漏会导致未达到最优标准的软骨生长。为了努力去解决这些问题，许多学者关注可用来种植细胞、促进增殖并最终释放软骨细胞进入骨软骨病变部位的生物膜支架的发展[25, 36]。

　　基质诱导的自体软骨细胞植入在欧洲、南美、澳大利亚和新西兰被广泛使用[25]。该技术有待在美国和加拿大获得许可进行使用。在基质诱导的自体软骨细胞植入技术中，获得的软骨细胞首先将被植入包含 I 型或 III 型胶原的双层生物膜中。这个胶原支架用于平滑的外层（高密度的胶原纤维），可作为屏障。内层（软骨细胞种植处）是多孔的，并允许软骨细胞种植。然后将生物膜直接植入骨软骨病变中，并用纤维蛋白胶封闭[36]。

　　透明 C 植入支架（Fidia Advanced Polymers，Abano Terme，Italy）是另外一个在欧洲应用的系统[37]。它使用了透明质酸制成的支架取代了猪的胶原。与基质诱导的自体软骨细胞植入相近，远古细胞在体外增殖并在植入前种植在生物膜上。透明植入支架具有自我吸附属性，它不需要纤维蛋白胶来封闭住植骨。使用特殊设计的设备来进行完全的关节镜操作治疗骨软骨病变已有描述（见下文）[38]。

　　第二代软骨细胞移植分两步进行。对于第一代软骨细胞移植，第一步包括软骨细胞获得和骨软骨病变的最初清理。然后，将获得的软骨送至实验室进行处理，并将获得的软骨细胞植入生物膜支

架。在第二个阶段，按骨软骨病变的范围切断富含软骨细胞的生物膜，将其覆盖在软骨下骨上并使用纤维蛋白胶封闭。取决于病变的位置，生物膜的放置和封闭可通过关节镜进行，而不需要行内外踝截骨[38]。

第二代软骨细胞移植的证据

如传统软骨细胞移植一样，目前一些发表的关于支架使用的数据主要运用于对膝关节骨软骨病变的治疗中[25, 39]。基质诱导的自体软骨细胞植入和透明 C 支架治疗的短期效果（2~3 年随访）相对于第一代均表现出相当程度的膝关节组织学和功能学改善，它们均不需要种植和针对骨膜瓣小心地缝合。第二代技术与第一代相比能减少手术时间和复杂度。

Cherubino 等[40] 报道了他们最初使用基质诱导的自体软骨细胞植入 11 例患者（9 例患者病变位于膝关节，2 例位于距骨）的经验。平均缺损大小是 3.5 cm^2（2.0~4.5 cm^2）。平均随访 6.5 个月未出现并发症。6 例患者至少随访 6 个月后的膝关节评分明显改善。他们的研究未提到踝关节评分。术后 MRI 显示缺损处以透明样软骨填充。2 年后，同样的作者报道了对 6 例患者使用基质诱导的自体软骨细胞植入治疗骨软骨病变[41]。在这个前瞻性病例研究中，平均病变大小为 3.4 cm^2（2.5~4.0 cm^2），通过内外踝截骨来接近病变。在平均 33.8 个月（25~43 个月）的随访过程中，5 例患者有明显的 AOFAS 评分（原始数据未提供）临床改善。这些患者二次关节镜检查显示病变处有稳定的透明样软骨填充，大体上与周围天然软骨相似。研究未进行组织活检。随访 MRI 检查显示有良好的填充，并有修复软骨填充。剩下的患者病变处有一裂隙，难以用修复组织填充。

在一大型的等级为 4 级证据的研究中，Giannini 等[38] 在 46 例距骨顶软骨病变患者中使用了透明 C 支架。其中 23 例患者先前手术治疗失败，1 例患者使用骨软骨镶嵌移植术治疗失败。平均年龄为 31.4 岁（20~47 岁），所有患者随访时间长达 36 个月。所有手术操作均在关节镜下进行，并使用了特殊设计的引入器将生物膜放置于缺损处。平均病变尺寸为 1.6 cm^2（0.5~2.5 cm^2）。36 个月后随访时，患者 AOFAS 评分从 57.2 分改善至 89.5 分（$P < 0.000\ 5$）。

38 例患者手术效果优良。先前手术史（$P < 0.000\ 5$）和年龄增大（$P = 0.05$）与手术效果不良有关。3 例患者行二次关节镜检查显示缺损填充良好，并与周围软骨整合。组织切片检查显示含有重塑的 Ⅱ 型胶原透明样软骨。这是首次描述完全使用关节镜行软骨细胞移植治疗骨软骨病变的研究。

证据总结和推荐

第一代软骨细胞移植治疗骨软骨病变的短至中期（2~5 年）疗效的优良率为 80%~90%。这些结果主要来自先前手术治疗无效的患者。第二代软骨细胞移植与第一代效果相当。仅发现 2 项使用第二代技术治疗骨软骨病变的英文研究，这 2 项研究均是等级为 4 级证据的研究，并进行了短期（36 个月）随访，获得了良好的结果。其中有 1 项研究报道了完全使用关节镜入路治疗[38]。根据 Wright 等[42] 建议的标准，目前证据的水平支持以 C 级推荐第一代和第二代软骨移植技术治疗骨软骨病变。在连接处，软骨细胞产生的修复组织最好是包含 Ⅱ 型胶原的透明样软骨。然而，在膝关节进行的研究显示透明样软骨在生物力学上优于纤维软骨，并与天然透明软骨相当[43]。目前，已经报道有 50%~80% 的患者经骨髓刺激术（钻孔和微骨折），并行中长期随访后效果满意[1, 23, 44]。然而，大部分第 4 等级的证据，对骨软骨病变的大小基本上没有描述[23, 44]。有证据（等级为 3 级证据）表明骨髓刺激治疗骨软骨病变面积大于 1.5 cm^2 的效果欠佳[45]，并且疗效会随着时间变差[23]。我们需要更进一步的研究来决定软骨细胞产生的透明样软骨在长期随访期间是否更好、临床效果是否持续更久。

显然，我们需要具备更多患者数量和更长随访时间的随机试验来进一步证明软骨细胞移植的疗效，尤其是建立起其相对于骨髓刺激技术的优势。然而，由于骨髓刺激术操作起来十分简单且不会给患者带来经济负担，与软骨细胞移植相比并发症发生率低，作者建议将它作为骨软骨病变的一线治疗手段，软骨移植应保留为骨髓刺激失效的患者的治疗手段[16, 32, 35, 45]。不建议使用骨髓刺激的情况可能包括更大面积的骨软骨病（>1.5 cm^2）或典型的软骨下骨囊腔（>8 mm）形成，软骨细胞移植联合"三明治"植骨更有可能恢复关节面的平整并填充软骨下骨[16, 32, 34, 35]。我们需要许多前瞻性随机研究和长期随访来评估对比软骨细胞移植和骨髓刺激的有效性。

作者推荐治疗骨软骨病变的技巧

作者目前使用第一代技术联合使用骨膜瓣来治疗骨软骨病变。手术分两个阶段进行。第一个阶段包括使用踝关节镜检查评估骨软骨病变并清理接下来截骨后进入不到的病灶，同时确认是否具有软骨移植的适应证。应将实际的骨软骨病变留下来作为第二阶段小关节镜（2.7 mm）处理精确病变的计划图，尽管 4.0 mm 30° 关节镜也可在这个阶段使用，但是在踝关节镜操作过程中需要能正常地操作相关设备，小关节镜可预留空间给操作设备。踝关节行常规关节镜检查，彻底评估和清理骨软骨病变的情况[10]。软骨下骨囊性缺损超过或等同于 8 mm 时，在第二阶段需计划行"三明治"式植骨。组织活检取得 200~300 mg 软骨为供体行软骨细胞培养。这可通过踝关节（取下的不稳定的软骨、非负重的距骨顶或胫骨远端骨软骨病变的外周）或同侧膝关节（股骨髁边缘或髁间窝）获得。作者倾向于后者，因为一些实验室的证据表明来源于已破坏软骨的软骨细胞形成软骨的能力已下降[46]。第一阶段完成后，冲洗踝关节后将入口用 4.0 的尼龙线间断垂直褥式缝合。将伤口盖上无菌敷料后加压包扎或行后侧支具固定。1 周内应限制负重和踝关节活动从而促进伤口恢复，在 1 周后拆除缝线和后侧支具。

第二阶段在第一阶段至少 4~6 周后进行，包括切除骨软骨病变和将培养后的软骨细胞植入。第一阶段先行术前常规准备消毒铺巾。推荐使用止血带来确保一个无血的区域从而防止血流进入种植的软骨细胞。通常需要内外踝截骨从而足够暴露病变范围（图 90.4）。强烈推荐使用 X 线透视来确定截骨的平面。在内侧，对内踝预先钻孔、攻丝，从而可容纳 2 根 4.0 的骨松质拉力螺钉（图 90.5），然后行斜向截骨。从骨软骨病变的外侧开始截骨，从而在缺损上方进行骨膜的缝合。截下骨块后保持远端软组织附着，并翻转开暴露踝关节。如果骨软骨病变位于距骨外侧顶部，可行腓骨的斜向截骨。在截骨前，先钻好 2 个骨折块间螺钉洞孔来加速手术最后的复位过程。在骨折块间螺钉置入后可预弯低平的 3.5 mm 中空管形钢板。截骨后，松解关节囊和下胫腓前韧带，保留一束组织在腓骨上，这样截骨完

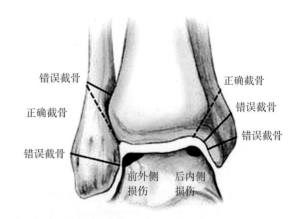

图 90.4　内外踝截骨的位置对于整个骨软骨病变和实施软骨细胞移植手术十分重要。另外，合适的截骨可有助于截骨稳定装置的应用（引自 Bazaz R, Ferkel RD:Treatment of osteochondral lesions of the talus with autologous chondrocyte implantation. Tech Foot Ankle Surg 2004;3:45-52）。

（图中标注：错误截骨　正确截骨　正确截骨　错误截骨　错误截骨　错误截骨　前外侧损伤　后内侧损伤）

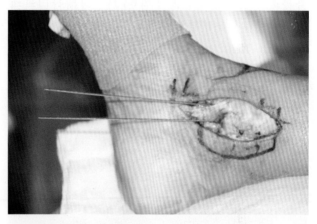

图 90.5　内踝截骨预先钻孔。平行插入 2 枚 4.0 AO 空心螺钉，然后使用空心钻钻过截骨端，再从截骨端取出导针并在右踝关节行斜向内踝截骨。

成的腓骨然后可翻转开，从而暴露踝关节外侧[47]。

充分暴露后，仔细清理骨关节软骨病变获得稳定的圆形腔，或使得天然软骨边缘变为椭圆形的，并一直清理到病变基底部的软骨下骨（图 90.6）。必须小心以防穿透软骨下骨，从而避免不必要的出血和植入后软骨细胞的污染。如有必要，可以应用明胶海绵至病变的基底处。测量病变的大小，并从胫骨干骺端远端取得比病变处大 2~3 mm 的骨膜瓣进行填充。这可允许骨膜瓣在终止后缩小一些。无菌纸（无菌手套包）可用于比画缺损处的大小。使用同样的内踝截骨切口或在外侧使用一个单独切口行外踝截骨后，从胫骨远端取骨膜瓣。切断骨膜的 3 条边缘然后在剩下第 4 条边切断前使用骨膜剥离器抬高撕脱部分骨膜。取得骨膜瓣后将其缝合至缺损处，并使骨膜瓣新生层朝向软骨下骨，然后用

6.0 多聚缝线间断缝合。使用含有生理盐水的注射器和 18G 的针头来评估骨膜瓣的防水性。在漏水的地方加强缝合。将水清除并干燥软骨，将其外周用纤维蛋白胶封闭，然后进行第二次防水测试以确定封闭是否足够。如果封闭良好，则将水清除，然后吸取培养好的软骨细胞并注射在缺损的远端，慢慢地将导管向一侧收回使得细胞能分散。将软骨细胞转运时一定要小心并严格注意无菌操作，防止细胞污染。避免使用针头抽吸细胞可防止不必要的针头堵塞。一旦细胞注入后，开口用缝线缝合并用纤维蛋白胶封闭。

软骨下缺损的深度大于或等同 8 mm 时，作者推荐"三明治"技巧（图 90.1）。清理囊腔的基底部并在直视下钻孔，然后取自体的胫骨、髂骨或跟骨骨松质植入软骨下骨（图 90.7）。将植骨以纤维蛋白胶覆盖。测量缺损的基底部并取下骨膜瓣将其

新生层背对植骨处，间断缝合，用纤维蛋白胶封闭。将第二个骨膜瓣的新生层（背对关节面）朝向第一个骨膜瓣，然后行缝合纤维蛋白胶封闭。在注入培养的细胞和缝合关闭骨膜瓣前应测试防水性能（图 90.8）。

将内外侧截骨端使用螺钉复位并使用钢板加强固定，使患者踝关节能早期活动（图 90.9）。

康复

软骨移植治疗骨软骨病变术后康复的目的首先是帮助植骨愈合、整合和重塑，第二是恢复功能。简而言之，软骨移植后的康复过程应随着植骨愈合、整合和成熟的时间线进行[48, 49]。然而，我们对于这个"时间线"的理解仍然处于初始阶段，并在很大程度上依靠的是犬的研究[48]。因此在临床上任

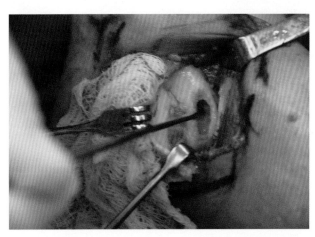

图 90.6　切除距骨内侧骨软骨病变。往后牵拉内踝然后切除软骨病变并测量。该图显示使用探针在右踝关节探测病变。

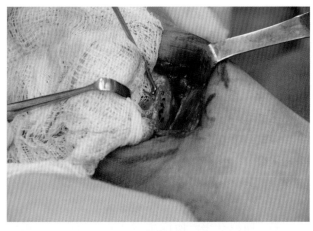

图 90.8　"三明治"手术的最后步骤图片。细胞已被注入两层骨膜瓣之间，关闭洞口并使用纤维蛋白胶封闭。

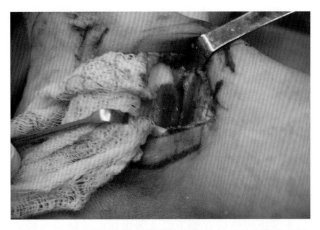

图 90.7　在右踝关节的内踝囊性病变植骨。从胫骨近端取得植骨并恰好插入软骨下骨。注意绕着三角韧带往下牵拉内踝可获得非常良好的暴露。

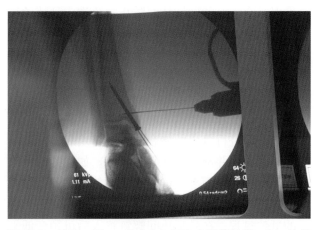

图 90.9　使用 3 根 4.0 的空心钉固定内踝截骨端。在 2 枚斜向螺钉插入后，在 2 枚螺钉之间攻入第 3 枚横行螺钉以防止截骨端的移动。

意特殊康复计划的证据基本都是回顾性研究等级的证据（等级为 5 级的证据）。尽管许多研究的康复方案不同（例如负重、CPM 机使用），大部分作者同意，在知识丰富的理疗师的管理下严格进行康复对于获得最优化结果是十分重要的^[27, 30, 32, 35]。

作者推荐的康复方案总结在表 90.1 中有大致概括^[32]。患者术后石膏固定 2 周后更换为可移动的 CAM 靴。患者负重 30 磅（13.6 kg）和关节活动度锻炼在术后 2 周开始进行（第一阶段康复）。轻柔的关节活动和保护下部分负重是软骨细胞生长的重要刺激因素，但要避免可移动（损害）未成熟植骨的高剪切应力^[35, 50]。通过影像观察截骨端愈合情况来决定是否逐渐增加全身负重。术后 4~6 周可进行无抵抗的静止自行车锻炼，目的在于通过 6~8 周的训练恢复踝关节的全部活动。在这个阶段，可开始进行本体感觉运动、等容和离心肌肉强化训练及闭链运动。在术后 12~32 周（第三阶段重塑期），活动耐力和强度（骑车、行走、慢跑等）可在忍受的程度下逐渐增加。在大约术后 32 周的最后阶段（成熟阶段），可小心地开始特殊运动训练。术后 6 个月可允许患者恢复无冲击的运动，术后 9 个月可恢复冲击式运动^[32]。

第三代软骨细胞移植的证据

目前没有质量好的关于第三代技术短期或长期的已发表研究。但目前在美国和其他国家正在进行研究。

经验和教训

（1）在考虑软骨细胞移植前处理踝关节不稳定

和下肢对线不良十分重要。接受矫形截骨治疗对位不良的患者应该充分休息 4~6 个月来促使截骨端恢复。二期可行外侧韧带重建和软骨细胞移植术。

（2）应使用 X 线透视来确定内外踝截骨的位置，从而保证充分暴露骨软骨病变。在截骨完成后可行预先钻孔和攻丝而达到解剖复位的目的。

（3）应该向患者强调需要严格进行渐进性有组织的康复计划，并且应在监管下小心地进行。

（4）避免使用太小面积的骨膜，因为它常常会有一定程度的收缩，从而导致缺损覆盖不够。

（5）将针头从正常侧软骨穿过至移植的骨膜来缝合。使用"微型"设备轻柔地打结以避免将线从任意一边拉出。

（6）在缝线之间留下足够大的间隙从而允许自体软骨细胞的植入。然而，在植入软骨细胞之前将缝线穿过间隙将使得间隙封闭更快。

（7）对内踝截骨端使用 3 枚横跨螺钉，避免内踝近端截骨端向近端移动。

（8）使用透视以评估截骨端复位情况。

（9）让患者知道合适的恢复时间（6~12 个月）。

并发症

软骨细胞移植治疗骨软骨病变的特殊并发症包括骨膜肥大、关节囊粘连（关节纤维化）和截骨端金属固定突出。

Nam 等^[32]（11 例患者中有 2 例）和 Peterson 等^[34, 35]（14 例患者中有 7 例）提到通过二次踝关节镜检查确认有骨膜肥大的并发症。这些均通过关节镜清理和理疗成功治愈。Peterson 等^[34]发现有 1 例患者植骨分离。Koulalis 等^[29]对 10 例软骨移植后

表 90.1　自体软骨移植治疗距骨骨软骨病变后的康复方案

阶段	负重	活动锻炼	肌力	功能训练
第一阶段： 愈合期 0~6 周	部分负重 30 磅（13.6 kg）重量	关节功能锻炼器 ×2 周（最好）；骑车 >4 周	等容主动背伸和跖屈	水下训练；骑自行车训练
第二阶段： 过渡期 6~12 周	逐渐全部负重	完成背伸和跖屈活动	离心训练	骑自行车；本体感受训练
第三阶段： 重塑期 12~32 周	全部负重	开始旋前旋后活动	负重训练	骑车；滑冰；交叉训练；轻微慢跑
第四阶段： 成熟期 32~52 周	全部负重；冲击式负重	维持上述活动	反复负重训练	特殊运动锻炼

注：引自 Am J Sports Med vol.37，p.278，2009，经允许使用。

第 6 篇　足与踝

患者中的 3 例进行了反复的踝关节镜下关节囊粘连清理。

Whittaker 等[33]报道了行膝关节取软骨后的供区并发症，10 例中有 7 例 1 年后的 Lysholm 评分下降了 15%。其他学者还未发现这一点[27, 32]。

结论

有等级为 4 级的证据支持使用第一代和第二代软骨细胞移植技术治疗骨软骨病变。这就允许按照 Wright 等[42]建立的标准给予它们 C 级推荐。考虑到软骨细胞移植技术的更高并发症率、更昂贵费用和复杂度，作者的观点是骨髓刺激失效的患者可行软骨细胞移植术。针对更大的骨软骨病变（大小为 1.5~2.0 cm²）或那些显著的软骨下囊腔（深度为 5~8 mm）[44]的治疗是例外。由于等级为 3 级的证据表明骨髓刺激对于病变范围超过 1.5 cm² 的效果不佳，软骨细胞移植可能被认为是这类情况下合理的一线干预方法[45]。但是，直到目前为止没有相关实质性的报道证实这一点。

软骨恢复领域的新产品和新技术正在迅速发展[21]。组织工程技术的持续发展毫无疑问地会使治疗骨软骨病变的第二代和第三代软骨细胞移植技术及其他软骨恢复的创新方法（如碎片状的同种异体软骨、软骨最优化、生长因子的使用、自体干细胞注射）得到更多使用[21, 22, 24]。

参考文献

[1] Tol JL, Struijs PA, Bossuyt PM, et al. Treatment strategies in osteochondral defects of the talar dome: a systematic review. *Foot Ankle Int*. 2000;21(2):119–126.

[2] Zengerink M, Szerb I, Hangody L, et al. Current concepts: treatment of osteochondral ankle defects. *Foot Ankle Clin*. 2006;11(2):331–359, vi.

[3] Flick AB, Gould N. Osteochondritis dissecans of the talus (transchondral fractures of the talus): review of the literature and new surgical approach for medial dome lesions. *Foot Ankle*. 1985;5(4):165–185.

[4] Loren GJ, Ferkel RD. Arthroscopic assessment of occult intra-articular injury in ankle fractures. *Arthroscopy*. 2002;18:412–421.

[5] Hintermann B, Regazzoni P, Lampert C, et al. Arthroscopic findings in acute fractures of the ankle. *J Bone Joint Surg Br*. 2000;82:345–351.

[6] Stufkens SA, Knupp M, Horisberger M, et al. Cartilage lesions and the development of osteoarthritis after internal fixation of ankle fractures. *J Bone Joint Surg Am*. 2010;92:279–286.

[7] Hermanson E, Ferkel RD. Bilateral osteochondral lesions of the talus. *Foot Ankle Int*. 2009;30(8):723–727.

[8] Berndt AL, Harty M. Transchondral fractures (osteochondritis dissecans) of the talus. *J Bone Joint Surg Am*. 1959;41A:988–1020.

[9] Anderson IF, Crichton KJ, Grattan-Smith T, et al. Osteochondral fractures of the dome of the talus. *J Bone Joint Surg Am*. 1989;71(8):1143–1152.

[10] Ferkel RD. Arthroscopic Surgery: The Foot and Ankle. Philadelphia, PA: JB Lippincott; 1996.

[11] Verhagen RA, Struijs PA, Bossuyt PM, et al. Systematic review of treatment strategies for osteochondral defects of the talar dome. *Foot Ankle Clin*. 2003;8(2):233–242, viii–ix.

[12] Alford JW, Cole BJ. Cartilage restoration, part 2: techniques, outcomes, and future directions. *Am J Sports Med*. 2005;33(3):443–460.

[13] Brittberg M, Lindahl A, Nilsson A, et al. Treatment of deep cartilage defects in the knee with autologous chondrocyte transplantation. *N Engl J Med*. 1994;331(14):889–895.

[14] Getgood A, Brooks R, Fortier L, et al. Articular cartilage tissue engineering: today's research, tomorrow's practice? *J Bone Joint Surg Br*. 2009;91(5):565–576.

[15] Hangody L, Fules P. Autologous osteochondral mosaicplasty for the treatment of full-thickness defects of weight-bearing joints: ten years of experimental and clinical experience. *J Bone Joint Surg Am*. 2003;85A(suppl 2):25–32.

[16] Mitchell ME, Giza E, Sullivan MR. Cartilage transplantation techniques for talar cartilage lesions. *J Am Acad Orthop Surg*. 2009;17(7):407–414.

[17] Gortz S, DeYoung AJ, Bugbee WD. Fresh osteochondral allografting for osteochondral lesions of the talus. *Foot Ankle Int*. 2010;31:283–290.

[18] Gross AE, Agnidis Z, Hutchison CR. Osteochondral defects of the talus treated with fresh osteochondral allograft transplantation. *Foot Ankle Int*. 2001;22(5):385–391.

[19] Hahn DB, Aanstoos ME, Wilkins RM. Osteochondral lesions of the talus treated with fresh talar allografts. *Foot Ankle Int*. 2010;31:277–282.

[20] Kerker JT, Leo AJ, Sgaglione NA. Cartilage repair: synthetics and scaffolds: basic science, surgical techniques, and clinical outcomes. *Sports Med Arthrosc*. 2008;16(4):208–216.

[21] McNickle AG, Provencher MT, Cole BJ. Overview of existing cartilage repair technology. *Sports Med Arthrosc*. 2008;16(4):196–201.

[22] Hettrich CM, Crawford D, Rodeo SA. Cartilage repair: third-generation cell-based technologies-basic science, surgical techniques, clinical outcomes. *Sports Med Arthrosc*. 2008;16(4):230–235.

[23] Ferkel RD, Zanotti RM, Komenda GA, et al. Arthroscopic treatment of chronic osteochondral lesions of the talus: long-term results. *Am J Sports Med*. 2008;36(9):1750–1762.

[24] Kon E, Delcogliano M, Filardo G, et al. Second generation issues in cartilage repair. *Sports Med Arthrosc*. 2008;16(4):221–229.

[25] Safran MR, Kim H, Zaffagnini S. The use of scaffolds in the

management of articular cartilage injury. *J Am Acad Orthop Surg.* 2008;16(6):306–311.

[26] Peterson L, Minas T, Brittberg M, et al. Two- to 9-year outcome after autologous chondrocyte transplantation of the knee. *Clin Orthop Relat Res.* 2000;374:212–234.

[27] Baums MH, Heidrich G, Schultz W, et al. Autologous chondrocyte transplantation for treating cartilage defects of the talus. *J Bone Joint Surg Am.* 2006;88(2):303–308.

[28] Giannini S, Buda R, Grigolo B, et al. The detached osteochondral fragment as a source of cells for autologous chondrocyte implantation (ACI) in the ankle joint. *Osteoarthritis Cartilage.* 2005;13(7):601–607.

[29] Koulalis D, Schultz W, Heyden M. Autologous chondrocyte transplantation for osteochondritis dissecans of the talus. *Clin Orthop Relat Res.* 2002;395:186–192.

[30] Giannini S, Buda R, Grigolo B, et al. Autologous chondrocyte transplantation in osteochondral lesions of the ankle joint. *Foot Ankle Int.* 2001;22(6):513–517.

[31] Peterson L, Brittberg M, Kiviranta I, et al. Autologous chondrocyte transplantation. Biomechanics and long-term durability. *Am J Sports Med.* 2002;30(1):2–12.

[32] Nam EK, Ferkel RD, Applegate GR. Autologous chondrocyte implantation of the ankle: a 2- to 5-year follow-up. *Am J Sports Med.* 2009;37(2):274–284.

[33] Whittaker JP, Smith G, Makwana N, et al. Early results of autologous chondrocyte implantation in the talus. *J Bone Joint Surg Br.* 2005;87(2):179–183.

[34] Peterson L, Brittberg M, Lindahl A. Autologous chondrocyte transplantation of the ankle. *Foot Ankle Clin.* 2003;8(2):291–303.

[35] Mandelbaum BR, Gerhardt MB, Peterson L. Autologous chondrocyte implantation of the talus. *Arthroscopy.* 2003;19(suppl 1):129–137.

[36] Levine D. Tissue-engineered cartilage products. In: Lanza R, Langer R, Vacanti J, ed. *Principles of Tissue Engineering.* New York, NY: Elsevier; 2007:1215–1223.

[37] Aigner J, Tegeler J, Hutzler P, et al. Cartilage tissue engineering with novel nonwoven structured biomaterial based on hyaluronic acid benzyl ester. *J Biomed Mater Res.* 1998;42(2):172–181.

[38] Giannini S, Buda R, Vannini F, et al. Arthroscopic autologous chondrocyte implantation in osteochondral lesions of the talus: surgical technique and results. *Am J Sports Med.* 2008;36(5):873–880.

[39] Bartlett W, Skinner JA, Gooding CR, et al. Autologous chondrocyte implantation versus matrix-induced autologous chondrocyte implantation for osteochondral defects of the knee: a prospective, randomised study. *J Bone Joint Surg Br.* 2005;87(5):640–645.

[40] Cherubino P, Grassi FA, Bulgheroni P, et al. Autologous chondrocyte implantation using a bilayer collagen membrane: a preliminary report. *J Orthop Surg.* 2003;11(1):10–15.

[41] Ronga M, Grassi FA, Montoli C, et al. Treatment of deep cartilage defects of the ankle with the matrix-induced autologous chondrocyte implantation (MACI). *Foot Ankle Surg.* 2005;11:29–33.

[42] Wright JG, Einhorn TA, Heckman JD. Grades of recommendation. *J Bone Joint Surg Am.* 2005;87(9):1909–1910.

[43] Henderson I, Lavigne P, Valenzuela H, et al. Autologous chondrocyte implantation: superior biologic properties of hyaline cartilage repairs. *Clin Orthop Relat Res.* 2007;455:253–261.

[44] Robinson DE, Winson IG, Harries WJ, et al. Arthroscopic treatment of osteochondral lesions of the talus. *J Bone Joint Surg Br.* 2003;85(7):989–993.

[45] Choi WJ, Park KK, Kim BS, et al. Osteochondral lesion of the talus: is there a critical defect size for poor outcome? *Am J Sports Med.* 2009;37(10):1974–1980.

[46] Candrian C, Miot S, Wolf F, et al. Are ankle chondrocytes from damaged osteochondral fragments a suitable source for cartilage repair? In: 8th World Congress of the International Cartilage Repair Society; 2009; Miami, FL.

[47] Ferkel RD, Chams RN. Chronic lateral instability: arthroscopic findings and long-term results. *Foot Ankle Int.* 2007;28:24–31.

[48] Breinan HA, Minas T, Hsu HP, et al. Effect of cultured autologous chondrocytes on repair of chondral defects in a canine model. *J Bone Joint Surg Am.* 1997;79(10):1439–1451.

[49] Hambly K, Bobic V, Wondrasch B, et al. Autologous chondrocyte implantation postoperative care and rehabilitation: science and practice. *Am J Sports Med.* 2006;34(6):1020–1038.

[50] Buckwalter JA. Articular cartilage: injuries and potential for healing. *J Orthop Sports Phys Ther.* 1998;28(4):192–202.

踝关节骨折的关节镜技术及处理策略

尽管有许多切开复位内固定手术方法，踝关节骨折的临床预后仍然不是很理想[1-4]。踝关节骨折后，一些遗留问题不可预测地继续发生，如慢性疼痛、关节纤维化、反复肿胀和主观不稳定感等。导致这样不良预后的原因目前仍然不明确，可能和隐匿的关节创伤相关[5-8]。关节镜的应用使对急性踝关节骨折相关的关节损伤类型及范围进行全面评估得以实现[9-12]。

关节镜技术

手术可在全麻、腰麻或硬膜外麻醉下进行。患者取仰卧位，并在同侧髋关节下垫一充填衬垫的长枕，使用固定器将膝关节屈曲约 70°，这样可以使踝关节处于无悬挂状态，无须使用踝关节牵引装置。在消毒准备后，仔细标出体表的解剖标志。对于肿胀的踝关节，在描绘重要的结构时需要多加注意。为了避免对软组织及关节软骨造成医源性损伤，关节首先充满生理盐水，手术入路需钝性分离。前侧入路使用直径 4.5 mm 或 2.7 mm 30° 关节镜从胫前肌腱外侧进入。如有必要，辅助前内侧入路或前外侧切口可用于插入器械。在充分灌注后，对关节进行系统观察。

关节镜下评估

软骨损伤需考虑对范围、严重程度等因素进行仔细评估，并用 Outerbridge 进行分级[14]。清除不稳定的软骨瓣及游离的骨软骨碎片，并评估关节表面损伤和关节内韧带完整性及韧带联合稳定性（图 91.1）。

关节镜下复位及内固定术

关节镜下复位及内固定术（ARIF）的应用取决于外科医生。据报道，ARIF 的适应证包括距骨顶经软骨骨折、距骨骨折、胫骨远端轻度骨折、下胫腓韧带损伤、踝关节骨折和踝关节骨折确定性手术后慢性疼痛。踝关节镜具有许多潜在的优点，比如较少的大范围暴露，保留血供，改善了病变部位的可视化。

直视下经皮复位骨折碎片需要在 X 线透视下进行。如关节镜辅助下对内踝或者胫骨远端骨折成功复位，就可在 X 线透视下通过插在套管里的螺钉对骨折部位进行固定，而不用对骨折部位进行切开复位。如果骨折的形态阻碍了关节镜下复位，可进行切开复位内固定术。这是通常的腓骨骨折。

术后管理

术后常规给予踝关节夹板固定，直至肿胀消退、手术切口愈合。之后，患者将使用管型石膏或者步行器至少 6 周，其中 4~6 周进行部分负重，接下来 2 周或更多时间则负重固定。

结果

随着越来越多研究的进行，关节镜被证明是一项有价值的工具，尤其是针对急性踝关节骨折需明确并处理关节内未明确的损伤（图 91.2）[9-13]。关节镜技术同时也提供关于预后的症状信息[4]。骨折－脱位导致的重要软组织损伤是关节镜技术的相对禁忌证，因为会有液体渗出的风险。

软骨损伤

通常，被证实的软骨损伤（图 91.3）多于预期（表 91.1）。

在一项 288 例患者参与的前瞻性研究中，Hintermann 等[11]首先报道了急性踝关节骨折在关节镜下的发现。他们发现 79% 的骨折患者合并踝关节损伤。使用 AO-Danis-Weber 标准对 288 例患者进行分类，其中发现 B 型和 C 型的踝关节骨折

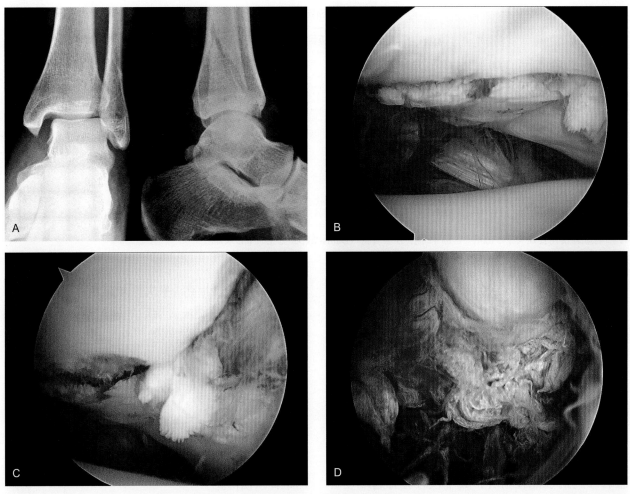

图 91.1 36 岁，女性。A~C. 旋前外翻扭伤后，关节镜下证实胫腓后韧带撕脱骨折，并延伸涉及后侧踝穴顶部和髁间韧带（B）并且中间有一些骨关节碎片（C）。D. 关节镜下同时也发现内踝处三角韧带完全撕裂。

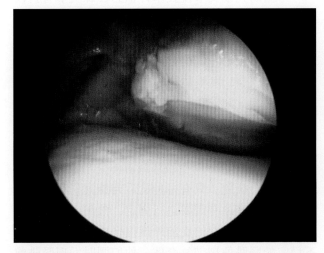

图 91.2 患者为 32 岁的足球运动员，骨折类型为 A 型，关节镜下证实胫骨远端中间穹窿顶部嵌入式骨折，表明所遭受的损伤严重。这样的损伤用其他的方式很难发现。

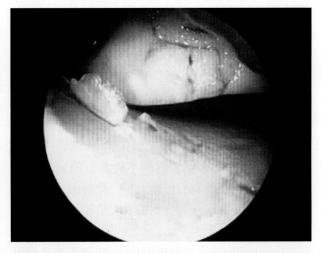

图 91.3 此外骨的不稳定程度不一，关节镜下发现广泛关节面损伤（48 岁女性患者，踝关节旋前外翻扭伤后）。

表 91.1　软骨损伤的数量和部位

研究者	年	n	总数（%）	距骨顶（%）	胫骨穹窿（%）	外踝	内踝	游离体
Hintermann 等[11]	2000	288	79	69	46	45	41	14
Thordarson 等[12]	2001	9	89	89	n.i.	n.i.	n.i.	11
Loren 和 Ferkel[13]	2002	48	63ᵃ	40	23	n.i.	n.i.	28
Ono 等[15]	2004	105	20	6	5	7	3	n.i.
Takao 等[16]	2004	41ᵇ	—	73	n.i.	n.i.	n.i.	n.i.
Yoshimura 等[17]	2008	4	100	100	0	0	0	100
Leontaritis 等[9]	2009	84	73	61	6	5	5	15

注：ᵃ 骨软骨损伤直径大于 5 mm；ᵇ 全部 41 例，B 型骨折（Danis-Weber 分型）；n.i. 未知。

中，C 型患者软骨损伤的频率和严重程度较 B 型显著增高（$P<0.05$），但是在 A 型和 B 型骨折患者中软骨损伤的频率和严重程度无明显差异。男性患者相对于女性患者其损伤数量较多，总的来说，男性患者的损伤程度高于女性（$P<0.05$）。损伤的严重程度在 30 岁以下和 60 岁以上的患者中同样较其他年龄段大。在每一类型的骨折中，在 1~3 亚分组中，损伤逐渐增大（$P<0.05$）。

Loren 和 Ferkle[10] 实施了一项 48 例踝关节骨折患者参与的前瞻性研究，其中包含胫骨远端变异骨折，所有患者均使用 Lauge-Hansen 和 AO-Danis-Weber 标准进行分类，发现 63% 的患者存在踝关节软骨损伤，因此他们推断踝关节骨折的患者多伴随关节内病变。但是，他们未再进一步细分或者使用 Lauge-Hansen 标准进行分型，因此，不能断定骨折类型的严重程度与关节内损伤的严重程度有相关性。

Ono 等[15] 预先回顾 105 例踝关节骨折患者的关节镜下观察结果和手术结果，并将这些结果根据 Lauge-Hansen 系统进行分类。在 21 例患者中发现软骨损伤（20%），作者推断不管骨折的分期、类型如何，软骨损伤都有可能发生。骨折的分型与软骨损伤的位置之间或者损伤的发生机制与软骨损伤的严重程度之间无相关性。

Leontaritis 等[9] 回顾性综述了 84 例踝关节骨折患者的医疗记录。61 例患者存在软骨损伤（73%）。采用 Lauge-Hansen 分型法，17 例旋前外旋或者旋后外旋 I 型骨折患者中，15 例没有或者存在 1 处软骨损伤，2 例存在 2 处或以上软骨损伤。10 例旋前外旋或者旋后外旋 II 型骨折患者中，9 例患者没有

或存在 1 处软骨损伤，1 例患者存在 2 处或以上损伤。56 例旋前外旋或者旋后外旋 IV 型骨折患者中，27 例没有或存在 1 处软骨损伤，29 例患者存在 2 处或以上软骨损伤。IV 型旋前外旋和旋后外旋踝关节骨折存在 2 处或以上软骨损伤的概率高于 I 型或者 II 型骨折。

Thordarson 等[12] 通过一项随机前瞻性研究评价关节镜在踝关节骨折手术操作中的角色。在关节镜下评估 9 例患者，其中 8 例患者（89%）存在关节内距骨顶损伤。

韧带损伤

一些研究以关节镜技术评估急性踝关节骨折韧带损伤情况为重点（表 91.2）。

Hintermann 等[11] 发现在 B 型骨折中外侧副韧带损伤更多于 C 型。但较其他类型骨折，三角韧带损伤（图 91.4）发生的频率在 B1 型骨折中更常见。胫腓前韧带（韧带联合）损伤从 B1 型至 C3 型（图 91.5）逐渐增多，尽管在所有病例中均未断裂。

Loren 和 Ferkel[10] 发现 24 例旋后外旋骨折中 10 例至少存在部分间质破坏或者不完全性关节胫腓前韧带联合撕脱。只有一种旋后外旋损伤存在不稳定胫腓前韧带才有需要进行固定，然而，在所有旋前外旋骨折和仅有的旋前外展损伤中均发现撕裂的不稳定的胫腓前韧带复合体。他们同时发现胫腓前韧带的断裂意味着格外高的概率存在距骨顶关节面损伤。

类似地，Yoshimura 等[17] 在他们一系列 Maisonneuve 骨折中，所有踝关节被证实存在胫腓前韧带（图 91.6）完全撕裂，并且距骨顶也存在广泛软骨损伤。

表 91.2　韧带损伤的数量及部位

研究者	年	n	总数（%）	胫腓前韧带（%）	三角韧带（%）	距腓前韧带（%）
Hintermann 等[11]	2000	288	79	70	40	45
Loren 和 Ferkel[10]	2002	48	63	48	41	4
Ono 等[15]	2004	105	51	52	5	3
Takao 等[16]	2004	38[a]	87	80	29	n.i.
Yoshimura 等[17]	2008	4[b]	100	100	75[c]	100

注：[a] 全部 41 例，B 型骨折（Danis-Weber 分型）；[b] 全部 4 例均为 Maisonneuve 骨折；[c] 4 例患者为内踝骨折；n.i. 未知。

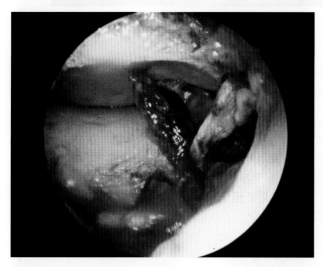

图 91.4　56 岁男性患者，旋前外旋创伤，关节镜下显示下胫腓联合损伤，踝关节高度不稳定，同时存在广泛关节面损伤。

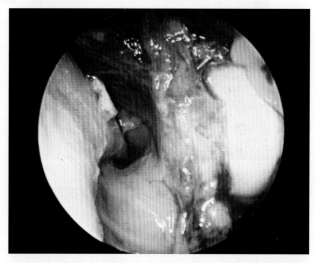

图 91.5　41 岁女性患者，旋前外旋损伤，关节镜下证实撕裂的三角韧带前部插入中间沟，三角韧带深部存在部分撕裂。在这个病例中，使用关节镜下重新定位插入中间沟的三角韧带，腓骨骨折则进行切开复位内固定术。

关节镜下复位内固定术

Hintermann 等[11] 在关节镜下治疗 288 例急性踝关节骨折患者，其中在 41 例患者（14.2%）中清理破碎、磨损的软骨与骨，9 例患者（3.2%）复位撕裂韧带的嵌顿残端，4 例患者（1.4%）复位嵌顿骨膜，6 例患者（2.1%）复位固定松动的骨软骨碎片，21 例患者（7.3%）进行骨折闭合复位内固定术[11]。Ono 等[15] 考虑将 105 例可手法复位或关节镜下复位的患者施行关节镜下骨折固定术，其中 16 例（16%）成功完成。其中的 9 例患者为踝关节中间损伤，7 例患者为外踝损伤。

关节镜下复位内固定术最大的好处包括有限暴露、保留血供，以及为病变部位提供更好的视野[18]。但是，ARIF 需要更多的手术时间，相对于 ORIF，其在手术技巧上更具挑战，技术实施受软组织肿胀程度的限制。尽管 ARIF 在前期的费用可能比较多，但可减少慢性症状所带来的远期花费。

由于缺乏循证依据，不能明确推荐 ARIF 或关节镜辅助下的 ORIF 作为踝关节骨折的常规处理。但是，关于踝关节骨折伴随关节内病变的高发生率似乎已成为共识。在踝关节骨折切开复位内固定术的病例中，这些关节内病变可能未被发现，导致慢性踝关节疼痛。

尽管关节镜技术在创伤中的应用逐渐增加，ARIF 相较于 ORIF 处理踝关节骨折的效力未被证实。大多数这样的骨折通过常规切开复位能有效处理。

踝关节骨折后遗疼痛的关节镜处理

几项关于成人踝关节骨折的研究发现，一些患者尽管解剖结构得以复位甚至已在内固定取出术[1, 8, 9]后，但预后仍较差。Brown 等[1] 认为晚期疼痛和内

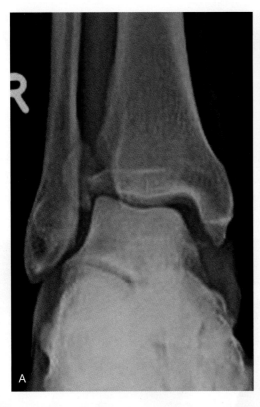

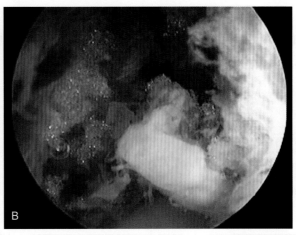

图 91.6　患者为 39 岁乒乓球运动员，Maisonneuve 骨折合并 2 处撕脱骨折片。A. 提示其中 1 枚骨块来源于胫腓前后韧带的撕裂。B. 关节镜下显示前方骨碎片是孤立的。

固定有关，尽管内固定取出术后患者疼痛能有所改善，但近半数患者仍持续疼痛。这种不间断的疼痛可能为踝关节骨折时造成关节内损伤导致。

　　van Dijk 等 [8] 在关节镜下连续评估 34 例踝关节骨折后遗留症状的患者。他们前瞻性比较了两组患者：组 Ⅰ 由 18 例临床诊断为前方骨组织或软组织撞击导致疼痛的患者组成。组 Ⅱ 由 16 例患者组成，症状更加分散，尽管进行了各项检查，在做关节镜之前仍未得到明确诊断。关节镜治疗包括去除前方骨赘和（或）瘢痕组织。2 年后，组 Ⅰ 的结果得到良好的患者满意度。关节恢复优良的患者在组 Ⅰ 中占到 76%，在组 Ⅱ 中占到 43%。作者们推断那些踝关节骨折后有持续主诉和临床体征提示前方撞击征的患者可能会获益于关节镜手术治疗。

　　Amendola 等 [19] 在一系列研究中比较了 79 例关节镜处理各种踝关节疾病患者的结果，得出关节镜下清理术能改善那些良好复位后的踝关节骨折遗留的慢性疼痛。Thomas 等 [6] 对 50 例急性踝关节骨折处理后遗留慢性疼痛的患者进行关节镜检查。他们在 46 例患者中发现了滑膜炎，45 例患者具有经软骨骨折，20 例患者关节纤维化，15 例发现骨赘，9 例患者关节内发现游离体。Utsugi 等 [7] 对 33 名踝关节骨折内固定取出的同时进行关节镜检查，发现 24 例患者有关节纤维化。29 例踝关节功能受限的患者在关节镜下进行纤维组织清理术后关节功能明显改善。

结论

　　关节镜的应用能够更好地观察急性踝关节骨折合并关节内损伤的类型和范围。踝关节骨折后常见软骨损伤。证据显示关节内软骨损伤的数量与急性踝关节骨折的类型相关，较严重的急性踝关节骨折类型（旋前外旋与旋后外旋Ⅳ型骨折）比较轻型骨折类型更多。在韧带损伤中，下胫腓韧带复合体撕裂显然与距骨顶的关节面损伤高度相关。相似地，似乎软骨损伤在三角韧带损伤的踝关节中比在三角韧带完整的踝关节中更常见。尽管有先进的关节镜技术，在 X 线透视下进行骨折的固定可能对内踝及胫骨骨折有所局限。最终，急性踝关节骨折后，有不适主诉及前方撞击体征的患者能从关节镜手术治疗中获益。

　　为了证实关节镜早期介入是否会最小化踝关节骨折后预后不良的状况，一项随机的前瞻性对比研究显得十分必要。Thordarson 等 [12] 进行了一项针对手术治疗踝关节骨折是否同时行关节镜探查的随机前瞻性对比研究。他们报道关节镜技术与标准切开技术无显著差异。他们的研究病例数较少（19 例），随访平均时间较短（21 个月）。因此，为了明确关节镜技术介入的有用性，非常需要一项更大病例数和更长随访时间的研究。虽然如此，关节镜技术能够提供可信的关节内损伤的情况，使得外科医生能够了解损伤类型而最优化治疗程序。按照顺序治疗可能会带来更好的远期疗效。

参考文献

[1] Brown OL, Dirschl DR, Obremskey WT. Incidence of hardware-related pain and its effect on functional outcomes after open reduction and internal fixation of ankle fractures. *J Orthop Trauma*. 2001;15(4):271–274.

[2] Beris AE, Kabbani KT, Xenakis TA, et al. Surgical treatment of malleolar fractures. A review of 144 patients. *Clin Orthop Relat Res*. 1997;341:90–98.

[3] Day GA, Swanson CE, Hulcombe BG. Operative treatment of ankle fractures: a minimum ten-year follow-up. *Foot Ankle Int*. 2001;22(2):102–106.

[4] Stufkens SA, Knupp M, Horisberger M, et al. Cartilage lesions and the development of osteoarthritis after internal fixation of ankle fractures: a prospective study. *J Bone Joint Surg Am*. 2010;92(2):279–286.

[5] Pritsch M, Lokiec F, Sali M, et al. Adhesions of distal tibiofibular syndesmosis. A cause of chronic ankle pain after fracture. *Clin Orthop Relat Res*. 1993;289:220–222.

[6] Thomas B, Yeo JM, Slater GL. Chronic pain after ankle fracture: an arthroscopic assessment case series. *Foot Ankle Int*. 2005;26(12):1012–1016.

[7] Utsugi K, Sakai H, Hiraoka H, et al. Intra-articular fibrous tissue formation following ankle fracture: the significance of arthroscopic debridement of fibrous tissue. *Arthroscopy*. 2007; 23(1):89–99.

[8] van Dijk CN, Verhagen RA, Tol JL. Arthroscopy for problems after ankle fracture. *J Bone Joint Surg Br*. 1997;79(2):280–284.

[9] Leontaritis N, Hinojosa L, Panchbhavi VK. Arthroscopically detected intra-articular lesions associated with acute ankle fractures. *J Bone Joint Surg Am*. 2009;91(2):333–339.

[10] Loren GJ, Ferkel RD. Arthroscopic assessment of occult intra-articular injury in acute ankle fractures. *Arthroscopy*. 2002; 18(4):412–421.

[11] Hintermann B, Regazzoni P, Lampert C, et al. Arthroscopic findings in acute fractures of the ankle. *J Bone Joint Surg Br*. 2002;82(3):345–351.

[12] Thordarson DB, Bains R, Shepherd LE. The role of ankle arthroscopy on the surgical management of ankle fractures. *Foot Ankle Int*. 2001;22(2):123–125.

[13] Ferkel RD, Fasulo GJ. Arthroscopic treatment of ankle injuries. *Orthop Clin North Am*. 1994;25(1):17–32.

[14] Outerbridge RE. The etiology of chondromalacia patellae. *J Bone Joint Surg Br*. 1961;43B:752–757.

[15] Ono A, Nishikawa S, Nagao A, et al. Arthroscopically assisted treatment of ankle fractures: arthroscopic findings and surgical outcomes. *Arthroscopy*. 2004;20(6):627–631.

[16] Takao M, Ochi M, Naito K, et al. Arthroscopic diagnosis of tibiofibular syndesmosis disruption. *Arthroscopy*. 2001;17(8): 836–843.

[17] Yoshimura I, Naito M, Kanazawa K, et al. Arthroscopic findings in Maisonneuve fractures. *J Orthop Sci*. 2008;13(1): 3–6. Epub 2008 Feb 16.

[18] Bonasia DE, Rossi R, Saltzman CL, et al. The role of arthroscopy in the management of fractures about the ankle [review]. *J Am Acad Orthop Surg*. 2011;19(4):226–235.

[19] Amendola A, Petrik J, Webster-Bogaert S. Ankle arthroscopy: outcome in 79 consecutive patients. *Arthroscopy*. 1996;12(5): 565–573.

第 92 章

Annunziato Amendola, Davide Edoardo Bonasia

关节镜技术在治疗慢性踝关节不稳定中的作用

踝关节扭伤是日常工作和运动中最常见损伤之一，美国大约每年有超过 200 万人有踝关节韧带损伤的经历[1]。虽然大多数人经保守治疗后能取得良好疗效，急性踝关节扭伤在超出预期愈合时间[1]后常遗留慢性症状，这些症状包括疼痛和不稳定。据报道，踝关节扭伤后慢性症状的发生率高达 50%[1]。显然，问题是什么因素导致扭伤后残留功能障碍？有许多原因被认为可能导致踝扭伤后慢性疼痛，其中包括：①关节内病变（软骨损伤、游离体、骨碎片、滑膜炎和关节病）；②撞击征（前方及前外侧）；③不稳定（外侧、下胫腓联合、内侧）。慢性踝关节不稳定最常见功能紊乱的发生率见表 92.1。

在进行优化的保守治疗后，可能需要手术治疗。外侧切开重建术仍然是金标准，但是同时进行踝关节镜下评估在过去的 20 年有很大程度发展。传统方法只能部分进入关节内病变，而使用关节镜技术能直接检查关节内结构，同时极大避免了关节切开术的发生率。事实上，技术的改进和专家的意见已经使得关节镜技术在许多足踝手术中的角色越来越得到扩展。然而，当关节镜技术能帮助许多踝关节损伤的诊断和治疗这一观点逐渐被接受时，仍有许多关于确切适应证及其有效性的争议。本章的目的在于综述关节镜的作用及其适应证，或者作为踝关节不稳定切开重建术关节周围内镜下的辅助治疗。

临床评估

踝关节慢性疼痛患者的病史应该充分研究。患者可能主诉：①单次或反复踝关节扭伤；②日常活动或持续运动时疼痛；③踝关节恐惧感；④绞锁或卡顿。踝关节损伤后肿胀、僵硬和无力感常见。症状在持续负重或者高冲击力的活动（比如跑、跳等运动）后明显加重。

体格检查评估内侧或外侧不稳定应包括：①内侧应力试验；②外侧应力试验；③前后应力试验（前抽屉试验）。用于评估下胫腓联合韧带损伤的特殊检查包括：①挤压试验；②外侧旋转应力试验；③腓骨位移试验；④ Cotton 试验；⑤ Crossedleg 试验；⑥踝关节稳定性试验。稳定性试验通过在踝关节上紧紧缠绕 5 cm 厚度的运动员贴布以稳定下胫腓联合。患者被要求进行站立、步行，然后提踵、跳跃。如经过贴扎后患者在进行这些动作时疼痛减轻，则视为阳性。一旦急性肿胀及疼痛减退后，这个试验对于亚急性或慢性期损伤需要明确诊断的患者尤为适用。所有提到的这些应力试验必须明确证明受累踝关节和正常踝关节之间存在显著差别后，才能被考虑具有诊断价值。

踝关节跖屈及背屈关节活动度同样需要评估，以便排除前方或后方撞击征。关节间隙周围的渗出和局部疼痛可能提示关节内紊乱 [小骨块、游离体、骨软骨损伤（OCL）、关节炎等]。足力线评估是必需的，一些足部的畸形（如后足内翻、第一跖屈和中足高足弓）可能有反复扭伤的倾向。

正确的诊断检查需包括双踝关节前后位、侧位以及正位 X 线片。应力位片可能对明确诊断有帮助，但是并非强制。MRI 检查是必要的，这项检查可证实踝关节韧带损伤信号（韧带肿胀、不连续、松弛或呈波浪状的韧带和未显影）以及与踝关节疼痛相关的病因（软骨损伤、骨挫伤、X 线片未显示的骨折、跗骨窦损伤、关节周围肌腱撕裂和撞击综合征）（图 92.1）。

关节内病变是慢性踝关节不稳定（表 92.1）中一项常见的发现，并且关节镜技术在诊断和治疗这些病变中起到重要作用。

关节镜技术诊断踝关节外侧不稳定相关病变的准确性已经被许多作者报道。Hintermann 等[6]一项近期的研究证实关节镜技术在诊断慢性不稳定踝关节的异常情况具有较高的敏感性。在他们的研究

表 92.1 针对慢性踝关节外侧不稳定相关的功能紊乱进行文献综述

参考文献	病例数量	下胫腓联合韧带损伤（%）	三角韧带损伤（%）	软骨损伤（%）	小骨片（%）	游离体（%）	滑膜炎（%）	关节炎（%）	骨性和软组织撞击（%）
Taga 等[2]	31	–	–	89~95	–	–	–	–	–
Schafer 和 Hintermann 等[3]	110	7	6	71	–	–	38	–	–
Ogilvie-Harris 等[4]	100	9		51	–	5	3	2	28
Komenda 和 Ferkel[5]	55	–	–	25	25	21	69	11	–
Hintermann 等[6]	148	9	40	66	–	–	32	–	–
Okuda 等[7]	30			63	–	–			–
Ferkel 和 Chams[8]	21			52	29	24	76	19	48
Choi 等[9]	65	29		23	38	–		11	81
		7~29	6~40	23~95	25~38	21~24	3~76	2~19	28~81

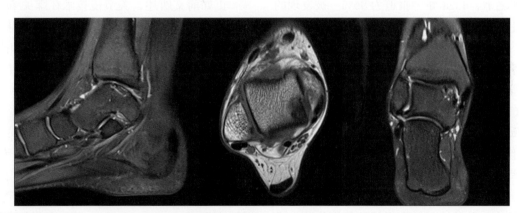

图 92.1 MRI 显示踝关节外侧不稳定患者的距骨顶后内侧面上的软骨损伤。

中，对 148 例慢性踝关节不稳定患者（病程大于 6 个月）进行了关节镜评估。所有的结构改变均被记录，然后再与标准体格检查和影像学评估后得到的原始诊断进行对比。关节镜下证实这些患者中 50% 以上存在胫骨关节面的软骨损伤，然而在术前诊断为胫骨关节面软骨损伤的患者仅有 4%。同时关节镜检查显示胫骨 Pilon（8%）、内踝（11%）、外踝（2.5%）上的软骨损伤，而这些软骨损伤均未在术前证实。此外，关节镜检查不但提供了更多灵敏的方法去诊断内侧和旋转不稳定，而且对滑膜炎提供了更直观的诊断。Kibler[10] 在研究中有相似的发现，该项研究对 44 例患者（46 例踝）中长期有症状的踝关节进行改良 Brostrom 步骤修复距腓前韧带（ATFL）和跟腓韧带（CFL）。关节镜下证实了 46 例踝关节中 38 例（83%）存在关节内病变。基于体格检查而在术前诊断为关节内病变的仅有 28 例（60%）。

Takao 等[11] 报道了 14 例具有明显踝关节功能不稳定患者的研究结果。所有对象均未被临床证明外侧不稳定，并且进行标准应力放射线检查、MRI、踝关节镜下解剖重建 ATFL。关节镜评估显示 3 例存在瘢痕组织并且没有韧带结构，9 例部分韧带撕裂并且在撕裂的 ATFL 纤维上存在瘢痕组织，2 例患者在腓骨或者距骨连接上的韧带存在异常通道。MRI 显示如下：5 例患者 ATFL 不连续；2 例患者 ATFL 变窄；4 例患者 ATFL 存在高强度损伤；3 例患者为正常踝关节。作者推论 MRI 和关节镜两者都是在诊断踝关节疾病中非常好的工具，同时关节镜技术能更精确地发现小的损伤。

Taga 等[2] 完成了一项踝关节镜研究，该项研究旨在于踝关节外侧韧带重建之前寻找关联的软骨损伤。在 22 例慢性踝关节不稳定患者中，有 21 例（95%）患者被发现存在软骨损伤。胫骨内侧缘穹窿关节面上的软骨损伤是最常见、累及最严重的部位，7 例踝关节（33%）显示在这个部位的 3 级或 4 级软骨损伤。此外，考虑到比较高等级的软骨损

第 6 篇 足与踝

伤在影像检查没有被提及，仅仅关节镜下评估能精确诊断相关软骨损伤。他们建议关节镜检查可用于评估外侧韧带损伤的踝关节，为患者提供建议，并直接进一步介入。

Choi 等 [9] 描述，在 65 例踝关节外侧不稳定患者中，63 例（96.9%）存在关节内损伤，在这 63 例患者中 53 例（81.5%）显示软组织撞击是最常见相关损伤。其他相关关节内损伤包括外踝的小骨片（38.5%）、下胫腓联合增宽（29.2%）、距骨 OCL（23.1%）。

Komenda 和 Ferkel[5] 在 55 例踝关节外侧不稳定患者中证实 93% 的关节内异常先于踝关节外侧不稳定。但是，该研究中软骨损伤的发病率仅有 25%，相比之下，Taga 等 [2] 报道为 95%。被发现的其他异常包括游离体（22%）、滑膜炎（69%）、粘连（15%）和骨赘（11%）。

踝关节镜似乎是必要的，即便已经计划进行切开手术。举个例子，这与外侧不稳定的处理相似。Ferkel 和 Chams[8] 的一项包含 21 例踝关节外侧不稳定患者的研究中，报道了关节镜技术显示 95% 的关节内损伤，这 95% 的关节内损伤中仅有 20% 在进行切开程序时被记录。另一方面，Ogilvie-Harris 等 [4] 认为，软骨损伤在那些进行踝关节外侧韧带重建术的病例中，关节镜下被发现的软骨损伤均已在切开手术中被治疗。尽管如此，作者推断当踝关节外侧不稳定的诊断不明确时，关节镜技术仍对明确异常距骨倾斜有帮助。

在文献综述时，随着占有重要地位的关节镜技术逐渐用于踝关节检查，伴随关节内损伤（表92.1）的高发生率是显而易见的。然而，这些损伤类型研究的结果多少有些差异，但这些可反映组织损伤的结果可产生多种慢性症状。

治疗

慢性踝关节不稳定患者治疗的第一步是进行一项功能性和预防性的康复计划，外固定可以作为其补充。

当充分保守治疗失败后，手术就有必要进行。

治疗慢性踝关节不稳定的切开手术技术可分为 2 大类：解剖手术技术和非解剖手术技术。解剖手术技术（如 Brostrom、Brostrom-Gould）的目的是恢复正常解剖结构，同时恢复关节力学，维持踝关节和距下关节活动度。Brostrom 技术包括中间组织编织缝合和缝合撕裂的韧带断端。Gould 等 [19] 将 Brostrom 修复术扩大为松解连接腓骨的外侧部分伸肌支持带。然而，这些技术的结果与韧带残端的质量高度相关。非解剖的手术技术（如 Waston-Jones、Evans 和 Chrisman-Snook）主要是肌腱固定稳定术和在不修复损伤韧带下限制踝关节活动。

一些关节镜下外侧稳定技术被报道，包括关节镜下用钉子固定前外侧关节囊和热辅助下的关节囊挛缩。它们的前景美好，不管它们是扩大术或非扩大术，解剖或非解剖，几乎所有的踝关节切开重建术据报道成功率高达 85%~100%。基于这个原因，切开手术仍然是慢性踝关节不稳定患者治疗的金标准。

正如前文所述，关节镜技术在踝关节慢性内侧不稳定的主要角色是评估和治疗相关障碍，可归纳总结为：① OCL；② 撞击征；③ 游离体和撕脱骨折；④ 腓侧肌腱病；⑤ 下胫腓联合韧带不稳定；⑥ 踝关节内侧不稳定。

骨软骨损伤

与踝关节外侧不稳定相关的 OCL 发生率为 23%~95%。OCL 的治疗取决于患者的年龄和体重指数、损伤的大小、关节面质量、软骨下骨质量和慢性病程。

无症状或偶然发现的距骨的 OCL 可采取非手术治疗。低级别的 OCL，尤其是儿童剥脱性骨软骨炎，可通过不同需求的固定或者保护性负重得以解决。但是，如果大多数和踝关节慢性外侧不稳定相关，在成人中病变自发愈合是非常罕见的。

未与下方的骨分离的创伤性骨软骨碎片适合固定治疗。只要有可能，有活力骨成分的大面积不稳定的 OCL 优先考虑固定而非仅仅行清理术。下胫腓联合可通过金属钉或者生物可吸收钉得以实现。存在相应的外侧不稳定时，很难遇见这样的状况，OCL 通常呈现慢性病程。

逆行钻孔术适用于在被覆软骨仍然连接的软骨下骨损伤，与顺行钻孔术相比，其对于保护关节面软骨的完整性有着明确的益处。和骨或骨替代品填充一样，富血小板血浆注射可用于避免关节塌陷和促进愈合。再者，很难发现这样与外侧不稳定相关的 OCL 类型。它们更有可能出现在剥脱性骨软骨炎的早期。

微骨折术和磨损清理术的目标是通过破坏软骨

下板和达到刺激骨髓来实现刺激纤维软骨生长（图
92.2）。尽管与单独 Abrasion 相比，微骨折术在治
疗踝关节 OCL 的疗效在某种程度上存在争议，大
多数病例研究已经证实微骨折术可以减轻症状。在
现有年轻轻症患者中，病灶小（<6 mm），主要为
切应力损伤，以软骨损伤为主要特点，故这些治疗
技术可能是最适宜的。

撞击征

在 28%~81% 的病例中（表 92.1），骨或软组织
撞击征与踝关节外侧不稳定相关。在骨性撞击征中，
前方撞击更常见（图 92.3）。尽管前方撞击（胫骨前

方和距骨颈前方的骨赘）表明踝关节长期存在障碍，
扭伤通常会加剧症状，对于以往无症状的患者来说，
这种情况可能需要手术治疗。Ogilvie-Harris 等[4] 治
疗了 11 例踝关节前方撞击征患者，在反复扭伤后成
为有症状的踝关节。患者主诉疼痛、踝关节僵硬感、
跛行、活动受限和非独立的不稳定感。关节镜下并
未做任何其他操作，仅仅只清理了骨赘。踝关节背
屈活动度从术前平均 0° 显著改善为术后 10°。9 例
患者术后疗效完全满意，2 例部分满意。

另一个与踝关节扭伤和不稳定相关的症状是前
外侧撞击综合征，该综合征是由与踝关节前外侧
沟[4] 相一致的滑膜增生引起。这些患者中，疼痛

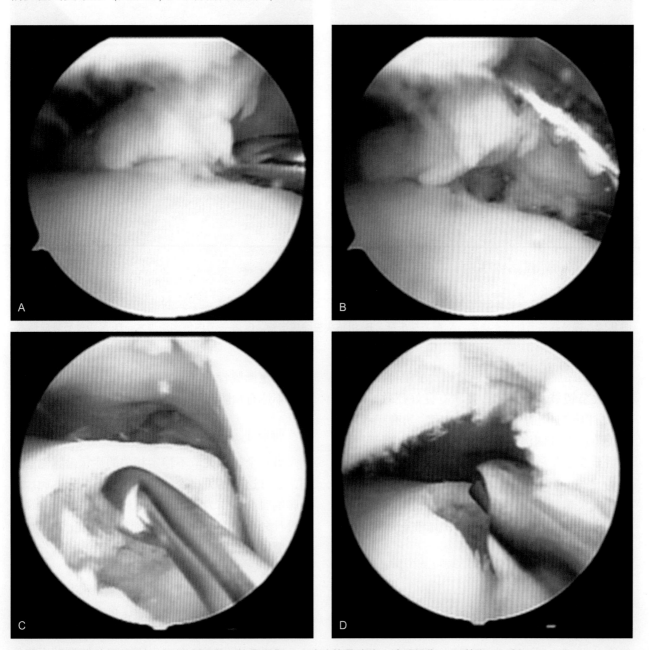

图 92.2　踝关节外侧不稳定。A. 内侧距骨顶软骨损伤。B. 清除软骨碎片，清理损伤。C. 刮匙。D. 刨刀。

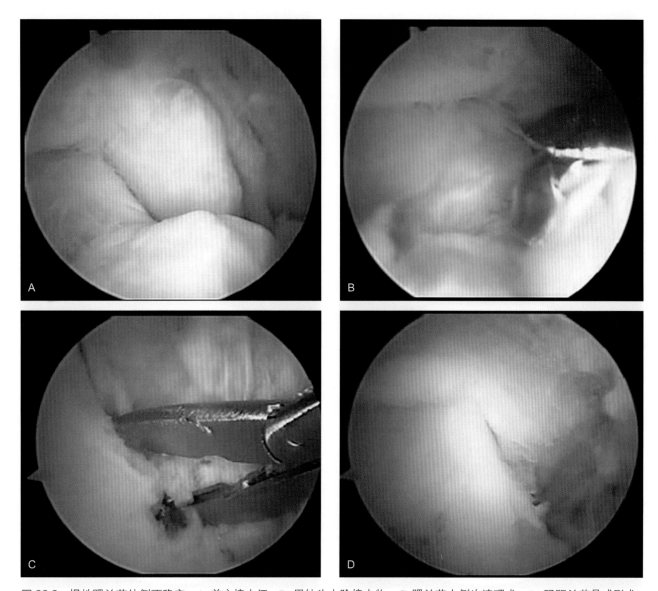

图 92.3　慢性踝关节外侧不稳定。A. 前方撞击征。B. 用钻头去除撞击物。C. 踝关节内侧沟清理术。D. 胫距关节骨成形术。

在踝关节跖屈显著增加，通常累及了距骨顶软骨损伤。关节镜技术治疗这些症状有良好疗效。Ferkel 等 [12] 评估 31 例前外侧撞击征患者。所有患者均进行关节镜下外侧沟滑膜切除术和瘢痕组织清理术。术后至少 2 年随访的结果显示 15 例患者为优，11 例为良好，4 例为中等，1 例较差。Ogilvie-Harris 等 [4] 在关节镜下治疗了 17 例前外侧撞击综合征患者。13 例患者术后疗效满意，3 例部分满意，仅有 1 例不满意。

游离体和撕脱骨折

由于反复扭伤，通常撕裂伤发生在踝关节周围（内踝、外踝、距骨内外侧面、距骨后中部）。在进行踝关节固定时，关节镜下清除游离体（图 92.4）

和不稳定撕脱骨片（图 92.5）可能对恢复活动后的任何不适有预防作用。

腓侧肌腱病

另一个与踝关节不稳定相关的症状是腓侧肌腱病，尽管这种相关病变的发生率目前尚未明确。因为腓侧肌群是作为踝关节外侧的稳定机制，在踝关节慢性外侧不稳定中，这些肌腱受到更多的应力，导致肥厚瘢痕性肌腱病、腱鞘炎和最终（部分）肌腱撕裂 [13]。

这些情况伴随着粘连、肌腱断裂、外生骨疣，当恰当的保守治疗失败后，可在关节镜下（图 92.6）处理。内镜下减压合并滑膜切除术有以下益处：门诊手术、减轻疼痛、快速回归工作和恢复体

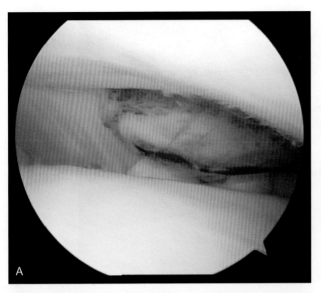
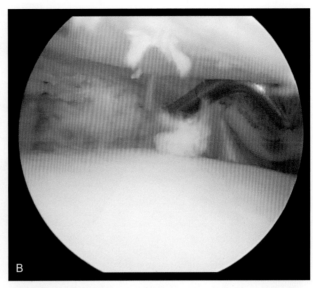

图 92.4　慢性踝关节外侧不稳定。A. 游离体。B. 在清除游离体后，探查外侧副韧带张力并确定其不稳定。

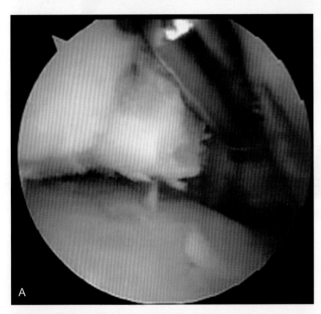
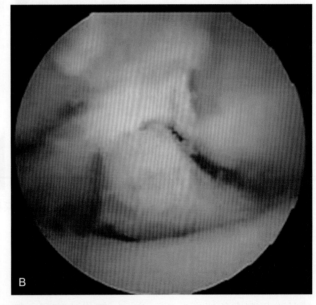

图 92.5　慢性踝关节外侧不稳定。A. 前方撞击。B. 内踝撕脱骨折（可提示内侧不稳定）。

育运动、无须石膏固定[13]。腓骨肌上支持带 1 度和 2 度损伤占 80% 以上腓侧不稳定[14]。在这些病例中，韧带的解剖附着点被标记出来[14]，Lui[14] 描述了腓侧上支持带的关节镜下修复技术，使用 3 条带铆钉的缝合线固定于腓骨。这项技术的优点是微创、美观和较少主观紧缩腓侧肌腱[14]。内镜入路可允许更好地评估支持带的完整性，对损伤程度进行分级，探查其他病变（例如后踝沟的外生骨疣）[14]，并且还能轻松地转变为切开入路。

对于腓侧突然断裂而外踝临床上无明显移位的患者，腓侧肌腱彼此很可能在外踝末端断裂。这种情况的治疗仍然存在争议。腓骨短肌腱钮切除术和

肌腱固定术两者都被提出用于治疗，但疗效仍然有争议。

下胫腓联合不稳定

下胫腓联合韧带撕裂是踝关节慢性外侧不稳定的常见发现，其发生率为 7%~29%。排除外侧副韧带的影响后，下胫腓联合韧带不稳定的治疗仍然存在争议。急性下胫腓联合韧带损伤目前手术治疗的适应证包括症状明显的下胫腓联合韧带分离或应力位片上[15] 下胫腓联合韧带分离。这些病例中，手术治疗应该包括修复术和经下胫腓联合的 1~2 枚金属螺钉的固定术[15]。关节镜下证实下胫腓联合不稳

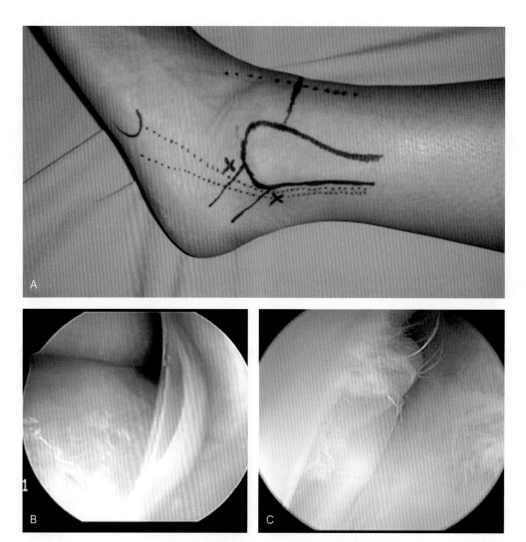

图 92.6 A.肌腱镜入路的体表定位。如果 Brostrom 术式被采用，切口应该从后侧经内踝旁进入，包括 2 个入口。B、C.腓骨肌群的内镜下图像，可见肌腱退变。

定是其手术治疗的另一个适应证。然而，当影像学上没有发现下胫腓联合韧带分离的表现时，治疗方式的选择存在争议。Ogilvie-Harris 等 [4] 治疗了 9 例下胫腓联合不稳定而影像学表现阴性的患者，通过临床症状和关节镜下明确得到诊断。治疗包括关节镜下去除骨间韧带和下胫腓后韧带撕裂的部分，如果存在软骨损伤，可同时进行清理术。没有进行螺钉内固定术。7 例患者术后十分满意，仅仅有 2 例患者部分满意。作者推断疼痛是由关节内破坏导致，而非生物力学上的松弛，并且，在这些患者中行关节镜下清理术是十分必要的。

另一方面，Wolf 和 Amendola [16] 主张应用经皮内固定术（图 92.7）。14 例运动活跃的患者在下胫腓前韧带水平进行关节镜清理术（以便下胫腓联合韧带得到充分暴露），关节镜下证实下胫腓联合不稳定时进行经皮下胫腓联合固定术。3 例患者要求额外进行外侧副韧带重建术（Brostrom）。14 例患者中 2 例患者（14%）的结果为优，10 例（71%）为良，2 例患者（14%）结果为中等（根据 Edwards 和 DeLee 量表）。

内侧不稳定

尽管从踝关节内侧不稳定相关的文献中可得到的数据有限，在踝关节外侧不稳定的患者中，常常可发现存在三角韧带损伤（6%~40%）。相似的，在慢性内侧不稳定的患者中，可检测到的外侧韧带损伤的发生率高达 77%[17]。Hintermann 等 [17] 阐明这个现象归因于距骨在内侧踝穴里重复旋转移动，引起过度使用和踝关节外侧韧带变薄。然而，作者对同时合并踝关节内外侧不稳定的"始动因素"是外侧功能不全的说法提出质疑。另一个关于踝关节内侧不稳定的有趣数据是其与软骨损伤的高

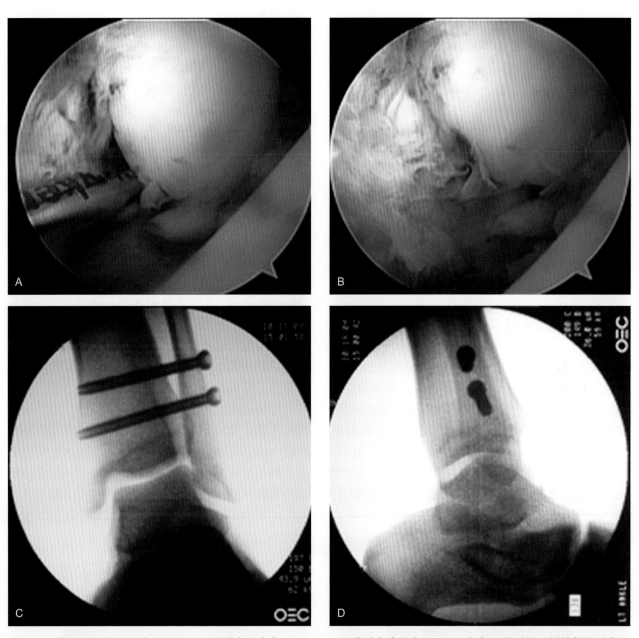

图 92.7　慢性踝关节不稳定相关的下胫腓联合不稳定。A、B. 下胫腓联合清理术。C、D. 术中 X 线透视，评估螺钉的位置和是否充分复位固定。

相关性（100%）。

　　尽管关节镜检查在明确诊断中担当重要角色，但其作用一再被低估。踝关节内侧韧带功能不全的临床意义没有被明确了解，并且其损伤后的主流治疗并非手术，因为三角韧带损伤与踝关节骨折相关。仅有的一项踝关节内侧固定术预后的研究由 Hintermann 等 [17] 报道。作者治疗了 52 例踝关节内侧不稳定患者，手术技术包括在切开时进行内侧韧带锚钉固定，当软组织质量较差时进行移植物固定（跖肌肌腱移植），在这些操作之前应先进行关节镜探查以明确诊断。当外侧不稳定被明确诊断时应进行额外的外侧韧带紧缩术和再植入术。术后平均 4.43 年的随访表明，46 例患者（90%）的疗效被认为是良或优，4 例（8%）被认定为中等，1 例（2%）为差。

作者的手术观点

　　目前，一旦决定行踝关节固定术，作者首选的方法是 Gould 改良的 Brostrom 术。在过度松弛或者 Brostrom 术失败后的病例中，可使用半腱肌或跟腱的同种异体移植物，或者可使用自体腘绳肌肌腱移植物增强稳定的方法。另外，关节镜评估应先于切开术进行，以便明确踝关节的状态，去除滑膜撞击、骨性撞击、游离体，且如果有必要，需明确下胫腓联合的完整性。前内侧和前外侧手术切口可供使用。前外侧手术切口以前从属于 Brostrom 切口（图 92.8）。液性渗出导致肿胀存在，但通常不妨碍解剖结构的辨认和手术的进行。

总之，如果存在任何与慢性不稳定相关的疼痛，在使用固定术以处理任一上述相关病变时，关节镜检查被推荐采用。

最常见的改良 Brostrom 术是可实施的合适方法。但是利用同种异体韧带或自体韧带的外侧重建术也应被使用。

并发症、争议及注意事项

关于骨软骨缺陷仍然存在一些争论的问题。尽管根据报道，其他关节内功能紊乱在关节镜治疗后的疗效良好，且似乎并不影响外侧重建后的疗效，软骨损伤是否与预后差相关存在争议。Komenda 和 Ferkel[5] 在上文引用过的研究中称，其 96% 的病例疗效为优或良，并进一步建议在修复韧带的同时使用关节镜技术诊断和治疗所有关节内损伤能获益。

Okuda 等 [7] 报道了 30 例患者，其中，关节镜下局限软骨损伤率为 63%。损伤位于胫骨穹窿内侧的有 13 例踝关节（43%），位于外侧的有 2 例踝关节（7%），位于距骨顶外侧的有 3 例踝关节（10%），内侧有 9 例踝关节（30%）。作者注意到合并与不合并软骨损伤的患者在临床症状和影像学结果之间无显著差别。因此，他们推断当踝关节术前应力位片没有显示任何关节间隙狭窄时，不管踝关节慢性外侧不稳定的患者是否存在局灶软骨损伤，外侧稳定术是有效的。然而，软骨损伤患者的远期愈后目前仍然不明确。

另一方面，Takao 等 [18] 描述了 16 例踝关节外侧不稳定合并中度关节炎的患者的疗效（根据 Takakura 分期，7 例 2 期和 9 例 3 期退变）。所有患者均进行了外侧稳定术和软骨损伤关节镜下钻孔术。作者建议这两项术式同时使用的范围仅限于关节炎 2 期患者。Taga 等 [2] 在前文提到的研究中报道相似的结果，该研究在 1 年的术后随访中，全部患者均保持踝关节功能稳定性和灵活性。但是该研究里 4 例 3 期或 4 期损伤的患者仍然在活动时感到内踝疼痛。对这些患者进行查体时发现位于前内侧关节间隙与软骨损伤部位一致的压痛点。作者推断这些有症状的损伤可能影响踝关节稳定术的最终疗

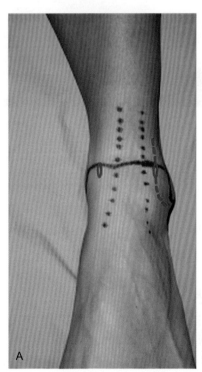
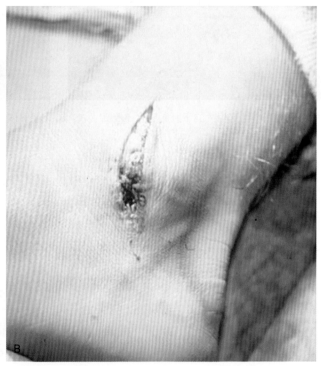

图 92.8　与 Brostrom 术相关的踝关节镜技术。A. 前内侧和前外侧切口（红色的椭圆形），外侧间隙入路，红色虚线为前外侧切口。B. Brostrom 术的前外侧入路。

效。Choi 等[9] 在一项包含 65 例患者的研究中评估了相关损伤对于踝关节外侧稳定术疗效的影响，并且推断关节镜下诊断和治疗关节内损伤是一项安全有效的方法。然而，当存在相关联的关节内复合损伤时，关节镜技术疗效较差。患者对疗效不满意的最大风险因素是下胫腓联合增宽、距骨 OCL 和游离骨片。

文献中另一项争议是软骨损伤是否与踝关节不稳定的等级和持续性相关。Taga 等[2] 的研究中，软骨损伤的程度和范围增加了症状持续存在可能性，但是与累及韧带的数量无相关性。作者推断即使是单根韧带损伤，也应该进行治疗以预防进一步软骨损伤。相反，Hintermann 等[6] 的研究显示软骨损伤的严重程度和范围与踝关节不稳定的持续性无明显相关，但是却发现当存在三角韧带撕裂时，软骨损伤的发生率增加。

经验和教训

我们推荐使用 30° 5.5 mm 的关节镜和踝关节镜液体泵，以便获得更加宽的关节开放。术中未要求使用牵引。我们推荐 Brostrom 术式，如果需使用踝关节镜，选择前外侧经踝入路；如需使用腓侧肌腱镜，选择经踝后外侧入路。这将允许手术医生将关节镜入路并入 Brostrom 切口。

康复

如果实施了改良的 Brostrom 手术，术后的 7 天需使用拐杖，直至肿胀消退，然后换成短腿行走管型石膏使踝关节保持在中立位，允许耐受范围内的负重。石膏在术后 4 周去除，改为穿戴空气夹板 4 周以保护踝关节。在术后的 4 周内，应开始轻柔地进行踝关节活动度训练和强化腓侧肌群等长收缩。恢复运动通常在术后 8~12 周。腓侧肌群的彻底康复是必要的。

如果逆行钻孔、微骨折、磨削与外侧修复相关，在术后 4 周不允许负重。

如进行了下胫腓联合固定术，那么无负重持续至术后 8 周，在术后 8~10 周，下胫腓固定螺钉将被取出。

结论和展望

踝关节扭伤或反复扭伤后的慢性功能不全比较常见。尽管对客观稳定性进行手术复位，许多踝关节很可能持续存在问题。另外，传统的修复损伤韧带的手术入路限制了关节内结构的暴露。随着关节镜使用的广泛应用，先前未被明确诊断的关节内损伤被认为是不理想疗效的原因。由于先前的局限因科学技术的发展、经验的积累、技术的改良得以克服，踝关节镜在过去的数十年里得到快速的发展。它优先用于踝关节韧带重建的治疗能帮助手术医生评估关节内其他的损伤，同时将发病率降至最小、将手术时间降至最少。在手术中主要的损伤能够被定位，患者能够得到针对其踝关节情况更加精确的建议。尽管术前关节镜检查能改善踝关节稳定术后的疗效，但目前仍缺乏前瞻性对照研究以真正明确其疗效。

参考文献

[1] Amendola A, Bonasia DE. When is ankle arthroscopy indicated in ankle instability? *Oper Tech Sports Med*. 2010;18:2–10.

[2] Taga I, Shino K, Inoue M, et al. Articular cartilage lesions in ankles with lateral ligament injury. An arthroscopic study. *Am J Sports Med*. 1993;21(1):120–127.

[3] Schäfer D, Hintermann B. Arthroscopic assessment of the chronic unstable ankle joint. *Knee Surg Sports Traumatol Arthrosc*. 1996;4(1):48–52.

[4] Ogilvie-Harris DJ, Gilbart MK, Chorney K. Chronic pain following ankle sprains in athletes: the role of arthroscopic surgery. *Arthroscopy*. 1997;13(5):564–574.

[5] Komenda GA, Ferkel RD. Arthroscopic findings associated with the unstable ankle. *Foot Ankle Int*. 1999;20(11):708–713.

[6] Hintermann B, Boss A, Schafer D. Arthroscopic findings in patients with chronic ankle instability. *Am J Sports Med*. 2002;30(3):402–409.

[7] Okuda R, Kinoshita M, Morikawa J, et al. Arthroscopic findings in chronic lateral ankle instability: do focal chondral lesions influence the results of ligament reconstruction? *Am J Sports Med*. 2005;33(1):35–42.

[8] Ferkel RD, Chams RN. Chronic lateral instability: arthroscopic findings and long term results. *Foot Ankle Int*. 2007;28(1):24–31.

[9] Choi WJ, Lee JW, Han SH, et al. Chronic lateral ankle instability: the effect of intra-articular lesions on clinical outcome. *Am J Sports Med*. 2008;36(11):2167–2172.

[10] Kibler WB. Arthroscopic findings in ankle ligament reconstruction.

第 6 篇　足与踝

Clin Sport Med. 1996;15(4):799–803.

[11] Takao M, Innami K, Matsushita T, et al. Arthroscopic and magnetic resonance image appearance and reconstruction of the anterior talofibular ligament in cases of apparent functional ankle instability. *Am J Sports Med.* 2008;36(8):1542–1547.

[12] Ferkel RD, Karzel RP, Del Pizzo W, et al. Arthroscopic treatment of anterolateral impingement of the ankle. *Am J Sports Med.* 1991;19(5):440–446.

[13] Van Dijk CN, Kort N. Tendoscopy of the peroneal tendons. *Arthroscopy.* 1998;14(5):471–478.

[14] Lui TH. Endoscopic peroneal retinaculum reconstruction. *Knee Surg Sports Traumatol Arthrosc.* 2006;14(5):478–481.

[15] Williams GN, Jones MH, Amendola A. Syndesmotic ankle sprains in athletes. *Am J Sports Med.* 2007;35(7):1197–1207.

[16] Wolf BR, Amendola A. Syndesmosis injuries in the athlete: when and how to operate. *Curr Opin Orthop.* 2002;13:151–154.

[17] Hintermann B, Valderrabano V, Boss A, et al. Medial ankle instability: an exploratory, prospective study of fifty-two cases. *Am J Sports Med.* 2004;32(1):183–190.

[18] Takao M, Komatsu F, Naito K, et al. Reconstruction of lateral ligament with arthroscopic drilling for treatment of early-stage osteoarthritis in unstable ankles. *Arthroscopy.* 2006; 22(10):1119–1125.

[19] Gould N, Seligson D, Gassman J. Early and late repair of lateral ligament of the ankle; Foot and Ankle, 1980 Sep;1(2):84–89.

第 93 章

Brad D. Blankenhorn, Troy M. Gorman, Florian Nickisch, Timothy C. Beals, Charles L. Saltzman

关节镜下关节融合术

关节镜下关节融合术首先发展于 20 世纪 80 年代，在随后的 20 年迅猛发展。对于合适的患者来说，关节镜的关节准备及经皮关节固定作为踝关节的微创手术，能减少患者围手术期风险。关节镜关节融合术的主要优势是能够利用外伤患者、外科手术患者、风湿性关节炎及糖尿病患者受累部位的软组织包膜。

在过去的 20 年中，关节镜关节融合术成为可选择的手术，且得到了鼓舞人心的结果[1-4]。关节镜技术的优点是能够减少手术患者痛苦和并发症发生率、降低出血、缩短住院时间。

解剖和发病机制

踝关节是由胫骨、距骨和腓骨构成的。远端胫骨形成牢固的榫接，保持踝关节中部和外侧的平衡。距骨上面容纳在榫眼中。踝关节固定性的稳固是由于其本身的一致性及其周围软组织固定。这些组织包括联合韧带、踝关节囊、前距腓韧带和后距腓韧带、跟腓韧带、踝间韧带和三角韧带复合体。

髋关节和膝关节与踝关节不同，髋关节与膝关节主要是外伤后关节退变。踝关节引起关节炎的主要原因是踝关节相互对抗，关节胶着，可能导致固有稳定性受抑制、软骨拉伸及代谢改变。不幸的是，外伤性关节炎的多发，可能是由于关节软骨过薄或僵硬不能适应关节错位，或是由于不恰当的关节运动所引起。关节错位导致关节接触面产生压力，过薄的踝关节软骨及过厚的髋关节和膝关节软骨不能适应[5, 6]。这些局部增加的压力可能导致关节软骨退化，类似于造成创伤。其他疾病如 Charcot 关节病或骨软骨受损严重的骨软骨炎可能导致关节错位和关节面不匹配，导致关节接触面压力增加。

踝关节骨性关节炎可在骨折或韧带损伤后发生。旋转踝关节骨折和复发性不稳定性韧带损伤是最常见的原因[7-11]。在 13 年时间的高年资医师实践中，Kellgren-Lawrence 3 级和 4 级踝关节炎患者，445/639 例（70%）是创伤后的，只有 46 例（7.2%）患有原发性骨关节炎（9 例）。该研究中踝关节炎的其他记录病因包括神经病变（Charcot neuroarthropathy）、炎性关节病、结晶性关节病（pseudogout）、骨软骨炎、骨坏死和感染后关节病。

适应证

关节镜适应证包括保守治疗无效的带有剧烈疼痛的退行性关节炎、其他治疗无效的严重分离性骨软骨炎、距骨坏死、踝关节复位无效、瘫痪的关节畸形。

关节镜关节融合术的适应证与关节镜相同，除外关节复位无效。踝关节对线整齐，适合关节融合术（图 93.1）。有软组织损伤的患者（有创伤史、烧伤、有肌肉肿胀的患者和皮肤移植的患者）或有血管病变的患者可以考虑关节镜手术。以前认为踝关节内翻或外翻大于 5° 的踝关节是关节镜手术的绝对禁忌证。而目前报道证明大量的内翻足或外翻足是关节镜的相对禁忌证，而非绝对禁忌证[12-14]。我们认为合适的患者可行关节镜手术复位踝关节，但是也需告知患者可选择开放手术、进行广泛的关节囊切开或切除术以达到解剖复位。其他的关节镜禁忌证为大量骨缺失和畸形，以及非常僵硬的关节。总而言之，关节融合术的理想位置是足背屈中立位，0°~5° 的踝关节外翻，与对侧相比相等或略大的外旋，并且将距骨顶的前表面置于胫骨前表面的同一平面或略后方。

禁忌证

绝对禁忌证包括活动性感染和活动性 Charcot

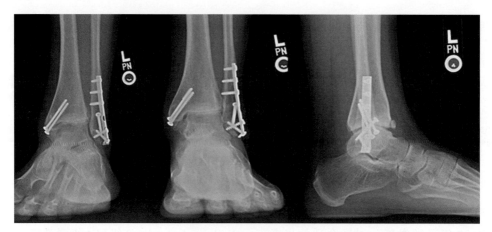

图 93.1　前后位片、踝穴和侧位片，29 岁女性终期创伤后胫距关节炎。最小的冠状位和矢状位平面畸形伴随胫腓关节远端和外侧沟最小病变。这例患者是关节镜下胫距关节融合术理想的对象。

关节病。但是，经过合理治疗后的感染和 Charcot 关节病代谢相关问题得以解决时，关节融合术可以作为治疗方式。一些手术医生可能会考虑将吸烟的患者作为相对禁忌证。

临床评估

体格检查

体格检查首先从视诊开始，尤其是当你有机会观察患者步入诊室的时候。将患者步行情况作为体格检查的一部分是有意义的，观察双下肢整体力线和步态类型也非常有必要。踝关节活动度受限会引发提前的足跟抬起和膝关节屈曲步态。应注意观察患者前足触地时的姿势，因为观察到过度的前足内翻或外翻在制订手术计划时非常重要。根据患者的站立位姿势，后足的位置也应被详细记录。下肢外旋是踝关节炎患者的常见特征。

固定的体格检查包括踝关节、后足、前足活动度的评估。通过抽屉试验进行踝关节稳定性评估，抽屉试验在踝关节跖屈位和中立位均需进行。这分别明确了距腓前韧带和跟腓韧带的功能。距骨倾斜也应该进行评估。由于足部的畸形可能导致踝关节继发疾病，因此，足部力线也非常重要。例如，伴随内侧柱不稳定的扁平足可能与继发踝关节外翻相关并最终导致退行性改变。反之，恢复畸形踝关节的力线也可改变足的位置并正向影响其他关节的功能，尤其是距下关节。如果代偿性足部畸形在检查中被发现，应对它们的可修正性进行评估。应对肌腱进行触诊以明确潜在的疼痛混杂因素。此外，如果有多个退变的关节，那么在体格检查时发现最大

的触痛点可帮助明确诊断。对动脉搏动进行触诊以评估血管情况，并评估末梢毛细血管充盈情况。最后，应进行踝关节神经学评估以发现运动和感觉缺失。

影像学检查

应力位片能发现畸形的部位或者软组织，如有可能，均应进行。我们在诊所使用以下 4 项 X 线检查以评估踝关节疼痛，包括踝关节前后位片、侧位片、踝穴位片和后足立位片。退变踝关节的 X 线片能见到关节间隙狭窄、骨赘形成、软骨下硬化和软骨下囊性变。当考虑进行关节镜下胫距关节融合术时，应进行上述标准 X 线检查以加强评估审查。应明确有无距骨前向半脱位。显著的距骨前向半脱位很难被矫正，因为在关节镜入路时只能提供有限的关节囊释放。尤其应关注下胫腓关节的退变和踝关节内外侧沟的骨赘形成。如果没有明确这些位置的骨性撞击征，可能无法矫正畸形，或术后持续疼痛。如果涉及这些位置而不能通过关节镜入路被处理，那么应切开行胫距关节融合术。

后足力线视图在评估后足内翻（外翻）和踝关节冠状位畸形（图 93.2）[15] 中非常重要。患者需站立于一个平台上，面向采集器，采集器与平台保持在 20° 的角度。X 射线管在踝关节后方，光束在踝关节水平发出并垂直于拍摄平面。通常跟骨的最下面是胫骨中轴纵向的中心。

在更好地描绘三维骨解剖结构时，CT 是标准 X 线检查的一项极好的助手。关节镜下胫距关节融合术很难处理显著骨缺损和塌陷，CT 则能更好地评估骨结构。另外，由于创伤后胫距关节炎的高发

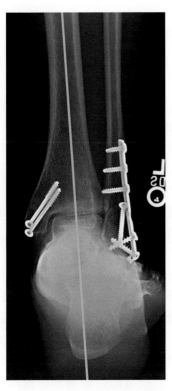

图 93.2　同一例 29 岁女性患者的后足立线位视图。从胫骨髓腔中心画一条线通过胫距关节中心并向外延长。如果后足没有排列紊乱，那么这条线将通过足骨足底大部分。X 线片显示这例患者的后足立线正常。

生率，常常在先前干预措施后留下骨科金属硬件，与 MRI 不一样，CT 可使金属硬件周围的图像显示更清晰。无创关节干扰加上空气对比关节成像技术增强了踝关节特征可视化。当需要描述局灶和整体踝关节炎时，该项技术可被应用[16]。MRI 的应用有限，除非怀疑距骨骨软骨损伤、骨硬化或韧带异常，而这些会改变患者的顾虑。在这些情况中，MRI 关节造影检查可能具有优势。

透视引导下选择性注射同样能对有临床或影像学证据显示疼痛为多种来源的患者有帮助，有理由期待注射部位 75% 的疼痛缓解[17]。明确患者踝关节疼痛为整个踝关节（影响了关节的大部分）或局部（特殊部位）是非常重要的，因为此种区别可指导治疗的选择。明确患者是否合并距下关节疼痛也尤为重要，因人群需要被更强烈地告知有关于残余疼痛和发展成邻近关节炎的风险。

治疗

　　非手术治疗和手术治疗都能帮助痛性踝关节炎患者减轻症状并改善功能。非手术治疗干预最先通过药物或者免负荷和制动进行对症处理。作者对于非甾体类抗炎药的使用经验使其认为非甾体类抗炎药似乎在治疗踝关节炎中疼痛的疗效并不确定，但仍是踝关节炎非手术治疗的中流砥柱。正确使用皮质类固醇或透明质酸注射可短暂改善症状，并对急性加重的长期耐受疼痛的患者有益。对踝关节进行力学上免负荷或者制动通常使用牢固的踝足矫形器或者一个带有嵌入式聚丙烯外壳的皮革脚踝靴[18]。如果耐受，支具是控制踝关节炎相关疼痛的一种有效方式。在鞋中添加突出的脚后跟或使用固体脚踝缓冲后跟（SACH）同样可通过减少步态周期中踝关节活动以改善症状。

　　仅仅在非手术治疗失败后才考虑手术干预。当计划进行手术干预时，不管选择何种手术技术，记住重建足部力线能促进改善足部功能非常关键。对于终末期踝关节退行性关节炎的手术方式选择包括：踝关节截骨术、清理术、牵拉关节成形术、踝关节置换术和踝关节融合术。踝关节融合术是目前最可预测和疗效最确定的终末期踝关节炎的治疗方式，并可通过多种方式进行，包括开放、小切口、关节镜技术。

　　如果关节融合术是手术治疗的选择，那么下一步就是要确定融合部位合适的力线，这要求考量整个下肢的力线。胫骨力线不齐或者成角畸形可能需要特殊考量。另外，如果患者存在明显的前足内翻或者外翻畸形，那么需要在融合部位进行力线调整以确保是一个跖行动物足。例如，如果患者存在明显的僵硬的前足内翻，那么踝关节需要被放置在轻度外翻的位置，这样就形成了一个跖行动物足。伴随的膝、踝关节炎和畸形应该被全面评估，并且膝关节力线的重建是优先于踝关节融合术的。如果存在明显的畸形，踝关节镜下融合术应该被禁止，并鼓励进行切开入路。

　　在考虑使用哪一个入路进行踝关节融合术时，仔细检查患者的体征以及进行影像学检查是必需的。如患者存在最轻度或可矫正的冠状面或矢状面畸形合并最低程度的下胫腓关节和踝关节内外侧沟的退变，那么这是关节镜下踝关节融合术的良好适应证。以下内容将对这项技术进行阐述。

前方入路关节镜手术技术

　　我们建议全身麻醉以放松腓肠肌－比目鱼皮复

合体，并行区域麻醉，以帮助术后镇痛。在我们的中心，超声引导下腘窝水平置管和单次注射隐神经麻醉阻滞。

患者体位

关节镜下踝关节融合术能通过前方或后方关节镜入路完成。大多数病例选择前方入路，除非还需进行距下关节融合或者存在软组织方面的原因（例如游离皮瓣、严重烧伤），那么就不适合进行前方入路。这种情况下，俯卧位和后侧入路将能允许胫距关节和距下关节两者的关节镜术前准备。对于关节镜前方入路，患者在手术台上置于仰卧位，手术侧下肢被置于下肢支撑架（图93.3）或者手术台的平台上，这取决于使用的外部牵引器类型。当腿滑出支撑器时，手术床可以被调整（反射、Trendelenberg体位、降低下肢的组合）以创造对抗牵引。跟骨或距骨"皮包骨"般钢丝的侵入式牵引或者踝关节绑带的非侵入式牵引都能被用于扩大关节视野。如果外部绑带技术被用于牵引关节，那么在距骨顶准备时牵引的力量应该减小[一般小于25磅（11.3千克）]，因为这样会使得前方关节囊的张力减小，能更容易进入距骨顶。大腿止血带的使用是非强制性的，我们通常会对需要的患者放置止血带，但很少进行充气。以上的术前准备是因为考虑到需进行旋转力线的评估。建立切口之前，我们标记出体表标志，包括踝、可触及的浅表的腓神经分支和预期胫距关节间隙的平面。

建立手术入路

对于前路关节镜，需建立标准前内侧和前外侧的入路。使用从前内侧进入关节腔的18G针向关节腔内注入大约20 ml的生理盐水。在关节镜直视下完成针的定位后，创立前外侧的入路（图93.4）。两个切口都是使用"小切口在撑开"技术建立的，以使损伤浅表腓神经分支的风险最小化。对于关节镜下关节融合术，手术切口应该比标准关节镜检查所建立常规手术切口要大。较大的手术切口主要帮助引入较大的器械，这些器械能使及时的关节镜下清理术变得更为容易。4.0 mm内镜常规用于关节内镜可视化，可加强可视化和流体流动。关节镜泵通常用于扩张关节，泵被设置在能达到视野清晰的最低压力，并且在手术期间通常会进行几次调整，以减少组织水肿。大量前方关节囊瘢痕组织和滑膜炎并不少见，这会使其进入关节腔内变得困难。应清除滑膜炎和瘢痕以促进关节可视化（图93.4）。

关节准备

一旦进入关节内并且获得足够的可视化后，即可剥除胫距关节表面软骨，为关节融合术做准备。联合使用刮勺、起子和关节镜器械完成软骨清理术

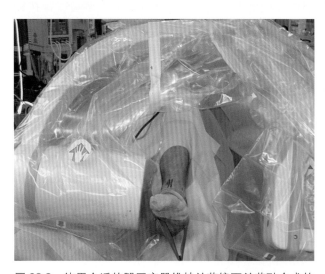

图93.3 使用合适的腿固定器维持关节镜下关节融合术的体位。环绕在踝关节周围的牵引带装置用来帮助可视化。小C臂机置于踝上方以便在没有干扰的踝关节镜手术操作的情况下行影像学评价。

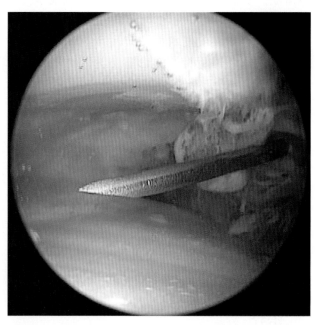

图93.4 左踝自前内侧入路进入胫距关节的视图。18号针用于定位外侧入路，可见关节前方有大量的滑膜炎。为了显露距骨前方做关节准备，这些滑膜需被切除。

（图 93.5）。这有利于使一系列刮匙和起子更容易地进入尽可能多的关节。内侧和外侧沟的软骨清理很难在直视下进行，可能需要在触诊和最小视觉帮助下完成。当外侧沟很少或没有退化时，我们在准备时不将其包括在内或融合仅仅单独在胫距关节。一旦残余的软骨被移除，关节表面就需为关节融合做准备，通过 4.0 mm 钻头在软骨下骨钻孔实现（图 93.6），这将创建一个可存活的出血的骨床。然后通过放松止血带来检查清创术是否充分，如果它已经膨胀，关闭泵，检查关节是否有充分的骨出血（图 93.7）。如果需要，可通过任一切口使用 1 ml 注射器向关节腔内注入去矿质化的骨基质。试图将远端腓骨联合纳入融合构造是由先前存在于这个关节和踝关节外侧沟的疾病所决定。

力线

胫骨下足部力线正确是关键的一步。因为大多数关节镜患者存在轻度畸形，我们的目标是让足用脚掌着地行走并在矢状面处于中立位。这有时仍然是非常具有挑战性的。在临床上我们建议把踝关节放置于术者感觉最好的位置，临时使用 2 枚大克氏针或空心钉固定。当空心钉被置入后，对骨所造成的机械压迫可以帮助实现适当的加压。接下来，让你的助手在不握持足部的情况下固定下肢，然后到患侧去评估足轻度背屈下踝关节是否处于矢状位置，检查足跟的力线。如果它看起来完全在一直线上，那么有可能在站立位时是内翻足。在术者准备固定前，足的位置必须是完美的。此外，必须保持

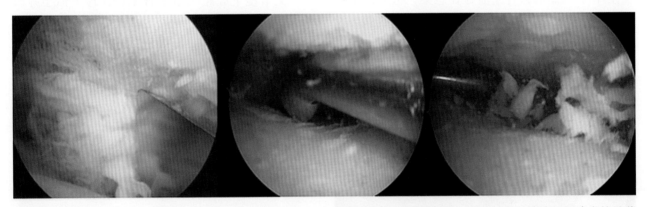

图 93.5 在胫距关节清除残余关节软骨时的关节镜视野。各种器械包括骨膜剥离器和刮匙被用于清除任何残余的关节软骨。

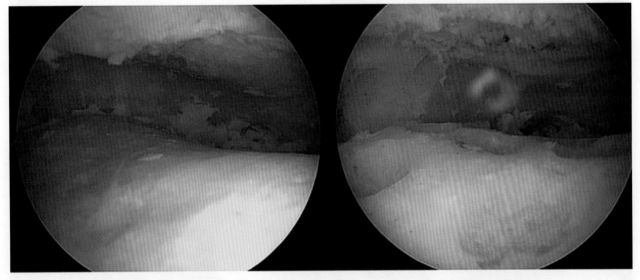

图 93.6 胫距关节软骨切除之后使用骨钻去除骨皮质的关节镜视野。去皮质术是促进关节融合关键的一步。

下肢伸直，以确保适当的踝冠状面和旋转对齐。

固定

关节融合术的固定是经皮方式完成的。2~3 枚部分螺纹螺钉可以置入在多个配置中。一般来说，1~2 枚螺钉从胫骨前内侧被置入到距骨（图 93.8）。必须注意在置入这些螺钉时不要伤害到胫后肌腱。避免螺钉穿过关节面可促进稳定的结构。螺钉也可以通过胫骨外侧进入距骨以增加结构刚度（图 93.9）。我们通常使用可变螺距无头加压螺钉进行关节镜胫距关节融合术。由于螺钉放置沿着胫骨内侧缘，有记录显示，使用标准加压部分螺纹螺钉的患者存在螺钉高退出率[19]。可变螺距加压螺钉可通过将螺钉的头部埋在内侧皮质下以减少有症状的发生率[20]。如果患者先前存在感染，也可以采用多平面外固定器。如果外侧沟（腓距关节连接）没

有明显的关节炎，则不需要进行清理术或融合。然而，如果伴有腓距关节炎，螺钉从腓骨后外侧经下正中进入距骨颈和体部。我们经常减小螺钉的直径以避免腓骨裂开，并直接从腓骨至距骨顶置入螺钉（图 93.10）。另一考虑是施行距离关节线仅几厘米远的腓骨横向截骨术，以分离从腓骨近端到远端腓骨节段的压力。这可能提高下胫腓联合韧带区域的融合，远端腓骨片段可用上述相同的螺钉固定。通常在固定后骨表面存在一些小的间隙。若是融合外踝，内侧螺钉会将距骨拉向内侧，进而导致外侧出现小的缺口。

术后护理

关节镜下胫距关节融合术后护理类似于开放的关节融合术后处理策略。踝关节被置于一个有厚衬垫的后夹板。夹板及缝线在术后 10~14 天拆除，并改用膝下管型石膏。我们允许患者 5~10 磅（2.2~4.5 kg）足跟负重，这样他们就可以保持平衡。有其他报道允许完全负重[21]。我们的团队没有早期完全负重的经验。

在 6~8 周，复查 X 线片，我们希望看到早期骨痂连接，表现为关节间隙部位出现磨砂玻璃样改变。如果对充分融合有疑问，CT 扫描可以用来更好地观察关节。如融合明显、患者仅有极少的关节疼痛，则可穿可移动踝靴。应在任何时候都穿踝靴。除了睡觉、洗澡、坐着的时候。患者穿踝靴，而后开始逐步在耐受范围内负重，只要没有明显的疼痛即可。

在 10 周时将进行第二组 X 线检查。如果 X 线片显示骨痂连接增加并且患者在站立时没有疼痛，

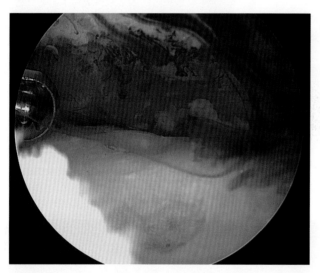

图 93.7 关节镜下所见软骨下骨已经被关节镜骨钻去皮质化后的骨出血。

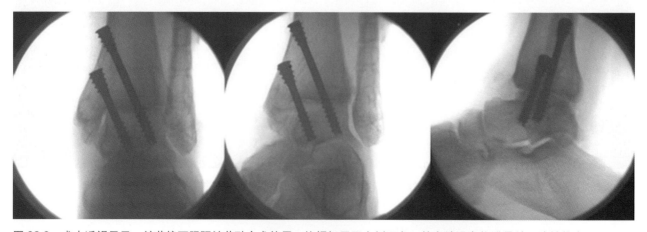

图 93.8 术中透视显示，关节镜下胫距关节融合术使用 2 枚螺钉置于内侧固定，其中并没有将腓骨并入该结构中。

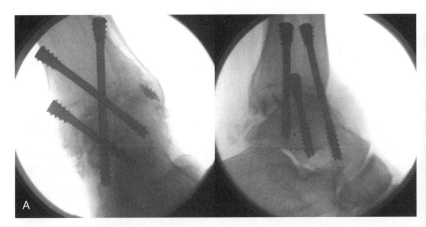

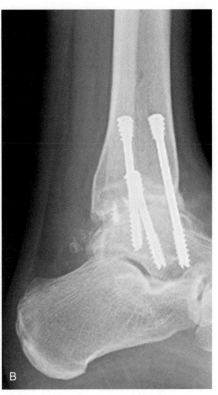

图 93.9 A. 术中透视显示关节镜胫距关节融合术使用 3 枚螺钉固定。2 枚螺钉放在内侧，第 3 枚螺钉放置于前外侧的方向。B. 腓骨并不包括在结构中。距骨似乎轻度跖屈。在随访中，站立时胫骨垂直于地板，暗示跖行的矢状平面对齐已经实现。

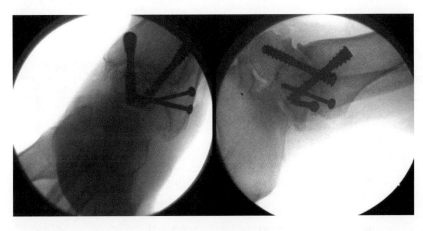

图 93.10 术中透视显示固定的关节镜胫距关节融合术。使用 2 枚螺钉于后内侧和前外侧方向将腓骨远端固定于胫骨距骨融合部。

可不再穿踝靴。正规的物理治疗无须强制执行，但 4~8 周时，在去除踝靴后，平衡和步态训练似乎能加速康复，尤其是老年患者。

结果

自 1990 年开始报道关节镜下关节融合术的结果以来，许多临床研究被发表。所有的调查研究都是回顾性的，只有少数与开放手术治疗组的结果进行对比。Myerson 和 Quill [3] 发表了第一项关节镜和开放技术的比较性研究，他们有 17 例关节镜下踝关节融合术患者以及 16 例经由内踝截骨术开放技术的患者。作者发现关节镜的平均融合时间更短

（8.7 周 vs. 14.5 周）和更短的住院时间（1.5 天 vs.4 天）。关节镜组融合率为 94.1%（其中有 1 例形成假关节），开放手术组融合率为 100%。然而，这项研究没有偏倚控制并且两组患者并不相似，开放组患者存在更大的畸形和骨质流失。O'Brien 和他的同事们 [4] 尝试设计可比较的两组（关于畸形数量），从而进行一项更好的研究。他们有 19 例患者进行了关节镜下融合，17 例患者使用"平行截除"开放性关节融合术。作者报道关节镜组融合率为 84%，开放组为 82%。他们发现关节镜组手术时间更短（166 分钟 vs.184 分钟），并显著缩短住院时间（1.6 天 vs.3.4 天）。两组之间的并发症率相似。

以下结果是从另外 15 篇临床文献中总结而来

（表93.1）。报道的融合率为70%~100%[1, 2, 12, 13, 21-30]。5项研究报道了100%融合率，而其他10项研究报道的融合率为89%~97%，仅有一项研究报道的融合率低于89%[30]。文献中关于融合，共同的定义是踝关节在体检时稳定，在负重时无疼痛，并且X线片也显示骨小梁连接的征象。5项研究报道的平均融合时间在10.5周以内，最快的平均融合时间为8.9周[2, 23, 28-30]。其他研究报道的平均融合时间为11~16周。

5个系列的报道，在经过14~18个月的随访后，临床结果为良好或优秀的在80%~95%。一项病例数最多的研究，经过5.4年的随访，Winson等[13]报道结果为良好至优秀的患者在104例中有83例（80%）。此外，文献中已报道有95%~100%的满意度[28, 29]。

并发症

一般来说，关节镜手术并发症的发生率比开放手术被报道的要低。在文献中并发症率为0%~55%。然而，突出的内固定物及疼痛会导致大量的并发症，从而导致额外的手术。在一项由42例患者组成的早期研究中，其关注于关节镜踝关节融合并发症，Crosby等报道总体并发症率为55%。有3例（7%）不愈合，2例（5.1%）延迟愈合，2例用于牵引的胫骨钉发生应力性骨折，5例感染（4例浅表感染和1例深部感染），6例（14%）为内植物引起的疼痛（4例选择取出螺钉），4例患者转为痛性距下关节炎[24]。随后发生距下关节炎的数量类似于其他研究报道[12, 22]。其他被报道的并发症包括皮神经损伤、腓深神经麻痹、畸形愈合、足背假动脉瘤、深静脉

表93.1 关节镜关节融合术发表的研究

研究者	患者数量	创伤后（%）	融合率（%）	融合时间	并发症率（%）
Myerson 和 Quill[3]	17 关节镜	59	94	8.7 周	11.70
	16 开放	75	100	14.5 周	18.70
O'brien 等[4]	19 关节镜	63	84	未报道	16
	17 开放	82	82		18
Olgivie-Harris 等[27]	19	74	89	12 周	26
Dent 等[26]	8	60	100	未报道	0
DeVriese 等[25]	10	–	70	4 个月	30
Turan 等[29]	8（10踝）	0（全为类风湿关节炎）	100	10 周	0
Corso 和 Zimmer[23]	16	75	100	9.5 周	12.50
Glick 和 Morgan[2]	34	–	97	9 周	5.80
Crosby 等[24]	42	90	93	5.5 个月	55
Cameron 和 Ullrich[22]	15	33	100	11.5 周	40
Zvijac 等[30]	21	90	95	8.9 周	4
Cannon 等[21]	36	55	100	77% 融合在 8 周 100% 融合在 16 周	33
Saragas[28]	26	92	96	10.5 周	34
Ferkel 等[1]	35	77	97	11.8 周	23
Winson 等[13]	116（118踝）	57	92	12 周	32
Gougoulias 等[12]	74（78踝）	49	97	12.5 周	31
Nielsen 等[19]	58 关节镜	64	95	1 年	33
	48 开放	67	84	1 年	40
Odutola 等[20]	32	31	88	14 周	12
总计	594 踝	52	90	–	22

血栓形成与非致死性肺栓塞[2, 13, 21, 23, 27]。

结论

经报道的关节镜踝关节融合术与传统的开放融合技术相比而言，两者在融合率、患者满意度和不良后果上相当。关节镜下胫距关节融合术对于在冠状面有最小畸形的患者以及那些对软组织覆盖需要妥协的患者是一种很好的选择。术后并发症发生率小于开放术式，且可缩短患者住院治疗时间。此外，患者满意度高。因此，如果关节镜外科医师具备相应技能，关节镜踝关节融合术是一个有吸引力和可行的选择，用于治疗终末期踝关节退行性骨关节炎患者。

参考文献

[1] Ferkel RD, Hewitt M. Long-term results of arthroscopic ankle arthrodesis. *Foot Ankle Int.* 2005;26(4):275–280.

[2] Glick JM, Morgan CD, Myerson MS, et al. Ankle arthrodesis using an arthroscopic method: long-term follow-up of 34 cases. *Arthroscopy.* 1996;12(4):428–434.

[3] Myerson MS, Quill G. Ankle arthrodesis. A comparison of an arthroscopic and an open method of treatment. *Clin Orthop Relat Res.* 1991;268:84–95.

[4] O'Brien TS, Hart TS, Shereff MJ, et al. Open versus arthroscopic ankle arthrodesis: a comparative study. *Foot Ankle Int.* 1999;20(6):368–374.

[5] Ateshian GA, Soslowsky LJ, Mow VC. Quantitation of articular surface topography and cartilage thickness in knee joints using stereophotogrammetry. *J Biomech.* 1991;24(8):761–776.

[6] Athanasiou KA, Niederauer GG, Schenck RC Jr. Biomechanical topography of human ankle cartilage. *Ann Biomed Eng.* 1995; 23(5):697–704.

[7] Demetriades L, Strauss E, Gallina J. Osteoarthritis of the ankle. *Clin Orthop Relat Res.* 1998;349:28–42.

[8] Harrington KD. Degenerative arthritis of the ankle secondary to long-standing lateral ligament instability. *J Bone Joint Surg Am.* 1979;61(3):354–361.

[9] Saltzman CL, Salamon ML, Blanchard GM, et al. Epidemiology of ankle arthritis: report of a consecutive series of 639 patients from a tertiary orthopaedic center. *Iowa Orthop J.* 2005;25:44–46.

[10] Schafer D, Hintermann B. Arthroscopic assessment of the chronic unstable ankle joint. *Knee Surg Sports Traumatol Arthrosc.* 1996;4(1):48–52.

[11] Wyss C, Zollinger H. The causes of subsequent arthrodesis of the ankle joint. *Acta Orthop Belg.* 1991;57(suppl 1):22–27.

[12] Gougoulias NE, Agathangelidis FG, Parsons SW. Arthroscopic ankle arthrodesis. *Foot Ankle Int.* 2007;28(6):695–706.

[13] Winson IG, Robinson DE, Allen PE. Arthroscopic ankle arthrodesis. *J Bone Joint Surg Br.* 2005;87(3):343–347.

[14] Dannawi Z, Nawabi DH, Patel A, et al. Arthroscopic ankle arthrodesis: are results reproducible irrespective of pre-operative deformity? *Foot Ankle Surg.* 2011;17:294–299.

[15] Saltzman CL, el-Khoury GY. The hindfoot alignment view. *Foot Ankle Int.* 1995;16(9):572–576.

[16] El-Khoury GY, Alliman KJ, Lundberg HJ, et al. Cartilage thickness in cadaveric ankles: measurement with double-contrast multi-detector row CT arthrography versus MR imaging. *Radiology.* 2004;233(3):768–773.

[17] Khoury NJ, el-Khoury GY, Saltzman CL, et al. Intraarticular foot and ankle injections to identify source of pain before arthrodesis. *AJR Am J Roentgenol.* 1996;167(3):669–673.

[18] Saltzman CL, Shurr D, Kamp J, et al. The leather ankle lacer. *Iowa Orthop J.* 1995;15:204–208.

[19] Nielsen KK, Linde F, Jensen NC. The outcome of arthroscopic and open surgery ankle arthrodesis a comparative retrospective study of 107 patients. *Foot Ankle Surg.* 2008;14:153–157.

[20] Odutola AA, Sheridan BD, Kelly AJ. Headless compression screw fixation prevents symptomatic metalwork in arthroscopic ankle arthrodesis. *Foot Ankle Surg.* 2012;18:111–113.

[21] Cannon L. Early weight bearing is safe following arthroscopic ankle arthrodesis. *Foot Ankle Surg.* 2004;10:135–139.

[22] Cameron SE, Ullrich P. Arthroscopic arthrodesis of the ankle joint. *Arthroscopy.* 2000;16(1):21–26.

[23] Corso SJ, Zimmer TJ. Technique and clinical evaluation of arthroscopic ankle arthrodesis. *Arthroscopy.* 1995;11(5):585–590.

[24] Crosby LA, Yee TC, Formanek TS, et al. Complications following arthroscopic ankle arthrodesis. *Foot Ankle Int.* 1996; 17(6):340–342.

[25] De Vriese L, Dereymaeker G, Fabry G. Arthroscopic ankle arthrodesis. Preliminary report. *Acta Orthop Belg.* 1994;60(4): 389–392.

[26] Dent CM, Patil M, Fairclough JA. Arthroscopic ankle arthrodesis. *J Bone Joint Surg Br.* 1993;75(5):830–832.

[27] Ogilvie-Harris DJ, Lieberman I, Fitsialos D. Arthroscopically assisted arthrodesis for osteoarthrotic ankles. *J Bone Joint Surg Am.* 1993;75(8):1167–1174.

[28] Saragas N. Results of arthroscopic arthrodesis of the ankle. *Foot Ankle Surg.* 2004;10:141–143.

[29] Turan I, Wredmark T, Fellander-Tsai L. Arthroscopic ankle arthrodesis in rheumatoid arthritis. *Clin Orthop Relat Res.* 1995;320:110–114.

[30] Zvijac JE, Lemak L, Schurhoff MR, et al. Analysis of arthroscopically assisted ankle arthrodesis. *Arthroscopy.* 2002; 18(1):70–75.

关节镜下距下关节融合术

距下关节融合术已经被成功用于治疗距下关节炎、距下关节不稳定、胫后肌腱功能不全、跟距联合。足踝关节镜技术和器械的发展使选择行关节镜下距下关节融合术在技术上得以实现。Tasto[1]在外侧位置使用外侧复合入路实现了该项技术。Amendola 等[2] 使用俯卧位下后足内镜入路施行经后方关节镜下距下关节融合术。这项技术的疗效和安全性得到解剖学研究和一系列病例研究的支持。该技术的优点包括轻微的疼痛、较少的瘢痕形成、较少的伤口并发症、高融合率，且这项技术在门诊就可以实施。选择适当的适应证以及对此项技术熟练度的增加，使得关节镜下距下关节融合术有可能成为手术医生医疗手段的有效补充。

距下关节疼痛的临床评估

病史和体格检查

存在距下关节问题的患者通常表现为后足活动相关的肿胀和疼痛，在不平整的路面行走后加重。距下关节常见病变包括初期关节炎、感染性关节炎、创伤后关节炎和跟距（T-C）联合。应明确患者是否具有潜在系统性关节病或既往外伤病史。伴随 T-C 联合的患者通常在伤后第 2 个 10 年开始出现疼痛，但某些患者在第 3 个 10 年才会出现症状，这通常是在再次损伤后。

体格检查应包括涵盖髋、膝、脊柱的摄片。全面的足踝部体格检查是临床评估的基础。步态和肢体力线应从站立位和步行周期两方面进行评估（图94.1）。距下关节的肿胀被定位于腓骨下区域周围，有时能观察到腓骨下凹陷消失。查体时见到的任何手术瘢痕都应被详细记录。T-C 联合的患者涉及中间骨面，可能有骨性突出于踝关节后内侧（图 94.2）。其中大于 1/3 患者的这一结构可能压迫胫后神经，形成跗管综合征的症状和体征。在距下关节问题评估

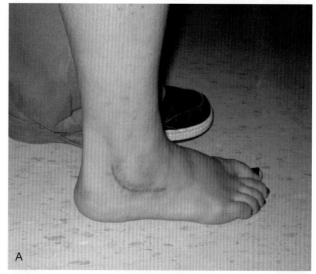

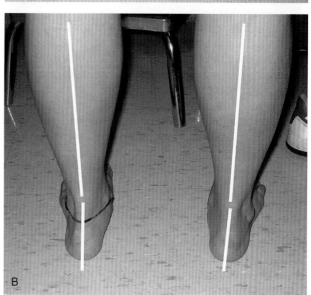

图 94.1 从侧面（A）和后侧（B）观察患者。手术切口和腓骨下近距下关节周围轻度肿胀均被记录。与对侧肢体的正常外翻力线相比，右足的后足力线存在轻度内翻。

中，距下关节触诊时的压痛是最有价值的检查。沿着距下关节外侧也就是腓骨尖端以远进行触诊往往会触发剧烈疼痛。值得注意的是，腓侧肌腱位于距下关节上方，需排除疼痛来源于腓侧肌腱。当患者

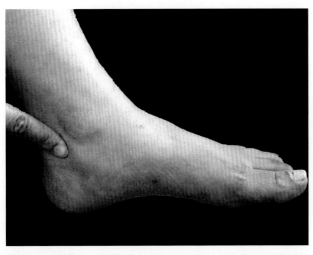

图 94.2 患者定位出的疼痛最明显的点与 T-C 联合的骨性突出一致。

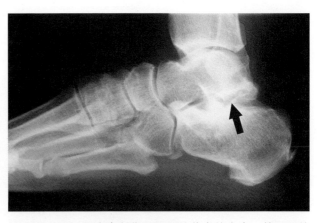

图 94.3 图示为患有创伤后距下关节炎的患者，其左足的应力位侧视图。后侧面可见软骨下硬化和关节间隙狭窄（箭头所指）。

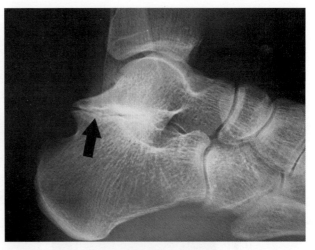

图 94.4 图为一例 25 岁患有 T-C 联合患者的足应力位侧面视图。后侧关节面的后侧面可见明显巨大骨刺形成（箭头所指）。载距突显示不佳。

保持足背屈并外翻时直接触诊腓侧肌腱能帮助区别疼痛的来源。跗骨窦区域对直接压迫敏感，因此，建议对侧相同区域进行比较评估。当患者足部被动外翻和内翻时，在关节间隙处能感受到捻发音。对存在 T-C 联合的患者进行触诊时，可在中间面近载距突背侧触及疼痛。对距下关节进行关节活动度评估时，需在俯卧位或坐位时保持膝关节屈曲 90° 进行。在 T-C 联合患者中，距下关节活动度由于跗横关节的代偿移动而在表面上维持在正常范围。如果存在小腿外侧麻痹的扁平足，提示有 T-C 联合。被动跖屈或内翻能证实腓侧肌痉挛。冠状面相对位移、内翻或外翻的灵活程度均可采用 Coleman 块进行评估。当使用 Coleman 块对关节对齐有改善时，内侧或外侧前足足贴可被作为非手术治疗的一个手段。

影像学检查

在距下关节的评估中影像学评估是非常必要的。我们推荐应力位，足、踝呈直角的摄片，足的斜位和后足立位片。应仔细评估踝关节，因为症状重叠发生率高。在侧位片上能最佳显示距下关节。软骨下骨硬化、软骨下囊肿、骨赘形成和关节间隙狭窄在关节炎（图 94.3）中常见。跟骨骨折后关节不匹配和手术内植物常引发创伤后关节炎。表明存在 T-C 联合的征象包括中间关节面的缺失、畸形的载距突、距骨颈短缩和 C 字征 [3, 4]（图 94.4）。距骨鸟嘴样改变是 T-C 联合（39%）最常见的征象，但也有可能和跟舟关节联合（19%）有关 [5]。跟骨的 Harris 位影像有时能明确中间关节面的联合，也可见内侧骨赘。后足立位视图能给出后足冠状面畸形

的客观证据，这可能对手术计划的制订有帮助。

影像引导下注射局麻药物作为实施治疗性诊断明确有效（图 94.5）。透视引导下注射对于区分疼痛来源于踝和（或）距下关节有明确帮助，且其优先于关节融合。但是，约 10% 的患者的踝关节和后距下关节是相互联通的。如果需要使用可的松进行消炎处理，需向患者解释相关风险和好处。若注射后全部或者大部分疼痛立即消除，距下关节融合术后患者疼痛的减轻就更加可被预期。

CT 扫描能最佳明确显示距下关节的骨性解剖。它被认为是诊断 T-C 联合 [6] 的金标准。关节炎的程度与关节周围骨赘及游离体（图 94.6）一起被清楚地显示。MRI 因其价格和有效性因素而不常规用于评估距下关节。但是在评价骨水肿、应力性骨折和非骨性联合中具有明确作用（图 94.7）。

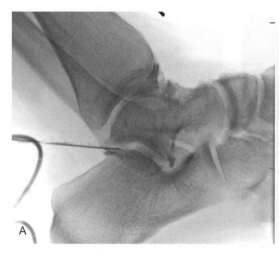
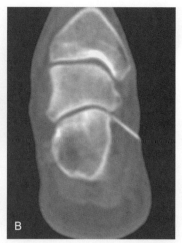

图 94.5　A. 图为透视引导下后距下关节注射。在这种情况下，从后距下关节的前外侧、后侧及内侧面观察造影剂。也可观察到注入踝关节的造影剂扩张。B. 图为一例术后距下关节疼痛僵硬的患者进行 CT 引导下后距下关节注射。

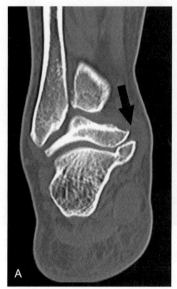
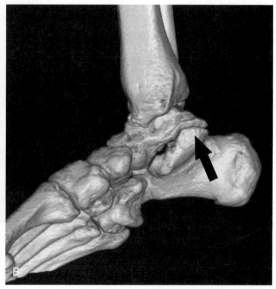

图 94.6　A、B. 右足 T-C 联合患者的 CT 冠状面图像和三维重建视图。图片较好地显示了后距下关节累及部分的范围和形状（箭头所指）。

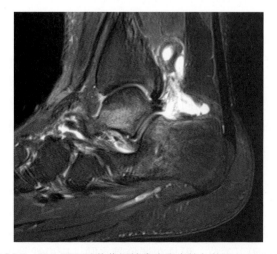

图 94.7　图为距下关节劳损性疼痛患者的矢状面 MRI T2 加权像。可见后距下关节周围骨髓水肿和关节积液。

决策制订流程

我们还没有见到距下关节炎分级的英文文献报道。大多数临床医生依靠存在的症状和保守治疗的疗效来指导其进一步的治疗措施。距下关节是物理结构精密的关节，轻微的影像学改变就可能导致剧烈的疼痛[1]。另一方面，严重的距下关节炎仍可保留很小范围的活动，而无任何症状。距下关节融合术一般是在保守治疗失败后的选择。

跗骨联合的病理学改变可被归纳为骨性、纤维性和软骨性。CT 扫描可明确累及关节的数量。因为后方骨面累及的程度与切除术后成功与否相关[7]。目前仍无普遍被接受的治疗 T-C 联合的路径。从现有的证据看，联合的切除术适用于后方骨面累及小于 50% 的青少年；如为后方骨面累及大于 50% 的青少年，或是存在关节炎的其他任意年龄患者，则有关节融合的指征。有症状 T-C 联合未合并关节炎的成人患者的治疗方法目前仍不确定。我们仅对那些后方骨面累及最小、后方骨关节间隙正常、相对保留有距下关节活动度和距下关节外侧无明显压痛的患者进行 T-C 联合切除术。该决策制订流程见图 94.8。

治疗

非手术治疗

非手术治疗方法是有效的，且应常规用于第一线的治疗，尤其对于有症状的 T-C 联合，成功率达到 80%。治疗目标是减轻关节炎症和机械负荷。抗炎药物和对乙酰氨基酚能有效补充。关节内可的松注射对炎症性关节病（如类风湿关节炎、血清反应阴性的脊柱关节病、系统性红斑狼疮、痛风）有效。反复的注射可能会加速软骨退变和增加关节感染的风险。矫形治疗是非手术治疗的主要方法（图 94.9）。具有不同程度纠正和调节特点的各类矫形器已被用于减少距下关节活动和纠正胫骨旋转。如是柔性畸形，如果矫形器能提供充足的形变，可使用最佳数量的内侧或外侧前足贴。鞋衬垫通常有助于震荡的吸收和轻度力线控制。加利福尼亚大学生物力学实验室（UCBL）的鞋垫通过更高的边缘以加强对后足的控制，主要得益于他们更高的边角线。踝足矫形器和 Arizona 支具是适用于那些严重畸形而需要控制小腿近端的患者。膝下行走管型石膏或靴子对于严重疼痛患者可作为短期治疗方式。

手术指征、时机和技术

距下关节融合术最常见的手术指征是关节炎或 T-C 联合引起的难治性疼痛。患者在至少 3~6 个月保守治疗失败后才考虑手术治疗。手术可选择切开或关节镜下进行。通过切开入路进行单个距下关节融合术目前已经被广泛运用，最初的病例融合成功率达到 84%~100%[8-10]。在术后广泛瘢痕形成阻碍了关节镜入路时推荐采用切开技术。外侧可延展的暴露允许手术医生取出内植物或跟骨外侧的骨块，同样也给完成跟骨力线纠正截骨术和结构性骨移植术的患者提供了机会（图 94.10）。切开入路距下关节融合术的全部良好结果与一系列相关的高并发症混合[11-13]。关节镜下手术在保留骨的血供、维持较少的软组织损伤、减少术后疼痛与瘢痕形成中有优势。关节镜入路所需融合时间通常短于切开技术[9, 14]。尽管关节镜入路已被主要用于原位融合，相当大数量的后足力线紊乱可通过关节镜下松解和清理术

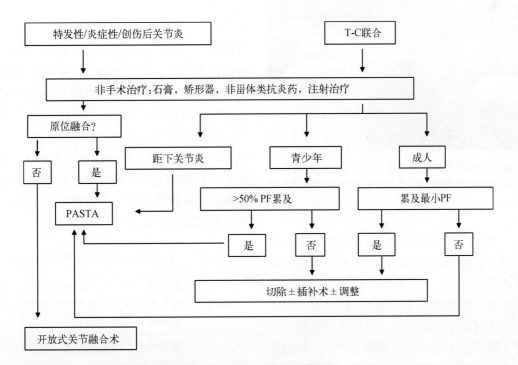

图 94.8 距下关节炎和 T-C 联合的决策制订流程。PF，距下关节后关节面。

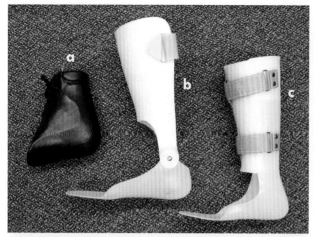

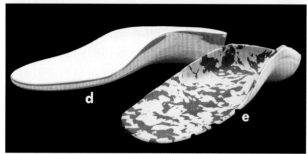

图 94.9　图为常用的距下关节疼痛矫形器。a，ARIZONA 支具；b，铰链 AFO；c，刚性 AFO；d，复合定制嵌入块；e，UCBL 嵌入块（由 Donald G Shurr, C. P.O., P.T 提供）。

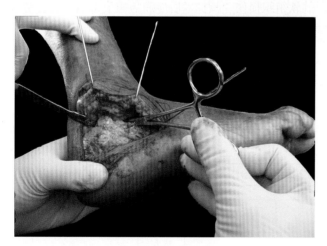

图 94.10　图为一例隐匿性跟骨骨折患者建立可延展外侧入路。它允许进行跟骨外侧壁的外生骨赘切除术以及距下关节撑开融合术。

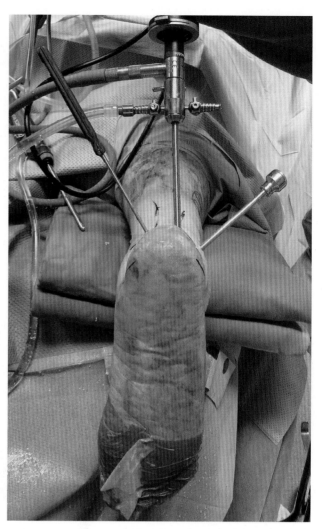

图 94.11　PTSTA 术式：在患者俯卧位下通过 3 个后足入口进行操作。

后内侧关节面的软骨是非常困难的。距下关节的后侧路径采用 3 个后侧通道，因此多 1 条路径至整个后侧关节面（图 94.11）。可能由于松解了后方 T-C 韧带和被覆在蹈长屈肌腱（FHL）上方的屈肌支持带，可抵达距下关节后内侧关节面。额外的后内侧入路增加了距下关节后方关节面 45% 的操作空间[16]。后足的力线紊乱在这个位置能被更好地控制并允许直接观察后方。关节镜下距下关节融合术的适应证和禁忌证见表 94.1。

表 94.1　关节镜距下关节固定术的适应证和禁忌证

适应证	特发性 / 炎症性 / 创伤后距下关节炎、大多数成人距跟联合、青少年距跟联合累及 50% 或以上者
禁忌证	被覆软组织感染、严重术后瘢痕形成或关节僵硬

得到改善。然而，关节镜辅助下的关节融合术要求更好地理解关节镜下后足解剖结构，并需要在实验室进行尸体操作培训。大多数距下关节融合术仅融合后方关节面。可从外侧或后侧任一路径进入到后方关节面。外侧路径采取前方、中间及后方联合入路，以便于侧卧位下进行软骨清理术[1, 15]。我们发现因距下关节轮廓的特殊性和紧密性，清理其关节

作者的手术观点

后侧关节镜下距下关节融合术

患者的体位

患者在全麻联合区域阻滞下进行手术。术前常规静脉内注射抗生素。患者处于仰卧位时于大腿处放置止血带。在手术台上合理放置衬垫。然后，患者转换至俯卧位，足部自由垂落以便踝关节充分背屈。从床的尾端观察患足以确保其长轴在垂直线上。足外旋可导致定位困难并带来神经血管损伤的风险。手术台可向患侧倾斜，此时需在身体同侧髂骨处放置挡杆以防止患者跌落（图 94.12）。

手术室配置

关节镜监视器被放置在手术台对侧的头部。手术室护士和设备台位于患侧并朝向手术台中间。手术台尾端的区域供手术医生、助手使用，并可放置 X 线透视机（图 94.13）。

设备

PASTA 所需要的设备已在图 94.14 中列出。我们通常使用 4.0 mm 的关节镜，因其能够提供一个宽阔的视野（115°），并且画面稳定。这种大号关节镜相对小号关节镜更能耐受僵硬的关节和激进的手术方法。正如需要直接从后侧观察一样，镜子不需要被插入关节面之间。我们发现 4 mm 刨削刀适用于软骨清楚时。

入路

手术操作和观察需要 3 个入路（图 94.15）。

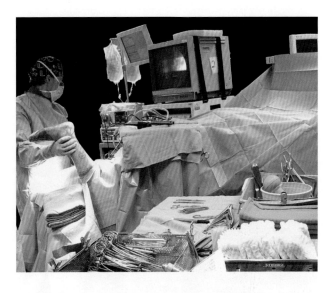

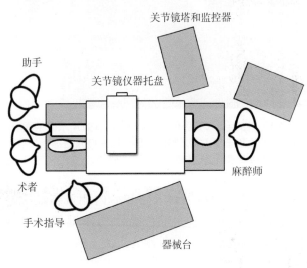

图 94.13　图为进行 PASTA 术式时手术室的设置。

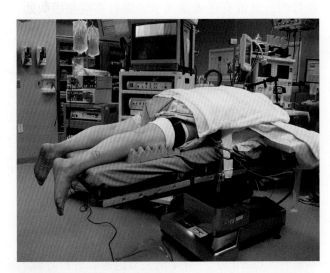

图 94.12　图为患者合适的体位。

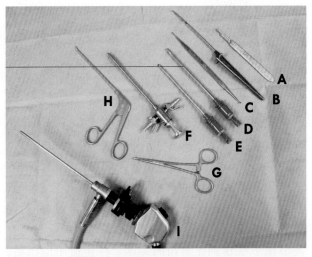

图 94.14　PASTA 所需要的工具。A，手术刀。B，小关节探针。C，小刮匙。D，4.0 mm 圆钻。E，4.0 mm 骨切割刨刀。F，关节镜插管。G，弯止血钳。H，关节镜剪刀。I，4.0 mm 30° 关节镜和相机。

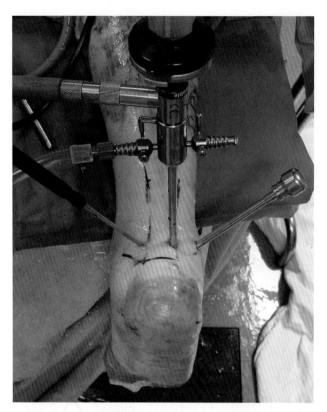

图 94.15　图为患者俯卧位下进行右足 PASTA 术时的图像。当探针被放置于后内侧入路时，通过后外侧入路插入关节内镜。关节镜套管针通过辅助后外侧入路插入以撑开关节。

van Dijk 描述的后外侧入路和后内侧入路在手术操作开始时进行。它们位于距离跟腱任意一侧 1.5~2 cm 的部位，并靠近跟骨近端。辅助的后外侧入路通常位于外踝尖近端 1 cm 和后方 1 cm 处。它位于腓骨肌腱鞘后方，并且角度平行于关节面。

手术操作

PASTA 的步骤如图 94.16。手术时使用止血带以获得最佳视野。首先使用手术刀建立后外侧入路。弯止血钳用于向第二个脚趾方向仔细分离皮下组织。通常，三角突或三角骨是可触及的骨性突起。钝性关节镜套管针和套管朝同一方向插入，直到感觉到骨性阻挡。后内侧入路建立后，使用弯止血钳在跟腱前方的平面建立一个软组织隧道，靠近关节镜套管。然后，止血钳的尖端在套管轴线前方朝向尖端移动，同时保持两个设备直接接触。其实，位于后外侧入路的套管被当作引导，这样后内侧入路的神经与血管损伤的风险被降至最低。可在关节镜下观察到止血钳的尖端。在止血钳退出后，4 mm 的刨削刀通过后内侧入路插入相同的软组织隧道。刨削刀的尖端在直视下朝距下关节外侧关节面移动。在腓骨远端和腓骨肌腱前方可触及刨削刀

的尖端。当距下关节在关节镜下可直视时，可行距下关节关节囊的切除术和部分滑膜切除术。可观察到靠近刨削刀的后距腓韧带 (PTFL) 增厚的横向纤维。然后直接将刨削刀放置于 PTFL 近侧面。当转向外侧面时，可朝内侧面部分清除踝关节后侧关节囊。通过被动活动大脚趾来识别位于踝关节后内侧面的 FHL。在这个阶段，如有需要，可探查踝关节后方。FHL 被当作是避免损伤内侧邻近神经血管结构的标志。用关节镜剪部分松解 FHL 肌腱腱鞘直至能观察到距下关节后内侧面。距下关节后内侧关节面的软组织被刨刀完全清除。如前文所述，用 18 号针定位后外侧辅助入口。用弯止血钳避开邻近腓肠神经，直接钝性分离至关节。套管针或窄骨刀通过辅助后外侧入口插入后距下关节的最外侧面，器械楔入关节以保持关节处于打开状态。通过后外侧和后内侧入路清除软骨，距下关节最外侧面通过后外侧入路进行清理，反之，套管针通过后内侧入路插入距下关节内侧面。用刨削刀、骨钻、刮匙去除整个后侧关节面软骨，需小心避免改变关节的几何形态。用 4 mm 圆形骨钻建立点状焊接点以帮助血管向软骨下骨内生长。或者，一个窄骨刀自后外侧入口在两个面上制造出鹅卵石样创面。操作中足和前足使关节置于内翻或外侧位置。对于合并显著骨质疏松的患者，注射型脱钙骨基质 (DBX; Synthes; Oberdorf, Switzerland) 被用来填补骨缺损。2 枚 6.5 mm 或 7.3 mm 空心螺钉用来稳定结构。它们在 X 线透视下被置入，以确保所有螺纹在距骨内，且没有进入踝关节。螺钉头应是埋头的，以避免负重状态下刺激跟垫。

并发症、争议及注意事项

尽管缺乏高水平的证据，但 PASTA 的总体结果还是令人鼓舞的。Amendola 等 [2] 报道在爱荷华大学开展 11 例足部 PASTA 术的早期经验，术前诊断为创伤后关节炎，其中跟骨骨折后 2 例，距骨骨折 1 例，原发性距下关节炎 3 例（其中 1 例为双侧），残余 T-C 联合 3 例，克罗恩病导致的炎症性关节炎 1 例。其中 10 例术后 10 周成功融合，1 例不愈合。Carro 等 [17] 对 4 例关节内跟骨骨折导致的创伤后关节炎实施了 PASTA。作者在无关节牵引下使用后内侧和后外侧入路。所有患者平均在术后 8 周摄片，影像学上融合明显形成。Beimers 等 [14] 报

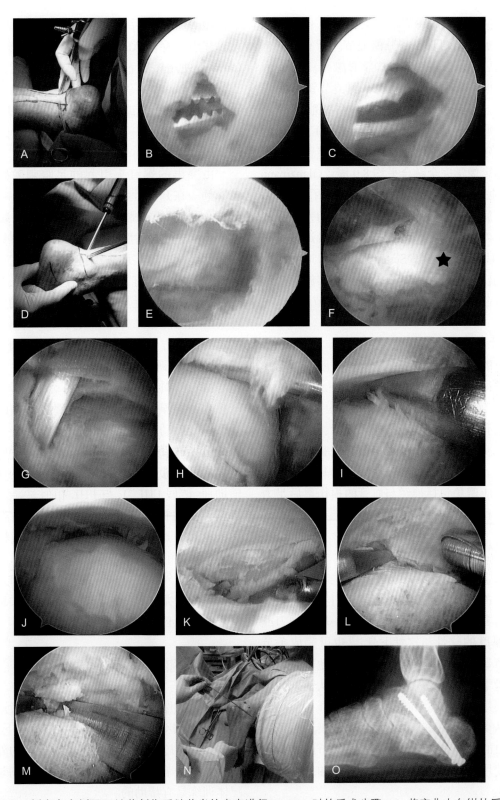

图 94.16　图为一例患有右侧距下关节创伤后关节炎的患者进行 PASTA 时的手术步骤。A. 将弯曲止血钳从后内侧入路通过关节镜套管插入。B. 止血钳的尖端到达深层软组织平面。C. 用关节镜刨削刀替换止血钳。D. 刨削刀向前进入后距下关节的外侧面，在腓骨远端可触及其尖端。E. 在进行距关节囊部分切除术时，刨削手法需轻柔。通过部分切除后的关节囊，得到良好的后距下关节的关节镜下视野。F. 用刨削刀清理靠近 PTFL（星号标志）的后方踝关节囊。G. 在踝关节后内侧面可见到 FHL 肌腱。H. 用 19 号针定位后外侧辅助入路。I. 钝性套管从后外侧辅助入路插入以撑开关节。J. 在撑开的关节面之间创建了一个操作空间。K. 套管位于关节的外侧面，并用刨削刀和刮匙清理关节软骨。L. 在清理外侧关节面软骨时，使用窄骨刀从后内侧入路撑开关节面。M. 使用窄骨刀在双关节面上制造鹅卵石样关节面。N. 在透视引导下确定螺钉的位置。O. 术后侧位 X 线片显示 PASTA 术式的 6.5 mm 空心螺钉。

第 6 篇　足与踝

道他们对 3 例 T-C 联合患者实施 PASTA。作者引入钝性套管针通过窦跗骨入路分离关节。所有 3 例患者均在手术后 6 周获得明显影像学骨融合。

Tasto[1] 报道外侧入路实施 25 例关节镜下距下关节融合术。诊断为创伤后关节炎（10 例）、骨性关节炎（8 例）、胫后肌腱功能障碍（4 例）、类风湿关节炎（2 例）和 T-C 联合（1 例）。所有患者距下关节临床和影像学完全融合平均 8.9 周。Glanzmann 等[15] 成功地通过外侧入路关节镜下融合了 41 例原发性和创伤后距下关节。作者提倡骨间韧带切除和扩大清理至内侧和前方关节面。自体胫骨近端骨移植常规使用以促进融合。Scranton[18] 成功地对 5 例退行性或创伤后关节炎患者由外侧入路实施关节镜距下关节固定术。AO 牵引器用来牵张关节。

并发症

在报道的病例中，关节镜距下关节融合术的并发症率已被证明是非常低的。除了 Glanzmann 的病例中[15] 3 例延迟融合和 Amendola 病例中[2] 1 例融合失败，没有英文文献报道其他并发症。这可能反映了一个事实，这项技术仅由少数有经验的外科医生团队实施。然而，该技术其他潜在的并发症是可能发生的。应避免包括神经与血管的损伤、后足力线排列紊乱和内植物的相关问题。

争议

有多种多样的关节牵引方法用于关节镜距下关节融合术。关节准备可以在不使用牵引器的情况下进行，从后方通过关节镜观察时移除一块与刨刀或骨钻相同厚度的软骨和软骨下骨[17] 也可完成关节准备。关节牵引将允许外科医生有选择地移除软骨和保护软骨下骨。如前所述，我们通常从辅助性后外侧入路使用钝性套管针或窄的骨刀楔开关节。套管针也可从窦跗骨在关节水平插入，并楔开关节以达到相同目的[14]。通过外侧入路牵张关节的其他技术，包括使用薄片状的扩张器从跗骨窦插入或使用 AO 牵张器。

没有证据支持或反对关节镜距下关节融合术使用异体或自体骨松质移植。大多数作者在不使用任何植骨的情况下取得了非常高的融合率[1, 14, 17]。对于下骨血供良好的简单病例，无须植骨处理。骨移植物也许是有用的，如有需要，可在骨量丢失明显或内固定后持续存在空隙的情况下使用。

距下融合术后负重状况没有一致共识。Tasto[1] 允许患者在穿戴 AFO 的情况下术后即刻完全负重。Carro 等使用短腿石膏固定，允许患者术后 3 周负重。与 Amendola 等[2] 和 Beimers[14] 等相似，我们通常比较保守：石膏或支具固定下 6 周，并避免负重。

注意事项

由突出的螺钉头引起的足跟刺激处理起来比较麻烦。在开放性距下融合术后，20%~39%[11, 15, 19] 的病例需要取出螺钉。因为使用埋头螺钉，所以在 Carro 施行的病例中没有需要取出螺钉。这也是我们的经验，这些埋头螺钉在此部位尤其有用。或者对于非埋头螺钉，我们需注意螺钉头在跟骨的位置，螺钉头应靠近足跟垫近端。厚实的骨皮质应做埋头处理以使螺钉头部不太突出。

后足后方内镜检查并不是没有风险的。外科医生应该意识到解剖变异可导致并发症，尤其是神经与血管的损伤。后足多样的动脉变异可能导致动脉损伤，甚至在靠近 FHL 肌腱的外侧区域，尤其是那些胫后动脉薄或缺如（0~2%），合并优势腓动脉，当穿过后外侧踝关节朝向跗管时存在风险。术前评估足动脉是至关重要的。踝关节内侧比目鱼肌辅助肌（"假 FHL"）与 FHL 相似，导致外科医生将刨刀指向神经血管束。术前 MRI 检查，被动移动大脚趾，这块肌肉较真正的 FHL 偏移较少，可被识别。足的皮神经变异是很常见的。如果神经直接在皮下，外科医生应注意关节镜入口选择。辅助后外侧入路尤其接近腓肠神经，故温柔地对软组织进行操作是必需的。

经验和教训

（1）确保选择有恰当适应证的患者。局部麻醉可能有助于区分疼痛来源于踝关节和距下关节之间。

（2）实施关节镜距下关节融合术的外科医生必须熟悉小关节内镜检查技术和后足解剖学。实验室尸体训练是有帮助的。

（3）对于 PASTA，患者应被摆放体位，这样患者的脚处于垂直平面以确保外科医生合适的定位。

（4）为避免神经血管损伤，所有入路应该非常仔细地建立和处理。总是要保持警惕是否有解剖变异。

（5）充分牵张关节，套管或窄骨刀从辅助入路插入。

（6）应保护软骨下骨，但随后通过多个点状焊接或鹅卵石样刺激软骨下骨。

（7）固定距下关节后侧面首选 2 枚大空心螺钉。埋头螺钉将帮助避免足跟垫激惹。

康复

术后通常使用石膏夹板固定 10~14 天，靴子或支具需佩戴 4 周以上。在 6 周时，进行 X 线检查明确有无融合。然后可允许患者耐受范围内负重，并去除靴子。如果不确定是否已经融合，允许患者穿戴靴子下行走，4 周后需复查 X 线片。空心螺钉不需要常规移除。然而，融合成功后，由于足跟垫刺激，可以取出空心螺钉。

结论和展望

关节镜距下关节融合术是一种微创技术，显示了内镜手术的优点。具有融合率高、并发症低的特点。该项技术操作简单，但有一个学习曲线，这就需要实验室技能操作练习。目前，主要用于原位融合术或轻度畸形病例。因为它的多功能性，更先进的技术将使得关节镜距下关节融合术适用于更复杂的病情，例如联合开放或经皮骨切除术治疗关节融合术或中度到重度后足错乱排列的翻修术。计算机导航可能协助校准、校正和硬件布置。其他侵入性或非侵入性的距下关节牵张手段可以改善进入关节的路径。生物学操作、生长因子的使用或骨移植可能适用于高风险患者。

参考文献

[1] Tasto JP. Arthroscopy of the subtalar joint and arthroscopic subtalar arthrodesis. *Instr Course Lect*. 2006;55:555–564.

[2] Amendola A, Lee KB, Saltzman CL, et al. Technique and early experience with posterior arthroscopic subtalar arthrodesis. *Foot Ankle Int*. 2007;28(3):298–302.

[3] Lateur LM, Van Hoe LR, Van Ghillewe KV, et al. Subtalar coalition: diagnosis with the C sign on lateral radiographs of the ankle. *Radiology*. 1994;193(3):847–851.

[4] Crim JR, Kjeldsberg KM. Radiographic diagnosis of tarsal coalition. *AJR Am J Roentgenol*. 2004;182(2):323–328.

[5] Nalaboff KM, Schweitzer ME. MRI of tarsal coalition: frequency, distribution, and innovative signs. *Bull NYU Hosp Jt Dis*. 2008;66(1):14–21.

[6] Herzenberg JE, Goldner JL, Martinez S, et al. Computerized tomography of talocalcaneal tarsal coalition: a clinical and anatomic study. *Foot Ankle*. 1986;6(6):273–288.

[7] Wilde PH, Torode IP, Dickens DR, et al. Resection for symptomatic talocalcaneal coalition. *J Bone Joint Surg Br*. 1994;76(5):797–801.

[8] Dahm DL, Kitaoka HB. Subtalar arthrodesis with internal compression for post-traumatic arthritis. *J Bone Joint Surg Br*. 1998;80(1):134–138.

[9] Mann RA, Baumgarten M. Subtalar fusion for isolated subtalar disorders. Preliminary report. *Clin Orthop Relat Res*. 1988; 226:260–265.

[10] Mann RA, Beaman DN, Horton GA. Isolated subtalar arthrodesis. *Foot Ankle Int*. 1998;19(8):511–519.

[11] Easley ME, Trnka HJ, Schon LC, et al. Isolated subtalar arthrodesis. *J Bone Joint Surg Am*. 2000;82(5):613–624.

[12] Carr JB, Hansen ST, Benirschke SK. Subtalar distraction bone block fusion for late complications of os calcis fractures. *Foot Ankle*. 1988;9(2):81–86.

[13] Flemister AS Jr, Infante AF, Sanders RW, et al. Subtalar arthrodesis for complications of intra-articular calcaneal fractures. *Foot Ankle Int*. 2000;21(5):392–399.

[14] Beimers L, de Leeuw PA, van Dijk CN. A 3-portal approach for arthroscopic subtalar arthrodesis. *Knee Surg Sports Traumatol Arthrosc*. 2009;17(7):830–834.

[15] Glanzmann MC, Sanhueza-Hernandez R. Arthroscopic subtalar arthrodesis for symptomatic osteoarthritis of the hindfoot: a prospective study of 41 cases. *Foot Ankle Int*. 2007;28(1):2–7.

[16] Phisitkul P, Tochigi Y, Saltzman CL, et al. Arthroscopic visualization of the posterior subtalar joint in the prone position: a cadaver study. *Arthroscopy*. 2006;22(5):511–515.

[17] Carro LP, Golano P, Vega J. Arthroscopic subtalar arthrodesis: the posterior approach in the prone position. *Arthroscopy*. 2007;23(4):445.e1–445.e4.

[18] Scranton PE Jr. Comparison of open isolated subtalar arthrodesis with autogenous bone graft versus outpatient arthroscopic subtalar arthrodesis using injectable bone morphogenic protein-enhanced graft. *Foot Ankle Int*. 1999; 20(3):162–165.

[19] Radnay CS, Clare MP, Sanders RW. Subtalar fusion after displaced intra-articular calcaneal fractures: does initial operative treatment matter? *J Bone Joint Surg Am*. 2009;91(3): 541–546.

第 6 篇　足与踝